CURRENT
Diagnóstico e Tratamento
ORTOPEDIA

Tradução:
Ademar Fonseca

Revisão técnica desta edição:
Sizínio Hebert
Professor adjunto de Ortopedia e Traumatologia da
Pontifícia Universidade Católica do Rio Grande do Sul (PUC-RS).
Curso avançado AO, Davos, Suíça.

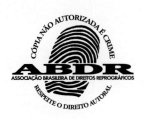

S628c   Skinner, Harry B.
         CURRENT ortopedia : diagnóstico e tratamento / Harry
    B. Skinner, Patrick J. McMahon ; [tradução: Ademar
    Fonseca ; revisão técnica: Sizínio Hebert]. – 5. ed. – Porto
    Alegre : AMGH, 2015.
         xi, 660 p. : il. ; 25 cm.

         ISBN 978-85-8055-435-9

         1. Medicina. 2. Ortopedia. 3. Traumatologia. I.
    McMahon, Patrick J. II. Título.

                                            CDU 616-089.23

Catalogação na publicação: Poliana Sanchez de Araujo– CRB 10/2094

Um livro médico LANGE

CURRENT
Diagnóstico e Tratamento
ORTOPEDIA

5ª Edição

Harry B. Skinner, MD, PhD
Attending Physician
St. Jude Heritage Medical Group
Fullerton, California

Patrick J. McMahon, MD
McMahon Orthopedics and Rehabilitation
Pittsburgh, Pennsylvania

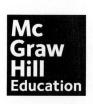 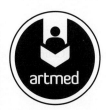

AMGH Editora Ltda.
2015

Obra originalmente publicada sob o título *Current diagnosis and treatment in orthopedics*, 5/e
ISBN 0071590757 / 9780071590754

Original edition copyright © 2013, The McGraw-Hill Global Education Holdings, LLC., New York, New York 10020.
All rights reserved.

Portuguese translation copyright © 2015, AMGH Editora Ltda., a Grupo A Educação S.A. company. All rights reserved.

Gerente editorial: *Letícia Bispo de Lima*

Colaboraram nesta edição:

Editora: *Dieimi Deitos*

Arte sobre capa original: *Kaéle Finalizando ideias*

Preparação de originais: *Maísa Lopes*

Leitura final: *Rachel Tezzari*

Editoração: *Techbooks*

Nota

A medicina é uma ciência em constante evolução. À medida que novas pesquisas e a própria experiência clínica ampliam o nosso conhecimento, são necessárias modificações na terapêutica, onde também se insere o uso de medicamentos. Os autores desta obra consultaram as fontes consideradas confiáveis, num esforço para oferecer informações completas e, geralmente, de acordo com os padrões aceitos à época da publicação. Entretanto, tendo em vista a possibilidade de falha humana ou de alterações nas ciências médicas, os leitores devem confirmar estas informações com outras fontes. Por exemplo, e em particular, os leitores são aconselhados a conferir a bula completa de qualquer medicamento que pretendam administrar, para se certificar de que a informação contida neste livro está correta e de que não houve alteração na dose recomendada nem nas precauções e contraindicações para o seu uso. Essa recomendação é particularmente importante em relação a medicamentos introduzidos recentemente no mercado farmacêutico ou raramente utilizados.

Reservados todos os direitos de publicação, em língua portuguesa, à
AMGH EDITORA LTDA., uma parceria entre GRUPO A EDUCAÇÃO S.A. e McGRAW-HILL EDUCATION
Av. Jerônimo de Ornelas, 670 – Santana
90040-340 – Porto Alegre – RS
Fone: (51) 3027-7000   Fax: (51) 3027-7070

É proibida a duplicação ou reprodução deste volume, no todo ou em parte, sob quaisquer
formas ou por quaisquer meios (eletrônico, mecânico, gravação, fotocópia, distribuição na Web
e outros), sem permissão expressa da Editora.

Unidade São Paulo
Av. Embaixador Macedo Soares, 10.735 – Pavilhão 5 – Cond. Espace Center
Vila Anastácio – 05095-035 – São Paulo – SP
Fone: (11) 3665-1100   Fax: (11) 3667-1333

SAC 0800 703-3444 – www.grupoa.com.br

IMPRESSO NO BRASIL
PRINTED IN BRAZIL

Autores

Bang H. Hoang, MD
Assistant Professor, Director, Multidisciplinary Sarcoma Center, Department of Orthopaedic Surgery, Chao Family Comprehensive Cancer Center, University of California, Irvine
Oncologia musculoesquelética

Bobby K. B. Tay, MD
Associate Professor, Department of Orthopaedic Surgery, University of California, San Francisco
Distúrbios, doenças e lesões da coluna vertebral

Brett A. Freedman, MD
LTC, MC, Chief, Spine and Neurosurgery Service, Landstuhl Regional Medical Center
Distúrbios, doenças e lesões da coluna vertebral

Charles A. Popkin, MD
Assistant Professor of Clinical Orthopaedic Surgery, Columbia University, College of Physicians and Surgeons, New York, NY
Medicina esportiva

Dann Laudermilch, MD
Graduate Medical Trainee, Department of Orthopedic Surgery, University of Pittsburgh, Pittsburgh, Pennsylvania
Infecções em ortopedia: princípios básicos de patogênese, diagnóstico e tratamento

Douglas G. Smith, MD
Professor, Department of Orthopedics and Sports Medicine, University of Washington and Harborview Medical Center, Seattle, Washington
Amputações

Gabrielle Peacher
Research Assistant, Department of Orthopedic Surgery, Denver Health Medical Center Denver, Colorado
Cirurgia para trauma musculoesquelético

George T. Rab, MD
Professor, Department of Orthopaedic Surgery, University of California, Davis, Consultant, Shriners Hospitals for Children, Northern California
Cirúrgia ortopédica pediátrica

Harry B. Skinner, MD, PhD
Attending Physician, St. Jude Heritage Medical Group, Fullerton, California; Professor and Chairman, Emeritus, Department of Orthopedic Surgery, University of California, Irvine, College of Medicine
Considerações gerais sobre cirurgia ortopédica; Cirurgia reconstrutiva em adultos; Distúrbios, doenças e lesões da coluna vertebral; Amputações

Jeffrey A. Mann, MD
Alta-Bates Summit Medical Center, Oakland, California
Cirurgia do pé e do tornozelo

John M. Rhee, MD
Associate Professor, Orthopaedic Surgery, Emory Spine Center, Emory University, Atlanta, Georgia
Distúrbios, doenças e lesões da coluna vertebral

Jon K. Sekiya, MD
Larry S. Matthews Collegiate Professor of Orthopaedic Surgery, Associate Professor, MedSport-University of Michigan, Ann Arbor, Michigan
Cirurgia reconstrutiva em adultos

Kurt R. Weiss, MD
Assistant Professor of Orthopaedic Surgery Division of Musculoskeletal Oncology Director, Cancer/Stem Cell Lab, University of Pittsburgh, Pittsburgh, Pennsylvania
Infecções em ortopedia: princípios básicos de patogênese, diagnóstico e tratamento

Lee D. Kaplan, MD
Chief, Division of Sports Medicine, Associate Professor, Department of Orthopaedics, University of Miami Miller School of Medicine, Miami, FL
Medicina esportiva

Loretta B. Chou, MD
Professor and Chief of Foot and Ankle Surgery, Department of Orthopaedic Surgery Stanford University School of Medicine, Stanford, California
Cirurgia do pé e do tornozelo

AUTORES

Mary Ann E. Keenan, MD
Chief, Neuro-Orthopaedics Surgery, Department of Orthopaedic Surgery, University of Pennsylvania School of Medicine, Philadelphia
Reabilitação

Michael S. Bednar, MD
Professor and Chief of Hand Surgery, Department of Orthopaedic Surgery and Rehabilitation, Loyola University Medical Center, Maywood, Illinois
Cirurgia da mão

Omar Jameel, MD
Resident, Department of Internal Medicine, William Beaumont Hospital, Royal Oak, Michigan
Cirurgia reconstrutiva em adultos

Patrick J. McMahon, MD
McMahon Orthopedics & Rehabilitation, Adjunct Associate Professor, Bioengineering University of Pittsburgh, Pittsburgh, Pennsylvania
Medicina esportiva; Reabilitação

Phillip Stahel
Department of Orthopedic Surgery, University of Colorado School of Medicine, Denver, Colorado; Director of Orthopedic Surgery, Denver Health Medical Center, Denver, Colorado
Cirurgia para trauma musculoesquelético

R. Lor Randall, MD, FACS
Professor of Orthopaedics, Director, Sarcoma Services Chief, SARC Lab, Huntsman Cancer Institute and Primary Children's Medical Center, University of Utah, Salt Lake City, Utah
Oncologia musculoesquelética

Randy Bindra, MD, FRCS
Professor, Department of Orthopaedic Surgery and Rehabilitation, Loyola University Medical Center, Maywood, Illinois
Cirurgia da mão

Richard L. McGough, III, MD
Chief, Division of Musculoskeletal Oncology, Associate Professor of Orthopaedic Surgery, Associate Professor of Surgery (Surgical Oncology), Codirector, UPCI Sarcoma Program, University of Pittsburgh, Pittsburgh, Pennsylvania
Infecções em ortopedia: princípios básicos de patogênese, diagnóstico e tratamento

Russell Ward, MD
Fellow, American Academy of Orthopaedic Surgeons, Assistant Professor, Department of Surgery, Texas A&M University Health Science Center Sarcoma Services, Director, Department of Orthopedic Surgery, Scott and White Healthcare, Texas
Oncologia musculoesquelética

Samir Mehta, MD
Assistant Professor, Department of Orthopaedic Surgery, University of Pennsylvania School of Medicine, Chief, Orthopaedic Trauma & Fracture Service, Philadelphia
Reabilitação

Scott D. Boden, MD
Director, The Emory Orthopaedics & Spine Center, Professor and Vice Chair, Department of Orthopaedic Surgery, The Emory University School of Medicine
CMO, CQO Emory University Orthopaedics & Spine Hospital, Staff Physician, Atlanta VA Medical Center, Georgia
Distúrbios, doenças e lesões da coluna vertebral

Steven D. K. Ross, MD
Clinical Professor, Department of Orthopaedic Surgery, University of California, Irvine, College of Medicine, Orange, California
Cirurgia do pé e do tornozelo

Takashi Suzuki, MD
Kitasato University Hospital, Kanagawa, Japan
Cirurgia para trauma musculoesquelético

Terry R. Light, MD
Dr. William M. Scholl Professor and Chairman, Department of Orthopaedic Surgery and Rehabilitation, Loyola University Medical Center, Maywood, Illinois
Cirurgia da mão

Wade R. Smith, MD
Associate Professor of Orthopedic Surgery, University of Colorado School of Medicine, Denver, Colorado; Director of Orthopedic Surgery, Denver Health Medical Center, Denver, Colorado
Cirurgia para trauma musculoesquelético

*Às minhas filhas, Lacey e Lauren, cuja inteligência e
beleza me surpreendem a cada dia. Nelas busquei a inspiração
e a motivação que me fizeram completar este livro.*

Harry B. Skinner

Prefácio

Esta é a 5ª edição de *Current Ortopedia: diagnóstico e tratamento*, uma fonte de referência para profissionais da saúde. É surpreendente que já se tenham passado 16 anos desde a 1ª edição deste livro. Desde então, a ortopedia mudou muito, mas o objetivo desse livro não foi modificado, tendo sido concebido para preencher a lacuna de uma fonte de acesso rápido a informações atualizadas sobre os distúrbios e doenças tratadas por cirurgiões ortopédicos e médicos de áreas afins. O formato desta edição não foi modificado em relação ao da anterior: enfatizamos as principais características diagnósticas dos estados de doença, a história natural, quando cabível, a rotina de investigação necessária ao diagnóstico definitivo e, finalmente, o tratamento. O livro se concentra nos quadros ortopédicos, sem ênfase no tratamento do ponto de vista médico geral, exceto quando fizer parte do problema ortopédico considerado. É importante ressaltar que fisiopatologia, epidemiologia e patologia foram incluídas quando ajudam a chegar a um diagnóstico definitivo ou a compreender o tratamento da doença ou do quadro. Em muitas situações, como infecções ou neoplasias, é extremamente importante compreender a fisiopatologia porque a doença pode ser encontrada em diversos momentos da sua evolução.

As referências foram atualizadas, visando incluir apenas aquelas com data posterior a 2005, exceto quando artigos clássicos tenham sido necessários para fazer referência às principais evoluções no conhecimento, no tratamento, ou nas situações em que tenha havido poucas mudanças na subespecialidade, como na reabilitação por exemplo. Essas referências selecionadas na literatura mais antiga representam marcos na evolução do entendimento das doenças e quadros ortopédicos e são úteis quando se trata dos fundamentos básicos necessários à compreensão dessas mesmas doenças e quadros.

PÚBLICO-ALVO

O formato didático dos livros da série Lange permite que leitores com diversos níveis de conhecimento façam uso das informações neles contidas.

Estudantes perceberão que o livro aborda praticamente todos os aspectos da ortopedia encontrados nas aulas e na prática como internos nas principais instituições de ensino. Residentes podem usar o livro como fonte rápida de consulta para a maioria das doenças e dos quadros encontrados na emergência e na cirurgia ortopédica. Apesar de seu tamanho relativamente pequeno, é uma obra realmente abrangente. Em razão de sua organização com base nas subespecialidades, a revisão de capítulos específicos confere aos residentes que estão passando por serviços de subespecialidades ortopédicas uma base excelente para complementar seu conhecimento com um estudo mais aprofundado.

Para os médicos que trabalham em serviços de emergência, especialmente aqueles com prática clínica, este livro representa uma excelente fonte de consulta para condução dos problemas ortopédicos. De forma semelhante, médicos de família, pediatras, clínicos gerais e internistas considerarão este livro particularmente útil no processo de encaminhamento e como fonte para explicar o problema ao paciente. Finalmente, cirurgiões ortopédicos, particularmente aqueles que atuam nas subespecialidades da ortopedia, encontrarão neste livro uma fonte útil e atualizada.

ORGANIZAÇÃO

O livro está estruturado conforme a cirurgia ortopédica. Ao longo dos anos, houve uma divisão natural da cirurgia ortopédica em subespecialidades, o que resultou em sobreposição de regiões anatômicas. Consequentemente, o livro apresenta algumas sobreposições e divisões artificiais de assuntos. Considerando a estrutura baseada primariamente nas subespecialidades, sugerimos que o leitor leia todo o capítulo ou, para tópicos mais específicos, consulte diretamente o índice para informações. Por exemplo, o residente que esteja passando pelo serviço de ortopedia pediátrica deve ler todo o capítulo sobre Cirurgia Ortopédica Pediátrica como método prudente de obter um conhecimento básico sobre o assunto. Entretanto, o tema sobre problemas no joelho pode ser abordado a partir do capítulo sobre Medicina Esportiva ou do capítulo sobre Cirurgia Reconstrutiva em Adultos, uma vez que essas áreas estão sobrepostas, principalmente na faixa etária do paciente.

O primeiro capítulo apresenta aspectos de interesse nos cuidados perioperatórios do paciente ortopédico, incluindo aspectos sociais da relação médico/paciente. Trata-se de uma abordagem nova que tem se mostrado importante para os resultados em ortopedia. A condução dos problemas ortopédicos consequentes a traumatismos é abordada no Capítulo 2, enquanto o Capítulo 3 trata da medicina do esporte com ênfase no joelho e no ombro. O Capítulo 4 aborda todos os aspectos da cirurgia da coluna vertebral, incluindo infecção, deformidades da coluna e traumatismo.

O Capítulo 5 reúne informações abrangentes sobre tumores na cirurgia ortopédica, incluindo tumores benignos e malignos de tecidos moles ou rígidos. A reconstrução de articulações em adultos, incluindo as doenças que levam à necessidade de reconstrução, é abordada no Capítulo 6. O Capítulo 7 trata das infecções e suas implicações específicas para a cirurgia ortopédica. No Capítulo 8, são discutidas as cirurgias no pé e no tornozelo, e no Capítulo 9, as cirurgias na mão. O Capítulo 10 aborda as doenças ortopédicas específicas das crianças. Os dois últimos capítulos tratam das amputações e todos os aspectos da reabilitação, fundamentais para que a cirurgia ortopédica consiga fazer que seus pacientes retornem plenamente às suas funções.

PREFÁCIO

DESTAQUES

As ilustrações foram cuidadosamente selecionadas em função de sua capacidade de realçar princípios e conceitos ortopédicos. O efeito produzido pelos avanços na tecnologia de imageamento na otimização dos diagnósticos foi enfatizada, incluindo a relação custo/efetividade.

O diagnóstico diferencial dos tumores ósseos e de tecidos moles foi simplificado em tabelas abrangentes que classificam os tumores por faixa etária, localização e características de imagem. A base molecular do conhecimento atual sobre a etiologia do tumor foi expandida.

Dados concisos, atualizados e abrangentes das ciências básicas, necessários ao conhecimento da cirurgia ortopédica, são apresentados nos capítulos quando relevante.

NOVIDADES DESTA EDIÇÃO

- As informações sobre avaliação do ombro foram amplamente expandidas, incluindo tabelas para esclarecer o diagnóstico das patologias.

- Foram incluídas as evoluções no tratamento de dor na coluna vertebral, incluindo substituição de disco.

- As últimas novidades na biologia molecular das neoplasias foram ampliadas na seção sobre tumores musculoesqueléticos.

- O tratamento cirúrgico da osteoporose, incluindo técnicas como cifoplastia e vertebroplastia, e informações sobre artroplastia de ombro foram ampliadas.

- As diretrizes para predição de função, como capacidade de deambulação após lesão medular, foram atualizadas.

- Foram incluídos conteúdos que fizeram diferença na forma de realização de artroplastia total.

- Quadros de quadril passíveis de tratamento artroscópico foram incluídos.

- As informações mais recentes sobre os fatores de crescimento importantes são esclarecidas e atualizadas.

Estamos satisfeitos de poder afirmar que, com a ajuda dos coautores, as novas informações agregadas àquelas existentes na edição anterior implicaram melhora significativa.

Harry B. Skinner
Patrick J. McMahon

Sumário

1. **Considerações gerais sobre cirurgia ortopédica** — 1

   Harry B. Skinner, MD, PhD

2. **Cirurgia para trauma musculoesquelético** — 18

   Wade R. Smith, MD, FACS, Philip F. Stahel, MD, FACS, Takashi Suzuki, MD, Gabrielle Peacher, MD

3. **Medicina esportiva** — 88

   Patrick J. McMahon, MD, Lee D. Kaplan, MD, Charles A. Popkin, MD

4. **Distúrbios, doenças e lesões da coluna vertebral** — 156

   Bobby K. B. Tay, MD, Brett A. Freedman, MD, John M. Rhee, MD, Scott D. Boden, MD, Harry B. Skinner, MD, PhD

5. **Oncologia musculoesquelética** — 230

   R. Lor Randall, MD, FACS, Russell Ward, MD, Bang H. Hoang, MD

6. **Cirurgia reconstrutiva em adultos** — 319

   Harry B. Skinner, MD, PhD, Jon K. Sekiya, MD, Omar Jameel, MD, Patrick J. McMahon, MD

7. **Infecções em ortopedia: princípios básicos de patogênese, diagnóstico e tratamento** — 366

   Richard L. McGough, III, MD, Dann Laudermilch, MD, Kurt R. Weiss, MD

8. **Cirurgia do pé e do tornozelo** — 384

   Jeffrey A. Mann, MD, Loretta B. Chou, MD, Steven D. K. Ross, MD

9. **Cirurgia da mão** — 456

   Michael S. Bednar, MD, Terry R. Light, MD, Randy Bindra, MD, FRCS

10. **Cirurgia ortopédica pediátrica** — 517

    George T. Rab, MD

11. **Amputações** — 568

    Douglas G. Smith, MD, Harry B. Skinner, MD, PhD

12. **Reabilitação** — 595

    Mary Ann E. Keenan, MD, Samir Mehta, MD, Patrick J. McMahon, MD

Índice — 643

Considerações gerais sobre cirurgia ortopédica

Harry B. Skinner, MD, PhD

A cirurgia ortopédica engloba todo o processo de cuidados ao paciente cirúrgico, desde a investigação diagnóstica, passando pela avaliação pré-operatória até o período pós-operatório e de reabilitação. Embora o procedimento cirúrgico propriamente dito seja a etapa chave no tratamento do paciente, os cuidados preliminares e no acompanhamento do caso podem determinar o sucesso da cirurgia.

CONDUTA DIAGNÓSTICA

▶ Anamnese e exame físico

Embora possa parecer óbvio, a anamnese e o exame físico ainda são etapas muito importantes na avaliação do paciente. Cada consulta deve corresponder a uma anamnese e a um exame físico, independente de se tratar de primeira consulta ou não. A completude da anamnese e do exame físico ganhou nova relevância tendo em vista a complexidade necessária para estar de acordo com as normas federais. As normas requerem a especificação da queixa principal e tal queixa deve estar claramente definida, pois irá determinar a direção do restante da anamnese e do exame físico. A história deve abordar as características principais do problema, tanto para esclarecer o quadro clínico quanto para cobrir requerimentos subsidiários para fins de cobrança. O histórico social e patológico pregressos são igualmente importantes por determinarem alterações nos códigos de cobrança sem que necessariamente afetem os resultados ou o sucesso do procedimento. O exame físico também deve abarcar o essencial para o diagnóstico e, frequentemente, a confirmação do diagnóstico é feita com base no exame físico, mas considerações como condições da pele e irrigação sanguínea devem ser documentadas, independentemente do fato deste processo ser parte integrante da avaliação cirúrgica. A etapa seguinte é a realização de exames de imagem e laboratoriais. O ponto mais importante é utilizar o exame com melhor relação custo/efetividade, ao mesmo tempo que se resguardam a segurança, a satisfação e a conveniência do paciente.

▶ Exames de imagem
A. Radiografia simples

A radiografia simples ainda é o exame diagnóstico inicial mais importante e com melhor relação custo/efetividade no arsenal do ortopedista. Praticamente todos os pacientes devem ter um estudo radiográfico realizado antes de serem submetidos a exames de imagens mais sofisticados. Algumas situações são óbvias; por exemplo, um paciente do sexo masculino, com 68 anos e queixa de dor no joelho, deve ser radiografado de pé, nas incidências posteroanterior (PA) com joelho flexionado, lateral e com método de Merchant. Se as incidências revelarem espaços articulares normais, a possibilidade de patologia intra-articular, como laceração meniscal degenerativa poderá ser investigada com imageamento por ressonância magnética nuclear (RMN). As incidências normalmente solicitadas são as seguintes:

1. Dor cervical

Sem história de trauma, com mais de 4 semanas de duração.

Abaixo de 35 anos: perfil anteroposterior (AP), com visão do processo odontoide.

Acima de 35 anos: oblíquas.

História de trauma: perfil em flexão/extensão (realizadas na primeira consulta).

2. Dor e sensibilidade à palpação da coluna torácica

Abaixo de 40 anos, sem razão para suspeitar de câncer: AP e perfil (se houver história de trauma, ou possibilidade de osteoporose na primeira consulta, caso contrário, após 4 semanas).

Considere a coluna cervical (C) como possível origem de dor referida à coluna torácica (T) se não houver dor à palpação da coluna T.

3. Colunas lombar (L) e sacral (S)

Abaixo de 40 anos de idade, sem razão para suspeitar de câncer, após 4 semanas de duração da dor. Na primeira consulta, se houver trauma significativo ou suspeita de câncer (p. ex., perda de peso, mal=estar, fadiga): AP, perfil.

CONSIDERAÇÕES GERAIS SOBRE CIRURGIA ORTOPÉDICA

Acrescentar incidências oblíquas em caso de dor lombar crônica (p. ex., espondilolistese).

4. Quadris

Pelve em AP, perfil do lado afetado.

Considere realizar exame lombar-sacral se a dor estiver localizada na nádega e não na região inguinal.

5. Joelhos

Acima de 40 anos de idade ou história de meniscectomia: incidências de Rosenberg, perfil e do sol nascente. A incidência de Merchant é semelhante a do sol nascente. Na de Rosenberg o feixe incide em PA com angulação de 10 graus para baixo estando o joelho em flexão de 45 graus.

Para outros casos de joelho: AP, perfil e sol nascente.

Nas crianças até 16 anos, considere solicitar exame da pelve em caso de queixa de joelho com exame físico do joelho negativo.

6. Fêmur, tíbia, úmero, antebraço – AP e perfil indicados em caso de trauma, lesões palpáveis ou suspeita de tumor.

7. Tornozelo – AP, perfil e mortise.*

8. Pé – AP, perfil e oblíqua para avaliação de rotina.

9. Ombro – AP, axilar, escapular em Y e do desfiladeiro do supraespinal.

10. Cotovelo – PA e perfil (perfil verdadeiro).

11. Mão/punho

Mão: PA e perfil.

Punho: PA, perfil e oblíqua.

Em caso de suspeita de instabilidade: punho cerrado em PA com desvio radial e ulnar.

Radiografias de acompanhamento devem ser solicitadas quando se esperam alterações nos achados radiográficos. Lembre-se de que as alterações ósseas ocorrem lentamente e, consequentemente, as alterações radiográficas demoram um período proporcional. As radiografias devem ser solicitadas em função do quadro clínico. Por exemplo, com o tratamento conservador de fratura de rádio distal não se espera modificação antes de, no mínimo, 2 semanas. Entretanto, o desvio da fratura pode ocorrer mais cedo. Assim, as radiografias para revelar desvio devem ser realizadas com 1 ou 2 semanas. Se não houver desvio, a posição da fratura pode ser considerada estável e o próximo exame radiológico deve ser realizado com 6 semanas – tempo mínimo para observação do processo de cura. De forma semelhante, o tratamento conservador de fratura de tíbia em um adulto pode ser acompanhado radiologicamente com intervalos de 2 semanas, verificando se há desvio e o processo de cura, enquanto a fratura de tíbia tratada com haste intramedular deve ser acompanhada com intervalos mensais para verificar o andamento da cura.

* N.do T.: mortise = oblíqua com rotação interna de 15 a 20 graus.

B. Imageamento por ressonância magnética

A modalidade é muito útil, mas, assim como a tomografia computadorizada (TC) com feixe de elétrons, a ressonância magnética pode ser excessivamente reveladora. Esse método deve ser reservado ao esclarecimento de problemas específicos. Na ortopedia, frequentemente uma lesão óssea pode ser localizada com radiografia ou cintilografia, exames capazes de apontar um alvo para o imageamento por ressonância magnética (RM). A RM é útil para algumas lesões, como osteonecrose, tumor, fratura de estresse e osteomielite. Também é útil em alguns problemas de tecidos moles, como laceração de menisco e do manguito rotador. A distorção do campo magnético causada por implantes metálicos é um fator limitador do uso de RM em quadros como prótese total de joelho ou de quadril, ou em casos com dispositivo para fixação de fratura. A RM não deve ser usada quando o diagnóstico puder ser feito com um exame de menor custo. Por exemplo, o uso de RM em investigação de joelho de pacientes com mais de 45 anos deve sempre ser precedido por radiografias simples do joelho, conforme assinalado anteriormente. A RM de uma artrite de joelho agrega poucas informações, considerando que é provável que o menisco e o ligamento cruzado anterior já estejam danificados pelo processo artrítico. Contudo, a RM, pode ser muito útil para a determinação da extensão de tumor ou infecção de tecidos moles.

Com o advento de novos aparelhos portáteis para RM, capazes de realizar exames limitados com maior resolução, o uso ganhou nova dimensão. Esses exames fornecem dados sobre a evolução de doenças como artrite reumatoide ou osteomielite de forma oportuna e custo-efetiva. A possibilidade de haver osteomielite adjacente à úlcera no pé é facilmente investigada com esse exame, já que é possível demonstrar as alterações ósseas, caracteristicamente edema, relacionadas com a osteomielite. A cintilografia óssea geralmente não tem a mesma resolução para distinguir entre resposta inflamatória dos tecidos moles e envolvimento ósseo. O tratamento da osteomielite é muito diferente daquele da úlcera de tecido mole que não atinge o osso.

C. Tomografia computadorizada

O exame de tomografia computadorizada (TC) é uma modalidade de imageamento extremamente importante para o exame de lesões ósseas como as fraturas. Frequentemente, as radiografias simples fornecem alguma informação sobre a fratura, mas a TC proporciona uma visão tridimensional que de outra forma só poderia ser obtida com a integração das imagens radiográficas simples na mente do cirurgião. A TC agrega valor significativo ao tratamento de fraturas como as de platô tibial, escápula, tornozelo e colunas cervical e lombar, entre muitas outras. Além disso, as fraturas não consolidadas, com ou sem fixação, podem ser identificadas e acompanhadas com exames de TC. Novamente, se com o exame espera-se obter pouca informação além da já obtida com as radiografias simples, o exame de TC só irá adicionar despesa e inconveniência ao paciente. A TC em espiral reduz o custo e abrevia o imageamento nessa modalidade. Atualmente a TC é o método preferencial para determinar se houve embolia pulmo-

CONSIDERAÇÕES GERAIS SOBRE CIRURGIA ORTOPÉDICA **CAPÍTULO 1** **3**

nar (EP). Com essa indicação, a TC é mais simples, mais precisa e menos invasiva para o paciente do que a angiografia.

D. Cintilografia óssea com Tecnécio 99m

A cintilografia óssea tem várias utilidades na cirurgia ortopédica. Tenha em mente que a cintilografia óssea marca a atividade de osteoblastos com um traçador radioativo, o tecnécio-99m; assim, registra-se a atividade de formação óssea, e nota-se pouca ou nenhuma atividade de reabsorção óssea. Portanto, qualquer distúrbio que resulte em aumento da síntese óssea produz uma cintilografia "quente". Isso significa que um distúrbio como o mieloma múltiplo pode não se revelar na cintilografia óssea, porque, nesse caso, apenas a atividade osteoclástica está envolvida na maioria das lesões. Esse exame é útil para descobrir afrouxamento de próteses totais de quadril e de joelho, mesmo considerando que os achados são inespecíficos. O exame também é muito útil na investigação de lesões ósseas provavelmente benignas, uma vez que uma cintilografia óssea fria, em geral, afasta a possibilidade de uma lesão maligna como o câncer. A cintilografia óssea também é útil para diagnosticar qualquer distúrbio de origem desconhecida quando houver dor localizada em uma região determinada. Uma cintilografia fria significa que o problema tem origem em tecidos moles, enquanto a cintilografia óssea quente aponta uma região a ser estudada com RM.

▶ Exames laboratoriais

Os dois exames laboratoriais mais importantes são proteína C-reativa e velocidade de hemossedimentação. Esses dois testes indicam se processo inflamatório, câncer ou distúrbio reumatológico são possibilidades diagnósticas. Se negativos, em geral é possível afastar causas sistêmicas para a queixa. Nessa situação, deve-se identificar um distúrbio mais localizado. Depois, o exame mais importante é o hemograma, que dá uma indicação geral sobre o estado de saúde do paciente, revelando informações sobre anemia, processos infecciosos e assim por diante. O próximo teste laboratorial mais usado pelo cirurgião ortopédico é a análise do líquido sinovial. Nesse exame geralmente estão incluídos cultura e antibiograma. Se houver suspeita de infecção, devem ser realizadas contagem de células e dosagem de proteína e de glicose. Deve-se procurar cristais, uma vez que sua presença indica condrocalcinose ou gota. Níveis aumentados de proteína e reduzidos de glicose indicam infecção. O fator final a ser considerado nos casos de cirurgia de grande porte é o estado nutricional do paciente, que pode ser avaliado por meio de vários testes, incluindo contagem de linfócitos e níveis de pré-albumina, albumina, zinco e transferrina sérica. Além disso, a miniavaliação nutricional é uma ferramenta utilizada pela equipe de enfermagem para triagem de idosos com risco de desnutrição.

▶ Orientações e informações ao paciente e sua família

Os procedimentos cirúrgicos em ortopedia apresentam graus distintos de dificuldade e importância, variando desde a correção relativamente simples de dedo em garra, até a realização complexa da fusão de múltiplas vértebras da coluna. Após a decisão de realizar o procedimento cirúrgico, é importante ajudar o paciente a compreender inteiramente o que esperar antes, durante e após a cirurgia. Esse processo, que os profissionais da área jurídica denominam consentimento informado, tem como principal objetivo assegurar a cooperação e a satisfação do paciente.

Para cumprir todos os requisitos legais e das organizações de acreditação, como a *Joint Commission on Accreditation of Healthcare Organizations* (JCAHO), o cirurgião deve informar o paciente sobre riscos, prognóstico, alternativas e complicações passíveis de ocorrer. Os riscos devem ser revisados com algum detalhamento para além daqueles gerais relacionados com qualquer procedimento ortopédico. Os riscos e as complicações associados ao procedimento cirúrgico estão intimamente ligados e, assim, devem ser abordados conjuntamente. As alternativas podem ser bem simples. Por exemplo, um paciente com fratura exposta apresenta alto risco de infecção se não for adequadamente tratado com lavagem, desbridamento e antibióticos. Assim, nessa situação, qualquer pessoa prudente consentiria o procedimento. Contudo, a opção entre alternativas pode ser muito mais sutil, por exemplo, é possível que se tenha que optar entre dois procedimentos ou entre um determinado procedimento ou nenhum. Nessa situação, o cirurgião deve considerar as características psicossociais e físicas do paciente para auxiliá-lo na decisão. Por exemplo, considere dois homens, ambos com 75 anos, com doença degenerativa em estágio avançado no joelho direito observada em radiografias simples. Um deles se encontra impossibilitado de jogar golfe, situação que o está dificultando de manter-se em atividade física e de cumprir com várias de suas obrigações sociais. O outro indivíduo leva uma vida relativamente sedentária, raramente caminha mais de um quarteirão e cumpre seus exercícios cardiorrespiratórios praticando natação, uma atividade na qual seu joelho não o incomoda. O cirurgião deve recomendar artroplastia total de joelho para um, mas não para o outro. Ao mesmo tempo, a ambos devem ser oferecidas alternativas incluindo administração contínua de anti-inflamatório não esteroide, uso de órteses, medicamentos para dormir e analgésicos.

Os pacientes com vida ativa estão se preocupando mais com o que possa lhes acontecer no pós-operatório, inclusive quando poderão viajar com segurança, quando poderão voltar ao trabalho e quando serão plenamente capazes de se cuidar sem ajuda. Também se mostram preocupados acerca dos serviços sociais disponíveis para auxiliá-los caso não possam se cuidar sozinhos. O cirurgião deve estar preparado para abordar todas essas questões e orientar os pacientes com problemas nos membros inferiores ou na coluna sobre quando estarão capacitados a andar. Da mesma forma, os pacientes submetidos a procedimentos na mão ou em membro superior devem ser orientados sobre quando poderão voltar a utilizá-los. A orientação dos pacientes antes da cirurgia evita surpresas inesperadas no pós-operatório.

O paciente também deve ser informado sobre a mudança na expectativa de deambulação ou de uso do membro superior, considerando que a resposta à cirurgia é individual. Por exemplo, os pacientes devem ser prevenidos de que após uma cirurgia de quadril ou de joelho, iniciarão sua recuperação com andador por alguns dias e passarão a usar muletas durante 2 a 4 semanas. A seguir, usarão bengala antes de completar 6 semanas até próximo de 3 meses. A resposta do paciente à cirurgia é, até certo ponto, imprevisível e, assim, sugerem-se estimativas conservadoras sobre a duração do uso de medicamentos, persistência de dor, restrição a conduzir veículos e assim por diante. Os pacientes devem ser prevenidos sobre o perigo de viagens após a cirurgia, particularmente nos casos com lesão de membros inferiores, considerando-se o risco de trombose venosa profunda (TVP). Nesses casos, não se aconselham viagens (nas primeiras 6 a 12 semanas) de avião com duração acima de uma hora nem percursos longos de carro sem paradas a cada 45 minutos. Caso essas viagens sejam inevitáveis, recomenda-se o uso de anti-inflamatório (para reduzir a adesividade das plaquetas) ou de anticoagulante.

A. Explicando o procedimento

Uma parte essencial da preparação pré-cirúrgica e da cooperação pós-cirúrgica do paciente é seu conhecimento sobre o que esperar a cada etapa do processo. Os pequenos detalhes podem ser importantes quando se está descrevendo os procedimentos cirúrgicos e suas implicações. Por exemplo, a retirada de joanete duas semanas antes da participação no casamento da filha é algo que será capaz de atormentar a paciente caso ela não se tenha dado conta de que estará impossibilitada de usar o sapato que comprou para a ocasião. De forma semelhante, considerações acerca do modo de vida do paciente podem afetar o processo de decisão em um paciente com gonartrose medial, na qual a opção entre substituição por prótese unicompartimental e osteotomia tibial alta pode ser influenciada pelo fato de o paciente jogar tênis e ter uma atividade profissional fisicamente exigente ou, alternativamente, levar uma vida sedentária e trabalhar atrás de uma mesa a maior parte do dia.

B. Revisando riscos e possíveis complicações

A revisão dos riscos perioperatórios é importante para todos os pacientes e idealmente deve ser feita com bastante antecedência e repetida na proximidade da data da cirurgia. Alguns pacientes requerem explicações mais detalhadas, particularmente quando parentes seus foram submetidos a cirurgia e tiveram problemas com a anestesia ou alguma complicação, como EP ou infecção. Com base nas reações do paciente à explicação, os membros da equipe de saúde necessitam adaptar sua abordagem para obter equilíbrio entre informar de modo inadequado e induzir temores desnecessários capazes de fazer o paciente recusar a submeter-se a um procedimento considerado benéfico e necessário.

O conceito de risco é mal compreendido em nossa cultura. Algumas situações são consideradas mais arriscadas do que de fato são. Alguns riscos são mais bem compreendidos que outros. Talvez seja útil ao paciente colocar os riscos em perspectiva. Os riscos podem ser surpreendentemente altos ou baixos e, ainda assim, perturbar o paciente. Por exemplo, muitos cidadãos mudaram-se da Califórnia para evitar a possibilidade de um terremoto ou se recusam a viajar de avião em razão do risco, sem se dar conta de que a probabilidade de morrer é 10 a 100 vezes maior quando se viaja de carro (Tab. 1-1). Essa incompreensão do significado real do risco pode contribuir para diferenças importantes na percepção das obrigações relacionadas com essas atividades. Por exemplo, as indenizações por morte em acidente aéreo em linha comercial podem chegar a vários milhões de dólares por passageiro, enquanto a morte em acidente automobilístico talvez não importe em qualquer indenização. Assim, a *percepção* de risco é muito importante e deve estar bem clara na mente do paciente. De forma semelhante, os pacientes podem compreender e aceitar o fato de ter um infarto do miocárdio após uma cirurgia de grande porte, porque são capazes de compreender o esforço a que o coração é submetido durante a cirurgia. Entretanto, não aceitam tão facilmente uma paralisia de membros inferiores causada pela anestesia epidural usada para a mesma cirurgia. A explicação sobre os riscos deve ser individualizada para cada paciente. Um paciente que já tenha sofrido infarto do miocárdio é evidentemente diferente de outro que seja saudável com 20 anos (ver a Tab. 2-1). Considerando-se todas as categorias, a taxas de problemas não se traduzem em riscos diretos a todos os pacientes.

Embora todos os procedimentos impliquem riscos, a incidência e o tipo de risco e de complicação variam com o procedimento cirúrgico, assim como com a idade e o estado geral de saúde do paciente. Os possíveis problemas estão listados e serão discutidos a seguir.

1. Amputação – a possibilidade de amputação é pequena, exceto em casos com traumatismo significativo. O tópico amputação frequentemente pode ser discutido junto com o risco de infecção considerando que isquemia e infecção aumentam o risco de amputação.

2. Anestesia – um dos principais fatores de risco associados à cirurgia ortopédica, não porque as complicações sejam frequentes, mas por serem potencialmente devastadoras. Ocorre óbito em aproximadamente 1 a cada 200mil pacientes submetidos à anestesia eletiva. Outras possíveis complicações seriam, não exclusivamente, as seguintes: lesão de nervo e paraplegia nos casos com bloqueio, cefaleia causada por derrame dural após anestesia es-

Tabela 1-1 Taxas de morte e de complicações associadas a atividades comuns

Morte ou complicação	Percentual
Morte (por IM tendo IM prévio)	1%
Hemorragia (7 dias, varfarina, INR 2,65)	0,02%
Perfuração/sangramento de úlcera GI (naproxeno por 6 meses)	1%
Paralisia (por anestesia epidural)	0,02%
Morte (professor que voa frequentemente/ano)	0,001%
Morte (acidente automobilístico/ano)	0,016%
Terremoto na Califórnia/ano	0,00018%

GI, gastrintestinal; IM, infarto do miocárdio; INR, relação internacional normalizada.

CONSIDERAÇÕES GERAIS SOBRE CIRURGIA ORTOPÉDICA

pinal, broncoaspiração do conteúdo estomacal e problemas cardíacos, incluindo isquemia e arritmias. O cirurgião deve discutir essas possibilidades com o paciente apenas em termos gerais, deixando para o anestesiologista as considerações mais detalhadas.

3. Artrite – praticamente qualquer procedimento intra-articular que não seja para substituí-la, tem potencial para causar lesão àquela articulação. Em alguns casos, como na fratura intra-articular, a cirurgia provavelmente reduz o risco de artrite. Mesmo nesses casos, o paciente deve ser advertido de que o risco de lesão existe porque a superfície articular cicatrizada não resulta em superfície cartilaginosa normal.

4. Perda de sangue – os pacientes devem receber uma estimativa realista sobre o volume de sangue a ser perdido e a oportunidade de doar sangue para transfusão autóloga antes da cirurgia. É provável que esse tipo de transfusão não seja de fato a mais segura, mas dá ao paciente que a recebe maior sensação de segurança. Com o uso de eritropoietina é possível aumentar os níveis pré-operatórios de hemoglobina (Hgb) em casos selecionados, reduzindo assim a necessidade de transfusão de sangue homólogo. Outra alternativa seria a recuperação intraoperatória de sangue para reinfusão (OrthoPAT, Suretrans, Constavac). O uso de eritropoietina geralmente é aceito pelos pacientes da religião Testemunhas de Jeová, enquanto a reinfusão autóloga tem aceitação variável neste contexto. Para reduzir as perdas sanguíneas durante a cirurgia, os pacientes devem ser orientados a suspender o uso de anti-inflamatórios não esteroides (AINEs) aproximadamente duas semanas antes do procedimento. A suspensão dos AINEs pode comprometer de forma significativa o conforto e desencadear crises reumatoides em muitos pacientes que dependem desses medicamentos. Para reduzir o risco, é possível utilizar os novos inibidores da ciclo-oxigenase-2 (COX2) como substitutos nesse período; com esses medicamentos não há distúrbio plaquetário nem alteração no tempo de sangramento, uma vez que não afetam a função plaquetária nem inibem o tromboxano A_2.

5. Lesão de vaso sanguíneo – A lesão de vasos arteriais e venosos assume maior importância a medida que aumenta seu calibre e que o suprimento arterial se torna mais calcificado com a idade e com a presença de doença vascular. Em geral, os pacientes compreendem bem essa questão, mas é necessário enfatizá-la quando apropriado. Em razão de posicionamento, as artroplastias totais de joelho e quadril produzem tensão incomum sobre os vasos femorais e poplíteos e podem causar lesão nas artérias calcificadas.

6. Trombose venosa profunda/embolia pulmonar – Praticamente todos os procedimentos ortopédicos realizados em membros inferiores e na coluna vertebral envolvem algum risco de TVP, e esse risco deve ser explicado ao paciente. Até 40 a 60% dos pacientes submetidos a procedimento de alto risco, como artroplastia total do quadril, desenvolvem TVP se não estiverem recebendo profilaxia antitrombose. Entretanto, o risco de EP é muito menor, variando em torno de 0,3% para embolia fatal. Essa taxa de EP fatal é aproximadamente 10 vezes maior que a taxa de EP fatal na população masculina com mais de 65 anos dos EUA. Os riscos associados a outros procedimentos talvez sejam menores. De qualquer forma, o paciente deve ser tranquilizado com a informação de que serão realizados os procedimentos preventivos de acordo com o risco.

7. Fratura – Muitos procedimentos cirúrgicos ortopédicos implicam risco de fratura óssea. Alguns, como artroplastia total de quadril com prótese não cimentada, apresentam risco mais elevado dessa complicação, mas praticamente todos os procedimentos ortopédicos podem resultar em fratura óssea. O paciente deve ser informado sobre esse risco na forma de probabilidade de sua ocorrência.

8. Infecção – O risco de infecção nas cirurgias ortopédicas varia desde próximo a zero em procedimentos como artroscopia, até risco elevado nos casos de fratura exposta. A possibilidade de infecção deve ser enfatizada proporcionalmente ao risco. Por exemplo, se um paciente diabético estiver para ser submetido a artroplastia total de joelho, ele deve ser informado de que todas as medidas serão tomadas para prevenção de infecção (p. ex., antibioticoterapia profilática, uso de ultrafiltração do ar ou uso de luz ultravioleta no centro cirúrgico), mas também deve ser informado sobre as diversas técnicas a serem consideradas caso ocorra infecção. Essas técnicas incluem desbridamento, remoção da prótese, retalho do gastrocnêmio, reinserção, artrodese e amputação. O uso frequente de fixador externo para tratamento de fratura é acompanhado por problemas associados aos cuidados com os pinos. O paciente e seus familiares devem ser informados sobre os problemas causados por dispositivos percutâneos a fim de prevenir a conjectura de que algo tenha dado errado. Os problemas cutâneos frequentemente estão associados a infecção, mas podem ter outras causas, como fibrose adjacente a comprometer o suprimento sanguíneo a um retalho cirúrgico. Os pacientes de mais idade e indivíduos tabagistas, diabéticos e/ou obesos, ou com feridas no segmento distal dos membros inferiores têm risco aumentado. Nesses casos, os pacientes devem ser alertados sobre a possibilidade de cicatrização demorada ou necrose das bordas da ferida.

9. Perda da redução – Embora o tratamento de fraturas esteja em constante evolução, é possível haver deslocamento do implante ou dos fragmentos da fratura a determinar um segundo procedimento. A explicação sobre esse risco deve ser individualizada em função do tipo de fratura. A perda de redução pode contribuir para consolidação retardada ou para fratura sem consolidação. Esses problemas podem ocorrer apesar do tratamento de excelência realizado pelo cirurgião ortopédico. Insuficiência vascular e tabagismo são fatores de risco para ausência de consolidação. A taxa de não consolidação varia com a localização, mas não é elevada.

10. Lesão de nervo – Alguns procedimentos estão associados a lesão de nervo, embora geralmente seja uma lesão menor. Por exemplo, as incisões parapatelares causam algum grau de dormência em razão da secção do ramo infrapatelar do nervo safeno. O paciente deve ser antecipadamente informado nos casos em que se antecipa a possibilidade de algum grau de lesão nervosa menor associada ao procedimento cirúrgico planejado e, também, deve ser informado sobre os riscos de lesão nervosa não prevista, que acompanham qualquer procedimento cirúrgico.

C. Prognóstico

O prognóstico do paciente está intimamente ligado ao procedimento. Entretanto, algumas diretrizes podem ser apresentadas. O período esperado de afastamento do trabalho e das atividades é uma informação importante para o paciente e depende de sua profissão, idade e disponibilidade de licença médica. O presidente do banco com maior controle sobre sua agenda poderá retornar ao trabalho mais cedo do que o diarista. A condução de veículo é uma atividade importante para muitos e as limitações impostas pelo procedimento podem determinar o grau de assistência pós-operatória que o paciente irá necessitar.

O paciente deve ter expectativas realistas acerca de limitações no arco de movimentos, na força, sobre eventuais incapacidades e se e quando essas alterações devem voltar ao normal. Além disso, previsões sobre a capacidade de caminhar, escrever, digitar e o tempo esperado até que seja capaz de realizar essas atividades também são importantes para alguns pacientes. Novamente, essas informações devem ser individualizadas e determinadas para cada situação cotidiana.

D. Mantendo o paciente e a família informados

Imediatamente antes de cirurgia eletiva, o cirurgião pode ajudar a tranquilizar o paciente e a sua família reunindo-se com eles aparentando relaxamento, disposição e mantendo uma atitude positiva sobre os resultados da cirurgia. Também é importante fornecer à família uma estimativa sobre a duração do procedimento, mas ressaltando que eventuais atrasos não necessariamente indicam a ocorrência de complicações prejudiciais ao paciente. Se os familiares desejarem ser comunicados sobre atrasos devem ser orientados a deixar indicações sobre como contatá-los. Quando a cirurgia tiver terminado e não houver mais risco de acidentes indesejáveis, como aspiração durante a extubação, um membro da equipe cirúrgica deve se apresentar à família a fim de relatar os resultados. Nesse momento é adequado apontar problemas específicos, como a necessidade de manter-se vigilante para detecção de infecção em caso de paciente diabético que tenha sido submetido à cirurgia no pé.

Geerts WH, Bergqvist D, Pineo GF, et al: Prevention of venous thromboembolism. Antithrombotic and thrombolytic therapy, ACCP Evidence-Based Clinical Practice Guidelines (8th Edition). *Chest* 2008;133(Suppl):381S. [PMID: 18574271]

Johnson BF, Manzo RA, Bergelin RO, Strandness DE Jr: Relationship between changes in the deep venous system and the development of the postthrombotic syndrome after an acute episode of lower limb deep vein thrombosis. A one- to six-year follow-up. *J Vasc Surg* 1995;21:307. [PMID: 7853603]

Lilienfeld DE: Decreasing mortality from pulmonary embolism in the United States, 1979–1996. *Int J Epidemiol* 2000;29:465. [PMID: 10869318]

Lilienfeld DE, Godbold JH: Geographic distribution of pulmonary embolism mortality rates in the United States, 1980 to 1984. *Am Heart J* 1992;124:1068. [PMID: 1529881]

McKee MD, DiPasquale DJ, Wild LM, et al: The effect of smoking on clinical outcome and complication rates following Ilizarov reconstruction. *J Orthop Trauma* 2003;17:663. [PMID: 14600564]

Mini Nutritional Assessment. Available at: http://www.mnaelderly. com/forms/MNA_english.pdf.

Nosanchuk JS: Quantitative microbiologic study of blood salvaged by intraoperative membrane filtration. *Arch Pathol Lab Med* 2001;125:1204. [PMID: 11520273]

Schneider D, Lilienfeld, DE: The epidemiology of pulmonary embolism: racial contrasts in incidence and in-hospital case fatality. *J Natl Med Assoc* 2006;98:1967. [PMID: 17225843]

Sweetland S, Green J, Liu B, et al: Duration of the magnitude of the postoperative risk of venous thromboembolism in middle aged women: prospective cohort study. *BMJ* 2009;339:b4583. [PMID: 19959589]

Warner C: The use of the orthopaedic perioperative autotransfusion (OrthoPAT) system in total joint replacement surgery. *Orthop Nurs* 2001;20:29. [PMID: 12025800]

CONDUÇÃO CIRÚRGICA

▶ Cuidados pré-operatórios

A. Abordagem em equipe

A inclusão de enfermeiros, residentes, anestesiologista e outros membros da equipe cirúrgica no processo de planejamento aumenta a eficiência e, consequentemente, influencia o resultado do procedimento. Estimativas realistas sobre a duração do procedimento operatório e sobre a perda de sangue e a necessidade de relaxamento muscular reduzem os riscos da anestesia e da cirurgia. A revisão do local da cirurgia e a avaliação da necessidade de suprimentos e equipamentos específicos, como prótese, *lasers* ou mesa de fratura, também contribui para a eficiência e para resultados de excelência. Todos os membros da equipe devem estar ocupados em evitar que a cirurgia seja realizada "no lado errado". Atualmente faz parte do padrão JCAHO exigir que a equipe cirúrgica "marque" o local da cirurgia.

B. Preparação e posicionamento do paciente

Uma vez que o paciente esteja na sala de cirurgia, todos os esforços devem ser envidados para deixá-lo confortável. É necessário que todos os envolvidos tenham um comportamento calmo, eficiente e profissional, tanto antes quanto após a indução da anestesia. Se o anestesiologista considerar que a instalação de meias elásticas ou dispositivos de compressão intermitente antitrombóticos ou de torniquete aumentaria a eficiência, tais dispositivos devem ser instalados antes da indução. Se possível, a instalação de acessos arterial e venoso central e de cateter de Foley deve ser feita após a indução anestésica. A mesa de cirurgia deve ser posicionada de modo a assegurar boa iluminação e de forma a otimizar a eficiência do cirurgião e de toda a equipe, além de permitir manter técnica cirúrgica estéril.

O posicionamento do paciente é responsabilidade de ambos, cirurgião e anestesiologista, a fim de facilitar a operação e assegurar a segurança do paciente. Uma operação perfeitamente executada pode ser maculada por paralisia de nervo causada por ausência de acolchoamento adequado em área remota. Se o paciente for posicionado em decúbito lateral, o nervo fibular no joelho e o plexo braquial na região lateral inferior da cintura escapular devem ser protegidos. Nas cirurgias de ombro, o cirurgião deve ter atenção para evitar estirar o plexo braquial do paciente ou as raízes dos nervos cervicais na tentativa de maximizar o campo operatório. De forma semelhante, o ombro do paciente não deve ser abduzido além de 90 graus e as articulações com contratura não devem ser forçadas em posição incomum. Essas precauções são particularmente necessárias ao tratar pacientes reumatoides ou idosos com osteoporose. A lesão de membros e a perda de alinhamento podem ser evitadas com planejamento cuidadoso e sincronização ao colocar o paciente em decúbito lateral ou em posição pronada.

C. Uso de antibióticos

Exceto nos casos em que a possibilidade de infecção determine a necessidade de culturas definitivas, as diretrizes da JCAHO recomendam antibioticoterapia profilática a ser iniciada no prazo de 1 hora antes da incisão cutânea. Para procedimentos ortopédicos considera-se apropriado o uso de uma cefalosporina de primeira ou de segunda geração. As diretrizes da JCAHO também determinam a suspensão da antibioticoterapia no período de 24 horas após a cirurgia ortopédica.

D. Uso de garrote

O garrote pode ser extremamente útil em alguns procedimentos e é praticamente obrigatório em outros. Ele interrompe o fluxo de sangue para a e vindo da extremidade. Para tanto, o torniquete pneumático deve ser inflado até uma pressão significativamente acima da arterial considerando que a pressão produzida é em parte dissipada nos tecidos moles abaixo do garrote.

1. Tamanho e posicionamento do garrote – O garrote deve ser suficientemente amplo para o membro em questão e, ao mesmo tempo, permitir exposição adequada para a cirurgia. Em particular, nos casos que envolvam cirurgia de músculos que cruzem o cotovelo ou o joelho, o garrote deve ser aplicado em posição tão proximal quanto possível a fim de assegurar que os músculos tenham estiramento adequado para permitir o movimento total da articulação. Quando o garrote é utilizado em um membro volumoso com grande quantidade de tecido adiposo, deve-se ter atenção para evitar que deslize no sentido distal, o que poderia resultar no seu enrugamento e em pressão localizada sobre a pele. O deslizamento pode ser evitado aplicando-se fita adesiva de 5 centímetros à pele no sentido longitudinal abaixo da atadura acolchoada posicionada sob o garrote.

2. Pressão e tempo de aplicação do garrote – Os efeitos do garrote sobre os tecidos dependem do tempo e da pressão aplicados sobre estruturas específicas. Os tecidos nervosos e musculares são mais sensíveis, com efeitos nocivos surgindo em função de pressão direta a estruturas e em razão de isquemia distal.

Diversas considerações devem ser feitas quando da escolha do nível de pressão do garrote. Primeira, o nível deve ser suficientemente baixo para que a pressão ao redor do suprimento arterial seja maior que a pressão sistólica (Fig. 1-1). Segunda, se a pressão sanguínea do paciente estiver lábil, geralmente faz-se necessária uma margem de segurança. A recomendação de 2009 da AORN (*Association of Perioperative Registered Nurses*) é utilizar aumentos graduais na pressão com valores acima da pressão de oclusão medida. Assim, os aumentos progressivos são 40, 60 e 80 mmHg respectivamente para pressões de oclusão menor que 130, entre 131 e 190 e menor que 190 mmHg. Define-se pressão de oclusão medida como aquela na qual o fluxo arterial para o membro é interrompido. Se o garrote estiver sendo aplicado a um membro com grande volume de tecido adiposo, serão necessárias pressões mais altas para se obter o valor suficiente para interromper o fluxo de sangue. O garrote deve estar calibrado e deve ser testado com dispositivo independente de medição de pressão ou, alternativamente, calibrado por palpação de pulso e elevação gradual da pressão até seu desaparecimento.

Haverá complicações se o garrote for usado com alta pressão por muito tempo. Os efeitos podem ser mitigados com o uso de manguitos maiores e curvos, que produzem pressão mais alta e mais uniforme abaixo do garrote. Uma regra de ouro é a que determina que a pressão no garrote não pode permanecer alta por

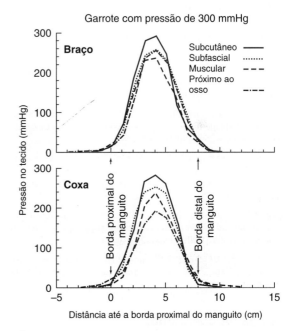

▲ **Figura 1-1** Distribuição da pressão nos tecidos em quatro profundidades abaixo do garrote pneumático com pressão no manguito de 300 mmHg aplicada em braço (gráfico superior) e coxa (gráfico inferior). Os valores representam a média obtida em 6 membros para cada gráfico. (Reproduzido com permissão a partir de Hargens AR, McClure AG, Skyhar MJ, et al: Local compression patterns beneath pneumatic tourniquet sapplied toarm sandthighs of human cadavers. J Orthop Res1987;5:247.)

mais de duas horas e quanto menor o período melhor. Em um estudo realizado em cães avaliando tecido muscular distal ao garrote, os pesquisadores concluíram que com o uso por período de 90 minutos, com 5 minutos de intervalo para nova insuflação, foi possível minimizar o risco de isquemia. Esse achado indica a necessidade de eficiência ao realizar procedimentos cirúrgicos com garrote. Após a liberação do garrote, frequentemente ocorrem hiperemia reflexa e edema, dificultando o fechamento. A exsanguinação com bandagem Esmarch antes da insuflação do garrote facilita o esvaziamento das veias maiores da coxa e do braço, embora não se indique o uso de Esmarch em casos de traumatismo. A exsanguinação cuidadosa ajuda a prevenir TVP, especialmente quando se planeja reinsuflar o garrote.

> Barwell J, Anderson G, Hassan A, Rawlings I: The effects of early tourniquet release during total knee arthroplasty: A prospective randomized double-blind study. *J Bone Joint Surg Br* 1997;79:265. [PMID: 9119854]
>
> Classen DC, Evans RS, Pestotnik SL, et al: The timing of prophylactic administration of antibiotics and the risk of surgical wound infection. *N Engl J Med* 1992;326:281. [PMID: 1728731]
>
> Fernandez AH, Monge V, Garcinuno MA: Surgical antibiotic prophylaxis: effect in postoperative infections. *Eur J Epidemiol* 2001;17:369. [PMID: 11767963]
>
> Hargens AR, McClure AG, Skyhar MJ, et al: Local compression patterns beneath pneumatic tourniquets applied to arms and thighs of human cadavers. *J Orthop Res* 1987;5:247. [PMID: 3572594]
>
> Idusuyi OB, Morrey BF: Peroneal nerve palsy after total knee arthroplasty. Assessment of predisposing and prognostic factors. *J Bone Joint Surg Am* 1996;78:177. [PMID: 8609107]
>
> Noordin S, McEwen JA, Kragh JF Jr, et al: Current concepts review: surgical tourniquets in orthopaedics. *J Bone Joint Surg Am* 2009;91A:2958. [PMID: 19952261]
>
> Ostman B, Michaelsson K, Rahme H, Hillered L: Tourniquetinduced ischemia and reperfusion in human skeletal muscle. *Clin Orthop Relat Res* 2004;418:260. [PMID: 15043128]
>
> Pedowitz RA, Gershuni DH, Botte MJ, et al: The use of lower tourniquet inflation pressures in extremity surgery facilitated by curved and wide tourniquets and an integrated cuff inflation system. *Clin Orthop Relat Res* 1993;287:237. [PMID: 8448950]
>
> Sapega AA, Heppenstall RB, Chance B, et al: Optimizing tourniquet application and release times in extremity surgery. *J Bone Joint Surg Am* 1985;67: 303. [PMID: 3968122]
>
> Wakai A, Winter DC, Street JT, Redmond PH: Pneumatic tourniquets in extremity surgery. *J Am Acad Orthop Surg* 2001;9:345. [PMID: 11575914]

▶ Cuidados operatórios

A equipe cirúrgica deve empenhar todos os esforços para trabalhar de forma eficiente durante o período entre a administração da anestesia e a conclusão das etapas finais do preparo pré-operatório, que podem levar entre 10 e 30 minutos ou mais. É do interesse do paciente reduzir o tempo entre o início da anestesia e o começo da cirurgia.

A. Sítios de incisão e abordagens

Embora a cicatrização da ferida operatória ocorra de forma "laterolateral e não terminoterminal" o posicionamento incorreto ou a extensão excessiva da incisão cirúrgica para um dado procedimento serve apenas para aumentar o trauma cirúrgico para o paciente, retardar o processo de cicatrização e prolongar o período de reabilitação. Se houver qualquer dúvida acerca do local ideal para a incisão cirúrgica, deve-se considerar a possibilidade de realizar exame radiográfico. O uso de intensificador de imagem deve ser considerado em pacientes obesos ou com cirurgia prévia e implante interno.

A incisão deve ser perpendicular à pele, geralmente longitudinalmente e com bisturi cortante. No caso de biópsia tumoral, as incisões devem sempre ser longitudinais. A abordagem atravessando a camada de gordura subcutânea é variável e depende da localização da cirurgia. Na maioria das localizações indica-se diérese com instrumento cortante atravessando o tecido subcutâneo até a fáscia. No membro superior e nas regiões em que a lesão de nervos cutâneos pode ser problemática, utiliza-se diérese sem corte, uma vez que os nervos cutâneos cursam no tecido gorduroso. Muitos cirurgiões preferem a divulsão com tesoura utilizadas para separar os tecidos perpendicularmente na ferida. A hemostasia é obtida camada a camada. A gordura subcutânea geralmente é separada da pele, já que a separação poderia causar desvascularização.

Os cirurgiões devem ter muito cuidado com a pele, certificando-se de não a esmagarem ao utilizar pinças. A pele jamais deve ser clampeada, nem excessivamente estirada. Uma incisão mais ampla é muito melhor para a pele do que a tensão extrema. Os cuidados com os tecidos moles incluem mantê-los hidratados, evitar retração excessiva e dar atenção especial aos feixes neurovasculares. Os nervos sofrem lesão por tração e por compressão. Paralisias nervosas e parestesias podem arruinar uma operação de resto bem-sucedida aos olhos do próprio cirurgião e do paciente. Os cuidados com as cartilagens incluem mantê-las úmidas, considerando que o ressecamento tem efeitos nocivos.

A fim de evitar-se desnervação de músculos, deve-se utilizar uma abordagem cirúrgica que se mantenha em plano internervos, como aquele entre os músculos deltoide e peitoral maior. Também deve-se evitar a secção de músculo na abordagem cirúrgica, por ser mais traumática e com maior probabilidade de desnervação. Essa regra nem sempre se aplica em cirurgias para ressecção de tumor considerando a importância de se manter as células tumorais em um único compartimento.

B. Instrumentos e drenos usados em ortopedia

É essencial que todos os instrumentos cortantes estejam bem afiados durante todo o procedimento, considerando que a capacidade de corte evita a necessidade de pressão excessiva capaz de determinar aprofundamento excessivo da ferida. Quando houver necessidade de uso de osteótomo ou de descolador, deve-se dar preferência ao martelo, uma vez que, com este instrumento, é possível um controle mais fino, variando a intensidade e o número de marteladas, enquanto seria mais difícil manter o

CONSIDERAÇÕES GERAIS SOBRE CIRURGIA ORTOPÉDICA CAPÍTULO 1

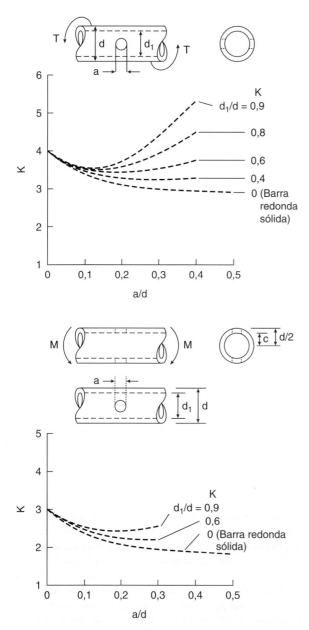

▲ **Figura 1-2** Fatores de concentração de tensões para torção (em cima) ou flexão (embaixo) em barra ou tubo redondo com orifício transversal, onde a = tamanho do orifício; d = diâmetro interno do tubo; k = fator de concentração de tensão, definido como o fator de aumento da tensão em razão do orifício; M = momento de flexão; e T = carga de torção. (Modificado e reproduzido, com permissão, a partir de Peterson RE: Stress Concentration Factors: Chartsand Relations Usefulin Making Strength Calculations for Machine Partsand Structural Elements. New York, NY: Wiley; 1974.)

controle fazendo pressão em um osteótomo. Com as brocas cirúrgicas e as serras elétricas, os instrumentos devem estar bem afiados a fim de reduzir a necrose secundária ao aquecimento e facilitar a operação. A não ser que esteja usando uma broca com guia, o cirurgião deve iniciar a perfuração do osso em sentido perpendicular, mesmo que a direção final possa ser algo angulada. Desta forma, evita-se deslizar e sair do ponto de entrada desejado. Os orifícios em ossos longos são pontos concentradores de tensão. Deve-se ter cuidado para evitar reduzir a probabilidade e o grau de concentração de tensão, arredondando os orifícios e usando brocas para finalizar cortes com serra (Fig. 1-2). Quando são feitos orifícios em osso, especialmente em membro inferior, o paciente deve ser orientado a evitar carga de torção.

A hemostasia em osso pode ser problemática e prefere-se ao uso de colágeno microcristalino em detrimento de cera óssea, em razão da reação de tipo corpo estranho. É comum haver sangramento pós-operatório em qualquer superfície óssea. Apesar do uso tradicional de drenos pelos cirurgiões, têm-se acumulado evidências de que, ao menos para algumas operações, como artroplastia total de quadril ou de joelho, a drenagem da ferida não se faz necessária e poderia levar a uma maior perda de sangue. Se forem usados drenos, eles devem ser fixados para evitar remoção acidental e devem ser suficientemente amplos para evitar entupimento por formação de coágulo. Em geral, os drenos são retirados em 48 horas, exceto quando estejam sendo usados para eliminar espaço morto.

C. Fechamento e curativo

O fechamento da ferida operatória deve ser rápido e eficiente para reduzir o tempo total de cirurgia e de anestesia. Também deve ser realizado com cuidado para evitar danos à pele. Quando se realiza o acesso em uma cicatriz antiga, algumas vezes é indicada a retirada do tecido cicatricial da borda cutânea, assim como do tecido subcutâneo, para obter uma área mais vascularizada para a cicatriz. O fechamento meticuloso do tecido subcutâneo se faz necessário para evitar tensão sobre a pele em muitas regiões dos membros. É importante aplicar nós quadrados quádruplos para maior segurança, especialmente quando o planejamento prevê o uso de aparelho para movimentação passiva ou mobilização precoce, o que poderia submeter a ferida a uma tensão repetitiva antes da cicatrização total. A sutura com fio farpado, conquanto elimine os nós, talvez não seja tão forte na manutenção da aposição de tecidos. Em uma pesquisa publicada, verificou-se que as suturas foram significativamente melhores do que os adesivos para reduzir o risco de deiscência, embora, de forma geral, os adesivos tenham produzido resultados cosmeticamente mais satisfatórios.

O curativo deve ser acolchoado com algodão ou gaze para dificultar a formação de hematoma. O dreno com sucção contínua de ferida fechada não altera o resultado e está associado a maior taxa de infecção e maior taxa de transfusão em pacientes submetidos a artroplastia total de joelho. Sempre que possível deve-se evitar o uso de fita adesiva, em razão da possibilidade de reações alérgicas, além de a combinação de edema da ferida e o cisalhamento da fita levar a formação de bolhas, entre outros problemas.

Batra EK, Franz DA, Towler MA, et al: Influence of surgeon's tying technique on knot security. *J Appl Biomater* 1993;4:241. [PMID: 10146307]

Brown MD, Brookfield KF: A randomized study of closed wound suction drainage for extensive lumbar spine surgery. *Spine* 2004;29:1066. [PMID: 15131430]

Coulthard P, Esposito M, Worthington HV, et al: Tissue adhesives for closure of surgical incisions. *Cochrane Database Syst Rev* 2010;2:CD004287. [PMID: 20464728]

Hazarika S, Bhattacharya R, Bhavikatti M, Dawson M: A comparison of post-op haemoglobin levels and allogeneic blood transfusion rates following total knee arthroplasty without drainage or with reinfusion drains. *Acta Orthop Belg* 2010;76:74. [PMID: 20306968]

Minnema B, Vearncombe M, Augustin A, et al: Risk factors for surgical site infections following primary total knee arthroplasty. *Infect Control Hosp Epidemiol* 2004;25:477. [PMID: 15242195]

Ong CC, Jacobsen AS, Joseph VT: Comparing wound closure using tissue glue versus subcuticular suture for pediatric surgi-cal incisions: a prospective randomized trial. *Pediatr Surg Int* 2002;18:553. [PMID: 12415411]

Torcchia AM, Aho HN, Sobol G: A re-exploration of the use of barbed sutures in flexor tendon repairs. *Orthopedics* 2009;32:10. [PMID: 19824603]

CUIDADOS PÓS-OPERATÓRIOS

▶ Cuidados durante a internação

Os cuidados pós-operatórios se iniciam na sala de recuperação anestésica e são os mesmos para pacientes em regime hospitalar ou ambulatorial. É essencial que o cirurgião ortopedista assuma, desde cedo, um papel ativo no tratamento pós-operatório, incluindo controle da dor, avaliação hematológica e profilaxia de TVP. Assim que possível, deve-se proceder à avaliação neurológica e vascular da região operada. O exame sensitivo e motor dos nervos pertinentes em membros superior ou inferior deve ser realizado e registrado assim que possível. Se houver redução ou abolição dos pulsos periféricos deve-se solicitar o parecer de um cirurgião vascular. O local de ferida operatória deve ser examinado buscando-se por drenagem excessiva e, quando houver indicação, deve-se investigar a possibilidade de síndrome do compartimento. O estado clínico geral do paciente, embora seja uma atribuição primariamente do anestesiologista, deve ser avaliado para certificar-se de que o anestesiologista está ciente das questões específicas relacionadas com o paciente.

Durante o período pós-operatório subsequente, os aspectos ortopédicos dos cuidados são relativamente rotineiros para a maioria dos procedimentos. A principal responsabilidade do cirurgião ortopédico é a avaliação do estado vascular e neurológico dos membros afetados pela cirurgia, assim como controle da dor e vigilância para distúrbios como TVP e EP. A frequência dos exames pós-operatórios depende do quadro clínico. Exames de hora em hora podem ser necessários em face de quadro suspeito de síndrome do compartimento, embora visitas diárias geralmente sejam suficientes. Com a analgesia epidural com morfina é possível calar ou mascarar significativamente o quadro de dor em caso de síndrome do compartimento, o que dificulta, se é que não impede, uma avaliação clínica precisa, no período pós-operatório imediato.

A. Controle da dor

O controle da dor é um grande problema nos Estados Unidos. Suspeitou-se que pacientes estariam sendo submedicados sem controle adequado da dor. O público adotou esse conceito, o que resultou em litigância e ações disciplinares movidas por comitês médicos por submedicação. Dizia-se que os médicos relutariam em prescrever narcóticos em razão da preocupação com a possibilidade de serem punidos por comitês médicos. Esse conceito levou o JCAHO a uma ampla campanha para que se considerasse "correto" controlar a dor dos pacientes. As diretrizes do JCAHO determinaram que o controle da dor fosse um fator a ser considerado na avaliação global do paciente e que a avaliação da dor fosse o quinto sinal vital. A escala usada é numérica, variando de 0 a 10, semelhante a escala analógica visual, com 0 significando ausência de dor e 10, dor insuportável. Normalmente, os pacientes não têm parâmetros para optar pela nota para a sua dor, resultando no uso frequente da nota "10", ou superior. Essa escala pode ser explicada ao paciente em termos mais compreensíveis como: 1 a 3 seria uma dor " incômoda", 4 a 6 uma dor "perturbadora", 7 a 9 uma dor "incapacitante" e 10 a "pior dor possível". Essa escala de caráter funcional é mais fácil de ser usada pelo paciente. Consideram-se aceitáveis as dores com grau igual ou inferior a 4.

A dor é uma sensação subjetiva fruto de reação emocional ao processo de nocicepção: a soma de quatro componentes separados que se iniciam com uma lesão de tecido que resulta no primeiro componente, a transdução para um impulso nervoso. O componente seguinte é a transmissão à medula espinal, onde ocorre o terceiro componente: a modulação. Esse sinal modulado é, então, percebido no córtex cerebral (percepção). A percepção da dor depende de fatores culturais, etnia e sexo. Não é linear, na medida em que um estímulo duas vezes maior não necessariamente causa uma dor duas vezes maior. A percepção da dor também é baseada nas expectativas do paciente. Há pesquisas que demonstram que a informação fornecida ao paciente no pré--operatório é capaz de reduzir a dor de pacientes após cirurgias ortopédicas de grande porte (p. ex., artroplastia total do joelho).

O controle da dor no pós-operatório tradicionalmente incluía a administração intravenosa (IV) ou intramuscular (IM) de analgésicos narcóticos, até que os narcóticos por via oral fossem capazes de controlar a dor. Atualmente, a analgesia controlada pelo paciente (ACP) forma a base do controle da dor. Nesse sistema, geralmente utiliza-se a morfina como analgésico a ser administrado normalmente por via IV na taxa de 1 mg/h com dose de 1 mg controlada pelo próprio paciente, que pode ser administrada até de 10 em 10 minutos. As doses podem ser aumentadas ou reduzidas para se chegar ao ideal para cada paciente. A administração nesse nível pode resultar em depressão respiratória em alguns pacientes. Entretanto, uma posologia mais cautelosa poderia resultar em controle insuficiente da dor capaz de sobrecarregar o coração levando à isquemia do miocárdio em alguns pacientes. É possível haver outros problemas com o controle tradicional da dor com narcóticos. A reabilitação do paciente pode ser retardada; náusea, vômitos, constipação, alucinações e desorientação podem resultar em aumento do período de internação hospitalar e em insatisfação do paciente.

CONSIDERAÇÕES GERAIS SOBRE CIRURGIA ORTOPÉDICA — CAPÍTULO 1

Métodos alternativos de analgesia pós-operatória têm sido utilizados. Dentre esses estão a administração epidural e intratecal de anestésico local e de analgésicos de forma contínua ou em dose única. Esses métodos potencialmente produzem alívio significativo da dor e sua utilização deve ser ponderada contra as alternativas disponíveis, considerando os problemas de cada um. O método de injeção única com adição de morfina ao anestésico espinal ou epidural proporciona alívio da dor por período limitado, geralmente na ordem de 12 a 24 horas, embora tenha sido lançado no mercado uma forma de morfina de ação prolongada (DepoDur) para injeção epidural única, que proporciona alívio da dor por até 48 horas. O seu uso limita a adição de analgesia com narcótico por outras vias, tendo em vista a possibilidade de sobredose. O uso a longo prazo de analgesia epidural ou intratecal contínua implica inibição da reabilitação. Enfermeiros e fisioterapeutas tendem a não mobilizar o paciente que esteja com cateter no canal espinal e, em alguns hospitais, esses pacientes são obrigatoriamente mantidos em unidade de tratamento intensivo. O bloqueio de nervos e as infiltrações na cavidade articular são limitados pela duração da ação do anestésico local. O bloqueio deve abarcar todos os nervos da região para que haja controle efetivo da dor pós-operatória. Assim, as pesquisas publicadas demonstram resultados melhores com efeito prolongado a longo prazo com o uso de bombas capazes de produzir fluxo contínuo de anestésico em articulação e em cavidade corporal, sendo que alguns modelos permitem bolos intermitentes para maior alívio da dor. Nessas bombas normalmente utiliza-se um agente de ação prolongada como a bupivacaína (0,25 ou 0,5%) para infusão na velocidade de 2 ou mais mL/h. Relatou-se que a ropivacaína teria propriedades vasoconstritoras e menor cardiotoxicidade em comparação com a bupivacaína, embora a um custo maior. Há estudos que indicam danos a condrócitos causados por exposição a bupivacaína e ropivacaína, possivelmente até mesmo com dose única. Assim, o tratamento da dor pós-operatória com infusões ou com bomba infusora deve ser reservado aos casos de artroplastia total ou a locais de incisão não relacionados com articulações.

No passado, o tratamento farmacológico sem uso de narcóticos da dor aguda pós-operatória era praticamente restrito ao cetorolaco, que pode ser administrado por via IV ou por via intramuscular (IM) nos pacientes com restrição à administração oral. Embora seja um analgésico efetivo, o que se demonstra pela redução na necessidade de uso de morfina, o cetorolaco também aumenta a perda sanguínea perioperatória em razão de sua atividade COX-1 sobre as plaquetas. Após a liberação da via oral, outros AINEs podem ser usados para analgesia. Nem o cetorolaco, nem outros AINEs, são usados rotineiramente no controle da dor na maioria dos pacientes cirúrgicos ortopédicos em razão dos seus efeitos sobre as plaquetas e a subsequente perda sanguínea. A disponibilização de AINEs seletivos para COX-2 abriu a possibilidade de usar esses agentes como analgésicos principais para controle da dor pós-operatória, sem temor de problemas com sangramento. Esses medicamentos atuam reduzindo a necessidade de uso de narcóticos com aumento no alívio da dor e redução dos efeitos colaterais ligados aos narcóticos. Vislumbram-se novos agentes COX-2 com possibilidade de administração parenteral que representariam grande ajuda no controle da dor no pós-operatório imediato. Esse medicamento é o parecoxibe, profármaco do valdecoxibe (disponível na Europa, mas não nos EUA). O uso para analgesia de inibidores altamente específicos da COX-2 veio à tona em razão da retirada do mercado do rofecoxibe e do valdecoxibe, tendo em vista a identificação de aumento nos eventos cardiovasculares com seu uso a longo prazo. Atualmente, outros AINEs menos específicos podem ser considerados como alternativa (celecoxibe, diclofenaco, meloxicam, etodolaco) uma vez que seu efeito sobre as plaquetas é mínimo.

Outros analgésicos e técnicas não obtiveram reconhecimento suficiente no controle da dor. Acredita-se que o acetominofeno seja um inibidor central da sintase da prostaglandina com efeito analgésico significativo. É tolerado em dosagens de até 4 g/dia, e, como não atua na mesma via dos narcóticos, seu efeito é aditivo ao da morfina ou outros narcóticos e, consequentemente, com seu uso é possível reduzir a dose necessária desses outros agentes. Outro analgésico que deveria ser mais utilizado é o tramadol. Esse analgésico tem baixo potencial de uso abusivo, mas proporciona analgesia significativa atuando por inibição da recaptação da norepinefrina, além de ter ação fraca como agonista-μ (similar à morfina). Novamente, esse mecanismo de ação é aditivo ou dos opioides tradicionais e ao do acetominofeno. Os glicocorticoides são naturalmente mais sintetizados em períodos de estresse, como ocorre nas cirurgias, e devem ser administrados aos pacientes com função suprarrenal suprimida. Em uma pesquisa publicada demonstrou-se um aumento de 17 vezes na produção de cortisol após artroplastia total do joelho, mas não após artroscopia. Normalmente são prescrita doses fracionadas de, aproximadamente, 200 mg de hidrocortisona (8 dias de produção normal) para esses pacientes. Doses elevadas (20 mg) de dexametasona (equivalentes a 400 mg de hidrocortisona) reduziram a dor pós-operatória inicial em pacientes submetidos a tonsilectomia. Embora essas doses possam reduzir náusea, edema e dor pós-operatórias, além de produzir sensação de bem-estar, o uso a longo prazo produz aumento na suscetibilidade a infecções. Cursos breves de doses relativamente altas de glicocorticoides podem ser benéficos para a redução da dor pós-operatória. Há métodos indiretos de controle de dor, como controle do edema e da própria dor com hemostasia e terapia usando o frio. A hemostasia pode ser obtida com cera óssea em ossos porosos ou pelo uso de cola de fibrina. A vasoconstrição com terapia usando frio reduz o edema e produz efeito direto sobre a transdução nociceptiva.

Com uma abordagem abrangente ao controle da dor é possível ter resultados benéficos. Foram sugeridos esquemas multimodais de analgesia utilizando diversos analgésicos dirigidos a pontos diferentes no processo nociceptivo. A combinação de medicamentos inclui narcóticos, acetominofeno, tramadol, inibidores da COC-2 e anestésicos locais administrados por meio de bomba infusora. A infiltração de anestésicos locais e corticosteroides nos tecido pericapsulares também pode ser útil. Deve-se considerar a administração de medicamentos na fase de pré-anestesia antecipando-se à dor da cirurgia. Com isso também é possível reduzir a sensibilização periférica que ocorre com o dano tecidual. Além das intervenções farmacológicas, a orientação do paciente reduz a ansiedade pré-operatória e a dor e aumenta a satisfação.

Bianconi M, Ferraro L, Traina GC, et al: Pharmacokinetics and efficacy of ropivacaine continuous wound instillation after joint replacement surgery. *Br J Anaesth* 2003;91:830. [PMID: 14633754]

Chu CR, Coyle CH, Chu CT, et al: In vivo effects of a single intra-articular injection of 0.5% bupivacaine on articular cartilage. *J Bone Joint Surg* 2010;92A:599. [PMID: 20194318]

Cook P, Stevens J, Gaudron C: Comparing the effects of femoral nerve block versus femoral and sciatic nerve block on pain and opiate consumption after total knee arthroplasty. *J Arthroplasty* 2003;18:583. [PMID: 12934209]

Grishko V, Xu M, Wilson G, Pearsall AW 4th: Apoptosis and mitochondrial dysfunction in human chondrocytes following exposure to lidocaine, bupivacaine, and ropivacaine. *J Bone Joint Surg* 2010;92A:609. [PMID: 20194319]

Hartrick CT, Hartrick KA: Extended release epidural morphine (DepoDur): review and safety analysis. *Expert Rev Neurother* 2008;8:1641. [PMID: 18986234]

Kuritzky L, Weaver A: Advances in rheumatology: coxibs and beyond. *J Pain Symptom Manage* 2003;25(Suppl2):s6. [PMID: 12604153]

Leopold SS, Casnellie MT, Warme WJ, et al: Endogenous cortisol production in response to knee arthroscopy and total knee arthroplasty. *J Bone Joint Surg Am* 2003;85:2163. [PMID: 14630847]

Mallory TH, Lombardi AV Jr, Fada RA, et al: Pain management for joint arthroplasty: preemptive analgesia. *J Arthroplasty* 2002;17:129. [PMID: 12068423]

Parvizi J, Porat M, Gandhi K, et al: Postoperative pain management techniques in hip and knee arthroplasty. *Instr Course Lect* 2009;58:769. [PMID: 19385585]

Rasmussen S, Kramh¿ft MU, Sperling KP, Pedersen JH: Increased flexion and reduced hospital stay with continuous intraarticular morphine and ropivacaine after primary total knee replacement: open intervention study of efficacy and safety in 154 patients. *Acta Orthop Scand* 2004;75:606. [PMID: 15513495]

Sinatra RS, Torres J, Bustos AM: Pain management after major orthopedic surgery: current strategies and new concepts. *J Am Acad Ortho Surg* 2002;10:117. [PMID: 11929206]

Sjoling M, Nordahl G, Olofsson N, Asplund K: The impact of preoperative information on state anxiety, postoperative pain and satisfaction with pain management. *Patient Educ Couns* 2003;51:169. [PMID: 14572947]

B. Trombose venosa profunda/Embolia pulmonar

A trombose venosa profunda (TVP), um quadro potencialmente letal, frequentemente acompanha as cirurgias ortopédicas. O problema é maior nas cirurgias para artroplastia total, na coluna vertebral e nos caos de imobilização de membro inferior após a cirurgia, mas também pode ocorrer em pacientes não cirúrgicos submetidos a artroscopia, com fratura tratada com imobilização ou, até mesmo, com ruptura do tendão do calcâneo. A TVP é uma complicação esperada em casos de cirurgia e tratamento com ges-

so. O problema é tão importante que desde 2006 as diretrizes do JCAHO determinam que os pacientes hospitalizados sejam rastreados e recebam tratamento preventivo contra TVP. O fenômeno tromboembólico pode resultar em três problemas: síndrome pós-flebítica (ou pós-trombótica), EP não fatal e EP fatal. É necessário colocar o risco de EP em perspectiva porque, diferentemente da concepção prevalente no público em geral e entre os cirurgiões ortopédicos, a EP pode ocorrer sem cirurgia (Tab. 1-2). O risco de ter EP depende de diversos fatores, incluindo faixa etária, peso, presença de veias varicosas, imobilidade, tabagismo, TVP prévia, artroplastia, estação do ano, terapia com estrogênio e localização. Há uma relação duvidosa entre TVP e probabilidade de EP. Evidentemente não se pode ter EP sem antes ter um coágulo, mas que coágulos tendem a se quebrar para se tornarem êmbolos, e quais desses causarão problemas são questões a serem esclarecidas. Supõe-se que os coágulos localizados nas coxas sejam mais importantes do que aqueles nas panturrilhas, em razão de seu tamanho e do dano potencial que podem causar. Contudo, admite-se que a TVP seja um marcador de EP e é a variável substituta utilizada para determinar a efetividade do tratamento da EP. A EP não fatal pode causar *cor pulmonale*, mas acredita-se que essa possibilidade seja remota e especula-se que a EP não fatal resultaria em efeitos residuais em 0,1 a 0,01% dos casos. A TVP é considerada um problema significativo que resulta em incompetência de válvulas das veias profundas na panturrilha e na coxa. Com isso, ocorre edema persistente, que pode evoluir para edema duro e formação de úlcera ao longo do tempo. Contudo, acredita-se que haja muitas causas para essas alterações além da TVP. Há uma distribuição geográfica desigual dos casos de EP fatal sem cirurgia nos Estados Unidos, com a região da costa oeste tendo a menor taxa. A taxa de EP fatal aumenta com a idade, embora a faixa etária possa ser apenas um marcador do estado de saúde e do nível de atividade. A taxa de EP fatal na população geral acima de 65 anos de idade gira em torno de 0,03%, enquanto a taxa de EP fatal em pacientes submetidos a artroplastia total aproxima-se de 0,3%. Assim, observa-se aumento de 10 vezes no risco de EP fatal em pacientes tratados com artroplastia total de joelho ou de quadril.

Há três classes de medicamentos que podem ser usadas para quimioprofilaxia de TVP nos Estados Unidos: varfarina (inibidor da vitamina K), heparinas de baixo peso molecular (dalteparina, enoxaparina e fondaparinux) e inibidores da agregação plaquetária

Tabela 1-2 Taxas de complicações associadas a artroplastia total do quadril na Clínica Mayo

Complicação	Porcentagem
Morte (em geral)	0,5%
Infarto do miocárdio	0,5%
Embolia pulmonar	0,4%
Trombose venosa profunda	1,1%

Reproduzida, com permissão, a partir de Mantilla et al: Pôster apresentado no Encontro Anual da American Academy of Orthopaedic Surgeons; 2001.

CONSIDERAÇÕES GERAIS SOBRE CIRURGIA ORTOPÉDICA — CAPÍTULO 1

(AAS, naproxeno e outros AINEs). Cada opção tem vantagens e desvantagens. A varfarina sódica tem início de ação lento, algumas vezes levando vários dias até atingir níveis terapêuticos, mas a via oral de administração é conveniente. Contudo, há necessidade de monitorar o tempo de protrombina para assegurar níveis terapêuticos apropriados. As heparinas de baixo peso molecular não afetam o tempo de protrombina ou o tempo de tromboplastina parcial, mas afetam os níveis dos fatores IIa e Xa. Esses fatores não necessitam de monitoramento, uma vez que os medicamentos são administrados em doses padronizadas. A administração é parenteral. Tanto a varfarina quanto as heparinas de baixo peso molecular estão associadas a sangramento.Naproxeno, AAS e outros AINEs têm defensores que preconizam seu uso por serem relativamente seguros, mas provavelmente não são efetivos na prevenção de TVP. Os meios mecânicos de prevenção da TVP incluem meias elásticas e compressão pneumática intermitente. Recentemente, comprovou-se que esses meios são tão eficazes quanto a quimioprofilaxia.

O *American College of Chest Physicians* regularmente realiza e publica metanálises dos dados disponíveis sobre TVP com recomendações atualizadas. Em geral, após cirurgia ortopédica de alto risco, varfarina com relação internacional normalizada (INR) entre 2 e 3, heparina de baixo peso molecular com início 12 a 24 horas após a cirurgia, meias elásticas e compressão pneumática intermitente são úteis para proteção suplementar contra TVP. Recomenda-se profilaxia pelo período mínimo de 7 dias. Ocasionalmente, indica-se o uso de heparina ou de filtro em veia cava para situações de alto risco. A Tabela 1-3 lista as recomendações atuais.

Na comunidade ortopédica os padrões recomendados diferem um pouco desses do *American College of Chest Physicians*. A literatura ortopédica mais recente sugere que a varfarina seja o medicamento preferencial, mas com INR mais baixos. Contudo, a escolha do agente profilático deve ser feita pelo médico e pelo paciente e é influenciada por sua interpretação dos riscos de tromboembolismo e de hemorragia.

A varfarina assim como a heparina, tanto de baixo peso (HBPM) molecular quanto a regular, têm problemas capazes de causar efeitos colaterais catastróficos em casos raros. A varfarina pode causar necrose de pele e gangrena venosa de membro não relacionada com o sítio cirúrgico. A heparina pode induzir trombocitopenia, provavelmente em razão da produção de anticorpos tipo IgG, 5 a 10 dias após o início da administração (inclusive de HBPM) resultando em estado de hipercoagulabilidade, que pode causar problemas graves de coagulação. Há novos agentes sendo lançados, alguns já no mercado, mas que não têm indicação para profilaxia de TVP. Esses medicamentos estão relacionados com substâncias com efeito antitrombina produzidas por sanguessugas. Dois desses são a desirudina e a bivalirudina, indicados para anticoagulação em pacientes com trombocitopenia induzida por heparina.

Além desses, a dabigatrana é um medicamento com efeito antitrombina que talvez esteja em breve disponível para profilaxia de TVP com administração por via oral (atualmente já disponível na Europa). Outro medicamento, a rivaroxabana, um inibidor do fator Xa administrado por via oral, está aprovado para uso no Canadá e na Europa, e sua aprovação nos Estados Unidos foi recomendada em um painel consultivo na Food and Drug Administration (FDA). Um pentassacarídeo (fondaparinux) está aprovado para profilaxia de TVP e atua de forma semelhante à heparina.

Originado de Geerts WH, Bergqvist D, Pineo GF, et al: Prevention of venous thromboembolism. Antithrombotic and thrombolytic therapy, ACCP Evidence-Based Clinical Practice Guidelines (8th Edition). Chest2008;133(Suppl):381S.

1. Diagnóstico – A TVP é diagnosticada com ultrassonografia em paciente pós-cirúrgico com edema de panturrilha ou com sinal de

Tabela 1-3 Recomendações para condução de profilaxia para TVP em pacientes ortopédicos de alto risco

Procedimento	Grau	Recomendações
ATQ/ATJ	1A	HBPM iniciada 12 a 24 h após a cirurgia
		ou
	1A	Fondaparinux, 2,5 mg iniciando 6 a 24 h após a cirurgia
		ou
	1A	Varfarina iniciada imediatamente após a cirurgia (INR alvo 2,5, variando entre 2,0 e 3,0)
		ou
	1B	Uso otimizado de compressão pneumática intermitente (apenas para ATJ)
Fraturas de quadril	1A	Fondaparinux
	1B	HNDB
	1B	HBPM
	1B	Varfarina (como anteriormente)
Trauma	1A	HBPM (quando o uso for seguro)
	1B	MCG e CPI até que a HBPM seja segura
LM aguda	1B	HBPM (quando a hemostasia for evidente)
		MCG e CPI (alto risco de sangramento; contraindicação de tromboprofilaxia farmacológica)

ATQ, artroscopia total de quadril; ATJ, artroscopia total de joelho; CPI, compressão pneumática intermitente; HNDB, heparina não fracionada em dose baixa; HBPM, heparina de baixo peso molecular; LM, lesão medular; MCG, meias de compressão gradual; Grau 1A, relação risco/benefício favorável com base em ensaios randomizados sem limitações relevante; 1B, o mesmo de 1A, porém com resultados inconsistentes ou com falhas metodológicas.

Homan com quadro clínico apropriado. Vários fatores de risco são identificados com a anamnese e aumentam a suspeita de TVP. São eles: imobilização, cirurgia em pelve ou em membro inferior (nas últimas 4 semanas), antecedentes de TVP e história de câncer. A ultrassonografia é um exame não invasivo confiável para TVP em membro inferior e tomou o lugar da flebografia como padrão ouro para o diagnóstico. Os testes para EP também evoluíram. Em pacientes não cirúrgicos a dosagem do dímero D pode ser útil para o diagnóstico de EP, e o risco de EP permanece por semanas após a cirurgia e, assim, é possível que esse exame tenha importância no período pós-operatório tardio. Antigamente, a cintilografia de ventilação/perfusão era o método padrão, seguida por angiografia pulmonar, nos casos com probabilidade intermediária. Atualmente a TC espiral é bastante confiável, mas sua sensibilidade publicada ainda é de 70% com especificidade de 91%. Em pacientes ambulatoriais com ultrassonografia normal e cintilografia pulmonar normal, a TC espiral tem taxa de falsos-positivos de apenas 7% e taxa de falsos-negativos de 5%. Além disso, as evidências obtidas em estudos preliminares sugerem que o monômero de fibrina é capaz de distinguir entre pacientes submetidos à artroplastia total de quadril com e sem EP. O dímero D se mostrou alto também nos pacientes com EP, mas não de forma significativa antes de 7 dias de pós-operatório.

Colwell CW: The ACCP guidelines for thromboprophylaxis in total hip and knee arthroplasty. *Orthopedics* 2009;32 (12 Suppl):67. [PMID: 20201479]

Colwell CW, Froimson MI, Mont MA, et al: Thrombosis prevention after total hip arthroplasty: a prospective, randomized trial comparing a mobile compression device with low-molecularweight heparin. *J Bone Joint Surg Am* 2010;92A:527. [PMID: 20194309]

Freedman KB, Brookenthal KR, Fitzgerald RH Jr, et al: A metaanalysis of thromboembolic prophylaxis following elective total hip arthroplasty. *J Bone Joint Surg Am* 2000;82:929. [PMID: 10901307]

Geerts WH, Pineo GF, Heit JA, et al: Prevention of venous thromboembolism: the Seventh ACCP Conference on Antithrombotic and Thrombolytic Therapy. *Chest* 2004;126:338S. [PMID: 15383478]

Hong MS, Amanullah AM: Heparin-induced thrombocytopenia and thrombosis. *Rev Cardiovasc Med* 2010;11:13. [PMID: 20495512]

Johnson BF, Manzo RA, Bergelin RO, Strandness DE Jr: Relationship between changes in the deep venous system and the development of post thrombotic syndrome after an acute episode of lower limb deep vein thrombosis: a one- to six-year follow-up. *J Vasc Surg* 1995;21:307. [PMID: 7853603]

Lilienfeld DE: Decreasing mortality from pulmonary embolism in the United States, 1979–1996. *Int J Epidemiol* 2000;29:465. [PMID: 10869318]

Lilienfeld DE, Godbold JH: Geographic distribution of pulmonary embolism with mortality rates in the United States, 1980–1984. *Am Heart J* 1992;124:1068. [PMID: 1529881]

Mont MJ, Eurich DT, Russell DB, et al: Post-thrombotic syndrome after total hip arthroplasty is uncommon. *Acta Orthop* 2008;79:794. [PMID: 19085497]

Nazarian RM, Van Cott EM, Zembowicz A, Duncan LM: Warfarin-induced skin necrosis. *J Am Acad Dermatol* 2009;61:325. [PMID: 19615543]

Perrier A, Howarth N, Didier D, et al: Performance of helical computed tomography in unselected outpatients with suspected pulmonary embolism. *Ann Intern Med* 2001;135:88. [PMID: 11453707]

Rafee A, Herlikar D, Gilbert R, et al: D-dimer in the diagnosis of deep vein thrombosis following total hip and knee replacement: a prospective study. *Ann R Coll Surg Engl* 2008;90:123. [PMID: 18325211]

Schneider D, Lilienfeld DE: The epidemiology of pulmonary embolism: racial contrasts in incidence and in-hospital case fatality. *J Natl Med Assoc* 2006;98:1967. [PMID: 17225843]

Stevenson M, Scope A, Holmes M, et al: Rivaroxaban for the prevention of venous thromboembolism: a single technology appraisal. *Health Technol Assess* 2009;13(Suppl 3):43. [PMID: 19846028]

Turpie AG, Gallus AS, Hoek JA: A synthetic pentasaccharide for the prevention of deep-vein thrombosis after total hip replacement. *N Engl J Med* 2001;344:619. [PMID: 11228275]

▶ Cuidados ao paciente ambulatorial

A realidade econômica determina a alta hospitalar precoce após alguns procedimentos e após cirurgias realizadas em regime ambulatorial que anteriormente eram realizadas com o paciente internado. Essa tendência sugere que os pacientes assumam mais responsabilidades com seu próprio cuidado e que os cirurgiões realizem avaliação ambulatorial em pacientes anteriormente avaliados em regime de internação. As indicações de alta se ampliaram na mesma medida em que se estreitaram as razões para internação.

São poucas as razões para manter um paciente operado em ambiente de cuidados agudos. As principais indicações para hospitalização são controle de dor requerendo administração de narcóticos, instabilidade hemodinâmica, necessidade de tração ou necessidade de observação médica constante (drenos, infecção etc.). Até mesmo a administração IV de antibioticoterapia não é considerada razão suficiente para permanência em hospital. Assim, as consultas de acompanhamento são importantes para assegurar que o paciente não apenas não tenha inconveniências desnecessárias como também não tenha complicações reconhecidas tardiamente. Na maioria dos casos, a primeira consulta de acompanhamento deve ser para a retirada dos pontos (10 a 14 dias). Novamente, a realidade econômica determina acompanhamento de 90 dias como parte da remuneração global da cirurgia. O acompanhamento para artroplastia total do quadril deve ocorrer em 2, 6 e 12 semanas após a cirurgia. Pode ser necessário intervalos menores ou maiores, dependendo da evolução do paciente e de quanto suporte externo ele receba (fisioterapia, enfermagem domiciliar, cuidadores e ambiente domiciliar adaptado). Os pacientes tratados com substituição de articulação por prótese devem ser acompanhados anualmente nos primeiros 5 anos. A *American* antibioticoterapia profilática em pacientes submetidos a substituição de articulação por prótese, em caso de procedimentos nos quais possa haver bacteremia, como limpeza de dentes, por toda a vida, especialmente quando for provável haver comprometimento da imunidade (p. ex., diabetes melito ou transplante renal).

O acompanhamento a longo prazo para pacientes com placas, parafusos, pinos, hastes ou outros dispositivos para tratamento de fratura não é necessário após a consolidação e a reabilitação dos músculos e articulações afetados. Nesses pacientes não há necessidade de profilaxia com antibióticos. Em casos de aparelhos dolorosos, pode-se indicar a retirada após a consolidação. Em geral, não se indica a remoção desses dispositivos em pacientes idosos (mais de 75 anos). Em pacientes mais jovens (menos de 50 anos) e ativos é justificável a retirada para reduzir a concentração de tensão ou o efeito osteopênico pela redução da tensão no osso causada pelo dispositivo metálico, como profilaxia para fratura. Recomenda-se um período (12 semanas ou mais, dependendo da atividade) com proteção contra tensão, especialmente torsão, para reduzir o risco de fratura causado por falhas no osso causadas pela retirada do dispositivo. Para uma discussão detalhada sobre reabilitação, ver o Capítulo 12, Reabilitação.

> Pacheco RJ, Buckley S, Oxborrow NJ, et al: Gluteal compartment syndrome after total knee arthroplasty with epidural postoperative analgesia. *J Bone Joint Surg Br* 2001;83:739. [PMID: 11476317]
>
> Richards H, Langston A, Kulkarni R, Downes EM: Does patient controlled analgesia delay the diagnosis of compartment syndrome following intramedullary nailing of the tibia? *Injury* 2004;35:296. [PMID: 15124799]
>
> Yang J, Cooper MG: Compartment syndrome and patient controlled analgesia in children-analgesic complication or early warning system. *Anaesth Intensive Care* 2010;38:359. [PMID: 20369773]

▶ Perda sanguínea e reposição

Como a reposição sanguínea atualmente é uma questão complicada, felizmente nem todos os procedimentos ortopédicos requerem reposição de sangue. Na Califórnia, o cirurgião é obrigado a fornecer ao paciente uma brochura produzida pelo estado, na qual estão descritas as opções disponíveis para o médico e para o paciente para os casos em que é provável a necessidade de transfusão de sangue após a cirurgia. O envolvimento do paciente na decisão sobre como se conduzir em caso de perda sanguínea certamente é uma boa ideia.

Contudo, os dados sobre quando transfundir são conflitantes e geralmente a decisão é baseada na avaliação clínica do médico para determinar a necessidade de transfusão. Essa incerteza se reflete na variabilidade de "gatilhos" para transfusão pós-operatória, como revelam as porcentagens de pacientes que receberam sangue variando entre 16 e 87% em casos de artroplastia total de quadril e entre 12 e 87% para ATJ em um estudo publicado; observe-se que essas taxas também refletem diferenças na perda de sangue para esses procedimentos em diversos hospitais. O volume de sangue representa aproximadamente 7 a 8% do peso corporal, ou aproximadamente 5 litros em um indivíduo de 70 kg. Indivíduos normais com perdas sanguíneas agudas de até 25% podem ser reanimados com soluções cristaloides/coloides. Perdas sanguíneas maiores podem ser toleradas se for mantida *euvolemia*, mas a possibilidade de transfusão deve ser considerada. O estado do sistema de coagulação deve ser monitorado na fase aguda de perda sanguínea para prevenir a aceleração da perda. A perda sanguínea na fase pós-operatória subaguda pode ser conduzida com reposição de volume e avaliação da sintomatologia

para determinar a necessidade de transfusão de massa de hemácias. Os pacientes com risco de AVC ou de infarto do miocárdio, ou aqueles com redução do débito cardíaco, podem necessitar de transfusão com níveis maiores de hemoglobina. Pacientes mais jovens (com menos de 50 anos) e saudáveis podem tolerar níveis menores de hemoglobina, a não ser que apresentem hipotensão postural, taquicardia, tontura ou desmaio.

A. Critérios para transfusão de sangue

A decisão de indicar transfusão no pós-operatório imediato é tomada considerando-se vários fatores, inclusive, faixa etária, estado de saúde e estado cardiológico, perda sanguínea estimada, perda sanguínea projetada, disponibilidade de sangue (autólogo, doador designado ou banco de sangue) e a percepção de risco do paciente. A consideração de todos os fatores é contrária a transfusão em pacientes mais jovens (menos de 50 anos) ou mais saudáveis até que o hematócrito caia abaixo de 20 ou 22% ou até que surjam sintomas como hipotensão postural, tontura ou síncope. Os pacientes mais idosos (acima de 60 anos) em risco de AVC ou de infarto do miocárdio são candidatos a transfusão com hematócritos mais altos ou com limiar menor para sintomas.

B. Estratégias para reduzir os riscos associados à transfusão de sangue

A perda sanguínea é um componente inevitável da cirurgia. Com a conclusão de que o sangue estocado em bancos de sangue tem risco baixo mas, ainda assim, presente, de contaminação por agentes infecciosos, foram desenvolvidas estratégias para reduzir o risco de transmissão.

Um método óbvio de atingir esse objetivo é reduzir a perda de sangue. Com técnicas anestésicas para reduzir a pressão arterial média é possível diminuir a perda de sangue reduzindo o tempo de cirurgia e a própria perda de sangue. O paciente deve ser orientado a evitar o uso de medicamentos antiplaquetários no período anterior a cirurgia. Esses medicamentos são AAS infantil e clopidogrel, além de todos os AINEs incluídos nos medicamentos vendidos livremente como analgésicos e remédios para tosse, resfriado e artralgia. No período operatório deve-se considerar o uso de agentes tópicos como cera óssea, Gelfoam e produtos de colágeno semelhantes, trombina, ácido tranexâmico e ácido aminocaproico (antifibrinolíticos) e cola de fibrina. O ácido tranexâmico pode ser administrado por via IV ou localmente para ajudar a controlar sangramentos. A técnica cirúrgica deve ser eficiente e meticulosa para reduzir a duração da operação e, consequentemente, a perda de sangue. O paciente deve ser posicionado de forma a reduzir a pressão venosa e a perda de sangue como, por exemplo, procedendo ao fechamento de artroplastia total com joelho em flexão ou posicionando o joelho em flexão após artroplastia total para reduzir a perda de sangue.

A estocagem pré-cirúrgica de sangue autólogo (com ou sem fatores de crescimento hematopoiéticos), autodoação por meio de hemodiluição no pré-operatório imediato e recuperação de sangue do paciente perdido durante e após a cirurgia para infusão de hemácias lavadas ou não, são formas de reduzir a exposição do paciente aos riscos relacionados com transfusão de hemoderivados de doador designado ou homólogos de banco de sangue. Os problemas com o uso de sangue autólogo começam com os custos, mas há outras questões. Pacientes mais idosos (mais de 70 anos) algumas vezes não toleram a anemia produzida pela doação. Talvez os maiores riscos sejam a contaminação por bactérias e o erro administrativo, no qual o paciente recebe uma unidade com incompatibilidade ABO potencialmente fatal em vez de do próprio sangue coletado. O sangue autólogo que não é usado é descartado e não incluído no banco de sangue geral.

A hemodiluição pré-operatória tem o custo associado ao tempo de centro cirúrgico para retirada do sangue e do anestesiologista para supervisionar o processo. O hematócrito pré-operatório pode ser aumentado com eritropoietina parenteral, o que pode minimizar os efeitos da perda sanguínea durante a cirurgia. Estima-se o custo da eritropoietina na ordem de 900 dólares por unidade de sangue poupada, o que é mais que o custo do sangue autólogo, estimado em 300 a 400 dólares/unidade. Além disso, há riscos associados ao hematócrito excessivamente elevado. Assim, essa conduta só é considerada quando não outra opção disponível, como ocorre em caso de cirurgia em integrantes da religião Testemunhas de Jeová, que se recusam a serem transfundidos.

Apesar da resistência inicial e de questionamentos permanentes acerca da relação custo/efetividade por parte dos bancos de sangue oficiais, a doação de sangue autólogo obteve aceitação considerável de pacientes, médicos e administradores de bancos de sangue. Há desvantagens na doação autóloga que contrabalançam as evidentes vantagens de se eliminar as doenças relacionadas com a transfusão, assim como a possibilidade de incompatibilidade. São elas possibilidade de contaminação por bactérias, anemia perioperatória com maior risco de transfusão, erro administrativo resultando em incompatibilidade por equívoco no sangue transfundido, custo e desperdício do sangue não utilizado. O sangue pode ser guardado por 35 dias ou ser congelado como concentrado de hemácias por até 1 ano, mas há perda de viabilidade de hemácias em ambos os métodos de estocagem. Com o uso de sangue homólogo é possível eliminar a necessidade de uso de banco de sangue por muitos, mas não por todos os pacientes ortopédicos. Alguns pacientes, por exemplo, apresentam níveis sanguíneos limítrofes (p. ex., hemoglobina de 10 g/dL e hematócrito de 30%) que impedem a pré-doação. A capacidade dos pacientes de pré-doar sangue e o volume de sangue doado algumas vezes podem ser aumentados com o uso de terapia com eritropoietina recombinante humana. Podem-se administrar injeções duas vezes por semana com aumento da massa de hemácias coletada e nível mais alto de hematócrito por ocasião da admissão hospitalar. Embora tenha custo elevado, essa terapia pode ser benéfica aos pacientes, especialmente aqueles que tenham tipos sanguíneos difíceis de obter ou que tenham crença religiosa conflitiva com a prática de receber sangue de terceiros.

As hemácias podem ser recuperadas por aspiração no centro cirúrgico ou coletadas por drenos na sala de recuperação. A perda de sangue deve ser suficientemente grande para tornar custo/efetivo esse procedimento. A recuperação de sangue provavelmente é efetiva (redução absoluta de 21% no risco de receber transfusão de hemácias alogênicas, com poupança de 0,68

unidades de sangue alogênico por paciente) para redução na transfusão alogênica perioperatória, mas o procedimento deve ser reservado para casos em que se espera grande perda de sangue (ou seja, mais de 2 unidades), pacientes com hemoglobina de base baixa ou pacientes que sejam Testemunhas de Jeová que aceitam recuperação intraoperatória de sangue. O sangue recuperado geralmente é lavado para remover restos celulares, gordura e fragmentos ósseos. Novas técnicas de filtração permitem a transfusão do sangue coletado por drenos sem necessidade de processo de lavagem.

Bezwada HP, Nazarian DG, Henry DH, Booth RE Jr: Preoperative use of recombinant human erythropoietin before total joint arthroplasty. *J Bone Joint Surg Am* 2003;85:1795. [PMID: 12954840]

Carless PA, Henry DA, Moxey AJ, et al: Cell salvage for minimizing perioperative allogeneic blood transfusion. *Cochrane Database Syst Rev* 2010;4:CD001888. [PMID: 20393932]

Gombotz H, Rehak PH, Shander A, Hofmann A: Blood use in elective surgery: the Austrian benchmark study. *Transfusion* 2007;47:1468. [PMID: 17655591]

Goodnough LT: Autologous blood donation. *Crit Care* 2004;8 (Suppl 2):S49. [PMID: 15196325]

Keating EM, Ritter MA: Transfusion options in total joint arthroplasty. *J Arthroplasty* 2002;17:125. [PMID: 12068422]

Strumper D, Weber EW, Gielen-Wijffels S, et al: Clinical efficacy of postoperative autologous transfusion of filtered shed blood in hip and knee arthroplasty. *Transfusion* 2004;44:1567. [PMID: 15504161]

Zohar E, Ellis M, Ifrach N, et al: The postoperative bloodsparing efficacy of oral versus intravenous tranexamic acid after total knee replacement. *Anesth Analg* 2004;99:1679. [PMID: 15562053]

QUESTÕES ÉTICAS NA CIRURGIA ORTOPÉDICA

Na medicina, a ética teve início com Hipócrates e foi codificada por Thomas Percival em 1803, com a publicação de seu Código de Ética Médica. Esse código foi emendado em 1847 pela *American Medical Association* tendo sofrido diversas revisões desde então. O código de ética basicamente define os padrões de conduta médica considerados honrados ou morais. Muitas das áreas afeitas à ética médica, como abortamento ou inseminação artificial, pouco têm a ver com a ortopedia. Embora em muitas áreas a ética seja mais restritiva que a lei, os processos legais e a legislação em alguns casos têm balizado a conduta de ortopedistas, com restrições mais rígidas do que as impostas apenas pelo código de ética. Embora a ética, como campo de estudo, seja ampla demais para o escopo desta obra, determinadas áreas que afetam os ortopedistas serão abordadas a seguir.

▶ Ensaios clínicos

Uma área particularmente sensível desde o ponto de vista ético é a pesquisa clínica. Embora muitos desses ensaios atualmente sejam adequadamente controlados por comitês de ética médica (CEM) institucionais, pelo escritório de proteção dos direitos humanos do governo federal dos Estados Unidos e pelos financiadores de pesquisas, o profissional isolado em um grupo restrito de ortopedistas ainda corre o risco de estar realizando pesquisa em humanos, ou mesmo em animais, sem suficiente controle ético. As três principais áreas preocupantes são o uso de radiação ionizante para exames sem indicação clínica, o uso de recursos de seguros de saúde para realizar exames sem indicação clínica e o uso de dados do paciente sem respeito à confidencialidade. Certamente que a radiação ionizante pode ser usada, mesmo em indivíduos-controle, desde que o protocolo tenha sido revisado e aprovado pelo CEM e que se tenha obtido consentimento informado do paciente/indivíduo, o que deve ser feito de maneira formal. Entretanto, o uso de recursos de seguro de saúde para financiamento de pesquisa ou a revelação de dados que comprometam a confidencialidade jamais podem ser consideradas atitudes éticas. Realizar um exame sem indicação clínica (laboratorial, radiográfico) financiado pelo paciente certamente não é uma atitude ética. Além disso, a confidencialidade é fundamental para a relação médico paciente.

A lei de portabilidade e responsabilidade dos seguros de saúde (HIPAA, de *Health Insurance Portability and Accountability Act*) modificou a forma como os médicos encaram a confidencialidade. A privacidade do que é dito, escrito ou enviado por meios eletrônicos deve ser mantida nos consultórios e no ambiente hospitalar. Os dados do paciente devem ser estritamente controlados com cuidado no que se refere a auxiliares, tiras de papel com identificadores e dados do paciente e imagens radiográficas. Aceita-se o uso de fotos ou *slides* de lesões de jogadores de futebol americano de domínio público em apresentações para colegas de profissão, embora em algumas situações nem isso deva ser feito. Certamente que fotos ou *slides* de radiografias com identificação do paciente não podem ser usados em apresentações ou em publicações sem permissão por escrito do paciente. O uso de prontuário eletrônico irá produzir muitas áreas de possível violação das normas contidas no HIPAA, especialmente com as redes locais que permitam acesso com *lap tops* em todo o consultório ou edifício.

A pesquisa clínica ortopédica típica é o estudo retrospectivo de casos cirúrgicos. Esse modelo de pesquisa é considerado como de baixo valor por pesquisadores que trabalham com ensaios multicêntricos, randomizados, duplo-cegos, controlados com placebo, mas enquanto não há verbas para esse tipo de estudo sobre algo tão comum quanto artroplastia total de joelho, as revisões retrospectivas continuarão a servir como base de dados para a tomada de decisões. Isso é especialmente verdadeiro para procedimentos de baixo volume. Esse tipo de estudo tem vários problemas. Os principais são financiamento (que não pode ser feito pelo paciente ou por seguradoras de saúde), manutenção da confidencialidade do paciente e conflito de interesses. Os primeiros dois problemas podem ser resolvidas com a supervisão dos CEM, e os profissionais privados são aconselhados a obter ajuda em seu hospital. Há dois aspectos relacionados com o conflito de interesses. Os médicos podem ser consultores ou projetistas de próteses ou de laboratórios que fabricam medicamentos com interesse financeiro no sucesso do produto. Além disso, há a questão da vaidade, ou seja, os cirurgiões podem não querer parecer "incompetentes" e, consequentemente, podem hesitar em relatar resultados ruins. Ademais, é possível que sejam professores e necessitem apresentar pesquisas clínicas publicadas como parte das exigências para ascensão na carreira docente, ou, simplesmente, desejem "propagandear" suas habilidades por meio de publicações. Nesse último aspecto o conflito de interesses é implícito, mas provavelmente é tão importante quanto o conflito de interesse financeiro. O possível conflito de interesse deve ser revelado ao paciente e a outros interessados, como a direção do jornal e os editores do periódico. Os cirurgiões têm a obrigação ética de compartilhar avanços médicos e apresentar aos colegas seus resultados cirúrgicos, pois certamente é parte desse princípio.

▶ Presentes do complexo industrial

O conceito de que presentes oferecidos pela indústria possam afetar as escolhas de medicamentos, próteses e assim por diante, é preocupante. Em geral, as diretrizes aprovadas pela *American Medical Association* permitem presentes, outras formas de remuneração, subsídios para congressos e assim por diante, desde que o propósito primário seja educativo ou em benefício dos pacientes. Os presentes devem ter valor mínimo e estar relacionados com o trabalho do médico. As indústrias farmacêutica e ortopédica atualmente são autorreguladas por organizações industriais no que se refere ao tipo de encontros que podem patrocinar. Os encontros diretamente patrocinados por companhias só podem discutir as aplicações "oficiais" para o medicamento ou dispositivo, enquanto nos cursos que produzem créditos para pontuação em educação continuada, que só podem ser ministrados por instituições educacionais, é possível discutir "indicações informais" (*off label*) para produtos. O pagamento de custos com viagem, alojamento e diárias para comparecer a esses encontros é considerado inapropriado a não ser que o médico esteja realizando um serviço, como deveres acadêmicos ou consultoria. Embora possa parecer improvável que um médico possa alterar sua prescrição apenas por lhe terem oferecido uma refeição grátis, a impressão de impropriedade é importante e deve ser considerada.

Cartwright JC, Hickman SE, Bevan L, Shupert CL: Navigating federalwide assurance requirements when conducting research in community-based care settings. *J Am Geriatr Soc* 2004;52:1567. [PMID: 15341563]

Council on Ethical and Judicial Affairs: *Code of Medical Ethics: Current Opinions with Annotations* (2000–2001 edition). Chicago: American Medical Association; 2000.

Epps CH: Ethical guidelines for orthopedists and industry. *Clin Orthop* 2003;412:14. [PMID: 12838046]

Healy WL Peterson RN: Department of Justice investigation of orthopedic industry. *J Bone Joint Surg* 2009;91A:1791. [PMID: 19571103]

Laskin RS, Davis JP: The use of a personal digital assistant in orthopaedic surgical practice. *Clin Orthop* 2004;421:91. [PMID: 15123932]

Oyama L, Tannas HS, Moulton S: Desktop and mobile software development for surgical practice. *J Pediatr Surg* 2002;37:477. [PMID: 11877671]

Pancoast PE, Patrick TB, Mitchell JA: Physician PDA and the HIPAA privacy rule. *J Am Med Inform Assoc* 2003;10:611. [PMID: 14631929]

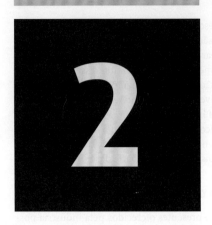

Cirurgia para trauma musculoesquelético

Wade R. Smith, MD, FACS
Philip F. Stahel, MD, FACS
Takashi Suzuki, MD
Gabrielle Peacher, MD

O CUSTO ELEVADO DO TRAUMA MUSCULOESQUELÉTICO

Os traumatismos se tornaram uma das principais causas de morte e de incapacidade em todo o mundo. Trata-se da principal causa de morte em indivíduos entre 1 e 34 anos de todas as raças e níveis socioeconômicos e da terceira causa de morte em todas as faixas etárias. Os acidentes em veículos motorizados (AVM) representam a principal causa de morte por traumatismo. Aproximadamente 1,3 milhão de indivíduos morrem nas estradas do mundo todos os anos. Mais de 20 milhões sofrem lesões não fatais. Em 2010, os acidentes de tráfego foram a nona causa de morte, quando considerada as mortes por qualquer causa; estima-se que no ano 2030 venham a ser a quinta principal causa de morte, com 2,4 milhões de fatalidades por ano. O impacto econômico dos AVMs aproxima-se de 230 bilhões de dólares nos Estados Unidos e de 180 bilhões de euros na União Europeia. Os prejuízos globais com lesões causadas por acidentes de tráfego foram estimados em 518 bilhões de dólares, e tais lesões custam aos governos entre 1 e 3% do seu respectivo produto interno bruto. Os países com baixa e média renda respondem por 65 bilhões de dólares, mais do que recebem para estímulo ao desenvolvimento.

As lesões causadas por arma de fogo são a terceira causa de mortes relacionadas com qualquer tipo de lesão traumática nos Estados Unidos. Anualmente, ocorrem entre 60 e 80 mil feridas não fatais por arma de fogo nos Estados Unidos. Em 2006, 30.896 pessoas morreram em decorrência de lesões causadas por projéteis de arma de fogo nos Estados Unidos, com despesas médicas por toda a vida estimadas em mais de 2 bilhões de dólares.

Os traumatismos representam a principal causa de morte e de incapacidade em crianças, sendo responsáveis por em torno de 11 milhões de internações hospitalares, 150 mil casos de incapacidade e 15mil mortes todos os anos nos Estado Unidos. Não obstante, os custos diretos com traumatismos pediátricos superam o valor de 8 bilhões de dólares por ano, os custos indiretos às famílias e à sociedade são impossíveis de estimar, mas indubitavelmente são substanciais.

Com o aumento sem precedentes da população e da expectativa de vida, os quadros musculoesqueléticos relacionados com a idade, como fraturas por fragilidade óssea e lesões ligamentares relacionadas com atividades esportivas atualmente estão mais frequentes, mesmo na população de idosos. Ocorrem aproximadamente 1,6 milhão de fraturas de quadril em todo o mundo todos os anos. No ano de 2050 estima-se que esse número tenha aumentado em 3 ou 4 vezes. Nos Estados Unido, em 2005, as 2 milhões de fraturas causadas por osteoporose custaram 17 bilhões de dólares.

Os desastres naturais e os causados pelo homem ocasionam centenas de milhares de mortes e casos de incapacidade física nos últimos 20 anos. A Organização Mundial da Saúde (OMS) estima que haverá um aumento global nas próximas duas décadas. Embora situações catastróficas de massa sejam raras, o terremoto no Haiti, em 2010, deixou 300 mil pessoas feridas. Essas situações requerem sistemas altamente organizados de tratamento de traumatizados para que se obtenham bons resultados.

Ao calcular os custos das lesões musculoesqueléticas, os efeitos sobre paciente, família e sociedade em geral devem ser considerados. Os profissionais de saúde devem ter em mente que há despesas diretas com diagnóstico, tratamento, reabilitação e custos econômicos indiretos associados a perda de dias de trabalho e redução da produtividade.

Dougherty PJ, Vaidya R, Silverton CD, Bartlett C, Najibi S: Joint and long-bone gunshot injuries. *J Bone Joint Surg Am* 2009;91:980-997. [PMID: 20415399]

Galano GJ, Vitale MA, Kessler MW, Hyman JE, Vitale MG: The most frequent traumatic orthopaedic injuries from a national pediatric inpatient population. *J Pediatr Orthop* 2005;25:39-44. [PMID: 15614057]

Gullberg B, Johnell O, Kanis JA: World-wide projections for hip fracture. *Osteoporos Int* 1997;7:407-413. [PMID: 9425497]

Heron M, Hoyert DL, Murphy SL, Xu J, Kochanek KD, Tejada-Vera B: Deaths: final data for 2006. *Natl Vital Stat Rep* 2009;57:1-134. [PMID: 19788058]

Mathers CD, Loncar D: Projections of global mortality and burden of disease from 2002 to 2030. *PLoS Med* 2006;3:e442. [PMID: 17132052]

Peden M, Scurfield R, Sleet D, et al: *World Report on Road Traffic Injury Prevention*. Geneva, Switzerland: World Health Organization; 2004.

O PROCESSO DE CURA

▶ Cicatrização óssea

O osso é um tecido único entre todos os tecidos musculoesqueléticos porque sua recuperação se dá com a formação de osso normal, diferentemente do que ocorre com o tecido de cicatrização. De fato, considera-se que não há consolidação quando um osso se recupera por meio de resposta fibroblástica em vez de neoformação de osso.

O processo de consolidação de fratura pode ser dividido em primário e secundário. Na consolidação primária, a cortical tenta se recuperar sem formação de calo (remodelamento osteonal ou haversiano). Isso ocorre quando a fratura é anatomicamente reduzida, o suprimento sanguíneo está preservado e a fratura é rigidamente estabilizada por fixação interna. A consolidação secundária de fratura resulta na formação de calo ósseo e envolve a participação do periósteo e de tecidos moles externos. Essa reação de consolidação de fratura é estimulada por movimento e inibida por fixação rígida.

O processo de consolidação de fratura pode ser dividido em quatro estágios, de acordo com os eventos biológicos em curso:

1. Formação de hematoma (inflamação) e angiogênese;
2. Formação de cartilagem e subsequente calcificação;
3. Remoção da cartilagem e formação óssea;
4. Remodelamento ósseo.

Inicialmente, forma-se o *hematoma*, seguindo a fase inflamatória caracterizada por acúmulo de células mesenquimais ao redor do local da fratura. Essas células mesenquimais se diferenciam em condrócitos ou osteoblastos. Fatores de crescimento e citocinas derivadas principalmente de plaquetas são essenciais para angiogênese e para quimiotaxia, proliferação e diferenciação celulares. Os fatores de crescimento induzem as células mesenquimais a produzir colágeno de tipo II e proteoglicanos. O fator de crescimento derivado de plaquetas (PDGF) recruta células inflamatórias ao local da fratura. As proteínas morfogenéticas ósseas (BMPs) são mediadores osteoindutores, que induzem a metaplasia de células mesenquimais em osteoblastos. As interleucinas 1 (IL-1) e 6 (IL-6) recrutam células inflamatórias para o local da fratura. O periósteo é a principal fonte de células mesenquimais. Nas fraturas de alta energia, nas quais o periósteo tenha sido comprometido, atuam células-troncos originadas na circulação e nos tecidos moles circundantes.

A baixa tensão de oxigênio, o pH baixo e o movimento favorecem a diferenciação em condrócitos; alta tensão de oxigênio, pH alto e estabilidade predispõem a formação de osteoblastos. Quando há instabilidade mecânica, as fraturas se consolidam pelo processo de ossificação endocondral – formação de calo ósseo precedida por *molde cartilaginoso*.

Os condrócitos e os fibroblastos produzem um calo semirrígido capaz de prover apoio mecânico à fratura, atuando ainda como molde para o calo ósseo que mais tarde irá sucedê-lo. O estágio mais ativo da osteogênese, também conhecido como formação óssea primária, é caracterizado por níveis elevados de atividade de osteoblastos e pela formação de matriz óssea mineralizada, que surge diretamente no calo periférico nas regiões estáveis. A mineralização produz degeneração, hipertrofia e, finalmente, apoptose de condrócitos. A fase de mineralização do calo leva a um estado no qual o sítio de fratura fica circundado por uma massa polimorfa de tecidos mineralizados formada por cartilagem calcificada, trama óssea feita a partir de cartilagem, e *trama óssea* formada diretamente. O calo mineralizado com trama óssea tem que ser substituído por osso lamelar distribuído em sistemas osteonais, a fim de permitir que o osso recupere sua função normal. Para a formação de um novo calo rígido, o calo frágil e mole deve se gradualmente removido em processo concomitante a revascularização. O osso neoformado é conhecido como *calo duro* e normalmente é irregular e com baixo grau de remodelamento.

O estágio final do reparo da fratura, também conhecido como formação óssea secundária, inclui o *remodelamento* da trama óssea do calo duro recuperando sua configuração original cortical e/ou trabecular. A célula chave envolvida com a reabsorção do osso mineralizado é o osteoclasto, uma célula grande, multinuclear formada por fusão de monócitos. Os osteoblastos são mononucleares e responsáveis pelo crescimento ósseo.

O fator estimulador de colônia de macrófagos (M-CSF) e o ligante do receptor ativador do fator nuclear kappa beta (RANKL) são as duas principais citocinas secretadas por osteoblastos, críticas para indução, sobrevida e competência dos osteoclastos.

▶ Cicatrização de cartilagem

A cartilagem articular é formada por matriz extracelular (ECM) e condrócitos. A ECM é formada por água (65 a 80%), colágeno (95% do tipo II) e proteoglicanos (condroitina e sulfato de queratano). Na ECM o colágeno confere forma e resistência tênsil. Os proteoglicanos e a água contribuem para a rigidez, a resiliência e a durabilidade da cartilagem.

Os condrócitos são poucos na cartilagem de adultos, que não é um tecido vascularizado. Sua nutrição vem do líquido sinovial e a circulação adequada desse líquido pela matriz cartilaginosa esponjosa é crucial. A taxa metabólica basal baixa e a pequena relação célula/matriz para condrócitos também reduz a capacidade de reparação da cartilagem articular. O movimento da articulação é responsável por boa parte da circulação. A fixação interna rígida de fraturas articulares e a carga de peso precoce de articulações imobilizadas permitem que haja compressão da cartilagem e circulação do líquido sinovial de forma cíclica. Se a falha na cartilagem não atravessar a placa calcificada, o organismo tenta o reparo com cartilagem hialina. Isso pode ser encontrado nas lesões superficiais de cartilagem articular. As fissuras condrais, as lacerações em aba (*flap*) e os defeitos condrais representam perda de cartilagem segmentar. A reação condrocítica de reparo é limitada e curta. Se a placa calcificada estiver violada,

CAPÍTULO 2 — CIRURGIA PARA TRAUMA MUSCULOESQUELÉTICO

como ocorre nas lesões osteocondrais, os capilares subcondrais produzem uma reação inflamatória que preenche a falha com tecido de granulação e, finalmente, com fibrocartilagem. A qualidade desse tecido fibrocartilaginoso pode ser melhorada com movimentação passiva ou ativa da articulação. Pesquisas básicas e clínicas demonstraram potencial de matriz artificial, fatores de crescimento, pericôndrio, periósteo e transplante de condrócitos e de células-troncos mesenquimais para estimular a formação de cartilagem nas lesões articulares.

▶ Cicatrização de tendão

Os tendões são estruturas especializadas que permitem aos músculos estender sua ação contrátil. São formados por feixes longos de colágeno intercalados por fibrócitos relativamente inativos. Essas células são nutridas pelo líquido sinovial secretado pela membrana sinovial espessa unicelular que cobre o tendão (endotendão) e a superfície parietal da bainha (epitendão). Os tendões flexores são cobertos por adventícia ricamente vascularizada (paratendão).

▶ Cicatrização de músculo

As fibras tipo 1, conhecidas como de *contração lenta, oxidação lenta*, ou músculo *vermelho*, têm baixa velocidade e maior força de contração. Funciona em regime aeróbio e, portanto, resiste a fadiga. As fibras tipo 2, conhecidas como de *contração rápida* ou músculo *branco*, é subdividida em dois tipos, de acordo com o nível de atividade metabólica: fibras que funcionam por metabolismo oxidativo e glicolítico (tipo 2A) e fibras predominantemente glicolíticas (tipo 2B). Ambos os subtipos de fibras musculares brancas de contração rápida são fatigáveis, mas possuem grande força e alta velocidade de contração. A lesão traumática do músculo pode ocorrer por diversos mecanismos, incluindo trauma cego (contusão muscular), laceração e estiramento causados por alongamento excessivo ou por isquemia. A recuperação ocorre por meio de processo de degeneração e regeneração com novas células musculares surgindo a partir de células indiferenciadas. Além da regeneração muscular, o reparo da laceração requer reinervação das áreas denervadas. A contusão muscular frequentemente resulta em hematoma. O processo normal de reparo inclui reação inflamatória, formação de tecido conectivo e regeneração muscular. O trauma cego pode resultar em miosite ossificante e causar redução da função.

Os cirurgiões ortopédicos devem estar atentos à atrofia muscular causada por imobilização e inatividade. A perda de massa muscular é, inicialmente, rápida e tende a se estabilizar, com perda de força simultânea. A resistência à fadiga reduz-se rapidamente.

▶ Cicatrização de nervo

As múltiplas fibras nervosas se combinam para formar um fascículo circundado pelo perineuro. Múltiplos fascículos se juntam cercados pelo epineuro. Os nervos se organizam em estruturas monofasciculares, oligofasciculares e polifasciculares. O tamanho e a distribuição dos fascículos se altera em função do comprimento, refletindo maior ou menor número de fibras nervosas em cada fascículo. Quanto maior a distância entre a lesão nervosa e o ponto

distal de inervação, menor a chance de recuperação. Outros fatores seriam extensão de dano ao nervo, capacidade técnica do cirurgião e o tempo decorrido até o reparo. Os nervos podem ser lesionados de várias formas, incluindo estiramento, sendo possível haver lesão isquêmica com alongamento de 15%.

As lesões de nervos são classificadas nos graus de 1 a 5; entretanto, Mackinnon introduziu um sexto grau de lesão descrito como lesão mista de nervo combinando outro graus de lesão. O primeiro grau é o mais leve e equivale a neuropraxia. A lesão de segundo grau equivale a axonotmese, com degeneração axonal; a recuperação é total. A lesão de terceiro grau é a mesma do segundo grau com acréscimo de perda de continuidade do tubo endoneural. A lesão de quarto grau, a despeito de continuidade do tronco nervoso, em razão de degeneração extensa dos fascículos, talvez requeira excisão do segmento danificado e reaproximação com enxerto das extremidades nervosas para obter-se resultado funcional. A lesão de quinto grau envolve perda total da continuidade do tronco nervoso. Há necessidade de reparo cirúrgico para restauração da função.

A possibilidade de recuperação é muito maior em crianças do que em adultos e o prognóstico piora com a idade.

Browne JE, Branch TP: Surgical alternatives for treatment of articular cartilage lesions. *J Am Acad Orthop Surg* 2000;8:180. [PMID: 10874225]

Buckwalter JA: Articular cartilage injuries. *Clin Orthop Relat Res* 2002;402:21-37. [PMID: 14620787]

Jackson DW, Scheer MJ, Simon TM: Cartilage substitutes: overview of basic science and treatment options. *J Am Acad Orthop Surg* 2001;9:37. [PMID: 11174162]

Lee SK, Wolfe SW: Peripheral nerve injury and repair. *J Am Acad Orthop Surg* 2000;8:243. [PMID: 10951113]

Mackinnon SE, Dellon AL: *Surgery of the Peripheral Nerve.* New York: Thieme; 1988.

Robinson LR: Role of neurophysiologic evaluation in diagnosis. *J Am Acad Orthop Surg* 2000;8:190. [PMID: 10874226]

AVALIAÇÃO E TRATAMENTO ORTOPÉDICO EM PACIENTES POLITRAUMATIZADOS

O conhecimento profundo da fisiopatologia do trauma é essencial para diagnóstico rápido e tratamento oportuno das lesões musculoesqueléticas. Princípios terapêuticos sólidos melhoram os resultados gerais dos pacientes e otimizam a utilização dos limitados recursos de atenção à saúde.

▶ Quadros potencialmente letais: o ABC da atenção ao trauma

Todos os casos requerem abordagem sistemática. O paciente é avaliado para que sejam estabelecidas as prioridades de tratamento de acordo com tipo de lesão, estabilidade dos sinais vitais e mecanismo da lesão. Em paciente gravemente traumatizado, as prioridades do tratamento são determinadas pelo quadro geral do paciente, sendo que o principal objetivo deve ser preservar a

CIRURGIA PARA TRAUMA MUSCULOESQUELÉTICO

vida e as principais funções do organismo. A avaliação é feita em quatro fases sobrepostas:

1. Inspeção primária (ABCDE);
2. Reanimação;
3. Inspeção secundária (avaliação da cabeça aos pés e história);
4. Tratamento definitivo.

Com esse processo identificam-se quadros potencialmente ameaçadores à vida, que são lembrados da seguinte forma:

A – Manutenção das vias *A*éreas (com proteção da coluna cervical);

B – Ventilação (em inglês, *Breathing);*

C – *C*irculação (com controle de hemorragia);

D – *D*isfunção neurológica;

E – *E*xposição e controle ambiental (dispa o paciente, mas previna hipotermia).

Segue-se uma breve visão geral sobre o tratamento do paciente politraumatizado, com ênfase nos aspectos ortopédicos.

A. Vias aéreas

Deve-se ter muito cuidado ao avaliar as vias aéreas. A coluna cervical deve estar bem protegida todo o tempo e não deve ser hiperestendida, hiperflexionada ou submetida à rotação para que se obtenha acesso patente às vias aéreas. Qualquer paciente com traumatismo fechado acima da clavícula deve ser considerado em risco de lesão da coluna cervical. As vias aéreas devem ser avaliadas rapidamente em busca de sinais de obstrução, de corpo estranho ou de fraturas na face, mandíbula ou traqueia/laringe. A manobra de elevação do mento e de empurrão da mandíbula devem ser usadas para estabelecer uma via para ventilação. Escala de coma de Glasgow 8 ou inferior, queda do nível de consciência, lesão pulmonar grave, fratura de face ou lesão de laringe são indicações para instalação de via aérea definitiva.

B. Ventilação

O cirurgião deve avaliar o tórax do paciente. Para ventilação adequada é necessário não apenas patência das vias aéreas, mas também oxigenação adequada e eliminação do dióxido de carbono. Lembre-se de que os seguintes quadros, se presentes, devem ser abordados emergencialmente:

1. Pneumotórax hipertensivo;
2. Contusão pulmonar com tórax instável;
3. Pneumotórax aberto;
4. Hemotórax maciço.

C. Circulação

A hemorragia é a principal causa de morte evitável após o traumatismo. A hipotensão pós-traumática deve ser considerada de origem hipovolêmica até prova contrária. O nível de consciência, a coloração da pele e os pulsos periféricos são fáceis de avaliar e espelham de forma confiável o estado hemodinâmico do paciente, especialmente se registrados de forma seriada. As fraturas de fêmur e de pelve podem causar grande perda de sangue, com comprometimento grave da possibilidade de sobrevivência. (Ver as seções sobre fratura pélvica e femoral.)

D. Disfunção neurológica

A escala de coma de Glasgow (ver Capítulo 12, Reabilitação) deve ser usada para avaliar o estado neurológico; a avaliação é rápida, simples e preditiva da evolução do paciente. Um meio ainda mais simples de monitorar o estado neurológico central é lembrar-se do mnemônico AVDI e verificar se o paciente está **A**lerta e orientado *ou* se responde a estímulos **V**ocais, apenas a estímulos **D**olorosos ou está **I**nerte.

E. Exposição e controle ambiental

Para um exame completo buscando por lacerações, contusões, abrasões, edema e deformidades o paciente deve ser completamente despido. Com isso, previne-se agravamento de fraturas por luxação e o risco de desconhecer problemas importantes é reduzido. Deve-se evitar hipotermia, em razão do risco de afetar a função cardíaca, especialmente nos casos com hipovolemia.

F. Cuidados ao paciente antes da internação

Como regra geral, as seguintes medidas devem ser tomadas nos pacientes com fratura:

1. As articulações imediatamente acima e abaixo da fratura devem ser imobilizadas e há necessidade de imobilizar a coluna cervical a fim de prevenir danos ulteriores aos elementos neurovasculares e reduzir eventual hemorragia.
2. Podem-se improvisar talas com travesseiros, cobertores ou vestimentas.
3. A imobilização não precisa ser absolutamente rígida.
4. Aplique tração suave em linha para realinhar o membro quando observar angulação grave.
5. Os sangramentos francos devem ser tamponados com os curativos disponíveis e pressão firme.
6. O uso de garrote deve ser evitado, a não ser que a vida do paciente esteja correndo risco em razão de sangramento de membro.

▶ Exame ortopédico

A. História

A investigação adequada das condições em que a lesão ocorreu é crucial. A informação, obtida com paramédicos, parentes e testemunhas, deve ser registrada. As seguintes informações devem ser obtidas em função do mecanismo de lesão:

1. AVM: velocidade; direção (esterno, capotagem etc.); localização do paciente no veículo, local do impacto, localização

do paciente após o impacto (se tiver sido ejetado, determine a distância); danos internos e externos no veículo; uso e tipo de cinto de segurança.

2. Quedas: altura da queda; posição de aterrissagem.

3. Esmagamento: peso do objeto, local da lesão, duração da aplicação do peso.

4. Explosão: magnitude; distância do paciente do local da explosão: lesão primária (força da onda de choque); lesão secundária (projéteis).

5. Veículo-pedestre: tipo de veículo, local da colisão, velocidade.

Exposição ambiental, comorbidades (diabetes melito, doença arterial coronariana etc.), uso de corticosteroide, cuidados pré-hospitalares e observações sobre a cena do acidente devem ser esclarecidos. Estimativa de sangramento, feridas abertas, deformidades, função sensitiva e motora e demora no processo de resgate ou no transporte devem ser registradas.

B. Exame geral

O exame ortopédico clínico requer avaliação de esqueleto axial, pelve e membros. A extensão do exame depende do estado neurológico central do paciente. Edemas, hematomas e feridas abertas são avaliados visualmente com o paciente despido. É obrigatória a palpação de toda a coluna, da pelve e de todas as articulações. O exame realizado logo após o trauma talvez preceda o surgimento de edema indicador de lesão articular ou em osso longo. Nos pacientes inconscientes só é possível perceber crepitação e movimentos erráticos. O exame da pelve é importante; entretanto, se o paciente estiver hemodinamicamente instável, deve-se evitar manipular a pelve a fim de evitar aumento de sangramento.

C. Exame neurológico

O exame neurológico dos membros deve ser documentado com detalhamento máximo possível, considerando o nível de consciência do paciente, porque essa avaliação é central para as decisões subsequentes. O exame inclui delineamento da função sensitiva dos principais nervos e dos principais dermátomos nos membros superiores e inferiores. A sensibilidade perianal também é importante. O exame neurológico normal não afasta a possibilidade de lesão de coluna cervical, apenas a torna menos provável. São particularmente importantes em cenário de lesão medular constatada ou suspeita os reflexos da "piscadela" anal e do músculo bulbocavernoso. Outros reflexos medulares (p. ex., bicipital e tricipital, patelar, do tendão do calcâneo, e o sinal de Babinski) são importantes na "sintonia fina" do exame neurológico. (Esses sinais serão discutidos de forma mais ampla no Capítulo 4, Distúrbios, doenças e lesões da coluna vertebral.)

D. Exame muscular

O exame motor pode ser dificultado por dor ou alteração do nível de consciência, mas, mesmo nesses casos, é possível obter informações úteis e relativamente completas. Devem-se avaliar todos os movimentos dos membros superiores e inferiores. He-

matomas, equimoses e abrasões dérmicas devem ser identificadas para avaliar a possibilidade de possível lesão muscular subjacente. Seria interessante a graduação da força muscular, mas a demonstração de controle mínimo da vontade (mesmo a retirada de defesa diante de estímulo doloroso) é importante para confirmar a integridade do sistema de integração sensitivo-motor central.

E. Exames de imagem

A avaliação radiológica segue o mesmo critério hierárquico da avaliação clínica. O paciente politraumatizado grave deve ter tórax, abdome e pelve radiografados, a fim de indicar fontes de comprometimento respiratório e circulatório. O segundo nível de exame inclui visão em perfil da coluna cervical com feixe horizontal. A informação obtida com esses exames define o tratamento e a necessidade de investigação complementar da coluna cervical. No paciente hemodinamicamente instável, a radiografia da pelve em perfil anteroposterior (AP) é suficiente para as decisões imediatas sobre o tratamento. Exames de imagem complementares da pelve poderão ser realizados oportunamente.

A avaliação subsequente depende dos achados clínicos. Qualquer sítio ósseo ou articular com laceração, hematoma, angulação ou edema deve ser avaliado radiograficamente. Qualquer fratura de osso longo requer investigação completa das articulações imediatamente proximal e distal à fratura. São necessárias, no mínimo, duas incidências dos membros, geralmente AP e perfil. O uso de avaliação ultrassonográfica focalizada em trauma (FAST, de *focused assessment sonography in trauma*) se tornou uma extensão do exame físico do paciente traumatizado. A coordenação na indicação de exames mais sofisticados com outras especialidades traumatológicas (p. ex., neurocirurgia ou urologia) é necessária para permitir monitoramento cardiorrespiratório do paciente enquanto esses exames são realizados.

▶ "Liberando" a coluna cervical

O protocolo para suporte avançado de vida em traumatizados (ATLS, de *Advanced Trauma Life Support)* determina que todos os pacientes devam ser considerados traumatizados da coluna cervical até que seja provado o contrário. O objetivo da avaliação da coluna cervical é determinar se houve lesão. Se houver mudança de direção entre duas vértebras cervicais, deve-se suspeitar de fratura, sobreposição de facetas ou luxação. Há indicação de imobilização com colar cervical em todos os casos até que seja possível uma avaliação secundária. No paciente consciente e com capacidade de resposta, as presenças de edema ou dor à palpação da coluna cervical serão evidentes. No paciente inconsciente, lesões na coluna cervical podem passar despercebidas, sendo necessário exame físico meticuloso com grande dependência nos exames radiográficos.

Os exames radiográficos essenciais para avaliação da coluna cervical são AP, perfil e incidência transoral (com a boca aberta) para demonstração do processo odontoide. É essencial que se possa visualizar a região superior da T1. Se esse plano não estiver visualizado através dessas visões convencionais, a inclusão de visão oblíqua e a de swimmer, que consiste em uma radiografia cervical com o braço elevado e em abdução, aumenta muito pou-

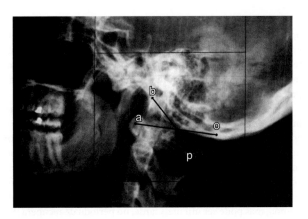

▲ **Figura 2-1** Relação de Powers. a – arco anterior do atlas, b – básio, p – arco posterior do atlas, o – opístio. Na população normal, a relação bp:ao deve ser de aproximadamente 0,77. A luxação occipitoatlantal anterior estará presente quando a relação de Powers for maior que 1,15.

co a sensibilidade e, consequentemente, tais incidências foram desconsideradas como pouco custo-efetivas.

Na incidência transoral com abertura da boca, as massas de C1 devem estar alinhadas com o corpo de C2. O grau de projeção de C1 sobre C2 deve ser inferior a 7 milímetros. Na incidência lateral, as bordas anteriores dos corpos vertebrais cervicais devem formar um arco. A distância entre o básio do arco posterior de C1 dividida pela distância entre o opístio e o arco anterior de C1 deve ser inferior a 1 (relação de Powers, Fig. 2-1). A distância entre básio e ponta do odontoide acima de 10 milímetros nas crianças e de 5 milímetros nos adultos indica luxação craniocervical, uma lesão potencialmente fatal. A borda posterior do arco anterior de C1 deve estar entre 2 e 3 milímetros da borda anterior de C2. Não deve haver diátese entre os processos espinosos e as articulações e facetas articulares devem estar todas visíveis. No paciente obnubilado, será necessário realizar tomografia computadorizada (TC) e/ou ressonância magnética (RMN) para delinear lesões em tecidos moles. Embora a TC seja sensível na identificação de anomalias ósseas, não demonstrou o mesmo nível de precisão da RMN para detectar lesão ligamentar isolada. A RMN não está indicada como exame de imagem primário para afastar lesão de coluna cervical. A RMN demanda muito tempo para ser realizada, interfere com o equipamento de monitoramento do paciente e tem custo elevado. A RMN é mais útil no paciente em que os resultados de outras modalidades de imageamento não estão consistentes com o quadro neurológico.

Em caso de déficit neurológico, é importante a avaliação cuidadosa do estado neurológico devendo-se considerar a necessidade de proceder imediatamente a descompressão-estabilização.

▶ **Conduta imediata no trauma musculoesquelético**

As lesões ortopédicas no paciente politraumatizado raramente são situações de verdadeira emergência. Por exemplo, fratura-luxação de tornozelo ou joelho resultando em isquemia distal justifica a tentativa imediata de redução para minimizar as sequelas da isquemia. Uma situação mais sutil a requerer tratamento de emergência seria a luxação do quadril, na qual é possível haver comprometimento vascular com necrose da cabeça do fêmur. O sangramento arterial por fratura exposta deve ser tratado imediatamente com pressão para reduzir a perda sanguínea. Outras lesões ósseas e articulares, embora urgentes, podem ser abordadas de forma mais ponderada.

Os cirurgiões ortopedistas devem ser conscientes de que a condução das lesões traumáticas requer avaliação do paciente como um todo, assim como do membro como unidade.

▶ **Complicações**

Há evidências amplas a indicar que o tratamento precoce de fraturas em um paciente politraumatizado produz efeito significativo sobre o risco de complicações respiratórias subsequentes. As lesões traumáticas têm a inflamação sistêmica como resposta normal. Extensão da lesão, hipóxia, cirurgias consequentes e perda de sangue podem prejudicar o equilíbrio entre os efeitos benéficos da inflamação e o potencial do próprio processo de causar ou agravar lesões teciduais, levando a síndrome de desconforto respiratório agudo (SDRA) e a falência de múltiplos órgãos (FMO). A fixação precoce de fraturas permite mobilização também precoce, que é benéfica para a prevenção de complicações pulmonares. Contudo, uma cirurgia definitiva ou prolongada pode causar outras complicações.

A. Síndrome de desconforto respiratório agudo e falência de múltiplos órgãos

Utiliza-se a expressão SDRA para descrever a insuficiência respiratória associada a evidências de disfunção de múltiplos órgãos, que ocorre em pacientes após trauma de alta energia. O pulmão é um alvo destacado nos primeiros estágios de evolução, mas se o paciente sobrevive, aparecem sintomas de disfunções cardíaca, gastrintestinal, renal, hepática, hematológica e cerebral, como parte da síndrome de FMO. A lesão maciça de tecidos ativa o sistema imune com liberação de mediadores da inflamação e subsequente distúrbio do sistema da microcirculação pulmonar. Alguns procedimentos ortopédicos realizados em quadros agudos mostraram-se capazes de ativar de forma semelhante o sistema imune. A incidência de SDRA após grandes traumas provavelmente varia entre 5 e 8%, com mortalidade entre 3 e 40% dos casos. A FMO pós-trauma é a causa mais importante de mortalidade tardia em pacientes traumatizados.

A *síndrome de embolia gordurosa* (SEG) é uma manifestação singular da SDRA causada pela liberação de gordura da medula óssea na circulação. Ocorre embolia em mais de 95% pacientes após fratura e invariavelmente durante as manipulações instrumentais cirúrgicas das fraturas. Entretanto, apenas 1 a 5% dos pacientes evoluem com comprometimento pulmonar grave e SEG. Essa síndrome também pode ocorrer em quadros sem fratura que envolvam pressurização do canal medular de ossos longos. Os sinais cardinais de SDRA e SEG são hipoxemia refratária, que não se corrige com oxigênio em alta pressão (60 a 100%), associada ao desenvolvimento do aspecto característico em "tempestade de neve" em ambos os campos pulmonares na radiografia de tórax. Em 60% dos pacientes com SEG observa-se um exantema petequial característico e são encontrados sinais neurológicos em mais de 80% dos casos, incluindo estado confusional agudo ou déficit neurológico focal.

B. Atelectasia

Atelectasia, ou colapso localizado de alvéolos, é uma complicação pós-operatória frequente causada pela imobilização do paciente e, quando combinada com a depressão respiratória causada pela analgesia, é possível haver hipoxemia importante, com instalação relativamente rápida. Na fase inicial de recuperação a atelectasia pode ser a causa de febre pós-operatória. Ocasionalmente, o exame radiográfico revelando áreas de colapso pulmonar confirma o diagnóstico. Espera-se a resolução do quadro com estimulação de tosse e de respiração profunda, uso de espirometria de incentivo e, nos casos resistentes, fisioterapia respiratória.

C. Embolia pulmonar e trombose venosa profunda

A embolia pulmonar (EP) é a terceira causa mais comum de morte em pacientes traumatizados que sobrevivam ao primeiro dia depois do trauma. O paciente traumatizado tem risco 13 vezes maior de tromboembolismo venoso (TEV). Há diversos fatores associados a aumento do risco de TEV em pacientes traumatizados (Tab. 2-1). Os pacientes com maior risco de EP são aqueles com trombose venosa profunda (TVP) de membro inferior e da pelve. Clinicamente, a EP significativa geralmente tem origem nas grandes veias proximais ao joelho. A prevenção de TVP no sistema venoso da região reduz o risco de EP. Há diversas estratégias para esse fim, inclusive heparina em dose baixa, heparina de baixo peso molecular, varfarina sódica ou pentassacarídeo análogo de heparina, profilaxia mecânica com dispositivos para compressão pneumática intermitente, filtro em veia cava inferior nos pacientes de alto risco e contraindicações à profilaxia farmacológica.

Tabela 2-1 Fatores que aumentam o risco de tromboembolismo venoso (TEV) em pacientes traumatizados

1. Obesidade
2. Idade > 55 anos
3. Lesão medular
4. Fratura de grande porte em coluna toracolombar
5. Fraturas de grande porte em pelve e membro inferior
6. História de TEV
7. Cirurgia abdominal de grande porte
8. Politraumatizado com ISS > 16
9. Internação em UTI com imobilização por 4 ou mais dias
10. Câncer

ISS, índice de gravidade do trauma (*Injury Severity Score*); UTI, unidade de tratamento intensivo.

O diagnóstico clínico de TVP é impreciso. O diagnóstico definitivo é feito com flebografia, ecodoppler, pletismografia de impedância ou flebografia por TC ou por RMN. A prevenção parece ser a melhor estratégia, porque a vigilância rotineira com triagem da população de traumatizados não é custo-efetiva e não parece reduzir a taxa global de EP.

Geralmente, suspeita-se de EP no paciente ortopédico com instalação de taquipneia e dispneia por mais de 5 dias após o episódio desencadeante. O paciente frequentemente relata dor torácica e pode apontar para a região dolorosa. Ao exame físico observa-se taquicardia, cianose e atrito pleural. A gasometria arterial revela hipoxemia, embora este seja um sinal inespecífico. A dosagem de dímero D não é confiável no estágio inicial de trauma, mas pode ser útil mais tarde, no período de recuperação. O diagnóstico definitivo é feito com angioTC. A cintilografia de ventilação/perfusão é um meio menos invasivo que ajuda a determinar se há probabilidade alta ou baixa de EP. A TC espiral se tornou o padrão de referência de imageamento de casos agudos de EP na prática clínica. O valor preditivo negativo de uma TC espiral normal é próximo de 98%.

O tratamento envolve suporte ventilatório e terapia com heparina. A história natural da EP é a lise gradual dos êmbolos, com retorno do fluxo à árvore arterial pulmonar. A história natural do TVP proximal inclui recanalização e arborização para desvio do trombo. Os pacientes podem sofrer a chamada síndrome pós-flebite, caracterizada por edema crônico doloroso do membro afetado.

D. Síndrome do compartimento

A denominação síndrome do compartimento refere-se à evolução patológica em espaço fechado do organismo causado por elevação local da pressão. Na maioria das vezes, esses compartimentos estão circunscritos por fáscias e incorporam um ou mais ossos. A pressão aumenta em razão de edema ou sangramento dentro do compartimento, comprometendo a circulação entre os seus componentes ao longo de um período, podendo causar necrose de músculo e lesão de nervo.

A síndrome do compartimento pode resultar de fratura; lesão de tecidos moles; lesão vascular causando isquemia, necrose e edema; ou queimadura. A não redistribuição da pressão por meio de alterações posturais resulta em isquemia na região sob pressão em razão de colapso dos capilares.

O diagnóstico de síndrome do compartimento deve ser cogitado no pós-operatório de paciente traumatizado que apresente dor acima da esperada para a lesão em questão. A medida que a dor aumenta pode se tornar totalmente resistente aos medicamentos narcóticos. Após fratura ou lesão, a dor com estiramento passivo dos músculos envolvidos também é um achado subjetivo a ser diferenciado da dor causada pela lesão original.

Os cinco Ps (pulso ausente, parestesia, paresia, dor – do inglês *pain* – e pressão), característicos da síndrome do compartimento, são úteis, mas não diagnósticos. Os pulsos são indicadores imprecisos de síndrome do compartimento considerando que se mantêm alterados até tarde na evolução.

Os pacientes com quadro clínico duvidoso ou aqueles com alto risco, mas sem exame clinico confiável (p. ex., comatoso, com problemas psiquiátricos ou sob a influência de narcóticos) devem ter medida a pressão compartimental.

Leituras de pressão intracompartimental com valor 30 mmHg ou menos da pressão arterial diastólica indicam necessidade de fasciotomia. Antes da fasciotomia, curativos circulares, inclusive aparelho gessado, devem ser removidos e o paciente mantido em observação por curto período buscando por sinais de melhora. Sinais clínicos positivos justificam a fasciotomia a despeito de medição normal da pressão. O retardo na fasciotomia pode resultar em lesão muscular ou possível necrose com risco de infecção.

Embora a síndrome do compartimento possa ocorrer em quase todas as regiões do corpo, pacientes jovens com fratura de tíbia ou pacientes com fratura de alta energia no antebraço têm maior risco. No antebraço, há necessidade de incisão volar extensível para permitir liberação total, incluindo o túnel do carpo, distalmente, e a aponeurose bicipital, proximalmente. Na face dorsal utilizam-se incisões longitudinais. Na panturrilha, duas incisões são usadas para liberar os quatro compartimentos da perna. Os compartimentos anterior e lateral são descomprimidos usando incisão longitudinal aproximadamente sobre o septo intermuscular anterior. Na face posteromedial, uma segunda incisão é utilizada para acesso aos compartimentos superficial e profundo posterior. Embora tenham sido descritas abordagens com incisão única e limitada, tais abordagens não são confiáveis e estão relacionadas com alta incidência de lesão iatrogênica de nervo em pacientes traumatizados.

E. Formação óssea heterotópica

A ossificação heterotópica clinicamente significativa ocorre como consequência de traumatismo em, talvez, 10% dos casos, podendo causar dor ou restrição de movimentos articulares inclusive com anquilose. Os pacientes traumatizados sem traumatismo craniano frequentemente apresentam ossificação heterotópica na radiografia 1 a 2 meses após o trauma; se a ossificação for clinicamente significativa pode-se indicar ressecção quando o osso estiver maduro, o que é determinado por estudos radiográficos ou por cintilografia óssea. O amadurecimento pode levar até 18 meses para ocorrer.

A ressecção é feita com remoção de toda a peça de osso heterotópico. Alguns pacientes podem ser beneficiados com dose baixa de radiação (7Gy) e indometacina por via oral durante 3 a 6 semanas. Nas fraturas de acetábulo, com uma dose única de radiação focalizada talvez se obtenham melhores resultados do que com indometacina oral. O osso heterotópico é uma ocorrência mais comum em pacientes com traumatismo craniano. Acredita-se que essa maior incidência seja explicada pela liberação de moduladores humorais ainda não caracterizados. Para uma discussão mais aprofundada sobre o tema, consulte o Capítulo 12, Reabilitação.

▶ Classificação das fraturas expostas: classificação de Gustilo e Anderson

A classificação de Gustilo e Anderson, a mais usada e aceita das classificações das fraturas expostas, utiliza três graus e subdivide o grau de maior gravidade em 3 outros tipos (Tab. 2-2). A

Tabela 2-2 Classificação de Gustilo e Anderson para fraturas expostas

Tipo I		Ferida limpa < 1 cm, perfuração de dentro para fora, pouca ou nenhuma contaminação, fratura de padrão simples.
Tipo II		Laceração cutânea > 1 cm, tecidos moles circundantes sem sinais de contusão, musculatura viável, fratura com instabilidade moderada a grave.
Tipo III		Lesão extensa de tecidos moles, contaminação da ferida, osso exposto, fratura muito instável em razão de falhas cominutivas ou segmentares.
	IIIA	*Cobertura do osso fraturado por tecidos moles adequada após desbridamento cirúrgico.*
	IIIB	*Osso exposto com descolamento de periósteo e necessidade de cobertura com retalho.*
	IIIC	*Qualquer fratura exposta com lesão arterial associada e necessidade de reparo vascular.*

prevalência de infecção da ferida aumenta com o grau da lesão exposta. As fraturas expostas resultantes de desastres naturais, altamente contaminadas ou cominutivas, independentemente do tamanho da ferida, são automaticamente classificadas como fratura exposta de grau III.

O grau de lesão de tecidos moles e de ossos complica o processo decisório entre amputação imediata e reconstrução do membro inferior. Apesar do advento da microcirurgia vascular, a substituição por prótese é uma alternativa viável em caso de membro inferior deficiente e sem sensibilidade. Devem ser considerados os muitos anos, as múltiplas operações de reconstrução e o desgaste emocional necessários para se obter uma consolidação bem-sucedida sem infecção para se decidir entre salvamento e amputação do membro.

▶ Atenção total precoce

As vantagens da estabilização precoce das fraturas em pacientes politraumatizados estão bem estabelecidas. Os benefícios do tratamento oportuno e agressivo incluem menores taxas de mortalidade, principalmente em razão da redução na ocorrência de SDRA e de FMO. Em um trabalho clássico de Bone et al., 178 pacientes com fratura de fêmur foram incluídos em um grupo tratado com fixação precoce (tratamento nas primeiras 24 horas) ou em outro tratado com fixação tardia (tratamento após 48 horas). A incidência de complicações pulmonares, como SDRA, embolia gordurosa ou pneumonia, foi maior, assim como a permanência hospitalar e a necessidade de internação em unidade de tratamento intensivo, que aumentou quando a fixação femoral foi tardia. Em um estudo multicêntrico, de revisão retrospectiva de 676 pacientes com índice de gravidade do trauma acima de 18 e lesões graves de pelve ou osso longo tratados com fixação precoce nas primeiras 48 horas revelou menor taxa de mortalidade nos pacientes cujas fraturas foram estabilizadas precocemente.

Controle de danos ortopédicos

Há controvérsia acerca da melhor oportunidade de intervenção ortopédica para subgrupos específicos de pacientes gravemente traumatizados, particularmente aqueles com traumatismo craniano ou hipotensão sistêmica. Em particular, a fixação de fratura de osso longo com pinos intramedulares pode causar hipotensão intraoperatória ou aumento na liberação de mediadores inflamatórios com resultados deletérios em pacientes específicos.

O sistema imune do paciente politraumatizado é estimulado ou inicia após o trauma (primeiro evento). Reanimação, hemorragia, hemoderivados, hipotensão e cirurgia (segundo evento) podem produzir a síndrome da reação inflamatória sistêmica (SIRS, de *system inflammatory response syndrome*) que potencialmente leva a SDRA ou a FMO. Os neutrófilos ativados são o principal efetor da reação inflamatória, liberando espécies reativas de oxigênio que produzem lesão do endotélio vascular. Os conteúdos de medula óssea liberados na circulação sistêmica durante a instrumentação óssea podem ativar neutrófilos, levando a SIRS em pacientes politraumatizado, particularmente nas primeiras 96 horas após o trauma. Com o controle de danos ortopédicos (DCO, de *damage control orthopedics*) o objetivo é reduzir o trauma cirúrgico adicional por meio de fixação externa e cirurgia secundária definitiva. Diversos estudos demonstraram que a conversão de fixador externo para pino intramedular é segura e efetiva quando realizada no prazo de 2 semanas. Atualmente, estão sendo pesquisadas alternativas para modificar a reação inflamatória. Tuttle et al. demonstraram que o DCO é uma abordagem inicial mais segura que ajuda a reduzir a perda sanguínea e diminuiu significativamente a exposição cirúrgica inicial. Ademais, em 2008, Parekh et al. demonstraram que a fixação temporária como ponte à fixação interna planejada de fraturas periarticulares de joelho causadas por lesão de alta energia, evitaria o risco de lesão de tecidos moles locais relacionadas com a fixação interna realizada precocemente.

Lesões de tecidos moles e artrotomias traumáticas

As lacerações em membros podem comprometer nervos ou vasos e podem causar também artrotomias traumáticas. O comprometimento da esterilidade de qualquer articulação implica desbridamento cirúrgico da articulação atingida. Para muitas articulações, a irrigação artroscópica e o desbridamento minimizam as consequências do trauma e aceleram o retorno da função. Todas as lacerações totais de tendão da mão, exceto a do palmar longo, devem ser reparadas. No pé, os tendões extrínsecos são reparados para prevenir desequilíbrio tardio ou perda de função. As lesões de ventre muscular geralmente requerem desbridamento cirúrgico, porque sua localização abaixo da fáscia dificulta a irrigação simples. As lacerações envolvendo apenas o ventre muscular geralmente não requerem reparo cirúrgico. Contudo, frequentemente, a laceração do ventre muscular envolve também a projeção de sua inserção tendíneas. Nesse caso a recuperação da função é obtida com a refixação das extremidades laceradas.

Na maioria dos casos, o tratamento imediato das fraturas expostas e das lacerações consiste em desbridamento cirúrgico, pois com ele todo o tecido inviável é removido. Deve-se tomar cuidado para remover apenas tecido que esteja necrosado. As bordas cutâneas devem ser desbridadas, assim como tecido muscular morto e a superfície de qualquer fáscia ou tecido gorduroso contaminado. As fixações de tecido mole dos ossos devem ser preservadas tanto quanto possível. Os fragmentos ósseos, particularmente de osso cortical, sem fixação, devem ser removidos da ferida. Antes de iniciar o desbridamento formal é apropriado imobilizar as fraturas e cobrir as feridas abertas com curativos estéreis úmidos. Inicia-se antibioticoterapia imediatamente, geralmente com cefalosporina bactericida. Se necessário, procede-se à profilaxia para tétano. A antibioticoterapia é mantida em função da evolução clínica.

Embora seja aceitável a prática de deixar qualquer ferida aberta, aquelas classificadas como grau I podem ser totalmente fechadas. Após desbridamento cirúrgico efetivo, as feridas de grau II podem ser tratadas de forma semelhante, com acompanhamento inicial estrito. Raramente indica-se fechamento primário de feridas de grau III. Os pacientes com feridas maciças devem retornar ao centro cirúrgico em 48 horas e, novamente, a cada 48 horas até que a ferida esteja totalmente limpa e granulando. Feridas menores deixadas abertas poderão ser fechadas com segurança em 3 a 5 dias.

Retalhos e cobertura de tecidos moles para traumatismos abertos

Em razão dos grandes danos aos tecidos moles, as fraturas expostas de tipo IIIB e IIIC requerem tratamento cirúrgico agressivo para cobertura da ferida. Essas feridas talvez necessitem de reconstrução com retalho regional ou livre. Com o advento das técnicas microcirúrgicas para transplante de pele, músculo e fáscia, o tratamento de grandes traumatismos de tecidos moles foi alterado e atualmente utilizam-se com sucesso retalhos rotacionais locais, retalhos fasciocutâneos ou transferência de tecido livre.

Apesar do trabalho clássico de Godina favorável à reconstrução imediata com retalho livre nas primeiras 48 horas após o trauma, ainda há controvérsia quanto a melhor oportunidade para a reconstrução. Para esse procedimento é necessário desbridamento radical da região da lesão, de forma semelhante ao procedimento para ressecção de tumor.

Se não for realizado desbridamento radical, a reconstrução com retalho deve ser postergada até que os tecidos moles tenham cicatrizado nas margens e não haja qualquer sinal de infecção. Com o uso de retalhos livres obtêm-se resultados globais melhores ao trazer uma nova fonte de vascularização a um membro comprometido, prevenindo infecção ao mesmo tempo em que proporciona cobertura de tecidos moles.

Há muitos locais onde é possível coletar os retalhos. Os mais comuns são os fasciocutâneos de latíssimo do dorso, grácil, serrátil anterior e retos abdominais. Esses retalhos são adequados para feridas de tamanho médio a grande em diversos locais. Adicionalmente, há diversos desenhos de retalhos teciduais passíveis de transferência para usos específicos com vantagens quanto a adaptação a falha e minimização dos problemas no sítio doador.

Uma inovação recente na condução de feridas é a terapia de fechamento assistida por vácuo (VAC, de *vacuum-assisted closure*).

A VAC expõe o leito da ferida à pressão negativa em sistema fechado. O estiramento produzido é transformado em forças microquímicas promotoras da cicatrização por meio de estímulo a divisão e proliferação celulares, a angiogênese e por aumento local de fatores do crescimento. Ademais, o líquido de edema é retirado do espaço extracelular, eliminando a causa extrínseca das alterações microcirculatórias e melhorando o suprimento sanguíneo local. Embora esse dispositivo não substitua a necessidade de desbridamento cirúrgico, ele talvez evite a necessidade de transferência de tecido livre em pacientes com grandes feridas traumáticas. Outras indicações ortopédicas seriam o tratamento de feridas infectadas após desbridamento, as feridas de guerra e o fechamento após fasciotomia.

▶ Feridas por arma de fogo

As feridas no sistema musculoesquelético causadas por projétil de arma de fogo resultam em lesões complexas de tecidos moles, fraturas, frequentemente cominutivas, e envolvimento de nervos, artérias e tendões. Se a ferida por arma de fogo estiver localizada próxima de uma grande articulação, deve-se suspeitar de lesão penetrante na articulação. O tratamento ideal das fraturas causadas por projétil de arma de fogo depende da avaliação de energia cinética do impacto, trajetória, calibre e distância do disparo. As diferenças entre as armas de alta velocidade (> 600 m/s) e de baixa velocidade (< 600 m/s) e entre cenários civis e militares também são relevantes para essas feridas. Outras caraterísticas são eficiência da transferência de energia, inclusive deformação e fragmentação, energia cinética, estabilidade, perfil de entrada, trajetória dentro do corpo e características biológicas dos tecidos. Em geral, a energia cinética associada a uma lesão é calculada pela fórmula $E = M/2 \times V2$, onde M é igual a massa e V é a velocidade. Junto com as características do tecido penetrado, velocidade e massa do projétil são fatores determinantes para o tipo de resultado e para o grau de lesão tecidual. A velocidade é mais importante que a massa e dobrando-se a velocidade quadriplica-se a energia cinética. As espingardas de caça tecnicamente são armas de baixa velocidade, mas as lesões que produzem são diferentes daquelas observadas com projetil único de arma de fogo, uma vez que o peso do tiro aumenta a energia cinética resultando em lesão mais grave.

Nas feridas por projetil de arma de fogo em alta velocidade, onda de choque, laceração e esmagamento e cavitação resultam em lesão de tecido. A onda de choque pode produzir lesão em áreas relativamente distantes da trajetória direta do projétil. A cavitação é um mecanismo importante de destruição tecidual nas lesões de alta velocidade. A pressão negativa na cavidade produz sucção de contaminantes de ambas as extremidades. Nas trajetórias de ferida por projetil próximas de grandes vasos é possível haver lesão vascular oculta a despeito de pulsos normais. Há indicação de ultrassonografia com Doppler quando houver suspeita de lesão vascular. A retenção de bala ou fragmento de bala no líquido sinovial articular pode causar toxicidade por chumbo.

A maior parte das lesões por projetil de baixa velocidade pode ser tratada com cuidados locais em regime ambulatorial. A ferida deve ser deixada aberta para drenagem. Se a fratura necessitar de tratamento cirúrgico, recomenda-se antibioticoterapia profilática.

A fixação imediata por meio interno ou externo é controversa. Por um lado, o perigo do tratamento dessas fraturas abertas com material estranho é um obstáculo à estabilização imediata. Contudo, em casos selecionados com lesões grosseiramente instáveis, parece razoável usar o tratamento que seria aplicado nas fraturas expostas. A fixação externa temporária como procedimento ponte entre a lesão e estabilização definitiva da fratura tornou-se um meio muito utilizado de estabilização inicial da fratura.

As fraturas causadas por projetis de alta velocidade requerem irrigação cirúrgica e desbridamento apropriado, além de, no mínimo, 24 a 48 horas de antibioticoterapia intravenosa. As lesões vasculares devem ser exploradas e reparadas após a imediata estabilização da fratura. Déficit neurológico distal não é *per se* uma indicação para exploração, considerando que, frequentemente, se resolve com a intervenção cirúrgica e que, geralmente, é causado por neuropraxia pela detonação.

▶ Sistema de classificação do paciente politraumatizado

Diversos sistemas de classificação têm sido usados na tentativa de estratificar os pacientes politraumatizado e determinar a gravidade das lesões. Os sistemas de classificação servem como orientação tanto para o tratamento quanto para o prognóstico de desfechos. O escore de trauma revisado (RTS, de *Revised Trauma Score*) foi desenvolvido para ajudar na triagem dos pacientes. As pontuações para pressão arterial sistólica e frequência respiratória são divididas em cinco domínios, sendo que em cada um deles recebe valor entre 0 e 4. Essas pontuações são somadas com a escala de coma de Glasgow (GSC, de *Glasgow Coma Score*) para se chegar ao RTS. A GSC é o sistema mais utilizado para traumatismo craniano. A escala varia de 3 a 15, sendo 15 o estado normal. A avaliação é feita com base em três seções: movimento ocular, resposta a comando verbal e resposta motora. Nos Estados Unidos, as diretrizes do American College of Surgeons determina que pacientes com GSC igual ou inferior a 11 sejam encaminhados a um centro de tratamento de trauma.

A escala abreviada de trauma (AIS, de *Abbreviated Injury Scale*) divide as lesões entre nove regiões do corpo e as estratifica em função de seu significado, desde menores até fatais em uma escala de 6 pontos. Essas pontuações levam em conta ameaça a vida, possibilidade de incapacidade permanente, tratamento e padrão da lesão.

O índice de gravidade do trauma (ISS, de *Injury Severity Trauma*) é a soma dos quadrados dos AIS mais altos nas três regiões do corpo mais atingidas por lesões, escolhidas entre cabeça ou pescoço, face, tórax, abdome, membros ou cintura pélvica e superfície externa (pele). Define-se o paciente como politraumatizado quando seu ISS está acima de 14. Quando ISS inferior a 30 está associado a bom prognóstico, enquanto acima de 60 geralmente é fatal.

Entre os fatores no momento da lesão que têm peso sobre a decisão de amputar estão o estado da outra perna, o tempo de isquemia do membro e a idade do paciente. Muitos desses fatores foram considerados por Johansen et al., que definiram a escala de gravidade de mutilação de membro (MESS, de *Mangled Ex-*

tremity Severity Score). O MESS foi anteriormente usado como preditor de amputação final; entretanto, em trabalhos recentes demonstrou-se que o MESS e outros sistema de pontuação são imprecisos na predição dos resultados funcionais em pacientes com mutilação de membro (Tab. 2-3).

Tabela 2-3 Fatores que influenciam na avaliação das variáveis contidas na Escala de Gravidade de Mutilação de Membro (MESS)

	Pontos
A. Lesão esquelética e de tecidos moles	
Baixa energia (facada, fratura simples, ferida por projetil de arma de fogo "civil"	1
Energia média (fratura exposta ou aberta, luxação)	2
Alta energia (tiro a curta distância ou ferida por projetil de arma de fogo "militar", lesão de esmagamento	3
Energia muito alta (acima mais contaminação grosseira, avulsão de tecidos moles)	4
B. Isquemia de membros[a]	
Pulso reduzido ou ausente, mas com perfusão normal	1
Sem pulso; parestesia, redução do enchimento capilar	2
Frio, paralisia, insensibilidade, dormência	3
C. Choque	
Pressão arterial sistólica quase > 90 mmHg	0
Hipotensão transitória	1
Hipotensão persistente	2
D. Idade	
< 30 anos	0
30 a 50 anos	1
> 50 anos	2

[a] Pontuação dobrada para isquemia acima de 6 horas.

Anglen JO: Wound irrigation in musculoskeletal injury. *J Am Acad Orthop Surg* 2001;9:219. [PMID: 11476531]

Bartlett CS: Ballistic and gunshot wounds: effects on musculoskeletal tissues. *J Am Acad Orthop Surg* 2000;8:21. [PMID: 10666650]

Biffl WL, Smith WR, Moore EE, et al: Evolution of a multidisciplinary clinical pathway for the management of unstable patients with pelvic fractures. *Ann Surg* 2001;233:843. [PMID: 11407336]

Bone LB, McNamara K, Shine B, Border J: Mortality in multiple trauma patients with fractures. *J Trauma* 1994;37:262. [PMID: 8064927]

Bosse MJ, Mackenzie EJ, Kellam JF, et al: A prospective evaluation of the clinical utility of the lower-extremity injury-severity scores. *J Bone Joint Surg Am* 2001;83-A:3-14. [PMID: 11205855]

Dickson K, Watson TS, Haddad C, Jenne J, Harris M: Outpatient management of low-velocity gunshot-induced fractures. *Orthopedics* 2001;24:951. [PMID: 11688773]

Giannoudis PV, Pountos I, Pape HC, Patel JV: Safety and efficacy of vena cava filters in trauma patients. *Injury* 2007;38:7-18. [PMID:17070525]

Godina M: The tailored latissimus dorsi free flap. *Plast Reconstr Surg* 1987;80:304. [PMID: 3602183]

Gustilo RB, Anderson JT: Prevention of infection in the treatment of 1025 open fractures of long bones. *J Bone Joint Surg Am* 1976;58:453. [PMID: 773941]

Hammert WC, Minarchek J, Trzeciak MA: Free-flap reconstruction of traumatic lower extremity wounds. *Am J Orthop* 2000;29:22. [PMID: 11011776]

Hildebrand F, Giannoudis P, Krettek C, Pape HC: Damage control extremities. Injury 2004;35:678. [PMID: 15203308]

Johansen K, Daines M, Howey T, et al: Objective criteria accurately predict amputation following lower extremity trauma. J Trauma 1990;30:568. [PMID: 2342140]

Mendelson SA, Dominick TS, Tyler-Kabara E, et al: Early versus late femoral fracture stabilization in multiply injured pediatric patients with closed head injury. J Pediatr Orthop 2001;21:594. [PMID: 11521025]

Mullett H, Al-Abed K, Prasad CV, O'Sullivan M: Outcome of compartment syndrome following intramedullary nailing of tibial diaphyseal fractures. Injury 2001;32:411. [PMID: 11382428]

Pape HC, Tornetta P 3rd, Tarkin I, Tzioupis C, Sabeson V, Olson SA: Timing of fracture fixation in multitrauma patients: the role of early total care and damage control surgery. J Am Acad Orthop Surg 2009;17:541-549. [PMID: 19726738]

Parekh AA, Smith WR, Silva S, et al: Treatment of distal femur and proximal tibia fractures with external fixation followed by planned conversion to internal fixation. J Trauma 2008;64: 736-739. [PMID: 18332816]

Perrier A, Howarth N, Didier D, et al: Performance of helical computed tomography in unselected outpatients with suspected pulmonary embolism. Ann Intern Med 2001;135:88. [PMID: 11453707]

Pierce TD, Tomaino MM: Use of the pedicled latissimus muscle flap for upper-extremity reconstruction. J Am Acad Orthop Surg 2000;8:324. [PMID: 11029560]

Schoepf UJ: Diagnosing pulmonary embolism: time to rewrite the textbooks. Int J Cardiovasc Imaging 2005;21:155-163. [PMID: 15915948]

Stannard JP, Riley RS, McClenney MD, et al: Mechanical prophylaxis against deep-vein thrombosis after pelvic and acetabular fractures. J Bone Joint Surg Am 2001;83-A:1047. [PMID: 11451974]

Tuttle MS, Smith WR, Williams AE, et al: Safety and efficacy of damage control external fixation versus early definitive stabilization for femoral shaft fractures in the multiple-injured patient. J Trauma 2009;67:602-605. [PMID: 19741407]

Van Belle A, Büller HR, Huisman MV, et al: Effectiveness of managing suspected pulmonary embolism using an algorithm combining clinical probability, D-dimer testing, and computed tomography. JAMA 2006;295:172. [PMID: 16403929]

PRINCÍPIOS DA FIXAÇÃO CIRÚGICA DE FRATURAS

As fraturas ocorrem quando a tensão aplicada a um osso supera sua capacidade de absorção. As fraturas podem ocorrer por sobrecarga axial (tesão, compressão), dobra, torsão (força de torsão) ou cisalhamento. O tipo de colapso e o mecanismo da lesão podem ser úteis na determinação do tratamento. A Figura 2-2 mostra exemplos desses mecanismos.

CIRURGIA PARA TRAUMA MUSCULOESQUELÉTICO CAPÍTULO 2

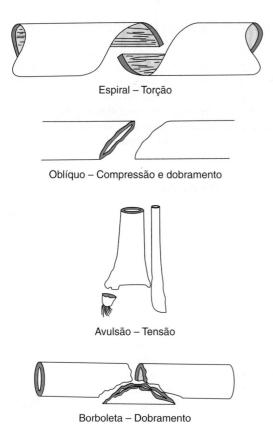

▲ **Figura 2-2** Mecanismos para colapso de ossos.

▶ Biomateriais usados na fixação das fraturas

A fixação cirúrgica de fraturas requer materiais com resistência e flexibilidade. Implantes metálicos fabricados com aço inoxidável e titânio oferecem rigidez e resistência, além de boas ductibilidade e tolerabilidade biológica. As ligas de titânio e aço podem ser moldadas para que se adéquem às irregularidades sem comprometimento da estabilidade das superfícies ósseas no momento da cirurgia. Proporcionam resistência adequada à fadiga a fim de permitir que haja consolidação da fratura. O módulo de elasticidade do titânio é metade daquele atribuído ao aço inoxidável, o que resulta em metade da rigidez flexural em placas de igual tamanho. O módulo mede a rigidez do material e sua capacidade de resistir à deformação quando submetido a uma força. A ductibilidade é a propriedade de um material de sofrer deformação elástica antes de colapsar. Um exemplo de material dúctil é o aço inoxidável.

▶ Princípios biomecânicos da fixação de fraturas

Para que haja consolidação de fratura há necessidade de condições mecânicas e biológicas suficientes. Tais condições são proporcionadas por suprimento sanguíneo, estímulos hormonais e de mediadores e determinado grau de imobilização. Com a compressão de dois fragmentos de fratura anatomicamente reduzidos, é possível obter estabilidade absoluta. Parafusos, placa de fixação compressiva e técnicas usando bandas de tensão são exemplos de formas para obter estabilidade absoluta. A técnica que permite algum movimento entre os fragmentos da fratura compatível com sua consolidação recebe o nome de estabilidade relativa e parece promover indiretamente o processo de consolidação, resultando em calo ósseo. O movimento não deve ser capaz de produzir tensão sobre o tecido de reparo. Parafusos intramedulares, placa em ponte e fixadores externos são exemplos de dispositivos que produzem consolidação indireta.

A. Parafusos

O uso de parafusos é a forma mais comum e básica de fixação. Em geral são usados para funcionar como parafusos transcorticais ou aplicados em placas com sistemas com ou sem bloqueio. Podem ser usados isoladamente ou com placa. Os parafusos bloqueados possuem cabeça com rosca que se encaixa na cabeça recíproca do orifício da placa. A técnica com parafusos bloqueados é um meio eficaz de comprimir um plano da fratura, obtendo estabilidade absoluta. Isso pode ser obtido com parafusos total ou parcialmente rosqueados. Um exemplo de posicionamento do parafuso seria entre a tíbia e a fíbula em um paciente com lesão sindesmótica.

B. Hastes de titânio e aço inoxidável

Independente da localização ou do tipo de fratura, a característica mais importante na aplicação de haste intramedular é o ponto de entrada. A literatura atual afirma que a escareação delicada seria superior e segura em comparação à técnica sem escareação. Deve-se ter atenção ao estado geral do paciente, especialmente naqueles politraumatizados. A inserção de haste femoral pode agravar a disfunção pulmonar em paciente politraumatizado com traumatismo torácico. Há várias opções de haste para fêmur, tíbia e úmero no mercado. A boa prática recomenda que todas as hastes sejam bloqueadas estaticamente.

C. Placa óssea

A aplicação de placa em osso tem grande influência sobre sua função. A posição ideal para a placa é sobre o lado de tensão do osso, de forma que o osso suporte a carga compressiva resultante da ação do músculo. Assim, estimula-se a cicatrização e reduzem-se as tensões sobre a placa

O sistema convencional de placa e parafusos requer exposição substancial do osso para obter acesso para redução aberta e fixação interna. A placa contorneada pelo cirurgião é comprimida sobre o osso com parafusos resultando em redução anatômica e em estabilidade absoluta. As forças compressivas atuando sobre a interface osso-placa podem comprometer o suprimento sanguíneo e consequentemente o processo de cura. A placa de compressão dinâmica com baixo contato (LCDC, de *low contact dynamic compression*) foi desenvolvida para reduzir a área de superfície de contato osso-placa. As placas com bloqueio ou fixadores internos usam um sistema no qual a rosca dos parafusos encaixam no orifício da placa, bloqueando-a imediatamente acima do osso a fim de reduzir a área de contato e as forças compressivas. Os parafusos bloqueados na placa também atuam como uma segunda cortical óssea e, assim, podem ser usados parafusos autoperfurantes unicorticais. Com eles, obtém-se estabilidade relativa e, consequentemente, estimula-se a formação do calo ósseo no local fraturado. No processo de fixação, o comprimento útil da placa e dos parafusos deve ser considerado, com o objetivo de aumentar a extensão da placa e reduzir o número de parafusos utilizados, a fim de facilitar a formação do calo ósseo.

D. Fixação externa

A fixação externa é uma modalidade importante de tratamento para as lesões musculoesqueléticas. O princípio básico são os pinos, que devem ser posicionados dentro do sistema musculoesquelético em pontos proximais e distais à região da lesão. Esses pinos são, então, fixados sobre uma estrutura externa, fora dos limites do osso e do envelope de tecidos moles, a fim de estabilizar a fratura. Esses dispositivos podem ser usados como tratamento temporário de lesões musculoesqueléticas, ou como tratamento definitivo, dependendo da localização e do tipo de trauma ósseo e de tecidos moles. No membro superior, esses dispositivos têm papel significativo no tratamento de fraturas cominutivas distais de rádio.

Nas fraturas de pelve, a fixação externa aplicada imediatamente com compressão estabiliza a pelve, reduz a perda sanguínea, auxilia na reanimação inicial e, em alguns casos, serve como tratamento definitivo dessas lesões.

Para as fraturas de fêmur e tíbia, a fixação externa proporciona excelente estabilização inicial ou provisória, que pode ser convertida a fixação intramedular para tratamento definitivo.

Os fixadores externos frequentemente são usados como tratamento provisório para as fraturas expostas de grau III com perda de segmento ósseo e lesões volumosas de tecidos moles em membros superiores e inferiores.

▶ Substitutos ósseos usados para fixação de fraturas

A. Enxerto ósseo autógeno

O enxerto ósseo autólogo é o padrão ouro para tratamento de defeitos ósseos ou de fraturas não consolidadas, em razão da combinação de propriedades osteogênicas, osteoindutoras e osteocondutoras. Os diversos tipos de enxerto ósseo autólogo apresentam propriedades variadas associadas à sua estrutura anatômica. Os enxertos ósseo porosos costumam ser colhidos da crista ilíaca. Tais enxertos têm uma longa história de sucessos a despeito de taxas variáveis de complicações. Entretanto, com o desenvolvimento recente do sistema de escareação com irrigação e aspiração (RIA, de *reamer-irrigator-aspirator*), é possível coletar grande quantidade de osso autólogo da cavidade medular femoral e tibial para enxertia, com morbidade mínima.

B. Osteocondutores substitutos de enxerto

A hidroxiapatita e o fosfato tricálcico são substitutos inorgânicos de enxerto ósseo primariamente osteocondutores, pois formam uma estrutura para crescimento ósseo sem estimular a neoformação óssea. Esses materiais podem ser injetados nos sítios de fratura, como rádio distal e calcâneo, para prover estabilização a partir de carga compressiva. Se combinados com fatores de crescimento (p. ex., BMP), apresentam também propriedades osteoindutora e osteogênica.

C. Aloenxerto ósseo

O aloenxerto ósseo – transferência de osso entre dois indivíduos geneticamente distintos da mesma espécie – é usado principalmente para suporte mecânico de carga e para conferir resistência a colapso em locais em que há necessidade de apoio estrutural. A maior preocupação com o uso de aloenxerto é a possibilidade de transmissão de doença viral. Vários métodos podem ser usados para processar o aloenxerto ósseo, inclusive irradiação com dose baixa (< 20 kGy), desbridamento físico, lavagem ultrassônica ou pulsátil com água, tratamento com etanol e imersão em antibiótico. Os tratamentos de esterilização, como irradiação e óxido de etileno, sabidamente comprometem em parte suas qualidades, sendo que o óxido de etileno talvez seja pior. O osso seco congelado é conveniente para estocagem em temperatura ambiente, mas deve ser secundariamente esterilizado com óxido de etileno. Como o óxido de etileno é incapaz de penetrar profundamente em grandes segmentos, a esterilização de aloenxertos estruturais volumosos é mais segura com radiação. A dose de radiação gama aceitável é 2,5 mrad, mas mesmo essa dose talvez não seja suficiente para erradicar o vírus da imunodeficiência humana. Entretanto, o uso de aloenxerto ósseo mostrou-se seguro e efetivo com indicações específicas.

D. Agentes osteoindutores

As BMPs foram identificadas como componentes importantes no reparo musculoesquelético para crescimento ósseo e cartilaginoso. Com os avanços recentes da biologia molecular e nas técnicas de DNA recombinante, rhBMP-7 e rhBMP-2 foram experimentados em ensaios clínicos. Essas proteínas podem ser associadas a matriz de colágeno e com a adição de hemoderivados do próprio paciente, que estimulam a consolidação óssea. Entre as utilizações correntes estão a fusão de vértebras, a pseudoartrose tibial e o enxerto aberto de tíbia.

A matriz óssea desmineralizada (DBM, de *demineralized bone matrix*) é outro agente osteoindutor que contém tecido ósseo descalcificado tratado para reduzir a possibilidade de reação imunogênica do hospedeiro e de transmissão de infecção. O produto resultante é uma estrutura biológica com alguns fatores de crescimento remanescentes (BMPs). Esse produto potencialmente tem efeito osteocondutor superior ao do aloenxerto convencional, na medida em que, neste último, os fatores de crescimento não foram expostos pelo processo de desmineralização.

Belthur MV, Conway JD, Jindal G, et al: Bone graft harvest using a new intramedullary system. *Clin Orthop Relat Res* 2008;466:2973-2980. [PMID: 18841433]

Centers for Disease Control and Prevention: Update: allograft associated bacterial infections—United States, 2002. *MMWR orb Mortal Wkly Rep* 2002;51:207. [PMID: 11922189]

Cobos JA, Lindsey RW, Gugala Z: The cylindrical titanium mesh cage for treatment of a long bone segmental defect: description of a new technique and report of two cases. *J Orthop Trauma* 2000;14:54. [PMID: 10630804]

El Maraghy AW, El Maraghy MW, Nousiainen M, et al: Influence of the number of cortices on the stiffness of plate fixation of diaphyseal fractures. *J Orthop Trauma* 2001;15:186. [PMID: 11265009]

Kurdy NG: Serology of abnormal fracture healing: the role of PIIINP, PICP, and BsALP. *J Orthop Trauma* 2000;14:48. [PMID: 10630803]

Laurencin C, Khan Y, El-Amin SF: Bone graft substitutes. *Expert Rev Med Devices* 2006;3:49. [PMID: 16359252]

Radomisli TE, Moore DC, Barrach HJ, et al: Weight-bearing alters the expression of collagen types I and II, BMP 2/4 and osteocalcin in the early stages of distraction osteogenesis. *J Orthop Res* 2001;19:1049. [PMID: 11781004]

Spinella-Jaegle S, Roman-Roman S, Faucheu C, et al: Opposite effects of bone morphogenetic protein-2 and transforming growth factor-beta I on osteoblast differentiation. *Bone* 2001;29:323. [PMID: 11595614]

Wagner M: General principles for the clinical use of the LCP. *Injury* 2003;34(Suppl 2):B31-B42. [PMID: 14580984]

Zlotolow DA, Vaccaro AR, Salamon ML, Albert TJ: The role of human bone morphogenetic proteins in spinal fusion. *J Am Acad Orthop Surg* 2000;8:3. [PMID: 10666648]

▼ I. TRAUMATISMO DE MEMBROS SUPERIORES

LESÕES EM BRAÇO E OMBRO

▶ Princípios anatômicos e biomecânicos

A. Anatomia do osso

1. Corpo do úmero – O corpo do úmero estende-se desde a altura da inserção do músculo peitoral maior proximalmente até a crista supracondilar distalmente. O segmento superior do corpo do úmero é cilíndrico e, então, se torna mais achatada no sentido anteroposterior, a medida que prossegue distalmente. Os septos intermusculares medial e lateral dividem o braço nos compartimentos anterior e posterior. No compartimento anterior encontram-se os músculos bíceps braquial, coracobraquial e braquial, junto com o feixe neuromuscular, cursando na borda medial do bíceps junto com nervo e veia braquiais e nervos mediano, musculocutâneo e ulnar. No compartimento posterior encontra-se o músculo tríceps braquial e o nervo radial. O conhecimento das forças envolvidas nas inserções musculares ao redor do úmero ajuda a explicar a tendência de fraturas à luxação em padrões previsíveis com base na influência desses músculos (Fig. 2-3).

2. Cintura escapular – A cintura escapular é uma estrutura complexa formada por ossos e tecidos moles. A cavidade glenoide é um soquete raso, com aproximadamente um terço do tamanho da cabeça do úmero. A estabilidade da articulação depende de cápsula, ligamento e músculo. A cápsula redundante permite movimento.

3. Úmero proximal – O úmero proximal contém a cabeça do úmero, as tuberosidades menor e maior, o sulco bicipital e o corpo proximal do úmero. O colo anatômico fica na junção entre a cabeça e as tuberosidades. O suprimento sanguíneo da cabeça do úmero é feito principalmente pelo ramo ascendente da artéria circunflexa anterior, que penetra na cabeça do úmero no sulco bicipital para tornar-se a artéria arqueada. Entre as estruturas importantes que se encontram na vizinhança da articulação do ombro estão o plexo braquial e a artéria axilar, anteriores ao processo coracoide da escápula e a cabeça do úmero. Entre os nervos que inervam os músculos ao redor do ombro estão o axilar, o supraescapular, o subescapular e o musculocutâneo. As fraturas do colo anatômico têm prognóstico reservado em razão da ruptura total do suprimento sanguíneo da cabeça do úmero. As fraturas no colo cirúrgico são comuns e, com elas, o suprimento sanguíneo para a cabeça é preservado. Dentro do sulco bicipital corre o tendão do bíceps, que é coberto pelo ligamento umeral transverso. A tuberosidade maior faz a ligação dos músculos supraespinal, infraespinal e redondo menor. A tuberosidade menor contém a ligação do músculo subescapular. O ângulo entre colo e corpo mede, em média, 135 graus e a cabeça do úmero fica retrovertida, em média, 30 graus.

O manguito rotador é formado por quatro músculos: os músculos subescapular, supraespinal, infraespinal e redondo menor. O músculo redondo maior não faz parte do manguito rotador. Os músculos do manguito servem como depressores da cabeça do úmero para permitir que o deltoide possa abduzir de forma eficiente o úmero. O infraespinal e o redondo menor são rotadores externos, enquanto o subescapular é o rotador interno do úmero. Dois outros músculos importantes nessa região são o deltoide e o peitoral maior. Esses músculos, junto com o manguito rotador, causam luxação previsível das fraturas ao redor do úmero. Adicionalmente, a lesão do manguito rotador, independentemente das lesões na inserção das tuberosidades, pode ser encontrada e necessita ser considerada ao se avaliar o ombro.

B. Inervação

As lesões dos nervos ao redor do ombro ocorrem com fraturas e luxações. O plexo braquial e a artéria axilar também podem ser lesados com as luxações anteriores do ombro.

A avaliação mais importante é feita com exame neurovascular após lesão na região de braço e cintura escapular. O nervo radial comumente é lesionado nas fraturas de corpo do úmero, particularmente na junção entre os terços médio e distal (fratura de Holstein-Lewis). A avaliação cuidadosa das funções sensitiva e motora é essencial. A avaliação deve incluir a sensibilidade do espaço interdigital dorsal entre o polegar e o indicador, extensão de cada dedo e extensão de punho.

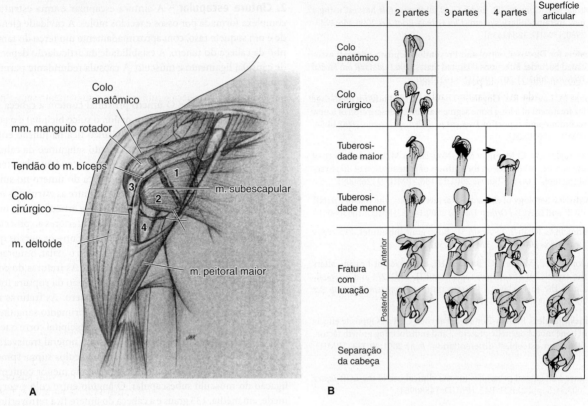

▲ **Figura 2-3** **A:** Inserções dos músculos no úmero e fratura com desvio. **B:** Classificação de Neer para fraturas do úmero proximal com desvio. (Reproduzida, com permissão, a partir de Rockwood CA, Green DP, Bucholz RW, et al., eds: *Fractures in Adults*, 4th ed. Philadelphia: Lippincott; 1996.)

Ao redor da cintura escapular, as fraturas do úmero proximal e a fratura com luxação algumas vezes resultam em lesões do nervo e da artéria axilares. A lesão do nervo axilar provocada por fratura do úmero proximal ou por fratura com luxação resulta em paralisa do músculo deltoide e em anestesia sobre a região lateral proximal do braço.

FRATURAS E LUXAÇÕES NA REGIÃO DO OMBRO

- O segundo tipo mais comum de fratura de membro superior.
- A incidência aumenta de forma drástica nos idosos.
- Oitenta e cinco por cento das fraturas podem ser tratadas sem cirurgia.

▶ Classificação

Em extensão as observações de Codman, Neer introduziu o conceito de "partes" com base nos centros de crescimento epifiseais que coletivamente compõem o úmero proximal. As partes que podem sofrer desvio nas fraturas de úmero proximal incluem o colo anatômico, o colo cirúrgico ou as tuberosidades. Os segmentos são considerados desviados quando separados por mais de 1 centímetro ou angulados em mais de 45 graus da posição anatômica normal. Outras categorias são fratura com luxação e fratura com divisão da cabeça umeral. A relação entre a cabeça do úmero e os segmentos desviados e o suprimento sanguíneo são levados em consideração.

▶ Manifestações clínicas

Os jovens sofrem esse tipo de lesão nos acidentes de alta energia, enquanto as fraturas em indivíduos mais idosos geralmente ocorrem com mecanismos de menor energia. Clinicamente, o paciente costuma apresentar dor, edema e equimose.

A avaliação radiográfica é a base do diagnóstico e o esteio do planejamento terapêutico. A sequência de radiografias, a assim chamada série de Neer, consiste em (1) incidência AP, (2) perfil no plano escapular e (3) incidência axilar em Velpeau modificada. A radiografia em perfil no plano escapular é uma visão tangencial em Y da escápula. A combinação dessas três incidências permite a avaliação da articulação do ombro em três planos perpendiculares separadamente. A incidência axilar é importante para avaliar a superfície glenoide da articulação e as relações anterior e posterior da cabeça do úmero. Ocasionalmente, podem ser necessários outros exames, inclusive TC, para detalhamento da anatomia óssea.

Nas fraturas que incluam as tuberosidades pode-se esperar lesão do manguito rotador, que também pode ocorrer com lesões exclusivamente de tecidos moles, como luxação de ombro. A avaliação da integridade do manguito rotador pode ser difícil no cenário agudo. Para este diagnóstico, ultrassonografia, RMN e artrografia ou artroscopia podem ser úteis.

As lesões da artéria axilar, embora raras, geralmente são causadas por fratura simples ou por fratura com luxação, quando uma ponta de fragmento ósseo penetra ou lesiona a artéria. O índice de suspeição é alto quando o braço apresenta coloração muito diferente do braço não lesionado. Os pulsos devem ser palpados e investigados com Doppler. No diagnóstico tardio, o resultado é determinado pela morbidade neurológica, ainda que os resultados da reconstrução vascular na fase aguda sejam bons.

▶ Tratamento

A. Tratamento fechado

Aproximadamente 85% das fraturas de úmero proximal apresentam desvio mínimo ou nenhum desvio dos segmentos e podem ser tratadas com abordagem conservadora com tipoia para conforto do paciente e exercícios de mobilização precoces. A base do tratamento fechado é a imobilização inicial e mobilização precoce. Fisioterapia ou exercícios prescritos por fisiatra são fundamentais e, se possível, devem ser iniciados em 7 a 10 dias. O monitoramento dos exercícios é importante a fim de evitar que o programa proposto seja excessivamente conservador (causando contraturas desnecessariamente) ou excessivamente agressivo (levando a desvio com dor e edema intensos).

B. Tratamento cirúrgico

Entre as técnicas utilizadas para o tratamento da pequena porcentagem de fraturas com desvio acentuado estão redução fechada e imobilização com pinos percutâneos, fixação intramedular, banda de tensão, redução aberta com fixação interna (ORIF, de *open reduction and internal fixation*) com placa convencional ou com bloqueio e hemiartroplastia. As placas com bloqueio garantem estabilidade angular e uma interface osso-implante favorável para fraturas cominutivas e fraturas osteoporóticas.

A hemiartroplastia é uma opção útil para pacientes de mais idade com fratura de colo anatômico e fratura com divisão da cabeça do úmero. Boa qualidade do osso e padrões simples de fratura são essenciais para que se possa utilizar a técnica de redução fechada com fixação percutânea com pinos e dissecção mínima de tecidos moles. Nos pacientes mais jovens, a ORIF talvez seja possível mesmo nos casos com fratura cominutiva.

A faixa etária, a qualidade óssea, o padrão da fratura e o grau de cominuição são considerações importantes para o estabelecimento do plano de tratamento.

C. Fraturas em duas partes no colo anatômico (CID-9: 812.01)

As fraturas em duas partes no colo anatômico são raras. Não se definiu um método de tratamento considerado ideal. A redução fechada é difícil já que é complicado controlar o fragmento articular que geralmente se encontra angulado e rodado no interior da cápsula articular. Nos pacientes jovens (< 40 anos) o fragmento pode ser preservado com ORIF e pinos ou parafusos entre os fragmentos. Talvez seja difícil obter aquisição adequada de parafusos sem violar a superfície articular. Ademais, o prognóstico para sobrevida da cabeça é ruim porque o suprimento sanguíneo geralmente é totalmente interrompido. Em idosos (> 75 anos) a hemiartroplastia produz os resultados mais previsíveis.

D. Fraturas em duas partes na tuberosidade maior (CID-9: 812.03)

Nas fraturas na tuberosidade maior geralmente há deslocamento posterior e superior em razão da tração produzida pelo músculo supraespinal. Frequentemente a lesão é acompanhada de luxação glenoumeral anterior. Pode-se tentar redução fechada, que talvez resulte em posição aceitável da tuberosidade maior. Neer relatou que o deslocamento desse fragmento acima de 1 centímetro é patognomônico de lesão do manguito rotador. O resultado da consolidação da fratura nessa posição seria o impacto subacromial, com limitação da elevação para frente e da rotação externa. Em um série de casos, recomendou-se ORIF sempre que o deslocamento seja superior a 5 milímetros, sendo que há referências recomendando ORIF nos desvios acima de 3 milímetros em atletas de alto desempenho, a fim de evitar sintomas de impacto. Diversos métodos, inclusive pinos, parafusos, fios e suturas, podem ser usados para reparar a tuberosidade maior. O tratamento desse quadro deve ter como finalidade o reparo do manguito rotador além da reconstrução óssea. O uso de pinos percutâneos tende a ser inadequado para prevenção de recidiva de desvio nas fraturas da tuberosidade maior.

E. Fraturas em duas partes na tuberosidade menor (CID-9: 812.00)

Se o fragmento com desvio (em geral medialmente e subescapular) for pequeno, a redução fechada dessa lesão rara geralmente é satisfatória. Essa fratura pode estar associada a deslocamento posterior e pode ser tratada com redução fechada na fase aguda. A posição de imobilização para esse caso pode ser neutra ou em ligeira rotação externa. Fragmentos maiores talvez necessitem de fixação interna.

F. Fraturas em duas partes no colo cirúrgico (CID-9: 812.01)

Nesses quadros, ambas as tuberosidades permanecem fixas à cabeça do úmero e o manguito rotador geralmente se mantém intacto. A diáfise frequentemente encontra-se desviada anteromedialmente pela tração do músculo peitoral maior. A redução pode estar bloqueada por interposição de periósteo, tendão do bíceps ou músculo deltoide, ou por agarramento do corpo do úmero em deltoide, peitoral maior ou elementos fasciais. Aconselha-se uma tentativa de redução fechada; se não for bem-sucedida, recomenda-se intervenção cirúrgica. Se, por outro lado, a re-

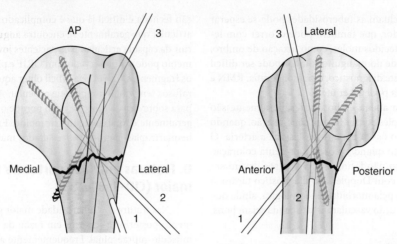

▲ **Figura 2-4** Aplicação de pinos para tratamento de fratura instável de colo cirúrgico. AP, anteroposterior. (Reproduzida, com permissão, a partir de Fu FH, Smith WR, eds: Percutaneo uspinning of proximal humerus fractures. *Oper Tech Orthop* 2001;11:235.)

dução for bem-sucedida, a instalação de pinos por via percutânea e controle fluoroscópico é uma excelente opção para essa fratura reduzida, mas instável (Fig. 2-4). Se houver necessidade de redução aberta para retirada de tecidos moles desalojados, pode-se obter fixação interna por meio de pinos percutâneos ou com fixação intramedular em conjunto com técnica de imobilização com fios em banda de tensão. Nos pacientes com osteoporose, fios ou material de sutura para aplicação de banda de tensão podem ser passados por meio de tecidos moles e manguito rotador, em processo que talvez seja superior a fixação no osso.

Outra técnica para fixação interna é a que utiliza dispositivos intramedulares, como haste de Enders ou de Rush, que podem ser inseridas por meio de pequena incisão no deltoide; entretanto, o controle do alinhamento rotacional é deficiente. Para pacientes idosos (> 75 anos) ou debilitados, essa talvez seja a melhor solução para se obter alinhamento global com mínima morbidade cirúrgica.

G. Fraturas em três e quatro partes (CID-9: 812.00)

O tratamento ideal das fraturas em três ou quatro partes do úmero proximal em pacientes com osso de má qualidade é controverso. A ORIF dessas fraturas tem produzido taxas insatisfatoriamente altas de complicações, como necrose avascular e consolidação inadequada. A taxa relatada de necrose avascular em fraturas em três partes chegou a 27%. Com o uso da placa de sustentação Atlas Orthogonal (AO) houve complicações significativas, incluindo taxa elevada de necrose avascular em parte relacionada com a extensão do deslocamento e de dissecção dos tecidos moles, posicionamento superior da placa com impacto secundário, perda da placa e da fixação com parafusos, união deficiente e infecções. Pesquisas recentes com placas de bloqueio demonstraram maiores taxas de estabilidade e de consolidação da fratura. Com o uso de parafusos com bloqueio na placa talvez seja possível reduzir o índice de liberação em fraturas osteoporó-

ticas. Em pacientes menos ativos ou idosos (> 75 anos), o método de tratamento mais aceito é a hemiartroplastia, particularmente porque a taxa de necrose avascular pode chegar a 90% e o osso geralmente é osteoporótico. Para que se obtenham bons resultados, o posicionamento apropriado da prótese e a retroversão umeral, assim como a fixação das tuberosidades maior e menor, são essenciais. O reparo das lesões do manguito rotador faz-se necessário a fim de prevenir migração proximal do componente umeral, bem como perda de força do manguito rotador. Espera-se bom alívio da dor com a reabilitação pós-operatória; contudo, a recuperação funcional geralmente é limitada.

H. Fratura com luxação

As fraturas com luxação requerem redução da cabeça do úmero, e seu tratamento geralmente é feito com base no padrão da fratura. Essas lesões costumam produzir fratura impactada ou fratura com separação da cabeça do úmero. O tratamento depende do tamanho do afundamento e do período de persistência do desvio impactado. As fraturas com afundamento inferior a 20% em geral se mantêm estáveis com redução fechada e podem ser tratadas com imobilização em rotação externa por 6 semanas para recuperação duradoura da estabilidade. Contudo, se o afundamento da cabeça estiver entre 20 e 50%, indica-se transferência da tuberosidade menor com o tendão do subescapular para a área do defeito por meio de cirurgia aberta. Com as fraturas impactadas acima de 50% ou com luxação crônica, o melhor tratamento provavelmente é a hemiartroplastia. Se houver destruição da glenoide, talvez haja necessidade de artroplastia total do ombro.

Eberson CP, Ng T, Green A: Contralateral intrathoracic displacement of the humeral head. *J Bone Joint Surg Am* 2000;82-A:105. [PMID: 10653090]

Helmy N, Hintermann B: New trends in the treatment of proximal humerus fractures. *Clin Orthop Relat Res* 2006;442:100. [PMID: 16394747]

Hintermann B, Trouillier HH, Schafer D: Rigid internal fixation of fractures of the proximal humerus in older patients. *J Bone Joint Surg Br* 2000;82-B:1107. [PMID: 11132267]

Naranja RJ, Iannotti JP: Displaced three- and four-part proximal humerus fractures: evaluation and management. *J Am Acad Orthop Surg* 2000;8:373. [PMID: 11104401]

Palvanen M, Kannus P, Niemi S, Parkkari J: Update on the epidemiology of proximal humerus fractures. *Clin Orthop Relat Res* 2006;442:87. [PMID: 16394745]

Ruch DS, Glisson RR, Marr AW, et al: Fixation of three-part proximal humeral fractures: a biomechanical evaluation. *J Orthop Trauma* 2000;14:36. [PMID: 10630801]

Steinmann SP, Moran EA: Axillary nerve injury: diagnosis and treatment. *J Am Acad Orthop Surg* 2001;9:328. [PMID: 11575912]

Thanasas C, Kontakis G, Angoules A, Limb D, Giannoudis P: Treatment of proximal humerus fractures with locking plates: a systematic review. *J Shoulder Elbow Surg* 2009;18:837-844. [PMID: 19748802]

FRATURAS DE DIÁFISE UMERAL (CID-9: 812.21)

- *Representam 3 a 5% de todas as fraturas.*
- *Mais de 90% podem ser conduzidas sem cirurgia.*
- *É comum haver lesão iatrogênica e/ou traumática do nervo radial.*

As fraturas de diáfise do úmero geralmente resultam de trauma direto, queda, lesão automobilística ou lesão de esmagamento. Os projéteis de arma de fogo ou fragmentos de bala podem se alojar no braço e produzir fratura exposta. Outros meios indiretos de lesão, como queda sobre membro superior em hiperextensão ou contratura muscular violenta, podem causar fratura de terço médio de corpo do úmero.

▶ Classificação

As fraturas são classificadas como abertas ou fechadas em função do nível em que ocorrem em relação com as inserções dos músculos peitoral maior e deltoide. As características da fratura e a lesão associada também são fatores a serem considerados.

▶ Manifestações clínicas

Os sinais e sintomas clínicos incluem encurtamento do membro com dor e crepitação na diáfise do úmero. A confirmação deve ser obtida por radiografias em dois planos. O ombro e o cotovelo devem ser minuciosamente avaliados tanto clínica quanto radiograficamente, assim como o quadro neurovascular.

▶ Tratamento

A. Tratamento fechado

Em sua maioria, essas fraturas evoluem bem com métodos não cirúrgicos, com taxa elevada de consolidação. Entre os métodos não cirúrgicos estão tração com aparelho gessado pendente, órtese funcional, Velpeau gessado ou não e tração esquelética. O tratamento fechado mais efetivo parece ser a órtese funcional.

A musculatura do membro superior admite 20 graus de angulação anterior, 30 graus de angulação em varo e 3 centímetros de encurtamento, sem que haja deformidade ou perda funcional evidentes.

1. Aparelho gessado pendente – O tratamento com aparelho gessado pendente envolve a colocação do braço em aparelho gessado com correção da fratura pelo peso do gesso. Esse tratamento requer avaliações radiográficas semanais. Os pacientes com grande compleição física podem evoluir com angulação significativa após a consolidação com essa técnica, em comparação com pacientes mais magros. A posição vertical deve ser mantida inclusive a noite. As fraturas em espiral, cominutivas e obliquas apresentam as vantagens adicionais de maior superfície de fratura para consolidação rápida. As fraturas transversais talvez tenham mais dificuldade de consolidar. Um dos riscos desse tratamento é a separação do local da fratura, tendo como resultado final a pseudoartrose.

2. Tala de coaptação – Outro método para tratamento inicial das fraturas de úmero é a imobilização toracobraquial com colar e tala. Confere maior estabilidade, mas menor tração do que o aparelho de gesso pendente e, sendo assim, está indicada para fraturas com encurtamento mínimo e para fraturas com traços oblíquo ou transversal curtos que poderiam sofrer desvio com o gesso pendente.

3. Órtese funcional – Essas órteses funcionais normalmente são aplicadas duas semanas após a lesão, seguindo-se ao tratamento inicial com gesso pendente ou com tala de coaptação. Após esse período, o edema terá cedido. A tala é pré-fabricada ou moldada especialmente com material termoplástico e fixada com tiras de Velcro que podem ser ajustadas para que se obtenha nível de compressão adequado. Pode-se utilizar colar e bainha para apoiar o antebraço, mas o uso de tipoia pode resultar em angulação em varo. O acompanhamento é feito com radiografias sequenciais e espera-se que haja consolidação em 8 a 12 semanas.

4. Fixação externa – A fixação externa é aplicável ao úmero em casos de queimaduras, feridas por arma de fogo ou lesões cominutivas graves com exposição e feridas abertas em pele, osso e tecidos moles. Outras indicações incluem osteíte e infecção sem consolidação. As complicações são infecção no trato dos pinos, dificuldade de consolidação e lesão neurovascular.

B. Tratamento aberto

Em situações especiais, pode-se indicar ORIF. Pacientes com determinados tipos de fratura segmentar, redução fechada inadequada, cotovelo "flutuante", fraturas umerais bilaterais, fraturas expostas, politraumatismo, fraturas patológicas e fraturas com lesão vascular associada que necessite de exploração, podem ser beneficiados com fixação interna. Evoluções recentes nas técnicas e nos instrumentos para fixação interna levaram a expansão das indicações cirúrgicas para essas fraturas. Há três formas gerais de fixação interna: (1) placa de compressão fixada com parafusos usando técnica AO, com abordagem cirúrgica posterior, lateral modificada ou anterolateral; (2) haste intramedular, que é especialmente útil em osso osteopênico e fraturas patológicas ou segmentares; e (3) placa em ponte umeral percutânea com incisão mínima, conforme descrito por Livani e Belangero. Em pacientes politraumatizado, a estabilização do úmero, a fim de permitir mobilização do paciente, higiene pulmonar e controle da dor, pode ser benéfica. A incidência de paralisia do nervo radial é cerca de 16% na fase aguda da fratura; entretanto, a literatura atual não recomenda fixação cirúrgica e exploração do nervo nessas lesões.

> Blum J, Janzing H, Gahr R, et al: Clinical performance of a new medullary humeral nail: antegrade versus retrograde insertion. *J Orthop Trauma* 2001;15:342. [PMID:11433139]
>
> Chapman JR, Henley MB, Agel J, et al: Randomized prospective study of humeral shaft fracture fixation: intramedullary nails versus plates. *J Orthop Trauma* 2000;14:162. [PMID: 10791665]
>
> Cox MA, Dolan M, Synnott K, et al: Closed interlocking nailing of humeral shaft fractures with the Russell-Taylor nail. *J Orthop Trauma* 2000;14:349. [PMID: 10926243]
>
> Livani B, Belangero WD: Bridging plate osteosynthesis of humeral shaft fractures. *Injury* 2004;35:587. [PMID: 15135278]
>
> McCormack RG, Brien D, Buckley R, et al: Fixation of fractures of the shaft of the humerus by dynamic compression plate or intramedullary nail. *J Bone Joint Surg Br* 2000;82-B:336. [PMID: 10813165]
>
> Pickering RM, Crenshaw AH Jr, Zinar DM: Intramedullary nailing of humeral shaft fractures. *Instr Course Lect* 2002;51:271. [PMID: 12064112]
>
> Sarmiento A, Zagorski JB, Zych GA, et al: Functional bracing for the treatment of fractures of the humeral diaphysis. *J Bone Joint Surg Am* 2000;82:478. [PMID: 10761938]
>
> Strothman D, Templeman DC, Varecka T, et al: Retrograde nailing of humeral shaft fractures: a biomechanical study of its effects on the strength of the distal humerus. *J Orthop Trauma* 2000;14:101. [PMID: 10716380]
>
> Ziran BH, Belangero W, Livani B, Pesantez R: Percutaneous plating of the humerus with locked plating: technique and case report. *J Trauma* 2007;63:205. [PMID: 17622893]

LESÕES NA REGIÃO DO COTOVELO

- *O padrão mais comum é o de fraturas intercondilares.*
- *A TC com reconstrução tridimensional é útil para o planejamento pré-operatório.*
- *ORIF é o tratamento preferencial na maioria dos casos.*

▶ Anatomia e princípios biomecânicos

No corte transversal, o úmero é circular no terço médio, mas alargado e achatado no terço distal. O úmero distal consiste em um arco formado por dois côndilos. Na superfície articular dos côndilos, o capítulo, na face lateral, e a tróclea, localizada medialmente, articulam-se, respectivamente, com a cabeça do rádio e com o segmento proximal da ulna. A articulação entre ulna e úmero permite extensão e flexão e a articulação rádio-capítulo permite a rotação do antebraço. A ulna proximal, que se articula

com a tróclea, contém o olécrano posteriormente, o processo coronoide anteriormente e a incisura sigmoide ou semilunar. A tróclea possui um arco de 300 graus de cartilagem. A coluna medial diverge do corpo do úmero com angulação de 45 graus e a coluna lateral tem ângulo de divergência de 20 graus.

O tríceps tem uma ampla inserção tendíneas no olécrano posterior; anteriormente, o músculo braquial insere-se no processo coronoide e na tuberosidade da ulna. A cabeça do rádio alinha-se com o sigmoide menor, ou incisura radial, tendo o ligamento anelar a circundá-los. Medialmente à tróclea, encontra-se o epicôndilo medial e o ligamento colateral medial e os grupos musculares flexores e pronadores aí se fixam. O segmento mais importante do ligamento colateral medial ou ulnar é a anterior, que se liga a um pequeno processo localizado sobre a superfície medial do coronoide. O grupo muscular supinador-extensor fixa-se no epicôndilo lateral, localizado em posição ligeiramente proximal e lateral ao capítulo.

Com o cotovelo em flexão de 90 graus, côndilo medial, côndilo lateral e olécrano forma um triângulo palpável. Essas referências ósseas são importantes ao se avaliar o cotovelo quanto a fratura, luxação ou derrame. Os derrames podem ser distinguidos pela presença de inchaço entre o epicôndilo lateral e o olécrano.

O nervo ulnar passa pelo túnel cubital na coluna medial do cotovelo e deve ser apropriadamente avaliado após uma lesão. O nervo ulnar penetra no antebraço anterior cursando entre as duas cabeças do flexor ulnar do carpo.

Antes e após o tratamento deve-se proceder a exame neurológico completo dos nervos radial, mediano, ulnar e interósseos anterior e posterior.

FRATURAS DE ÚMERO DISTAL

- *Respondem por 30% das fraturas de cotovelo.*
- *Tratamento semelhante ao das fraturas intra-articulares.*

1. Fraturas intercondilares em T ou em Y (CID-9: 812.49)

As fraturas intercondilares de úmero estão entre as de tratamento mais difícil para o cirurgião ortopédico. O mecanismo mais comum é a sobrecarga axial da ulna na fossa troclear. Há trabalhos que demonstram aumento no número dessas lesões em idosos (> 60 anos). É essencial avaliar a integridade das colunas medial e lateral quanto a presença de fragmentos ósseos utilizáveis na reconstrução e quanto ao grau de cominuição.

▶ Classificação

Jupiter e Mehne classificaram as fraturas de úmero distal em intra-articulares e extra-articulares. As intra-articulares são divididas nos seguintes tipos:

1. Em uma única coluna: medial ou lateral
2. Bicolunar: dividida em TT, TY, TH, lambda ou multiplanar

3. Fraturas de capítulo

4. Fraturas de tróclea

As extra-articulares são classificadas como intracapsulares e extracapsulares (Tab. 2-4).

▶ Tratamento

Entre as formas de tratamento estão imobilização com aparelho, ORIF, artroplastia total de cotovelo (TEA, de *total elbow arthroplasty*) e substituição de úmero distal. É difícil obter e manter a redução da fratura com aparelho gessado e a imobilização prolongada leva a rigidez e anquilose da articulação do cotovelo em adultos. O tratamento não cirúrgico das fraturas de úmero distal é reservado, principalmente, para pacientes idosos clinicamente instáveis, àqueles com limitação da função do braço (p. ex., paralisia) e para alguns tipos de fraturas bem alinhadas.

Com as ferramentas e técnicas modernas, a ORIF é o tratamento preferencial para a maioria das fraturas. A exposição ci-

rúrgica é obtida via abordagem atravessando o olécrano (ou seja, via osteotomia transversal ou osteotomia em V). Demonstrou-se que as abordagens posteriores com preservação e com secção do tríceps seriam ambas efetivas.

Os fragmentos de fraturas intra-articulares devem ser anatomicamente restaurados com fixação, utilizando parafusos bloqueados dos fragmentos periarticulares e fixação estável da metáfise à diáfise com placas em conformidade com os pequenos fragmentos. Quando possível, deve-se usar fixação com placa dupla.

2. Fraturas dos côndilos umerais

Os côndilos medial e lateral podem sofrer fratura. Tais fraturas podem corresponder aos centros de ossificação do úmero distal.

▶ Fratura de côndilo lateral (CID-9: 812.42)

As fraturas de coluna lateral são lesões de uma única coluna classificadas como "baixas" e "altas". As fraturas baixas mantêm a parede lateral da tróclea fixa à massa principal do úmero e, geralmente, são estáveis, enquanto as fraturas altas envolvem a maior parte da tróclea e são instáveis. As classificações "alta" e "baixa" correspondem, respectivamente, aos tipos I e II de Milch. Geralmente, recomenda-se fixação interna com mobilização precoce para as fraturas com desvio

▶ Fratura de côndilo medial (CID-9: 812.43)

As fraturas de côndilo medial também são lesões de uma única coluna, sendo que as fraturas baixas (tipo I de Milch) envolvem uma porção da tróclea, com preservação da crista troclear e, geralmente, são estáveis. Nas fraturas altas de côndilo medial (tipo II de Milch) a crista troclear lateral está incluída no traço de fratura.

Ambas as fraturas, se estiverem desviadas, devem ser tratadas com ORIF e mobilização precoce.

3. Fratura dos epicôndilos (CID-9: 812.43)

Embora as fraturas do epicôndilo lateral sejam raras, as do epicôndilo medial são relativamente comuns, especialmente entre crianças e adolescentes. Comumente os pacientes se apresentam com fraturas avulsivas. O tratamento depende do grau de desvio. Se for mínimo a redução pode ser fechada; se a fratura tiver desvio, talvez haja necessidade de instalação percutânea de pinos ou de redução aberta. Geralmente, a instabilidade de cotovelo não é problemática; contudo, é possível haver irritação do nervo ulnar. A mobilização precoce parece ser importante para restauração da função. Se uma fratura com desvio causar sintomas lunares ou for, ela própria, sintomática, o fragmento poderá ser excisado oportunamente.

LUXAÇÃO DE COTOVELO

- *A mais comum é a luxação posterior.*
- *As luxações simples são aquelas sem fratura.*

Tabela 2-4 Classificação de Jupiter e Mehne para fratura distal do úmero

I. Fratura intra-articular
A. Fraturas de coluna única
  1. Mediais
    a. altas
    b. baixas
  2. Laterais
    a. altas
    b. baixas
  3. Divergentes
B. Fraturas bicolunares
  1. Padrão em T
    a. altas
    b. baixas
  2. Padrão em Y
  3. Padrão em H
  4. Padrão lambda
    a. Medial
    b. Lateral
  5. Padrão multiplanar
C. Fraturas de capítulo
D. Fraturas de tróclea
II. Fraturas extra-articulares intracapsulares
A. Fraturas transcolunares
  1. Altas
    a. Extensão
    b. Flexão
    c. Abdução
    d. Adução
  2. Baixas
    a. Extensão
    b. Flexão
III. Fraturas extracapsulares
A. Epicôndilo medial
B. Epicôndilo lateral

Reproduzida, com permissão, a partir de Browner BD, Levine A, Jupiter J,et al., eds: *Skeletal Trauma*, 2nd ed. New York: WB Saunders; 1998.

Ocorre luxação do cotovelo quando se aplicam cargas sobre as estruturas próximas da articulação que excedam a estabilidade provida intrinsecamente pela estrutura anatômica das superfícies articulares e pelas limitações impostas pelos tecidos moles. As luxações podem levar à perda do membro na medida em que o comprometimento vascular é uma possível sequela. O objetivo do tratamento é a redução rápida da articulação do cotovelo.

As luxações de cotovelo são definidas em função da direção do osso distal. É raro haver luxação isolada da cabeça do rádio; geralmente é acompanhada por fratura da ulna (fratura de Monteggia). Quando ocorrem combinações de luxação e fratura, o tratamento geralmente é determinado pela fratura. O tratamento adequado da fratura costuma produzir redução secundária da luxação.

▶ Luxação posterior de cotovelo (CID-9: 832.02)

Considerando as luxações de cotovelo, as posteriores são as mais comuns (80%) e resultam de força axial aplicada ao cotovelo estendido. Ambos os ligamentos colaterais sofrem rompimento independentemente da luxação ser posteromedial ou posterolateral.

O diagnóstico clínico é confirmado por radiografias para afastar fraturas concomitantes. O membro encontra-se caracteristicamente encurtado e o cotovelo é mantido em flexão ligeira.

O tratamento é iniciado após ter-se registrado o exame neurovascular. Há necessidade de anestesia, seja com infiltração local dentro da articulação, seja intravenosa, se necessário. A tração do membro com correção do desvio medial ou lateral geralmente produz a redução com um "estalo". O cotovelo é movimentado em todo o seu arco para confirmar a redução e a inexistência de bloqueio mecânico ao movimento por osso ou tecido mole. Em geral, o cotovelo é imobilizado em flexão e pronação a fim de manter a estabilidade. Há necessidade de exames radiográficos pós-redução para afastar fraturas ocultas.

▶ Luxação anterior de cotovelo (CID-9: 832.01)

As luxações anteriores são relativamente raras. Os danos a tecidos moles geralmente são graves. O tratamento é semelhante ao descrito para a luxação posterior, exceto pelo fato do método de redução ser reverso.

▶ Luxações mediais e laterais de cotovelo (CID-9: 832.03 e 832.04)

Rádio e ulna podem ser desviadas medial ou lateralmente. Nas luxações laterais é possível haver um arremedo de movimento articular uma vez que a ulna pode estar deslocada para o espaço entre a tróclea e o capítulo. A radiografia anteroposterior é diagnóstica. Para reduzir essas luxações, aplica-se força medial ou lateral, após tentar afastar as superfícies articulares.

▶ Luxações ulnares isoladas

Ocorrem quando o úmero gira ao redor da cabeça do rádio, deslocando o processo coronoide no sentido posterior ao úmero, ou o olécrano, no sentido anterior ao úmero. A lesão mais comum é a luxação posterior, que causa deformidade cubital em varo do antebraço. A redução da ulna é obtida com tração em extensão e supinação.

▶ Procedimentos gerais de tratamento

A. Tratamento inicial

O cotovelo é testado quanto a estabilidade com estresse em valgo e em varo e pronação e supinação. As luxações estabilizadas são imobilizadas com flexão de 90 graus para maior conforto e a mobilização deve ser iniciada assim que possível, geralmente em alguns dias. O acompanhamento da redução se faz necessário, e há indicação para radiografar periodicamente se houver qualquer dúvida. A imobilização não garante a manutenção da redução. As reduções instáveis são raras. Nesses casos, talvez haja a necessidade de imobilização prolongada, considerando que é preferível que o cotovelo esteja rígido a instável. A lesão do ligamento colateral lateral ulnar é a causa de instabilidade recorrente.

As luxações de cotovelo não complicadas têm prognóstico favorável a longo prazo. Pode-se esperar perda de extensão de 5 a 10 graus em comparação com o outro cotovelo. Em alguns pacientes a luxação posterolateral foi associada a instabilidade em valgo permanente, que, por sua vez, foi associada a piores resultados clínicos.

B. Tratamento tardio

A redução tardia de luxação de cotovelo pode ser feita com técnicas fechadas até várias semanas após a lesão. As luxações deixadas sem tratamento por períodos maiores geralmente requerem redução com técnicas cirúrgicas abertas. Na redução aberta das luxações posteriores obtém-se melhor função com menos contratura em flexão alongando-se o tendão do tríceps.

C. Luxação de cotovelo e fratura do coronoide (para fratura do coronoide, CID-9: 813.12)

A fratura do processo coronoide associada à luxação de cotovelo aumenta o risco de recorrência e de instabilidade crônica. O tamanho do fragmento coronoide varia desde pequeno e marginal (tipo I de Reagan-Morrey) a grande (tipo II de Reagan-Morrey), ou inclui a inserção do feixe anterior do ligamento colateral medial (tipo III de Reagan-Morrey). A decisão de fixar uma fratura de coronoide deve ser tomada com base na estabilidade do cotovelo. Mesmo as pequenas fraturas da borda podem requerer fixação cirúrgica se houver instabilidade após o reparo das fraturas associadas. Quando há perda acima de 50% do processo coronoide, a fixação é mandatória de acordo com os estudos feitos em cadáveres. Podem-se usar parafusos interfragmentários para fixar fragmentos maiores. De outra forma, é possível usar técnica de arranchamento (*pullout*).

D. Luxação de cotovelo com fraturas de cabeça do rádio e processo coronoide

Denominada a terrível tríade do cotovelo, essas lesões são difíceis de tratar e os resultados relatados têm sido insatisfatórios.

Os problemas mais comuns após essas lesões são instabilidade recorrente e crônica, rigidez, artrose pós-traumática e dor. O tratamento deve incluir ORIF da fratura do coronoide e/ou reparo da cápsula anterior, ORIF ou substituição da cabeça do rádio e reparo do complexo ligamentar lateral. A instabilidade residual após o tratamento indica a necessidade de reparo do ligamento colateral medial e/ou aplicação de fixador externo articulado.

> Bailey CS, MacDermid J, Patterson SD, et al: Outcome of plate fixation of olecranon fractures. *J Orthop Trauma* 2001;15:542. [PMID: 11733669]
>
> Eygendaal D, Verdegaal SH, Obermann WR, et al: Posterolateral dislocation of the elbow joint. *J Bone Joint Surg Am* 2000; 82-A:555. [PMID: 10761945]
>
> Hak DJ, Golladay GJ: Olecranon fractures: treatment options. *J Am Acad Orthop Surg* 2000;8:266. [PMID: 10951115]
>
> Mckee MD, Wilson T, Winston L, et al: Functional outcome following surgical treatment of intraarticular distal humeral fractures through a posterior approach. *J Bone Joint Surg Am* 2000;82-A:1701. [PMID: 11130643]
>
> Paramasivan ON, Younge DA, Pant R: Treatment of nonunion around the olecranon fossa of the humerus by intramedullary locked nailing. *J Bone Joint Surg Br* 2000;82-B:332. [PMID: 10813164]
>
> Popovic N, Rodriguez A, Lemaire R: Fracture of the radial head with associated elbow dislocation: results of treatment using a floating radial head prosthesis. *J Orthop Trauma* 2000;14:171. [PMID: 10791667]
>
> Pugh DMW, Wild LM, Schemitsch EH, et al: Standard surgical protocol to treat elbow dislocations with radial head and coronoid fractures. *J Bone Joint Surg Am* 2004;86:1122. [PMID: 15173283]
>
> Sanchez-Sotelo J, Romanillos O, Garay EG: Results of acute excision of the radial head in elbow radial head fracturedislocations. *J Orthop Trauma* 2000;14:354. [PMID: 10926244]
>
> Schneeberger AG, Sadowski MM, Jacob HA: Coronoid process and radial head as posterolateral rotatory stabilizers of the elbow. *J Bone Joint Surg Am* 2004;86-A:975. [PMID: 15118040]
>
> Wainwright AM, Williams JR, Carr AJ: Interobserver and intraobserver variation in classification systems for fractures of the distal humerus. *J Bone Joint Surg Br* 2000;82-B:636. [PMID: 10963156]

FRATURA DA CABEÇA DO RÁDIO (CID-9: 813.05)

- *Representa 15 a 25% das fraturas de cotovelo.*
- *A cabeça do rádio é a contenção secundária contra instabilidade em valgo do cotovelo.*
- *É comum haver lesões associadas.*

▶ Manifestações clínicas

Em geral essas fraturas são descritas com base na localização, porcentagem de envolvimento articular e grau de desvio. As radiografias nas incidências anteroposterior e perfil revelam a lesão. Na incidência lateral geralmente observa-se o sinal do coxim adiposo (Fig. 2-5).

▶ Classificação

Mason propôs um esquema de classificação para as fraturas de cabeça do rádio: o tipo I é a fratura sem desvio; o tipo II é a fratura com desvio, geralmente envolvendo um único grande fragmento; o tipo III é a fratura cominutiva; e o tipo IV a fratura associada a luxação do cotovelo (Fig. 2-6).

▶ Tratamento

Para as fraturas tipo I o tratamento conservador com mobilização precoce geralmente produz bons resultados.

O tratamento das fraturas tipo II é controverso. Para aquelas com movimento próximo do normal, desvio inferior a 2 milímetros e sem lesão associada, indica-se tratamento não cirúrgico.

As fraturas tipo II com lesões associadas que possam comprometer a estabilidade do cotovelo, ou as fraturas com bloqueio mecânico à movimentação plena após infiltração de anestésico dentro da articulação do cotovelo, devem ser tratadas com redução aberta com fixação interna (ORIF). A ORIF pode ser realizada com pinos, parafusos articulares ou parafusos Herbert. Os implantes devem ser posicionados em zona segura não articular a fim de evitar impacto sobre a fossa do sigmoide da ulna. A zona segura corresponde ao arco lateral de 100 graus com o antebraço em rotação neutra.

O resultado da ORIF é menos previsível quando há mais de um fragmento nas fraturas tipo II, e pode-se esperar que haja limitação na rotação do antebraço não atribuível ao volume do implante

Excisão precoce com mobilização imediata é o tratamento recomendado para as fraturas tipo III sem instabilidade de cotovelo, fratura de coronoide, dor em punho ou lesão de articulação radioulnar distal. Se qualquer desses problemas estiver presente, os dados atuais da literatura recomendam instalação de prótese metálica da cabeça do rádio. A substituição da cabeça do rádio se torna mais importante quando há evidências de lesão de Essex-Lopresti (ruptura longitudinal da membrana interóssea, lesão da articulação radioulnar distal e fratura/luxação da cabeça do rádio). Alguns autores sugerem que a substituição da cabeça do rádio deva ser considerada em pacientes saudáveis e ativos, mesmo quando cotovelo e antebraço estiverem estáveis. Antuna e colaboradores demonstraram que com a ressecção da cabeça do rádio em pacientes jovens com fratura isolada e sem instabilidade obtiveram-se bons resultados em mais de 90% dos casos com seguimento por mais de 15 anos. Broberg e Morrey relataram 92% de incidência de artrose 10 anos após fratura-luxação sem reparo ou substituição da cabeça do rádio.

1. Fraturas do capítulo (CID-9: 812.44)

As fraturas de capítulo são concomitantes e frequentes, além de resultarem do mesmo mecanismo que causa a fratura da cabeça do rádio. O ligamento colateral medial, o ligamento interósseo e a articulação radioulnar distal também podem estar lesionados. Vários graus de lesão, desde dano a cartilagem até grandes segmentos osteocondrais do capítulo, podem ocorrer em função de impactação do rádio contra o capítulo. As fraturas de baixo grau

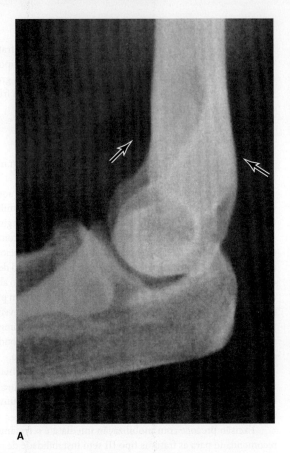 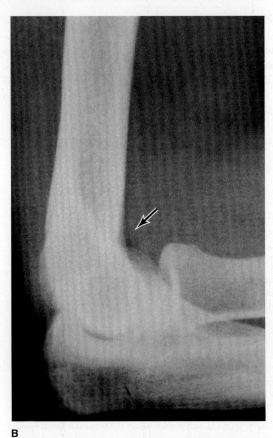

▲ **Figura 2-5** Sinal do coxim adiposo positivo na radiografia em perfil do cotovelo. O sinal indica a presença de líquido no interior da articulação do cotovelo. No quadro agudo, o líquido é sangue, na maioria dos casos em razão de fratura.

da cabeça do rádio produzem lesões cartilaginosas de maior grau, uma vez que a cabeça intacta do rádio pode causar mais dano ao capítulo. As forças de cisalhamento podem resultar em lesões mais importantes: lesão osteocondral ou fratura completa (tipo 1 ou de Hahn-Steinthal), lesão apenas de cartilagem articular (tipo 2 ou de Kocher-Lorenz), fratura cominutiva (tipo 3) ou linha de fratura que se estende à tróclea (Hahn-Steinthal II). As reconstruções por TC são úteis para delinear a fratura e para o planejamento cirúrgico. Fragmentos osteocondrais podem passar despercebidos ou serem confundidos com fragmentos ósseos da fratura da cabeça do rádio.

▶ **Tratamento**

Atualmente, o tratamento padrão para essas lesões é redução anatômica, por meio fechado ou aberto, e mobilização precoce. A redução aberta é realizada com abordagem lateral entre os músculos ancôneo e extensor ulnar do carpo.

FRATURAS DE OLÉCRANO (CID-9: 813.01)

- *O padrão ouro para tratamento das fraturas transversais é a banda de tensão.*

- *É comum haver problemas relacionados com aparelhagem.*

As fraturas de olécrano representam aproximadamente 10% das fraturas na região do cotovelo. As fraturas do olécrano frequentemente ocorrem em razão de trauma direto, geralmente resultando em fraturas cominutivas ou em lesão de avulsão com contratura do tríceps. A contratura do tríceps frequentemente resulta em fraturas transversais ou de tipo oblíqua curta.

▶ **Manifestações clínicas**

A avaliação radiográfica consiste em perfil do cotovelo e as classificações ou descrições geralmente analisam a fratura em função do porcentual da superfície articular envolvida no fragmento proximal fraturado. Esse fator, o grau de cominuição, o ângulo da fratura, o deslocamento intra-articular, o grau de desvio e as comorbidades e demandas funcionais dos pacientes são todos fatores críticos na avaliação da lesão e na escolha do tratamento apropriado.

▶ **Tratamento**

Os métodos variam desde tratamento fechado até ORIF. As fraturas sem desvio ou aquela com desvio inferior a 2 milíme-

CIRURGIA PARA TRAUMA MUSCULOESQUELÉTICO   CAPÍTULO 2

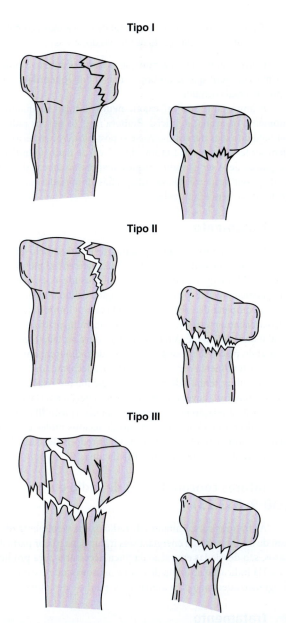

▲ **Figura 2-6** Classificação de Mason para as fraturas da cabeça do rádio. (Reproduzida, com permissão, a partir de Browner BD, Levine A, Jupiter J, et al., eds: *Skel* et al., *Trauma*, 2nd ed. New York: WB Saunders; 1998.)

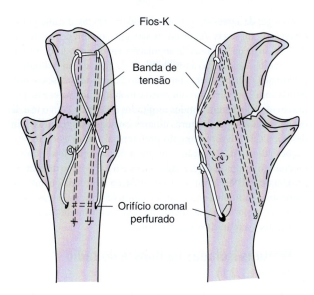

▲ **Figura 2-7** Técnica de banda de tensão para fixação de fraturas de olécrano. (Reproduzida, com permissão, a partir de Browner BD, Levine A, Jupiter J, et al., eds: *Skeletal Trauma*, 2nd ed. New York: WB Saunders; 1998.)

tros com mecanismo extensor preservado devem ser imobilizadas com aparelho gessado longo e cotovelo em flexão de 90 graus.

As fraturas com desvio ou as oblíquas curtas em geral são mais bem tratadas com ORIF. O método ideal de tratamento dessa fratura é com banda de tensão com dois fios K longitudinais atravessando o sítio da fratura com estabilização com ponto em forma de 8 (Fig. 2-7). As fraturas mais oblíquas podem ser tratadas com parafusos interfragmentários com placa neutralizadora.

É frequente haver protrusão do fio e dor com necessidade de retirada da aparelhagem.

Para as fraturas significativamente cominutivas, ou para as fraturas oblíquas distais ao ponto médio da incisura troclear, pode-se aplicar uma placa de compressão de contato limitado à superfície dorsal da ulna. Algumas fraturas cominutivas podem ser tratadas com excisão seletiva de fragmentos ósseos ou com excisão total dos fragmentos seguida por refixação do tríceps. Todos esses tratamentos geralmente são acompanhados por mobilização precoce e protegida da articulação.

FRATURAS DIAFISÁRIAS DO ANTEBRAÇO (CID-9: 813)

- *Incidência maior em homens.*
- *Os pacientes devem ser tratados segundo os princípios para fraturas intra-articulares.*
- *A isquemia de Volkmann e a síndrome do compartimento são complicações graves.*

Em geral, qualquer fratura implica avaliação clínica e radiológica de uma articulação imediatamente acima e abaixo da fratura. Não é raro que as fraturas do terço médio do antebraço tenham consequências significativas para o punho ou para o cotovelo.

1. Fraturas isoladas da ulna (fratura de cassetete) (CID-9: 813.22)

O mecanismo de lesão mais comum é o trauma direto. As fraturas isoladas da ulna são conhecidas como fraturas do cassetete, uma vez que a vítima levanta o braço acima da cabeça para se proteger da agressão. As fraturas podem ser classificadas como estáveis ou instáveis. As instáveis são aquelas com desvio acima de 50%, mais de 10 graus de angulação, envolvem o terço proximal ou estão associadas a instabilidade da articulação radioulnar proximal. O período para consolidação é cerca de 3 meses, sendo obtida com imobilização com gesso e mobilização precoce de punho e cotovelo. Foram obtidos resultados excelentes com o uso de órtese funcional para fraturas ulnares isoladas. Nas fraturas com desvio, a ORIF é o tratamento preferencial. Entre as recomendações atuais estão fixação com placa de compressão dinâmica ou contato limitado de 3,5 milímetros e 6 a 8 pontos de fixação proximais e distais à fratura. Consolidação retardada ou ausente e sinostose radioulnar não são complicações raras. Outras complicações importantes são perda da rotação do antebraço e nova fratura após a retirada dos aparelhos.

2. Fraturas isoladas na diáfise do rádio (CID-9:813.21)

A fratura em qualquer ponto ao longo do comprimento do rádio com ou sem fratura ulnar associada e com lesão da articulação radioulnar distal é denominada fratura de Galeazzi. As lesões da articulação radioulnar distal incluem fratura do estiloide da ulna, encurtamento radial acima de 5 milímetros e luxação.

▶ Tratamento

Recomenda-se ORIF com placa para pacientes adultos a fim de assegurar uma chance razoável de recuperação da articulação radioulnar distal. Após ORIF da diáfise do rádio por meio de abordagem volar a Henry e usando placa compressiva, a articulação radioulnar distal deve ser cuidadosamente inspecionada. Se houver instabilidade, haverá necessidade de instalação de pinos em posição de estabilidade (geralmente supinação total). Se estiver francamente luxada e sem possibilidade de redução fechada a ser mantida por meio fechado ou percutâneo, indica-se estabilização aberta com reparo dos ligamentos associados ou retirada de tecidos moles interpostos.

3. Fratura de Monteggia (CID-9:813.03)

▶ Classificação das fraturas

Em 1814, Monteggia de Milão descreveu uma lesão envolvendo fratura do terço proximal da ulna, com luxação anterior da cabeça do rádio. Essa definição foi estendida por Bado para incluir todo o espectro de fraturas associadas a luxações da cabeça do rádio, independentemente da direção da luxação. Essas fraturas foram classificadas da seguinte maneira:

Tipo 1: fratura da diáfise ulnar com angulação anterior e luxação anterior da cabeça do rádio (60% dos casos).

Tipo 2: fratura da diáfise ulnar com angulação posterior e luxação posterior ou posterolateral da cabeça do rádio (15% dos casos).

Tipo 3: fratura da metáfise ulnar, com luxação lateral ou anterolateral da cabeça do rádio (20% dos casos).

Tipo 4: Fratura no terço proximal de ulna e rádio com luxação anterior da cabeça do rádio (5% dos casos).

Outros autores observaram que as fraturas do tipo 3 podem ser mais comuns que as do tipo 2, mas todos concordam que o tipo 1 é o mais comum.

É importante realizar exame neurovascular adequado no momento da avaliação inicial. Embora raro, os nervos radial e/ou mediano e os nervos interósseos posterior e/ou anterior podem ser lesionados nas fraturas tipos 2 e 3 de Bado. O índice de suspeição deve ser elevado porque a luxação da cabeça do rádio pode passar despercebida se radiografias apropriadas não forem realizadas e bem examinadas.

▶ Tratamento

O tratamento fechado geralmente é satisfatório para as crianças, mas nos adultos o tratamento preferencial para as fraturas de Monteggia é ORIF. Para resultados ideais é necessário diagnóstico precoce, fixação interna rígida da ulna fraturada, redução completa da cabeça do rádio luxada e imobilização por, aproximadamente, 6 semanas, a fim de permitir cicatrização com estabilidade suficiente. A fixação interna deve ser feita com técnica usando placa compressiva. A cabeça do rádio frequentemente pode ser totalmente reduzida com técnica fechada, uma vez que a fratura ulnar tenha sido reduzida e rigidamente fixada. Se isso não for possível, haverá necessidade de redução aberta; deve-se ter atenção à relação entre ligamento anelar, epicôndilo lateral e cabeça do rádio. O aprisionamento de tecidos moles é a causa mais comum de impossibilidade de obter redução fechada da cabeça do rádio no momento de ORIF da ulna.

4. Fraturas concomitantes de rádio e ulna (CID-9: 813.23)

As fraturas concomitantes de rádio e ulna geralmente resultam de traumas de alta energia. Essas fraturas, na maior parte dos casos, são desviadas em razão da força necessária para produzi-las. Há indicação absoluta de exame neurovascular e estudo radiográfico adequado para avaliação de punho e de cotovelo.

▶ Tratamento

O tratamento preferencial é ORIF. Para o reparo do rádio utiliza-se abordagem volar a Henry, entre o flexor radial do carpo e o braquiorradial, sendo a ulna abordada por via subcutânea. A ORIF oferece a melhor chance de recuperação das posições normais de rádio e ulna, o que é essencial para a função do antebraço, particularmente para pronação e supinação. Para as fraturas na metade proximal do rádio, a abordagem dorsal a Thompson pode ser usada; entretanto, com aumento do risco de lesão iatrogênica ao nervo interósseo posterior. Dos aspectos técnicos a serem considerados está presente o descolamento (*stripping*) subperiosteal mínimo no local da fratura. As placas podem ser posicionadas no alto do periósteo a fim de, tanto quanto possível, preservar o suprimento sanguíneo. Podem-se usar placas de 3,5 milímetros de compressão dinâmica ou contato limitado tipo

AO/ASIF. Com o desenvolvimento e implementação recente de sistemas de haste intramedular bloqueada, há uma alternativa ao uso de placas. Pode-se usar enxerto ósseo para os casos de fraturas cominutivas graves com perda óssea significativa. Apenas a pele é suturada a fim de evitar síndrome do compartimento ou contratura de Volkmann.

Muitos autores recomendam fixação com placa para as fraturas expostas dos dois ossos tipos I, II e IIIA de Gustilo. Contudo, o uso de fixador externo é uma alternativa viável, particularmente se houver ferida aberta grave com perda de pele e de tecidos moles, como ocorre nas lesões tipos IIIB e IIIC de Gustilo.

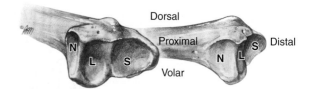

▲ **Figura 2-8** Componentes articulares do rádio distal. L, superfície articular do semilunar; N, incisura do sigmoide; S, superfície articular do escafoide. (Reproduzido, com permissão, a partir de Green DP, Hotchkiss RN, Pederson WC, eds: *Operative Hand Surgery*, 4th ed. New York: WB Saunders; 1999.)

> Catalano LW 3rd, Barron OA, Glickel SZ: Assessment of articular displacement of distal radius fractures. *Clin Orthop Relat Res* 2004;423:79-84. [PMID: 15232430]
>
> Chung KC, Spilson SV: The frequency and epidemiology of hand and forearm fractures in the United States. *J Hand Surg Am* 2001;26:908. [PMID: 11561245]
>
> Dell'Oca AA, Tepic S, Frigg R, et al: Treating forearm fractures using an internal fixator. *Clin Orthop Relat Res* 2001;389:196. [PMID: 11501811]
>
> Iqbal MJ, Abbas D: Distal radioulnar synostosis following K-wire fixation. *Orthopedics* 2001;24:61. [PMID: 11199355]
>
> Qidwai SA: Treatment of diaphyseal forearm fractures in children by intramedullary Kirschner wires. *J Trauma* 2001;50:303. [PMID: 11242296]
>
> Ruch DS, Vallee J, Poehling GG, Smith BP, Kuzma GR. Arthroscopic reduction versus fluoroscopic reduction in the management of intraarticular distal radius fractures. *Arthroscopy* 2004;20:225. [PMID: 15007310]
>
> Wei SY, Born CT, Abene A, et al: Diaphyseal forearm fractures treated with and without bone graft. *J Trauma* 1999;46:1045. [PMID: 10372622]

FRATURAS E LUXAÇÕES DOS TERÇOS MÉDIO E DISTAL DO ANTEBRAÇO

▶ Anatomia e princípios biomecânicos

O segmento distal do rádio possui três componentes articulares (Fig. 2-8):

Distalmente, as fossas escafoide e semilunar, que permitem articulação, respectivamente, com os ossos escafoide e semilunar; a incisura sigmoide do rádio, que permite a articulação com a ulna, medialmente. Entre escafoide e a fossa semilunar há um sulco que corresponde ao intervalo escafolunar. Toda essa superfície é coberta por cartilagem articular. O estiloide do rádio permite a ligação do tendão braquiorradial. Além disso, é a origem de vários ligamentos importantes, incluindo o radial-escafolunar e o semilunar-capitato.

O outro componente articular do rádio distal é a incisura do sigmoide. Essa estrutura convexa permite que o rádio sofra rotação ao redor da ulna distal. A ulna distal, ela própria, possui um estiloide ulnar que se liga ao complexo fibrocartilaginoso triangular, incluindo o menisco homólogo, os ligamentos volar e dorsal ulnares do carpo e o ligamento colateral ulnar no punho. O rádio distal, de formato elíptico e côncavo, é orientado no plano sagital com uma média de 11 graus de inclinação volar. No plano frontal, a inclinação média do rádio é de 23 graus. O comprimento radial é medido desde a ponta do estiloide até a superfície articular da ulna e tem, em média, 13 milímetros.

Além de superfícies ósseas, cartilagem articular, cápsula articular e ligamentos do punho, há outros tecidos moles em antebraço distal e punho. Na superfície dorsal, há seis compartimentos que contêm os tendões extensores do corpo e dos dedos (Fig. 2-9). Na superfície volar encontra-se o conteúdo do túnel do carpo, como nove tendões flexores e o nervo mediano. Na superfície ulnar, o tendão do flexor ulnar do carpo pode ser palpado próximo a sua inserção sobre o pisiforme. Os limites do túnel ulnar, ou canal de Guyon, são o ligamento volar do carpo e o ligamento transverso do carpo, o gancho do hamato, radialmente, e o pisiforme do lado ulnar. O canal de Guyon contém artéria e nervo ulnar. O corpo da ulna se mantém fixo em sua rotação na articulação ulna-úmero, e o rádio gira ao redor da ulna em pronação e supinação. O rádio possui um arco lateral que é essencial para a manutenção de pronação e supinação plenas.

A membrana interóssea no espaço interósseo conecta os corpos de rádio e ulna. A porção central é espessada e mostrou-se importante na transmissão de força entre rádio e ulna. As origens dos músculos flexores e extensores encontram-se distribuídas ao longo das superfícies anterior e posterior de rádio, ulna e membrana interóssea.

> Berger RA: The anatomy of the ligaments of the wrist and distal radioulnar joints. *Clin Orthop Relat Res* 2001;383:32. [PMID: 11210966]
>
> Blazar PE, Chan PS, Kneeland JB, et al: The effect of observer experience on magnetic resonance imaging interpretation and localization of triangular fibrocartilage complex lesions. *J Hand Surg Am* 2001;26:742. [PMID: 11466652]
>
> Cober SR, Trumble TE: Arthroscopic repair of triangular fibrocartilage complex injuries. *Orthop Clin North Am* 2001;32:279. [PMID: 11331541]
>
> Freeland AE, Geissler WB: The arthroscopic management of intraarticular distal radius fractures. *Hand Surg* 2000;5:93. [PMID:11301502]
>
> Gupta R, Bozenthka DJ, Osterman AL: Wrist arthroscopy: principles and clinical applications. *J Am Acad Orthop Surg* 2001;9:200. [PMID: 11421577]

44 CAPÍTULO 2 CIRURGIA PARA TRAUMA MUSCULOESQUELÉTICO

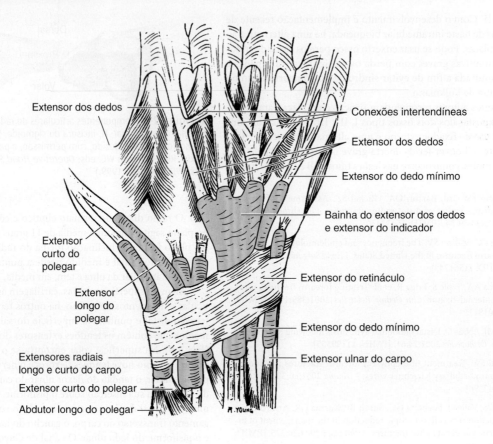

▲ **Figura 2-9** **A**: Corte dorsal do punho, mostrando os seis compartimentos dorsais dos tendões extensores. **B**: Corte transversal do punho, mostrando tendões, artérias e nervos. (Reproduzida, com permissão, a partir de Jenkins DB: *Hollinshead's Functional Anatomy of the Limbs and Back*, 6th ed. New York: WB Saunders; 1991.)

Lindau T, Adlercreutz C, Aspenberg P: Peripheral tears of the triangular fibrocartilage complex cause distal radioulnar joint instability after distal radial fractures. *J Hand Surg Am* 2000;25:464. [PMID: 10811750]

McGinley JC, D'addessi L, Sadeghipour K, Kozin SH: Mechanics of the antebrachial interosseous membrane: response to shearing forces. *J Hand Surg Am* 2001;26:733. [PMID: 11466651]

Nakamura T, Takayama S, Horiuchi Y, Yabe Y: Origins and insertions of the triangular fibrocartilage complex: a histological study. *J Hand Surg Br* 2001;26:446. [PMID: 11560427]

Poitevin LA: Anatomy and biomechanics of the interosseous membrane: its importance in the longitudinal stability of the forearm. *Hand Clin* 2001;17:97. [PMID: 11280163]

LUXAÇÃO DA ARTICULAÇÃO RADIOCARPAL

A luxação da articulação radiocarpal geralmente é acompanhada por lesão significativa dos ligamentos carpais ou de fratura. O tratamento desses lesões envolve restauração da arquitetura óssea, se possível, por meio de redução fechada imediata; redução fechada eletiva; ORIF; ou uma combinação desses procedimentos. As fraturas associadas, como a transescafoide perisemilunar ou a fratura distal de rádio associada a luxação carpal, devem ser tratadas com ORIF. O reparo de ligamentos deve ser realizado neste momento (ver Capítulo 9, Cirurgia de mão). A avaliação do nervo mediano é obrigatória e há indicação de exploração cirúrgica caso haja neuropatia por espessamento.

LESÕES DISTAIS DE RÁDIO E ULNA

- *Representam aproximadamente 14% de todas as fraturas.*
- *A mais comum entre as fraturas osteoporóticas de membro superior.*
- *O mecanismo de lesão mais comum é a queda com a mão espalmada.*

1. Fratura distal de ulna e rádio (CID-9: 813.40)

Em 1814, Abraham Colles descreveu a fratura distal do rádio como "deformidade em garfo de prata"— angulada em sentido volar, luxada dorsalmente, com perda de inclinação radial resultando em encurtamento radial. Por outro lado, a *fratura de Smith*, ou *fratura de Colles* reversa, é uma fratura de angulação dorsal do segmento distal do rádio, com mão e punho desviados no sentido volar em relação ao antebraço. A fratura pode ser extra-articular, intra-articular ou fazer parte de fratura-luxação envolvendo o punho. A *fratura de Barton* é uma fratura-luxação com fratura intra-articular na qual o carpo e uma borda do rádio distal estão desviados conjuntamente (Fig. 2-10). A *fratura do chofer* atinge o estiloide radial e foi descrita inicialmente em motoristas que dirigiam os primeiros carros com ignição por manivela. Quando o motor pegava a manivela dava um "coice" o que resultava em fratura do chofer.

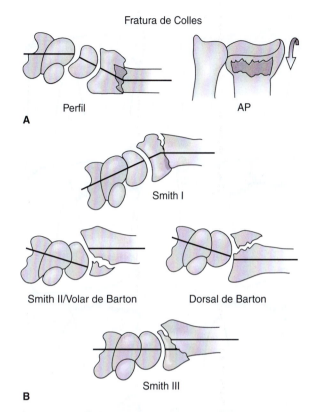

▲ **Figura 2-10** Representações esquemáticas da fratura de Colles (**A**) e das fraturas de Smith e de Barton (**B**). AP, anteroposterior. (Reproduzida, com permissão, a partir de Green DP, Hotchkiss RN, Pederson WC, eds: *Operative Hand Surgery*, 4th ed.New York: WB Saunders; 1999.)

▶ Classificação das fraturas

Na condução atual da atenção às fraturas, a ênfase passou de sua "nomeação" para a descrição anatômica da lesão. Nenhum sistema de classificação é abrangente na descrição de todas as variáveis importantes para as fraturas distais de rádio.

A classificação de Frikman classifica as fraturas em função de presença ou não de fratura do estiloide ulnar e da extensão do traço de fratura, se extra-articular ou intra-articular e, neste último caso, se envolve a articulação radiocarpal, a articulação radioulnar distal ou ambas (Fig. 2-11).

A classificação AO e seu sucedâneo, o sistema de classificação de fraturas da OTA, são os sistemas mais abrangentes atualmente em uso para classificar as fraturas distais do rádio. As fraturas distais de rádio são divididas em três grandes grupos: extra-articulares (tipo A); parcialmente articulares (tipo B) e totalmente articulares (Tipo C). Em cada um desses grupos há subdivisões relacionadas com as diversos graus de desvio e de cominuição (Fig. 2-12). Essas subdivisões são usadas principalmente para pesquisas.

Outra classificação útil que aborda as fraturas intra-articulares é a popularizada por Melone (Fig. 2-13). A classificação

46 CAPÍTULO 2 CIRURGIA PARA TRAUMA MUSCULOESQUELÉTICO

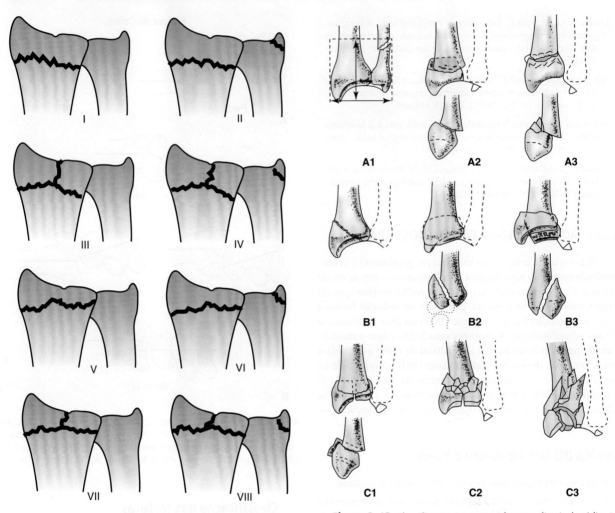

▲ **Figura 2-11** Classificação das fraturas distais do rádio de acordo com Frickman. (Reproduzida, com permissão, a partir de Green DP, Hotchkiss RN, Pederson WC, eds: *Operative Hand Surgery*, 4th ed. New York: WB Saunders; 1999.)

▲ **Figura 2-12** Classificação AO para as fraturas distais do rádio. **A:** fratura extra-articular de metáfise. A junção da metáfise com a diáfise é identificada com o método T ou "quadrado" (maior largura no plano frontal do antebraço distal; ilustrado em **A1**). **A1:** Fratura isolada de ulna distal. **A2:** Fratura simples do rádio. **A3:** Fratura radial com impactação da metáfise. **B:** Fratura de borda intra-articular (preservando a continuidade de epífise e metáfise). **B1** Fratura do estiloide radial. **B2:** Fratura de borda dorsal (fratura dorsal de Barton). **B3:** Fratura de borda volar (fratura de Barton 5 reversa, Goyrand-Smith tipo 2, Letenneur). **C:** fratura intra-articular complexa (com solução de continuidade em epífise e metáfise). **C1:** com preservação da congruência da articulação radiocarpal; metáfise fraturada. **C2:** Desvio articular. **C3:** Envolvimento de diáfise e metáfise. Com qualquer dessas fraturas, deve-se considerar possível haver lesão da articulação radioulnar distal. (Reproduzida, com permissão, a partir de Green DP, Hotchkiss RN, Pederson WC, eds: *Operative Hand Surgery*, 4th ed. New York: WB Saunders; 1999.)

de Melone descreve quatro componentes principais da fratura: corpo, estiloide radial e os fragmentos mediais dorsal e volar. Frequentemente, a fossa do semilunar é fraturada para o interior dos componentes volar e dorsal, tendo a fossa do escafoide como componente em separado. As fraturas articulares em 4 partes podem ter graus variáveis de desvio e de cominuição.

▶ **Tratamento**

O tratamento das fraturas distais do rádio deve ser definido em função do seu padrão e da qualidade do osso, com o objetivo de restaurar o alinhamento normal e a congruência articular. O nível de atividade e as comorbidades do paciente devem ser considerados. Em sua maioria, as fraturas distais do rádio podem ser avaliadas com radiografias de alta qualidade nas incidências posteroanterior (PA), oblíqua e perfil. Os alinhamentos normais medidos nas radiografias em AP e perfil do punho são os seguintes: inclinação radial, 22 graus; inclinação volar, 11 a 12 graus; e comprimento radial, 11 a 12 milímetros. Outros fatores a considerar são desvio da fratura, componentes intra-articulares, angulação e grau de cominuição; idade do paciente; e nível funcional. Para

CIRURGIA PARA TRAUMA MUSCULOESQUELÉTICO   CAPÍTULO 2   47

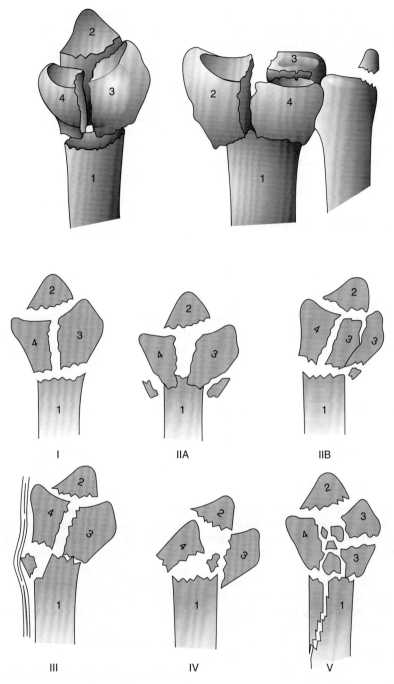

▲ **Figura 2-13** Classificação de fratura intra-articular de melone. (Reproduzida, com permissão, de Green DP, Hotchkiss RN, Pederson WC, eds: Hand Surgery, 4th ed. New York: WB Saunders; 1999.)

avaliar padrões complexos de fratura podem ser usados exames de imagem complementares, como TC para planejamento pré-operatório, e RMN para afastar lesões dos ligamentos carpais (p. ex., escafossemilunar e semilunarpiramidal) ou do complexo fibrocartilaginoso.

Indica-se cirurgia para pacientes com fratura exposta ou naqueles com fratura inerentemente instável (em geral, assim definida pela presença de, no mínimo, três dos seguintes critérios discutidos por Lafontaine e colaboradores: angulação dorsal inicial acima de 20 graus, encurtamento inicial acima de 5 milímetros, cominuição dorsal acima de 50%, fratura intra-articular, ou idade acima de 60 anos com fratura ulnar associada), fratura de cisalhamento ou fratura com luxação de punho.

A. Fraturas extra-articulares sem desvio

As fraturas extra-articulares sem desvio podem ser tratadas com imobilização gessada por 4 a 6 semanas até que haja consolidação, seguida por mobilização e órtese pré-fabricada. O comprimento radial e a angulação costumam não ser plenamente restaurados com a redução fechada. Graus pequenos de encurtamento radial podem levar ao aumento da carga em fossa semilunar, ulna distal e triângulo fibrocartilaginoso. Na maioria dos pacientes com baixa demanda esse tratamento é bem-sucedido e obtém-se movimentação funcional do punho. Se o encurtamento for significativo, é possível haver instabilidade mesocarpal. Outro problema é a artrose da articulação radioulnar distal e impacto ulnar carpal, que talvez implique em uma reconstrução oportunamente. Nas fraturas com desvio mínimo, pode-se indicar com segurança a conversão rápida de imobilização gessada para órtese de apoio (2 a 3 semanas) e mobilização precoce, com melhores resultados.

B. Fraturas extra-articulares com desvio

Há indicação para tentar a redução fechada nos casos de fratura extra-articular com desvio. Se for possível restaurar o comprimento radial e a inclinação volar, o uso de tipoia tipo *sugar tong* (pinça de açúcar) ou de aparelho gessado longo pode ser efetivo para manter a redução. Se a redução obtida por técnica fechada não for adequada, indica-se fixador externo (para ligamentotaxia) e pinos percutâneos (para manipular a fratura). Embora a tendência atual seja no sentido de aplicação de placas de bloqueio especializadas com abordagem volar, novos desenhos de placas mais discretas tornaram a abordagem dorsal uma opção segura. Os principais problemas das placas dorsais são irritação de tendão e rigidez articular. Em trabalhos recentes concluiu-se que o uso de placa de bloqueio e mobilização pós-operatória precoce melhoram os resultados a longo prazo.

A fixação com pinos percutâneos pode ser um efetivo meio adjunto ao tratamento com aparelho gessado ou fixação externa. Os pinos podem ser intrafocais ou interfragmentários. A redução assistida por artroscopia é uma técnica útil para redução articular. A perda da redução é uma complicação possível em pacientes idosos. Também há relatos de formação de granuloma ao redor dos pinos.

A fixação externa é um meio efetivo de condução das fraturas distais do rádio. Com a fixação externa, há as vantagens adicionais de manter a vascularização dos fragmentos ósseos e não criar uma ferida operatória. O uso de tração indireta sobre os fragmentos da fratura, tirando vantagem da "ligamentotaxia" obtida com os pinos fixadores, pode ser efetiva. Nos casos com fratura exposta, o uso de fixador externo facilita os cuidados com a ferida. A fixação externa é efetiva para prevenir as perdas de redução e de comprimento nas situações em que houver cominuição óssea. Entre as complicações da fixação externa estão infecção no trato dos pinos, neuropatia radial superficial, afrouxamento dos pinos e rigidez.

C. Fraturas intra-articulares

O tratamento das fraturas intra-articulares tem como objetivo restaurar a congruência das superfícies articulares e o eixo anatômico do rádio distal, a fim de melhorar os resultados. O tratamento preferencial é ORIF. Para as fraturas volares de Barton, o tratamento preferencial é a instalação de placa de sustentação volar. A única contraindicação a esse tratamento é cominuição em excesso em que com a ORIF não seja possível obter um constructo ósseo estável. Nessa situação geralmente indica-se o uso de fixador externo como dispositivo distrator e neutralizador. O uso de unidade fluoroscópica para visualizar a fratura ajuda a confirmar que se tenham obtido alinhamento articular e comprimento radial global adequados com a fixação externa. Ajustes menores, de acordo com a necessidade, podem ser feitos com a ajuda dos pinos percutâneos. Com essas manobras talvez não seja possível obter alinhamento articular apropriado, particularmente se já tiver havido algum grau de consolidação ou se o desvio for grave. Nesse caso, há indicação de ORIF. Há vários trabalhos corroborando a indicação de tratamento agressivo para as fraturas distais de rádio em pacientes jovens (< 60 anos). O objetivo deve ser degrau articular inferior a 2 milímetros, encurtamento radial inferior a 4 milímetros, inclinação dorsal inferior a 15 graus, inclinação volar inferior a 20 graus e perda de inclinação radial inferior a 10 graus. Há quem defenda a indicação de reparo de fraturas distais do rádio assistido por artroscopia. O degrau articular e as lesões associadas, como laceração do triângulo fibrocartilaginoso ou dos ligamentos escafossemilunar e semilunarpiramidal, podem ser avaliadas de forma acurada. Alguns autores defendem o uso de enxerto ósseo na fase aguda de tratamento das fraturas cominutivas. Nas fraturas intra-articulares, pode-se usar fixação externa, mas a redução é difícil de manter sem o uso de pinos percutâneos ou de fixação interna.

2. Luxação da articulação radioulnar distal (CID-9: 833.01)

A ulna distal transmite carga significativa ao antebraço via complexo fibrocartilaginoso triangular. Modificações, ainda que mínimas, nas relações anatômicas precisas entre rádio distal, ulna e carpo ulnar resultam em síndromes dolorosas. A articulação radioulnar distal pode sofrer luxação por diversos mecanismos, inclusive, traumas de baixa e de alta energia. Esses traumas estão associados a ruptura do complexo fibrocartilaginoso triangular de tecidos moles da ulna, incluindo o disco articular e os ligamentos associados. Há necessidade de alto índice de suspeição para diagnosticar essa lesão, uma vez que as radiografias que não sejam realizadas em perfil perfeito tenderão a parecer relativamente normais. Uma fratura com desvio da base do estiloide ulnar indica alto risco de instabilidade radioulnar distal. Na presença de fratura-luxação de antebraço e cotovelo é obrigatória avaliação complementar da articulação radioulnar.

▶ Manifestações clínicas

O exame clínico é chave, com identificação da anatomia da superfície da articulação radioulnar distal e avaliação clínica da própria articulação. O grau de instabilidade deve ser cuidadosamente avaliado e comparado com o do outro punho. O paciente deve posicionar o punho de forma a reproduzir a dor. Com a mão em pronação, o examinador tenta deslocar a cabeça da ulna aplicando uma carga no sentido dorsal para volar, em um ponto 4 centímetros proximal à articulação radioulnar distal ("teste da tecla de piano"). Baixa resistência a compressão (*ballotement*) e movimento volar da ulna correspondem a teste positivo. A subluxação é muito mais comum do que a luxação anterior ou posterior. Nessa situação espera-se que haja limitação dos movimentos de pronação e supinação ou dor associada a eles. A palpação do sexto compartimento extensor durante pronação contra resistência é útil para identificar subluxação. Outra causa comum de problemas na articulação radioulnar distal é artrite reumatoide.

▶ Tratamento

A luxação, ou subluxação, dorsal deve ser tratada com redução da cabeça da ulna para a fossa sigmoide e posicionamento do antebraço em supinação total. O braço deve ser imobilizado em supinação, o que requer aparelho de gesso ou tala longos. A luxação volar é relativamente rara e geralmente estável após redução. Se não for possível reduzir a luxação, ou a subluxação, dorsal ou volar, da ulna distal com manipulação em regime ambulatorial, deve-se tentar o tratamento fechado com anestesia. Caso não haja sucesso, a redução aberta com reconstrução de tecidos moles talvez seja necessária. Se for essa a opção, um retalho de retináculo poderá ser usado para a transposição do extensor ulnar do carpo a uma posição mais dorsal, a fim de estabilizar a ulna distal como descrito por Darrach para a reconstrução da articulação.

3. Consolidação viciosa do rádio distal

A consolidação viciosa do rádio distal pode ter diversas consequências negativas. A alteração da função biomecânica do punho pode levar a perda de força, limitação do movimento e instabilidade mesocarpal. É possível haver artrose de articulação radioulnar distal associada, assim como impacto ulna carpo. Além disso, é comum haver deformidade rotacional nas consolidações anguladas. Pode-se usar TC de ambos os punhos para identificar e medir rotação viciosa antes de procedimento cirúrgico.

▶ Tratamento

O tratamento preferencial nessa situação, caso a abordagem conservadora tenha falhado, é a cirurgia reconstrutiva. Fernandez descreveu com elegância a estratégia. Procede-se a osteotomia do rádio com enxerto ósseo obtido na crista ilíaca e fixação com placa (Fig. 2-14).

A articulação radioulnar distal deve ser abordada e, dependendo do grau de subluxação ou de artrose, pode-se optar por redução fechada, redução aberta, reconstrução a Darrach ou procedimento de Sauve-Kapandji (Fig. 2-15). Neste último, em vez de ressecção ulnar distal, como no procedimento a Darrach, a ressecção transversal da metáfise ulnar é seguida por artrodese da ulna distal ao rádio, utilizando o osso seccionado como material de enxerto. A rotação do antebraço por meio da pseudoartrose da metáfise ulnar. Além disso, a restauração do comprimento radial pode

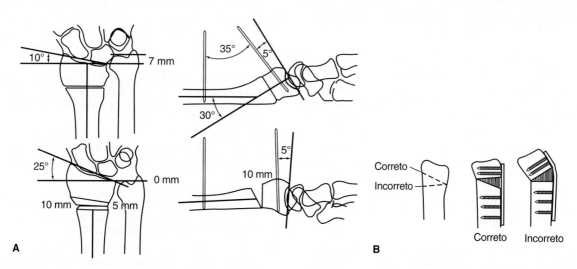

▲ **Figura 2-14** Osteotomia em cunha aberta do rádio distal com enxerto ósseo da crista ilíaca e fixação com placa. (Reproduzida, com permissão, a partir de Green DP, Hotchkiss RN, Pederson WC, eds: *Operative Hand Surgery*, 4th ed. New York: WB Saunders; 1999.)

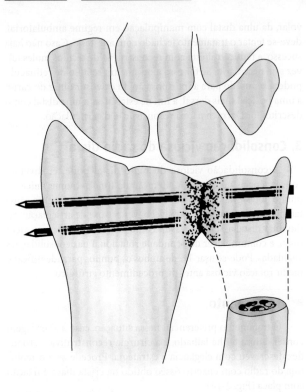

▲ **Figura 2-15** Reconstrução a Sauve-Kapandji da articulação radioulnar distal. (Reproduzida, com permissão, a partir de Green DP, Hotchkiss RN, Pederson WC, eds: *Operative Hand Surgery*, 4th ed. New York: WB Saunders; 1999.)

ser difícil apenas com a manipulação. Dentre os adjuntos usados para obter restauração de comprimento e orientação apropriados nos casos com consolidação viciosa grave estão os afastadores laminares para separação dos fragmentos proximal e distal do rádio após a osteotomia. Alternativamente, com o uso de fixador externo é possível obter comprimento apropriado após a osteotomia.

Se o rádio distal tiver se estabelecido em posição de encurtamento e com deformidade angular significativa, mas sem que houvesse consolidação plena, justifica-se a indicação de osteotomia para tratar precocemente o vício "nascente". As vantagens de se resolver o vício no nascedouro é a maior simplicidade técnica da cirurgia, o menor período de incapacidade e os melhores resultados a longo prazo. Adicionalmente, a articulação radioulnar distal pode ser restaurada de forma mais confiável nessas reconstruções precoces em comparação com a osteotomia realizada após consolidação viciosa estabelecida, na qual frequentemente há necessidade de reconstrução da articulação radioulnar distal com ressecção a Darrach, procedimento de Sauve-Kapandji, hemirressecção ou artroplastia.

Abboudi J, Culp RW: Treating fractures of the distal radius with arthroscopic assistance. *Orthop Clin North Am* 2001;32:307. [PMID: 11331543]

Antuña SA, Sanchez-Marquez JM, Barco R: Long-term results of radial head resection following isolated radial head fractures in patients younger than forty years old. *J Bone Joint Surg Am* 2010;92:558. [PMID: 20194313]

Carter PB, Stuart PR: The Sauve-Kapandji procedure for post-traumatic disorders of the distal radio-ulnar joint. *J Bone Joint Surg Br* 2000;82:1013. [PMID: 11041592]

Chhabra A, Hale JE, Milbrandt TA, et al: Biomechanical efficacy of an internal fixator for treatment of distal radius fractures. *Clin Orthop Relat Res* 2001;393:318. [PMID: 11764365]

Jakob M, Rikli A, Regazzoni P: Fractures of the distal radius treated by internal fixation and early function. *J Bone Joint Surg Br* 2000;82-B:341. [PMID: 10813166]

Ladd AL, Pliam NB: The role of bone graft and alternatives in unstable distal radius fracture treatment. *Orthop Clin North Am* 2001;32:337. [PMID: 11331546]

Lafontaine M, Hardy D, Delince P: Stability assessment of distal radius fractures. *Injury* 1989;20:208. [PMID: 2592094]

Margaliot Z, Haase SC, Kotsis SV, et al: A meta-analysis of outcomes of external fixation versus plate osteosynthesis for unstable distal radius fractures. *J Hand Surg* 2005;30:1185. [PMID: 16344176]

May MM, Lawton JN, Blazar PE: Ulnar styloid fractures associated with distal radius fractures: incidence and implications for distal radioulnar joint instability. *J Hand Surg Am* 2002;27:965. [PMID: 12457345]

Medoff RJ: Essential radiographic evaluation for distal radius fractures. *Hand Clin* 2005;21:279. [PMID: 16039439]

Nalbantoglu U, Gereli A, Kocaoglu B, Aktas S, Turkmen M: Capitellar cartilage injuries concomitant with radial head fractures. *J Hand Surg Am* 2008;33:1602. [PMID: 18984344]

Orbay JL, Fernandez DL: Volar fixed-angle plate fixation for unstable distal radius fractures in the elderly patient. *J Hand Surg Am* 2004;29:96. [PMID: 14751111]

Penzkofer R, Hungerer S, Wipf F, von Oldenburg G, Augat P: Anatomical plate configuration affects mechanical performance in distal humerus fractures. *Clin Biomech* 2010;25:972. [PMID: 20696508]

Rogachefsky RA, Lipson SR, Applegate B, et al: Treatment of severely comminuted intraarticular fractures of the distal end of the radius by open reduction and combined internal and external fixation. *J Bone Joint Surg Am* 2001;83-A:509. [PMID: 11315779]

Schneeberger AG, Ip W, Poon T, et al: Open reduction and plate fixation of displaced AO type C3 fractures of the distal radius: restoration of articular congruity in eighteen cases. *J Orthop Trauma* 2001;15:350. [PMID: 11433140]

Simic PM, Robison J, Gardner MJ, Gelberman RH, Weiland AJ, Boyer MI: Treatment of distal radius fractures with a lowprofile dorsal plating system: an outcomes assessment. *J Hand Surg Am* 2006;31:382. [PMID: 16516731]

Stoffel K, Cunneen S, Morgan R, Nicholls R, Stachowiak G: Comparative stability of perpendicular versus parallel double-locking plating systems in osteoporotic comminuted distal humerus fractures. *J Orthop Res* 2008;26:778. [PMID: 18203185]

Viso R, Wegener EE, Freeland AE: Use of a closing wedge osteotomy to correct malunion of dorsally displaced extraarticular distal radius fractures. *Orthopedics* 2000;23:721. [PMID: 10917249]

CIRURGIA PARA TRAUMA MUSCULOESQUELÉTICO CAPÍTULO 2 51

II. TRAUMATISMO DE MEMBROS INFERIORES

FRATURAS E LUXAÇÕES NA PELVE

- *As fraturas na pelve são lesões relacionadas com risco de morte e alta taxa de mortalidade.*
- *A maioria é causada por acidentes em veículos motorizados (AVMs) ou queda.*
- *Para reduzir a mortalidade e a incapacidade faz-se necessária abordagem multidisciplinar.*
- *As fraturas do anel pélvico representam 3% de todas as fraturas.*

▶ Mecanismo da lesão

Há quatro padrões de lesão responsáveis pelas fraturas na pelve: *compressão anteroposterior*, resultando em rotação externa da hemipelve e ruptura do assoalho pélvico e dos ligamentos sacroilíacos; *compressão lateral* produzindo fraturas de compressão do sacro; e rompimento do complexo ligamentar sacroilíaco posterior. Os ligamentos sacroespinal e sacrotuberal permanecem intactos, limitando a instabilidade. Nas compressões laterais de alta energia, a hemipelve contralateral pode ser empurrada para rotação externa, como encontrado nas lesões em batidas ou capotamentos. Nos acidentes com motocicleta é comum o mecanismo que *combina rotação externa e abdução*, sendo os vetores de deformação transmitidos ao fêmur.

O quarto padrão é um vetor de *cisalhamento* resultante de quedas e, nesses casos, o grau de instabilidade translacional é variável.

▶ Manifestações clínicas

O conhecimento sobre o mecanismo da lesão é de suma importância para estimar a evolução; no exame físico deve ser incluída a inspeção de pele, períneo e reto. A existência de desenluvamento fechado (Morel-Lavallée) deve ser investigada. As referências ósseas pélvicas, incluindo sacro posterior e articulação sacroilíaca, devem ser palpadas, mas as manobras de compressão anteroposterior e lateral da asa do ilíaco – para avaliar estabilidade – devem ser realizadas apenas uma vez, ou evitadas, em pacientes hemodinamicamente instáveis, considerando que a manipulação em excesso pode aumentar o sangramento em razão de mobilização do coágulo inicial. O exame retovaginal é obrigatório em todos os casos, a fim de identificar uma possível fratura exposta. Espículas ósseas atravessando a mucosa adulteram o hematoma da fratura. Lesões associadas devem ser sistematicamente procuradas: lesões de trato urinário baixo, estado da vasculatura distal e exame neurológico com registro completo.

Seguindo o protocolo de ATLS uma radiografia inicial em AP da pelve é examinada para avaliação do anel pélvico como possível causa de choque. Após reanimação bem-sucedida, deve-se realizar radiografia da pelve em AP Quando o paciente estiver hemodinamicamente estável, devem ser solicitados exames de entrada e saída da pelve e, se houver suspeita de fratura do acetábulo, incidência do obturador ou oblíqua do ilíaco. A presença

de luxação da sínfise pubiana também pode ser avaliada com incidências com estresse sob anestesia geral. A TC é essencial para definir melhor o padrão da fratura. Talvez haja necessidade de imageamento vascular e urológico.

▶ Tratamento

Em sua maioria, as fraturas da pelve tratadas por cirurgiões ortopédicos são lesões estáveis e a condução dessas fraturas de baixa energia geralmente requer tratamento não cirúrgico. Por outro lado, a condução das lesões pélvicas instáveis requer abordagem sistêmica multidisciplinar. Assim, nos pacientes hemodinamicamente instáveis, o protocolo de ATLS deve ser seguido. Hemorragia e choque são as principais causas de morte em pacientes com fratura da pelve. A base para o sucesso do tratamento inclui identificação de lesão pélvica significativa; reanimação rápida; controle de hemorragia (usando angiografia ou tamponamento pélvico); avaliação e tratamento de lesões associadas; e estabilização mecânica em casos selecionados. A reanimação deve ser iniciada com 2 litros de solução cristaloide seguidos por concentrado de hemácias, plasma fresco congelado e plaquetas na proporção de 1:1:4. Com o uso de atadura pélvica é possível estabilizar temporariamente a pelve instável. Após afastar outra fonte de sangramento com radiografias de tórax e coluna cervical e ultrassonografia abdominal focalizada em trauma (FAST, de *focused abdominal sonography for trauma*), aplica-se um dispositivo fixador interno (pinça pélvica e/ou fixador externo anterior). A seguir, procede-se ao tamponamento da pelve ou à angiografia, de acordo com o protocolo do serviço de trauma. Se o paciente estiver hemodinamicamente estável, define-se se a necessidade de fixação mecânica definitiva ou provisória. A fixação anterior pode envolver instalação de placa anterior na sínfise pubiana ou manutenção do dispositivo de fixação externa no lugar, o que não garante estabilidade posterior e pode aumentar o deslocamento da pelve fraturada nas fraturas de configuração vertical instável. Essa fixação geralmente resiste ao estresse imposto por sentar, mas não aquele produzido ao suportar peso, e frequentemente haverá necessidade de fixação interna complementar. A fixação posterior (cirúrgica ou percutânea guiada por TC) geralmente é postergada.

Nas fraturas expostas da pelve, que representam 2 a 4% de todas as fraturas da pelve, há indicação de intervenção cirúrgica precoce com abordagem multidisciplinar. Setenta e dois por cento das fraturas pélvicas apresentam feridas abertas de grau III, que devem ser apropriadamente tratadas. O método definitivo de estabilização das fraturas expostas da pelve permanece uma questão controversa. É possível realizar fixação interna quando não houver contaminação grosseira. De outro modo, dá-se preferência à fixação externa quando houver contaminação fecal ou ambiental. Se o conteúdo fecal estiver em contato com a ferida aberta, há indicação de colostomia.

A. Lesões associadas

1. Hemorragia – A maior parte do sangramento associado às fraturas do anel pélvico tem origem em veias de tamanho médio a pequeno dos tecidos moles vizinhos e do próprio osso. Lesões arteriais causando sangramento significativo ocorrem em apenas 10% das fraturas pélvicas. Após trauma fechado, as lesões arteriais mais comuns são as de glútea superior e pudenda interna. Pode-se usar TC para detectar sangramento arterial antes de angiografia, mas apenas após ter estabilizado o paciente, deixando-o apto para ser transferido. A embolização pode ser usada para prevenção de sangramento arterial. O tamponamento pélvico ajuda a tamponar o sangramento ao aumentar a pressão intrapélvica. Cirurgia para reparo ou de *bypass* é necessária e urgente, se houver isquemia distal.

2. Trombose – As fraturas na pelve aumentam o risco de tromboembolismo venoso em pacientes vítimas de trauma. A TVP é encontrada não apenas em veias distais da panturrilha, mas também no plexo venoso pélvico. A venorressonância magnética é mais vantajosa que o ecodoppler colorido para detecção de trombose pélvica. As diretrizes para profilaxia são controversas, e deve-se considerar riscos, benefícios e custos das diferentes opções de tratamento. Com administração precoce de heparina de baixo peso molecular (HBPM) é possível reduzir a incidência de embolia pulmonar sintomática. A cada dia mais centros de traumatologia utilizam compressão pneumática intermitente após trauma, filtros temporários de veia cava em pacientes gravemente traumatizados e contraindicação ao uso de profilaxia farmacológica (heparina, varfarina ou HBPM).

3. Lesão neurológica – As lesões neurológicas são comuns e a frequência aumenta com a complexidade das fraturas. Até 40% das lesões pélvicas instáveis podem ser acompanhadas por lesões neurológicas. Nas fraturas verticais instáveis de cisalhamento do sacro, a incidência aumenta pra 50%. As raízes de L5 e S1 são as mais afetadas. É sumamente importante a realização e o registro de exame neurológico completo buscando por déficits sensitivos ou motores na distribuição dos nervos isquiático, femoral, pudendo e glúteo superior. As lesões de nervos periféricos, em geral, têm melhor prognóstico do que as lesões de raízes nervosas, assim como as lesões parciais. A maioria das lesões é do tipo neuropraxia com evolução favorável. Ainda se admite que aproximadamente 10% dos pacientes tenham sequelas neurológicas permanentes clinicamente significativas.

4. Lesões urogenitais – As lesões urogenitais são comuns e ocorrem em até 24% dos adultos com fratura pélvica. Pacientes masculinos têm incidência duas vezes maior de lesão uretral em razão de desvantagens anatômicas. No sexo masculino, essas lesões devem ser suspeitadas em pacientes que não consigam urinar, apresentem hematúria macroscópica no meato, edema ou hematoma no períneo ou no pênis ou próstata "alta" ou "flutuante" ao toque retal.

No sexo feminino, sangramento vaginal, edema de lábios genitais, sangue no meato urinário e vazamento de urina pelo reto podem ser sinais clínicos de lesão uretral. A inserção cega de cateter Foley pode causar extensão de laceração parcial para ruptura total, agravar a hemorragia ou introduzir um agente infeccioso em hematoma previamente estéril. Consequentemente, justifica-se uretrografia retrógrada (ascendente) antes da inser-

ção do cateter. Quando é diagnosticada ruptura total ou parcial da uretra, indica-se cistotomia suprapúbica.

1. Lesões do anel pélvico (CID-9: 808.41-42-43-49, 808-2)

As lesões estáveis não sofrem deformação quando submetidas às pressões fisiológicas, enquanto as lesões instáveis caracterizam-se pelo tipo de deslocamento, como, por exemplo, vertical ou horizontalmente instáveis.

Do ponto de vista anatômico, o complexo ligamentar sacroilíaco posterior é a estrutura isoladamente mais importante para a estabilidade pélvica. As lesões envolvendo o anel pélvico em dois ou mais pontos criam um segmento instável. A integridade do complexo ligamentar sacroilíaco posterior determina o grau de instabilidade. Radiografias da entrada e da saída (*inlet e outlet*) da pelve e exame de TC são técnicas de imageamento necessárias para essa definição. Quando intacto, a hemipelve apresentará instabilidade rotacional, mas estabilidade vertical. Quando houver lesão do complexo, a hemipelve apresentará instabilidade rotacional e vertical.

▶ Classificação e tratamento

Tile criou um sistema dinâmico de classificação baseado no mecanismo da lesão e na instabilidade residual (Tab. 2-5).

Tipo A: fraturas que envolvam o anel pélvico em um único local e sejam estáveis.

Tipo A1: fraturas por avulsão da pelve que geralmente ocorrem nas inserções musculares (p. ex., espinha ilíaca anterossuperior [sartório], espinha ilíaca anteroinferior [cabeça reta do reto femoral] e apófise isquiática [musculatura posterior da coxa]). Essas fraturas ocorrem com maior frequência em adolescentes e, geralmente, o tratamento é conservador. Raramente, há dificuldade de consolidação sintomática e, nesse caso, há indicação cirúrgica.

Tipo A2: fraturas estáveis com desvio mínimo. As fraturas isoladas de asa do ilíaco sem extensão intra-articular geralmente resultam de trauma direto. Mesmo quando há desvio significativo espera-se consolidação óssea e, portanto, o tratamento é sintomático. Raramente, as lesões em tecidos moles e o hematoma que as acompanha resolvem-se com ossificação heterotópica.

Tipo A3: Fraturas do obturador. As fraturas isoladas de ramo do ísquio ou do púbis geralmente têm desvio mínimo. O complexo sacroilíaco posterior fica intacto e a pelve, estável. O tratamento é sintomático, com repouso no leito e analgesia, deambulação precoce e apoio do peso conforme a tolerância.

Tipo B: fraturas que envolvam o anel pélvico em dois ou mais locais. Elas criam um segmento com instabilidade rotacional, mas verticalmente estável.

Tipo B1: fraturas em livro aberto por compressão anteroposterior. A não ser que a separação anterior da sínfise pubiana seja excessiva (> 6 cm), o complexo sacroilíaco posterior ge-

CIRURGIA PARA TRAUMA MUSCULOESQUELÉTICO — CAPÍTULO 2 — 53

Tabela 2-5 Classificação de Tile para as lesões do anel pélvico

Tipo A: Estável, arco posterior intacto
A1: Arco posterior intacto, fratura do osso inominado (avulsão)
    A1.1 Espinha ilíaca
    A1.2 Crista ilíaca
    A1.3 Tuberosidade isquiática
A2: Arco posterior intacto, fratura do osso inominado (trauma direto)
    A2.1 Fraturas da asa do ilíaco
    A2.2. Fratura unilateral do arco anterior
    A2.3. Fratura bifocal do arco anterior
A3: Arco posterior intacto, fratura transversa do sacro, caudal a S2
    A3.1 Luxação sacrococcígea
    A3.2 Sacro não desviado
    A3.3 Sacro desviado

Tipo B: Ruptura incompleta do arco posterior, estabilidade parcial, rotação
B1: Instabilidade em rotação externa, lesão em livro aberto, unilateral
    B1.1 Articulação sacroilíaca, ruptura anterior
    B1.2 Fratura do sacro
B2: Ruptura incompleta do arco posterior, unilateral, rotação interna (compressão lateral)
    B2.1 Fratura por compressão lateral, sacro
    B2.2 Fratura parcial da articulação sacroilíaca, subluxação
    B2.3 Fratura incompleta do ilíaco posterior
B3: Ruptura incompleta do arco posterior, bilateral
    B3.1 Livro aberto bilateral
    B3.2 Livro aberto, compressão lateral
    B3.3 Compressão lateral bilateral

Tipo C: Ruptura total do arco posterior, instável
C1: Ruptura total do arco posterior, unilateral
    C1.1 Fratura atravessando ílio
    C1.2 Luxação sacroilíaca e/ou fratura com luxação
    C1.3 Fratura do sacro
C2: Lesão bilateral, um lado com instabilidade rotacional, um lado verticalmente instável
C3: Lesão bilateral, ambos os lados completamente instáveis

Reproduzida, com permissão, a partir de Browner BD, Levine A, Jupiter J,et al., eds: *Skel* et al *Trauma*, 2nd ed. New York: WB Saunders; 1998.

ralmente se mantém intacto e a pelve, relativamente estável. Frequentemente há lesão significativa de estruturas perineais e urogenitais e indicação para busca ativa. Devemos nos lembrar que o desvio de fragmentos no momento da lesão pode ter sido significativamente maior do que aquele identificado no exame radiográfico. Para as lesões da sínfise com desvio mínimo só há necessidade de tratamento sintomático. O mesmo se aplica achamada fratura em sela (quatro ramos). Para as fraturas-luxações com maior desvio, a redução é feita por compressão lateral usando o complexo sacroilíaco posterior intacto como a dobradiça sobre a qual o "livro é fechado". A redução pode ser mantida por fixação interna ou externa. O "fechamento do livro" reduz o espaço disponível para hemorragia e, também, aumenta o conforto do paciente, facilita os cuidados de enfermagem e permite mobilização mais cedo, o que é benéfico para o paciente politraumatizado.

Tipos B2 e B3: fraturas de compressão lateral. Uma força aplicada lateralmente a pelve produz deslocamento para dentro da hemipelve sobre o complexo sacroilíaco e sobre os ramos púbicos ipsolateral (B2) ou, com maior frequência, contralateral (B3, tipo alça de balde). O grau de envolvimento dos ligamentos sacroilíacos posteriores irá determinar o grau de instabilidade. A lesão posterior pode ser impactada em sua porção desviada, produzindo estabilidade relativa. A hemipelve é abraçada com sobreposição da sínfise. Desvios maiores requerem manipulação sob anestesia geral. A manipulação deve ser feita logo após a lesão, pois após alguns dias o procedimento se torna difícil e arriscado. A redução pode ser mantida com fixação externa, interna ou ambas. A fixação externa isoladamente reduz a dor e facilita os cuidados de enfermagem, mas não é suficientemente forte para permitir deambulação se a fratura tiver instabilidade posterior.

Tipo C: fraturas com instabilidade rotacional e vertical. Elas frequentemente resultam de mecanismo de cisalhamento vertical, como ocorre em queda de altura. Anteriormente, a lesão pode fraturar o ramo púbico ou romper a sínfise pubiana. Posteriormente, a articulação sacroilíaca pode estar luxada, ou pode haver fratura no sacro ou no ílio imediatamente adjacente a articulação sacroilíaca, mas sempre há perda da integridade funcional do complexo ligamentar sacroilíaco posterior. A hemipelve fica totalmente instável. É possível que haja desvio tridimensional, particularmente migração proximal. Hemorragia maciça e lesão do plexo nervoso lombossacro são comuns. Deve-se buscar por sinais radiológicos indiretos de instabilidade pélvica, como avulsão da espinha isquiática ou fratura do processo transverso ipsolateral de L5. A redução é relativamente simples, com tração esquelética longitudinal no fêmur distal ou na tíbia proximal. Caso seja a opção de tratamento definitivo, a tração deve ser mantida por 8 a 12 semanas. As lesões ósseas cicatrizam mais rapidamente que as ligamentares. A fixação externa isoladamente é insuficiente para manter a redução das fraturas altamente instáveis, mas ajuda a controlar o sangramento e facilita os cuidados de enfermagem. Frequentemente há necessidade de ORIF. A técnica cirúrgica é difícil e com risco significativo de complicações. É melhor que seja realizada por cirurgiões com experiência em pelve.

▶ Complicações

As complicações a longo prazo das rupturas de anel pélvico são mais frequentes e incapacitantes do que se supunha. Se não for possível recuperar e manter o alinhamento ósseo anatômico, complicações como dor, discrepância no comprimento dos membros inferiores e anormalidades residuais na marcha poderão ser observadas. A taxa global de não união está ao redor de 3%. Dor sacroilíaca e lombar baixa é frequente e encontrada em até 50% dos casos acompanhados a longo prazo. Após fraturas do sacro ou luxações sacroilíacas, é comum haver alterações na micção e na evacuação, além de disfunção sexual.

2. Fraturas do acetábulo (CID-9: 808.0)

O acetábulo é formado pelo fechamento da cartilagem em Y, ou trirradiada, e é coberto por cartilagem hialina.

As fraturas do acetábulo são causadas por trauma direto na região do trocanter ou por sobrecarga axial indireta no membro inferior. A posição do membro no momento do impacto (rotação, flexão, abdução ou adução) determina o padrão da lesão. Cominuição é comum.

▶ Anatomia

O acetábulo parece estar contido em um arco. É apoiado pela confluência de duas colunas com sustentação adicional de duas paredes. A coluna posterior é mais forte e é onde há mais espaço disponível para a fixação. Inicia-se no osso denso da incisura isquiática maior e estende-se distalmente atravessando o centro do acetábulo para incluir a espinha isquiática e a tuberosidade do ísquio. A superfície interna forma a parede posterior, e a anterior é a superfície articular posterior do acetábulo. A coluna anterior estende-se da crista ilíaca para a sínfise púbica. A coluna anterior gira 90 graus imediatamente acima do acetábulo a medida que desce. A parte medial da coluna anterior é a verdadeira borda do acetábulo. A lâmina quadrilátera é a estrutura medial que evita o deslocamento medial do quadril e é uma estrutura independente entre as duas colunas. A cúpula do acetábulo, ou a área que suporta peso, estende-se desde o osso posterior passando pela espinha ilíaca anteroinferior até a coluna posterior.

▶ Classificação

Letournel classificou as fraturas do acetábulo com base no envolvimento das colunas. As fraturas podem envolver uma ou ambas as colunas, com padrão simples ou complexo.

A classificação apropriada da fratura requer radiografias de boa qualidade. Duas incidências oblíquas (incidências de Judet), obtidas com 45 graus de inclinação na direção e afastando-se do lado envolvido, complementam a incidência padrão em AP da pelve. A visão oblíqua (interna) do obturador é obtida com elevação de 45 graus em relação a posição horizontal do quadril fraturado. Essa incidência mostra a coluna anterior (linha iliopectínea) e o lábio posterior do acetábulo, com a asa do ilíaco perpendicular à sua superfície larga. Nessa incidência, o sinal do esporão pode ser identificado em 95% dos casos de fratura em ambas as colunas (tipo C), que corresponde a área da asa do ilíaco acima do teto do acetábulo. A visão oblíqua do ilíaco (externa) é obtida elevando até 45 graus o quadril não fraturado. Esta incidência mostra melhor a coluna posterior (linha ilioisquiática), incluindo a espinha isquiática, a parede anterior do acetábulo e

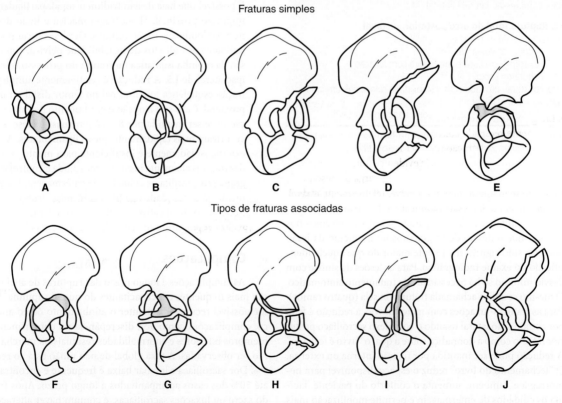

▲ **Figura 2-16** Classificação de Letournel para as fraturas de acetábulo. (Reproduzida, com permissão, a partir de Canale ST, ed:*Campbell's Operative Orthopaedics*, 9th ed. Philadelphia: Lippincott; 1998.)

toda a extensão da asa do ilíaco. Se houver qualquer dúvida quanto ao comprometimento do anel pélvico é possível solicitar imagens complementares da entrada e da saída da pelve.

O exame de TC fornece informações complementares sobre padrão da fratura, presença de fragmentos intra-articulares e estado da cabeça do fêmur e do restante do anel pélvico.

Letournel classificou as fraturas do acetábulo em 10 diferentes tipos: cinco padrões simples (um único traço de fratura) e cinco padrões complexos (a associação de um ou mais padrões simples) (Fig. 2-16). Esse é o sistema de classificação mais usado por permitir que o cirurgião escolha a abordagem cirúrgica apropriada.

▶ Tratamento

O objetivo do tratamento é obter congruência esférica entre a cabeça do fêmur e a cúpula do acetábulo incumbida de suportar peso e mantê-la até que os ossos tenham se unido. Assim como ocorre com outras fraturas da pelve, as acetabulares frequentemente estão associadas a lesões abdominais, urogenitais e neurológicas, que devem ser buscadas sistematicamente e tratadas. É possível haver sangramento significativo que deve ser abordado assim que possível. O exame dos ligamentos do joelho e do estado vascular dos membros é obrigatório. Faz-se necessário um exame neurológico minucioso. Ocorre comprometimento do nervo isquiático em 20% dos casos. O ramo fibular frequentemente está envolvido. Os nervos femoral e glúteo superior também são suscetíveis a lesão com trauma ou com cirurgia. A profilaxia e a vigilância para TVP devem ser iniciadas logo após o trauma.

O paciente estabilizado deve ser colocado em tração esquelética longitudinal por meio de pino femoral distal ou tibial proximal com tração axial em posição neutra. O uso de parafuso trocantérico para tração lateral está contraindicado, porque criaria um trato contaminado e, assim, impediria qualquer tratamento cirúrgico posterior. Devem ser realizadas radiografias após a redução. Em geral, dificilmente uma fratura acetabular com desvio é adequadamente reduzida com esses métodos. Se a redução for considerada aceitável, a tração deve ser mantida por 6 a 8 semanas até que a consolidação óssea seja evidente. Outras 6 a 8 semanas são necessárias antes que se possa tentar carga de peso total. Entres as indicações cirúrgicas estão desvio intra-articular de 2 milímetros ou mais, redução incongruente de quadril, impacto marginal acima de 2 milímetros ou debris intra-articulares. A escolha da abordagem tem grande importância e, algumas vezes, mais de uma abordagem será necessária. A cirurgia acetabular utiliza abordagens extensíveis e técnicas sofisticadas de redução e fixação e deve ser realizada por cirurgiões pélvicos capacitados. Outras indicações cirúrgicas são fragmentos osteocondrais soltos, fraturas de cabeça do fêmur, luxações irredutíveis ou reduções instáveis.

▶ Complicações

Entre as complicações inerentes a lesão estão doença degenerativa articular, ossificação heterotópica, osteonecrose da cabeça do fêmur, TVP e outras complicações relacionadas com o tratamento conservador. A cirurgia é realizada para prevenção ou retardo de osteonecrose, mas com ela aumenta-se a possibilidade de complicações como infecção, lesão neurovascular iatrogênica e ossificação heterotópica. Quando a redução é estável e a fixação sólida, o paciente pode ser mobilizado após alguns dias com deambulação sem apoio do peso, que passa a ser permitido em 6 semanas. A maioria dos cirurgiões de pelve atualmente utiliza rotineiramente anticoagulação profilática pós-operatória e profilaxia para ossificação heterotópica com irradiação, indometacina, ou ambas.

American College of Surgeons, Committee on Trauma: *Advanced Trauma Life Support for Doctors: Student Course Manual*, 7th ed. Chicago: American College of Surgeons; 2008.

Bellabarba C, Ricci WM, Bolhofner BR: Distraction external fixation in lateral compression pelvic fractures. *J Orthop Trauma* 2000;14:475. [PMID: 11083609]

Carlson DA, Scheid DK, Maar DC, et al: Safe placement of S1 and S2 iliosacral screws: the vestibule concept. *J Orthop Trauma* 2000;14:264. [PMID: 10898199]

Grotz MRW, Allami MK, Harwood P, Pape HC, Kretekk C, Giannoudis PV: Open pelvic fractures: epidemiology, current concepts of management and outcome. *Injury* 2005;1:1. [PMID: 15589906]

Hak DJ, Smith WR, Suzuki T: Management of hemorrhage in life-threatening pelvic fracture. *J Am Acad Orthop Surg* 2009;17:447. [PMID: 19571300]

McCormick JP, Morgan SJ, Smith WR: Clinical effectiveness of the physical examination in diagnosis of posterior pelvic ring injuries. *J Orthop Trauma* 2003;17:257. [PMID: 12679685]

Saterbak AM, Marsh JL, Nepola JV, et al: Clinical failure after posterior wall acetabular fractures: the influence of initial fracture patterns. *J Orthop Trauma* 2000;14:230. [PMID: 10898194]

Slobogean GP, Lefaivre KA, Nicolaou S, O'Brien PJ: A systematic review of thromboprophylaxis for pelvic and acetabular fractures. *J Orthop Trauma* 2009;23:379. [PMID: 19390367]

Switzer JA, Nork SE, Routt ML: Comminuted fractures of the iliac wing. *J Orthop Trauma* 2000;14:270. [PMID: 10898200]

Tornetta P: Displaced acetabular fractures: indications for operative and nonoperative management. *J Am Acad Orthop Surg* 2001;9:18. [PMID: 11174160]

Tötterman A, Glott T, Madsen JE, Roise O: Unstable sacral fractures: associated injuries and morbidity at 1 year. *Spine* 2006;31:E628. [PMID: 17545913]

FRATURAS E LUXAÇÕES DO QUADRIL

- *Estima-se que no ano 2050 haverá 6,3 milhões de fraturas do quadril em todo o mundo.*

- *Ocorrem principalmente em pacientes com mais de 55 anos de idade.*

- *A principal causa é queda da própria altura.*

- *Praticamente todas as fraturas de quadril são tratadas cirurgicamente.*

- *A mortalidade em um ano após fratura de colo femoral e intertrocantérica excede 14 a 36%.*

Anatomia e princípios biomecânicos

A articulação do quadril é aquela entre o acetábulo e a cabeça do fêmur. O padrão trabecular de cabeça e colo femorais e do acetábulo é orientado idealmente para acomodar as tensões que atravessam a articulação. O *esporão femoral calcar* é o osso denso localizado na porção posteromedial do corpo do fêmur sob o trocanter menor que sustenta a força transferida do colo ao corpo.

A força total atuando na articulação é igual a 2,5 vezes o peso do corpo quando apoiado em uma perna e 5 vezes o peso corporal quando o indivíduo está correndo. O uso de bengala na mão oposta reduz esta força ao peso corporal quando o indivíduo está de pé apoiado sobre a perna em questão.

1. Fraturas do colo do fêmur (CID-9: 820.0)

As fraturas do colo do fêmur ocorrem na região intracapsular entre os trocânteres distalmente e a cabeça, proximalmente.

O suprimento sanguíneo do colo femoral vem, principalmente, de um anel extracapsular de vasos formado, anteriormente, pelo ramo ascendente da artéria circunflexa lateral e pela artéria circunflexa medial, posteriormente. Essas fraturas são classificadas como subcapitais, transcervicais e basicervicais, sendo que esta última comporta-se mais como uma fratura intertrocantérica. Essas fraturas, em geral, resultam de lesões de baixa energia na população de idosos; contudo, em indivíduos mais jovens são encontradas em traumas de alta energia. O paciente típico é alguém do sexo feminino que tenha sofrido uma queda e se apresente com dor no quadril, com membro inferior encurtado e em rotação externa. Também é possível ocorrer fratura de estresse do colo do fêmur, possibilidade a ser excluída em jovens atletas. Essas fraturas podem ser difíceis de diagnosticar. O exame físico, assim como as radiografias iniciais, podem ser normais. Radiografias sequenciais, cintilografia óssea e imagem de ressonância magnética talvez sejam necessários para confirmar o diagnóstico. Radiografias simples em AP e perfil com projeção *cross-table* do quadril envolvido são indicadas para diagnosticar e classificar a fratura. A cintilografia óssea pode ter resultado falso-negativo na fase aguda.

Classificação

A classificação das fraturas mais utilizada é a de Garden:

Tipo 1: impactação em valgo da cabeça do fêmur;

Tipo 2: completa, mas sem deslocamento;

Tipo 3: fratura completa com deslocamento inferior a 50%;

Tipo 4: fratura completa com deslocamento acima de 50%.

Esse sistema tem valor prognóstico com incidência crescente de necrose avascular acompanhando a ordem da classificação. Os benefícios de tração esquelética ou cutânea antes do tratamento definitivo não estão definidos. A tração pode proporcionar conforto a alguns pacientes, mas não melhora o resultado global.

Fraturas estáveis do colo femoral

Nessa categoria estão incluídas as fraturas de estresse e os tipos 1 e 2 de Garden. O tratamento não cirúrgico deve ser reservado aos pacientes com risco cirúrgico inaceitável.

A fratura tipo 1 de Garden é impactada em valgo e geralmente estável. A impactação deve ser demonstrada em AP e perfil. O risco de deslocamento é outrossim significativo; a maioria dos cirurgiões recomenda fixação interna profilática com parafusos ou com parafusos deslizantes de quadril para manter a redução e permitir deambulação precoce e sustentação do peso.

Fraturas instáveis do colo femoral

O tratamento visa a preservação da vida e a recuperação da função do quadril, com mobilização precoce. Esses objetivos são alcançados com fixação interna ou artroplastia primária, assim que o paciente esteja clinicamente apto para a cirurgia. Em geral, quanto mais jovem é o paciente, mais se justifica o esforço para manter a cabeça do fêmur. Muitos estudos são favoráveis a intervenção urgente em pacientes jovens para proteção da viabilidade da cabeça femoral. A necessidade de capsulotomia para descompressão da articulação é controversa. Em pacientes idosos, as opções cirúrgicas são ORIF ou artroplastia primária. Gjertsen e colaboradores demonstraram que, em casos de fratura de colo femoral com deslocamento em idosos, a hemiartroplastia resultou em menos reoperações, menos dor e maiores taxas de satisfação em comparação com fixação interna com parafusos, em 4.335 pacientes avaliados em banco de dados da Noruega (*Norwegian Hip Fracture Register*).

Tratamento

A. Fixação interna

A fratura é reduzida com direcionamento fluoroscópico para posicionamento tão anatômico quanto possível. Em geral, uma manipulação suave será suficiente. Raramente há necessidade de redução aberta antes da fixação. A redução aberta, quando realizada, deve ser abordada por via anterior, já que assim é menor a ruptura de vasos sanguíneos em comparação com a abordagem posterior. O método mais aceito é a fixação com três parafusos (em triângulo invertido com um parafuso na região posteroinferior do colo). O parafuso deslizante ou a placa devem ser posicionados com distância centro-vértice até 25 milímetros. Um parafuso adicional é inserido em posição superior ou posteroinferior a fim de controlar as tensões rotacionais. O paciente em geral é mantido imobilizado no dia seguinte permitindo-se apoio de peso de acordo com a estabilidade do constructo.

B. Artroplastia primária

A artroplastia é um procedimento reservado a pacientes idosos com fratura com deslocamento, particularmente aquelas classificadas como Garden 4, nas quais a necrose avascular é muito provável, para as fraturas Garden 3 que não possam ser satisfatoriamente reduzidas e para pacientes com doença preexistente na cabeça do fêmur. Há pesquisas recentes indicando que esperam-se menos reoperações e melhores resultados após artroplastia total do quadril em comparação com hemiartroplastia.

▶ Complicações

As sequelas mais comuns das fraturas do colo do fêmur são a perda da redução com ou sem colapso de instrumental, as consolidações viciosas ou incompletas e a necrose avascular da cabeça do fêmur. Esta última complicação pode aparecer até 2 anos após a lesão. Em diversas séries, a incidência de necrose avascular varia de 0 a 15% nas fraturas Garden tipo 1, 10 a 25% nas de tipo 2, 25 a 50% nas fraturas tipo 3 e 50 a 100% nas fraturas tipo 4. A doença articular degenerativa secundária surge um pouco mais tarde. A complicação mais incapacitante, a infecção, felizmente é rara.

2. Fraturas trocantéricas (CID-9: 820.2)

▶ Fratura de trocanter menor (CID-9: 820.20)

A fratura isolada de trocanter menor é rara. Quando ocorre, é resultado de força de avulsão do músculo iliopsoas. Raramente, uma pseudoartrose sintomática requer fixação ou excisão do fragmento.

▶ Fratura de trocanter maior (CID-9: 820.20)

A fratura isolada de trocanter maior pode ser causada diretamente por trauma, ou indiretamente como resultado da ação dos músculos glúteos médio e mínimo. Na maioria dos casos ocorre como um componente de fratura intertrocantérica.

Se o desvio do fragmento isolado da fratura for inferior a 1 centímetro e não houver tendência a deslocamento adicional (o que pode ser determinado por exames radiológicos sequenciais), o tratamento pode ser repouso no leito até que a dor aguda tenha cedido. Assim que os sintomas permitirem, a atividade deve ser aumentada gradualmente até permitir apoio parcial do peso com muletas. O apoio total do peso é permitido assim que a cura seja evidente, geralmente em 6 a 8 semanas. Se o desvio for superior a 1 centímetro e aumentar com a adução da coxa, presume-se que haja laceração extensa dos tecidos moles circundantes e indica-se ORIF. A técnica preferencial é aplicação de banda de tensão com fio.

▶ Fraturas intertrocantéricas (CID-9: 820.21)

- *Aproximadamente 50% das fraturas de quadril.*
- *Os fatores de risco são idade avançada, sexo feminino, osteoporose, história de queda e anormalidades na marcha.*

Por definição, essas fraturas ocorrem ao longo da linha entre os trocânteres maior e menor. Ocorrem caracteristicamente em pacientes de mais idade em comparação com as fraturas de colo femoral. Na maioria das vezes são extracapsulares e ocorrem em osso poroso. Consolidação óssea em 8 a 12 semanas é a evolução mais comum, independentemente do tratamento. Pseudoartrose e necrose avascular não são problemas significativos.

Clinicamente, o membro envolvido geralmente está encurtado e pode estar em rotação interna ou externa. Se houver cominuição no esporão (cortical posteromedial) ou se o traço de fratura de estender por toda a região subtrocantérica, a fratura é considerada instável. As fraturas oblíquas reversas, nas quais o traço de fratura cursa no sentido proximal-medial ou distal-lateral, são extremamente instáveis. Há um amplo espectro de padrões de fratura possíveis de encontrar, desde fissura sem desvio até fratura altamente cominutiva com quatro fragmentos principais (cabeça e colo, trocanter maior, trocanter menor e corpo do fêmur). O sistema Muller/AO é útil para classificar as fraturas intertrocantéricas do fêmur e tem se tornado mais popular nos últimos anos (Fig. 2-17).

A escolha do tratamento definitivo depende do estado geral do paciente e do padrão da fratura. As taxas de complicação e de morte são menores quando a fratura é fixada internamente, permitindo mobilização precoce. O tratamento cirúrgico é indicado assim que o paciente esteja clinicamente apto a suportar a cirurgia. A mortalidade geral é menor quando a cirurgia pode ser realizada nas primeiras 48 horas. O tratamento hospitalar inicial deve ser tração cutânea suave para reduzir a dor e evitar maior desvio. A tração esquelética raramente é indicada como tratamento definitivo e está relacionada com diversas complicações, como úlcera de decúbito, TVP e EP, deterioração do estado mental e conso-

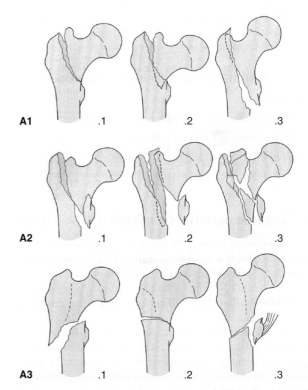

▲ **Figura 2-17** Sistema de classificação Muller/AO para fratura intertrocantérica do fêmur. (Reproduzida, com permissão, a partir de Browner BD, Levine A, Jupiter J, et al, eds: *Skel* et al *Trauma*, 2nd ed. New York: WB Saunders; 1998.)

lidação viciosa em varo. Quando a cirurgia está contraindicada, talvez seja melhor imobilizar o paciente tão logo a dor permita e admitir que haja consolidação viciosa ou pseudoartrose.

A grande maioria dessas fraturas é tratável cirurgicamente. O objetivo é obter fixação suficientemente segura para permitir mobilização precoce e proporcionar um ambiente adequado para a consolidação sadia da fratura em boa posição. A redução da fratura geralmente é realizada com métodos fechados, usando tração sobre mesa de fratura, como monitoramento por meio de imagens fluoroscópicas. A fixação interna pode ser obtida com parafusos dinâmicos de quadril (DHS, de *dynamics hip screws*), pinos intramedulares (IM) e placa lateral. A fixação com pinos IM tem vantagens biomecânicas sobre os DHS, especialmente nas fraturas com padrão instável. Possibilidade de apoio total do peso mais cedo, retorno precoce ao nível de atividade anterior à lesão, menor perda de sangue, inserção por incisão menor e duração menor da cirurgia também favorecem os pinos IM. Durante sua inserção no quadril, o parafuso deve estar posicionado no centro da cabeça do fêmur e sua distância até o vértice da cabeça femoral nas incidências AP e perfil deve ter até 25 milímetros. As fraturas oblíquas reversas devem ser tratadas da mesma forma que as subtrocantérica. Embora geralmente não seja a primeira opção para fixação, a artroplastia com substituição do esporão femoral é uma opção para pacientes que tenham alterações artríticas preexistentes e osso de baixa qualidade, ou como procedimento de salvamento. Das possíveis complicações se tem infecção, colapso de instrumental, perda da redução, pseudoartrose, bursite irritativa sobre a ponto do parafuso deslizante e luxação da prótese implantada.

3. Luxação traumática da articulação do quadril

- *Geralmente resulta de trauma de alta energia.*
- *Ocorre com ou sem fratura do acetábulo.*
- *Em 85% dos casos a luxação é posterior.*
- *É comum haver fratura concomitante de fêmur, joelho e patela.*

▶ Luxação posterior do quadril (CID-9: 835-01)

Geralmente a cabeça do fêmur sofre luxação posterior no acetábulo quando a coxa é flexionada como ocorre, por exemplo, na colisão de automóveis quando o joelho se choca violentamente com o painel do carro. A luxação posterior também ocorre como complicação de artroplastia do quadril, especialmente naquelas realizadas com abordagem posterior.

Os achados clínicos significativos são encurtamento, adução e rotação interna do membro. Há necessidade de estudo radiográfico nas incidências anteroposterior, perfil e, se houver fratura do acetábulo, oblíqua (Judet). Considerando as lesões comumente associadas estão fratura do acetábulo ou de cabeça ou corpo do fêmur com lesão do nervo isquiático. A cabeça do fêmur pode estar desviada com laceração posterior na cápsula da articulação do quadril. Os músculos rotadores externos curtos do fêmur co-

mumente sofrem laceração. A fratura da margem posterior do acetábulo pode criar instabilidade.

Se o acetábulo não estiver fraturado, ou se o fragmento for pequeno, indica-se redução por manipulação fechada. A redução deve ser feita assim que possível, sob anestesia geral com relaxamento muscular máximo, preferencialmente nas primeiras horas após a lesão. A incidência de necrose avascular da cabeça do fêmur aumenta com o tempo decorrido até a redução. A principal medida para redução é a tração na linha da deformidade seguida por flexão suave do quadril até 90 graus com estabilização da pelve por um assistente. Enquanto é mantida a tração manual, o quadril é suavemente submetido à rotação interna e, a seguir, externa para obter a redução (método de Allis).

A estabilidade da redução é avaliada clinicamente movimentando o quadril em extensão para abdução, adução e rotação interna e externa. Se estável, os mesmos movimentos são repetidos com o quadril flexionado 90 graus. Observa-se o ponto de reluxação, o quadril é reduzido e obtém-se exame radiográfico em AP. A interposição de tecidos moles ou de fragmento ósseo manifesta-se por alargamento do espaço articular em comparação com o outro lado. Luxação irredutível, redução não concêntrica, luxação aberta, luxação com fratura de colo femoral ipsilateral e luxação com recorrência após ter sido reduzida a despeito de extensão e rotação externa do quadril (geralmente em razão de fratura de parede posterior do acetábulo associada) são indicações para ORIF imediata. A maioria dos autores concorda que a observação de aumento do espaço articular ao exame radiográfico, a despeito de redução estável, também indica artrotomia imediata. Outros preferem realizar TC para delinear melhor os fragmentos encarcerados e lesões associadas, antes da cirurgia. Há pesquisas recentes que corroboram o uso de artroscopia do quadril como alternativa mais segura à artrotomia para lidar com os fragmentos soltos.

Fragmentos menores na margem posterior do acetábulo podem ser desconsiderados, mas fragmentos maiores geralmente não são reduzidos com sucesso por meio de métodos fechados. Indica-se ORIF com parafusos ou placa.

O tratamento após a redução varia de acordo com o tipo de cirurgia inicial e com a extensão da lesão. Algum período de tração cutânea ou esquelética pode ser benéfico após lesão limitada aos tecidos moles com redução concêntrica estável. Após este período, segue-se apoio gradual do peso iniciando-se com deambulação usando muletas, até apoio total do peso após 6 semanas. As fraturas com fixação segura são tratadas como as lesões de tecidos moles, mas só se autoriza a deambulação com apoio do peso quando houver sinais radiológicos de cura óssea. Quando a fixação for frágil, talvez haja necessidade de tração esquelética por 4 a 6 semanas ou de imobilização com aparelho gessado pelvipodálico.

Entre as complicações estão infecção, necrose avascular da cabeça do fêmur, pseudoartrose, doença degenerativa da articulação do quadril, luxação recorrente e lesão do nervo isquiático. A necrose avascular ocorre em razão de ruptura das artérias do retináculo que levam sangue para a cabeça do fêmur. Sua incidência aumenta com a duração da luxação, podendo ocorrer em até 2 anos após a lesão. Recomendam-se exames de RMN para

CIRURGIA PARA TRAUMA MUSCULOESQUELÉTICO — CAPÍTULO 2 — 59

diagnóstico precoce e apoio parcial do peso até que tenha havido revascularização. A lesão do nervo isquiático está presente em 10 a 20% dos pacientes com luxação posterior do quadril. Embora geralmente sejam do tipo neuropraxia, essas lesões deixam sequelas permanentes em cerca de 20% dos casos. Os raros casos neurologicamente intactos antes da redução e com algum déficit após a redução devem ser submetidos à exploração cirúrgica para verificar se houve aprisionamento do nervo na articulação. Também são raras lesões associadas como fratura da cabeça do fêmur. Fragmentos menores ou que envolvam a superfície que não apoia peso podem ser ignorados se não estiverem perturbando a mecânica do quadril; caso contrário, devem ser removidos. Fragmentos maiores do segmento com apoio de peso da cabeça do fêmur, tanto quanto possível, devem ser reduzidos e fixados.

▶ Luxação anterior do quadril (CID-9: 835.03)

- *Representa 10 a 15% das fraturas-luxações do quadril.*
- *Ocorre quando o quadril se encontra estendido e em rotação externa no momento do impacto.*

Geralmente a cabeça do fêmur se mantém em posição lateral ao músculo obturador externo, mas raramente pode ser encontrada sob ele (luxação obturadora) ou sob o músculo iliopsoas em contato com o ramo superior do púbis (luxação púbica).

Classicamente, o quadril estará em flexão, abdução e rotação externa. A cabeça do fêmur estará palpável anteriormente abaixo da prega inguinal de flexão. Geralmente as radiografias em AP e perfil transpélvico serão diagnósticas.

A redução fechada com anestesia geral normalmente é bem--sucedida. Aqui,o cirurgião também deve assegurar redução concêntrica, comparando ambas as articulações do quadril com radiografia em AP após a redução. O paciente deve iniciar a mobilização em poucos dias quando a dor for tolerável. A mobilização ativa e passiva do quadril, excluindo rotação externa, deve ser estimulada, e o paciente pode apoiar plenamente o peso em 4 a 6 semanas. A tração esquelética ou o uso de aparelho gessado pelvipodálico raramente é útil em pacientes não cooperativos.

4. Reabilitação de pacientes com fratura de quadril

Há interesse crescente nos resultados psicossociais dos pacientes com fratura de quadril. O objetivo da reabilitação após lesão de quadril é fazer o paciente retornar tão rapidamente quanto possível ao nível funcional pré-lesão. Os fatores que influenciam a possibilidade de reabilitação incluem faixa etária, estado mental, lesões associadas, quadro clínico prévio, função do miocárdio, força do membro superior, equilíbrio e motivação.

Para o raro paciente tratado de forma conservadora, a reabilitação se concentra inicialmente na prevenção de rigidez e perda de força dos outros membros e, finalmente, na mobilização do paciente fora do leito quando a dor for tolerável. Como a grande maioria dessas lesões atualmente é tratada com fixação interna ou artroplastia, os esforços de reabilitação se concentram em mobilização precoce, fortalecimento muscular e apoio do peso.

Estimula-se o apoio total do peso de acordo com o tolerado em pacientes com prótese, cimentada ou não, e em pacientes com fixação estável de fratura intertrocantérica, para permitir a compressão dos fragmentos da fratura. A maioria dos autores concorda que o mesmo se aplica às fraturas do colo femoral com fixação interna estável, embora alguns prefiram apoio parcial de peso até que haja evidências radiológicas de cura óssea, a fim de prevenir colapso instrumental. Quando com a fixação interna não se obtém fixação estável dos fragmentos da fratura, pode-se acrescentar proteção suplementar com o uso de aparelho gessado pelvipodálico ou de órtese; entretanto, é altamente desejável em pacientes idosos. De outro modo, arco de movimento e apoio de peso restritos podem ser permitidos de acordo com as especificações do cirurgião.

Ahn J, Bernstein J: Fractures in brief: intertrochanteric hip fractures. *Clin Orthop Relat Res* 2010;468:1450. [PMID: 20195807]

Bernstein J, Ahn J: In brief: fractures in brief: femoral neck fractures. *Clin Orthop Relat Res* 2010;468:1713. [PMID: 20224957]

Conn KS, Parker MJ: Undisplaced intracapsular hip fractures: results of internal fixation in 375 patients. *Clin Orthop Relat Res* 2004;421:249. [PMID 15123955]

Cooper C, Campion G, Melton LJ 3rd: Hip fractures in the elderly: a world-wide projection. *Osteoporos Int* 1992;2:285. [PMID: 1421796]

Foulk DM, Mullis BH. Hip dislocation: evaluation and management. *J Am Acad Orthop Surg* 2010;18:199. [PMID: 20357229]

Gjertsen JE, Vinje T, Engesaeter LB, et al: Internal screw fixation compared with bipolar hemiarthroplasty for treatment of displaced femoral neck fractures in elderly patients. *J Bone Joint Surg Am* 2010;92:619. [PMID: 20194320]

Gotfried Y: Percutaneous compression plating of intertrochanteric hip fractures. *J Orthop Trauma* 2000;14:490. [PMID: 11083611]

Gruson K, Aharonoff GB, Egol KA, et al: The relationship between admission hemoglobin level and outcome after hip fracture. *J Orthop Trauma* 2002;15:39. [PMID: 11782632]

Jaglal S, Lakhani Z, Schatzker J: Reliability, validity and responsiveness of the lower extremity measure for patients with a hip fracture. *J Bone Joint Surg Am* 2000;82-A:955. [PMID: 10901310]

Kaplan K, Miyamoto R, Levine BR, Egol KA, Zuckerman JD: Surgical management of hip fractures: an evidence-based review of the literature. II: intertrochanteric fractures. *J Am Acad Orthop Surg* 2008;16:665. [PMID:18978289]

Kenny AM, Joseph C, Taxel P, Prestwood KM: Osteoporosis in older men and women. *Conn Med* 2003;67:481. [PMID: 14587128]

Miyamoto RG, Kaplan KM, Levine BR, Egol KA, Zuckerman JD: Surgical management of hip fractures: an evidence-based review of the literature. I: femoral neck fractures. *J Am Acad Orthop Surg* 2008;16:596. [PMID: 18832603]

Parker MJ, Handoll HH: Pre-operative traction for fractures of the proximal femur. *Cochrane Database Syst Rev* 2001;3:CD000168. [PMID 11686954]

Parker MJ, Handoll HH, Bhargara A: Conservative versus operative treatment for hip fractures. *Cochrane Database Syst Rev* 2000;4:CD000337. [PMID 11034683]

Rosen JE, Chen FS, Hiebert R, Koval KJ: Efficacy of preoperative skin traction in hip fracture patients: a prospective randomized study. *J Orthop Trauma* 2001;15:81. [PMID: 11232658]

Sahin V, Karakaş ES, Aksu S, Atlihan D, Turk CY, Halici M: Traumatic dislocation and fracture-dislocation of the hip: a long-term follow-up study. *J Trauma* 2003;54:520. [PMID: 12634533]

FRATURAS DO DIÁFISE FEMORAL

- *Fraturas em posição entre 5 centímetros distal ao trocanter menor e 5 centímetros proximal ao tubérculo adutor.*
- *A instalação fechada de pinos intramedulares é o padrão de atenção à maioria das fraturas.*
- *São comuns as lesões ortopédicas associadas.*

1. Fraturas diafisárias (CID-9: 813.20)

A fratura de diáfise do fêmur geralmente ocorre como resultado de trauma grave. A força indireta, especialmente com estresse de torção, provavelmente causa fratura em espiral que se estendem no sentido proximal ou, mais comumente, distal para as metáfises. Em sua maioria, são fraturas fechadas; as fraturas expostas frequentemente resultam de composições internas.

▶ Manifestações clínicas

Lesões extensas de tecidos moles, com sangramento e choque comumente estão presentes nas fraturas de diáfise. As características mais significativas são dor intensa na coxa e deformidade no membro inferior. É possível haver choque hemorrágico, uma vez que, talvez, o paciente perca múltiplas unidades de sangue no interior da coxa com um inchaço apenas moderado. Há necessidade de exame radiográfico em, no mínimo, dois planos para determinar o local exato e a configuração da fratura. Quadril e joelho devem ser examinados e radiografias realizadas para afastar lesões associadas. Fratura de colo femoral ipsolateral concomitante ocorre em até 9% dos pacientes e deve-se ter atenção e investigar, assim como lesão ligamentar e meniscal do joelho ipsolateral.

Lesões do nervo isquiático e da artéria e veia femorais superficiais são raras, mas devem ser prontamente identificadas. Choque hemorrágico e anemia secundária são as complicações precoces mais importantes. Entres as complicações tardias estão aquelas relacionadas com imobilização prolongada, rigidez articular, consolidação viciosa ou pseudoartrose, discrepância no comprimento dos membros inferiores e infecção.

▶ Classificação

Classicamente, a fratura é descrita de acordo com sua localização, padrão e grau de cominuição. Winquist propôs uma classificação para cominuição que atualmente é muito utilizada.

Tipo 1: cominuição mínima ou ausente no local da fratura, com estabilidade após instalação de pino intramedular.

Tipo 2: fratura cominutiva com, no mínimo, 50% da circunferência dos dois maiores fragmentos intactos.

Tipo 3: fratura com cominuição de 50 a 100% da circunferência dos principais fragmentos; pinos intramedulares não bloqueados não garantem fixação estável.

Tipo 4: fratura de padrão segmentar com cominuição de toda a circunferência sem estabilidade intrínseca.

▶ Tratamento

O tratamento depende de faixa etária e quadro clínico do paciente, assim como do local e padrão da fratura.

A. Tratamento fechado

O tratamento fechado segue sendo uma opção para pacientes com imaturidade esquelética. Dependendo da idade do paciente pediátrico e do grau de desvio inicial no local da fratura, o tratamento consiste em imobilização imediata em aparelho gessado pelvipodálico. Nos adultos, o tratamento fechado das fraturas de diáfise femoral raramente é indicado. Desalinhamento e rigidez articular são frequentes. Outras complicações, estas mais raras, são úlcera de decúbito em razão do longo período acamado e TVP.

B. Tratamento cirúrgico

O padrão ouro para o tratamento da maioria dos casos é instalação de hastes das intramedulares bloqueados por meio da fossa piriforme por via anterógrada após fresagem do osso. A fixação intramedular das fraturas da diáfise femoral permite mobilização precoce (em 24 a 48 horas se a fixação for estável), o que é particularmente benéfico ao paciente politraumatizado; melhor alinhamento anatômico e funcionamento de joelho e quadril em razão de redução no período de tração; e redução importante no custo de hospitalização.

Embora tenham sido descritos procedimentos abertos, a fixação intramedular normalmente é realizada com procedimento fechado. Com a utilização dos novas fresas canceladas e com o uso de fresas cortantes evita-se necrose térmica e embolia gordurosa em excesso. Apesar do efeito teoricamente danoso da fresagem sobre a cicatrização da fratura, este procedimento permite o uso de implante de maior diâmetro e resistência, melhora o controle rotacional, e foi demonstrado que reduz a taxa de pseudoartrose.

A fixação fechada reduz a probabilidade de infecção, diminuindo a necessidade de dissecção de tecidos moles. Na maioria dos casos, utiliza-se parafusos de bloqueio estático que permitem controle rotacional e previnem encurtamento do osso no local da fratura. Os parafusos de bloqueio dinâmico são usados em apenas uma extremidade da fixação e isso permite compressão axial no local da fratura. A fixação com bloqueio após fresagem é recomendada na maioria das fraturas de graus 1, 2 e 3A expostas. É possível obter estabilidade óssea temporária com dispositivos de fixação externa nas fraturas expostas graus 3b e 3c quando há perda expressiva de tecidos moles.

Em razão dos problemas técnicos (p. ex., escolha do comprimento da haste) durante a cirurgia, complicações como desalinhamento ou encurtamento podem ocorrer. A pseudoartrose é rara e sempre que ocorrer deve-se suspeitar de infecção profunda. Infecções, discrepância no comprimento das pernas e ossificação heterotópica são outras possíveis complicações desse procedimento. A haste pode ser removida após ter-se completado a consolidação, geralmente após 12 a 16 meses. A fixação retrógrada pode ser benéfica em alguns pacientes politraumatizados com obesidade mórbida e em gestantes.

As hastes intramedulares flexíveis do tipo Ender não garantem estabilidade suficiente nos adultos; entretanto, são rotineiramente usadas na população pediátrica. Placas e parafusos requerem dissecção significativa de tecidos moles e abertura do hematoma da fratura e geralmente são reservados a casos específicos, como fraturas ipsilaterais de diáfise e colo femorais. A fixação externa ainda é indicada em algumas fraturas expostas. Nos pacientes politraumatizados, pode-se indicar fixação externa inicial quando a fixação intramedular precoce (primeiras 24 horas após o trauma) for potencialmente danosa em razão de instabilidade hemodinâmica ou de traumatismo torácico ou craniano. Também ganhou aceitação recente como tratamento de fraturas fechadas da diáfise femoral em crianças, a fim de permitir mobilização precoce e reduzir a permanência hospitalar. Nos fragmentos distais os pinos devem ser inseridos com o joelho em flexão para evitar a tenodese do quadríceps que impediria a flexão do joelho. A infecção superficial do trato do pino é comum, mas raramente atinge o osso.

2. Fraturas subtrocantéricas (CID-9: 822.22)

- *Entre o trocanter menor e um ponto 5 centímetros distal ao trocanter menor.*
- *Localização frequente de fratura patológica.*

As fraturas subtrocantéricas ocorrem abaixo do plano do trocanter menor e geralmente resultam de traumas de alta energia em adultos jovens a meia-idade. Com frequência são cominutivas, com extensão distal ou proximal em direção ao trocanter maior. O paciente geralmente se apresenta com edema doloroso na região proximal da coxa, com ou sem encurtamento e rotação patológica. Se o trocanter menor estiver intacto, o fragmento proximal tenderá a se desviar em flexão, rotação externa e abdução, em razão de tração sem oposição de iliopsoas e abdutores.

Trabalhos recentes sugerem correlação entre uso de bifosfonados e fraturas subtrocantéricas de baixa energia e apresentação radiológica atípica com traço transversal ou levemente oblíquo, esporão medial e espessamento acentuado da cortical lateral. Essas fraturas caracteristicamente consolidam-se tardiamente e necessitam de intervenção cirúrgica.

A classificação de Russell e Taylor (Fig. 2-18) é um sistema baseado no tratamento que incorpora o envolvimento da fossa piriforme. As fraturas tipo de Russell-Taylor não envolvem a fossa piriforme, com o trocanter menor incluído no fragmento proximal. Essas fraturas podem ser tratadas com haste intramedular de primeira geração. As fraturas tipo IB não envolvem a fossa piriforme; entretanto, o trocanter menor está separado do fragmento proximal. Essas fraturas requerem haste de segunda geração, com fixação de parafuso em cabeça e colo. As fraturas tipo II estendem-se à fossa piriforme e devem ser tratadas com parafuso deslizante de quadril ou com placa fixa angulada.

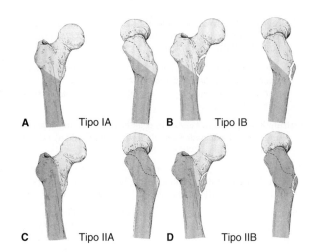

▲ **Figura 2-18** Classificação de Russel e Taylor das fraturas subtrocantéricas do fêmur. (Reproduzida, com permissão, a partir de Browner BD, Levine A, Jupiter J, et al, eds:*Skel et al Trauma*, 2nd ed. New York: WB Saunders; 1998.)

Atualmente, na grande maioria dos casos, indica-se fixação interna (por método aberto ou fechado). Com a tração esquelética temporária mantém-se o comprimento do fêmur até que seja possível realizar o procedimento cirúrgico definitivo. Há diversos dispositivos disponíveis.

A fixação pode ser feita com haste intramedular de primeira geração, "gamma", parafusos intramedulares de quadril ou uma variedade de hastes ou lâminas cefalomedulares e placas longas escolhidas com base no padrão da fratura.

A atividade pós-operatória depende da adequabilidade da fixação interna. Se a fixação for sólida, o paciente ágil e cooperativo pode estar fora do leito poucos dias após a cirurgia, deambulando com muletas com apoio parcial do peso do lado afetado. Em geral, a fratura estará consolidada em 3 a 4 meses, mas não é raro que a consolidação seja tardia ou ausente. O colapso da aparelhagem não é incomum. O tratamento preferencial nesses casos é nova fixação interna com enxerto de osso autógeno.

Black DM, Kelly MP, Genant HK, et al: Bisphosphonates and fractures of the subtrochanteric or diaphyseal femur. *N Engl J Med* 2010;362:1761. [PMID: 20335571]

Brumback RJ, Virkus WW: Intramedullary nailing of the femur: reamed versus nonreamed. *J Am Acad Orthop Surg* 2000;8:83. [PMID: 10799093]

Das De S, Setiobudi T, Shen L, Das De S: A rational approach to management of alendronate-related subtrochanteric fractures. *J Bone Joint Surg Br* 2010;92-B:679. [PMID: 20436006]

Dora C, Leunig M, Beck M, et al: Entry point soft tissue damage in antegrade femoral nailing: a cadaver study. *J Orthop Trauma* 2001;15:488. [PMID: 11602831]

Giannoudis PV, MacDonald DA, Matthews SJ, et al: Nonunion of the femoral diaphysis. *J Bone Joint Surg Br* 2000;82-B:655. [PMID: 10963160]

Herscovici D, Ricci WM, McAndrews P, et al: Treatment of femoral shaft fracture using unreamed interlocked nails. *J Orthop Trauma* 2000;14:10. [PMID: 10630796]

Nowotarski PJ, Turen CH, Brumback RJ, et al: Conversion of external fixation to intramedullary nailing for fractures of the shaft of the femur in multiply injured patients. *J Bone Joint Surg Am* 2000;82-A:2000. [PMID: 1085909]

Ostrum RF, Agarwal A, Lakatos R, et al: Prospective comparison of retrograde and antegrade femoral intramedullary nailing. *J Orthop Trauma* 2000;14:496. [PMID: 11083612]

Patton JT, Cook RE, Adams CI, et al: Late fracture of the hip after reamed intramedullary nailing of the femur. *J Bone Joint Surg Br* 2000;82-B:967. [PMID: 11041583]

Ricci WM, Bellabarba C, Lewis R, et al: Angular malalignment after intramedullary nailing of femoral shaft fractures. *J Orthop Trauma* 2001;15:90. [PMID: 11232660]

Ricci WM, Bellabarba C, Evanoff B, et al: Retrograde versus antegrade nailing of femoral shaft fractures. *J Orthop Trauma* 2001;15:161. [PMID: 11265005]

Scalea TM, Boswell SA, Scott JD, Mitchell KA, Kramer ME, Pollak AN: External fixation as a bridge to intramedullary nailing for patients with multiple injuries and with femur fractures: damage control orthopedics. *J Orthop Trauma* 2004;18(8 Suppl):S2. [PMID: 15472561]

Shepherd LE, Shean CJ, Gelalis ID, et al: Prospective randomized study of reamed versus undreamed femoral intramedullary nailing: an assessment of procedures. *J Orthop Trauma* 2001;15:28. [PMID: 11147684]

Tornetta P, Tiburzi D: Antegrade or retrograde reamed femoral nailing. *J Bone Joint Surg Br* 2000;82-B:652. [PMID: 10963159]

Tornetta P, Tiburzi D: Reamed versus nonreamed anterograde femoral nailing. *J Orthop Trauma* 2000;14:15. [PMID: 10630797]

Tornetta P 3rd, Kain MS, Creevy WR: Diagnosis of femoral neck fractures in patients with a femoral shaft fracture. Improvement with a standard protocol. *J Bone Joint Surg Am* 2007;89:39. [PMID: 17200308]

LESÕES PATELARES

- *Trata-se do maior osso sesamoide do organismo.*
- *A retificação da perna é mandatória para avaliar o mecanismo extensor.*
- *Hemartrose intensa é comum.*

1. Fratura transversal da patela (CID-9: 822.0)

As fraturas transversais da patela (Fig. 2-19) resultam de força indireta, geralmente com o joelho em flexão.

A fratura pode ser causada por contração voluntária súbita do quadríceps ou por flexão forçada súbita da perna com o quadríceps contraído. O nível da fratura comumente é medial. A laceração associada do retináculo patelar depende da força do trauma inicial. A atividade do quadríceps produz deslocamento superior do fragmento proximal, cujo grau depende da extensão da laceração do retináculo.

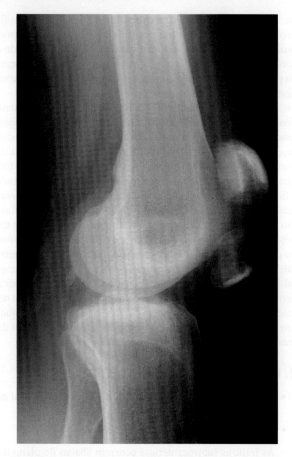

▲ **Figura 2-19** Fratura transversal da patela. (Reproduzida a partir de Canale ST, ed: *Campbells Operative Orthopaedics*, 9th ed. Vol. 3. Copyright 1998, Mosby, com permissão da Elsevier.)

▶ Manifestações clínicas

O inchaço na região anterior do joelho é causado por hemartrose e hemorragia nos tecidos moles sobrejacentes à articulação. Se houver desvio, a falha na patela poderá ser palpada e perde-se a possibilidade de extensão ativa do joelho. E caso o retináculo esteja intacto, é possível que esteja preservada a elevação da perna estendida.

▶ Tratamento

As fraturas sem desvio podem ser tratadas com aparelho gessado cilíndrico ou órtese por 6 a 8 semanas, seguidas por reabilitação do joelho. A redução aberta está indicada se os fragmentos estiverem desviados mais de 3 milímetros ou se o degrau articular for superior a 2 milímetros. Os fragmentos devem ser precisamente reposicionados, a fim de prevenir artrose pós-traumática precoce da articulação patelofemoral. Se o fragmento menor for pequeno (não maior que 1 cm) ou gravemente cominutivo, poderá ser removido e o tendão do quadríceps ou o patelar (dependendo do polo da patela envolvido) suturado diretamente

CIRURGIA PARA TRAUMA MUSCULOESQUELÉTICO — CAPÍTULO 2 — 63

ao fragmento maior. Sempre que possível, deve-se proceder à fixação interna dos fragmentos anatomicamente reduzidos, permitindo a mobilização precoce da articulação do joelho. Essa fixação deve ser feita com banda de tensão com sutura em forma de 8 com 2 fios K longitudinais paralelos ou parafusos canulados. A redução precisa da superfície articular deve ser confirmada por radiografias em perfil realizadas durante a cirurgia.

2. Fratura cominutiva da patela (CID-9: 822.0)

As fraturas cominutivas da patela geralmente são causadas por trauma direto. Um trauma muito intenso pode causar destruição extensa da superfície articular na patela e no fêmur.

Se a cominuição não for grave e o desvio insignificante, a imobilização por 8 semanas em aparelho cilíndrico estendendo-se da região inguinal até a supramaleolar será suficiente.

A cominuição grave pode ser tratada com ORIF e fio de cerclagem, mas, em casos raros, a excisão da patela com reparo por imbricação da expansão do quadríceps é a única alternativa viável. A excisão da patela pode resultar em perda de força, dor no joelho e restrição geral das atividades. Independentemente do tratamento, os traumas de alta energia frequentemente são complicados por condromalácia patelar e artrose patelofemoral.

3. Luxação patelar (CID-9: 836.3)

A luxação traumática aguda da patela deve ser diferenciada da luxação episódica recorrente, porque este último quadro provavelmente está associado a uma lesão orgânica oculta. Quando a luxação da patela ocorre isoladamente, pode ser causada por impacto direto ou por atividade do quadríceps e a direção da luxação quase sempre é lateral. É possível haver redução espontânea se a articulação do joelho estiver estendida. Se assim for, as manifestações clínicas podem se restringir a hemartrose e a sensibilidade dolorosa localizada sobre o retináculo medial da patela. A instabilidade visível da patela, demonstrável com o exame físico, indica que a lesão dos tecidos moles da face medial do joelho foi extensa. Balcarek e colaboradores observaram que 98,6% dos pacientes que tinham luxação lateral da patela também apresentavam lesão de ligamento patelofemoral, sendo que em 51,4% a ruptura era total e, na maioria dos casos, as lesões foram localizadas no sítio de ligação.

A redução é mantida com órtese ou aparelho gessado cilíndrico com joelho em extensão por 2 a 3 semanas. Recomendam-se exercícios isométricos para o quadríceps. Deve-se iniciar fisioterapia para maximizar a força do vasto medial. O uso de órtese dinâmica pode ajudar. Os episódios recorrentes indicam reparo cirúrgico para tratamento efetivo.

4. Ruptura do tendão do quadríceps (CID-9: 727.65)

Na maioria dos casos a ruptura do tendão do quadríceps ocorre em pacientes com mais de 40 anos de idade. As rupturas evidentes com avulsão da patela ocorrem em pacientes com osteodistrofia ou hiperparatireoidismo renais. É possível haver doença do tendão prévia causada por atrito e o trauma causador pode ser menor.

O inchaço é causado por hemartrose e extravasamento de sangue nos tecidos moles. O paciente é incapaz de estender totalmente o joelho. As radiografias revelam avulsão óssea do polo superior da patela caso tenha havido avulsão de uma pequena lasca de osso do polo superior da patela.

Recomenda-se reparo cirúrgico nos casos com ruptura total. A imobilização pós-operatória deve ser feita com aparelho gessado cilíndrico ou órtese durante 6 semanas, quando se inicia a mobilização do joelho.

5. Ruptura do tendão patelar (CID-9: 727.66)

O mesmo mecanismo que causa ruptura do tendão do quadríceps, fratura transversal da patela, ou avulsão da tuberosidade da tíbia, pode causar ruptura do ligamento patelar. O achado característico é o desvio proximal da patela. É possível que haja avulsão óssea adjacente ao polo inferior da patela se a ruptura ocorrer no tendão patelar proximal.

Faz-se necessário tratamento cirúrgico nos casos de ruptura completa. O ligamento é suturado à patela e qualquer laceração no mecanismo do quadríceps deve ser reparada. O membro deve ficar imobilizado por 6 a 8 semanas em aparelho gessado cilíndrico estendendo-se da região inguinal até a supramaleolar. A seguir, podem ser iniciados exercícios controlados.

Balcarek P, Ammon J, Frosch S, et al: Magnetic resonance imaging characteristics of the medial patellofemoral ligament lesion in acute lateral patellar dislocations considering trochlear dysplasia, patella alta, and tibial tuberosity-trochlear groove distance. *Arthroscopy* 2010;26:926. [PMID: 20620792]

Jutson JJ, Zych GA: Treatment of comminuted intraarticular distal femur fractures with limited internal and external tensioned wire fixation. *J Orthop Trauma* 2000;14:405. [PMID: 1100141])

Meyer RW, Plaxton NA, Postak PD, et al: Mechanical comparison of a distal femoral side plate and a retrograde intramedullary nail. *J Orthop Trauma* 2000;14:398. [PMID: 11001413]

Stahelin T, Hardegger F, Ward JC: Supracondylar osteotomy of the femur with use of compression. *J Bone Joint Surg* 2000; 82-A:712. [PMID: 10819282]

Woo SL, Vogrin TM, Abramowitch SD: Healing and repair of ligament injuries in the knee. *J Am Acad Orthop Surg* 2000;8:364. [PMID: 11104400]

FRATURAS DO FÊMUR DISTAL

- *Representam 7% de todas as fraturas femorais.*
- *É importante distinguir entre fraturas supracondilares e articulares.*
- *Crescentemente encontradas como fraturas periprotéticas.*

Essas fraturas ocorrem nos 10 a 15 centímetros distais do fêmur e, geralmente, são encontradas em trauma de baixa energia em idosos e de alta energia em pacientes jovens. O fragmento distal geralmente está rodado em extensão, em razão da tração pelo músculo gastrocnêmico. A extremidade distal do fragmento proximal pode perfurar o quadríceps sobrejacente e penetrar na bolsa suprapatelar, causando hemartrose. O fragmento distal pode afetar o feixe neurovascular poplíteo, e há necessidade absoluta de proceder a exame neurovascular completo imediatamente. A ausência ou redução importante nos pulsos podálicos é uma indicação para redução imediata. Se com a redução não for possível restaurar a circulação adequada, deve-se realizar arteriografia imediatamente para o reparo indicado da lesão vascular. Lesões nos nervos tibial ou fibular são menos frequentes. O tratamento visa restaurar o eixo mecânico, reduzir a superfície articular e recuperar precocemente o arco de movimento do joelho.

Em pacientes politraumatizados pode-se usar fixação externa temporária para estabilizar a fratura. É possível posicionar dois pinos rapidamente no corpo do fêmur e dois outros pinos no corpo da tíbia. A ORIF pode ser realizada com segurança nas primeiras duas semanas, quando o paciente estiver hemodinamicamente estável sem risco evidente de infecção desde que não tenha havido infecção nos locais de instalação dos pinos. O trauma complexo do joelho inclui fratura distal supra ou intercondilar femoral combinada com fratura da tíbia proximal (joelho flutuante); fratura supra ou intercondilar femoral com lesão aberta ou fechada de segundo ou terceiro grau; ou luxação completa do joelho possivelmente com lesão neurovascular associada. Em razão da complexidade da lesão e da necessidade de abordagem multidisciplinar, esse grupo de pacientes deve ser tratado em centros de traumatologia de nível 1.

Em sua maioria, as fraturas extra-articulares devem ser tratadas com fixação interna: placas de ângulo fixo, placas de bloqueio usando técnica de osteossíntese percutânea minimamente invasiva (MIPPO, de *minimally invasive percutaneous plateosteosynthesis*), ou fixação intramedular retrógrada. O tratamento com tração esquelética é reservado para pacientes que a cirurgia esteja contraindicada.

Como para qualquer fratura intra-articular, para a recuperação máxima da função da articulação do joelho, é necessária redução anatômica dos componentes articulares e restituição do eixo mecânico. A redução fechada dos fragmentos desviados quase nunca é bem-sucedida. As fraturas com desvio intra-articular geralmente requerem ORIF com diversos métodos, inclusive parafusos compressivos dinâmicos, AO, placa de sustentação e sistema de estabilização mens invasivo (LISS, de *less invasive stabilization system*), com ou sem MIPPO.

De acordo com a configuração dos fragmentos articulares, as fraturas com desvio em T ou em Y da epífise distal do fêmur são mais bem tratadas com redução aberta. Mesmo quando a fratura se consolida em posição anatômica, rigidez e dor articulares e artrose pós-traumática não são evoluções raras.

As fraturas isoladas dos côndilos lateral ou medial do fêmur são raras e geralmente associadas a lesão ligamentar. Geralmente resultam de estresse em varo ou em valgo da articulação do joelho. Também podem ser encontradas fraturas da porção posterior de um ou outro côndilo no plano frontal (fratura de Hoffa).

A ORIF geralmente é indicada e requer o uso de parafusos transcorticais anteroposteriores. As rupturas ligamentares associadas são reparadas de acordo com a necessidade. Se a fixação for sólida, a imobilização pós-operatória pode ser mantida no mínimo e o paciente pode iniciar precocemente a mobilização do joelho. Em geral, permite-se apoio do peso em 3 meses desde que haja evidências clínicas e radiológicas de cura óssea.

LESÕES NA REGIÃO DO JOELHO

▶ Anatomia e princípios biomecânicos

O joelho é uma articulação dobradiça sinovial modificada formada por três ossos: fêmur distal, tíbia proximal e patela. Com frequencia é dividido em três compartimentos: medial, lateral e patelofemoral.

A diáfise distal do fêmur alarga-se em dois côndilos curvos na junção metafiseal. Cada côndilo é convexo e articula-se distalmente com o platô tibial correspondente. Suas superfícies articulares unem-se anteriormente para se articular com a patela. Posteriormente, mantêm-se separadas para formar a incisura intercondilar. O côndilo lateral é mais largo no plano sagital (evitando que haja luxação lateral da patela) e estende-se mais além proximalmente. O côndilo medial é mais estreito, mas estende-se mais distalmente. A diferença no comprimento de ambos os côndilos permite que a distância entre os joelhos ao apoiar o peso seja menor que a distância entre ambos os quadris. As duas superfícies condilares formam um plano horizontal paralelo ao chão e criam um ângulo anatômico (valgo fisiológico) entre 5 e 7 graus com o corpo do fêmur. Normalmente, os centros de quadril, joelho e tornozelo estão alinhados para formar um ângulo mecânico de 0 grau. A região supracondilar do fêmur é definida como aquela compreendida nos 9 centímetros distais. As fraturas proximais a esta distância são consideradas da diáfise do fêmur e têm prognóstico distinto.

Assim como para o fêmur distal, a tíbia proximal se alarga proximalmente na junção entre diáfise e metáfise para formar os platôs (côndilos) tibiais medial e lateral. Há uma inclinação de 7 a 10 graus entre as regiões anterior e posterior dos platôs tibiais. A eminência intercondilar da tíbia, com seus tubérculos medial e lateral, separa ambos os compartimentos e é o ponto de fixação dos ligamentos cruzados e dos meniscos. Em posição distal à própria articulação, a tíbia apresenta duas projeções: o tubérculo tibial, onde o tendão patelar se fixa, e o tubérculo de Gerdy, onde se insere a banda íliotibial. Posterolateralmente, a superfície interna do côndilo tibial articula-se com a cabeça da fíbula para formar a articulação tibiofibular proximal.

A patela é o osso mais sesamoide do corpo humano. Encontra-se incorporada ao tendão do quadríceps. O terço distal da superfície interna não se articula e é o local de fixação do tendão patelar. Os dois terços proximais articulam-se com a superfície anterior dos côndilos femorais e são divididos nas facetas medial e lateral por uma crista longitudinal. A área de contato da articulação patelofemoral varia de acordo com o grau de flexão do joelho. De cada lado da patela encontram-se os retináculos medial e lateral formados por fibras dos músculos vastos medial e lateral. Tais expansões evitam a patela e inserem-se diretamente na tíbia. Quando preservadas, permitem a extensão ativa do joelho mesmo com a patela fraturada. O suprimento sanguíneo à patela tem origem em anastomoses de vasos do polo distal do

CIRURGIA PARA TRAUMA MUSCULOESQUELÉTICO — CAPÍTULO 2

joelho no plano proximal. Não é raro que haja necrose avascular de fragmento proximal de fratura.

O principal plano de movimento do joelho é flexão e extensão, mas, fisiologicamente, ocorrem também rotação interna e externa, abdução e adução (varo e valgo) e translação anterior e posterior. A configuração óssea intrínseca da articulação proporciona pouca estabilidade. Uma rede complexa de tecidos moles garante a estabilidade da articulação submetida a cargas fisiológicas. Nessa rede estão estabilizadores passivos, como os ligamentos colaterais medial e lateral, os meniscos medial e lateral, os ligamentos cruzados anterior e posterior e a cápsula articular; e estabilizadores ativos, como o mecanismo extensor, o músculo poplíteo e os músculos posteriores da coxa com suas expansões capsulares. Todos esses componentes de tecidos moles atuam em conjunto, de forma extremamente complexa e finamente ajustada para impedir deslocamento excessivo das superfícies articulares ao longo do arco de movimento sob carga fisiológica. Quando tensões anormais, além da capacidade de resistência dos tecidos moles, são transmitidas para a articulação, diversas lesões podem ocorrer. Tais lesões podem ser isoladas ou combinadas, parciais ou totais e associadas ou não a lesões ósseas. O diagnóstico preciso, conquanto algumas vezes difícil, é essencial antes que se possam tomar decisões acerca do tratamento indicado.

LESÕES LIGAMENTARES

- *É comum haver lesões associadas de osso, cartilagem e meniscos.*
- *Informações sobre o mecanismo de lesão são fundamentais, uma vez que permitem antecipar alguns padrões de lesão.*
- *As lesões do ligamento colateral medial graus 1 e 2 podem ser tratadas de forma conservadora.*

Talvez haja dificuldade para realizar um exame clínico eficiente porque os pacientes assumem atitude de defesa por causa da dor da fase aguda, e esses pacientes, geralmante, são jovens atletas musculosos com muita força nos membros inferiores; ainda assim, o exame físico é essencial e proporciona informações importantes para o diagnóstico.

As radiografias simples têm pouco valor. Revelam fraturas, avulsões ósseas nos sítios de fixação dos ligamentos ou avulsão de cápsula.

O exame de RMN atualmente é a modalidade de imageamento preferencial para diagnosticar lesões ligamentares do joelho, com taxa de acurácia em torno de 95%. A artroscopia diagnóstica atualmente fica reservada aos casos em que a RMN tenha sido inconclusiva ou em que o cirurgião esteja seguro sobre a necessidade de tratamento da lesão.

1. Lesão do ligamento colateral medial (tibial) (CID-9: 844.1)

Esse ligamento normalmente resiste à angulação em valgo do joelho. Trata-se da lesão ligamentar isolada comumente encontrada, geralmente na população de jovens atletas. Frequentemente a história revela lesão de abdução e componente de torção externa. O exame revela sensibilidade dolorosa à palpação do local da lesão e algum grau de derrame. Em comparação com o outro joelho, o estresse em valgo com o joelho flexionado em 20 a 30 graus revelará frouxidão exagerada na linha articular, sinalizando ruptura completa. O grau subjetivo de abertura da linha articular medial durante tensão em valgo aplicada com o joelho flexionado em 30 graus é usado para graduação dessas lesões (Tab. 2-6). Raramente as radiografias com estresse são usadas para confirmação do diagnóstico.

As lesões graus 1 e 2 (incompletas) são tratadas com proteção contra apoio de peso usando órtese ou aparelho gessado articulado para prevenção de agravamento da lesão enquanto a cicatrização ocorre. As lesões de grau 3 (completas) raramente ocorrem isoladamente. As lesões que notoriamente ocorrem em associação, como as de menisco medial, ligamento cruzado anterior (LCA) ou fraturas de platô tibial, devem ser sistematicamente afastadas. Atualmente, a maioria dos cirurgiões prefere o tratamento conservador de lesões grau 3 isoladas do ligamento colateral medial com órtese longa articulada de joelho durante 4 a 6 semanas. Nesse tipo de lesão a existência de ruptura concomitante do LCA determina o sucesso do tratamento.

2. Lesão de ligamento colateral lateral (fibular) (CID-9: 844.0)

Esse ligamento tem origem no côndilo lateral do fêmur e inserção da cabeça da fíbula. Trata-se do estabilizador estático em varo primário do joelho. Lesões isoladas são extremamente raras. Na maioria dos casos, observa-se uma combinação de graus variáveis de lesões do canto posterolateral (CPL), que inclui tendão do bíceps, cápsula posterolateral, tendão do poplíteo e banda íliotibial. As lesões associadas de LCA e ligamento cruzado posterior são mais comuns que as lesões isoladas. É possível haver lesão do nervo fibular. Há dor e sensibilidade à palpação sobre a face lateral do joelho, geralmente com algum grau de derrame articular. A combinação de exame físico minucioso, radiografias simples e exame de RMN é fundamental para o diagnóstico. As reconstruções de LCA e de ligamento cruzado posterior frequentemente são malsucedidas quando não se identifica lesão colateral fibular ou de CPL. As radiografias com estresse em varo são úteis para detectar essas lesões. Nas lesões graves, observa-se frouxidão excessiva com estresse em varo com joelho em flexão de 0 a 30 graus, em comparação com o outro joelho.

Tabela 2-6 Abertura subjetiva na linha articular medial durante tensão em valgo aplicada com o joelho em flexão de 30 graus

Grau	Abertura
1	3 a 5 mm
2	6 a 10 mm
3	> 10 mm

3. Lesão de ligamento cruzado anterior (CID-9: 844.2)

Quando há avulsão da cabeça da fíbula e esse fragmento tem tamanho suficiente, a fixação interna com parafuso produz resultados excelentes. Em sua maioria, as lesões requerem tratamento cirúrgico. O reparo imediato ou reconstrução primária no quadro agudo produz resultados melhores do que a reconstrução tardia.

3. Lesão de ligamento cruzado anterior (CID-9: 844.2)

Esse ligamento tem origem no aspecto posteromedial do côndilo lateral do fêmur e inserção próxima do tubérculo intercondilar medial da tíbia. Como é composto, no mínimo, por dois feixes distintos de fibras, parte dele permanece sob tensão ao longo do arco normal de flexão-extensão do joelho. O ligamento impede que haja translação (deslizamento) anterior da tíbia sob os côndilos femorais. Lesões isoladas são frequentes, especialmente com mecanismo de hiperextensão, como encontrado em esquiadores, jogadores de vôlei ou de basquete. As contusões em valgo, flexão e rotação externa resultam em lesão de ligamento colateral medial, menisco medial e LCA (a tríade terrível). Quando completa, na maioria dos casos a ruptura ocorre no interior da substância das fibras. Raramente será possível identificar avulsão óssea femoral ou tibial nas radiografias simples. As lesões associadas de ligamento colateral medial, menisco medial, cápsula posteromedial e ligamento cruzado posterior são mais comuns.

▶ Manifestações clínicas

O paciente geralmente se lembra do mecanismo de lesão e classicamente sente um estalo no joelho. Nas primeiras horas acumula-se um derrame moderado. O único achado clínico na lesão aguda de LCA pode ser teste de Lachman positivo, ou teste da gaveta anterior, realizado com o joelho em flexão de 20 a 30 graus. O teste clássico da gaveta, realizado com o joelho flexionado em 90 graus e o pé apoiado na mesa, não é tão confiável. O joelho lesionado sempre deve ser comparado com o outro joelho normal. Nos pacientes com deficiência crônica de LCA, as contenções secundárias terão sofrido estiramento e outros sinais clínicos, como teste do deslocamento do pivô (*pivot shift*) e o sinal da gaveta, serão mais evidentes.

▶ Tratamento

A despeito do fato de a reconstrução de LCA não evitar osteoartrose, a deficiência de LCA causa dor no joelho, incapacidade funcional, e aumento do risco de lesão meniscal e osteoartrose precoce do joelho. Embora a reconstrução cirúrgica esteja indicada na maioria dos casos, os joelhos funcionalmente estáveis podem ser tratados de forma conservadora com fisioterapia de reabilitação e órtese. Os pacientes que se mantenham com instabilidade inaceitável após tratamento conservador podem ser beneficiados com reconstrução cirúrgica tardia. Nos casos com avulsão óssea de fêmur ou de tíbia, há indicação de reparo cirúrgico, uma vez que foram demonstrados bons resultados em lon-

go prazo com a cicatrização osso a osso. O reparo primário dos cotos ligamentares sem reconstrução provavelmente será malsucedido. Com a reconstrução assistida por artroscopia usando o terço médio do tendão patelar ou retalho autógeno obtido na musculatura posterior da coxa, tem-se obtido resultados excelentes. Recentemente, tem prevalecido a tendência a realizar sutura anatômica das duas bandas e reconstrução de banda única por meio de portal anteromedial.

4. Lesão de ligamento cruzado posterior (CID-9: 844.2)

O cruzado posterior é um ligamento largo e espesso que se estende do aspecto lateral do côndilo medial do fêmur posteriormente até se inserir na face posterior do platô tibial, em posição extra-articular, aproximadamente 1 centímetro abaixo da linha articular. Ele resiste à translação (deslizamento) posterior da tíbia sob o côndilo femoral. Geralmente, o ligamento sofre ruptura com a aplicação de força direta sobre a tíbia proximal, como se observa algumas vezes em acidentes com impacto no painel de automóveis. As rupturas do ligamento cruzado posterior também podem ocorrer nos estágios finais de lesões em hiperextensão.

▶ Manifestações clínicas

O teste da gaveta posterior será positivo, assim como o teste da queda posterior (*sag test*), revelando arqueamento da tíbia com o joelho em flexão de 90 graus em comparação com o outro lado. Assim como ocorre com o LCA, a ruptura pode ocorrer na junção entre osso e ligamento ou, mais frequentemente, no interior do conteúdo ligamentar.

▶ Tratamento

Em sua maioria, as rupturas isoladas de ligamento cruzado posterior podem ser tratadas de forma conservadora com reabilitação (ou seja, redução de inflamação, fortalecimento do mecanismo extensor, recuperação dos movimentos do joelho e retorno gradual às atividades esportivas (em 3 a 6 semanas). Se a translação posterior da tíbia estiver acima de 10 milímetros em comparação com o outro joelho, há lesão associada de LCP e indicação de cirurgia.

5. Lesão meniscal (CID-9: 836.0, 1, 2)

O menisco é uma cartilagem fibrosa que permite uma adaptação mais congruente entre o côndilo femoral convexo e o platô tibial plano. Ambos os meniscos medial e lateral são fixados perifericamente com uma área central livre. São cuneiformes e mais espessos na periferia. O menisco medial tem formato de C e o lateral, de O, com os cornos anterior e posterior quase se tocando medialmente. Os meniscos são vascularizados apenas no terço periférico. As rupturas envolvendo esse segmento vascularizado têm melhor potencial de reparo. Os meniscos distribuem de forma mais uniforme a carga recebida sobre a cartilagem subjacente e, assim, reduzem os pontos de contato e a possibilidade de des-

CIRURGIA PARA TRAUMA MUSCULOESQUELÉTICO

gaste. Os meniscos são estabilizadores secundários do joelho, que ganham mais importância no joelho com deficiência ligamentar.

Manifestações clínicas

As lacerações podem ser secundárias a trauma ou a atrito. O menisco medial é envolvido com maior frequência. Os sintomas incluem dor, edema, sensação de estalo e, ocasionalmente, travamento e sensação de insegurança como se o joelho fosse ceder. O exame geralmente revela dor inespecífica na linha articular medial ou lateral e ocasionalmente será possível perceber um rangido ou um estalo com a torção da tíbia com o joelho em flexão de 90 graus (sinal de McMurray). As radiografias têm pouca utilidade, mas podem afastar outras lesões; A RMN substituiu a artrografia com contraste como exame diagnóstico preferencial.

Tratamento

Com conduta inicial conservadora, usando imobilização, órtese, proteção contra apoio do peso e exercícios, é possível obter bons resultados. Recomenda-se avaliação e tratamento via artroscopia nos casos com travamento persistente, derrame recorrente ou dor incapacitante. Se a ruptura for suficientemente grande e no segmento vascularizado, pode-se tentar a sutura. Para outras lacerações, a região afetada deve ser removida, deixando a maior parte do menisco saudável. A meniscectomia total foi abandonada como procedimento de rotina em razão da elevada incidência de artrose subsequente.

6. Lesões condrais e osteocondrais (CID-9: 733.92)

A cartilagem articular hialina é avascular e não tem qualquer capacidade intrínseca de recuperação de lacerações superficiais. As lesões profundas envolvem o osso de lâmina subcondral e o reparo intrínseco ocorre primeiro com um coágulo de fibrina a ser substituído por tecido de granulação que, então, é transformado em cartilagem fibrosa. Lesões repetidas podem causar movimentos anormais com estresse de cisalhamento capaz de liberar fragmentos condrais ou osteocondrais. As lesões com compressão de cartilagem podem levar à condromalácia pós-traumática.

Manifestações clínicas

As lesões condrais geralmente produzem sintomas inespecíficos que podem ser confundidos com os de uma lesão meniscal. As radiografias simples com frequência revelam a presença de corpos soltos, caso o fragmento osteocondral seja suficientemente grande. As incidências em túnel e as tangenciais da patela podem auxiliar a visualizar os fragmentos. Embora seja possível que lesões de delaminação, lacerações superficiais em aba e fibrilações superficiais passem despercebidas, as imagens por RMN são a principal ferramenta diagnóstica para as lesões articulares. Contudo, a artroscopia continua a ser o procedimento diagnóstico com maior acurácia.

Tratamento

Desbridamento, fixação do fragmento osteocondral, estimulação da medula óssea, que nada mais é que excisão do fragmento livre, desbridamento do sítio doador, microfratura ou perfuração do osso subcondral subjacente para estimular a formação de coágulo de fibrina, mosaicoplastia e implante de condrócitos autólogos, com ou sem molde, são as opções de tratamento mais utilizadas. A escolha do tratamento depende da idade do paciente, das dimensões da falha, da maturidade esquelética e da presença de osso subcondral adequado. Após a cirurgia, a recuperação da função pré-operatória geralmente leva meses dependendo da extensão do dano articular.

7. Luxação do joelho (CID-9: 836.5)

A luxação traumática do joelho é uma lesão rara frequentemente causada por trauma de alta energia, mas que, em idosos, também pode ocorrer com traumas de baixa energia. A luxação é classificada de acordo com a direção do deslocamento da tíbia: anterior, posterior, lateral, medial ou rotatória. A luxação total ocorre apenas quando há ruptura extensa de ligamentos e tecidos moles de suporte. A lesão de feixes neurovasculares vizinhos é comum e deve ser investigada sistematicamente.

Tratamento

As luxações de joelho devem ser reduzidas imediatamente. Na sala de emergência a redução é mais facilmente realizada aplicando-se tração axial à perna. Raramente a redução pode ser feita somente com anestesia geral. O papel da angiografia é controverso. Se os pulsos ou o índice tornozelo-braquial estiverem normais, o membro deve ser mantido em observação próxima. Há trabalhos que demonstram que a presença isolada de pulsos podálicos anormais não teria sensibilidade suficiente para detectar uma lesão vascular cirúrgica. Além disso, em um trabalho publicado, entre os pacientes avaliados com luxação do joelho e exame vascular inicial normal não se detectou qualquer lesão vascular. As angiografias podem ser úteis nos pacientes com lesão vascular evidente, mas não devem postergar o tratamento. Qualquer lesão vascular deve ser reparada assim que possível. A isquemia por mais de 4 horas implica prognóstico reservado quanto ao salvamento funcional do membro. Fasciotomias profiláticas devem ser realizadas no momento do reparo vascular, a fim de prevenir a ocorrência de síndrome do compartimento causada por edema pós-revascularização.

Atualmente, a maioria dos autores concorda que há indicação de reparo cirúrgico de todos os ligamentos em pacientes relativamente jovens (< 50 anos) e ativos. As reconstruções realizadas precocemente têm melhores resultados. Luxações abertas, luxações irredutíveis e lesão de artéria poplítea necessitam de tratamento cirúrgico imediato.

Faz-se necessária reabilitação intensiva de quadríceps e da musculatura posterior da coxa para minimizar a perda funcional. A necessidade de órtese para atividades extenuantes talvez seja permanente.

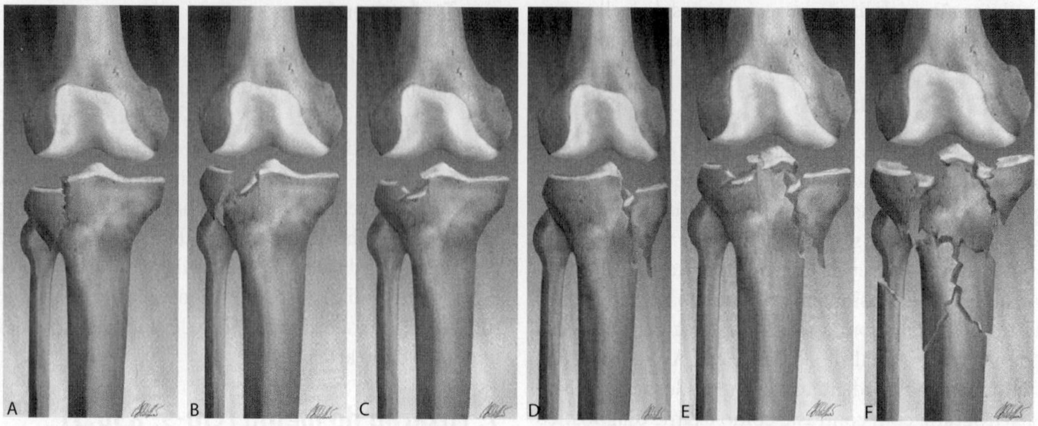

▲ Figura 2-20 Classificação de Schatzker para as fraturas de platô tibial: **A:** tipo I – cisalhamento lateral; **B:** tipo II – cisalhamento e afundamento lateral; **C:** tipo III – afundamento lateral; **D:** tipo IV – platô medial; **E:** tipo V – bicondilar; **F:** tipo VI – bicondilar com separação entre metáfise e diáfise. (Reproduzida, com permissão, a partir de Rockwood CA, Green DP, Bucholz RW, et al., eds: *Fractures in Adults*, 4th ed. Philadelphia: Lippincott; 1996.)

FRATURAS DE TÍBIA PROXIMAL (CID-9: 823.0)

1. Fraturas do platô tibial (CID-9: 823.00)

- *As lesões de platô tibial, na verdade, representam um grande conjunto de lesões intra-articulares com ampla variedade de padrões lesionais.*
- *Independentemente do tratamento escolhido, é comum haver osteoartrose pós-traumática.*

As fraturas do platô tibial proximal representam 1% de todas as fraturas. As fraturas do platô tibial lateral respondem por 60% das fraturas de platô. Assim como ocorre com outras fraturas de metáfise, a lesão de impacto cria um vazio com a perda de osso estrutural. Essas fraturas comumente resultam de sobrecarga axial combinada com tensão em varo e valgo. É comum haver lesão associada de menisco e de ligamentos. Utilizando exames de RMN, Gardner e colaboradores demonstraram que 91% dos pacientes apresentaram evidências de patologia de menisco lateral, 44% de lacerações mediais, 57% apresentaram lesão de LCA e 68% patologia no canto posterolateral. Há necessidade de registro de exame neurovascular meticuloso, considerando que as fraturas de alta energia e as fraturas-luxação podem estar associadas a lesão da artéria poplítea.

▶ Classificação

Foram propostos diversos sistemas de classificação, nenhum deles com aceitação universal. O mais utilizado é a classificação de Schatzker: tipo I, fratura em cisalhamento do platô lateral; tipo II, cisalhamento e afundamento lateral; tipo III, afundamento do platô lateral; tipo IV, fratura do platô medial; Tipo V, fratura bicondilar; e tipo VI, fratura com dissociação entre metáfise e diáfise (Fig. 2-20). A classificação apropriada é baseada na qualidade das radiografias, incluindo incidência oblíqua, se necessário. A

TC e a TC tridimensional se tornaram adjuvantes importantes para o planejamento pré-operatório e para a avaliação da redução no pós-operatório. A RMN é útil para identificar lesões de tecidos moles associadas.

▶ Tratamento

O objetivo do tratamento é restaurar os contornos anatômicos da superfície articular, facilitar a cicatrização dos tecidos moles e prevenir rigidez do joelho. Com os tratamentos aberto ou fechado é possível atingir esses objetivos. A opção vai depender de diversos fatores, incluindo idade e estado geral do paciente, grau de desvio e de cominuição da fratura, lesões de tecido mole e ósseas associadas, condição local da pele, estabilidade residual do joelho e configuração da fratura.

O tratamento fechado com órtese funcional é apropriado para fraturas com desvio mínimo e ligamentos estáveis. A frouxidão em varo e valgo em extensão total é sinal de mau prognóstico para tratamento fechado. Degraus articulares iguais ou inferiores a 3 milímetros com alargamento condilar igual ou inferior a 5 milímetros podem ser tratados de forma conservadora. O desvio lateral em valgo de até 5 graus nem é tolerado. As fraturas de platô medial com desvio significativo devem ser cirurgicamente estabilizadas em razão da propensão para novos deslocamentos. As fraturas bicondilares com qualquer desvio medial, com inclinação em valgo acima de 5 graus, ou com degrau articular significativo devem ser estabilizadas cirurgicamente. Geralmente, incentiva-se mobilização passiva imediata com proteção contra apoio do peso a partir de 8 a 12 semanas. As fraturas não cominutivas podem ser reduzidas com técnica fechada, imageamento fluoroscópico e instalação percutânea de parafusos.

A ORIF com placa e parafusos continua a ser um tratamento cirúrgico efetivo. A redução deve ser tão anatomicamente precisa quanto possível, e a fixação suficientemente sólida para permitir

CIRURGIA PARA TRAUMA MUSCULOESQUELÉTICO — CAPÍTULO 2 — 69

mobilização precoce. Recentemente, tem-se usado a osteossíntese minimamente invasiva com placa (MIPO, de *minimally invasive plate osteosynthesis*) no tratamento dessas lesões. As falhas ósseas devem ser tratadas com autoenxerto, aloenxerto ou enxertos estruturais substitutivos. A mobilização precoce pode ser permitida em função da estabilidade do constructo. A cirurgia aberta só deve ser empreendida quando os tecidos moles estiverem com edema mínimo; nas fraturas instáveis, a fixação externa temporária com cirurgia definitiva tardia mostrou-se uma técnica segura e efetiva. Pode-se usar fixador externo monolateral ou com anel para tratamento provisório ou definitivo, dependendo da situação clínica e da experiência da equipe cirúrgica. O pino proximal na tíbia não deve estar a menos de 14 milímetros da linha articular, a fim de prevenir artrite séptica. Fixadores externos híbridos e com anel se mostraram úteis para os casos de lesão bicondilar com traumatismo grave de tecidos moles.

Bai B, Kummer FJ, Sala DA, et al: Effect of articular step-off and meniscectomy on joint alignment and contact pressures for fractures of the lateral tibial plateau. *J Orthop Trauma* 2001;15:101. [PMID: 11232647]

Bedi A, Feeley BT, Williams RJ 3rd: Management of articular cartilage defects of the knee. *J Bone Joint Surg Am* 2010;92:994. [PMID: 20360528]

Cain EL, Clancy WG: Treatment algorithm for osteochondral injuries of the knee. *Clin Sports Med* 2001;20:321. [PMID: 11398361]

Chen FS, Rokito AS, Pitman MI: Acute and chronic posterolateral rotatory instability of the knee. *J Am Acad Orthop Surg* 2000;8:97. [PMID: 1075373]

Collinge CA, Sanders RW: Percutaneous plating in the lower extremity. *J Am Acad Orthop Surg* 2000;8:211. [PMID: 10951109]

Fanelli GC, Stannard JP, Stuart MJ, et al: Management of complex knee ligament injuries. *J Bone Joint Surg Am* 2010;92:2235. [PMID: 20844167]

Gardner MJ, Yacoubian S, Geller D, et al: The incidence of soft tissue injury in operative tibial plateau fractures: a magnetic resonance imaging analysis of 103 patients. *J Orthop Trauma* 2005;19:79. [PMID: 15677922]

Geller J, Tornetta P 3rd, Tiburzi D, et al: Tension wire position for hybrid external fixation of the proximal tibia. *J Orthop Trauma* 2000;14:502. [PMID: 11083613]

Griffin LY, Agel J, Albohm MJ, et al: Noncontact anterior cruciate ligament injuries: risk factors and prevention strategies. *J Am Acad Orthop Surg* 2000;8:141. [PMID: 10874221]

Kumar A, Whittle AP: Treatment of complex (Schatzker type VI) fractures of the tibial plateau with circular wire external fixation: a retrospective case review. *J Orthop Trauma* 2000;14:339. [PMID: 10926241]

Larsson S, Bauer TW: Use of injectable calcium phosphate cement for fracture fixation: a review. *Clin Orthop Relat Res* 2002;395:23. [PMID: 11937863]

Levy BA, Dajani KA, Whelan DB, et al: Decision making in the multiligament-injured knee: an evidence-based systematic review. *Arthroscopy* 2009;25:430. [PMID: 19341932]

Lundy DW, Johnson KD: "Floating knee" injuries: ipsilateral fractures of the femur and tibia. *J Am Acad Orthop Surg* 2001;9:238. [PMID: 11476533]

Matava MJ, Ellis E, Gruber B: Surgical treatment of posterior cruciate ligament tears: an evolving technique. *J Am Acad Orthop Surg* 2009;17:435. [PMID: 19571299]

Ranawat A, Baker CL 3rd, Henry S, Harner CD: Posterolateral corner injury of the knee: evaluation and management. *J Am Acad Orthop Surg* 2008;16:506. [PMID: 18768708]

Stevens DG, Beharry R, McKee MD, et al: The long-term functional outcome of operatively treated tibial plateau fractures. *J Orthop Trauma* 2001;15:312. [PMID: 11433134]

Wijdicks CA, Griffith CJ, Johansen S, Engebretsen L, LaPrade RF: Injuries to the medial collateral ligament and associated medial structures of the knee. *J Bone Joint Surg Am* 2010;92:1266. [PMID: 20439679]

Yacoubian SV, Nevins R, Sallis J, et al: Impact of MRI on treatment plan and fracture classification of tibial plateau fractures. *J Orthop Trauma* 2002;16:632. [PMID 12368643]

► Complicações

Entre as complicações precoces do tratamento da fratura do platô tibial estão infecção, TVP, síndrome do compartimento, perda da redução e colapso do material. Das complicações tardias estão a instabilidade residual e a doença articular degenerativa pós-traumática, que, talvez, requeira artroplastia total do joelho ou artrodese.

2. Fratura da tuberosidade da tíbia (CID-9: 823-02)

As fraturas da tuberosidade da tíbia podem ocorrer com uma contração violenta do quadríceps causando avulsão da estrutura. Quando a fratura é completa, o mecanismo extensor se rompe e a extensão do joelho se torna impossível.

Embora o tratamento conservador das fraturas avulsivas sem deslocamento usando aparelho gessado cilíndrico em extensão por 6 a 8 semanas permita a consolidação, a fixação rígida com parafusos permite mobilização precoce do joelho. Recomenda-se redução fechada ou aberta com fixação interna para todos os casos de fratura com deslocamento igual ou superior a 5 milímetros.

3. Fratura da eminência intercondilar (espinha da tíbia) (CID-9: 823.80)

A fratura da eminência intercondilar ocorre como lesão isolada ou como parte de fratura cominutiva do platô tibial. O tipo isolado ocorre, principalmente, na população pediátrica. Encontram-se lesões meniscais, capsulares, osteocondrais ou de ligamento colateral em até 40% dos casos.

Meyers classificou essa lesão em três tipos: tipo 1 sem desvio, que pode ser tratada sem cirurgia com aparelho gessado cilíndrico com joelho em extensão por 6 semanas; tipo 2, com desvio na margem anterior, que também pode ser tratada sem cirurgia

LESÕES DE TÍBIA E FÍBULA

- *A fratura de tíbia é a mais comum dentre aquelas de ossos longos.*
- *Em razão da localização subcutânea da tíbia anteromedial, as fraturas expostas têm alta incidência.*
- *O médico responsável deve estar alerta aos sinais clínicos de síndrome do compartimento.*

▶ Anatomia

A diáfise tibial é reta e triangular no corte transversal. Suas borda anteromedial e crista anterior são palpáveis em toda a extensão do osso e referências úteis para redução fechada e modelamento de gesso com alívio de pressão, assim como a cabeça da fíbula, o terço distal da fíbula, o maléolo medial e o tendão patelar. A metade distal da perna tem mais tendões e menos músculos que a proximal e, assim, a cobertura de tecidos moles e o suprimento sanguíneo da tíbia distal são mais precários que os do segmento proximal. A fíbula transmite, aproximadamente, um sexto da carga axial do joelho para o pé e a tíbia os demais cinco sextos.

Do ponto de vista cirúrgico, a perna é dividida em quatro compartimentos fasciais. Cada compartimento é definido por seus limites rígidos, como osso e fáscia, e seu conteúdo de músculos. O compartimento anterior é limitado medialmente pela tíbia, posteriormente pela membrana interóssea, lateralmente pela fíbula e anteriormente pela fáscia crural. O compartimento contém os músculos tibial anterior, extensor longo do hálux, extensor longo dos dedos e fibular terceiro, responsáveis pela extensão do tornozelo e dos dedos, assim como a artéria tibial anterior e o ramo profundo do nervo fibular. O compartimento lateral contém os músculos fibulares curto e longo, responsáveis pela flexão do tornozelo e eversão do pé, e o ramo superficial do nervo fibular. O compartimento posterior contém os músculos gastrocnêmico, sóleo, plantar e poplíteo, além do nervo sural. O compartimento posterior profundo é limitado por tíbia, membrana interóssea e fáscia transversa profunda e contém os músculos tibial posterior, flexor longo do hálux e flexor longo dos dedos, além das artérias tibial posterior e fibular e do nervo tibial.

1. Fraturas de tíbia e fíbula (CID-9: 823.22)

As fraturas de diáfise de tíbia ou de fíbula resultam de trauma direto ou indireto, sendo que algumas delas são expostas. Há necessidade absoluta de avaliação minuciosa dos tecidos moles circundantes. Lembre-se que o tamanho da lesão na pele não necessariamente está correlacionado com o grau de lesão de te-

cidos moles subjacente. Uma laceração de 1 centímetro na pele pode estar associada a lesões extensas de músculo e periósteo, com classificação passando de Gustilo I a III, e prognóstico muito mais reservado. Ademais, as fraturas fechadas de tíbia podem estar associadas a lesão significativa de tecidos moles. Em 1982, Tscherne e Oestern classificaram as lesões de tecidos moles em ordem crescente de gravidade (graus 0 a 3):

Grau 0: lesão de tecidos moles ausente ou desprezível.

Grau 1: abrasão ou contusão superficial causada por pressão de fragmento de dentro para fora.

Grau 2: abrasão profunda e contaminada associada a contusão localizada de pele ou músculo em razão do trauma direto. A iminência de síndrome do compartimento está incluída nesta categoria.

Grau 3: a pele apresenta contusão ou esmagadura extensa e o dano muscular pode ser grave. Avulsões subcutâneas, síndrome do compartimento e ruptura de vasos importantes associadas a fratura fechada são critérios adicionais.

Quando a fratura está desviada, o diagnóstico clínico geralmente é evidente. Todos os compartimentos devem ser palpados e faz-se necessário o registro de exame neurovascular distal completo.

Radiografias em AP e perfil de todo o membro são realizadas, incluindo joelho e tornozelo. Algumas vezes há necessidade de incidência oblíqua. As fraturas da extremidade distal da tíbia (do pilão ou do "*plafond*") são mais bem visualizadas com exame de TC.

▶ Fraturas de diáfise fibular (CID-9: 823.21)

As fraturas isoladas de fíbula podem estar associadas a outras lesões do membro inferior, como fratura da tíbia ou fratura-luxação da articulação do tornozelo. Deve-se ter atenção particular ao maléolo medial, a fim de afastar ruptura do ligamento deltoideo ou fratura do maléolo medial. A fratura isolada da fíbula pode ser resultado de impacto direto; contudo, também pode coincidir com ruptura de sindesmose. Se o encaixe tiver redução coerente há indicação para acompanhamento radiográfico para ver se a redução se mantém.

▶ Fraturas de diáfise tibial (CID-9: 823.20)

As fraturas isoladas da diáfise tibial geralmente resultam de estresse por torção. Há tendência de desvio com angulação em varo em razão de a fíbula estar intacta.

As fraturas de tíbia e da fíbula são mais instáveis e é possível haver deslocamento após a redução. A fratura da fíbula geralmente se consolida independentemente da redução obtida. O mesmo não se aplica à tíbia. Há controvérsia quanto ao que seja uma redução aceitável nas fraturas do corpo da tíbia em adultos. Os seguintes critérios, em geral, são aceitos: aposição igual ou superior a 50% do diâmetro do osso nas projeções AP e perfil, angulação em varo ou valgo não superior a 5 graus no plano anteroposterior, rotação de 10 graus e encurtamento de 1 centímetro. Sabe-se que a consolidação da fratura em posição inaceitável (ou seja,

com aparelho gessado, desde que se obtenha redução anatômica; as fratura de tipo 3 devem ser fixadas cirurgicamente. Para a fixação podem ser usados fios permanentes ou absorvíveis, fio K ou parafusos. Quando associada a outras fraturas do platô tibial, o fragmento da eminência intercondilar geralmente mantém sua ligação com o ligamento cruzado anterior e há indicação de redução com fixação rígida.

CIRURGIA PARA TRAUMA MUSCULOESQUELÉTICO — CAPÍTULO 2 — 71

consolidação viciosa) afeta a mecânica do joelho ou do tornozelo e, possivelmente, leva a doença articular degenerativa prematura.

A redução aceitável pode ser obtida de várias maneiras, e esta é outra área com debates em curso: tratamento fechado ou aberto? O objetivo de qualquer tratamento é permitir que a fratura se consolide em posição aceitável com efeito negativo mínimo sobre os tecidos ou articulações vizinhas. A redução fechada é obtida, se necessário, com anestesia geral e o paciente é mantido com imobilização usando aparelho gessado de perna inteira sem apoio do peso. Se as radiografias após 2 semanas revelarem alinhamento aceitável, o paciente poderá ser mudado para órtese de Sarmiento com apoio total do peso.

Se não for possível obter redução estável por meio fechado, as opções cirúrgicas mais utilizadas são fixação definitiva precoce ou estabilização tardia após imobilização ou fixação externa provisórias. Para a maioria dos casos com fratura tipos I a IIIA de Gustilo, o tratamento recomendado é haste intramedular após escareação. A fixação externa é usada de forma temporária até que a recuperação dos tecidos moles permita a fixação definitiva. As hastes intramedulares são aplicadas por via percutânea sob controle fluoroscópico sem abertura do local da fratura. A integração estática ou dinâmica pode serobtida com parafusos transfixantes em ambas as extremidades da haste, mantendo-se, assim, o comprimento e obtendo-se controle rotacional.

A ORIF com placa e parafusos raramente é realizada para fraturas de corpo da tíbia. A MIPPO pode ser usada se houver extensão proximal ou distal da fratura que impeça a utilização da haste. Essa técnica evita a exposição da fratura e reduz dissecção de tecidos moles, desvascularização óssea, risco de infecção e consolidação tardia.

▶ Fratura da extremidade distal da tíbia (CID-9: 823.80, 823.82)

- *Os objetivos primários do tratamento são proteger o envelope de tecidos moles ao mesmo tempo em que se restaura a superfície articular e o alinhamento da tíbia.*
- *É comum haver complicações pós-operatórias.*

Também conhecidas como do *pilão* ou do *plafond*, essas fraturas envolvem a superfície articular da tíbia na articulação tíbio-társica. Assim como ocorre com qualquer fratura intra-articular, o objetivo do tratamento é restaurar a superfície articular anatômica. Isso pode ser difícil e algumas vezes será impossível. A redução fechada de fraturas com desvio quase nunca é bem-sucedida, e a conduta inicial pode ser fixação externa com ou sem ORIF da fíbula. Uma vez que o edema de tecidos moles tenha cedido, a ORIF pode ser realizada com segurança. Pode-se usar enxerto ósseo nas falhas de metáfise para dar suporte a superfície articular. Quando a cominuição da fratura impedir a fixação interna, deve-se tentar redução indireta por ligamento-taxia, com ou sem ORIF da fratura fibular para restauração do comprimento, redução fechada e fixação externa da tíbia. Com isso, geralmente é possível restaurar o contorno e o alinhamento normais da extremidade distal do membro e eventualmente facilitar a fusão tíbio-társica caso ocorra artrose pós-traumática

incapacitante. Nas fraturas gravemente cominutivas, a fusão primária do tornozelo é uma alternativa.

Devem-se evitar as incisões sobre bolhas hemorrágicas. A cicatrização provavelmente será lenta e o apoio do peso deve ser permitido apenas quando houver evidências radiográficas de consolidação óssea. Encontra-se dor, rigidez e edema pós-operatório em quase 25% dos pacientes. Após o procedimento primário a taxa de pseudoartrose é superior a 5%.

▶ Síndrome do compartimento (CID-9: 958.62)

A síndrome do compartimento é uma preocupação frequente nas fraturas de tíbia e é causada por aumento da pressão em qualquer um dos quatro espaços osteofasciais fechados, comprometendo a circulação e a perfusão dos tecidos no interior do compartimento envolvido. Tecidos nervosos e musculares são particularmente suscetíveis. A síndrome do compartimento pode ocorrer em lesões de esmagamento sem fraturas e nas fraturas expostas. A marca da síndrome do compartimento é dor desproporcional à lesão. A dor aumenta com estiramento passivo dos músculos da perna.

A fasciotomia é uma medida emergencial realizada com incisões lateral e medial em pele e fáscia dos quatro compartimentos. Pode-se medir a pressão compartimental antes do procedimento, mas não obrigatoriamente se o diagnóstico for evidente. É imperativo o desbridamento de todos os tecidos necróticos. As feridas são deixadas abertas, possivelmente com um sistema VAC para feridas para, então, serem tratadas com fechamento primário tardio ou enxerto de pele de espessura parcial no prazo de 5 dias. O retardo no tratamento de qualquer síndrome do compartimento por mais de 6 a 8 horas pode levar a lesão irreversível de nervo ou de músculo.

▶ Complicações

As complicações após fraturas de tíbia e fíbula são comuns e incluem infecção, consolidação viciosa, pseudoartrose, contraturas musculares e dor crônica.

A. Consolidação tardia ou ausente

A tíbia, particularmente em seu terço distal, tende a ter suas fraturas consolidadas tardiamente ou não consolidadas em razão do baixo fluxo de sangue e da cobertura muscular. Essas complicações ocorrem com maior frequência nas fraturas de alta energia, expostas e segmentadas. Observa-se dor e movimentação da fratura mais de 6 meses após a lesão. As radiografias revelam persistência do traço de fratura com ou sem calo ósseo. Esclerose e alargamento das extremidades ósseas caracterizam a pseudoartrose hipertrófica, enquanto osteopenia e afinamento dos fragmentos são observados nas pseudoartroses atróficas. Supõe-se que o apoio de peso precoce estimule a cicatrização óssea. Se houver pseudoartrose, indica-se fixação rígida com ou sem enxerto ósseo (pseudoartrose atrófica) para a cura. Estimulação elétrica, ultrassom e ondas de choque têm eficácia limitada, mas com possibilidade de união em casos selecionados.

B. Consolidação viciosa

A consolidação viciosa pode causar doença degenerativa articular prematura. Talvez haja necessidade de osteotomias corretivas. Quando associada a encurtamento, pode-se obter correção multiplanar e alongamento após corticotomia e fixação externa com dispositivos tipo anel, que permitem correção progressiva da deformidade.

C. Infecção

Infecção da tíbia após fratura exposta ou tratamento cirúrgico continua a ser a complicação mais grave, especialmente quando associada a pseudoartrose. Antibioticoterapia profilática perioperatória e desbridamento e irrigação adequados de fraturas expostas nem sempre são bem-sucedidos na prevenção desta complicação. A utilização agressiva de transferência muscular precoce para aumentar o suprimento sanguíneo local melhorou significativamente os resultados globais do tratamento. Entretanto, a amputação pode ser necessária e é uma alternativa funcional viável.

D. Síndrome da dor regional complexa (distrofia simpática reflexa) (CID-9: 337.20)

A síndrome da dor regional complexa felizmente é uma complicação rara e de causa desconhecida. Caracteriza-se por dor desproporcional à lesão original. Edema, dor e distúrbios vasomotores são as marcas desta síndrome. Aumento gradual do peso apoiado e mobilização precoce da articulação são medidas que minimizam a ocorrência desta complicação. Nas formas mais graves, o bloqueio simpático químico ou cirúrgico pode ajudar.

E. Outras complicações

A artrose pós-traumática é uma ocorrência frequente após fraturas do pilão ou como complicação de consolidação viciosa de fratura de corpo da tíbia. Rigidez e anquilose articulares podem ocorrer após imobilização prolongada. Lesões de tecidos moles, incluindo as de nervos, vasos ou músculos foram discutidas na seção sobre síndrome do compartimento. As sequelas incluem deformidades como pé caído ou dedo em garra e talvez exista a indicação de procedimentos complementares em tecidos moles ou osso.

Blauth M, Bastian L, Krettek C, et al: Surgical options for the treatment of severe tibial pilon fractures: a study of three techniques. *J Orthop Trauma* 2001;15:153. [PMID: 11265004]

Bozic V, Thordarson DB, Hertz J: Ankle fusion for definitive management of non-reconstructable pilon fractures. *Foot Ankle Int* 2008;29:914. [PMID: 18778670]

Finkemeier CG, Schmidt AH, Kyle RF, et al: A prospective, randomized study of intramedullary nails inserted with and without reaming for the treatment of open and closed fractures of the tibial shaft. *J Orthop Trauma* 2000;14:187. [PMID: 10791670]

Fulkerson EW, Egol KA: Timing issues in fracture management: a review of current concepts. *Bull NYU Hosp Jt Dis* 2009;67:58. [PMID: 19302059]

Gopal S, Majumder S, Batchelor AG, et al: Fix and flap: the radical orthopaedic and plastic treatment of severe open fractures of the tibia. *J Bone Joint Surg Br* 2000;82-B:959. [PMID: 11041582]

Hernigou P, Cohen D: Proximal entry for intramedullary nailing of the tibia. *J Bone Joint Surg Br* 2000;82-B:33. [PMID: 10697311]

Keating JF, Blachut PA, O'Brien PJ, et al: Reamed nailing of Gustilo grade-IIIB tibial fractures. *J Bone Joint Surg Br* 2000;82-B: 1113. [PMID: 11132268]

Larsen LB, Madsen JE, Hoiness PR, Ovre S: Should insertion of intramedullary nails for tibial fractures be with or without reaming? A prospective, randomized study with 3.8 years' follow-up. *J Orthop Trauma* 2004;18:144. [PMID: 15091267]

LeBus GF, Collinge C: Vascular abnormalities as assessed with CT angiography in high-energy tibial plafond fractures. *J Orthop Trauma* 2008;22:16. [PMID: 18176160]

Lin J, Hou SM: Unreamed locked tight-fitting nailing for acute tibial fractures. *J Orthop Trauma* 2001;15:40. [PMID: 11132268]

Nassif JM, Gorczyca JT, Cole JK, et al: Effect of acute reamed versus unreamed intramedullary nailing on compartment pressure when treating closed tibial shaft fractures: a randomized prospective study. *J Orthop Trauma* 2000;14:554. [PMID: 11149501]

Tscherne H, Lobenhoffer P: A new classification of soft-tissue damage in open and closed fractures. *Unfallheilkunde* 1982;85:111. [No PMID]

Samuelson MA, McPherson EJ, Norris L: Anatomic assessment of the proper insertion site for a tibial intramedullary nail. *J Orthop Trauma* 2002;16:23. [PMID: 11782628]

Sarmiento A, Latta LL: 450 closed fractures of the distal third of the tibia treated with a functional brace. *Clin Orthop Relat Res* 2004;428:261. [PMID: 15534552]

Thordarson DB: Complications after treatment of tibial pilon fractures: prevention and management strategies. *J Am Acad Orthop Surg* 2000;8:253. [PMID: 10951114]

Vives MJ, Abidi NA, Ishikawa SN, et al: Soft tissue injuries with the use of safe corridors for transfixion wire placement during external fixation of distal tibia fractures: an anatomic study. *J Orthop Trauma* 2001;15:555. [PMID: 11733671]

Zelle BA, Bhandari M, Espiritu M, et al: Treatment of distal tibia fractures without articular involvement: a systematic review of 1125 fractures. *J Orthop Trauma* 2006;20:76. [PMID: 16424818]

Ziran BH, Darowish M, Klatt BA, Agudelo JF, Smith WR: Intramedullary nailing in open tibia fractures: a comparison of two techniques. *Int Orthop* 2004;28:235. [PMID: 15160254]

LESÕES DE PÉ E TORNOZELO

O exame físico completo deve ser feito comparando o membro lesionado com o normal (buscando por equimose, edema ou deformidade), palpando cuidadosamente todos os pontos dolorosos, submetendo as diversas articulações à tensão, quando indicado, e avaliando o estado neurovascular. Lesões associadas e determinados quadros sistêmicos (particularmente diabetes melito e doença vascular periférica) devem ser identificados. A avaliação radiográfica é obrigatória. O padrão são as incidências AP e perfil. Incidências oblíquas e especiais são solicitadas de acordo

CIRURGIA PARA TRAUMA MUSCULOESQUELÉTICO

com a suspeita clínica. Embora alguns padrões de fratura sejam mais bem delineados por tomografia convencional, o exames de TC com reconstrução tridimensional recentemente mostraram-se valorosos, especialmente para diagnóstico de fraturas de tornozelo e calcanhar. A cintilografia é útil para identificar lesões ocultas e fraturas de estresse. A RMN está ganhando popularidade e é particularmente útil para o diagnóstico de lesões de tecidos moles do tendão tibial posterior ou do músculo gastrocnêmico, fraturas osteocondrais e necrose avascular.

ANATOMIA E PRINCÍPIOS BIOMECÂNICOS

O pé é uma estrutura complexa, altamente especializada, que permite suportar o peso de forma suave e conservadora de energia; assim, ao planejar o tratamento de pé lesionado, deve-se abordar com cuidado o equilíbrio entre tecidos moles e ossos. As lesões de alta energia, como esmagamentos, em geral têm diagnóstico sombrio, mesmo quando os ossos se encontram anatomicamente reduzidos. A fibrose de tecidos moles, particularmente de tecidos especializados como o coxim gorduroso do calcâneo ou a fáscia plantar, impede o funcionamento normal e frequentemente é dolorosa.

Embriologicamente o pé se desenvolve no sentido proximal distal em três segmentos funcionais: tarso, metatarso e falanges. Anatomicamente, divide-se em retropé (tálus e calcâneo), mesopé (ossos navicular, cuboide e os 3 cuneiformes) e antepé (cinco metatarsais e 14 falanges). Além de pele, vasos e nervos, os tecidos moles incluem tendões extrínsecos, unidades musculotendinosas intrínsecas, uma rede complexa de estruturas capsuloligamentares e alguns tecidos singularmente especializados, como os coxins adiposos.

Ossos, ligamentos e músculos do pé mantêm ativamente a integridade dos três arcos do pé. Os dois arcos longitudinais ajudam no suporte do peso e na absorção das forças durante o movimento. O arco transversal ajuda com os movimentos do pé. A face plantar é dividida em quatro camadas, cada uma contendo diferentes músculos e tendões, da superfície para a profundidade.

Os 28 ossos, 57 articulações e tecidos moles extrínsecos e intrínsecos atuam harmoniosamente como uma unidade que funcionalmente atua na forma de bola e soquete (*balland socket*) para permitir caminhar, correr, saltar e acomodar-se a superfícies irregulares com gasto mínimo de energia.

A recuperação da relação complexa entre estruturas ósseas e de tecidos moles, com frequência, é uma tarefa desafiadora, mas esta é a meta do tratamento das lesões do pé.

FRATURAS COMUNS A TODAS AS PARTES DO PÉ

1. Fraturas de estresse

Também conhecidas como fraturas de *fadiga*, as fraturas de estresse são encontradas comumente em adultos jovens e ativos envolvidos em exercícios excessivos e vigorosos. São fraturas de ossos causadas por sobrecarga repetitiva e não por episódio traumático isolado. Ocorre fratura quando o dano produzido por carga cíclica em um osso sobrepuja sua capacidade fisiológica de

reparo. Arco longitudinal alto e excesso de angulação em varo do antepé são fatores desencadeantes intrínsecos. Os locais mais frequentes de fratura são metatarsais e calcâneo, mas é possível encontrar fratura de estresse em qualquer lugar.

▶ Manifestações clínicas

Dor incipiente de intensidade variável em repouso e acentuação ao caminhar. Edema e pontos com sensibilidade dolorosa à palpação provavelmente estarão presentes. Dependendo do estágio de evolução, as radiografias podem ser normais ou revelar traço de fratura incompleto ou completo, ou apenas a formação de calo extracortical que pode ser confundido com sarcoma osteogênico. Cintilografia, TC e RMN podem ser úteis para revelar fratura oculta. A TC também é útil para diferenciar fraturas completas de incompletas. O apoio pleno do peso pode causar parada na cicatrização óssea e, até mesmo, desvio de fragmento da fratura.

▶ Tratamento

O tratamento é feito com proteção com gesso curto, bota para caminhar ou calçado com solado rígido e pesado. O apoio do peso deve ser restringido até que a dor tenha cedido e se confirme a restauração da continuidade óssea por meio de radiografias, geralmente no prazo de 3 a 4 semanas. Em razão do alto risco de desvio e pseudoartrose, propôs-se conduta cirúrgica inicial para as fraturas de alto risco em atletas de elite.

2. Lesões múltiplas de alta energia

Forças violentas aplicadas ao pé podem causar danos mais extensos do que se imaginava inicialmente. As fraturas de alta energia frequentemente são expostas e os princípios básicos do tratamento das fraturas expostas devem ser aplicados.

▶ Tratamento

Os objetivos do tratamento são preservar a circulação e a sensibilidade (particularmente da região plantar), manter a posição plantígrada do pé, prevenir ou controlar infecção, preservar a pele e os coxins adiposos da planta, preservar os movimentos das diversas articulações (ativos e passivos), obter consolidação óssea e, finalmente, preservar os movimentos finos. Talvez haja necessidade de fasciotomia em caso de lesão complexa, a fim de evitar a síndrome do compartimento e suas sequelas graves.

A estabilização precoce das múltiplas fraturas e desvios simplifica os cuidados da ferida. A estabilização pode ser obtida com fixação externa ou interna com fios K, placa ou parafusos. A cobertura precoce dos tecidos moles com retalhos locais ou livres também é benéfica.

3. Lesões e fraturas articulares neuropáticas

Fraturas e outros distúrbios do pé ocorrem frequentemente nos pacientes com artropatia de Charcot. Fraturas neuropáticas são encontradas, com frequência, em pacientes diabéticos. Outras causas raras seriam *tabes dorsalis*, siringomielia, lesão de nervo periférico e hanseníase.

O potencial de cura óssea é normal se não houver outras comorbidades. Contudo, verificou-se que a cura de fraturas frequentemente é retardada nesse grupo de pacientes. Proteção, repouso e elevação do membro podem ajudar na consolidação sem deformidades. Algumas vezes, há necessidade de ORIF e, raramente, indica-se artrodese; entretanto, a taxa de pseudoartrose é mais alta do que em articulações normais.

FRATURAS E LUXAÇÕES DE TORNOZELO

- *Estão entre as lesões mais tratadas por cirurgiões ortopédicos.*
- *Para uma evolução bem-sucedida é necessário identificar e tratar as lesões do complexo sindesmótico.*

▶ Anatomia e princípios biomecânicos

A articulação do tornozelo propriamente dita limita-se a um único plano de movimento: flexão plantar e flexão do dorso no plano sagital. Com a incorporação do movimento da articulação subtalar (que permite inversão e eversão no plano coronal) o pé torna-se capaz de um arco de movimento complexo e variado em relação à perna.

As superfícies articulares interna e distal do segmento distal de tíbia e fíbula formam o encaixe do tornozelo (uma articulação em dobradiça uniplanar). O encaixe do tornozelo serve como "teto" sobre o tálus. As porções articulares dos maléolos lateral e medial servem como apoio de contenção, a fim de permitir flexão plantar e flexão dorsal controladas sobre o encaixe do tornozelo. Essa configuração geométrica impõe resistência à rotação do tálus no encaixe do tornozelo. Os ligamentos e tecidos moles ao redor da articulação do tornozelo provêm restrição e estabilidade complementares. O complexo ligamentar sindesmótico é formado por quatro ligamentos dos quais o tibiofibular inferior é o mais espesso e resistente e faz a ligação entre tíbia e fíbula ao nível do *plafond* tibial. A arquitetura óssea do encaixe também provê algum grau de restrição contra a subluxação posterior do tálus. Tal restrição é provida pela configuração em forma de taça do *plafond* tibial e pela largura um pouco maior da cúpula talar no segmento anterior em comparação com o posterior.

A tíbia distal também serve para absorver as cargas compressivas e tensionais aplicadas ao tornozelo. O padrão interno trabecular do osso ajuda a transmitir, difundir e reabsorver as

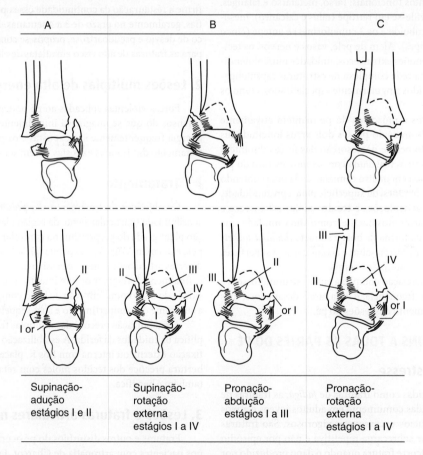

▲ **Figura 2-21** Comparação das classificações de Lauge-Hansen e Weber-Danis. (Reproduzido, com permissão, a partir de Browner BD, Levine A, Jupiter J, et al., eds: *Skel* et al *Trauma*, 2nd ed. New York: WB Saunders; 1998.)

forças compressivas. Estudos transversais demonstraram que menor atividade e idade avançada levam à reabsorção de osso poroso, reduzindo, assim, a resistência à compressão do segmento distal da tíbia.

As fraturas-luxações do tornozelo frequentemente são referidas como *bimaleolares* (fraturas dos maléolos medial e lateral) ou *trimaleolares* (fraturas dos maléolos medial, lateral e posterior). A fratura do maléolo lateral com ruptura total do ligamento deltoideo ou a fratura do maléolo medial com ruptura total do complexo sindesmótico e a fratura proximal do corpo da fíbula (fratura de Maisonneuve) também são consideradas bimaleolares no aspecto funcional.

▶ Classificação

O propósito de qualquer classificação é prover um meio para a extensão da lesão ser mais bem entendida, descrição da lesão e definição do plano de tratamento. Atualmente, os dois sistemas de classificação mais usados para descrição das fraturas de tornozelo são o de Lauge-Hansen e o de Weber-Danis.

Em 1950, Lange-Hansen publicou um sistema de classificação baseado no mecanismo da lesão com descrição de mais de 95% das fraturas de tornozelo (Fig. 2-21A mostra uma comparação entre os esquemas de Weber-Danis e Lauge-Hansen). Submetendo membros recentemente amputados a estresses combinando supinação, pronação, adução, abdução e rotação externa, o autor foi capaz de descrever quase todos os padrões de fratura. Pronação e supinação referem-se à posição do pé do paciente no momento da lesão, enquanto adução, abdução e rotação externa referem-se ao vetor de força aplicado. Assim, foram descritos quatro mecanismos de lesão para as fraturas de tornozelo: (1) supinação adução; (2) supinação-rotação externa; (3) pronação abdução; e (4) pronação-rotação externa. Posteriormente, Lauge-Hansen adicionou um quinto tipo de lesão, em pronação com dorsiflexão, a fim de incluir um mecanismo para as fraturas do *plafond* tibial. Esse quinto tipo é causado por lesão com carga axial de tipo compressiva.

A classificação de Weber-Danis é muito mais simples e baseia-se na anatomia e não no mecanismo da lesão, na medida em que se refere ao nível em que ocorre a fratura da fíbula.

Tipo A: fratura na qual a fíbula sofre avulsão distal à linha articular. O ligamento sindesmótico é deixado intacto e o maléolo medial se mantém íntegro ou sofre fratura com padrão de cisalhamento.

Tipo B: Fratura em espiral da fíbula com início sobre ou próximo à linha articular estendendo-se no sentido proximal-posterior até o corpo da fíbula. Parte do complexo sindesmótico pode sofrer ruptura, mas o ligamento interósseo maior geralmente se mantém intacto, de forma que não ocorre espaçamento da articulação tibiofibular distal. Contudo, com esse tipo de fratura é possível haver ruptura total do complexo sindesmótico. O maléolo medial pode se manter íntegro ou sofrer fratura transversal avulsiva. Se o maléolo se mantiver intacto, é possível que haja laceração do ligamento deltoideo. Também pode haver fratura de avulsão do lábio posterior da tíbia (maléolo posterior).

Tipo C: fratura da fíbula proximal até o complexo sindesmótico, com consequente ruptura da sindesmose. Também estão presentes fratura com avulsão do maléolo medial ou a ruptura do ligamento deltoideo. É possível haver fratura avulsiva de maléolo posterior.

A classificação AO representa um sistema alfanumérico baseado na classificação de Weber-Danis.

▶ Tratamento

Há quatro critérios a serem respeitados para tratamento de excelência das fraturas de tornozelo: (1) luxações e fraturas devem ser reduzidas assim que possível; (2) todas as superfícies articulares devem ser precisamente restauradas; (3) a fratura deve ser mantida na posição de redução durante o período de consolidação óssea; (4) a mobilização da articulação deve ser iniciada assim que possível. Se essas metas forem atingidas, espera-se um bom resultado, tendo em mente que a ruptura da cartilagem articular resulta em dano permanente.

Estudos prévios demonstraram que o tornozelo possui a menor espessura de cartilagem articular, mas a maior relação entre congruência articular e espessura cartilaginosa, consideradas todas as grandes articulações. Esse fato sugere que a perda de congruência da articulação do tornozelo com a fratura será mal tolerada e levará à artrose pós-traumática. Portanto, é importante obter redução anatômica das superfícies articulares do tornozelo após uma fratura. Um inclinação lateral do tálus de até 1 milímetro reduziria a superfície de contato da articulação tíbio-talar em 40%.

No tratamento inicial das fraturas de tornozelo deve-se incluir imediatamente redução fechada e imobilização, com a articulação sendo mantida na posição mais normal possível a fim de prevenir comprometimento neurovascular do pé. A articulação do tornozelo jamais deve ser deixada deslocada. Se a fratura for exposta, o paciente deve receber antibioticoterapia intravenosa apropriada e levado ao centro cirúrgico em regime de urgência para irrigação e desbridamento de ferida, local da fratura e articulação do tornozelo. Nessa ocasião, a fratura deve ser apropriadamente estabilizada.

Ao realizar ORIF para fratura do tornozelo, alguns princípios devem ser seguidos. É importante manusear com cuidado os tecidos moles ao redor do tornozelo, de forma a reduzir o risco de infecção e de problemas com a cicatrização da ferida. No tratamento das fraturas bimaleolares ou trimaleolares, em geral, o maléolo lateral deve ser reduzido e fixado primeiro. Esse procedimento produz dois benefícios: (1) ajuda a restaurar corretamente o comprimento original do membro e (2) em razão das fortes conexões ligamentares entre o maléolo lateral e o tálus (ligamentos talofibulares anterior e posterior), a fixação inicial do maléolo lateral posiciona corretamente o tálus no encaixe. Quando da realização de ORIF no maléolo medial, é importante remover qualquer tecido mole ou periósteo interposto no local da fratura. Também deve-se dar preferência a fixar o maléolo medial com parafusos de retenção de osso esponjoso ou com banda de tensão para que se obtenha compressão entre os fragmentos.

A necessidade de fixação dos fragmentos do maléolo posterior depende de diversos fatores. Após a fixação interna das fraturas dos maléolos lateral e medial, com a ligamentotaxia com frequência obtém-se a redução anatômica do fragmento do maléolo posterior. Se esse fragmento representar menos de 25% da superfície articular do *plafond* tibial e houver desvio inferior a 2 milímetros, a fixação interna nem sempre será necessária. Se o fragmento não se mostrar reduzido na radiografia intraoperatória após a ligamentotaxia, ou se o fragmento representar mais de 25% da superfície articular, a maioria dos autores concorda que há necessidade de fixação interna. Para tanto, foram descritos diversos métodos, utilizando fixação direta posterior via abordagem posterolateral, ou parafuso transcortical no sentido anterior-posterior.

Após a cirurgia, o membro é tratado com curativo estéril volumoso, com aparelho gessado desde a bola do pé até o limite proximal da panturrilha, a fim de permitir a cicatrização da ferida. O tornozelo deve ser mantido em posição neutra para prevenção de pé equino. Após a retirada dos pontos de sutura em 2 semanas, o cirurgião deve decidir se é possível iniciar a mobilização da articulação do tornozelo. Se o paciente se mostrar confiável e a fixação cirúrgica estiver estável, será possível iniciar exercícios de mobilização mantendo o paciente usando muletas sem permissão para apoio do peso. Se houver qualquer dúvida quanto a aderência do paciente ou sobre a estabilidade da fixação, o membro pode ser mantido com aparelho gessado curto para proteção adicional. Com 6 semanas geralmente é possível suspender toda a imobilização e o paciente retoma lentamente o apoio do peso sobre a perna. A fisioterapia ajuda promovendo o movimento do tornozelo, fortalecendo a musculatura e recuperando a propriocepção do tornozelo.

Brockwell J, Yeung Y, Griffith JF: Stress fractures of the foot and ankle. *Sports Med Arthrosc* 2009;17:149. [PMID: 19680111]

Egol KA, Dolan R, Koval KJ: Functional outcome of surgery for fractures of the ankle. *J Bone Joint Surg Br* 2000;82-B:246. [PMID: 10755435]

Egol KA, Pahk B, Walsh M, Tejwani NC, Davidovitch RI, Koval KJ: Outcome after unstable ankle fracture: effect of syndesmotic stabilization. *J Orthop Trauma* 2010;24:7. [PMID: 20035171]

Hess F, Sommer C: Minimally invasive plate osteosynthesis of the distal fibula with the locking compression plate: first experience of 20 cases. *J Orthop Trauma* 2011;25:110. [PMID: 21245715]

Horisberger M, Valderrabano V, Hintermann B: Posttraumatic ankle osteoarthritis after ankle-related fractures. *J Orthop Trauma* 2009;23:60. [PMID: 19104305]

Manjoo A, Sanders DW, Tieszer C, MacLeod MD: Functional and radiographic results of patients with syndesmotic screw fixation: implications for screw removal. *J Orthop Trauma* 2010;24:2. [PMID: 20035170]

Miller AN, Paul O, Boraiah S, Parker RJ, Helfet DL, Lorich DG: Functional outcomes after syndesmotic screw fixation and removal. *J Orthop Trauma* 2010;24:12. [PMID: 20035172]

Moore JA Jr, Shank JR, Morgan SJ, Smith WR: Syndesmosis fixation: a comparison of three and four cortices of screw fixation without hardware removal. *Foot Ankle Int* 2006;27:567. [PMID: 1691920]

Stark E, Tornetta P 3rd, Creevy WR: Syndesmotic instability in Weber B ankle fractures: a clinical evaluation. *J Orthop Trauma* 2007;21:643. [PMID: 17921840]

Tornetta P: Competence of the deltoid ligament in bimalleolar ankle fractures after medial malleolar fixation. *J Bone Joint Surg* 2000;82-A:843. [PMID: 10859104]

Wikery AK, Hiness PR, Andreassen GS, Hellund JC, Madsen JE: No difference in functional and radiographic results 8.4 years after quadricortical compared with tricortical syndesmosis fixation in ankle fractures. *J Orthop Trauma* 2010;24:17. [PMID: 20035173]

▶ FRATURAS E LUXAÇÕES DO RETROPÉ

1. Fraturas do tálus (CID-9:825.21)

- *Segundo tipo mais frequente de fratura társica após as fraturas de calcâneo.*
- *Sessenta por cento do tálus são cobertos por cartilagem articular.*

As fraturas do tálus comumente ocorrem no corpo ou no colo. As fraturas do colo talar representam quase 50% das fraturas do tálus. O suprimento sanguíneo penetra na região do colo talar e é tênue. As fraturas e luxações podem romper essa vascularização, causando retardo na consolidação ou necrose avascular. A TC é essencial para avaliação exata e classificação da fratura, assim como para o planejamento pré-operatório de todas as fraturas do tálus.

▶ Fraturas do colo do tálus

O mecanismo mais comum da fratura do colo talar é hiperdorsiflexão com carga axial causando impacto entre o colo talar e a tíbia. O sistema de classificação mais utilizado, baseado no grau de desvio inicial e no número de articulações afetadas, foi descrito por Hawkins:

Tipo 1: fratura vertical sem desvio;

Tipo 2: desvio e luxação ou subluxação da articulação subtalar;

Tipo 3: desvio e luxação ou subluxação das articulações subtalar e tibiotalar;

Tipo 4: essencialmente lesões tipo 3 injuries com subluxação ou luxação talonavicular (Fig. 2-22).

Essa classificação tem valor prognóstico para necrose avascular do corpo do tálus: tipo 1, 0 a 13%; tipo 2, 25 a 50%; tipo 3, 80 a 100%; e tipo 4, 100%.

Entre as complicações das fraturas do colo do tálus estão infecção, pseudoartrose ou consolidação viciosa e osteoartrose tibiotalar e subtalar.

O tratamento das fraturas do tálus visa minimizar a ocorrência dessas complicações. As fraturas tipo 1 devem ser tratadas com aparelho gessado abaixo do joelho sem apoio do peso por 6 a 8 semanas até que haja sinais clínicos e radiológicos de cura.

Para as fraturas tipo 2, inicialmente tenta-se redução fechada e se houver êxito no alinhamento anatômico, o tratamento é o mesmo descrito para a fratura tipo 1. Em cerca de 50% dos ca-

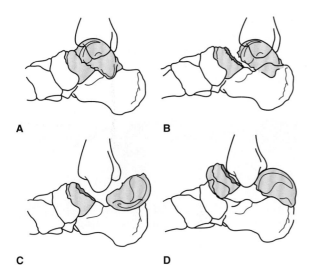

▲ **Figura 2-22** Classificação de Hawkins para as fraturas de colo talar. (Reproduzida, com permissão, a partir de Coughlin MJ, Mann RA, eds: *Surgery of the Foot and Ankle*, 7th ed. New York: WB Saunders; 1999.)

sos, a redução fechada é malsucedida, com indicação de ORIF com fios K, pinos ou parafusos. Para as fraturas dos tipos 3 e 4 a redução fechada praticamente nunca é bem-sucedida; ORIF é a regra. O esquema pós-operatório é o mesmo já descrito. O apoio do peso será permitido progressivamente após a consolidação da fratura desde que não haja necrose avascular do corpo. No prazo de 6 a 8 semanas, observa-se uma luminosidade subcondral na cúpula do tálus ("sinal de Hawkins") apenas nos casos em que o corpo do tálus esteja vascularizado. Entretanto, nos estudos histológicos e utilizando RMN, a ausência do sinal de Hawkins não prediz a ocorrência de necrose avascular.

▶ **Fraturas do corpo do tálus**

As fraturas do corpo do tálus ocorrem, principalmente, em razão de forças de cisalhamento e de compressão axial, são intra-articulares e envolvem a superfícies de ambas as articulações tibiotalar e subtalar.

As fraturas do corpo do tálus em geral são classificadas como se segue:

Tipo 1: fratura osteocondral;

Tipo 2: fratura horizontal coronal ou sagital;

Tipo 3: fratura do processo posterior;

Tipo 4: fratura do processo lateral;

Tipo 5: fratura com esmagamento do corpo;

O tratamento das fraturas do corpo do tálus tem como objetivo a restauração da integridade das articulações tibiotalar e subtalar. As fraturas do corpo do tálus com desvio mínimo provavelmente não causarão incapacidade desde que se mantenha a imobilização até que haja consolidação. Fraturas associadas de maléolos, colo do tálus e calcâneo são frequentes. As incidências AP, do encaixe do tornozelo, perfil e de Broden (oblíqua interna com inclinação de 45 graus) ajudam na avaliação radiográfica da lesão e permitem quantificar o envolvimento de superfície articular e o grau de desvio. Recomenda-se a realização de TC para todas as fraturas de corpo de tálus, a fim de avaliar cominuição e fraturas associadas.

O tratamento preferencial deve ser redução anatômica e fixação interna com técnica aberta via duas incisões, lateral e medial. A fixação permite mobilização precoce. O osteotomia de maléolo medial pode ser realizada sobre o lado com maior cominuição do corpo talar a fim de permitir acesso direto aos fragmentos da fratura. Se a redução não for anatômica, é possível que a consolidação seja retardada com provável artrose como sequela. Se isso ocorrer talvez haja necessidade de artrodese do tornozelo ou das articulações subtalares para aliviar a dor em longo prazo.

▶ **Fraturas osteocondrais da cúpula talar**

Qualquer dor crônica após torção do tornozelo deve levantar suspeita de lesão osteocondral. Nem sempre haverá história de trauma.

A avaliação radiográfica inicial frequentemente não demonstra essas lesões. TC e RMN têm sido usadas com sucesso como modalidades de imageamento, mas não são tão sensíveis ou específicas quanto a artroscopia.

O estadiamento clássico proposto por Berndte Harty é baseado no aspecto das radiografias simples:

Estágio 1: compressão localizada;

Estágio 2: separação parcial do fragmento;

Estágio 3: separação total do fragmento, mas sem desvio;

Estágio 4: separação total do fragmento e desvio da fratura.

As outras propostas de sistemas de classificação são baseadas em RMN e TC e na existência de componente cístico. Considera-se que a presença de cisto ao redor da lesão seja um fator de mau prognóstico.

As lesões sintomáticas classificadas nos estágios 1, 2 e 3 são inicialmente tratadas de forma conservadora com imobilização e restrição ao apoio do peso. A cura é monitorada radiograficamente com as incidência AP e do encaixe do tornozelo. As lesões que não evoluírem bem com o tratamento conservador e todas as classificadas no estágio 4 requerem tratamento cirúrgico. Recomendam-se redução e fixação com haste ou parafusos e excisão com ou sem perfuração. O tratamento artroscópico parece ter resultados tão bons quanto os da artrotomia, com menos complicações. A doença degenerativa da articulação tibiotalar é uma complicação frequente a longo prazo.

▶ **Luxação subtalar (CID-9:837)**

A luxação subtalar, também denominada luxação peritalar, é a luxação simultânea das articulações talocalcânea e talonavicular. As lesões com inversão resultam em luxação medial (85%), enquanto as lesões de eversão produzem luxação lateral (15%). As luxações anterior e posterior são raras.

A redução imediata, fechada e suave sob sedação geralmente é bem-sucedida. A imobilização com aparelho curto sem apoio de peso durante 6 semanas geralmente é suficiente. A interposição de tecidos moles, particularmente no tendão tibial posterior, pode impedir a redução fechada. Neste caso, indica-se redução aberta, com ou sem fixação interna.

▶ Luxação total do tálus (lesão de extrusão)

Essas lesões geralmente são causadas por trauma de alta energia e, em sua maioria, são luxações expostas. A despeito de redução imediata e desbridamento meticuloso da ferida, a taxa de complicações é extremamente alta, incluindo infecção persistente e necrose avascular.

2. Fraturas de calcâneo (CID-9:825.0)

- *É a mais comum das fraturas do tarso.*
- *Aproximadamente 75% envolvem componente intra-articular.*
- *As complicações pós-operatórias mais comuns são deiscência da ferida e infecção.*

O mecanismo de fratura mais comum é a sobrecarga axial de alta energia levando o tálus para baixo. Dez por cento das fraturas de calcâneo estão associados a fraturas compressivas na coluna torácica ou lombar e 5% são bilaterais. Cominuição e impactação são achados comuns.

▶ Manifestações clínicas

A. Sinais e sintomas

A dor geralmente é significativa, mas pode estar mascarada pelas lesões associadas. Edema, deformação e bolhas na pele ocorrem frequentemente nas primeiras 36 horas, como resultado da grave lesão aos tecidos moles circundantes. O coxim do calcâneo é uma estrutura adiposa altamente especializada que atua como amortecedor hidráulico. As rupturas importantes nessa estrutura levam a dor e a deformidade persistentes e podem produzir disfunção apesar de consolidação óssea adequada.

B. Exames de imagem

Nos exames radiográficos iniciais devem estar incluídas três incidências: anteroposterior, perfil e axial (incidência de Harris). Nas radiografias iniciais é possível identificar a ruptura dos ângulos de Böhler e de Gissane (Fig. 2-23). As incidências oblíqua e de Broden são úteis para demonstrar incongruência de articulação subtalar. O exame de TC é a ferramenta diagnóstica preferencial capaz de definir os padrões da fratura e revelar lesões ocultas.

C. Classificação

Foram criadas diversos sistemas de classificação para as fraturas de calcâneo. De forma geral, as fraturas de calcâneo podem ser divididas em intra-articulares e extra-articulares. As intra-articulares frequentemente (80%) estão associadas a piores resultados em comparação com as extra-articulares. Sanders desenvolveu um sistema de classificação para as fraturas intra-articulares com base em imagens de TC no plano coronal (Fig. 2-24). Essa classificação mostrou-se útil tanto para o tratamento quanto para o prognóstico. As fraturas tipo I são articulares sem desvio. As de tipo II são fraturas da faceta posterior em duas partes e são

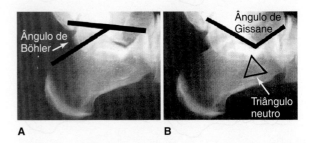

▲ **Figura 2-23** Ângulo de Böhler (**A**) e ângulo de Gissane (**B**), indicando referências anatômicas normais. (Reproduzida, com permissão, a partir de Coughlin MJ, Mann RA, eds: *Surgery of the Foot and Ankle*, 7th ed. New York: WB Saunders; 1999.)

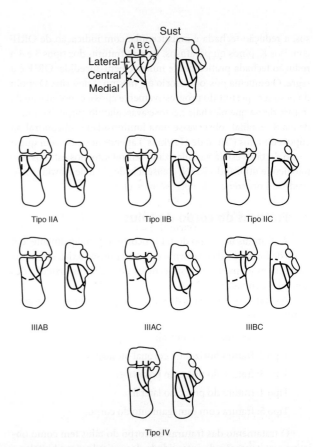

▲ **Figura 2-24** Classificação de Sanders das fraturas de calcâneo com base em imagens de tomografia computadorizada. Sust, sustentáculo. (Reproduzida, com permissão, a partir de Coughlin MJ, Mann RA, eds: *Surgery of the Foot and Ankle*, 7th ed. New York: WB Saunders; 1999.)

divididas em A, B ou C com base na localização do traço. As do tipo III são fraturas em três partes com um fragmento central deprimido e também são subdivididas em A, B e C. As de tipo IV são fraturas articulares em 4 partes com cominuição extensiva. Na classificação de Essex-Lopresti são descritos os tipos "com depressão articular" e "em língua".

1. Fraturas sem desvio – Essas fraturas (p. ex., Sanders tipo I) são tratadas com sucesso sem necessidade de cirurgia com proibição de apoio do peso por 6 a 8 semanas, até que se tenha comprovado cura com critérios clínicos e radiológicos.

2. Fraturas tipo língua – Neste padrão de fratura (Fig. 2-25) há separação do tubérculo no plano axial com envolvimento da articulação subtalar. A tração do tendão do calcâneo desloca o fragmento dorsal no sentido cranial.

3. Depressão articular – Neste padrão de fratura (Fig. 2-26) observa-se separação de fragmento da faceta posterior com incongruência articular.

4. Fraturas cominutivas – Algumas fraturas se apresentam com padrão com tal grau de cominuição e impactação que prescindem de classificação. Em comum, todas têm lesão significativa de tecidos moles e incongruência de articulação subtalar.

▶ Tratamento

O tratamento das fraturas intra-articulares com desvio ainda é controverso. Como afirmado anteriormente, o resultado final depende da recuperação de tecidos moles e dos ossos.

Ensaios prospectivos em larga escala realizados no Canadá revelaram excelentes resultados clínicos com tratamento conservador, mesmo nos casos com fratura intra-articular com desvio. Tabagismo pesado, doença vascular periférica grave e diabetes melito mal controlado são considerados contraindicações relativas para cirurgia. O grau do deslocamento em varo no plano axial (incidência de Harris para o calcanhar) parece ser um guia mais fiel para tratamento cirúrgico o que a extensão da depressão articular na faceta posterior.

Alguns cirurgiões defendem a manipulação fechada precoce das fraturas intra-articulares com desvio para restaurar, no mínimo, parcialmente a configuração externa anatômica da região do calcanhar. Pode-se realizar fixação interna com fios percutâneos. Este procedimento é particularmente bem-sucedido nos casos de fratura não cominutiva do tipo língua. Insere-se uma haste axial no fragmento que, a seguir, é desimpactado e reduzido. A haste é, então, inserida complementarmente para estabilizar a fratura (técnica de Essex-Lopresti). A ORIF com fios, parafusos ou placa, com ou sem enxerto ósseo, tem ganho aceitação. O objetivo da ORIF é restaurar o ângulo de Böhler e melhorar o alinhamento do calcanhar reduzindo a angulação em varo por meio de fixação estável. A cirurgia imediata está associada a incidência elevada de complicações com o fechamento da ferida operatória. Portanto, recomenda-se 10 a 14 dias de retardo para a fixação cirúrgica para reduzir o risco de deiscência e infecção da ferida. O "teste do enrugamento" deve estar positivo antes da cirurgia. Recentemente, as preocupações com a possibilidade de complicações com a ci-

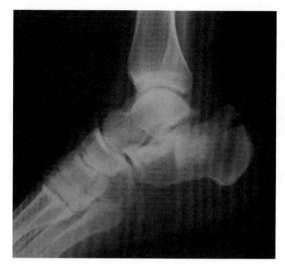

▲ **Figura 2-25** Radiografia de fratura tipo língua do calcâneo revelando envolvimento da articulação subtalar.

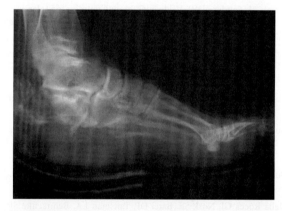

▲ **Figura 2-26** Fratura do calcâneo do tipo depressão articular. A faceta posterior é um fragmento separado.

catrização da ferida estimularam o uso de abordagens minimamente invasivas. Poucos autores preconizam artrodese subtalar primária para as fraturas gravemente cominutivas.

As fraturas do sustentáculo são raras e geralmente causadas por trauma de alta energia. Deve-se suspeitar desse tipo de fratura em pacientes com história de lesão de eversão e dor abaixo do maléolo medial. A lesão é diagnosticada principalmente com TC. As fraturas com deslocamento do sustentáculo talvez necessitem de fixação cirúrgica por meio de abordagem medial.

As fraturas do processo anterior geralmente são causadas por inversão forçada do pé e devem ser diferenciadas das torções de tornozelo e de mesotarso. O ligamento bifurcado firmemente fixo produz avulsão de um floco de osso do processo anterior. A sensibilidade dolorosa e o edema são máximos no meio caminho entre a ponta do maléolo lateral e a base do quinto metatarsiano. Uma radiografia com feixe oblíquo irá demonstrar o traço de fratura.

O processo medial dá origem ao abdutor do hálux e a parte do flexor curto dos dedos e pode sofrer avulsão nas lesões de eversão-abdução.

▶ Complicações

As complicações pós-operatórias mais significativas são deiscência e infecção da ferida. A artrose degenerativa pós-traumática é uma complicação relativamente comum a longo prazo, que requer fusão subtalar ou artrodese tripla. A taxa de complicações da ferida após ORIF chega a 30 a 50%. Outras complicações são síndrome do compartimento, síndrome de compressão nervosa (ramos plantares medial ou lateral e nervo sural, por fibrose pós-traumática ou pós-cirúrgica), lesão do tendão fibular, dor no coxim adiposo do calcâneo, exostose e consolidação viciosa. A síndrome do compartimento ocorre em 10% dos pacientes e deve ser excluída durante o exame físico.

Allmacher DH, Galles KS, Marsh JL: Intra-articular calcaneal fractures treated nonoperatively and followed sequentially for 2 decades. *J Orthop Trauma* 2006;20:464. [PMID: 16891937]

Attiah M, Sanders DW, Valdivia G, et al: Comminuted talar neck fractures: a mechanical comparison of fixation techniques. *J Orthop Trauma* 2007;21:47. [PMID: 17211269]

Benirschke S: Calcaneal fractures: to fix or not to fix. Opinion: open reduction internal fixation. *J Orthop Trauma* 2005;19:356. [PMID: 15891548]

Buckley R: Calcaneal fractures: to fix or not to fix. Opinion: nonoperative approach. *J Orthop Trauma* 2005;19:357. [PMID: 15891549]

Buckley RE: Evidence for the best treatment for displaced intra-articular calcaneal fractures. *Acta Chir Orthop Traumatol Cech* 2010;77:179. [PMID: 20619108]

Buckley RE, Tough S: Displaced intra-articular calcaneal fractures. *J Am Acad Orthop Surg* 2004;12:172. [PMID: 15161170]

Della Rocca GJ, Nork SE, Barei DP, Taitsman LA, Benirschke SK: Fractures of the sustentaculum tali: injury characteristics and surgical technique for reduction. *Foot Ankle Int* 2009;30:1037. [PMID: 19912711]

Early JS: Talus fracture management. *Foot Ankle Clin* 2008;13:635. [PMID: 19013400]

Gardner MJ, Nork SE, Barei DP, Kramer PA, Sangeorzan BJ, Benirschke SK: Secondary soft tissue compromise in tonguetype calcaneus fractures. *J Orthop Trauma* 2008;22:439. [PMID: 18670282]

Lim EV, Leung JP: Complications of intraarticular calcaneal fractures. *Clin Orthop Relat Res* 2001;391:7. [PMID: 11603691]

Longino D, Buckley RE: Bone graft in the operative treatment of displaced intraarticular calcaneal fractures: is it helpful? *J Orthop Trauma* 2001;15:280. [PMID: 11371794]

Marsh JL, Saltzman CL, Iverson M, Shapiro DS: Major open injuries of the talus. *J Orthop Trauma* 1995;9:371. [PMID: 8537838]

McGahan PJ, Pinney SJ: Current concept review: osteochondral lesions of the talus. *Foot Ankle Int* 2010;31:90. [PMID: 2006772]

Rammelt S, Zwipp H: Calcaneus fractures: facts, controversies and recent developments. *Injury* 2004;35:443. [PMID: 15081321]

Rammelt S, Zwipp H: Talar neck and body fractures. *Injury* 2009;40:120. [PMID: 18439608]

Sanders DW, Busam M, Hattwick E, Edwards JR, McAndrew MP, Johnson KD: Functional outcomes following displaced talar neck fractures. *J Orthop Trauma* 2004;18:265. [PMID: 15105747]

Swanson SA, Clare MP, Sanders RW: Management of intra-articular fractures of the calcaneus. *Foot Ankle Clin* 2008;13:659. [PMID: 19013401]

Tezval M, Dumont C, Sturmer KM: Prognostic reliability of the Hawkins sign in fractures of the talus. *J Orthop Trauma* 2007;21:538. [PMID: 17805020]

Verhagen RA, Maas M, Dijkgraaf MG, Tol JL, Krips R, van Dijk CN: Prospective study on diagnostic strategies in osteochondral lesions of the talus. Is MRI superior to helical CT? *J Bone Joint Surg Br* 2005;87:41. [PMID: 15686236]

FRATURAS E LUXAÇÕES DO MESOPÉ

1. Fraturas do navicular (CID-9:825.22)

▶ Fraturas avulsivas

As fraturas avulsivas do osso navicular do tarso podem ocorrer como resultado de torção violenta mesotarsal e não requer nem redução nem tratamento elaborado. A fratura avulsiva da tuberosidade próxima da inserção do tendão tibial posterior é rara e deve ser diferenciada de apófise não consolidada (navicular acessório) de osso sesamoide supranumerário, ou *os tibial* e *externum*. Também é possível haver avulsão de lábio dorsal.

▶ Fraturas de corpo

As fraturas do corpo ocorrem centralmente no plano horizontal ou, mais raramente, no plano vertical. Ocasionalmente, caracterizam-se por impactação. As fraturas não cominutivas com desvio do fragmento dorsal podem ser reduzidas. A manipulação fechada com tração intensa do antepé e pressão digital simultânea sobre o fragmento deslocado pode restaurar a posição normal. Se houver tendência a novo desvio, pode-se contrapor fixação temporária com fio de Kirschner inserido por via percutânea. Há necessidade de imobilização com aparelho ou tala por, no mínimo, por 6 semanas. As fraturas cominutivas e impactadas não podem ser reduzidas com técnica fechada. Quando os fragmentos envolverem mais de 25% do osso, há necessidade de ORIF para prevenir subluxação dorsal do fragmento navicular. Nas áreas com depressão pode-se usar enxerto ósseo. Para alguns autores o prognóstico é pessimista em casos de fratura cominutiva ou impactada. Sua alegação é que ainda que se obtenha redução parcial, a artrose pós-traumática é certa e haverá necessidade final de artrodese das articulações talonavicular e naviculocuneiforme para alívio da dor.

▶ Fraturas de estresse (CID-9:733.95)

O osso navicular também é um sítio frequente de fratura de estresse em corredores. Com frequência, há necessidade de TC ou cintilografia para o diagnóstico. Normalmente, há necessi-

CIRURGIA PARA TRAUMA MUSCULOESQUELÉTICO

dade de gesso curto sem apoio do peso por seis semanas para a consolidação da fratura.

2. Fraturas dos ossos cuneiforme e cuboide (CID-9:825.23, 825.24)

Em razão da posição relativamente protegida do mesotarso, as fraturas isoladas dos ossos cuboide e cuneiforme são raras. As fraturas avulsivas ocorrem como componente de torções mesotarsais graves. Fraturas extensas geralmente ocorrem associadas a outras lesões do pé, muitas vezes causadas por esmagamento. A fratura em "quebra nozes" é uma fratura por compressão do osso cuboide e, quando associada a encurtamento da coluna lateral, pode ser tratada com alongamento da coluna lateral, ORIF e enxerto ósseo.

3. Luxações mesotarsais (ICD-9:838.12)

A luxação mesotarsal das articulações naviculocuneiforme e calcaneocuboide ou, em plano mais proximal, das articulações talonavicular e calcaneocuboide (articulação de Chopart), pode ocorrer em consequência de torção do antepé. Frequentemente há fratura de extensão variada dos ossos adjacentes.

Quando se procede ao tratamento na fase aguda, a redução fechada por tração do antepé e manipulação geralmente é efetivo. Se a redução se mostrar instável com tendência a recorrência do deslocamento com a liberação da tração, recomenda-se estabilização durante 4 semanas com fios Kirschner inseridos por via percutânea.

FRATURAS E LUXAÇÕES DE ANTEPÉ

1. Fraturas e luxações metatarsais

As fraturas metatarsais e a luxação das articulações tarsometatarsais frequentemente são causadas por esmagamento direto ou por torção indireta do antepé. Nos casos com traumatismo grave, é possível que a circulação esteja comprometida por lesão da artéria dorsal do pé, que cursa entre o primeiro e o segundo metatarsais.

▶ Fraturas do corpo do metatarso (CID-9:825.25)

As fraturas não desviadas do corpo do metatarso causam incapacidade apenas temporária, exceto se não houver consolidação óssea. O desvio raramente é significativo quando não há envolvimento do primeiro e do quinto metatarsais, porque esses ossos atuam como tala interna. Essas fraturas podem ser tratadas com calçado de sola rígida com apoio parcial do peso ou, se a dor for intensa, com aparelho de gesso curto que possibilite caminhar.

Para as fraturas do corpo com desvio, é extremamente importante corrigir a angulação no seu eixo longitudinal. A angulação dorsal residual causa protuberância da cabeça do metatarso sobre a superfície plantar. A pressão local concentrada pode produzir calo doloroso de pele. A angulação plantar residual do primeiro metatarsal transfere peso para as cabeças de segundo e terceiro metatarsais. Após redução da deformidade angular deve-se moldar aparelho de gesso à superfície plantar para reduzir a recorrência e dar apoio aos arcos transverso e longitudinal. Se persistirem angulação ou desvio intra-articular devem ser consideradas as indicações de redução aberta ou fechada e fixação interna.

▶ Fraturas de colo e cabeça de metatarso (CID-9: 825.25)

As fraturas do "colo" do metatarso localizam-se próximas à cabeça, mas ainda são extra-articulares. É comum haver angulação dorsal que deve ser reduzida para evitar a formação reativa de calo em razão de pressão sobre a pele plantar. As fraturas intra-articulares das cabeças dos metatarsos são raras. Mesmo quando se consolidam em posição desviada, ocorre algum grau de remodelamento e o resultado funcional é surpreendentemente bom. As indicações para redução aberta com ou em fixação interna permanecem controversas.

A redução fechada das fraturas metatarsais é mais bem feita com aplicação de tração (armadilha de dedo chinesa) nos dedos envolvidos. A redução é avaliada com radiografias intraoperatórias e se for considerada inaceitável, indica-se ORIF com fios K ou placa e parafusos. Reduções instáveis devem ser tratadas com fios percutâneos com imageamento fluoroscópico.

▶ Luxações tarsometatarsianas (Lisfranc) (CID-9:838.25)

As lesões de Lisfranc tradicionalmente eram associadas a traumas de alta energia, como colisão de veículos e acidentes industriais, mas recentemente houve aumento na incidência com traumas de baixa energia, como atividades atléticas. Essas lesões frequentemente passam despercebidas nas lesões em atletas ou em pacientes politraumatizados e, assim, deve-se manter alto índice de suspeição para diagnóstico apropriado.

A base do segundo metatarsal é encaixada proximalmente à base dos outros metatarsais em uma fenda entre o primeiro e o terceiro cuneiformes, "trancando" a articulação. Embora a estabilização primária seja proporcionada pelo esqueleto ósseo, as fixações ligamentares promovem estabilidade substancial à articulação de Lisfranc. As estruturas ligamentares são divididas nos componentes plantares, dorsais e interósseos, sendo os plantares os mais fortes. A borda medial do quarto metatarsal e o osso cuboide devem estar alinhados aos 30 graus na incidência oblíqua, e, na incidência em perfil, com a borda superior do cuneiforme medial. Nas lesões discretas, RMN, TC e radiografias com estresse podem ser úteis.

Essa lesão é encontrada com três padrões comuns: incongruência total, incongruência parcial e divergente (Fig. 2-27).

Nas lesões sem deslocamento, indica-se imobilização com gesso com apoio limitado do peso que, geralmente,é uma bota gessada sem salto durante 6 semanas, seguida por bata gessada com salto até que a dor e a sensibilidade tenham cedido.

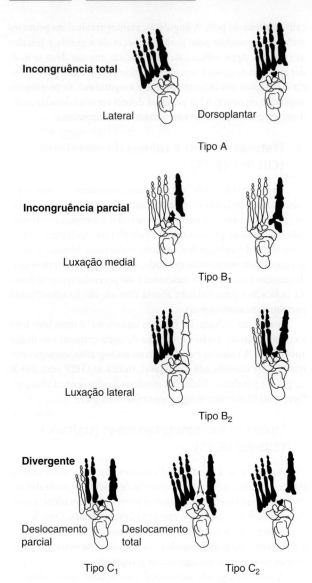

▲ **Figura 2-27** Classificação das lesões de Lisfranc. (Reproduzida, com permissão, a partir de Coughlin MJ, Mann RA, eds: *Surgery of the Foot and Ankle*, 7th ed. New York: WB Saunders; 1999.)

Desvios acima de 2 milímetros entre as bases do primeiro e do segundo metatarsais em comparação com o outro pé indicam necessidade de cirurgia. A redução anatômica é a chave para o sucesso do tratamento e, se não for possível obtê-la com técnica fechada, haverá indicação para redução aberta. A redução pode ser mantida com parafusos, parafusos bioabsorvíveis, placa ou sutura com *EndoButton*, que recentemente tem ganho popularidade.

O não diagnóstico da lesão ou sua redução viciosa podem causar artrose pós-traumática, que é a complicação mais comum da lesão de Lisfranc. Outras complicações comuns são síndrome de dor regional, sintomas relacionados com os instrumentos usados para fixação, redução incompleta ou perda da redução.

▶ **Fratura da base do quinto metatarsal (CID-9: 825.25)**

Trata-se da mais comum entre as fraturas de metatarso. Encontram-se três padrões distintos: (1) fratura com avulsão de segmento da tuberosidade (processo estiloide) de tamanho variável que, raramente, envolve a articulação entre o osso cuboide e quinto metatarsal; (2) fratura de Jones aguda envolvendo a articulação intermetatarsal (localizada na junção entre metáfise e diáfise); (3) fratura transversal da diáfise proximal do metatarso.

As fraturas com avulsão geralmente ocorrem com lesão em adução o antepé. O músculo fibular breve traciona e luxa o fragmento fraturado em direção proximal. O tratamento por 3 semanas com calçado de sola rígida, aparelho gessado ou envoltório elástico geralmente é bem-sucedido e, raramente, não há consolidação óssea. Pseudoartrose sintomática, desvio além de 2 milímetros e envolvimento da articulação cubo metatarsal acima de 30% indicam tratamento cirúrgico. Os fragmentos menores que causem sintomas podem ser excisados.

As fraturas de Jones agudas devem ser tratadas com bota gessada sem salto por 6 a 8 semanas. Alguns autores recomendam ORIF na fase aguda das fraturas de Jones em atletas de alto desempenho. As fraturas de diáfise proximal, ou "fraturas de Jones crônicas" provavelmente são secundárias a fadiga. Novamente, o tratamento conservador com bota gessada sem salto geralmente leva à cura. É possível haver pseudoartrose (em razão de insuficiência inerente do suprimento sanguíneo) que, frequentemente, é assintomática. Se não houver evidências de consolidação óssea em 12 semanas, recomendam-se fixação interna e enxerto ósseo. O tratamento das fraturas do segmento proximal do corpo do metatarso é semelhante ao descrito para as fraturas de Jones.

2. Fraturas com luxação das falanges

As fraturas das falanges dos pododáctilos são comumente causadas por impacto direto, como ocorre nas lesões de esmagamento. As fraturas em espiral ou oblíquas do corpo das falanges proximais dos pododáctilos menores podem ocorrer como resultado indireto de lesões de torção. A lesão deve ser avaliada em termos de deformidade, lesão de tecidos moles e estado neurovascular, além de radiograficamente.

▶ **Tratamento**

As fraturas cominutivas da falange proximal do hálux, isoladamente ou em combinação com fratura da falange distal são lesões incapacitantes. Como não é provável que haja desvio amplo dos fragmentos, a correção da angulação com apoio usando tala geralmente é suficiente. A bota removível com salto pode ser útil para alívio dos sintomas causados por lesão associada de tecidos moles. A fratura espiral ou oblíqua das falanges proximal, ou média, ou pododáctilos menores pode ser tratada adequadamente, unindo-se o dedo envolvido ao dedo adjacente não lesionado. As fraturas cominutivas da falange distal são tratadas como lesão de tecido mole.

As luxações das articulações metatarsofalangeanas e interfalangeanas proximais, em geral podem ser reduzidas com manipulação fechada. Essas luxações raramente ocorrem isoladamente, mas sim em combinação com outras lesões do antepé.

3. Fratura dos sesamoides do hálux (CID-9: 825.20)

As fraturas dos ossos sesamoides do hálux são raras, mas podem ocorrer nas lesões por esmagamento. Essas lesões devem ser diferenciadas de sesamoide bipartido comparando-se com radiografias do pé não envolvido.

▶ Tratamento

As fraturas sem desvio não requerem tratamento além de calçado ortopédico de sola rígida ou barra metatarsal. As fraturas com desvio talvez necessitem de imobilização com bota ou tala de gesso com salto, com o hálux amarrado em flexão. A consolidação óssea retardada pode causar dor incapacitante causada por artrose da articulação entre o sesamoide e a cabeça do primeiro metatarsiano. Se as modalidades conservadoras forem esgotadas, talvez haja necessidade de excisão do sesamoide; contudo, esta deve ser a última opção.

Brin YS, Nyska M, Kish B: Lisfranc injury repair with the TightRope device: a short-term case series. *Foot Ankle Int* 2010;31:624. [PMID: 20663431]

Chuckpaiwong B, Queen RM, Easley ME, Nunley JA: Distinguishing Jones and proximal diaphyseal fractures of the fifth metatarsal. *Clin Orthop Relat Res* 2008;466:1966. [PMID: 18363075]

DeOrio M, Erickson M, Usuelli FG, Easley M: Lisfranc injuries in sport. *Foot Ankle Clin* 2009;14:169. [PMID: 19501801] Desmond EA, Chou LB: Current concepts review: Lisfranc injuries. *Foot Ankle Int* 2006;27:653. [PMID: 16919225]

Haapamaki V, Kiuru M, Koskinen S: Lisfranc fracture-dislocation in patients with multiple trauma: diagnosis with multidetector computed tomography. *Foot Ankle Int* 2004;25:614. [PMID: 15563381]

Porter DA, Duncan M, Meyer SJ: Fifth metatarsal Jones fracture fixation with a 4.5-mm cannulated stainless steel screw in the competitive and recreational athlete: a clinical and radiographic evaluation. *Am J Sports Med* 2005;33:726. [PMID: 1572227]

Richter M, Wippermann B, Krettek C, et al: Fractures and fracture dislocations of the midfoot: occurrence, causes and long-term results. *Foot Ankle Int* 2001;22:392. [PMID: 11428757]

Vorlat P, Achtergael W, Haentjens P: Predictors of outcome of non-displaced fractures of the base of the fifth metatarsal. *Int Orthop* 2007;31:5. [PMID: 16721621]

Zwitser EW, Breederveld RS: Fractures of the fifth metatarsal; diagnosis and treatment. *Injury* 2010;41:555. [PMID:19570536]

▶ Síndrome dolorosa complexa regional (SDCR) (CID-9: 337.20)

Esta síndrome é definida como reação anormal à lesão caracterizada por dor em queimação, alodínia (dor causada por estímulo que normalmente não é doloroso) mecânica e térmica, hiperalgesia, rigidez, alterações vasomotoras, edema e osteoporose do membro afetado. A síndrome é classificada em dois tipos, dependendo da presença de lesão de nervo com a lesão. Tipo 1 (antigamente distrofia simpática reflexa), associada a dor desproporcional à lesão inicial, hiperestesia, mobilidade restrita e distúrbio do movimento, alterações na pele (cor, textura e temperatura), edema, osteoporose irregular e disseminação dos sintomas que se tornam mais difusos. Tipo 2 (antigamente causalgia) que inclui características do tipo 1 com lesão identificada de nervo. A SDCR pode ser desencadeada por trauma, infecção, infarto do miocárdio, AVE, cirurgia e lesão medular ou, algumas vezes, sem causa evidente. A fisiopatologia não está inteiramente compreendida, mas especulou-se que esteja relacionada com perda de controle nervoso da região afetada. A incidência é maior em indivíduos entre 40 e 60 anos de idade. As mulheres são afetadas com frequência três vezes maior. O diagnóstico precoce é chave para tentar prevenir alterações crônicas (atrofia e contraturas musculares) e pode ser feito com base em anamnese e exame físico. Entre os exames complementares estão radiografias, cintilografia óssea, estudos da condução nervosa e termografia. A causa, se identificada, deve ser tratada.

Clinicamente, a distrofia simpática reflexa apresenta três estágios não totalmente distintos uns dos outros. No primeiro, ou estágio inicial, o paciente se queixa de dolorimento ou queimação exacerbados por estímulos externos. Também é possível haver vasoespasmo com alteração na cor e temperatura da pele.

O segundo estágio geralmente ocorre em aproximadamente 3 meses. A dor é mais intensa e esse estágio é caracterizado por edema significativo, pele fria e brilhante e limitações nos movimentos articulares. As radiografias revelam osteopenia difusa. O terceiro, ou estágio atrófico, é marcado por atrofia progressiva da pele e dos músculos e contratura articular significativa.

Atrofia de Sudeck é um termo radiográfico que se estendeu ao quadro clínico. A rarefação pontual diferencia-se da atrofia óssea difusa e pode ocorrer 6 a 8 semanas após o início dos sintomas. A síndrome ombro-mão é uma variação desse fenômeno que ocorre com distúrbios do membro superior. Rigidez é característica, tanto no ombro quanto no punho e mão.

Como a causa não está esclarecida, o tratamento recomendado é um programa agressivo de fisioterapia, a fim de ajudar no controle da sensibilidade dos tecidos moles; também para prevenção ou tratamento de contraturas articulares. Exercícios com carga progressiva e contra a resistência progressiva podem ser benéficos em cenários apropriados.

PSEUDOARTROSE DE FRATURAS

Há muitas razões pelas quais fraturas não consolidam. O período ideal de consolidação varia com o osso em questão, local da fratura, natureza da lesão e qualidade dos tecidos moles.

Em geral, diz-se que a fratura está consolidada quando há sinais radiográficos de ligação óssea em, pelo menos, três corticais nas projeções ortogonais. Os critérios clínicos, como ausência de movimento e desaparecimento da dor no local da fratura, embora úteis, são bem menos sensíveis para confirmar a consolidação.

Pseudoartrose de fraturas (CID-9: 733.82)

De acordo com a *Food and Drug Administration*, define-se *consolidação retardada* de fratura de osso longo como aquela que não ocorre completamente após 6 meses. A consolidação retardada é representada por suspensão evidente da neoformação óssea periosteal antes de se atingir a união do osso.

A *pseudoartrose* é menos bem definida. Evidentemente, uma fratura que não mostre evidências de união ao longo de 4 a 6 meses pode ser considerada não consolidada. Pode-se declarar imediatamente que uma fratura com falha óssea de 5 centímetros, por exemplo, é de tipo não consolidada, porque já se sabe que não haverá reconstituição óssea espontânea se for deixada apenas com imobilização.

A pseudoartrose corresponde à formação de cicatriz em que a taxa de osteogênese endosteal e periosteal é zero ou baixa e sobrepujada pela reabsorção óssea, com esclerose do canal medular nas superfícies da fratura. Se o periósteo for ativo e não houver qualquer ligação a despeito da neoformação óssea, o resultado será a não união hipertrófica. Se não estiver havendo neoformação óssea, a morfologia será atrófica.

A. Razões para pseudoartrose

As duas principais razões são falta de suprimento adequado de sangue no local da fratura e estabilização inadequada da fratura. Outras variáveis que interferem com a cicatrização óssea são interposição de tecidos moles no sítio da fratura, estabilização com grau de desvio inaceitável, separação inicial dos fragmentos da fratura, fratura fechada ou exposta, uso de medicamentos (p. ex., corticosteroides, anticoagulantes), tabagismo e infecção. A infecção no local da fratura não impede a consolidação da fratu-

Tabela 2-7 Causas de pseudoartrose

1. Movimento excessivo: imobilização inadequada
2. Diátese de fragmentos da fratura
   a. Interposição de tecidos moles
   b. Separação causada por tração ou fixação interna
   c. Mau posicionamento
   d. Perda óssea
3. Comprometimento do suprimento sanguíneo
   a. Lesão de vasos nutrientes
   b. Esfolamento ou lesão de periósteo e músculo
   c. Fragmentos livres; cominuição grave
   d. Avascularidade causada por dispositivos de fixação interna
4. Infecção
   a. Necrose óssea (sequestro)
   b. Osteólise (lacuna)
   c. Afrouxamento de implantes (movimento)
5. Gerais: idade, estado nutricional, uso de corticosteroides, anticoagulantes, radioterapia, queimaduras, predisposição à pseudoartrose
6. Separação por tração ou fixação interna

Adaptada e reproduzida, com permissão, a partir de Rosen H: Treatment of nonunions: general principles. In: Chapman MW, ed: *Operative Orthopedics*, 2nd ed. Philadelphia: Lippincott; 1988.

ra, mas pode contribuir para a evolução sem consolidação. Rosen descreveu as causas conhecidas de pseudoartrose (Tab. 2-7).

Determinadas áreas do esqueleto (diáfise distal da tíbia, escafoide, região subtrocantérica do fêmur e diáfise proximal do quinto metatarsiano) têm maior tendência a evoluir com pseudoartrose, mesmo com tratamento adequado. O padrão da fratura também é importante para a evolução sem consolidação. As fraturas segmentadas de ossos longos têm tendência muito maior a pseudoartrose, como as fraturas com grandes fragmentos em "borboleta", em razão da desvascularização do segmento intermediário.

B. Classificação das pseudoartroses

As pseudoartroses são classificadas em função de suas características radiológicas. A classificação mais usada é a desenvolvida por Weber e Cech, na qual as pseudoartroses são divididas em hipertróficas e atróficas. Os autores utilizaram radiografias simples e cintilografia com estrôncio para diferenciar essas duas categorias. As *pseudoartroses hipertróficas* apresentam extremidades ósseas viáveis, enquanto nas *atróficas* as extremidades ósseas não inviáveis. Esta diferenciação tem valor tanto prognóstico quanto na determinação do tratamento apropriado. Os autores ainda subdividiram as pseudoartroses hipertróficas em "tipo pata de elefante", "tipo pata de cavalo" e pseudoartroses oligotróficas (Fig. 2-28). Para generalizar, as pseudoartroses com melhor suprimento sanguíneo e algum grau de micromovimento no local da fratura evoluem com mais calo ósseo, enquanto aquelas sem qualquer movimento, com excesso de movimento ou com separação e menor suprimento sanguíneo produzem menos calo ósseo.

C. Complicações da pseudoartrose

Os casos com ausência de consolidação hipertrófica ou atrófica grosseiramente móveis por longo período frequentemente evoluem como pseudoartrose (fala articulação) propriamente dita (Fig. 2-29). Observa-se em uma verdadeira cápsula revestida por sinóvia ao redor das extremidades ósseas. Na fenda encontra-se líquido sinovial. Como há a formação de uma articulação entre as extremidades de fragmentos ósseos não consolidados a única opção de tratamento é intervenção cirúrgica.

D. Tratamento

O grau de encurtamento ou de deformidade do membro afetado e as articulações acima e abaixo da pseudoartrose devem ser avaliados, a fim de determinar seu funcionamento e mobilidade. Também deve-se determinar o estado geral de saúde do paciente além do seu grau de incapacidade funcional atual. Isso é especialmente importante porque alguns pacientes, de fato, são assintomáticos e, portanto, não necessitam de tratamento. O tratamento deve ser adaptado nos pacientes enfermos ou idosos (> 70 anos) já que estes, talvez, não passem com segurança por intervenção cirúrgica.

1. Estimulação da osteogênese por forças externas – Sabe-se atualmente que há várias formas de estimular a cicatrização em casos de consolidação retardada. Essas formas podem ser

CIRURGIA PARA TRAUMA MUSCULOESQUELÉTICO   CAPÍTULO 2   85

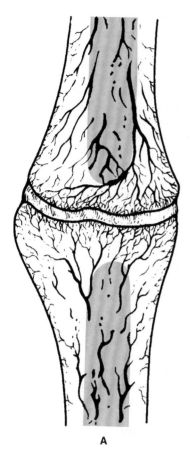
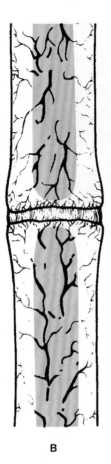
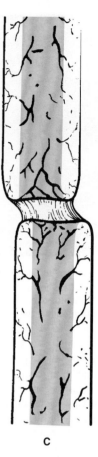

A   **B**   **C**

▲ **Figura 2-28** Classificação de Weber e Cech para pseudoartroses hipertróficas: (**A**) pata de elefante; (**B**) pata de cavalo; e (**C**) oligotróficas Essa frequentemente se parece com pseudoartrose atrófica e é difícil fazer a distinção. (Reproduzida, com permissão, a partir de Browner BD, Levine A, Jupiter J, et al., eds: *Skeletal Trauma*, 2nd ed. New York: WB Saunders; 1998.)

divididas em função do tipo de força utilizada pra estimular a osteogênese. Essas forças indutoras podem ser classificadas em mecânicas, elétricas e químicas, e podem ser aplicadas com sucesso variável com técnicas cirúrgicas e não cirúrgicas.

A. Forças mecânicas – O mecanismo que presumivelmente explica a cicatrização da fratura sem intervenção cirúrgica é a aplicação da força mecânica cíclica da deambulação enquanto a redução é mantida com apoio externo. Sarmiento demonstrou que o uso de órtese funcional junto com apoio do peso pode levar a união de fraturas tibiais não consolidadas.

Forças mecânicas também podem ser geradas por meios cirúrgicos. A estabilização mecânica de um osso longo não consolidado pode ser obtida com instalação de haste intramedular ou com placa compressiva. A haste atua produzindo estabilização mecânica da fratura e, assim, permitindo carga axial cíclica sobre o membro sem a força de cisalhamento causada pelo apoio do peso. A placa compressiva proporciona estabilidade assim como compressão rígida imediata entre os fragmentos da fratura. Essas formas de tratamento geralmente são suficientes para os casos de fraturas não consolidadas do tipo "pata de elefante".

B. Estimulação elétrica – Trabalhados conduzidos por Fukada e Yasuda levaram ao desenvolvimento de estimuladores elétrico do crescimento ósseo para aplicação clínica no tratamento de consolidação retardada e de pseudoartrose. Demonstrou-se que campos elétricos estimulam condrócitos e células mesenquimais inativas no sítio não consolidado para que "se liguem" e produzam tecido ósseo resultando na consolidação da fratura. Os dispositivos implantados cirurgicamente têm a desvantagem de implantação, remoção e infecção e, assim, períodos menores de aplicação parecem vantajosos. A opinião corrente é usar campos magnéticos combinados aplicados sobre o local da fratura.

C. Intensificação biológica – Moduladores químicos também têm papel importante na promoção da cura em casos de fraturas não consolidadas. A aplicação de enxerto autógeno de osso poroso (na maioria das vezes obtida na espinha ilíaca) é um estimulador potente para união de fraturas. Como uma fratura não consolidada rígida se cura com enxerto de osso autógeno e sem fixação interna, é evidente que moduladores químicos do osso poroso enxertado são responsáveis pela estimulação da resposta cicatricial. Tem havido muito interesse na descoberta dos

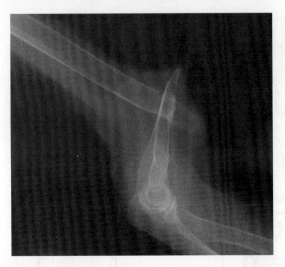

▲ **Figura 2-29** Pseudoartrose de úmero distal com 14 anos de evolução sem tratamento em paciente feminina de 89 anos de idade. Todo o movimento ao redor do cotovelo está ocorrendo pela pseudoartrose, uma vez que o cotovelo está anquilosado.

fatores de crescimento presentes no osso poroso e responsáveis por "acionar" o processo de cura. Alguns cirurgiões relataram sucesso, inclusive, com coleta de medula óssea na espinha ilíaca com agulha de grande calibre para injeção no sítio não consolidado. No futuro, é provável que o modulador humoral responsável seja isolado, sintetizado em quantidades suficientes com técnicas de engenharia genética e simplesmente injetado nas fraturas não consolidadas para obter a consolidação.

2. Fraturas não consolidadas atróficas – As fraturas não consolidadas atróficas não são tão fáceis de tratar quanto as hipertróficas e há poucas opções de tratamento disponíveis. A estimulação elétrica e os métodos não cirúrgicos de tratamento não se mostraram efetivos. O tratamento mais usado, e mais bem-sucedido, é a "revitalização" das extremidades ósseas avasculares, combinada com fixação interna rígida e enxerto de osso autógeno. O mesmo procedimento é utilizado no tratamento das pseudoartroses.

Com o método de Ilizarov também se obteve grande sucesso no tratamento de fraturas complexas não consolidadas hipertróficas e atróficas, algumas vezes combinado com enxerto de osso autógeno. Esse método permite, não apenas obter a união de fratura, mas, também, tratar qualquer deformidade concomitante, perda segmentar de osso ou encurtamento que esteja presente.

▶ Consolidação viciosa de fratura (CID-9: 733.81)

Diz-se que houve consolidação viciosa quando uma fratura é unida com angulação inaceitável, rotação ou acavalamento que tenha resultado em encurtamento do membro. O encurtamento é mais bem tolerado no membro superior do que no inferior, e as deformidades de angulação são mais bem toleradas em ossos como o úmero do que no fêmur ou na tíbia. Assim, não é possível definir diretrizes absolutas quanto ao que se considera consolidação aceitável ou inaceitável. Em geral, encurtamentos acima de 2,5 centímetros é mal tolerado no membro inferior. Discrepâncias menores, contudo, na maioria dos casos, são contemporizadas com uma palmilha. Quando o grau de deformidade é suficiente para causar dor (p. ex., causada por caminhar apoiado sobre a lateral do pé em razão de consolidação viciosa em varo da tíbia distal) ou para causar disfunção, indica-se correção cirúrgica.

Quando se decide por corrigir cirurgicamente a consolidação viciosa, é imperativo que se faça um bom planejamento pré-operatório. A determinação do plano verdadeiro da deformidade é essencial no planejamento cirúrgico da correção. Deve-se determinar o eixo mecânico verdadeiro do membro para que se possa determinar o local exato da deformidade. Se estiver sendo planejada osteotomia, o cirurgião deve decidir de utiliza uma cunha de subtração (quando se remove uma cunha de tecido ósseo) ou uma cunha de adição (quando se adiciona uma cunha de osso autógeno ou de aloenxerto). Essa opção é importante porque altera o comprimento do membro. Se o membro estiver curto, o cirurgião deve incluir um procedimento para alongamento. A fixação apropriada e, frequentemente, o enxerto de osso autólogo devem ser incorporados para garantir que a osteotomia se consolide, considerando que a conversão de consolidação viciosa da pseudoartrose representaria agravar uma situação que já era ruim. Deve-se dar atenção especial ao tratamento dos tecidos moles a fim de prevenir deiscência ou infecção da ferida.

▶ Métodos de Ilizarov

Desde sua introdução em Kurgan, Sibéria, em 1951, por Gavril A. Ilizarov, a aparelhagem e os conceitos de osteogênese por distração revolucionaram a aplicação dos princípios da fixação externa no tratamento de falhas ósseas, fraturas não consolidadas, pseudoartroses e osteomielite. Ilizarov percebeu que a cicatrização e a neogênese requerem um estado dinâmico, que poderia ocorrer com distração controlada ou com compressão. Esse dogma decorre de diversos princípios que Ilizarov classificou em três categorias: biológica, clínica e técnica. Entre os conceitos biológicos importantes estão preservação do suprimento sanguíneo endosteal e periosteal via corticotomia de baixa energia e fixação estável. Após a osteotomia, segue-se 5 a 7 dias de latência e taxa de distração de 1 milímetro por dia em 3 ou 4 acréscimos fracionados. Ao final da distração, há necessidade de fixação neutra para permitir a maturação, calcificação e fortalecimento do osso neoformado. Essencialmente, com a técnica ilude-se o organismo que passa a acreditar que voltou à infância, como o sítio da corticotomia atuando como epífise. A fixação de Ilizarov evita as forças de cisalhamento, mas permite micromovimentos no plano axial com apoio de peso pós-operatório e estimula a formação óssea. Do ponto de vista técnico, o método de Ilizarov baseia-se no uso de fixador externo extremamente rígido (em todos os plano exceto o de carga axial) e extremamente versátil, empregando fixação com fio K sob tensão. É esse fenômeno de "tensão com estresse" com distração gradual controlada das terminações ósseas no sítio de corticotomia que torna possível o alongamento do

CIRURGIA PARA TRAUMA MUSCULOESQUELÉTICO — CAPÍTULO 2

membro ou a osteogênese necessária para o transporte do osso. Também ocorre neogênese dos tecidos moles, incluindo vasos, nervos, músculos e pele. De forma semelhante, em razão da natureza dinâmica na aparelhagem, é possível manter cargas constantemente altas de compressão cruzando o sítio da fratura a fim de estimular a consolidação. Ocorre um estado de hiperemia durante a osteogênese por distração com grande neovascularização no espaço criado pela distração. O fluxo global de sangue afluindo ao membro afetado é aumentado em até 40%.

As partes mais importantes dos fixadores circulares são os anéis e as hastes. O diâmetro dos anéis e a distância entre eles afetam a estabilidade. Não obstante a regra de que anéis de menor diâmetro são mais estáveis, a norma geral é deixar um espaço de 2 centímetros entre o anel e a pele em toda a circunferência para acomodar um possível edema do membro. Com anéis muito distantes e ligados por hastes longas a estabilidade é menor. Idealmente, são necessários quatro hastes conectoras entre os anéis e, no mínimo, dois pontos de fixação ou fios por anel. Utilizam-se fios de dois diâmetros: 1,5 milímetro em crianças pequenas e nos membros superiores de adultos; e 1,8 milímetro (com o dobro da rigidez contra dobra) nos membros inferiores de adultos e adolescentes. Utilizam-se fios com contas (olivados) para transporte do osso, assim como para garantir rigidez da fixação, para evitar translação indesejada do osso sobre a estrutura. Uma estrutura apropriadamente aplicada ao membro inferior permite apoio total do peso sobre a perna afetada, independentemente da extensão da falha óssea. Essa carga axial cíclica sobre o membro afetado é o elemento crucial do método de Ilizarov.

Princípios clínicos como geometria do aparato construído, ajustes na taxa de transporte ósseo e cuidados diretos com a ferida afetam os resultados do procedimento. A operação inicial para a aplicação do aparato é apenas uma pequena parte no esquema total de tratamento. O constructo deve ser tão seguro e confortável quanto possível considerando que o aparato seja usado por período longo. As infecções do trajeto dos fios são comuns e devem ser abordadas agressivamente com antibioticoterapia oral e cuidados locais.

Com a incorporação de dobradiças, placas, hastes e outros elementos, é possível corrigir deformidades em qualquer plano. Assim, o aparato se tornou uma ferramenta crescentemente útil no tratamento de deformidades congênitas, adquiridas e pós-traumáticas nos membros, assim como de fraturas não consolidadas ou com vício de consolidação. O que faz desse método de tratamento algo único é a possibilidade de conduzir todos os problemas que afetem o membro com a aplicação de um único aparato.

Bhandari M, Guyatt GH, Tong D, et al: Reamed versus nonreamed intramedullary nailing of lower extremity long bone fractures: a systematic overview and meta-analysis. *J Orthop Trauma* 2000;14:2. [PMID: 10630795]

Einhorn TA, Lee CA: Bone regeneration: new findings and potential clinical applications. *J Am Acad Orthop Surg* 2001;9:157. [PMID: 11421573]

Goldstein C, Spraque S, Petrisor BA: Electrical stimulation for fracture healing: current evidence. *J Orthop Trauma* 2010; 24(Suppl 1): S62. [PMID: 20182239]

Hak DJ, Lee SS, Goulet JA: Success of exchange reamed intramedullary nailing for femoral shaft nonunion or delayed union. *J Orthop Trauma* 2000;14:178. [PMID: 10791668]

Henson P, Bruehl S: Complex regional pain syndrome: state of the art update. *Curr Treat Options Cardiovasc Med* 2010;12:156. [PMID: 20842553]

Hupel TM, Weinberg JA, Aksenov SA, Schemitsch EH: Effect of unreamed, limited reamed, and standard reamed intramedullary nailing on cortical bone porosity and new bone formation. *J Orthop Trauma* 2001;15:18. [PMID: 11147683]

Ilizarov GA: The significance of the combination of optimal mechanical and biological factors in the regenerate process of transosseous synthesis. In: Abstracts of First International Symposium on Experimental, Theoretical, and Clinical Aspects of Transosseous Osteosynthesis Method Developed in Kniekot, Kurgan, USSR, September 20–23, 1983.

Ilizarov GA: *Transosseous Osteosynthesis*. New York: Springer-Verlag; 1992.

Katsenis D, Bhave A, Paley D, et al: Treatment of malunion and nonunion at the site of an ankle fusion with the Ilizarov apparatus. *J Bone Joint Surg Am* 2005;87:302. [PMID: 15687151]

Lowenberg DW, Randall RL: The Ilizarov method. In: Braverman MH, Tawes RL, eds: *Surgical Technology International II*. San Francisco: Surgical Technology International; 1993.

Marsh D: Concepts of fracture union, delayed union, and nonunion. *Clin Orthop Relat Res* 1998;355S:S22. [PMID: 9917623]

Paley D, Maar DC: Ilizarov bone transport treatment for tibial defects. *J Orthop Trauma* 2000;14:76. [PMID: 10716377]

Spiegelberg B, Parratt T, Dheerendra SK, Khan WS, Jennings R, Marsh DR: Ilizarov principles of deformity correction. *Ann R Coll Surg Engl* 2010;92:101. [PMID: 20353638]

Weresh MJ, Hakanson R, Stover MD, et al: Failure of exchange reamed intramedullary nails for ununited femoral shaft fractures. *J Orthop Trauma* 2000;14:335. [PMID: 11029556]

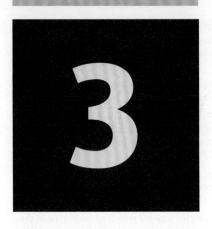

Medicina esportiva

Patrick J. McMahon, MD
Lee D. Kaplan, MD
Charles A. Popkin, MD

INTRODUÇÃO

A medicina esportiva surgiu nos anos 1970 como uma subespecialidade da ortopedia, inicialmente com foco em atletas de competição. Atualmente, a medicina esportiva abrange os cuidados gerais de atletas nos diversos níveis de habilitação. Cada vez mais os cuidados aos atletas recreativos se comparam aos de atletas profissionais. Além do sistema musculoesquelético, deve-se dar atenção aos sistemas cardiovascular e respiratório, abordando técnicas de treinamento, nutrição e preparação feminina específica. Em seu conjunto, esses aspectos demandam equipe multidisciplinar, incluindo preparadores físicos, fisioterapeutas, cardiologistas, pneumologistas, cirurgiões ortopédicos e clínicos gerais.

LESÕES DE JOELHO

▶ Anatomia

Os ossos do joelho incluem os segmentos distal do fêmur e proximal da tíbia e a patela. Esses ossos dependem de ligamentos de apoio, cápsula articular e meniscos para que haja estabilidade da articulação.

A. Meniscos e cápsula articular

Os meniscos, ou cartilagens semilunares, são discos fibrocartilaginosos em forma de C existentes no interior do joelho que absorvem choques, aumentam a congruência entre as superfícies articulares, melhoram a estabilidade articular e auxiliam na distribuição do líquido sinovial.

Os meniscos medial e lateral formam uma superfície côncava na qual articulam-se os côndilos femorais. Se os meniscos não estiverem presentes, os côndilos femorais passam a se articular com os platôs tibiais relativamente planos, tornando incongruentes as superfícies articulares. Com isso, reduz-se a área de superfície de contato com a cartilagem articular de tíbia e do fêmur, o que acelera a deterioração da superfície articular. O menisco medial está firmemente ligado a cápsula articular ao longo de toda a sua borda periférica. O menisco lateral está fixado anterior e posteriormente à cápsula, mas na região posterolateral não se encontra firmemente ligado (Fig. 3-1). Portanto, o menisco medial apresenta menos mobilidade do que o lateral e maior suscetibilidade a rompimento quando fica preso entre o côndilo femoral e o platô tibial. O menisco lateral é maior que o medial e suporta mais pressão do compartimento lateral do que o medial do compartimento medial.

B. Ligamentos

No interior do joelho, o ligamento cruzado anterior (LCA) cursa da borda medial do côndilo lateral do fêmur até seu local de inserção em posição anterolateral a espinha medial da tíbia. Esse ligamento evita que haja translação anterior e rotação da tíbia sobre o fêmur (Fig. 3-2). O ligamento cruzado posterior (LCP) evita que haja subluxação posterior da tíbia sobre o fêmur. Ele cursa da face lateral do côndilo medial do fêmur até a face posterior da tíbia, imediatamente abaixo da linha articular (Fig. 3-3).

Na face medial, o ligamento colateral se divide nos segmentos superficial e profundo (Fig. 3-4), com função de estabilizar o joelho contra estresse em valgo. O ligamento colateral lateral, ou colateral fibular, cursa desde o côndilo lateral do fêmur até a cabeça da fíbula. Trata-se do principal estabilizador contra o estresse em varo (Fig. 3-5). O ligamento colateral lateral é parte do "complexo" postero-lateral do joelho, que também resiste à rotação externa. Um componente importante é o ligamento poplíteo-fibular, presente em 90% dos joelhos, que cursa desde o tendão do músculo poplíteo até o processo estiloide sobre a região posterior da cabeça da fíbula.

▶ Anamnese e exame físico

A. Abordagem geral

A história da lesão no joelho pode ser obtida respondendo junto ao paciente as questões listadas na Tabela 3-1. O exame físico inicia-se com a observação da marcha. O joelho saudável é, então, examinado para que seja usado como base de compa-

MEDICINA ESPORTIVA | CAPÍTULO 3 | 89

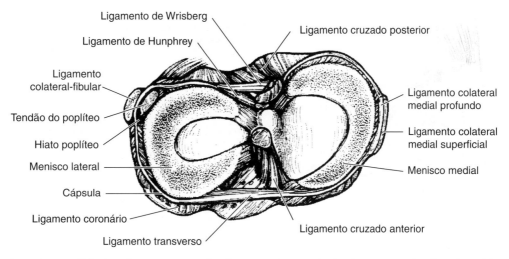

▲ **Figura 3-1** Meniscos medial e lateral com seus respectivos ligamentos intermeniscais. Observe: o menisco lateral não é fixo na região do tendão do poplíteo. (Reproduzida, com permissão, a partir de Scott WN: Ligamentand Extensor Mechanism Injuries of the Knee: Diagnosis and Treatment. New York: Mosby-Year Book; 1991.)

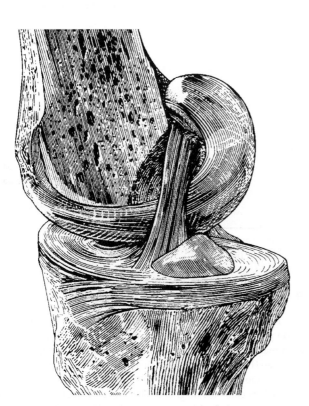

▲ **Figura 3-2** Ilustração do ligamento cruzado anterior com o joelho em extensão, mostrando seu curso, passando da face medial do côndilo lateral do fêmur até a porção lateral do espinha medial da tíbia. (Reproduzida, com permissão, a partir de Girgis FG, Marshall JL, Monajem A: The cruciate ligaments of the knee joint: anatomical, functional, and experimental analysis. Clin Orthop Relat Res 1975; 106:216.)

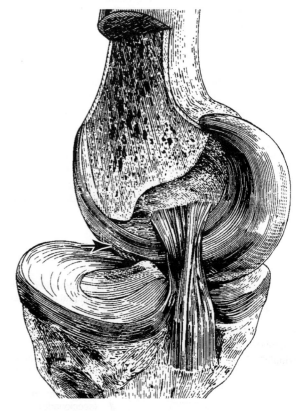

▲ **Figura 3-3** Ilustração do ligamento cruzado posterior, mostrando seu curso desde o aspecto lateral do côndilo medial do fêmur até a superfície posterior da tíbia. (Adaptada, com permissão, a partir de Girgis FG, Marshall JL, Monajem A: The cruciate ligaments of the knee joint: anatomical, functional, and experimental analysis. Clin Orthop Relat Res 1975; 106:216.)

MEDICINA ESPORTIVA

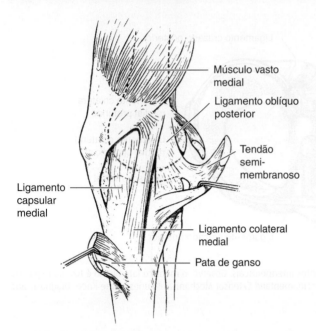

▲ **Figura 3-4** Complexo capsuloligamentar medial. (Reproduzida, com permissão, a partir de Feagin JA Jr.: The Crucial Ligaments. New York: Churchill Livingstone; 1988.)

ração com o joelho lesionado. Qualquer aumento de volume ou derrame deve ser identificado. Um derrame, ainda que pequeno, causará apagamento dos recessos sobre os aspectos medial e lateral do tendão patelar; com efusões mais volumosas, observa-se aumento difuso na região da bolsa suprapatelar. Será possível palpar uma onda líquida nas laterais da patela. A seguir, deve-se testar passiva e ativamente o arco de movimentos. O joelho é palpado para definir as áreas de dor localizada. As linhas articulares devem ser localizadas no nível do polo inferior da patela com o joelho flexionado a 90 graus.

Tabela 3-1 História de lesão em joelho

Houve trauma?	Sim: possivelmente ruptura de ligamento ou de menisco.
	Não: desgaste ou processo degenerativo.
Trauma sem contato?	Sim: frequentemente apenas laceração de LCA.
Trauma com contato?	Sim: provavelmente múltiplas lesões ligamentares, incluindo LCA e LCM, LCA e LCL, LCA, LCP e um ligamento colateral.
O paciente ouviu ou sentiu um estalo?	Sim: estalo é frequente com ruptura de LCA.
Quanto tempo até surgir edema?	Horas: com frequência ruptura de LCA. De um dia para o outro: ruptura de menisco.
O joelho trava?	Sim: frequentemente menisco rompido entrando e saindo da articulação.
O joelho dobra (falha)?	Sim: inespecífico; pode ocorrer com perda de força do quadríceps, menisco aprisionado, instabilidade ligamentar ou deslocamento de patela.
Há dificuldade para subir ou descer escada?	Frequentemente problemas patelofemorais.
Dificuldade com manobras de redução?	Laceração de LCA.
Dificuldade de ficar de cócoras (flexão máxima do joelho)?	Laceração de menisco.
Dificuldade de pular?	Tendinite patelar.
Onde é a dor?	Linha articular medial: laceração de menisco medial ou artrite de compartimento medial.
	LCM: torção de LCM.
	Linha articular lateral: laceração ou trauma de menisco lateral, tendinite da banda iliotibial, tendinite do poplíteo.

LCA, ligamento cruzado anterior; LCL, ligamento colateral lateral; LCM, ligamento colateral medial; LCP, ligamento cruzado posterior.

B. Avaliação de frouxidão ligamentar

Para determinar se há estabilidade em varo e em valgo, o pé do paciente deve ser mantido entre o cotovelo e o quadril do examinador. Assim, ambas as mãos ficam livres para palpar a articulação (Fig. 3-6). A estabilidade do joelho deve ser pesquisada em extensão total e em flexão de 30 graus. A graduação da frouxidão é feita com base no grau de abertura da articulação (grau 1: 0 a 5 mm; grau 2: 5 a 10 mm; e grau 3: 10 a 15 mm). A frouxidão em extensão total com angulação em varo ou em valgo é um sinal sinistro de ruptura de estruturas ligamentares importantes. Se houver frouxidão em valgo significativa em extensão total, a cápsula posteromedial e o ligamento colateral medial estão lacerados. Com frouxidão em varo em extensão total, o complexo

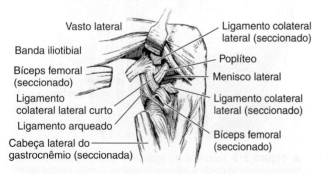

▲ **Figura 3-5** Estruturas de apoio lateral do joelho. (Reproduzida, com permissão, a partir de Rockwood CA Jr., Green DP, Bucholz RW, et al.: Fractures in Adults, 2nd ed. New York: Lippincott; 1984.)

MEDICINA ESPORTIVA CAPÍTULO 3 91

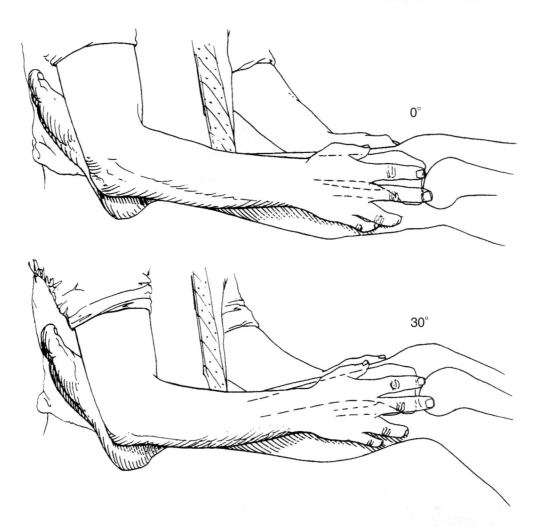

▲ **Figura 3-6** Os ligamentos colaterais devem ser testados em extensão e com 30° de flexão com o pé do paciente entre o cotovelo e o quadril do examinador.

capsular posterolateral está lacerado, além do ligamento colateral lateral. Com frouxidão em varo ou em valgo em extensão total, é provável que tenha havido laceração de LCA e LCP. Com flexão de 30 graus, a cápsula posterior e os ligamentos cruzados estão relaxados e os ligamentos colaterais lateral e medial estão isolados. A dor com estresse em varo ou em valgo é sugestiva de lesão ligamentar mais do que de lesão meniscal.

C. Teste de Lachman

O teste de Lachman é o mais sensível para lesão de LCA. É realizado com o joelho fletido a 20 graus, estabilização do segmento distal do fêmur com uma das mãos e tração para frente da tíbia proximal com a outra (Fig. 3-7). Se o ligamento estiver íntegro, ocorrerá translação mínima da tíbia e o examinador sentirá um ponto de resistência firme. Se houver laceração do LCA observar-se-á maior translação e o ponto de resistência será complacente ou mole. Os músculos posteriores da coxa devem estar relaxados durante a manobra para evitar resultados falso-negativos. É essencial a comparação entre os joelhos normal e lesionado.

D. Teste da gaveta anterior

O teste da gaveta anterior é realizado com o joelho fletido 90 graus e não é tão sensível quanto o de Lachman, mas serve como adjunto na investigação de instabilidade do LCA (Fig. 3-8). Com o paciente em posição supina e o joelho fletido 90 graus (quadril flexionado em aproximadamente 45 graus), o pé é contido apoiando-se sobre ele, e as mãos do examinador são posicionadas ao redor do segmento proximal da tíbia. A seguir, enquanto sente a musculatura posterior da coxa relaxada, o examinador traciona a tíbia para frente e avalia o deslocamento e o ponto de resistência.

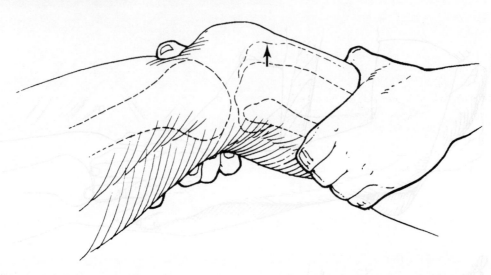

▲ **Figura 3-7** Teste de Lachman. (Reproduzida, com permissão, a partir de Feagin JA Jr.: The Crucial Ligaments. New York: Churchill Livingstone; 1988.)

E. Teste de Losee

O fenômeno de pivoteamento (*pivot shift*) demonstra a instabilidade associada à lesão do LCA. Uma vez demonstrada, é difícil repetir o teste porque o paciente provavelmente irá considerar a manobra desconfortável e resistirá a tê-la repetida. Conforme descrito por Losee, uma força de rotação interna e em valgo é aplicada à tíbia (Fig. 3-9), iniciando-se com flexão a 45 graus, o platô tibial lateral é reduzido. A extensão do joelho faz o platô sofrer subluxação no sentido anterior com um som surdo audível quando a flexão atinge aproximadamente 20 graus. A redução é silenciosa com extensão total. Foram descritas diversas outras formas de realizar esse teste, mas o fenômeno e o significado são semelhantes.

F. Teste da gaveta posterior

O teste da gaveta posterior avalia a integridade do LCP. É realizado aplicando-se pressão posterior sobre o segmento proxi-

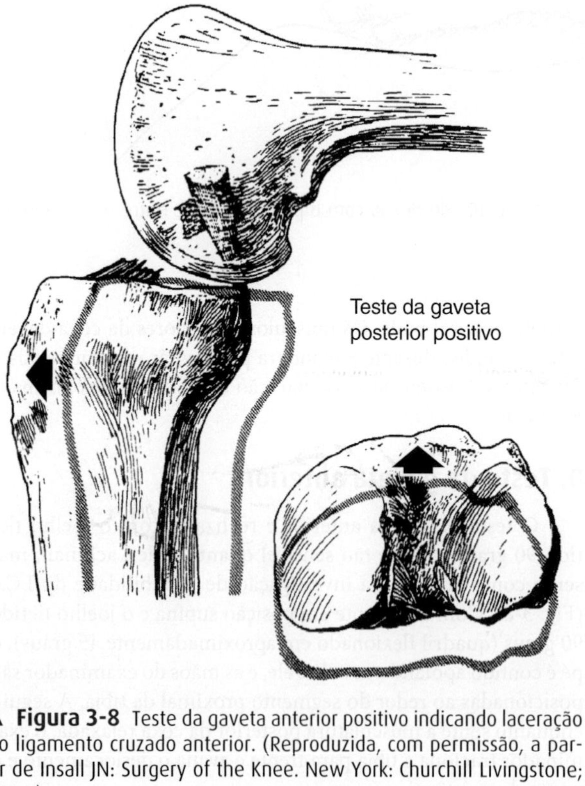

Teste da gaveta posterior positivo

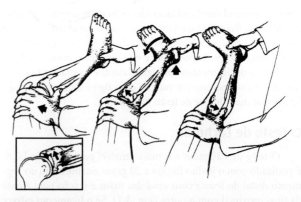

▲ **Figura 3-8** Teste da gaveta anterior positivo indicando laceração do ligamento cruzado anterior. (Reproduzida, com permissão, a partir de Insall JN: Surgery of the Knee. New York: Churchill Livingstone; 1984.)

▲ **Figura 3-9** Teste do pivoteamento. (Reproduzida, com permissão, a partir de Scott WN: Ligament and Extensor Mechanism Injuries of the Knee: Diagnosis and Treatment. New York: Mosby-Year Book; 1991.)

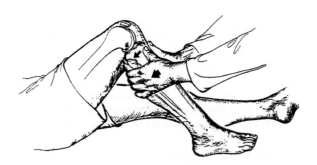

▲ **Figura 3-10** O teste da gaveta posterior é realizado da mesma forma que o da gaveta anterior, exceto porque a força exercida pelo examinador é posterior. (Reproduzida, com permissão, a partir de Scott WN: Ligament and Extensor Mechanism Injuries of the Knee: Diagnosis and Treatment. New York: Mosby-Year Book; 1991.)

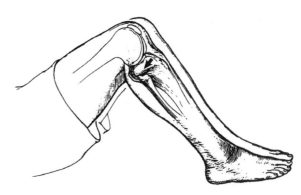

▲ **Figura 3-11** Queda posterior observada na ruptura do ligamento cruzado posterior. (Reproduzida, com permissão, a partir de Scott WN: Ligament and Extensor Mechanism Injuries of the Knee: Diagnosis and Treatment. New York: Mosby-Year Book; 1991.)

mal da tíbia com o joelho fletido a 90 graus (Fig. 3-10). Normalmente, o platô tibial é anterior aos côndilos femorais e palpa-se um "degrau" na tíbia quando o polegar é deslizado pelos côndilos femorais. Quando há lesão do LCP, observa-se afundamento do platô tibial e não se palpa degrau (Fig. 3-11). A contusão associada na tíbia anterior sugere lesão de LCP.

G. Teste de McMurray

Com o teste de McMurray, a flexão e rotação forçadas do joelho produzirão um som metálico ao longo da linha articular se houver lesão meniscal (Fig. 3-12). Encontrado em menos de 10% dos pacientes com lesão de menisco, a dor na linha articular com o teste de McMurray é muito mais comum.

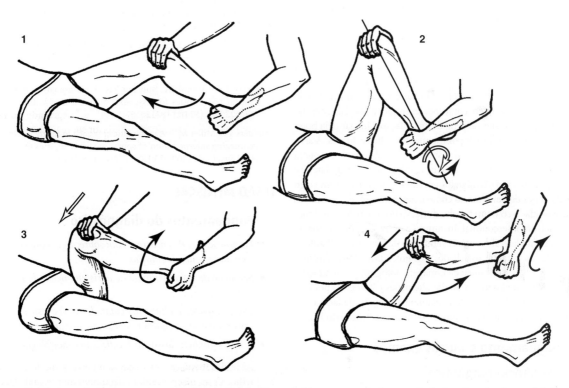

▲ **Figura 3-12** Teste de McMurray para produzir um estalido. (Reproduzida, com permissão, a partir de American Academy of Orthopaedic Surgeons: Athletic Training and Sports Medicine, 2nd ed. Burlington, MA: Jones and Bartlett; 1991.)

► Artroscopia

A. Indicações nas lesões de joelho

As indicações para artroscopia do joelho são as seguintes:

1. Hemartrose aguda
2. Lesão de menisco
3. Corpos livres
4. Algumas fraturas do platô tibial
5. Condromalácia e/ou desalinhamento patelar
6. Sinovite crônica
7. Instabilidade do joelho
8. Derrames recorrentes
9. Fraturas condral e osteocondral

Atualmente, o diagnóstico específico do tipo de lesão de joelho geralmente pode ser feito com anamnese, exame físico e imageamento apropriado. Com exame sob anestesia e avaliação artroscópica é possível confirmar, ampliar ou revisar o diagnóstico e proceder ao tratamento necessário.

B. Técnica

O exame sob anestesia é muito útil para diagnosticar lesões e instabilidade ligamentares. Deve ser feito antes de iniciar o procedimento e antes de preparar e instalar o campo no membro. Para artroscopia diagnóstica, a articulação do joelho é distendida com solução de irrigação (geralmente soro fisiológico ou solução de Ringer), o que remove sangue e debris da articulação. Um portal lateral de acesso ao artroscópio é instalada a cerca de uma polegada acima da linha articular em um ponto imediatamente lateral ao tendão patelar. O portal medial é posicionado na mesma altura, mas imediatamente medial ao tendão patelar, para introdução do instrumental artroscópico, como por exemplo, a sonda. Uma das abordagens para a inspeção geral da articulação é iniciar pela bolsa suprapatelar. Deve-se buscar por fragmentos soltos e dobras. A articulação patelo-femoral é, então, inspecionada e observada em busca de sinais de degradação e por lesão de cartilagem. A goteira lateral e o tendão poplíteo são examinados em flexão com estresse em valgo da perna, antes de penetrar no compartimento medial. O menisco medial é sondado com um gancho de nervo por meio do portal medial. A incisura intercondilar, incluindo o LCA, é inspecionada. O compartimento lateral é, então, examinado de forma semelhante. É importante documentar os achados e os procedimentos realizados, o que pode ser feito por meio de filmagem, fotografias e ilustrações diagramáticas. Após a avaliação das alterações patológicas pode-se iniciar o tratamento, como desbridamento e reparo de lacerações meniscais, retirada de fragmentos soltos ou reconstrução do LCA.

► Imageamento e outros exames

A. Ressonância magnética

A ressonância magnética nuclear (RMN) é uma técnica poderosa para avaliação da articulação do joelho. Embora o diagnóstico geralmente seja evidente com o histórico e o exame físico, com a RMN é possível confirmar a lesão suspeita. Em outras ocasiões, quando o exame físico não é possível em razão de dor, ou o quadro permanece duvidoso, a RMN ajuda a firmar o diagnóstico. Especificidade, sensibilidade e acurácia da RMN estão acima de 90% para os meniscos lateral e medial e para LCA e LCP. Portanto, a RMN, com frequência, evita a necessidade de artroscopia diagnóstica. O exame não é tão útil para diagnosticar problemas em joelhos previamente submetidos a cirurgia.

B. Exames de imagem

Há indicação para radiografar o joelho nos casos de investigação de lesão traumática. Nos casos com traumatismo mínimo, talvez não haja necessidade de radiografar se a lesão mostrar-se autolimitada. A artrografia pode ser útil em pacientes que não possam realizar RMN em razão de claustrofobia, dispositivos metálicos no organismo que possam ser deslocados, ou outra contraindicação.

C. Testes laboratoriais

Os testes laboratoriais podem ser úteis para afastar a possibilidade de problemas não mecânicos, como artrite inflamatória, conforme descrito no Capítulo 6.

> Behairy NH, Dorgham MA, Khaled SA: Accuracy of routine magnetic resonance imaging in meniscal and ligamentous injuries of the knee: comparison with arthroscopy. *Int Orthop* 2009;33:961. [PMID: 18506445]
>
> Kramer DE, Micheli LJ: Meniscal tears and discoid meniscus in children: diagnosis and treatment. *J Am Acad Orthop Surg* 2009;17:698. [PMID: 19880680]
>
> Meserve BB, Cleland JA, Boucher TR: A meta-analysis examining clinical test utilities for assessing meniscal injury. *Clin Rehabil* 2008;22:143. [PMID 18212035]
>
> Sanders TG, Miller MD: A systematic approach to magnetic resonance imaging interpretation of sports medicine injuries of the knee. *Am J Sports Med* 2005;33:131. [PMID: 15611010]

LESÃO MENISCAL

► Fundamentos do diagnóstico

- *Lacerações agudas ocorrem com sobrecarga axial combinada com movimento de rotação.*
- *Sensação de travamento ou de aprisionamento do joelho com o movimento.*
- *Dor à palpação da linha articular, derrame e teste de McMurray positivo são achados importantes ao exame físico.*
- *A RMN ajuda a classificar localização e morfologia.*

As lesões meniscais são a causa mais comum de artroscopia do joelho. O menisco medial é frequentemente mais lacerado que o lateral, uma vez que se encontra firmemente ligado a toda a periferia da cápsula articular, enquanto o menisco lateral tem uma região móvel onde não há fixação. A lesão de menisco é rara em crianças, ocorre no final da adolescência com pico de incidência nas terceira e quarta décadas de vida. Após 50 anos de idade, as lesões de menisco estão mais associadas a artrite do que a traumatismo.

Manifestações clínicas

As lacerações traumáticas agudas dos meniscos frequentemente são causadas por sobrecarga axial combinada com movimento de rotação. Os pacientes caracteristicamente relatam dor e edema. Aqueles com lacerações menores podem relatar sensação de travamento ou de aprisionamento do joelho. Os pacientes com lacerações maiores no menisco queixam-se de bloqueio do joelho quando o menisco se desloca para dentro da articulação e/ou da incisura femoral. A perda de movimento do joelho com bloqueio total da extensão pode ser causada por uma grande lesão em "alça de balde". Nas lacerações agudas com lesão associada de LCA, o edema pode ser mais significativo e agudo. As lesões de LCA frequentemente envolvem laceração do menisco lateral, uma vez que o compartimento lateral do joelho sofre subluxação para frente, aprisionando o menisco lateral entre o fêmur e a tíbia.

Por outro lado, lacerações crônicas ou degenerativas dos meniscos surgem com frequência em pacientes de mais idade (> 40 anos) com história de instalação insidiosa de dor e edema, com ou sem agravamento agudo superposto. Frequentemente, não se identifica história de traumatismo, ou o episódio desencadeante pode ser insignificante, como dobrar-se ou agachar-se.

Os achados mais importantes ao exame físico de paciente com lesão de menisco são dor à palpação da linha articular e derrame. Outros sinais específicos são os obtidos com os testes de McMurray, McMurray em flexão e de compressão de Appley. O teste de McMuray é realizado com o paciente em decúbito dorsal com o quadril e o joelho flexionados a aproximadamente 90 graus. Enquanto uma das mãos segura e gira o pé produzindo rotação externa e interna, a outra segura o joelho e aplica compressão (Fig. 3-12). O teste será positivo quando provocar um estalido ou clique que poderá ser sentido pelo examinador quando o menisco lacerado ficar encarcerado entre o côndilo femoral e o platô tibial. Uma variação é a manobra de McMurray em flexão, na qual o joelho é seguro como descrito para o teste de McMurray. Para testar o menisco medial o pé é girado externamente enquanto o joelho é mantido em flexão máxima. O teste será positivo quando o paciente apresentar dor sobre a linha articular posteromedial à medida que o joelho é gradualmente estendido. O teste de compressão de Apley requer posicionar o paciente em decúbito ventral com o joelho flexionado a 90 graus. O examinador aplica pressão para baixo à sola, ao mesmo tempo em que gira a perna para dentro e para fora. O teste é considerado positivo quando resulta em dor em qualquer das linhas articulares.

Além do já descrito, é essencial examinar toda a perna. A avaliação do arco de movimento do quadril e de dor é útil, especialmente em crianças, uma vez que é comum a dor com origem no quadril referida ao joelho. O exame para avaliar se há atrofia de quadríceps ou derrame de joelho também deve ser feito. A medição do alcance de movimento pode revelar redução da extensão normal do joelho. A avaliação de dor a palpação de côndilos femorais, linhas articulares, platô tibial e articulação patelofemoral pode dar pistas, respectivamente, de lesões osteocondral e meniscal, fratura ou condrose. Para avaliação da estabilidade devem ser testados os ligamentos, com carga em valgo em extensão total e em flexão de 30 graus, teste de Lachman e testes das gavetas anterior e posterior.

Classificação da lesão

As lesões meniscais podem ser classificadas em função de sua etiologia ou de seu aspecto à artroscopia ou na imagem de ressonância magnética. A classificação etiológica divide as lacerações em agudas (força excessiva aplicada a um menisco anteriormente normal) ou degenerativas (força normal aplicada a uma estrutura degenerada).

A classificação deve descrever a localização da lesão e vascularidade, morfologia e estabilidade associadas. A localização da laceração é definida no plano anteroposterior (anterior, medial ou posterior) e circunferencial com respeito à sua vascularidade. As zonas vasculares comuns são a mais periférica, vermelha/vermelha, próximo da junção menisco-cápsula, a intermediária, vermelha/branca, e a mais central, branca/branca. Nas lesões mais centrais a velocidade de cicatrização é menor em razão do menor suprimento sanguíneo. As lacerações também podem ocorrer na base do menisco, ou ligação entre menisco e tíbia.

A morfologia da laceração descreve sua direção dentro do menisco e pode ser longitudinal vertical ou horizontal, radial (transversal), oblíqua e complexa (incluindo as degenerativas) (Fig. 3-13). Em sua maioria, as lacerações agudas em pacientes mais jovens são longitudinais verticais ou oblíquas, enquanto as lacerações complexas e degenerativas ocorrem, com maior frequência, em pacientes com mais idade. As lacerações longitudinais verticais, ou as em "alça de balde", podem ser completas ou incompletas, geralmente se iniciam no corno posterior e prosseguem anteriormente em distância variável. As lacerações maiores podem produzir um fragmento de menisco com grande mobilidade, permitindo que se desloque para a incisura femoral causando bloqueio do joelho (Fig. 3-14). Isso ocorre mais frequentemente com o menisco medial, possivelmente em razão de sua menor mobilidade. As lacerações oblíquas ocorrem comumente na junção dos terços médio e posterior. Frequentemente são menores, mas sua borda livre pode prender-se na articulação e causar sintomas de travamento. As lacerações complexas ou degenerativas ocorrem em múltiplos planos e frequentemente se localizam sobre ou próximo dos cornos posteriores, e são mais comuns em pacientes de mais idade com degeneração meniscal. As lacerações longitudinais horizontais frequentemente estão associadas a cistos meniscais. Geralmente se iniciam na margem interna do menisco e se estendem na direção da junção entre menisco e cápsula. Acredita-se que sejam causadas por forças de cisalhamento e, quando associadas a cistos meniscais, ocorrem no menisco medial e causam edema localizado sobre a linha articular.

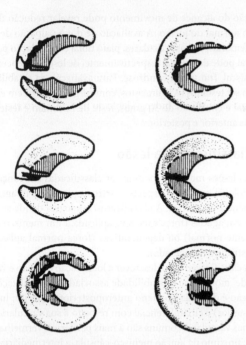

▲ **Figura 3-13** Padrões de laceração meniscal: em alça de balde, plana, clivagem horizontal, radial, degenerativa e radial dupla em menisco discoide. (Reproduzida, com permissão, a partir de Scott WN: Arthroscopy of the Knee. New York: WB Saunders; 1990.)

▶ **Tratamento e prognóstico**

Pequenas lacerações estáveis de menisco frequentemente podem se tornar assintomáticas sem que haja necessidade de tratamento cirúrgico. Aquelas que causem sintomas persistentes devem ser avaliadas com artroscopia. Antes que se compreendesse sua importância e a artroscopia estivesse disponível, os meniscos frequentemente eram removidos, mesmo se estivessem normais. Atualmente tenta-se retirar apenas o segmento lacerado do menisco ou, quando possível, repará-lo.

Na artroscopia o menisco pode ser visualizado e palpado com uma sonda. Os dois terços internos dos meniscos não são vascularizados e frequentemente precisam ser seccionados quando lacerados. O segmento remanescente deve ser endireitado e ter seu contorno acertado, a fim de prevenir outras lacerações em razão de borda irregular. Espera-se recuperação funcional plena em 6 a 8 semanas.

As lacerações no terço periférico do menisco, desde que pequenas (<15 mm) podem cicatrizar espontaneamente uma vez que há suprimento sanguíneo nesse segmento em adultos. Lesões maiores devem ser reparadas porque os indivíduos submetidos a meniscectomia quando jovens correm mais risco de osteoartrite precoce. Essas alterações foram descritas inicialmente por Fairbanks e incluem achatamento do côndilo femoral, estreitamento do espaço articular e formação de osteofito. Portanto, todos os esforços devem ser envidados para preservar os meniscos.

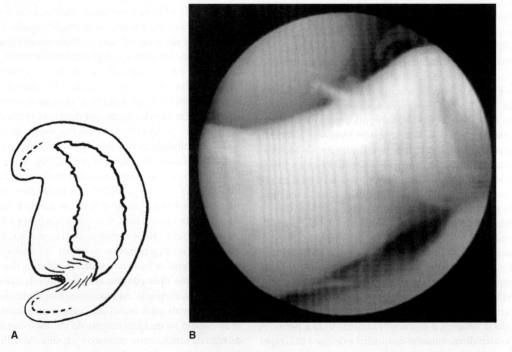

▲ **Figura 3-14 A:** Ilustração representando a lesão em "alça de balde" do menisco medial característica. **B:** Imagem de artroscopia de fragmento em "alça de balde" deslocado para a incisura intercondilar. (Reproduzidas, com permissão, a partir de McGinty JB: Operative Arthroscopy. Baltimore: Raven Press, 1991.)

A. Ressecção parcial de menisco

A meniscectomia parcial apresenta resultados bons ou excelentes em 90% dos casos de pacientes sem instabilidade ou osteoartrite de joelho. A principal vantagem sobre o reparo de menisco é a redução no período de recuperação. Contudo, os resultados pioram com o tempo e ocorre osteoartrite ao longo de 10 anos de acompanhamento. As lesões de menisco medial geralmente evoluem melhor com ressecção parcial do que as de lateral, sendo que aqueles com borda meniscal íntegra, cartilagem articular normal e estabilidade do joelho estão associados a melhor prognóstico.

B. Reparo de menisco

Em indivíduos jovens e ativos a maioria dos cirurgiões prefere reparo cirúrgico à meniscectomia parcial. Outros critérios comumente aceitos para reparo de menisco são laceração longitudinal vertical total com mais de 15 milímetros de extensão, laceração ocupando a faixa de 10 a 30% da periferia do menisco, (ou seja, a 3 ou 4 mm da junção meniscocápsula), laceração periférica que possa ser deslocada na direção do centro do platô com uma sonda, ausência de degeneração secundária do menisco e laceração em paciente sendo submetido ao reparo de ligamento ou de cartilagem concomitante.

Diversos fatores afetam o sucesso do reparo de menisco. Embora não haja limites absolutos para a idade, os pacientes com menos de 40 anos parecem ter mais chances de cura. Os joelhos com instabilidade ligamentar associada, particularmente de LCA, apresentam taxas de sucesso menores, em razão das tensões anormais sobre os meniscos causadas por instabilidade tibiofemoral. A localização da laceração e o tempo decorrido entre a lesão e o tratamento também são importantes. As lesões agudas localizadas nas zonas periféricas vermelha/vermelha ou vermelha/branca têm maior probabilidade de cura em comparação com as crônicas localizadas nas zonas vermelha/branca ou branca/branca. As lesões a 5 milímetros ou mais da periferia são consideradas avasculares (zona branca), enquanto aquelas entre 3 e 5 milímetros têm vascularidade variável (vermelha/branca), e aquelas até 3 milímetros da periferia são consideradas vasculares (zona vermelha). Nas áreas com vascularização marginal, pode-se optar por desgastar a junção entre menisco e cápsula ou por uso de coágulo de fibrina. Supõe-se que se forma um pano vascular no tecido desgastado o que ajudaria na cicatrização. Finalmente, a estabilidade do reparo do menisco é um fator importante, sendo que as suturas verticais em colchoeiro são consideradas o padrão ouro para reparo de menisco. Em geral, acredita-se que a superioridade da sutura em colchoeiro vertical sobre a horizontal se dê em razão da incorporação de fibras circunferenciais periféricas do menisco, que são mais fortes.

O reparo de menisco é mais bem-sucedido quando realizado junto com reconstrução do LCA. Nesses casos, a taxa de sucesso chega a 90% em comparação com 50% em pacientes com LCA intacto submetidos a reparo de menisco. Muitas das lesões de menisco acompanhadas de laceração de LCA são reparáveis. A estabilização do joelho com reconstrução do LCA protege o menisco reparado de movimentos anormais e produz maior taxa de sucesso em comparação com a obtida se o joelho é deixado instável.

Os reparos são divididos em tradicional aberto e artroscópico, sendo que este último pode ser realizado com as técnicas "de dentro para fora", "de fora para dentro" ou "totalmente interna". As duas primeiras são feitas com sutura e requerem uma pequena incisão com sutura de fixação do menisco à cápsula. Para a técnica totalmente interna há várias opções, incluindo suturas e diversos dispositivos. Independente do tipo de reparo escolhido, há necessidade de preparo adequado do local da lesão. A borda da lesão deve ser desbridada ou raspada para produzir sangramento. A restauração da função biomecânica é estimulada por aposição anatômica das bordas da laceração, a fim de assegurar bom potencial de cicatrização.

1. Reparo aberto – O reparo aberto de lesão meniscal demonstrou boa taxa de sucesso a longo prazo. A técnica envolve uma pequena incisão atravessando o tecido subcutâneo, a cápsula e a sinóvia para visualizar diretamente a lesão. O reparo aberto é mais usado nas lacerações periféricas ou naquelas que atingem o menisco e a cápsula, sendo frequentemente realizado em conjunto com reparo aberto de ligamento colateral ou de fratura do platô tibial. Os ensaios com seguimento com 10 anos ou mais demonstraram taxas de sobrevida de meniscos reparados entre 80 e 90%, o que em parte pode ser associados à natureza periférica da lesão e à hemartrose associada nas lesões ligamentares e nas fraturas.

2. Reparo de menisco via artroscopia

A. Reparo meniscal de dentro para fora – os reparos de menisco com técnica de dentro para fora são realizados com agulhas longas introduzidas por meio de sistema de cânulas e fios de sutura, absorvíveis ou não, passados transversalmente à laceração, desde a região interna do joelho até uma área protegida fora da cápsula articular. Com essa técnica é possível posicionamento perpendicular adequado na lesão meniscal, o que representa uma vantagem sobre outras técnicas de reparo. O ganho no posicionamento da sutura é obtido à custa de possível lesão neurovascular, pela passagem da agulha de dentro para fora da articulação. Há necessidade de incisão posteromedial ou posterolateral a fim de proteger as estruturas neurovasculares e recuperar com segurança a agulha do lado de fora. Para muitos cirurgiões essa técnica é considerada o padrão ouro, em razão da possibilidade de aplicar sutura de colchoeiro em posição vertical, a melhor opção biomecânica para reparo de menisco.

Diversos estudos retrospectivos e prospectivos usando revisão (*second-look*) por artroscopia ou por artrografia para avaliar a cura de reparos de menisco demonstraram taxas de sucesso entre 70 e 90% em casos com reparo isolado, e acima de 90% quando realizado em conjunto com reconstrução de LCA. Essa técnica é ideal para lacerações mediais posteriores ou posteriores. Nos casos com laceração da porção medial ao corno anterior do menisco, há dificuldade para passar as agulhas.

B. Reparo meniscal de fora para dentro – O reparo de fora para dentro usando artroscopia foi desenvolvido, em parte, para reduzir o risco neurovascular associado à técnica de dentro para fora. A técnica de fora para dentro envolve a passagem de agulha desde o lado de fora da articulação, passando pela laceração e penetrando na articulação. Então, existem duas opções para o reparo da lesão meniscal: uma delas é recuperar o fio de sutura por meio de uma porta anterior, aplicar um nó do lado de fora da articulação do joelho, e retornar com o fio para o interior pela porta anterior aplicando um nó contra o fragmento do corpo do menisco reduzido; a segunda opção é utilizar agulhas paralelas e recuperar o fio de sutura por meio da segunda agulha. Isso pode ser feito com troca de suturas. Aplica-se então um nó de sutura do lado de fora da articulação sobre a cápsula.

Esse método é utilizado nos casos com lesão ao corno anterior ou no corpo do menisco, mas não funciona bem em lacerações sobre ou próximas do corno posterior. A avaliação dos resultados obtidos com a técnica de fora para dentro, por meio de RMN, artrografia ou artroscopia de revisão demonstrou cura total ou parcial; entre 74 e 87% dos reparos foram bem-sucedidos. Como esperado, as lesões mais posteriores e em joelhos instáveis tiveram pior evolução.

C. REPARO MENISCAL TOTALMENTE INTERNO – A popularidade desse tipo de reparo aumentou com a introdução de diversos dispositivos e técnicas para facilitar o procedimento. Não há necessidade de incisões acessórias – o que economiza tempo – e nem das técnicas artroscópicas mais sofisticadas requeridas em outros tipos de reparo. Entretanto, os reparos com esses dispositivos não têm demonstrado as mesmas taxas de sucesso das técnicas tradicionais. As taxas de sucesso variam entre 60 e 90% e em alguns centros são comparáveis às das técnicas tradicionais, mas há complicações incluindo migração de dispositivo de sua posição original, fragmentos fraturados, reações de tipo corpo estranho, inflamação, derrame crônico e lesão de cartilagem articular.

Estudos biomecânicos recentes concluíram que o reparo com alguns desses dispositivos teria propriedades equivalentes às das suturas de colchoeiro verticais. Mas há variações consideráveis entre os diversos dispositivos. Contudo, resta esclarecer a resistência do reparo meniscal necessária para cicatrização ideal do menisco.

3. Transplante de menisco

Uma alternativa a deixar o paciente com um joelho com menisco deficiente e, quase certamente, fadado a osteoartrose precoce, é o transplante de menisco. Com essa técnica, obtêm-se resultados satisfatórios em cerca de dois terços dos pacientes. No futuro, é possível que estruturas biológicas permitam a regeneração do menisco após meniscectomia.

Ahn JH, Wang JH, Yoo JC: Arthroscopic all-inside suture repair of medial meniscus lesion in anterior cruciate ligament– deficient knees: results of second-look arthroscopies in 39 cases. *Arthroscopy* 2004;20:936. [PMID: 15525926]

Hommen JP, Applegate GR, Del Pizzo W: Meniscus allograft transplantation: ten-year results of cryopreserved allografts. *Arthroscopy* 2007;23:388. [PMID: 17418331]

Metcalf MH, Barrett GR: Prospective evaluation of 1485 meniscal tear patterns in patients with stable knees. *Am J Sports Med* 2004;32:675. [PMID: 15090384]

Salata MJ, Gibbs AE, Sekiya JK: A systematic review of clinical outcomes in patients undergoing meniscectomy. *Am J Sports Med* 2010;38:1907. [PMID: 20587698]

Shelbourne KD, Dersam MD: Comparison of partial meniscectomy versus meniscus repair for bucket-handle lateral meniscus tears in anterior cruciate ligament reconstructed knees. *Arthroscopy* 2004;20:581. [PMID: 15241307]

Steenbrugge F, Verstraete K, Verdonk R: Magnetic resonance imaging of the surgically repaired meniscus: a 13-year followup study of 13 knees. *Acta Orthop Scand* 2004;75:323. [PMID: 15260425]

Stone KR, Adelson WS, Pelsis JR, Walgenbach AW, Turek TJ Long-term survival of concurrent meniscus allograft transplantation and repair of the articular cartilage: a prospective two- to 12-year follow-up report. *J Bone Joint Surg Br* 2010;92:941. [PMID: 20595111]

▶ Códigos CPT para menisco

27403   Artrotomia com reparo de menisco, joelho.

29868   Artroscopia, joelho, cirúrgica; transplante de menisco (inclui artrotomia para inserção do menisco), medial ou lateral.

29870   Artroscopia, joelho, diagnóstica, com ou sem biópsia sinovial (procedimento independente).

29880   Artroscopia, joelho, cirúrgica; com meniscectomia (medial e lateral, incluindo raspagem de menisco).

29881   Artroscopia, joelho, cirúrgica; com meniscectomia (medial ou lateral, incluindo raspagem de menisco).

29882   Artroscopia, joelho, cirúrgica; com reparo de menisco (medial ou lateral).

29883   Artroscopia, joelho, cirúrgica; com reparo de menisco (medial e lateral).

FRATURA DE JOELHO

As lesões de cartilagem do joelho são raras e deve-se manter alto índice de suspeição para detectá-las. Artroscopia e RMN são muito úteis para avaliar essas lesões, especialmente quando há lesão cartilaginosa isolada, já que nesses casos as radiografias podem ser normais.

1. Lesões osteocondrais

▶ Fundamentos do diagnóstico

- *Pacientes geralmente se apresentam com queixa vaga e mal localizada de dor no joelho.*
- *A localização clássica é na face posterolateral do côndilo medial do fêmur.*
- *O envolvimento é bilateral em até 25% dos casos e, sendo assim, examina os dois joelhos.*
- *Derrame, crepitação e marcha antálgica são possíveis achados ao exame físico.*
- *Estudos radiográficos e de imagem por RMN podem ajudar a determinar a localização e o tamanho da lesão.*

FRATURA OSTEOCONDRAL

Há muita confusão na nomenclatura e na etiologia das lesões osteocondrais (LOC) juvenis e adultas do joelho, também chamadas osteocondrite dissecante. O processo inflamatório, a anormalidade da ossificação e a necrose avascular já foram considerados etiologias para esse quadro. Entretanto, as pesquisas de base e os estudos histopatológicos e vasculares não confirmaram qualquer uma dessas. A expressão "lesões osteocondrais" tem sido usada para descrever desde fraturas osteocondrais agudas até lesões puramente condrais. Atualmente, definem-se LOCs como lesões idiopáticas potencialmente reversíveis do osso subcondral, resultando em delaminação ou em fragmentação com ou sem destruição da cartilagem articular sobrejacente. As LOCs são divididas nas formas juvenil e adulta, dependendo se há ou não fechamento da placa epifisária no fêmur distal. Em crianças, atualmente supõe-se que uma combinação de etiologias seja responsável pelas LOCs. Por exemplo, é possível ocorrer fratura óssea de estresse subcondral no côndilo femoral distal. Esse tipo de lesão pode provocar maior comprometimento vascular, que resulta em lesão do osso subcondral inicialmente coberto por cartilagem articular normal. A perda de suporte do osso subcondral resultaria em lesão da cartilagem articular sobrejacente. Supõe-se que a grande maioria das LOCs em adultos tenha origem em LOC juvenil persistente, embora também seja possível ocorrer novas lesões em adultos.

Nas LOCs adultas e juvenis que não cicatrizam é possível haver outras sequelas, incluindo osteoartrite degenerativa. As LOCs juvenis, assim definidas pela presença de placa epifisária aberta no joelho, geralmente têm um melhor prognóstico. A localização clássica da LOC é face posterolateral do côndilo medial do fêmur, onde ocorrem 70 a 80% dessas lesões. As LOCs de côndilo lateral são observadas em 15 a 20% dos pacientes e o envolvimento patelar varia entre 5 e 10%. O maior uso de RMN e artroscopia na última década pode ter contribuído para o aumento no número de casos identificados.

▶ Manifestações clínicas

Uma apresentação comum de paciente com LOC é dolorimento e dor relacionada com movimento, difusa, na região anterior do joelho. A dor pode se agravar ao subir escadas ou correr. Os pacientes com LOC estável não apresentam sintomas mecânicos ou instabilidade do joelho. Os sintomas mecânicos são mais comuns em pacientes com LOC instável ou móvel. Os pacientes podem mancar e é possível haver edema de joelho. Também pode-se observar dor à palpação do côndilo femoral com vários graus de flexão do joelho. A perda de parte do arco de movimentos ou atrofia de quadríceps podem ser observadas nos casos com maior duração.

É importante identificar pacientes com lesões instáveis. É possível haver crepitação e dor com a pesquisa do arco de movimentos, e é característico a presença de derrame. O envolvimento é bilateral em até 25% dos casos e, consequentemente, ambos os joelhos devem ser avaliados independentemente dos sintomas. A investigação inicial deve incluir radiografias nas incidências anteroposterior, perfil e vista do túnel, de ambos os joelhos. O objetivo das radiografias simples é excluir qualquer patologia óssea, avaliar a placa epifisária e localizar a lesão. Conforme descrito por Cahill, é possível localizar a lesão e estimar o seu tamanho. A RMN pode ser útil para o diagnóstico e para estimar o tamanho da lesão (o prognóstico é melhor para lesões menores), o estado da cartilagem sobrejacente e do osso subcondral subjacente, a extensão de edema ósseo, a presença de fragmentos soltos e para avaliar a estabilidade da LOC. Para avaliação da estabilidade da LOC foram identificados quatro critérios para as imagens ponderadas em T2: uma linha com sinal de alta intensidade com, no mínimo, 5 milímetros de extensão entre a LOC e o osso subjacente, uma área com aumento homogêneo de sinal com, no mínimo, 5 milímetros de diâmetro abaixo da lesão, uma depressão focal com 5 milímetros ou mais na superfície articular e uma linha de sinal de alta intensidade atravessando a placa subcondral para dentro da lesão. Uma linha de alta intensidade é o sinal mais comum em pacientes com lesões consideradas instáveis e maior probabilidade de evoluir mal com tratamento conservador. A RMN ajuda nessas lesões, especialmente naquelas com lesão puramente cartilaginosa já que, nesses casos, a radiografia simples pode ser normal ou produzir resultados falso-positivos de fragmentos soltos. A artroscopia continua sendo o padrão ouro para investigação dessas lesões.

O valor prognóstico do uso de gadolínio intravenoso em lesões osteocondrais (LOCs) foi duvidoso. Inicialmente, propôs-se o uso de cintilografia óssea com tecnécio para monitoramento de cura. Entretanto, como a RMN elimina o uso de radiação ionizante e economiza no tempo gasto, a cintilografia óssea não tem sido amplamente usada.

▶ Tratamento e prognóstico

O prognóstico para crianças imaturas é bom. Naqueles pacientes com LOC estável e epífise aberta deve-se tentar tratamento conservador. O objetivo do tratamento não cirúrgico é obter cura da lesão antes do fechamento epifisário,com o objetivo de prevenir a ocorrência de osteoartrite precoce. Mesmo nos pacientes que estejam a 6 a 12 meses do fechamento epifisário, há indicação de uma tentativa com tratamento não cirúrgico.

Como o colapso do osso subcondral precede o da cartilagem articular sobrejacente, a maioria dos ortopedistas recomenda algum tipo de modificação nas atividades. Tem-se debatido se a modificação na atividade deve incluir o uso de imobilização com gesso ou outros aparelhos. A base do tratamento conservador reduz o nível das atividades, liberando as atividades cotidianas que não provoquem dor. Entretanto, não há um protocolo de imobilização ideal disponível na literatura.

Os pacientes devem ser orientados a manter o joelho sem carga ou com carga reduzida usando muletas por 3 a 6 semanas ou até que estejam sem dor. Devem ser obtidas radiografias-controle com intervalos de aproximadamente 6 semanas. A fisioterapia com carga plena de peso deve ser iniciada assim que o paciente esteja sem dor. O tratamento fisioterápico deve se concentrar em alongamento de baixo impacto de quadríceps e da musculatura posterior da coxa. Se o paciente se mantiver assintomático por período mínimo de 3 meses após o diagnóstico, o grau de atividade poderá ser lentamente aumentado introduzindo exercícios de maior impacto como corridas ou saltos. Qualquer recidiva de sintomas ou progressão da LOC nas imagens radiográficas deve determinar o retorno à restrição de carga e, possivelmente, imobilização por maior período. A frustração do paciente (principalmente se adolescente) e a não aderência ao tratamento são comuns, havendo necessidade de discussão ampla sobre riscos e benefícios dos tratamentos conservador e cirúrgico.

O tratamento cirúrgico deve ser considerado nas seguintes situações: (1) fragmentos soltos, (2) LOC instável, (3) persistência de sintomas a despeito de tratamento conservador em paciente aderente, (4) agravamento no aspecto da lesão nos exames de imagem e (5) fechamento epifisário próximo ou completo. Entre os objetivos do tratamento cirúrgico deve-se incluir obter a estabilidade do fragmento osteocondral, que mantém a congruência articular e permite o arco de movimentos.

Para as lesões estáveis com superfície articular intacta, dá-se preferência à técnica de perfurações da lesão assistidas por artroscopia. Com esse procedimento são criados canais para potencial revascularização por meio da placa óssea subcondral. As opções são perfurações pela articulação e perfurações pela epífise. Esperam-se cura radiográfica e alívio dos sintomas em 80 a 90% dos pacientes com epífise aberta. Naqueles com epífise fechada a expectativa cai para 50 a 75%.

Os pacientes com lesões parcialmente instáveis, como lesão em aba (*flap*) devem ser abordados em função do estado do osso subcondral. Se houver tecido fibroso entre lesão e osso subcondral ele deve ser desbridado. Se tiver perda óssea subcondral significativa, o espaço deve ser preenchido com enxerto ósseo autógeno antes de se fixar a LOC. Se a LOC tiver osso suficiente para que seja possível acomodação anatômica no local doador, deve-se tentar a fixação. Foram descritos vários métodos de fixação, incluindo os parafusos canulados ou de Herbert e parafusos ou pinos bioabsorvíveis, mas é possível haver complicações com esse tratamento. Das complicações se tem migração de dispositivos de sua localização original, fragmentos de fratura, reação de tipo corpo estranho, inflamação, derrame crônico e lesão de cartilagem articular.

A excisão simples dos fragmentos maiores demonstrou resultados ruins, com evolução mais rápida de alterações osteoartríticas radiográficas. Para as lesões com mais de 2 cm^2, com métodos de perfuração ou de microfraturas, que dependem da substituição da falha por tecido fibrocartilaginoso, obtiveram-se resultados insatisfatórios com agravamento de osteoartrite ao longo do tempo. Para essas lesões maiores, tentou-se usar transplante de cartilagem. Entre as desvantagens de enxertos osteocondrais autólogos ou mosaicoplastia estão morbidade no local doador e incongruência no ajuste articular. A vantagem é uma boa fixação com tecido do próprio paciente. Outra opção é o implante autólogo de condrócitos, que inclui coleta de condrócitos do paciente, reprodução *in vitro* e reimplante. Entre as vantagens estão o uso de tecido próprio do paciente e a menor morbidade no local doador. Os resultados a longo prazo em adultos jovens revelam sucesso clínico em até 90% dos casos com ambos os procedimentos. Contudo, são necessários ensaios com maior número de casos e com maior seguimento.

Cepero S, Ullot R, Sastre S: Osteochondritis of the femoral condyles in children and adolescents: our experience over the last 28 years. *J Pediatr Orthop B* 2005;14:24. [PMID: 15577303]

Crawford DC, Safran MR: Osteochondritis dissecans of the knee. *J Am Acad Orthop Surg* 2006;14:90. [PMID: 16467184]

Detterline AJ, Goldstein JL, Rue JP, et al: Evaluation and treatment of osteochondritis dissecans lesions of the knee. *J Knee Surg* 2008;21:106. [PMID: 18500061]

Gomoll AH, Farr J, Gillogly SD, Kercher J, Minas T: Surgical management of articular cartilage defects of the knee. *J Bone Joint Surg Am* 2010;92:2470. [PMID: 20962200]

Vasiliadis HS, Wasiak J: Autologous chondrocyte implantation for full thickness articular cartilage defects of the knee. *Cochrane Database Syst Rev* 2010;10:CD003323. [PMID: 20927732]

▶ Códigos CPT para lesões osteocondrais

27415   Aloenxerto osteocondral, joelho, aberto.

29850   Tratamento de fratura de espinha intercondilar ou de tuberosidade do joelho assistido por artroscopia, com ou sem manipulação, sem fixação interna ou externa (inclui artroscopia).

29866   Artroscopia, joelho, cirúrgica; autoenxerto osteocondral (p. ex., mosaicoplastia) (inclui coleta do autoenxerto).

29867   Artroscopia, joelho, cirúrgica; aloenxerto osteocondral (p. ex., mosaicoplastia).

29874   Artroscopia, joelho, cirúrgica; para remoção de fragmentos soltos ou corpo estranho (p. ex., fragmento de osteocondrite dissecante, fragmento condral).

29877   Artroscopia, joelho, cirúrgica; desbridamento/raspagem de cartilagem articular (condroplastia).

29879   Artroscopia, joelho, cirúrgica; artroplastia por abrasão (inclui condroplastia quando necessária) ou múltiplas perfurações ou microfraturas.

29885   Artroscopia, joelho, cirúrgica; perfurações para osteocondrite dissecante com enxerto ósseo, com ou sem fixação interna (incluindo desbridamento da base da lesão).

29886   Artroscopia, joelho, cirúrgica; perfurações para lesão intacta de osteocondrite dissecante.

29887   Artroscopia, joelho, cirúrgica; perfurações para lesão intacta de osteocondrite dissecante com fixação interna.

LESÃO LIGAMENTAR DE JOELHO

As lesões de joelho ocorrem durante atividades esportivas com ou sem contato físico. Com a evolução no diagnóstico e no tratamento das lesões ligamentares tornou-se possível que atletas de todos os níveis de competição retornem ao esporte no mesmo nível praticado antes da lesão. Os ligamentos e os meniscos do joelho atuam em sintonia uns com os outros e frequentemente há dano a mais de uma estrutura em caso de lesão aguda.

As lesões ligamentares são classificadas em graus: grau 1, estiramento do ligamento sem instabilidade detectada; grau 2, es-

MEDICINA ESPORTIVA — CAPÍTULO 3 — 101

tiramento maior do ligamento com instabilidade detectada, mas sem solução de continuidade em suas fibras; e grau 3, ruptura completa do ligamento.

▶ Anatomia

Para que haja estabilidade do joelho é necessário o funcionamento adequado de quatro ligamentos. São eles ligamento cruzado anterior (LCA), ligamento cruzado posterior (LCP), ligamento colateral medial (LCM) e ligamento colateral lateral (LCL). Também há vários estabilizadores acessórios ou secundários do joelho. Os estabilizadores secundários do joelho são os meniscos, a banda íliotibial e o bíceps femoral. Esses estabilizadores secundários se tornam mais importantes quando os primários estão lesionados.

O LCM é o estabilizador estático primário contra o estresse em valgo no joelho, pois se origina no sulco central o epicôndilo medial. O sulco do epicôndilo medial em forma de C localiza-se anterior e distalmente ao tubérculo do adutor. O LCM é formado por três estabilizadores estáticos mediais primários do joelho. Estão incluídos o LCM superficial, o ligamento oblíquo posterior e o ligamento capsular profundo.

O LCL é o estabilizador estático primário contra estresse em varo no joelho. O LCL se origina no epicôndilo lateral. Trata-se do ponto mais proeminente do côndilo lateral do fêmur. A inserção do LCL é no processo estiloide da cabeça da fíbula. O LCL une-se ao ligamento arqueado, ao músculo poplíteo e a cabeça lateral do gastrocnêmio para formar o complexo arqueado lateral que controla estática e dinamicamente a angulação em varo e a rotação externa da tíbia. A banda íliotibial e o bíceps femoral também contribuem para a estabilidade do aspecto lateral do joelho.

O LCA é o estabilizador estático primário contra translação anterior da tíbia sobre o fêmur. O LCA origina-se da superfície posteromedial do côndilo lateral do fêmur na incisura intercondilar. O LCA insere-se no platô tibial em posição imediatamente medial ao corno anterior do menisco lateral a cerca de 15 milímetros posterior a borda anterior da superfície articular da tíbia. O suprimento sanguíneo do LCA e do LCP é feito pela artéria média do joelho. Ambos LCA e LCP são cobertos por uma camada de sinóvia, tornando-os intra-articulares e extrassinoviais.

O LCP é o estabilizador estático primário contra translação posterior da tíbia em relação ao fêmur. O LCP origina-se no aspecto posterior da superfície lateral do côndilo medial do fêmur na incisura intercondilar. O LCP insere-se no aspecto posterior do platô tibial em uma depressão central imediatamente posterior à superfície articular. A inserção se estende distalmente ao longo do aspecto posterior da tíbia por até 1 centímetro de extensão. O LCP é uma estrutura complexa formada por duas bandas principais: anterolateral e posteromedial. A banda anterolateral é tensionada em flexão e liberada em extensão. A posteromedial é livre em flexão e tensionada em extensão. A área da banda anterolateral é duas vezes maior que a da banda posteromedial. Os ligamentos entre menisco e fêmur, ligamentos de Wrisberg e de Humphrey formam o terceiro componente do LCP. Os ligamen-

tos meniscofemorais cursam desde o corno posterior do menisco lateral até o côndilo posteromedial do fêmur.

▶ Diagnóstico diferencial da instabilidade do joelho

O diagnóstico diferencial da instabilidade aguda ou crônica de joelho envolve qualquer um dos ligamentos e/ou estruturas da região posterolateral. Com frequência, há combinações de lesões ligamentares além de lesões de estruturas secundárias de estabilização, como os meniscos. A história e o mecanismo da lesão são informações valiosas. De forma semelhante, a localização da dor pode ajudar a estreitar as possibilidades diagnósticas. Contudo, obviamente que um exame físico minucioso ajuda a distinguir que ligamentos foram lesionados. Adicionalmente, exames de imagem frequentemente são solicitados para confirmar uma suspeita clínica e investigar lesões ocultas.

> Fanelli GC, Orcutt DR, Edson CJ: The multiple-ligament injured knee: evaluation, treatment and results. *Arthroscopy* 2005;21:471. [PMID: 15800529]
>
> Micheo W, Hernández L, Seda C: Evaluation, management, rehabilitation, and prevention of anterior cruciate ligament injury: current concepts. *PM R* 2010;2:935. [PMID: 20970763]

1. Lesões do ligamento colateral medial

▶ Fundamentos do diagnóstico

- *Ocorre após estresse em valgo no joelho ou lesão rotacional sem trauma de contato.*

- *Dor medial no joelho e instabilidade com flexão em 30 graus são diagnósticas; considere lesões de LCA e LCP associadas se houver abertura com aplicação de estresse em valgo em extensão total.*

- *As lesões crônicas podem estar calcificadas na inserção do LCM no côndilo medial do fêmur.*

- *A RMN pode ajudar a confirmar o diagnóstico e a afastar lesão meniscal concomitante.*

▶ Sintomas (anamnese)

Como e quando o paciente sofreu a lesão são partes importantes da anamnese. As lesões de LCM de baixo grau costumam ocorrer com lesões rotacionais externas sem contato traumático direto, enquanto as de grau mais elevado geralmente envolvem contato lateral na coxa ou na perna na proximidade do joelho. Outras informações importantes na história são a localização e a presença de dor, instabilidade, tempo decorrido até o surgimento de edema e sensação de estalo ("pop") ou de rasgão. Surpreendentemente, as lesões de graus I e II frequentemente são mais dolorosas do que a ruptura total do LCP. A ocorrência imediata de edema leva a suspeita de lesão associada de ligamento cruzado, fratura e/ou luxação patelar.

Ao investigar uma nova lesão de joelho sempre se deve buscar pela história de lesões ou de instabilidade do joelho.

Sinais (Exame Físico)

As lesões de LCM devem ser investigadas com exame completo do joelho para avaliar possíveis lesões coexistentes. Isso é especialmente verdadeiro para avaliação de LCA e de LCP, uma vez que a lesão de um desses ligamentos implicaria mudança significativa no tratamento. Dada a frequência de luxação patelar concomitante nas lesões de LCM, a palpação da patela e dos ligamentos parapatelares mediais estabilizadores deve ser realizada além do teste de apreensão patelar.

A dor à palpação da linha articular medial ao longo do curso do LCM é característica sobre o local da laceração. A frouxidão quando da tensão aplicada em valgo é avaliada pelo grau de abertura do espaço articular ocorrida com flexão de 30 graus. É importante aplicar tensão no joelho em flexão de 30 graus porque, com o joelho em extensão total, a cápsula posterior e o LCP estabilizariam o joelho contra estresse em valgo, o que poderia levar o examinador ao engano supondo que o LCM estaria íntegro. Abertura zero é considerada normal, entre 1 e 4 milímetro indica lesão de grau I, entre 5 e 9 milímetros indica lesão de grau II e entre 10 a 15 milímetros lesão grau III ou total. Ademais, as lesões de graus I e II geralmente têm um ponto de resistência firme, enquanto a de grau III apresenta ponto de resistência complacente durante o estresse em valgo.

Exames de imagem

A. Radiografias

Deve-se solicitar estudo radiográfico de joelho de qualquer paciente que houver suspeita de lesão grave no joelho. As radiografias devem ser avaliadas buscando-se por fraturas, avulsão capsular lateral (fratura de Segond; ver a seção sobre imageamento de LCA), fragmentos soltos, lesão de Pellegrini-Stieda (calcificação de LCM) e evidência de luxação patelar. Devem ser solicitadas radiografias de estresse em pacientes antes da maturidade esquelética para afastar fratura de epífise.

B. Ressonância Magnética Nuclear

As imagens de **ressonância magnética nuclear** (RMN) são úteis para confirmar lesão de LCM e identificar sua localização. Também são úteis para detectar a presença de lesão meniscal e de outras lesões no joelho. Entre as indicações relativas para RMN estão incerteza quanto ao estado do LCA apesar de diversos exames realizados, investigação de suspeita de lesão meniscal ou avaliação pré-operatória quando se planeja reconstrução ou reparo de LCM.

C. Testes específicos

O exame sob anestesia pode ser útil nos casos em que o exame físico não se mostrar confiável por causa da defesa do paciente. A artroscopia diagnóstica também pode ser usada para investigar a possibilidade de patologia coexistente. Entretanto, esses dois métodos diagnósticos foram amplamente substituídos pela RMN.

Tratamento (conservador e cirúrgico)

O tratamento em caso de lesão isolada de LCM geralmente é conservador com proteção contra estresse em valgo e movimento precoce. Nas lesões de graus I e II o paciente deve ser mantido com imobilização e carga de peso de acordo com a tolerância. Em geral, libera-se o movimento do joelho durante a primeira ou segunda semanas, e a recuperação plena geralmente é obtida mais rapidamente com movimentação precoce e controlada do joelho.

As lesões de grau III são um pouco mais controversas. Diversos autores demonstraram maior instabilidade nas lacerações de grau III tratadas sem cirurgia, embora na maioria desses ensaios não se tenha excluído lesões multiligamentares. Na avaliação de pacientes com lesão isolada de LCM grau III tratados com reconstrução cirúrgica em comparação com os tratados de forma conservadora concluiu-se que neste último grupo observaram-se melhores resultados tanto na pontuação subjetiva quanto no parâmetro de retorno mais cedo às atividades.

A exceção na tendência atual favorável ao tratamento conservador das lesões de grau III são os casos de lesão multiligamentar de joelho. Nesse cenário, particularmente com avulsão tibial distal do LCM, o tratamento conservador não produziu resultados tão favoráveis quanto nas lesões isoladas de LCM. No quadro agudo, o reparo de LCM pode incluir reparo primário, se necessário com encurtamento, do ligamento lacerado. De forma semelhante, os fragmentos de avulsão são tratados com redução e fixação no quadro agudo. Os reparos primários podem ser reforçados com autoenxerto ou aloenxerto se o LCM remanescente se mostrar insuficiente para reparo simples. As reconstruções em quadro crônico também incluem o uso de autoenxerto ou de aloenxerto.

Tradicionalmente, a imobilização ou o tratamento cirúrgico das lesões de LCM limitavam significativamente a possibilidade de retorno breve aos exercícios com movimentos controlados. Com a introdução de aparelhos funcionais e movimentação precoce com protocolo de tratamento não cirúrgico, a movimentação e o fortalecimento do joelho podem ocorrer precocemente, enquanto o ligamento segue protegido contra estresse em valgo. À medida que o movimento do joelho melhora, introduzem-se exercícios isotônicos de fortalecimento. Na medida em que a força dos membros aumenta, aumenta também a intensidade dos exercícios de reabilitação funcional.

Complicações

Após o tratamento conservador ter se tornado o padrão de cuidado, as complicações associadas à lesão de LCM foram reduzidas. A principal complicação do tratamento não cirúrgico é frouxidão ligamentar residual em valgo ou dor na região medial do joelho. O estudo radiográfico pode revelar calcificação residual do LCM (lesão de Pellegrini-Stieda). Nas possíveis complicações cirúrgicas se tem fibrose articular, infecção, lesão de nervo ou veia safena ou frouxidão ligamentar em valgo recorrente.

Resultados/retorno à atividade

Em geral, obtêm-se bons resultados com tratamento não cirúrgico e reabilitação nos casos com lesão isolada de LCM. A taxa de retorno de profissionais de futebol americano à atividade em casos de lesão isolada de LCM chega a 98%.

> Azar FM: Evaluation and treatment of chronic medial collateral ligament injuries of the knee. *Sports Med Arthrosc* 2006;14:84. [PMID: 17135952]
>
> Robinson JR, Bull A, Thomas R, et al: The role of the medial collateral ligament and posteromedial capsule in controlling knee laxity. *Am J Sports Med* 2006;34:1815. [PMID: 16816148]
>
> Robinson JR, Sanchez-Ballester J, Bull AM, et al: The posteromedial corner revisited. An anatomical description of the passive restraining structures of the medial aspect of the human knee. *J Bone Joint Surg Br* 2004;86:674. [PMID: 15274262]
>
> Stannard JP: Medial and posteromedial instability of the knee: evaluation, treatment, and results. *Sports Med Arthrosc* 2010; 18:263. [PMID: 21079506]

2. Lesão de ligamento colateral lateral

▶ Fundamentos do diagnóstico

- *Os pacientes podem se queixar de dor na região lateral do joelho e de movimento em varo durante atividades cotidianas.*
- *A abertura articular com estresse em varo produzido com flexão de 30 graus é diagnóstica de lesão isolada de LCL.*
- *Frequentemente faz parte de lesão multiligamentar de joelho.*
- *Alta incidência de lesão de nervo fibular; documente o estado neurovascular do membro envolvido.*
- *Deve-se solicitar RMN como exame adjunto útil ao diagnóstico de lesões do canto posterolateral.*

▶ Sintomas (anamnese)

O sintoma mais constante de lesão aguda de LCL é dor na região lateral do joelho. Entretanto, os sintomas de instabilidade lateral e posterolateral são bastante variáveis e dependem de gravidade da lesão, nível de atividade do paciente, alinhamento geral do membro e de outras lesões associadas do joelho. Por exemplo, um indivíduo sedentário com frouxidão mínima e alinhamento em valgo se apresentará com poucos sintomas ou assintomático. Entretanto, se a frouxidão de LCL se combinar com alinhamento geral em varo, hiperextensão e nível de atividade intenso, os sintomas serão muito evidentes. Esses pacientes se queixam de dor na linha articular lateral do joelho e tendência a movimento em varo da perna nas atividades cotidianas. Frequentemente o paciente descreve a situação como dobra do joelho em hiperextensão durante marcha normal.

▶ Sinais (exame físico)

Os pacientes com lesão de LCL e/ou do canto posterolateral do joelho frequentemente apresentam lesão de outros ligamentos. Portanto, há indicação para exame minucioso de toda a articulação para avaliar outras patologias de joelho. Além disso, deve-se realizar um exame neurovascular, uma vez que a incidência relatada de lesão neurovascular, particularmente de nervo

fibular, varia entre 12 e 29% nos casos com lesão posterolateral de joelho.

A integridade do LCL é avaliada aplicando-se estresse em varo, com o joelho totalmente estendido e em flexão de 30 graus. A abertura articular basal em varo é muito variável e deve ser comparada com a da outra perna. Em média, a abertura basal em varo é de 7 graus. Os achados de exame nos casos com lesão isolada de LCL incluem frouxidão ligamentar em varo, com o joelho em flexão de 30 graus e nenhuma instabilidade em extensão plena. Isso ocorre em razão do efeito estabilizador dos ligamentos cruzados íntegros produzido em extensão total.

É importante observar que é possível haver lesão posterolateral significativa sem frouxidão importante em varo. O teste mais usado para investigação de instabilidade posterolateral é o teste do dial com rotação lateral de ambas as tíbias para observar o ângulo formado entre a coxa e o pé. O teste é realizado com flexão de 30 e 90 graus sendo consideradas significativas as diferenças no ângulo iguais ou superiores a 5 graus em relação ao outro membro. A lesão isolada da cápsula posterolateral é confirmada com maior rotação externa a 30 graus, lesão isolada de LCP com rotação maior de 90 graus e de ambas as estruturas quando há rotação maior de 30 e 90 graus em comparação com o membro normal.

▶ Exames de imagem

A. Radiografias

Deve-se solicitar estudo radiográfico de qualquer paciente com suspeita de lesão no joelho. As radiografias devem ser avaliadas buscando-se por fraturas, avulsão capsular lateral (fratura de Segond; ver a seção sobre imageamento de LCA), fragmentos soltos, avulsão da cabeça da fíbula e evidências de luxação patelar. Nos casos de instabilidade posterolateral crônica, frequentemente observam-se alterações degenerativas do compartimento lateral. Também é possível observar redução do espaço articular lateral com osteofito e esclerose subcondral. As radiografias com estresse ajudam a quantificar o grau de angulação em varo presente.

B. Ressonância Magnética Nuclear

A RMN, com frequência, é um adjunto importante ao diagnóstico das lesões de canto lateral e de LCL nos casos de traumatismo grave de joelho. Como mencionado anteriormente, a lesão posterolateral pode passar despercebida durante a avaliação inicial, e os achados à RMN devolvem o foco ao exame das estruturas posterolaterais. A dor e a defesa no momento da lesão podem ocultar a lesão posterolateral e a RMN tem-se provado extremamente útil como meio de diagnóstico auxiliar.

C. Testes/exames específicos

1. Teste do deslocamento reverso do pivô (*shift* reverso) – esse teste inicia com o joelho fletido em 90 graus. Enquanto o joelho é estendido, a perna é tracionada axialmente com aplicação de estresse em valgo ao joelho, mantendo-se o pé em rotação externa. Nota-se um ressalto (*shift*) quando a tíbia é reduzida de sua posição de subluxação posterior à medida que o joelho é estendido.

2. Teste de *recurvatum* em rotação externa – Este teste é realizado com o paciente em decúbito dorsal com o quadril e o joelho totalmente estendidos. A perna é elevada do leito pelos dedos. Nos pacientes com instabilidade posterolateral ocorrem hiperextensão, instabilidade em varo e rotação externa da tuberosidade da tíbia desde que haja relaxamento adequado do quadríceps.

3. Teste da gaveta posterolateral – Procede-se ao teste padrão de gaveta posterior (ver a seção sobre exame físico do LCP) com a tíbia em rotação interna, posição neutra e rotação externa. Nas lesões posterolaterais, o grau de deslocamento da gaveta posterior será máximo com a rotação externa da tíbia.

4. Exame sob anestesia – o exame com o paciente relaxado sob anestesia geral é extremamente útil, particularmente nos quadros agudos. Se o paciente com lesão multiligamentar de joelho for levado ao centro cirúrgico, trata-se de uma oportunidade excelente de examinar o joelho sem defesa, a fim de aumentar a acurácia do exame.

▶ Tratamento

A. Conservador

Conforme observado anteriormente, as lesões isoladas de LCL são raras. Entretanto, nos casos com lesão isolada de LCL de grau II ou inferior, recomenda-se imobilização por 2 a 4 semanas, seguida por fortalecimento de quadríceps, como um protocolo com bons resultados. As lesões de grau III geralmente evoluem melhor com o tratamento cirúrgico. A combinação de diagnóstico tardio e incerteza sobre a história natural da instabilidade posterolateral dificulta o tratamento dessas lesões.

B. Cirúrgico

Conforme discutido anteriormente, as lesões de LCL raramente ocorrem de forma isolada. Portanto, outras lesões devem ser consideradas no planejamento do tratamento das lesões multiligamentares de joelho. Idealmente, as lesões posterolaterais e do LCL devem ser diagnosticadas na fase aguda, pois permite a realização do tratamento cirúrgico preferencial no reparo primário das estruturas lesadas com acréscimo de tecido, se necessário. O reparo primário geralmente só é viável nas primeiras semanas após a lesão do joelho.

O joelho com instabilidade posterolateral crônica frequentemente necessitará de reconstrução ligamentar ou cirurgia de avanço para reconstituir a contenção estática ao estresse em varo. O conceito biomecânico chave para qualquer reconstrução ligamentar é a definição de que o ponto isométrico do LCL fica entre a cabeça da fíbula e o epicôndilo lateral. Portanto, independentemente do material de enxerto usado para a reconstrução do complexo ligamentar lateral, um segmento do enxerto deve passar entre o epicôndilo lateral do fêmur e a cabeça da fíbula.

Para aumentar a taxa de sucesso da reconstrução em casos de instabilidade ligamentar lateral crônica, pode-se proceder à osteotomia tibial proximal valgizante para reduzir o estresse sobre as estruturas laterais do joelho.

▶ Reabilitação

A reabilitação do joelho após reconstrução ou reparo posterolateral é, em grande parte, determinada pelas lesões associadas em LCA ou LCP. Contudo, geralmente é necessária para reduzir a carga de peso por, no mínimo, 6 semanas e proteger as estruturas laterais com aparelho por, no mínimo, 3 meses.

▶ Complicações

O nervo fibular cursa em plano imediatamente posterior à cabeça da fíbula. É importante o seu isolamento antes de exposição da região lateral do joelho para reduzir o risco de complicação por lesão desse nervo.

▶ Resultados

Se as lesões do canto posterolateral do joelho forem diagnosticadas e reparadas na fase aguda, os resultados serão bons para restauração da estabilidade em varo e para retorno às atividades. As reconstruções de lesões crônicas o canto posterolateral também apresentam bons resultados quando se obtém recuperação lateral isométrica.

> Laprade RF, Engebretsen L, Johansen S, et al: The effect of a proximal tibial medial opening wedge osteotomy on posterolateral knee instability. *Am J Sports Med* 2008;36:956. [PMID: 18227230]
>
> Markolf KL, Graves BR, Sigward SM, et al: Effects of posterolateral reconstructions on external tibial rotation and forces in a posterior cruciate ligament graft. *Bone Joint Surg Am* 2007;89:2351. [PMID: 17974876]
>
> Ranawat A, Baker C 3rd, Henry S, et al: Posterolateral corner injury of the knee: evaluation and management. *J Am Acad Orthop Surg* 2008;16:506. [PMID: 18768708]
>
> Rios CG, Leger RR, Cote MP, Yang C, Arciero RA: Posterolateral corner reconstruction of the knee: evaluation of a technique with clinical outcomes and stress radiography. *Am J Sports Med* 2010;38:1564. [PMID: 20445013]

3. Lesões de ligamento cruzado anterior

▶ Fundamentos do diagnóstico

- *O mecanismo é a lesão rotacional/desaceleração sem contato ou lesão de contato com pressão em valgo em joelho estendido.*

- *Os pacientes frequentemente relatam ter ouvido um "estalo". Percebem instabilidade e relatam que o joelho "cede" com atividades que incluam giro.*

- *Observa-se derrame substancial do joelho nas primeiras 12 horas após a lesão.*

- *Há alta incidência de lesões associadas, incluindo laceração de menisco.*

- *O teste de Lachman é o mais sensível para diagnóstico; o teste do pivoteamento ou de Losee ajuda a avaliar a instabilidade rotacional.*

- *O sinal de Segond (avulsão da cápsula anterolateral da tíbia) pode ser observado nas radiografias simples.*
- *A RMN ajuda a confirmar o diagnóstico e verifica se há outras lesões concomitantes.*

▶ Sintomas (anamnese)

Em todas as investigações de lesão de joelho o mecanismo de lesão deve ser esclarecido. O conhecimento do mecanismo direciona o exame para estruturas adicionais que possam estar lesionadas. A lesão de LCA ocorre de várias maneiras; contudo, predominam alguns mecanismos. O mecanismo de lesão sem contato mais comum envolve desaceleração e rotação durante atividades com corrida, parada brusca e saltos. A lesão de contato mais comum envolve hiperextensão e/ou pressão em valgo sobre o joelho causadas por golpe direto.

A lesão de LCA frequentemente está associada a um estalo ("*pop*") ouvido pelo paciente no momento da lesão. Entretanto, essa parte da história não é específica para LCA. Ao retornar à competição o paciente, com frequência, percebe instabilidade no joelho ou descreve que seu joelho "bambeia" com atividades que o obriguem a girar. Caracteristicamente observa-se aumento do volume do joelho nas primeiras 4 a 12 horas após a lesão, causado por hemartrose.

▶ Sinais (exame físico)

Com a história acima e o exame físico apropriados, deve ser possível diagnosticar lesão de LCA sem necessidade de testes adicionais. Deve-se proceder a um exame completo do joelho para investigar se há outras lesões associadas. O joelho sadio deve ser examinado primeiro para familiarizar o paciente com o exame.

O teste de Lachman é o mais usado para avaliar frouxidão ligamentar anterior do joelho. O teste deve ser realizado com o joelho em flexão de 20 a 30 graus enquanto se aplica pressão anterior à tíbia e a outra mão estabiliza o segmento distal do fêmur. O grau de translação, a presença e o caráter do ponto de resistência final são avaliados. A frouxidão é graduada com base na comparação com outro joelho não lesionado. O aumento de 1 a 4 milímetros na translação indica frouxidão grau 1. Entre 5 e 9 milímetros, grau 2. Acima de 10 milímetros de aumento na translação em comparação com o joelho normal indica grau 3.

O teste da gaveta anterior é outro realizado para avaliar a translação anterior da tíbia. O teste é realizado com o joelho com flexão de 90 graus e aplicação de força anterior à tíbia. Esse teste é menos sensível que o de Lachman.

Na fase aguda de laceração de LCA frequentemente há um período no qual é possível realizar um exame acurado antes que haja edema extensivo do joelho e defesa a dificultar a avaliação. A drenagem do joelho em caso de hemartrose pode reduzir a dor e melhorar a qualidade do exame na fase aguda.

O teste do pivoteamento (teste de Losee) é realizado para avaliar a instabilidade rotacional associada às lesões de LCA. O teste tem origem na subluxação do platô tibial lateral no sentido anterior em extensão e na redução do compartimento lateral com a flexão. O método mais efetivo de obter esse resultado é flexionando o joelho com carga axial, a partir de extensão total com estresse em valgo no joelho e rotação interna da tíbia. A redução da subluxação deve ocorrer com aproximadamente 30 graus de flexão. A lesão de LCM e algumas lacerações meniscais podem produzir o resultado falso-negativo.

O teste do pivoteamento (*pivot shift*) é considerado o mais funcional para avaliação da estabilidade do joelho após lesão de LCA. O exame com anestesia também é usado para obter um teste mais preciso. O teste com anestesia pode ser útil em um paciente com história imprecisa e com um exame, que foi realizado em consultório, pouco esclarecedor.

▶ Exames de imagem

As radiografias simples do joelho devem ser solicitadas para afastar a possibilidade de fraturas. A fratura de Segond, conforme discutido anteriormente, é a avulsão da cápsula anterolateral da tíbia. Antes da maturidade esquelética, a avulsão da inserção tibial do LCA também pode ser identificada radiograficamente. Após o estudo radiográfico, a RMN é o exame mais utilizado para investigação de possíveis lesões associadas. Embora geralmente não seja necessária para diagnosticar lesão de LCA, a RMN apresenta acurácia de 95% ou mais no diagnóstico dessa lesão. Observam-se contusões ósseas no côndilo lateral do fêmur e no platô tibial lateral em até 80% dos casos com lesão de LCA.

▶ Exames específicos

A investigação instrumental de frouxidão ligamentar agrega valor ao exame físico e proporciona parâmetros objetivos basais para comparação futura. O artrômetro mais comumente usado, o KT-1000 (MEDmetric, San Diego, CA), utiliza uma série de forças padronizadas para medir a translação anterior da tíbia com o joelho posicionado em flexão de 20 a 30 graus, de forma semelhante ao teste de Lachman.

▶ Tratamento

A. Conservador

A reabilitação após uma lesão isolada de LCA deve incluir esforços para recuperar o movimento do joelho e a força da musculatura ao redor do joelho. Deve-se desaconselhar o retorno às atividades que produzem episódios de instabilidade. Uma vez restaurados os movimentos e a força, pode-se tentar retorno gradual às atividades, a fim de determinar o nível funcional que pode ser alcançado sem que haja instabilidade.

Com conduta conservadora e reabilitação após lesão de LCA geralmente obtêm-se resultados insatisfatórios nos pacientes que voltam a competir. Os episódios significativos de instabilidade resultando em dor, edema e incapacidade ocorrem em cerca de 80% dos indivíduos que participam de atividades esportivas, como tênis, futebol americano e futebol. Supõe-se que esses episódios de instabilidade coloquem em risco os meniscos e a cartilagem articular do joelho (Fig. 3-15).

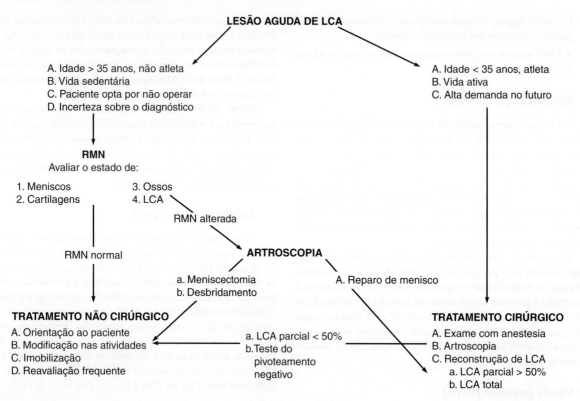

▲ **Figura 3-15** Fluxograma que sintetiza o tratamento atual de quadro agudo de lesão do ligamento cruzado anterior (LCA). Ressonância magnética nuclear (RMN). (Reproduzida com permissão, a partir de Marzo JM, Warren RF: Results of nonoperative treatment of anterior cruciate ligament injury: changing perspectives. Adv. Orthop. Surg. 1991;15:59.)

B. Cirúrgico

A decisão de indicar reconstrução cirúrgica de LCA deve ser individualizada e tomada com base no desejo do paciente de voltar a competir, na idade, nas alterações degenerativas concomitantes e na instabilidade objetiva e subjetiva do joelho. Por exemplo, um paciente jovem e ativo que mantenha a vontade de competir em esportes exigentes e com instabilidade subjetiva e objetiva do joelho deve ser tratado com reconstrução cirúrgica. Por outro lado, um paciente de mais idade, com algum grau de degeneração do joelho, pouco desejo de continuar competindo e sem instabilidade subjetiva, deve ser tratado de forma conservadora.

No início da história do tratamento cirúrgico do LCA, os reparos primários do ligamento não funcionavam bem e, assim, foram desenvolvidas diversas técnicas e materiais de enxerto para reconstrução do ligamento. Foram usados materiais diversos, desde sintéticos até autoenxertos e aloenxertos, para reconstrução de LCA. Com o passar do tempo, os mais usados e bem-sucedidos foram autoenxerto de osso-tendão patelar-osso, autoenxerto semitendinoso/grácil e aloenxerto osso-tendão patelar-osso.

O objetivo da reconstrução do LCA é reproduzir força, função e localização do LCA íntegro. Recentemente, foram publicados alguns artigos questionando os resultados observados após reconstrução com feixe único. Os autores apontaram instabilidade em até 30% dos pacientes e apenas 60 a 70% voltaram a praticar esportes. Assim, na tentativa de replicar a anatomia normal e tentar melhorar os resultados obtidos com cirurgia de LCA, passou-se a defender a reconstrução com duplo feixe. Com essa técnica tenta-se tirar vantagem da anatomia do LCA nativo, composto por dois feixes: anteromedial (AM) e posterolateral. Supõe-se que feixe AM garanta estabilidade ao movimento anteroposterior e o feixe posterolateral proporcione controle rotacional. Os defensores da reconstrução com duplo feixe ressaltam sua capacidade de resistir às cargas rotatórias e o fato de reproduzir com mais exatidão a cinemática do joelho. Os estudos biomecânicos e alguns ensaios de nível I demonstraram benefícios no que se refere à estabilidade rotacional, mas não se comprovou melhora clínica evidente em comparação com a reconstrução tradicional com feixe único. A comparação entre reconstrução de LCA de feixe duplo e de feixe único continua sendo controversa e motivo de debates. Independentemente de se optar por reconstrução com feixe único ou duplo, deve-se concentrar na tentativa de restaurar a anatomia normal do ligamento com a posição e instalação dos túneis.

1. Feixe único – Uma vez selecionado um enxerto de força adequada o local de sua instalação é extremamente importante. O enxerto geralmente deve passar por um túnel ósseo na tíbia e por outro túnel ósseo no fêmur. A posição intra-articular do túnel tibial, geralmente, é no centro do coto do LCA nativo de frente à origem do LCP e em ponto imediatamente medial ao centro da incisura no plano coronal para os casos de reconstrução com feixe único (Figs. 3-16 e 3-17).

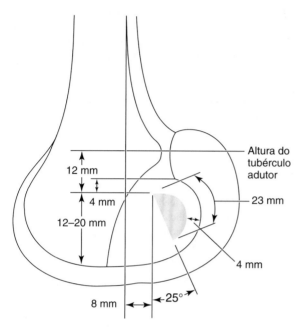

▲ **Figura 3-16** Ilustração da superfície medial do côndilo lateral do fêmur direito mostrando as distâncias médias e as relações anatômicas das fixações femorais do ligamento cruzado anterior. (Reproduzida, com permissão, a partir de Arnoczky SP: Anatomy of the anterior cruciate ligament. Clin Orthop. Relat. Res 1983;172:19.)

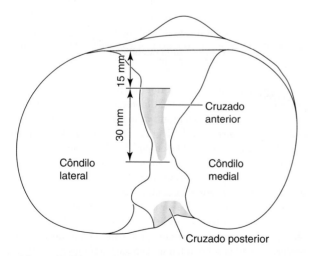

▲ **Figura 3-17** Superfície superior do platô tibial para mostrar as distâncias médias e as relações anatômicas das fixações do ligamento cruzado anterior na tíbia. (Reproduzida, com permissão, a partir de Girgis FC, Marshall JL, Monajem A: The cruciate ligaments of the knee joint: anatomical, functional, and experimental analysis. Clin Orthop. Relat. Res 1975;106:216.)

Uma vez que o enxerto esteja no lugar, deve-se obter tensão e fixação adequadas para o sucesso da reconstrução do LCA. É importante determinar o grau de tensão adequado do enxerto. Um enxerto de LCA frouxo talvez não restaure a estabilidade do joelho e um enxerto excessivamente tensionado pode levar a colapso do próprio enxerto ou limitar o arco de movimentos do joelho. A fixação do enxerto pode ser feita de diversas formas. O método mais usado é o que envolve a instalação de um parafuso de interferência até o túnel ósseo para prender o enxerto no túnel. O enxerto também pode ser fixado via pontos de sutura aplicados com diversos dispositivos localizados sobre o córtex externa dos túneis.

2. Feixe duplo – Há algumas diferenças a serem assinaladas sobre a reconstrução com feixe duplo. Uma delas, um portal AM acessório, é necessário além dos portais AM e anterolateral normalmente utilizados para a artroscopia de joelho. Esse portal acessório se torna crucial para perfurar de forma precisa os túneis do lado femoral, especialmente o túnel femoral AM. Além disso, deve-se ter atenção especial ao examinar o padrão de laceração, que nos ajuda a encontrar as localizações originais dos feixes AM e posterolateral. A medição de largura e extensão das inserções também é importante, porque uma inserção de LCA com menos de 12 milímetros é, tecnicamente, extremamente difícil de realizar. Deve-se ter atenção para assegurar que haja, no mínimo, uma ponte óssea de 2 milímetros entre os dois túneis ou o risco de convergência desses túneis se torna muito alto. Os enxertos recomendados pelos autores em Pittsburgh são aloenxertos de dois tendões tibiais anteriores ou posteriores. A fixação sobre o lado femoral é feita com EndoButtons (endoscópio Smith & Nephew) e sobre o lado tibial com parafusos de interferência. Os enxertos são tensionados entre 0 e 15 graus para o feixe posterolateral e entre 45 e 69 graus para o feixe AM.

▶ **Complicações**

Embora com a reconstrução de LCA geralmente se obtenham bons resultados, há várias complicações possíveis. Uma das mais comuns é a perda de movimento do joelho. Essa possibilidade é reduzida mantendo-se o joelho em extensão máxima imediatamente após a cirurgia. Iniciam-se exercícios de flexão assim que possível no pós-operatório, com meta de chegar a 90 graus ao final de primeira semana. Adicionalmente, mobiliza-se a patela na tentativa de evitar fibrose patelofemoral. Outra complicação comum da reconstrução de LCA é dor na região anterior do joelho. A etiologia exata da dor não está esclarecida. Entretanto, supõe-se que a coleta do autoenxerto de tendão patelar aumente a incidência de dor patelofemoral. Entre as complicações menos comuns (< 1%) estão fratura patela, ruptura de tendão patelar e ruptura de tendão do quadríceps, dependendo do local de coleta do enxerto.

▶ **Resultados/retorno à atividade**

O objetivo do protocolo de reabilitação para paciente submetido a reconstrução de LCA é seu retorno ao nível pleno de atividade desejado no menor espaço de tempo possível, ao mesmo tempo em que evitam as complicações ou empecilhos. Por meio de técnicas cirúrgicas avançadas e protocolos de reabilitação acelerada, a maior parte dos estudos demonstra índice de 90% ou superior de retorno à atividade e de satisfação do paciente. Os pacientes geralmente ficam capacitados a retornar entre 4 e 6 meses após a cirurgia, com alguns atletas profissionais retornando com sucesso para as competições em 3 meses. Os critérios específicos para retorna às atividades esportivas variam entre as instituições, mas tais critérios incluem uma combinação de testes funcionais, relatos subjetivos e exame clínico para a tomada de decisão. Em geral, os critérios para retorno a esportes incluem arco completo de movimentos, teste com KT1000 com diferença entre 2 e 3 milímetros do joelho normal, força de quadríceps maior ou igual a 85%,força plena da musculatura posterior da coxa e testes funcionais na ordem de 85% da perna oposta.

Herrington L, Wrapson C, Matthews M, et al: Anterior cruciate ligament reconstruction, hamstring versus bone-patella tendon-bone grafts: a systematic literature review of outcome from surgery. Knee 2005;12:41. [PMID: 15664877]

Järvelä T, Moisala AS, Sihvonen R, et al: Double-bundle anterior cruciate ligament reconstruction using hamstring autografts and bioabsorbable interference screw fixation: prospective, randomized clinical study with 2 year results. *Am J Sports Med* 2008;36:290. [PMID: 17940145]

Laxdal G, Kartus J, Hansson L, et al: A prospective randomized comparison of bone-patellar tendon-bone and hamstring grafts for anterior cruciate ligament reconstruction. *Arthroscopy* 2005;21:34. [PMID: 15650664]

Prodromos CC, Fu FH, Howell SM, et al: Controversies in soft-tissue anterior cruciate ligament reconstruction: grafts, bundles, tunnels, fixation and harvest. *J Am Acad Orthop Surg* 2008;16:376. [PMID: 18611995]

---

4. Lesões do ligamento cruzado posterior

▶ Fundamentos do diagnóstico

- *Os mecanismos de lesão mais comuns são trauma direto à tíbia anterior com o joelho flexionado ou queda da própria altura com o pé em flexão plantar.*
- *Os pacientes se queixam de dor, edema e rigidez no joelho.*
- *O exame físico revela sinal de gaveta posterior positivo e teste de Godfrey e de deslocamento reverso do pivô (reverse pivot shift) positivo.*
- *Deve-se proceder a exame completo do joelho porque é comum haver lesões concomitantes (canto posterolateral, menisco).*
- *Os exames de imagem devem incluir radiografias simples assim como RMN para conformação do diagnóstico. As radiografias são úteis nos quadros crônicos de lesão do LCP para avaliação de artrite patelofemoral e do compartimento femoral.*

▶ Sintomas (anamnese)

Ao investigar um paciente com suspeita de lesão de LCP, é importante esclarecer mecanismo e gravidade da lesão, além de possíveis lesões associadas. Diferentemente da laceração de LCA, é raro que os pacientes com lesão de LCP relatem ter escutado um "estalo" ou qualquer instabilidade subjetiva. O mais comum é que os pacientes se queixem de dor, edema e rigidez no joelho.

A apresentação de paciente com lesão subaguda ou crônica de LCP varia de assintomática a queixas de instabilidade e dor importantes. Os pacientes com alinhamento em varo significativo ou lesão de estruturas laterais do joelho queixam-se de instabilidade e falha do joelho. Há alguns mecanismos característicos para lesão de LCP que diferem significativamente daqueles descritos para LCA. Um dos mais comuns é a lesão causada por painel de carro (*dashboard*) na qual a região anterior da tíbia é atingida por pressão direcionada no sentido posterior produzida pelo painel do carro com o joelho flexionado a 90 graus. As lesões de LCP em esportistas são causadas por força ou pancada na região externa, diferente do mecanismo de desaceleração com torção típico da lesão de LCA. Os mecanismos mais comuns de lesão de LCP em esportes é o trauma direto à região anterior da tíbia ou a queda com joelho flexionado com o pé em flexão plantar. O mecanismo mais comum de lesão isolada de LCP no atleta é laceração parcial associada à hiperflexão do joelho. Além disso, observam-se lesões multiligamentares de joelho com laceração de LCP com estresse em varo ou em valgo aplicado a joelho em hiperextensão.

▶ Sinais (exame físico)

Assim como ocorre com outras lesões ligamentares, há necessidade de exame minucioso do joelho. Entre as pistas específicas de lesão de LCP à inspeção inicial estão abrasão ou equimose ao redor da região anterior proximal da tíbia e equimose na fossa poplítea. Deve-se investigar se há lesão associada de menisco e de outros ligamentos. Na presença de lesão aguda de LCP a avaliação de frouxidão do LCA é difícil, em razão da ausência de um ponto de estabilidade referencial para realizar o teste de Lachman ou da gaveta anterior.

O exame do LCP em joelho agudamente traumatizado pode ser difícil. Apesar da crescente conscientização sobre a lesão, muitos casos com laceração de LCP não são diagnosticados na fase aguda. O teste clínico mais preciso para avaliar a integridade do LCP é o da gaveta posterior. O joelho é flexionado a 90 graus com o paciente em decúbito dorsal e aplica-se força com direção posterior a região anterior da tíbia. O grau de translação posterior, a presença e o caráter do ponto de resistência final são observados. A extensão da translação é avaliada observando-se a alteração na distância do degrau entre o platô tibial AM e o côndilo medial do fêmur. O platô tibial está, em média, a aproximadamente 1 centímetro do côndilo medial do fêmur no sentido anterior. Contudo, o joelho contralateral deve ser examinado para estabelecer o padrão de comparação.

Outro teste para examinar o LCP é o da queda posterior ou de Godfrey. Nesse teste o joelho e o quadril são flexionados para observar a pressão da gravidade produzindo uma "queda" (*sag*) posterior da tíbia sobre o fêmur. Um sinal adjunto a esse teste é a observação de redução dessa subluxação com a contração ativa do quadríceps.

O teste do deslocamento reverso do pivô (*reverse pivot shift*) é análogo ao teste do pivoteamento na avaliação de lesão de LCA. É realizado aplicando estresse em valgo sobre o joelho com o pé em rotação externa. O joelho é, então, estendido a partir de 90 graus de flexão e observa-se redução palpável do platô tibial posterolateral na passagem entre 20 e 30 graus.

É extremamente importante avaliar as estruturas posterolaterais do joelho nos quadros suspeitos de lesão do LCP. Há trabalhos que indicam a ocorrência de lesões de estruturas posterolaterais em até 60% dos casos de ruptura de LCP.

▶ Exames de imagem

A. Radiografias

Dada a magnitude das forças necessárias para produzir lesão de LCP, é essencial o estudo radiográfico do joelho para avaliar se existe lesão óssea, luxação ou evidência de outras lesões associadas. A identificação de subluxação posterior sutil na radiografia em perfil também indica lesão de LCP. O exame com teste de estresse da gaveta posterior e comparação contralateral aumenta a sensibilidade das radiografias simples para detecção de lesões em LCP. Nos quadros crônicos de lesão de LCP, as radiografias são úteis para avaliar alterações degenerativas patelofemorais e do compartimento medial passíveis de ocorrer com o tempo.

B. Ressonância Magnética Nuclear

Embora as radiografias simples sejam necessárias e úteis na avaliação dessas lesões, a ressonância magnética nuclear (RMN) se tornou o exame diagnóstico preferencial para pacientes com suspeita de lesão de LCP. A RMN foi avaliada com sensibilidade de 96 a 100% para diagnosticar lesão de LCP. Tão ou mais importante é a habilidade desse exame para detectar outras lesões associadas, particularmente para o diagnóstico de lesões do canto posterolateral, que frequentemente passam despercebidas no exame clínico inicial. Nas lesões de múltiplo ligamentos de joelho, a RMN também é útil para avaliar o LCA considerando a dificuldade de avaliar clinicamente esse ligamento em quadro de ruptura total de LCP.

C. Exames especiais

Em quadros crônicos com ruptura isolada de LCP, a dor nos compartimentos medial e patelofemoral geralmente é investigada com radiografias simples. Se forem normais, alguns cirurgiões indicam cintilografia óssea para avaliar se há aumento da captação nessas regiões. As regiões sob maior estresse apresentam aumento de captação à cintilografia óssea antes que haja sinais de artrite avançada nos exames radiográficos. Esse subgrupo de pacientes é beneficiado com reconstrução do LCP para reduzir o estresse e retardar o processo de osteoartrite.

▶ Tratamento

Há muita controvérsia acerca do tratamento das lesões isoladas de LCP. São muitos os fatores a serem avaliados quando da decisão sobre o tratamento de ruptura total de LCP. A idade, o nível de atividade, as expectativas e as lesões associadas do e no paciente devem ser levadas em consideração. Os dados da literatura sobre o tratamento cirúrgico *versus* o não cirúrgico são difíceis de interpretar e não há ensaios com acompanhamento a longo prazo de pacientes randomizados.

A. Não cirúrgico

O processo de reabilitação do joelho com lesão de LCP depende, em grande parte, das lesões associadas. Isso é particularmente verdade com a frequente associação a lesão do canto posterolateral. Portanto, abordaremos especialmente a reabilitação do joelho em caso de lesão isolada do LCP. Os dois objetivos básicos do programa de reabilitação são a recuperação de movimentos e da força. É essencial obter força plena do quadríceps para obter resultados excelentes com o tratamento não cirúrgico. O tratamento inicial tem como objetivo manter a tíbia reduzida sob o fêmur e reduzir a tensão sobre o LCP lesionado. Nas lesões parciais (graus I e II), o prognóstico é muito bom e a mobilização precoce e a carga de peso formam o curso comum da terapia. Nas rupturas totais de LCP, a maioria indica imobilização do joelho em extensão para proteger as estruturas posterolaterais. Os exercícios iniciais de fortalecimento se concentram no quadríceps com elevação da perna estendida e carga parcial de peso em extensão.

Em geral, a maioria dos pacientes é beneficiada com o tratamento não cirúrgico de laceração de LCP. Apesar de sinais objetivos de instabilidade, frequentemente identificados no exame, em sua maioria, os pacientes ficam subjetivamente satisfeitos com a função do joelho. O uso de aparelhos geralmente não é efetivo para controle clínico da frouxidão do LCP.

Entretanto, a principal queixa subjetiva em caso de insuficiência crônica de LCP é dor e não instabilidade. Um joelho com deficiência de LCP e subluxação posterior produz tensão significativamente maior sobre os compartimentos patelofemoral e medial do joelho. Em um série de casos na qual os pacientes com lesão de LCP foram acompanhados com radiografias seriadas, 60% apresentaram algum grau de degeneração do compartimento medial.

B. Cirúrgico

O tratamento cirúrgico das lesões de LCP é realizado para fratura-avulsão, lesões isoladas de LCP em fase aguda, lesões multiligamentares e insuficiência crônica de LCP. A fratura-avulsão de LCP é rara. Se não houver deslocamento essas lesões são tratadas sem cirurgia. Se houver deslocamento significativo essas fraturas, geralmente, são tratadas com redução a céu aberto e fixação interna.

As lesões isoladas de LCP ainda são tratadas sem cirurgia pela maioria dos ortopedistas. Entretanto, demonstrou-se que o tratamento não cirúrgico dessas lesões produz consequências negativas. Embora os resultados subjetivos sejam satisfatórios a curto prazo, muitos pacientes continuam a apresentar instabilidade objetiva e alterações articulares degenerativas ao longo do tempo. Em um ensaio com seguimento, com média de 15 anos em pacientes com deficiência de LCP após lesão, observou-se que 89% desses pacientes apresentaram dor persistente e metade, derrame crônico. Todos os pacientes desse grupo demonstraram alterações degenerativas quando acompanhados por 25 anos. Portanto, dados os riscos de instabilidade persistente e dado o risco aumentado de alterações degenerativas articulares, a reconstrução cirúrgica do LCP parece uma opção razoável.

Inicialmente, o tratamento cirúrgico das rupturas completas de LCP era feito com reparo primário da laceração. A estabilidade objetivamente avaliada desses reparos foi, em geral, decepcionante. Atualmente, os métodos de reconstrução envolvem o uso de autoenxertos ou de aloenxertos por meio de túneis ósseos para reconstruir o LCP de forma anatômica. Embora haja diversos métodos de reconstrução do LCP, as principais são os reparos com feixe único e com feixe duplo. Classicamente, as reconstruções do LCP reproduziam a anatomia do feixe anterolateral do LCP original usando a técnica do feixe único. À medida que foram sendo observados problemas com recorrência de frouxidão posterior no período pós-operatório, desenvolveu-se a técnica usando feixe duplo para reconstrução dos feixes anterolateral e posteromedial do LCP original. As vantagens da técnica com feixe duplo são, não obstante, teóricas, não tendo sido, até o momento, publicados ensaios clínicos com seguimento a longo prazo que demonstrassem superioridade da reconstrução com feixe duplo.

A grave instabilidade observada em pacientes com lesão de LCP associada a lesões multiligamentares do joelho reitera a indicação de reconstrução nessa população de pacientes. Em muitos dos estudos envolvendo reconstrução de LCP em casos com lesões complexas de joelho foram feitas tentativas de reparo primário. Embora os resultados subjetivos, em geral, tenham sido bons, a frouxidão ligamentar residual objetiva e excessiva foi muito comum após esses reparos. Recentemente, o método dominante para o tratamento cirúrgico dessa população com problema tão desafiador passou a ser reconstrução do LCP com aloenxerto ou autoenxerto.

▶ Complicações

A complicação mais comum após reconstrução de LCP é recidiva de frouxidão ligamentar objetiva ao exame físico. Contudo, não há frouxidão subjetiva e o grau de satisfação dos pacientes se mantém alto apesar da instabilidade objetiva. As reconstruções de LCP em quadros agudos em cenário de reparo/reconstrução multiligamentar podem resultar em fibrose articular com cicatrização pós-operatória extensiva.

▶ Resultados/retorno às atividades

Mesmo com tratamento não cirúrgico de lesão de LCP, o prognóstico para recuperação funcional e retorno às competições é muito bom. O fortalecimento do quadríceps e da musculatura extensora é capaz de compensar bastante a frouxidão do LCP. Os atletas devem permanecer em reabilitação, no mínimo, por 3 meses antes de tentar voltar a competir. Entretanto, um subgrupo de pacientes apresenta instabilidade significativa com lesão grau III de LCP que não lhes permite voltar a competir. Esses pacientes podem ser beneficiados com reconstrução de LCP.

Por outro lado, o prognóstico para laceração de LCP associada a múltiplas lesões ligamentares do joelho é reservado no que se refere à possibilidade de voltar a competir. Embora o reconhecimento rápido de lesão multiligamentar e seu tratamento oportuno, com reconstrução e reabilitação, sejam essenciais para uma recuperação

ideal, essas lesões são de tal monta que um percentual significativo de pacientes não será capaz de retornar a competir plenamente.

Jung TM, Lubowicki A, Wienand A, Wagner M, Weiler A: Knee stability after posterior cruciate ligament reconstruction in female versus male patients: a prospective matched-group analysis. *Arthroscopy* 2011;27:399. [PMID: 21168303]

Li G, Papannagari R, Li M, et al: Effect of posterior cruciate ligament deficiency on in vivo translation and rotation of the knee during weightbearing flexion. *Am J Sports Med* 2008;36:474. [PMID: 18057390]

Lien OA, Aas EJ, Johansen S, Ludvigsen TC, Figved W, Engebretsen L: Clinical outcome after reconstruction for isolated posterior cruciate ligament injury. *Knee Surg Sports Traumatol Arthrosc* 2010;18:1568. [PMID: 20571763]

McAllister DR, Petrigliano FA: Diagnosis and treatment of posterior cruciate ligament injuries. *Curr Sports Med Rep* 2007;6:293. [PMID: 17883964]

▶ Códigos CPT para lesões ligamentares de joelho

27405   Reparo, primário, laceração de ligamento e/ou de cápsula, joelho; colateral.

27407   Reparo, primário, laceração de ligamento e/ou de cápsula, joelho; cruzado.

27409   Reparo, primário, laceração de ligamento e/ou de cápsula, joelho; ligamentos colateral e cruzado.

27427   Reconstrução de ligamento (acréscimo), joelho; extra-articular.

27428   Reconstrução de ligamento (acréscimo), joelho; intra-articular (aberta).

27429   Reconstrução de ligamento (acréscimo), joelho; intra-articular (aberta) e extra-articular.

27552   Tratamento fechado de luxação de joelho; com necessidade de anestesia.

27556   Tratamento aberto de luxação do joelho, inclui fixação interna, quando realizada; sem reparo primário de ligamento ou acréscimo/reconstrução.

27557   Tratamento aberto de luxação do joelho, inclui fixação interna, quando realizada; com reparo primário do ligamento.

27558   Tratamento aberto de luxação do joelho, inclui fixação interna, quando realizada; com reparo primário de ligamento, com acréscimo/reconstrução.

27570   Manipulação da articulação do joelho com anestesia geral (inclui aplicação de tração ou de dispositivos de fixação).

29850   Tratamento assistido por artroscopia de fratura de espinha intercondilar e/ou da tuberosidade do joelho com ou sem manipulação; sem fixação interna ou externa (inclui artroscopia).

29875   Artroscopia, joelho, cirúrgica; sinovectomia, limitada (p. ex., ressecção de prega ou de saliência) (procedimento independente).

29876 Artroscopia, joelho, cirúrgica; sinovectomia, maior, dois ou mais compartimentos (p. ex., medial ou lateral).

29884 Artroscopia, joelho, cirúrgica; com lise de aderências, com ou sem manipulação (procedimento independente).

29888 Reparo/acréscimo ou reconstrução de ligamento cruzado anterior assistido por artroscopia.

29889 Reparo/acréscimo ou reconstrução de ligamento cruzado posterior assistido por artroscopia.

5. Luxação de patela

▶ Fundamentos do diagnóstico

- *Quase sempre luxação lateral.*
- *Dor, edema dor à palpação sobre a borda medial da patela e apreensão ao fletir o joelho com o deslocamento lateral da patela.*
- *Verifique se há hipermobilidade do outro joelho com fins comparativos.*
- *Procure por fragmentos osteocondrais na radiografia.*

A luxação da patela é uma possível causa de hemartrose aguda e deve ser considerada ao avaliar um paciente com lesão aguda de joelho. A lesão ocorre com tensão em valgo associada à rotação externa da tíbia com a perna flexionada. É mais comum em mulheres na segunda década de vida.

▶ Manifestações clínicas

A patela quase sempre se desloca lateralmente. O paciente pode perceber que sua patela está deslocada lateralmente ou dizer que em repouso seu joelho se desloca medialmente. Não é comum encontrar luxação real da patela exceto no momento da lesão. Ocorre redução quando o joelho é estendido.

O exame demonstra sensibilidade à palpação sobre retináculo medial e tubérculo adutor, origem do ligamento patelofemoral medial. O paciente também poderá manifestar dor e apreensão quando a patela for deslocada lateralmente com o joelho ligeiramente dobrado. Devem ser realizadas radiografias, incluindo incidência patelaraxial para determinar se há fraturas osteocondrais. Frequentemente, um pequeno fragmento de osso sofre avulsão da cápsula sobre a face medial da patela. O fragmento não é intra--articular e não há necessidade de remoção. Se houver fratura osteocondral desalinhada haverá necessidade de excisão ou fixação interna. Recomenda-se o exame do joelho não traumatizado para avaliar se há fatores predisponentes para luxação, como patela alta, *genu recurvatum*, aumento do ângulo Q e hipermobilidade patelar. A patela alta é identificada medindo o comprimento do tendão patelar e dividindo esse valor pelo comprimento da patela. O limite superior normal é 1,2. O ângulo Q é aquele formado por uma linha que passa pelo tendão patelar e faz interseção com uma linha entre a espinha ilíaca anterior e o centro da patela. O ângulo Q normal tem cerca de 10 graus, com variação de mais ou menos 5 graus. Os pacientes com hipermobilidade generalizada apresentam extensão aumentada do joelho, ou *genu recurvatum*, o que efetivamente lhes dá patela alta. Com frequência, eles apresentam hipermobilidade de todas as estruturas ligamentares capsulares, incluindo os estabilizadores estáticos da patela, o que lhes confere hipermobilidade patelar significativa.

▶ Tratamento e prognóstico

Foram recomendadas diversas opções de tratamento para luxação patelar, incluindo mobilização imediata e exercícios de fortalecimento, imobilização em aparelho cilíndrico por 6 meses seguida por reabilitação, artroscopia com ou sem reparo do retináculo, reparo cirúrgico do retináculo lacerado ou realinhamento imediato da patela.

O tratamento é baseado nos fatores predisponentes presentes. Pouco se perde com o tratamento funcional, semelhante ao tratamento de estiramento isolado de LCM, frequentemente bem-sucedido. Se houver recidiva da luxação indica-se realinhamento. Em um ensaio a longo prazo demonstrou-se que pacientes tratados cirurgicamente de desalinhamento patelar apresentam alta incidência de osteoartrite em comparação com aqueles tratados sem cirurgia.

Buchner M, Baudendistel B, Sabo D, et al: Acute traumatic primary patellar dislocation: long-term results comparing conservative and surgical treatment. Clin J Sport Med 2005;15:62. [PMID: 15782048]

Gerbino PG, Zurakowski D, Soto R, et al: Long-term functional outcome after lateral patellar retinacular release in adolescents: an observational cohort study with minimum 5 year follow-up. J Pediatr Orthop 2008;28:118. [PMID: 18157056]

Smith TO, Davies L, Chester R, Clark A, Donell ST: Clinical outcomes of rehabilitation for patients following lateral patellar dislocation: a systematic review. Physiotherapy 2010;96:269. PMID: 21056161]

▶ Códigos de CPT para luxação patelar

27340 Excisão, bursa pré-patelar.

27420 Reconstrução de patela luxada (p. ex., procedimento de Hauser).

27422 Reconstrução de patela luxada, com realinhamento extensor e/ou avanço ou liberação de músculo (p. ex., procedimento de Campbell ou de Goldwaite).

27524 Tratamento aberto de fratura patelar com fixação interna e/ou patelectomia total ou parcial e sutura de tecidos moles.

27562 Tratamento fechado de luxação patelar requerendo anestesia.

27566 Tratamento aberto de luxação patelar, com ou sem patelectomia total ou parcial.

27570 Manipulação de articulação de joelho com anestesia geral (inclui aplicação de tração ou outros dispositivos de fixação).

29435 Aplicação de aparelho de sustentação de tendão patelar.

29873 Artroscopia, joelho, cirúrgica; com liberação lateral.

29874 Artroscopia, joelho, cirúrgica; para retirada de fragmento ou corpo estranho (p. ex., fragmento de osteocondrite dissecante, fragmentação condral).

LESÃO DE TENDÃO DE JOELHO

A ruptura dos tendões patelar e do quadríceps geralmente resultam de uma contração excêntrica extrema do músculo quadríceps, como pode ocorrer quando o atleta escorrega e tenta se manter de pé. Ambas as rupturas são mais comuns em pacientes com distúrbios subjacentes do tendão.

1. Ruptura do tendão do quadríceps

Fundamentos do diagnóstico

- *Ocorre em pacientes com mais de 40 anos.*
- *Paciente apresentará incapacidade de estender o joelho.*
- *O quadríceps se retrairá no sentido proximal se não houver tratamento.*

A ruptura do tendão do quadríceps ocorre com maior frequência em pacientes com mais de 40 anos de idade. As biópsias em locais de ruptura recente mostraram alterações degenerativas locais já presentes, o que corrobora a teoria de que tendões normais não se rompem. Raramente a lesão ocorre bilateralmente e frequentemente é associada a gota, diabetes melito ou uso de corticosteroide. Quando ocorre bilateralmente com traumatismo pequeno, o diagnóstico pode ser difícil de fazer em razão de edema discreto e parcimônia de sintomas.

O sintoma principal é incapacidade de estender o joelho. Quando se tenta estender, observa-se um espaço na região suprapatelar. A patela fica ligeiramente mais baixa e a borda anterior dos côndilos femorais podem ser palpados.

A ruptura total do quadríceps deve ser reparada cirurgicamente na fase aguda. Se não for tratada, haverá migração e fibrose do músculo quadríceps. O reparo direto produz resultados excelentes. É difícil neutralizar os vetores que cruzam o reparo e recomenda-se imobilização em extensão. O reparo de ruptura sofrida há mais de 2 semanas pode ser difícil e requerer alongamento do músculo ou transferência do tendão ou, ainda, a combinação de ambos os procedimentos.

> West JL, Keene JS, Kaplan LD: Early motion after quadriceps and patellar tendon repairs: outcomes with single-suture augmentation. *Am J Sports Med* 2008;36:316. [PMID: 17932403]

2. Ruptura do tendão patelar

Fundamentos do diagnóstico

- *Normalmente ocorre em pacientes com menos de 40 anos.*
- *Patela alta à radiografia.*
- *Incapacidade de estender o joelho.*

A ruptura do tendão patelar ocorre com maior frequência em pacientes com menos de 40 anos de idade. O paciente é inca-

paz de estender ativamente o joelho, a patela sobe excessivamente e é possível palpar uma falha abaixo da patela. O reparo cirúrgico é o tratamento preferencial. O tendão deve ser suturado com técnica término-terminal ao longo dos retináculo medial e lateral. Pode-se aplicar um fio para alívio de tensão ao redor da patela e pela tuberosidade da tíbia. O fio deve ser removido em 6 a 8 semanas. Fora da fase aguda, a ruptura do tendão patelar é difícil de tratar. O quadríceps deve ser liberado do fêmur e a patela tracionada para baixo até a posição adequada. Os tendões grácil e semitendinoso podem ser usados para substituir o tendão patelar.

O mecanismo extensor também pode se romper no polo inferior da patela onde se origina o tendão patelar. Isso geralmente ocorre em crianças com idade entre 8 e 12 anos. O polo distal da patela e uma grande luva de cartilagem articular são arrancados (. 3-18). Esse quadro pode não ser corretamente diagnosticado se o fragmento ósseo for pequeno, sendo necessário restabelecer o mecanismo extensor. Nas fraturas desalinhadas, recomenda-se redução cirúrgica com fixação interna usando banda de tensão e fios.

> Brooks P: Extensor mechanism ruptures. Orthopedics 2009;32:9. [PMID: 19751001]

Códigos CPT para as rupturas de tendão

27380 Sutura de tendão infrapatelar; primária.

27381 Sutura de tendão infrapatelar; reconstrução secundária incluindo enxerto de fáscia ou de tendão.

27385 Sutura em caso de ruptura de quadríceps ou da musculatura posterior da coxa; primária.

27386 Sutura em caso de ruptura de quadríceps ou da musculatura posterior da coxa; reconstrução secundária incluindo enxerto de fáscia ou de tendão.

27430 Quadricepsplastia.

DOR NO JOELHO

A dor na região do joelho é uma queixa muito comum entre atletas. Se não houver história de trauma agudo, o sobreuso é a causa mais comum. Com frequência o paciente é capaz de apontar o local da dor. Devem-se investigar as atividades assim como proceder à avaliação global dos membros.

1. Dor na região anterior do joelho

Distúrbios patelofemorais

A. Fundamentos dos diagnóstico

- *Dor com atividades que envolvam escadas ou aclives.*
- *Comumente envolvem jovens do sexo feminino.*
- *Verifique ângulo Q, anteversão femoral, mobilidade da patela e força e tônus do quadríceps.*
- *Nos exames radiográficos procure por alinhamento em valgo do joelho, LOCs e patela alta.*

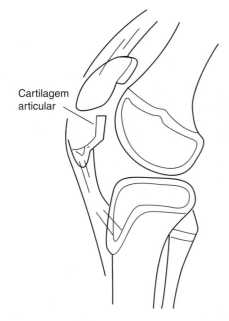

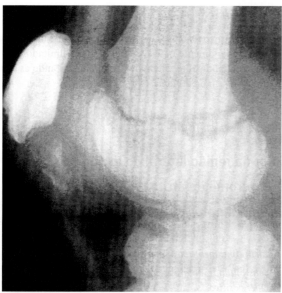

▲ **Figura 3-18** Fratura em luva da patela. **A:** Um pequeno segmento do polo distal da patela sofre avulsão levando com ela uma parte relativamente substancial da superfície articular. **B:** Radiografia em perfil do joelho com fratura em luva da patela com deslocamento. Observe que a pequena porção óssea do fragmento deslocado está visível, mas a parte cartilaginosa não é observada. (Reproduzida, com permissão, a partir de Rockwood CA Jr., ed: *Fractures in Children*, 3rd ed. Philadelphia: Lippincott; 1991.)

B. Manifestações clínicas

1. Sinais e sintomas – Trata-se de queixa comum, geralmente bilateral. É mais comum no sexo feminino durante a segunda década de vida. A articulação patelofemoral frequentemente é a origem da dor. Patologias como condromalácia patelar, artralgia patelofemoral e síndrome de compressão patelofemoral devem ser consideradas na investigação diagnóstica.

A dor patelar frequentemente é sentida ao subir ou descer ladeira ou escada, e é possível haver queixa de instabilidade ao caminhar, correr ou praticar atividades esportivas. Tais atividades podem produzir uma força de reação articular várias vezes superior ao peso corporal sobre a patela a cada degrau ou passo. O edema é raro. Se a dor ocorrer apenas em um joelho, o paciente pode alterar a forma de subir ou descer a escada de forma que a perna afetada se mantenha esticada e todos os passos sejam dados com o mesmo pé. Com essa estratégia reduz-se significativamente a força de reação articular sobre a articulação patelofemoral.

Muitos desses problemas ocorrem porque a articulação patelofemoral está semilimitada, especialmente entre 0 e 20 graus de flexão, sendo que a limitação aumenta à medida que aumenta a flexão. O grau de restrição também depende de diversos fatores, incluindo ângulo do sulco do fêmur, presença ou não de patela alta e frouxidão ligamentar generalizada. Além disso, anteversão femoral e aumento do ângulo Q (Fig. 3-19) podem levar ao aumento da instabilidade da articulação patelofemoral. Essa menor restrição predispõe a patela à luxação franca, embora a subluxação seja um achado bem mais comum. O grau de congruência anatômica varia e pode levar a tensão com excesso de contato, em razão da configuração anatômica e pressões estáticas e dinâmicas sobre a patela. O aumento da pressão pode causar dor e osteoartrite patelofemoral.

Ao submeter ao exame físico um paciente com subluxação patelofemoral os achados geralmente são mínimos comparados com as queixas. Ocasionalmente, percebe-se crepitação ou estalos durante flexão ou extensão. Geralmente força, tônus e massa do quadríceps estão reduzidos. A dor pode ser desencadeada em um determinado ângulo de flexão verificando todo o arco de movimento do joelho contra resistência. A subluxação pode ser diagnosticada com o sinal da apreensão, uma contração rápida do quadríceps quando a patela é passivamente movida lateralmente.

2. Exames de imagem – A radiografia simples com frequência irá demonstrar angulação em valgo do joelho na incidência anteroposterior. Ocasionalmente identifica-se patela alta na incidência de perfil e as incidências tangenciando a patela com vários graus de flexão do joelho revelarão perda de contato da faceta medial da patela com a faceta medial do sulco troclear do fêmur. Também é possível observar subluxação lateral da articulação patelofemoral.

Essa síndrome com exame radiográfico normal frequentemente é denominada condromalácia patelar ou, com subluxação identificada na radiografia, é denominada subluxação patelofemoral. Um termo mais preciso seria artralgia patelofemoral, considerando que a subluxação patelofemoral provavelmente esteve presente antes da instalação da dor e considerando que a condromalácia patelar (amolecimento da cartilagem patelar) é um diagnóstico artroscópico ou patológico. Artralgia patelofemoral é um diagnóstico clínico.

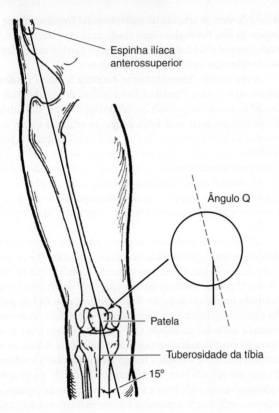

▲ **Figura 3-19** Ângulo Q e angulação em valgo. (Reproduzida, com permissão, a partir de American Academy of Orthopaedic Surgeons: *Athletic Training and Sports Medicine*, 2nd ed. Burlington: Jones and Bartlett; 1991.)

C. Tratamento

1. Condromalácia patelar – Inicialmente, o tratamento é conservador, com a intenção de aumentar a força e o vigor do quadríceps, a fim de estabilizar a articulação patelofemoral. Recomenda-se perda ponderal para reduzir o estresse sobre a articulação patelofemoral; a diminuição da carga sobre o joelho em flexão também reduz a pressão. O uso de órtese patelar pode ser benéfico. Quando subluxação e luxação forem preocupações, o uso de órtese que limite a extensão do joelho pode ser benéfico porque torna a patela inerentemente mais estável com a flexão do joelho. O uso de anti-inflamatório não esteroide pode ser benéfico.

2. Artralgia patelar – Apenas quando se tenham esgotado as opções de tratamento conservador é que se deve considerar a possibilidade de tratamento cirúrgico. O realinhamento da articulação patelofemoral pode melhorar a artralgia patelofemoral. A liberação do retináculo lateral seguida por período de tratamento conservador será benéfica em alguns casos. O realinhamento distal pode ser necessário para obter alinhamento apropriado e redução da dor naqueles casos com anormalidades como joelho valgo ou anteversão femoral acentuada.

3. Síndrome da compressão patelofemoral – Na síndrome de compressão lateral patelofemoral, observa-se sensibilidade dolorosa ao longo da faceta lateral da patela ou ao longo do côndilo femoral. Quando não há dano cartilaginoso raramente observa-se derrame. O tratamento inclui redução do nível de atividade, incluindo evitar subir ladeira ou exercício aeróbico em degrau (*step*). Recomenda-se massagem com gelo, alongamento de quadríceps e da musculatura posterior da coxa e exercícios de quadríceps em arco curto contra resistência para fortalecimento do músculo vasto medial oblíquo sem agravamento da dor. Apoio patelar ou joelheira de *neoprene* também podem ser úteis. A maioria dos pacientes responde a esse esquema com retorno gradual às atividades. O papel da liberação de retináculo lateral patelofemoral contraído é controverso.

4. Tendinite patelar – A tendinite patelar, ou joelho do saltador, é encontrada em jogadores de basquete e de voleibol. Observa-se dor à palpação do tendão, geralmente no polo inferior da patela. O tratamento com gelo e evitação de saltos geralmente é suficiente. Nos casos refratários, o desbridamento de material minucioso degenerativo do tendão pode ser bem-sucedido.

D. Prognóstico

O prognóstico nos casos de joelho do saltador é muito bom. O problema geralmente é persistente, mas autolimitado. O paciente sempre pode obter alívio dos sintomas, evitando as atividades que causem o problema.

Collado H, Fredericson M: Patellofemoral pain syndrome. *Clin Sports Med* 2010;29:379. [PMID: 20610028]

2. Dor na região lateral do joelho

▶ Síndrome do atrito da banda íliotibial

A. Fundamentos do diagnóstico

- *Dor na região lateral do joelho.*
- *Afeta comumente corredores e ciclistas.*
- *Sensibilidade dolorosa sobre o epicôndilo lateral e teste de Ober positivo.*

A dor na região lateral do joelho que não seja localizada na linha articular pode ser causada pela síndrome do atrito da banda íliotibial. Trata-se de uma forma de bursite causada por atrito da banda íliotibial contra o epicôndilo lateral. A sensibilidade dolorosa sobre o epicôndilo lateral a cerca de 30 graus de flexão quando o joelho está sendo estendido é indicativa do diagnóstico. O teste de Ober, com abdução e, então, adução da perna, também revela a tensão da banda íliotibial quando o paciente está em decúbito lateral com hiperextensão do quadril. Corredores e ciclistas são comumente afligidos. Supõe-se que pisada cruzada e correr em terreno inclinado sejam fatores causais.

O tratamento envolve redução das atividades atléticas, massagem com gelo, alongamento do trato íliotibial e uso de palmilha lateral em cunha em pacientes com calcanhar em varo. Correr em terreno plano e mudar o padrão de pisada podem ajudar. Nos ciclistas, a redução na altura do selim, a fim de evitar extensão total do joelho, e o ajuste dos pedais, a fim de que os dedos não soram rotação interna, são medidas úteis. Raramente há necessidade de infiltração com corticosteroides, assim como de liberação do segmento inflamado da banda íliotibial. Assim como para as demais síndromes de sobreuso do joelho, o prognóstico é bom.

Hariri S, Savidge ET, Reinold MM, Zachazewski J, Gill TJ: Treatment of recalcitrant iliotibial band friction syndrome with open iliotibial band bursectomy: indications, technique, and clinical outcomes. *Am J Sports Med* 2009;37:1417. [PMID: 19286912]

Lavine R: Iliotibial band friction syndrome. *Curr Rev Musculoskelet Med* 2010;3:18. [PMID: 21063495]

▶ Outros códigos CPT para o joelho

27305 Fasciotomia da banda íliotibial.

27310 Artrotomia, joelho, com exploração, drenagem, ou retirada de corpo estranho.

27412 Implante de condrócitos autólogos, joelho.

27552 Tratamento fechado de luxação do joelho; com anestesia.

27570 Manipulação da articulação do joelho sob anestesia geral (inclui aplicação de tração ou outros dispositivos de fixação).

29870 Artroscopia, joelho, diagnóstica, com ou sem biópsia sinovial (procedimento independente).

29871 Artroscopia, joelho, cirúrgica; para infecção, lavagem e drenagem.

29874 Artroscopia, joelho, cirúrgica; para remoção de fragmento solto ou corpo estranho (p. ex., fragmentos de osteocondrite dissecante, fragmentos condrais).

29875 Artroscopia, joelho, cirúrgica; sinovectomia, limitada (p. ex., ressecção de prega ou de saliência) (procedimento independente).

29876 Artroscopia, joelho, cirúrgica; sinovectomia, maior, dois ou mais compartimentos (p. ex., medial ou lateral).

29877 Artroscopia, joelho, cirúrgica; desbridamento/raspagem de cartilagem articular (condroplastia).

29884 Artroscopia, joelho, cirúrgica; com lise de aderências, com ou sem manipulação (procedimento independente).

▼ DOR NO TORNOZELO OU NO PÉ

A investigação das lesões do pé e do tornozelo é descrita no Capítulo 8. As lesões específicas de atletas são tendinite crônica do calcâneo, dor no calcanhar, fasceíte plantar e síndrome tibial posterior.

▶ Manifestações clínicas

A **tendinite do calcâneo** é uma queixa frequente em corredores. Pode ser causada por contração do gastrocnêmio/sóleo ou por hiperpronação produzindo tração excessiva da inserção medial. Adicionalmente é possível haver uma proeminência óssea sobre a face súpero-posterior do calcâneo, causando bursite retrocalcânea.

A **dor no calcâneo** é um problema comum em corredores e difícil de tratar em razão da incerteza sobre a causa. As teorias incluem esporão do calcâneo, bursite, atrofia do coxim gorduroso, fratura de estresse, fasceíte plantar ou compressão de ramos terminais do nervo tibial posterior.

Muitos pacientes apresentam dor localizada na superfície posteromedial do pé imediatamente distal à fixação da fáscia plantar no calcâneo (fasceíte plantar). Essa dor frequentemente é mais intensa quando o paciente se levanta pela manhã e reduz-se com o passar do dia.

A **síndrome tibial posterior** ocorre em corredores com hiperpronação. À medida que o arco longitudinal se torna mais plano a unidade musculotendinosa tibial posterior eleva o arco achatado, produzindo tensão anormal.

▶ Tratamento

O tratamento depende da causa da lesão, mas inclui redução da atividade de corrida, utilização de palmilha com elevação do calcanhar e exercícios de alongamento. Quando se supõe que a hiperpronação seja a causa, pode-se propor o uso de órtese. Não se recomenda infiltração de corticosteroide já que poderia levar ao enfraquecimento e a uma subsequente ruptura do tendão.

A intervenção cirúrgica para tratamento de tendinite crônica do calcâneo ou de bursite retrocalcânea raramente é necessária. A indicação seria a remoção de áreas de fibrose ou de calcificação dentro do tendão e, possivelmente, algum excesso de osso no processo posterior do calcâneo. O tratamento de fasceíte plantar inclui repouso, aplicação de gelo e, possivelmente, anti-inflamatórios. Algum tipo de calço para amortecer choque no calcanhar muitas vezes é útil e nos casos recalcitrantes pode-se indicar infiltração de corticosteroide. É possível haver ruptura aguda da fáscia plantar. A dor geralmente é muito aguda e pode causar incapacidade significativa por 6 a 12 semanas.

A hiperpronação também pode causar fratura fibular de estresse. Recomenda-se órtese semirrígida para reduzir o grau da velocidade de pronação. O uso de órtese ao correr, na verdade, aumenta o trabalho durante o exercício, mas pode ser muito útil se reduzir o estresse anormal naqueles com pisada hiperpronada.

Hanlon DP: Leg, ankle, and foot injuries. *Emerg Med Clin North Am* 2010;28:885. [PMID: 20971396]

Mizel MS, Hecht PJ, Marymont JV, et al: Evaluation and treatment of chronic ankle pain. *Instr Course Lect* 2004;53:311. [PMID: 15116624]

Simpson MR, Howard TM: Tendinopathies of the foot and ankle. Am Fam Physician 2009;80:1107. [PMID: 19904895]

Códigos CPT para tornozelo e pé

27650 Reparo, primário, aberto ou percutâneo, ruptura de tendão calcâneo.

27652 Reparo, primário, aberto ou percutâneo, ruptura de tendão calcâneo; com enxerto (inclui a coleta do enxerto).

27654 Reparo, secundário, tendão calcâneo, com ou sem enxerto.

27675 Reparo, deslocamento de tendões fibulares; sem osteotomia fibular.

27676 Reparo, deslocamento de tendões fibulares; com osteotomia fibular.

27810 Tratamento fechado de fratura bimaleolar de tornozelo (p. ex., maléolos lateral e medial, ou lateral e posterior, ou medial e posterior); com manipulação.

27814 Tratamento fechado de fratura bimaleolar de tornozelo (p. ex., maléolos lateral e medial, ou lateral e posterior, ou medial e posterior); inclui fixação interna, quando realizada.

28119 Osteotomia, calcâneo; para esporão, com ou sem liberação de fáscia plantar.

28445 Tratamento aberto de fratura do talo, incluindo fixação interna, quando realizada.

29894 Artroscopia, tornozelo, cirúrgica; com remoção de fragmentos soltos.

29895 Artroscopia, tornozelo, cirúrgica; sinovectomia parcial.

29897 Artroscopia, tornozelo, cirúrgica; desbridamento limitado.

29898 Artroscopia, tornozelo, cirúrgica; desbridamento extensivo.

OUTRAS LESÕES NA REGIÃO INFERIOR DO CORPO

Muitos dos distúrbios encontrados em atletas podem ser difíceis de diagnosticar com precisão. O diagnóstico diferencial deve ser cuidadoso para afastar lesões mais graves. Frequentemente, um período de repouso seguido por retorno gradual às atividades é o melhor tratamento. Durante a convalescença, a aplicação de compressas de gelo, os exercícios de alongamento e o fortalecimento gradual do membro lesionado facilitam o retorno às atividades esportivas.

SÍNDROMES DE SOBREUSO EM MEMBROS INFERIORES

Muitos atletas, como corredores, ciclistas, entusiastas de exercícios aeróbicos, jogadores de voleibol e de basquete evoluem com distúrbios dolorosos dos membros inferiores sem que haja lesão aguda. A anamnese é muito importante e o examinador deve inquerir sobre as circunstâncias em que o desconforto ocor-

re. Em um corredor, por exemplo, o examinador deve perguntar se houve aumento na distância percorrida ou alteração no terreno utilizado, em que ponto a dor é sentida e quais remédios caseiros tentou antes de buscar atenção médica.

O exame médico não deve se restringir à área afetada, mas avaliar também dorso, pelve, comprimento da perna e presenças de genu varo ou valgo, torção femoral ou tibial e pé cavo ou plano. Deve-se investigar se há contratura do tendão calcâneo ou da musculatura posterior da coxa e determinar o padrão de pisada. O calçado de corrida deve ser inspecionado para avaliar o desgaste do solado, o que pode ser muito útil.

1.Distensão muscular

Fundamentos do diagnóstico

- *Classicamente envolve músculos que abarquem duas articulações (gastrocnêmio).*
- *O paciente sente o músculo "prender" e dor localizada no local afetado.*
- *Supõe-se que vetores de força excêntricos sejam os fatores causais.*

As distensões (ou estiramentos) musculares de membros inferiores são lesões frequentes e incapacitantes, sendo mais comum a distensão da junção distal do tendão muscular. Os músculos podem se alongar até cerca de 125% do seu comprimento em repouso antes de sofrer ruptura. As distensões são graduadas como leves, moderadas e graves com base em grau de dor, espasmo e incapacidade que causam. A distensão é considerada grave quando há ruptura completa do músculo, com depressão palpável e enovelamento proximal do músculo.

Apesar da frequência das distensões musculares e da incapacidade que produzem, há pouca informação científica sobre sua base patológica. Os músculos mais suscetíveis a alongamentos são também mais suscetíveis a distensões. Nos membros inferiores, os mais frequentemente acometidos são os músculos posteriores da coxa, quadríceps e gastrocnêmio. Todos esses músculos passam por duas articulações e, talvez, não sejam capazes de resistir ao alongamento total sobre ambas as articulações. Os músculos mais poderosos são os mais prováveis de sofrer distensão, o que é mais comum em atividades atléticas "explosivas". Supõe-se que a contração excêntrica (contração do músculo durante seu alongamento) seja uma causa de distensão muscular.

Manifestações clínicas

O diagnóstico é relativamente simples. Com frequência o atleta irá manifestar ter sentido o músculo "prender" enquanto acelerava. Há sensibilidade dolorosa localizada à palpação do músculo e dor ao alongá-lo sobre ambas as articulações durante o exame.

Tratamento e prognóstico

O tratamento se inicia com aplicação de gelo no período imediatamente após a lesão. Antes do retorno à atividade o paciente deve ter recuperado a flexibilidade e a força. Isso talvez demore vários meses e, se o paciente retornar muito cedo à atividade, é possível que haja recaída ao nível original da lesão.

O fortalecimento dos músculos pode deixá-los menos suscetíveis a rompimento. Em geral, supõe-se que a flexibilidade previna distensões musculares, mas os relatos a esse respeito são conflitantes.

Askling CM, Tengvar M, Saartok T, et al: Proximal hamstring strains of stretching type in different sports: injury situations, clinical and magnetic imaging characteristics and return to sport. *Am J Sport Med* 2008;36:1799. [PMID: 18448581]

Fousekis K, Tsepis E, Poulmedis P, Athanasopoulos S, Vagenas G: Intrinsic risk factors of non-contact quadriceps and hamstring strains in soccer: a prospective study of 100 professional players. *Br J Sports Med* 2011;45:709. [PMID: 21119022]

2. Dor tibial

▶ Fundamentos do diagnóstico

- *Dor na região anterior da tíbia.*
- *Associada a aumento na intensidade dos treinos ou no nível de atividade.*
- *Radiografias negativas para fratura.*

▶ Manifestações clínicas

A. Canelite

O termo "canelite" (*shins plints*) é amplamente usado referindo-se à dor tibial, mas evidentemente não é um termo diagnóstico. Sempre que possível deve-se chegar a um diagnóstico mais específico. Em geral define-se "canelite" como dor associada a atividades físicas no início de condicionamento após período de inatividade relativa. A dor e a sensibilidade dolorosa, geralmente, estão localizadas sobre o compartimento anterior e desaparecem em 1 a 2 semanas quando o atleta ganha condicionamento com os exercícios. Deve-se ter o cuidado de distinguir entre "canelite" e fratura de estresse da tíbia, que causa dor mais localizada e maior probabilidade de complicações se não for tratada adequadamente.

B. Síndrome medial tibial

A síndrome medial tibial também é encontrada em corredores e ocorre ao longo da borda medial do segmento distal da tíbia. Após 3 a 4 semanas, é possível observar algum grau de hipertrofia do osso cortical e neoformação óssea periosteal à radiografia. Acredita-se que seja uma periosteíte ou fratura de estresse incompleta. Outras possíveis causas seriam tração do músculo tibial posterior de sua origem na tíbia e tendinite tibial posterior.

▶ Tratamento

O tratamento da "canelite" e da síndrome medial tibial é repouso e retomada gradual da atividade atlética.

3. Fraturas de estresse

▶ Fundamentos do diagnóstico

- *Dor localizada após intensificação nos treinamentos ou na atividade.*
- *Radiografias simples com frequência inicialmente normais; RMN e cintilografia óssea são exames mais sensíveis para o diagnóstico.*

As fraturas de estresse podem ocorrer em pelve, colo do fêmur, tíbia, osso navicular e metatarso. Geralmente resultam de aumento significativo na intensidade do treinamento e da própria atividade. Nas atletas, a tríade composta por distúrbios alimentares resultando em desnutrição, osteoporose e amenorreia está associada a maior prevalência de fraturas de estresse.

A história é importante para diferenciar entre fratura de estresse, infecção e neoplasia, particularmente nos casos com achado radiográfico. As radiografias simples inicialmente são normais. A RMN e a cintilografia óssea com tecnécio são os melhores exames diagnósticos. Se os sintomas persistirem por cerca de um mês, a radiografia deve se tornar positiva.

O tratamento das fraturas de estresse envolve repouso e evitação de atividades de grande impacto até que tenha havido cura. Para tanto, deve haver desaparecimento da sensibilidade dolorosa e sinais de cura da fratura na radiografia simples. A manutenção da atividade com fratura de estresse pode levar a fratura completa. Os pacientes devem ser avisados disso e de todas as complicações que podem advir de uma fratura completa.

Feingold D, Hame SL: Female athlete triad and stress fractures. *Orthop Clin North Am* 2006;37:575. [PMID: 17141015]

Fredericson M, Jennings F, Beaulieu C, et al: Stress fractures in athletes. *Top Magn Reson Imaging* 2006;17:309. [PMID: 17414993]

Rauh MJ, Macera CA, Trone DW, et al: Epidemiology of stress fracture and lower-extremity overuse injury in female recruits. *Med Sci Sports Exerc* 2006;38:1571. [PMID: 16960517]

4. Síndromes compartimentais por esforço

▶ Fundamentos do diagnóstico

- *Claudicação/dor recorrente durante atividade com esforço que se alivia com o repouso.*
- *Medição da pressão compartimental durante exercício em esteira (pressões > 30 mmHg 1 minuto após o exercício, ou > 20 mmHg 5 minutos após o exercício, ou valores absolutos > 15 mmHg em repouso são consistentes com o diagnóstico).*

As síndromes compartimentais por esforço podem resultar de hipertrofia muscular no interior de compartimento ósseo-fascial confinado. À medida que o músculo sofre hipertrofia e que aumenta a quantidade de edema dentro do compartimento reduz-se o suprimento sanguíneo aos nervos e músculos dentro do compartimento envolvido, e a pressão continua a aumentar.

O paciente com a síndrome se apresenta com claudicação recorrente durante atividade física e alívio com repouso. Após o exercício, achados como dor localizada, dor ao movimento passivo e hiperestesia são indicativos.

O tratamento consiste em modificação da atividade, incluindo treinamento gradual. Nos casos em que esse tratamento não for bem-sucedido, deve-se medir a pressão compartimental durante exercício em esteira, e se a pressão estiver elevada, a fasciotomia geralmente é efetiva.

> Shah SN, Miller BS, Kuhn JE: Chronic exertional compartment syndrome. *Am J Orthop* 2004;33:335. [PMID: 15344575]
>
> Tucker AK: Chronic exertional compartment syndrome of the leg. *Curr Rev Musculoskelet Med* 2010;3:32. [PMID: 21063498]

▶ Códigos CPT para lesões causadas por sobreuso

20950   Monitoramento da pressão do líquido intersticial (inclui inserção do dispositivo, p. ex., cateter de Wick, manômetro de agulha) para diagnóstico de síndrome compartimental.

27187   Tratamento profilático (instalação de parafuso, pino, placa ou fio) com ou sem metilmetacrilato, colo do fêmur e fêmur proximal.

27600   Fasciotomia para descompressão, perna; apenas compartimentos anterior e/ou lateral.

27601   Fasciotomia para descompressão, perna; apenas compartimento posterior.

27602   Fasciotomia para descompressão, perna; compartimentos anterior e/ou lateral e posterior.

27759   Tratamento por cirurgia aberta de fratura de tíbia com implante intramedular.

27892   Fasciotomia para descompressão, perna; apenas compartimentos anterior e/ou lateral, com desbridamento de tecido muscular ou nervoso inviável.

27893   Fasciotomia para descompressão, perna; apenas compartimento posterior com desbridamento de tecido muscular ou nervoso inviável.

27894   Fasciotomia para descompressão, perna; compartimentos anterior e/ou lateral e posterior, com desbridamento de tecido muscular ou nervoso inviável.

28485   Tratamento por cirurgia aberta de fratura de metatarso, inclui fixação interna, quando realizada.

CONTUSÕES E AVULSÕES NA REGIÃO INFERIOR DO CORPO

1. Contusão do quadríceps

▶ Fundamentos do diagnóstico

- *História de trauma direto.*
- *Calcificação periférica ao exame radiográfico (diferentemente do osteossarcoma paraosteal, que apresenta calcificação central).*

▶ Manifestações clínicas

Uma contusão grave do quadríceps é incapacitante, resulta em inatividade prolongada e ocorre, com frequência, em jogadores de futebol americano. Se houver sangramento significativo no interior do músculo haverá inibição de movimento. Raramente ocorre síndrome do compartimento.

Após essas lesões é possível haver miosite ossificante, que pode se evidenciar 2 a 4 semanas após a lesão. Radiografica e histologicamente, a miosite ossificante pode ser semelhante ao osteossarcoma paraosteal; portanto, a história de contusão é muito importante. Devem ser realizadas radiografias após esse tipo de contusão, a fim de reduzir a possibilidade de confusão entre miosite ossificante e câncer.

▶ Tratamento e prognóstico

As contusões do quadríceps devem ser tratadas com elevação do membro e flexão do quadril e do joelho até o máximo tolerado para reduzir o sangramento. Após alguns dias, o joelho poderá ser exercitado com movimentos passivos contínuos ou com exercícios de "balanço pendurado" usando a gravidade. Neste caso, o paciente é sentado em uma mesa suficientemente alta para manter o pé fora do chão. O paciente, então, entrelaça o pé da perna não lesionada por trás do pé da perna lesionada. A perna não lesionada estende o joelho da perna lesionada e a gravidade se encarrega de flexionar o joelho. O período médio de inatividade para as contusões leves é de 2 semanas e para as graves, 3 semanas.

Se houver ossificação heterotópica, não há indicação de tratamento específico além daquele descrito para a contusão. Será possível recuperar a função, mas com maior período de recuperação. Considerando que a cirurgia precoce pode causar agravamento da ossificação heterotópica, ela deve ser evitada. Recentemente, foram publicados ensaios em modelos com animas avaliando o benefício da suramina, um agente antifibrótico que se mostrou capaz de auxiliar na regeneração muscular e aprimorar a cicatrização. Embora esses resultados iniciais tenham sido animadores, serão necessários outros estudos antes que a suramina possa ser usada clinicamente no tratamento de contusões.

> Cooper DE: Severe quadriceps muscle contusions in athletes. *Am J Sports Med* 2004;32:820. [PMID: 15090402]
>
> Kary JM: Diagnosis and management of quadriceps strains and contusions. *Curr Rev Musculoskelet Med* 2010;3:26. [PMID: 21063497]

CONTUSÕES NA PROXIMIDADE DO QUADRIL E DA PELVE

▶ Manifestações clínicas

As contusões na região de quadril e pelve podem ser muito dolorosas e incapacitantes. Em razão da localização subcutânea das espinhas ilíacas e dos trocânteres maiores, essas regiões correm risco nos esportes de contato.

Uma contusão no trocanter maior pode causar bursite persistente, sensibilidade dolorosa diretamente sobre esta estrutura e agravamento da dor com a adução da perna. O sexo feminino é mais tendente à bursite no trocanter, em razão da pelve mais larga.

A contusão na crista ilíaca (*hip pointer*) é muito dolorosa e ocorre em muitos esportes de contato. Nas crianças deve ser diferenciada de fratura avulsiva e, nos adultos, de ruptura de aponeurose muscular. É possível haver sangramento volumoso e pode ser muito dolorosa.

▶ **Tratamento e prognóstico**

Para contusão em trocanter maior, o tratamento consiste em aplicação de gelo e redução das atividades. A proteção com acolchoamento pode ser útil para evitar trauma recorrente. O prognóstico é bom. Para as contusões na crista ilíaca, o tratamento inicial com gelo é benéfico. Protetores acolchoados são úteis para a prevenção dessas lesões e para permitir retorno mais cedo do atleta às atividades.

AVULSÃO DO TUBÉRCULO TIBIAL

▶ **Fundamentos do diagnóstico**

- Atletas adolescentes com idade entre 14 e 16 anos.
- Resultado de contração forçada do quadríceps contra a tíbia presa.
- Edema significativo e sensibilidade dolorosa sobre o tubérculo; depressão palpável com deslocamento substancial.
- O paciente não será capaz de estender ativamente o joelho.
- As radiografias ajudarão a determinar o grau de deslocamento e orientarão o tratamento.

▶ **Manifestações clínicas**

A avulsão do tubérculo tibial ocorre em atletas adolescentes, particularmente do sexo masculino entre 14 e 16 anos de idade.

O mecanismo é uma contração poderosa do quadríceps contra uma tíbia presa. Isso pode ocorrer por flexão passiva forçada do joelho indo de encontro a uma contração intensa do quadríceps, como após uma aterrisagem desastrada ao final de um salto ou de uma queda. A avulsão do tubérculo pode ocorrer com aceleração ou com desaceleração súbitas do mecanismo extensor do joelho. O tendão patelar deve tracionar com força suficiente para se sobrepor à resistência de placa de crescimento, pericôndrio circundante e periósteo adjacente.

Observa-se edema e o paciente relata sensibilidade dolorosa à palpação na região anterior da tíbia. É possível haver hemartrose enrijecida. A palpação de depressão na região anterior da tíbia é um sinal associado à avulsão com grande deslocamento. Há migração proximal da patela que parece flutuar sobre a face anterior do fêmur. O joelho é mantido fletido; nas fraturas com deslocamento o paciente é incapaz de estender ativamente o joelho.

Watson-Jones definiram três tipos de fratura avulsiva, que subsequentemente foram aprimorados nos seguintes tipos (Fig. 3-20): tipo 1, em que o traço de fratura atravessa o centro secundário de ossificação ao nível da borda posterior do ligamento patelar; tipo 2, no qual ocorre divisão entre os centros primário e secundário de ossificação na epífise; e tipo 3, no qual a divisão se propaga para cima atravessando a porção principal da epífise proximal da tíbia. O grau de deslocamento depende da gravidade da lesão aos tecidos moles de sustentação circundantes. A radiografia em perfil com a tíbia em rotação interna ligeira é a melhor incidência para visualizar a fratura e o grau de deslocamento.

▶ **Diagnóstico diferencial**

A doença de Osgood-Schlatter, ou osteocondrose da tuberosidade da tíbia, não deve ser confundida com a avulsão aguda do tubérculo tibial. Na primeira, o paciente geralmente tem entre 11 e 15 anos de idade e está envolvido com atividades atléticas. A dor localiza-se no tubérculo da tíbia e, geralmente, terá estado

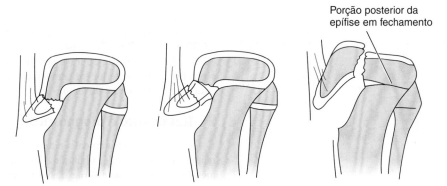

▲ **Figura 3-20** Classificação das fraturas avulsivas do tubérculo tibial. Tipo 1 (**à esquerda**) atravessa o centro da ossificação ao nível da borda posterior da inserção do ligamento patelar. Tipo 2 (**no centro**) na junção dos centros primários e secundários de ossificação na epífise proximal da tíbia. Tipo 3 (**à direita**) propagando-se para cima pelo centro primário de ossificação da epífise proximal da tíbia ao interior da articulação do joelho. Essa fratura é uma variante da de Salter-Harris III e análoga a de Tillaux no tornozelo, uma vez que a porção posterior da epífise proximal da tíbia está em processo de fechamento. (Reproduzida, com permissão, a partir de Odgen JA, Tross RB, Murphy MJ: Fractures of the tibial tuberosity in adolescents. J Bone Joint Surg Am 1980;62:205.)

presente intermitentemente ao longo de vários meses. Não há dificuldade para caminhar sobre uma superfície plana, mas sim para subir ou descer escada. A radiografia revela discreta separação do tubérculo da tíbia com neoformação óssea sob ele (Fig. 3-21).

As recomendações de tratamento variam desde redução das atividades de corrida e saltos, mas mantendo a participação atlética, até imobilização com aparelho cilíndrico por curto período. O prognóstico a longo prazo é excelente. Embora haja sintomas por 2 anos, a imobilização precoce com aparelho pode encurtar o período de desconforto para 9 meses. Na maioria das crianças não há necessidade de aparelho imobilizador. Com a explicação aos pais e ao paciente, tranquilizando-os de que o prognóstico é bom e com a adaptação das atividades geralmente é possível manter a criança em suas atividades atléticas. O alongamento da musculatura posterior da coxa e a massagem com gelo devem reduzir os sintomas durante o tempo necessário à maturação do tubérculo tibial. A dor desaparecerá quando o tubérculo se unir à tíbia. Em um número pequeno de casos, a dor se mantém cronicamente quando o ossículo não se une à tíbia. Ossículos dolorosos na vida adulta são tratados com excisão simples.

▶ Tratamento

Há necessidade de recuperar plenamente o mecanismo da função extensora e, portanto, o tratamento das fraturas avulsivas do tubérculo tibial deve ter essa meta. Se a fratura tiver deslocamento mínimo e o paciente for capaz de estender plenamente o joelho contra a gravidade, será possível um tratamento não cirúrgico. Um aparelho cilíndrico deve ser aplicado com o joelho em extensão e mantido por 4 semanas. A seguir, iniciam-se exercícios ativos, cobrindo todo o arco de movimento e de fortalecimento. Com 6 semanas iniciam-se exercícios para o quadríceps contra resistência. Nos casos com fraturas deslocadas, recomendam-se redução com cirurgia aberta e fixação interna com parafusos, se os fragmentos forem suficientemente grandes. Se for possível obter fixação rígida de grandes fragmentos, pode-se iniciar precocemente flexão ativa e extensão passiva. Se a fixação for débil, sugere-se proteção com aparelho imobilizador.

▶ Prognóstico

Como a lesão ocorre em crianças que estão próximas da maturidade esquelética, não ocorrem alterações do crescimento significativas na epífise proximal da tíbia. Pode-se permitir retorno às atividades atléticas assim que o paciente tenha readquirido massa do quadríceps igual à do lado oposto.

Abalo A, Akakpo-numado KG, Dossim A, Walla A, Gnassingbe K, Tekou AH: Avulsion fractures of the tibial tubercle. J Orthop Surg 2008;16:308. [PMID: 19126896]

▶ Códigos CPT para avulsão de tubérculo tibial

27418 Tuberculoplastia tibial anterior.

27530 Tratamento fechado de fratura proximal da tíbia (incluindo do tubérculo).

27535 Tratamento aberto de fratura da tíbia, proximal (platô); unicondilar, incluindo fixação interna, quando realizada.

AVULSÃO NA REGIÃO DA PELVE

▶ Manifestações clínicas

Nos atletas sem maturidade esquelética, a apófise, ou placa de crescimento onde os músculos são fixados ao osso, é o elo fraco na unidade osso-músculo-tendão. Portanto, como a placa de crescimento tende a se quebrar nas fraturas de crianças, a origem dos músculos pode ser arrancada. Isso ocorre com maior frequência em atletas entre 14 e 25 anos de idade. Radiografias comparativas podem ajudar a confirmar que a fratura com avulsão não é apenas uma variação anatômica normal. Na pelve, esse fenômeno pode ocorrer na crista ilíaca (músculos abdominais), espinha ilíaca anterossuperior (origem do músculo sartório), espinha ilíaca anteroinferior (origem da musculatura posterior da coxa) e trocanter menor do fêmur (inserção do iliopsoas).

▶ Tratamento e prognóstico

Recomenda-se tratamento sintomático com alguns dias de repouso seguidos por deambulação com muletas por cerca de um mês. Em geral, são necessárias de 6 a 10 semanas para que seja possível retornar às atividades atléticas. As atividades atléticas a longo prazo provavelmente não serão afetadas. Com redução por cirurgia aberta e fixação interna não se obtiveram melhores resultados e, portanto, geralmente não são indicadas. É possível haver grande calcificação na região da tuberosidade do ísquio, o que pode causar bursite e dor crônicas. A excisão do calo ósseo

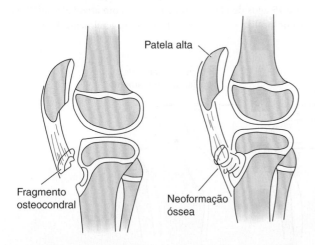

▲ **Figura 3-21** Evolução da lesão de Osgood-Schlatter. (**Esquerda**) Avulsão de fragmento osteocondral que inclui superfície cartilaginosa e uma porção do centro secundário de ossificação do tubérculo tibial. (**Direita**) Osso neoformado preenchendo o espaço entre o fragmento osteocondral arrancado e o tubérculo tibial. (Reproduzida, com permissão, a partir de Rockwood CA Jr., ed: *Fractures in Children*, 3rd ed. Philadelphia: Lippincott; 1991.)

exuberante deve resolver o problema. Outra indicação para cirurgia é a ausência de consolidação com fibrose dolorosa, que também pode ser curada com excisão do fragmento.

Sanders TG, Zlatkin MB: Avulsion injuries of the pelvis. *Semin Musculoskelet Radiol* 2008;12:42. [PMID: 18382943]

LESÕES DE OMBRO

O ombro é a terceira articulação mais frequentemente lesionada durante atividades esportivas, após joelho e tornozelo. As lesões de ombro associadas a esportes podem resultar de evento traumático direto ou de sobreuso repetitivo. Qualquer atividade que requeira movimentação de braço, particularmente acima da cabeça, como é o caso de arremessos, pode causar tensão nos tecido. O ombro é a articulação com maior mobilidade, como resultado da restrição mínima imposta à volumosa cabeça do úmero pela cavidade glenoidal rasa e de menor tamanho. O preço dessa mobilidade é menor restrição estrutural a movimentos indesejáveis potencialmente danosos. Assim, deve-se buscar um equilíbrio fino para manter todo o arco de movimento do ombro e estabilidade da articulação glenoumeral.

▶ Anatomia

A. Relações ósseas da articulação glenoumeral

A glenoumeral é uma articulação esférica modificada. A cavidade glenoidal é uma superfície articular rasa, invertida, em forma de vírgula, com um quarto do tamanho da cabeça do úmero. A superfície articular da cabeça do úmero é retrovertida em aproximadamente 30 graus em relação ao eixo transversal do cotovelo. Como a escápula é dirigida anterolateralmente cerca de 30 graus sobre o tórax, em relação ao plano coronal do tronco, a cavidade glenoidal se adequa à retroversão da cabeça do úmero. Com o movimento do ombro, a escápula também se move de forma a que a glenoide se acomode às modificações havidas na posição da cabeça do úmero. Consequentemente, a cabeça do úmero fica centralizada na glenoide na maioria dos movimentos do ombro. Quando essa posição centralizada não ocorre, é possível haver instabilidade.

B. A clavícula e suas articulações

A clavícula se articula medialmente com o esterno por meio da articulação esternoclavicular e lateralmente com o acrômio da escápula na articulação acromioclavicular. A clavícula sofre rotação em seu eixo longitudinal e atua como suporte, servindo como o único osso a ligar o esqueleto apendicular superior ao esqueleto axial.

C. Cápsula, ligamentos e lábrum da articulação glenoumeral

A cápsula articular fina e redundante tem quase duas vezes a área de superfície da cabeça do úmero, a fim de permitir um grande arco de movimento. As diferentes regiões da cápsula articular proporcionam estabilidade nas diversas posições de articulação. Com o braço ao lado do corpo, a porção superior da cápsula fica tensionada e a inferior, relaxada. Com a elevação acima da cabeça a relação se inverte.

Há dobras ou espessamentos visíveis no interior da cápsula com o ombro de lado, que foram denominados ligamentos glenoumerais. Tradicionalmente a cápsula anterior é descrita como composta pelos ligamentos glenoumerais superior, médio e inferior (Fig. 3-22). Embora o uso do termo "ligamento" geralmente seja bem aceito, é necessário alguns esclarecimentos. Ligamentos são estruturas de tecido mole que conectam ossos. Na maioria das vezes são estruturas de tipo banda com fibras de colágeno pa-

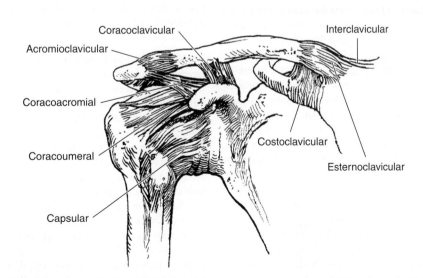

▲ **Figura 3-22** Ligamentos ao redor da cintura escapular.

ralelas correndo entre seus locais de inserção e com bordas claramente definidas, como ocorre com o ligamento colateral medial (LCM) do joelho. A cápsula glenoumeral pode ser considerada, toda ela, um ligamento laminar a conectar úmero e escápula. As fibras de colágeno não se organizam em paralelo, as bordas são indistintas e os estudos funcionais não indicam que tenham propriedades de "banda". Talvez essa seja a razão que explica por que os "ligamentos" da cápsula anterior tenham sido descritos com prevalência variável; autores diferentes tiveram sucesso variável na sua identificação. Além disso, com o ombro em abdução e rotação externa, mesmo a dobra mais consistentemente relatada na cápsula anteroinferior, a banda anterior do ligamento glenoumeral inferior, frequentemente, não é identificada. Embora a terminologia possa estar causando confusão nos estudos anatômicos, biomecânicos e clínicos, há poucas dúvidas de que diferentes regiões da cápsula tenham papéis distintos na função articular, e esse conhecimento resultou em melhores resultados nos tratamentos das lesões de ombro.

A cápsula é inserida no *lábrum* glenoidal e no osso glenoide. O lábrum glenoidal age não apenas como local de fixação das estruturas capsuloligamentares, mas também como extensão da cavidade articular. Sua presença aprofunda o soquete glenoide em quase 50% e a divisão triangular do lábrum atua como bloqueador de choque, ajudando a evitar que haja subluxação.

D. Musculatura do ombro

Os músculos ao redor do ombro podem ser divididos em três grupos funcionais: glenoumeral, toracoumeral e aqueles que atravessam ombro e cotovelo.

1. Músculos glenoumerais – Quatro músculos compõem o manguito rotador: supraespinal, subescapular, infraespinal e redondo menor. O supraespinal tem origem na escápula posterossuperior acima da espinha escapular. Passa sob o acrômio, pela fossa supraespinal e insere-se na tuberosidade maior com fixação estendida à fibrocartilagem. O supraespinal é ativo durante todo o arco de abdução escapular; a paralisia do nervo supraescapular resulta em perda de aproximadamente 50% do torque de abdução. Os músculos infraespinal e redondo menor originam-se na escápula posterior, abaixo da espinha escapular e insere-se na face posterior da tuberosidade maior. Apesar de sua origem abaixo da espinha escapular, suas inserções tendíneas não são independentes das do tendão do supraespinal. Esses músculos atuam em conjunto para realizar rotação externa e extensão do úmero. Ambos respondem por aproximadamente 80% da força de rotação externa em posição de adução. O infraespinal é mais ativo com o braço ao lado do corpo, enquanto o redondo menor ativa principalmente o ombro com elevação de 90 graus. O músculo subescapular emerge da escápula anterior e é o único a se inserir na tuberosidade menor. O subescapular é o único componente anterior do manguito rotador e atua para realizar rotação interna e flexão do úmero. A inserção tendínea do subescapular é contínua com a cápsula anterior e, assim, ambas proporcionam estabilidade glenoumeral no sentido anterior.

O deltoide é o maior dos músculos glenoumerais. Cobre a região proximal do úmero em seu curso a partir de sua origem tríplice em clavícula, acrômio e espinha escapular até sua inserção no tubérculo deltoide do úmero. A abdução da articulação é obtida com a ação dos segmentos anterior e médio. O segmento anterior também atua na flexão para frente. O segmento posterior não produz abdução da articulação, maspromove adução e extensão do úmero. O deltoide é ativo ao longo de todo o arco de abdução glenoumeral; a paralisia do deltoide resulta em perda de 50% do torque de abdução. O deltoide é capaz de produzir abdução total da articulação glenoumeral com o músculo supraespinal inativo.

O músculo redondo maior tem origem no ângulo inferior da escápula e inserção no lábrum medial no sulco bicipital do úmero, posterior à inserção do latíssimo do dorso. O nervo axilar e a artéria circunflexa posterior do úmero passam em posição inferior ao músculo subescapular e da cápsula articular glenoumeral inferior e, novamente, pelo inferior ao músculo redondo menor passando pelo quadrilátero limitado pelos músculos redondo maior, tríceps e pelo úmero. O músculo redondo maior se contrai junto com o latíssimo do dorso e os dois músculos atuam unidos para produzir extensão, rotação interna e adução do úmero.

2. Músculos toracoumerais – Os músculos peitoral maior e latíssimo do dorso são mobilizadores potentes do ombro e, assim, contribuem para a força articular que, por sua vez, em geral, estabiliza a articulação glenoumeral. O músculo peitoral maior emerge como uma lâmina ampla com duas cabeças distintas, sendo que as fibras mais inferiores da cabeça esternal inserem-se na região mais proximal do úmero.

Os músculos com origem no tórax contribuem para a estabilidade glenoumeral e, talvez, também tenham algum papel na instabilidade. Quando o ombro está em abdução horizontal, semelhante à posição de apreensão, as fibras mais inferiores da cabeça esternal do músculo peitoral maior ficam estiradas ao extremo. Como também ocorre instabilidade com abdução horizontal forçada do ombro, a cabeça umeral pode ser arrancada da glenoide por tensão passiva dos músculos peitoral maior e latíssimo do dorso.

3. Músculo bíceps braquial – Ambas as cabeças do músculo bíceps braquial têm origem na escápula. A cabeça curta origina-se no processo coracoide e, junto com o músculo coracobraquial, forma o tendão conjunto. A cabeça longa do bíceps tem origem em um ponto imediatamente superior à margem articular da glenoide, no lábrum posterossuperior e no tubérculo supraglenoide da escápula e permanece no interior da bainha sinovial da articulação glenoumeral. Atravessa a articulação glenoumeral passando sobre a face anterior da cabeça do úmero até o sulco bicipital, onde emerge da articulação sob o ligamento transversal do úmero.

Sua origem na escápula e inserção no rádio fazem com que a cabeça longa do bíceps possa atuar no ombro e no cotovelo. Sua função no cotovelo está bem estabelecida e inclui flexão e supinação. Há muito considerado como abaixador da cabeça do úmero, o papel da atividade do bíceps foi recentemente questionado na medida em que estudos realizados com eletromiografia demonstraram que havia pouca ou nenhuma atividade do bíceps quando se controlava o movimento do cotovelo. Essa observação não invalida um papel ativo ou passivo associado ao movimento do cotovelo, uma vez que a tensão no tendão talvez contribua para a estabilidade da articulação glenoumeral.

E. Suprimento neurovascular

A artéria axilar atravessa a região axilar, estendendo-se desde a borda externa da primeira costela até a borda inferior do músculo redondo menor, formando a artéria braquial. A artéria axilar cursa profundamente ao músculo peitoral, mas é atravessada em sua porção medial pelo tendão do peitoral menor, imediatamente antes de sua inserção no processo coracoide. A veia axilar cursa com a artéria axilar e ramos dessa artéria nutrem a maior parte da cintura escapular. O plexo braquial é formado pelos ramos ventrais dos nervos da quinta a oitava vértebras cervicais e pelo primeiro nervo torácico. Essa rede de fibras nervosas é formada inicialmente com a união dos ramos ventrais na proximidade do pescoço e prossegue anterior e distalmente, cruzando obliquamente para a região axilar sob a clavícula, aproximadamente na junção entre o terço distal e os dois terços proximais. As fraturas nessa região da clavícula podem lesionar o plexo braquial. O plexo cursa, então, inferior ao processo coracoide, onde suas fibras formam os nervos periféricos que prosseguem braço abaixo. Os músculos da cintura escapular são inervados por nervos que emergem em todos os níveis do plexo braquial.

Moore SM, Stehle JH, Rainis EJ, McMahon PJ, Debski RE: The current anatomical description of the inferior glenohumeral ligament does not correlate with its functional role in positions of external rotation. J Orthop Res 2008;26:1598. [PMID: 18524007]

Rispoli DM, Athwal GS, Sperling JW, Cofield RH: The anatomy of the deltoid insertion. J Shoulder Elbow Surg 2009;18:386. [PMID: 19186076]

▶ Anamnese e exame físico

A. Abordagem geral

A história do paciente com queixas de ombro deve incluir idade, dominância de braço, localização, intensidade, duração, relação temporal, fatores agravantes e atenuantes, irradiação do desconforto, nível de atividade física, profissão e mecanismo da lesão. A resposta obtida com tratamentos anteriores ajuda a caracterizar sua eficácia e a estabelecer um padrão de evolução da doença ou da lesão. O exame físico inicia solicitando-se ao paciente que se dispa para que ambos os ombros estejam expostos. Os pacientes devem ser examinados inicialmente de pé. A anatomia superficial deve ser inspecionada buscando-se por assimetria, atrofia ou lesões externas. As fossas supra e infra espinais são especialmente importantes no exame para detecção de atrofia. A região de dor deve ser apontada pelo paciente antes do médico iniciar a manipulação do ombro, a fim de evitar produzir dor desnecessariamente. Deve-se proceder a exame neurovascular completo do membro superior.

B. Arco de movimento do ombro

1. Tipos de movimento – Muitos termos podem ser usados para descrever os movimentos do ombro (Fig. 3-23). Há flexão quando o braço, inicialmente ao lado do corpo, é elevado no plano sagital do corpo em sentido anterior. Ocorre extensão quando o braço, inicialmente ao lado do corpo, é elevado no plano sagital do corpo em sentido posterior. Diz-se que há adução quando o braço é movido na direção da linha média do corpo, e abdução quando o braço é movido afastando-se da linha média do corpo. Ocorre rotação interna quando o braço é rodado medial e internamente na direção do tronco, e há rotação externa quando o braço é rodado lateralmente ou afastando-se do tronco. A adução horizontal ocorre quando o braço inicia o movimento em abdução de 90 graus e sofre adução para frente e medialmente na direção do centro do corpo, e a abdução horizontal ocorre quando o braço, estando em abdução de 90 graus, é movido para fora e para longe do tronco. A elevação é o ângulo formado entre o tórax e o braço, independentemente deste estar em plano de abdução, flexão ou entre os dois.

2. Avaliação do movimento – O arco de movimento do ombro lesionado deve ser comparado com a do outro ombro, assim como a força durante abdução e rotação. A pesquisa deve ser ativa e passiva. O ombro deve ser inspecionado na busca por alteração na sincronia, como escápula alada, elevação da escápula, fasciculação muscular indicando função anormal e quaisquer outros movimentos irregulares ou assimétricos da escápula. Pode-se obter informações sobre perda de flexibilidade e instabilidade causada por desequilíbrio muscular, fibrose, e contraturas tendíneas, capsulares ou ligamentares. A perda de flexibilidade geralmente ocorre nos tecidos capsulares da articulação glenoumeral. Dor súbita ou estalos podem indicar problema intra-articular. A redução na rotação interna ou externa sugere luxação crônica, respectivamente, anterior e posterior.

3. Testes provocativos – A seguir são realizados testes específicos que ajudam a firmar o diagnóstico correto. Os testes específicos para avaliar instabilidade, síndrome do impacto, tendinite bicipital e lesões na fixação superior capsulo-labial/bíceps serão descritos a seguir.

▶ Exames de imagem e outros

Há diversas incidências radiológicas disponíveis para examinar as lesões de ombro. A avaliação radiográfica inicial do ombro deve ser feita com incidência anteroposterior da articulação glenoumeral em rotação interna e externa e incidência axilar em perfil. Incidências radiográficas adicionais dependem da patologia subjacente. A RMN pode ser indicada na investigação de distúrbios do manguito rotador recalcitrantes ao tratamento conservador. A artrografia por ressonância magnética pode ser útil na detecção de patologias labiais. A ultrassonografia também é útil no diagnóstico de lesão do tendão do manguito rotador, mas depende o examinador. A eletromiografia pode ser útil na identificação de dor no ombro de origem cervical.

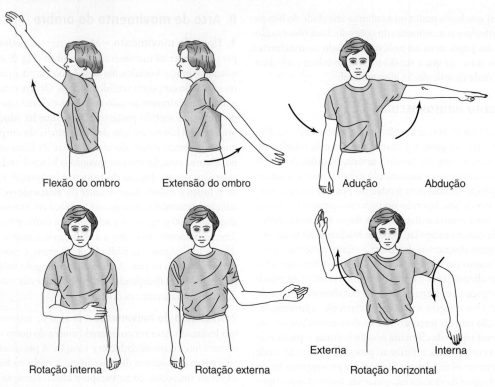

▲ Figura 3-23 Descrição dos movimentos do ombro.

▶ Avaliação artroscópica

A. Indicações para avaliação artroscópica de lesões no ombro

As indicações para exame artroscópico do ombro são as seguintes:

1. Síndrome do impacto do ombro, incluindo bursite subacromial, tendinite do manguito rotador e laceração do manguito rotador.
2. Osteoartrite da articulação acromioclavicular.
3. Fragmentos livres.
4. Sinovite crônica.
5. Instabilidade glenoumeral.
6. Lesões na fixação superior capsulolabial/bíceps
7. Capsulite adesiva (ombro congelado)

B. Técnica

Com o paciente em decúbito lateral ou em posição de cadeira de praia, o artroscópio é introduzido na região posterior do ombro. Com visualização da articulação glenoumeral, um portal anterior em posição imediatamente lateral ao processo coracoide permite insuflação adicional e entrada de outros instrumentos. Portais adicionais podem ser usados; por exemplo, um portal anterior adicional inferior ao primeiro pode ser usado para reparo de instabilidade. O artroscópio é, então, removido da articulação e posicionado dentro da bursa subacromial. Um portal lateral ao acrômio permite descompressão subacromial e reparo do manguito rotador.

C. Etapas da avaliação

O exame do arco de movimento e da estabilidade do ombro com o paciente sob anestesia é útil para o diagnóstico e o tratamento de lesões no ombro. O exame deve ser feito no centro cirúrgico antes da artroscopia. O exame artroscópico deve, então, incluir a avaliação das seguintes estruturas:

1. Superfície articular glenoumeral;
2. Manguito rotador no interior da articulação;
3. Lábrum incluindo âncora do bíceps;
4. Cápsula anterior;
5. Manguito rotador partir do espaço da bursa subacromial;
6. Ligamento coracoacromial;
7. Acrômio;
8. Articulação acromioclavicular.

Ludewig PM, Phadke V, Braman JP, Hassett DR, Cieminski CJ, LaPrade RF: Motion of the shoulder complex during multiplanar humeral elevation. *J Bone Joint Surg Am* 2009;91:378. [PMID: 19181982]

Saupe N, Zanetti M, Pfirrmann CW, Wels T, Schwenke C, Hodler J: Pain and other side effects after MR arthrography: prospective evaluation in 1085 patients. *Radiology* 2009;250:830. [PMID: 19164115]

Vlychou M, Dailiana Z, Fotiadou A, Papanagiotou M, Fezoulidis IV, Malizos K: Symptomatic partial rotator cuff tears: diagnostic performance of ultrasound and magnetic resonance imaging with surgical correlation. *Acta Radiol* 2009;50:101. [PMID: 19052931]

LESÃO TENDINOSA E MUSCULAR DO OMBRO

▶ Lesão do tendão do manguito rotador

A lesão do manguito rotador é a causa mais comum de dor no ombro e incapacidade. Embora a perda de força e a redução do arco de movimento estejam associadas à ruptura do tendão do manguito rotador, a dor da bursite subacromial ou da tendinose do tendão do rotador também pode ser a causa. Os sintomas frequentemente agravam com a atividade, especialmente com atividades com elevação do membro acima da cabeça. A dor noturna também é comum e muitos pacientes se queixam de que acordam ao se virar à noite sobre o ombro afetado.

Qualquer atividade repetitiva prolongada envolvendo elevação do membro acima da cabeça, como tênis, beisebol, golfe ou natação pode causar lesão do manguito rotador. A lesão, seja ela por esforço repetitivo ou aguda, pode produzir um ciclo vicioso contínuo (Fig. 3-24). O suprimento sanguíneo a esse tendão é precário, o que reduz sua capacidade de cicatrização.

1. Bursite subacromial e tendinose do manguito rotador

▶ Fundamentos do diagnóstico

- *Dor leve a moderada com movimento de elevação do membro acima da cabeça.*
- *Dor noturna ocasional.*
- *História de atividade repetitiva com movimento acima da cabeça.*
- *Não há atrofia muscular.*
- *Sem perda ou perda leve de força causada por dor no ombro.*
- *A dor é aliviada com infiltração subacromial de lidocaína.*

▶ Prevenção

A limitação das atividades repetidas do membro acima da cabeça e a manutenção da força adequada no manguito rotador são medidas chave para a prevenção. Adicionalmente, o condicionamento geral, com alongamento e fortalecimento, além de atenção com a boa técnica esportiva, podem ajudar a minimizar lesões resultantes de sobreuso.

▶ Manifestações clínicas

Bursite do ombro refere-se à inflamação da bursa subacromial. Pode ou não estar associada à tendinose do manguito rotador e as duas entidades são semelhantes. A dor está presente em atividades que envolvam movimento do membro acima da cabeça e, geralmente, a dor é leve ou ausente com o braço ao lado do corpo.

Dos quatro músculos do manguito rotador, o tendão do supraespinal é o mais frequentemente envolvido. A tendinose do manguito rotador também pode ser causada pela síndrome do impacto do ombro e é caracterizada por dor com atividade envolvendo movimento acima da cabeça. O paciente pode despertar durante a noite.

O arco de movimento ativo do ombro pode estar limitado pela dor. Não há atrofia muscular no ombro, e os testes manuais dos músculos revela perda leve da força. Quando o ombro rodado internamente é passivamente flexionado para frente o paciente revelará desconforto. Trata-se do sinal de impacto de Neer (Fig. 3-25). Com o teste de impacto de Neer (infiltração de 10 mL de lidocaína no espaço subacromial) essa dor se resolve e há melhora dramática na força e no arco de movimento do ombro.

As radiografias do espaço subacromial como a do desfiladeiro supraespinal podem revelar um esporão sobre a superfície inferior do acrômio, causando estreitamento do espaço suba-

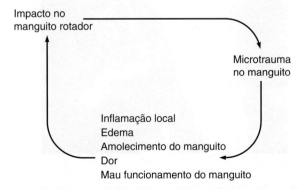

▲ **Figura 3-24** O ciclo de lesões repetidas causado por impacto do manguito rotador.

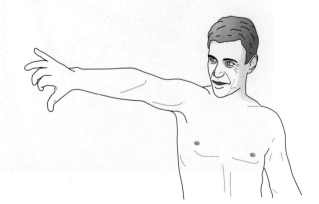

▲ **Figura 3-25** Avaliação de impacto do tendão do supraespinal com o teste do "esvaziamento da lata".

cromial. Nos últimos anos, a evolução nos métodos de imageamento, como ultrassonografia e RMN, facilitou o diagnóstico de bursite subacromial e de tendinose ou laceração do manguito rotador. (Fig. 3-26).

▶ Tratamento

O tratamento se inicia com medidas conservadoras como modificação das atividades, fisioterapia e anti-inflamatórios não esteroides (AINEs). Apenas quando houver função normal dos tendões do manguito rotador será possível melhorar a mecânica glenoumeral e resolver a síndrome do impacto. Se esse tratamento não for bem-sucedido, a infiltração subacromial com corticosteroide talvez seja útil. A maioria dos pacientes responde bem a essas medidas não cirúrgicas.

A intervenção cirúrgica está indicada se os sintomas não se resolverem após alguns meses de tratamento conservador. Então, a acromioplastia, também denominada descompressão subacromial, na qual se procede à raspagem da superfície inferior do acrômio, geralmente produz alívio dos sintomas. Uma exceção é o atleta jovem com instabilidade glenoumeral e tendinose secundária. Nesse caso, a instabilidade deve ser tratada primeiro, e a tendinose do manguito rotador será resolvida. Esse procedimento pode ser realizado por via artroscópica, a fim de reduzir o desconforto pós-operatório e a possibilidade de complicação de ruptura do músculo deltoide a partir do acrômio. Aqueles que necessitarem de tratamento cirúrgico geralmente retornam às atividade livres de dor.

2. Ruptura do tendão do manguito rotador

▶ Fundamentos do diagnóstico

- *Dor moderada a intensa com atividades que envolvam movimento do membro acima da cabeça.*
- *Dor noturna persistente.*
- *Histórico de atividades repetidas do membro acima da cabeça.*
- *Perda de força nos casos de ruptura moderada a grave.*
- *Atrofia dos músculos do manguito rotador nas rupturas graves.*
- *A dor é aliviada com infiltração subacromial de lidocaína.*

▶ Prevenção

A manutenção do condicionamento físico global com alongamentos regulares e fortalecimento do manguito rotador e dos

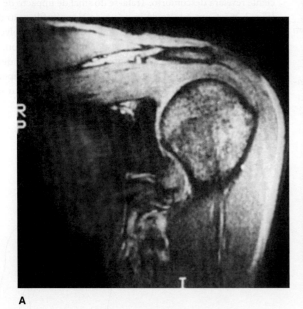
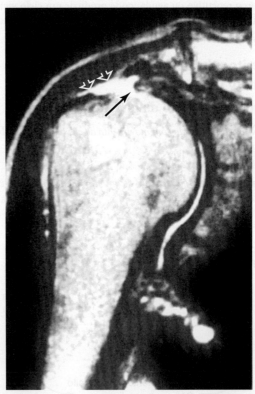

A   B

▲ **Figura 3-26** Imagem de RMN revelando (**A**) anatomia normal do ombro e (**B**) alterações císticas da tuberosidade maior com ruptura do manguito rotador (*seta*).

músculos estabilizadores da escápula são medidas que ajudam a prevenir lesões no manguito rotador.

Manifestações clínicas

A ruptura do tendão do manguito rotador caracteriza-se por dor com atividades que envolvam a elevação do braço acima da cabeça. Entretanto, o paciente frequentemente é despertado durante a noite com dor. O atleta com lesão crônica do manguito rotador pode relatar perda progressiva da força. A dor pode ser persistente, ocorrendo mesmo com o braço em repouso ao lado do tronco. A pesquisa ativa o arco de movimento do ombro estará limitado e, se a lesão for grave, haverá atrofia da musculatura do ombro. Os testes manuais para avaliação dos músculos revelará perda de força. O sinal do impacto de Neer será positivo e a dor desaparecerá com infiltração subacromial de lidocaína. A avaliação radiográfica é semelhante àquela feita para bursite subacromial e para tendinose do manguito rotador.

Tratamento

Tanto a investigação radiográfica quanto o tratamento são semelhantes aos descritos para a condução de bursite subacromial. Diferentemente do que ocorre com as rupturas agudas, os pacientes com laceração crônica do manguito rotador se apresentam com quadro insidioso e evolução lenta de bursite subacromial para tendinose do manguito rotador e, eventualmente, laceração do tendão. A diferenciação entre tendinose grave do manguito rotador e laceração parcial ou total, porém discreta, do manguito rotador pode ser difícil

Há duas considerações importantes a serem feitas quando se está tratando um paciente com laceração do manguito rotador— os sintomas atuais e o risco de evolução da laceração. Embora a localização e o tamanho da lesão sejam informações úteis para a descrição da laceração no manguito rotador, os sintomas não se correlacionam apenas com esses fatores. Alguns indivíduos lidam bem com os sintomas de laceração do manguito rotador e alguns podem ser totalmente assintomáticos. A intensidade dos sintomas é influenciada por diversos outros fatores, incluindo tolerância a dor, natureza aguda ou crônica da lesão, idade e nível de atividade do indivíduo, migração superior da cabeça do úmero, força muscular do ombro, atrofia muscular, alterações gordurosas no músculo, artrite e situação de indenização trabalhista.

Repouso, reabilitação e uso de AINEs, algumas vezes por 4 a 9 meses, podem aliviar os sintomas. Recomendam-se exercícios de mobilização e de fortalecimento, exceto se causarem desconforto excessivo. O fortalecimento dos demais músculos do ombro pode aumentar a capacidade do indivíduo de lidar com a lesão do manguito rotador. Também recomenda-se evitar as atividades que agravem os sintomas, como aquelas que impliquem movimento do braço acima da cabeça. A persistência de sintomas como dor e redução do arco de movimento após tentativa de tratamento conservador indica a necessidade de intervenção cirúrgica.

Como a laceração do manguito rotador pode aumentar de tamanho com o tempo, o reparo imediato está indicado em alguns pacientes com maior risco. Os estudos epidemiológicos e de imagem na população geral indicam alta incidência de laceração parcial do manguito rotador em jovens e de laceração total em indivíduos de mais idade. A prevalência crescente de lesões do manguito rotador em indivíduos de mais idade talvez seja a melhor evidência de que a lesão evolua em gravidade. Especificamente, cerca de 25% dos indivíduos com mais de 60 anos de idade apresentam laceração, e entre aqueles com 80 anos de idade, cerca de 50% apresentam laceração de espessura total. O risco de uma lesão do manguito rotador evoluir para grau maior ainda não pode ser previsto, mas supõe-se que seja maior em jovens ativos, em parte porque esses indivíduos têm mais anos a frente com a lesão.

O tecido delgado e deteriorado em caso de lesão crônica do manguito rotador dificulta o reparo cirúrgico em comparação com a lesão aguda. O reparo pode ser feito com técnica artroscópica ou com cirurgia aberta. Por muitos anos, a descompressão cirúrgica foi a rotina nos reparos de laceração do manguito rotador, mas recentemente alguns autores questionaram sua necessidade. A técnica artroscópica produz resultados comparáveis aos da cirurgia aberta. Recentemente houve muitas modificações na técnica artroscópica, como uso de fixação dupla em vez de fixação simples e uso de novos métodos para fixação das suturas.

Algumas lacerações graves talvez sejam impossíveis de reparar. Aqui estão incluídas muitas das lacerações grandes a maciças, ou que envolvam dois ou mais tendões do manguito rotador; situações em que a cabeça do úmero está localizada em posição superior, contra o acrômio, e quando houver atrofia significativa ou alterações gordurosas dos músculos que compõem o manguito rotador. Em muitas situações, o desbridamento do manguito rotador e do esporão subacromial reduz a dor.

A reabilitação após o reparo dura entre 3 meses e 1 ano, havendo necessidade de progressão gradual dos exercícios para restaurar a função e a força a níveis normais ou próximo do normal. A reabilitação varia com o tamanho da laceração reparada e com o tipo de cirurgia realizada. Normalmente, imediatamente após o procedimento, deve-se iniciar movimentos passivos e exercícios isométricos de fortalecimento, junto com exercícios de fortalecimento de cotovelo, mão e apreensão. Após 6 semanas o atleta talvez possa iniciar a fazer exercícios ativos de fortalecimento de baixo impacto contra gravidade. Os objetivos são recuperar a força muscular normal com arco de movimento funcional e sem dor.

Prognóstico

O prognóstico após laceração de manguito rotador depende de vários fatores, como descrito anteriormente. Há poucos critérios específicos a determinar o retorno às atividades esportivas após lesão do manguito rotador. Os fatores determinantes devem ser individualizados, considerando a natureza da lesão, o tipo de tratamento realizado e o tipo de esporte praticado. Os pacientes devem estar livres de dor e ter recuperado todo o arco de movimento com força muscular próxima do normal antes de serem liberados para retornar às atividades esportivas, a fim de reduzir a possibilidade de nova lesão.

3. Laceração de espessura parcial de tendão do manguito rotador

A avulsão parcial do lado articular do tendão é muito mais comum do que a laceração do lado da bursa do manguito rotador. Assim como ocorre com outras lesões do manguito rotador, os sintomas podem ser resolvidos com fisioterapia e analgésicos. Ainda assim, alguns indivíduos com laceração de espessura parcial apresentam sintomas persistentes ou recorrentes. Se um programa conservador de exercícios com retorno gradual às atividades não levar à melhora consistente, haverá indicação para investigação complementar com ultrassonografia, RMN ou artroscopia. Enquanto o reparo de laceração de espessura parcial do manguito rotador é melhor para alguns, o desbridamento do manguito anormal pode reduzir ou aliviar os sintomas em outros. Alguns médicos utilizam envolvimento acima de 50% da espessura do tendão como critério para indicar reparo. O reparo implica programa de reabilitação semelhante àquele descrito para as lacerações de espessura total do manguito rotador. Após desbridamento, indica-se retomada imediata de exercícios para todo o arco de movimento e fortalecimento muscular. Normalmente, são necessários 6 a 12 meses para que um atleta cujo esporte envolva arremessos possa retornar às atividades atléticas após desbridamento artroscópico de laceração de espessura parcial do manguito rotador.

4. "Artropatia" de manguito

As lacerações graves de manguito rotador podem levar a deslocamento superior da cabeça do úmero de encontro à superfície inferior do acrômio. Em razão da ruptura do manguito rotador, a cabeça do úmero deixa de estar centralizada sobre a glenoide e a tração do deltoide fica sem oposição. Com o tempo, a cabeça do úmero e a glenoide sofrem desgaste, em razão do contato anormal. A maioria dos indivíduos se apresenta com disfunção do ombro, algumas vezes com pseudoparalisia. Esses indivíduos são capazes de mover minimamente o ombro. É interessante observar que outros são capazes de levantar o braço e queixam-se apenas de dor e perda de força. Essa é uma dificuldade no tratamento das lesões do manguito rotador. Os sintomas nem sempre mantêm correlação direta a gravidade da lesão; alguns pacientes lidam melhor com a lesão do que outros. O tratamento não cirúrgico incluindo reabilitação, uso de AINEs e infiltração de corticosteroide geralmente é efetivo para reduzir os sintomas. Nos idosos, a hemiartroplastia do ombro reduz a dor, mas melhora pouco a função. É possível obter alívio de dor e melhora funcional superiores com artroplastia total do ombro com prótese reversa, mas complicações como afrouxamento são mais prevalentes e, consequentemente, esse procedimento é reservado aos idosos.

Feeley BT, Gallo RA, Craig EV: Cuff tear arthropathy: current trends in diagnosis and surgical management. *J Shoulder Elbow Surg* 2009;18:484. [PMID: 19208484]

Levy O, Venkateswaran B, Even T, Ravenscroft M, Copeland S: Mid-term clinical and sonographic outcome of arthroscopic repair of the rotator cuff. *J Bone Joint Surg Br* 2008;90:1341. [PMID: 18827245]

Mall NA, Kim HM, Keener JD, et al: Symptomatic progression of asymptomatic rotator cuff tears: a prospective study of clinical and sonographic variables. *J Bone Joint Surg Am* 2010;92:2623. [PMID: 21084574]

Matsen FA 3rd: Open rotator cuff repair without acromioplasty. *J Bone Joint Surg Am* 2009;91:487. [PMID: 19182000]

Pennington WT, Gibbons DJ, Bartz BA, et al: Comparative analysis of single-row versus double-row repair of rotator cuff tears. *Arthroscopy* 2010;26:1419. [PMID: 20875720]

Zumstein MA, Jost B, Hempel J, Hodler J, Gerber C: The clinical and structural long-term results of open repair of massive tears of the rotator cuff. *J Bone Joint Surg Am* 2008;90:2423. [PMID: 18978411]

▶ Códigos CPT para lesões do manguito rotador

23130   Acromioplastia ou acromionectomia, parcial, com ou sem liberação de ligamento coracoacromial.

23410   Reparo aberto de ruptura de manguito (p. ex., manguito rotador); agudo.

23412   Reconstrução total de avulsão de manguito do ombro (rotador), crônica (inclui acromioplastia).

23415   Liberação de ligamento coracoacromial, com ou sem acromioplastia.

23420   Reconstrução total de avulsão de manguito do ombro (rotador), crônica (inclui acromioplastia).

28926   Artroscopia, ombro, descompressão cirúrgica do espaço subacromial com acromioplastia parcial, com ou sem liberação de ligamento coracoacromial.

29827   Artroscopia, ombro, cirúrgica; com reparo do manguito rotador.

INSTABILIDADE DA ARTICULAÇÃO GLENOUMERAL

A distinção entre frouxidão e instabilidade de ombro é difícil de ser feita, em razão tanto da grande variabilidade para o que se considera frouxidão normal quanto pela ausência de estudos biomecânicos definindo frouxidão ligamentar e instabilidade articular. Já outras articulações, como a do joelho, têm definição precisa de instabilidade. Um teste de Lachman positivo revelando translação superior a 5 milímetros em comparação com o outro joelho é amplamente aceito como sinal de ruptura de LCA causando instabilidade do joelho. No ombro, geralmente define-se instabilidade como translação que resulte em sintomas. Essa definição claramente insuficiente do que seja instabilidade do ombro impede diagnósticos apropriados e classificação intra e interobservadores, o que dificulta a comparação entre os trabalhos de pesquisa. Há necessidade de estudos sobre cinemática normal e anormal da articulação para auxiliar os médicos clínicos a diagnosticar e classificar a instabilidade do ombro.

Para um diagnóstico correto, a articulação glenoumeral deve ser testada para instabilidade anterior, posterior e inferior. Foram propostas diversas classificações para instabilidade da articulação glenoumeral, com base em características distintas. As classificações TUBS e AMBRI vêm sendo usadas para distinguir os dois principais tipos de instabilidade. TUBS é o acrônimo para instabilidade causada por episódio **t**raumático, que é **u**nidirecional, está associado à lesão de **B**ankart e frequentemente requer tratamento cirúrgico (em inglês, **s**urgical). AMBRI refere-se à instabilidade **a**traumática, **m**ultidirecional, que pode ser bilateral e deve ser tratada com reabilitação. Nessa classificação, acredita-se que a etiologia da instabilidade multidirecional seja alargamento da cápsula de origem genética ou microtraumática. TUBS e AMBRI têm interesse histórico, uma vez que os médicos identificaram outros tipos de instabilidade.

FEDS é o acrônimo que descreve as quatro características mais importantes da instabilidade do ombro (frequência, etiologia, direção e gravidade – em inglês, *severity*) que podem ser obtidas por meio da história e do exame físico. A frequência é classificada como isolada, ocasional (dois a cinco episódios) ou frequente (mais de cinco episódios). A etiologia é classificada como traumática ou atraumática. A direção é dita anterior, inferior ou posterior, Finalmente, a gravidade é classificada como subluxação ou luxação. Fácil de lembrar, o ponto fraco da FEDS é não distinguir entre instabilidade unidirecional e multidirecional.

O sinal do sulco positivo já foi usado como marcador diagnóstico de instabilidade multidirecional, mas atualmente se sabe que o sinal do sulco pode ser observado em um ombro com aumento da frouxidão de indivíduo assintomático. A frouxidão ou flexibilidade articular é um traço da constituição orgânica específica de cada indivíduo. Os indivíduos podem ter articulações flexíveis ou rígidas. Diz-se que há hiperfrouxidão do ombro quando é possível produzir facilmente subluxação da cabeça do úmero fora da glenoide nos sentidos anterior, posterior e inferior sem produzir sintomas. Infelizmente, isso torna muito difícil classificar a instabilidade com base apenas na etiologia ou na direção. Em vez disso, a classificação é melhor quando baseada na direção da instabilidade que desencadeia sintomas e na presença ou ausência de hiperfrouxidão (Tab. 3-2). Define-se como multidirecional a instabilidade que ocorre nos sentidos anterior e posterior, que, na maioria das vezes, é subluxação e não luxação.

Tabela 3-2 Classificação da instabilidade glenoumeral com base na sua direção e na presença ou ausência de hiperfrouxidão

Direção Flexibilidade	UDI (instabilidade unidirecional)	MDI (instabilidade multidirecional)
Flexibilidade normal	Muito comum 60%	Muito rara 3%
Flexibilidade aumentada	Comum 30%	Rara 7%

Adaptada, com permissão, a partir de Gerber C: Observations of the classification of instability. In: Warner JJP, Iannotti JP, FlatowEL, eds: *Complexand Revision Problems in Shoulder Surgery*. Philadelphia: Lippincott-Raven; 1997:9-18.

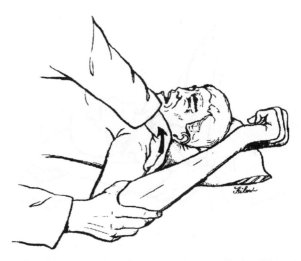

▲ **Figura 3-27** Teste da apreensão para instabilidade anterior.

Com frequência, há laceração do lábrum glenoide, o anel fibrocartilaginoso ao redor da fossa glenoide que aprofunda o soquete e estabiliza a cabeça do úmero. Também faz conexão com as estruturas capsuloligamentares vizinhas. As lacerações de lábrum da glenoide podem ocorrer por movimentos repetidos do ombro ou por traumatismo agudo. No atleta com subluxações repetidas do ombro em sentido anterior é possível haver laceração do lábrum anteroinferior levando a instabilidade progressiva. Os pacientes com lesão do lábrum glenoide podem descrever sua dor como interrompendo o funcionamento suave de seu ombro durante sua atividade específica. A laceração do lábrum pode ser sentida como um "estalo" ou um "clique" durante o movimento do ombro. A artrografia por RMN é útil para a detecção dessas lesões.

Kuhn JE: A new classification system for shoulder instability. Br J Sports Med 2010;44:341. [PMID: 20371559]

▶ **Avaliação da instabilidade da articulação glenoumeral**

A. Instabilidade anterior

O teste da apreensão é realizado para investigar instabilidade anterior. Para o teste, aplica-se pressão à cabeça do úmero no sentido anterior a partir da região posterior com o braço em abdução e rotação externa (Fig. 3-27). Diz-se que o teste é positivo quando o paciente manifesta apreensão com a possibilidade de sua articulação sofrer luxação. Essa manobra reproduz a posição de subluxação ou de luxação e causa reflexo de defesa. Entretanto, o teste de dor e posicionamento será positivo quando se obtém alívio ao aplicar força no sentido posterior à cabeça do úmero (Fig. 3-28).

B. Instabilidade posterior

Não há teste isolado com sensibilidade e especificidade para detectar instabilidade posterior. Não há teste da apreensão para

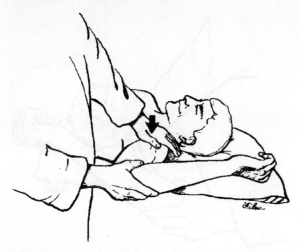

▲ **Figura 3-28** Teste do reposicionamento que é dito positivo quando se obtém alívio aplicando-se pressão no sentido posterior à cabeça do úmero.

instabilidade posterior. O teste de Jahnke é realizado aplicando-se força no sentido posterior ao ombro em flexão anterior e rotação interna. O ombro, então, se move em abdução horizontal e entra no plano coronal à medida que se aplica pressão direcionada anteriormente à cabeça do úmero. Ouve-se um som metálico quando a cabeça do úmero é reduzida da posição de subluxação (Fig. 3-29). Para realizar o teste de circundação o paciente deve ser instruído a mover ativamente o ombro em grandes círculos com início em posição de flexão, rotação interna e cruzamento sobre o tronco, passando para flexão anterior e, em seguida, abdução e rotação externa, até finalmente levar o braço para o lado do tronco. O examinador se mantém atrás do paciente e palpa a região posterior do ombro. O teste será positivo se ocorrer subluxação da articulação em posição de flexão, rotação interna e cruzamento sobre o tronco, com redução à medida que o ombro se move.

No teste de Kim, com o paciente sentado e o braço em abdução de 90 graus, o examinador segura o cotovelo e a face lateral do segmento proximal do braço e aplica pressão com carga intensa no plano axial. A seguir, enquanto o braço é elevado 45 graus no sentido diagonal e superior, aplica-se pressão para baixo e para trás à região proximal do braço. A instalação súbita de dor na região posterior do ombro indica teste positivo, independentemente de haver ruído metálico posterior da cabeça do úmero.

C. Instabilidade inferior

O sinal do sulco é usado para avaliar frouxidão e instabilidade inferior. O teste é realizado com o atleta sentado com o braço ao lado do corpo. Aplica-se força de dispersão ao longo do úmero. Se positivo, o paciente manifestará desconforto ou apreensão de instabilidade à medida que a pele imediatamente distal ao acrômio lateral forma uma concavidade (Fig. 3-30).

LUXAÇÃO GLENOUMERAL

Quando o ombro é forçado além do limite do seu arco normal de movimento, a superfície articular da cabeça do úmero pode ser deslocada em graus variáveis da glenoide. A maioria dos casos de luxação e subluxação glenoumerais são no sentido anteroinferior.

1. Luxação anterior

▶ **Fundamentos do diagnóstico**

- *Caracteristicamente o paciente vem com o braço seguro ao lado do tronco.*

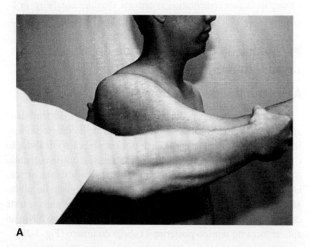
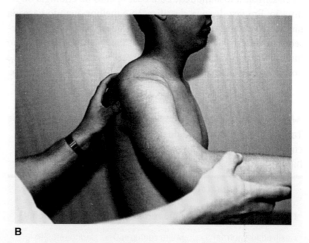

▲ **Figura 3-29** Teste de Jahnke para avaliar instabilidade posterior. **A:** Força aplicada ao ombro flexionado para frente no sentido posterior (coluna superior esquerda). **B:** O ombro é, então, movido para o plano coronal enquanto se aplica força direcionada anteriormente à cabeça do úmero (coluna inferior esquerda). Ouve-se um ruído metálico surdo (*clunk*) quando a cabeça do úmero é reduzida da posição de subluxação. (Reproduzida, com permissão, a partir de Hawkins RJ, Bokor DJ: *Clinical evaluation of shoulder problems*. In: Rockwood CA, Matsen F III, eds: The Shoulder. New York: WB Saunders; 1998, p. 186.)

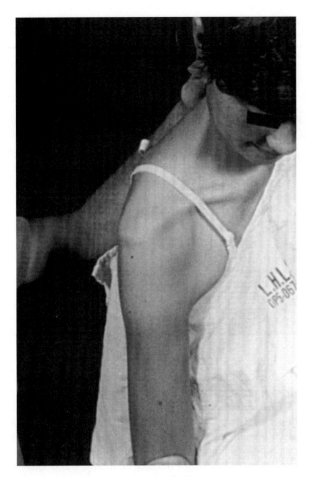

▲ **Figura 3-30** Teste do sulco para instabilidade inferior. (Reproduzida, com permissão, a partir de Hawkins RJ, Bokor DJ:*Clinical evaluation of shoulder problems*. In: Rockwood CA, Matsen F III, eds: The Shoulder. New York: WB Saunders; 1998, p. 189.)

- *Uma cavidade visível é identificada sob o acrômio, em razão da ausência da cabeça do úmero.*
- *A cabeça do úmero pode ser palpada sob o processo coracoide ou na axila.*
- *A pesquisa do arco de movimento será extremamente dolorosa e o arco limitado.*
- *Exames radiográficos confirmarão a direção da luxação e possíveis lesões associadas.*

▶ **Prevenção**

A luxação do ombro geralmente é causada por lesão traumática aguda. Portanto, embora evitar lesão do ombro seja a melhor forma de prevenção, é possível reduzir o risco de luxação após trauma direto com exercícios regulares de alongamento e de fortalecimento da musculatura do manguito rotador.

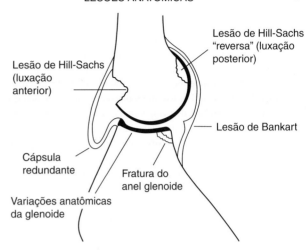

▲ **Figura 3-31** Lesões anatômicas que produzem instabilidade do ombro.

▶ **Manifestações clínicas**

As luxações glenoumerais anteriores ocorrem por excesso de movimento de rotação externa e/ou abdução além do arco normal, ou por trauma direto posterior ou posterolateral no ombro, intenso o suficiente para deslocar a cabeça do úmero. A cápsula anterior é estirada ou lacerada em sua ligação à glenoide anterior. A cabeça do úmero pode ser deslocada para a posição subcoracoide, subglenoide ou, raramente, intratorácica. Há duas lesões principais encontradas em pacientes com luxações recorrentes no sentido anterior (Fig. 3-31). A primeira é a lesão de Bankart, uma lesão de cápsula anterior associada a laceração do lábrum glenoidal na face anterior do anel glenoidal. A lesão de Bankart pode ocorrer com fratura do anel glenoidal. Essas fraturas frequentemente apresentam desalinhamento mínimo e o tratamento geralmente é determinado pela instabilidade articular. A segunda lesão principal associada a luxação recorrente para frente é a de Hill-Sachs, uma fratura por compressão da superfície articular posterolateral da cabeça do úmero. É produzida pela borda cortante da glenoide anterior quando a cabeça do úmero se desloca sobre ela. Quando grandes, ambas as lesões predispõem o paciente a luxações recorrentes nas situações em que o braço estiver em abdução e rotação externa. Se a fratura do anel glenoide envolver mais de 20% do diâmetro da glenoide, a articulação se torna tendente à instabilidade, havendo indicação para redução com cirurgia aberta e fixação interna. Se a fratura for antiga, ou se o anel glenoide estiver desgastado em grau semelhante, indica-se enxerto ósseo corticoesponjoso no anel glenoide.

É possível haver outras lesões associadas a luxação anterior. São elas avulsão da tuberosidade maior do úmero, causada por tração produzida pelo manguito rotador, e lesão do nervo axilar que pode estar estirado ou lacerado. A perda de função do nervo axilar resulta em desnervação do deltoide e do redondo menor e em perda de sensação sobre o aspecto lateral proximal do braço. A paralisia do nervo axilar também pode ocorrer durante redução de luxação e, portanto, deve ser verificada antes e após redução. O sinal da queda do braço com extensão do ombro, descrito na seção sobre lesão do nervo axilar, talvez seja a melhor forma de avaliar a função do nervo. Finalmente, a síndrome do braço morto pode ocorrer em casos de instabilidade da articulação no sentido anterior. Por exemplo, o arremessador no jogo de beisebol pode se queixar de incapacidade súbita de arremessar, com dormência e perda substancial da força do braço após soltar a bola. Os sintomas são transitórios desaparecendo em poucos segundos ou minutos.

Os atletas com luxação do ombro se apresentarão tentando manter o membro lesionado ao lado do tronco, segurando o antebraço com a mão oposta. A maioria dos atletas sabe que seu braço está luxado e buscam auxílio imediatamente. Ao exame físico de luxação no sentido anterior, o examinador observará um espaço abaixo do acrômio onde a cabeça do úmero normalmente fica e uma massa palpável anteriormente que representa a cabeça do úmero na região axilar anterior.

▶ Tratamento

Deve-se distinguir entre luxação glenoumeral aguda e recorrente, considerando que a aguda implica trauma grave com maior probabilidade de lesões A luxação recorrente pode ocorrer com trauma mínimo e sua redução é muito mais fácil. As luxações no sentido anterior podem ser reduzidas com diversas técnicas. Tração longitudinal e rotação externa no braço afetado, seguidas por rotação interna. Deve-se ter atenção para evitar pressionar diretamente as estruturas neurovasculares. Outro método é manter o paciente em decúbito ventral sobre uma mesa, amarrar um vasilhame ao braço afetado e enchê-lo lentamente com água. Com isso, a musculatura ao redor do ombro é relaxada, em razão da força exercida pelo peso da água levando à redução espontânea.

Após a redução de luxação inicial, o ombro deve ser imobilizado em rotação interna durante 2 a 6 semanas. A cicatrização geralmente leva 6 semanas. Antes de permitir o retorno às atividades atléticas, o paciente deve ter recuperado o arco normal de movimento sem dor, assim como a força normal do ombro. Deve-se dar ênfase ao fortalecimento dos músculos do manguito rotador a fim de compensar a frouxidão dos ligamentos de suporte. Quando se inicia o treinamento com peso devem ser evitados exercícios como desenvolvimento com barra à frente (*press militar*), voador (*flying*), desenvolvimento sentado com preensão próxima e flexões profundas de ombro até que se tenha passado tempo suficiente para recuperação total.

As luxações recorrentes devem ser tratadas com imobilização mínima até que a dor tenha cedido, seguida por exercícios de mobilização e de fortalecimento da articulação. Há diversos dispositivos restritivos criados para prevenção de luxações recorrentes durante atividades esportivas, com foco na evitação de abdução e rotação externa do braço. Essas órteses podem ser efetivas, mas como limitam o arco de movimento do ombro do atleta, seu uso é limitado em algumas atividades competitivas.

Tabela 3-3 Reparo de cápsula e lábrum até o anel glenoidal

Procedimento Bankart
   Procedimento du Toit
   Procedimento de Viek
   Procedimento de Eye-Brook
   Procedimento de Moseley
Plicatura de músculo e cápsula
   Procedimento de Putti-Platt
   Procedimento de Symeonides
Procedimentos com efeito de tirante de músculo e tendão
   Procedimento de Magnuson-Stack
   Procedimento de Bristow-Helfet modificado
   Procedimento de Boytchev
   Procedimento de Nicola
   Procedimento de Gallie-LeMesurier
   Transferência da cabeça longa do bíceps, de Boyd (para luxação posterior)
Bloqueio ósseo
   Procedimento de Eden-Hybbinette
   Procedimento de De Anquin (com abordagem superior ao ombro)
Osteotomias
   Weber (colo umeral)
   Saha (haste umeral)

Se um atleta tiver diversas luxações e não tiver responder ao tratamento conservador, pode-se indicar reconstrução cirúrgica da articulação do ombro. Há uma ampla variedade de procedimentos de reparo com cirurgia aberta ou com artroscopia. O reparo de lesão labral (p. ex., reparo de lesão de Bankart) com fortalecimento da cápsula anteroinferior faz parte de todos esses procedimentos (Tab. 3-3), e o índice de sucesso é alto. Quando presentes, as lesões de Hill-Sachs e as lesões ósseas de Bankart também devem ser tratadas.

Para a maioria dos procedimentos, exercícios agressivos por todo o arco de movimento não devem ser iniciados antes de 3 semanas de pós-operatório. A meta é chegar à abdução plena e à rotação externa até 90 graus. Em torno de 12 semanas, os pacientes frequentemente terão evoluído bem no programa inicial de recuperação e poderão iniciar diversos exercícios com peso, evitando aqueles que forcem a cápsula anterior.

▶ Prognóstico

Após luxação traumática de ombro os pacientes jovens têm maior risco de novas luxações quando tratados de forma conservadora apenas com reabilitação. A estabilização cirúrgica deve ser considerada nesses casos. Em geral, apesar da estabilização cirúrgica, os pacientes têm probabilidade de 10% de nova luxação se retornarem a praticar esporte de contato.

2. Luxação posterior

▶ Fundamentos do diagnóstico

- *As luxações posteriores são mais difíceis de diagnosticar que as anteriores.*

- *O braço é caracteristicamente mantido em rotação interna sem possibilidade de ser girado externamente.*

- *O estudo radiográfico confirmará a direção da luxação e possíveis lesões associadas.*

▶ Prevenção

A luxação do ombro geralmente é causada por lesão traumática aguda. Assim, embora a melhor forma de prevenção seja evitar lesões traumáticas, o risco de luxação após trauma direto pode ser reduzido com exercícios regulares de alongamento e de fortalecimento da musculatura do manguito rotador.

▶ Manifestações clínicas

As luxações glenoumerais posteriores resultam de laceração, estiramento ou rompimento da cápsula posterior separada da glenoide posterior. É possível haver lesão de Hill-Sachs reversa (ver a Fig. 3-31) na superfície articular anterior do úmero. Com a luxação posterior o subescapular pode ser lesionado assim como sua inserção na tuberosidade menor. As luxações posteriores frequentemente são difíceis de diagnosticar, uma vez que o paciente pode se apresentar com contorno normal do ombro ou o deltoide de um atleta bem preparado pode mascarar os sinais de deslocamento da cabeça do úmero. O paciente mantém o ombro lesionado em rotação interna e o examinador não consegue produzir rotação externa. As radiografias nas incidências anteroposterior e axilar diagnosticam a luxação posterior.

▶ Tratamento

Com a aplicação de tração na linha do úmero em adução com vetor de força direcionado no sentido anterior aplicado à cabeça do úmero, é possível reduzir a luxação posterior. A anestesia ajuda a minimizar o trauma da redução. Após a redução, o ombro deve ser imobilizado em rotação externa e abdução ligeira por 2 a 6 semanas. O tratamento cirúrgico deve ser considerado se com essas medidas não se obtiver o resultado desejado.

▶ Prognóstico

Os pacientes com luxação posterior aguda frequentemente estarão aptos a retornar à sua atividade esportiva após período de reabilitação com ênfase no arco de movimento e no fortalecimento da manguito rotador.

3. Instabilidade multidirecional

▶ Fundamentos do diagnóstico

- *A instabilidade multidirecional frequentemente é difícil de diagnosticar.*

- *A dor no ombro não é específica para atividades com elevação do membro acima da cabeça nem está associada a outras lesões do ombro.*

- *É possível haver fadiga e parestesia.*

- *Evidências de instabilidade anterior e posterior na história e no exame físico.*

- *Sinal do sulco positivo.*

- *Há necessidade de avaliar se há hiperfrouxidão que deve ser diferenciada de instabilidade.*

▶ Manifestações clínicas

Alguns pacientes apresentarão instabilidade nos sentidos anterior e posterior, na maioria das vezes manifesta na forma de subluxação. Como consequência, é possível haver dor no ombro, especialmente se houver perda de força muscular do manguito rotador. A dor com frequência é, primariamente, resultado de inflamação do manguito rotador, provavelmente em razão de tentativas de estabilizar a cabeça do úmero durante a atividade. Os pacientes podem apresentar queixas vagas, incluindo fadiga, desconforto, dor, apreensão e parestesia de membro superior. Também podem descrever episódios de instabilidade franca. O exame físico deve incluir investigação de sinais de hiperfrouxidão generalizada, que incluem hiperextensão de articulações metacarpofalangeanas, do cotovelo e do joelho além de capacidade de adução do polegar até o punho do mesmo lado. A hiperfrouxidão generalizada não necessariamente indica instabilidade sintomática do ombro. O exame do ombro deve incluir testes para instabilidade anterior, posterior e inferior, conforme descrito anteriormente. A RMN pode ser útil como exame adjunto ao estudo radiográfico revelando alargamento da bolsa axilar e patologia labral ou do manguito rotador.

▶ Tratamento e prognóstico

O tratamento inicial para instabilidade multidirecional é conservador e bem-sucedido na grande maioria dos casos. Inclui orientação ao paciente, modificação das atividades e programa de fortalecimento do manguito rotador e da musculatura estabilizadora da escápula. Quando esse tratamento fracassa, a cirurgia frequentemente é efetiva no alívio dos sintomas. Em razão das diferenças na classificação da instabilidade multidirecional, os resultados do tratamento variam da mesma forma. Para aqueles com instabilidade multidirecional classificada como anterior e posterior, cerca de dois terços, uma fração menor do que a observada na instabilidade unidirecional anterior, evoluem com melhora após a cirurgia.

Bahu MJ, Trentacosta N, Vorys GC, Covey AS, Ahmad CS: Multidirectional instability: evaluation and treatment options. *Clin Sports Med* 2008;27:671. [PMID: 19064150]

Barchilon VS, Kotz E, Barchilon Ben-Av M, Glazer E, Nyska M: A simple method for quantitative evaluation of the missing area of the anterior glenoid in anterior instability of the glenohumeral joint. *Skeletal Radiol* 2008;37:731. [PMID: 18523766]

Bartl C, Schumann K, Vogt S, Paul J, Imhoff AB: Arthroscopic capsulolabral revision repair for recurrent anterior shoulder instability. *Am J Sports Med.* 2011;39:511. [PMID: 21212311]

Bradley JP, Forsythe B, Mascarenhas R: Arthroscopic management of posterior shoulder instability: diagnosis, indications, and technique. *Clin Sports Med* 2008;27:649. [PMID: 19064149]

DiPaola MJ, Jazrawi LM, Rokito AS, et al: Management of humeral and glenoid bone loss—associated with glenohumeral instability. *Bull NYU Hosp Jt Dis* 2010;68:245. [PMID: 21162700]

Hovelius L, Olofsson A, Sandström B, et al: Nonoperative treatment of primary anterior shoulder dislocation in patients forty years of age and younger. A prospective twenty-five-year followup. *J Bone Joint Surg Am* 2008;90:945. [PMID: 18451384]

Purchase RJ, Wolf EM, Hobgood ER, Pollock ME, Smalley CC: Hill-Sachs "remplissage": an arthroscopic solution for the engaging Hill-Sachs lesion. *Arthroscopy* 2008;24:723. [PMID: 18514117]

▶ **Códigos CPT para instabilidade de ombro**

23650 Tratamento fechado de luxação de ombro com manipulação; sem anestesia.

23655 Tratamento fechado de luxação de ombro com manipulação; com necessidade de anestesia.

23600 Tratamento aberto de luxação aguda do ombro.

23450 Capsulorrafia anterior; procedimento de Putti-Platt ou operação deMagnuson.

23455 Capsulorrafia anterior; com reparo labral (p. ex., procedimento de Bankart).

23460 Capsulorrafia anterior, qualquer tipo; com bloqueio de osso.

23462 Capsulorrafia anterior, qualquer tipo; com transferência de processo coracoide.

23465 Capsulorrafia posterior, articulação glenoumeral, com ou sem bloqueio de osso.

23466 Capsulorrafia, articulação glenoumeral, qualquer tipo de instabilidade multidirecional.

29806 Artroscopia, ombro, cirúrgica; capsulorrafia.

LESÕES SLAP

As lesões SLAP são aquelas que envolvem a cabeça longa do bíceps braquial (âncora do bíceps) e as estruturas capsulolabiais superiores. O acrônimo SLAP vem de lábrum superior de anterior a posterior (*superior labrum anterior and posteriori*). Na lesão tipo I há desgaste do lábrum. A de tipo II é mais comum sendo responsável por 50% dos casos de SLAP e é definida por separação do lábrum superior da glenoide. A lesão de tipo III é uma laceração em "alça de balde" do lábrum superior com ligação firma do restante do lábrum. Na lesão de tipo IV há laceração o lábrum que se estende até o tendão do bíceps (Fig. 3-32). Os tipos V a VII de SLAP foram acrescentados a essa classificação inicial em 4 tipos. A de tipo V é uma lesão de Bankart anterior e inferior que prossegue para cima e inclui separação do tendão do bíceps. Na lesão de tipo VI ocorre separação do bíceps com laceração oscilante e instável do lábrum. Finalmente, a lesão tipo VII envolve separação de lábrum superior e tendão do bíceps com extensão anterior abaixo do ligamento glenoumeral médio.

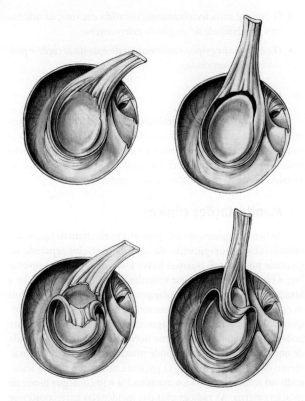

▲ **Figura 3-32** Os cinco tipos de lesão SLAP incluindo desgaste capsulolabial superior (tipo I), separação capsulolabial superior e da âncora do bíceps (tipo II); laceração em "alça de balde" capsulolabial superior (tipo III), separação capsulolabial superior e laceração incluindo a âncora do bíceps (Tipo IV) e combinações dessas lesões (tipo V).

Entre os mecanismos de lesão propostos estão queda sobre braço em hiperextensão, com o ombro em abdução e ligeira flexão para frente no momento do impacto, e, em atletas com movimento do braço acima da cabeça, tensão posteroinferior na cápsula que resulta em redução da rotação interna do ombro em abdução, com diagnóstico comparativo com o outro membro. Com o arremesso acima da cabeça ocorre translação posterossuperior da cabeça do úmero, acompanhada por dor na fase de preparo do arremesso e demonstrado clinicamente por dor na região posterior do ombro quando colocado em posição de apreensão em abdução e rotação externa. Propôs-se mecanismo de descolamento (*peel-back*) como responsável pela lesão SLAP. A instabilidade leve do ombro no sentido anterior também pode ocorrer em razão dessas alterações na articulação glenoumeral e com movimento escapulo-torácico aberrante. Entretanto, as lesões SLAP, na maioria das vezes, são encontradas incidentalmente em idosos submetidos a tratamento cirúrgico de laceração do manguito rotador.

▶ **Fundamentos do diagnóstico**

• *As queixas clínicas mais comuns são dor no ombro particularmente com atividades que envolvam movimento do braço acima da cabeça além de sensação de "aprisionamento" ou de "estalo".*

- *Dor com flexão para frente contra resistência com o braço em rotação interna e ligeira adução, aliviada com rotação externa do braço.*
- Artrografia por ressonância magnética pode ajudar no diagnóstico.

▶ Prevenção

Como as lesões labrais podem resultar de atividade repetitivas ou de episódio traumático agudo, é importante manter força e flexibilidade adequadas do ombro para reduzir o risco dessas lesões.

▶ Manifestações clínicas

As lesões SLAP causam dor no ombro, em razão de disfunção mecânica e instabilidade leve. Ainda assim, são difíceis de diagnosticar a despeito das tentativas de criar testes específicos. Não há exame sensível e específico para o diagnóstico das lesões SLAP. A artrografia por RMN pode ser útil. Contudo, a artroscopia diagnóstica continua a ser o meio mais adequado para o diagnóstico definitivo das lesões SLAP. O teste da compressão ativa talvez seja a manobra provocativa isoladamente mais útil. O ombro em rotação interna é flexionado até 90 graus e, então, é levado a cruzar o tronco em abdução horizontal de cerca de 10 graus. O teste é positivo quando o paciente relata dor durante a flexão para frente contra resistência, que é aliviada pela rotação externa do ombro.

Um fator complicador para o diagnóstico é que, em sua maioria, as lesões SLAP estão associadas a outra patologia do ombro, como laceração do manguito rotador, patologia da articulação acromioclavicular e instabilidade. Menos de 28% das lesões SLAP são isoladas.

▶ Tratamento

Embora história, exame físico e imageamento, particularmente por ressonância magnética, sejam úteis, o diagnóstico definitivo das lesões SLAP é feito com artroscopia. O tratamento pode ser simplificado observando-se se a lesão contribui para a separação da âncora do bíceps ou do lábrum capsular anterossuperior. As lesões que produzem separação significativa das estruturas capsuloligamentares anteriores, em geral, implicam sutura dessas estruturas de volta ao anel glenoide ósseo. As lesões que se estendem ao tendão do bíceps requerem desbridamento, tenotomia ou tenodese do bíceps.

Alpert JM, Wuerz TH, O'Donnell TF, Carroll KM, Brucker NN, Gill TJ: The effect of age on the outcomes of arthroscopic repair of type II superior labral anterior and posterior lesions. *Am J Sports Med* 2010;38:2299. [PMID: 20739578]

Barber FA, Field LD, Ryu RK: Biceps tendon and superior labrum injuries: decision making. *Instr Course Lect* 2008;57:527. [PMID: 18399607]

Boileau P, Parratte S, Chuinard C, Roussanne Y, Shia D, Bicknell R: Arthroscopic treatment of isolated type II SLAP lesions: biceps tenodesis as an alternative to reinsertion. *Am J Sports Med* 2009;37:929. [PMID: 19229046]

Franceschi F, Longo UG, Ruzzini L, Rizzello G, Maffulli N, Denaro V: No advantages in repairing a type II superior labrum anterior and posterior (SLAP) lesion when associated with rotator cuff repair in patients over age 50: a randomized controlled trial. *Am J Sports Med* 2008;36:247. [PMID: 17940144]

Kanatli U, Ozturk BY, Bolukbasi S: Anatomical variations of the anterosuperior labrum: prevalence and association with type II superior labrum anterior-posterior (SLAP) lesions. *J Shoulder Elbow Surg* 2010;19:1199. [PMID: 21070956]

Meserve BB, Cleland JA, Boucher TR: A meta-analysis examining clinical test utility for assessing superior labral anterior posterior lesions. *Am J Sports Med* 2009;37:2252. [PMID: 19095895]

▶ Códigos CPT para lesões SLAP

29807   Artroscopia, ombro, cirúrgica; reparo de lesão SLAP.

RIGIDEZ DE OMBRO

▶ Fundamentos do diagnóstico

- *Arco de movimento do ombro muito doloroso e/ou limitado.*
- *Idiopática ou pós-traumática.*
- *Perda de arco de movimento ativo e passivo, especialmente de rotação interna.*
- *Artrografia pode ajudar no diagnóstico.*

▶ Prevenção

Em sua maioria, os pacientes se apresentam com algum tipo de antecedente traumático no ombro, seja ele mínimo ou grave. O início precoce de exercícios de mobilização e de fortalecimento suave imediatamente após o episódio traumático é essencial para reduzir a probabilidade de evoluir com rigidez de ombro.

▶ Manifestações clínicas

Frequentemente denominada capsulite adesiva ou ombro congelado, a rigidez do ombro é um quadro doloroso caracterizado por restrição significativa dos movimentos ativos e passivos. Nos pacientes com rigidez de ombro, as superfícies articulares estão normais e a articulação, estável. Ainda assim, há restrição do movimento. A rigidez frequentemente resulta de contratura de tecidos moles, mas também pode ocorrer em razão de desalinhamento das superfícies articulares, aderência na bursa ou encurtamento da unidade músculo-tendão. Frequentemente de etiologia incerta, as restrições ao movimento do ombro geralmente são globais. Ou seja, nenhum dos planos de movimento do ombro é poupado.

A rigidez de ombro pode ser dividida em idiopática e pós--traumática. A idiopática é mais comum em indivíduos de mais idade, especialmente do sexo feminino entre 40 e 60 anos de idade.

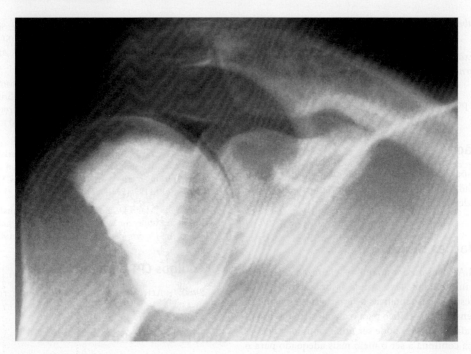

▲ **Figura 3-33** Capsulite adesiva do ombro. Observe a cápsula articular pequena e irregular com a adição do meio de contraste.

Outros fatores predisponentes à rigidez de ombro idiopática são de origem cervical, cardíaca, pulmonar, neoplásica, neurológica, além de transtornos da personalidade. Pacientes com diabetes melito também têm maior risco de evolução com rigidez de ombro, sendo que 10 a 35% dos diabéticos apresentam restrição de movimento do ombro. Os diabéticos insulinodependentes há muitos anos apresentam a maior incidência e envolvimento bilateral. Em razão dessa associação próxima, os médicos devem inquirir seus pacientes com rigidez de ombro sobre sintomas de diabetes melito; 70% dos indivíduos com rigidez de ombro apresentam diabetes melito ou quadro de pré-diabetes. A fisiopatologia da rigidez de ombro idiopática não foi esclarecida, mas a anatomopatologia comumente se limita a contratura da cápsula glenoumeral (Fig. 3-33). O mais envolvido é o intervalo rotador, que inclui o ligamento glenoumeral superior e o ligamento coracoumeral.

Embora todos os pacientes se lembrem de algum episódio traumático precedendo a rigidez em seu ombro, aqueles com traumatismo distintivo, como fratura, laceração de manguito rotador ou procedimento cirúrgico são os têm etiologia pós-traumática. A rigidez é característica após cirurgia de ombro e geralmente se resolve com tempo e com reabilitação. O ombro não deve ser negligenciado após qualquer cirurgia na proximidade da cintura escapular. Aqui estão incluídas dissecções de linfonodos axilares ou cervicais, especialmente quando associadas a radioterapia, cateterismo cardíaco pela axila e enxerto de *bypass* coronariano com esternotomia e toracotomia. Todos os cirurgiões devem estar cientes de que esses procedimentos podem causar restrição de movimento do ombro.

A apresentação clínica de pacientes com rigidez idiopática de ombro é classicamente descrita como tendo três fases. A primeira é a fase de dor e congelamento. A dor é caracteristicamente leve com agravamento agudo do desconforto crônico ao tentar algum movimento rápido. A dor pode se iniciar à noite com limitação progressiva dos movimentos do ombro. Os pacientes frequentemente seguram seu braço ao lado do tronco em rotação interna com o antebraço atravessado sobre o abdome. Os pacientes também podem ser tratados de forma inespecífica para dor no ombro com uma tipoia mantendo o braço nessa posição. Essa fase inflamatória com frequência dura entre 2 e 9 meses.

A segunda fase de rigidez progressiva dura entre 3 e 12 meses. A rigidez evolui ao ponto do movimento do ombro ficar restrito em todos os planos. Essencialmente, o ombro terá sofrido artrodese fibróticas. Felizmente a dor é progressivamente reduzida em relação à fase inflamatória inicial. Com o tempo, os pacientes passam a ser capazes de usar o ombro com pouca ou nenhuma dor, dentro de um arco restrito de movimento, mas qualquer tentativa de ir além desse ponto é acompanhada por dor. Os sintomas do paciente, então, entram em fase de platô. Infelizmente essa fase pode ser persistente, com sintomas permanecendo por longos períodos. Na resolução, ou fase de descongelamento, o ombro lenta e progressivamente vai se tornando mais flexível. A fase pode ser tão curta quanto um mês, mas normalmente leva 1 a 3 anos.

No exame clínico, há perda de movimentos ativos e passivos do ombro. Frequentemente, o primeiro movimento a ser afetado é a rotação interna, o que se demonstra por incapacidade de levar o braço até a mesma altura conseguida com o ombro normal. A RMN revela redução do intervalo rotador e a artrografia demonstra redução acentuada da capacidade articular; com frequência, o ombro afetado não aceita mais que poucos milímetros de corante, enquanto a capacidade normal seria de 20 a 30 mL.

▶ Tratamento

O tratamento varia, mas as modalidades conservadoras com exercícios progressivos de mobilização parecem ser efetivas. Os exercícios de mobilização de rotação externa e abdução ajudam a minimizar o grau de restrição de movimento e a disfunção. Na maioria dos casos o tratamento não cirúrgico é bem-sucedido.

Quando se opta por tratamento cirúrgico, a manipulação sob anestesia e a distensão da cápsula, que já foram a base da intervenção, foram substituídas por liberação capsular seletiva via artroscopia.

▶ Prognóstico

Seja com tratamento cirúrgico ou não cirúrgico, em geral, espera-se retorno de 80% do movimento normal do ombro.

Blanchard V, Barr S, Cerisola FL: The effectiveness of corticosteroid injections compared with physiotherapeutic interventions for adhesive capsulitis: a systematic review. *Physiotherapy* 2010;96:95. [PMID: 20420956]

Hand C, Clipsham K, Rees JL, Carr AJ: Long-term outcome of frozen shoulder. *J Shoulder Elbow Surg* 2008;17:231. [PMID: 17993282]

Hand GC, Athanasou NA, Matthews T, Carr AJ: The pathology of frozen shoulder. *J Bone Joint Surg Br* 2007;89:928. [PMID: 17673588]

Milgrom C, Novack V, Weil Y, Jaber S, Radeva-Petrova DR, Finestone A: Risk factors for idiopathic frozen shoulder. *Isr Med Assoc J* 2008;10:361. [PMID: 18605360]

Rill BK, Fleckenstein CM, Levy MS, Nagesh V, Hasan SS: Predictors of outcome after nonoperative and operative treatment of adhesive capsulitis. *Am J Sports Med* 2011;39:567. [PMID: 21160014]

Saccomanni B: Inflammation and shoulder pain: a perspective on rotator cuff disease, adhesive capsulitis, and osteoarthritis: conservative treatment. *Clin Rheumatol* 2009;28:495. [PMID: 19224130]

Tauro JC, Paulson M: Shoulder stiffness. *Arthroscopy* 2008;24:949. [PMID: 18657745]

Thomas SJ, McDougall C, Brown ID, et al: Prevalence of symptoms and signs of shoulder problems in people with diabetes mellitus. *J Shoulder Elbow Surg* 2007;16:748. [PMID: 18061115]

▶ Códigos CPT para rigidez de ombro

23020   Liberação de contratura capsular (p. ex., procedimento de Sever).

23700   Manipulação sob anestesia, incluindo aplicação de aparelho fixador (excluída luxação).

29825   Artroscopia, ombro, cirúrgica; com lise e ressecção de aderências, com ou sem manipulação.

FRATURAS PRÓXIMAS AO OMBRO

1. Fratura de clavícula

A fratura de clavícula é uma das mais comuns, sendo o trauma direto a causa mais comum em eventos esportivos (Fig. 3-34). Futebol americano, luta greco-romana e hóquei são os esportes mais comumente envolvidos, o que não é surpreendente, considerando que todos os três estão associados a contato em alta velocidade entre os competidores.

▶ Fundamentos do diagnóstico

- *Histórico de traumatismo no ombro.*
- *Edema e equimose sobre a clavícula.*
- *Dor e crepitação à palpação do local da fratura.*
- *Dor e limitação do movimento do braço, especificamente para flexão para frente e abdução.*
- *Estudo radiográfico apropriado definirá local e gravidade da fratura.*

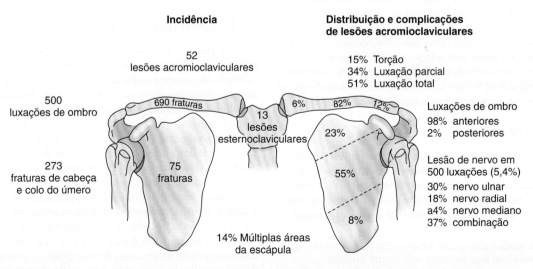

▲ **Figura 3-34** Análise de 1.603 lesões de cintura escapular, revelando frequência e localização de fraturas e luxações.

Manifestações clínicas

Apesar da proximidade com estruturas vitais, as fratura de clavícula que ocorrem durante atividades atléticas raramente são associadas a lesão neurovascular e é raro haver distúrbios de tecidos moles concomitantes. O paciente, em geral, relata queda sobre a região do ombro ou traumatismo direto na clavícula, com dor imediata e incapacidade de levantar o braço. A radiografia geralmente confirma a impressão clínica e deve mostrar toda a clavícula, incluindo cintura escapular, terço superior do úmero e extremidade esternal da clavícula.

Das fraturas de clavícula, as localizadas no terço médio representam 80%, as distais, 15%, e as proximais, 5%. A maioria das fraturas do corpo da clavícula consolida bem. Entretanto, algumas complicações neurovasculares são graves, ainda que raras, como laceração de artéria subclávia ou lesão do plexo braquial. Assim, ao avaliar e tratar fraturas de clavícula, é muito importante realizar exame neurovascular inicial. Os pulsos distais do membro superior devem ser cuidadosamente pesquisados, assim como força e sensibilidade.

Como a clavícula é a única estrutura óssea que liga a cintura escapular ao tórax, uma fratura dessa estrutura faz que o ombro caia para frente e para baixo. A tração do músculo esternocleidomastóideo pode deslocar para cima o fragmento proximal. Esses vetores tendem a dificultar a redução inicial e a sua manutenção. Além disso, as fraturas distais, mais comuns em indivíduos de maior faixa etária, podem envolver ruptura do ligamento coracoclavicular, o que permite que haja cavalgamento da clavícula proximal para cima, com quadro semelhante à da luxação acromioclavicular. A consolidação tardia é mais comum nesse tipo em comparação com as outras fraturas claviculares.

Tratamento

As fraturas de terço médio e proximais da clavícula geralmente são tratadas com curto período de repouso, com tipoia, a fim de apoiar o membro afetado. A imobilização geralmente é suspensa após 3 a 4 semanas e, uma vez que a fratura tenha se consolidado, iniciam-se exercícios de mobilização e de fortalecimento muscular. As fraturas cominutivas de terço médio e proximais da clavícula com desalinhamento significativo, especialmente com encurtamento, devem ser tratadas com redução por cirurgia aberta e fixação interna. As fraturas distais com ruptura de ligamento coracoclavicular, semelhantes à luxação acromioclavicular, também devem ser tratadas com redução por cirurgia aberta e fixação interna.

Prognóstico

O início de exercícios antes de haver cura contribui para ausência de consolidação. Os atletas não devem ser autorizados a retornar às atividades até que a força e o arco de movimento do ombro tenham sido recuperados. Em geral, não há necessidade de aparelhos ou proteção especiais quando o atleta volta a praticar seu esporte.

> Khan LA, Bradnock TJ, Scott C, Robinson CM: Fractures of the clavicle. *J Bone Joint Surg Am* 2009;91:447. [PMID: 19181992]

> Kulshrestha V, Roy T, Audige L: Operative versus nonoperative management of displaced midshaft clavicle fractures: a prospective cohort study. *J Orthop Trauma* 2011;25:31. [PMID: 21164305]

> Robinson CM, Court-Brown CM, McQueen MM, et al: Estimating the risk of nonunion following nonoperative treatment of a clavicular fracture. *J Bone Joint Surg Am* 2004;86-A:1359. [PMID: 15252081]

Códigos CPT para fratura de clavícula

23500 Tratamento fechado de fratura de clavícula; sem manipulação.

23505 Tratamento fechado de fratura de clavícula; com manipulação.

23515 Tratamento aberto de fratura de clavícula, incluindo fixação interna, quando realizada.

2. Fratura do úmero proximal

Fundamentos do diagnóstico

- *História de traumatismo de ombro.*
- *Edema e equimose sobre o ombro, podendo se estender até o cotovelo.*
- *Sensibilidade dolorosa e crepitação à palpação do local da fratura.*
- *Dor à mobilização do ombro.*
- *O estudo radiográfico apropriado definirá localização e gravidade da fratura.*

A fratura do segmento proximal do úmero, que representa, aproximadamente, 4 a 5% de todas as fraturas, é uma lesão esportiva relativamente comum. Na maioria dos casos ocorre em adolescentes com placa de crescimento aberta ou em idosos com osteoporose. Quando ocorre em atletas esse tipo de fratura normalmente resulta de impacto de alta energia ou de patologia óssea subjacente.

Manifestações clínicas

A região proximal do úmero é formada por quatro componentes ósseos principais: cabeça do úmero, tuberosidade maior, tuberosidade menor e corpo do úmero. As fraturas, que podem ocorrer entre quaisquer dessas estruturas ou em todas elas, tradicionalmente são definidas por sua localização e pelo deslocamento dos fragmentos (Fig. 3-35). O paciente com fratura de úmero proximal geralmente é capaz de relatar o mecanismo da lesão e se queixa de dor, edema e impossibilidade de usar o ombro. O exame físico revela perda da silhueta normal do ombro, dor à palpação da região do ombro, equimose, que pode se estender até o cotovelo, e crepitação percebida ao pesquisar o arco de movimento. É essencial realizar exame neurovascular completo, uma vez que há relatos de lesão de plexo braquial e de nervo axilar associada a esse tipo de fratura. Como o nervo axilar é o mais comumente afetado nesses casos, deve-se pesquisar a sensibilidade de tato superficial e estimulação com agulha em toda a face late-

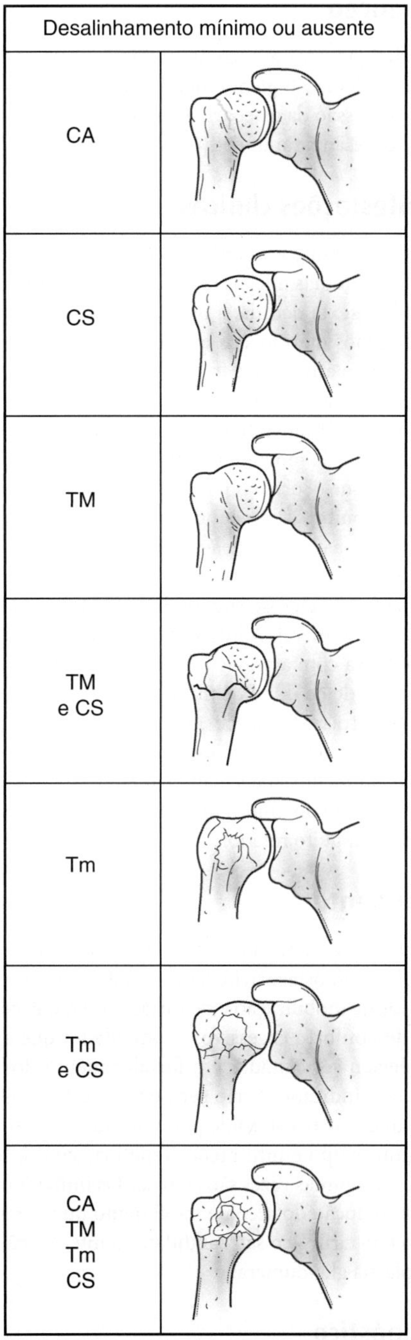

Desalinhamento mínimo ou ausente	
CA	
CS	
TM	
TM e CS	
Tm	
Tm e CS	
CA TM Tm CS	

▲ **Figura 3-35** Classificação das fraturas no segmento proximal do úmero. CA, colo anatômico; TM, tuberosidade maior; Tm, tuberosidade menor; CS, colo cirúrgico. (Reproduzida, com permissão, a partir de Norris TR, Green A: Proximal humerus fractures and fracture dislocations.In: Browner BD, et al., eds: *Skel et al Trauma: Fractures, Dislocation and Ligamentous Injuries*. Elsevier; 1998.)

ral de braço e músculo deltoide. Há necessidade de investigação radiográfica precisa para confirmar tipo e gravidade da fratura, fatores essenciais para o planejamento terapêutico. Há necessidade de exame nas incidências anteroposterior e perfil no plano da escápula, assim como na axilar para afastar a possibilidade de luxação glenoumeral associada.

▶ Tratamento

A maioria das fraturas proximais do úmero apresenta desalinhamento mínimo e podem ser tratadas sem cirurgia com imobilização com tipoia e mobilização passiva precoce. Entretanto, em cerca de 20% dos casos há necessidade de cirurgia. Muitos fatores contribuem para essa decisão, inclusive tipo de fratura e grau de desalinhamento, qualidade do osso, nível de atividade e lesões associadas. As opções cirúrgicas vão desde redução fechada e instalação de pino por via percutânea, passando por redução aberta com fixação interna, até substituição da cabeça do úmero.

▶ Prognóstico

Para as fraturas com desalinhamento mínimo, o prognóstico geralmente é bom. A perda de movimento é a complicação mais comum. É possível que haja necessidade de 12 a 18 meses para obter resultado máximo e, sendo assim, exercícios de mobilização do arco de movimento devem ser mantidos por muito tempo.

Cannon CP, Paraliticci GU, Lin PP, Lewis VO, Yasko AW: Functional outcome following endoprosthetic reconstruction of the proximal humerus. *J Shoulder Elbow Surg* 2009;18:705. [PMID: 19186077]

Zhu Y, Lu Y, Shen J, Zhang J, Jiang C: Locking intramedullary nails and locking plates in the treatment of two-part proximal humeral surgical neck fractures: a prospective randomized trial with a minimum of three years of follow-up. *J Bone Joint Surg Am* 2011;93:159. [PMID: 21248213]

FRATURA DE EPÍFISE UMERAL PROXIMAL

Em jovens atletas é possível haver fratura de epífise umeral proximal. Os centros do crescimento na superfície articular, a tuberosidade maior e a tuberosidade menor coalescem, aproximadamente, aos 7 anos de idade, com as placas de crescimento remanescentes se fechando entre 20 e 22 anos. Assim, a separação por fratura pode ocorrer em qualquer idade até que as placas de crescimento tenham se fechado. Felizmente, as fraturas nessa região costumam não impedir o crescimento.

▶ Fundamentos do diagnóstico

- *Dor na região proximal do úmero.*
- *Alargamento da epífise umeral proximal ao exame radiográfico.*

▶ Manifestações clínicas

É possível haver lesão do ombro no sistema musculoesquelético em crescimento de jovens atletas envolvidos com esportes em que haja prática de arremesso com movimento acima da cabeça. A dor na região proximal do úmero associada a alargamento da epífise umeral proximal, especialmente ao arremessar, é denominada "ombro da liga infantil".[*] Embora o alargamento da epífise umeral proximal possa ser uma adaptação consequente a atividade de arremessar, quando acompanhada por dor pode indicar fratura causada por sobreuso.

▶ Tratamento

A primeira etapa do tratamento é suspender a atividade de arremessar. Uma vez que se tenha resolvido a dor, pode-se iniciar exercícios de mobilização e de fortalecimento. Finalmente, é possível liberar os arremessos desde que o paciente esteja livre da dor.

> Bahrs C, Zipplies S, Ochs BG, et al: Proximal humeral fractures in children and adolescents. J Pediatr Orthop 2009;29:238. [PMID: 19305272]

▶ Códigos CPT para fraturas proximais do úmero

23600 Tratamento fechado de fratura proximal do úmero (colos anatômico ou cirúrgico); sem manipulação.

23605 Tratamento fechado de fratura proximal do úmero (colos anatômico ou cirúrgico); com manipulação, com ou sem tração esquelética.

23615 Tratamento aberto de fratura proximal do úmero (colos anatômico ou cirúrgico); inclui fixação interna, quando realizada, inclui reparo da(s) tuberosidade(s), quando realizado.

23616 Tratamento aberto de fratura proximal do úmero (colos anatômico ou cirúrgico); inclui fixação interna, quando realizada, inclui reparo da(s) tuberosidade(s), quando realizado; com substituição por prótese umeral proximal.

23620 Tratamento fechado de fratura da tuberosidade maior do úmero; sem manipulação.

23525 Tratamento fechado de fratura da tuberosidade maior do úmero; com manipulação.

23630 Tratamento aberto de fratura da tuberosidade maior do úmero; inclui fixação interna, quando realizada.

OSTEOARTRITE GLENOUMERAL

▶ Fundamentos do diagnóstico

- *Dor constante em todas as posições do ombro, mesmo com o braço posicionado ao longo do corpo.*
- *Dor que piora com a atividade.*
- *Crepitação com o movimento.*
- *Dor aliviada com infiltração de lidocaína na articulação glenoumeral.*

---

[*] N. do T.: No original, "*little league shoulder*", expressão que se refere às ligas de base para prática de beisebol.

▶ Prevenção

Há indicação para reduzir as atividades uma vez que as superfícies da articulação glenoumeral tenham sofrido lesão para reduzir a progressão da osteoartrite. A atividade, mesmo intensa de ombro não lesado, raramente causa osteoartrite.

▶ Manifestações clínicas

A dor persistente e a limitação do movimento frequentemente são os sintomas iniciais de osteoartrite glenoumeral. Mais comum após a sexta década, a osteoartrite também pode ocorrer em indivíduos mais jovens que tenham sofrido lesão. A dor é agravada com a atividade e frequentemente persiste por horas após sua interrupção. Nos casos leves a moderados, a dor é reduzida com AINEs. O movimento do ombro está associado a crepitação e os arcos de movimento ativo e passivo são os mesmos, semelhante ao que ocorre com a capsulite adesiva. Perda de força e atrofia do ombro são secundárias à dor e à inatividade, que ocorrem quando a osteoartrite é grave.

As radiografias do ombro revelam redução do espaço articular, osteofito, esclerose subcondral e cistos subcondrais na articulação glenoumeral. A intensidade desses achados mantém correlação direta com a gravidade da doença, mas a correlação com a intensidade da dor é débil. Assim como ocorre com quadril, joelho e outras articulações, alguns pacientes se apresentam com dor intensa e achados radiográficos discretos, enquanto outros lidam melhor com sinais mais exuberantes. A RMN pode ser útil na investigação do ombro identificando outras lesões, como a ruptura do manguito rotador.

▶ Tratamento

Repouso, reabilitação e uso de AINEs reduzem os sintomas naqueles com osteoartrite leve a moderada. Recomendam-se exercícios de mobilização e de fortalecimento exceto quando causarem desconforto excessivo. As atividades que agravem os sintomas devem ser evitadas e o fortalecimento dos músculos do ombro está indicado, a não ser que exacerbem os sintomas. A infiltração de corticosteroide pode produzir alívio sintomático por algum tempo e infiltrações repetidas com intervalos de poucos meses algumas vezes são efetivas. Os indivíduos com dor, fraqueza ou redução do arco de movimento que persistam após tratamento não cirúrgico são candidatos a intervenção cirúrgica com artroplastia glenoumeral.

▶ Prognóstico

A artroplastia glenoumeral é efetiva na redução da dor no ombro tanto quando a cabeça do úmero quanto a glenoide são substituídas (artroplastia total). Outra opção é a hemiartroplastia apenas da cabeça do úmero, que reduz a dor, em média, em dois terços. A hemiartroplastia pode ser mais duradoura, considerando que o componente glenoide sofre afrouxamento com maior frequência a longo prazo do que o componente umeral. Cerca de 90% das artroplastias totais duram 10 anos e quase 75%, 20 anos. Nenhum dos procedimentos recupera totalmente a função articular; os pacientes apresentam melhora parcial na dor e no arco de movimento.

> Hambright D, Henderson RA, Cook C, Worrell T, Moorman CT, Bolognesi MP: A comparison of perioperative outcomes in patients with and without rheumatoid arthritis after receiving a total shoulder replacement arthroplasty. *J Shoulder Elbow Surg* 2011;20:77. [PMID: 20655764]
>
> Millett PJ, Gobezie R, Boykin RE: Shoulder osteoarthritis: diagnosis and management. *Am Fam Physician* 2008;78:605. [PMID: 18788237]
>
> Saltzman MD, Mercer DM, Warme WJ, Bertelsen AL, Matsen FA 3rd: Comparison of patients undergoing primary shoulder arthroplasty before and after the age of fifty. *J Bone Joint Surg Am* 2010;92:42. [PMID: 20048094]
>
> Singh JA, Sperling J, Buchbinder R, McMaken K: Surgery for shoulder osteoarthritis: a Cochrane systematic review. *J Rheumatol* 2011;38:598. [PMID: 21239751]

▶ **Códigos CPT para osteoartrite glenoumeral**

23470   Artroplastia glenoumeral; hemiartroplastia.

23472   Artroplastia glenoumeral; total de ombro (substituição de glenoide e úmero proximal [p. ex., osteoplastia total do ombro]).

29822   Artroscopia, ombro, cirúrgica; desbridamento restrito.

29823   Artroscopia, ombro, cirúrgica; desbridamento extensivo.

LESÃO DE ARTICULAÇÃO ACROMIOCLAVICULAR

▶ **Fundamentos do diagnóstico**

- *Dor e edema sobre a articulação acromioclavicular.*
- *É possível haver elevação ou deslocamento visíveis da clavícula em relação ao acrômio (assimetria em relação ao outro ombro).*
- *Dor com elevação do braço para frente.*
- *Radiografias apropriadas confirmam o diagnóstico.*

▶ **Prevenção**

A melhor forma de prevenção é evitar atividades que possam resultar em trauma de cima para baixo na ponta do ombro.

▶ **Manifestações clínicas**

As luxações ou subluxações acromioclaviculares variam de gravidade dependendo da extensão da lesão nos ligamentos estabilizadores e na cápsula. O mecanismo de lesão característico é um traumatismo direto, de cima para baixo, na ponta do ombro. Clinicamente, o sintoma predominante é a dor no alto do ombro sobre a articulação acromioclavicular, com graus de redução da capacidade de movimento variáveis em função da gravidade da lesão. O atleta com esse tipo de lesão tipicamente deixa o campo segurando o braço ao lado do corpo.

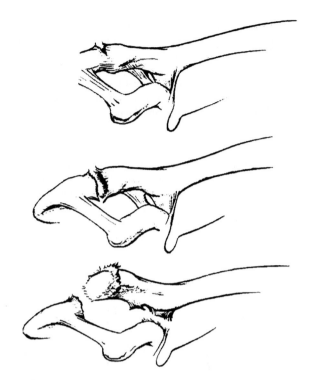

▲ **Figura 3-36** Graus de luxação da articulação acromioclavicular.

Ao investigar se há instabilidade da articulação acromioclavicular, o examinador deve manipular o terço medial do corpo da clavícula, e não a articulação propriamente dita para afastar a possibilidade de dor causada pela contusão da região. Nos casos com lesão mais leve, o paciente deve colocar a mão do braço afetado sobre o ombro do outro lado e o examinador, então, aplica pressão suave para baixo, na altura do cotovelo do lado afetado, observando se essa manobra desencadeia dor na articulação acromioclavicular.

As lesões de articulação acromioclavicular inicialmente foram divididas nos graus I a III (Fig. 3-36). As lesões de grau I são caracteristicamente produzidas por traumatismo leve causando laceração parcial do ligamento acromioclavicular. Quando o ligamento acromioclavicular sofre ruptura total, mas o ligamento coracoclavicular permanece intacto, estamos diante de uma lesão grau II, que envolve subluxação ou deslocamento parcial da articulação. Quando a força do traumatismo é suficientemente intensa para produzir laceração dos ligamentos coracoclavicular e acromioclavicular além da cápsula, ocorre uma lesão grau III.

Três outras lesões foram acrescentadas a essa classificação. Nas lesões grau IV, a clavícula é deslocada no sentido posterior e atravessa a fáscia do músculo trapézio. Nas lesões grau V observa-se luxação inferior grave da articulação glenoumeral, com deslocamento superior da clavícula, frequentemente de 300% em relação ao acrômio. Finalmente, nas lesões grau VI a extremidade distal da clavícula fica alojada abaixo do processo coracoide.

A luxação acromioclavicular, com frequência, é evidente ao exame físico, mas deve ser classificada com a ajuda de exames radiográficos. A radiografia em incidência anteroposterior com feise deslocado 10 graus em direção cefálica permite visualizar a articulação acromioclavicular. A radiografia do tórax permite medir a distância vertical entre o processo coracoide e a clavícula, em ambos os lados para comparação. As radiografias em incidência anteroposterior com pesos aplicados aos membros superiores geralmente não são necessárias. Para classificação apropriada da lesão é essencial solicitar radiografia em perfil axilar.

▶ Tratamento

O tratamento das lesões em articulação acromioclavicular varia em função da gravidade. As lesões de graus I e II podem ser tratadas com tipoia até que não haja mais desconforto, geralmente após 2 a 4 semanas. A seguir, inicia-se programa de reabilitação para recuperação do arco de movimento e da força do membro superior. O tratamento das lesões agudas de grau III, ou luxação total, em atletas é controverso; a maioria dos autores preconiza tratamento conservador, mas há quem defenda intervenção cirúrgica. As lesões de graus IV a VI devem ser tratadas cirurgicamente com redução aberta e fixação interna, além de reconstrução do ligamento coracoclavicular.

O tratamento não cirúrgico geralmente inclui o uso de tipoia para maior conforto do paciente. Compressas de gelo e outras modalidades são usadas para lesão acromioclavicular aguda com o objetivo de reduzir a dor e o edema. A dor é o fator limitante para iniciar exercícios de mobilização e isométricos para o fortalecimento muscular, devendo ser usada como guia para iniciar e evoluir no processo de reabilitação. Os exercícios de mobilização podem ser iniciados rapidamente e os de fortalecimento acrescentados quando a dor permitir.

Antes de retomar as atividades atléticas o paciente deve ter recuperado totalmente o arco de movimento sem apresentar dor, não revelar sensibilidade dolorosa à palpação e ter força suficiente.

▶ Prognóstico

Os atletas que não necessitem levantar os braços, como jogadores de futebol ou de futebol americano, tendem a retornar às suas atividades esportivas mais cedo em comparação àqueles que precisam erguer o braço acima da cabeça, como tenistas, jogadores de beisebol e nadadores.

Johansen JA, Grutter PW, McFarland EG, Petersen SA: Acromioclavicular joint injuries: indications for treatment and treatment options. *J Shoulder Elbow Surg* 2011;20(2 Suppl):S70. [PMID: 21195634]

Rios CG, Mazzocca AD: Acromioclavicular joint problems in athletes and new methods of management. *Clin Sports Med* 2008;27:763. [PMID: 19064155]

FRATURA DE CORACOIDE

As fraturas de processo coracoide são raras; geralmente são encontradas em atiradores profissionais e atletas de tiro, embora tenham sido relatadas em jogadores de beisebol e de tênis. São identificadas em exame radiográfico e o tratamento conservador, incluindo cessação da atividade, geralmente resulta em cura sem complicações em 6 a 8 semanas.

LESÃO DE ARTICULAÇÃO ESTERNOCLAVICULAR

No atleta adulto com esqueleto maduro, a lesão da articulação esternoclavicular geralmente envolve os tecidos moles circundantes além de laceração da cápsula, levando a subluxação ou luxação.

O mecanismo de lesão é trauma direto na ponta do ombro, que predispõe o atleta a luxação anterior, ou trauma direto à clavícula ou ao tórax com o ombro em extensão, o que predispõe o atleta à luxação posterior. A lesão varia desde torção sintomática até luxação total da articulação esternoclavicular com rompimento da cápsula e de seus ligamentos contentores.

1. Luxação anterior

▶ Fundamentos do diagnóstico

- *História de traumatismo na parede anterior do tórax.*
- *Protuberância dolorosa sobre a extremidade proximal da clavícula.*
- *O diagnóstico é confirmado com radiografias ou tomografia computadorizada (TC).*

▶ Manifestações clínicas

Trata-se do tipo mais comum de luxação esternoclavicular. Reconhecida clinicamente por protuberância anterior da clavícula proximal do lado envolvido. A comprovação radiográfica da luxação esternoclavicular anterior é difícil porque costela, esterno e clavícula ficam sobrepostos à articulação, mas é possível confirmar com incidências oblíquas. A TC é muito sensível e deve ser solicitada nos casos em que as radiografias parecem normais, mas há suspeita clínica.

▶ Tratamento

Embora a luxação esternoclavicular anterior possa causar desconforto considerável inicialmente, os sintomas geralmente cedem rapidamente, sem perda de função do ombro. Foram preconizadas diversas abordagens cirúrgicas e não cirúrgicas, mas o tratamento cirúrgico frequentemente leva a complicações significativas. As modalidades fechadas de tratamento variam desde o uso de tipoia até a tentativa de redução fechada, que pode ser bem-sucedida inicialmente, mas é difícil de manter.

2. Luxação posterior

▶ Fundamentos do diagnóstico

- *História de traumatismo na parede superior do tórax.*
- *Dor na região da extremidade proximal da clavícula.*
- *O paciente pode se apresentar com rouquidão, disfagia ou angústia respiratória grave.*
- *O diagnóstico é feito com radiografias ou TC.*

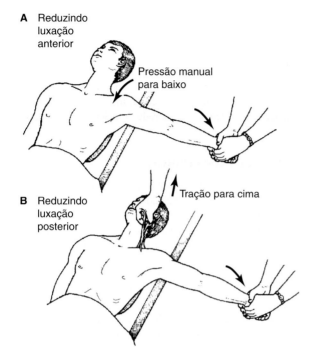

▲ **Figura 3-37** Método de redução (**A**) luxação esternoclavicular anterior e (**B**) luxação esternoclavicular posterior.

▶ Manifestações clínicas

A luxação esternoclavicular posterior é menos comum, mas está associada a mais complicações, em razão da possibilidade de lesão de esôfago, grandes vasos e traqueia. Os sintomas à apresentação variam desde dor leve a moderada na região esternoclavicular até rouquidão, disfagia, angústia respiratória grave e enfisema subcutâneo causado por lesão da traqueia.

▶ Tratamento

Na maioria dos casos, se realizada precocemente, a redução fechada das luxações posteriores é bem-sucedida e se mantém estável. Para a redução, posiciona-se um travesseiro sob a região superior do dorso do paciente em decúbito dorsal e aplica-se tração suave com o ombro mantido em abdução de 90 graus e em extensão máxima (Fig. 3-37). Raramente, há necessidade de redução fechada sob anestesia geral ou redução aberta.

Após a redução, o paciente é imobilizado com a orientação de aplicar compressa de gelo e usar AINEs por via oral. Após período suficiente para a cicatrização, geralmente de 2 a 3 semanas, pode-se iniciar exercícios de mobilização. Não se deve tentar elevar o braço até 3 semanas após a lesão.

3. Fratura de epífise medial de clavícula

Em atletas com menos de 25 anos de idade, as lesões esternoclaviculares podem não resultar em luxação verdadeira, mas sim em fratura ao longo da placa de crescimento na clavícula proximal. Essas fraturas de epífise podem ter aparência clínica de luxação, particularmente se houver algum grau de desalinhamento, e podem ser tratadas de forma conservadora. Normalmente, não estão associadas a deformidades no crescimento e a redução da fratura não é necessária, a não ser que haja desalinhamento grave. O tratamento sintomático da dor geralmente é suficiente. Algumas vezes, um adolescente se apresenta com tumor crescente na articulação esternoclavicular, acompanhado por parentes com receio de câncer. A história revela traumatismo algumas semanas antes e o tumor representa o calo ósseo da fratura de epífise clavicular, o que pode ser demonstrado radiograficamente.

Jaggard MK, Gupte CM, Gulati V, Reilly P: A comprehensive review of trauma and disruption to the sternoclavicular joint with the proposal of a new classification system. J Trauma 2009;66:576. [PMID: 19204537]

▶ Códigos CPT para lesões das articulações acromioclavicular e esternoclavicular

23101 Artrotomia, articulações acromioclavicular ou esternoclavicular, Incluindo biópsia e/ou excisão da cartilagem lacerada.

23120 Claviculectomia; parcial.

23520 Tratamento fechado de luxação esternoclavicular; sem manipulação.

23525 Tratamento fechado de luxação.esternoclavicular; com manipulação.

23530 Tratamento aberto de luxação esternoclavicular, aguda ou crônica.

23532 Tratamento aberto de luxação esternoclavicular, aguda ou crônica; com enxerto de fáscia (inclui a coleta do enxerto).

23540 Tratamento fechado de luxação acromioclavicular; sem manipulação.

23545 Tratamento fechado de luxação acromioclavicular; com manipulação.

24550 Tratamento aberto de luxação acromioclavicular, aguda ou crônica.

23552 Tratamento aberto de luxação acromioclavicular, aguda ou crônica; com enxerto de fáscia (inclui a coleta do enxerto).

▼ OUTROS TENDÕES E MÚSCULOS DO OMBRO

LESÕES NO TENDÃO DO BÍCEPS

1. Tendinose bicipital

▶ Fundamentos do diagnóstico

- *Dor localizada na região anterior do segmento proximal do úmero e da articulação do ombro.*

- *Dor com flexão para frente e supinação contra resistência.*
- *Dor aliviada com infiltração de corticosteroide na bainha do tendão do bíceps.*

Prevenção

Semelhante à prevenção de lesões do manguito rotador, o condicionamento geral com alongamento e fortalecimento antes de iniciar as atividades ajuda a reduzir as lesões no tendão do bíceps.

Manifestações clínicas

A cabeça longa do bíceps é uma estrutura intra-articular localizada em plano profundo ao tendão do manguito rotador em sua passagem sob o acrômio até a inserção no alto da glenoide. O mesmo mecanismo que dá início à síndrome do impacto nas lesões do manguito rotador pode levar à inflamação do tendão do bíceps em sua posição subacromial, causando tendinose bicipital. A tendinose também pode resultar de subluxação do tendão para fora de seu sulco no úmero proximal, podendo ocorrer sob, dentro ou no alto do tendão subscapular. A subluxação do tendão do bíceps está quase sempre associada a laceração do tendão subscapular. Os sintomas de tendinose bicipital, seja ela causada por impacto ou por subluxação do tendão, são essencialmente os mesmos. A dor é localizada no úmero proximal e na articulação do ombro, com agravação com a supinação do antebraço contra resistência. Também há dor quando se testa manualmente os flexores do cotovelo e à palpação do próprio tendão. O teste de Yergason é usado para determinar se há instabilidade da cabeça longa do bíceps em seu sulco.

Tratamento

Se a tendinose do bíceps estiver associada a síndrome do impacto no ombro, o tratamento deve visar a síndrome do impacto para que haja melhora da tendinose. Se a subluxação do tendão para fora do seu sulco for a causa da irritação, o tratamento conservador deve incluir AINEs e restrição das atividades, seguida por retomada lenta das atividades após período de repouso. O fortalecimento dos músculos que auxiliam o bíceps na flexão do cotovelo e na supinação do antebraço também é benéfico. A infiltração de corticosteroides na bainha do tendão do bíceps ajuda, mas pode ser danosa se aplicada na substância do tendão, porque pode produzir degeneração do tendão. A persistência de sintomas indica tenodese do bíceps diretamente no úmero.

Prognóstico

A recuperação de tenodese do bíceps é difícil, sendo duvidoso o retorno de um atleta competitivo a performance de excelência após o tratamento.

2. Ruptura do tendão do bíceps no ombro

Fundamentos do diagnóstico

- *Aspecto de "braço de Popeye", em razão de retração distal do bíceps.*
- *Pode ou não ser dolorosa e com ou sem equimose dependendo da cronicidade da lesão.*

Prevenção

Semelhante à prevenção das lesões do manguito rotador, o condicionamento geral com alongamento e fortalecimento antes de iniciar as atividades ajuda a reduzir as lesões no tendão do bíceps.

Manifestações clínicas

A cabeça longa do tendão do bíceps pode sofrer ruptura proximal, seja na tubérculo supraglenoide da escápula na entrada do sulco bicipital em posição proximal ou na saída do túnel na junção musculotendinosa. A massa muscular se move distalmente, produzindo um volume que confere o aspecto de "braço de Popeye", mas a cabeça curta permanece íntegra; a ruptura distal do tendão do bíceps envolve ambas as cabeças, e a massa muscular move-se no sentido proximal. A ruptura da cabeça longa pode ser preditiva de ruptura do manguito rotador. O mecanismo geralmente é a flexão forçada do braço e é mais comum em atletas de mais idade ou após traumatismo direto. Microrrupturas provavelmente tornam o tendão mais vulnerável a um episódio agudo de ruptura. O grau de equimose depende da localização da ruptura, sendo que nas áreas avasculares há menos e na junção musculotendinosa a equimose é evidente. O, geralmente, é simples, uma vez que a deformidade é evidente.

Tratamento

O tratamento cirúrgico das rupturas proximais, quando indicado, geralmente é reservado aos pacientes mais jovens. A extremidade proximal do tendão geralmente é encontrada abaixo da fixação do músculo peitoral maior. A ruptura proximal do tendão do bíceps geralmente ocorre com laceração do manguito rotador em atletas de meia idade ou idosos.

Prognóstico

Os atletas são autorizados a retornar a atividade plena com contato logo tenham recuperado força funcional máxima e todos os movimentos do cotovelo, o que normalmente ocorre após 4 a 6 meses do reparo em bíceps proximal.

> Nho SJ, Strauss EJ, Lenart BA, et al: Long head of the biceps tendinopathy: diagnosis and management. J Am Acad Orthop Surg 2010;18:645. [PMID: 21041799]

Códigos CPT para lesões do tendão do bíceps no ombro

23430 Tenodese do tendão longo do bíceps.

23440 Ressecção ou transplante do tendão longo do bíceps.

29828 Artroscopia, ombro, cirúrgica; tenodese do bíceps.

RUPTURA DO PEITORAL MAIOR

▶ Fundamentos do diagnóstico

- *Dor súbita.*
- *Equimose e edema ao longo do músculo peitoral maior.*

▶ Prevenção

Semelhante à prevenção das lesões do manguito rotador, o condicionamento geral com alongamento e fortalecimento antes de iniciar as atividades ajuda a reduzir as lesões no peitoral maior.

▶ Manifestações clínicas

A ruptura do tendão do peitoral maior é rara e, geralmente, ocorre em exercícios de levantamento de peso em posição supina por contração súbita e inesperada ao puxar ou elevar o peso. O atleta geralmente sente dor aguda e evolui com equimose e edema no local. À medida que o edema cede, torna-se visível um sulco e uma deformidade, e o paciente observa perda da força do braço em adução e em rotação interna.

▶ Tratamento

A ruptura pode ser parcial ou total, e com tratamento conservador é possível recuperar satisfatoriamente a função para as atividades cotidianas. O tratamento cirúrgico deve ser considerado caso o atleta deseje retornar à atividade com peso.

▶ Prognóstico

Os atletas têm permissão de retornar ao esporte de contato uma vez que tenham recuperado a força e todo o arco de movimento, o que normalmente ocorre 6 meses após reparo do peitoral maior.

Antosh IJ, Grassbaugh JA, Parada SA, Arrington ED: Pectoralis major tendon repairs in the active-duty population. *Am J Orthop* 2009;38:26. [PMID: 19238264]

Provencher MT, Handfield K, Boniquit NT, Reiff SN, Sekiya JK, Romeo AA: Injuries to the pectoralis major muscle: diagnosis and management. *Am J Sports Med* 2010;38:1693. [PMID: 20675652]

LESÃO NEUROVASCULAR DO OMBRO

1. Lesão do plexo braquial

▶ Fundamentos do diagnóstico

- *Frequentemente precedida por queda sobre o ombro.*
- *Parestesia e/ou déficit motor no membro afetado, podendo ser transitórias ou permanentes.*
- *Eletromiografia (EMG) ajuda a localizar a lesão e auxilia no prognóstico.*

▶ Manifestações clínicas, tratamento e prognóstico

A lesão do plexo braquial geralmente é causada por queda sobre o ombro, como nas lesões da articulação acromioclavicular. Em sua maioria, as lesões do plexo braquial não envolvem déficit motor, mas os pacientes se queixam de parestesia que se resolve em minutos a semanas, embora em alguns casos possa persistir por meses ou anos. Cedo na evolução da lesão, é possível identificar lentidão transitória da condução pelo plexo ou prolongamento leve da latência no nervo. Uma das lesões do plexo braquial mais encontradas em atletas é aquela cuja chave para o diagnóstico é a ocorrência de parestesia de curta duração no membro superior e perda de força no ombro, com arco de movimento indolor da coluna cervical. Os atletas podem voltar a competir após terem recuperado a força e o arco de movimento do ombro sem dor.

Raramente ocorrem lesões graves (p. ex., em corrida de motocicletas). As lesões crônicas resultam em instabilidade do ombro que pode ser tratada com transferência de trapézio. A artrodese é uma alternativa a ser considerada inicialmente ou após fracasso da transferência muscular.

Safran MR: Nerve injury about the shoulder in athletes. Part 2: long thoracic nerve, spinal accessory nerve, burners/stingers, thoracic outlet syndrome. Am J Sports Med 2004;32:1063. [PMID: 15150060]

2. Paralisia do nervo torácico longo

▶ Fundamentos do diagnóstico

- *Paralisia do serrátil anterior resultando em escápula alada no sentido medial.*
- *Pode ser indolor, mas frequentemente há dor na região medial da escápula.*

▶ Manifestações clínicas, tratamento e prognóstico

Incidentes com tração podem causar paralisia do nervo torácico longo com subsequente paralisia do serrátil anterior e escápula alada. Tração e traumatismo fechado também podem causar lesão do nervo espinal acessório, outra causa de escápula alada. O diagnóstico diferencial pode ser feito com o exame físico a partir da posição da escápula. Com a paralisia do serrátil anterior, o segmento inferior da escápula tende a se deslocar medialmente, enquanto ocorre o oposto com a paralisia do nervo espinal acessório. O tratamento geralmente é conservador, com retorno da função em semanas desde que o nervo não tenha sido seccionado.

3. Lesão do nervo supraescapular

▶ Fundamentos do diagnóstico

- *Dor mal localizada e perda de força no aspecto posterolateral do ombro.*

- Perda de força e atrofia dos músculos supraespinal e/ou infraespinal.
- A RMN revela a presença de cisto na incisura supraescapular ou espinoglenoidal.
- Eletromiografia e medição da velocidade de condução nervosa (EMG/VCN) auxiliam o diagnóstico.

▶ Manifestações clínicas, tratamento e prognóstico

A compressão do nervo supraescapular frequentemente está associada a prática de levantamento de peso, arremesso de beisebol, voleibol e ao uso de mochilas pesadas. Os mecanismos de lesão são tração e utilização repetida do ombro. A compressão do nervo pode ocorrer por aprisionamento na incisura supraescapular anterior da escápula ou ao nível da incisura espinoglenoidal. Esta última ocorre em jogadores de voleibol e de beisebol e provavelmente é causada por aceleração intensa do braço acima da cabeça. A compressão está associada a dor mal localizada e perda de força no aspecto posterolateral da espinha escapular, que podem ser seguidas por atrofia dos músculos supra e infraespinais. Finalmente, observa-se perda de força para flexão anterógrada e rotação externa do ombro. O diagnóstico é confirmado por EMG e medição da velocidade de condução.

O tratamento conservador consiste em repouso, AINEs e fisioterapia com o objetivo de aumentar tônus e força muscular. Se não for bem-sucedido, indica-se exploração cirúrgica que pode revelar hipertrofia do ligamento transverso da escápula, anomalia na incisura supraescapular, e cistos ganglionares. Os resultados cirúrgicos variam com a lesão descoberta, mas muitos pacientes recuperam função plena após a operação.

4. Lesão de nervo musculocutâneo

▶ Fundamentos do diagnóstico

- Perda de força parcial ou total do bíceps com perda sensitiva na face lateral do antebraço.
- EMG/VCN auxiliam no diagnóstico e no prognóstico.

▶ Manifestações clínicas, tratamento e prognóstico

Esse nervo é suscetível a traumatismo direto frontal ou a procedimentos cirúrgicos. A lesão está associada a dormência na face lateral do antebraço até a base do polegar e a perda de força parcial ou total do bíceps. A maioria das lesões encontradas em esportistas é transitória e responde ao tratamento conservador em dias a semanas.

5. Lesão de nervo axilar

▶ Fundamentos do diagnóstico

- Os sintomas surgem após luxação de ombro ou fratura proximal do úmero.

- Perda de força parcial ou total do deltoide.
- Sinal da queda do braço com ombro em extensão positivo.
- EMG/VCN auxiliam no diagnóstico e no prognóstico.

▶ Manifestações clínicas, tratamento e prognóstico

O mecanismo de lesão pode ser traumatismo direto sobre a face posterior do ombro, luxação, ou fratura proximal do úmero, e cirurgia. O nervo axilar pode sofrer lesão durante liberação capsular por via artroscópica, particularmente liberação anteroinferior da cápsula. O nervo axilar passa em plano caudal à articulação glenoumeral e sua posição relativa à cápsula varia em função da posição do ombro; a distância para a cápsula diminui com a abdução do ombro. Com o braço ao lado do tronco, o nervo cursa de 1 a1,5 centímetro lateralmente ao anel anteroinferior da glenoide na posição 5 horas (ombro direito). À medida que o nervo avança posteriormente passa a cursar mais lateralmente ao anel da glenoide. Na posição 7 horas o nervo se encontra de 2 a 2,5 centímetro do anel da glenoide (ombro direito). O grau de lesão do nervo varia e a apresentação inicial pode ser fraqueza leve durante elevação e abdução do braço com ou sem dormência na face lateral do braço. O sinal da queda do braço com extensão total do ombro indica lesão do nervo axilar. Para realizar o teste, o examinador levanta o braço do paciente até próximo da extensão total do ombro, pede que mantenha nessa posição e, então, solta o braço. Se houver paralisia total do deltoide o braço irá cair. Nas paralisias parciais, o ângulo de queda (ou defasagem) indica a força residual do deltoide. Aproximadamente 25% das luxações de ombro estão associadas à lesão por tração do nervo axilar, que responde bem com repouso, fisioterapia e tempo. Se a recuperação não for completa em 3 a 6 meses, recomenda-se intervenção cirúrgica com exploração, utilizando neurólise, enxerto, ou ambos, de acordo com a necessidade. Em geral, os resultados cirúrgicos são favoráveis, com recuperação da sensibilidade antes da função motora.

Zarkadas PC, Throckmorton TW, Steinmann SP: Neurovascular injuries in shoulder trauma. Orthop Clin North Am 2008;39:483. [PMID: 18803978]

SÍNDROME DO DESFILADEIRO TORÁCICO

▶ Fundamentos do diagnóstico

- Os sintomas frequentemente são inespecíficos; podem ser neurológicos, venosos ou arteriais; incluem edema, palidez ou frialdade, além de parestesia.
- Exame com Doppler e estudos de EMG/VCN auxiliam no diagnóstico.

▶ Manifestações clínicas, tratamento e prognóstico

Os sintomas causados por compressão no desfiladeiro torácico podem ser neurológicos, venosos ou arteriais. A obstrução da veia subclávia pode levar a rigidez, edema e até trombose do membro. A obstrução arterial pode ser o resultado de compressão direta e manifesta-se na forma de palidez, frialdade e claudicação do antebraço. O exame com Doppler revela anormalidade no fluxo arterial e venoso. A EMG e os estudos da condução nervosa contribuem para o diagnóstico.

Para os casos mais leves da síndrome recomenda-se tratamento conservador e, uma vez que a dor tenha cedido, preconiza-se programa de exercícios para fortalecimento da musculatura da cintura peitoral. Exercícios específicos para fortalecer as partes ascendente e descendente do trapézio, além dos músculos eretor da espinha e serrátil anterior, produzem bons resultados. Uma vez que se tenha obtido melhora, é essencial a manutenção com programa de correção postural permanente. A evolução do quadro sintomático ou o insucesso do tratamento conservador indicam exploração cirúrgica e correção dos fatores patológicos encontrados.

Laulan J, Fouquet B, Rodaix C, Jauffret P, Roquelaure Y, Descatha A: Thoracic outlet syndrome: definition, aetiological factors, diagnosis, management and occupational impact. J Occup Rehabil. 2011;21:366. [Epub ahead of print][PMID: 21193950]

▼ LESÕES DE COTOVELO

EPICONDILITE (COTOVELO DE TENISTA)

O cotovelo de tenista é a denominação dada a muitos quadros dolorosos na região do cotovelo. Geralmente é possível encontrar uma localização anatômica e especificar o diagnóstico.

1.EPICONDILITE LATERAL

▶ Fundamentos do diagnóstico

- *História de atividade repetitiva ou de sobreuso.*
- *Dor localizada na região lateral do cotovelo que pode irradiar para o antebraço.*
- *Dor à palpação na origem do extensor radial curto do carpo, em posição imediatamente anterior e distal ao centro do epicôndilo lateral.*
- *Arco de movimento do cotovelo normal.*
- *Em geral as radiografias são normais e raramente (< 10%) identificam-se calcificações adjacentes ao epicôndilo lateral.*

A epicondilite lateral é conhecida como cotovelo de tenista e envolve os tendões dos músculos extensores do punho e da mão. Os pacientes que realizam extensão repetitiva do punho contra resistência (como o golpe de revés no tênis) têm maior risco. A dor desses pacientes, em geral, é de natureza crônica e mais incomodativa do que incapacitante. O dolorimento é localizado sobre o epicôndilo lateral do úmero e produz-se dor com a extensão do punho contra resistência, o que se acentua com o cotovelo em extensão. O tendão do extensor radial curto do carpo é o local

mais comum da lesão. Outras causas de dor na região lateral do cotovelo devem ser consideradas, incluindo artrite radiocapitelar e compressão do nervo interósseo posterior. As radiografias raramente revelam calcificação em tecidos moles na proximidade do epicôndilo lateral do úmero e o valor da RMN para o diagnóstico é questionável.

O tratamento inclui redução de atividades específicas e utilização de órtese de força oposta que teoricamente distribui a tensão de tração muscular por uma área maior. O uso de raquete mais leve ou com empunhadura adequada, além de técnica aprimorada para bater na bola são medidas auxiliares. O alongamento dos músculos extensores e supinadores é feito por meio de flexão do punho com o cotovelo em extensão. Muitas vezes, é útil manter o antebraço em pronação. Devem ser incluídos exercícios de fortalecimento dos músculos extensores do punho. Se com essa abordagem não se obtiver sucesso, a infiltração com anestésico local e cortisona na região mais dolorosa frequentemente é uma medida curativa. Nos casos recalcitrantes obtêm-se bons resultados com tratamento cirúrgico, e foram descritos diversos procedimentos, incluindo técnicas artroscópicas. O lugar comum de todos esses procedimentos é a liberação da origem do extensor comum. Os estudos histológicos do tendão afetado demonstram alterações degenerativas com proliferação de fibroblastos. Supõe-se que tais alterações patológicas sejam semelhantes as observadas na laceração do manguito rotador, com vascularidade reduzida, déficit nutricional e laceração do tendão suscetível.

2. EPICONDILITE MEDIAL

▶ Fundamentos do diagnóstico

- *História de atividade repetitiva ou de sobreuso, frequentemente por atividades que resultem em tensão em valgo sobre o cotovelo, como pode ocorrer com lançamento da bola no jogo de beisebol.*
- *Dor localizada na região medial do cotovelo com irradiação para o antebraço.*
- *Sensibilidade dolorosa à palpação na origem dos músculos flexores e pronadores, na maioria das vezes do pronador redondo e do flexor ulnar do carpo.*
- *O arco de movimento é normal.*
- *Radiografias geralmente normais, raramente (< 10%) revelando calcificação adjacente ao epicôndilo medial.*

A epicondilite medial envolve a origem do tendão comum de flexores e pronadores e costuma ser referida como "cotovelo de golfista". O tratamento é semelhante ao da epicondilite lateral, embora com ênfase nos flexores do punho e nos pronadores do antebraço. A compressão do nervo ulnar no cotovelo pode ocorrer em conjunto com a lesão medial do cotovelo de tenista. Em cerca de 60% dos casos tratados cirurgicamente, observou-se compressão do nervo ulnar. O tendão flexor comum é um estabilizador medial importante do cotovelo e, assim, se houver indicação de tratamento cirúrgico o tendão, após desbridamento, deve ser novamente fixado e não liberado do epicôndilo medial.

Baker CL Jr, Baker CL 3rd: Long-term follow-up of arthroscopic treatment of lateral epicondylitis. *Am J Sports Med* 2008;36:254. [PMID: 18202296]

Calfee RP, Patel A, DaSilva MF, Akelman E: Management of lateral epicondylitis: current concepts. *J Am Acad Orthop Surg* 2008;16:19. [PMID: 18180389]

Coombes BK, Bisset L, Vicenzino B: Efficacy and safety of corticosteroid injections and other injections for management of tendinopathy: a systematic review of randomised controlled trials. *Lancet* 2010;376:1751. [PMID: 20970844]

▶ **Códigos CPT para epicondilite lateral e medial**

24357 Tenotomia, cotovelo, lateral ou medial (p. ex., epicondilite, cotovelo de tenista, cotovelo de golfista); percutânea.

24358 Tenotomia, cotovelo, lateral ou medial (p. ex., epicondilite, cotovelo de tenista, cotovelo de golfista); desbridamento, tecidos moles/ou osso, aberta.

24359 Tenotomia, cotovelo, lateral ou medial (p. ex., epicondilite, cotovelo de tenista, cotovelo de golfista); desbridamento, tecidos moles/ou osso, aberta com reparo de tendão ou refixação.

INSTABILIDADE DE COTOVELO

A ruptura de ligamentos colaterais do cotovelo ocorre com maior frequência em caso de luxação do cotovelo. Isso pode resultar de uma tensão excessiva em valgo e, inicialmente, rompe-se o ligamento colateral ulnar. A pressão rotatória posterolateral excessiva também pode causar ruptura do ligamento colateral ulnar lateral. Em ambos os casos, o cotovelo pode sofrer luxação normalmente no sentido posterior. O tratamento após redução e imobilização breve consiste em exercícios de mobilização ativa. A instabilidade recorrente é rara; em vez disso, é comum haver perda discreta da extensão do cotovelo, geralmente inferior a 10 graus.

1. Instabilidade em valgo

▶ **Fundamentos do diagnóstico**

- *Instalação súbita ou gradual de dor na região medial do cotovelo após arremesso.*
- *Dor máxima no final da fase de armação e na fase de aceleração do arremesso.*
- *Sensibilidade máxima a cerca de 1 centímetro distal ao epicôndilo medial.*
- *Manobras provocativas que colocam o cotovelo sob estresse em valgo reproduzem os sintomas.*
- *É possível haver neuropatia ulnar e síndrome do impacto posteromedial do cotovelo, epicondilite medial e síndrome do túnel cubital.*

A instabilidade em valgo resulta de sobreuso em esportes com movimentos de arremesso acima da cabeça, como beisebol, futebol americano e arremesso de dardo. Nos casos de ruptura do LCM, é possível que o paciente sinta um estalo durante o arremesso. Há sensibilidade dolorosa ao toque na face medial do cotovelo, geralmente em ponto imediatamente distal ao epicôndilo medial. Verifica-se instabilidade aplicando força em valgo ao cotovelo. Isso deve ser feito com o cotovelo fletido 20 graus, uma vez que há necessidade de liberar o olecrânio da fossa do olecrânio sob pena de criar uma falsa impressão de estabilidade. A comparação com o outro lado ajuda no diagnóstico correto. Se o ligamento colateral ulnar tiver sido atingido, mas se mantiver íntegro, o teste com estresse em valgo talvez produza dor, mas não instabilidade. A "manobra do ordenhamento" (Fig. 3-38) também desencadeará dor ao longo da face medial do cotovelo. O melhor teste para diagnosticar lesão do LCM talvez seja a produção de dor ao mover o cotovelo em flexão e extensão com estresse em valgo durante a manobra de ordenhamento.

A radiografia em estresse auxilia no diagnóstico. Pode-se realizar radiografia anteroposterior com o examinador aplicando o teste com estresse em valgo. Alternativamente, pode-se utilizar a gravidade para produzir estresse em valgo. Para tanto, procede-

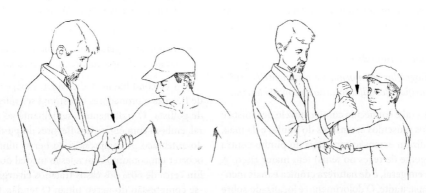

▲ **Figura 3-38** Testes com estresse em valgo e manobra de ordenhamento para avaliar lesão de ligamento colateral ulnar medial. (Reproduzida, com permissão, a partir de Chen FS, Rokito AS, Jobe FW: Medial elbow problems in the overhead-throwing athlete. J Am Acad Orthop Surg 2001;9:102.)

-se à radiografia anteroposterior do cotovelo com o ombro em rotação externa de 90 graus e o cotovelo flexionado aproximadamente 20 graus. Quando houver instabilidade, observar-se-á uma abertura medial mais ampla em comparação com o outro lado. A RMN também pode ser útil, especialmente se for realizado artrografia concomitante, uma vez que o vazamento de corante pelo ligamento colateral da ulna é diagnóstico de ruptura.

O reparo cirúrgico pode ser indicado em atletas que, necessitando do movimento de arremesso acima da cabeça, tenham sofrido ruptura aguda do ligamento colateral ulnar e pretendam voltar a praticar o esporte. Jogadores de futebol, basquete e outros atletas que pratiquem esportes nos quais não haja necessidade de movimento de arremesso acima da cabeça podem ser tratados com programa de exercícios ativos de mobilização da articulação, iniciado precocemente, com expectativa de retorno à prática de seu esporte. As lesões crônicas de ligamento colateral ulnar causadas por sobreuso devem ser tratadas com reabilitação, AINEs e proibição de arremesso por 3 meses. Apenas aqueles com dor e instabilidade residuais após terem participado do programa descrito devem ser submetidos a reconstrução da banda anterior do ligamento colateral ulnar. Nesta cirurgia, criada pelo Dr. Frank Jobe, um enxerto de tendão, geralmente do palmar longo, é usado para reconstruir o ligamento desde a face anterior e distal do epicôndilo medial do úmero até o tubérculo sublime da ulna. Após essa cirurgia, até 85% dos atletas ficam aptos a retornar a atividades altamente competitivas que incluam arremessos.

Cain EL Jr, Andrews JR, Dugas JR, et al: Outcome of ulnar collateral ligament reconstruction of the elbow in 1281 athletes: results in 743 athletes with minimum 2-year follow-up. *Am J Sports Med* 2010;38:2426. [PMID: 20929932]

Murthi AM, Keener JD, Armstrong AD, Getz CL: The recurrent unstable elbow: diagnosis and treatment. *J Bone Joint Surg Am* 2010;92:1794. [PMID: 20660245]

Instabilidade rotatória posterolateral
▶ Fundamentos do diagnóstico

- *Dor na face lateral do cotovelo de instalação súbita ou gradual.*
- *O paciente pode relatar sensação de ressalto, cotovelo preso, ou instabilidade.*
- *História de cirurgia para cotovelo de tenista.*
- *A manobra provocativa com teste de instabilidade rotacional posterolateral reproduz os sintomas.*

A instabilidade rotatória posterolateral do cotovelo pode resultar de queda sobre membro superior estendido, cirurgia na face lateral do cotovelo ou estresse em varo crônico, como ocorre em usuários de muletas a longo prazo. A instabilidade tem grande variação de gravidade, desde subluxação leve a luxações recorrentes. Aqueles com as formas leves se queixam de sintomas intermitentes na face lateral do cotovelo associados com supinação do antebraço, como dor, sensação de ressalto ou de cotovelo preso. Nos casos mais graves o cotovelo trava ou o paciente manifesta sensação de instabilidade. Para realizar o teste de instabilidade rotatória posterolateral, aplica-se estresse em valgo ao cotovelo em posição de supinação com o paciente em decúbito dorsal e o membro superior acima da cabeça (Fig. 3-39). A subluxação da cabeça do rádio ocorre com o cotovelo em extensão e se resolve quando o cotovelo é flexionado. Essa manobra também reproduz os sintomas do paciente. A radiografia em perfil com estresse,

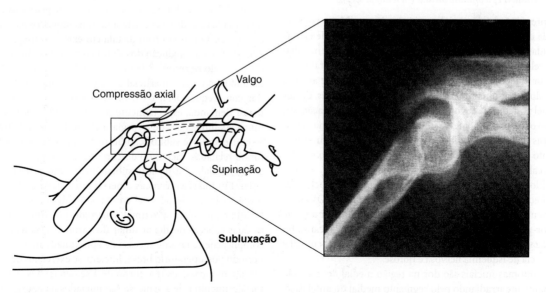

▲ **Figura 3-39** Teste de instabilidade rotatória posterolateral que reproduz os sintomas do paciente. À direita, radiografia em perfil com estresse.

realizada com o cotovelo em extensão conforme descrito para o teste de instabilidade rotatória posterolateral, também pode demonstrar a instabilidade (ver Fig. 3-39). O tratamento dos casos agudos é feito com imobilização do cotovelo para manter o antebraço em pronação e para restringir a extensão terminal do cotovelo durante 6 semanas. Os casos crônicos devem ser tratados com reconstrução do ligamento colateral ulnar. Após o procedimento, o paciente é mantido por 6 a 12 semanas com o mesmo tipo de imobilização descrita para os casos agudos.

> Charalambous CP, Stanley JK: Posterolateral rotatory instability of the elbow. *J Bone Joint Surg Br* 2008;90:272. [PMID: 18310745]

▶ Códigos CPT para instabilidade de cotovelo

24343   Reparo de ligamento colateral lateral, cotovelo, com tecido local.

24344   Reconstrução de ligamento colateral lateral, cotovelo, com enxerto de tendão (inclui coleta do enxerto).

24345   Reparo de ligamento colateral medial, cotovelo, com tecido local.

24346   Reconstrução de ligamento colateral medial, cotovelo, com enxerto de tendão (inclui coleta do enxerto).

SÍNDROME DO TÚNEL CUBITAL

▶ Fundamentos do diagnóstico

- *Dor na região medial do cotovelo agravada com o movimento de arremessar, e parestesia nos dedos anelar e mínimo.*
- *Sinal de Tinel positivo sobre o túnel cubital e teste de flexão do cotovelo positivo.*
- *Associada à epicondilite medial e à lesão de LCM.*

A prevenção se faz com boa técnica de arremesso, com redução da carga em valgo sobre o cotovelo. A correção de causas conhecidas de irritação do nervo, como instabilidade em valgo do cotovelo, também previni a síndrome. O túnel cubital é formado por epicôndilo medial, articulação do cotovelo e as duas cabeças do flexor ulnar do carpo. As estruturas proximais, distais e no túnel podem causar compressão, aprisionamento, tração, subluxação ou irritação do nervo ulnar. Em posição proximal, essas estruturas incluem a arcada de Struthers (não confundir com o ligamento de Struthers, associado à neuropatia do nervo mediano) e a cabeça medial do tríceps. No interior do túnel, estão o epicôndilo medial, o sulco epicondilar, o ancôneo epitroclear, as duas cabeças do flexor ulnar do carpo e o ligamento de Osborne. Distalmente, a estrutura que causa o problema pode ser a fáscia do flexor-pronador profundo. Independentemente da causa ou da localização, a via comum final da síndrome do túnel cubital é a ocorrência de isquemia nervosa e fibrose.

Os sintomas iniciais são dor na região medial do cotovelo ocasionalmente irradiando pelo segmento medial do antebraço. É possível haver parestesia nos dois dedos de inervação ulnar. Os atletas geralmente se apresentam antes que haja perda de força.

Havendo subluxação do nervo é possível que o paciente tenha queixas mecânicas, como ressalto. O diagnóstico é principalmente clínico e feito com base em dois testes provocativos: sinal de Tinel positivo sobre o nervo e teste de flexão do cotovelo positivo. Esse teste é realizado posicionando-se o cotovelo em flexão total e o punho em extensão máxima. O teste será positivo se for desencadeada dor ou parestesia no prazo de 1 minuto.

É possível detectar alterações sensitivas com o teste do monofilamento de Semmes-Weinstein e, em casos mais avançados, com teste de discriminação entre dois pontos. Déficits motores ocorrem tardiamente, e geralmente os atletas se queixam antes de haver atrofia hipotenar assimétrica, redução das forças de pinça e de aperto de mão, abdução de dedo mínimo ou sinal de Wartenberg, sinal de Froment e dedos mínimo e anelar em garra. O déficit motor pode não ocorrer mesmo tardiamente, desde que os músculos intrínsecos da mão recebam inervação do nervo mediano – como resultado da variação anatômica conhecida como anastomose de Martin-Gruber.

Deve-se proceder a um exame completo da coluna cervical e no membro superior a fim de afastar a possibilidade de etiologia neuropática com manifestações semelhantes, como radiculopatia cervical, plexopatia braquial (do cordão medial) e síndrome do desfiladeiro torácico.

As radiografias simples, incluindo incidências específicas como a do túnel cubital, podem revelar anormalidades ósseas causando compressão do nervo ulnar. De forma semelhante, com a RMN é possível identificar anormalidades de tecidos moles produzindo o mesmo efeito. A EMG e os estudos de VCN serão negativos em mais de 50% dos pacientes com a síndrome. A redução na velocidade de condução para valores inferiores a 50 m/s com o cotovelo em flexão é indicativa da doença. A redução no potencial de ação sensorial do nervo também confirma neuropatia em estágio inicial.

O tratamento de neuropatia ulnar no túnel cubital inicialmente é conservador: repouso, compressa de gelo, anti-inflamatório e aplicação de tala acolchoada com cotovelo em flexão de 30 a 45 graus. O uso noturno de tala em extensão frequentemente é muito útil para redução dos sintomas no início do processo de doença. Não se recomenda infiltração de corticosteroide considerando a posição superficial do nervo. O tratamento conservador, com frequência, não é bem-sucedido em atletas em razão da maior demanda, especialmente se houver subluxação do nervo ulnar. As indicações de cirurgia incluem fracasso de tratamento conservador e subluxação do nervo ulnar. Diversas técnicas foram relatadas, incluindo descompressão simples, epicondilectomia medial, transposição subcutânea e transposição submuscular. Em todas as técnicas o nervo ulnar deve ser liberado em todos os locais de possível compressão, desde o ligamento de Struthers, no plano proximal, passando pelo túnel cubital, até as duas cabeças do flexor ulnar do carpo. Todas têm possíveis complicações e taxa de sucesso de aproximadamente 85%. Após período pós-operatório breve, iniciam-se exercícios de mobilização ativos e passivos (em torno de 4 semanas). Os exercícios de fortalecimento e de arremesso são iniciados na oitava semana de pós-operatório. As complicações são raras, mas incluem lesão do nervo cutâneo medial do antebraço, lesão do complexo do LCM e fibrose perineural. A patologia medial do cotovelo não identificada também é fator limitante de sucesso.

A terapia conservadora produz excelentes resultados em atletas de alto rendimento. Os resultados da intervenção cirúrgica variam inversamente com o grau de envolvimento nervoso pré-operatório. Muitos pacientes com resultados bons a excelentes retornam às atividades de forma irrestrita com 6 meses de pós-operatório. O problema pode representar o final da carreira de atletas que necessitam arremessar, caso a patologia tenha estado presente por período longo antes do tratamento.

> Gellman H: Compression of the ulnar nerve at the elbow: cubital tunnel syndrome. *Instr Course Lect* 2008;57:187. [PMID: 18399580]

▷ Código CPT para síndrome do túnel cubital

64718   Neuroplastia e/ou transposição; nervo ulnar no cotovelo.

RUPTURA DO TENDÃO DO BÍCEPS NO COTOVELO

▷ Fundamentos do diagnóstico

- *Braço com aspecto de "Popeye" em razão de retração proximal do bíceps.*
- *Pode ou não ser dolorosa e com equimose dependendo da cronicidade da lesão.*
- *Perde de força para flexão do cotovelo e supinação do antebraço.*

▷ Prevenção

Condicionamento geral, alongamento e fortalecimento antes de atividades são medidas que podem ajudar a reduzir as lesões de tendão do bíceps.

▷ Manifestações clínicas

A cabeça longa do tendão do bíceps pode sofrer ruptura distal na inserção na tuberosidade radial, na junção miotendinosa, ou dentro do próprio músculo. A massa muscular move-se no sentido proximal produzindo um volume ou "aparência de Popeye" do braço. A ruptura distal do tendão do bíceps envolve ambas as cabeças. O mecanismo geralmente é flexão forçada do braço e é mais comum em atletas de mais idade ou traumatismo direto. As microlacerações provavelmente servem para tornar o tendão vulnerável a episódio agudo de ruptura. O grau de equimose depende da localização da ruptura, sendo que as áreas avasculares apresentam menos equimose e a junção musculotendinosa produzindo uma quantidade apreciável de equimose. O diagnóstico, geralmente, é simples de fazer e a deformidade é evidente.

▷ Tratamento

Em indivíduos de mais idade, o tratamento conservador é uma opção, embora a flexão do cotovelo e a supinação do antebraço mantenham-se enfraquecidas. Em outros, a ruptura distal do tendão do bíceps com frequência requer reparo cirúrgico,

procedimento que é efetivo para restauração da força de flexão do cotovelo e de supinação do antebraço. Após lesão aguda, o tendão é facilmente encontrado cerca de 6 centímetro acima da articulação do cotovelo, e deve-se ter cuidado para evitar lesão do nervo cutâneo lateral do antebraço. Após aproximadamente 3 meses, o tendão pode estar espiralado ou fibrosado e a restauração pode ser muito difícil. Tradicionalmente o reparo cirúrgico era realizado com técnica de duas incisões, e o tendão separado do osso era suturado por meio de orifícios realizados com broca. Nas técnicas mais recentes utilizam-se incisão única e sutura ancorada, com resultados igualmente efetivos.

▷ Prognóstico

Os atletas podem retornar às atividades de contato uma vez que a cicatrização tenha sido suficiente e tenham recuperado força funcional e arco de movimento máximos, o que normalmente ocorre 4 a 6 meses após o reparo do bíceps distal. Entre as complicações estão perda de movimento do cotovelo, ossificação heterotópica, recidiva de ruptura, lesão de nervo (particularmente do segmento interósseo posterior do nervo radial) e sinostose de rádio e ulna.

> Frazier MS, Boardman MJ, Westland M, Imbriglia JE: Surgical treatment of partial distal biceps tendon ruptures. *J Hand Surg Am* 2010;35:1111. [PMID: 20610056]
>
> Vidal AF, Drakos MC, Allen AA: Biceps tendon and triceps tendon injuries. *Clin Sports Med* 2004;23:707. [PMID: 15474231]

▷ Códigos CPT para ruptura do tendão do bíceps no cotovelo

24340   Tenodese do tendão do bíceps no cotovelo (procedimento independente).

24342   Reinserção de tendão rompido do bíceps ou do tríceps, distal, com ou sem enxerto de tendão.

OUTRAS LESÕES DE COTOVELO CAUSADAS POR SOBREUSO

1. Lesão de impacto posterior ou posteromedial em cotovelo

▷ Fundamentos do diagnóstico

- *Dor na região posterior do cotovelo na fase final da extensão do braço que arremessa, ou dor na região posteromedial do cotovelo durante a fase de aceleração do arremesso.*
- *Perda de extensão do cotovelo e dor à palpação ao longo da região posterior ou posteromedial do olecrânio.*
- *Dor desencadeada por extensão forçada acelerada do cotovelo submetido à carga em valgo.*
- *Osteofito posterior ou posteromedial em olecrânio, algumas vezes identificado em radiografia simples.*
- *Associada a sobrecarga em valgo com extensão e a instabilidade em valgo.*

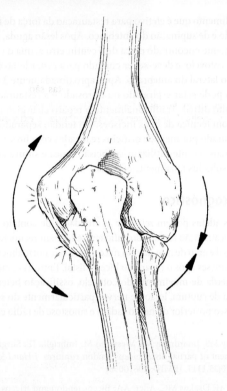

▲ **Figura 3-40** Mecanismo de impacto posteromedial entre o aspecto medial do olecrânio e a face lateral da parede medial da fossa do olecrânio. (Reproduzida, com permissão, a partir de Chen FS, Rokito AS, Jobe FW: Medial elbow problems in the overhead throwing athlete. J Am Acad Orthop Surg 2001;9:105.)

A lesão de impacto pode resultar de contato mecânico entre osso e tecidos mole na região posterior do cotovelo, podendo ou não estar associada à lesão de ligamento colateral ulnar.

As lesões de hiperextensão com ligamento colateral ulnar íntegro ocorrem em ginastas, atacantes de futebol americano, levantadores de peso, entre outros. A lesão geralmente localiza-se no centro da região posterior do cotovelo, e a dor é reproduzida com extensão forçada do cotovelo. Se houver insuficiência do ligamento colateral ulnar, o que é frequente quando há lesão de impacto em cotovelo posterior em atletas de esportes com arremesso acima da cabeça, a lesão é posteromedial. Nesses casos, o impacto ocorre entre o aspecto medial do olecrânio e a face lateral da parede medial da fossa do olecrânio (Fig. 3-40). A dor pode ser reproduzida com o teste do estresse em valgo, conforme descrito anteriormente para instabilidade em valgo, mas a dor produzida é posteromedial e medial. As radiografias podem revelar osteofito na fossa do olecrânio.

Assim como na maioria das lesões causadas por trauma repetitivo, a abordagem inicial é preventiva. O número de entradas* em que o arremessador atua é provavelmente o fator mais importante

relacionado com a lesão. Se os sintomas persistirem, a retirada dos osteofito costuma ser bem-sucedida, desde que não haja lesão de ligamento colateral ulnar. Para que se tenha sucesso, também é necessário tratar qualquer instabilidade em valgo.

Moskal MJ, Savoie III FH, Field LD: Arthroscopic treatment of posterior elbow impingement. *Instr Course Lect* 1999;48:399. [PMID: 10098066]

Sellards R, Kuebrich C: The elbow: diagnosis and treatment of common injuries. *Prim Care* 2005;32:1. [PMID: 15831310]

2. Fratura por fadiga de epicôndilo medial
▶ Fundamentos do diagnóstico

- *Instalação súbita de dor e de edema no epicôndilo medial durante arremesso.*

Em crianças, as fraturas por fadiga do epicôndilo medial causam dor e edema. Essas lesões foram atribuídas a arremessos de bolas curvas,** mas há trabalhos que demonstraram que a bola curva arremessada com técnica correta não causa mais lesões que as bolas rápidas. A prevenção ou minimização da lesão envolve várias etapas. Na primeira, é importante manter condicionamento adequado com prática de arremessos fora da temporada ou iniciando progressivamente a temporada de beisebol. Na segunda, devem ser evitadas a dor e a inflamação e se o cotovelo começar a doer o atleta deve interromper imediatamente os arremessos. Deve-se manter controle rígido sobre o número de arremessos realizados em um jogo, com planejamento antecipado do máximo permitido. Se o arremessador apresentar dor ou revelar perda de controle da bola, os arremessos devem ser interrompidos temporariamente, iniciando-se tratamento para reduzir o edema e a inflamação. O atleta não deve voltar a competir até que tenha recuperado todo o arco de movimento e não haja dor ou sensibilidade dolorosa associada ao arremesso.

3. Osteocondrite dissecante do capítulo do úmero
▶ Fundamentos do diagnóstico

- *Instalação gradual de dor na região lateral do cotovelo em atletas com movimentos do braço acima da cabeça e em ginastas.*
- *Ressalto ou travamento do cotovelo.*
- *Rangido na região lateral do cotovelo.*
- *É possível haver perda de amplitude de movimento, especialmente se houver derrame ou fragmentos soltos associados.*

A osteocondrite dissecante do capítulo umeral afeta arremessadores de beisebol em torno de 10 anos de idade (Fig. 3-41) e ginastas algumas vezes mais jovens. As alterações na articulação rádio-capítulo são muito preocupantes, em razão da possibilida-

---

* N. do T.: No original, *innings*, fases do jogo de beisebol em que o arremessador de cada equipe realiza uma sucessão de arremessos contra os rebatedores adversários.

** N. do T.: No original, *curve balls*, tipo de arremesso no jogo de beisebol em que a bola descreve uma curva no trajeto até o rebatedor.

MEDICINA ESPORTIVA — CAPÍTULO 3

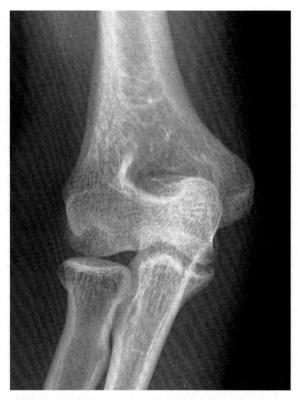

▲ **Figura 3-41** Visão anteroposterior de cotovelo com osteocondrite dissecante do capítulo umeral.

de de perda permanente de função. Foram descritos muitos procedimentos cirúrgicos, mas se houver fragmentação será necessário retirar os fragmentos soltos. Recentemente, alguns autores tentaram usar transplante osteocondral para "reparar" a lesão.

> Rahusen FT, Brinkman JM, Eygendaal D: Arthroscopic treatment of posterior impingement of the elbow in athletes: a medium-term follow-up in sixteen cases. *J Shoulder Elbow Surg* 2009;18:279. [PMID: 19218052]
>
> Ruchelsman DE, Hall MP, Youm T: Osteochondritis dissecans of the capitellum: current concepts. *J Am Acad Orthop Surg* 2010;18:557. [PMID: 20810937]

▶ Códigos CPT para lesão de impacto posterior ou posteromedial em cotovelo e osteocondrite dissecante do capítulo umeral

29834   Artroscopia, cotovelo, cirúrgica; com retirada de fragmentos soltos ou corpo estranho.

29837   Artroscopia, cotovelo, cirúrgica; com desbridamento limitado.

29838   Artroscopia, cotovelo, cirúrgica; com desbridamento extensivo.

▼ LESÕES DE COLUNA VERTEBRAL

LESÕES DE COLUNA CERVICAL

As lesões de coluna cervical em atletas são relativamente raras, mas há potencial para lesão grave do sistema nervoso. Se houver suspeita de lesão cervical, recomenda-se extrema cautela até que seja possível o diagnóstico apropriado. Essa é a melhor forma de prevenir que uma lesão reparável se torne catastrófica. Na maioria das vezes, a lesão de coluna resulta de uma colisão e pode estar associada a traumatismo craniano. Cabeça e pescoço devem ser imobilizados imediatamente e ventilação e nível de consciência avaliados no mesmo momento.

1. Neuropraxia de plexo braquial

A lesão cervical mais comum é a neuropraxia por pinçamento ou estiramento da raiz nervosa e do plexo braquial. A lesão tem curta duração e o paciente apresenta-se com arco de movimento cervical preservado e sem dor. Tais lesões resultam de impacto lateral em cabeça e pescoço com depressão simultânea do ombro. Esse mecanismo pode causar estiramento ou pinçamento dos nervos do plexo braquial com dor em queimação, dormência e formigamento estendendo-se do ombro até a mão. Os sintomas frequentemente envolvem as raízes nervosas de C5 e C6. Geralmente, a recuperação é espontânea poucos minutos após o episódio agudo.

Os pacientes que se apresentarem com força preservada da musculatura intrínseca do ombro e do membro superior e com pesquisa indolor do arco de movimento da coluna cervical podem retornar às atividades normais. Se apresentarem perda de força ou dormência não devem ser autorizados a retornar ao jogo. A presença de dor cervical deve alertar para a possibilidade de lesão da coluna uma vez que a dor não faz parte da síndrome.

A persistência de parestesia ou de redução da força requer investigação complementar antes que se permita o retorno às atividades. Essa investigação inclui avaliações neurológica, eletromiográfica e radiográfica. O atleta não deve participar de esportes de contato até ter recuperado força muscular plena e até a eletromiografia de controle demonstre evidências de regeneração axonal, geralmente após, no mínimo, 4 a 6 semanas.

A prevenção desse tipo de lesão é feita principalmente com técnica correta de posicionamento de cabeça e pescoço e com fortalecimento da musculatura cervical. Além disso, o uso de protetores cervicais ajuda a eliminar movimentos extremos durante impacto.

2. Estiramento cervical

O estiramento agudo de músculos cervicais provavelmente é a lesão cervical mais frequente entre os atletas. A palavra *estiramento* implica lesão muscular, enquanto *torção* indica lesão de ligamento. O estiramento ocorre quando uma unidade musculotendinosa é sobrecarregada ou estirada. O quadro clínico é comum a todas as lesões musculotendinosas. O movimento do pescoço passa a ser doloroso, com pico de intensidade após algumas horas ou no dia seguinte. Medicamentos anti-inflamatórios, calor local, massagem e outras modalidades são benéficos.

3. Torção cervical

Com a torção cervical, há lesão de ligamento e da estrutura capsular conectando a faceta articular e a vértebra. Muitas vezes é difícil o diagnóstico diferencial de estiramento. Há limitação de movimento e dor na região lesionada e ao longo dos grupos musculares sobre a região da lesão. A ruptura ligamentar pode ser suficientemente extensa para causar instabilidade com envolvimento neurológico associado. Há indicação para estudo radiológico de rotina. Em atletas com redução do arco de movimento, assim como com dor, deve-se comprovar a estabilidade da coluna cervical. Tal comprovação pode ser feita com radiografias da coluna em flexão e em extensão.

O tratamento da torção cervical é feito com imobilização, repouso, apoio e anti-inflamatório. O retorno às atividades esportivas será permitido quando houver recuperação dos movimentos e da força muscular.

4. Neuropraxia medular cervical com tetraplegia transitória

O fenômeno de neuropraxia medular cervical com tetraplegia transitória é um quadro clínico singular. As alterações sensoriais incluem dor em queimação, dormência, formigamento ou perda da sensibilidade. As alterações motoras incluem perda parcial da força ou paralisia total, normalmente transitórias, com recuperação total em 10 a 15 minutos, embora em alguns casos seja gradual ao longo de 36 a 48 horas. Há recuperação total funcional motora e do arco de movimento. As radiografias da coluna cervical são negativas para fraturas ou luxações. Alguns dos possíveis achados radiográficos são estenose espinal, fusões congênitas, instabilidade cervical e discopatia intervertebral.

Considera-se insignificante o risco de lesão neurológica permanente por estenose cervical. Antigamente utilizava-se o índice de Torg para diagnóstico de estenose cervical. O índice de Torg é definido pela razão entre o diâmetro anteroposterior do canal vertebral e o diâmetro anteroposterior do corpo vertebral (Fig. 3-42) devendo ser inferior a 0,80. Mas esse índice recentemente foi considerado como de baixo valor preditivo. Os métodos atuais para diagnóstico de estenose cervical baseiam-se em RMN e TC. Canais cervicais com diâmetro inferior a 13 milímetros são considerados estenóticos e inferiores a 10 mlímetros absolutamente estenosados. Os pacientes que tenham tido sintomas neurológicos e apresentem sinais de estenose cervical não devem ser liberados para esportes de contato. Aqueles que tenham estenose espinal assintomática devem ser tratados individualmente.

Os atletas que tenham sofrido tetraplegia transitória não parecem ter maior risco de tetraplegia permanente. Os pacientes com essa síndrome e instabilidade da coluna cervical associada ou discopatia cervical devem ser excluídos de participações em esportes de contato.

É possível haver lesões mais graves, incluindo fraturas e luxações da coluna cervical. O tratamento deve ser iniciado no campo de jogo, com imobilização da coluna. Se o atleta estiver usando capacete com máscara facial, esta deve ser cortada. Após estabilização total da coluna, o paciente é deslocado para uma prancha de coluna. Sacos de areia são usados para imobilização de cabeça e pescoço. O paciente pode, então, ser transportado a uma sala de emergência para avaliação complementar e tratamento. Fratura e luxação com ou sem lesão neurológica permanente são tratadas como qualquer outra lesão medular.

Crowl AC, Kong JF: Cervical spine. In: Johnson DL, Mair SD, eds: *Clinical Sports Medicine*. Philadelphia: Mosby Elsevier; 2006:143-149.

Dailey A, Harrop JS, France JC: High-energy contact sports and cervical spine neuropraxia injuries: what are the criteria for return to participation? *Spine (Phila Pa 1976)* 2010;35(21 Suppl): S193. [PMID: 20881462]

Torg JS, Corcoran TA, Thibault LE, et al: Cervical cord neurapraxia: classification, pathomechanics, morbidity, and management guidelines. *J Neurosurg* 1997;87:843. [PMID: 9384393]

LESÃO DE COLUNA LOMBAR

▶ Manifestações clínicas

A espondilolise é uma falha na *pars interarticularis* enquanto na espondilolistese ocorre deslizamento de um corpo vertebral sobre o seguinte. A espondilolise na maioria dos casos é encontrada em L5 e L4, mas ocasionalmente pode ser vista em L3 e L2. Acredita-se que resulte de estresse repetido sobre a *pars in-*

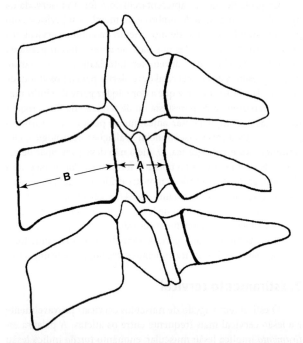

▲ **Figura 3-42** A razão entre canal vertebral e corpo vertebral é calculada dividindo-se a distância entre o ponto médio do aspecto posterior do corpo vertebral e o ponto mais próximo da linha espinolaminar correspondente (**A**) pela largura anteroposterior do corpo vertebral (**B**). Reproduzida, com permissão, a partir de Torg JS, PavlovH, Genuario SE, et al: Neurapraxia of the cervical spinal cordwith transient quadriplegia. *J Bone Joint Surg Am* 198 6;68:1354.)

terarticularis durante hiperextensão da coluna lombar. Se houver atividade contínua em hiperextensão a espondilólise pode se tornar espondilolistese. Os esportes em que a espondilolistese é comumente encontrada são ginástica olímpica, futebol americano e levantamento de peso. As ginastas adolescentes do sexo feminino, por exemplo, frequentemente queixam-se de dor lombar, mas com imagem radiológica inicial normal. Aproximadamente 3 a 6 semanas mais tarde, é possível encontrar reação de estresse ao redor da *pars interarticularis,* com aumento da densidade.

Nesse momento, a cintilografia óssea será positiva, indicando fratura de estresse iminente, que será visível radiograficamente em 2 a 4 semanas. O médico ciente de que esportes produzem estresse sobre a *pars interarticularis* deve pensar na cintilografia para afastar a possibilidade de espondilolistese.

▶ Tratamento e prognóstico

O tratamento da espondilolistese envolve interrupção de todas as atividades esportivas que possam agravar o quadro assim como de qualquer ação que produza hiperextensão da coluna. Uma determinada porcentagem dessas fraturas se curará espontaneamente. O período de recuperação para espondilolise da coluna lombar, geralmente, é de 6 meses. Se após esse prazo não houver sinais evidentes de recuperação, é improvável que haja cura espontânea. Nesse momento, deve-se considerar a possibilidade de indicar fusão das vértebras, ou o paciente deve se conformar em limitar suas atividades a esportes menos exigentes e que não lhe provoquem dor.

Muitos pacientes com espondilolise praticam atividades esportivas em alto nível sem dor significativa nem déficit neurológicos. Um percentual pequeno de fato se apresenta para avaliação e tratamento. A investigação completa e as recomendações para o tratamento de espondilolistese e espondilolise são encontradas na seção sobre coluna vertebral.

Leone A, Cianfoni A, Cerase A, Magarelli N, Bonomo L: Lumbar spondylolysis: a review. Skeletal Radiol 2011;40:683. [PMID: 20440613]

Milanese S, Grimmer-Somers K: What is adolescent low back pain? Current definitions used to define the adolescent with low back pain. J Pain Res 2010;3:57. [PMID: 21197310]

Purcell L: Causes and prevention of low back pain in young athletes. Paediatr Child Health 2009;14:533. [PMID: 20885805]

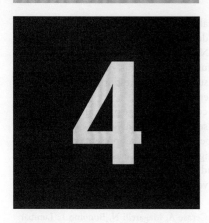

Distúrbios, doenças e lesões da coluna vertebral

Bobby K. B. Tay, MD
Brett A. Freedman, MD
John M. Rhee, MD
Scott D. Boden, MD
Harry B. Skinner, MD, PhD

DOENÇAS INFLAMATÓRIAS DA COLUNA

Bobby K.B. Tay, MD

ARTRITE REUMATOIDE (CID-9:720.0)

▶ **Fundamentos do diagnóstico**

- Até 71% dos pacientes com artrite reumatoide têm envolvimento da coluna cervical.
- Instabilidade entre C1-C2, invaginação basilar e subluxação subaxial são padrões comuns da doença.
- O pannus inflamatório causa destruição da sinóvia articular.
- Oitenta por cento dos pacientes têm fator reumatoide positivo.

▶ **Considerações gerais**

A artrite reumatoide é a forma mais comum de doença inflamatória articular. Afeta 3% das mulheres e 1% dos homens. A doença frequentemente atinge a coluna vertebral. Até 71% dos pacientes com artrite reumatoide apresentam envolvimento da coluna cervical. Os padrões mais comuns de envolvimento são instabilidade entre C1-C2, invaginação basilar e subluxação subaxial (CID-9: 738.4). Desses padrões, tanto a instabilidade C1-C2 quanto a invaginação basilar se tornaram menos frequentes como resultado da evolução na farmacoterapia. Há relatos de morte súbita associada à artrite reumatoide, provavelmente secundária à compressão de tronco cerebral ou à insuficiência vertebral.

▶ **Patogênese**

As mesmas células inflamatórias que destroem as articulações periféricas afetam a sinóvia das apófises articulares e das articulações uncovertebrais da coluna vertebral, causando instabilidade dolorosa com ou sem comprometimento neurológico. O *pannus*, um conglomerado formado por sinóvia hipertrófica e células inflamatórias, frequentemente causa destruição da faceta articular e do ligamento transverso, levando a instabilidade dolorosa. O tecido hipertrófico também pode causar compressão direta da medula espinal e das raízes nervosas nos níveis afetados.

▶ **Prevenção**

A prevenção da instabilidade da artrite reumatoide gira em torno do controle do componente inflamatório da doença. A estratégia farmacoterapêutica padrão inicia com o uso de medicamentos anti-inflamatórios e termina com a aplicação de DMARDs (Disease-Modifying Anti-Rheumatic Drugs ou agentes antirreumáticos modificadores da evolução da doença)

▶ **Manifestações clínicas**

A. Sinais e sintomas

Entre 7 e 34% dos pacientes se apresentam com sintomas neurológicos. A avaliação da função neurológica pode ser difícil, em razão de perda de mobilidade articular, levando a perda generalizada de força muscular. Embora muitos pacientes se queixem de dor cervical inespecífica, a subluxação atlantoaxial é a causa mais comum de dor nas regiões cervical superior, occipital e frontal de pacientes com artrite reumatoide. Os sintomas são agravados por movimento. A compressão progressiva da medula espinal resulta em mielopatia grave e anormalidades na marcha, perda de força, parestesias e perda de destreza. Os achados podem incluir o sinal de Lhermitte (sensação de formigamento ou de corrente elétrica em braços, pernas ou tronco quando o pescoço é flexionado), aumento do tônus muscular de membros superiores e inferiores e reflexos patológicos.

B. Exames de imagem

A instabilidade da coluna cervical superior é identificada nas radiografias em flexão-extensão em perfil. Um intervalo atlantodental (ADI, de *atlanto-dens interval*) acima de 3,5 milímetros é considerado anormal. A subluxação com ADI de 10 a12 milímetros indica ruptura de todos os ligamentos de suporte do complexo atlantoaxial (ligamentos transverso e alar). Nessa posi-

DISTÚRBIOS, DOENÇAS E LESÕES DA COLUNA VERTEBRAL — CAPÍTULO 4 — 157

ção, a medula espinal é comprimida entre o processo odontoide e o arco posterior de C1. Ainda que o ADI seja um parâmetro importante para instabilidade traumática do complexo C1-C2, o intervalo atlantodental posterior (PADI, de *posterior atlanto-dens interval*) tem mais valor prognóstico para avaliar comprometimento neurológico. O PADI representa uma medida direta do espaço disponível para a medula espinal na altura de C1-C2. O PADI é medido desde a face posterior do processo odontoide até a estrutura posterior mais próxima (forame magno ou anel posterior do atlas). Se o espaço disponível para a medula espinal for menor do que 13 milímetros, a probabilidade de que o paciente evolua com mielopatia será extremamente alta.

Observa-se invaginação craniana em 5 a 32% dos pacientes. O processo odontoide não deve estar projetado mais de 3 milímetros acima da linha de Chamberlain, que é a linha entre o palato duro e a margem posterior do forame magno. A ponta do processo odontoide não deve estar projetada mais de 4,5 milímetros acima da linha de McGregor, uma linha que une a margem posterior do palato duro com o occipital. A classificação de Clark divide o áxis em terços no plano sagital. Nos casos graves de invaginação craniana, o arco anterior de C1 move-se da estação 1 (terço superior de C2) para a estação 3 (terço inferior de C2). Ocorre comprometimento neurológico como resultado do impacto produzido pelo processo odontoide no tronco cerebral e no segmento superior da medula espinal. As artérias vertebrais também podem ser obstruídas em seu curso entre o processo odontoide e o forame magno para penetrar no crânio.

A subluxação lateral e a instabilidade atlantoaxial posterior são menos frequentes. Entre 10 e 20% dos pacientes com artrite reumatoide se apresentam com subluxação subaxial. A erosão das facetas articulares e o estreitamento dos discos levam a subluxações anteriores sutis, frequentemente encontradas em várias alturas. O resultado é a deformidade característica denominada "coluna em escada" que ocorre com maior frequência nos níveis de C2-C3 e C3-C4.

C. Exames laboratoriais

O fator reumatoide é positivo em até 80% dos pacientes. A velocidade de hemossedimentação (VHS) está elevada e a dosagem de hemoglobina reduzida na fase ativa da doença. Após as radiografias simples, que devem incluir as incidências laterais em extensão-flexão, a ressonância magnética nuclear (RMN) é o exame preferencial para avaliar o grau de comprometimento neural e de deformidade.

▶ Diagnóstico diferencial

- Osteoartrose
- Outras artropatias inflamatórias

▶ Complicações

Se não for tratada, a instabilidade pode levar a perda de função neurológica, paralisia e morte súbita. O tratamento clínico utilizando agentes antirreumáticos modificadores do curso da doença (DMARDs) pode causar imunossupressão com aumento do risco de infecções. Entre as complicações do tratamento cirúrgico estão taxa elevada de infecção, problemas com a cicatrização da ferida operatória, baixa taxa de fusão e, possivelmente, taxa elevada de falha na instrumentação, em razão de baixa qualidade óssea.

▶ Tratamento

As indicações para cirurgia incluem dor cervical intensa e perda progressiva de função neurológica. Na maioria dos casos, procede-se à artrodese posterior entre C1 e C2 (CPT 22590). Pode-se realizar fusão tipos Gallie ou Brooks, ou fixação transarticular posterior com parafuso (CPT 22840) (Fig. 4-1). Com esta última evita-se a necessidade de imobilização pós-operatória. Nos casos de invaginação basilar (descida do crânio), faz-se necessária a extensão da fusão ao occipital (CPT 22590). A tração pré-operatória do halo (CPT 20661) frequentemente se faz necessária para reduzir a subluxação ou para afastar o processo odontoide do forame magno. Muitas vezes, há necessidade de craniectomia suboccipital (CPT 61343) para descompressão adequada do tronco cerebral. Pode-se obter fixação de boa qualidade com o uso de placa e parafuso ou de haste e parafuso (CPT 22842). A subluxação subaxial com compressão medular deve ser tratada com descompressão e estabilização com fusão espinal. Isso pode ser feito com mais facilidade por via posterior com laminectomia e fusão posterior instrumentada, ou com descompressão e fusão anterior e posterior combinadas em pacientes com baixo estoque ósseo ou com deformidade significativa no plano sagital (Fig. 4-2).

Borenstein D: Inflammatory arthritides of the spine: surgical versus nonsurgical treatment. *Clin Orthop Relat Res* 2006;443:208. [PMID: 16462444]

Caird J, Bolger C: Preoperative cervical traction in cases of cranial settling with halo ring and Mayfield skull clamp. *Br J Neurosurg* 2005;19:488. [PMID: 16574561]

Gluf WM, Schmidt MH, Apfelbaum RI: Atlantoaxial transarticular screw fixation: a review of surgical indications, fusion rate, complications, and lessons learned in 191 adult patients. *J Neurosurg Spine* 2005;2:155. [PMID: 15739527]

Higashino K, Sairyo K, Katoh S, Nakano S, Enishi T, Yasui N: The effect of rheumatoid arthritis on the anatomy of the female cervical spine: a radiological study. *J Bone Joint Surg Br* 2009;91:1058. [PMID: 19651834]

Kauppi MJ, Neva MH, Laiho K, et al: Rheumatoid atlantoaxial subluxation can be prevented by intensive use of traditional disease modifying antirheumatic drugs. *J Rheumatol* 2009;36:273. [PMID: 19132793]

Kim DH, Hilibrand AS: Rheumatoid arthritis in the cervical spine. *J Am Acad Orthop Surg* 2005;13:463. [PMID: 16272271]

Paus AC, Steen H, Rislien J, Mowinckel P, Teigland J: High mortality rate in rheumatoid arthritis with subluxation of the cervical spine: a cohort study of operated and nonoperated patients. *Spine (Phila Pa 1976)* 2008;33:2278. [PMID: 18784629]

CAPÍTULO 4 — DISTÚRBIOS, DOENÇAS E LESÕES DA COLUNA VERTEBRAL

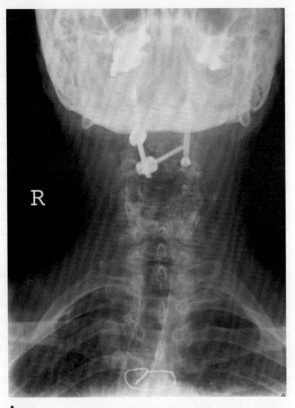
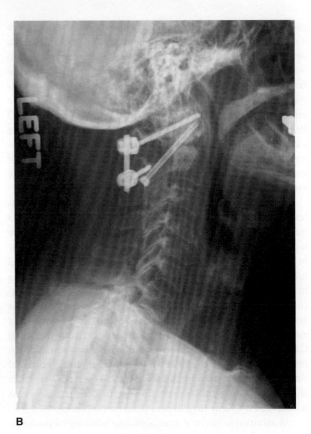

A **B**

▲ **Figura 4-1 (A e B)** Radiografias em anteroposterior e em perfil de paciente do sexo feminino com 50 anos de idade, portadora de artrite reumatoide, que sofrera fratura do odontoide, tratada com fusão posterior de C1-C2 por meio de parafuso transarticular do lado direito e construto de parafuso de massa lateral em C1/parafuso translaminar em C2, do lado esquerdo.

Ronkainen A, Niskanen M, Auvinen A, Aalto J, Luosujrvi R: Cervical spine surgery in patients with rheumatoid arthritis: long-term mortality and its determinants. *J Rheumatol* 2006;33:517. [PMID: 16511921]

Wolfs JF, Kloppenburg M, Fehlings MG, van Tulder MW, Boers M, Peul WC: Neurologic outcome of surgical and conservative treatment of rheumatoid cervical spine subluxation: a systematic review. *Arthritis Rheum* 2009;61:1743. [PMID: 19950322]

Wollowick AL, Casden AM, Kuflik PL, Neuwirth MJ: Rheumatoid arthritis in the cervical spine: what you need to know. *Am J Orthop (Belle Mead NJ)* 2007;36:400. [PMID: 17849024]

ESPONDILITE ANQUILOSANTE (CID-9: 720.0)

▶ Fundamentos do diagnóstico

- *Espondiloartropatia soronegativa.*
- *Na espondilite anquilosante juvenil há predisposição a envolvimento de quadril.*
- *Diferentemente da artrite reumatoide, o sexo masculino é o mais afetado.*
- *De 88 a 96% dos pacientes com espondilite anquilosante têm exame positivo para HLA-B27.*

▶ Considerações gerais

A espondilite anquilosante é uma doença inflamatória crônica soronegativa que afeta o esqueleto axial, especialmente as articulações sacroilíacas, do quadril e da coluna vertebral. Observa-se envolvimento extraesquelético em aorta, pulmão e úvea. A incidência de espondilite anquilosante é 0,5 a 1 a cada mil indivíduos. Embora o sexo masculino seja mais afetado, cursos leves da doença são mais comuns no sexo feminino. A doença geralmente se instala no início da vida adulta. Entretanto, a espondilite anquilosante juvenil afeta adolescentes (com menos de 16 anos) com predisposição a envolver o quadril.

▶ Patogênese

O antígeno leucocitário humano (HLA) B-27 é um antígeno de superfície encontrado em 88 a 96% dos pacientes e alguns pesquisadores postulam que haja um componente endógeno (ou seja, HLA-B27) e um componente exógeno (p. ex., *Klebsiella* ou *Chlamydia*) responsáveis por desencadear o processo de doença. A VHS está aumentada em até 80% dos casos, mas não reflete com precisão a atividade da doença. Já a creatinofosfoquinase (CPK) é um bom indicador da gravidade do processo de doença.

DISTÚRBIOS, DOENÇAS E LESÕES DA COLUNA VERTEBRAL — CAPÍTULO 4

▶ Prevenção

Não há medidas preventivas disponíveis para evitar o desenvolvimento da doença. Os DMARDs podem ser úteis no tratamento da dor associada ao estágio inflamatório do processo de doença. Entre esses agentes estão os antagonistas do fator de necrose tumoral alfa (TNF-α). O uso apropriado de órtese antes da instalação da anquilose da coluna pode reduzir ou prevenir o desenvolvimento de deformidade da coluna.

▶ Manifestações clínicas

A. Sinais e sintomas

A instalação é insidiosa e entre os sintomas iniciais estão dor nas nádegas, nos calcanhares e na região lombar baixa. Os pacientes normalmente se queixam de rigidez matinal, com melhora dos sintomas com as atividades do dia e retorno à noite. As alterações iniciais envolvem as articulações sacroilíacas, com extensão para cima pela coluna vertebral. A doença na coluna vertebral resulta em perda de movimento e subsequente perda da lordose anatômica nas colunas cervical e lombar. A sinovite no estágio inicial leva a fibrose progressiva e à anquilose das articulações já na fase de reparação. Ocorre entesite na inserção do anel fibroso no corpo vertebral levando, finalmente, a calcificação – que tem como resultado a característica "coluna em bambu". A dor com origem no processo inflamatório cede quando se completa a anquilose das articulações afetadas. Aproximadamente 30% dos pacientes evoluem com uveíte e 30% com constrição torácica. A limitação na expansão torácica indica envolvimento torácico. Menos de 5% dos pacientes apresentam envolvimento da aorta, caracterizado por dilatação e, possivelmente, defeitos na condução. Além disso, os pacientes podem apresentar amiloidose renal e fibrose pulmonar.

B. Exames de imagem

As alterações radiográficas iniciais são visíveis nas articulações sacroilíacas. Aumento bilateral simétrico do espaço articular seguido por erosões subcondrais e anquilose. As alterações ósseas na coluna vertebral afetam o corpo das vértebras. Essas alterações incluem perda da concavidade anterior do corpo vertebral, alteração na forma da vértebra que tende a ficar quadrada, e formação de sindesmófito marginal o que confere à coluna o aspecto de bambu. Também ocorre anquilose das articulações apofisárias. A doença geralmente se inicia na coluna lombar e migra em direção cefálica para a coluna cervical. Ocasionalmente observa-se instabilidade atlantocervical.

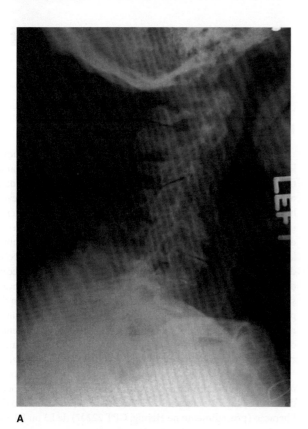
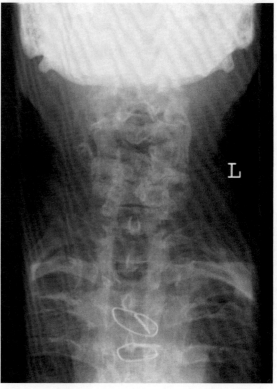

A   B

▲ **Figura 4-2** (**A e B**) Imagens pré-operatórias nas incidências anteroposterior (AP) e perfil de paciente masculino de 58 anos com artrite inflamatória, revelando lesão articular grave e subluxação subaxial. (**C e D**) Imagens radiográficas pós-operatórias em AP e perfil após tratamento com descompressão anterior e posterior e reconstrução com fusão.

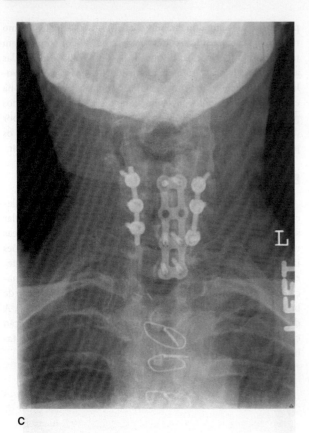
C

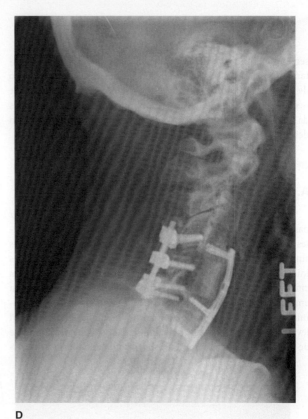
D

▲ **Figura 4-2** *(continuação)*

▶ Diagnóstico diferencial

Nos estágios iniciais a doença pode ser confundida com outras espondiloartropatia inflamatórias.

▶ Complicações

A principal complicação das deformidades da coluna vertebral não tratadas é perda significativa de função por incapacidade de olhar para frente (perda do olhar conjugado horizontal). Entre as complicações do tratamento cirúrgico estão infecção, paralisia e lesão da raiz de C7 ou T1 levando a perda de função, respectivamente, do tríceps e intrínseca da mão. Em razão do tratamento medicamentoso, esses pacientes têm maior risco de complicações da ferida e de infecção pós-operatória. Os antagonistas do TNF-α devem ser suspensos, no mínimo, duas semanas antes do tratamento cirúrgico para reduzir o risco de infecção. O uso prolongado de colete halo-vest no pós-operatório (até 6 meses) pode levar a complicações relacionadas com o halo, incluindo infecção no local do pino e perfuração intracraniana dos pinos do halo ao longo do tempo. O osso osteoporótico do paciente (especialmente quando são usados parafusos de massa lateral na coluna cervical) aumenta o risco de expulsão do material.

▶ Tratamento

O histórico da espondilite anquilosante, com sua evolução lenta ao longo de décadas, deve ser considerada ao se planejar o tratamento. Inicialmente o tratamento consiste em exercícios e uso de indometacina. Aproximadamente 10% dos pacientes evoluem com alterações ósseas graves que, finalmente, irão requerer intervenção cirúrgica. Tais alterações incluem caracteristicamente deformidade óssea em flexão fixa, que reduz o potencial deambulatório. A doença do quadril deve ser abordada antes da correção das deformidades de coluna vertebral considerando que a correção da deformidade em flexão do quadril pode permitir compensação significativa da cifose da coluna vertebral (CID-9: 737.9) a fim de permitir o olhar conjugado horizontal. No planejamento do tratamento cirúrgico, é importante prever a suspensão do tratamento com inibidores no TNF-α, no mínimo, duas semanas antes da cirurgia, a fim de reduzir o risco de infecção da ferida operatória.

A perda da lordose lombar pode ser tratada com osteotomias posteriores em forma de V em múltiplos níveis (o procedimento de Smith-Petersen; CPT 22214), com procedimento de liberação (procedimento de Heinig; CPT 22207) de L3 ou L4, ou com osteotomia de subtração de pedículo com base em L3 ou L4 (osteotomia à Thomassen; CPT 22207) (Fig. 4-3). Atua-se ao nível de L3-L4 em razão da correlação com o ápice na lordose

DISTÚRBIOS, DOENÇAS E LESÕES DA COLUNA VERTEBRAL CAPÍTULO 4

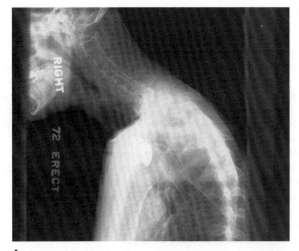

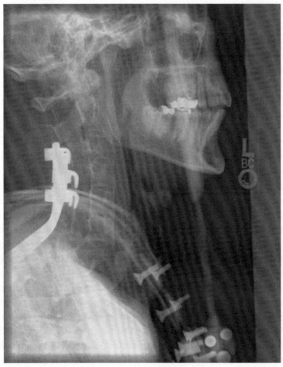

▲ **Figura 4-3** Radiografias em perfil no pré-operatório (**A**) e no pós-operatório (**B**) de paciente masculino de 38 anos com cifose cervicotorácica e perda do olhar conjugado horizontal, tratado com osteotomia cervicotorácica e fusão com instrumentos.

lombar normal e por permitir fixação distal adequada para manter a osteotomia estável.

A coluna é, então, fusionada na posição correta. A utilização de sistemas modernos de fixação, como o de parafuso em pedículo, permite mobilização precoce do paciente. A avaliação pré-operatória completa da deformidade e a medição do ângulo mento-sobrancelha-solo são úteis para o planejamento exato da osteotomia corretiva. São contraindicações relativas para a cirurgia, mau estado geral de saúde e fibrose significativa dos grandes vasos, que podem ser atingidos quando a coluna é estendida.

O osteotomia cervical (CPT 22210) é realizada entre C7 e T1. Com essa abordagem evita-se lesão da artéria vertebral que, geralmente, penetra o forame transverso ao nível de C6. Historicamente o procedimento era realizado com anestesia local com o paciente semissentado com aplicação de fio na faceta e instalação de halo (CPT 20661) como únicas formas de fixação. Entretanto, com a evolução do monitoramento da medula espinal com potencial somatossensorial e motor transcraniano evocado passou a ser possível o uso de anestesia geral. Após a remoção dos elementos posteriores e da descompressão neural, a deformidade cifótica é corrigida com extensão delicada da cabeça. O espaço discal ossificado sofre fratura quando submetido a força de extensão e articula-se sobre o ligamento longitudinal posterior. A cabeça é mantida na posição correta por meio de fixação interna com parafuso e haste ou gancho e haste e imobilização adjunta com halo-vest (Fig. 4-3). São necessários constructos longos com múltiplos níveis de fixação, frequentemente chegando até C2 ou C3, para aquisição suficiente de osso osteoporótico, a fim de obter estabilidade biomecânica adequada. Foram descritos outros procedimentos, como liberação por osteotomia em cunha de C7 (CPT 22206). Contudo, deve-se ter muito cuidado nesses casos para evitar translação da coluna no sítio de osteotomia, capaz de causar lesão de nervos ou da medula espinal. Recentemente, a adoção de técnicas circunferenciais de fusão e fixação tornou-se possível evitar a imobilização com halo-vest.

Baraliakos X, Listing J, von der Recke A, Braun J: The natural course of radiographic progression in ankylosing spondylitis—evidence for major individual variations in a large proportion of patients. *J Rheumatol* 2009;36:997. [PMID: 19332632]

Einsiedel T, Schmelz A, Arand M, et al: Injuries of the cervical spine in patients with ankylosing spondylitis: experience at two trauma centers. *J Neurosurg Spine* 2006;5:33. [PMID: 16850954]

Etame AB, Than KD, Wang AC, La Marca F, Park P: Surgical management of symptomatic cervical or cervicothoracic kyphosis due to ankylosing spondylitis. *Spine (Phila Pa 1976)* 2008;33:E559. [PMID: 18628698]

Gill JB, Levin A, Burd T, Longley M: Corrective osteotomies in spine surgery. *J Bone Joint Surg Am* 2008;90:2509. [PMID: 18978421]

Hoh DJ, Khoueir P, Wang MY: Management of cervical deformity in ankylosing spondylitis. *Neurosurg Focus* 2008;24:E9. [PMID: 18290747]

Kanter AS, Wang MY, Mummaneni PV: A treatment algorithm for the management of cervical spine fractures and deformity in patients with ankylosing spondylitis. *Neurosurg Focus* 2008;24:E11. [PMID: 18290737]

Kelleher MO, Tan G, Sarjeant R, Fehlings MG: Predictive value of intraoperative neurophysiological monitoring during cervical spine surgery: a prospective analysis of 1055 consecutive patients. *J Neurosurg Spine* 2008;8:215. [PMID: 18312072]

Kubiak EN, Moskovich R, Errico TJ, Di Cesare PE: Orthopaedic management of ankylosing spondylitis. *J Am Acad Orthop Surg* 2005;13:267. [PMID: 16112983]

Maksymowych WP: Disease modification in ankylosing spondylitis. *Nat Rev Rheumatol* 2010;6:75. [PMID: 20125174]

Simmons ED, DiStefano RJ, Zheng Y, Simmons EH: Thirty-six years experience of cervical extension osteotomy in ankylosing spondylitis: techniques and outcomes. *Spine (Phila Pa 1976)* 2006;31:3006. [PMID: 17172997]

Smith MD, Scott JM, Murali R, Sander HW: Minor neck trauma in chronic ankylosing spondylitis: a potentially fatal combination. *J Clin Rheumatol* 2007;13:81. [PMID: 17414535]

Thumbikat P, Hariharan RP, Ravichandran G, McClelland MR, Mathew KM: Spinal cord injury in patients with ankylosing spondylitis: a 10-year review. *Spine (Phila Pa 1976)* 2007;32:2989. [PMID: 18091492]

Tokala DP, Lam KS, Freeman BJ, Webb JK: C7 decancellisation closing wedge osteotomy for the correction of fixed cervicothoracic kyphosis. *Eur Spine J* 2007;16:1471. [PMID: 17334795]

van der Heijde D, Landew R, Einstein S, et al: Radiographic progression of ankylosing spondylitis after up to two years of treatment with etanercept. *Arthritis Rheum* 2008;58:1324. [PMID: 18438853]

Vosse D, van der Heijde D, Landew R, et al: Determinants of hyperkyphosis in patients with ankylosing spondylitis. *Ann Rheum Dis* 2006;65:770. [PMID: 16219704]

Whang PG, Goldberg G, Lawrence JP, et al: The management of spinal injuries in patients with ankylosing spondylitis or diffuse idiopathic skeletal hyperostosis: a comparison of treatment methods and clinical outcomes. *J Spinal Disord Tech* 2009;22:77. [PMID: 19342927]

Woodward LJ, Kam PC: Ankylosing spondylitis: recent developments and anaesthetic implications. *Anaesthesia* 2009;64:540. [PMID: 19413825]

DOENÇAS E DISTÚRBIOS DA COLUNA CERVICAL

▶ Fundamentos do diagnóstico

- *O imageamento adequado é essencial para o diagnóstico.*
- *Nos exames de imagem devem ser incluídas a coluna cervical e as junções occipitocervical e cervicotorácica*
- *A incidência mais importante para o estudo radiográfico da coluna cervical é o perfil.*
- *Com imageamento inadequado cerca de 20% das lesões cervicais passam despercebidas.*

▶ Considerações gerais

Na avaliação da coluna cervical, o uso de exames de imagem apropriados é essencial para um diagnóstico oportuno e preciso. Entre as técnicas de imageamento disponíveis estão radiografias simples, tomografia, mielografia, tomografia computadorizada (TC), TC com reconstrução tridimensional, RMN e cintilografia. Há necessidade de conhecer as vantagens e desvantagens de cada técnica para a escolha apropriada do exame de imagem e para a interpretação dos resultados.

A. Radiografia simples

Ao avaliar pacientes com dor cervical, é importante solicitar radiografias da coluna cervical na busca inicial por uma possível lesão. Em cenário de trauma, quando houver suspeita de traumatismo cervical ou craniano, os exames radiográficos devem ser realizados apropriadamente ou uma lesão potencialmente letal pode passar despercebida. A sequência padrão para trauma inclui as incidências anteroposterior (AP), oblíqua direita, oblíqua esquerda e do processo odontoide (transoral, ou "boca aberta"), além da incidência inicial em perfil *cross-table*. Quando são obtidas imagens com essas cinco incidências a sensibilidade chega a 92%. Durante o exame radiográfico da coluna cervical devem ser implementadas medidas de precaução (consulte a seção sobre lesões da coluna cervical adiante neste capítulo). Na ausência de história de trauma, nem sempre há necessidade de realizar exames nas incidência oblíqua e transoral.

Se o exame for corretamente realizado, a incidência em perfil revelará a maioria das lesões traumáticas. Contudo, com incidências inadequadas é possível que mais de 20% das lesões de coluna cervical passem despercebidas. Todas as sete vértebras devem estar claramente visíveis. Talvez haja necessidade de tracionar suavemente os membros superiores para visualizar a C7. Se esta manobra não for bem-sucedida, talvez seja necessário usar a incidência do nadador. Devem ser examinados minuciosamente tecidos moles pré-vertebrais, corpos vertebrais, borda anterior dos corpos vertebrais, canal vertebral e elementos posteriores.

Na região pré-vertebral é possível encontrar edema consistente com hematoma, o que pode ser a única pista de lesão traumática. Os limites superiores do espaço pré-vertebral devem ser 10 milímetros em C1; 5 milímetros em C2; 7 milímetros em C3 e C4; e 20 milímetros em C5, C6 e C7. A silhueta das estruturas ósseas cervicais deve ser regular e incongruências sutis podem indicar instabilidade significativa. Entretanto, há variações anatômicas cervicais normais a familiaridade, com tais variações evita condutas diagnósticas excessivamente zelosas. Para ser considerado normal o ADI deve ter menos de 3 milímetros em adultos e menos de 4 milímetros em crianças.

No exame das radiografias em AP, deve-se avaliar cuidadosamente a distância entre as apófises espinhosas. O alargamento vertical em um dado nível com distância 1,5 vez maior que as dos níveis acima e abaixo indica lesão com hiperflexão e instabilidade posterior, ou entrelaçamento das facetas posteriores. A inclinação traumática também pode ser observada no plano AP, embora não seja visibilizada na incidência de perfil.

As incidências oblíquas a 45 graus permitem visibilizar as facetas articulares. A incidência transoral permite visibilizar processo odontoide, massas laterais e articulações das massas laterais, além de permitir também avaliar a distância entre cada massa lateral e processo odontoide. Em caso de subluxação atlantoaxial rotatória, a massa lateral do atlas girada para frente estará mais próxima da linha média (compensação medial); a massa oposta estará mais distante da linha média (compensação lateral). As fraturas explosivas do anel de C1 causam projeção das massas laterais de C1 sobre C2. Uma projeção combinada acima de 6,9 milímetros é altamente sugestiva de insuficiência do ligamento transverso e de instabilidade C1-C2 no plano sagital.

O estudo radiográfico também é importante para avaliar lactentes e crianças sob suspeita de malformações congênitas e de adultos com cervicalgia insidiosa. As alterações articulares podem ser sutis ou evidentes, com osteofitos, redução do espaço articular e esclerose de facetas. A qualidade do osso também pode ser avaliada nas radiografias simples.

B. Tomografia computadorizada

Os exames de TC proporcionam visualização excelente da arquitetura óssea e dos tecidos moles paravertebrais da coluna cervical. Pedículos, lâminas, processos espinhosos e canal vertebral podem ser examinados com resolução significativamente maior em comparação com as radiografias simples (Fig. 4-4). A TC com mielografia ou contraste intratecal permite visualizar o conteúdo do canal vertebral.

A TC é a modalidade apropriada para investigar variações e malformações congênitas, incluindo estenose de canal vertebral e espinha bífida. Defeitos anatômicos, doenças da articulação atlantoaxial, alterações inflamatórias, tumores primários e carcinoma metastático são bem avaliados com TC. Embora as discopatias sejam bem visualizadas quando a TC é realizada com cortes finos e intensificação por contraste, o melhor exame para esses casos é a RMN.

No paciente traumatizado com sinais questionáveis nas radiografias simples, a TC é essencial para investigar possíveis fraturas ou instabilidades. Atrofia, deformidade ou deslocamento da medula espinal causados por lesão aguda ou crônica também podem ser avaliados com o uso de contraste intratecal. Entretanto, com o advento das imagens por RMN, a TC atualmente fica reservada para a avaliação da arquitetura óssea, para a qual é melhor que a RMN.

Com a evolução da computação gráfica, a reconstrução tridimensional das imagens obtidas com TC teve grande aceitação clínica. Essas imagens reconstruídas podem ser giradas no espaço para avaliação da anatomia em praticamente qualquer perspectiva. Essa técnica é muito útil na avaliação de subluxação atlantoaxial rotatória ou de fraturas complexas da coluna vertebral.

C. Imageamento com ressonância magnética

O imageamento com ressonância magnética (RM) permite análise da anatomia nos planos axial, sagital, coronal ou oblíquo. Não é um exame invasivo e requer contraste apenas em alguns casos específicos.

A RM é o exame padrão apara avaliar lesão medular cervical. Tumores e traumas medulares, assim como hérnia de disco central, são facilmente identificados. Na avaliação pré-operatória de pacientes com espondilose ou hérnia de disco, a RMN é o exame preferencial de neuroimageamento (Fig. 4-4).

O gadolínio – um agente paramagnético administrado por via intravenosa – é comumente utilizado para diferenciar tecidos, recebendo grandes fluxos sanguíneos. Esse contraste é útil para o diagnóstico de infecção, tumor e cicatriz pós-cirúrgica.

A RMN dinâmica (flexão/extensão/ereto) de alta resolução permite o diagnóstico de padrões mais sutis de impacto espinal que talvez não se evidenciem nos exames de RMN em posição supina (sem carga) com o pescoço em posição neutra. Essa modalidade permite que o exame seja feito com o pescoço do paciente em posição que reproduza seus sintomas.

D. Cintilografia

A cintilografia óssea com tecnécio-99m permite avaliar os processos fisiológicos do sistema musculoesquelético. É possível identificar alterações metabólicas, metastáticas e inflamatórias. O fosfato

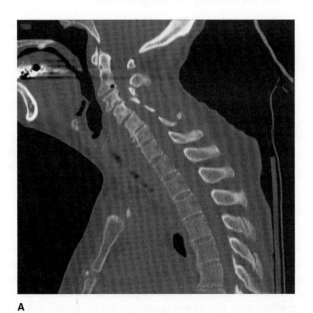

A

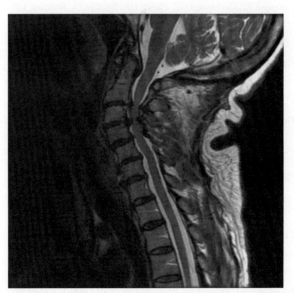

B

▲ **Figura 4-4** TC (**A**) e RM (**B**) no plano sagital de paciente com mielopatia por espondilose cervical e estenose do canal vertebral. Com a TC, o detalhamento ósseo é excelente e a RM permite avaliar a medula espinal e os discos vertebrais.

DISTÚRBIOS, DOENÇAS E LESÕES DA COLUNA VERTEBRAL

de tecnécio-99m é um bifosfonado. Sua semelhança química com o pirofosfato garante sua incorporação à hidroxiapatita óssea e ao acúmulo nas regiões com maior osteogênese. Na fase inicial do imageamento com tecnécio-99m obtêm-se informações sobre o fluxo de sangue. Consequentemente, é possível detectar fraturas sutis, necrose avascular e osteomielite. Outros radioisótopos utilizados para cintilografia são citrato de gálio-67, que marca proteínas séricas, e índio-111, que marca leucócitos no sangue. Essas técnicas de marcação são úteis para diferenciação entre neoplasia e infecção aguda.

Atualmente, a combinação de cintilografia com emissão de pósitrons e TC de alta resolução (PET-TC) proporciona as imagens mais precisas das regiões afetadas.

Anderson PA, Muchow RD, Munoz A, Tontz WL, Resnick DK: Clearance of the asymptomatic cervical spine: a meta-analysis. *J Orthop Trauma* 2010;24:100. [PMID: 20101134]

Bailitz J, Starr F, Beecroft M, et al: CT should replace threeview radiographs as the initial screening test in patients at high, moderate, and low risk for blunt cervical spine injury: a prospective comparison. *J Trauma* 2009;66:1605. [PMID: 19509621]

Barrett TW, Schierling M, Zhou C, et al: Prevalence of incidental findings in trauma patients detected by computed tomography imaging. *Am J Emerg Med* 2009;27:428. [PMID: 19555613]

Brandenstein D, Molinari RW, Rubery PT, Rechtine GR 2nd. Unstable subaxial cervical spine injury with normal computed tomography and magnetic resonance initial imaging studies: a report of four cases and review of the literature. *Spine (Phila Pa 1976)* 2009;34:E743. [PMID: 19752695]

Como JJ, Diaz JJ, Dunham CM, et al: Practice management guidelines for identification of cervical spine injuries following trauma: update from the Eastern Association for the Surgery of Trauma Practice Management Guidelines Committee. *J Trauma* 2009;67:651. [PMID: 19741415]

Gonzalez RP, Cummings GR, Phelan HA, Bosarge PL, Rodning CB: Clinical examination in complement with computed tomography scan: an effective method for identification of cervical spine injury. *J Trauma* 2009;67:1297. [PMID: 20009681]

Gore PA, Chang S, Theodore N: Cervical spine injuries in children: attention to radiographic differences and stability compared to those in the adult patient. *Semin Pediatr Neurol* 2009;16:42. [PMID: 19410157]

Grauer JN, Vaccaro AR, Lee JY, et al: The timing and influence of MRI on the management of patients with cervical facet dislocations remains highly variable: a survey of members of the Spine Trauma Study Group. *J Spinal Disord Tech* 2009;22:96. [PMID: 19342930]

Hashem R, Evans CC, Farrokhyar F, Kahnamoui K: Plain radiography does not add any clinically significant advantage to multidetector row computed tomography in diagnosing cervical spine injuries in blunt trauma patients. *J Trauma* 2009;66:423. [PMID: 19204517]

Lehman RA Jr, Helgeson MD, Keeler KA, Bunmaprasert T, Riew KD: Comparison of magnetic resonance imaging and computed tomography in predicting facet arthrosis in the cervical spine. *Spine (Phila Pa 1976)* 2009;34:65. [PMID: 19127162]

Manchikanti L, Dunbar EE, Wargo BW, Shah RV, Derby R, Cohen SP: Systematic review of cervical discography as a diagnostic test for chronic spinal pain. *Pain Physician* 2009;12:305. [PMID: 19305482]

Mummaneni PV, Kaiser MG, Matz PG, et al: Preoperative patient selection with magnetic resonance imaging, computed tomography, and electroencephalography: does the test predict outcome after cervical surgery? *J Neurosurg Spine* 2009;11:119. [PMID: 19769491]

Pieretti-Vanmarcke R, Velmahos GC, Nance ML, et al: Clinical clearance of the cervical spine in blunt trauma patients younger than 3 years: a multi-center study of the American Association for the Surgery of Trauma. *J Trauma* 2009;67:543. [PMID: 19741398]

Richards PJ, George J, Metelko M, Brown M: Spine computed tomography doses and cancer induction. *Spine (Phila Pa 1976)* 2010;35:430. [PMID: 20081559]

Saltzherr TP, Beenen LF, Reitsma JB, Luitse JS, Vandertop WP, Goslings JC: Frequent computed tomography scanning due to incomplete three-view x-ray imaging of the cervical spine. *J Trauma* 2009;68:1213. [PMID: 20016389]

Schoenfeld AJ, Bono CM, McGuire KJ, Warholic N, Harris MB: Computed tomography alone versus computed tomography and magnetic resonance imaging in the identification of occult injuries to the cervical spine: a meta-analysis. *J Trauma* 2010;68:109. [PMID: 20065765]

Simon JB, Schoenfeld AJ, Katz JN, et al: Are "normal" multidetector computed tomographic scans sufficient to allow collar removal in the trauma patient? *J Trauma* 2010;68:103. [PMID: 20065764]

Song KJ, Choi BW, Kim GH, Kim JR: Clinical usefulness of CT-myelogram comparing with the MRI in degenerative cervical spinal disorders: is CTM still useful for primary diagnostic tool? *J Spinal Disord Tech* 2009;22:353. [PMID: 19525791]

Xu-hui Z, Jia-hu F, Lian-shun J, et al: Clinical significance of cervical vertebral flexion and extension spatial alignment changes. *Spine (Phila Pa 1976)* 2009;34:E21. [PMID: 19127144]

MALFORMAÇÕES CONGÊNITAS (CID-9: 756.10)

▶ Fundamentos do diagnóstico

- *Os odontoideum (CID-9: 756.10) é a ausência congênita de fusão do processo odontoide que pode levar a instabilidade significativa em C1-C2.*

- *É possível haver lesão com traumas mínimos.*

- *Na síndrome de Klippel-Feil (CID-9: 756.16) há uma tríade de sinais clínicos: pescoço curto "alado", linha capilar posterior baixa e limitação da mobilidade cervical.*

- *Quadros sindrômicos como o VATER (anormalidades em vértebras, ânus, traqueia, esôfago e rins) devem ser afastados quando há malformação congênita no desenvolvimento ou na segmentação da coluna cervical.*

▶ Considerações gerais

A região atlanto-occipital é uma localização frequente de anormalidades. Várias combinações envolvendo estruturas ósseas e nervosas são possíveis. Na fase de desenvolvimento embrionário formam-se 42 somitos a partir do mesoderma paraxial. Os somitos se dividem em esclerótomos, que formam os corpos vertebrais após divisão nos segmentos caudal e cefálico. A porção medial forma o disco intervertebral. O segundo, o terceiro e o quarto somitos fundem-se para formar o occipital e a parte posterior do forame magno. O destino do primeiro somito não está claro. O desenvolvimento no tubo neural ocorre simultaneamente ao do esqueleto cartilaginoso.

Os distúrbios no desenvolvimento embrionário podem resultar em formação incompleta ou ausência de tecido ou parte de tecido, como encontrado em casos de disrafismo espinal, aplasia de processo odontoide, fechamento incompleto do atlas ou ausência de faceta do atlas. A falta de segmentação resulta em fusão atlanto-occipital, bloqueio de vértebras e, possivelmente, instabilidade entre vértebras cervicais adjacentes. O distúrbio no desenvolvimento neurológico, isoladamente ou em combinação com malformações ósseas, pode levar a impressão basilar, malformação de Arnold-Chiari e siringomielia, todos com graus variados de disfunção medular (mielopatia).

1. Os *odontoideum*

▶ Patogênese

Trata-se de um tipo raro de pseudoartrose entre o processo odontoide e o corpo do áxis (Fig. 4-5). Pode causar instabilidade atlantoaxial significativa e mielopatia, além de ser causa possível de morte súbita. A grande instabilidade ao nível de C1-C2 pode levar a impacto ou lesão da medula espinal comprimida contra a porção anterior da segunda vértebra cervical (áxis) ou ao anel posterior do atlas. Em alguns casos, a compressão extrínseca das artérias vertebrais causa lesão isquêmica cerebral.

▶ Prevenção

Não há medidas preventivas capazes de evitar essa anomalia congênita. Entretanto, os casos de os melontoideum estável (sem movimento à flexão ou à extensão) podem ser tratados sem estabilização cirúrgica. Nesses casos, os pacientes devem ser orientados sobre os riscos de lesão neurológica com traumas menores.

▶ Manifestações clínicas

A. Sinais e sintomas

Os pacientes com os *odontoideum* podem ser assintomáticos ou se apresentar com sinais e sintomas que indicam instabilidade atlantoaxial, como queixas mal definidas no pescoço ou déficits neurológicos focais ou difusos. Há necessidade de anamnese detalhada para afastar a possibilidade de trauma, não obstante o diagnóstico de os *odontoideum* vir à mente do cirurgião em sequência à informação de lesão cervical por trauma aparentemente inconsequente.

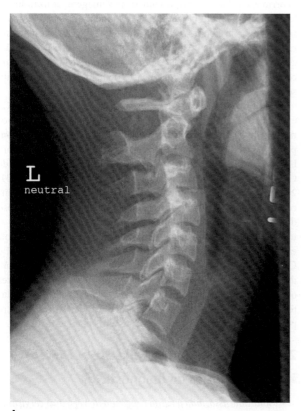 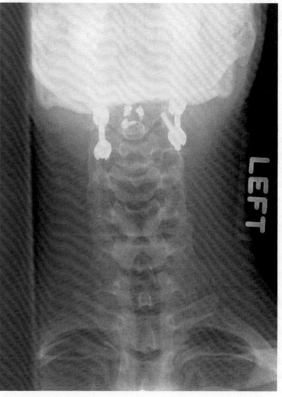

A B

▲ **Figura 4-5** (**A**) Radiografia em perfil de paciente do sexo masculino, com 24 anos de idade, apresentando os odontoideum sintomático. (**B e C**) Radiografias em AP e perfil após estabilização e fusão de C1-C2 para estabilizar os odontoideum.

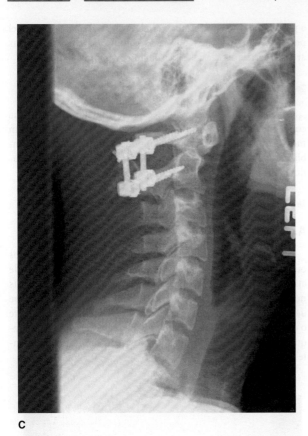

▲ **Figura 4-5** *(continuação)*

B. Exames de imagem

Os sinais radiográficos podem ser extremamente sutis e difíceis de serem distinguidos. No esqueleto maduro, os odontoideum aparece como lucência radiográfica. Contudo, em crianças com menos de 5 anos, um espaço anômalo pode ser confundido com sincondrose neural normal. Assim, devem ser solicitados exames em flexão-extensão, a fim de revelar o movimento entre processo odontoide e corpo do áxis. O ossículo no os odontoideum é redondo ou ovoide, com superfície lisa e espessura cortical uniforme. Geralmente tem aproximadamente metade do tamanho do processo odontoide normal. Nos casos de não união em traumas, a borda será irregular com intervalo estreito. A linha de fratura também pode envolver o corpo de C2. Outro achado radiológico no os odontoideum é hipertrofia do anel anterior do atlas com hipoplasia correspondente do anel posterior. Nas incidência em flexão-extensão, o ossículo varia de posição com o anel anterior do atlas (ver a Fig. 4-5). Nos casos difíceis de diagnosticar outros exames, como radiografia com incidência transoral, tomografias e reconstruções de imagens de TC, podem ser úteis.

▶ Diagnóstico diferencial

As fraturas do processo odontoide (CID-9: 808.02) podem ter apresentação semelhante à do os odontoideum. Entretanto, essas fraturas frequentemente estão associadas a traumas mais significativos (p. ex., acidente automobilístico).

▶ Complicações

As complicações do acompanhamento não cirúrgico incluem lesão neurológica, cervicalgia crônica e morte súbita. Entre as complicações do tratamento cirúrgico estão paralisia, infecção, AVE ou morte por lesão de artéria vertebral.

▶ Tratamento

Os pacientes diagnosticados com os odontoideum devem ser advertidos sobre a gravidade da situação, uma vez que traumas mínimos podem ser fatais. Os pacientes com mielopatia cervical podem ser tratados com tração, imobilização ou ambos, mas frequentemente há necessidade de fusão posterior subsequente. A osteossíntese direta do fragmento do os odontoideum frequentemente não é possível, em razão de seu diminuto tamanho. Algumas vezes, os sintomas são reversíveis com ou sem intervenção. A conduta em pacientes assintomáticos com instabilidade é controversa. Os benefícios da estabilização cirúrgica para tentar evitar uma lesão potencialmente letal causada por traumatismo relativamente pequeno devem ser ponderados contra a possibilidade de complicações cirúrgicas. As evoluções ocorridas na técnica cirúrgica guiada por imagem, utilizando sistemas como STEALTH ou BrainLAB aumentaram a precisão e a segurança na instalação de dispositivos para fixação interna nesta região anatomicamente peculiar. Técnicas alternativas de fixação, como fixação com parafuso de massa lateral em C1 combinada com fixação translaminar ou de parte/pedículo de C2, reduziram sem eliminar a possibilidade de lesão de artéria vertebral.

Se houver indicação de fusão, em geral a posterior de C1-C2 é adequada (CPT 22595). Há diversas técnicas de fusão disponíveis. Em sua maioria, os cirurgiões usam fixação interna com parafusos transarticulares ou de massa lateral em C1/fixação com haste e parafuso de C2 (CPT 22840) combinada com técnica de Gallie ou de Brooks para enxerto ósseo estrutural (CPT 20931, 20938). A técnica de Gallie envolve o uso de enxerto ósseo único em bloco entre o anel posterior de C1 e o processo espinoso de C2. Um fio sublaminar único mantém o enxerto no lugar. A técnica de Brooks usa entre dois e quatro fios sublaminares e dois enxertos ósseos em cunha são aplicados entre as lâminas de C1 e C2. A perda de movimento entre atlas e áxis resulta em redução de 50% na rotação cervical. O uso de parafusos transarticulares ou de constructos de haste e de parafuso presos nas massas laterais de C1 e no pedículo de C2 garante rigidez suficiente para permitir que o paciente se movimente sem colar cervical.

2. Síndrome de Klippel-Feil (CID-9: 756.16)

▶ Fundamentos do diagnóstico

- *Síndrome associada a fusão congênita de vértebras cervicais.*
- *"Tríade clássica".*
- *Procure anomalias associadas inclusive escoliose, distúrbios renais, disacusia e deformidade de Sprengel.*

Patogênese

A denominação síndrome de Klippel-Feil refere-se a um conjunto de distúrbios clínicos associados à fusão congênita de duas ou mais vértebras cervicais. A fusão, que pode ocorrer em múltiplos planos, resulta da não divisão normal dos somitos cervicais entre as terceira e oitava semanas da embriogênese. A causa desta falha não foi esclarecida. A síndrome foi inicialmente descrita em 1912, por M. Klippel e A. Feil, como uma tríade clínica: pescoço alado curto, linha capilar posterior baixa e mobilidade cervical reduzida. É interessante observar que apenas 50% dos pacientes com a síndrome – que atualmente leva os nomes de Klippel e Feil – apresentam a tríade clássica.

Vários quadros foram subsequentemente observados em associação à fusão congênita de vértebras cervicais. Entre esses quadros estão escoliose (observada em aproximadamente 60% dos casos), anormalidades renais (em 35%), disacusia (em 30%), deformidade de Sprengel (em 30%), sincinesia ou movimento espelhado (em 20%), malformações congênitas (em 14%), anomalias do tronco cerebral, estenose cervical congênita, aplasia de suprarrenal, ptose, contratura de Duane, paralisia do reto lateral, paralisia facial, sindactilia e hipoplasia focal ou difusa de membro superior.

Prevenção

Não há medidas preventivas capazes de evitar essa anomalia congênita. As crianças com envolvimento leve podem crescer e levar uma vida saudável e normal. Os pacientes com envolvimento mais grave podem evoluir comparativamente bem caso os quadros associados sejam tratados precocemente.

Manifestações clínicas

A. Sinais e sintomas

A redução do arco de movimento é o achado mais frequente em pacientes com envolvimento da coluna cervical. Entretanto, o envolvimento apenas da coluna cervical baixa ou a fusão de menos de três vértebras resulta em perda mínima de movimento. Os pacientes também podem ser capazes de compensar em outros espaços intervertebrais, mascarando a perda de movimento.

A não ser que seja extremo, o encurtamento do pescoço pode ser difícil de detectar. Pescoço alado (*pterygium colli*), assimetria facial ou torcicolo são encontrados em menos de 20% dos pacientes. Não obstante, o pescoço alado pode ser um quadro dramático, com envolvimento muscular estendendo-se desde a mastoide até o acrômio. A deformidade de Sprengel, que resulta de falha na descida de uma ou ambas as escápulas de sua origem embrionária em C4, é observada em aproximadamente 30% dos pacientes. Algumas vezes, um elemento ósseo escápulo-vertebral liga a coluna cervical à escápula e limita o movimento do pescoço e do ombro.

Os sintomas da coluna cervical na síndrome de Klippel-Feil estão relacionados com hipermobilidade secundária das vértebras não fundidas. Exceto pelo envolvimento da articulação atlantoaxial, resultando em redução significativa da rotação occipital, a fusão das articulações em um dado nível são assintomáticas. Em razão da maior demanda mecânica sobre as articulações não envolvidas, é possível que haja osteoartrose, degeneração discal, estenose medular e instabilidade vertebral podem ocorrer secundariamente nesses locais. As sequelas neurológicas, geralmente restritas a cabeça, pescoço e membros superiores são causadas por impacto sobre as raízes nervosas cervicais. Com a evolução da instabilidade cervical, a medula espinal pode ser envolvida, causando espasticidade, perda de força, hiperreflexia e até quadriplegia ou morte súbita causada por traumatismos menores.

B. Exames de imagem

Os achados radiográficos que indicam fusão congênita de vértebras cervicais são diagnósticos de síndrome de Klippel-Feil (Fig. 4-6). Tais sinais podem ser sinostose de dois corpos vertebrais ou fusão em múltiplos níveis, conforme originalmente descrito em 1912. Outros achados dignos de destaque são achatamento dos corpos vertebrais envolvidos e ausência de espaço discal. Com frequência, é difícil a identificação radiográfica de hipoplasia de disco cervical em crianças. Se houver suspeita, devem ser solicitados exames em flexão-extensão. A TC e a RMN melhoraram a capacidade de investigação do envolvimento ósseo e das raízes nervosas.

A estenose do canal vertebral geralmente não é identificada antes da vida adulta. Embora a espinha bífida anterior seja rara, a forma posterior não é. Frequentemente o alargamento do forame magno com hiperextensão fixa acompanha a espinha bífida cervical. Nessa síndrome também é possível ocorrer hemivértebra.

O envolvimento da coluna torácica superior pode ser o primeiro sinal de sinostose cervical não diagnosticada. Em razão da possibilidade de envolvimento multiorgânico dos pacientes com síndrome de Klippel-Feil recomenda-se a realização de ultrassonografia renal e de eletrocardiograma.

Diagnóstico diferencial

Na presença de malformações congênitas associadas, como hemivértebra, outros quadros sindrômicos, como VATER, devem ser investigados.

Complicações

As complicações estão diretamente relacionadas com o tratamento dos quadros sintomáticos específicos. Entre as complicações do tratamento cirúrgico estão lesão de nervo e paralisia. Os procedimentos sem fusão podem causar cifose porque os níveis adjacentes às vértebras congenitamente fundidas frequentemente se encontram degenerados na ocasião da apresentação. Com a cirurgia com fusão anterior, frequentemente, é possível poupar mais de um segmento de movimento e levar a perda de alcance de movimento (pela fusão) e acelerar a velocidade de desgaste dos segmentos adjacentes àquele cirurgicamente fundido. As abordagens anteriores extensíveis podem ser complicadas no pós-operatório por distúrbios da deglutição e paralisia unilateral de pregas vocais.

Tratamento

O tratamento das anormalidades da coluna cervical é limitado. O envolvimento em múltiplos níveis leva a hipermobilidade

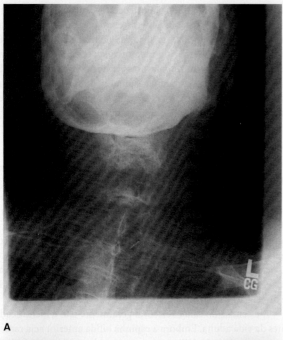
A

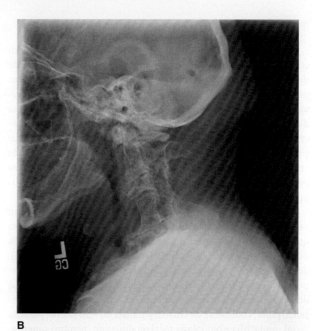
B

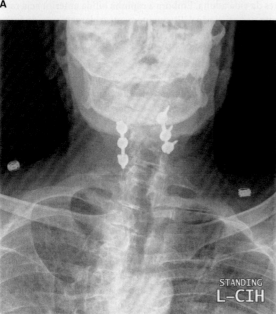
C

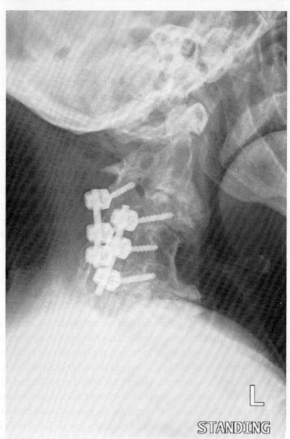
D

▲ **Figura 4-6** A e B: Radiografias nas incidências anterolateral (AP) e perfil, de paciente do sexo masculino com 60 anos de idade, portador de Klippel-Feil, revelando vértebras cervicais congenitamente fundidas que levaram a deterioração dos discos adjacentes, causando grave estenose do canal vertebral. C e D: Radiografias em AP e perfil após laminectomia posterior e fusão com instrumentos.

DISTÚRBIOS, DOENÇAS E LESÕES DA COLUNA VERTEBRAL

CAPÍTULO 4 ▲ **169**

das articulações envolvidas e, portanto, os pacientes devem ser cautelosos em suas atividades. A cirurgia de estabilização profilática não é realizada rotineiramente em pacientes assintomáticos porque a relação risco-benefício não foi bem definida. Em alguns casos, contudo, indica-se cirurgia para fusão.

O osteoartrose secundária pode ser tratada da forma comum, incluindo o uso de colar cervical, tração cervical e agentes anti-inflamatórios. A compressão de raízes nervosas deve ser cuidadosamente avaliada antes de se proceder a cirurgia de descompressão, uma vez que mais de um nível pode estar envolvido e, também, é possível haver anormalidades centrais.

A correção cirúrgica de deformidade estética tem sucesso apenas moderado. Candidatos cuidadosamente selecionados podem se beneficiar de Z-plastia em tecidos moles ou de tenotomia. Esses procedimentos podem melhorar a aparência do paciente, mas não afetam o movimento cervical.

Campbell RM Jr: Spine deformities in rare congenital syndromes: clinical issues. *Spine (Phila Pa 1976)* 2009;34:1815. [PMID: 19644333]

Grob D: Fusion in craniocervical malformation. *Eur Spine J* 2009; 18:1241. [PMID: 19693545]

Klimo P Jr, Kan P, Rao G, Apfelbaum R, Brockmeyer D: Os odontoideum: presentation, diagnosis, and treatment in a series of 78 patients. *J Neurosurg Spine* 2008;9:332. [PMID: 18939918]

Menezes AH: Pathogenesis, dynamics, and management of os odontoideum. *Neurosurg Focus* 1999;6:e2. [PMID: 16972748]

Samartzis D, Kalluri P, Herman J, Lubicky JP, Shen FH: The extent of fusion within the congenital Klippel-Feil segment. *Spine (Phila Pa 1976)* 2008;33:1637. [PMID: 18594455]

Samartzis D, Lubicky JP, Herman J, Shen FH: Faces of spine care: from the clinic and imaging suite. Klippel-Feil syndrome and associated abnormalities: the necessity for a multidisciplinary approach in patient management. *Spine J* 2007;7:135. [PMID: 17269206]

Sankar WN, Wills BP, Dormans JP, Drummond DS: Os odontoideum revisited: the case for a multifactorial etiology. *Spine (Phila Pa 1976)* 2006;31:979. [PMID: 16641773]

Shen FH, Samartzis D, Herman J, Lubicky JP: Radiographic assessment of segmental motion at the atlantoaxial junction in the Klippel-Feil patient. *Spine (Phila Pa 1976)* 2006;31:171. [PMID: 16418636]

Tracy MR, Dormans JP, Kusumi K: Klippel-Feil syndrome: clinical features and current understanding of etiology. *Clin Orthop Relat Res* 2004;424:183. [PMID: 15241163]

ESPONDILOSE CERVICAL

▶ Fundamentos do diagnóstico

- *A espondilose cervical está diretamente associada a degeneração discal.*
- *Os níveis mais frequentemente envolvidos são os segmentos com maior mobilidade: C5-C6, C6-C7 e C4-C5.*
- *Diz-se que há estenose do canal vertebral quando seu diâmetro é inferior a 13 milímetros.*
- *A extensão da coluna cervical frequentemente agrava os sintomas de compressão de medula espinal e raízes nervosas.*

▶ Considerações gerais

Define-se espondilose cervical (CID-9: 721.0, 721.1) como processo de doença generalizado que afeta toda a coluna cervical e que está relacionado com degeneração discal crônica. Em aproximadamente 90% dos homens com mais de 50 anos e 90% das mulheres com mais de 60 anos, é possível demonstrar degeneração da coluna cervical em exame radiográfico. As alterações iniciais são seguidas por artropatia de facetas, formação de osteofitos e instabilidade ligamentar. Secundariamente, podem ocorrer mielopatia, radiculopatia ou ambas. A mielopatia cervical é a forma mais comum de disfunção medular em indivíduos com mais de 55 anos. Os indivíduos com mais de 60 anos têm maior probabilidade de terem a doença em múltiplos segmentos. A incidência de mielopatia cervical (CID-9: 721.1) é duas vezes maior nos homens.

▶ Patogênese

A relação entre medula espinal e seu arcabouço ósseo foi extensivamente estudada. A primeira publicação sobre o assunto foi escrita no início dos anos 1800 e nela fez-se menção à "barra espondilótica", na verdade um ligamento longitudinal posterior espessado com protrusão para o canal secundária à degeneração discal. Um trabalho subsequente revelou que a degeneração discal e a osteoartrose levavam a compressão medular e de raízes nervosas.

A hérnia traumática aguda de disco (CID-9 722.0) foi diferenciada do processo espondilótico crônico em meados dos anos 1950. Concomitantemente, propôs-se que a compressão da artéria espinal anterior por disco ou osteofito seria parte da patogênese. Conforme indicado por esses estudos, a degeneração do disco se inicia com laceração na região posterolateral do ânulo. A perda subsequente de água e proteoglicanos no núcleo leva, então, a redução no peso do disco. O ligamento longitudinal degenera e forma espículas ósseas em sua inserção no corpo vertebral. Esses assim chamados discos duros devem ser diferenciados dos discos moles, que representam herniação aguda do material discal para o interior do canal vertebral ou do forame neural. Os níveis mais frequentemente envolvidos são os segmentos móveis: C5-C6, C6-C7, e C4-C5. A convergência do espaço discal cervical pode resultar em afivelamento do ligamento amarelo, com estreitamento adicional do canal vertebral. A instabilidade segmentar resulta em formação hipertrófica de osteofitos pela articulação uncovertebral de Luschka e pelas facetas articulares. Essas espículas proeminentes causam compressão nas raízes nervosas emergentes e na medula espinal (CID-9 722.71).

Outros trabalhos revelaram que o diâmetro sagital do canal cervical era substancialmente menos (em média 3 mm) nos pacientes com mielopatia espondilótica em comparação com os indivíduos normais. O comprimento anterior-posterior do canal vertebral cervical variou entre 17 e 18 milímetros nos indivíduos normais. Diz-se que há estenose do canal vertebral quando seu diâmetro é inferior a 13 milímetros. Com a extensão do pescoço reduzem-se os diâmetros do canal vertebral e do forame neural.

▶ Prevenção

A espondilose cervical (CID-9 721.0, 721.1, 721.90) é, geralmente, uma doença progressiva e crônica (Fig. 4-7). Em um trabalho realizado com 205 pacientes com cervicalgia, Gore e colaboradores (2009) observaram que muitos pacientes apresentaram melhora da dor ao longo de 10 anos de acompanhamento, mas aqueles com o envolvimento mais grave não melhoraram. Medidas conservadoras podem retardar a evolução da doença nos estágios iniciais. Manutenção de exercícios de condicionamento aeróbio, físico e de postura, diagnóstico precoce e tratamento apropriado em caso de compressão de medula espinal são medidas que podem prevenir ou reduzir as perdas funcionais.

▶ Manifestações clínicas

A. Sinais e sintomas

A cefaleia (CID-9 784.0) pode ser o sintoma de apresentação da espondilose cervical. Geralmente, a cefaleia se agrava pela manhã e melhora ao longo do dia. Comumente localiza-se na região occipital com irradiação para a área frontal. Raramente os pacientes se queixam de rigidez dolorosa do pescoço. Dentre os sinais encontrados estão redução do arco de movimento, crepitação ou ambos. Nos casos mais avançados é possível haver sintomas radiculares ou mielopáticos.

1. Radiculopatia espondilótica cervical (CID-9 722.0) – A radiculopatia cervical na espondilose pode ser muito complexa, com envolvimento de raízes nervosas em um ou mais níveis e ocorrendo em um ou dois lados. A instalação pode ser aguda, subaguda ou crônica e a compressão das raízes nervosas pode ser por osteofitos ou por hérnia do disco. Nas radiculopatia, o envolvimento sensitivo na forma de parestesia ou hiperestesia é mais comum do que alterações motoras ou comprometimento dos reflexos. Diversos dermátomos podem estar envolvidos com irradiação para tórax anterior e posterior. A queixa principal é dor irradiante para a região interescapular e para o braço. Normalmente, os pacientes apresentam parestesia proximal ou distal do braço. A extensão do pescoço com rotação para o lado em que há compressão neural (sinal de Spurling) pode reproduzir a padrão de dor do paciente.

2. Mielopatia cervical espondilótica (CID-9 722.1) – A mielopatia cervical pode ter várias apresentações clínicas, dado os mecanismos patogênicos complexos envolvidos. Entre esses estão compressão estática ou dinâmica do canal, artropatia das facetas, isquemia vascular e presença de barras transversais espondilótica. Ademais, dada a topografia neuronal, a medula pode ser afetada de modos muito diferentes em razão de diferenças mínimas nas regiões anatômicas comprimidas. A evolução clínica da mielopatia geralmente é progressiva, levando à incapacidade no período de meses a anos com deterioração progressiva da função.

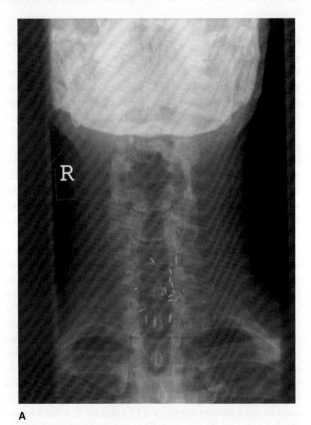
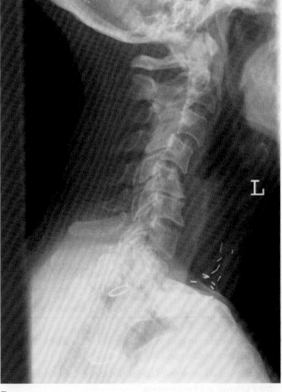

A **B**

▲ **Figura 4-7** A e B: Radiografias em AP e perfil de paciente do sexo feminino de 53 anos com espondilose cervical em múltiplos níveis.

DISTÚRBIOS, DOENÇAS E LESÕES DA COLUNA VERTEBRAL

Os pacientes frequentemente se apresentam com parestesias, discinesias ou perda de força na mão, em todo o membro superior ou inferior; dolorimento profundo no membro, marcha com base alargada, perda de equilíbrio, perda de destreza da mão e atrofia muscular generalizada são sinais e sintomas de mielopatia avançada. A impotência não é incomum nesses pacientes. Os pacientes com mielopatia grave podem apresentar sinal de Lhermitte positivo. Nesses casos, a queda rápida da cabeça em flexão desencadeia uma sensação de "choque elétrico" irradiando-se pelo braço e ao longo da coluna torácica. O sinal de Lhermitte também é positivo em pacientes com esclerose múltipla. Exames de imagem apropriados, incluindo RMN cerebral, são necessários para afastar esse diagnóstico.

As lesões de hiperextensão de coluna cervical com espondilose podem desencadear uma síndrome medular central na qual o comprometimento motor e sensitivo é caracteristicamente maior nos membros superiores em comparação com os inferiores. A recuperação desse tipo de lesão geralmente é parcial. Também é possível haver quadriplegia nos pacientes com estenose grave preexistente. Nesse cenário, a mortalidade em 1 ano se aproxima de 80%.

Os reflexos tendíneos profundos podem estar atenuados ou exacerbados, havendo hiporreflexia nos casos com envolvimento do corno anterior (membro superior) e hiperreflexia quando há comprometimento do trato corticoespinal (membro inferior). A hiporreflexia ocorre no nível da compressão; a hiperreflexia, no nível abaixo. Os sinais de trato longo, como reflexo de Hoffmann ou sinal de Babinski, indicam lesão de neurônio motor superior. O clônus frequentemente está presente, ainda que assimétrico. O envolvimento de membro superior geralmente é unilateral, enquanto os membros inferiores são afetados bilateralmente. A espondilose cervical alta (C3-C5) leva a queixas de dormência nas mãos; a mielopatia de coluna cervical baixa (C5-C8) se apresenta com espasticidade e perda de propriocepção nos membros inferiores.

Os reflexos abdominais geralmente estão preservados, o que permite ao clínico diferenciar entre espondilose e esclerose lateral amiotrófica – quadro em que esses reflexos frequentemente estão abolidos. Compressões medulares múltiplas causam deterioração funcional e eletrofisiológica mais grave do que uma compressão em nível único.

B. Exames de imagem

Embora a espondilose seja causada por degeneração da coluna cervical, nem todos os pacientes com evidências radiográficas de degeneração dos discos cervicais apresentam sintomas. Além disso, pacientes com todos os estigmas radiográficos de espondilose cervical podem ser assintomáticos, e outros com evidências clínicas de mielopatia podem apresentar alterações radiográficas discretas. Esse paradoxo é explicável por diferenças no tamanho do canal, sendo que aqueles com diâmetro menor têm menos espaço de manobra para evitar lesão degenerativa.

Em média, o diâmetro AP do canal vertebral tem 17 milímetros entre C3 e C7. O espaço necessário para a medula espinal em média é 10 milímetros. O diâmetro dural aumenta em 2 a 3 milímetros em extensão. O menor diâmetro AP no plano sagital é aquele medido entre um osteofito sobre a fase inferior do corpo vertebral até a base do processo espinoso da vértebra seguinte abaixo. Ocorre estenose absoluta do canal vertebral quando o diâmetro no plano sagital é inferior a 10 milímetros. A estenose é dita relativa nos casos com diâmetro entre 10 e 13 milímetros.

Os achados nas radiografias simples também variam de acordo com o estágio da espondilose. Nos casos com doença discal inicial, as radiografias podem ter aspecto normal. Alternativamente, os exames podem mostrar estreitamento de um ou de múltiplos espaços discais com ou sem osteofitos. Os dois segmentos mais comumente envolvidos são C5-C6 e C6-C7. Também é possível encontrar esclerose do corpo vertebral nas lâminas basais adjacentes. A erosão cortical é rara e indica processo inflamatório, como na artrite reumatoide.

As incidências oblíquas permitem avaliar as facetas articulares e detectar osteofitos e esclerose. As facetas superiores sofrem degeneração mais frequentemente do que as inferiores. As articulações superiores podem, então, sofrer subluxação posterior com erosão até a lâmina abaixo. Contudo, Osteofitos inferiores podem evitar que haja deslocamento significativo. Se a instabilidade detectada nas incidências em flexão-extensão for significativa (> 3,5 mm quando medida no canto posteroinferior do corpo vertebral) é possível que haja estenose e compressão de artéria vertebral.

A RM permite visualizar todo o canal cervical e a medula espinal com visão em dois planos da própria medula e das raízes nervosas (Fig. 4-8). Algumas vezes há necessidade de TC com contraste em pacientes mais idosos (acima de 60 anos) com alterações degenerativas ósseas avançadas na coluna cervical. A identificação precisa da localização e da extensão das alterações patológicas se faz necessária para determinar a melhor abordagem para descompressão. Bloqueios seletivos de raízes nervosas e eletromiografia são meios úteis para identificar o nível do envolvimento.

▶ Diagnóstico diferencial

Quadros inflamatórios, neoplásicos e infecciosos podem ter apresentação semelhante ao da radiculopatia e da mielopatia cervical espondilótica.

A coluna cervical está afetada na maioria dos pacientes com artrite reumatoide. A subluxação atlantoaxial ou a instabilidade subaxial podem causar sintomas semelhantes àqueles observados na mielopatia cervical degenerativa. Pacientes com tumor primário ou metastático podem se apresentar com cervicalgia persistente, frequentemente mais intensa à noite. Com a RM é possível distinguir quadros neoplásicos de distúrbios degenerativos. Ocorrem infecções da coluna cervical em crianças e em idosos (acima de 60 anos) ou em indivíduos imunocomprometidos. A esclerose múltipla deve ser considerada no diagnóstico diferencial. Ocorre em pacientes mais jovens, mas sua apresentação pode incluir sinais motores semelhantes. O tumor de Pancoast pode invadir o plexo braquial causando sintomas de membros inferiores. O paciente com siringomielia se apresenta com sensação de dormência, além de perda de força motora. Baixa concentração de proteínas no líquido cerebrospinal e alterações características no exame de RMN são indicativas. Distúrbios do ombro, especialmente tendinite do manguito rotador, podem ser confundidos com radiculopatia cer-

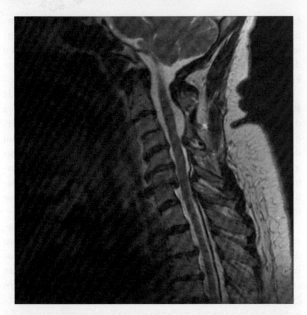

▲ **Figura 4-8** Imagem de RMN no plano sagital ponderada em T2 de paciente com mielopatia cervical espondilótica revelando estenose de canal vertebral grave em diversos segmentos.

vical. As neuropatias periféricas compressivas, como a síndrome do desfiladeiro torácico, também devem ser afastadas.

▶ Tratamento

Os pacientes devem ser divididos em três grupos de acordo com os sintomas predominantes: apenas cervicalgia, radiculopatia e mielopatia. A duração e evolução dos sintomas devem ser consideradas no planejamento do tratamento. Há vários trabalhos a sugerir que os pacientes com radiculopatia ou mielopatia cervical têm melhores resultados com a cirurgia quanto mais recentes forem os sintomas.

▶ Prevenção

O tratamento inicial de pacientes com espondilose cervical pode ser feito com colar cervical flexível, agentes anti-inflamatórios e fisioterapia composta por tração suave e uso de exercícios isométricos de fortalecimento e de mobilização por todo o arco de movimento. O colar cervical deve ser usado por curto período, apenas até que os sintomas agudos tenham cedido. O uso de analgésicos é importante na fase aguda e relaxantes musculares são úteis para quebrar o ciclo vicioso de espasmo muscular e dor. O diazepam deve ser evitado, em razão de seus efeitos colaterais de depressão clínica. As infiltrações de corticosteroides no espaço epidural podem ser eficazes em pacientes com dor radicular. As infiltrações nos pontos de gatilho de dor representam uma forma de tratamento empírico que parece funcionar bem em pacientes com dor cervical crônica.

O valor da tração cervical continua duvidoso. A tração está contraindicada em pacientes com compressão medular, artrite reumatoide, infecção ou osteoporose. Uma triagem cuidadosa com exames radiográficos é obrigatória antes de indicar o tratamento. Não há evidências indicando que a tração domiciliar seja mais efetiva que a manual. Os exercícios isométricos de fortalecimento da musculatura paravertebral devem ser iniciados após a resolução dos sintomas agudos. O paciente deve ser orientado a iniciar um programa domiciliar de exercícios precocemente, a fim de evitar dependência a longo prazo das modalidades terapêuticas passivas. Embora gelo, calor úmido, ultrassonografia, estimulação nervosa elétrica transcutânea (TENS, de *transcutaneous electrical nerve stimulation*) e estimulação interferencial sejam modalidades seguras, não há prova científica de sua eficácia.

▶ Complicações

Entre as complicações do tratamento cirúrgico estão lesão de nervo (CID-9 953.0), paralisia (CID-9 952.00, 952.05) e infecção (CID-9 998.59). Quando se empregam abordagens anteriores, podem ocorrer disfagia e paralisia de pregas vocais. A deformidade cifótica pós-cirúrgica (CID-9 737.10) pode ocorrer após laminectomia em múltiplos níveis. Se tiverem sido realizadas fusões de vértebras, é possível que haja falha de consolidação (não união) requerendo cirurgia de reparo.

▶ Tratamento cirúrgico

Deve-se considerar a possibilidade de tratamento cirúrgico nos pacientes que não respondam ao protocolo conservador ou demonstrem evidências de deterioração do quadro de mielopatia ou de radiculopatia. A medula espinal pode ser efetivamente descomprimida por abordagens anterior, posterior ou combinada.

Com abordagem anterior pode-se proceder a discectomia em múltiplos níveis (CPT 63075, 63076), vertebrectomia (CPT 63081, 63082), foraminotomia, preparação dos espaços intervertebrais (CPT 22554) e fusão com autoenxerto estrutural (CPT 20938) com material colhido na espinha ilíaca, aloenxertos estruturais (CPT 20931), ou gaiola de fusão sintética suplementada por autoenxerto, aloenxerto ou matrizes sintéticas. O uso de placa cervical aumenta a taxa de fusão, reduz a possibilidade de deslocamento do enxerto ósseo e ajuda a manter o alinhamento cervical durante o processo de cicatrização. Contudo, a fusão com fixação posterior deve ser considerada após vertebrectomia em dois níveis e absolutamente indicada após corpectomia em três níveis. Com a fixação posterior reduz-se o risco de deslocamento anterior do enxerto, mesmo na presença de fixação sólida anterior. Alternativamente, a corpectomia curta (um nível) combinada com discectomia para as fusões longas (três ou mais níveis) melhora a fixação e, assim, reduz a possibilidade de deslocamento do enxerto (Fig. 4-9). A fusão anterior entre corpos vertebrais (CPT 22554) após descompressão de disco cervical herniado apresenta alto índice de sucesso. Entretanto, a fusão, de fato, leva a aumento do estresse biomecânico e da pressão intradiscal nos espaços discais adjacentes não fundidos, o que pode causar degeneração prematura nesses níveis adjacentes.

Foram desenvolvidas próteses para substituição de disco cervical como alternativa capaz de preservar o movimento à discectomia cervical anterior com fusão de vértebras (Fig. 4-10).

DISTÚRBIOS, DOENÇAS E LESÕES DA COLUNA VERTEBRAL — CAPÍTULO 4

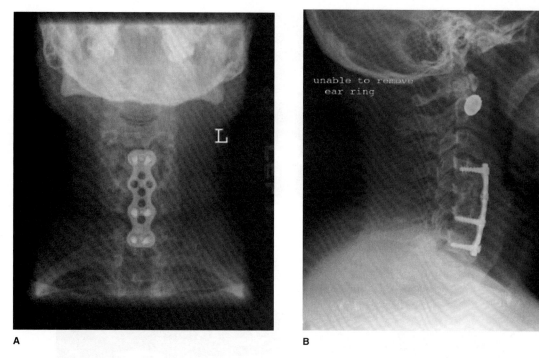

▲ **Figura 4-9** (A e B) Radiografias em AP e perfil de paciente tratada com descompressão anterior e fusão com corpectomia de C5 e discectomia de C6-C7 e fixação com placa anterior.

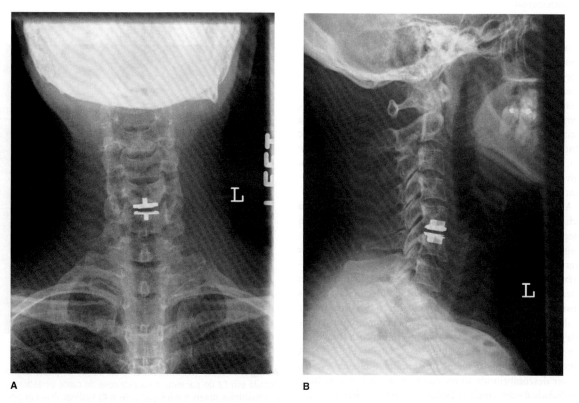

▲ **Figura 4-10** (A e B) Radiografias em AP e perfil de paciente do sexo feminino de 45 anos com hérnia de disco entre C5 e C6 tratada com discectomia e reconstrução com substituição de disco cervical.

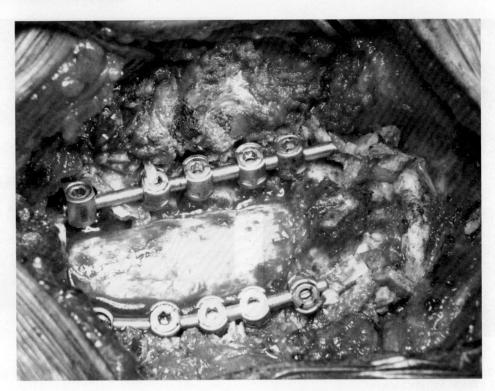

▲ **Figura 4-11** Imagem intraoperatória de dura-máter descomprimida e estabilização da coluna após laminectomia posterior de C3 a C7 e fusão instrumental.

Ao manter o movimento existente ou ao restaurar o movimento de um segmento que o havia perdido, essas próteses potencialmente reduzem a taxa de degeneração sintomática de segmento adjacente. No momento, os dados obtidos após 5 anos de acompanhamento em ensaios clínicos aprovados pela *Food and Drug Administration* (FDA) indicam que com a prótese de disco para substituição de um nível cervical obtém-se alívio neurológico e da dor cervical comparável àquele observado com discectomia e fusão, com preservação de movimentação próxima da fisiológica no nível tratado. A função e o movimento segmentares se mantiveram após 5 anos de acompanhamento.

A quantidade de níveis envolvidos pode ser importante para decidir a abordagem cirúrgica a ser utilizada. Os pacientes com mielopatia cervical e envolvimento de mais de três corpos vertebrais provavelmente devem ser conduzidos com abordagem posterior. Tanto a laminectomia (CPT 63015) quanto a laminoplastia (CPT 63050, 63051) em múltiplos níveis demonstraram excelentes resultados. Se a opção for por laminectomias, facetas e cápsulas articulares devem ser preservadas, a fim de reduzir a probabilidade de deformidade. É possível evitar a deformidade tardia em pescoço de ganso após laminectomia com fusão posterior simultânea usando fixação de massa lateral (Fig. 4-11). A laminoplastia é vantajosa na medida em que a medula espinal pode ser descomprimida ao mesmo tempo em que se reduz a possibilidade de deformidade tardia (Fig. 4-12). Ademais, evita-se a morbidade associada à instrumentação e à fusão e é possível preservar algum grau de movimento cervical.

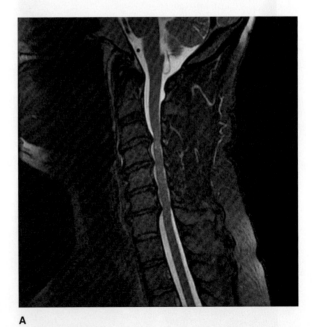

▲ **Figura 4-12** (**A**) Imagem de RMN obtida no plano sagital ponderada em T2 de paciente com estenose de canal vertebral cervical em múltiplos níveis e mielopatia. (**B e C**) Radiografias em perfil, em flexão e extensão após descompressão com laminoplastia posterior de C3 a C7 revelando excelente mobilidade cervical.

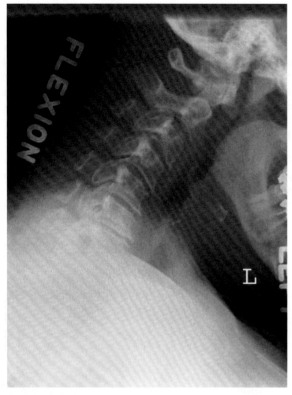
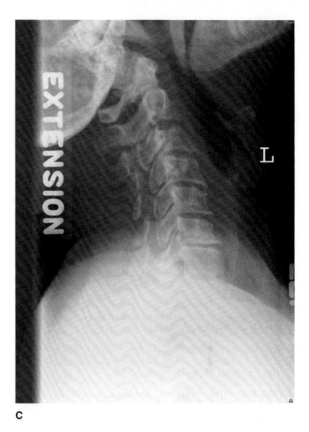

B   C

▲ **Figura 4-12** *(Continuação)*

O tratamento cirúrgico de pacientes com radiculopatia e mielopatia cervicais espondilóticas deve ser individualizado.

Anderson PA, Matz PG, Groff MW, et al: Laminectomy and fusion for the treatment of cervical degenerative myelopathy. *J Neurosurg Spine* 2009;11:150. [PMID: 19769494]

Boakye M, Patil CG, Santarelli J, Ho C, Tian W, Lad SP: Cervical spondylotic myelopathy: complications and outcomes after spinal fusion. *Neurosurgery* 2008;62:455. [PMID: 18382324]

Buchowski JM, Anderson PA, Sekhon L, Riew KD: Cervical disc arthroplasty compared with arthrodesis for the treatment of myelopathy. Surgical technique. *J Bone Joint Surg Am* 2009;91(Suppl 2):223. [PMID: 19805586]

Dimar JR 2nd, Bratcher KR, Brock DC, Glassman SD, Campbell MJ, Carreon LY: Instrumented open-door laminoplasty as treatment for cervical myelopathy in 104 patients. *Am J Orthop* (Belle Mead NJ) 2009;38:E123. [PMID: 19714281]

Fehlings MG, Arvin B: Surgical management of cervical degenerative disease: the evidence related to indications, impact, and outcome. *J Neurosurg Spine* 2009;11:97. [PMID: 19769487]

Fehlings MG, Gray R: Importance of sagittal balance in determining the outcome of anterior versus posterior surgery for cervical spondylotic myelopathy. *J Neurosurg Spine* 2009;11:518. [PMID: 19929352]

Gwinn DE, Iannotti CA, Benzel EC, Steinmetz MP: Effective lordosis: analysis of sagittal spinal canal alignment in cervical spondylotic myelopathy. *J Neurosurg Spine* 2009;11:667. [PMID: 19951018]

Harrop JS, Naroji S, Maltenfort M, et al: Cervical myelopathy: a clinical and radiographic evaluation and correlation to cervical spondylotic myelopathy. *Spine (Phila Pa 1976)* 2010 Feb 10. [Epub ahead of print] [PMID: 20150835]

Holly LT, Matz PG, Anderson PA, et al: Clinical prognostic indicators of surgical outcome in cervical spondylotic myelopathy. *J Neurosurg Spine* 2009;11:112. [PMID: 19769490]

Holly LT, Matz PG, Anderson PA, et al: Functional outcomes assessment for cervical degenerative disease. *J Neurosurg Spine* 2009;11:238. [PMID: 19769503]

Holly LT, Moftakhar P, Khoo LT, Shamie AN, Wang JC: Surgical outcomes of elderly patients with cervical spondylotic myelopathy. *Surg Neurol* 2008;69:233. [PMID: 18325426]

Hyun SJ, Rhim SC, Roh SW, Kang SH, Riew KD: The time course of range of motion loss after cervical laminoplasty: a prospective study with minimum two-year follow-up. *Spine (Phila Pa 1976)* 2009;34:1134. [PMID: 19444059]

Matz PG, Anderson PA, Holly LT, et al: The natural history of cervical spondylotic myelopathy. *J Neurosurg Spine* 2009;11:104. [PMID: 19769489]

Matz PG, Anderson PA, Groff MW, et al: Cervical laminoplasty for the treatment of cervical degenerative myelopathy. *J Neurosurg Spine* 2009;11:157. [PMID: 19769495]

Matz PG, Holly LT, Mummaneni PV, et al: Anterior cervical surgery for the treatment of cervical degenerative myelopathy. *J Neurosurg Spine* 2009;11:170. [PMID: 19769496]

Mummaneni PV, Kaiser MG, Matz PG, et al: Cervical surgical techniques for the treatment of cervical spondylotic myelopathy. *J Neurosurg Spine* 2009;11:130. [PMID: 19769492]

Nikolaidis I, Fouyas IP, Sandercock PA, Statham PF: Surgery for cervical radiculopathy or myelopathy. *Cochrane Database Syst Rev* 2010;1:CD001466. [PMID: 20091520]

O'Shaughnessy BA, Liu JC, Hsieh PC, Koski TR, Ganju A, Ondra SL: Surgical treatment of fixed cervical kyphosis with myelopathy. *Spine (Phila Pa 1976)* 2008;33:771. [PMID: 18379404]

Pimenta L, McAfee PC, Cappuccino A, Cunningham BW, Diaz R, Coutinho E: Superiority of multilevel cervical arthroplasty outcomes versus single-level outcomes. *Spine (Phila Pa 1976)* 2007;32:1337. [PMID: 17515823]

Rao RD, Currier BL, Albert TJ, et al: Degenerative cervical spondylosis: clinical syndromes, pathogenesis, and management. *J Bone Joint Surg Am* 2007;89:1360. [PMID: 17575617]

Rao RD, Currier BL, Albert TJ, et al: Degenerative cervical spondylosis: clinical syndromes, pathogenesis, and management. *Instr Course Lect* 2008;57:447. [PMID: 18399602]

Riew KD, Buchowski JM, Sasso R, Zdeblick T, Metcalf NH, Anderson PA: Cervical disc arthroplasty compared with arthrodesis for the treatment of myelopathy. *J Bone Joint Surg Am* 2008;90:2354. [PMID: 18978404]

Rihn JA, Lawrence J, Gates C, Harris E, Hilibrand AS: Adjacent segment disease after cervical spine fusion. *Instr Course Lect* 2009;58:747. [PMID: 19385583]

Ryken TC, Heary RF, Matz PG, et al: Cervical laminectomy for the treatment of cervical degenerative myelopathy. *J Neurosurg Spine* 2009;11:142. [PMID: 19769493]

Ryu JS, Chae JW, Cho WJ, Chang H, Moon MS, Kim SS: Cervical myelopathy due to single level prolapsed disc and spondylosis: a comparative study on outcome between two groups. *Int Orthop* 2010 Jan 29. [Epub ahead of print] [PMID: 20108087]

Suk KS, Kim KT, Lee JH, Lee SH, Lim YJ, Kim JS: Sagittal alignment of the cervical spine after the laminoplasty. *Spine (Phila Pa 1976)* 2007;32:E656. [PMID: 17978640]

Wang X, Chen Y, Chen D, et al: Removal of posterior longitudinal ligament in anterior decompression for cervical spondylotic myelopathy. *J Spinal Disord Tech* 2009;22:404. [PMID: 19652565]

OSSIFICAÇÃO DE LIGAMENTO LONGITUDINAL POSTERIOR (CID-9: 723.7)

Fundamentos do diagnóstico

- Causa comum de mielopatia na população asiática.
- Pico de instalação na sexta década de vida.
- Distúrbio associado a outros quadros reumatológicos.
- Sexo masculino é o mais afetado.

Considerações gerais

A ossificação do ligamento longitudinal posterior (OLLP) é uma causa relativamente comum de estenose do canal vertebral e mielopatia na população asiática (Fig. 4-13). Sua incidência global é 2 a 3% no Japão, comparados com 0,6% no Havaí e 1,7% na Itália. O sexo masculino é afetado com maior frequência, e o pico de instalação de sintomas é na sexta década de vida.

Patogênese

Embora a causa do distúrbio não tenha sido esclarecida, é possível que seja determinada por herança autossômica dominante, já que é encontrada em 26% dos pais e em 29% dos irmãos de pacientes afetados. O distúrbio está associado a diversos

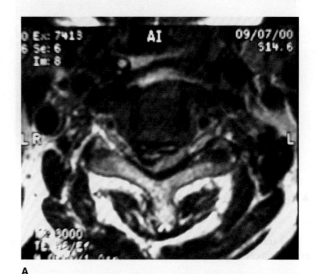

A

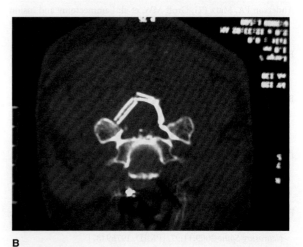

B

▲ **Figura 4-13** (**A**) Imagem pré-operatória de RMN no plano axial ponderada em T2 revelando estenose cervical grave causada por ossificação do ligamento longitudinal posterior (OLLP). (**B**) Imagem de TC no plano axial revelando a lesão de OLLP após descompressão.

DISTÚRBIOS, DOENÇAS E LESÕES DA COLUNA VERTEBRAL

quadros reumáticos, incluindo hiperostose esquelética idiopática difusa (CID-9 728.89), espondilose (CID-9 721.0) e espondilite anquilosante (CID-9 720.0).

▶ Prevenção

Atualmente, não há medidas preventivas capazes de interferir na evolução da OLLP. Uma vez sintomática, a fusão da região afetada interrompe a evolução da ossificação.

▶ Manifestações clínicas

Quase todos os pacientes se apresentam com queixas subjetivas leves quando da instalação, embora de 10 a 15% se queixem de marcha espástica e pesada. Todavia, traumatismos menores podem levar a deterioração aguda dos sintomas e causar quadriplegia. A quadriparesia espástica é a apresentação neurológica mais comum.

A OLLP pode ser facilmente diagnosticada com radiografias simples em perfil. Os níveis mais frequentemente envolvidos são C4, C5 e C6. Há um tipo segmentar de distúrbio a ser distinguido dos tipos contínuo, local e misto, com base na distribuição das lesões atrás dos corpos vertebrais. O exame de TC ajuda a avaliar espessura, extensão lateral e diâmetro AP da ossificação do ligamento. Mais de 95% da ossificação são localizados na coluna cervical, embora haja relatos de extensão à coluna torácica como causa de mielopatia persistente após descompressão cervical.

A ossificação endocondral é responsável, principalmente, pela formação de massa ossificada, que se conecta às margens superior e inferior dos corpos vertebrais. Em muitos casos, o material ossificado fica firmemente aderente à dura-máter subjacente o que torna a excisão bastante arriscada. A compressão da medula espinal resulta em atrofia e necrose da substância cinzenta e em desmielinização da substância branca.

▶ Diagnóstico diferencial

A possibilidade de OLLP deve ser considerada em todos os casos de mielopatia cervical espondilótica (CID-9 721.1). A OLLP também deve ser distinguida de calcificação idiopática do espaço discal (CID-9 722.91).

▶ Complicações

Entre as complicações do tratamento cirúrgico estão lesão de nervo (especialmente neuropraxia da raiz de C5), paralisia e infecção. A retirada da ossificação com abordagem anterior tem maior incidência de durotomia e subsequente vazamento de líquido cerebrospinal.

▶ Tratamento

Obtém-se melhora neurológica com tratamento conservador ou cirúrgico em uma proporção significativa de pacientes. Os pacientes com mielopatia grave requerem descompressão neural por abordagem anterior, posterior ou combinada. Com, técnicas sofisticadas de descompressão por via posterior, como a laminoplastia de tipo "porta aberta" (CPT 63050, 63051), foram obtidos

resultados excelentes a longo prazo para pacientes com lesões de OLLP que não comprometam mais de 50% da área transversal da medula espinal e em casos nos quais o alinhamento geral da coluna cervical seja neutro ou lordótico.

Andres RH, Binggeli R: Ossification of the posterior longitudinal ligament. *J Rheumatol* 2008;35:528. [PMID: 18322975]

Chen Y, Chen D, Wang X, Guo Y, He Z: C5 palsy after laminectomy and posterior cervical fixation for ossification of posterior longitudinal ligament. *J Spinal Disord Tech* 2007;20:533. [PMID: 17912131]

Chen Y, Guo Y, Chen D, et al: Diagnosis and surgery of ossification of posterior longitudinal ligament associated with dural ossification in the cervical spine. *Eur Spine J* 2009;18:1541. [PMID: 19452175]

Dalbayrak S, Yilmaz M, Naderi S: "Skip" corpectomy in the treatment of multilevel cervical spondylotic myelopathy and ossified posterior longitudinal ligament. *J Neurosurg Spine* 2010;12:33. [PMID: 20043761]

Hida K, Yano S, Iwasaki Y: Considerations in the treatment of cervical ossification of the posterior longitudinal ligament. *Clin Neurosurg* 2008;55:126. [PMID: 19248677]

Inamasu J, Guiot BH: Factors predictive of surgical outcome for ossification of the posterior longitudinal ligament of the cervical spine. *J Neurosurg Sci* 2009;53:93. [PMID: 20075820]

Kim TJ, Bae KW, Uhm WS, Kim TH, Joo KB, Jun JB: Prevalence of ossification of the posterior longitudinal ligament of the cervical spine. *Joint Bone Spine* 2008;75:471. [PMID: 18448378]

Miyazawa N, Akiyama I: Ossification of the ligamentum flavum of the cervical spine. *J Neurosurg Sci* 2007;51:139. [PMID: 17641578]

Mochizuki M, Aiba A, Hashimoto M, Fujiyoshi T, Yamazaki M: Cervical myelopathy in patients with ossification of the posterior longitudinal ligament. *J Neurosurg Spine* 2009;10:122. [PMID: 19278325]

▼ DOENÇAS E DISTÚRBIOS DA COLUNA LOMBAR

Brett A. Freedman, MD John M. Rhee, MD Scott D. Boden, MD

VISÃO GERAL

Os quadros degenerativos sintomáticos da coluna lombar estão entre as causas mais comuns de encaminhamento para cirurgião de coluna. O diagnóstico diferencial para dor lombar com irradiação para membro inferior é extenso (Tab. 4-1). Cinco das formas mais comuns do quadro degenerativo sintomático da coluna lombar, bem como infecções, tumores e escoliose, serão abordados.

HÉRNIA DE DISCO

▶ Considerações gerais

Ocorre hérnia de disco quando um segmento do núcleo pulposo (porção gelatinosa central do disco) se infiltra por meio da laceração no anel fibroso rígido, um anel de colágeno denso que circunda a polpa nuclear. Isso pode ocorrer nas zonas central (Fig. 4-14A), posterolateral (Fig. 4-14B), foraminal (Fig. 4-14C) e

Tabela 4-1 Diagnóstico diferencial dos quadros degenerativos da coluna lombar

- Dor miofascial, "lombalgia"; dor miofascial lombar baixa (segunda causa mais comum de dor após lesão discal); tende a responder melhor aos relaxantes musculares; possível papel terapêutico para a toxina botulínica.
- Neuropatia clínica (p. ex., deficiência de vitamina B12, doença tireoidiana).
- Doença do sistema nervoso central (p. ex., acidente vascular encefálico, esclerose múltipla).
- Dor referida (p. ex., pancreatite crônica, esplenomegalia).
- Espondilodiscite, abscesso epidural, cisto de faceta infectado.
- Câncer (a metástase mais comum; dor noturna, atípica, não postural/mecânica, com sintomas constitucionais).
- Doença vascular periférica, claudicação vascular (CV); andar de bicicleta grava a CV e não a claudicação neurogênica (CN), ficar de pé agrava a CN e não a CV; a CV é caracteristicamente associada a tolerância a distâncias específicas e a debilidade dos pulsos.
- Diabetes melito.
- Doença degenerativa articular do quadril.
- Síndrome do piriforme; cerca de 20% das vezes o nervo isquiático atravessa o piriforme; com a contração desse músculo, ocorre dor ciática; corticosteroides têm sido usados para a inflamação assim como tratamento com toxina botulínica.

extraforaminal (Fig. 4-14D). Quanto mais central for a herniação maior a probabilidade de comprimir a raiz nervosa em sua passagem (ou seja, S1 em L5/S1), e quanto mais lateral for a herniação, maior a chance de comprimir a raiz nervosa em sua saída (ou seja, L5 em L5/S1). Assim hérnias de disco em um mesmo nível vertebral podem ter apresentações clínicas distintas.

A herniação do núcleo pulposo (HNP) pode causar sintomas de raiz nervosa por dois mecanismos. Primeiro, a herniação pode causar uma deformação mecânica da raiz nervosa. Segundo, a liberação de diversos mediadores inflamatórios pelo disco herniado desencadeia uma reação inflamatória intensa com irritação da raiz nervosa. Supõe-se que muitos casos de radiculopatia sintomática causados por hérnia de disco tenham base mecânica e inflamatória, o que ajuda a entender porque o tamanho da hérnia não necessariamente mantém correlação direta com a intensidade dos sintomas.

Anualmente, cerca de 5 a 20 adultos a cada mil sofrem hérnia de disco, resultando em incidência de 13 a 40% por todo o período de vida, concentrada na quinta década de vida. Os níveis mais atingidos (80%) são L4/5 e L5/S1; contudo, com o avanço da idade, níveis mais proximais (como L2/3 e L3/4) são crescentemente envolvidos. Recentemente, foram publicados estudos nos quais identificou-se a herança genética como fator de risco importante para o desenvolvimento de hérnia de disco lombar. Exposição ocupacional e recreativa, obesidade e tabagismo são fatores de risco modificáveis importantes.

▶ Manifestações clínicas

A. Sinais e sintomas

Os pacientes com hérnia de disco classicamente se apresentam com pródromo de dor lombar baixa, que agudamente se transforma para dor irradiante pela perna. Quando isso ocorre, a dor lombar desaparece ou permanece, mas na maioria dos casos os sintomas na perna predominam. Em mais de 50% dos casos, não se observa episódio desencadeante. Junto com a dor, o paciente pode apresentar dormência e/ou perda de força com padrão de compressão nervosa. Os quadros discogênicos caracteristicamente pioram com flexão para frente e melhoram em extensão. Como sentar aumenta a pressão intradiscal, muitos pacientes com hérnia de disco sintomática se sentem mais dor quando sentados do que em outras posições, como deitado ou de pé. Além disso, as posições que tensionam a raiz nervosa (p. ex., extensão completa do joelho) tendem a reproduzir ou agravar a dor irradiante.

Todos os pacientes que se apresentem com quadro degenerativo lombar doloroso devem ser submetidos a exames físico geral e neurológico completos (Tabs. 4-2 a 4-4). Os dermátomos das raízes nervosas de L1-S1 devem ser avaliados quanto a tato superficial e sensibilidade a teste com agulha em comparação com o lado oposto. Deve-se solicitar ao paciente que fique de pé e caminhe.

A marcha deve ser avaliada quanto a independência, estabilidade e posição antálgica. Com frequência, os pacientes não suportam todo o peso sobre o membro afetado e tendem a se apoiar no outro membro. Para complementar os testes de força motora e coordenação os pacientes devem ser solicitados a caminhar apoiados sobre calcanhares e, a seguir, sobre os dedos. Se possível, deve-se avaliar o arco de movimentos da coluna, buscando especificamente se flexão ou extensão da coluna provocam mais sintomas. Finalmente, devem-se buscar por sinais de tensão. Em posição supina, cada membro inferior deve ser elevado entre 20 e 70 graus. A reprodução da dor com irradiação pelo membro inferior abaixo do joelho constitui sinal positivo no teste de elevação da perna estendida (SLR). Diz-se que há SLR cruzado quando a elevação do outro membro reproduz a dor na perna sintomática.

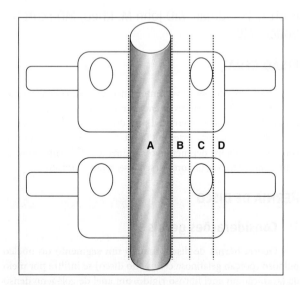

▲ **Figura 4-14** Diagrama ilustrando as 4 zonas/localizações das hérnias de disco.

DISTÚRBIOS, DOENÇAS E LESÕES DA COLUNA VERTEBRAL — CAPÍTULO 4 — 179

Tabela 4-2 Exame físico da coluna lombar

- Inspeção: pele, sinais de cirurgia prévia, palpação, espasmo.
- Postura: alinhamento (escoliose), equilíbrio sagital, equilíbrio coronal, posição.
- Arco de movimentos: grau e tipo de movimento que desencadeia a dor.
- Força motora (escala de 5 pontos para avaliação manual da força muscular; 0 = flacidez, 5 = normal).
- Sensibilidade: por dermátomos (L1-S1) + sacral inferior (sensibilidade anal).
- Sinais de tensão
  - Teste de elevação da perna estendida em posição supina e sentada (radiculopatia L5-S1).
  - Teste do alongamento femoral (radiculopatia L2-L4).
- Teste da articulação sacroilíaca: palpação, compressão lateral, FABER (flexão, abdução, rotação externa).
- Marcha: andar sobre o calcanhar, andar apoiado nos dedos, posição de cócoras, equilíbrio.
- Estado mental (humor/afeto, orientação) e sinal de Waddell.
- Exame do membro afetado: pulsos, arco de movimento de quadril/joelho.

Tabela 4-3 Graduação de força motora

0 – Nenhum movimento, nenhuma contração, paralisia total;
1 – Contração ou fasciculação muscular, nenhum movimento;
2 – ADMA completo[a] com eliminação da gravidade;
3 – ADMA completo contra a gravidade, mas sem resistência;
4 – Capaz de vencer a gravidade e algum grau de resistência;
5 – Força muscular normal (ou seja, simétrica ao lado oposto).

[a]ADMA, arco de movimento ativo. Pode-se acrescentar os sinais "+" ou "–" para auxiliar na descrição; utilizado para indicar graus mais sutis de perda motora (o cenário clínico mais comum), uma vez que a escala de graduação motora é mais tendente a déficit mais profundos.

Pode-se realizar SLR em pronação (teste do alongamento femoral) para testar a tensão nas raízes lombares superiores (L2, L3 e L4), indicada por dor na face anterior da coxa. O SLR pode ser repetido com o paciente sentado, durante a pesquisa da força muscular do quadríceps enquanto o paciente estende totalmente o joelho.

B. Imageamento

A RMN é o padrão ouro para detecção e definição de hérnia de disco lombar, mas talvez seja excessivamente sensível, porque uma grande proporção de voluntários assintomáticos apresentou aspecto anormal de discos no RMN. Assim, é essencial correlacionar os achados à RMN com os sinais e sintomas clínicos para diagnóstico e tratamento das HNPs. As hérnias de disco caracteristicamente apresentam três morfologias distintas no RMN – protrusão, (algumas vezes descrita como protrusão concêntrica) extrusão e sequestro. A protrusão é a protuberância geral posterior encontrada com degeneração do disco e com o processo normal de envelhecimento. Trata-se da forma mais comum de HNP, encontrada em 20 a 30% de adultos assintomáticos com menos

Tabela 4-4 Principais grupos motores e sua inervação

Raiz nervosa	Músculos	Ação
L1,2	Iliopsoas	Flexão do quadril
L3,4	Quadríceps Adutores	Extensão do joelho Adução do quadril
L4,5	Tibial anterior	Dorsiflexão do tornozelo
L5	Extensor longo do hálux	Extensão do hálux
L5,S1	Fibular longo/curto	Eversão do tornozelo
S1	Gastrocnêmio/sóleo	Flexão plantar do tornozelo

de 40 anos, em 60% daqueles entre 40 e 60 anos e em 80 a 100% acima dos 60 anos de idade. As protrusões discais têm resultados muito variáveis após discectomia, com 7 a 13% de recidiva de herniação e até 38% de taxa de persistência de queixas ciáticas. As protrusões representam fator de mau prognóstico relativo para os resultados com tratamento conservador ou cirúrgico, o que faz sentido quando se argumenta que esse tipo padrão indica colapso global do disco, menos responsivo a intervenções locais como infiltrações ou microdiscectomia. A extrusão de disco é a HNP na qual o material nuclear ultrapassa o anel fibroso produzindo um aspecto de cogumelo com cobertura e caule. A extrusão representa a morfologia de HNP mais comumente tratada com discectomia (aproximadamente dois terços dos casos) (Fig. 4-15). O sequestro é a progressão da extrusão na qual o fragmento nuclear herniado não mantém mais continuidade com o disco original. Extrusões e sequestros normalmente têm melhor evolução do que a protrusão. Diferentemente da protrusão, a extrusão e o sequestro são observados em menos de 1a 10% dos voluntários assintomáticos. Portanto, a relevância clínica do achado de extrusão e sequestro geralmente é maior do que o de protrusão do disco.

▶ Tratamento

A primeira linha de tratamento para a maioria dos quadros degenerativos sintomáticos da coluna lombar é conservadora. Apesar das diversas linhas de tratamento não operatório preconizadas, em geral, surpreendentemente, havia poucas evidências corroborando todas elas; entretanto, pesquisadores na última década fizeram um esforço concentrado para vencer essa limitação prévia. A tentativa inicial de tratamento conservador é justificada pela história natural, em geral, favorável do distúrbio. Em 60 a 90% dos casos de HNP os sintomas se resolvem espontaneamente nas primeiras 6 a 12 semanas. A Tabela 4-5 lista algumas das opções não cirúrgicas mais comumente usadas. Os tratamentos são adicionados em etapas, iniciando-se com medicamentos com anti-inflamatórios não esteroides (AINEs). Um breve curso de corticosteroides por via oral também produz alívio sintomático significativo. Relaxantes musculares ajudam a reduzir espasmo e dor. Os narcóticos, geralmente, são usados com parcimônia e por curto período em razão do potencial de dependência. A fisioterapia pode ser útil

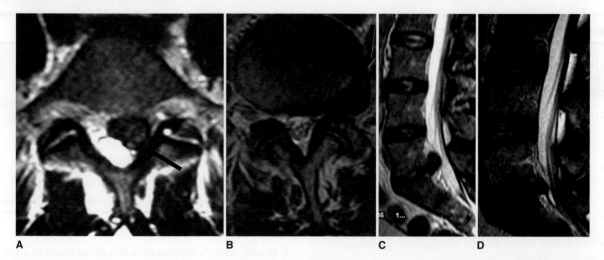

▲ **Figura 4-15** Tipos diferentes de hérnia de disco. A: RM no plano axial ponderada em T2, revelando extrusão de uma grande hérnia de disco em L5-S1 comprimindo a raiz de S1 (*seta púrpura*). B: RM axial em T2 revelando hérnia de disco extraforaminal em L4-L5 (*seta púrpura*). Esta hérnia comprime a raiz que deixa L4. C: RM no plano sagital revelando hérnia de disco (tipo extrusão) que migrou no sentido cefálico a partir do espaço discal original (L5-S1). D: RM no plano sagital revelando hérnia de disco que se manteve no nível do espaço discal original (L5-S1).

naqueles cujos sintomas permitam a realização dos exercícios. As injeções de corticosteroides no espaço epidural representam uma opção de tratamento não cirúrgico comumente usada. Devem ser feitas com direcionamento fluoroscópico com o medicamento aplicado por via transforaminal ao nível e ao lado da hérnia para dose máxima na região afetada. Os resultados dos ensaios clínicos com esse tipo de tratamento foram variáveis, mas evidências de nível 1 a indicar que sejam superiores ao placebo, ao menos na fase aguda. Contudo, não foi possível esclarecer se esse tratamento modifica a história natural das hérnias de disco. De qualquer forma, a resposta imediata a essas injeções tem valor diagnóstico e prognóstico. Os pacientes com resultados iniciais bons a excelentes, independentemente de piora com o tempo, apresentam melhores resultados após discectomia em comparação com aqueles com pouca ou nenhuma resposta a qualquer momento após a injeção.

Entre as indicações de tratamento cirúrgico estão: (1) sintomas persistentes a despeito de espera razoável por resultados de tratamento conservador, (2) déficit motor profundo ou progressivo, (3) síndrome da cauda equina, (4) dor intratável e (5) preferência do paciente. Ensaios de nível 1 têm demonstrado de forma consistente que a descompressão cirúrgica da raiz nervosa por remoção do fragmento discal causador é significativamente mais eficaz do que o tratamento não cirúrgico com acompanhamento entre 1 e 4 anos ou mais. Essas vantagens existem para todos os desfechos comumente avaliados, incluindo redução da dor, melhora funcional e, até mesmo, melhora no quadro de saúde mental. Sem dúvida, o achado isoladamente mais consistente é a redução significativa no tempo necessário para se atingir melhora clínica máxima com o tratamento cirúrgico em comparação com o não cirúrgico. O mais impactante desses ensaios foi o Spine Patient Out comes Research Trial (SPORT), financiado pelo National Institutes of Health e conduzido em 13 centros com braços randomizados e observacionais nos quais foram avaliados os resultados do tratamento cirúrgico *versus* conservador para três dos quadros degenerativos mais comuns da coluna – hérnia de disco (n = 289 para ensaio randomizado e m = 365 para observacional), estenose de canal vertebral e espondilolistese. A grande quantidade de dados obtidos a partir desse ensaio referencial, prospectivo, de 5 anos, foram secundariamente avaliados para mensurar o impacto de múltiplos fatores, incluindo custo e complicações. Quanto mais proximal o nível da herniação (ou seja L3/4 ou L4/5 e acima), maior a probabilidade de que a descompressão cirúrgica seja superior ao tratamento não cirúrgico.

Considerados todos os desfechos, a principal vantagem da cirurgia sobre o tratamento conservador é maior rapidez na resolução dos sintomas, especialmente dor radicular. Essa resolução mais rápida dos sintomas leva vantagens na relação custo-benefício em comparação com o tratamento conservador. A maioria dos pacientes submetidos à microdiscectomia aponta melhora substancial da dor radicular na perna no período pós-operató-

Tabela 4-5 Opções de tratamento não cirúrgicas

Fisioterapia/exercícios
Orientação/educação
Modificação das atividades
AINEs/celecoxibe
Medicamentos narcóticos para controle da dor
Relaxantes musculares
Agentes moduladores nervosos (p. ex., gabapentina)
Corticosteroides orais
Injeção de corticosteroides no espaço epidural ou na raiz do nervo
Quiropraxia/manipulação/tração
Massagem/calor/fio/estimulação elétrica transcutânea/acupuntura
Psicologia/bio*feedback*/psiquiatria

AINEs, anti-inflamatórios não esteroides.

DISTÚRBIOS, DOENÇAS E LESÕES DA COLUNA VERTEBRAL — CAPÍTULO 4 — 181

rio imediato. Não raro, a perda de força e, menos comumente, a dormência observadas no pré-operatório também melhoram rapidamente, embora, geralmente, não tão rápido ou completamente quanto a dor, particularmente quando a perda de força ou dormência tenham tido longa duração e sido constantes e não intermitentes. Os pacientes diabéticos também podem apresentar menor recuperação funcional da raiz nervosa.

Por outro lado, com tratamento não cirúrgico os pacientes demoram mais a apresentarem recuperação total, com resultados máximos obtidos não antes de 1 ou 2 anos após o início dos sintomas; contudo, tomando como referência 12 anos, há estudos que demonstram que as vantagens clínicas significativas do tratamento cirúrgico sobre o não cirúrgico se reduzem ou deixam de existir. Por outro lado, os resultados do ensaio SPORT revelam que os pacientes que se apresentaram para tratamento após 6 meses ou mais de duração dos sintomas tiveram melhora significativamente menor em comparação com aqueles cujo tratamento tenha sido feito em fase mais aguda, o que é consistente com outros estudos prospectivos anteriores. Assim, parece que a janela de oportunidade ideal para o tratamento cirúrgico ocorre entre 6 semanas e 6 meses a partir da instalação dos sintomas. Ao final, é principalmente a preferência do paciente que determina a opção de tratamento em caso de HNP sintomática que não se resolva espontaneamente ou que não responda às tentativas iniciais de tratamento não cirúrgico. Os pacientes com sintomas mais intensos tendem a optar por tratamento cirúrgico e aqueles com sintomas mais leves ou intermitentes tendem a preferir as modalidades mais conservadoras. Há poucas evidências de que o método cirúrgico (p. ex., microdiscectomia, discectomia minimamente invasiva, discectomia "aberta" tradicional) produza efeito significativo nos resultados, desde que a raiz nervosa seja apropriadamente descomprimida.

Enquanto a decisão de tratar HNP com cirurgia ou com terapia não operatória é, em grande parte, do próprio paciente e do cirurgião, há raras exceções nas quais a cirurgia na fase aguda tem indicação absoluta. A indicação consensual de cirurgia de urgência em caso de HNP é a síndrome da cauda equina. Os pacientes com síndrome da cauda equina se apresentam com déficits neurológios profundos bilaterais agudos de membros inferiores, anestesia em sela e incontinência intestinal/vesical (geralmente incontinência fecal e retenção urinária). A síndrome da cauda equina representa um dos quadros de coluna lombar verdadeiramente urgente. Assim, todos os pacientes sob suspeita de síndrome de cauda equina devem ser encaminhados imediatamente ao cirurgião de coluna e submetidos emergencialmente a RM. Tradicionalmente, supunha-se que os resultados neurológicos seriam melhores quando a descompressão ocorresse nas primeiras 48 horas. Não obstante, recentemente, demonstrou-se que a gravidade (mais que a duração) da incontinência seria o preditor pré-operatório mais importante para recuperação funcional intestinal/vesical. Mesmo quando tratados rapidamente, cerca de 25 a 50% dos pacientes persistirão com disfunção intestinal/vesical. Além da síndrome da cauda equina, os pacientes com qualquer forma progressiva de déficit neurológico ou aqueles cuja dor não esteja bem controlada em regime ambulatorial também são candidatos à cirurgia precoce. A seleção cuidadosa dos pacientes

é essencial quando se está considerando a possibilidade de indicar cirurgia. Além da patologia discal, fatores psicossociais têm grande peso nos resultados. A presença de três ou mais dos cinco sinais de Waddell está associada a resultados insatisfatórios após tratamento cirúrgico em razão de questões psicossociais. Esses sinais são (1) discrepância entre SLR com paciente sentado e em posição supina; (2) sensibilidade dolorosa superficial e generalizada não anatômica; (3) déficit sensitivo fora dos dermátomos ("toda a perna está dormente"); e (4) hiper-reatividade ao exame.

▶ Complicações

As complicações mais comuns de discectomia lombar são infecção (1-3%), laceração de dura-máter (3-10%), lesão de raiz nervosa (< 1%), e recorrência de hérnia (4-27%). A persistência de dor lombar baixa não é uma queixa rara a despeito de alívio excelente da dor radicular. O paciente deve compreender na fase pré-operatória de que o objetivo principal da cirurgia é aliviar a dor provocada por compressão da raiz nervosa e que a dor axial de linha média na região lombar baixa pode ou não melhorar, mesmo havendo sucesso com a cirurgia.

Ahn UM, Ahn NU, Buchowski JM, Garrett ES, Sieber AN, Kostuik JP: Cauda equina syndrome secondary to lumbar disc herniation: a meta-analysis of surgical outcomes. *Spine (Phila Pa 1976)* 2000;25:1515. [PMID: 10851100]

Buttermann GR: Treatment of lumbar disc herniation: epidural steroid injection compared with discectomy. A prospective, randomized study. *J Bone Joint Surg Am* 2004;86-A:670. [PMID: 15069129]

Carragee EJ, Han MY, Suen PW, Kim D: Clinical outcomes after lumbar discectomy for sciatica: the effects of fragment type and annular competence. *J Bone Joint Surg Am* 2003;85-A:102. [PMID: 12533579]

Casal-Moro R, Castro-Menéndez M, Hernández-Blanco M, et al: Long-term outcome after microendoscopic diskectomy for lumbar disk herniation: a prospective clinical study with a 5-year follow-up. *Neurosurgery* 2011;68:1568. [PMID: 21311384]

Katayama Y, Matsuyama Y, Yoshihara H, et al: Comparison of surgical outcomes between macro discectomy and micro discectomy for lumbar disc herniation: a prospective randomized study with surgery performed by the same spine surgeon. *J Spinal Disord Tech* 2006;19:344. [PMID: 16826006]

Lebow R, Parker SL, Adogwa O, et al: Microdiscectomy improves pain-associated depression, somatic anxiety, and mental wellbeing in patients with herniated lumbar disc. *Neurosurgery* 2012;70:306. [PMID: 22251975]

Lurie JD, Berven SH, Gibson-Chambers J, et al: Patient preferences and expectations for care: determinants in patients with lumbar intervertebral disc herniation. *Spine (Phila Pa 1976)* 2008;33:2663. [PMID: 18981962]

Lurie JD, Faucett SC, Hanscom B, et al: Lumbar discectomy outcomes vary by herniation level in the Spine Patient Outcomes Research Trial. *J Bone Joint Surg Am* 2008;90:1811. [PMID: 18762639]

Manchikanti L, Buenaventura RM, Manchikanti KN, et al: Effectiveness of therapeutic lumbar transforaminal epidural steroid injections in managing lumbar spinal pain. *Pain Physician* 2012;15:E199. [PMID: 22622912]

McCarthy MJ, Aylott CE, Grevitt MP, Hegarty J: Cauda equina syndrome: factors affecting long-term functional and sphincteric outcome. *Spine (Phila Pa 1976)* 2007;32:207. [PMID: 17224816]

Osterman H, Seitsalo S, Karppinen J, Malmivaara A: Effectiveness of microdiscectomy for lumbar disc herniation: a randomized controlled trial with 2 years of follow-up. *Spine* 2006;31:2409. [PMID: 17023847]

Peul WC, van den Hout WB, Brand R, et al: Prolonged conservative care versus early surgery in patients with sciatica caused by lumbar disc herniation: two year results of a randomised controlled trial. *BMJ* 2008;336:1355. [PMID: 18502911]

Qureshi A, Sell P: Cauda equina syndrome treated by surgical decompression: the influence of timing on surgical outcome. *Eur Spine J* 2007;16:2143. [PMID: 17828560]

Rhee JM, Schaufele M, Abdu WA: Radiculopathy and the herniated lumbar disk: controversies regarding pathophysiology and management. *Instr Course Lect* 2007;56:287. [PMID: 17472314]

Rihn JA, Hilibrand AS, Radcliff K, et al: Duration of symptoms resulting from lumbar disc herniation: effect on treatment outcomes: analysis of the Spine Patient Outcomes Research Trial (SPORT). *J Bone Joint Surg Am* 2011;93:1906. [PMID: 22012528]

Ryang YM, Oertel MF, Mayfrank L, Gilsbach JM, Rohde V: Standard open microdiscectomy versus minimal access trocar microdiscectomy: results of a prospective randomized study. *Neurosurgery* 2008;62:174. [PMID: 18300905]

Stafford MA, Peng P, Hill DA: Sciatica: a review of history, epidemiology, pathogenesis, and the role of epidural steroid injection in management. *Br J Anaesth* 2007;99:461. [PMID: 17704089]

Weinstein JN, Tosteson TD, Lurie JD, et al: Surgical versus nonoperative treatment for lumbar spinal stenosis four-year results of the Spine Patient Outcomes Research Trial. *Spine (Phila Pa 1976)* 2010;35:1329. [PMID: 20453723]

Weinstein JN, Tosteson TD, Lurie JD, et al: Surgical vs. nonoperative treatment for lumbar disk herniation: the Spine Patient Outcomes Research Trial (SPORT): a randomized trial. *JAMA* 2006;296:2441. [PMID: 17119140]

Weinstein JN, Tosteson TD, Lurie JD, et al: Surgical vs. nonoperative treatment for lumbar disk herniation: the Spine Patient Outcomes Research Trial (SPORT) observational cohort. *JAMA* 2006;296:2451. [PMID: 17119141]

ESTENOSE DE CANAL VERTEBRAL

▶ Fundamentos do diagnóstico

- *Frequentemente causada por quadros degenerativos da coluna, mas também pode ocorrer por estreitamento congênito do canal vertebral ou por quadros inflamatórios ou traumáticos.*

- *Os sintomas se agravam com a extensão e melhoram por flexão da coluna.*

- *Há necessidade de investigar se há insuficiência vascular e osteoartrose de quadris e joelhos.*

▶ Considerações gerais

Diz-se que há estenose quando há estreitamento do canal vertebral, na maioria das vezes causado por acúmulo de material degenerativo ocupando espaço, como ocorre em casos com hipertrofia de ligamento amarelo, osteofitos e hérnia ou protuberância discal (Fig. 4-16). Raramente, o acúmulo de gordura epidural também causa estenose de canal vertebral. A estenose pode ocorrer na porção central do canal, no recesso lateral (ou seja, na área sob as facetas articulares) ou no forame. Na maioria dos casos, a estenose ocorre ao nível das facetas articulares. É nesta altura que as alterações patológicas em disco, facetas e ligamento amarelo convergem para produzir o maior grau de estreitamento. Por outro lado, a estenose é relativamente rara ao nível dos pedículos e, quando ocorre neste ponto, frequentemente indica a presença de estenose congênita ou de evolução durante o desenvolvimento do canal ósseo.

A estenose de canal vertebral é encontrada em pacientes com canal estreitado no seu processo de desenvolvimento. Tais pacientes podem ter espaço suficiente para suas raízes nervosas na juventude, mas têm pouca reserva para acumular lesões degenerativas, que ocorrem em todos os indivíduos com o passar do tempo. Instabilidade (listese lateral ou espondilolistese) e/ou deformidade (p. ex., escoliose) concomitantes da coluna podem acentuar a estenose: quando uma vértebra sofre translação sobre outra, a porção do canal vertebral entre os dois segmentos é estreitada de forma semelhante ao fechamento de um corta-charuto. Quando ocorre estenose de forame, geralmente a causa é hipertrofia e/ou migração proximal da faceta articular superior a partir do nível inferior (ou seja, a faceta superior de S1 causando estenose do forame entre L5 e S1), junto com invasão do forame pelo ligamento amarelo. Redução na altura do disco, espaço herniação ou protuberância do disco para dentro do forame também causam estenose. O segmento mais comumente envolvido é L4/5. Os pacientes sintomáticos podem se apresentar em qualquer faixa etária da vida adulta, sendo que aqueles com estenose congênita se apresentam até no final da adolescência, mas na maioria dos casos de estenose degenerativa a apresentação se dá na faixa dos 50 anos de idade ou além.

▶ Manifestações clínicas

A. Sinais e sintomas

Classicamente, os pacientes se queixam de dor de início insidioso com irradiação pela nádega e pela perna, que se agrava quando o canal vertebral comprometido é adicionalmente estreitado em extensão (p. ex., na parte de trás do pé ou caminhando [especialmente ladeira abaixo]) e melhora quando o canal é relativamente alargado em flexão (p. ex., sentado, deitado em posição "fetal", ou caminhando apoiado em carrinho de compras). É possível haver dormência, fraqueza ou sensação de "peso" ou fadiga fácil nas pernas ao caminhar. Os pacientes também se queixam de dor concomitante na região lombar baixa. Entretanto, nem todos os pacientes se apresentam com esses sintomas clássicos. Muitos se queixarão de dor radicular significativa na perna mesmo durante o repouso. Não raro, os sintomas da perna não se irradiam por todo o membro, mas se localizam na região da nádega ou face posterior da coxa.

Faz-se necessário exame físico cuidadoso, mas, com frequência, sem sinais focais. É relativamente raro que haja déficits motor e sensitivo graves. As articulações de quadril e joelho de todos os pacientes devem ser avaliadas, uma vez que a osteoartrose nesses locais frequentemente se apresenta com sintomas se-

DISTÚRBIOS, DOENÇAS E LESÕES DA COLUNA VERTEBRAL — CAPÍTULO 4

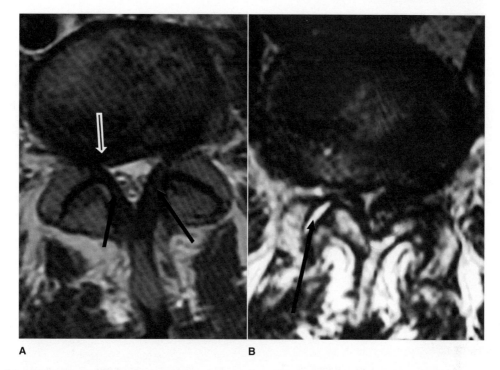

▲ **Figura 4-16** A: RM no plano axial revelando estenose de recesso lateral (subarticular) causada por espessamento do ligamento amarelo (*setas púrpuras*). Também observa-se abaulamento discal posterolateral à direita (*seta branca*). B: Estenose central grave produzindo canal vertebral de tamanho mínimo. Observe sinovite e artropatia de faceta articular (*seta púrpura*).

melhantes. Os pacientes com bursite do trocanter maior também podem se apresentar com dor irradiando pela perna. A dor em articulação sacroilíaca, cujo diagnóstico definitivo pode ser muito difícil, também pode ser confundida com a dor da estenose que se localize apenas na nádega. Ademais, deve-se proceder a exame vascular em todos os pacientes para afastar a possibilidade de claudicação vascular.

B. Exames de imagem

O exame de RMN sem contraste é a ferramenta diagnóstica mais usada para identificar estenose do canal vertebral. Naqueles pacientes que não podem realizar o exame (p. ex., aqueles com marca-passo), há necessidade de mielografia por TC. Não há indicação para TC simples na investigação de estenose de canal vertebral, embora possa ser útil na identificação de anormalidades ósseas associadas ou para planejamento cirúrgico. Devem ser realizadas radiografias simples com pacientes de pé em AP, perfil e em flexão-extensão, a fim de afastar instabilidade ou deformidade de coluna.

▶ Tratamento

As modalidades não cirúrgicas incluem as mesmas usadas no tratamento de hérnia de disco lombar. Como a estenose raramente causa lesão neurológica progressiva, em geral as modalidades não cirúrgicas são tentadas primeiro. Entretanto, enquanto a hérnia de disco pode se resolver espontaneamente com a reab-

sorção de fragmentos, a estenose de canal vertebral causada por hipertrofia óssea ou ligamentar não regride espontaneamente nem com tratamento não cirúrgico. De forma semelhante ao que ocorre com hérnias de disco lombares, o tratamento não cirúrgico nos casos de estenose é puramente sintomático, esignifica que pode melhorar os sintomas dolorosos, mas não modifica e nem faz "desaparecer" a estenose subjacente. Assim, é duvidoso que as terapias não cirúrgicas alterem a história natural da estenose de canal vertebral, e na literatura encontram-se poucas evidências sobre isso. Em uma metanálise recente demonstrou-se que as evidências em apoio a diversas modalidades não cirúrgicas são, no máximo, de baixo grau. A infiltração de corticosteroide no espaço epidural é uma modalidade não cirúrgica comumente usada; contudo, diferentemente do que ocorre com a hérnia de disco, não parece haver qualquer vantagem clínica quando se comparam as técnicas intralaminar e transforaminal. Nos casos leves de estenose do canal vertebral lombar, o tratamento não cirúrgico pode produzir melhora sintomática de longo prazo. Contudo, o mais comum, especialmente naqueles com estenose grave, é que os sintomas tendam a recidivar e evoluir com o tempo.

Nos pacientes com sintomas persistentes ou déficits neurológicos progressivos, o tratamento cirúrgico produz resultados excelentes. Na maioria dos casos de estenose de recesso central e lateral o procedimento preferencial é laminectomia para descompressão das áreas estenosadas (Fig. 4-17). Geralmente, não há indicação de fusão se não houver instabilidade. Naqueles com estenose sintomática de forame neural, a foraminotomia deve ser

184 CAPÍTULO 4 — DISTÚRBIOS, DOENÇAS E LESÕES DA COLUNA VERTEBRAL

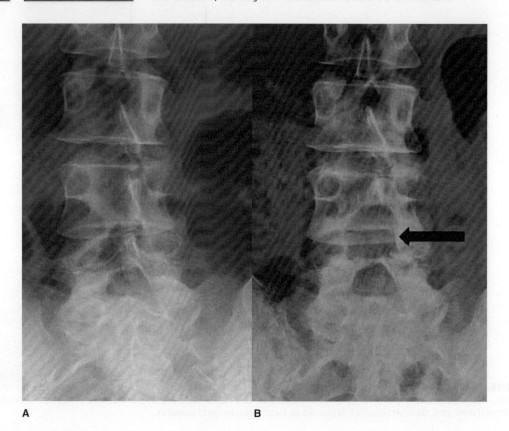

▲ **Figura 4-17** Radiografias em AP antes (**A**) e após (**B**) laminectomia em L4-L5 para tratamento de estenose de canal vertebral. Na maioria dos casos, as estenoses dos recessos central e lateral ocorrem ao nível do espaço discal, onde facetas, ligamento amarelo e disco podem convergir para comprimir os elementos neurais. Assim, a descompressão será adequada quando a área que atravessa da porção do osteófito à caudal das facetas articulares tenha sido liberada da compressão neurológica (*seta púrpura*).

realizada adicionalmente. Se houver estenose foraminal sintomática com inclinação do segmento no plano coronal que estreite ainda mais o forame, talvez haja necessidade de fusão, a fim de manter o forame com altura suficiente para aliviar a compressão da raiz nervosa, mesmo se tiver sido realizada foraminotomia. Em alguns casos, particularmente na coluna lombar superior onde a porção tende a ser mais estreita, a foraminotomia para ser satisfatória pode implicar ressecção ampla com indicação de fusão em razão da instabilidade iatrogênica produzida no processo de descompressão da raiz.

Nos pacientes corretamente selecionados, a laminectomia produz melhora excelente nos sintomas de estenose de canal vertebral. Pode-se esperar redução ou eliminação de dor radicular/claudicação e melhora física funcional em 70 a 90% dos casos. Novamente, os pacientes devem ser advertidos de que o objetivo primário do tratamento é a melhora do quadro neurológico e não a resolução da dor no eixo da coluna, embora haja melhora desse sintoma em até 75% dos casos.

Ammendolia C, Stuber K, de Bruin LK, et al: Nonoperative treatment of lumbar spinal stenosis with neurogenic claudication: a systematic review. *Spine (Phila Pa 1976)* 2012;37:E609. [PMID: 22158059]

Athiviraham A, Yen D: Is spinal stenosis better treated surgically or nonsurgically? *Clin Orthop Relat Res* 2007;458:90. [PMID: 17308483]

Atlas SJ, Keller RB, Wu YA, Deyo RA, Singer DE: Long-term outcomes of surgical and nonsurgical management of lumbar spinal stenosis: 8 to 10 year results from the Maine lumbar spine study. *Spine (Phila Pa 1976)* 2005;30:936. [PMID: 15834339]

Koc Z, Ozcakir S, Sivrioglu K, Gurbet A, Kucukoglu S: Effectiveness of physical therapy and epidural steroid injections in lumbar spinal stenosis. *Spine (Phila Pa 1976)* 2009;34:985. [PMID: 19404172]

Malmivaara A: Surgical or nonoperative treatment for lumbar spinal stenosis? A randomized controlled trial. *Spine (Phila Pa 1976)* 2007;32:1. [PMID: 17202885]

Ruetten S, Komp M, Merk H, Godolias G: Surgical treatment for lumbar lateral recess stenosis with the full-endoscopic interlaminar approach versus conventional microsurgical technique: a prospective, randomized, controlled study. *J Neurosurg Spine* 2009;10:476. [PMID: 19442011]

Smith CC, Booker T, Schaufele MK, et al: Interlaminar versus transforaminal epidural steroid injections for the treatment of symptomatic lumbar spinal stenosis. *Pain Med* 2010;11:1511. [PMID: 20735751]

Weinstein JN, Tosteson TD, Lurie JD, et al: Surgical versus nonsurgical therapy for lumbar spinal stenosis. *N Engl J Med* 2008;358:794. [PMID: 18287602]

Zouboulis P: Functional outcome of surgical treatment for multilevel lumbar spinal stenosis. *Acta Orthop* 2006;77:670. [PMID: 16929447]

DOENÇA DEGENERATIVA DISCAL

▶ Fundamentos do diagnóstico

- *O envelhecimento do disco leva a desidratação e a ruptura interna.*
- *A maioria dos casos é assintomática.*
- *Não é possível fazer o diagnóstico de degeneração discal dolorosa apenas com exames de imagem.*

▶ Considerações gerais

O envelhecimento do disco intervertebral leva a perda de conteúdo líquido, redução na altura e alteração nas propriedades mecânicas normais. Como resultado, é possível haver hipermobilidade segmentar além de laceração no anel. Embora essa cascata degenerativa ocorra em todas as colunas com a idade, ela se torna sintomática em uma pequena minoria. Não se sabe porque alguns casos são sintomáticos enquanto a maioria não é, e não há critérios na RM ou em outros exames de imagem capazes de diferenciar de forma confiável entre degeneração discal sintomática e assintomática. Sendo assim, não é possível diagnosticar degeneração discal dolorosa com base apenas nos exames de imagem.

Diferenciamos "degeneração discal", que é uma descrição radiográfica e anatômica, de "doença degenerativa discal" (DDD), que se refere a uma síndrome clínica de dor na presença de degeneração discal (Fig. 4-18). Como o diagnóstico de DDD é difícil de fazer, o tratamento cirúrgico de dor lombar baixa de origem discal tem alcançado relativamente pouco sucesso em comparação com outros tipos de cirurgia de coluna. Assim, o tratamento cirúrgico de DDD deve ser reservado a pacientes com sintomas graves que não tenham respondido às medidas não cirúrgicas e nos quais tenha se identificado, com precisão, um fator gerador discal (ver a Tab. 4-5). Demonstrou-se que hereditariedade e genética são fatores de risco importantes para o desenvolvimento de DDD. Entre os fatores de risco modificáveis estão tabagismo, obesidade e exposição ocupacional.

▶ Manifestações clínicas

A. Sinais e sintomas

A dor lombar baixa de origem discal classicamente se agrava com a flexão e melhora em extensão. Assim como ocorre nas hérnias, a posição sentada é a que produz maior agravamento porque aumenta ao máximo a pressão intradiscal. A dor no eixo da coluna pode irradiar para nádega, coxa ou região inguinal, mas, geralmente, não ultrapassa o joelho se não houver compressão neurológica. A irradiação além do joelho com distribuição

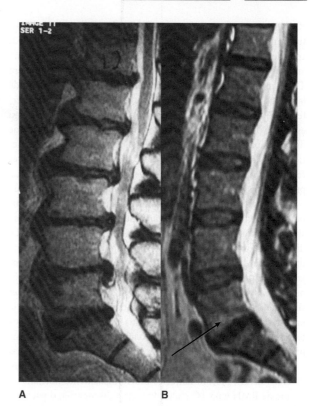

▲ **Figura 4-18** A: Paciente do sexo masculino, 75 anos, com sintomas de estenose de canal vertebral e degeneração em vários discos, mas sem dor na coluna lombar baixa. Por razões não esclarecidas, a maioria das degenerações discais não causa dor no eixo da coluna lombar baixa. Portanto, não se deve pressupor que as alterações degenerativas encontradas na imagem sejam necessariamente as responsáveis pelos sintomas, embora certamente possam ser. B: Paciente do sexo feminino, 37 anos, com doença degenerativa discal em nível único entre L5 e S1. Observe a desidratação relativa (a porção central do disco é mais escura, praticamente negra, em comparação com os discos proximais) e a redução na altura do disco, além de alterações no platô vertebral de tipo Modic (*seta púrpura*).

acompanhando o dermátomos normalmente indica compressão/irritação concomitante de raiz nervosa. É importante determinar o grau de alívio obtido com o repouso. A dor que nunca melhora, mesmo com o repouso, sugere que, com procedimentos mecânicos, como fusão de vértebras, provavelmente não se obterá melhora da dor.

B. Exames de imagem

As radiografias caracteristicamente revelam redução do espaço discal, osteofitos nos corpos vertebrais ou esclerose da faceta ou de platô vertebral. As radiografias devem ser realizadas com o paciente de pé para avaliar possíveis deformidades ou instabilidades que, talvez, não sejam evidentes em decúbito. As radiografias em flexão-extensão excluem as possibilidades de espondilolistese ou instabilidade. A TC exclui espondilólise ou tumores ocultos. A

RMN sem contraste é o exame preferencial e revela redução na altura e no conteúdo de água do disco (escuro nas imagens em T2) com degeneração discal. As zonas de intensidade alta (HIZs) são áreas focais com aumento de sinal nas imagens ponderadas em T2 do anel posterior/externo, normalmente escuro, indicativas de laceração ou fissura no anel. As alterações associadas no platô vertebral (tipo "Modic") indicam edema, degeneração gordurosa ou esclerose do platô, e podem ocorrer também com degeneração de disco. Os pacientes com HIZs e alterações de tipo Modic submetidos a cirurgia para tratamento de DDD tendem a ter melhores resultados do que aqueles sem esses sinais à RMN. Entretanto, a presença desses achados não é diagnóstica de DDD sintomática.

A discografia é uma modalidade diagnóstica útil, mas imperfeita. Como é impossível determinar se um disco é doloroso simplesmente por seu aspecto radiográfico, o conceito no qual a discografia provocativa se baseia é a possibilidade de identificar o disco sintomático injetando-o com contraste sob pressão. Se a injeção for capaz de reproduzir a dor característica na região lombar baixa (ou seja, demonstrar "dor concordante"), o disco pode ser sintomático. Pode-se realizar TC imediatamente após a discografia para avaliar a morfologia do disco e sua competência. Geralmente, testa-se um nível-controle (disco adjacente com aspecto normal). O teste neste nível não deve produzir dor ou produzir apenas uma leve sensação de pressão. Se o paciente relatar dor intensa em diversos níveis, mesmo naqueles morfologicamente normais ao exame de RMN e na TC realizada após a discografia, o paciente talvez seja excessivamente sensível a dor e é menos provável que se beneficie com o tratamento cirúrgico. O pequeno volume de informações a ser obtido com esse teste deve ser ponderado contra o risco do procedimento. Em um estudo de coorte de pacientes submetidos a discografia 7 a 10 anos antes demonstrou-se aumento significativo em desfechos como degeneração discal e hérnia de disco nos disco submetidos ao exame. Este achado é consistente com aqueles obtidos em modelos animais realizados previamente.

▶ Tratamento

A DDD é um problema difícil de conduzir e não há opções de tratamento consideradas excelentes. Como a cirurgia é apropriada apenas para poucos pacientes específicos, o tratamento inicial deve ser sempre o conservador. Entre as opções não cirúrgicas estão aquelas listadas na Tabela 4-5. Modificações no estilo de vida, terapias comportamentais e tratamento de estressores psicossociais associados podem ajudar o paciente com DDD a lidar melhor com a dor. Evidências de nível 1 demonstram que pacientes com DDD sintomática refratários a, no mínimo, 6 meses de tratamento não cirúrgico podem ser beneficiados com cirurgia.

O tratamento cirúrgico mais comumente realizado para DDD sintomática é fusão de vértebras. A cirurgia pode ser realizada por via anterior ou posterior. A anterior tem as vantagens de taxas mais altas de fusão e de evitar a morbidade relacionada com ruptura dos músculos extensores lombares, mas traz consigo os riscos intrínsecos à abordagem anterior, como lesão vascular, ejaculação retrógrada e lesão de conteúdos abdominais (Fig. 4-19). A fusão posterior (posterolateral e/ou entre corpos vertebrais) geralmente envolve o uso de parafusos de pedículo e produz fixação rígida, mas requer dissecção ampla de musculatura posterior, o que pode agravar a dor lombar, além de ter taxas mais altas de infecção e mais baixas de fusão em comparação com a abordagem anterior. Demonstrou-se que com todas as técnicas de fusão os resultados obtidos são significativamente melhores do que com tratamento não cirúrgico, em pacientes bem selecionados com doença discal em um único nível. Em geral, dois terços a três quartos dos pacientes obtêm alívio significativo e duradouro com a cirurgia para fusão de vértebras para tratamento de DDD.

Entre as abordagens que não utilizam fusão estão a estabilização dinâmica posterior e a artroplastia de disco lombar anterior. Há poucas evidências em apoio ao uso de estabilização dinâmica posterior. Por outro lado, os ensaios clínicos recentes da FDA com 2 anos de duração, denominados *Investigational Device Exemption*, comparando artroplastia anterior com fusão em um ou dois níveis em pacientes bem selecionados, demonstraram melhora significativa em comparação com a linha de base em ambos os procedimentos cirúrgicos. Nesses ensaios, a artroplastia apresentou efeito clínico equivalente ou superior em comparação com a fusão. Contudo, deve ser enfatizado que esses resultados foram avaliados a curto prazo; não foram esclarecidas a funcionalidade e a durabilidade das artroplastias lombares. Houve relatos de colapsos potencialmente catastróficos, incluindo expulsão possivelmente letal dos implantes para os vasos ilíacos, arrefecendo o entusiasmo inicial com essa abordagem.

▶ Complicações

As complicações comumente relatadas de fusões posteriores incluem infecção, não consolidação e problemas relacionados

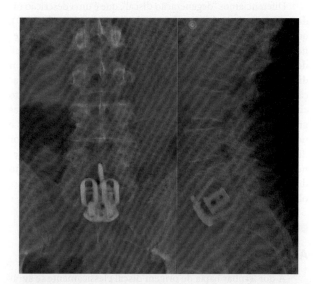

▲ **Figura 4-19** Radiografias em AP e perfil de paciente do sexo masculino, 43 anos, após fusão de corpos vertebrais lombares com gaiola e placa. Embora esse sistema de gaiola com fio e afunilamento lombar em particular possa ser usado com bastante sucesso (taxa de fusão > 95%) como dispositivo único, quando a anatomia vascular permite e a fixação da gaiola não é ideal, pode-se adicionar uma placa para melhor fixação do dispositivo. Obteve-se excelente melhora sintomática.

DISTÚRBIOS, DOENÇAS E LESÕES DA COLUNA VERTEBRAL — CAPÍTULO 4 — 187

com implante como mau posicionamento, afrouxamento de parafusos ou gaiolas. Entre as complicações de fusão anterior estão lesão vascular (até 3%), ejaculação retrógrada causada por lesão do plexo hipogástrico (até 5%) e migração da gaiola. As taxas de fusão dos procedimentos entre corpos vertebrais lombares usando rhBMP-2 e gaiola se aproxima de 100%. Entretanto, recentemente foi relatado que a taxa de ejaculação retrógrada pode ser mais alta quando se usa rhBMP-2 em comparação com autoenxerto. As taxas de fusão com artrodese posterior em um ou dois níveis variam de 80 a 95%

▶ Prognóstico

A DDD tem prognóstico relativamente ruim em comparação com outros diagnósticos de coluna lombar, independentemente de tratamento cirúrgico ou conservador. Cerca de um terço dos pacientes não responde a qualquer forma de tratamento. A seleção cuidadosa do paciente é a chave para bons resultados cirúrgicos. Os pacientes com dor lombar baixa refratária e com quadros psicossociais não tratados que possam agravar a percepção de dor apresentam resultados cirúrgicos consistentemente insatisfatórios. Outros fatores de mau prognóstico são afastamento do trabalho, pendência judicial, obesidade e tabagismo. É fundamental orientar o paciente com expectativas realistas sobre a possibilidade de redução da dor após a cirurgia.

Berg S, Tullberg T, Branth B, Olerud C, Tropp H: Total disc replacement compared to lumbar fusion: a randomised controlled trial with 2-year follow-up. *Eur Spine J* 2009;18:1512. [PMID: 19506919]

Burkus JK: Six-year outcomes of anterior lumbar interbody arthrodesis with use of interbody fusion cages and recombinant human bone morphogenetic protein-2. *J Bone Joint Surg Am* 2009;91:1181. [PMID: 19411467]

Carragee EJ: Retrograde ejaculation after anterior lumbar interbody fusion using rh-BMP-2: a cohort controlled study. *Spine J* 2011;11:511. [PMID: 21612985]

Carragee EJ, Don AS, Hurwitz EL, et al: 2009 ISSLS Prize Winner: does discography cause accelerated progression of degeneration changes in the lumbar disc: a ten-year matched cohort study. *Spine (Phila Pa 1976)* 2009;34:2338. [PMID: 19755936]

Carragee EJ, Lincoln T, Parmar VS, Alamin T: A gold standard evaluation of the "discogenic pain" diagnosis as determined by provocative discography. *Spine (Phila Pa 1976)* 2006;31:2115. [PMID: 16915099]

Carreon LY, Glassman SD, Howard J: Fusion and nonsurgical treatment for symptomatic lumbar degenerative disease: a systematic review of Oswestry Disability Index and MOS Short Form-36 outcomes. *Spine J* 2008;8:747. [PMID: 18037354]

Cheh G: Adjacent segment disease following lumbar/thoracolumbar fusion with pedicle screw instrumentation: a minimum 5-year follow-up. *Spine (Phila Pa 1976)* 2007;32:2253. [PMID: 17873819]

Delamarter R, Zigler JE, Balderston RA, et al: Prospective, randomized, multicenter FDA IDE study of the ProDisc-L total disc replacement compared to circumferential arthrodesis for the treatment of two-level degenerative disc disease: results at twenty-four months. *J Bone Joint Surg Am* 2011;93:705. [PMID: 21398574]

Dimar JR: Clinical and radiographic analysis of an optimized rhBMP-2 formulation as an autograft replacement in posterolateral lumbar spine arthrodesis. *J Bone Joint Surg Am* 2009;91:1377. [PMID: 19487515]

Glassman SD, Polly DW, Bono CM, Burkus K, Dimar JR: Outcome of lumbar arthrodesis in patients sixty-five years of age or older. J Bone Joint Surg Am 2009;91:783. [PMID: 19339561]

Gornet MF, Burkus JK, Dryer RF, et al: Lumbar disc arthroplasty with MAVERICK disc versus stand-alone interbody fusion: a prospective randomized controlled multicenter IDE trial. *Spine (Phila Pa 1976)* 2011;36:E1600. [PMID: 21415812]

Guyer RD: Prospective, randomized, multicenter Food and Drug Administration investigational device exemption study of lumbar total disc replacement with the CHARITE artificial disc versus lumbar fusion: five-year follow-up. *Spine J* 2009;9:374. [PMID: 18805066]

Hsieh PC, Koski TR, O'Shaughnessy BA, et al: Anterior lumbar interbody fusion in comparison with transforaminal lumbar interbody fusion: implications for the restoration of foraminal height, local disc angle, lumbar lordosis, and sagittal balance. *J Neurosurg Spine* 2007;7:379. [PMID: 17933310]

Manchikanti L, Glaser SE, Wolfer L, Derby R, Cohen SP: Systematic review of lumbar discography as a diagnostic test for chronic low back pain. *Pain Physician* 2009;12:541. [PMID: 19461822]

Mirza SK, Deyo RA: Systematic review of randomized trials comparing lumbar fusion surgery to nonoperative care for treatment of chronic back pain. *Spine (Phila Pa 1976)* 2007;32:816. [PMID: 17414918]

Putzier M, Hoff E, Tohtz S, et al: Dynamic stabilization adjacent to single-level fusion: part II. No clinical benefit for asymptomatic, initially degenerated adjacent segments after 6 year followup. *Eur Spine J* 2010;19:2181. [PMID: 20632044]

Soegaard R, Bünger CE, Christiansen T, Høy K, Eiskjaer SP, Christensen FB: Circumferential fusion is dominant over posterolateral fusion in a long-term perspective: cost-utility evaluation of a randomized controlled trial in severe, chronic low back pain. *Spine (Phila Pa 1976)* 2007;32:2405. [PMID: 18090078]

Videbaek TS: Circumferential fusion improves outcome in comparison with instrumented posterolateral fusion: long-term results of a randomized clinical trial. *Spine (Phila Pa 1976)* 2006;31:2875. [PMID: 17139217]

SÍNDROME FACETÁRIA

▶ Considerações gerais

A artropatia facetaria e a síndrome facetaria são relativamente comuns, mas frequentemente são causas subestimadas de dor em pacientes com quadro degenerativo lombar. Diferentemente da degeneração discal, presente em indivíduos sintomáticos e assintomáticos, 15 a 90% dos pacientes com dor lombar baixa apresentam alterações artríticas evidentes em suas facetas articulares, enquanto menos de 15% dos voluntários assintomáticos apresentam alterações articulares quando avaliados com imageamento avançado. Mais de 10% dos pacientes após discectomia podem evoluir com síndrome facetaria lombar sintomática, que pode ser responsável por bloqueio facetário. A discectomia de revisão ou radical aumenta significativamente o risco.

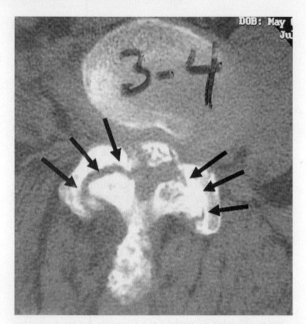

▲ **Figura 4-20** Mielografia por TC demonstrando estenose grave do canal vertebral em L3-L4 junto com artropatia facetaria bilateral (setas pretas).

As facetas articulares parecem ser um causador independente de dor lombar. Embora a artrose facetária possa se seguir à degeneração discal, a síndrome facetária e a síndrome de dor lombar discogênica geralmente não ocorrem simultaneamente, uma vez que o bloqueio anestésico das facetas e a discografia são positivos no mesmo nível em menos de 3 a 10% dos casos. O nível mais comumente envolvido é L5/S1, seguido por L4/5 e L3/4. A degeneração facetária é caracterizada por alterações similares àquelas encontradas em outras articulações sinoviais – osteofitos, cistos subcondrais, desgaste de cartilagem, redução do espaço articular e deformação (Fig. 4-20).

A cápsula facetária é ricamente inervada pelo ramo medial posterior. Cada ramo posterior se divide para inervar duas ou três facetas articulares, incluindo as articulações associadas ao forame neural e aquelas acima e abaixo.

▶ **Manifestações clínicas**

A. Sinais e sintomas

Um dos desafios ao diagnosticar síndrome facetária (o conjunto de dor lombar crônica que piora com extensão, em cenário de alterações artríticas facetárias com resposta ao bloqueio anestésico local na região das facetas) é a ausência de sinais e sintomas confiáveis. Frequentemente ocorre dor referida com irradiação para nádegas e região posterior da coxa (não abaixo do joelho) e, algumas vezes, também para a região inguinal. A extensão da coluna lombar, especialmente com rotação do tronco, frequentemente é limitada e dolorosa. O bloqueio anestésico local com controle comparativo é a modalidade diagnóstica preferencial. Requer duas infiltrações em duas ocasiões distintas de dois tipos de anestésico local – um de ação curta (lidocaína) e outro de ação prolongada (bupivacaína).

Para que se confirme o diagnóstico, o paciente deve ter resposta positiva (alívio da dor e/ou capacidade manobras que antes eram dolorosas) após ambas as infiltrações e a resposta deve ser mais demorada após o uso do anestésico de ação prolongada. A resposta a apenas um anestésico é considerada resultado falso-positivo, que ocorre em até 50% dos casos. Infelizmente, diversos trabalhos demonstraram correlação débil ou ausente entre resposta à infiltração das facetas e resposta ao tratamento não cirúrgico ou à fusão subsequente de vértebras. Assim, embora muitos cirurgiões de coluna acreditem que a degeneração facetária cause lombalgia crônica, não está clara sua definição como entidade única causadora, nem foi determinada sua contribuição na etiologia multifatorial da lombalgia.

B. Exames de imagem

Em muitas situações supõe-se que a degeneração discal e a perda de altura do disco precedam a artrose facetária. A orientação da faceta, mais bem mensurada no exame de TC, tende a se tornar progressivamente mais sagital à medida que a artrose evolui. Os pacientes com articulações facetárias orientadas mais no sentido sagital têm mais tendência a evoluir com espondilolistese. Nos casos com artropatia facetária avançada, a RMN e a TC frequentemente revelam estenose de recesso lateral e foraminal por hipertrofia do processo articular superior. Assim como ocorre com outras articulações sinoviais, a artrose pode levar a formação de cistos sinoviais. Os cistos facetários se formam mais comumente na face posterior da articulação, mas aqueles nas superfícies ventral ou medial podem comprimir raízes nervosas, causando radiculopatia.

▶ **Tratamento**

A síndrome facetária é primariamente tratada com as modalidades não cirúrgicas listadas na Tabela 4-5. Após o exame clínico, os bloqueios anestésicos locais são a etapa seguinte para o diagnóstico e a definição do tratamento da síndrome facetária. Os pacientes que tenham resposta positiva ao bloqueio das facetas (> 50-80% de redução da dor) são candidatos a infiltração intra-articular de corticosteroide ou à ablação por radiofrequência (RFA). As infiltrações de corticosteroide produzem alívio duradouro na lombalgia em 16 a 63% dos pacientes. A RFA envolve a instalação de sonda de radiofrequência sob direcionamento radiográfico para termocoagulação do ramo medial posterior na sua entrada na cápsula facetária. Utilizando critérios de seleção estritos (teste de bloqueio comparativo controlado positivo), considera-se que a RFA proporcione alívio de até 80-90% da dor por 1 ano em 60% dos pacientes, sendo que 87% obtém alívio de, no mínimo, 60% da dor. Em ensaios clínicos randomizados a RFA mostrou-se superior ao placebo. Em outros trabalhos não se demonstrou efeito significativo do tratamento com infiltração facetária de corticosteroides ou com RFA comparados com solução salina como placebo. Assim como ocorre com muitas intervenções não cirúrgicas, a RFA e a infiltração intra-articular de corticosteroide tendem a produzir respostas decrescentes com as aplicações repetida. Finalmente, a fusão posterior pode ser a última opção de tratamento para síndrome facetária, com apoio restrito e contraditório das evidências. Em geral, a síndrome facetária não deve ser encarada como uma doença de tratamento ci-

DISTÚRBIOS, DOENÇAS E LESÕES DA COLUNA VERTEBRAL

CAPÍTULO 4 ▲ **189**

rúrgico; resultados favoráveis obtidos com infiltração das facetas não predizem evolução positiva com a fusão cirúrgica.

Cohen SP: Lumbar zygapophysial (facet) joint radiofrequency denervation success as a function of pain relief during diagnostic medial branch blocks: a multicenter analysis. *Spine J* 2008;8:498. [PMID: 17662665]

Cohen SP, Hurley RW: The ability of diagnostic spinal injections to predict surgical outcomes. *Anesth Analg* 2007;105:1756. [PMID: 18042881]

Cohen SP, Raja SN: Pathogenesis, diagnosis, and treatment of lumbar zygapophysial (facet) joint pain. *Anesthesiology* 2007;106:591. [PMID: 17325518]

Dreyfuss P, Halbrook B, Pauza K, Joshi A, McLarty J, Bogduk N: Efficacy and validity of radiofrequency neurotomy for chronic lumbar zygapophysial joint pain. *Spine (Phila Pa 1976)* 2000;25:1270. [PMID: 10806505]

Esses SI, Moro JK: The value of facet joint blocks in patient selection for lumbar fusion. *Spine (Phila Pa 1976)* 1993;18:185. [PMID: 8441932]

Jackson RP, Jacobs RR, Montesano PX: 1988 Volvo award in clinical sciences. Facet joint injection in low-back pain. A prospective statistical study. *Spine (Phila Pa 1976)* 1988;13:966. [PMID: 2974632]

Nath S, Nath CA, Pettersson K: Percutaneous lumbar zygapophysial (facet) joint neurotomy using radiofrequency current, in the management of chronic low back pain: a randomized double-blind trial. *Spine (Phila Pa 1976)* 2008;33:1291. [PMID: 18496338]

Steib K, Proescholdt M, Brawanski A, et al: Predictors of facet joint syndrome after lumbar disc surgery. *J Clin Neurosci* 2012;19:418. [PMID: 22277562].

Stojanovic MP, Sethee J, Mohiuddin M, et al: MRI analysis of the lumbar spine: can it predict response to diagnostic and therapeutic facet procedures? *Clin J Pain* 2010;26:110. [PMID: 20090436]

van Wijk RM, Geurts JW, Wynne HJ, et al: Radiofrequency denervation of lumbar facet joints in the treatment of chronic low back pain: a randomized, double-blind, sham lesion-controlled trial. *Clin J Pain* 2005;21:335. [PMID: 15951652]

Wong DA, Annesser B, Birney T, et al: Incidence of contraindications to total disc arthroplasty: a retrospective review of 100 consecutive fusion patients with a specific analysis of facet arthrosis. *Spine J* 2007;7:5. [PMID: 17197326]

ESPONDILOLISTESE

▶ Fundamentos do diagnóstico

- *Há seis tipos distintos de espondilolistese.*
- *Os sinais e sintomas dependem do tipo, mas frequentemente incluem uma combinação de lombalgia e dor na perna.*
- *O grau e o ângulo de deslizamento e o equilíbrio sagital global são considerações importantes na escolha do tratamento ideal.*

▶ Considerações gerais

O termo espondilolistese vem do grego *spondylo* (que significa vértebra) e *olisthesis* (que significa deslizamento) e se refere ao deslizamento anormal de uma vértebra sobre a seguinte. Há seis tipos de espondilolistese (Tab. 4-6). Sua incidência considerando todo o período de vida é de 9 a 10%, sendo que os tipos mais comuns são a ístmica e a degenerativa.

▶ Manifestações clínicas

A. Sinais e sintomas

1. Espondilolistese degenerativa – Os pacientes normalmente são mais idosos (50 anos ou mais) e se queixam de dor de grau variável em região lombar e/ou perna. Os sintomas radiculares de membro inferior são semelhantes aos observados nos casos com estenose vertebral, uma vez que a estenose central e lateral é agravada com o deslizamento. A estenose foraminal também pode ocorrer. Assim, os sintomas radiculares podem estar associados às raízes que deixam e que cruzam a altura da estenose. O nível L4/5 é, de longe, o mais comumente afetado por espondilolistese

---

Tabela 4-6 Classificação de Wiltse para espondilolistese

I. Displásica/congênita: caracterizada por sacro em forma de cúpula, facetas articulares anormais em L5/S1, L5 afinada com formato trapezoide do seu corpo vertebral; tendência a deslizamento de alto grau (*i.e.* >50%).

II. Ístmica (mais comum em adolescentes/adultos): causada por falha ou fratura aguda bilateral da parte interarticular em L5; permite o deslizamento de L5 para frente em até 50%. A espondilolise ocorre espontaneamente na faixa de 5-6 anos de idade. Ocorre em cerca de 5-6% dos caucasianos (índices maiores em outras raças), mas apenas cerca de um terço evolui para listese. Observa-se predileção familiar. Se a lise tiver causa traumática, pode ser tratada com modalidade não cirúrgica com bons resultados. A espondilolistese lítica não prenuncia dor lombar baixa (DLB); assim, quando incidentalmente se encontra deslizamento de baixo grau, não há necessidade de encaminhamento a cirurgião. Quando DLB e/ou sintomas com irradiação para membro inferior estão presentes e não respondem a medidas não cirúrgicas, a fusão de vértebras com ou sem descompressão e redução produz bons resultados na maioria dos casos.

III. Degenerativa (mais comum em idosos): o resultado final de degeneração discal progressiva, com perda de altura do disco, instabilidade e artropatia facetária, mais comumente no nível de L4/5 (> 85% dos casos) e frequentemente associada a claudicação neurogênica. Forte predileção pelo sexo feminino (4-6:1). Indica-se descompressão e fusão após insucesso com tratamento conservador em pacientes sintomáticos, normalmente na sexta ou sétima décadas de vida, com resultados bons a excelentes em > 75% dos casos.

IV. Traumática: espondilolistese que se segue a fratura com instabilidade da coluna lombar que não fratura de parte interarticular. Esta lesão requer cirurgia para estabilização da coluna.

V. Patológica: espondilolistese que ocorre secundariamente a lesões primárias ou metastáticas que enfraqueçam as estruturas de apoio da unidade vertebral. Esse quadro requer cirurgia para estabilização da coluna com ou sem ressecção tumoral e tratamento adjuvante. Trata-se de quadro raro.

VI. Iatrogênica: termo utilizado para descrever a espondilolistese que ocorre após cirurgia de descompressão lombar sem fusão, na qual a parte interarticular fique muito estreita, resultando em fratura aguda ou por insuficiência dessa região interfacetária. Nesses casos, indica-se fusão.

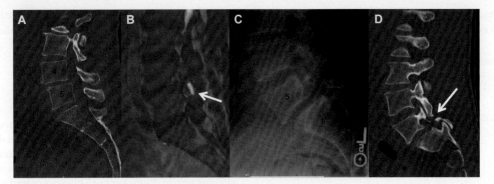

▲ **Figura 4-21** (A) Espondilolistese degenerativa em L4-L5, o nível mais comum de sua ocorrência. (B) RM do mesmo paciente revelando a presença de líquido (*seta branca*) na faceta articular de L4/5 com degeneração grave. (C) Espondilolistese ístmica em L5-S1 (grau 1) (deslizamento entre 0 e 25%). Embora os defeitos ístmicos ocorram mais comumente na altura de L5-S1, também podem ocorrer em outras localizações. (D) Observe o defeito na parte interarticular (*seta branca*).

degenerativa, embora possa ocorrer em outras alturas da coluna lombar. A dor no eixo da coluna lombar causada por instabilidade caracteristicamente melhora com o repouso e se agrava quando de pé ou caminhando.

2. Espondilolistese ístmica – Os pacientes podem se apresentar durante a pré-adolescência ou na adolescência ou podem se manter relativamente assintomáticos até a vida adulta (30 a 50 anos). L5-S1 é de longe o nível mais comumente envolvido, embora possam ser encontrados em outros níveis (Fig. 4-21). A estenose central é relativamente incomum nos defeitos ístmicos, uma vez que as falhas na parte interarticular de fato alargam o canal vertebral com o deslizamento das vértebras associadas. Por outro lado, o estreitamento foraminal e a resultante compressão da raiz nervosa são típicos, sendo que a raiz de L5 é mais comumente envolvida no deslizamento de tipo ístmico entre L5 e S1. A lombalgia, quando presente, tende a ter caráter mecânico (piora com a atividade) e pode estar agudamente associada a sensação de "travamento" em flexão e extensão.

B. Exames de imagem

O grau de espondilolistese normalmente é classificado de acordo com o sistema de Meyerding (Tab. 4-7). O deslizamento degenerativo tende a ser de baixo grau, sendo a maioria classificada como de grau I ou, menos frequentemente, graus II ou III. As radiografias em perfil com o paciente de pé são fundamentais para o diagnóstico, considerando que o deslizamento talvez não seja evidente nos exames feitos com o paciente deitado, sejam eles radiografias simples, TC ou RMN. As radiografia em flexão-extensão podem revelar agravamento dinâmico da instabilidade (> 2-4 mm). A listese lateral (deslizamento no plano coronal) também pode ocorrer isoladamente ou associada à espondilolistese. Os exames de TC com reformatação no plano sagital podem auxiliar na identificação de falhas na parte interarticular que não sejam evidentes nas radiografias ou na RMN. As cintilografias ósseas ocasionalmente são úteis na identificação de defeitos ocultos na parte interarticular.

▶ Tratamento

O deslizamento em adultos com espondilolistese ístmica ou degenerativa raramente evolui. Entretanto, os defeitos ístmicos podem evoluir nas crianças em crescimento. Além disso, as crianças com deslizamento displásico e os adultos com o tipo iatrogênico (caracteristicamente resultante de fratura por insuficiência da parte interarticular após discectomia prévia para descompressão) têm probabilidade muito maior de evoluir e, assim, devem ser submetidos a procedimento de fusão ou, no mínimo, acompanhados de perto. As opções terapêuticas não cirúrgicas convencionais (ver a Tab. 4-5) se aplicam ao tratamento inicial dos pacientes com espondilolistese. A descompressão isolada raramente é suficiente para os pacientes com qualquer forma de espondilolistese, uma vez que pode agravar a instabilidade do segmento ou deixar sintomas persistentes (dor lombar ou em membro inferior) relacionados com a instabilidade. O tratamento mais comumente empregado para as espondilolisteses tanto degenerativas quanto ístmicas é descompressão lombar posterior com procedimento de fusão. Em ensaios randomizados e controlados recentemente publicados demonstrou-se que, para os casos de espondilolistese com estenose, o tratamento cirúrgico, na for-

Tabela 4-7 Grau de deslizamento segundo Meyerding

O percentual de deslizamento é medido como a distância entre o canto inferior posterior de L5 ao canto superior posterior de S1, dividida pelo comprimento do platô superior de S1. A espondilolistese, frequentemente, é classificada como de baixo (0-50%) ou de alto (> 50%) grau, uma vez que esta distinção interfere no tratamento cirúrgico.

  I 0-25%
  II 26-50%
  III 51-75%
  IV 76-100%
  V Espondiloptose: quadro em que L5 (e todas a coluna vertebral acima) deslizou em toda a sua extensão para a frente de S1.

DISTÚRBIOS, DOENÇAS E LESÕES DA COLUNA VERTEBRAL — CAPÍTULO 4 — 191

ma de descompressão com fusão de um ou dois níveis, supera de forma confiável e significativa as condutas não cirúrgicas para todos os desfechos considerados, com acompanhamento por 5 anos. Para as espondilolisteses ístmicas e degenerativas a fusão vertebral tende ser uma cirurgia muito bem-sucedida, com 75% ou mais dos pacientes relatando grande melhora de seu quadro com duração igual ou superior de 2 a 4 anos. Em termos gerais, a melhora obtida nas avaliações sobre estado geral de saúde e bem-estar (p. ex., Short-Form 36) com a fusão no tratamento de espondilolistese é equivalente àquela observada nas artroplastias de joelho ou de quadril.

Ha KY, Na KH, Shin JH, Kim KW: Comparison of posterolateral fusion with and without additional posterior lumbar interbody fusion for degenerative lumbar spondylolisthesis. *J Spinal Disord Tech* 2008;21:229. [PMID: 18525481]

Hu SS, Tribus CB, Diab M, Ghanayem AJ: Spondylolisthesis and spondylolysis. *J Bone Joint Surg Am* 2008;90:656. [PMID: 18326106]

Kalichman L, Hunter DJ: Diagnosis and conservative management of degenerative lumbar spondylolisthesis. *Eur Spine J* 2008;17:327. [PMID: 18026865]

Kim JS, Kang BU, Lee SH, et al: Mini-transforaminal lumbar interbody fusion versus anterior lumbar interbody fusion augmented by percutaneous pedicle screw fixation: a comparison of surgical outcomes in adult low-grade isthmic spondylolisthesis. *J Spinal Disord Tech* 2009;22:114. [PMID: 19342933]

Müslüman AM, Yilmaz A, Cansever T, et al: Posterior lumbar interbody fusion versus posterolateral fusion with instrumentation in the treatment of low-grade isthmic spondylolisthesis: midterm clinical outcomes. *J Neurosurg Spine* 2011;14:488. [PMID: 21314280]

Rampersaud YR, Wai EK, Fisher CG, et al: Postoperative improvement in health-related quality of life: a national comparison of surgical treatment for (one- or two-level) lumbar spinal stenosis compared with total joint arthroplasty for osteoarthritis. *Spine J* 2011;11:1033.

Remes V, Lamberg T, Tervahartiala P, et al: Long-term outcome after posterolateral, anterior, and circumferential fusion for high-grade isthmic spondylolisthesis in children and adolescents: magnetic resonance imaging findings after average of 17-year follow-up. *Spine (Phila Pa 1976)* 2006;31:2491. [PMID: 17023860]

Resnick DK, Choudhri TF, Dailey AT, et al: Guidelines for the performance of fusion procedures for degenerative disease of the lumbar spine. Part 9: fusion in patients with stenosis and spondylolisthesis. *J Neurosurg Spine* 2005;2:679. [PMID: 16028737]

Swan J: Surgical treatment for unstable low-grade isthmic spondylolisthesis in adults: a prospective controlled study of posterior instrumented fusion compared with combined anterior-posterior fusion. *Spine J* 2006;6:606. [PMID: 17088191]

Weinstein JN: Surgical compared with nonoperative treatment for lumbar degenerative spondylolisthesis. Four-year results in the Spine Patient Outcomes Research Trial (SPORT) randomized and observational cohorts. *J Bone Joint Surg Am* 2009;91:1295. [PMID: 19487505]

Weinstein JN, Lurie JD, Tosteson TD, et al: Surgical versus nonsurgical treatment for lumbar degenerative spondylolisthesis. *N Engl J Med* 2007;356:2257. [PMID: 17538085]

INFECÇÕES VERTEBRAIS

Fundamentos do diagnóstico

- *Entre as formas mais comuns de infecção vertebral estão discite, osteomielite, abscesso epidural e infecções pós-operatórias.*
- *A coluna lombar é mais comumente envolvida seguida pela torácica nas infecções bacterianas.*
- *A coluna torácica está mais comumente envolvida em infecções fúngicas.*
- *A fisiopatologia da infecção é diferente quando se comparam crianças e adultos.*
- *A dor de coluna é o sintoma mais comum e é intensa e incessante.*

Considerações gerais

As infecções vertebrais representam menos de 5% das infecções ortopédicas. A coluna lombar é a região mais comumente envolvida (50%) seguida pela coluna torácica (35%). As formas mais comuns de infecção são: (1) discite, (2) osteomielite, (3) abscesso epidural e (4) pós-operatória (infecções complicam 0-5% das cirurgias de coluna). O *Staphylococcus aureus* é o microrganismo mais comumente isolado (40-60%) quando consideradas todas as infecções de coluna, seguido por *Staphylococcus* coagulase-negativo e microrganismos entéricos gramnegativos, e o diagnóstico específico obtido por meio de cultura continua sendo fundamental para o tratamento. O *Propionibacterium acne* e o *Staphylococcus epidermidis* são patógenos comuns nas infecções tardias de coluna após fusão vertebral com instrumentos. Esses patógenos de baixa virulência são isolados em culturas de pele em mais de 80% dos indivíduos antes do preparo da pele para cirurgia.

A anatomopatologia da discite e da osteomielite piogênicas é diferente em crianças e adultos. Nas crianças, o disco pode ser primariamente infectado via os vasos sanguíneos que cruzam o platô e ligam as vértebras ao núcleo. Nos adultos, o disco é avascular e secundariamente infectado a partir de foco primário no corpo vertebral (i.e., osteomielite). A osteomielite hematogênica caracteristicamente se inicia no canto anterior-inferior do corpo vertebral. Nesta porção do corpo vertebral, as arteríolas terminais formam uma alça com redução da velocidade do fluxo sanguíneo. Além disso, a drenagem venosa do corpo vertebral é destituída de válvulas (plexo de Batson) e se comunica com o sistema venoso pélvico. Essas duas características anatômicas talvez facilitem a sedimentação e o extravasamento das bactérias. À medida que a infecção evolui, o platô é desgastado, permitindo a disseminação da infecção ao disco avascular adjacente (Fig. 4-22). O envolvimento de vértebras adjacentes e do disco interveniente é o fator mais confiável para diferenciar entre discite piogênica e neoplasia, uma vez que os tumores raramente cruzam o espaço do discal. A partir do espaço discal, a infecção pode se espalhar para os corpos vertebrais adjacentes e/ou para estruturas paravertebrais. Em alguns casos avançados (5-18%), a infecção pode se disseminar posteriormente ao canal vertebral, como ocorre no abscesso epidural. O abscesso epidural também pode se formar por via hematogêni-

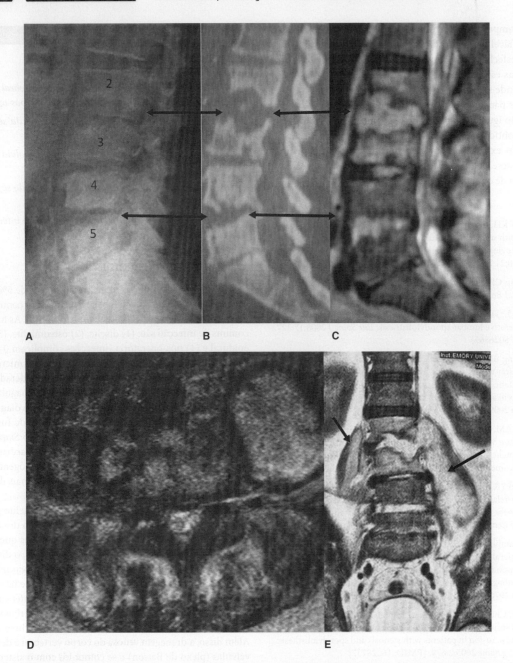

▲ **Figura 4-22** (**A**) Radiografia em perfil de paciente masculino diabético e obeso mórbido com osteomielite-discite envolvendo L2-L3 e L4-L5. (**B**) TC com reconstrução demonstrando erosão dos platôs inferior de L2, superior de L3, inferior de L4 e superior de L5 causada pela infecção. (**C, D, e E**) RMN nos planos sagital, axial e coronal revelando infecção extensa em L2-L3 e L4-L5 com abscesso bilateral no psoas (*setas pretas*).

DISTÚRBIOS, DOENÇAS E LESÕES DA COLUNA VERTEBRAL — CAPÍTULO 4 — 193

ca ao espaço epidural posterior sem que haja discite ou osteomielite. O abscesso epidural é a mais urgente das infecções vertebrais em função da possibilidade de déficit neurológico progressivo.

As infecções não bacterianas são menos comuns. As infecções fúngicas geralmente são indolentes, mas podem envolver múltiplos níveis e causar deformidade significativa. A tuberculose vertebral (mal de Pott) também é uma infecção indolente, com predileção pela coluna torácica, mas atinge apenas 1 a 5% dos pacientes com tuberculose (TB). Assim como as infecções fúngicas, a cifose, com frequência, é o efeito adverso clinicamente mais significativo. A TB pode ser confundida com tumor porque tende a poupar o espaço discal, presumivelmente porque o bacilo é aeróbio obrigatório e a tensão de oxigênio no espaço discal é baixa. O PPD será positivo em > 95% dos pacientes imunocompetente, mas pode ser não reativo nos imunocomprometidos. Os resultados das culturas tradicionais para TB demoravam 21 dias ou mais, mas recentemente o teste em cadeia de polimerase tornou-se o exame preferencial para confirmação de TB.

▶ Manifestações clínicas

A. Sinais e sintomas

Os sintomas de infecção vertebral são muito variáveis. O sintoma mais comum é dor na coluna localizada na área infectada. A dor de coluna associada a infecção classicamente é mais intensa e incessante (frequentemente piorando à noite) em comparação com a dor por doença degenerativa, embora muitos pacientes apresentem sintomas mecânicos que variam com o nível de atividade. Sintomas constitucionais, como febre, não são sensíveis e estão presentes apenas em 33 a50% dos casos de infecção vertebral. Ademais, febre é um fenômeno comum (> 40%, > 75% após cirurgia de grande porte para fusão) no pós-operatório imediato de cirurgias não complicadas da coluna. Sintomas neurológicos, como dor irradiante, dormência ou perda de força, podem ocorrer e estão associados a extensão epidural da infecção ou a fratura patológica das vértebras infectadas, causando cifose e compressão de elementos neurais. Entre os pacientes com maior risco de infecção estão os idosos, diabéticos e aqueles que fazem uso crônico de corticosteroide.

O choque séptico com instabilidade hemodinâmica é raro, mas possível nos casos de infecção de vértebra. O exame físico pode ser normal ou revelar limitação do arco de movimento da região vertebral afetada. Déficits neurológicos são relativamente incomuns no momento da apresentação (10-17%).

B. Exames laboratoriais

Os exames básicos a serem solicitados em pacientes que se apresentem com quadro suspeito de infecção vertebral são hemograma completo com contagem diferencial, proteína C-reativa (PcR), VHS e hemoculturas colhidas em dois locais diferentes. Leucocitose e desvio à esquerda estarão presentes em menos de 50% dos casos, mas PcR e VHS estarão elevadas em mais de 90% dos pacientes no momento da apresentação. A PcR começa a se elevar 24 a 48 horas após a instalação da infecção, enquanto a VHS pode levar

uma semana para aumentar. Além de aumentar primeiro, a PcR é a primeira a se normalizar após o início de tratamento bem-sucedido. Assim, A PcR é uma ferramenta importante para monitorar a resposta ao tratamento. As hemoculturas são positivas em apenas 30 a 50% dos pacientes. A administração de antibióticos deve ser evitada até que sejam obtidos os resultados de hemoculturas ou, preferencialmente, de culturas teciduais. A biópsia por agulha guiada por TC do sítio mais acessível da presumida infecção é o método preferencial de cultura, capaz de produzir resultados positivos em 50 a 80% dos pacientes, mas é essencial que sejam obtidas amostras suficientemente grandes para permitir a cultura. Se o microrganismo não for identificado ou em pacientes com infecção evidente necessitando de desbridamento e reconstrução cirúrgicos, a biópsia aberta pode ser realizada com 80 a 90% de resultados positivos em pacientes sem exposição recente a antibióticos.

C. Exames de imagem

Na osteomielite as radiografias simples podem revelar radioluscência por osteólise ou esclerose nos casos crônicos. Entretanto, as radiografias simples podem ser negativas no início da doença, considerando que não se observa radioluscência até que se tenham perdido de 30 a50% das trabéculas, o que pode levar entre 3 e 4 semanas para acontecer. A redução do espaço discal é um achado radiográfico precoce de discite. À medida que a infecção avança, observam-se deformidades vertebrais como cifose focal.

RMN com gadolínio é o exame preferencial para diagnosticar todas as formas de infecção vertebral. Sua sensibilidade e especificidade superam 95%. As alterações à RMN ocorrem em 24 a 48 horas após a instalação da infecção. Adicionalmente permite avaliar se há compressão neurológica. Contudo, a verdadeira extensão da destruição do corpo vertebral é mais bem avaliada com exame de TC. Normalmente, há necessidade de RMN e TC para avaliar completamente os casos de infecção vertebral. As cintilografias (tecnécio-99 ou gálio) revelam de forma confiável (acurácia de 90%) a captação nas áreas de infecção 3 a 7 dias após a instalação, mas são menos usadas agora que a RMN está amplamente disponível e fornece mais detalhes anatômicos.

▶ Tratamento

São quatro os objetivos do tratamento das infecções piogênicas: (1) erradicar a infecção; (2) aliviar a dor; (3) preservar ou melhorar a função neurológica; e (4) manter ou restaurar o alinhamento e a estabilidade da coluna. Entre as indicações para tratamento cirúrgico estão: (1) diagnóstico microbiológico; (2) abscesso (intradiscal, ósseo, tecidos moles ou epidural); (3) déficit neurológico; (4) instabilidade vertebral; (5) deformidade vertebral grave ou progressiva; (6) insucesso do tratamento conservador, incluindo dor refratária. O principal objetivo da cirurgia é o desbridamento completo de todo o tecido infectado, inviável. Após o desbridamento, frequentemente procede-se à reconstrução vertebral com uso de instrumentos para estabilizar a coluna. Embora de certa forma vá de encontro à intuição, o uso de implantes vertebrais, particularmente os de titânio, para fusão e estabilização das vértebras infectadas ajuda a erradicar a infecção, desde que tenha havido desbridamento suficiente e desde que seja administrada antibioticoterapia orientada especificamente pelos resultados das culturas. Se não houver as indicações mencionadas, deve-se considerar indicar um período de tratamento não cirúrgico. O insucesso do tratamento não cirúrgico é indicado por ausência de melhora de dor, febre e/ou parâmetros laboratoriais a despeito de 2 a 3 semanas de cobertura antibiótica adequada.

Na maioria dos casos, faz-se necessária abordagem anterior para desbridamento radical da infecção. Na maioria dos casos a instrumentação posterior suplementar para fusão é necessária para estabilização complementar, uma vez que as vértebras ficam instáveis pela própria infecção ou pelo desbridamento necessário à sua extinção. A qualidade óssea, em geral, não é boa nos pacientes com infecção e, portanto, a fixação não deve ser feita com base apenas nesse tecido. Os abscessos epidurais geralmente são drenados via abordagem dorsal e comumente estão localizados na coluna toracolombar. Classicamente, eram utilizados autoenxertos para reparo de falhas anteriores na coluna. Recentemente, passou-se a utilizar com sucesso aloenxerto ou gaiolas com malha de titânio associada a rhBMP-2, a fim de evitar a morbidade relacionada com a coleta do autoenxerto. Normalmente, há necessidade de curso prolongado de antibioticoterapia por via parenteral, no mínimo, por 6 semanas. A nutrição suplementar tem papel decisivo na recuperação desses paciente que estão ou se tornam desnutridos em razão da infecção crônica.

▶ Prognóstico

A infecção vertebral é uma doença grave que, historicamente, era fatal em 50 a 70% dos casos e, ainda hoje, apresenta mortalidade global de 5 a 20%. Desbridamento e fusão instrumental podem ser realizadas com sucesso em um único estágio com 90 a 100% de resposta inicial e menos de 10% de recorrência. Quando as infecções pós-operatórias são identificadas e adequadamente tratadas na fase aguda (< 4-6 semanas após a cirurgia), os implantes originalmente aplicados podem ser mantidos no lugar.

Allen RT, Lee YP, Stimson E, Garfin SR: Bone morphogenetic protein-2 (BMP-2) in the treatment of pyogenic vertebral osteomyelitis. *Spine (Phila Pa 1976)* 2007;32:2996. [PMID: 18091493]

Grane P, Josephsson A, Seferlis A, Tullberg T: Septic and aseptic post-operative discitis in the lumbar spine—evaluation by MR imaging. *Acta Radiol* 1998;39:108. [PMID: 9529438]

Hahn F, Zbinden R, Min K: Late implant infections caused by *Propionibacterium acnes* in scoliosis surgery. Eur Spine J 2005;14:783. [PMID: 15841406]

Kuklo TR, Potter BK, Bell RS, Moquin RR, Rosner MK: Singlestage treatment of pyogenic spinal infection with titanium mesh cages. *J Spinal Disord Tech* 2006;19:376. [PMID: 16826013]

Mok JM, Pekmezci M, Piper SL, et al: Use of C-reactive protein after spinal surgery: comparison with erythrocyte sedimentation rate as predictor of early postoperative infectious complications. *Spine (Phila Pa 1976)* 2008;33:415. [PMID: 18277874]

Ogden AT, Kaiser MG: Single-stage debridement and instrumentation for pyogenic spinal infections. *Neurosurg Focus* 2004;17:E5. [PMID: 15636575]

O'Shaughnessy BA, Kuklo TR, Ondra SL: Surgical treatment of vertebral osteomyelitis with recombinant human bone morphogenetic protein-2. *Spine (Phila Pa 1976)* 2008;33:E132. [PMID: 18317180]

Petignat C, Francioli P, Harbarth S, et al: Cefuroxime prophylaxis is effective in noninstrumented spine surgery: a double-blind, placebo-controlled study. *Spine (Phila Pa 1976)* 2008;33:1919. [PMID: 18708923]

Savage JW, Weatherford BM, Sugrue PA, et al: Efficacy of surgical preparation solutions in lumbar spine surgery. *J Bone Joint Surg Am* 2012;94:490. [PMID: 22437997]

Schimmel JJ, Horsting PP, de Kleuver M, et al: Risk factors for deep surgical site infections after spinal fusion. *Eur Spine J* 2010;19:1711. [PMID: 20445999]

TUMORES DA COLUNA VERTEBRAL

▶ Fundamentos do diagnóstico

- *As metástases são os tumores mais comumente encontrados na coluna.*
- *Oitenta por cento das metástases de coluna têm origem em câncer de próstata, mama ou pulmão.*
- *O tumor benigno primário mais comum na coluna é o hemangioma.*
- *O sintoma mais comum à apresentação é dor na coluna.*

▶ Considerações gerais

As metástases são os tumores mais comumente encontrados na coluna vertebral. A coluna é a local mais comum de metástases esqueléticas, sendo a coluna torácica a região mais frequentemente envolvida. As metástases para coluna costumam ter origem em tumores de próstata, mama, pulmão, tireoide e rim. Não surpreendentemente, visto que são os cânceres mais prevalentes, 80% das metástases para coluna têm origem em câncer primário de próstata, mama ou pulmão. Por outro lado, os tumores malignos primários são comparativamente raros e incluem condrossarcoma, osteossarcoma e cordoma. Linfoma, plasmocitoma solitário e mieloma múltiplo também podem ser encontrados na coluna vertebral. A maioria (70%) dos tumores malignos surge em pacientes com mais de 21 anos e ocorrem caracteristicamente na face anterior da coluna (corpos vertebrais e pedículos). O condrossarcoma é uma exceção notável, já que surge caracteristicamente nos elementos posteriores.

O tumor benigno mais comumente encontrado na coluna é o hemangioma, presente em 10 a 12% dos indivíduos. Em sua maioria, os pacientes se apresentam com achados incidentais e assintomáticos ao exame de RMN realizado por outras razões (p. ex., lombalgia ou dor ciática), mas raramente os hemangiomas crescem e se tornam sintomáticos. Além dos hemangiomas, encontrados frequentemente em pacientes idosos, outros tumores benignos são muito mais comuns em jovens. O osteoma osteoide e o osteoblastoma são tumores primários benignos que tendem a envolver os elementos posteriores. Classicamente esses tumores estão associados a dor não mecânica na coluna que tende a piorar à noite e que melhora com AINEs. Outros tumores benignos da coluna são cisto ósseo aneurismático, displasia fibrosa e tumor de células gigantes.

DISTÚRBIOS, DOENÇAS E LESÕES DA COLUNA VERTEBRAL   CAPÍTULO 4   195

Os tumores de células gigantes, embora histologicamente benignos, podem ser localmente agressivos e até produzir metástase.

Outro achado tumoral incidental relativamente comum em exames de RMN realizados para investigar lombalgia ou dor ciática é a siringe (espaço repleto de líquido no interior da medula espinal) ou persistência do canal central a medula espinal. Quando encontrada, causas patológicas, como tumor intramedular, malformação de Chiari, anomalia do canal vertebral, medula presa ou estenose grave do canal vertebral, podem ser excluídas com exame de rastreamento usando RMN de toda a coluna, preferencialmente com contraste. Entretanto, cerca de 90% dos casos de siringe representam achados incidentais estáveis não correlacionados com os sintomas clínicos que originalmente indicaram a solicitação da RMN. Nesses casos, na ausência de déficits neurológicos progressivos ou de intervenção cirúrgica planejada, a conduta expectante é uma opção razoável.

▶ Manifestações clínicas

A. Sinais e sintomas

A apresentação dos tumores de coluna frequentemente é semelhante a das infecções vertebrais. A queixa mais comum é dor no eixo da coluna, presente em cerca de 90% dos casos. Sintomas neurológicos associados podem estar presentes se o tumor estiver impactando elementos neurais ou estiver associado a fratura patológica e compressão neural (p. ex., metástase comprimindo a medula espinal). A presença de sintomas constitucionais, como febre, sudorese noturna ou perda de peso deve ser investigada. A dor nas costas frequentemente é constante e sem remissão, classicamente se agrava à noite, mas também pode ter um componente de piora com sobrecarga mecânica. Os pacientes com dor na coluna de instalação recente e história de câncer devem ser investigados para doença metastática da coluna. Entre os achados a exame físico estão sensibilidade dolorosa sobre o local do tumor, limitação do arco de movimento e, nos casos avançados, deformidade em razão de colapso de corpo vertebral com cifose.

B. Imageamento e dados laboratoriais

A rotina radiológica para tumores de coluna é semelhante àquela descrita para as infecções vertebrais. A RMN continua sendo a principal ferramenta diagnóstica, com exame de TC para avaliar o grau de destruição óssea, o padrão de resposta óssea à lesão e a presença de matriz; e radiografias simples com apoio do peso para avaliar o alinhamento geral e a presença de deformidade. As radiografias simples não são sensíveis para tumores: é preciso haver perda de 40% de osso trabecular para que seja possível a detecção de área luzente em radiografia simples. Portanto, exames avançados de imagem são essenciais para um diagnóstico rápido. Em razão de sua capacidade de avaliar detalhes finos dos ossos, os exames de TC ajudam a determinar a agressividade das lesões líticas. Os tumores benignos de crescimento lento geralmente apresentam uma zona de transição bem demarcada com reação óssea esclerótica ao redor do tumor, desde que o osso tenha tido tempo de reagir. Esse tipo de lesão é dito de padrão geográfico tipo 1ª. Os tumores agressivos com crescimento rápido geralmente apresentam o aspecto em "roído de traça" com pouca reação óssea e uma ampla zona de transição. Deve-se considerar a necessidade de biópsia óssea em caso de tumor de coluna que não possa ser diagnosticado apenas com imagens. Na maioria das vezes, a biópsia por agulha com direcionamento por TC é suficiente, mas devem ser obtidas diversas amostras com agulha de grande calibre para assegurar um diagnóstico preciso. Nos casos de doença metastática disseminada pode-se considerar a biópsia de tumor mais superficial se o acesso for mais fácil. Se a biópsia por agulha for inconclusiva, talvez haja necessidade de biópsia aberta. Nos casos em que se esteja considerando a possibilidade de ressecção curativa, a biópsia deve ser apropriadamente planejada, a fim de permitir a excisão do trato da biópsia na ocasião da cirurgia definitiva.

A rotina de investigação de metástases deve ser realizada em todos os pacientes com tumor de coluna vertebral, o que inclui TC de tórax, abdome e pelve. A cintilografia de corpo inteiro também pode ser útil para detecção de focos de câncer ou de metástase. Infelizmente, apenas cerca de 50% dos mieloma múltiplos apresentam aumento da captação nas cintilografias ósseas. As cintilografias ósseas detectam tumores em razão do aumento no fluxo sanguíneo para o tumor e utilizando marcação de fosfatos com radioisótopos (tecnécio-99), que se depositam nas áreas com formação óssea ativa. A rotina laboratorial deve incluir hemograma com contagem diferencial, dosagens de cálcio, Mg, PO_4 e provas de função hepática. A eletroforese de proteínas séricas e urinárias pode ser útil para diagnosticar mieloma múltiplo.

A embolização pré-operatória do tumor pode ser útil para reduzir o sangramento intraoperatório, tornando a cirurgia mais segura, fácil e efetiva. De forma semelhante, a embolização seletiva é uma opção de tratamento de hemangiomas volumosos e sintomáticos. Além disso, nos tumores envolvendo a coluna torácica inferior, a angiografia ajuda a identificar o principal vaso nutridor da medula espinal (a artéria de Adamkiewicz) para que possa ser preservada durante a cirurgia, a fim de evitar o infarto da medula espinal.

▶ Tratamento

O tratamento é determinado por diversos fatores, inclusive idade (< 65 ou > 65 anos), tipo e estadiamento do tumor, intensidade dos sintomas, presença de compressão neurológica ou de sintomas neurológicos (mais importante é o estado da marcha), expectativa de vida (< 3 ou > 3 meses) e estabilidade mecânica. A maioria das lesões benignas assintomáticas não requer tratamento, mas, dependendo da positividade do diagnóstico, é prudente o acompanhamento periódico com TC. Também há indicação de novo imageamento, caso os sintomas se agravem durante a observação clínica. Entre as indicações para cirurgia estão ausência de modalidades não cirúrgicas de tratamento viáveis, dor intratável com modalidades não cirúrgicas, instabilidade mecânica, preservação neurológica ou necessidade de descompressão e, raramente, em determinados tumores primários da coluna, ressecção curativa. A injeção percutânea de cimento é uma intervenção minimamente invasiva com papel crescente no tratamento das lesões neoplásicas dolorosas da coluna vertebral. O tratamento de hemangiomas foi a indicação inicial para esta técnica que, atualmente, é muito utilizada para o tratamento de fraturas osteoporóticas vertebrais compressivas.

Os corticosteroides frequentemente são usados em quadros de tumores causando mielopatia por compressão medular. Os bifosfonados também são comumente usados por oncologistas para tratamento de perda óssea associada a doença neoplásica da coluna. Demonstrou-se que esses medicamentos reduzem a incidência de eventos (adversos) esqueléticos (fraturas patológicas, necessidade de irradiação ou de cirurgia óssea ou compressão medular) em pacientes com mieloma múltiplo e metástase osteolítica.

A. Tumores metastáticos

Em sua maioria, os tumores metastáticos sem compressão neurológica são tratados sem cirurgia, com irradiação e/ou quimioterapia, dependendo do tipo de tumor e de sua resposta a essas modalidades. Entretanto, se houver compressão medular sintomática, há evidências recentes em ensaios de nível 1, corroboradas por outros trabalhos posteriores, revelando que a cirurgia antes de radioterapia é superior à radioterapia isoladamente ou à radioterapia antes de cirurgia em termos de resultados neurológicos. A exceção é quando a compressão neurológica é causada por tumor altamente radiossensível, sem instabilidade vertebral significativa ou componente ósseo de compressão, caso em que a radioterapia pode ser considerada primeiro. A não ser que o tumor seja altamente radiossensível ou que o paciente não seja candidato a cirurgia, defendemos realizar a cirurgia antes em pacientes com sintomas de compressão medular, a fim de evitar deterioração neurológica progressiva e complicações associadas à cirurgia realizada em campo já irradiado.

A cirurgia também pode ser considerada naqueles pacientes que ainda não tenham comprometimento neurológico, mas nos quais tal comprometimento seja iminente em razão de instabilidade vertebral. Em geral, aqueles com envolvimento de mais de 50% do corpo vertebral ou destruição das facetas articulares, parte interarticular e pedículos, têm maior risco de instabilidade com comprometimento neurológico. Infelizmente, na prática clínica, a avaliação de instabilidade vertebral frequentemente não é uma tarefa simples e normalmente requer uma interpretação cheia de nuances de critérios biomecânicos baseados na "personalidade" ou no padrão de envolvimento do tumor em imagens de radiografias simples, TC e RMN.

A escolha da abordagem cirúrgica depende de diversos fatores. Na grande maioria dos casos de metástase, o objetivo é paliação de dor e prevenção ou reversão de impacto neurológico. Assim, a operação deve ser projetada para que se atinjam essas metas ao mesmo tempo em que se reduz a morbidade. Dependendo da localização e do padrão de compressão, a descompressão e a reconstrução podem ser realizadas pelas vias anterior, posterior ou combinada.

A radioterapia pós-operatória pode ser útil na remoção de tumor residual, a fim de reduzir a possibilidade de recorrência. Entretanto, a radioterapia realizada na fase aguda do pós-operatório aumenta a taxa de não cicatrização e de infecção da ferida operatória. Assim, em geral, dá-se preferência a aguardar de 3 a 6 semanas antes de iniciar a radioterapia. A opção do tipo de reconstrução vertebral depende do prognóstico geral do paciente. Aqueles com expectativa de vida razoável entre 1 e 2 anos talvez sejam beneficiados com consolidação óssea sólida, mas há necessidade de ponderar contra os riscos potencialmente elevados de sangramento e infecção associados ao enxerto e à fusão ósse-

as. Os pacientes com prognóstico menos favorável talvez devam ser conduzidos apenas com descompressão e instrumentação. Nessas circunstâncias, pode-se utilizar cimento ortopédico para complementação de corpectomia vertebral e para proporcionar estabilidade vertebral mecânica imediata das falhas nos corpos vertebrais. A dor relacionada com fratura patológica atual ou iminente pode ser tratada com procedimentos percutâneos usando cimento em determinadas circunstâncias, como vertebroplastia ou cifoplastia, com a vantagem de serem menos invasivos.

B. Tumores ósseos primários benignos

Os osteomas osteoide são encontrados normalmente nos elementos posteriores de adolescentes (10 a 20 anos de idade) e podem estar associados a escoliose aguda. A TC revela um ninho central (luzente) do tumor (algumas vezes com pequeno foco ósseo no centro) circundado por halo esclerótico de reação óssea. É possível haver regressão espontânea. Se os sintomas forem intensos e persistirem por muito tempo e apesar de AINEs, a curetagem completa da lesão produz bons resultados. Se o ninho for removido, é improvável que haja recorrência. Também foram relatados bons resultados com ablação por radiofrequência. A maioria dos casos de escoliose relacionada com osteoma osteoide ou com osteoblastoma não é estrutural e melhora espontaneamente com a ressecção do tumor.

Os osteoblastoma são osteomas osteoide maiores que 2 centímetros. Ocorrem caracteristicamente em pacientes com menos de 30 anos de idade e, também, estão associados a escoliose. Quando ocorrem na coluna, tendem a se localizar no arco posterior. A excisão na margem produz resultados excelentes com taxas relativamente baixas de recorrência. Dependendo da extensão da excisão é possível que haja necessidade de fusão.

Os cistos ósseos aneurismáticos causam lesões líticas hiperemiadas, mais comumente nos elementos posteriores, mas não raro estendendo-se à coluna posterior lombar (Fig. 4-23). Assim como ocorre na maioria dos tumores ósseos primários benignos, os pacientes tendem a ser mais jovens, normalmente com menos de 20 anos. Sua expansão pode causar compressão neural e radiculopatia ou mielopatia. A RMN revela a presença característica de nível líquido em razão da deposição de sangue dentro da lesão. O tratamento preferencial é de curetagem e ressecção dos cistos ósseos aneurismáticos. Novamente, talvez haja necessidade de fusão dependendo da extensão da lesão. Recomenda-se enfaticamente considerar a possibilidade de embolização pré-operatória para reduzir o sangramento intraoperatório.

Os tumores de células gigantes são encontrados em indivíduos um pouco mais velhos (entre 20 e 50 anos) e surgem mais comumente na região anterior da coluna. Curetagem e enxerto ósseo podem ser realizados, mas com alta taxa de recorrência, chegando a 45%. Assim, a ressecção em bloco deve ser considerada, quando possível, para prevenir recorrência a longo prazo. A radioterapia está associada à transformação sarcomatosa em até 15% dos pacientes e, portanto, não é recomendada rotineiramente.

C. Tumores ósseos primários malignos

O mieloma múltiplo é o tumor ósseo maligno primário mais comumente encontrado na coluna vertebral e, geralmente, é en-

DISTÚRBIOS, DOENÇAS E LESÕES DA COLUNA VERTEBRAL   CAPÍTULO 4   197

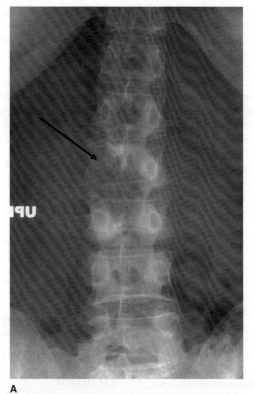

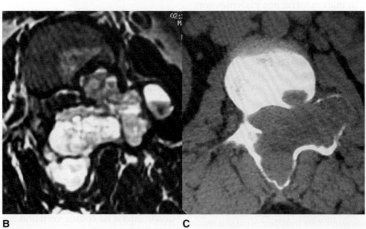

▲ **Figura 4-23** Cisto ósseo aneurismático na coluna em paciente do sexo feminino, 27 anos, com lombalgia intensa e perda de força em membro inferior. **A**: Radiografia em AP revelando destruição do pedículo de L2 além de alterações líticas no corpo vertebral de L2 (*seta preta*). **B**: Imagem de RMN no plano axial revelando lesão expansiva cística com nível líquido-líquido causando compressão do canal vertebral. **C**: Exame de TC revelando expansão do limite cortical com erosão lítica.

contrado em pacientes na faixa etária entre 50 e 70 anos. Ele e sua contraparte unifocal, o plasmocitoma solitário, são cânceres linfoproliferativos de células B. Se não houver instabilidade, o mieloma pode ser tratado com irradiação, quimioterapia e transplante de células-tronco. Contudo, a cirurgia pode ser a opção preferencial em face de compressão neurológia associada a instabilidade vertebral, fraturas patológicas ou fraturas iminentes.

Normalmente, os pacientes são tratados com medicamentos antirreabsortivos (como os bifosfonados), a fim de reduzir a incidência de eventos adversos esqueléticos.

Os cordomas são tumores com origem em células do notocórdio no interior do corpo vertebral, geralmente entre a quinta e a sexta década de vida ou depois. Na coluna sacra encontra-se cerca de metade dos casos envolvendo a coluna vertebral, sendo que na região occipitocervical encontra-se o terço restante. Em razão da taxa extremamente alta de recorrência local do cordoma, devem-se obter margens amplas livres de tumor além de evitar contaminação tumoral no campo operatório. A radioterapia adjuvante pode ser útil, particularmente quando não é possível ressecção total ou quando ocorre contaminação tumoral durante a ressecção. A maioria dos pacientes com cordoma vem a óbito por complicações relacionadas com recorrência local.

Os condrossarcomas são tumores cartilaginosos que costumam surgir nos elementos posteriores da coluna em pacientes na faixa etária entre 40 e 70 anos. As radiografias e os exames de TC revelam calcificação no interior do tumor. Como são resistentes à radiação, a base do tratamento é excisão com margens amplas. É importante obter margens livres a fim de evitar recorrência local, considerando que esta é a principal causa de morte por condrossarcoma.

▶ Prognóstico

O prognóstico varia amplamente dependendo do tumor. No caso de mielopatia aguda associada a doença metastática, demonstrou-se, em um ensaio randomizado controlado, que a descompressão cirúrgica imediata seguida por radioterapia é superior à radioterapia isoladamente. Em geral, a orientação cirúrgica deve incluir discussões específicas sobre qualidade da vida restante pesada contra o grau de dor e/ou déficit neurológico presente *versus* iminente. Os pacientes com expectativa de vida inferior a 3 meses normalmente recebem tratamento não cirúrgico. A cirurgia passa a ser uma opção mais razoável nos pacientes com melhor prognóstico e deve, ao menos, ser considerada em todos aqueles com déficit neurológico presente ou iminente, especialmente compressão medular. Mesmo naqueles com prognóstico sombrio a cirurgia pode ser substancialmente benéfica em termos de preservação neurológica e alívio da dor no restante da vida.

Acosta FL Jr, Dowd CF, Chin C, Tihan T, Ames CP, Weinstein PR: Current treatment strategies and outcomes in the management of symptomatic vertebral hemangiomas. *Neurosurgery* 2006;58:287. [PMID: 16462482]

Barr JD, Barr MS, Lemley TJ, McCann RM: Percutaneous vertebroplasty for pain relief and spinal stabilization. *Spine* (Phila Pa 1976) 2000;25:923. [PMID: 10767803]

Berenson J, Pflugmacher R, Jarzem P, et al: Balloon kyphoplasty versus non-surgical fracture management for treatment of painful vertebral body compression fractures in patients with cancer: a multicentre, randomised controlled trial. *Lancet Oncol* 2011;12:225. [PMID: 21333519]

Chaichana KL, Woodworth GF, Sciubba DM, et al: Predictors of ambulatory function after decompressive surgery for metastatic epidural spinal cord compression. *Neurosurgery* 2008;62:683. [PMID: 18425015]

Chi JH, Gokaslan Z, McCormick P, Tibbs PA, Kryscio RJ, Patchell RA: Selecting treatment for patients with malignant epidural spinal cord compression-does age matter? Results from a randomized clinical trial. *Spine (Phila Pa 1976)* 2009;34:431. [PMID: 19212272]

Gerszten PC, Monaco EA 3rd: Complete percutaneous treatment of vertebral body tumors causing spinal canal compromise using a transpedicular cavitation, cement augmentation, and radiosurgical technique. *Neurosurg Focus* 2009;27:E9. [PMID: 19951062]

Henry DH, Costa L, Goldwasser F, et al: Randomized, doubleblind study of denosumab versus zoledronic acid in the treatment of bone metastases in patients with advanced cancer (excluding breast and prostate cancer) or multiple myeloma. *J Clin Oncol* 2011;29:1125. [PMID: 21343556]

Kondo T, Hozumi T, Goto T, Seichi A, Nakamura K: Intraoperative radiotherapy combined with posterior decompression and stabilization for non-ambulant paralytic patients due to spinal metastasis. *Spine (Phila Pa 1976)* 2008;33:1898. [PMID: 18670344]

Magge SN, Smyth MD, Governale LS, et al: Idiopathic syrinx in the pediatric population: a combined center experience. *J Neurosurg Pediatr* 2011;7:30. [PMID: 21194284]

Patchell RA, Tibbs PA, Regine WF, et al: Direct decompressive surgical resection in the treatment of spinal cord compression caused by metastatic cancer: a randomised trial. *Lancet* 2005;366:643. [PMID: 16112300]

Singh K, Samartzis D, Vaccaro AR, Andersson GB, An HS, Heller JG: Current concepts in the management of metastatic spinal disease. The role of minimally-invasive approaches. *J Bone Joint Surg Br* 2006;88:434. [PMID: 16567775]

▼ DEFORMIDADES DA COLUNA VERTEBRAL

Bobby K.B. Tay, MD; Harry B. Skinner, MD, PhD

ESCOLIOSE

▶ Fundamentos do diagnóstico

- *Define-se escoliose como desvio acima de 10 graus da coluna vertebral no eixo vertical.*

- *Noventa por cento dos casos não evoluem.*

- *Curvaturas acima de 45 graus provavelmente irão progredir até a vida adulta.*

- *A maioria dos casos em jovens é assintomática; os adultos têm maior probabilidade de apresentar sintomas de dor na coluna e dor ciática.*

▶ Considerações gerais

A *Scoliosis Research Society* define escoliose como qualquer desvio lateral da coluna vertebral que se afaste 10 ou mais graus da linha vertical. Desvios menores inferiores a 10 graus são denominados assimetria da coluna e não requerem acompanhamento. Utilizando o padrão de 10 graus como limite, cerca de 2 a 4% da população dos EUA tem escoliose, com igual distribuição entre os sexos. Com esse limiar baixo para o diagnóstico, mais de 90% dos casos não evolui a ponto de necessitar intervenção. Assim, o encaminhamento ao cirurgião de coluna é normalmente reservado para desvios acima de 15 e 20 graus, para curvaturas que se mostrem progressivas em avaliações seriadas feitas pelo profissional de saúde da atenção primária, ou para pacientes que tenham história ou exame físico preocupantes. Quando a curvatura no plano coronal for superior a 20 e 30 graus observa-se grande predominância do sexo feminino (8-10:1). A escoliose idiopática é uma doença determinada pelo crescimento esquelético até que se atinja um grau significativo de curvatura (> 30-50 graus). Assim, há essencialmente 3 fases no tratamento da escoliose – apenas observação (a mais comum), órtese (colete) (indicado apenas quando o esqueleto for imaturo) e correção cirúrgica.

Se, por ocasião da maturidade esquelética a curvatura no plano coronal não exceder 30 graus, é provável que essa leve deformidade da coluna não progrida na vida adulta assim como é improvável que cause impacto clínico futuro. Por outro lado, quando a curvatura exceder 45 a50 graus, pode-se predizer que haverá progressão na vida adulta, normalmente na velocidade de 1 grau por ano. Com a progressão contínua, é provável que haja manifestações clínicas, que incluem dor de coluna e radiculopatia/dor ciática (especialmente quando a curva principal envolver a coluna lombar) e, nos casos mais graves (> 75-90 graus), é possível haver comprometimento pulmonar e gastrintestinal (GI). Assim, indica-se tratamento cirúrgico, na forma de fusão instrumental de vértebras, quando a curvatura no plano coronal é maior que 45-50 graus. Os objetivos da correção cirúrgica são interromper a progressão da curva e obter correção suficiente para produzir uma coluna estável e bem equilibrada centrada sobre a pelve, por meio de fusão do menor número possível de segmentos. Além dessa meta estrutural primária, outros benefícios adicionais seriam melhoria no aspecto estético e redução da dor e da disfunção neurológica. Tradicionalmente, a pesquisa clínica da escoliose tem sido centrada no desfecho primário, ou seja, correção da deformidade. Estudos clínicos recentes têm avaliado o bem-estar dos pacientes com escoliose por meio de estudos, pesquisas validadas.

A escoliose geralmente é classificada em subgrupos, com base na idade em que o diagnóstico é feito. Quando a escoliose está presente no nascimento, é denominada congênita, o que ocorre em razão de uma entre duas anomalias estruturais possíveis. Falha na formação de parte da coluna (p. ex., hemivértebra, a malformação mais comum a produzir escoliose congênita), ou falha na segmentação (p. ex., bloco vertebral). O período crucial para a formação e a segmentação da coluna vertebral é entre a quarta e a sexta semana de gestação, período também essencial para o desenvolvimento da medula espinal, dos rins e do coração. Consequentemente, quando se diagnostica escoliose congênita, o estado de saúde dessas estruturas deve ser avaliado. Quando a escoliose se apresenta nos primeiros 3 anos de vida, é denominada escoliose infantil. A escoliose infantil é uma forma rara (< 1% dos casos) de escoliose com associações genéticas intensas e que também requer investigações complementares (p. ex., rastreamento da coluna com RMN). Geralmente produz uma curva torácica para a esquerda e a grande maioria (~90%) tem resolução espontânea. Quando se apresenta entre 3 e 10 anos de idade, é denominada escoliose juvenil. Esse tipo se comporta e é tratado como a escoliose do adolescente, embora o maior potencial de crescimento predisponha a maior risco de progressão ao ponto de indicação cirúrgica. A escoliose idiopática do adolescente, o tipo mais comum de escoliose, é assim chamada quando a apresentação ocorre após os 10 anos idade e antes da maturação esquelética. Há duas distinções principais – *de novo* (significando que se desenvolveu na vida adulta, frequentemente como uma forma avançada de degeneração vertebral, tipificada por curva lombar de baixo grau com subluxação rotatória significativa) e progres-

siva (significando que a progressão da curva se iniciou mais cedo na vida). Além das formas congênita e infantil de escoliose, que têm considerações anatômicas específicas, as distinções entre as formas juvenil, do adolescente e do adulto não são significativas.

Finalmente, as classificações mencionadas referem-se à escoliose idiopática, a etiologia de 85% dos casos; entretanto, a escoliose pode estar associada a síndromes esqueléticas (p. ex., síndrome de Marfan ou neurofibromatose), a escoliose sindrômica, ou a distúrbios neuromusculares (sendo a paralisia cerebral o mais comum). Essas duas causas raras de escoliose tendem a produzir graus mais importantes de curvatura e mais comumente requerem intervenção cirúrgica. A escoliose neuromuscular frequentemente é tratada com fusão de toda a coluna torácica e lombar à pelve. Uma consideração importante para essas duas formas raras de escoliose é que ambas fazem parte de uma síndrome. Quando diagnosticadas, há necessidade de investigação abrangente para as manifestações sabidamente associadas (p. ex. dilatação da aorta na síndrome de Marfan) à síndrome,

▶ Manifestações clínicas

A. Sinais e sintomas

A escoliose, na maioria das vezes, é identificada incidentalmente em exame de triagem ou durante consulta pediátrica rotineira na pré-adolescência. Costelas, ombros ou pelve desnivelados são observados pelo paciente ou por seus pais e devem ser avaliados ao exame. Embora a grande maioria dos pacientes seja assintomática quando da apresentação, cerca de um terço se queixa de dor nas costas, geralmente na região interescapular. Quando ocorre na região lombar, as radiografias devem ser examinadas buscando-se por evidências de espondilolistese, que pode ocorrer concomitantemente em pacientes com escoliose. Como relatos de dor nas costas podem ser feitos em porcentagem semelhante de adultos jovens com coluna normal, o significado clínico desta queixa e sua associação direta com deformidade de coluna vertebral subjacente não estão definidas. Isso posto, os relatos de dor intensa nas costas podem determinar investigação complementar incluindo RMN para rastreamento de toda a coluna, a fim de assegurar que não há anomalias intravertebrais (p. ex., siringomielia, tumor ou diastematomielia). A positividade desses exames adicionais é extremamente baixa e provavelmente não compensam o custo e a dificuldade (p. ex., frequentemente há necessidade de algum grau de sedação para realizar a RMN). Como essas indicações para RMN em quadros de escoliose não são universalmente aceitas, talvez seja melhor deixar a decisão para o consultor. Quando os pacientes se apresentam com sinais positivos ao exame neurológico (p. ex., perda de força, déficits sensitivos, problemas vesicais) o rastreamento com RMN deve ser solicitado.

O teste com inclinação do tronco, ou teste de Adams, é a manobra clássica para rastreamento de escoliose. Na maioria dos estados americanos esse teste é realizado anualmente nas escolas em adolescentes do sexo feminino (comumente também nos do masculino). O teste requer que o examinador fique atrás do paciente enquanto a criança se inclina sobre a cintura até que seu tronco se aproxime do chão. Na escoliose não há apenas desvio lateral, mas também rotação da coluna. A rotação ao nível torácico faz com as costelas se elevem do lado do ápice da curva, na maioria das vezes do lado direito (90% dos casos). É tão comum que a principal curva torácica esteja voltada para a direita que muitos especialistas recomendam rastreamento com RMN sempre que essa curva aponte para a esquerda. A rotação do tronco pode ser visualizada ou palpada, mas o escoliômetro é um aparelho, semelhante ao nível do marceneiro, utilizado para medir o grau de rotação da cavidade torácica. Os limiares para triagem com vistas à indicação de estudo radiográfico ou consulta com especialista de coluna varia entre 5 e 7 graus de inclinação na medição feita com escoliômetro. O limiar inferior é mais sensível (índice de falso-negativos baixo ou zero), enquanto o limite superior é mais específico (menos falso-positivos).

B. Exames de imagem

O padrão-ouro para diagnóstico de escoliose é a radiografia com incidência posteroanterior e perfil, utilizando filme de 90 centímetros (36 polegadas), de toda a coluna torácica e lombar. O exame frequentemente é chamado "rotina para escoliose". O exame deve ser realizado em uma suíte radiológica versada no protocolo para obtenção de imagens de alta qualidade para escoliose. O radiologista ou o cirurgião de coluna ao avaliarem o exame radiográfico examinam as três curvaturas comuns que ocorrem na escoliose – torácica proximal, torácica principal e lombar. O grau da curvatura é medido com o método de Cobb, que subtende o ângulo formado entre as linhas traçadas passando pelo platô superior da vértebra superior e o inferior da inferior. O ápice é a direção para a qual o lado convexo da curva aponta (frequentemente relatado usando os prefixos latinos *dextro*, que significa direito, ou *levo*, que significa esquerdo); especificamente, é o ponto de maior desvio na curva, que pode ser um corpo vertebral ou um espaço discal. A maior das curvas é denominada curvatura principal. Qualquer curvatura adicional é dita menor. A curva principal, ou maior, além de ser a que possui o maior grau de curvatura no plano coronal, é a que apresenta maior grau de rotação. A rotação é graduada em função da rotação dos pedículos a partir do aspecto normal em "olhos de coruja". As curvaturas menores frequentemente são compensatórias. As curvas compensatórias caracteristicamente não apresentam o componente rotatório, já que são simplesmente desvios laterais na coluna que ocorrem naturalmente para compensar a curvatura principal e, assim, manter a cabeça centralizada sobre a pelve.

O método mais utilizado para classificar as curvaturas na escoliose idiopática do adolescente é o sistema de Lenke. Esse sistema substituiu o de King por ser mais confiável, predizer melhor o plano cirúrgico e levar em consideração a natureza tridimensional da escoliose. Além dos exames radiográficos convencionais em pé, há necessidade de exames com inclinação supina para avaliar a flexibilidade e a natureza estrutural de cada curva. O sistema de classificação de Lenke tem três componentes. Primeiro, há seis tipos de curva. Depois, há um modificador lombar, que demonstra o grau de desvio da curvatura lombar em função da linha média vertical. Finalmente, há um modificador sagital que avalia o grau de cifose torácica (T5-T12).

Muitos pacientes com escoliose torácica principal (Lenke tipo 1, o mais comum) apresentam coluna torácica reta (hipoci-

fótica), uma vez que a cifose torácica normal terá girado no plano coronal. É possível haver cifose (curvatura anormal da coluna para frente; normal = 10-50 graus) em cenário de escoliose ou como deformidade independente. Quando ocorre cifose torácica global com mais de 50 graus de desvio, em cenário no qual encontram-se três ou mais corpos vertebrais torácicos consecutivos com acunhamento igual ou superior a 5 graus –caracteristicamente com presença de nódulos de Schmorl–, dá-se o nome de cifose de Scheuermann. Em sua maioria, os casos de cifose de Scheuermann não necessitam de tratamento, embora possa-se tentar o uso de colete durante a fase de crescimento. A fusão cirúrgica corretiva pode ser considerada nos casos graves (> 75-90 graus).

▶ Tratamento

Como afirmado anteriormente, há três etapas de tratamento de escoliose. A primeira, e comumente única necessária, é a observação seriada. Como a escoliose é uma doença progressiva, são necessários, no mínimo, dois pontos no tempo para avaliar completamente a significância da deformidade, a não ser que já seja grave no momento da apresentação. Há três fatores que afetam a probabilidade de progressão: (1) sexo feminino; (2) período remanescente de crescimento; e (3) grau de curvatura atual. Para minimizar a exposição à radiação, os exames seriados são realizados a cada 4 meses nos períodos de crescimento máximo e com intervalos de 6 meses nos períodos de menor crescimento, especialmente nos casos com curvatura menor (< 20 graus). As escolioses com curvatura inferior a 30 graus na vida adulta não requerem acompanhamento de rotina. Embora haja alguma variação, um consenso entre os métodos relatados para predição de progressão a mais de 40 a 45 graus mostra que as curvas principais inferiores a 20 e 30 graus na menarca ou no ano anterior a ela ou no momento do início do estirão do crescimento nos pacientes do sexo masculino, têm risco inferior a 5 a 20% de progressão a ponto de indicação cirúrgica. As curvaturas assintomáticas com menos de 30 graus detectadas incidentalmente em pacientes do sexo feminino mais de 2 anos após a menarca e em pacientes masculinos com maturação esquelética não requerem consulta com cirurgião de coluna somente para avaliação da escoliose. Como a progressão da curvatura na vida adulta ocorre em velocidade muito menor do que na adolescência, imagens seriadas, quando indicadas, devem ser espaçadas em 1 a 3+ nos adultos. O erro de medição para curvaturas no plano coronal a partir de radiografias simples varia entre 3 e 5 graus. Assim, com a expectativa de progressão de 1 grau por ano na vida adulta seriam necessários no mínimo 3 anos para demonstrar progressão real acima da margem de erro. As indicações para cirurgia de correção de escoliose em adultos são feitas com base mais nas queixas clínicas do que no grau de curvatura e de deformidade.

Se a curva principal evoluir para 20 ou 25 graus (até 35 graus) em paciente sem maturidade esquelética, o uso de colete seria a etapa de tratamento a ser oferecida a seguir. Existe diversos tipos de colete, com dois subgrupos principais – colete toracolombares e colete noturnos. As órteses toracolombares (p. ex., colete Boston) são o tipo mais comumente usadas e a intenção é que sejam usadas por 20 a 22 horas por dia. São produzidas com material plástico fino, a fim de que possam ser usadas sob a rou-

DISTÚRBIOS, DOENÇAS E LESÕES DA COLUNA VERTEBRAL — CAPÍTULO 4 — 201

pa reduzindo, assim, o estigma ligado ao uso de aparelho ortopédico. A aderência ao tratamento afeta de forma significativa a possibilidade de evitar progressão, que é a meta do método. Com o aparelho não se visa corrigir permanentemente a escoliose, mas sim interromper a curva de progressão em um grau baixo, provavelmente incapaz de produzir efeitos negativos ao longo da vida (p. ex., 30 graus). Com aderência ao uso, o aparelho é capaz de interromper/retardar a progressão e evitar a necessidade de intervenção cirúrgica em até 75% dos indivíduos tratados. O tratamento com aparelho é desafiador em adolescentes preocupados com sua imagem, porque, uma vez iniciado, deve ser mantido por todo o período remanescente de crescimento e mais algum tempo depois (frequentemente 2 a 3 anos de uso). Para evitar o uso do aparelho na escola, introduziram-se os aparelhos de uso noturno que mantêm a coluna sobrecorrigida apenas durante a noite. Essa técnica é mais dolorosa e talvez seja menos efetiva. A fisioterapia e a modificação das atividades não influenciam a história natural da escoliose. Não há razão para restringir as atividades de pacientes diagnosticados com escoliose. Dito isso, a redução do peso de livros na mochila, estimulação de usar ambas as alças da mochila (e não apenas em um ombro) ou, ainda melhor, usar mochilas com rodas com dois conjuntos de livros (uma para escola e outra para casa) são medidas que podem ajudar a reduzir as queixas de dor e demonstrou-se que fazem diferença mensurável a curto prazo na curvatura.

Por último, quando o grau de curvatura excede 45 a 50 graus, indica-se intervenção cirúrgica na forma de fusão de vértebras por meio de instrumentos. A fusão pode ser feita por via posterior, anterior ou combinada. Não há superioridade definida de qualquer uma das abordagens. Cada uma delas tem seu próprio perfil de risco-benefício. Há diversas técnicas para correção da curvatura da escoliose. Todos os métodos implicam fixação vertebral rígida, algum grau de desestabilização do segmento vertebral instrumentalizado (p. ex., facetectomias e liberação de ligamento), correção da deformidade via forças aplicadas por meio de implantes e fixação da correção bloqueando os parafusos (ou dispositivos de fixação) à haste, seguida de aplicação de enxerto ósseo para estimular a fusão sólida do segmento instrumentalizado. A forma mais comum de tratar a coluna é o uso de constructo formado por parafuso de pedículo e haste. Os parafusos de pedículo proporcionam uma forte fixação em 3 colunas capaz de produzir vetores corretivos à coluna nas 3 dimensões.

Foge ao escopo deste capítulo o tema do processo complexo de decisão sobre a seleção do nível e sobre a necessidade de fundir todas as curvas ou somente a principal, na expectativa de que as curvaturas menores e compensatórias corrijam-se espontaneamente. As técnicas de correção cirúrgica, especialmente em pacientes jovens e saudáveis, produzem fusão sólida com excelente correção na imensa maioria dos casos, com taxas muito baixas de complicação. A complicação mais temida é lesão da medula espinal (< 1%). Isso pode ocorrer em razão de mau posicionamento do implante, mas é mais comum que esteja relacionada com a própria correção da deformidade, especialmente nos casos com cifose significativa. O monitoramento neurológico intraoperatório permite avaliação em tempo real, ou quase real, da função medular durante cirurgia para escoliose, a fim de reduzir o risco de

complicação grave. Comorbidades, como osteoporose, obesidade, cardiopatia e diabetes melito, aumentam a taxa de complicações associadas à cirurgia para correção de escoliose em adultos. Além disso, pacientes mais jovens apresentam curvaturas significativamente mais flexíveis, que podem ser corrigidas de forma mais efetiva com técnicas mais simples, em comparação com as curvaturas rígidas encontradas nos adultos com escoliose. Quando o sintoma principal de apresentação é dor ou déficit neurológico, a correção da deformidade em cenário de curvas de baixo grau (30-50 graus) em pacientes com equilíbrio sagital neutro (ou seja, a coluna se mantém razoavelmente vertical sem inclinação fixa para frente) nem sempre é a meta cirúrgica em adultos com escoliose. Quando há instabilidade sagital em razão de escoliose ou cifoescoliose, há indicação de fusão de segmento longo toracolombar para fixar a coluna e restaurar a estabilidade estrutural no plano sagital. Recentemente, demonstrou-se que além de atingir essas metas técnicas, a cirurgia para escoliose melhora significativamente o aspecto estético, a dor e o bem-estar geral.

Belmont PJ Jr, Kuklo TR, Taylor KF, Freedman BA, Prahinski JR, Kruse RW: Intraspinal anomalies associated with isolated congenital hemivertebra: the role of routine magnetic resonance imaging. *J Bone Joint Surg Am* 2004 Aug;86-A(8):1704-1710. [PMID: 15292418]

Bridwell KH, Baldus C, Berven S, et al: Changes in radiographic and clinical outcomes with primary treatment adult spinal deformity surgeries from two years to three- to five-years followup. *Spine (Phila Pa 1976)* 2010;35:1849. [PMID: 20802383]

Carreon LY, Sanders JO, Diab M, Sturm PF, Sucato DJ; Spinal Deformity Study Group: Patient satisfaction after surgical correction of adolescent idiopathic scoliosis. *Spine (Phila Pa 1976)* 2011;36:965. [PMID: 21224771]

Charles YP, Daures JP, de Rosa V, Diméglio A: Progression risk of idiopathic juvenile scoliosis during pubertal growth. *Spine (Phila Pa 1976)* 2006 Aug 1;31(17):1933-1942. [PMID: 16924210]

Clements DH, Marks M, Newton PO, Betz RR, Lenke L, Shufflebarger H; Harms Study Group: Did the Lenke classification change scoliosis treatment? *Spine (Phila Pa 1976)* 2011 Jun 15;36(14):1142-1145. [PMID: 21358471]

Diab M, Landman Z, Lubicky J, et al: Use and outcome of MRI in the surgical treatment of adolescent idiopathic scoliosis. *Spine (Phila Pa 1976)* 2011;36:667. [PMID: 21178850]

Fu KM, Smith JS, Polly DW Jr, et al: Correlation of higher preoperative American Society of Anesthesiology grade and increased morbidity and mortality rates in patients undergoing spine surgery. *J Neurosurg Spine* 2011;14:470. [PMID: 21294615]

Hamilton DK, Smith JS, Sansur CA, et al: Rates of new neurological deficit associated with spine surgery based on 108,419 procedures: a report of the scoliosis research society morbidity and mortality committee. *Spine (Phila Pa 1976)* 2011;36:1218. [PMID: 21217448]

Howard A, Wright JG, Hedden D: A comparative study of TLSO, Charleston, and Milwaukee braces for idiopathic scoliosis. *Spine (Phila Pa 1976)* 1998 Nov 15;23(22):2404-2411. [PMID: 9836354]

Isaacs RE, Hyde J, Goodrich JA, Rodgers WB, Phillips FM: A prospective, nonrandomized, multicenter evaluation of extreme lateral interbody fusion for the treatment of adult degenerative scoliosis: perioperative outcomes and complications. *Spine (Phila Pa 1976)* 2010;35(26 Suppl):S322. [PMID: 21160396]

Lange JE, Steen H, Gunderson R, Brox JI: Long-term results after Boston brace treatment in late-onset juvenile and adolescent idiopathic scoliosis. *Scoliosis* 2011;6:18. [PMID: 21880123]

Lehman RA Jr, Lenke LG, Keeler KA, et al: Operative treatment of adolescent idiopathic scoliosis with posterior pedicle screw-only constructs: minimum three-year follow-up of one hundred fourteen cases. *Spine (Phila Pa 1976)* 2008;33:1598. [PMID: 18552676]

Lenke LG: Lenke classification system of adolescent idiopathic scoliosis: treatment recommendations. *Instr Course Lect* 2005;54:537. [PMID: 15948478]

Little DG, Song KM, Katz D, Herring JA: Relationship of peak height velocity to other maturity indicators in idiopathic scoliosis in girls. *J Bone Joint Surg Am* 2000;82:685. [PMID: 10819279]

Lowe TG, Line BG: Evidence based medicine: analysis of Scheuermann kyphosis. *Spine (Phila Pa 1976)* 2007;32(19 Suppl): S115. [PMID: 17728677]

Newton PO, Faro FD, Lenke LG, et al: Factors involved in the decision to perform a selective versus nonselective fusion of Lenke 1B and 1C (King-Moe II) curves in adolescent idiopathic scoliosis. *Spine (Phila Pa 1976)* 2003;28:S217. [PMID: 14560195]

Potter BK, Kuklo TR, Lenke LG: Radiographic outcomes of anterior spinal fusion versus posterior spinal fusion with thoracic pedicle screws for treatment of Lenke Type I adolescent idiopathic scoliosis curves. *Spine (Phila Pa 1976)* 2005;30:1859. [PMID: 16103856]

Ramirez N, Johnston CE, Browne RH: The prevalence of back pain in children who have idiopathic scoliosis. *J Bone Joint Surg Am* 1997;79:364. [PMID: 9070524]

Reames DL, Smith JS, Fu KM, et al: Complications in the surgical treatment of 19,360 cases of pediatric scoliosis: a review of the Scoliosis Research Society Morbidity and Mortality database. *Spine (Phila Pa 1976)* 2011;36:1484. [PMID: 21037528]

Smucny M, Lubicky JP, Sanders JO, Carreon LY, Diab M: Patient self-assessment of appearance is improved more by all pedicle screw than by hybrid constructs in surgical treatment of adolescent idiopathic scoliosis. *Spine (Phila Pa 1976)* 2011;36:248. [PMID: 21248593]

Thuet ED, Winscher JC, Padberg AM, et al: Validity and reliability of intraoperative monitoring in pediatric spinal deformity surgery: a 23-year experience of 3436 surgical cases. *Spine (Phila Pa 1976)* 2010;35:1880. [PMID: 20802388]

NEUROFIBROMATOSE

As deformidades da coluna vertebral associadas a neurofibromatose merecem algumas considerações específicas. As curvaturas encontradas em pacientes podem ser de tipo idiopático ou de tipo displásico. As curvaturas do primeiro tipo apresentam os mesmos padrões encontrados nos pacientes com escoliose idiopática e, na maioria dos casos, são torácicas e para a direita, e podem ser tratadas de forma semelhante. As curvaturas do segundo tipo podem ter comportamento bem mais agressivo.

As curvas displásicas podem ser identificadas por evidências de displasia óssea: costelas ou processos transversos em ponta de lápis, alargamento dos foramens, erosão de vértebras e evidência de curvatura mais curta, porém mais abrupta do que as encontradas nos casos com escoliose idiopática. As curvas displásicas geralmente estão associada a cifose, que também ocorrem em um

segmento curto e agudo. Podem ocorrer na coluna torácica, toracolombar ou lombar.

As curvas displásicas em pacientes com neurofibromatose podem evoluir rapidamente e levar a deformidades graves. A erosão óssea pode ocorrer secundariamente aos neurofibromas ou à ectasia dural (aumento do saco dural, que pode ser responsável pelo alargamento dos foramens ou pela erosão das vértebras). As curvas cifóticas curtas e a erosão óssea podem, nos casos graves, resultar em disfunção neurológica, inclusive paraplegia.

Nos pacientes com curvas displásicas, a cirurgia está associada a alta incidência de pseudoartrose. Se houver indicação cirúrgica, geralmente recomenda-se fusão anterior e posterior. Esta abordagem combinada resulta em taxa de fusão satisfatória superior a 80%. Em razão do estoque ósseo displásico, talvez seja necessário usar uma combinação de fios, ganchos e parafusos sublaminares. A RM pré-operatória pode ser útil para avaliar a extensão da ectasia dural. Os níveis de fusão são selecionados de acordo com o final da curvatura da coluna. O nível final de fusão deve ser centralizado sobre o meio do sacro (a zona estável de Harrington), semelhante à seleção nos casos de escoliose idiopática. Contudo, evidentemente a fusão não deve terminar acima ou abaixo de vértebra displásica, embora seja raro que tal nível não se encontre dentro da curva.

Funasaki H, Winter RB, Lonstein JB, et al: Pathophysiology of spinal deformities in neurofibromatosis: an analysis of 71 patients who had curves associated with dystrophic changes. *J Bone Joint Surg Am* 1994;76:692. [PMID: 8175817]

Greggi T, Martikos K: Surgical treatment of early onset scoliosis in neurofibromatosis. *Stud Health Technol Inform* 2012;176:330. [PMID 22744522]

Vitale MG, Guha A, Skaggs DL: Orthopaedic manifestations of neurofibromatosis in children: an update. *Clin Orthop Relat Res* 2002;401:107. [PMID: 12151887]

ESCOLIOSE CONGÊNITA

A escoliose congênita é causada por um dos dois tipos de anormalidade estrutural óssea (Fig. 4-24). O tipo I é fruto de falha na formação, como o encontrado nos casos de hemivértebra. O tipo II é uma falha na segmentação, como o encontrado nos casos de vértebras em bloco ou de barras não segmentadas, nos quais há impedimento de crescimento em um dos lados da coluna. Também podem ser encontradas anormalidades mistas em pacientes com escoliose congênita. As barras não segmentadas unilaterais com hemivértebras contralaterais têm tendência à progressão rápida e devem ser submetidas à fusão cirúrgica assim que a anormalidade óssea se torne evidente. As barras não segmentadas unilaterais também tendem a evoluir.

No que se refere a progressão, as hemivértebras têm prognóstico variável, dependendo se há ou não hemivértebra contralateral que produza equilíbrio na coluna, se há múltiplas hemivértebras em um dos lados da coluna e de quanto crescimento se espera que ocorra para cada platô da hemivértebra. As hemivértebras na junção cervicotorácica e na junção lombossacra têm

DISTÚRBIOS, DOENÇAS E LESÕES DA COLUNA VERTEBRAL

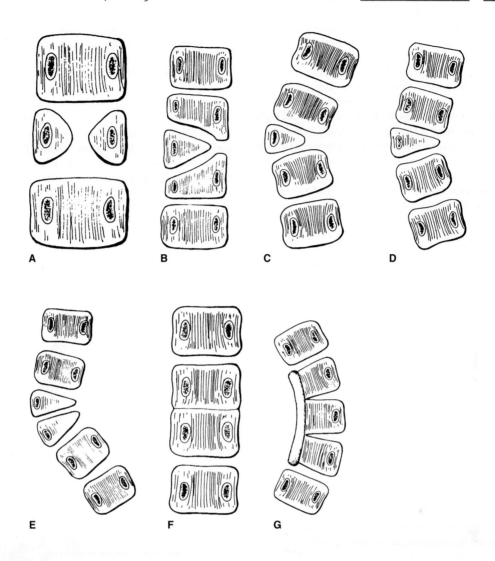

▲ **Figura 4-24** Os principais tipos de escoliose congênita são defeito na formação, como mostram as ilustrações **A** até **E**, e defeitos de segmentação, como mostram as ilustrações **F** e **G**. (Reproduzida, com permissão, a partir de Hall JE: Congenital scoliosis.In Bradford DS, Hensinger RN, eds: *The Pediatric Spine*. New York: Thieme; 1985.)

prognóstico reservado porque as vértebras acima ou abaixo da malformação não podem compensar. As hemivértebras devem ser observadas para que se definam seu potencial de crescimento e sua progressão.

Os aparelhos ortopédicos não são efetivos para tratar escoliose congênita porque as curvas não são flexíveis. Entretanto, algumas vezes, eles são utilizados para prevenir progressão da curva compensatória.

Nos pacientes com escoliose compensatória, a incidência de anomalias cardíacas é maior, assim como a de malformações renais (20-30%) e anormalidades no interior do canal (10-50%). Há indicação de ultrassonografia abdominal ou outros exames de imagem para afastar agenesia ou alterações renais. Entre as possíveis anormalidades dentro do canal estão siringomielia (cisto no interior da medula), diastematomielia ou diplomielia (respectivamente, divisão ou reduplicação da medula) e medula fixa (presença de filo terminal justo que não permite a migração superior normal do cone medular que ocorre com o crescimento).

Se houver indicação de intervenção cirúrgica em pacientes com escoliose congênita, há diversas opções disponíveis. A condução cirúrgica "favorável ao crescimento" é a preferida nos casos com instalação precoce, de forma que seja possível controlar a curva enquanto a coluna e o tórax continuam a crescer. Há diversos sistemas de distração/compressão disponíveis para esse tipo de cirurgia de fusão. A fusão *in situ* é o procedimento mais simples. Entretanto, em pacientes muito jovens (< 10 anos) a fusão posterior isoladamente resulta em aprisionamento dos elementos posteriores enquanto os anteriores continuam a crescer. Essa situação pode levar ao fenômeno do virabrequim, no qual o crescimento da região anterior da coluna resulta em torção ao redor dos elementos posteriores fundidos. Por este motivo, geralmente recomenda-se fusão anterior e posterior combinada para os pacientes muito jovens, impedindo o crescimento em toda a circunferência da coluna. (O fenômeno do virabrequim também pode ocorrer em pacientes muito jovens com formas não congênitas de escoliose tratadas com fusão posterior. Idade inferior a 10 anos, estágio 0 ou 1 de Risser e presença de cartilagem trirradiada aberta são indicadores de maturidade esquelética em risco para evolução com fenômeno do virabrequim.)

Em alguns casos de hemivértebra, pode-se realizar hemiepifisiodese, interrompendo o crescimento da convexidade da curva, mas permitindo o crescimento da concavidade, com resultante correção gradual da curvatura. Com este procedimento, obtêm-se bons resultados em pacientes bem selecionados, mas pode ser imprevisível no que se refere ao grau de correção real que pode ser atingido.

Nos casos em que a hemivértebra é acompanhada por descompensação coronal significativa, em que o crescimento compensatório não seja suficiente para que se obtenha equilíbrio vertebral, deve-se considerar a possibilidade de excisão de hemivértebra com abordagem combinada anterior e posterior. Embora esse procedimento seja tecnicamente mais exigente e esteja associado a maior risco, com ele é possível uma melhor correção da curvatura e maior equilíbrio coronal. Com técnicas cirúrgicas mais recentes talvez seja possível realizar desbloqueio e excisão de hemivértebra em estágio único por via posterior. Com essa abordagem é possível evitar a abordagem à coluna por via anterior em separado. A excisão da hemivértebra talvez seja a melhor opção para a coluna lombar ou para a junção lombossacra, onde o risco neurológico existe para a cauda equina e não para a medula espinal e onde a impulsão oblíqua na vértebra acima da hemivértebra pode resultar em descompensação significativa no tronco.

Bradford DS: Partial epiphyseal arrest and supplemental fixation for progressive correction of congenital spinal deformity. *J Bone Joint Surg Am* 1982;64:610. [PMID: 7068703]

Gomez JA, Lee JK, Kim PD, et al: "Growth friendly" spine surgery: management options for the young child with scoliosis. *J Am Acad Orthop Surg* 2011;19:722. [PMID: 22134204]

Lenke LG, Newton PO, Sucato DJ, et al: Complications following 147 consecutive vertebral column resections for severe pediatric spinal deformity: a multicenter analysis. *Spine (Phila Pa 1976)* 2013;38:119. [PMID: 22825478]

Thompson AG, Marks DS, Sayampanathan SR, et al: Long term results of combined anterior and posterior convex epiphysiodesis for congenital scoliosis due to hemivertebrae. *Spine (Phila Pa 1976)* 1995;20:1380. [PMID: 7676336]

Wang S, Zhang J, Qiu G, et al: Dual growing rods technique for congenital scoliosis: More than 2 years outcomes: the preliminary results of a single centre. *Spine (Phila Pa 1976)* 2012;37:E1639. [PMID: 22990366]

Yaszay B, O'Brien M, Shufflebarger HL, et al: Efficacy of hemivertebra resection for congenital scoliosis: a multicenter retrospective comparison of three surgical techniques. *Spine (Phila Pa 1976)* 2011;36:2052. [PMID: 22048650]

CIFOSE

O contorno normal da coluna do plano sagital inclui lordose cervical, cifose torácica e lordose lombar (Fig. 4-25). É possível encontrar acentuação ou atenuação dessas curvas em qualquer um desses segmentos. Se forem exageradas, podem causar inca-

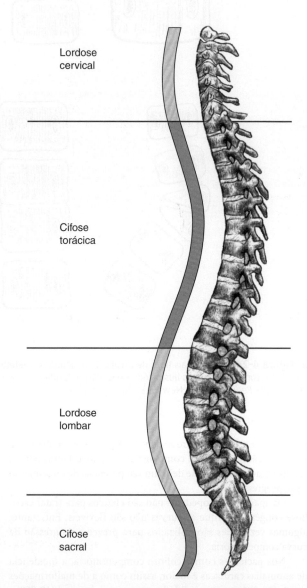

▲ **Figura 4-25** Contorno normal da coluna no plano sagital. (Reproduzida, com permissão, a partir de Bullough PG, Boachie-Adjei O: *Atlas of Spinal Diseases*. London: Gower; 1988.)

pacidade, conforme será discutido adiante nos casos de cifose congênita e cifose de Scheuermann.

1. Cifose congênita

Assim como na escoliose congênita (ver a discussão prévia), a cifose congênita pode resultar de uma falha na formação ou na segmentação das vértebras. Na cifose congênita, entretanto, as falhas de formação têm um prognóstico muito mais perigoso. Essas malformações podem levar a "deslocamento" congênito ou progressivo da coluna vertebral (Fig. 4-26) e à paralisia, se não tratada apropriadamente. Se realizada suficientemente cedo, a fusão posterior pode bastar para prevenir problemas neurológicos. Entretanto, nos casos mais graves talvez haja necessidade de fusão anterior e posterior para que se obtenha estabilidade.

2. Cifose de Scheuermann

A cifose torácica normal varia entre 25 e 45 graus. A cifose postural pode acentuar essa curva, mas se não houver anormalidades, a curvatura será flexível e a postura facilmente corrigida pela criança. Se houver anormalidades na placa vertebral terminal e três ou mais corpos vertebrais estiverem em formato de cunha na radiografia em perfil, pode-se fazer diagnóstico de cifose de Scheuermann. Os nódulos de Schmorl, caracterizados por herniação do disco nas placas terminais vertebrais e acentuação da cifose torácica, também são encontrados. Clinicamente, os pacientes com esse tipo de cifose apresentam uma curvatura mais abrupta do que a observada em indivíduos com cifose postural, que, além disso, é apenas parcialmente corrigível com a extensão forçada. O diagnóstico é confirmado solicitando-se ao paciente que faça hiperextensão ou com radiografia em perfil com o paciente deitado sobre um calço no ápice da cifose, a fim de que seja possível medir o ângulo de Cobb. As curvaturas torácicas podem causar dor e desconforto, embora haja relatos de que a dor seria mais comum nas curvas toracolombares.

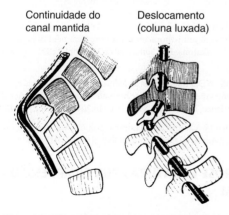

▲ **Figura 4-26** Cifose congênita e "luxação" congênita da coluna vertebral. (Reproduzida, com permissão, a partir de Dubousset J: Congenital kyphosis. In Bradford DS, Hensinger RN, eds: *The Pediatric Spine*.New York: Thieme; 1985.)

O uso de aparelho ortopédico pode ser iniciado quando a cifose tiver 45 ou 55 graus em paciente com esqueleto imaturo, particularmente se a curvatura for progressiva ou acompanhada de dor. Se graus menores de deformidade forem sintomáticos, pode-se indicar fisioterapia e observação quanto à progressão. O tratamento com aparelhos ortopédicos requer o uso do colete de Milwaukee, com duas placas paraespinais posteriormente sobre as costelas apicais. O paciente deve ser radiografado com o aparelho para verificar se a correção está adequada. A órtese pode ser removida para prática de esportes e para o banho, mas deve ser usada 23 horas por dia. Devem ser realizadas radiografias em perfil para controle com intervalos de 4 a 6 meses. Se a órtese for bem-sucedida no controle da curva, deve ser mantida até que se aproxime a maturidade esquelética. A retirada deve ser progressiva de forma a manter a correção. Embora algum grau de correção possa se perder, o uso adequado do colete de Milwaukee resulta em melhora de longa duração em muitos pacientes com cifose (o que não é o caso nos adolescentes com escoliose idiopática).

O tratamento cirúrgico da cifose pode estar indicado se a magnitude da curva aumentar apesar do uso da órtese, se o paciente apresentar sintomas significativos ou se já estiver próximo da maturidade esquelética com curvatura grave. O tratamento preferencial é fusão vertebral posterior com osteotomia a Smith-Peterson em múltiplos níveis. A instrumentação segmentar usando parafusos de pedículos para compressão é usada para corrigir a deformidade e manter a correção até que ocorra a fusão. Se a flexibilidade da curva não permitir correção adequada, o que se demonstra com radiografia em perfil com hiperextensão, indica-se liberação e fusão anterior antes de fusão vertebral posterior. Deve-se ter atenção para estender a fusão até a coluna torácica, algumas vezes até T1, para reduzir o risco de problemas na junção cervicotorácica.

Os relatos que descrevem a história natural da cifose de Scheuermann sugerem algum grau de limitação funcional, mas pouca interferência real no modo de vida. A deformidade pode se agravar com o tempo. Parece claro, contudo, que muitos pacientes melhoram de seus sintomas de dor nas costas e da deformidade com a cirurgia. Orientação adequada e seleção dos pacientes são essenciais para o tratamento apropriado.

Arlet V, Schlenzka D: Scheuermann's kyphosis: surgical management. *Eur Spine J* 2005;14:817. [PMID: 15830215]

Noordeen MH, Garrido E, Tucker SK, et al: The surgical treatment of congenital kyphosis. *Spine (Phila Pa 1976)* 2009;34:1808. [PMID: 19644332]

Tsirikos AI, McMaster MJ: Infantile developmental thoracolumbar kyphosis with segmental subluxation of the spine. *J Bone Joint Surg Br* 2010;92:430. [PMID: 20190317]

MIELODISPLASIA

Os defeitos do tubo neural podem resultar em deformidades complexas da coluna secundárias a colapso neuromuscular da coluna ou a anomalias vertebrais que podem dar origem à cifose ou à escoliose congênitas. Mielomeningocele ou meningocele estará presente no momento do nascimento de paciente cujo tubo neural não se tenha fechado na vida intrauterina. O fechamento do saco geralmente ocorre logo após o nascimento. Em muitos casos, o lactente afetado necessita de derivação ventrículo-peritoneal para resolução de hidrocefalia. O nível de função neurológica geralmente corresponde ao nível da falha. Por exemplo, um paciente com mielomeningocele torácica baixa não possui raízes nervosas lombares funcionais e, consequentemente, não apresenta função nos membros inferiores. Um paciente com mielomeningocele ao nível de L4 tem tibial anterior funcional, mas nenhuma atividade de extensor do hálux e de gastrocnêmico e, geralmente, também não tem controle voluntário dos esfíncteres anal e vesical.

A função neurológica em pacientes com mielodisplasia é estática e não deve sofrer deterioração com o crescimento. Eventuais alterações neurológicas, especialmente durante as fases de estirão de crescimento, devem ser investigadas buscando pela síndrome da medula presa, uma evolução comum nas crianças afetadas, que resulta em tração da medula espinal.

O tratamento ortopédico inclui maximização funcional do paciente com o uso de órteses, auxiliadores da marcha, cadeira de rodas ou cirurgia. O grau de deformidade da coluna está relacionado com o nível neurológico, sendo que o colapso vertebral é mais provável naqueles com nível mais alto de comprometimento neurológico em comparação com níveis mais baixos. Evidentemente, a presença de anormalidades ósseas influencia o prognóstico.

Assim como ocorre em muitas deformidades neuromusculares da coluna, é possível haver curvaturas patológicas precocemente. Se o médico optar por tratar o paciente com colete, é importante lembrar a possibilidade de úlceras de pressão, caso o aparelho não esteja adequadamente acolchoado nem os pais apropriadamente instruídos quanto aos cuidados com a pele.

Em muitos casos, a curvatura irá requerer estabilização cirúrgica. Em razão do grau e da rigidez da curvatura, assim como a ausência de elementos posteriores, o tratamento preferencial é a fusão anterior e posterior. A instrumentação anterior talvez melhore a rigidez do constructo cirúrgico. Nos pacientes com mielodisplasia, a fusão do sacro invariavelmente se faz necessária em razão de obliquidade da pelve e falta de equilíbrio para sentar. Dá-se preferência à instrumentalização desde a pelve (fixação ilíaca) até a coluna torácica proximal, assim como em muitas deformidades neuromusculares.

A ausência de elementos posteriores na coluna mielodisplásica pode levar a cifose congênita. Embora nesses pacientes a cifose não comprometa a função neurológica, ela pode causar úlcera de pressão na região mais proeminente. O tratamento preferencial para esse problema é a cifectomia com fusão posterior. Os elementos neurais podem ser seccionados e suturados no local de deformidade cifótica considerando que o paciente geralmente não tem qualquer função neurológica abaixo da cifose.

Banit DM, Iwinski HJ Jr, Talwalkar V, et al: Posterior spinal fusion in paralytic scoliosis and myelomeningocele. *J Pediatr Orthop* 2001;21:117. [PMID: 11176365]

Hwang SW, Thomas JG, Blumberg TJ, et al: Kyphectomy in patients with myelomeningocele treated with pedicle screwonly constructs: case reports and review. *J Neurosurg Pediatr* 2011;8:63. [PMID: 21721891]

DOENÇA DISCAL TORÁCICA

A hérnia de disco é muito menos comum na coluna torácica do que na cervical e na lombar, presumivelmente em razão da menor mobilidade desta região que contém a caixa torácica e o esterno. As hérnias de disco torácico respondem por 1 a 2% das cirurgias de disco, embora a incidência relatada em séries de necropsias chegue a 7 a 15%,

Os pacientes com discopatia torácica podem se apresentar com sintomas radiculares no nível de envolvimento e queixa de dor nas costas ou em membro inferior, perda de força no membro, dormência correspondendo ao nível da herniação ou inferior e disfunção intestinal ou vesical. Podem apresentar marcha espástica, com sinais de trato longo, caso o disco seja mais central. O diagnóstico é feito com mielografia, algumas vezes em conjunto com TC ou RMN.

Na ausência de sinais de trato longo e paraparesia, a conduta conservadora com medidas como repouso, anti-inflamatórios e fisioterapia, tem taxa de sucesso de 70 a 80%.

Recomenda-se tratamento cirúrgico para pacientes com sinais de mielopatia, incluindo paraparesia ou hiperreflexia. A descompressão é realizada com maior segurança com abordagem anterior. Preconiza-se a abordagem anterior extrapleural com a qual obtêm-se bons resultados.

Quando se utiliza abordagem anterior, 58 a 86% dos pacientes apresentam melhora neurológia e 72 a 87%, melhora da dor. Há relatos de deterioração neurológica em até 7% dos pacientes submetidos a cirurgia com abordagem anterior ou anterolateral e em 28 a 100% daqueles submetidos a descompressão posterior. Foram relatadas taxas de complicações maiores de 6,7% e taxa de reoperação de 5% para a abordagem lateral minimamente invasiva. As laminectomias posteriores estão associadas a altas taxas de complicações, incluindo deterioração da função neurológica por manipulação da medula e descompressão incompleta de disco inadequadamente visualizado.

Brown CW, Deffer PA Jr, Akmakjian J, et al: The natural history of thoracic disc herniation. *Spine (Phila Pa 1976)* 1992;17:97. [PMID: 1631725]

Russo A, Balamurali G, Nowicki R, et al: Anterior thoracic foraminotomy through mini-thoracotomy for the treatment of giant thoracic disc herniations. *Eur Spine J* 2012;21(Suppl 2):S212. [PMID: 22430542]

Uribe JS, Smith WD, Pimenta L, et al: Minimally invasive lateral approach for symptomatic thoracic disc herniation: initial multicenter clinical experience. *J Neurosurg Spine* 2012;16:264. [PMID: 22176427]

Vanichkachorn JS, Vaccaro AR: Thoracic disk disease: diagnosis and treatment. *J Am Acad Orthop Surg* 2000;8:159. [PMID: 10874223]

OSTEOPOROSE E FRATURAS POR COMPRESSÃO VERTEBRAL

A osteoporose é caracterizada por redução na massa óssea global nos esqueletos axial e apendicular. A doença afeta entre 15 e 20 milhões de indivíduos nos Estados Unidos. A massa óssea atinge o pico entre 16 e 25 anos para, então, declinar lentamente com a

DISTÚRBIOS, DOENÇAS E LESÕES DA COLUNA VERTEBRAL

idade na medida em que a taxa de reabsorção óssea passa a exceder a de formação óssea. Este fenômeno ocorre em homens e mulheres e é conhecido como osteoporose senil. As mulheres também são suscetíveis à osteoporose pós-menopáusica que ocorre nos 15 a 20 anos que se seguem ao início da menopausa, e está diretamente relacionada com a deficiência de estrogênios. Fatores ambientais também são importantes na aceleração da taxa de perda óssea. Entre esses fatores estão, deficiência crônica de cálcio, tabagismo, consumo excessivo de bebidas alcoólicas, hiperparatireoidismo e inatividade. Fatores genéticos também são relevantes.

As fraturas por compressão vertebral representam uma das manifestações mais frequentes de osteoporose na população de idosos (> 60 anos). A cada ano, ocorrem mais de 700 mil fraturas por compressão vertebral. Felizmente, a imensa maioria dos pacientes é assintomática ou se torna assintomática após um período de tratamento conservador.

Manifestações clínicas

Os pacientes com fraturas por compressão vertebral normalmente se apresentam com queixa de dor axial localizada no nível da fratura. Ocasionalmente a família do paciente observa que encurvamento crescente das costas e perda significativa de estatura. Essa deformidade da coluna vertebral é conhecida como "corcunda da nobre senhora" (*dowager's hump*). Em geral, não há disfunção neurológica nem dor irradiante para qualquer distribuição de dermátomos. Também não há história de trauma significativo ou episódio desencadeante.

Exames de imagem

As radiografias simples e a densitometria são as principais modalidades de imageamento para investigação de osteoporose e suas contrapartes patológicas (fraturas por insuficiência). A absorciometria por duplo feixe de raios (DXA ou DEXA) é a técnica mais usada para densitometria em razão de sua alta precisão (0,5-2%) e por sujeitar o paciente a níveis mínimos de radiação. Também é muito precisa na avaliação de osteoporose nos esqueletos axial e apendicular. Contudo, é importante observar que os osteofitos hipertróficos na coluna são radiodensos e podem produzir leituras inacuradas com a DXA e, portanto, a coluna não deve ser usada como único local de avaliação de osteoporose. As outras técnicas disponíveis são absorciometria de feixe único de raios X (SXA), tomografia computadorizada quantitativa (TCQ) e absorciometria radiográfica.

As radiografias posteriores/anteriores e em perfil da região afetada provavelmente revelarão a localização e a gravidade das fraturas osteoporóticas. Na coluna torácica, as fraturas compressivas em cunha são as mais encontradas. Na coluna lombar, podem ocorrer tanto fraturas compressivas quanto explosivas. Outras modalidades de imageamento são cintilografia com tecnécio e RMN. Esses exames devem ser reservados para avaliação de fraturas que se mantenham sintomáticas ou evoluam após período de tratamento conservador. A RMN é extremamente útil para diferenciação entre fraturas não consolidadas e consolidadas e para diferenciar entre fraturas osteoporóticas e causadas por câncer.

A biópsia óssea está indicada se houver suspeita de doença óssea metabólica ou de câncer como causa da osteoporose. A amostra, normalmente retirada da crista ilíaca anterior ou do corpo vertebral no momento da artroplastia, é examinada com histomorfometria óssea.

Tratamento

A prevenção ainda é o melhor tratamento para osteoporose. O esquema ideal de prevenção das sequelas dolorosas da doença é a maximização da densidade mineral óssea antes da instalação da perda óssea e a minimização da perda óssea que eventualmente ocorra. Nas mulheres, a terapia de reposição de estrogênio pode ser iniciada se não houver histórico de câncer de mama, doença tromboembólica e doença endometrial. Há necessidade de exame ginecológico de rotina uma vez iniciada a terapia. O tratamento com calcitonina pode ser usado quando a terapia com estrogênio estiver contraindicada. O uso de paratormônio no tratamento de osteoporose atualmente está sendo avaliado em ensaios clínicos. Há evidências iniciais sugerindo que este hormônio possa auxiliar a aumentar significativamente a massa óssea esquelética e possa ser utilizado como primeira linha de tratamento nos casos de osteoporose grave.

Os bifosfonados, etidronato e alendronato previnem a reabsorção osteoclástica. São os únicos compostos aprovados pela FDA e amplamente utilizados capazes de aumentar a densidade mineral óssea. Entretanto, o aumento é relativamente pequeno. O uso de terapia crônica e contínua com bifosfonados foi associado a fraturas por insuficiência do fêmur proximal.

O tratamento inicial das fraturas por compressão vertebral sintomáticas envolve ensaio com analgésico e colete para conforto. Deve-se realizar investigação e iniciar tratamento para osteoporose, caso ainda não tenha sido feito. O tratamento conservador deve ser tentado por, no mínimo, 6 a 12 semanas ou mais, desde que o paciente apresente melhora.

Tratamento cirúrgico

Os pacientes com fratura que cause déficit neurológico ou compressão significativa da medula espinal devem ser tratados com descompressão anterior e fusão seguida por instrumentação e fusão segmentar posterior. A baixa qualidade óssea torna a correção da deformidade e a manutenção apenas com constructo posterior uma tarefa difícil (Fig. 4-27).

Os pacientes com dor recalcitrante causada por fratura de compressão vertebral não consolidada que não tenham obtido sucesso com tratamento conservador podem ter alívio sintomático excelente com estabilização da fratura por meio de injeção de cimento ósseo PMMA na fratura com técnica percutânea. Os dois procedimentos mais utilizados, vertebroplastia e cifoplastia, são tanto seguros quanto eficazes. Em ambas as técnicas, insere-se uma cânula intrapedicular ou extrapedicular (na região lateral ao pedículo) na porção anterior do corpo vertebral afetado e, sob controle fluoroscópico, injeta-se cimento acrílico no osso fraturado. Uma vez que o cimento tenha secado, a fratura estará imediatamente estabilizada.

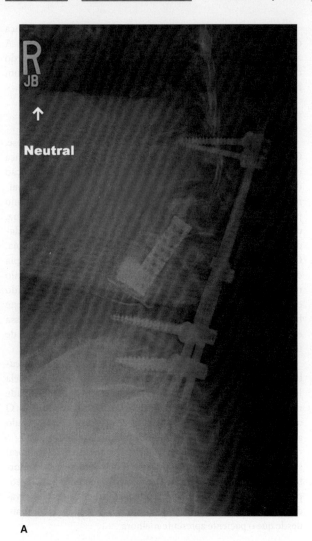
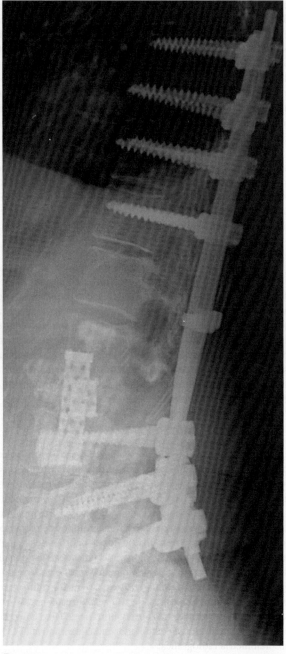

▲ **Figura 4-27** Cirurgia complexa de revisão de osteotomia. Paciente do sexo feminino com 65 anos de idade e dor incapacitante nas costas e na perna após duas operações anteriores malsucedidas para tratamento de fratura osteoporótica explosiva. (**A**) Radiografia em perfil antes da cirurgia revelando desprendimento do constructo com parafuso, múltiplas não consolidações, instabilidade no plano sagital e incapacidade para caminhar por causa da dor. A paciente foi submetida a uma terceira revisão para descompressão, retirada total do corpo vertebral de L12 (ressecção de vértebra) com revisão, instrumentação e fusão, todas por abordagem posterior. Esse procedimento permite encurtamento da coluna vertebral e correção da deformidade cifótica. (**B**) Radiografia pós-operatória em perfil revelando melhora acentuada no alinhamento. A paciente tornou-se capaz de andar com dor mínima.

DISTÚRBIOS, DOENÇAS E LESÕES DA COLUNA VERTEBRAL
CAPÍTULO 4 | **209**

Na técnica de cifoplastia, um balão é inflado no corpo vertebral na tentativa de comprimir o osso existente, criando um espaço para instilação de cimento mais viscoso sob baixa pressão e corrigir a deformidade em cunha. Essa técnica tem as vantagens teóricas de permitir algum grau de correção da deformidade e de prevenir a extrusão do PMMA para o canal vertebral relacionada com alta pressão.

O mecanismo de alívio da dor com vertebroplastia ou cifoplastia não está esclarecido. Diversos mecanismos podem contribuir, incluindo estabilização da fratura, desnervação de fibras relacionadas com transmissão da dor pelo calor gerado durante o processo de secagem do cimento e neurotoxicidade do monômero PMMA. Ademais, o acompanhamento a longo prazo gerou preocupação sobre a possibilidade de predispor o segmento adjacente à fratura em razão de enrijecimento excessivo do nível tratado. Esta possibilidade atualmente está sendo investigada.

Asenjo JF, Rossel F: Vertebroplasty and kyphoplasty: new evidence adds heat to the debate. *Curr Opin Anaesthesiol* 2012;25:577. [PMID: 22914353]

Coumans JV, Reinhardt MK, Lieberman IH: Kyphoplasty for vertebral compression fractures: 1-year clinical outcomes from a prospective study. *J Neurosurg* 2003;99(Suppl 1):44. [PMID: 12859058]

Do HM, Kim BS, Marcellus ML, et al: Prospective analysis of clinical outcomes after percutaneous vertebroplasty for painful osteoporotic vertebral body fractures. *AJNR Am J Neuroradiol* 2005;26:1623. [PMID: 16091504]

Garnier L, Tonetti J, Bodin A, et al: Kyphoplasty versus vertebroplasty in osteoporotic thoracolumbar spine fractures. Short-term retrospective review of a multicentre cohort of 127 consecutive patients. *Orthop Traumatol Surg Res* 2012;98:S112. [PMID: 22939104]

Grohs JG, Matzner M, Trieb K, et al: Minimal invasive stabilization of osteoporotic vertebral fractures: a prospective nonrandomized comparison of vertebroplasty and balloon kyphoplasty. *J Spinal Disord Tech* 2005;18:238. [PMID: 15905767]

Steinmann J, Tingey CT, Cruz G, et al: Biomechanical comparison of unipedicular versus bipedicular kyphoplasty. *Spine (Phila Pa 1976)* 2005;30:201. [PMID: 15644756]

Svedbom A, Alvares L, Cooper C, et al: Balloon kyphoplasty compared to vertebroplasty and nonsurgical management in patients hospitalised with acute osteoporotic vertebral compression fracture: a UK cost-effectiveness analysis. *Osteoporos Int* 2013;24:355. [PMID: 22890362]

▼ LESÕES DA COLUNA CERVICAL

A coluna cervical é a região mais móvel da coluna vertebral e, consequentemente, está mais sujeita a lesões. As lesões da coluna cervical e da medula espinal também são potencialmente as mais devastadoras e modificadoras da vida de todas as lesões compatíveis com vida. Nos Estados Unidos ocorrem aproximadamente 10 mil lesões medulares a cada ano (cerca de 39 por milhão de habitantes). Estima-se que 80% das vítimas tenham menos de 40 anos, sendo que a maior proporção das lesões ocorre em indivíduos entre 15 e 35 anos. Aproximadamente 80% dos indivíduos que sofrem lesões medulares são do sexo masculino. As quedas respondem por 60% das lesões vertebrais em pacientes com mais de 75 anos. Nos pacientes mais jovens, 45% das lesões são causadas por acidente automobilístico, 20% por quedas, 15% por lesões durante prática esportiva, 15% por atos de violência e os restantes por outras causas.

Com o uso de cinto de segurança e de *air bags* nos veículos e com o advento de centros de traumatologia e maior consciência nos serviços de emergência sobre a possibilidade de lesões cervicais, menos pacientes com lesão de coluna cervical estão morrendo em razão de complicações respiratórias. A abordagem ao tratamento desses pacientes inclui identificação precoce das lesões na coluna cervical com imobilização rápida, a fim de prevenir deterioração neurológica enquanto são avaliadas e tratadas as demais lesões. Estabilizado o paciente, os objetivos passam a ser restaurar e manter o alinhamento da coluna para apoio estável do peso e para facilitar a reabilitação.

▶ Identificação e estabilização de lesões potencialmente letais

Oitenta e cinco por cento das lesões cervicais que requererem avaliação médica resultam de acidente automobilístico. Muitos dos pacientes afetados estão politraumatizados e, portanto, podem apresentar lesões potencialmente letais mais urgentes. O ABC do trauma é seguido em ordem de prioridade, com vias **A**éreas, ventilação (*Breathing*) e **C**irculação asseguradas antes de qualquer outra avaliação. Ao longo da avaliação de outros sistemas orgânicos, deve-se pressupor que a coluna cervical esteja lesionada e, portanto, ela deve ser mantida imobilizada. Aproximadamente 20% dos pacientes com traumatismo cervical estarão hipotensos à apresentação. A hipotensão é neurogênica em, aproximadamente, 70% dos casos e relacionada com hipovolemia nos outros 30%. Bradicardia concomitante é sugestiva de componente neurogênico. Outro achado sugestivo de lesão cervical é alteração sensorial secundária a traumatismo craniano ou lacerações e fraturas faciais. O diagnóstico apropriado e a reposição de volume são críticos nas primeiras horas após a lesão. Depois que todas as lesões potencialmente letais tenham sido identificadas e estabilizadas, pode-se proceder com segurança à investigação secundária, incluindo exame de membros e exame neurológico.

▶ História e exame físico geral

A história da lesão deve ser esclarecida. Se o paciente estiver consciente, boa parte da informação pode ser obtida diretamente. Caso contrário, familiares ou testemunhas da lesão devem ser entrevistados. No caso de acidente automobilístico, por exemplo, dentre as questões pertinentes estão as seguintes: que região do corpo do paciente foi o ponto de impacto? O paciente foi lançado para fora do carro? Houve sinais transitórios de paresia? O paciente foi capaz de mover seus membros a qualquer momento após o acidente e antes de perder a função? Em que velocidade estavam os veículos envolvidos no acidente? O paciente usava cinto de segurança? O *air bag* foi acionado?

DISTÚRBIOS, DOENÇAS E LESÕES DA COLUNA VERTEBRAL

O histórico colhido do próprio paciente ou de seus familiares deve incluir informações sobre condições preexistentes, como epilepsia ou convulsões e sobre lesões preexistentes. Se o paciente tiver alguém exame radiográfico anterior as radiografias pode ser útil para comparação.

É útil inquirir o paciente sobre o que está sentindo no momento do exame. Há áreas dormentes, com parestesia ou dor? É possível mover os membros? O examinador deve, então, prosseguir com a avaliação física, iniciando pela observação de face e cabeça buscando por áreas de lesão e tentando determinar os possíveis mecanismos de lesão. Por exemplo, qualquer laceração ou contusão na fronte pode indicar lesão por hiperextensão, uma vez que, quando a cabeça atinge o painel e para, o corpo continua a se mover para frente a partir do momento do impacto. A seguir, a observação deve incluir os membros buscando por sinais de movimento. Há indicação para exame da genitália, uma vez que uma ereção peniana mantida pode indicar lesão medular grave. A seguir, sem mover o paciente, procede-se à palpação. Embora a palpação possa ajudar a identificar o nível de lesão medular, ela não deve ser usada como único exame de rastreamento, considerando a possibilidade de resultados falso-negativos.

▶ Exame neurológico

Deve-se realizar exame neurológico meticuloso após a anamnese e o exame físico geral.

A. Testes neurológicos

A avaliação neurológica deve se iniciar com os nervos cranianos, no sentido proximal distal. A observação é particularmente importante no paciente inconsciente. O movimento espontâneo de um membro talvez seja a única fonte de informação acerca da função da medula espinal. A distinção entre esforço respiratório feito predominantemente com a musculatura intratorácica ou com a musculatura abdominal também é importante. No paciente consciente capaz de acompanhar solicitações, o exame da função motora deve ser razoavelmente simples. A sensibilidade retal e perianal deve ser documentada porque esses podem ser os únicos sinais de função medular distal preservada.

Também deve-se realizar um exame sensitivo extenso com atenção especial à inervação em dermátomos. No cenário agudo, é útil pesquisar a sensibilidade a estímulos agudos e rombos, assim como a propriocepção. As sensações de tato de objetos agu-

dos ou rombos são transmitidas pelo trato espinotalâmico lateral, enquanto a propriocepção é transmitida pelos cornos posteriores. A sensibilidade para objetos agudos e rombos é efetivamente testada com as extremidades aguda e romba de uma caneta, enquanto a propriocepção é testada solicitando-se ao paciente que indique a posição do hálux e de outras articulações enquanto o examinador aplica dorsiflexão ou flexão plantar. É útil fazer marcações com tinta na pele do paciente para mostrar o nível do dermátomos com déficit, o que reduz a chance de erro intraobservador ou interobservadores em exames sequenciais.

Os reflexos devem ser testados bilateralmente. No membro superior, o reflexo bicipital, testado no lado flexor do cotovelo, avalia a raiz nervosa de C5, e o reflexo braquiorradial no aspecto radial do antebraço em ponto imediatamente proximal ao punho, verifica a raiz nervosa de C6. O reflexo tricipital é inervado por C7. No membro inferior, o reflexo patelar é inervado por L4 e o do tendão calcâneo por S1.

Deve-se verificar presença ou ausência dos quatro reflexos listados na Tabela 4-8. O reflexo de Babinski (cutâneo-plantar) é testado com firme estímulo tátil aplicado ao aspecto lateral da planta primeiro distalmente e a seguir medialmente sobre as cabeças metatarsais e observando os dedos. Se os dedos sofrerem flexão, a resposta é dita negativa e considerada normal. Se os dedos sofrem extensão e afastam-se uns dos outros, a resposta é considerada positiva e anormal, indicando lesão do neurônio motor superior. O reflexo bulbocavernoso faz arco com as raízes de S3 e S4 e é testado com aperto da glande em paciente masculino ou pressionado o clitóris no paciente feminino. A esta ação deve corresponder uma contração do esfíncter anal. Se estiver instalado um cateter de Foley, a simples tração desse cateter pode estimular a contração do esfíncter anal. O reflexo cremastérico é testado estimulando-se a face interna da coxa e observando o saco escrotal, que deve sofrer retração para cima secundária à contração do músculo cremaster. Esta função é inervada por T12 e L1. Finalmente, o reflexo da piscadela anal, inervado por S2, S3 e S4, é testado estimulando-se a pele ao redor do esfíncter anal para provocar sua contração.

A presença de choque espinal produz abolição de todos os reflexos abaixo do nível da lesão e normalmente dura até 24 horas desde o trauma. O reflexo bulbocavernoso é o primeiro a retornar (ver a Tab. 4-8), marcando, assim, o final do choque espinal. Esse ponto tem importância prognóstica porque é muito improvável que haja recuperação de déficit neurológico completo que

---

Tabela 4-8 Pesquisa dos reflexos em pacientes com lesão de coluna cervical

Reflexo	Raiz	Resposta positiva	Significado
Babinski	Neurônio motor superior	Extensão e afastamento dos dedos	Lesão de neurônio motor superior
Bulbocavernoso	S3 e S4	Contração do esfíncter anal	Término do choque espinal
Cremastérico	T12 e L1	Retração do saco escrotal	Término do choque espinal
Piscadela anal	S2, S3 e S4	Contração do esfíncter anal	Término do choque espinal

DISTÚRBIOS, DOENÇAS E LESÕES DA COLUNA VERTEBRAL — CAPÍTULO 4 — 211

ainda esteja presente ao final do choque espinal. O exame neurológico completo deve ser repetido ao longo do tempo à medida que o paciente for manipulado e tratado.

B. Considerações anatômicas

A interpretação correta dos resultados obtidos com o exame neurológico dos pacientes depende de conhecimento completo da anatomia da medula espinal e dos nervos periféricos.

Os nervos periféricos representam uma combinação de fibras aferentes, que carregam informação da periferia para o sistema nervoso central, e fibras eferentes, que trazem informação do sistema nervoso central. A medida que os nervos periféricos se aproximam da medula espinal, passam a ser chamados nervos espinais. Antes de entrar na medula espinal, a fibra se divide, sendo que as aferentes passam a formar a raiz dorsal ou sensitiva e as eferentes a raiz ventral. As fibras aferentes frequentemente são reagrupadas em diversos plexos localizados entre a medula espinal e a periferia. Esse reagrupamento ocorre antes de as fibras entrarem na raiz dorsal, deixando, portanto, uma sobreposição significativa entre a raiz dorsal e os respectivos dermátomos. As implicações desse fato anatômico devem ser mantidas em mente pelo médico quando estiver realizando o exame sensitivo. Por exemplo, a secção de um nervo periférico é demonstrada por perda sensitiva altamente específica naquela região particularmente servida por aquele nervo, enquanto os achados clínicos serão mais variados em caso de secção da raiz dorsal.

A medula espinal é a continuação caudal do cérebro, estendendo-se de forma organizada desde o forame magno na base do crânio até o segmento proximal da coluna lombar. A medula espinal tem três funções principais: representa um ponto de retransmissão para a informação sensitiva; serve como conduto para as informações sensitiva ascendente e motora descendente; e faz a mediação dos movimentos de tronco e membros porque contém interneurônios e neurônios motores. No sentido caudal-rostral a medula espinal é altamente organizada com uma área central de substância cinzenta em forma de asa de borboleta circundada por substância branca.

O diâmetro global da medula espinal varia com um percentual relativo ao canal vertebral. A medula preenche aproximadamente 35% do canal ao nível do atlas, mas esse percentual aumenta para aproximadamente 50% do canal na parte inferior do canal vertebral. Essa variação resulta do aumento e da redução relativos ao tamanho das substâncias cinzenta e branca da medula espinal. À medida que as raízes espinais se tornam maiores, como ocorre na base da coluna cervical, o tamanho da substância cinzenta aumenta em relação ao da substância branca, enquanto o tamanho da substância branca se reduz linearmente no sentido cefálico-caudal.

A substância cinzenta, cujo nome deriva de sua aparência cinzenta nos cortes não corados, é dividida em três zonas: coluna posterior, zona intermediária e coluna anterior. Formada predominantemente pelos neurônios motores inferiores, destaca-se nas intumescências cervical e lombar, onde os axônios se concentram antes de deixar a medula para inervar, respectivamente, os membros superiores e inferiores.

A substância branca tem essa denominação em razão de os axônios nessa área serem mielinizados, o que confere a coloração branca aos cortes não corados. A substância branca é anatômica e funcionalmente dividida em três pares bilaterais, os funículos anteriores, laterais e posteriores.

Os dois principais sistemas ascendentes que carregam informação somática sensorial são as colunas posteriores e o sistema anterolateral. O axônio ascendente tem seu corpo celular localizado no gânglio da raiz dorsal e prossegue, sem fazer sinapse, por todo o corno dorsal nesse nível para, então, ascender ao longo da coluna dorsal antes de fazer sinapse, aproximadamente, ao nível da medula e cruzar para o lado oposto quando, então, prossegue até o córtex cerebral. A topografia da coluna dorsal de medula é tal que o sacro e os membros inferiores localizam-se medialmente, ficando tronco e região cervical lateralmente. O sistema anterolateral transmite as sensações dolorosas e de temperatura. As fibras aferentes têm seu corpo celular no gânglio da raiz dorsal e fazem sinapse em um dado nível do corno dorsal antes de cruzar diretamente para o lado oposto e subir pelo trato espinotalâmico.

As vias motoras têm origem no córtex cerebral e cursam distalmente para o lado oposto, aproximadamente ao nível da medula espinal, e descem pelo trato corticoespinal lateral antes de fazer sinapse com o neurônio motor no corno anterior da substância cinzenta. A topografia do trato corticoespinal é tal que sacro e pernas ficam em posição lateral ao tronco e ao axônio cervical. Assim, ao nível da coluna cervical, a medula espinal contém neurônios motores inferiores cursando para os membros superiores e neurônios motores superiores sendo enviados aos membros inferiores. Portanto, as lesões nessa região podem produzir manifestações motoras em membros superiores e inferiores.

A anatomia do arco reflexo e, especialmente, sua relação com o choque espinal devem ser mantidos em mente. O circuito reflexo básico é formado por um nervo aferente com origem em um receptor de estiramento, passando pelo corno dorsal da substância cinzenta antes de fazer sinapse com o neurônio motor inferior no corno anterior da substância cinzenta, que envia um sinal positivo ao mesmo músculo via neurônio motor alfa. Esse arco simples, contudo, é modulado por sinais de centros mais altos. Se as influências descendentes forem interrompidas, como ocorreria em situação de transecção traumática da medula espinal, todos os reflexos seriam abolidos. Esse fenômeno também é observado durante o choque espinal. O primeiro reflexo a retornar é o bulbocavernoso, que normalmente é recuperado nas primeiras 24 horas após a lesão. Os reflexos periféricos podem levar meses para retornar.

C. Risco de lesão neurológica

Como mencionado anteriormente, a medula espinal tem diâmetro variável no sentido cefálico-caudal. No segmento superior da coluna cervical, ela ocupa aproximadamente um terço do canal vertebral. No segmento inferior da coluna cervical, ela ocupa aproximadamente metade no canal. Como é possível inferir a partir da anatomia, o risco de lesão neurológica é maior na coluna cervical inferior.

Ocorre comprometimento medular por duas causas: destruição mecânica como resultado direto do trauma e insufi-

DISTÚRBIOS, DOENÇAS E LESÕES DA COLUNA VERTEBRAL

ciência vascular. Com a insuficiência vascular, ocorrem hipóxia e edema que resultam em mais dano tecidual. Em aproximadamente 6 horas após o trauma, termina o transporte axonal e, em 24 horas, inicia-se necrose.

D. Classificação do estado neurológico

1. Intacto – Aproximadamente 60% das lesões na coluna cervical não produzem sequelas neurológicas. Na maioria desses casos, as lesões ocorrem no segmento superior da coluna cervical, onde a razão entre medula espinal e canal vertebral é menor. Evidentemente é essencial identificar lesões instáveis da coluna cervical em pacientes que não apresentem sequela porque a evolução com déficit neurológicos é potencialmente catastrófica e evitável.

2. Lesão de raiz nervosa – Há oito raízes nervosas correspondentes às sete vértebras cervicais. Cada uma das sete primeiras raízes nervosas saem acima dos respectivos corpos vertebrais (o nervo de C1 sai acima do corpo vertebral de C1, o nervo de C2 acima do corpo de C2, e assim por diante), enquanto a oitava raiz nervosa cervical deixa a medula pelo forame entre os corpos vertebrais de C7 e T1. As lesões de raízes nervosas podem ocorrer isoladamente ou em conjunto com lesões medulares mais graves. As lesões isoladas podem ser causadas por compressão ou fratura da massa óssea lateral e, consequentemente, impacto sobre o forame neural. Os achados clínicos da lesão de raiz nervosa serão os mesmos da lesão do neurônio motor inferior. Se a raiz nervosa estiver intacta e a pressão sobre a raiz for retirada, o prognóstico de recuperação funcional do nervo é bom.

3. Lesão neurológica incompleta e completa – No cenário agudo, qualquer evidência de função neurológica distal ao nível da lesão é significativa e define a lesão como incompleta e não completa. Como relataram Lucas e Ducker em um estudo prospectivo publicado em 1979, "quanto menor a lesão, maior a recuperação", e "lesões parciais podem ser recuperadas, enquanto as completas, não".

Os exames sensitivo e motor definidos pela *American Spinal Injury Association* (ASIA) formam o sistema de avaliação de impacto sobre a medula espinal mais aceito e utilizado. Envolve o uso de um sistema de pontuação para avaliar as funções motora e sensitiva remanescentes. O sistema permite que o paciente seja avaliado em escalas de incapacidade e independência funcional.

O nível sensitivo é determinado pela capacidade do paciente de perceber estímulos pontiagudos (utilizando agulha descartável) e tato leve (usando uma bola de algodão). Há necessidade de pesquisar um ponto-chave em cada um dos 28 dermátomos de ambos os lados do corpo, além da sensibilidade perianal. A variabilidade na sensibilidade para cada estímulo pesquisado é graduada em uma escala de 3 pontos:

0 = ausente

1 = reduzida

2 = normal

NT = não testada

Na coluna cervical, as raízes nervosas de C3 e C4 carregam a sensibilidade de colo e tórax superior com distribuição em forma de capa (sem mangas) desde a ponta do acrômio até imediatamente acima da linha mamilar. O nível sensitivo adjacente é o dermátomo de T2. O plexo braquial, C5-T1, inerva os membros superiores.

A ASIA também recomenda que se teste a sensibilidade dolorosa e a sensibilidade à pressão profunda nos mesmos dermátomos, bem como seja avaliada a propriocepção testando-se a consciência da posição dos dedos indicadores e dos hálux.

O nível motor é determinado por teste manual de um músculo-chave nos 10 pares de miótomos no sentido rostral-caudal. A força de cada músculo é graduada em uma escala de seis pontos.

0 = paralisia total

1 = contração visível ou palpável

2 = arco de movimento total da articulação comandada pelo músculo com eliminação da gravidade

3 = arco de movimento total da articulação comandada pelo músculo contra a gravidade

4 = movimento ativo em todo o arco de movimento contra resistência moderada

5 = força normal

NT = não testada

Para os miótomos que não podem ser clinicamente testados por avaliação manual da força muscular, presume-se que o nível de lesão motora seja o mesmo da lesão sensitiva (C1-C4, T2-L1, S2-S5).

A ASIA também recomenda a avaliação da função diafragmática (via fluoroscopia, nível de C4) e da musculatura abdominal (via sinal de Beevor, o deslocamento para cima da cicatriz umbilical por contração do abdome superior na ausência de contração do abdome inferior em razão de paralisia ao nível de T10). A avaliação da força da musculatura posterior medial da coxa e do adutor do quadril também é recomendada, mas não obrigatória.

E. Sinais clínicos das síndromes da medula espinal

A combinação dos achados ao exame físico com o conhecimento sobre a anatomia transversal da medula espinal permite ao examinador identificar padrões específicos de lesão (Fig. 4-28).

1. Síndrome medular central – A mais comum das síndromes medulares incompletas, que ocorre com maior frequência em idosos (> 65 anos) com espondilose degenerativa subjacente, mas que também pode ser encontrada em jovens que tenham sofrido trauma com hiperextensão, com ou sem evidências de fratura, no quadro conhecido como lesão medular sem anormalidades radiográficas (SCIWORA, de *spinal cord injury without radiographic abnormality*). A síndrome medular central é definida pela ASIA como apresentação clínica caracterizada por "dissociação no grau de perda de força muscular, com membros inferiores

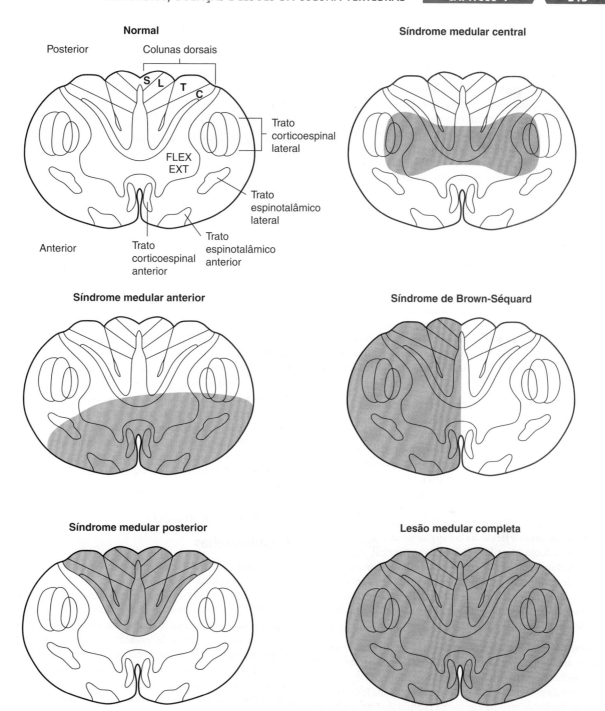

▲ **Figura 4-28** Ilustração de cortes transversais de medula espinal normal e lesionada. A ilustração da coluna vertebral normal mostra a distribuição segmentar (C, cervical; L, lombar; S, sacral; T, torácica) e a região dos flexores e extensores (FLEX e EXT). Síndrome medular central, síndrome medular anterior, síndrome de Brown-Séquard e síndrome medular posterior são as lesões incompletas, e as áreas afetadas estão sombreadas. Na lesão medular completa, todas as áreas são afetadas.

menos afetados que os superiores e preservação da sensibilidade sacral". A síndrome normalmente ocorre após lesão por hiperextensão e acredita-se que seja causada por hematoma ou edema em expansão, sendo formado no aspecto central da medula espinal. A síndrome medular central é muito variável nas sua apresentação e recuperação. Um quadro leve seria aquele composto por queimação leve nos membros superiores, enquanto a síndrome medular central grave inclui incapacidade motora em membros superiores e inferiores, disfunção vesical e déficit sensitivo variável abaixo do nível da lesão. O padrão da apresentação clínica está diretamente relacionado com a anatomia transversal da medula espinal. Em razão dos segmentos de membros inferiores e sacrais dos tratos espinotalâmico e corticoespinal serem laterais, essas estruturas frequentemente são preservadas na síndrome medular central. Nos casos em que estejam envolvidas, são as áreas em que a função retorna primeiro. O déficit de membro superior é causado por lesão na substância cinzenta e o dano nesses casos é, em grande parte, irreversível.

Entre 50 e 75% dos pacientes com lesão medular central apresentam algum grau de melhora neurológica, mas com considerável variabilidade entre os pacientes. A ordem comum de recuperação motora é a seguinte: retorno da força muscular dos membros inferiores, retorno da função vesical, retorno da força muscular de membros superiores e retorno da função intrínseca da mão.

2. Síndrome medular anterior – O paciente com síndrome medular anterior se apresenta, normalmente, com paralisia imediata e perda da sensibilidade dolorosa e térmica. Os tratos espinotalâmico e corticoespinal estão ambos localizados no aspecto anterior da medula espinal e, portanto, são envolvidos. Com a preservação da coluna posterior o paciente mantém a propriocepção e a sensibilidade vibratória, assim como a sensibilidade para pressão profunda. Esse quadro clínico é mais comum em pacientes jovens (< 35 anos) vítimas de traumatismo. O mecanismo típico de lesão é flexão da coluna cervical. Geralmente está associada a lesão identificável na coluna cervical, mais comumente fratura explosiva de corpo vertebral ou hérnia discal. Há relatos de retorno da função motora em apenas 10 a 16% dos pacientes com síndrome medular anterior. Entretanto, o prognóstico melhora um pouco se houver evidência de função do trato espinotalâmico na evolução inicial.

3. Síndrome de Brown-Séquard – Os pacientes com esta síndrome apresentam perda de força motora do mesmo lado da lesão e déficit sensitivo do outro lado, causados por hemissecção funcional da medula espinal. Por exemplo, em uma lesão cervical do lado direito da medula espinal há ruptura do trato corticoespinal ipsilateral, responsável por levar os estímulos motores ao lado direito do corpo distal ao nível da lesão. O trato espinotalâmico também sofre ruptura. Esse trato leva as fibras responsáveis pela sensibilidade dolorosa e térmica do outro lado do corpo distal ao nível da lesão. A propriocepção e a sensibilidade vibratória, levadas pela coluna posterior, ainda não cruzaram a linha média; assim, essas funções sensitivas ficam prejudicadas no mesmo lado da lesão.

A síndrome de Brown-Séquard pode ocorrer em razão de lesão rotacional fechada, como ocorre na fratura e luxação, ou resultar de traumatismo penetrante, como uma facada ou, ainda, de lesão iatrogênica durante instrumentalização do canal vertebral. O prognóstico nos casos resultantes de lesão fechada é bastante favorável, com 90% dos pacientes recuperando as funções intestinal e vesical, assim como a capacidade de andar.

4. Síndrome medular posterior – A síndrome medular posterior é a mais rara das síndromes incompletas e normalmente resulta de lesão em extensão. O paciente se apresenta com perda da propriocepção e da sensibilidade vibratória abaixo do nível da lesão secundária a ruptura da coluna posterior. Com esses déficits como achados isolados, o prognóstico para recuperação da capacidade de caminhar e das funções intestinal e vesical é excelente.

5. Lesão medular completa – Caracteriza-se déficit neurológico completo por ausência total de sensibilidade e de função motora voluntária caudal ao nível da lesão medular, na ausência de choque espinal. Na avaliação inicial, deve-se buscar por qualquer evidência de preservação sacral e pesquisar a presença do reflexo bulbocavernoso. Se não houver preservação sacral e com o retorno do reflexo bulbocavernoso, que normalmente ocorre no prazo de 24 horas, a lesão medular é dita completa e praticamente não há qualquer chance de recuperação funcional da medula espinal. Os pacientes afetados podem recuperar alguma função de raiz nervosa na altura da lesão – fenômeno denominado escape de raiz – porque a lesão da raiz nervosa é uma lesão de nervo periférico. Embora a presença de escape de raiz não deva ser tomada como prenúncio de retorno de função medular espinal, ele pode acrescentar muito aos esforços de reabilitação do paciente, em razão da possibilidade de recuperação de função vital dos membros superiores.

▶ Exames de imagem

A. Radiografias

1. Radiografias de triagem – É possível que uma radiografia em perfil da coluna cervical seja a única ferramenta de triagem para a avaliação inicial do paciente politraumatizado. Essa radiografia deve ser examinada com cuidado. Se o paciente apresentar lesão neurológica completa ou com lesão neurológica incompleta grave indicando traumatismo com desalinhamento da coluna cervical, deve-se tentar com urgência a redução fechada da coluna cervical com tração axial utilizando pinças de Gardner-Wells. Uma vez que o paciente tenha sido avaliado e as lesões potencialmente letais tenham sido estabilizadas, exames diagnósticos secundários poderão ser realizados. Se o paciente estiver plenamente consciente, tiver arco rotacional livre de dor, não apresentar dor à palpação e nenhuma outra lesão, a coluna cervical poderá ser avaliada clinicamente.

2. Radiografias simples subsequentes – Na avaliação completa da coluna cervical com radiografias simples devem ser incluídas as incidências perfil, AP, odontoide (transoral), oblíqua direita e oblíqua esquerda. A radiografia em perfil, se adequadamente obtida, visibiliza aproximadamente 85% das lesões significativas de coluna cervical. Nela devem aparecer a base do crânio, todas as 7 vértebras cervicais, assim como a metade proximal do corpo vertebral de T1. Se a junção C7-T1 não estiver sendo visualizada, deve-se realizar novo exame com tração axial caudal sobre os membros inferiores, a fim de tentar visibilizar essa junção. Se a manobra for malsucedida, indica-se a incidência do nadador, que vem a ser o exame com incidência perfil transtorácica com o braço do paciente em abdução total. Se a radiografia simples não for satisfatória e a suspeita de lesão for alta, há indicação para TC.

Ao avaliar a radiografia da coluna cervical em perfil, o médico deve examinar primeiro a anatomia óssea. Quatro linhas ou curvas devem ser mantidas em mente (Fig. 4-29). A linha vertebral anterior e a linha vertebral posterior são linhas imaginárias traçadas entre as corticais anteriores e posteriores dos corpos vertebrais de C2 até T1, respectivamente. A curva laminar vertebral é uma linha imaginária traçada a partir do aspecto posterior do forame magno, ligando a cortical anterior dos processos espinais sucessivos. Essas três linhas (marcadas como A, B e C na Fig. 4-29) devem manter um traçado curvo lordótico suave sem áreas de angulação aguda. A quarta linha (marcada como D na Fig. 4-29) é conhecida como linha basilar ou de Wackenheim, e é traçada acompanhando a superfície posterior do clivo devendo, então, tangenciar a cortical posterior da ponta do processo odontoide. Depois que o médico examinar a radiografia em termos dessas quatro linhas ou curvas, o passo seguinte será avaliar cada corpo vertebral para verificar se há redução na altura de qualquer um deles ou deformidade rotacional com alteração no alinhamento das facetas.

O exame dos tecidos moles também pode fornecer informações diagnósticas valiosas. Os tecidos moles pré-vertebrais devem apresentar largura normal acima da qual pode-se suspeitar de hematoma indicativo de lesão vertebral. Os limites superiores considerados normais são 11 milímetros em C1, 6 milímetros em C2, 7 milímetros em C3 e 8 milímetros em C4. As medidas abaixo de C4 são mais variáveis e, portanto, menos confiáveis clinicamente.

A incidência em anteroposterior (AP) da coluna cervical é inicialmente confusa àqueles que não estejam habituados com a anatomia cervical, embora a atenção cuidadosa dos detalhes ósseos na visão AP possa ser de muita valia para o diagnóstico ao identificar lesões sutis. A anatomia óssea e de tecidos moles visualizada na incidência AP deve ser simétrica. Os processos espinhosos devem manter espaçamento regular, uma vez que um único nível com aumento na distância entre processos espinhosos sugere instabilidade posterior. O desalinhamento abrupto de processos espinhosos sugere lesão rotacional como ocorre na luxação unilateral de faceta. Após verificar essas possibilidades, o médico deve inspecionar as massas laterais. As facetas articulares normalmente são anguladas para fora do eixo vertical e, portanto, não são claramente visibilizadas no plano AP. Se, contudo, a faceta articular estiver sendo visualizada em algum nível em particular, trata-se de sinal indicativo de fratura de massa lateral e desalinhamento rotacional da faceta.

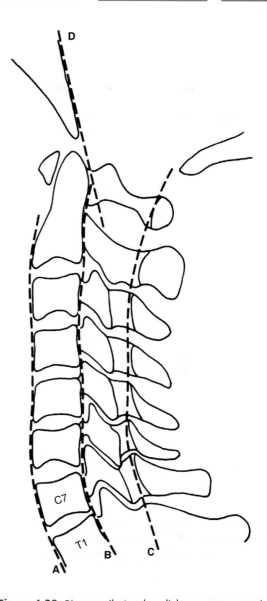

▲ **Figura 4-29** Diagrama ilustrando as linhas e curvas normais na anatomia óssea da coluna cervical. A linha vertebral anterior (linha A), a linha vertebral posterior (linha B) e a curva laminar vertebral (linha C) devem manter uma curva suave e lordótica contínua. A linha basilar de Wackenheim (linha D) é traçada acompanhando a superfície posterior do clivo e, portanto, deve tangenciar a cortical posterior da ponta do processo odontoide. (Reproduzida, com permissão, a partir de El-Khoury GY, KatholMH: Radiographic evaluation of cervical spine trauma. *Semin Spine Surg* 1991;3:3.)

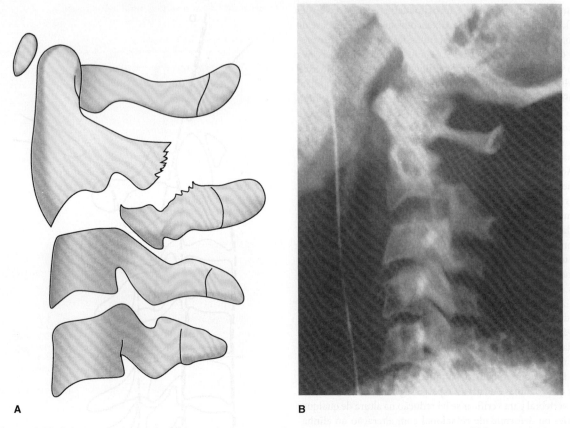

▲ **Figura 4-30** (**A**) Diagrama ilustrando o aumento do espaço interdiscal entre C2 e C3 em paciente com espondilolistese traumática tipo IIA. (**B**) Radiografia revelando aumento no espaço. (Reproduzidas, com permissão, a partir de Levine AM, Rhyne AL: Traumatic spondylolis the sisof the axis. *Semin Spine Surg* 1991;3:47.)

A incidência intraoral (odontoide) é a mais utilizada para avaliar a anatomia de C1-C2. Permite visibilizar ambos processo odontoide, no plano AP, e massas laterais de C1 sobre C2.

As incidências oblíquas direita e esquerda podem ser realizadas com o paciente em posição supina. Elas são úteis como exames auxiliares para excluir ou confirmar lesões de massa lateral.

3. Radiografias com estresse – Duas técnicas são usadas na obtenção de radiografias cervicais com estresse. Na primeira, aplica-se distração axial à coluna cervical por meio de halo ou dispositivo de tração, e obtém-se radiografia em perfil. Essa técnica deve ser realizada com cuidado na presença de médico e apenas após terem sido afastadas instabilidades grosseiras da coluna cervical. São realizadas chapas sequenciais enquanto se adiciona peso progressivamente, chegando ao equivalente a um terço do peso corporal ou 30 quilos, dependendo do nível da lesão suspeita. Pode-se inferir que há instabilidade oculta observando-se angulação interespacial de, no mínimo, 11 graus ou separação interespacial de no mínimo 1,7 milímetro (Fig. 4-30).

A segunda técnica, que só pode ser realizada em paciente plenamente consciente e cooperativo, é usada para obter radiografias de perfil em flexão-extensão que ajudam a diagnosticar instabilidade tardia. Nessa técnica o paciente deve flexionar a cabeça para frente tanto quanto seja possível enquanto é realizada radiografia em perfil. A seguir, o paciente estende totalmente a cabeça enquanto nova radiografia é obtida. Os achados que indicam instabilidade são subluxação facetária, subluxação de 3,5 centímetros para frente com um corpo vertebral sobre o seguinte, e angulação entre corpos vertebrais acima de 11 graus.

B. Tomografia computadorizada

O exame de TC é o meio mais usado para a conclusão definitiva da anatomia de fraturas ósseas. Entre suas vantagens estão a disponibilidade imediata e a capacidade de realização com manipulação mínima do paciente. Os exames de TC proporcionam detalhamento axial excelente e, se forem realizados cortes suficientemente finos, o computador será capaz de reconstruir imagens nos planos sagital, coronal ou oblíquo. Atualmente os exames de TC podem ser reformatados em imagens tridimensionais com visualização excelente da anatomia óssea.

DISTÚRBIOS, DOENÇAS E LESÕES DA COLUNA VERTEBRAL — CAPÍTULO 4 — 217

C. Imageamento por ressonância magnética

A RMN é o meio mais efetivo de avaliar o componente de tecidos moles do traumatismo cervical. A principal vantagem do RMN é a possibilidade de visualizar hérnia de disco, hematoma ou edema ocultos ao redor da medula espinal, assim como lesões ligamentares. As desvantagens são deformação da imagem por objetos metálicos que, portanto, devem ser removidos da região a ser examinada, e necessidade de mais tempo para sua realização, o que dificulta a monitoração de perto do paciente em estado grave.

▶ Lista de verificação diagnóstica de instabilidade vertebral

O conceito de estabilidade vertebral é central para a compreensão e o tratamento das lesões da coluna cervical. Em termos amplos, os pacientes com lesões consideradas instáveis requerem tratamento cirúrgico, enquanto aqueles com lesões consideradas estáveis podem ser tratados de forma conservadora. Contudo, as lesões vertebrais não são facilmente classificadas como estáveis ou instáveis e, na atualidade, elas se distribuem ao longo de um espectro de instabilidade vertebral.

A lista de verificação de instabilidade vertebral de White e Panjabi (Tab. 4-9) possui 9 categorias, e cada uma corresponde a uma pontuação. Se houver um total de 5 pontos em um dado paciente, a lesão é considerada instável.

A teoria das duas colunas de Holdworth para instabilidade vertebral, assim como a teoria das três colunas de Denis, são ambas aplicáveis à coluna cervical na tentativa de predizer com maior precisão a estabilidade cervical.

▶ Princípios gerais para a condução de pacientes com lesão aguda da coluna cervical

A condução de pacientes com lesão aguda da coluna cervical está baseada em dois princípios: proteção da medula espinal íntegra e prevenção de novos danos à medula espinal já comprometida. Para tanto, devem-se tomar medidas com base no princípio da precaução, desde o início da atenção médica ainda no cenário do acidente. A coluna cervical deve ser considerada lesionada até prova em contrário e imobilizada com segurança antes que o paciente seja transportado a um centro médico. O equipamento para imobilização inicial não deve ser removido até que se tenham disponíveis os meios para imobilização definitiva ou até que se tenha certeza de não haver lesão cervical. A forma mais segura de imobilização imediata da coluna cervical no local do atendimento é utilizando uma prancha de coluna, com a cabeça do paciente presa à prancha por uma fita e mantida em posição por dois sacos de areia. Essa técnica pode ser suplementada pelo uso de colar Philadelphia. Quando o paciente chega ao centro médico, se for confirmada a lesão de coluna cervical e esta for considerada instável, pode-se aplicar tração esquelética para imobilização, redução ou ambas. A tração de Gardner-Wells é facilmente aplicada e adequada para tração axial. A tração halo-

Tabela 4-9 Lista de verificação diagnóstica de instabilidade vertebral de White a Panjabi

Categoria na lista	Descrição	Pontuação[a]
1	Ruptura dos elementos anteriores, com perda > 25% da altura	2
2	Ruptura dos elementos posteriores	2
3	Translação > 3,5 mm ou > 20% no plano sagital do diâmetro anteroposterior do corpo vertebral	2
4	Rotação intervertebral sagital de > 11 graus	2
5	Distância intervertebral > 1,7 mm em teste com alongamento	2
6	Evidência de lesão medular	2
7	Evidência de lesão de raiz nervosa	1
8	Redução aguda do espaço discal intervertebral	1
9	Deformidade acima do esperado para a carga	1

[a] Nos pacientes que atingirem um total de 5 pontos a lesão é considerada instável.

Modificada e reproduzida, com permissão, de White AA III, Panjabi MM: Update on the evaluation of instability of the lower cervical spine. *Instr Course Lect* 1987;36:513.

-craniana tem a vantagem adicional de ter quatro pontos de fixação e, consequentemente, maior controle da tração em três planos. Antes de aplicar a tração, é importante certificar-se de que o paciente não apresenta luxação occipitocervical. Nesses casos, a aplicação de tração pode levar ao agravamento da luxação e lesão neurológica. Esses casos específicos devem ser tratados imediatamente com aplicação de colete halo. A tração halo-craniana pode facilmente ser convertida, a qualquer momento, a imobilização com colete halo.

Entre os diversos agentes que se mostraram potencialmente benéficos em ensaios laboratoriais de modelos com lesão medular estão corticosteroides, antagonistas de receptores opiáceos (como naloxona ou hormônio liberador de tireotropina) e diuréticos, como o manitol. Nos ensaios II e III do National Acute Spinal Cord Injury Studies (NASCIS) relatou-se melhora neurológica com o tratamento usando corticosteroide administrado nas primeiras 8 horas após a lesão. Aqueles tratados nas primeiras 3 horas evoluíram melhor; aqueles tratados entre 3 e 8 horas evoluíram melhor quando o tratamento foi estendido por 48 horas. Críticas aos ensaios NASCIS levantaram dúvidas sobre a validade de suas conclusões, e muitas organizações profissionais reduziram seu entusiasmo com o uso de metilprednisona em paciente com lesão aguda na coluna cervical. Contudo, muitos hospitais ainda usam o protocolo em traumatismo medular fechado se o medicamento puder ser administrado nas primeiras

3 horas. A posologia recomendada no quadro agudo é 30 mg/kg administrados em bolo seguidos por 5,4 mg/kg/h por 24 horas. Entretanto, seu uso deve ser bem pensado porque, por exemplo, o Congresso de Neurocirurgia afirmou que o tratamento com corticosteroide "somente deve ser realizado com o conhecimento de que há evidências a sugerir que os efeitos colaterais deletérios são mais consistentes do que qualquer sugestão de benefício clínico".

> Cripps RA, Lee BB, Wing P, et al: A global map for traumatic spinal cord injury epidemiology: towards a living data repository for injury prevention. *Spinal Cord* 2011;49:493. [PMID: 21102572]
>
> Denis F: The three-column spine and its significance in the classification of acute thoracolumbar spinal injuries. *Spine (Phila Pa 1976)* 1983;8:817. [PMID: 6670016]
>
> Ito Y, Sugimoto Y, Tomioka M, et al: Does high dose methylprednisolone sodium succinate really improve neurological status in patient with acute cervical cord injury? A prospective study about neurological recovery and early complications. *Spine (Phila Pa 1976)* 2009;34:2121. [PMID: 19713878]
>
> White AA III, Panjabi MM: Update on the evaluation of instability of the lower cervical spine. *Instr Course Lect* 1987;36:513. [PMID: 3437146]

LESÕES DA COLUNA CERVICAL ALTA

Com exceção da dissociação occipitoatlantal, os traumas da coluna cervical alta estão menos frequentemente associados a lesão neurológica significativa em comparação com os da coluna cervical baixa. Isso porque a medula espinal ocupa apenas um terço do canal vertebral superior contra metade do inferior.

▶ Dissociação occipitoatlantal

A dissociação occipitoatlantal é a ruptura da função entre crânio e coluna vertebral e implica subluxação ou luxação das facetas occipitoatlantais. Essa lesão normalmente é fatal, ainda que o médico deva estar atento a ela porque, quando não identificada, os resultados são catastróficos. O mecanismo da lesão não está bem compreendido, mas provavelmente resulta de flexão ou distração intensa da coluna. A translação anterior do crânio sobre a coluna vertebral é a apresentação comum e provavelmente representa lesão por hiperflexão. Entretanto, Bucholz apresentou os achados patológicos da dissociação occipitoatlantal fatal e propôs mecanismo de hiperextensão com força de distração resultante incidindo por meio da junção crânio-vertebral.

Quando a dissociação é uma luxação franca, os sinais são claros na radiografia em perfil. Contudo, quando a dissociação é uma subluxação, os sinais podem ser mais sutis. Em indivíduos normais, a distância entre a ponto do processo odontoide e a o básio (o aspecto anterior do forame magno) não deve exceder 1,0 centímetro, e a linha de Wackenheim previamente descrita deve cursar da base do básio tangenciando a ponto do odontoide. Se o odontoide ultrapassar essa linha, terá havido translação do crânio. O cálculo da razão de Powers também pode ser usado para confirmar o diagnóstico. Powers e colaboradores descreveram a relação de duas linhas (Fig. 4-31), a primeira traçada desde

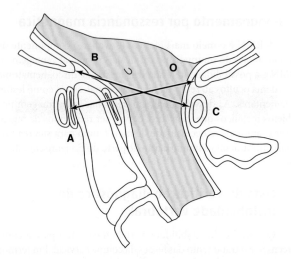

▲ **Figura 4-31** Diagrama mostrando as linhas usadas no cálculo da razão de Powers, que auxilia no diagnóstico de dissociação occipitoatlantal. A distância entre o básio (ponto B) e o arco posterior (ponto C) é dividida pela distância entre o arco anterior de C1 (ponto A) e o opístio (ponto O). A razão normal de BC para AO é 1:1. Uma razão acima de 1 sugere que a cabeça tenha se deslocado no sentido anterior em relação a coluna.

a ponta do básio até o ponto médio da lâmina posterior do atlas (linha BC), e a segunda traçada desde o arco anterior de C1 até o opístio (linha AO). Quando a razão entre BC e AO é maior que 1:1, há dissociação occipitoatlantal para frente (anterior). Outros sinais radiográficos seriam edema de tecidos moles e presença de fraturas avulsivas na junção occipitovertebral.

Identificação precoce com estabilização cirúrgica é a base do tratamento de pacientes com dissociação occipitoatlantal.

▶ Fraturas da C1 (Fraturas do atlas)

Na maioria dos casos, o mecanismo de lesão das fraturas do atlas é compressão axial com ou sem força de extensão, e os achados anatômicos da fratura indicam a força específica e a posição da cabeça no momento do impacto. Em 1920, Jefferson apresentou sua descrição clássica da fratura em 4 partes do atlas após lesão axial. Essa fratura é do tipo explosiva e ocorre secundariamente ao movimento abrupto dos côndilos occipitais para o interior do anel do atlas pressionando para fora as massas laterais, o que resulta em fratura em duas partes do anel anterior do atlas, assim como em fratura em duas partes do anel posterior. Contudo, mais comum que a clássica fratura do atlas em quatro partes são as fraturas em duas e três partes. A fratura isolada do arco anterior é a menos comum e normalmente está associada a fratura do odontoide nas lesões de hiperextensão.

A fratura do atlas normalmente é diagnosticada com radiografias simples. Os sinais podem ser sutis na radiografia da coluna cervical em perfil. A incidência transoral (odontoide) pode revelar assimetria das massas laterais de C1 sobre C2 com ressalto (Fig. 4-32). O ressalto bilateral totalizando mais de 6,9

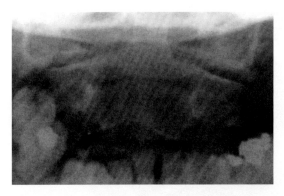

▲ **Figura 4-32** Radiografia transoral (odontoide) revelando assimetria das massas laterais de C1 sobre C2 com ressalto, em paciente com fratura de Jefferson. (Reproduzida, com permissão, a partir de El-KhouryGY, Kathol MH: Radiographic evaluation of cervical spine trauma. *Semin Spine Surg* 1991:3:3.)

milímetros é evidência presuntiva de ruptura do ligamento transverso e sugere a possibilidade de instabilidade tardia. Também é possível encontrar evidência presuntiva de ruptura de ligamento transverso na radiografia em perfil caso o intervalo atlantodental seja maior que 4 milímetros.

O tratamento das fraturas do atlas como lesão isolada normalmente não é cirúrgico (Fig. 4-33). Se houver sinais de ruptura do ligamento transverso, há indicação de tração halo-craniana, com transferência mais tarde para imobilização com colete halo até o total de 3 a 4 meses. Nos casos envolvendo fratura com deslocamento moderado e com ressalto de massa lateral até 5 milímetros, há indicação de aplicação imediata de colete halo, embora dê-se preferência a imobilização com colar nos casos que envolvam fratura do atlas com deslocamento mínimo. Após a consolidação óssea, devem ser obtidas radiografias em flexão-extensão para afastar qualquer evidência de instabilidade tardia. Se persistir instabilidade e os elementos ósseos tiverem tido oportunidade de cicatrizar, uma fusão limitada de C1-C2 provavelmente irá resolver a instabilidade. Se houver não consolidação ou se o arco posterior permanecer rompido, haverá necessidade de fusão entre occipital e C2 para controlar a instabilidade.

▶ **Luxações e subluxações de C1 e C2**

A. Subluxação atlantoaxialrotatória

A subluxação atlantoaxial rotatória é mais comum em crianças e pode estar associada a traumatismos mínimos ou, até mesmo, ocorrer espontaneamente. Embora alguns pacientes sejam assintomáticos, outros se apresentam com dor cervical ou torcicolo (uma posição em que a cabeça está inclinada para um lado e girada para o outro). Embora o mecanismo de lesão frequentemente não seja esclarecido, a propensão para localização em C1-C2 é baseada em fatores anatômicos. Em aproximadamente 50% dos casos a rotação vertebral cervical ocorre na junção de C1-C2, onde as facetas articulares são mais horizontais e inerentemente menos estáveis durante a rotação.

O diagnóstico de subluxação atlantoaxial rotatória normalmente é suspeito com base nas radiografias obtidas em diversas incidências. A incidência odontoide pode revelar deslocamento das massas laterais em relação ao processo odontoide; a visão em perfil pode mostrar aumento do intervalo atlantodental; e a incidência AP pode revelar deslocamento lateral do processo espinhos de C1 sobre C2. O exame de TC pode ser usado para confirmar o diagnóstico e um exame dinâmico de TC com tentativa de rotação plena para a esquerda e para a direita pode demonstrar uma deformidade fixa.

Há quatro tipos de subluxação atlantoaxial rotatória. No tipo I, o intervalo atlantodental tem menos de 3 milímetros, o que sugere que o ligamento transverso está preservado. No tipo II, o intervalo tem entre 3 e 5 milímetros, o que sugere que o ligamento transverso não está com sua estrutura intacta. No tipo III, o intervalo é superior a 5 milímetros, o que indica ruptura do ligamento transverso além de estabilização secundária do ligamento alar. No tipo IV, há luxação completa posterior do atlas sobre o eixo, um achado normalmente associado a hipoplasia do processo odontoide, como a encontrada em diversas formas de mucopolissacaridose (p. ex., síndrome de Morquio).

O tratamento da subluxação atlantoaxial normalmente é conservador e consiste em tração seguida por imobilização. Aproximadamente 90% dos pacientes respondem a esse tratamento. Contudo, a incidência de recorrência é alta. Para os pacientes que não respondem às medidas conservadoras e para aqueles com problemas recorrentes, talvez haja necessidade de artrodese de C1-C2 para controlar a deformidade.

B. Ruptura do ligamento transverso

O ligamento transverso e, secundariamente, o ligamento alar são os principais limitadores da luxação anterior de C1 sobre C2. Anteriormente, presumiu-se que, como a subluxação anterior de C1 sobre C2 normalmente envolvia fratura do odontoide, o ligamento transverso seria, de fato, mais resistente que os elementos ósseos do odontoide. Entretanto, Fielding e colaboradores demonstraram experimentalmente que isso não seria verdade, ainda que clinicamente a associação entre luxação anterior e fratura de odontoide se mantenha de pé.

O mecanismo da ruptura é lesão em flexão e o diagnóstico é feito com radiografias em perfil. O intervalo atlantodental não deve exceder 3 milímetros em adultos. Se o intervalo tiver 4 milímetros ou mais e o odontoide estiver intacto, presume-se que tenha havido ruptura do ligamento transverso.

Pode-se usar TC de alta resolução para classificar a lesão em dois tipos. No tipo 1 há ruptura na substância do ligamento transverso, enquanto no tipo 2 há fratura avulsiva na inserção do ligamento transverso na massa lateral de C1. As lesões de tipo 1 não evoluem bem com tratamento conservador e devem ser conduzidas com artrodese de C1-C2. Já nas lesões de tipo 2, é razoável uma tentativa de tratamento não cirúrgico com órtese cervical rígida. Pode-se antecipar taxa de sucesso de 74%, ficando a cirurgia reservada àqueles que não tenham sucesso com o tratamento conservador, demonstrando instabilidade persistente após 12 semanas de imobilização.

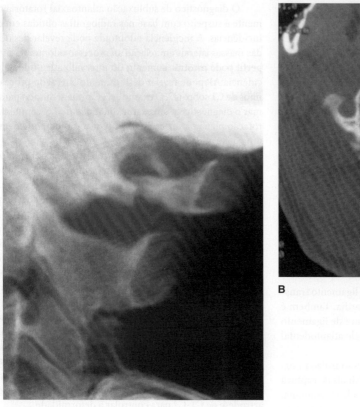
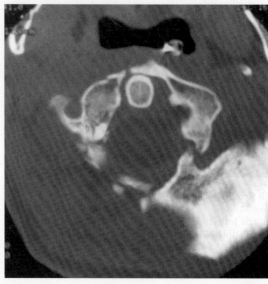

▲ **Figura 4-33** Exames de imagem em paciente vítima de acidente automobilístico com lesão com distração em extensão da coluna cervical e fratura em três partes do atlas (fratura de Jefferson). **(A)** Incidência em perfil mostrando a fratura no arco posterior. **(B)** Corte no plano axial em exame de TC com melhor definição da anatomia da fratura. Essa lesão foi considerada estável e tratada com colete halo, sem cirurgia.

C. Fratura do processo odontoide

A fratura de processo odontoide normalmente está associada a traumatismo em alta velocidade e, na maioria dos casos, o mecanismo de lesão é flexão. Dependendo do padrão da fratura, a extensão pode ser a força predominante em uma pequena fração dos casos. Lesões associadas, particularmente fratura do anel do atlas, devem ser afastadas. Nas fraturas do odontoide o envolvimento neurológico é relativamente raro. Em um trabalho com 60 pacientes com fratura aguda do processo odontoide, Anderson e D'Alonzo relataram que 15 tinham déficit neurológico à apresentação, mas em apenas 5 desses 15 o comprometimento neurológico foi importante, e apenas dois nesse grupo de cinco se mantiveram quadriplégicos no seguimento.

A suspeita de fratura do odontoide ocorre com base na apresentação clínica e é confirmada com radiografias simples, embora espasmo e sombras sobrepostas possam dificultar o diagnóstico. O exame mais sensível para o diagnóstico dessas lesões é a TC com reconstrução sagital e coronal. Com o exame de TC apenas com cortes axiais é possível perder o traço horizontal típico dessas fraturas; assim, há necessidade das reconstruções.

Tanto o risco de não consolidação com instabilidade tardia quanto o método de tratamento da fratura do odontoide dependem da classificação da fratura. As taxas relatadas de não consolidação variam entre 20 e 63%. De acordo com o sistema de classificação proposto por Anderson e D'Alonzo em 1974, há três tipos de fratura do processo odontoide (Fig. 4-34).

A fratura tipo I atinge a ponta do processo odontoide. Nesta configuração, o suprimento sanguíneo é mantido pela base do processo odontoide e pela fixação dos ligamentos alares e transverso. Nesse tipo de fratura, mantém-se a estabilidade mecânica. O tratamento preferencial é imobilização e cuidados sintomáticos.

A fratura tipo II, a mais comum, passa pela base do processo odontoide na sua junção com o corpo do áxis. Com esta configuração, os tecidos moles fixados ao fragmento fraturado causam distração no local da fratura. Como a quantidade de osso poroso disponível para oposição é pequena, espera-se um alto índice de não consolidação, particularmente se houver desloca-

DISTÚRBIOS, DOENÇAS E LESÕES DA COLUNA VERTEBRAL — CAPÍTULO 4

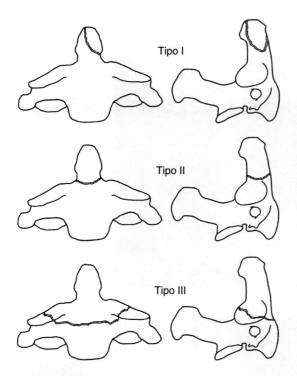

▲ **Figura 4-34** Diagrama mostrando os três tipos de fratura do processo odontoide.

mento significativo e se o paciente for mais idoso (> 60 anos). Nesses casos, indica-se tratamento cirúrgico primário. A fixação anterior do processo odontoide com parafuso é atualmente o tratamento preferencial para a maioria das fraturas tipo II do processo odontoide. Embora tecnicamente exigente, ela permite manter o movimento em C1-C2 (Fig. 4-35).

A fratura tipo III atravessa o corpo do áxis. O suprimento sanguíneo é mantido por meio dos ligamentos de tecidos moles e a abundância de osso poroso no local da fratura explica a alta taxa de união. O tratamento, portanto, é conservador e realizado com tração halo ou com imobilização com colete halo até que haja consolidação óssea. Embora a taxa de união seja aceitável, a taxa de não consolidação é relativamente alta com possibilidade de haver limitação da rotação cervical.

D. Fratura do enforcado (espondilolistese traumática de C2)

Diz-se que há fratura do enforcado quando o traço de fratura atravessa o arco neural do áxis. A anatomia do áxis é tal que as facetas superiores são anteriores e as inferiores, posteriores, concentrando, assim, o estresse no arco neural. Em razão da elevada relação entre tamanho do canal vertebral e volume da medula espinal nesse nível, deveria ser raro haver dano neurológico associado à fratura do enforcado. Entretanto, no seu estudo de necropsias, Bucholz relatou que a espondilolistese traumática só esteve atrás da luxação occipitoatlantal nas lesões cervicais fatais.

De acordo com o esquema proposto por Levine e Rhyne, as fraturas do enforcado podem ser classificadas com base em fatores anatômicos e no provável mecanismo da lesão. O tratamento depende do tipo de fratura. A Figura 4-36 mostra exames de imagem de paciente com fratura do enforcado.

A fratura de tipo I é causada por hiperextensão com ou sem sobrecarga axial adicional. Não há angulação da deformidade e os fragmentos da fratura são separados por menos de 3 milímetros. O tratamento é feito com imobilização com colar cervical ou colete halo até que haja consolidação, o que normalmente ocorre em 12 semanas.

Supõe-se que a fratura de tipo II seja causada por hiperextensão e carga axial com flexão secundária levando a luxação da fratura. Nesse tipo de fratura é necessária a redução da angulação anterior, o que normalmente se consegue com tração seguida por instalação de colete halo até que haja consolidação. Foi descrita uma fratura do enforcado tipo II atípica. Essa fratura ocorre na face posterior do corpo vertebral, potencialmente resultando em comprometimento medular, a medida que o aspecto anterior do corpo vertebral sofre flexão para frente. Há maior probabilidade de lesão neurológica com esse padrão atípico e recomenda-se imobilização com colete halo.

O tipo IIA tem o mesmo padrão do tipo II, mas com componente de distração que também ocorre no momento da lesão e leva à ruptura do espaço discal de C2-C3, o que deixa a lesão inerentemente instável. Nesses casos de fratura tipo IIA deve-se evitar o tratamento com tração, já que ele agravaria a lesão. O tratamento consiste em aplicação imediata de colete halo, com a cabeça do paciente posicionada em ligeira extensão, a fim de que se obtenha redução.

A fratura de tipo III inclui traço por meio do arco neural, deslocamento de faceta e ruptura do espaço discal de C2-C3, o que a torna altamente instável. O tratamento geralmente consiste em redução fechada precoce da luxação facetária e aplicação de colete halo para manter a redução. Se não for possível obter redução fechada ou se a redução não puder ser mantida de forma conservadora, indica-se tratamento com redução aberta da luxação com fusão anterior ou posterior.

Anderson LD, D'Alonzo RT: Fractures of the odontoid process of the axis. *J Bone Joint Surg Am* 1974;56:1663. [PMID: 4434035]

Hsu WK, Anderson PA: Odontoid fractures: update on management. *J Am Acad Orthop Surg* 2010;18:383. [PMID: 20595131]

Huybregts JG, Jacobs WC, Vleggeert-Lankamp CL: The optimal treatment of type II and III odontoid fractures in the elderly: a systematic review. *Eur Spine J* 2013;22:1. [PMID: 22941218]

Ramieri A, Domenicucci M, Landi A, et al: Conservative treatment of neural arch fractures of the axis: computed tomography scan and x-ray study on consolidation time. *World Neurosurg* 2011;75:314. [PMID: 21492736]

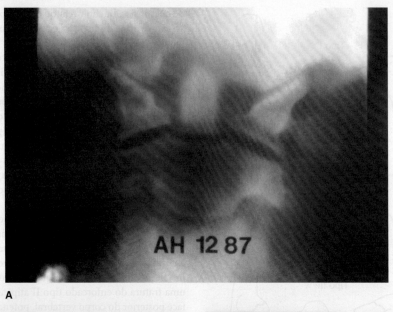
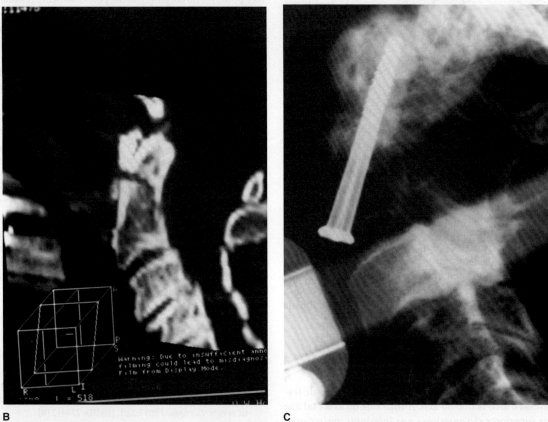

▲ **Figura 4-35** Exames de imagem de paciente com fratura tipo II não consolidada do odontoide. (**A**) Incidência transoral revelando o traço de fratura na base do processo odontoide. (**B**) Exame de TC com reconstrução no plano sagital para definir melhor a anatomia da fratura. (**C**) Radiografia tirada após o paciente ter sido submetido a instalação de dois parafusos odontoides anteriores sob controle fluoroscópico usando sistema de parafuso canulado.

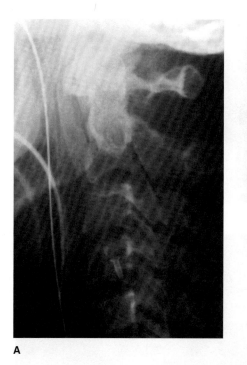
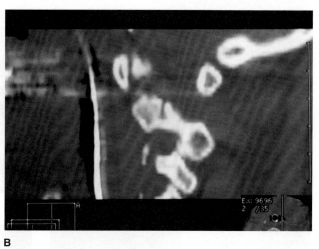

▲ **Figura 4-36** Exames de imagem em paciente envolvido em acidente automobilístico e que sofreu fratura do enforcado, ou espondilolistese traumática de C2. (**A**) Incidência em perfil, em grande parte sem nada de notável. (**B**) TC com reconstrução no plano sagital para definir melhor o local da fratura na base dos elementos posteriores. O paciente foi tratado sem cirurgia.

LESÕES DA COLUNA CERVICAL BAIXA

Como afirmado anteriormente, nas fraturas e luxações da coluna cervical baixa há maior incidência de envolvimento neurológico catastrófico em razão da menor relação entre canal vertebral e medula espinal nos níveis inferiores. O tratamento dos pacientes afetados novamente apoia-se na identificação precoce da lesão, definição de estabilidade ou instabilidade inerente ao padrão da lesão, e aplicação dos cuidados definitivos apropriados.

Em 1982, Allen e colaboradores desenvolveram um sistema de classificação para fraturas e luxações indiretas fechadas da coluna cervical baixa. Após terem revisto muitos casos previamente descritos por outros autores, assim como 165 dos seus próprios casos, eles agruparam as lesões em seis categorias, com base na posição da coluna cervical no momento do impacto e na forma de colapso dominante. As seis categorias foram compressão-flexão, compressão vertical, distração-flexão, compressão-extensão, distração-extensão e flexão lateral. Destas, as lesões por distração-flexão foram as mais comuns, seguidas por compressão-extensão e compressão-flexão. Algumas das categorias foram complementarmente divididas em estágios, conforme descrito a seguir.

▶ Lesão por flexão compressiva

Há cinco estágios para as lesões de compressão-flexão, denominados estágios I a V de compressão-flexão (CFS, de *compression flexion stage*) (Fig.4-37). No CFS I observa-se abrandamento e arredondamento da margem anterossuperior da vértebra, sem evidência de lesão ligamentar posterior. No CFS II observa-se redução na altura do corpo vertebral, novamente preservando os elementos posteriores. No CFS III há traço de fratura adicional desde a superfície anterior do corpo vertebral e por meio da lâmina subcondral, com luxação mínima. No CFS IV observa-se luxação inferior a 3 milímetros do fragmento vertebral inferior posterior para dentro do canal neural. O CFS V é definido por luxação grave do fragmento inferior posterior para dentro do canal, com espaçamento dos processos espinais posteriormente, indicando ruptura de três colunas.

Dentro da categoria compressão-flexão encontram-se dois tipos de fratura, comumente referidas como **fratura compressiva** e **fratura em lágrima.** Supõe-se que a maioria das fraturas compressivas sem ruptura dos elementos posteriores seja estável e, assim, não há necessidade de intervenção cirúrgica. Contudo, as fraturas compressivas mais graves podem resultar em deslocamento ósseo para o interior do canal vertebral e, se houver lesão neurológica, haverá necessidade de descompressão e estabilização com abordagem anterior. Ao final do tratamento

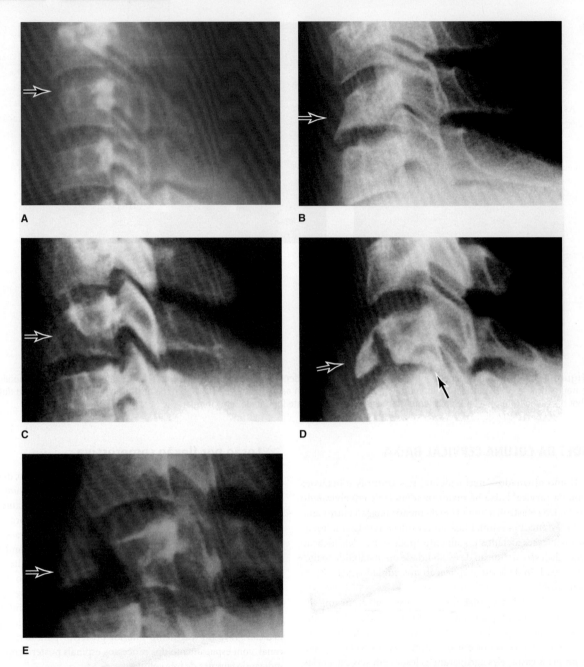

▲ **Figura 4-37** Radiografias mostrando os cinco estágios da lesão de compressão-flexão. (**A**) Compressão-flexão estágio I (CFS-I). (**B**) CFS II. (**C**) CFS III. (**D**) CFS IV. (**E**) CFS V. (Reproduzida, com permissão, a partir de Allen BL, Ferguson RL, Lehmann TR, et al: A mechanistic classification of closed, indirect fractures and dislocations of the lower cervical spine. Spine (PhilaPa 1976) 1982;7:1.)

todos os pacientes devem ser cuidadosamente avaliados com incidências em flexão-extensão, a fim de verificar se há evidências de instabilidade.

Lesão por compressão vertical

As lesões vertebrais por compressão vertical (VCS, de *vertical compression spine*) são secundárias a sobrecarga axial e divididas em três estágios. Na VCS I há fratura central da placa terminal sem evidência de colapso ligamentar. A VCS II é uma fratura da placa terminal de ambas as vértebras, novamente com desvio mínimo. A VCS III, geralmente denominada **fratura explosiva**, se apresenta com fragmentação do corpo vertebral, com ou sem ruptura de elemento posterior.

O tratamento para as lesões de compressão vertical normalmente é conservador. Aplica-se tração para obter e manter alinhamento e observa-se consolidação óssea após 3 meses de imobilização com colete halo. Devem ser realizadas radiografias em flexão-extensão ao final do processo de cura, uma vez que a lesão de ligamento posterior pode resultar em instabilidade tardia.

Lesão por distração-flexão

A categoria de lesão vertebral por distração-flexão (DFS, de *distraction flexion spine*) foi a mais comumente relatada por Allen e colaboradores, e nela estão incluídas subluxação e luxação facetárias uni ou bilateral. Há quatro estágios para DFS. A DFS I, denominada **torção em flexão**, caracteriza-se por subluxação da faceta articular, com possível alargamento do processo interespinhoso. Essa lesão tem sinais radiográficos sutis e facilmente passa despercebida na avaliação inicial e, assim, resulta em instabilidade sintomática tardia (Fig. 4-38).

A DFS II é uma luxação facetária unilateral cujo diagnóstico pode ser confirmado por radiografias simples. O exame em perfil revela subluxação anterior de uma vértebra compreendendo, aproximadamente, 25% da largura do corpo vertebral no nível afetado. A faceta, ela própria, pode estar elevada ou totalmente deslocada. Na DFS III há luxação facetária bilateral com aproximadamente 50% de deslocamento anterior no nível afetado. Na DFS IV, também denominada **vértebra flutuante**, ocorre luxação

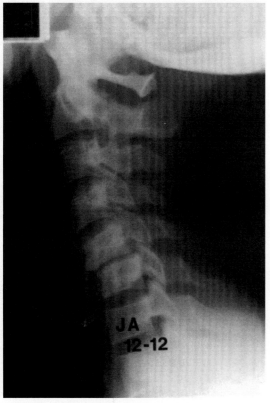
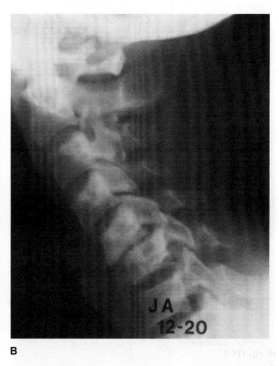

▲ **Figura 4-38** Exames de imagem de paciente com lesão por distração-flexão da coluna cervical. (**A**) Na incidência em perfil observa-se subluxação anterior de C5 sobre C6. (**B**) A radiografia de seguimento revela progressão da subluxação. O paciente foi tratado com fusão posterior de C5-C6.

facetária bilateral com deslocamento atingindo toda a largura da vértebra.

O tratamento das lesões DFS depende da gravidade do quadro. Os melhores resultados são obtidos com alinhamento anatômico e estabilidade vertebral. Os pacientes com luxação facetária unilateral devem ser tratados com redução fechada na fase aguda, seguida por imobilização. Se não for possível a redução fechada, indica-se redução aberta com fusão (Fig. 4-39). As luxações facetárias bilaterais estão associadas a maior incidência de lesão neurológica e de instabilidade vertebral. O tratamento é feito com redução fechada e imobilização, quando viável, mas, como é alta a porcentagem de instabilidade tardia que requerem fusão posterior, há indicação para antecipar o procedimento de fusão posterior.

Outro padrão de fratura que deve ser incluído na discussão sobre lesões em flexão é a fratura em pá de pedreiro, que vem a ser a fratura dos processos espinhosos, normalmente ao nível de C6, C7 ou T1. Trata-se de lesão avulsiva que, geralmente, ocorre em flexão em razão das forças contrárias das ligações musculares. Como a lesão isolada, é considerada estável e, geralmente, tratada sem cirurgia.

▶ Lesão por compressão-extensão

A categoria de lesão por compressão-extensão (CES, de *compression extension spine*) foi a segunda mais comum no relato de Allen e colaboradores. Está dividida em cinco estágios. Na CES I há fratura unilateral do arco vertebral, com ou sem luxação; na CES II a fratura é bilateral. As CES III e IV não foram encontradas na série relatada por Allen e colaboradores, mas, teoricamente, seriam interpolações entre CES II e CES V. A CES III é a fratura bilateral de processos articulares do arco vertebral, lâmina ou pedículo sem deslocamento vertebral, enquanto a CES IV seria a mesma fratura, mas com deslocamento moderado do corpo vertebral. Três pacientes na série de Allen apresentaram fratura CES V, que é a fratura bilateral do arco vertebral com luxação anterior de 100%.

O tratamento das CES é baseado na teoria das três colunas. Indica-se estabilização com abordagem anterior, poste-

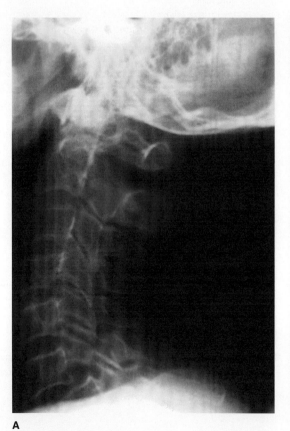
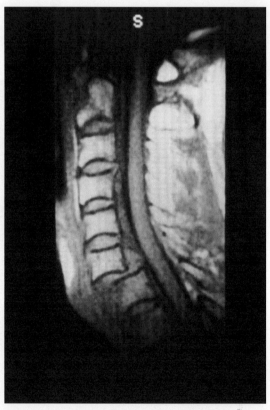

▲ **Figura 4-39** Exames de imagem de paciente do sexo masculino que sofrera queda e fratura com deslocamento de C6-C7 e elevação de faceta, mas com função neurológica preservada. (**A**) Incidência em perfil revelando a fratura com deslocamento em C6-C7. (**B**) RMN demonstrando subluxação anterior de C6 sobre C7, com disco intervertebral impelido para trás do corpo vertebral de C6. O paciente foi tratado com discectomia anterior, redução e fusão.

DISTÚRBIOS, DOENÇAS E LESÕES DA COLUNA VERTEBRAL

rior, ou combinada, se houver ruptura significativa da coluna média ou de duas das três coluna.

Lesão por distração-extensão

As lesões por distração-extensão (DES, de *distractive extension spine*) são normalmente de tecidos moles e foram divididas em dois estágios. Na DES I há ruptura do complexo ligamentar anterior ou, raramente, fratura sem luxação do corpo vertebral. As radiografias podem parecer inteiramente normais. Uma pista para o diagnóstico é o alargamento do espaço discal que algumas vezes ocorre. Na DES II há ruptura do complexo de tecidos moles posterior, o que permite que haja luxação posterior do corpo vertebral superior para o interior do canal vertebral. Essa lesão frequentemente estará reduzida por ocasião das radiografias em perfil e, talvez, as alterações encontradas nas imagens radiográficas de rotina sejam sutis ou inexistentes. Quando há envolvimento neurológico, na maioria dos casos o paciente se apresenta com síndrome medular central e, desde que não haja lesão compressiva concomitante, espera-se algum grau de recuperação neurológica.

A DES geralmente é estável e não requer intervenção cirúrgica. Entretanto, há indicação de exames em flexão-extensão realizados posteriormente para afastar a possibilidade de instabilidade tardia.

Lesão por flexão lateral

Allen e colaboradores incluíram lesões de cinco pacientes na categoria das lesões por flexão lateral (LFS, de *lateral flexion spine*). Essa categoria é dividida em dois estágios. Na LFS I ocorre fratura assimétrica por compressão do corpo vertebral e arco posterior ipsolateral, sem luxação no plano coronal. Na LFS II ocorre fratura de padrão semelhante, mas com luxação no plano coronal, o que sugere ruptura ligamentar do lado da lesão sob tensão. O mecanismo pode levar a lesão do plexo braquial de graus variados sobre o lado que sofreu distração.

Em razão de sua raridade, não foram definidos protocolos de tratamento para as LFS. A possibilidade de estabilização cirúrgica deve ser considerada se houver expectativa de instabilidade tardia ou déficit neurológico.

Decisões terapêuticas

Em última análise, o médico responsável deve decidir sobre o plano terapêutico. A classificação de Allen, embora muito útil para descrever a lesão, é um sistema mecanicista difícil de ser aplicado a cada paciente com o objetivo de definir as indicações cirúrgicas. A decisão de operar deve ser baseada nas variações de estabilidade vertebral e comprometimento neurológico. Um paciente com comprometimento de três colunas, compressão neurológica persistente e sintomas neurológicos tem indicação cirúrgica evidente, seja por abordagem anterior, posterior ou combinada. Um paciente com função neurológica totalmente preservada e lesão atingindo uma coluna de Denis evolui bem apenas com imobilização com aparelho. Os pacientes com padrões de lesão entre esses dois extremos devem ser tratados caso a caso.

ESTIRAMENTO E TORÇÃO CERVICAL (LESÃO EM CHICOTE)

A lesão com estiramento e torção cervical, comumente denominada lesão em chicote quando associada a acidente automobilístico, pode produzir um quadro clínico prolongado e confuso. A dor é um sintoma sempre presente, mas é possível haver diversas outras queixas, incluindo sensibilidade dolorosa à palpação local, redução do arco de movimento, cefaleia geralmente occipital, visão dupla ou borrada, disfagia, rouquidão, dor mandibular, alterações no equilíbrio podendo chegar a vertigem. Frequentemente é difícil para o médico correlacionar os achados radiográficos com as queixas subjetivas do paciente. Contudo, o conjunto de sintomas é razoavelmente uniforme e certamente não deve ser desprezado. Muitos pesquisadores propõem uma base anatômica para as queixas clínicas. McNabb propôs que as parestesias com distribuição ulnar talvez sejam secundárias a espasmo do músculo escaleno e, certamente, sintomas como rouquidão e disfagia podem estar relacionados com hematoma retrofaríngeo. A articulação zigapofisária cervical e a cápsula facetária foram implicadas como fonte de dor crônica após lesão em chicote.

Na Figura 4-40 está descrito um algoritmo para condução de casos com estiramento cervical. Há indicação para radiografias, uma vez que o traumatismo cervical sofrido pode ser significativo. Os sinais radiográficos, entretanto, podem ser sutis ou totalmente negativos. A lordose cervical pode estar revertida, indicando espasmo. É possível haver sinais sutis de instabilidade que podem ser mais bem definidos com as incidências em flexão-extensão, caso os sintomas persistam. A janela de tecidos moles pré-vertebral devem estar dentro dos limites normais para que se possa afastar a possibilidade de hematoma pré-vertebral. A RM não é útil no quadro agudo para diagnóstico definitivo de lesão em chicote.

Uma vez que se tenha confirmado a estabilidade da coluna, o tratamento desse tipo de lesão é sintomático. Há indicação de repouso inicial, no leito, se necessário, e imobilização com colar cervical, além de medicamentos anti-inflamatórios. Entretanto, a mobilização precoce e progressiva por todo o arco de movimento com desmame de apoios externos deve ser estimulada. Frequentemente há necessidade de tranquilizar o paciente, uma vez que os sintomas podem ser duradouros. Alguns pacientes com sintomas crônicos inexoráveis apesar de tratamento conservador seguido a risca, podem ser beneficiados com infiltração de facetas e rizotomia.

Aproximadamente 42% dos pacientes apresentam sintomas persistentes além de 1 ano após a lesão, sendo que em aproximadamente um terço os sintomas se mantêm após 2 anos. A maioria dos pacientes que melhoram o fazem nos primeiros 2 meses.

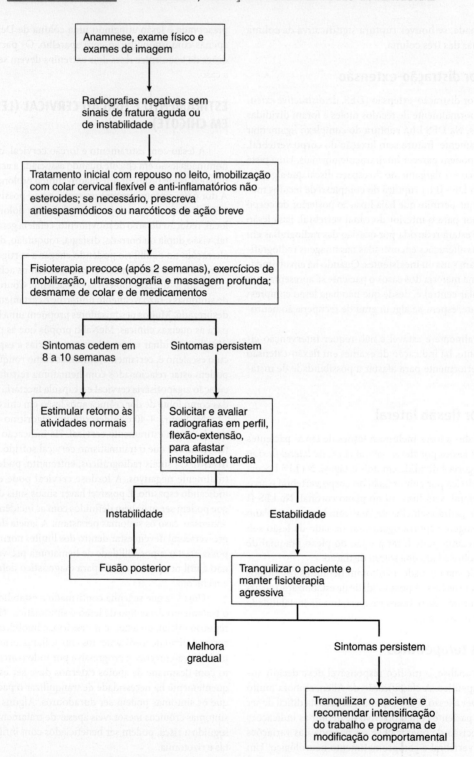

▲ Figura 4-40 Algoritmo para tratamento de pacientes com estiramento cervical.

DISTÚRBIOS, DOENÇAS E LESÕES DA COLUNA VERTEBRAL

Entre os fatores associados ao pior prognóstico estão presença de cefaleia occipital, dor interescapular e reversão da lordose cervical. As mulheres têm prognóstico pior e acredita-se que as lesões por hiperextensão tenham pior prognóstico em comparação com as lesões por hiperflexão.

Anderson SE, Boesch C, Zimmermann H, et al: Are there cervical spine findings at MR imaging that are specific to acute symptomatic whiplash injury? A prospective controlled study with four experienced blinded readers. *Radiology* 2012;262:567. [PMID: 22187629]

McNabb I: The "whiplash syndrome." *Orthop Clin North Am* 1971;2:389. [PMID: 5150390]

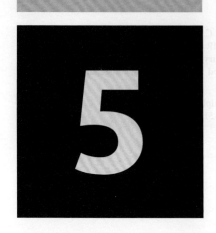

Oncologia musculoesquelética

R. Lor Randall, MD, FACS
Russell Ward, MD
Bang H. Hoang, MD

A oncologia musculoesquelética é o campo da medicina que envolve diagnóstico e tratamento dos quadros neoplásicos envolvendo o sistema musculoesquelético. Aqui são considerados não apenas as neoplasias de origem mesenquimal (derivadas do mesoderma embrionário), mas também carcinomas metastáticos e diversos quadros pseudotumorais. Os tumores do mesênquima formam um grupo extremamente heterôgeneo de neoplasias, onde se incluem 200 tumores benignos e 90 tipos de sarcoma e, assim, a maioria deste capítulo é dedicada a eles. A incidência relativa de doenças benignas e malignas é de 200:1. Esses tumores são classificados histomorfologicamente com base nas características de diferenciação, mas há uma considerável sobreposição. Sugere-se considerar essas condições como pontos em uma sequência contínua e não como entidades inteiramente distintas. Não obstante, a classificação é importante por informar sobre comportamento, resposta ao tratamento e prognóstico global. As doenças benignas, por definição, têm comportamento não agressivo e apresentam pouca tendência a recorrência local ou a produzir metástase. Contudo, os sarcomas (tumores malignos de origem mesenquimatosa), causam destruição rápida, têm grande potencial de metástases e tendem a recidivar localmente.

As neoplasias surgem em tecidos de origem mesenquimatosa com uma frequência muito menor do que nos de origem ectodérmica ou endodérmica. Em 2004, as incidências anuais dos sarcomas ósseos e de tecidos moles nos Estados Unidos foi, respectivamente, 8.660 e 2.400 novos casos. Quando se considera a mortalidade global por câncer no mesmo ano, de 563.000 casos, os sarcomas representam uma pequena fração do problema. Entretanto, embora sejam um forma relativamente rara de câncer, esses tumores têm comportamento agressivo, com taxas de mortalidade em algumas séries publicadas acima de 50%. De acordo com o programa de epidemiologia, vigilância e resultados finais (SEER, de *Surveillance, Epidemiology e End Results*) do *National Cancer Institute*, aproximadamente 8.600 novos sarcomas de tecido mole ocorreram nos Estados Unidos em 2004 tendo havido 3.600 óbitos relacionados com sarcoma. A morbidade associada é muito maior. Esses tumores representam uma enorme carga emocional e financeira aos indivíduos e à sociedade. Ademais, os sarcomas atingem preferencialmente pacientes mais idosos, sendo que apenas 15% ocorrem em pacientes com menos de 15 anos de idade e 40% em pacientes com mais de 55 anos. Consequentemente, com o envelhecimento da população, o número de casos tende a aumentar.

ETIOLOGIA DOS TUMORES MUSCULOESQUELÉTICOS

A tumorigênese é um processo multifatorial que, apesar do grande interesse fiscal e intelectual ainda é mal compreendido. Há mutações genéticas compartilhadas que conferem à célula a capacidade de se replicar de forma desregulada. O desenvolvimento de uma colônia de células com proliferação anormal fora do tecido normal é denominada transformação. Esse processo envolve mutações adquiridas em oncogenes, genes supressores tumorais e outros genes que, direta ou indiretamente, controlam a proliferação, a motilidade e a invasibilidade celular. Esse processo pode ultrapassar o limite da benignidade para se tornar um processo agressivo, desdiferenciado com considerável instabilidade genômica.

Para entender como se desenvolvem os tumores ósseos e de tecidos moles, devemos ter um conhecimento básico sobre o ciclo celular e sua regulação. O ciclo celular é dividido em quatro fases distintas: G1 (*gap 1*), S (síntese de DNA), G2 (*gap 2*) e M (mitose). Após a síntese de uma cópia de todo o genoma celular, esses cromossomos duplicados são separados e a célula se divide na mitose. A maior parte do crescimento celular ocorre na fase G1. O estado de maturidade das células mesenquimais geralmente ocorre em uma fase não proliferativa de repouso denominada G0.

O controle do ciclo celular é uma função de diversas proteínas reguladoras e pontos de verificação. Esses pontos de verificação permitem o monitoramento e o reparo de sequências genéticas. Essas proteínas são codificadas por dois tipos básicos de gene: oncogenes (estimuladores) e genes supressores tumorais (inibidores). Os oncogenes são genes que codificam proteínas com capacidade intrínseca de transformar células do hospedeiro para um fenótipo neoplásico. Os proto-oncogenes (p. ex., RAS,

ONCOLOGIA MUSCULOESQUELÉTICA   CAPÍTULO 5   231

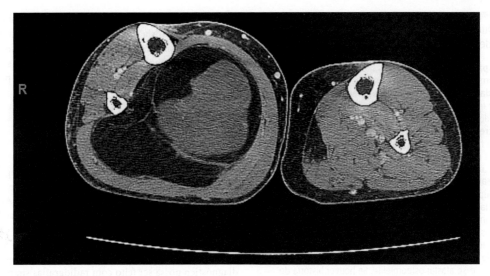

▲ **Figura 5-1** Exame de tomografia computadorizada (TC) de Lipossarcoma mixoide no interior da substância de um lipoma intramuscular de longa duração.

WNT, MYC) são genes de tipo selvagem que podem se tornar oncogenes se houver mutação ou desregulação de sua expressão. Os genes supressores tumorais (p. ex., p53, Rb, p21) normalmente requerem mutações com perda de função ou mutações em outros genes reguladores para transmitir o fenótipo neoplásico. Esses genes atuam principalmente nos pontos de verificação do ciclo celular

Mutações herdadas nesses genes resultam em síndromes de predisposição a neoplasias. Em síndromes, como retinoblastoma hereditário e síndrome de Li-Fraumeni, uma cópia de gene supressor com mutação (respectivamente, Rb e p53) é herdada. Por diversas causas, incluindo deleção, translocação, mutação de ponto, silenciamento gênico, ou outro meio de perda de heterozigosidade, a função remanescente daquele produto gênico é perdida e, a partir dessa célula, nasce um tumor. Uma vez que a estrutura dos pontos de verificação tenha sido desorganizada mutações podem se acumular em velocidade crescente, permitindo o crescimento em espiral descontrolado da instabilidade genômica. No limite, como encontrado frequentemente no osteossarcoma, as células contêm até quatro vezes o número normal de cromossomos com múltiplas aberrações cromossômicas.

Além dos fatores hereditários que predispõem alguém ao desenvolvimento de neoplasia, há vários fatores ambientais bem descritos, como exposição à radiação, carcinógenos químicos e algumas infecções virais oncogênicas. Mais desses fatores poderão surgir à medida que prossigam as pesquisas no campo do câncer.

O processo neoplásico pode ser interrompido no assim chamado estado benigno, com restrição à instabilidade genômica adicional, ou pode evoluir para um estado sarcomatoso. Por exemplo, se o tipo celular de origem for um lipoblasto, a consequência pode ser um lipoma ou lipossarcoma. Além disso, o lipossarcoma pode evoluir tanto na sua desdiferenciação a ponto de seu fenótipo como uma lesão de alto grau refletir minimamente sua origem lipoblástica. Este princípio está ilustrado na Figura 5-1 que mostra um lipossarcoma mixoide no interior da substância de um lipoma intramuscular típico. Contudo, essa possibilidade não implica dizer que todas as lesões benignas necessariamente correm risco de degeneração maligna. Não há indicação para ressecção cirúrgica de lipoma, em razão de preocupação com lipossarcoma secundário.

Embora diversas vias moleculares estejam sendo estudadas, não estão esclarecidos os detalhes da instabilidade genômica e a subsequente formação de tumor. Não há uma única via que origine todas as neoplasias; ao contrário, múltiplos alvos genéticos estão alterados em diversas sequências e combinações com o resultado comum de proliferação celular, ou seja, tumorigênese.

INVESTIGAÇÃO E ESTADIAMENTO DE TUMORES

▶ **Anamnese e exame físico**

Ao avaliar um novo paciente com um possível tumor, a rotina de investigação se inicia com anamnese e exame físico meticulosos. Antes de solicitar qualquer exame diagnóstico, algumas questões específicas devem estar respondidas e as características físicas da massa em questão, avaliadas. Assim, evitam-se testes desnecessários e o médico pode determinar que exames lhe serão mais úteis para diagnosticar o problema e facilitar as intervenções terapêuticas, caso sejam necessárias.

A história clínica é sumamente importante (Tab. 5-1). A idade do paciente permite formar uma lista de possíveis diagnósticos (Tab. 5-2) que, quando combinada com anamnese, exame físico e alguns poucos exames complementares, permite definir o diagnóstico.

Tabela 5-1 Questões a serem formuladas na rotina de investigação de um possível tumor

1. **Idade do paciente.** Alguns tumores são relativamente específicos a determinadas faixas etárias.
2. **Duração da queixa.** Lesões benignas geralmente estarão presentes por longos períodos (anos). Tumores malignos geralmente terão sido notados apenas semanas ou meses antes.
3. **Taxa de crescimento.** Uma massa de crescimento rápido, em semanas a meses, tem maior probabilidade de ser maligna. Se o tumor for profundo, como seria o caso de tumor ósseo, a velocidade de crescimento será difícil de ser avaliada pelo paciente. Lesões profundas podem ser muito mais volumosas do que o paciente supõe (fenômeno da "ponta do *iceberg*").
4. **Dor associada à massa.** Os processos benignos geralmente são assintomáticos. Os osteocondromas (consulte o texto) podem causar sintomas secundários, em razão de invasão de estruturas ao redor. As lesões malignas podem ser dolorosas.
5. **História de traumatismo.** Se houver história de ferida penetrante, deve-se afastar osteomielite. Se houver história de traumatismo fechado deve-se cogitar a possiblidade de consolidação de fratura.
6. **Antecedentes pessoais ou familiares de câncer.** Adultos com antecedente pessoal de tumor de próstata, rim, pulmão, mama ou tireoide estão sob maior risco de evoluir com metástase óssea. As crianças com neuroblastoma tendem a evoluir com metástase óssea. Os pacientes com retinoblastoma têm risco aumentado de osteossarcoma. Os osteossarcoma secundários, entre outras malignidades, podem resultar do tratamento de outros cânceres na infância. A história familiar de doenças como a síndrome de Li-Fraumeni deve levantar suspeita sobre qualquer lesão óssea. Além disso, determinados tumores ósseos benignos podem ser familiares (p. ex., exostose múltipla familiar; consulte o texto).
7. **Sinais ou sintomas sistêmicos.** Nos casos de tumor benigno, geralmente não deve haver qualquer sinal significativo na revisão dos sistemas. Febre, calafrios, transpiração noturna, mal-estar, alterações no apetite, perda ponderal, entre outros, devem alertar o médico sobre a possibilidade de processo infeccioso ou neoplásico em curso.

A duração e o sucessão dos sintomas, a velocidade de crescimento, a presença de dor e a história de traumatismo podem ajudar a esclarecer o diagnóstico. Especificamente, dor ou outros sintomas ocorrendo em repouso ou durante a noite são particularmente preocupantes. Adicionalmente, história patológica pregressa, história familiar e revisão dos sistemas não devem ser negligenciados.

Um exame físico completo também é essencial (Tab. 5-3). O médico deve avaliar localização e tamanho da massa, qualidade da pele sobrejacente, presença de calor, qualquer grau de edema associado, presença de dor à palpação e consistência da lesão. Para as lesões superficiais transiluminação e ausculta também podem ser benéficos. O arco de movimento de todas as articulações próximas ao tumor deve ser registrado, assim como deve ser realizado exame neuromuscular completo. Além disso, devem ser palpadas as cadeias regionais de linfonodos e avaliados possíveis aumentos de fígado e baço.

O médico também deve considerar a possibilidade de pseudotumor. A história de traumatismo sugere fratura de estresse de miosite ossificante como possível diagnóstico. A associação de sintomas, a atividade física e as variações nos sintomas com o passar do tempo são considerações importantes para o diagnóstico diferencial.

▶ Exames de imagem

A. Radiografias

A investigação deve ser iniciada com radiografias simples. Em todos os pacientes em que houver suspeita de tumor, devem-se solicitar radiografias em anteroposterior (AP) e perfil da região afetada. Aqui incluem-se também as massas de tecidos moles. Além disso, no caso de lesão óssea, todo o osso deve ser radiografado. Em muitos casos, as radiografias serão diagnósticas sem necessidade de outros exames de imagem. Embora o diagnóstico possa ser feito com radiografias simples, em caso de processo agressivo haverá necessidade de exames mais avançados para determinar a extensão da doença, assim como o grau de envolvimento sistêmico (estadiamento).

As imagens radiográficas iniciais devem ser meticulosamente examinadas. Em caso de lesão óssea, a localização dentro do osso (p. ex., diáfise, metáfise, epífise; excêntrica ou central; medular ou superficial) facilita o diagnóstico. Os tumores epifisários geralmente são benignos. Os sarcomas ósseos primários, em geral, são metafisários; contudo, tumores de células redondas, como sarcoma de Ewing, mieloma múltiplo e linfoma geralmente são lesões medulares e diafisárias. Um tumor que esteja surgindo da superfície óssea pode ser benigno, como o osteocondroma, ou maligno, como osteossarcoma parosteal.

Termos como *limites precisos*, *bem circunscrita* ou *infiltrante* são úteis na descrição de anormalidades radiográficas. A descrição "lesão com limites precisos" ou "lesão bem circunscrita" implica bordas agudamente definidas e sugerem processo benigno (Fig. 5-2). As lesões assim descritas podem ter bordas escleróticas se o osso tiver reagido para conter o processo. Uma lesão infiltrante, com limites imprecisos é descrita como expansiva ou com aspecto de "roído por traças" e reflete um processo mais agressivo como o do câncer (Fig. 5-3), embora processos benignos agressivos também possam exibir o mesmo padrão radiográfico (Fig. 5-4). Uma exceção a essa regra é o mieloma múltiplo, que frequentemente se apresenta com aspecto bem delimitado e destacado, porém em múltiplas localizações.

A qualidade da matriz é outra característica radiográfica que ajuda no diagnóstico. As lesões podem ser totalmente radioluscentes, escassamente mineralizadas ou predominantemente mineralizadas e a mineralização pode ser espiculada, pontilhada ou composta por anéis e arcos. A maioria dos osteossarcomas, por exemplo, apresenta padrão de mineralização espiculado com expansão a partir do osso hospedeiro formando o aspecto de explosão solar. Por outro lado, à matriz condroide caracteristicamente forma anéis e arcos de mineralização. Nos tecidos moles, a matriz de mineralização pode ser muito útil ao diagnóstico, com os hemangiomas apresentando flebolitos regulares e redondos, em oposição ao sarcoma sinovial que frequentemente apresenta mineralização irregular.

ONCOLOGIA MUSCULOESQUELÉTICA **CAPÍTULO 5** 233

Tabela 5-2 Distribuição dos tumores ósseos por faixa etária (anos)

Tipo de tumor	0	10	20	30	40	50	60	70	80
Tumores ósseos benignos									
Osteoma osteoide									
Osteoblastoma									
Displasia osteofibrosa									
Encondroma									
Condroma periosteal									
Osteocondroma									
Condroblastoma									
Fibroma condromixoide									
Defeito fibroso cortical									
Fibroma não ossificante									
Displasia fibrosa									
Cisto ósseo solitário									
Cisto ósseo aneurismático									
Cisto epidermoide									
Tumor de célula gigante									
Hemangioma.									
Tumores ósseos malignos									
Osteossarcoma clássico									
Osteossarcoma hemorrágico									
Osteossarcoma parosteal									
Osteossarcoma periosteal									
Osteossarcoma secundário									
Osteossarcoma intramedular de baixo grau									
Osteossarcoma induzido por irradiação									
Osteossarcoma multicêntrico									
Condrossarcoma primário									
Condrossarcoma secundário									
Condrossarcoma de células claras									
Condrossarcoma desdiferenciado									
Condrossarcoma mesenquimal									
Sarcoma de Ewing									
Linfoma									
Mieloma múltiplo									
Plasmocitoma solitário									
Fibrossarcoma									
Histiocitoma fibroso maligno									
Adamantinoma									
Sarcoma vascular									
Cordoma									
Carcinoma metastático									

Tabela 5-3 Aspectos do exame físico a serem registrados ao investigar pacientes com massa

1. **Cor da pele**
2. **Calor**
3. **Localização**
4. **Edema.** Edema associado ao efeito de massa primário pode refletir um processo mais agressivo.
5. **Exame neurovascular.** Alterações podem refletir um processo mais agressivo.
6. **Arco de movimento** de todas as articulações próximas à região em questão, acima e abaixo.
7. **Tamanho.** Tumores com mais de 5 cm são suspeitos de malignidade.
8. **Dor à palpação.** Pode refletir processo de crescimento mais rápido.
9. **Consistência.** Tumores malignos tendem a ser mais firmes ao exame. Essa característica se aplica mais aos tumores de tecidos moles do que aos ósseos.
10. **Linfonodos.** Alguns sarcomas (p. ex., rabdomiossarcoma, sarcoma sinovial, sarcoma epitelioide e sarcoma de células claras) têm maiores índices de envolvimento de linfonodos.

Com anamnese, exame físico meticuloso e estudos radiográficos apropriados o médico, geralmente, é capaz de chegar a um diagnóstico para a lesão. Embora alguns tumores malignos e benignos possam ser confundidos uns com os outros, várias hipóteses diagnósticas podem ser descartadas com base nas informações obtidas em necessidade de imageamento avançado. Fatores como faixa etária do paciente e localização do tumor, assim como algumas carac-

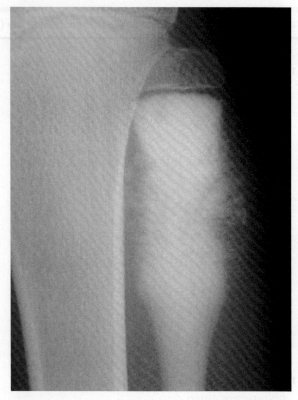

▲ **Figura 5-3** Radiografia de osteossarcoma fibular proximal revelando a natureza destrutiva e infiltrante dos tumores ósseos malignos.

terísticas radiográficas, como limites, qualidade da matriz e reação óssea à lesão podem ser usadas para limitar o diagnóstico diferencial. É necessário enfatizar que os processos infecciosos podem se apresentar com aspecto radiográfico variável e, frequentemente, são mantidos no diagnóstico diferencial até que possam ser descartados por exames laboratoriais ou biópsias. As Tabelas 5-1 a 5-6 podem ser usadas de forma gradativa para ilustrar o fato de que a concentração no diagnóstico diferencial antes de qualquer imageamento avançado ajuda a solicitar os exames mais apropriados.

B. Cintilografia óssea

A cintilografia com tecnécio-99 é usada para avaliar o grau de atividade osteoblástica de uma determinada lesão (Fig. 5-5). Em geral, esse exame é muito sensível, com poucas exceções, para lesões ativas nos ossos. Consequentemente, os exames com tecnécio-99 são excelentes para rastreamento de lesões metastáticas (estadiamento). A melhor indicação para cintilografia óssea é a suspeita de múltiplas lesões ósseas, como em carcinomas metastáticos e linfomas. A cintilografia óssea é muito mais simples de realizar, tem custo menor e requer menos irradiação total do corpo do que as pesquisas de todo o esqueleto. É uma prática comum utilizar cintilografias ósseas seriadas no acompanhamento de pacientes nos quais haja suspeita de doença metastática e, ao mesmo tempo, para avaliar a efetividade da terapia sistêmica.

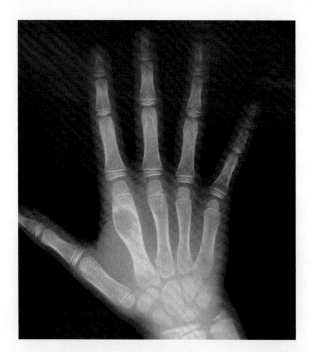

▲ **Figura 5-2** Radiografia de encondroma do segundo metacarpo. Observe como a lesão tem limites precisos.

ONCOLOGIA MUSCULOESQUELÉTICA CAPÍTULO 5

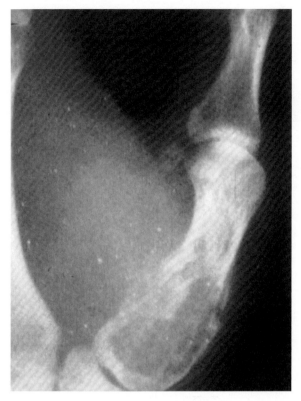

▲ **Figura 5-4** Radiografia de tumor de células gigantes no polegar. Aspecto de roído por traças.

A cintilografia óssea também é usada no processo de estadiamento de sarcoma primário de osso, como o osteossarcoma, para afastar lesão esquelética remota assintomática. Os exames com tecnécio-99 também são usados para distinguir as lesões blásticas ósseas. Dado que o exame reflete a atividade metabólica dos ossos, as lesões inativas, como as enostoses (ilhas ósseas) não apresentarão aumento na captação do marcador, ao contrário de uma metástase blástica de câncer de próstata. As lesões inflamatórias e traumáticas também demonstram aumento da atividade. Contudo, é importante observar que o mieloma múltiplo e alguns carcinomas metastáticos (p. ex., carcinoma de células renais) talvez não apresentem aumento de captação (ou seja, resultado falso-negativo). Nesses casos a pesquisa de todo o esqueleto é preferível para detecção de envolvimento a distância.

C. Tomografia computadorizada e imageamento por ressonância magnética nuclear

A tomografia computadorizada (TC) continua a ser o procedimento padrão para imageamento em situações clínicas bem definidas. Talvez a melhor indicação para TC seja lesões menores, que envolvam estruturas corticais de osso ou da coluna vertebral (Fig. 5-6). Nesses casos, a TC é superior a ressonância magnética nuclear (RMN) porque a resolução da cortical óssea é inferior com RMN.

A TC do tórax é a modalidade preferencial para avaliação de pacientes com metástase pulmonar. A TC abdominal é inestimável na pesquisa de tumor primário em paciente que se apresente com metástase óssea. Para tumores envolvendo pelve e sacro, a TC pode ajudar a elucidar a extensão do comprometimento ósseo (Fig. 5-7). Nos casos que envolvam tecidos moles, o RMN é muito superior à TC, a não ser que o processo esteja extensamente mineralizado.

A RMN é a modalidade de imageamento preferencial para avaliação do envolvimento da medula óssea e de lesões de tecidos moles não calcificadas. As duas sequências mais comuns são as de *spin eco* ponderadas em T1 e T2 (Fig. 5-8). Demonstrou-se que as sequências com recuperação de inversão com TI curto (STIR) são capazes de elucidar melhor a conspicuidade de tumores e edemas de medula óssea contra o fundo não patológico. A RM também pode demonstrar a anatomia normal de estruturas de tecido mole, incluindo nervos e vasos, e, assim, evitando a necessidade de arteriografia e mielografia. A ressonância magnética nuclear dinâmica, com sua capacidade de estimar o fluxo sanguíneo para o tumor avaliando a velocidade de captação e de eliminação do contraste, pode servir como exame preditor da evolução clínica ou da resposta tumoral à quimioterapia.

▶ Exames laboratoriais

A. biópsia

A biópsia geralmente é o último procedimento do estadiamento. Dá-se preferência a obter imageamento avançado antes da biópsia para evitar artefatos pós-cirúrgicos nesses exames, o que podem ajudar a definir o diagnóstico definitivo. Há três tipos de biópsia para neoplasias musculoesqueléticas: excisional, incisional e por agulha. A biópsia excisional não deve ser feita, exceto se a lesão for muito pequena (2-3 cm) ou em local em que se possa retirar uma bainha de tecido saudável como margem sem aumentar significativamente a morbidade.

As complicações relacionadas com a biópsia são muito comuns. Consequentemente, é essencial um planejamento pré-operatório cuidadoso. Os exames de imagem ajudam o cirurgião a planejar a abordagem e a técnica à biópsia. O tecido de maior qualidade diagnóstica geralmente é encontrado na periferia da lesão, na interface com o tecido normal circundante. No caso de lesões ósseas primárias extra compartimentais, a periferia das extensões aos tecidos moles podem ser amostradas sem maior comprometimento da integridade estrutural do osso. No caso de lesão intramedular, deve-se produzir uma janela oval ou arredondada para reduzir o risco de fratura, e a falha deve ser preenchida com cera ou cimento ósseos para evitar contaminação desnecessária dos tecidos moles não envolvidos. Também há evidências de que as biópsias realizadas pelo cirurgião oncologista apresentam menor taxa de complicações do que as realizadas por praticantes inexperientes antes do encaminhamento.

A escolha do local da biópsia é uma consideração importante uma vez que a ressecção do trato da biópsia é necessária em muitos tipos de câncer. A contaminação de estruturas vitais como artéria poplítea ou nervo isquiático pode resultar em amputação em vez de cirurgia com preservação do membro.

Tabela 5-4 Distribuição dos tumores ósseos no esqueleto, classificados do local mais comum (1) para o menos comum (5)

Tipo de tumor	Fêmur	Tíbia	Pé ou tornozelo	Úmero	Rádio	Ulna	Mão ou punho	Escápula	Clavícula	Costela	Vértebra	Sacro	Pelve	Crânio	Face
Tumores ósseos benignos															
Osteoma osteoide	1	2		4			5				3				
Osteoblastoma	3	4		5							1				2
Displasia osteofibrosa		1													
Condroma	2		4	3		5	1								
Osteocondroma	1	3		2				5					4		
Condroblastoma	1	3		2				5					4		
Fibroma condromixoide	3	1	2		5								4		
Defeito fibroso cortical	2	1		3	4				5						
Fibroma não ossificante	2	1		3	4				5						
Cisto ósseo solitário	2	3		1		5							4		
Cisto ósseo aneurismático	1	2		4							3		5		
Tumor de célula gigante	1	2		5	3							4			
Hemangioma	3	4		5							2			1	
Tumores ósseos malignos															
Osteossarcoma clássico	1	2		3									4		
Osteossarcoma hemorrágico	1	2		3							5		4		
Osteossarcoma parosteal	1	2		3		4									
Osteossarcoma periosteal	1	2	5	3		4									
Osteossarcoma secundário	2	5		3										1	4
Osteossarcoma intramedular de baixo grau	1	2													
Osteossarcoma induzido por irradiação	1			2							3	5			4
Condrossarcoma primário	1			4						3	5		2		
Condrossarcoma secundário	2			3				4			5		1		

ONCOLOGIA MUSCULOESQUELÉTICA — CAPÍTULO 5 — 237

	C1	C2	C3	C4	C5	C6	C7	C8	C9	C10
Condrossarcoma desdiferenciado			2			5	4	3		1
Condrossarcoma mesenquimal	4		1		2	3				5
Sarcoma de Ewing			2			4	5	3		1
Linfoma			2		3	5		4		1
Mieloma	5		3		1	2		5		4
Fibrossarcoma			3					4	2	1
Histiocitoma fibroso maligno		4	2					5	3	1
Adamantinoma									1	3
Sarcoma vascular			2		1	5		3	4	
Cordoma				1	3					
Carcinoma metastático		2	3		1	4		5		2

Tabela 5-5 Tumores ósseos: características das imagens, localização no osso longo e exames úteis, classificados do mais comum ou benéfico (1) para o menos comum ou menos benéfico (3)

Tipo de tumor	Imagem característica			Localização no osso longo					Exames úteis				
	Bem delimitado	Roído por traças	Infiltrante	Epífise	Metáfise	Metadiáfise	Diáfise	Superficial	Radiografia simples	TC	RM	Cintilografia óssea	Testes sanguíneos
Tumores ósseos benignos													
Osteoma osteoide	1				1	2	3		1	2		3	
Osteoblastoma	2	1			2	1	3		1	2		3	
Displasia osteofibrosa		1				2	1		1	2		3	
Condroma	1				3	1	2		1	2		3	
Osteocondroma	1			1	2			1	1	2			
Condroblastoma	1	2			2				1	2			
Fibroma condromixoide	1	2			1	2			1	2		3	
Defeito fibroso cortical	1			1	1	2			1				
Fibroma não ossificante	1	2			1	2			1	2			
Cisto ósseo solitário	1		1		1	2	3		1	2			
Cisto ósseo aneurismático	3	2			1	2		3	1	2	3		
Tumor de célula gigante	3	1	2	1	2				1	2			3
Hemangioma	2	1			3	1	2		1	2			
Tumores ósseos malignos													
Osteossarcoma clássico	3	1	2		1	2	3		1		2	3	
Osteossarcoma hemorrágico		1	2		1	2			1		2		3
Osteossarcoma parosteal	2	1			2	3		1	2	1			

Osteossarcoma periosteal	2	1				3	2	3		2	1		
Osteossarcoma secundário		1	2			1	2			2	1	3	
Osteossarcoma intramedular de baixo grau		1				1	2			1	2		
Osteossarcoma induzido por irradiação		1	2			1	2	3		1		3	
Condrossarcoma primário	2	1		3		1	2			2	1		
Condrossarcoma secundário	2	1				2	3		1	2	1		
Condrossarcoma desdiferenciado		1				1	2	3		2	3		
Condrossarcoma mesenquimal		1				1	2			2	3		
Sarcoma de Ewing		2	1			1	2	3		2	1	3	2
Linfoma		2	1			3	1	2		3	1	2	
Mieloma		2	2			1	3	2		1		3	
Fibrossarcoma	1	1	2			1	2	3		2			
Histiocitoma fibroso maligno		1	2			1	2	3		2			
Adamantinoma	2	1				3	2	1		1	2		
Sarcoma vascular	2	1				1	2	3		1	2	3	
Cordoma	2	1	3				1	2		3	2		
Carcinoma metastático	3	1	2			1	2	3		2	3	1	

ONCOLOGIA MUSCULOESQUELÉTICA

Tabela 5-6 Distribuição dos tumores de tecidos moles por faixa etária

Tipo de tumor	0	10	20	30	40	50	60	70	80
Tumores de tecidos moles benignos									
Tumor desmoide									
Lipoma intramuscular									
Lipoma de células fusiformes									
Angiolipoma									
Lipomatose difusa									
Lipoblastoma benigno									
Hibernoma									
Hemangioma capilar									
Hemangioma cavernoso									
Hemangioma arteriovenoso									
Hemangioma epitelioide									
Granuloma piogênico									
Linfangioma									
Tumor glômico									
Hemangiopericitoma benigno									
Neurilemoma									
Neurofibroma solitário									
Neurofibromatose									
Mixoma intramuscular									
Tumores de tecidos moles malignos									
HFM pleomórfico									
HFM mixoide									
HFM de células gigantes									
HFM angiomatoide									
Dermatofibrossarcoma protuberante									
Fibrossarcoma									
Leiomiossarcoma									
Lipossarcoma bem diferenciado									
Lipossarcoma mixoide									
Lipossarcoma de células redondas e pleomórficas									
Rabdomiossarcoma embrionário									
Rabdomiossarcoma alveolar									
Rabdomiossarcoma pleomórfico									
Sarcoma sinovial									
Schwannoma solitário maligno									
Schwannoma múltiplo maligno									
Angiossarcoma									
Sarcoma alveolar de parte moles									
Sarcoma epitelioide									
Sarcoma de células claras									

HFM, histiocitoma fibroso maligno

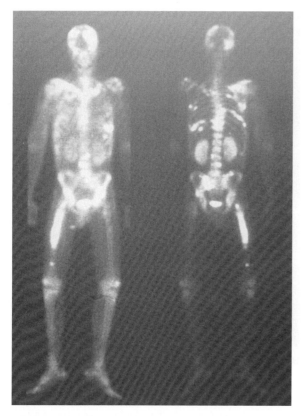

▲ **Figura 5-5** Cintilografia com tecnécio-99 revelando atividade osteoblástica extensiva em paciente com adenocarcinoma metastático.

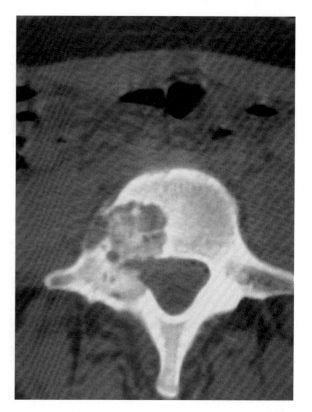

▲ **Figura 5-6** TC de osteoblastoma com origem no pedículo direito de uma vértebra lombar.

Ademais, as incisões transversais devem ser evitadas, em razão da necessidade de corte de tecidos não envolvidos que teriam que ser retirados para incorporar o trato dessa biópsia na abordagem cirúrgica. Em muitos casos, isso demandaria cobertura com retalhos livres ou rotacionais o que, de outra forma, não seria necessário. A hemostasia meticulosa também é obrigatória para evitar a formação de hematoma. Raramente, a aplicação de dreno pode ser útil, mas, se for usada, a saída na pele deve ser em linha com a incisão da biópsia.

É essencial obter uma amostra adequada. Com a técnica de cortes congelados é possível determinar se foi obtido tecido suficiente para o diagnóstico. Raramente o diagnóstico definitivo pode ser dado com base em cortes congelados. Na maioria dos casos, a ressecção definitiva é postergada até que se tenha o diagnóstico histológico definitivo. Para alguns diagnósticos histológicos, há necessidade de exames especiais, como imuno-histoquímicos, citometria de fluxo, fluorescência, hibridização *in situ*, ou outros exames citogenéticos. Há necessidade de material adequado apropriadamente manuseado para que esses exames sejam realizados.

As biópsias por agulha, grossa ou fina, têm sido mais usadas em centros especializados, especialmente nos casos em que a hipótese é de lesão de fácil diagnóstico, como tumor de células redondas, ou carcinoma metastático. Como frequentemente o subtipo do tumor determina o tratamento, geralmente há necessidade de definir a arquitetura do tumor, o que implica biópsia por agulha grossa. Para as lesões vertebrais ou pélvicas profundas, a biópsia dirigida por imagem é ideal, uma vez que evita con-

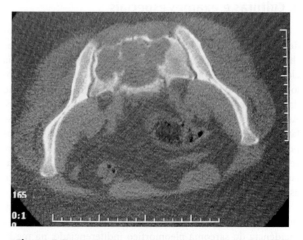

▲ **Figura 5-7** TC da pelve revelando destruição óssea do sacro causada por um tumor de células gigantes.

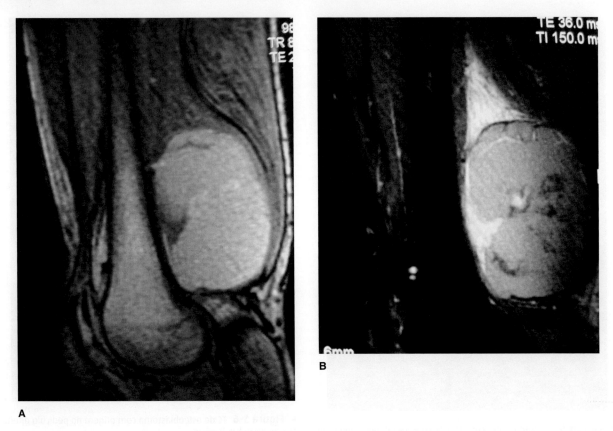

▲ **Figura 5-8** Sarcoma sinovial envolvendo a fossa poplítea. **A:** Ponderada em T1. **B:** Ponderada em T2.

taminação multicompartimental excessiva. A biópsia com agulha fina deve ser reservada para uso em conjunto com citopatologista experiente. Os trabalhos atuais demonstram acurácia diagnóstico de 75 a 85% para biópsia com agulha contra mais de 95% para biópsia incisional.

B. Culturas e exames especiais

Os eventuais danos à amostra de biópsia após a coleta podem inviabilizar a realização de exames especiais, como imuno-histoquímica, citogenética, citometria de fluxo e microscopia eletrônica. Por esse motivo, o cirurgião deve consultar o patologista antes de realizar a biópsia. Por exemplo, a preservação da amostra em formol impede vários dos exames mencionados. Assim como a equipe do centro cirúrgico deve estar ciente desse fato, o patologista também deve conhecer a história clínica e as possibilidades do diagnóstico diferencial, a fim de que a amostra seja manuseada apropriadamente. Recomenda-se ainda realizar culturas para bactérias e fungos e BAAR quando o quadro clínico assim determinar.

Os exames moleculares continuam a revolucionar o diagnóstico dos sarcomas. Este fato fica evidente pela redução na incidência do sarcoma pleomórfico indiferenciado, na medida em que a evolução tecnológica permite determinar melhor a linhagem celular de origem. Rearranjos genômicos e mutações específicas foram identificados em diversos tumores (Tab. 5-7). Com isso, não apenas o poder diagnóstico aumentou, mas também os tratamentos melhoraram. O tumor do estroma gastrintestinal (GIST, de *gastrintestinal stromal tumor*), uma neoplasia mesenquimal maligna de trato gastrintestinal, omento e mesentério, expressa uma forma mutante do *c-kit*. O gene *KIT* codifica um receptor da tirosinoquinase para o qual foi desenvolvida uma terapia-alvo cuja efetividade mostrou-se significativa. Também foi desenvolvida terapia-alvo para alguns subtipos de linfoma com base no padrão de expressão de marcadores na superfície celular. A situação dessas proteínas na superfície celular, na maioria das vezes, é determinada por meio de citometria de fluxo.

▶ Sistemas de estadiamento

O termo estadiamento refere-se à avaliação da graduação e do tamanho de um tumor, bem como do grau de disseminação da doença. Há dois sistemas de estadiamento dominantes para sarcoma de tecidos moles e para sarcoma ósseo primário, que serão descritos nas seções que se seguem. Os objetivos do estadiamento são orientação do tratamento, estratificação prognóstica e continuidade da investigação.

Tabela 5-7 Translocações comumente encontradas em sarcomas

Tumor de Ewing/neuroectodérmico primitivo: t(11; 22) (q24; q12), (t21;22) (q22; q12), (t7; 22) (p22; q12)
Condrossarcoma mixoide: t(9; 22) (q22; q12)
Lipossarcoma mixoide e de células redondas: t(12; 16) (q12; p11)
Sarcoma sinovial: t(X; 18) (p11; q11)
Rabdomiossarcoma alveolar: t(2; 13) (q35; q14), t(1; 13) (p36; q14)
Sarcoma alveolar de partes moles: t(X; 17) (p11.2; q25)
Tumor desmoplásico de células redondas: t(11; 22) (p13; q12)
Fibrossarcoma congênito: t(12; 15)

A. Sistema do American Joint Committee on Cancer

O sistema do American Joint Committee on Cancer (AJCC) (6ª edição) é utilizado pela maioria dos cirurgiões oncologistas. Trata-se do sistema de classificação em 4 estágios com base em carcaterísticas do tumor, invasão de linfonodo e presença de metástases (TNM) que provê critérios de estadiamento para sarcomas de tecidos moles e ósseos primários, assim como para os principais tipos de câncer. O sistema de classificação para sarcoma de tecidos moles e sarcoma ósseo primário requer tamanho e graduação histológica do tumor primário, assim como extensão a linfonodos e metástases a distância.

Para o sarcoma de tecidos moles, o estágio I representa um tumor de grau histológico 1 ou 2 (em escala até 4) sem extensão para linfonodos nem metástase a distância. Os tumores nos estágios II e III são aqueles de grau histológico 3 ou 4 sem metástase a distância. A distinção se faz por tamanho e extensão, sendo que o tumor de estágio III tem mais de 5 centímetros e extensão até a fáscia (T2b), e o de estágio II é qualquer tumor superficial (T1a e T2a) ou com menos de 5 centímetros de tamanho ainda que com extensão profunda (T1b). O tumor de estágio IV é aquele de qualquer grau histológico, tamanho ou extensão que apresente invasão de linfonodos ou metástase a distância.

Para sarcoma ósseo primário, o estágio I é definido por tumor de grau 1 ou 2 (em escala até 4) sem extensão ao tecido não contíguo e sem metástase a distância. Nesse caso, há subdivisão em função do tamanho, sendo do estágio IA os tumores com menos de 8 centímetros no maior diâmetro e do estágio IB os tumores com 8 centímetros ou mais. Observe-se que aqui houve mudanças desde a quinta edição do AJCC, já que nesta a distinção era baseada na localização intra *versus* extra compartimental. O estágio II inclui qualquer tumor de grau histológico 3 ou 4 sem extensão não contígua e sem metástase a distância. Esse grupo também é dividido nos estágios IIA e IIB, com base no limite de 8 centímetros. O tumor de estágio III é aquele de qualquer tamanho ou grau histológico com extensão não contígua no mesmo osso e sem metástase a distância. O estágio IV é definido pela presença de metástase a distância, independentemente de tamanho ou grau, e é dividido em IVA e IVB com base, respectivamente, na presença de metástases apenas em pulmão ou doença extrapulmonar, incluindo linfonodos.

B. Sistema de Enneking ou sistema de estadiamento cirúrgico (preconizado pela Musculoskeletal Tumor Society)

Muitos ortopedistas oncologistas preferem usar o sistema de Enneking, que inclui sarcoma de tecidos moles e sarcoma ósseo primário e aborda especificamente problemas peculiares aos sarcomas interessando os membros. Trata-se de sistema em três estágios no qual o estágio I é o dos tumores de baixo grau sem metástase a distância. O estágio II é aquele dos tumores de alto grau histológico sem metástases. Os primeiros dois grupos são subdivididos nos tipos A e B, com base, respectivamente, na localização intra ou extra compartimental. O tumor de estágio III é aquele com metástase. Embora a compartimentalização seja um conceito cirurgicamente importante, não demonstrou que tenha significância estatística como fator prognóstico.

▶ Fundamentos do diagnóstico

- *Anamnese e exame físico meticulosos são essenciais para o diagnóstico de tumores ósseos e de tecidos moles.*

- *As radiografias simples devem ser a primeira modalidade de imageamento na investigação de tumores ósseos e de tecidos moles. Frequentemente as radiografias são diagnósticas, evitando a necessidade de imageamento avançado e, algumas vezes, de biópsia.*

- *Quando houver necessidade de biópsia, o planejamento deve ser cuidadoso e o cirurgião deve estar preparado para tratar definitivamente todos os possíveis diagnósticos.*

Heck RK, Peabody TD, Simon MA: Staging of primary malignancies of bone. *CA Cancer J Clin* 2006;56:366. [PMID: 17135693]

Jaffe CC: Response assessment in clinical trials: implications for sarcoma clinical trial design. *Oncologist* 2008;13:14. [PMID: 18434633]

Kotilingam D, Lev DC, Lazar AJ, et al: Staging soft tissue sarcoma: evolution and change. *CA Cancer J Clin* 2006;56:282. [PMID: 17005597]

Mankin HJ, Mankin CJ, Simon MA: The hazards of the biopsy, revisited. *J Bone Joint Surg Am* 1996;78:656. [PMID: 8642021]

Mitsuyoshi G, Naito N, Kawai A, et al: Accurate diagnosis of musculoskeletal lesions by core needle biopsy. *J Surg Oncol* 2006;94:1. [PMID: 16788939]

Moley JF, Eberlein TJ: Soft-tissue sarcomas. *Surg Clin North Am* 2000;80:687. [PMID: 10836012]

Oliviera AM, Nascimento AG: Grading in soft tissue tumors: principles and problems. *Skeletal Radiol* 2001;30:543. [PMID: 11685477]

Ordonez JL, Martins AS, Osuna D, et al: Targeting sarcomas: therapeutic targets and their rational. *Semin Diagn Pathol* 2008;25:304. [PMID: 19013896]

Simon MA, Finn HA: Diagnostic strategy for bone and soft tissue tumors. *J Bone Joint Surg Am* 1993;75:622. [PMID: 8478392]

Zahm SH, Fraumeni JF Jr: The epidemiology of soft tissue sarcoma. *Semin Oncol* 1997;24:504. [PMID: 9344316]

DIAGNÓSTICO E TRATAMENTO DE TUMORES

TUMORES ÓSSEOS BENIGNOS

Os tumores ósseos benignos apresentam certas características que facilitam seu diagnóstico diferencial das lesões malignas. Frequentemente são assintomático e, muitas vezes, são detectados incidentalmente na investigação de quadro não relacionado, como um traumatismo menor. O diagnóstico, muitas vezes, é feito apenas com radiografias simples. Os tumores ósseos benignos geralmente têm limites bem definidos e há evidência de reação bem-sucedida do tecido ósseo hospedeiro para conter a lesão, caracterizada radiograficamente por margens escleróticas ou zona reativa osteoblástica densa. Por outro lado, se o quadro for maligno, o paciente geralmente se queixa de dor e a radiografia comumente revela lesão mais invasiva com destruição lítica e limites mal definidos a sugerir progressão rápida. Outros exames, como RM e cintilografia óssea, são desnecessários nos casos com lesões normalmente benignas, como displasia fibrosa, encondroma ou fibroma não ossificante. Há muito menos informações citogenéticas sobre os tumores benignos, provavelmente porque há menos implicação no tratamento. Há um sistema de estadiamento para tumores benignos. As lesões de estágio 1 são consideradas latentes. Em geral, são assintomáticas, mas nem sempre. Embora possam evoluir, geralmente se resolvem espontaneamente. A princípio, tais lesões devem ser acompanhadas apenas com observação. As lesões de estágio 2 são as consideradas ativas. Tendem a não se resolver espontaneamente e seus limites são menos definidos do que os da lesão no estágio 1. Frequentemente requerem intervenção cirúrgica com muita atenção para que a extirpação seja total, em razão da propensão de recidiva. As lesões no estágio 3, ou agressivas, apresentam destruição extensa. O tratamento, em geral, requer ressecção em bloco ampla.

Os tipos mais comuns de tumores ósseos benignos encontrados na prática cirúrgica ortopédica serão discutidos nesta seção.

TUMORES BENIGNOS FORMADORES DE TECIDO ÓSSEO

A. Osteoma osteoide (CID-9-CM 213.x)

O tumor benigno formador de tecido ósseo mais comum é o osteoma osteoide, que representa 10% dos tumores ósseos benignos. Mais comum no sexo masculino com pico de incidência na segunda década de vida. Embora possa estar presente em quase todos os ossos, o fêmur proximal é a localização mais comum. Dor persistente, noturna, é o sintoma característico que costuma desaparecer com o uso de anti-inflamatórios não esteroides (AINEs) sendo causada por aumento na concentração de prostaglandinas no nicho do tumor. O osteoma osteoide também pode apresentar inervação patogênica exclusiva, um achado peculiar entre os tumores ósseos.

A característica radiográfica do osteoma osteoide é um nicho lítico central, com diâmetro geralmente igual ou inferior a 1 centímetro. A lesão de base cortical mais comumente encontrada (Fig. 5-9) apresenta esclerose reativa extensa, criando uma protuberância fusiforme sobre a superfície óssea. Entretanto, se o nicho tiver localização mais central na metáfise óssea, notar-se-á menos esclerose e o aspecto radiográfico será menos diagnóstico. Se o nicho for próximo ou no interior de uma articulação, como costuma ocorrer nas lesões no colo do fêmur, a sinovite reativa resultante pode ser confundida com piartrose ou com artrite reumatoide. A cintilografia óssea com tecnécio invariavelmente é positiva. Recomenda-se solicitar TC para melhor localização do nicho e para confirmação diagnóstica.

Na coluna vertebral, a localização típica do osteoma osteoide é nos elementos posteriores. A coluna lombar é o segmento mais comumente envolvido seguida pela torácica. A escoliose secundária geralmente está associada a esta apresentação com a lesão estando localizada no ápice da concavidade. Além disso, se o nicho estiver na proximidade de uma raiz nervosa, é possível que haja dor radicular, o que pode retardar o diagnóstico.

Histologicamente, o nicho raramente é maior que 1 centímetro, e para as lesões acima de 2 centímetros utiliza-se o termo osteoblastoma, sugerindo características proliferativas mais agressivas. O nicho é composto por tecido conectivo frouxo vascularizado e por tecido osteoide imaturo de aspecto rendado cercado por osteoblastos volumosos. Na periferia do nicho, há tecido ósseo organizado em uma rede finamente trabeculada com maturidade centripetamente crescente. Há poucos dados citogenéticos para esses tumores, cujo crescimento provavelmente é lento, em razão do fato de raramente buscar-se o diagnóstico tecidual durante a investigação e o tratamento.

Muitos casos de osteoma osteoide são lesões em estágio 1 que podem ser tratadas sintomaticamente com AAS ou AINEs até que se resolvam espontaneamente. Se este tratamento não for bem-sucedido, indica-se intervenção cirúrgica. Quando se opta por cirurgia, todo o nicho deve ser removido. A ressecção do osso esclerótico circundante não deve ser excessiva, uma vez que poderia comprometer a integridade estrutural do osso atingido. Dá-se preferência à técnica de curetagem em detrimento da ressecção em bloco. O nicho é reconhecido pelo tom rosado da hiperemia e é removido por curetagem. O esmeril é, então, usado para avançar a margem por mais 2 a 3 milímetros. A ablação por radiofrequência dirigida por TC é uma modalidade de tratamento que surgiu e foi bem aceita. Nesse método empregam-se sondas de corrente alternada de alta frequência para induzir agitação iônica e calor friccional, a fim de produzir necrose tecidual. A ablação por radiofrequência tem sido extensivamente usada como método menos invasivo de tratamento com taxa de sucesso semelhante à da excisão cirúrgica.

B. Osteoblastoma (CID-9-CM 213.x)

O osteoblastoma é um osteoma osteoide volumoso com propensão a ocorrer nos elementos posteriores da coluna vertebral. São encontrados mais comumente no sexo masculino e na mesma faixa etária dos osteomas osteoide. Os osteoblastoma são menos comuns do que os osteomas osteoide, representando 1% dos tumores ósseos benignos. Podem ocorrer na metáfise de ossos longos, levando a preocupação sobre a possibilidade de osteossarcoma. Raramente são encontrados em tornozelo e punho e, geralmente, são lesões nos estágios 1 ou 2.

ONCOLOGIA MUSCULOESQUELÉTICA   CAPÍTULO 5   245

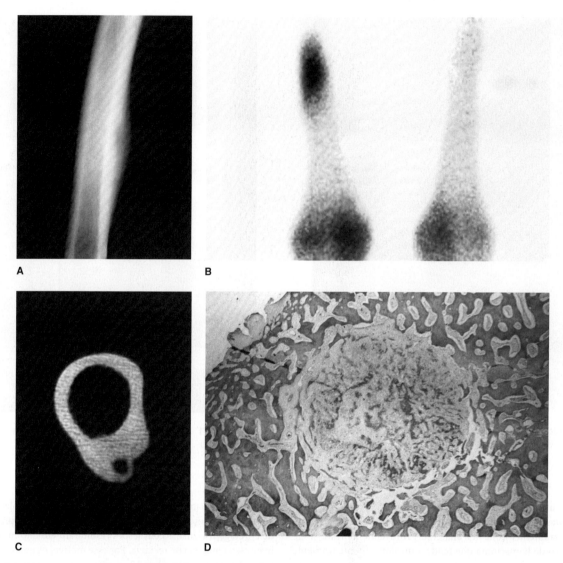

▲ **Figura 5-9** Radiografia (**A**), cintilografia óssea (**B**), exame de TC (**C**) e fotomicrografia (**D**) de osteoma osteoide no fêmur de um jovem com 19 anos.

Radiograficamente, o osteoblastoma tem aspecto lítico mais destrutivo do que o osteoma osteoide. Seu nicho, com mais de 1 ou 2 centímetros, tem limites menos escleróticos e pode ser confundido com cisto ósseo aneurismático. Entretanto, histologicamente, seu nicho é idêntico ao do osteoma osteoide. Há vascularização rica em um leito de tecido osteoide desorganizado e imaturo e microtrabéculas revestidos por camada única de osteoblastos volumosos. É possível haver células gigantes multinucleadas semelhantes e osteoclastos. Embora haja poucos dados citogenéticos disponíveis, as evidências preliminares sugerem instabilidade genética moderadamente aumentada em relação à observada no osteoma osteoide.

Na coluna, os efeitos do osteoblastoma são semelhantes aos do osteoma osteoide, embora algumas vezes mais acentuados, incluindo dor irradiante e outros efeitos de compressão de raiz nervosa ou da medula espinal (Fig. 5-10).

Em pacientes com osteoblastoma o tratamento geralmente consiste em curetagem vigorosa da lesão, o que talvez implique em enxerto ósseo caso o procedimento resulte em instabilidade. Em determinadas circunstâncias, a ablação por radiofrequência também pode ser útil para o tratamento dessa lesão.

C. Displasia osteofibrosa (CID-9-CM 213.7)

A displasia osteofibrosa é um quadro raro, que geralmente se apresenta como lesão em estágio 1 ou 2, encontrada quase exclusivamente na tíbia de crianças nas primeiras duas décadas de vida. Há forte predileção pelo sexo masculino. Geralmente afeta

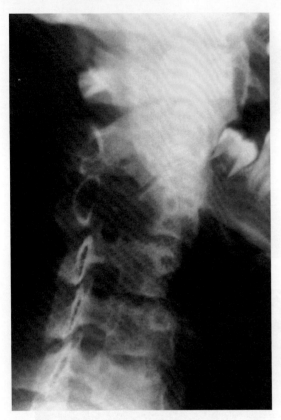

▲ **Figura 5-10** Radiografia de osteoblastoma na região do pedículo de C3 em um rapaz de 14 anos.

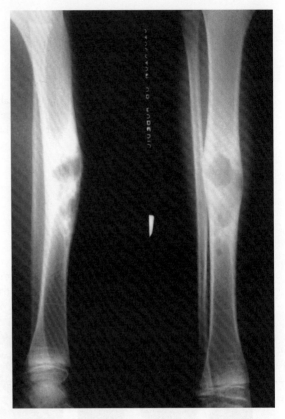

▲ **Figura 5-11** Radiografia de displasia osteofibrosa na tíbia de menino de 8 anos.

a cortical anterior resultando em arqueamento anterior da tíbia. A displasia osteofibrosa pode ser encontrada em fíbula e, ainda mais raramente, pode ser bilateral. Provavelmente trata-se de processo de hamartoma que tende a involuir espontaneamente com a maturidade esquelética.

Na displasia osteofibrosa (Fig. 5-11) encontram-se lesões líticas na cortical anterior da tíbia circundadas por margem esclerótica, o que produz um aspecto de bolha de sabão semelhante ao quadro radiográfico da displasia fibrosa e do adamantinoma. Histologicamente, a lesão lítica apresenta um padrão trabecular benigno "em sopa de letrinhas" no interior de estroma fibroso. Em contraste com a displasia fibrosa, observa-se margeamento osteoblástico das trabéculas.

Como mencionado anteriormente, há dificuldade na diferenciação entre displasia osteofibrosa e adamantinoma. Se for comprovada progressão ou se houver outros sinais de alarme, há indicação de biópsia diagnóstica. A displasia osteofibrosa é vimentina positiva e queratina negativa, enquanto o adamantinoma apresenta ninhos destacados de células epiteliais positivas para queratina. Quando são encontradas poucas células dispersas positivas para queratina, utiliza-se a denominação displasia osteofibrosa semelhante a adamantinoma.

Em um relato de experiência com 35 casos de displasia osteofibrosa, os pesquisadores indicaram que as tentativas precoces de curetagem e enxerto das lesões resultaram em alto índice de insucesso em razão de recidiva. Por esse motivo, os autores sugeriram que se aguarde até os 15 anos de idade e pela interrupção espontânea da doença antes de proceder ao desbridamento e enxertia.

▶ **Fundamentos do diagnóstico**

- *As lesões benignas formadoras de osso são caracteristicamente dolorosas e, particularmente nos casos de osteoma osteoide, há alívio com AAS ou AINEs.*

- *O osteoblastoma é muito semelhante ao osteoma osteoide, mas mais volumoso e ambos demonstram predileção pelos elementos posteriores da coluna vertebral. Se houver escoliose dolorosa associada, a convexidade irá apontar para o lado oposto ao da lesão.*

- *A displasia osteofibrosa é caracterizada histologicamente pela presença de margeamento osteoblástico as trabéculas imaturas, diferentemente da displasia fibrosa na qual não se observa margeamento osteoblástico.*

Tumores benignos formadores de cartilagem

A. Encondroma e Encondromatose múltipla (CID-9-CM 213.x)

O termo encondroma refere-se a um condroma de localização central no osso. Esses tumores são relativamente comuns, representando mais de 10% dos tumores ósseos benignos. Em 50% dos casos, o tumor é encontrado nos pequenos ossos tubulares de mãos e pés. Surge em ossos em crescimento como processos hamartomatosos, mas, frequentemente, é assintomático, o que pode impedir sua detecção até que o paciente esteja adulto quando serão identificados em associação a fratura patológica ou como achado incidental.

Os exames radiográficos revelam lise bem delimitada com margens agudas e calcificação central (Fig. 5-12). No caso de encondroma da mão, a cortical frequentemente se encontra afinada com ligeira expansão. Diferentemente do que ocorre com o envolvimento de ossos longos, a lesão tem localização central com erosão mínima da cortical. Os encondromas são lesões no estágio 1 ou 2.

A encondromatose múltipla, ou doença de Ollier (Fig. 5-13) é uma displasia não familiar rara normalmente encontrada em uma metade do corpo com aspecto semelhante ao da displasia fibrosa. Essa doença pode ser bem extensa com envolvimento significativo de metáfises resultando em arqueamento e encurtamento de ossos longos. Tais alterações dramáticas não são encontradas nos encondromas solitários. Nos pacientes com síndrome de Maffucci, observa-se encondromatose múltipla associada a múltiplos hemangiomas de tecidos moles.

Em menos de 5% dos casos o encondroma solitário se transforma em condrossarcoma de baixo grau e tal conversão ocorre na vida adulta. O encondroma solitário da mão raramente se

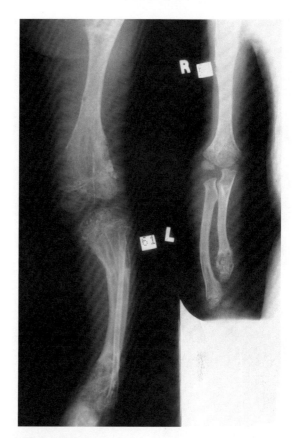

▲ **Figura 5-13** Radiografia em caso de doença de Ollier em membros superiores e inferiores.

transforma em condrossarcoma, embora histologicamente possa parecer biologicamente mais ativo. Em até 20% dos pacientes com encondromatose é possível ocorrer condrossarcoma secundário, o que pode estar relacionado com inativação adquirida de determinados genes supressores tumorais.

Não há necessidade de tratar os pacientes assintomáticos com encondroma solitário, mas há indicação de acompanhamento com radiografias, buscando por alterações sugestivas de desdiferenciação. Em caso de fratura iminente ou de persistência de lesões sintomáticas, pode-se indicar curetagem com margem estendida e enxerto ósseo com baixo risco de recorrência. Os pacientes com encondromatose múltipla devem ser acompanhados de perto, em razão do maior risco de condrossarcoma secundário. Os pacientes com síndrome de Maffucci têm risco adicional de evolução com neoplasia mesenquimal, incluindo hemangiossarcoma ou linfangiossarcoma.

B. Condroma periosteal (CID-9-CM 213.x)

Denomina-se condroma periosteal o condroma benigno encontrado na superfície óssea. Os pacientes frequentemente apresentam mais de uma lesão, e a localização mais comum é sobre a metáfise proximal do úmero. Radiograficamente, as lesões pa-

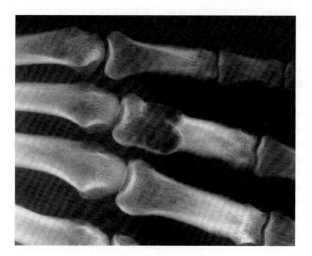

▲ **Figura 5-12** Radiografia de encondroma na falange proximal do dedo anelar.

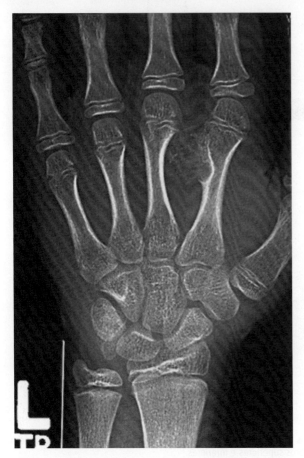

▲ **Figura 5-14** Radiografia de condroma periosteal no metacarpo do dedo indicador em um rapaz de 12 anos. Observe o espigão ósseo no segmento proximal e a característica mineralização da matriz.

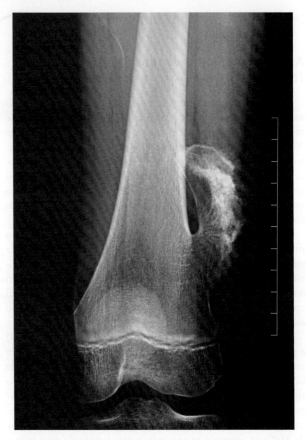

▲ **Figura 5-15** Radiografia de osteocondroma solitário no fêmur distal de indivíduo com esqueleto imaturo.

recem formar um disco na cortical subjacente (Fig. 5-14). Essas lesões em estágio 1 ou 2 podem evoluir como massa apreciável, mas aquelas com tamanho acima de 4 centímetros indicam condrossarcoma periférico. O tratamento, geralmente, consiste em imageamento seriado para assegurar que o tumor não prossigará crescendo na vida adulta. Nos casos preocupantes a excisão simples produz baixos índices de recidiva.

C. Osteocondroma (CID-9-CM 213.x)

O fibroma não ossificante é o tumor ósseo benigno mais comum e o osteocondroma é o segundo mais comum. Assim como o encondroma, o osteocondroma é um processo do desenvolvimento, ou hamartomatosos, que surge a partir de um defeito no limite externo da face metafiseal da placa de crescimento, resultando em exostose que, com o crescimento, se afasta da articulação e se move para longe da fise.

Macroscopicamente, observa-se uma base óssea compartilhando uma comunicação medular com o osso hospedeiro, e uma cobertura cartilaginosa (Figs. 5-15 e 5-16). O tumor pode ser pedunculado ou séssil. A cobertura cartilaginosa tem organização na coluna semelhante ao da placa de crescimento e tem seu crescimento interrompido sincronicamente com a maturidade esquelética.

Há uma forma familiar de osteocondroma denominada exostose múltipla hereditária (EMH), uma doença autossômica dominante com 10% da frequência do osteocondroma solitário. Há três *loci* genéticos associados à EMH envolvendo os genes supressores tumorais EXT (EXT1, EXT2 e EXT3). A doença tem penetrância variável, sendo que as formas mais graves produzem deformidades angulares graves e encurtamento dos membros com centenas de osteocondromas. O envolvimento do antebraço pode ser muito deformante. Os segmentos metafisários dos ossos longos ficam deformados e alargados (Figs. 5-17 e 5-18). Os achados histológicos nessas lesões são semelhantes àqueles do osteocondroma solitário.

A transformação em condrossarcoma é extremamente rara nos casos de osteocondroma solitário, e ocorre na vida adulta. A taxa de transformação maligna na EMH é de aproximadamen-

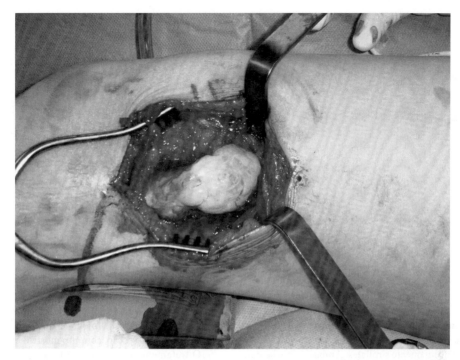

▲ **Figura 5-16** Aparência branca brilhante da cobertura cartilaginosa encontrada no mesmo osteocondroma da Figura 5-15.

te 1% e ocorre na cobertura cartilaginosa, geralmente nas lesões proximais maiores.

Os osteocondroma são lesões de estágio 1. Em sua maioria, as crianças com osteocondroma são assintomáticas e não requerem tratamento cirúrgico. Em alguns casos a lesão pode ser palpável e irritante. Nesses casos há indicação de resseção cirúrgica apenas para resolução dos sintomas e não como medida profilática para degeneração a condrossarcoma. Na EMH, as lesões sintomáticas devem ser abordadas cirurgicamente de acordo com a necessidade. Ocasionalmente, faz-se necessária osteotomia para correção de deformidade angular. Se uma lesão previamente quiescente começar a crescer em um paciente adulto, há indicação para sua remoção. A margem cirúrgica deve ser suficientemente ampla para incluir toda a cobertura cartilaginosa.

D. Condroblastoma (CID-9-CM 213.x)

O condroblastoma é tumor benigno formador de cartilagem que ocorre nas epífises ou nas apófises. Quando diagnosticado em período próximo da maturidade esquelética é possível que se expanda pela fise ou pela fibrose fiseal. A incidência é máxima durante a segunda década de vida com ligeira predominância no sexo masculino. Os ossos longos são os mais comumente afetados, mas patela, tálus e calcâneo também são locais comumente relatados. É possível haver envolvimento articular que se apresenta com derrame.

Radiograficamente, observa-se lesão radioluscente com demarcação nítida, localizada na epífise, com calcificação pontilhada ou em flocos. É possível haver erosão do osso subcondral com colapso ou fratura patológica (Fig. 5-19). Também é possível haver um componente aneurismático. Histologicamente, observa-se um fundo de células poliédricas uniformes com núcleo sulcado produzindo condroide amorfo disperso. As células podem estar separadas por um fino cordão mineralizado produzindo o aspecto em "tela de arame". Observam-se células gigantes tipo osteoclastos e macrófagos, especialmente próximas de áreas de hemorragia ou de conversão aneurismática.

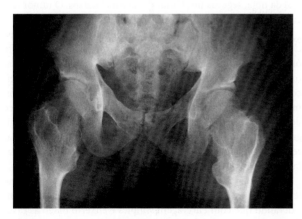

▲ **Figura 5-17** Radiografia de exostoses múltiplas envolvendo ambos os quadris.

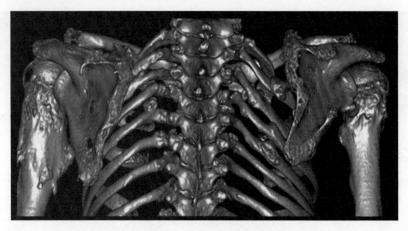

▲ **Figura 5-18** Exame de TC com reconstrução tridimensional mostrando os ombros e a região superior do tórax de uma paciente com imaturidade esquelética e exostoses múltiplas hereditárias.

Embora o condroblastoma se apresente em pacientes de menor faixa etária em comparação com aqueles com tumor de células gigantes, ambas as patologias são comparáveis. Entre as semelhanças estão localização, aspecto radiográfico e características histológicas extremamente similares. Ambas se apresentam caracteristicamente como lesões de estágios 2 a 3. Também é comum a ambas a raridade das metástases pulmonares. Quando há metástase pulmonar a histologia é a mesma, e os pacientes respondem bem à ressecção, com prognóstico excelente.

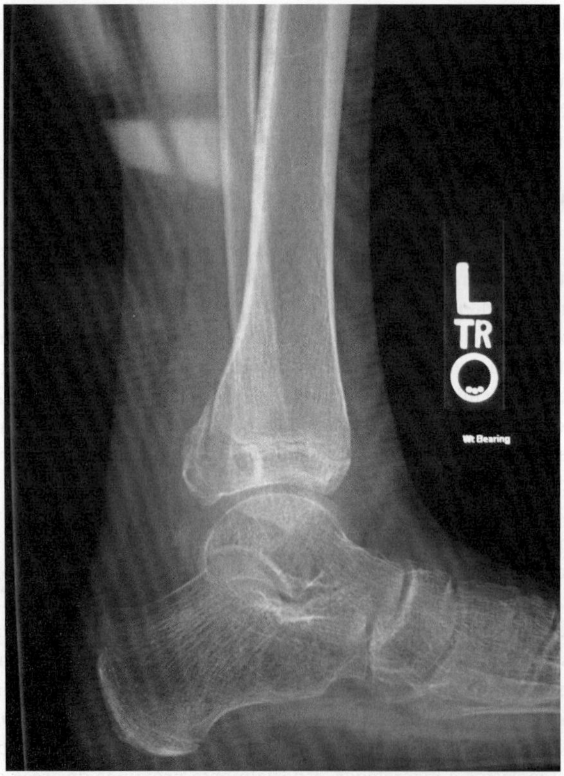

O tratamento do condroblastoma geralmente consiste em curetagem intralesional com margem estendida e enxerto ósseo ou suplementação estrutural com polimetilmetacrilato. A taxa de reincidência é inferior a 10% com esta forma de tratamento. Nos casos em que o osso subcondral tenha sido destruído ou em que a lesão for mais agressiva localmente, tem-se utilizado, ressecção ampla com aloenxerto osteoarticular, com sucesso. A transformação em condrossarcoma secundário é extremamente rara, mas ocorre com maior frequência após radioterapia.

E. Fibroma condromixoide (CID-9-CM 213.x)

O fibroma condromixoide, um tumor muito raro, geralmente afeta indivíduos do sexo masculino na segunda ou terceira décadas de vida. A localização mais comum é a metáfise proximal da tíbia, seguida por fêmur distal e metatarsos. O tumor tem crescimento lento e é acompanhado por dor e sintomas leves.

O exame radiográfico revela tumor lítico com margens escleróticas agudas e padrão pseudoloculado lembrando um cisto ósseo. São tumores excêntricos na metáfise óssea com adelgaçamento da cortical envolvida (Fig. 5-20). Entre os sinais histológicos está uma mescla estranha, mas específica, de tecidos fibrosos, mixomatosos e condroides, que pode levar ao falso diagnóstico de condrossarcoma. Também é frequente encontrar células gigantes tipo osteoclastos. A padrão de expressão de colágeno parece ser peculiar a esta entidade, com predomínio do tipo II, mas também com os tipos I, III e VI.

O fibroma condromixoide geralmente se apresenta como lesão de estágio 2 com elevada propensão à recidiva local. Considerando que com curetagem simples e enxerto ósseo as taxas de recidiva se aproximam de 25%, há indicação para extensão agressiva da margem cirúrgica. A conversão a condrossarcoma secundário é extremamente rara.

▲ **Figura 5-19** Radiografia de condroblastoma na tíbia distal em um jovem com 15 anos.

ONCOLOGIA MUSCULOESQUELÉTICA CAPÍTULO 5   251

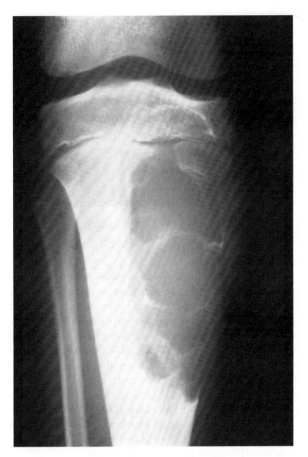

▲ **Figura 5-20** Radiografia de fibroma condromixoide na tíbia proximal de um jovem com 11 anos.

▶ **Fundamentos do diagnóstico**

- *A matriz dos tumores condroides caracteriza-se pela presença de calcificação pontilhada ou de anéis e arcos de calcificação.*
- *A marca do osteocondroma é a continuidade da porção medular da lesão como o osso hospedeiro, diferentemente do que ocorre com o condroma periosteal no qual a cortical do hospedeiro separa o canal medular do osso do hospedeiro da lesão propriamente dita.*
- *O fibroma condromixoide é uma lesão potencialmente agressiva e com elevada taxa de recidiva local.*

▶ **Tumores fibrosos benignos do osso**

A. Defeito fibroso cortical (CID-9-CM 213.x)

Os defeitos fibrosos corticais, ou desmoides corticais, são pequenos fibromas hamartomatosos encontrados exclusivamente em regiões metafisárias de membros inferiores de crianças em crescimento. Podem ser múltiplos e até 25% das crianças apresentam essas lesões assintomáticas aos 5 anos. As lesões tendem a desaparecer como consequência do remodelamento ósseo antes da maturidade esquelética. Com a cintilografia essas lesões podem apresentar aumento da captação do isótopo.

No caso de defeito fibroso cortical, exames microscópicos revelaram fibroblastos de aspecto benigno com padrão espiralado ocasionalmente com histiócitos, células espumosas e células gigantes benignas. O aspecto radiográfico é tão característico (Fig. 5-21) que geralmente não há necessidade de biópsia. As lesões são classificadas no estágio 1 e, em geral, são apenas observadas.

B. Fibroma não ossificante (CID-9-CM 213.x)

Assim como o osteoblastoma é considerado uma forma maior ou mais extensa de osteoma osteoide, o fibroma não ossificante é considerado um defeito cortical fibroso de maior tamanho. É encontrado caracteristicamente em membros inferiores de crianças. Em razão de seu tamanho, não se resolve totalmente com a maturidade esquelética e pode persistir na vida adulta. Se a lesão for muito grande, aproximando-se de 50% do diâmetro do osso, é possível que haja fratura patológica. O processo de consolidação da fratura pode facilitar a resolução da lesão. A profilaxia contra fraturas deve ser considerada em casos com lesão maior em criança com mais de 10 anos de idade. Os fibromas não ossificantes são lesões de estágio 1, e nem eles nem os defeitos corticais fibrosos requerem biópsia porque seu aspecto radiológico é muito característico.

Nos casos com fibroma não ossificante, múltiplas lesões podem assumir a aparência de displasia fibrosa e podem estar associadas a manchas café com leite. Os defeitos maiores na tíbia podem ser confundidos com fibroma condromixoide (Fig. 5-22). As lesões tem um limite esclerótico bem definido com centro lítico pseudoloculado que lhes confere um aspecto radiográfico em bolhas de sabão. Histologicamente, o aspecto é idêntico àquele descrito para os defeitos corticais fibrosos, caracterizado por tecido fibroso benigno abundante entremeado por áreas com histiócitos, células espumosas e células gigantes. À medida que a

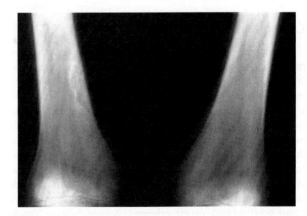

▲ **Figura 5-21** Radiografia de defeito cortical fibroso em metáfise de um jovem de 15 anos.

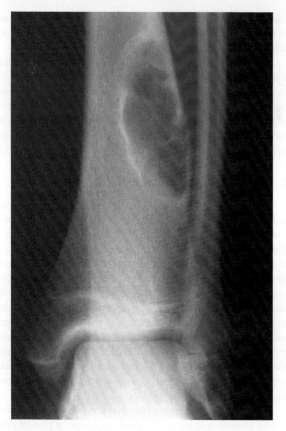

▲ **Figura 5-22** Radiografia de fibroma não ossificante na tíbia distal.

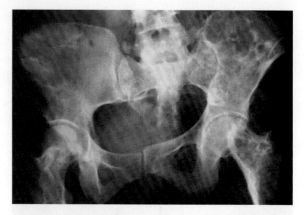

▲ **Figura 5-23** Radiografia de displasia fibrosa poliostótica da pelve.

lesão regride na vida adulta e o número de células gigantes e de histiócitos é reduzido, passam a ser evidentes grandes áreas com depósito de colesterol, o que pode sugerir o diagnóstico de xantofibroma ou xantoma ósseo. Os fibromas não ossificantes são claramente distintos da displasia fibrosa pela ausência de formação osteoide metaplásica no estroma fibroso.

C. Displasia fibrosa (CID-9-CM 756.54)

A displasia fibrosa pode se apresentar de diversas formas: monostótica, poliostótica e com ou sem síndromes associadas (Fig. 5-23). Em sua maioria, os casos são diagnosticados nas primeiras três décadas com predominância evidente no sexo feminino. A apresentação monostótica é mais comum que a poliostótica. Trata-se de anomalia displásica do tecido mesenquimal de formação óssea com incapacidade de produzir osso lamelar maduro. Consequentemente, o osso fica suspenso em estado imaturo com proliferação resultante de fibroblastos. Na forma poliostótica, o quadro tende a ser unilateral. De qualquer forma, pode envolver qualquer osso do corpo. A localização mais comum é o fêmur proximal onde ocorre a chamada deformidade em "cajado de pastor". Outras áreas frequentemente envolvidas são tíbia, pelve, úmero, rádio e costelas.

Além do envolvimento ósseo, os pacientes podem apresentar manchas café com leite na pele. Essas manchas, geralmente, têm bordas grosseiras, contrastando com as bordas suaves da neurofibromatose. Os pacientes com displasia fibrosa podem ter problemas endócrinos associados. Por exemplo, 5% dos pacientes com a forma poliostótica de displasia fibrosa também apresentam puberdade precoce (síndrome de McCune-Albright). Outras anomalias endócrinas associadas são hipertireoidismo, acromegalia, doença de Cushing e osteomalácia hipofosfatêmica. A displasia fibrótica poliostótica com mixomas de tecidos moles é conhecida como síndrome de Mazabraud. A displasia fibrosa também pode envolver crânio e mandíbula, com aspecto semelhante ao do fibroma ossificante de mandíbula.

Radiograficamente, a displasia fibrosa tem aspecto de vidro moído, em razão do padrão fino de mineralização das trabéculas imaturas. Observa-se remodelamento circundante do osso hospedeiro, frequentemente expansível. Na displasia fibrosa, os achados microscópicos incluem trama de osso metaplásico dispersa em estroma de tecido fibroso benigno. Na trama trabecular é característica a ausência de margem osteoblástica. É possível encontrar células espumosas, células gigantes e depósitos de colesterol. Comumente estão presentes grandes áreas císticas e, até mesmo, áreas com formação de cartilagem

A base molecular da displasia fibrosa está associada a mutações afetando a subunidade alfa da proteína G. AS células da linhagem osteoblástica são afetadas, resultando em redução da diferenciação e aumento na proliferação. Essas mutações causam elevação constitutiva no monofosfato cíclico de adenosina (AMPc) na displasia fibrosa com alteração nos genes alvo do AMPc, como *c-fos, c-jun, IL-6* e *IL-11*.

A displasia fibrosa tende a ser ativa durante os anos de crescimento e a desaparecer na vida adulta. Menos de 1% das lesões se transforma em osteossarcoma, fibrossarcoma ou condrossarcoma. Se houver transformação, quase sempre ocorre na vida adulta. Em geral, essas lesões são classificadas no estágio 1 ou 2.

Nos pacientes pediátricos com a doença ativa, deve-se evitar tratamento com curetagem e enxerto, por causa da elevada taxa de recidiva.

Os objetivos no tratamento de pacientes pediátricos devem ser a prevenção e a abordagem das deformidades, particularmente em membro inferior. A maioria dos casos se torna quiescente com a maturidade esquelética. Caso contrário, o melhor tratamento cirúrgico em adultos é a fixação rígida com implante intramedular de suporte, de acordo com a necessidade. O tratamento clínico com bifosfonados é benéfico em alguns casos. A radioterapia é contraindicada em razão da possibilidade de indução de sarcoma com aparecimento posterior.

▶ **Fundamentos do diagnóstico**

- *Fibromas não ossificantes/defeitos corticais fibrosos podem estar presentes em até um terço da população e são, geralmente, detectados incidentalmente.*
- *Se houver suspeita de displasia fibrosa, um exame cuidadoso da pele deve ser realizado procurando por manchas café com leite, que são observadas na síndrome de McCune-Albright.*

▶ **Lesões císticas ósseas**

A. Cisto ósseo simples (CID-9-CM 733.21)

Os cistos ósseos simples são pseudotumores comuns do osso e a causa mais frequente de fraturas patológicas em crianças. Os cistos ósseos geralmente afetam pacientes com idade entre 5 e 15 anos e ocorrem mais comumente em meninos na proporção de 2:1 com incidência de 1 em cada 10 mil crianças por ano. São encontrados no úmero proximal em 50% dos casos e no fêmur superior em 25%. O calcâneo e a pelve são, também, localizações peculiarmente comuns. Os pacientes são assintomático até que ocorra uma fratura patológica. O processo cístico continua a crescer afastando-se da fise. Quando mantém contato com a fise, é denominada "ativa". Quando separada, é denominada "inativa".

As radiografias caracteristicamente mostram um cisto solitário que é centralmente localizado na região da metáfise e apresenta adelgaçamento acentuado do osso cortical adjacente e com aspecto pseudoloculado (Fig. 5-24). O cisto ósseo é preenchido com líquido seroso claro e há aumento da pressão durante a fase ativa. O fato de que a pressão gradualmente aumenta quando o cisto se torna inativo sugere mecanismo hidrodinâmico. Se houver fratura associada, as radiografias podem apresentar o sinal característico da "folha caída" (Fig. 5-25).

A cavidade cística, revestida com membrana fibrinosa que contém células gigantes, células espumosas e formação osteoide leve, é semelhante aos tecidos fibrosos em outras lesões fibrosas ósseas, incluindo displasia fibrosa. A cobertura periosteal na área do cisto é normal, e assim as fraturas patológicas consolidam normalmente e, na maioria dos casos, não há necessidade de cirurgia. Infelizmente, o cisto geralmente persiste após a consolidação da fratura e requer tratamento complementar. Os fatores de reabsorção óssea, como as metaloproteinases da matriz, prostaglandinas, interleucina (IL)-1, IL-6, fator de necrose tumoral alfa (TNF-α), e radicais livres de oxigênio, são demonstrados no líquido cístico. Os níveis de nitrato e nitritos também são mais altos do que no soro.

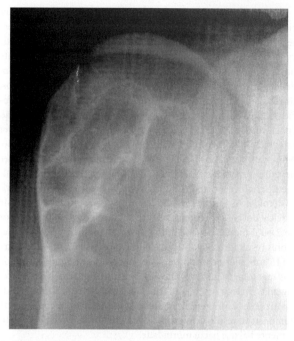

▲ **Figura 5-24** Radiografia de cisto ósseo solitário no úmero proximal em um jovem de 13 anos.

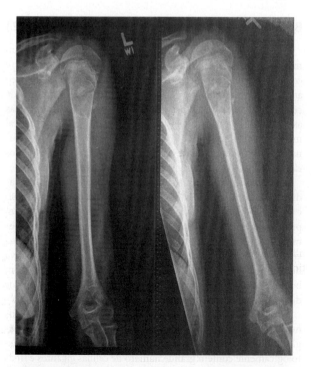

▲ **Figura 5-25** Radiografia de cisto ósseo solitário com fratura patológica associada e sinal da "folha caída" em um jovem de 12 anos.

Antes de meados dos anos 1970, o tratamento padrão para cisto ósseo solitário era curetagem agressiva ou, até mesmo, ressecção seguida por enxerto ósseo. Em pacientes com doença ativa, a taxa de recidiva variava entre 30 e 50%, e frequentemente havia necessidade de enxertos repetidos. Nos pacientes com doença inativa, particularmente naqueles com mais de 15 anos, os resultados cirúrgicos eram muito melhores e as taxas de recidiva mais baixas. Os cistos ósseos unicamerais geralmente são considerados lesões de estágio 1, mas ocasionalmente podem ser estágio 2. Atualmente, o tratamento é uma função de localização. Nos ossos que suportam peso, como o fêmur proximal, as lesões devem ser tratadas agressivamente. O tratamento inicial geralmente envolve aspiração/infiltração com medula óssea ou corticosteroide. As infiltrações são realizadas com agulhas de biópsia óssea, e devem ser repetidas de três a cinco vezes com intervalos de 2 ou 3 meses, dependendo da resposta radiográfica. Os melhores resultados são obtidos quando o paciente tem idade entre 5 e 15 anos, período em que a doença é ativa e é maior a atividade dos macrófagos no revestimento do cisto. A alternativa de curetagem e enxerto ósseo também pode ser efetiva. A infiltração de matriz óssea desmineralizada associada a enxerto ósseo autógeno demonstrou resultados estimulantes, com taxa de recidiva relativamente baixa e baixa morbidade.

Os médicos devem estar cientes de que sarcomas podem ter aspecto radiográfico semelhante ao de cisto ósseo solitário. Por este motivo, se a aspiração com agulha não revelar líquido cístico, ou se for impossível injetar contraste e obter confirmação radiológica, há indicação de biópsia aberta para afastar a possibilidade de sarcoma.

B. Cisto ósseo aneurismático (CID-9-CM 733.22)

O cisto ósseo aneurismático é uma lesão hemorrágica com muitas características de tumor de células gigantes, mas que ocorre com metade da frequência. Embora 75% dos casos de cisto ósseo aneurismático ocorram em pacientes entre 10 e 20 anos, o tumor de células gigantes é raro em pacientes com menos de 20 anos. Ambas as patologias são mais comuns no sexo feminino. O fêmur é o local mais atingido, seguido por tíbia, pelve e coluna vertebral. Na coluna, dois terços dos casos de cisto ósseo aneurismático surgem nos elementos posteriores e um terço do corpo vertebral.

Inicialmente, o cisto ósseo aneurismático aparece nas radiografias como uma lesão osteolítica agressiva com infiltração e destruição tão extensa da cortical que passa a impressão de um processo maligno como sarcoma de Ewing ou osteossarcoma hemorrágico. A seguir, observa-se uma grande protuberância aneurismática do lado de fora do osso, com uma fina cobertura reativa de osso se formando no limite externo. A pseudosseptação em bolha de sabão observada no cisto ósseo aneurismático é menor do que no cisto ósseo solitário (Fig. 5-26).

Na biópsia a lesão óssea aneurismática revela grandes cistos hemorrágicos, mas com pouco sangramento. Os cistos hemorrágicos são interrompido por septos fibrosos esponjosos que histologicamente contêm grande número de células gigantes e finas camadas osteoide. O diagnóstico de lesão benigna permanece mesmo quando são encontradas algumas figuras de mitose.

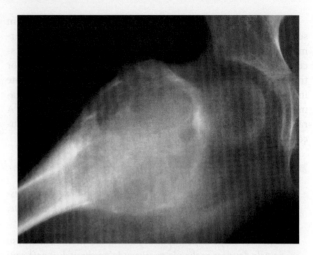

▲ **Figura 5-26** Radiografia de cisto ósseo aneurismático no fêmur proximal em um menino de 5 anos.

Há necessidade de biópsia muito bem posicionada com várias amostras para afastar outros tumores esqueléticos bem conhecidos que se apresentam com componente aneurismático. Entre esses estão tumor de células gigantes, fibroma condromixoide e osteossarcoma hemorrágico maligno. Alguns autores acreditam que não haja tal entidade denominada cisto ósseo aneurismático e o tumor seria, de fato, uma variante morfológica de algum outro processo neoplásico subjacente. Assim como o cisto ósseo solitário, este cisto pode ter origem em aumento da pressão hidráulica secundário a hemorragia e poderia ser induzido por trauma. Contudo, foram observadas alterações citogenéticas nos cistos ósseos aneurismáticos, o que sugere uma etiopatogenia celular distinta. Especificamente uma translocação t(16,17) resultando em fusão dos genes CDH11-USP6 frequentemente é observada no cisto ósseo aneurismático. O cisto ósseo aneurismático é uma lesão no estágio 2 ou 3 frequentemente sintomática.

Se deixado sem tratamento o cisto ósseo aneurismático pode involuir espontaneamente e, enquanto isso, desenvolverá um envoltório reativo ósseo na periferia. Esse processo de involução pode ser acelerado por curetagem cirúrgica e enxerto ósseo. A radioterapia não é mais recomendada. Outra opção para o tratamento de lesões muito volumosas é a embolização para reduzir a velocidade de expansão hemorrágica.

C. Cisto epidermoide (CID-9-CM 213.x)

O cisto ósseo mais raro é o epidermoide. Essa lesão é encontrada na falange distal ou no crânio. Nenhum outro osso é afetado. No caso da falange, o cisto geralmente é resultado da penetração forçada de epitélio do leito ungueal na falange distal em consequência de trauma por esmagamento. O epitélio escamoso ectópico produz uma cavidade queratinizada preenchida por líquido claro e uma superfície erosiva com base esclerótica reacional (Fig. 5-27). O cisto em forma de bulbo encontrado na ponta do dedo é transiluminado com o exame armado de lanterna. Outros tumores que podem ter aspecto semelhante são tumo-

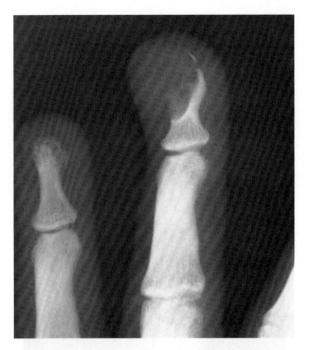

▲ **Figura 5-27** Radiografia de cisto epidermoide na falange distal.

res glômicos subungueais e encondroma. O cisto epidermoide é tratado com curetagem simples e, em alguns casos, enxerto ósseo.

▶ **Fundamentos do diagnóstico**

- *No tratamento de cistos ósseos solitários, a taxa de recidiva é significativamente alta, mas a tendência é que se resolvam com a maturidade esquelética.*
- *Se houver suspeita de cisto ósseo aneurismático no diagnóstico diferencial anterior à biópsia, deve-se considerar também a possibilidade de osteossarcoma telangiectásico.*

▶ **Tumor ósseo de células gigantes (CID-9-CM 213.x)**

Diversos tipos de tumores contêm células gigantes, mas não são considerados verdadeiros tumores ósseos benignos de células gigantes. A maioria das variantes é encontrada em crianças, incluindo cisto ósseo aneurismático, condroblastoma, cisto ósseo simples, osteoma osteoide e osteoblastoma. O osteossarcoma rico em células gigantes é o mais maligno dessas variantes, e, algumas vezes, é difícil distingui-lo de um tumor benigno de células gigantes de comportamento agressivo. O granuloma de células gigantes dos processos de reparação é uma variante benigna encontrada nos ossos de mandíbula e mãos e apresenta mais células fusiformes do que o tumor de células gigantes clássico. O tumor marrom do hiperparatireoidismo é uma variante não neoplásica encontrada no hiperparatireoidismo tanto primário quanto secundário. O diagnóstico de tumor benigno de células gigantes só pode ser feito após terem sido excluídas todas essas variantes. O tumor ósseo de células gigantes foi associado a um desequilíbrio no sistema RANK/RANKL (receptor ativador do fator nuclear kappa B/ligante do receptor do fator nuclear kappa B), normalmente associado à osteoclastogênese.

Entre 5 e 10% dos tumores benignos ósseos são tumores de células gigantes verdadeiros, que ocorrem com maior frequência na terceira década de vida. São mais comuns em mulheres. Em aproximadamente metade dos casos, o tumor é encontrado próximo do joelho. As duas localizações mais comuns são rádio distal e sacro. O tumor geralmente terá sido doloroso por vários meses antes do diagnóstico, e é possível que cause fratura patológica. Também pode causar derrame doloroso em razão de estar justaposto a uma grande articulação. Os tumores de células gigantes podem se apresentar no estágio 2 ou 3 ou, mais raramente, no estágio 1. Ao exame radiográfico, a lesão parece ter natureza lítica e está localizada na extremidade epifiseal-metafiseal de um osso longo (Fig. 5-28). A lesão cresce na direção da superfície articular e frequentemente entra em contato com a cartilagem articular, mas raramente invade a articulação.

Assim como ocorre com o condroblastoma, o tumor benigno de células gigantes tem probabilidade de 1 a 2% de produzir metástase para o pulmão. A probabilidade de recidiva é de até 10%. Consequentemente, o estadiamento pulmonar é uma etapa importante na investigação inicial e no acompanhamento de pacientes com tumor ósseo de células gigantes. O prognóstico de

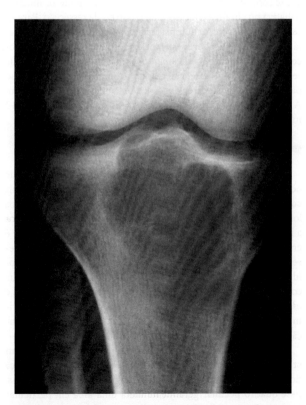

▲ **Figura 5-28** Radiografia de tumor de células gigantes na tíbia proximal de uma jovem de 22 anos.

sobrevida para pacientes com esta complicação é favorável, e o tumor pode ter resolução espontânea. O tumor benigno de células gigantes mais tarde pode se transformar em quadro maligno, como osteossarcoma ou histiocitoma fibroso maligno. Em geral, supõe-se que tal transformação seja secundária ao tratamento. Há relatos de taxa de conversão entre 15 e 20% nos pacientes previamente tratados com radiação acima de 3 mil cGy, com as transformações malignas tendo ocorrido 3 ou mais anos após o tratamento. Essa taxa de conversão nos pacientes não tratadas com radiação é inferior a 5%. Essa realidade tem sido questionada com as novas modalidades de radioterapia.

Até recentemente, o tratamento padrão para tumor de células gigantes era curetagem e enxerto ósseo. A taxa de recorrência com esse tratamento chegou a ultrapassar 50%. O tratamento de seguimento consistia de ressecção agressiva da lesão e reconstrução com grandes aloenxertos osteoarticulares, endoprótese ou artrodese excisional. Atualmente, a maioria dos cirurgiões opta por curetagem agressiva, seguida por utilização de broca de alta velocidade e tratamento adjuvante com fenol, água oxigenada ou crioterapia com nitrogênio líquido com subsequentemente tamponamento do defeito com cimento ósseo. Com essa nova abordagem, a taxa de recorrência encontra-se entre 10 e 25%. Quando o tumor de células gigantes envolver um osso dispensável, como a fíbula ou o ílio, o tratamento deve ser ressecção primária. A ressecção em bloco continua a ser usada para tratar diversos tumores recorrentes, envolvimento intenso de tecidos ósseos ou casos com destruição maciça. A embolização pode se mostrar paliativa ou curativa em casos não passíveis de ressecção. Para os casos avançados, com múltiplas recidivas, ou para casos com metástases, os pesquisadores estão desenvolvendo e testando protocolos de tratamento medicamentoso, mas estes ainda terão que ser comprovados. É essencial manter acompanhamento rigoroso para detecção de recorrência local e de envolvimento pulmonar. A vigilância deve incluir uma radiografia do tórax a cada 6 a 12 meses, pelo menos nos primeiros 2 e 3 anos.

Hemangioma (CID-9-CM 213.x)

O hemangioma ósseo é um processo hamartomatoso que ocorre com maior frequência no sexo feminino e é encontrado mais comumente nos corpos vertebrais e raramente na diáfise de ossos longos (Fig. 5-29). Os hemangiomas ósseos podem estar associados a hemangiomas de tecidos moles. A lesão vertebral geralmente é encontrada incidentalmente como achado radiográfico e se apresenta com aspecto característico em colmeia de abelha ou em roído por traças com orientação vertical. Raramente a lesão produz compressão medular e requer ressecção cirúrgica. Nesses casos, é essencial solicitar angiografia pré-operatória para avaliar o suprimento sanguíneo à medula espinal. Alternativamente, a embolização arterial do tumor pode ser bem-sucedida e é menos agressiva.

A doença de Gorham, caracterizada por osteólise maciça em crianças ou adultos jovens, geralmente está associada à presença de hemangiomas cavernosos ou linfangiomas ósseos benignos. Esse quadro peculiar geralmente afeta uma área em particular (como coluna vertebral ou quadril), mas pode envolver diversos ossos nessa área e tende a se resolver espontaneamente (Fig. 5-30).

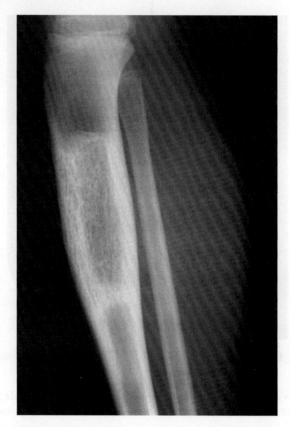

▲ **Figura 5-29** Radiografia de hemangioma da tíbia em um rapaz de 14 anos.

Fundamentos do diagnóstico

- *Nas lesões ósseas benignas as radiografias simples geralmente são suficientes para o diagnóstico, e não há necessidade de exames avançados de imagem, exceto para planejamento pré-operatório.*

- *Na maioria dos tumores benignos o tratamento cirúrgico é reservado para lesões sintomáticas que não respondam às medidas conservadoras, àquelas com risco significativo de fratura ou àquelas com aumento comprovado ao longo do tempo.*

- *O tumor ósseo de células gigantes e o condroblastoma têm incidência de implantes pulmonares e a radiografia do tórax deve fazer parte da rotina de vigilância desses pacientes.*

Balke M, Ahrens H, Streitbuerger A, et al: Treatment options for recurrent giant cell tumors of bone. *J Cancer Res Clin Oncol* 2009;135:149. [PMID: 18521629]

Balke M, Schremper L, Gebert C, et al: Giant cell tumor of bone: treatment and outcome of 214 cases. *J Cancer Res Clin Oncol* 2008;134:969. [PMID: 18322700]

Baruffi MR, Neto JB, Barbieri CH, et al: Aneurysmal bone cyst with chromosomal changes involving 7q and 16p. *Cancer Genet Cytogenet* 2001;129:177. [PMID: 11566352]

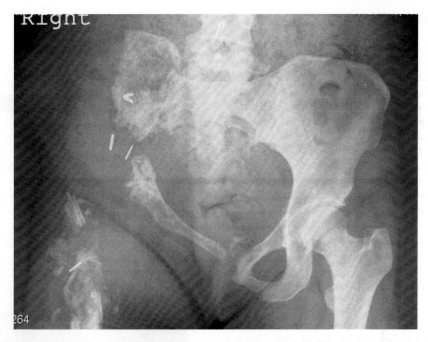

▲ **Figura 5-30** Radiografia da pelve afetada por doença de Gorham em paciente do sexo feminino com 48 anos.

Bottner F, Roedl R, Wortler K, et al: Cyclooxygenase-2 inhibitor for pain management in osteoid osteoma. *Clin Orthop Relat Res* 2001;393:258. [PMID: 11764357]

Bovee JV, van Roggen JF, Cleton-Jansen AM, et al: Malignant progression in multiple enchondromatosis (Ollier's disease): an autopsy-based molecular genetic study. *Hum Pathol* 2000;31:1299. [PMID: 11070122]

Cantwell CP, Obyrne J, Eustace S: Current trends in treatment of osteoid osteoma with an emphasis on radiofrequency ablation. *Eur Radiol* 2004;14:607. [PMID: 14663625]

DiCaprio MR, Enneking WF: Fibrous dysplasia. *J Bone Joint Surg Am* 2005;87:1848. [PMID: 16085630]

Flemming DJ, Murphey MD, Carmichael BB, et al: Primary tumors of the spine. *Semin Musculoskelet Radiol* 2000;4:299. [PMID: 11371321]

Harish S, Saifuddin A: Imaging features of spinal osteoid osteoma with emphasis on MRI findings. *Eur Radiol* 2005;15:2396. [PMID: 15973540]

Kjar RA, Powell GJ, Schilcht SM, et al: Percutaneous radiofrequency ablation for osteoid osteoma: experience with a new treatment. *Med J Aust* 2006;184:563. [PMID: 16768663]

Knochentumoren A: Local recurrence of giant cell tumor of bone after intralesional treatment with and without adjuvant therapy. *J Bone Joint Surg Am* 2008;90:1060. [PMID: 18451399]

Oliveira AM, Hsi BL, Weremowicz S, et al: USP6 (Tre2) fusion oncogenes in aneurysmal bone cyst. *Cancer Res* 2004;64:1920. [PMID: 15026324]

Parekh SG, Donthineni-Rao R, Ricchetti E, et al: Fibrous dysplasia. *J Am Acad Orthop Surg* 2004;12:305. [PMID: 15469225]

Radhakrishnan K, Rockson SG: Gorham's disease: an osseous disease of lymphangiogenesis. *Ann N Y Acad Sci* 2008;1131:203. [PMID: 18519972]

Randall RL, Nork SE, James PJ: Aggressive aneurysmal bone cyst of the proximal humerus. *Clin Orthop Relat Res* 2000;370:212. [PMID: 10660716]

Robinson P, White LM, Sundaram M, et al: Periosteal chondroid tumors: radiologic evaluation with pathologic correlation. *Am J Roentgenol* 2001;177:1183. [PMID: 11641198]

Romeo S, Oosting J, Rozeman LB, et al: The role of noncartilage-specific molecules in differentiation of cartilaginous tumors: lessons from chondroblastoma and chondromyxoid fibroma. *Cancer* 2007;110:385. [PMID: 17559135]

Rougraff BT, Kling TJ: Treatment of active unicameral bone cysts with percutaneous injection of demineralized bone matrix and autogenous bone marrow. *J Bone Joint Surg Am* 2002;84-A:921. [PMID: 12063325]

Salerno M, Avnet S, Alberghini M, et al: Histogenic characterization of giant cell tumor. *Clin Orthop Relat Res* 2008;466:2081. [PMID: 18543051]

Staals EL, Bacchini P, Mercuri M, et al: Dedifferentiated chondrosarcomas arising in preexisting osteochondromas. *J Bone Joint Surg Am* 2007;89:987. [PMID: 17473135]

Suneja R, Grimer RJ, Belthur M, et al: Chondroblastoma of bone: long-term results and functional outcome after intralesional curettage. *J Bone Joint Surg Br* 2005;87:974. [PMID: 15972914]

Sung AD, Anderson ME, Zurakowski D, et al: Unicameral bone cyst: a retrospective study of three surgical treatments. *Clin Orthop Relat Res* 2008;466:2519. [PMID: 18679761]

TUMORES ÓSSEOS MALIGNOS

Atualmente os tumores ósseos malignos são tratados com ressecção ampla seguida por cirurgia de preservação do membro. Dependendo da histologia, utiliza-se quimioterapia e/ou radioterapia adjuvantes. Nas últimas duas décadas a cirurgia de preservação do membro evoluiu significativamente com melhorias nas megapróteses e nas técnicas associadas ao uso de aloenxerto. Nas séries recentemente publicadas há relatos de sobrevida de 80 a 90% e de 60 a 80% das megapróteses próximas do joelho, respectivamente, em 5 e 10 anos. Os novos métodos de fixação de megapróteses têm apresentado resultados promissores quanto a sobrevida a longo prazo e facilidade para revisão cirúrgica.

A reconstrução com aloenxerto continua a ser útil, mas tem sido usada com menor frequência nas articulações que suportam muito peso e, atualmente, a técnica é utilizada primariamente nas reconstruções metafisárias e diafisárias.

▶ Sarcomas formadores de osso

Além do mieloma múltiplo, o osteossarcoma é o tumor maligno ósseo primário mais comum, representando 20% dos cânceres ósseos primários. Nos Estados Unidos, entre 500 e mil novos casos são diagnosticados a cada ano. Supõe-se que incidência global esteja entre 1 e 3 casos por milhão de indivíduos anualmente. Há diversos tipos de sarcoma formador de osso, desde variantes de grau histológico extremamente baixo, como o osteossarcoma parosteal, até variantes de grau extremamente elevado, como o osteossarcoma secundário da doença de Paget.

A biopatologia molecular tem sido alvo de intensa investigação. Diversas famílias de genes foram investigadas na tentativa de encontrar possíveis biomarcadores da evolução da doença. Entre esses estão genes envolvidos com a angiogênese (p. ex., fator de crescimento do endotélio vascular [VEGF], fatores de crescimento e seus receptores (p. ex., fator transformados do crescimento beta, receptor Wnt LRP5, HER2), proteína do citoesqueleto (p. ex., ezrina) e proteína da senescência celular (p. ex., telomerase).

Essa discussão se inicia com a forma mais comum e central de sarcoma encontrada em crianças, conhecida como osteossarcoma clássico.

A. Osteossarcoma clássico (CID-9-CM 170.x)

A forma clássica do osteossarcoma é caracteristicamente encontrada em pacientes na segunda ou terceira décadas de vida, com pico de incidência nas fases de estirão de crescimento na adolescência. Ocorre mais frequentemente no sexo masculino e é encontrado na metáfise de ossos longos, sendo que 50% das lesões ocorrem na proximidade do joelho (Figs. 5-31 e 5-32). O fêmur distal é o sítio mais comum, seguido por tíbia proximal e, a seguir, úmero proximal. É raro encontrar sarcoma em ossos pequenos de pés e mãos ou na coluna vertebral. Quando encontrado no pé, localiza-se nos maiores ossos do retropé. O prognóstico é mais favorável quando o tumor é encontrado em osso pequeno.

A maioria dos pacientes com osteossarcoma apresenta sintomas de dor antes que o tumor seja perceptível. Uma massa pró-

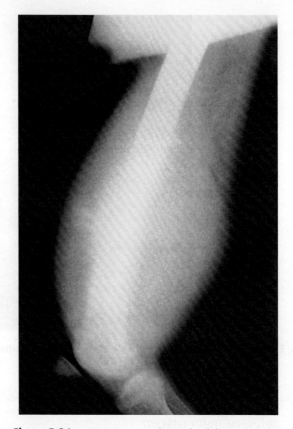

▲ **Figura 5-31** Osteossarcoma no fêmur distal de paciente do sexo feminino com 15 anos. Observe o aspecto em explosão solar.

ximo de uma articulação pode estar presente semanas ou meses antes que o diagnóstico seja feito. É possível encontrar veias dilatadas na pele sobrejacente. Os achados radiográficos incluem infiltração com destruição lítica de osso metafisário, com invasão final da cortical para o espaço subperiosteal e subsequente formação do triângulo de Codman na extremidade diafisárias do tumor (Fig. 5-33). À medida que o tumor continua a abrir caminho, invadindo os tecidos moles extracorticais, é possível observar um padrão típico de osso neoplásico em explosão solar fora do osso envolvido.

Em menos de 2a 25% dos casos, uma lesão adicional pode ser encontrada em um nível mais alto do fêmur. Esse tipo de lesão espaçada está associada a pior prognóstico de sobrevida e deve ser considerada como um verdadeiro foco de metástase (estágio III [Enneking], estágio III [AJCC]). Aproximadamente 50% dos osteossarcoma são do tipo osteoblástico típico, seguido pelo tipo condroblástico, com uma pequena porcentagem do tipo fibroblástico. Há controvérsias se os subtipos têm melhor ou pior prognóstico. Variáveis de confusão como multirresistência a medicamentos (expressão de glicoproteína P) podem ocorrer diferentemente nos diversos subtipos. A sobre expressão de glicoproteína-P mantém relação estatisticamente forte com a evolução clínica. Recentemente, níveis séricos mais altos de VEGF, utiliza-

ONCOLOGIA MUSCULOESQUELÉTICA CAPÍTULO 5

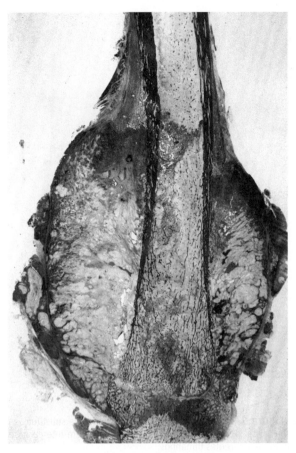

▲ **Figura 5-32** Peça cirúrgica do caso apresentado na Figura 5-31. Observe a margem medular superior nítida aproximadamente na mesma altura da massa extracortical. O tumor não havia invadido a placa de crescimento.

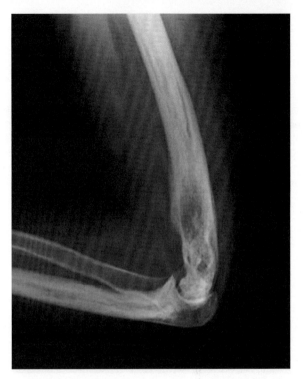

▲ **Figura 5-33** Radiografia do cotovelo de paciente com 16 anos e diagnóstico de retinoblastoma hereditário e melorreostose. Do crescente em cotovelo e triângulo de Codman em diáfise anterior foram os sinais e sintomas de apresentação de osteossarcoma subjacente.

do como marcador substituto da produção excessiva de VEGF tumoral, foram associados a sobrevida menor.

O estadiamento do osteossarcoma deve incluir RM de todo o osso envolvido (Fig. 5-34). Essa técnica proporciona excelente contraste da porção extracortical do tumor e, ao mesmo tempo, contraste intramedular excelente entre a intensificação do sinal do tumor e a atenuação do sinal da medula gordurosa. A periferia do tumor pode ser rapidamente avaliada e representa a parte com maior anaplasia e de crescimento mais rápido do tumor. Essa região é a melhor para biópsia por ser fácil de alcançar, suficientemente maleável para cortes de congelamento para exame diagnóstico, e representativa da parte mais agressiva do tumor. Além disso, a RM proporciona os dados anatômicos necessários para determinar o nível de transecção no osso hospedeiro para uma margem segura e para verificar a viabilidade de procedimento com preservação do membro.

Antes do advento da quimioterapia adjuvante de multimedicamentos o tratamento do osteossarcoma era amputação radical. Oitenta por cento dos pacientes morriam em razão de disseminação pulmonar da doença. Atualmente, com a combinação de quimioterapia e cirurgia, o prognóstico de sobrevida em 5 anos se aproxima de 70%.

Dos medicamentos comumente usados atualmente estão metotrexato, doxorrubicina, cisplatina e ifosfamida, em altas doses. O uso de interferona nos pacientes que respondam mal ao tratamento e naqueles com doença disseminada está atualmente sendo investigado. Os medicamentos são administrados por via intravenosa em intervalos cíclicos de 3 a 4 semanas durante, aproximadamente, 11 a 15 semanas antes da cirurgia. Nesse período são realizados exames de imagem para vigilância, a fim de avaliar a redução no volume do tumor. A necrose tumoral secundária à quimioterapia neoadjuvante, verificada por ocasião da ressecção do tumor, é um fator prognóstico importante. Os pacientes com necrose tumoral acima de 90% apresentam taxa de sobrevida em 5 anos significativamente maior, próxima de 85%. Aproximadamente metade dos pacientes apresenta essa resposta aos esquemas quimioterápicos atualmente utilizados. Além disso, o esquema terapêutico pós-operatório pode ser ajustado de acordo com essa avaliação.

No osteossarcoma de membro, a cirurgia preservadora do membro, com ressecção ampla do tumor, é a abordagem padrão. A amputação fica reservada a casos excepcionais com recorrência. Em menos de 10% dos casos realiza-se amputação aproxi-

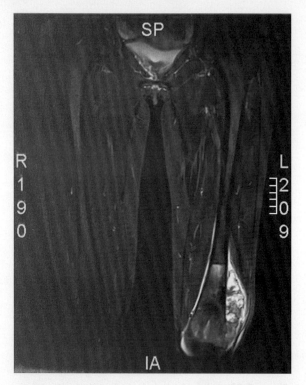

▲ **Figura 5-34** RMN com sequência com recuperação de inversão com TI curto revelando osteossarcoma femoral em uma jovem com 19 anos.

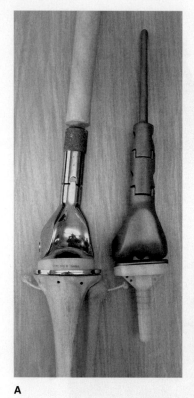
A

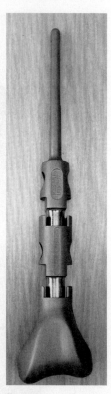
B

▲ **Figura 5-35 A:** Dois exemplos de sistemas de substituição do fêmur distal. **B:** Sistemas modulares que permitem intercalar segmentos de diferentes tamanhos.

madamente 5 centímetros acima do polo superior do tumor. As técnicas para preservação do membro continuam a evoluir e nas opções para reconstrução estão grandes prótese, aloenxertos estruturais e reconstruções compostas. A endopróteses são compostas por módulos de comprimento variável, unidos por fitas (Figs. 5-35 e 5-36). As hastes intramedulares têm diâmetros e comprimentos variados e, geralmente, são fixas com cimento. Os resultados funcionais imediatos são excelentes com complicações mínimas. Contudo, ocorre afrouxamento em 5 a 10 anos em até 15 a 30% dos casos. Novos métodos de fixação de mega-endopróteses têm demonstrado resultados promissores. Outro procedimento com preservação do membro consiste no uso de aloenxerto osteoarticular isoladamente ou em combinação com prótese. O principal problema com aloenxertos em grandes ossos é a probabilidade de 10 a 15% de infecção, não consolidação ou fratura de estresse, especialmente nos pacientes imunossuprimidos recebendo quimioterapia. O uso de artrodese excisional já foi mais popular, mas raramente é a opção atualmente, considerando que os pacientes obtêm uma melhor função com prótese articular móvel.

Antes da introdução da quimioterapia, o achado de metástase pulmonar anunciava prognóstico muito sombrio. Entretanto, atualmente nos grandes centros de tratamento de tumores onde são realizadas abordagens cirúrgicas agressivas com múltiplas toracotomias e quimioterapia contínua a taxa de sobrevida em 5 anos é, aproximadamente, 30%. Contudo, os pacientes com metástases esqueléticas, o assim chamado osteossarcoma metacrônico, têm prognóstico significativamente mais sombrio, a não ser que seja uma metástase solitária e operável.

O exame molecular oncológico das amostras de osteossarcoma começa a elucidar os fatores envolvidos na sua patogênese. Os genes supressores p53 apresentam taxa de mutação elevada no osteossarcoma. Os osteossarcomas com mutação no gene p53 têm uma taxa de instabilidade genômica significativamente maior, incluindo múltiplos cromossomos duplicados e estado hiperdiploide frequente. Contudo, a TP53 selvagem e o MDM2 não têm em si valor prognóstico. A perda da heterozigosidade do gene Rb é uma característica preditiva do osteossarcoma. As isoformas F33 também demonstram relação forte com a progressão do osteossarcoma. O ErbB-2 (HER-2/neu), um proto-oncogene, e a expressão das isoformas 3 do fator de crescimento beta também foram correlacionados com pior prognóstico de pacientes com sarcoma. Há controvérsia quanto à diferença do significado da expressão da proteína HER-2/neu no citoplasma ou na membrana celular para o prognóstico de pacientes com osteossarcoma.

ONCOLOGIA MUSCULOESQUELÉTICA — CAPÍTULO 5

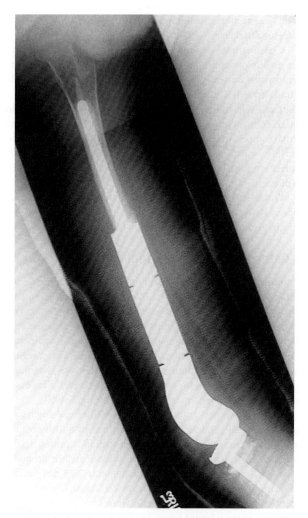

▲ **Figura 5-36** Radiografia em perfil mostrando o sistema de substituição do fêmur distal em paciente com imaturidade esquelética. É possível sua expansão com segmentos maiores intercalados.

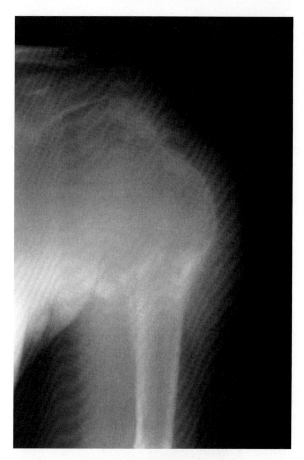

▲ **Figura 5-37** Radiografia de osteossarcoma hemorrágico em uma menina de 6 anos.

B. Osteossarcoma hemorrágico ou telangiectásico: (CID-9-CM 170.x)

O osteossarcoma telangiectásico, uma variante lítica extremamente destrutiva do osteossarcoma clássico, é encontrado na mesma faixa etária e localização. Seu aspecto radiográfico é semelhante ao do cisto ósseo aneurismático, o que dificulta o diagnóstico (Fig. 5-37). A peça patológica é hemorrágica e o exame microscópico revela a presença de células do estroma com aspecto maligno e células gigantes.

Como o osteossarcoma hemorrágico é um tumor puramente lítico de alto grau, a incidência de fratura patológica no início da evolução é alta. Se houver contaminação significativa das estruturas neurovasculares adjacentes, a fratura patológica indicará amputação e não cirurgia de preservação do membro (Fig. 5-38). Essa situação deve ser avaliada com cuidado por meio de RM. Consequentemente, nos casos com risco significativo de fratura durante o esquema de tratamento pré-operatório indica-se imobilização do membro envolvido ou proceder à cirurgia de preservação do membro mais cedo que o normal. Antes do advento da quimioterapia agressiva de multimedicamentos, o prognóstico dos pacientes com osteossarcoma hemorrágico era extremamente sombrio. Atualmente, contudo, o prognóstico é o mesmo dos pacientes com osteossarcoma clássico e o protocolo de tratamento é semelhante.

C. Osteossarcoma parosteal (CID-9-CM 170.x)

O osteossarcoma parosteal é uma variante de baixo grau que surge com padrão exofítico a partir da superfície da cortical do osso. Não há envolvimento medular. Trata-se de tumor de baixo grau histológico com sobrevida em 5 anos acima de 90% e taxa de sobrevida em 10 anos de 80%. Representa 3 a 4% dos osteossarcomas.

sendo que, na grande maioria dos casos, envolve a face posterior do fêmur distal (Fig. 5-39).

Como se trata de tumor de baixo grau, não responde bem nem a quimioterapia nem a radioterapia. Portanto, o único tratamento viável é a ressecção ampla. Geralmente há necessidade de retirada do fêmur distal, mas em casos de menor envolvimento, talvez seja possível a retirada apenas da cortical posterior e do tumor, com preservação da articulação do joelho. De qualquer forma, é imperativo obter margem cirúrgica livre de tumor. Caso contrário, é provável que haja recorrência. A recorrência pode ocorrer até 5 ou 10 anos depois, em razão do crescimento lento do tumor.

Ocasionalmente um osteossarcoma parosteal de baixo grau pode se desdiferenciar em sarcoma de alto grau. Esse tipo de lesão tem prognóstico semelhante ao do osteossarcoma clássico.

D. Osteossarcoma periosteal (CID-9-CM 170.x)

O osteossarcoma periosteal é outro osteossarcoma de superfície óssea e de grau baixo a intermediário. Esta lesão corresponde a menos de 2% dos osteossarcomas. Surge abaixo de periósteo, elevando-o e induzindo neo-osteogênese vigorosa com diferenciação predominantemente condroblástica. É um pouco mais comum no sexo feminino com pico de incidência na segunda década de vida. É praticamente exclusivo dos ossos longos. Ao exame radiográfico, a lesão pode ser confundida com cisto ósseo aneurismático ou com condroma periosteal (Fig. 5-40).

Em razão de seu grau baixo a intermediário, o osteossarcoma periosteal geralmente não é tratado com quimioterapia, exceto nos casos mais avançados. A modalidade preferencial é ressecção cirúrgica ampla. Seu prognóstico é melhor do que o do osteossarcoma clássico. Aproximadamente 25% dos pacientes sucumbem à doença metastática em 2 a 3 anos. O tratamento cirúrgico geralmente é um procedimento com preservação do membro e, como o tumor é mais localizado em diáfise, as articulações adjacentes geralmente podem ser preservadas.

E. Osteossarcoma secundário (CID-9-CM 170.x)

O osteossarcoma pode surgir a partir de doença benigna por meio de processo que envolve uma segunda mutação, e geralmente ocorre em idade tardia (ver a Tab. 5-2). Entre as condições benignas que podem resultar em osteossarcoma secundário estão doença de Paget, osteoblastoma, displasia fibrosa, tumor benigno de células gigantes, infarto ósseo e osteomielite crônica.

O exemplo clássico de osteossarcoma secundário é o encontrado em uma pequena porcentagem de pacientes com doença de Paget. Os osteossarcomas derivados de Paget, que representam aproximadamente 3% dos osteossarcomas, são o tipo mais comum de osteossarcoma entre os idosos (> 65 anos). Sua localização mais frequente é o úmero, seguido por pelve e fêmur. O paciente típico se apresenta com história antiga (15 a 20 anos) de dolorimento persistente associado à inflamação da doença de Paget culminando com surgimento de uma nova dor aguda em área de destruição lítica recente, com provável diagnóstico de osteos-

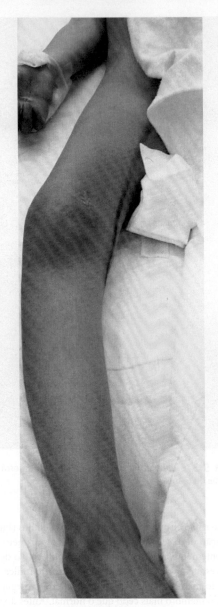

▲ **Figura 5-38** Fotografia de paciente que se apresentou com fratura patológica causada por osteossarcoma em fêmur distal contaminando estruturas neurovasculares, o que impediu a preservação do membro.

O tumor é composto de um componente fibroblástico espinocelular com trabéculas ósseas bem desenvolvidas. Também é possível haver áreas de cartilagem. Os osteoblastos são bem diferenciados e há poucas figuras mitóticas presentes.

O osteossarcoma parosteal é mais comum no sexo feminino e afeta faixa etária um pouco acima daquela do osteossarcoma clássico (ver Tab. 5-2). Trata-se de tumor de crescimento lento cujos sintomas iniciais são mínimos. Tem origem na metáfise,

ONCOLOGIA MUSCULOESQUELÉTICA · CAPÍTULO 5 · 263

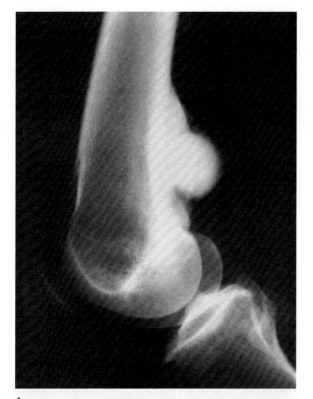

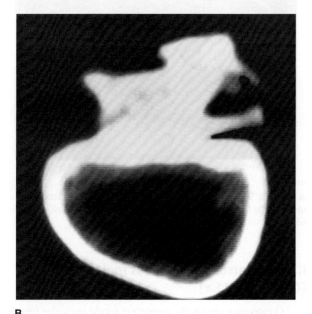

▲ **Figura 5-39** Radiografia (**A**) e tomografia computadorizada (TC) (**B**) de osteossarcoma parosteal em fêmur distal de uma paciente com 21 anos.

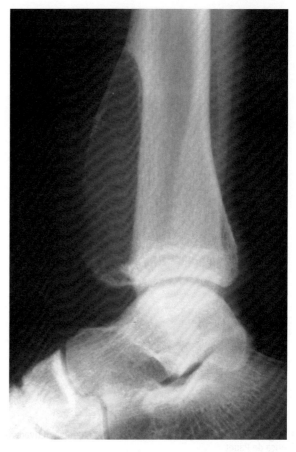

▲ **Figura 5-40** Radiografia de osteossarcoma periosteal em tíbia distal em um rapaz com 15 anos.

sarcoma derivado de Paget (Fig. 5-41). O prognóstico dos pacientes com osteossarcoma de Paget é extremamente sombrio (taxa de sobrevida em 5 anos de aproximadamente 8%). Em razão da faixa etária dos pacientes envolvidos, a quimioterapia geralmente não é uma opção, em razão da intolerância ao tratamento.

F. Osteossarcoma intramedular de baixo grau (CID-9-CM 170.x)

Outra variante osteofibrosa rara e de baixo grau de osteossarcoma é a forma central ou intramedular. Embora essa variante tenha aspecto microscópico semelhante ao do osteossarcoma parosteal, geralmente localiza-se na metáfise do osso próximo da articulação do joelho em adultos jovens entre 15 e 65 anos. Ambos os sexos são igualmente afetados. Ao exame radiográfico, o osteossarcoma intramedular apresenta uma imagem de densidade esclerótica na metáfise óssea (Fig. 5-42). Assim como no osteossarcoma parosteal, o osteossarcoma intramedular de baixo grau tem prognóstico excelente e pode ser tratado apenas com cirurgia local.

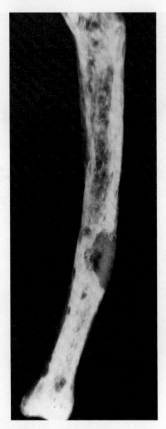

▲ **Figura 5-41** Radiografia de osteossarcoma na tíbia derivado de doença de Paget.

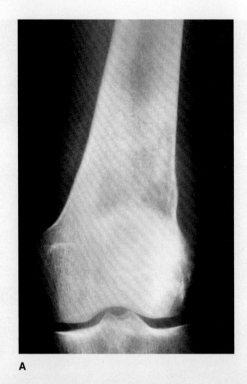

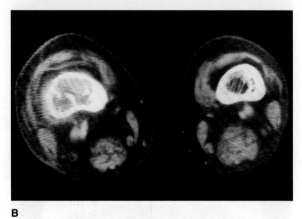

▲ **Figura 5-42** Radiografia (**A**) e TC (**B**) de osteossarcoma intramedular de baixo grau no fêmur distal de paciente masculino com 65 anos.

G. Osteossarcoma induzido por radiação (CID-9-CM 170.x)

O osteossarcoma induzido por radiação pode surgir após qualquer forma de exposição significativa à radiação (acima de 30 Gy) (Fig. 5-43). O surgimento geralmente é retardado, em média 15 anos (variando entre 3 e 55 anos). Além do osteossarcoma, outros sarcomas podem ser induzidos por radiação, como fibrossarcoma e histiocitoma fibroso maligno. Todos esses sarcomas secundários são invariavelmente de alto grau e têm prognóstico sombrio, com taxa muito alta de metástase.

H. Osteossarcoma multicêntrico (CID-9-CM 170.x ou 199.0)

O osteossarcoma multicêntrico tem duas apresentações clínicas: (1) sincrônica, ocorrendo na infância e na adolescência, e (2) metacrônica, ocorrendo na vida adulta. O tipo sincrônico é intramedular esclerosante de alto grau e letal. A forma adulta é menos agressiva, com aspecto histológico de menor grau, porém com prognóstico sombrio (Fig. 5-44).

I. Osteossarcoma de tecidos moles (CID-9-CM 171.x)

O osteossarcoma pode ocorrer em tecido muscular fora do osso, o que corresponde a aproximadamente 4% dos osteossarcomas (Fig. 5-45). O osteossarcoma de tecidos moles raramente é encontrado em pacientes com menos de 40 anos de idade. O número de casos é igual em ambos os sexos e o tumor geralmente é encontrado em grandes grupos musculares nas regiões da pelve e da coxa.

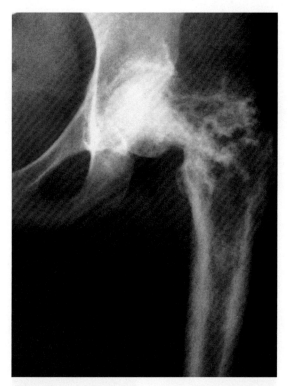

▲ **Figura 5-43** Radiografia de osteossarcoma induzido por radiação na região peritrocantérica de uma paciente com 35 anos.

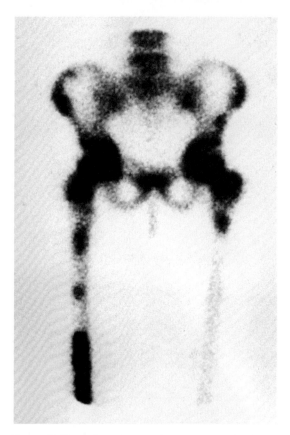

▲ **Figura 5-44** Cintilografia óssea de osteossarcoma multicêntrico em uma menina com 8 anos.

O osteossarcoma de tecidos moles deve ser diferenciado da miosite ossificante mais comum. Embora o osteossarcoma de tecidos moles apresente mineralização intensa na região central (Fig. 5-45), a miosite ossificante apresenta padrão zonal de ossificação, com densidade concentrada na periferia da lesão.

O tratamento do osteossarcoma de tecidos moles é o mesmo aplicado às forma ósseas de alto grau e inclui ressecção ampla e quimioterapia adjuvante. O prognóstico é pior para esses osteossarcomas, com taxa elevada de resistência à quimioterapia.

▶ **Fundamentos do diagnóstico**

- *O osteossarcoma deve ser confirmado por biópsia obtida, se possível, na margem dianteira do componente de tecido mole.*
- *O osteossarcoma parosteal geralmente ocorre no aspecto posterior do fêmur, com aspecto de massa séssil fixa ao osso (stuck-on).*

▶ **Sarcomas formadores de cartilagem**

Os sarcomas formadores de cartilagem formam um grupo heterogêneo de neoplasias com histologia de base cartilaginosa. A base do diagnóstico de condrossarcoma é a ausência de formação de osso. Se houver qualquer tecido osteoide presente com estroma maligno o tumor é considerado um osteossarcoma com características condroblástica. É importante fazer a distinção porque os condrossarcomas têm comportamento diferente dos osteossarcomas. Contudo, essa distinção pode ser difícil de fazer. O cirurgião deve considerar a faixa etária do paciente e avaliar cuidadosamente as características radiológicas e histológicas para confirmar o diagnóstico.

A. Condrossarcoma primário ou central convencional (CID-9-CM 170.x)

O condrossarcoma primário típico é um tumor de baixo grau encontrado em adultos na faixa etária entre 30 e 60 anos. O tumor é encontrado com maior frequência no sexo masculino. É possível haver sintomas mínimos de dor ao longo de muitos anos antes que seja obtida radiografia. A pelve e o fêmur são as localizações mais comuns, seguidas por caixa torácica, úmero proximal, escápula e tíbia superior. O condrossarcoma primário é extremamente raro em ossos pequenos, incluindo os de mãos e pés. A localização mais comum é na metáfise de ossos longos, embora a localização em diáfise não seja rara.

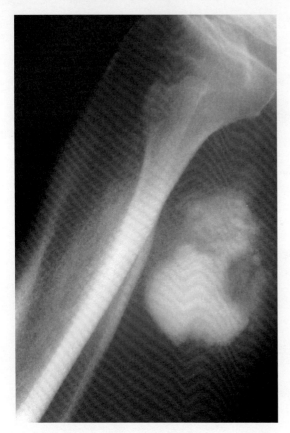

▲ **Figura 5-45** Radiografia de osteossarcoma de tecidos moles na região da panturrilha de uma paciente com 67 anos.

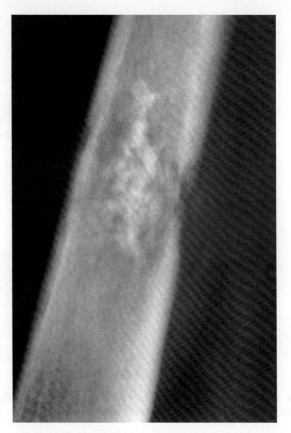

▲ **Figura 5-46** Radiografia de condrossarcoma primário de baixo grau no fêmur distal de paciente do sexo masculino com 83 anos.

Aproximadamente 85% dos condrossarcomas centrais são lesões de baixo grau com calcificação característica da matriz que pode ser descrita como floculada com múltiplos anéis e arcos. Para distinguir entre encondroma e condrossarcoma de baixo grau os critérios radiográficos são mais úteis que os histológicos. Entre os critérios radiográficos mais sugestivos de potencial biológico agressivo estão escavação endosteal atingindo mais de 50% da espessura cortical, progressão com o tempo e radioluscência adjacente próxima de área de calcificação típica da matriz condroide (Fig. 5-46). As lesões de alto grau são raras e, radiograficamente, perdem o padrão característico de calcificação lobulada e assumem o aspecto mais infiltrante de um tumor de alto grau, como o histiocitoma fibroso maligno. Ao mesmo tempo, histologicamente, os condrossarcomas de alto grau perdem seu padrão de matriz condroide, que é substituído pelo de tumor espinocelular mais agressivo.

Em razão do enfraquecimento da cortical, o paciente geralmente se queixa de dor local, o que não acontece com o encondroma. Como a maioria dos encondromas é de baixo grau, esse tumor não responde bem à quimioterapia ou radioterapia adjuvantes. Assim, é imperativo proceder a tratamento cirúrgico agressivo. Contudo, há controvérsias quanto à melhor condução cirúrgica. Embora a ressecção ampla em bloco seja ideal em termos de margem cirúrgica, a morbidade associada é considerável. Por outro lado, com ressecção intralesional (curetagem) agressiva e expansão da margem com terapia adjuvante (p. ex., fenol ou nitrogênio líquido) é possível reduzir a morbidade com igual controle local da doença. De fato, alguns autores observaram que para condrossarcoma de grau 1 a margem de ressecção não é significativa em termos de recorrência local ou de progressão da doença.

Em geral, o prognóstico para condrossarcoma central de baixo grau é muito bom, com baixo índice de metástase pulmonar, se a lesão primária for amplamente removida. De qualquer forma, é possível haver recorrência tardia, até mesmo 15 anos mais tarde. Para qualquer condrossarcoma de grau intermediário ou alto, a ressecção em bloco é uma necessidade absoluta (Fig. 5-47).

B. Condrossarcoma secundário (CID-9-CM 170.x)

A grande maioria dos condrossarcomas secundários surge de osteocondroma em pacientes com EMH. Os pacientes com osteocondromas solitários, geralmente, não formam condrossarcomas secundários nas suas lesões, e fazem remoção profilática

ONCOLOGIA MUSCULOESQUELÉTICA   CAPÍTULO 5   267

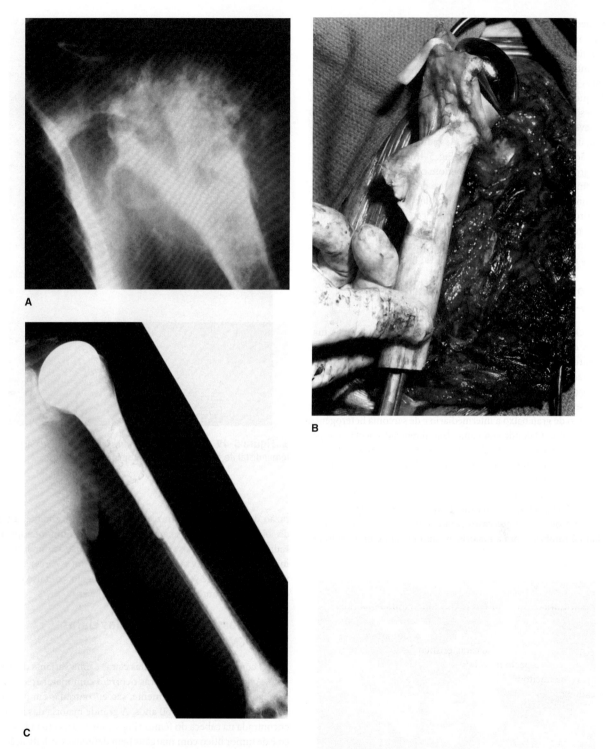

▲ **Figura 5-47** Radiografia pré-operatória de condrossarcoma central volumoso no úmero proximal de paciente com 52 anos (**A**), durante instalação de prótese de Neer (**B**) e radiografia pós-operatória (**C**).

desnecessária e sem indicação a não ser que a lesão solitária seja sintomática. Mesmo em pacientes com EMH, a taxa de degeneração maligna é inferior a 1% e, geralmente, não ocorre em pacientes antes da maturidade esquelética. Entretanto, pacientes portadores de condrossarcoma secundário tendem a ser mais jovens do que aqueles com condrossarcoma primário (ver a Tab. 5-2). As lesões tendem a ter crescimento lento com sintomas mínimos ou leves. O sítio mais comum é a pelve, seguida por fêmur proximal, úmero proximal e costelas. As radiografias simples revelam padrão floculado de calcificação (Fig. 5-48). A presença de osteocondroma com cobertura cartilaginosa com espessura acima de 1 a 2 cm, deve levantar suspeitas sobre a possibilidade de condrossarcoma secundário. O prognóstico global para pacientes com condrossarcoma secundário ou periférico é ainda melhor do que para aqueles portadores de condrossarcoma primário ou central. A remoção cirúrgica sem violação da cobertura cartilaginosa é a única modalidade de tratamento efetiva.

C. Condrossarcoma desdiferenciado (CID-9-CM 170.x)

O condrossarcoma desdiferenciado é a variante mais maligna de condrossarcoma e representa algo entre 5 e 10% dos condrossarcomas. Sua presença é anunciada por áreas de transformação de condrossarcoma convencional para histiocitoma fibroso maligno ou osteossarcoma. Histologicamente, caracteriza-se por duas áreas distintas e vizinhas de tumor condroide maligno de grau baixo a intermediário e de sarcoma heterogêneo de alto grau. O condrossarcoma desdiferenciado ocorre em pacientes de mais idade, geralmente entre 50 e 70 anos. É encontrado nas mesmas áreas afetadas pelos condrossarcomas primários centrais, incluindo pelve, fêmur e úmero proximal (Fig. 5-49). As radiografias revelam áreas de rarefação no interior do tumor com atenuação da cortical. Não é raro haver fratura patológica.

O prognóstico nos casos com condrossarcoma desdiferenciado é sombrio, com a maioria evoluindo com e morrendo em

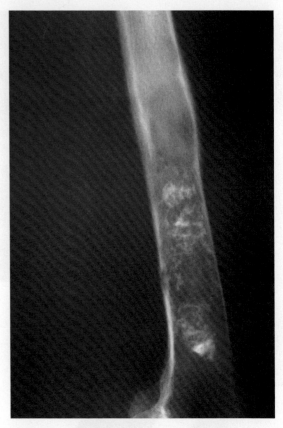

▲ **Figura 5-49** Radiografia de condrossarcoma desdiferenciado no fêmur distal de paciente do sexo feminino com 73 anos.

razão de metástase no prazo de 1 ano (historicamente, a taxa de sobrevida em 1 ano se aproxima a 10%). A quimioterapia e a radioterapia são menos efetivas do que no histiocitoma fibroso maligno ou no osteossarcoma que surge *de novo*. A ressecção cirúrgica permanece sendo a base do tratamento, com uso de modalidades adjuvantes nos pacientes mais jovens.

D. Condrossarcoma de células claras (CID-9-CM 170.x)

O condrossarcoma de células claras é uma variante de baixo grau. As lesões de células claras ocorrem com maior frequência no sexo masculino e, geralmente, são encontradas em paciente na faixa etária entre 20 e 50 anos. A grande maioria das lesões é encontrada na cabeça do fêmur (Fig. 5-50). O aspecto radiográfico é de tumor lítico com margens bem definidas e calcificação da matriz central, criando a aparência de condroblastoma. Embora o exame microscópico revele a presença de algumas células gigantes, assim como no condroblastoma, também são evidentes áreas de condrossarcoma de baixo grau, nas quais não são encontradas células gigantes. Mesmo ao exame macroscópico, o condrossar-

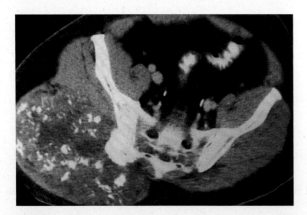

▲ **Figura 5-48** TC de condrossarcoma periférico secundário no ílio de paciente do sexo masculino, com 56 anos, portador de exostose múltiplas hereditária.

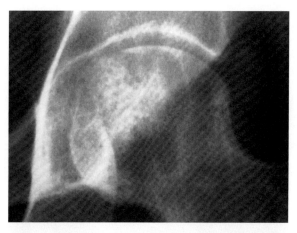

▲ **Figura 5-50** Radiografia de condrossarcoma de células claras na cabeça do fêmur de paciente do sexo masculino com 25 anos.

coma de células claras não se parece com um condrossarcoma, o que explica porque é tão confundido com condroblastoma em pacientes adultos jovens. As células tumorais têm glicogênio abundante, o que lhes confere o fenótipo característico de células claras. Ainda que não se tenha encontrado alterações genéticas significativas no condrossarcoma de células claras, descobertas recentes apontaram que a atividade da fosfatase alcalina pode estar correlacionada com o prognóstico.

O tratamento de pacientes com condrossarcoma de células claras é a excisão ampla e a reconstrução. O prognóstico é bom com esse tratamento. Por outro lado, quando as lesões são confundidas com condroblastoma e o tratamento é feito com curetagem simples, o prognóstico passa a ser sombrio e a taxa de recorrência é alta.

E. Condrossarcoma mesenquimal (CID-9-CM 170.x ou 171.x)

Outra variante de condrossarcoma é o condrossarcoma mesenquimal. Trata-se de tumor altamente celular composto por células mesenquimais primitivas com focos de diferenciação cartilaginosa. Em um terço dos casos o tumor envolve os tecidos moles, ocorre mais frequentemente no sexo feminino e é encontrado em adultos jovens (ver Tab. 5-2). A mandíbula é a localização mais comum, seguida por coluna vertebral e costelas, com poucos casos encontrados em ossos longos.

O condrossarcoma mesenquimal é um tumor de alto grau com características histológicas de condrossarcoma de baixo grau. Áreas intensamente calcificadas, mescladas com áreas de células malignas redondas, talvez lhe dê a aparência de sarcoma de Ewing ou de tumor fibroso solitário.

O tratamento consiste em ressecção, se possível com margem ampla, a quimioterapia e radioterapia adjuvantes. Apesar de tratamento tão agressivo, o prognóstico é muito sombrio, com alta incidência de metástase pulmonar.

▶ **Fundamentos do diagnóstico**

- *Os sarcomas formadores de cartilagem típicos não são sensíveis a radioterapia ou a quimioterapia e são tratados apenas com cirurgia.*
- *Dor, escavação endosteal acima de 50% da espessura cortical, ou radioluscência adjacente a um encondroma de aspecto de resto típico são sinais radiológicos que devem alertar o profissional sobre a possibilidade de condrossarcoma.*

▶ **Tumores de células redondas**

Esse assim chamado grupo de tumores é composto por tumores distintos que, além de seu aspecto microscópico semelhante ao exame com hematoxilina-eosina, são muito diferentes. Eles se comportam e são tratados de forma muito diferente, dado que têm origem em tipos celulares diferentes.

A. Tumores da Família do Sarcoma de Ewing

1. Sarcoma de Ewing (CID-9-CM 170.x) – O sarcoma de Ewing é uma entidade clinica bem conhecida, originalmente descrita por James Ewing como um endotelioma ósseo difuso. Desde sua descrição, diversas teorias foram formuladas acerca de sua histogênese. Com base nos achados imuno-histoquímicos e à microscopia eletrônica os especialistas atualmente acreditam que esse tumor represente um membro indiferenciado da família dos tumores neurais distintos do neuroblastoma. Os tumores da família do sarcoma de Ewing (ESFT, de *Ewing Sarcoma Family of Tumors*) também inclui o mais raro tumor neuroectodérmico primitivo (PNET, de *primitive neuroectodermal tumor*) e os tumores de Askin. Demonstrou-se que os ESFTs expressam fatores de transcrição quiméricos que resultam de translocações recíprocas envolvendo o cromossomo 22, que contém o gene do sarcoma Ewing (EWS). Noventa e nove por cento das vezes encontra-se t(11:22), resultando na quimera EWS/FLI-1. Com menor frequência, encontram-se t(21:22) t(7:22). Os fatores de transcrição resultantes são postos sob controle do promotor de EWS. Recentemente, algumas pesquisas desvendaram alguns alvos a jusante, incluindo VEGF (que codifica o fator de crescimento do endotélio vascular) e CAV1 (que codifica a caveolina-1), o que se acredita sejam necessários para a tumorigênese. Ademais, eles vêm sendo investigados como possíveis alvos para terapia direcionada.

Em 90% dos casos o sarcoma de Ewing é encontrado em pacientes entre 5 e 25 anos. Se o paciente tiver menos de 5 anos, o diagnóstico mais provável é neuroblastoma metastático. O sexo masculino é afetado com maior frequência e o prognóstico é mais reservado. A pelve é a localização mais comum, seguida por fêmur, tíbia, úmero e escápula. Contudo, como o sarcoma de Ewing é um tumor mielógeno, pode ser encontrado em qualquer osso (Fig. 5-51).

O sarcoma de Ewing tem aspecto radiográfico de tumor lítico central em diáfise-metáfise óssea. Produz infiltração destrutiva extensiva da cortical óssea e invade o espaço sob o periósteo e assume o aspecto em casca de cebola ou multilaminado. Outra

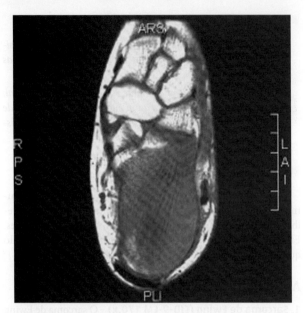

▲ **Figura 5-51** RMN de retropé de uma menina de 9 anos com sarcoma de Ewing no calcâneo.

característica radiográfica é o aspecto reacional semelhante a "pelos arrepiados" criado pela formação óssea ao longo dos vasos periosteais que correm perpendicularmente entre a cortical e o periósteo elevado (Fig. 5-52).

O sarcoma de Ewing frequentemente é confundido com osteomielite, em razão da lesão de alto grau com áreas de necrose; é possível haver liquefação que pode ser confundida com pus. Além disso, os pacientes frequentemente se apresentam com sintomas sistêmicos, como febre baixa intermitente e aumento na contagem de leucócitos e da velocidade de hemossedimentação (VHS). Microscopicamente há predomínio de células pequenas redondas em lâminas densamente compactadas. Também é possível encontrar pseudorosetas (em < 20%). Os padrões tipo roseta são mais frequentemente encontrados no tumor primitivo de células neuroectodérmicas.

O sarcoma de Ewing é um tumor agressivo com alta taxa de recorrência e de metástase. Os pacientes com doença localmente operável tratados com quimioterapia multimedicamentos têm taxa de sobrevida em 5 anos de aproximadamente 70% (Fig. 5-53). Atualmente, a maior parte das quimioterapias é administrada por grandes ensaios cooperados incluindo quimioterapia multimedicamentos indutiva e adjuvante com medicamentos como vincristina, doxorrubicina, ciclofosfamida, dactinomicina, e ifosfamida. Infelizmente, entre 15 e 25% dos pacientes se apresentam com doença não localizada. Para os pacientes que se apresentem com doença metastática avançada, a taxa de sobrevida em 5 anos é 30%. A ressecção de metástase pulmonar, se possível, não aumenta a sobrevida.

O sarcoma de Ewing é um tumor radiossensível. Historicamente, essa foi a modalidade preferencial, empregando 45-50 Gy durante 5 semanas para tratamento da doença local. Consideran-

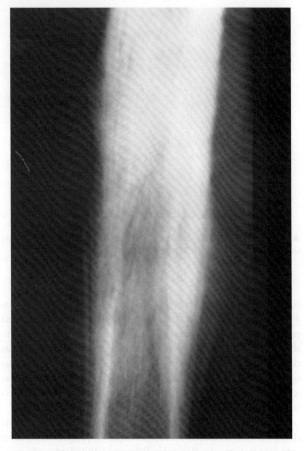

▲ **Figura 5-52** Radiografia de reação periosteal em caso de sarcoma de Ewing em fêmur de um rapaz com 15 anos.

do o risco nada desprezível de sarcomas secundários, a cirurgia foi investigada como modalidade primária para controle local. Se as margens estiverem contaminadas, a irradiação local ainda pode ser usada após a cirurgia.

A radioterapia pós-operatória, em geral, também é aceita após ressecção total de tumor que apresente resposta insuficiente à quimioterapia neoadjuvante, tendo sido demonstradas melhores taxas de controle local da doença. A radioterapia pré-operatória, embora geralmente não seja usada, talvez tenha algum papel nas lesões que estejam no limite da operabilidade.

2. Tumor neuroectodérmico primitivo (CID-9-CM 170.x ou 171.x) – PNET é mais raro que o sarcoma de Ewing. Assim como o Ewing, esse tumor expressa marcadores neurais à imuno-histoquímica. O PNET também apresenta a translocação t(11:22) tendo como resultado a proteína de fusão EWS/FLI-1. De fato, em razão de tais similaridades, em geral concorda-se que PNET e sarcoma de Ewing representem os extremos de um espectro de doença.

Por critérios estritos, o PNET é um tumor raro, representando aproximadamente 10% dos tumores tipo Ewing. Os critérios

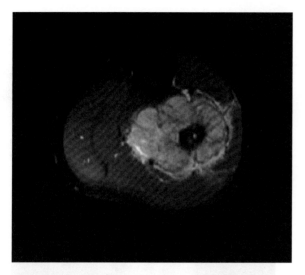 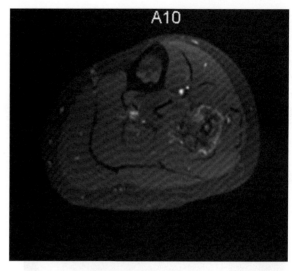

▲ **Figura 5-53** RMN antes do tratamento (**A**) e IRM 10 semanas após quimioterapia neoadjuvante (**B**) em caso de sarcoma de Ewing em fíbula de paciente do sexo masculino com 14 anos.

demográficos são idênticos aos dos tumores tipo Ewing. O tratamento do PNET é semelhante ao do sarcoma de Ewing; contudo, a taxa de sobrevida é ligeiramente menor. Consequentemente, alguns autores entendem que esse tumor deva ser diferenciado do sarcoma de Ewing.

B. Linfoma (CID-9-CM 200.x)

Os tumores linfoblásticos são considerados neoplasias sistêmicas de órgãos linfáticos, incluindo medula óssea, e correspondem a 7% dos tumores ósseos malignos. Podem ser, a grosso modo, divididos em linfomas Hodgkin e não Hodgkin, sendo que ambos podem afetar os ossos. Dos dois grupos, os linfomas associados à doença de Hodgkin têm prognóstico muito melhor. Quando encontrados em osso, tendem a ser localizados e a apresentar intensa reação blástica, especialmente quando envolvendo vértebra.

Há dois tipos principais de linfoma não Hodgkin. O tipo enfatizado nesta seção é o linfoma ósseo primário, no qual ocorre destruição lítica localizada em um único osso e os resultados do estadiamento (incluindo cintilografia óssea, TC de tórax e de abdome e biópsia de medula óssea) são todos negativos para envolvimento de outras áreas. O outro tipo é o generalizado, ou sistêmico, no qual há envolvimento de órgãos linfoides, incluindo linfonodos, fígado, baço e osso. O prognóstico é melhor para os casos de linfoma primário isolado do osso, mas anos mais tarde é possível haver envolvimento generalizado ou sistêmico, com prognóstico mais sombrio. O caso é semelhante ao dos tumores de plasmócitos, nos quais os achados em um dado pacientes podem mudar de plasmocitoma solitário, com prognóstico excelente, para mieloma múltiplo, com pior prognóstico.

O linfoma ósseo primário, anteriormente denominado sarcoma de células reticulares do osso, corresponde a aproximadamente metade dos linfomas. Para satisfazer os critérios para o diagnóstico de linfoma ósseo primário, deve haver um intervalo de 4 a 6 meses entre o início das manifestações esqueléticas e o desenvolvimento de doença sistêmica. Ocorre mais frequentemente no sexo masculino, geralmente é encontrado em pacientes com mais de 25 anos e afeta coluna vertebral ou pelve em mais de 50% dos casos. Nos membros, o fêmur é o osso mais comumente envolvido, seguido por úmero e tíbia. Ocorre envolvimento poliostótico em 10 a 40% dos casos.

Dos sinais radiográficos encontrados no linfoma primário estão infiltração lítica extensiva do osso cortical, com resposta esclerótica mínima em diáfise, metáfise e epífise (Fig. 5-54). Os exames de RMN revelam que o real envolvimento da medula óssea frequentemente é mais extenso do que sugere o distúrbio cortical visualizado nas radiografias simples.

Os tipos histológicos mais comuns do linfoma ósseo são células volumosas ou um misto de pequenas e grandes células. As células tendem a demonstrar pouca estrutura citoplasmática. Contudo, o padrão nuclear revela endentações e dobras e nucléolo com coloração rosa proeminente, o que pode ajudar na distinção histológica do sarcoma de Ewing. Frequentemente há necessidade de coloração imuno-histoquímico para diferenciação entre sarcoma de Ewing e os subtipos de células B e T do linfoma. No caso de linfoma, a coloração para glicogênio geralmente é negativa, mas a coloração para retículo frequentemente é positiva.

No linfoma ósseo primário, assim como no sarcoma de Ewing, a quimioterapia multimedicamentos aumentou muito a taxa de sobrevida em 5 anos, que, atualmente, se aproxima de 70% para os pacientes com qualquer um desses tumores. Assim como o sarcoma de Ewing, o linfoma ósseo primário é altamente sensível à irradiação local. Se o linfoma primário for localizado, será possível realizar ressecção ampla com cirurgia de preservação do membro, evitando-se, assim, a irradiação local, com

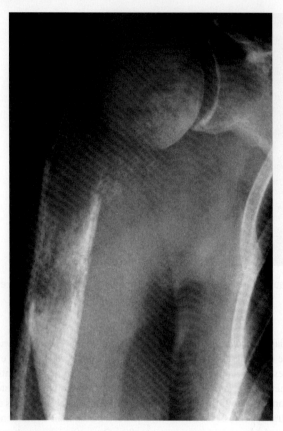

▲ **Figura 5-54** Radiografia de linfoma no úmero proximal de paciente do sexo feminino com 64 anos.

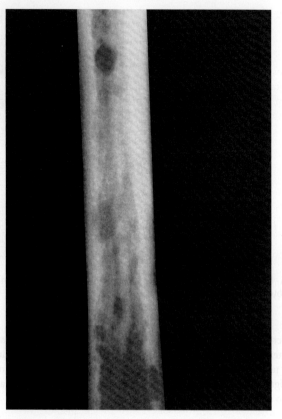

▲ **Figura 5-55** Radiografia de mieloma múltiplo no corpo femoral de paciente do sexo masculino com 72 anos.

resultado curativo. Contudo, se o envolvimento for mais extensivo, como é comum ocorrer, será necessário usar técnicas intralesionais, como pinos ou intramedulares cimentados ou prótese com haste longa para subsequente irradiação de todo o osso, em procedimento semelhante ao utilizado para carcinoma metastático com fratura patológica. Em caso de envolvimento sistêmico extensivo, pode-se usar transplante de medula óssea.

C. Tumor de plasmócitos

O tumor ósseo composto por células monoclonais plasmocitárias malignas é denominado mieloma ou plasmocitoma. É raro que um paciente se apresente com um mieloma ou plasmocitoma solitário. Os tumores quase sempre são encontrados em diversos sítios ósseos e, nesses casos, o termo empregado é mieloma múltiplo.

1. Mieloma (CID-9-CM 203.x) – O mieloma múltiplo, o tipo mais comum de tumor ósseo primário, corresponde por 45% dos tumores ósseos malignos. É o segundo câncer hematopoiético mais comum. Estima-se que 90% dos casos ocorram em pacientes com mais de 40 anos. Corresponde a 1% dos cânceres em caucasianos e a 2% dos afrodescendentes.

A doença caracteriza-se por uma tríade composta por lesões osteolítica (multifocais) (Fig. 5-55), proliferação neoplásica de plasmócitos atípicos e gamopatia monoclonal. Os critérios diagnósticos para mieloma estão estabelecidos. Os critérios maiores são plasmocitose à biópsia de lesão, plasmocitose na medula óssea e proteína sérica anômala na eletroforese e proteinúria de cadeia leve (Bence Jones). A doença causa destruição celular semelhante a causada por linfomas, sendo que a maioria das lesões ocorre em tronco, quadril e região dos ombros. O conhecimento sobre a biologia do mieloma múltiplo continua a aumentar a uma velocidade estonteante, e as pesquisas na direção de um tratamento específico (alvo) crescem proporcionalmente. Entre os ensaios de tratamento alvo realizados estão aqueles com inibidores de receptores de superfície celular, como VEGF-R e IGF-1R, inibidores de vias de sinalização celular, como os das vias MAPK e MTOR, inibidores da janus quinase, inibidores da deacetilação da histona, entre outros.

As lesões raramente são encontradas em posição distal ao joelho ou ao cotovelo. Aproximadamente 3% dos pacientes com mieloma apresentam a forma esclerótica da doença, que parece ter prognóstico melhor e está associada a neuropatia periférica. A eletroforese de proteínas séricas revela elevação de imunoglobulina monoclonal nos picos a ou y. A proteinúria de Bence Jones é secundária a eliminação de imunoglobulina de cadeia leve. Ocasionalmente, a eletroforese de uma amostra de urina produz resultados positivos, enquanto a sérica produz resultados negativos. Nas formas mais agressivas de mieloma, a destruição extensa dos ossos produz hipercalcemia, o que pode levar a um estado semicomatoso e, a longo prazo, causar nefrocalcinose. Também é possível haver dano renal por obstrução dos túbulos renais por proteínas com evolução para insuficiência renal.

A punção de medula óssea geralmente revela a presença de plasmócitos anormais. Essas células geralmente apresentam núcleo excêntrico em citoplasma eosinofílico bem estruturado. Enquanto os plasmócitos derivados de linfócitos B normais produzem anticorpos, os plasmócitos derivados de linfócitos B anormais produzem imunoglobulina inefetiva, o que ajuda a explicar o aumento na taxa de infecções nos pacientes com mieloma. Os pacientes também podem apresentar infiltrado extra ósseo, sendo que a maioria é encontrada em vias aéreas superiores e cavidade oral. Encontra-se amiloidose concomitante em 10 a 15% dos casos. Em 25% desses casos há envolvimento cardíaco extensivo e, nesses casos, a sobrevida média é de 4 meses.

As radiografias simples revelam lesões líticas de mieloma agudamente demarcadas com periostite mínima. A fixação patológica é frequente. As cintilografias ósseas têm taxa elevada de resultados falso-negativos, que se supõe seja causada por atividade quase exclusivamente osteoclástica. Por esse motivo, indica-se exame de todo o esqueleto em detrimento da cintilografia para o estadiamento da doença.

Menos de 2% dos casos de mieloma apresentam a síndrome POEMS (**p**olineuropatia, **o**rganomegalia, **e**ndocrinopatia, pico no componente **M**, alterações cutâneas – no inglês, **s**kin – e esclerose óssea – no inglês, *scleroses*)

Embora o tratamento e o prognóstico tenham melhorado, o mieloma continua a ser uma doença fatal, com mais de 90% dos pacientes vindo a óbito em 2 a 3 anos. A quimioterapia com melfalana e cortisona pode induzir remissão transitória em 50 a 70% dos casos. Os bifosfonados foram introduzidos no algoritmo de tratamento com resultados que demonstram redução dos episódios esqueléticos e aumento do período de evolução.

O tratamento local do mieloma é semelhante ao da doença metastática, com pinos intramedulares cimentados e prótese após desbridamento intralesional. O volume de sangramento no sítio cirúrgico geralmente é grande, semelhante ao encontrado na cirurgia para tratamento de metástase de carcinoma de células renais ou de determinadas metástases tireoidianas. Após a cirurgia todo o osso deve ser irradiado com 5.500 cGy. As lesões vertebrais devem ser conduzidas exatamente como as lesões metastáticas, conforme será discutido em seção posterior.

2. Mieloma solitário (CID-9-CM 203.8) – Lesões solitárias são raras (Fig. 5-56). Por definição, não deve haver envolvimento de medula óssea. Setenta e cinco por cento dos casos apresentam eletroforese de proteínas séricas e eletroforese de proteínas urinárias inteiramente normais. Os demais 25% podem apresentar anormalidades leves. O sítio mais comum é a coluna vertebral. Os pacientes tendem a ter menos de 50 anos de idade. Infeliz-

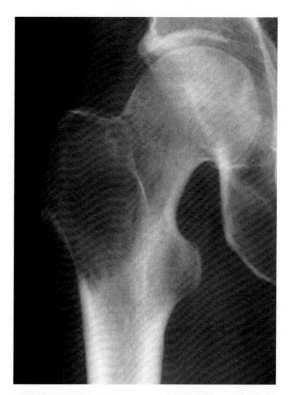

▲ **Figura 5-56** Radiografia de plasmocitoma solitário no fêmur proximal de paciente do sexo masculino com 46 anos.

mente, 70% desses casos solitários evoluem para mieloma múltiplo em 3 anos. Até que isso ocorra o tratamento é apenas local, se possível com ressecção ampla ou desbridamento intralesional e reconstrução seguidos por radioterapia.

▶ **Fundamentos do diagnóstico**

- *O sarcoma de Ewing é caracterizado por fator de transcrição quimérico que, na maioria dos casos, é produto de t(11:22), resultando em alteração no padrão de expressão na linhagem neoplásica.*
- *Em razão da elevada sensibilidade do linfoma à quimioterapia e à radioterapia, raramente há indicação de ressecção ampla.*
- *Em razão da propensão do mieloma de aparecer frio na cintilografia, o exame preferencial para estadiamento é o exame de todo o esqueleto.*

▶ **Sarcomas fibrosos dos ossos**

Os tumores fibrosos malignos dos ossos são clinicamente semelhantes ao osteossarcoma, mas afetam pacientes de maior faixa etária (acima de 20 anos) e revelam ausência total de formação de tecido ósseo. Os dois principais tumores nessa categoria são o fibrossarcoma e o histiocitoma fibroso maligno.

A. Fibrossarcoma ósseo (CID-9-CM 170.x)

O fibrossarcoma ósseo é um tumor espinocelular maligno encontrado em população de maior faixa etária com pico de incidência na quarta década de vida. É 10 vezes menos frequente que o osteossarcoma, mas tende a envolver localizações semelhantes. O sítio mais comum do fibrossarcoma é o fêmur distal, seguido, pela ordem, por tíbia proximal, pelve, fêmur proximal e úmero proximal. Raramente é encontrado em coluna vertebral, mão ou pé.

À radiografia os fibrossarcomas parecem ser quase puramente osteolíticos e infiltrantes, semelhantes aos linfomas. Por esse motivo, são dolorosos e podem causar fratura patológica. Microscopicamente, a diferenciação miofibroblástica com formação osteoide ou com histiócitos permite a distinção entre osteossarcoma fibroblástico e histiocitoma fibroso maligno (HFM) do osso. A forma de baixo grau é caracterizada por fibroblastos de aspecto maligno que formam uma grande quantidade de fibras de colágeno, dando a impressão de fibroma desmoplásico agressivo. A forma de alto grau é caracterizada por fibroblastos anaplásicos com índice elevado de atividade mitótica e menor formação de fibras de colágeno. É comum encontrar um padrão trançado ou estoriforme* (*storiform*) ao exame microscópico.

O prognóstico e o tratamento estão diretamente relacionados com o grau histológico do tumor. O fibrossarcoma de baixo grau tem melhor prognóstico que o osteossarcoma, mas deve ser tratado de forma agressiva e com ressecção ampla para evitar recorrência local. Como a forma de baixo grau tem baixo índice mitótico, quimioterapia e radioterapia adjuvantes têm poucautilidade. O fibrossarcoma de alto grau tem prognóstico e taxa de metástase semelhantes aos do osteossarcoma e geralmente é tratado de forma semelhante, com uma combinação de cirurgia e, se o paciente for suficientemente jovem para tolerar a toxicidade sistêmica, quimioterapia adjuvante.

B. Histiocitoma fibroso maligno do osso (CID-9-CM 170.x)

Antes de 1970, o histiocitoma fibroso maligno (HFM) raramente era diagnosticado em osso, mas era comumente encontrado em tecidos moles. Atualmente o HFM é mais comum nos ossos do que o fibrossarcoma, mas os dois tipos tumorais têm evolução clínica semelhante. O HFM em ossos é encontrado em adultos de meia-idade e mais idosos (ver a Tab. 5-2), é mais comum no sexo masculino e afeta os mesmos ossos que o fibrossarcoma e o osteossarcoma.

O HFM é um tumor puramente lítico que apresenta infiltração agressiva de metáfise e diáfise, semelhante ao linfoma (Fig. 5-57). A destruição lítica é difusa sem evidências de reação periosteal de reparo osteoblástico. O exame microscópico geralmente revela tumor alto grau com fibroblastos altamente anaplásicos mesclados com histiócitos malignos e poucas células gigantes com padrão estoriforme característico.

Como o HFM está intimamente relacionado com o fibrossarcoma de alto grau, seu prognóstico é sombrio, com taxas elevadas de recorrência local e de metástases. O programa de tratamento é, portanto, similar ao do fibrossarcoma e do osteossarcoma de alto grau, e inclui ressecção ampla agressiva e quimioterapia adjuvante.

▶ Adamantinoma ósseo (CID-9-CM 170.x)

Os adamantinomas representam apenas 0,33% dos tumores ósseos malignos; ocorrem com igual frequência em ambos os sexos, geralmente durante a segunda e terceira décadas de vida; são encontrados na tíbia em 90% dos casos geralmente em diáfise, frequentemente com início na cortical anterior. A origem do adamantinoma não foi esclarecida, embora no passado tenham sido consideradas células angioblásticas sinoviais e epiteliais. Pesquisas recentes, incluindo estudos imuno-histoquímicos e utilizando microscopia eletrônica, corroboraram a hipótese de origem epitelial, o que concorda com o aspecto histológico de carcinoma basocelular e poderia explicar o sítio de origem subcutâneo comum na cortical anterior da tíbia. A denominação adamantinoma foi dada à lesão tibial, em razão de seu aspecto histológico semelhante ao do adamantinoma da mandíbula (ameloblastoma), mas as duas entidades não têm qualquer outra relação clínica.

Em pacientes com adamantinoma, a radiografia revela um tumor benigno com núcleo central lítico circundado por osso esclerótico reacional que caracteristicamente abaúla a cortical anterior e, assim, assume a aparência de displasia fibrosa ou displasia osteofibrosa (Fig. 5-58). Uma consideração acerca do diagnóstico diferencial é o fato da displasia fibrosa ser indolor, enquanto o adamantinoma frequentemente é doloroso. Outra consideração é que as lesões fibrosas ósseas param de crescer com a maturidade esquelética, enquanto o adamantinoma continua a crescer na vida adulta e, nesse momento, há indicação de biópsia da porção lítica progressivamente crescente. Houve casos de displasia osteofibrosa combinada com pequenas áreas de adamantinoma distribuídas no tecido osteofibroso benigno. De fato, recentemente, uma variante foi denominada displasia osteofibrosa semelhante ao adamantinoma, que parece ter menos potencial biológico global. O adamantinoma ocasionalmente também é encontrado em tíbia e fíbula e, sendo assim, o médico deve procurar a lesão em múltiplos sítios.

Entre os achados microscópicos estão ninhos ou cordões de tecido epitelial ou angioide crescendo em estroma de tecido fibroso, o que pode conferir ao adamantinoma a aparência de angiossarcoma de baixo grau ou de carcinoma metastático. Ao exame citológico, as anomalias cromossômicas são frequentes, especialmente acréscimos nos cromossomos 7, 8, 12 e 19.

O crescimento do adamantinoma é extremamente lento, ao longo de muitos anos, mas ocasionalmente produz metástases a linfonodos regionais e ao pulmão. Por este motivo, o tratamento deve incluir ressecção ampla, o que na maioria dos casos significa ressecção de segmento de diáfise, seguida por reconstrução com aloenxerto sobre haste intramedular. Em razão do baixo grau desse tumor, raramente indicam-se radioterapia e quimioterapia adjuvantes. Mesmo as metástases pulmonares podem ser removidas, com prognóstico razoavelmente favorável de sobrevida.

---

* N. do T.: Do latim *storea*, capacho, referindo-se ao padrão sinuoso das cerdas do capacho.

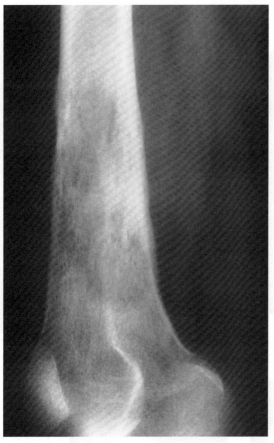 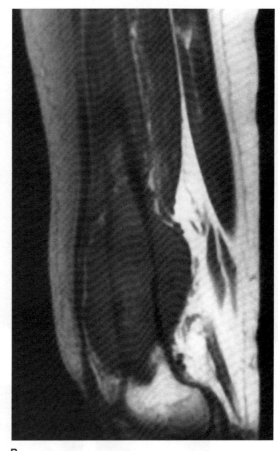

▲ **Figura 5-57** Radiografia (**A**) e RMN ponderada em T1 (**B**) de histiocitoma fibroso maligno no fêmur distal de paciente do sexo feminino com 50 anos.

▶ Fundamentos do diagnóstico

- *O adamantinoma mantém relação de continuidade com a displasia osteofibrosa e a distinção é feita por dor crescente e evolução radiográfica.*

▶ Sarcomas vasculares dos ossos

Os sarcomas vasculares são relativamente raros. São eles hemangioendotelioma, angiossarcoma e hemangiopericitoma ósseos. Os termos hemangioendotelioma e angiossarcoma frequentemente são usados como sinônimos; entretanto, o primeiro se refere a tumor de baixo grau, e o segundo normalmente indica lesão de maior grau com pior prognóstico.

A. Hemangioendotelioma (CID-9-CM 170.x)

O hemangioendotelioma, também conhecido como angiossarcoma, é mais comum no sexo masculino, encontrada em uma ampla gama de idades na faixa entre a segunda e a sétima década de vida. O fêmur, a pelve, a coluna vertebral e as costelas são os sítios de origem mais comuns, e a diáfise e a metáfise de ossos longos também são envolvidas. Um terço dos casos é multicêntrico, geralmente no mesmo osso ou membro.

Ao exame radiográfico, a lesão é puramente lítica. Quanto mais anaplásicos for o processo de doença, menos reativo será o osso. O quadro clínico varia amplamente, dependendo do grau histológico do tumor. As lesões de baixo grau se parecem com hemangiomas benignos, têm crescimento lento e os pacientes têm ótimo prognóstico. As lesões de alto grau são líticas, têm crescimento rápido e prognóstico sombrio.

O tratamento também depende do grau histológico. As lesões de baixo grau evoluem bem com curetagem simples e enxerto ósseo, mas as lesões de alto grau requerem ressecção mais ampla e agressiva e procedimento reconstrutivo. A quimioterapia e a radioterapia adjuvantes podem ser consideradas nos casos com lesões de alto grau, especialmente em pacientes com doença multifocal.

276 CAPÍTULO 5 ONCOLOGIA MUSCULOESQUELÉTICA

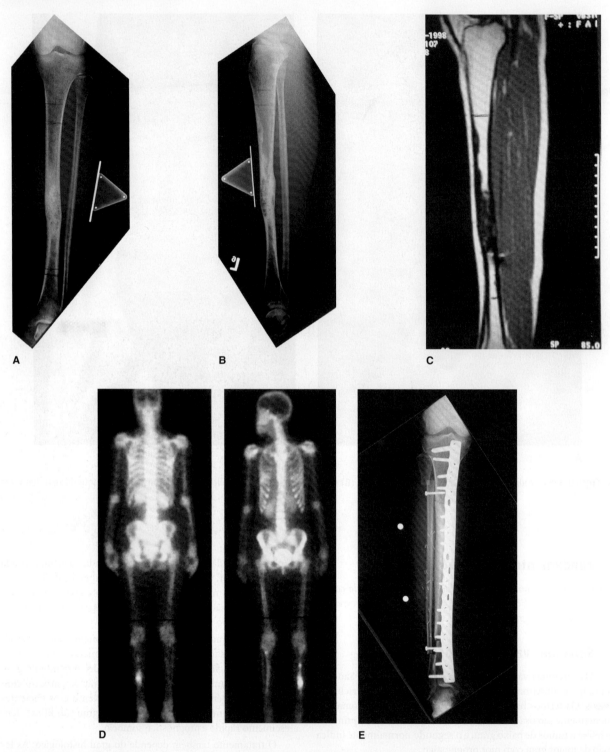

▲ **Figura 5-58** Adamantinoma de tíbia. Radiografia inicial em AP (**A**), perfil (**B**), cintilografia óssea (**C**), e RMN (**D**). **E** e **F** mostram as radiografias no pós-operatório imediato com ressecção e reconstrução usando aloenxerto intercalado e enxerto vascularizado de tíbia. **G** e **H** mostram radiografias em AP e perfil 3 anos após a cirurgia. **I** e **K** são fotografias clínicas desse paciente obtidas 3 anos após a cirurgia.

ONCOLOGIA MUSCULOESQUELÉTICA CAPÍTULO 5 277

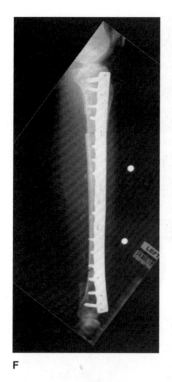
F

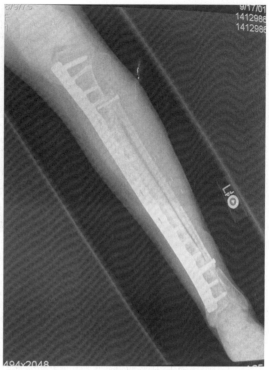
G

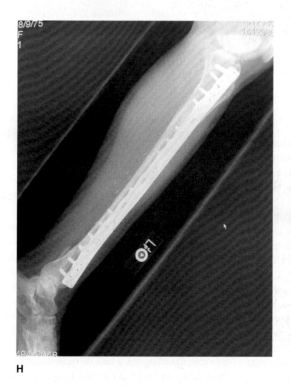
H

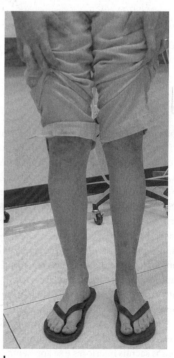
I

▲ **Figura 5-58** Continuação.

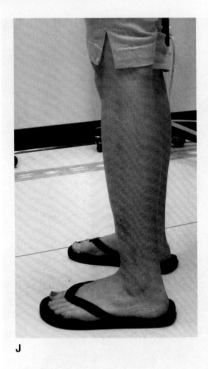
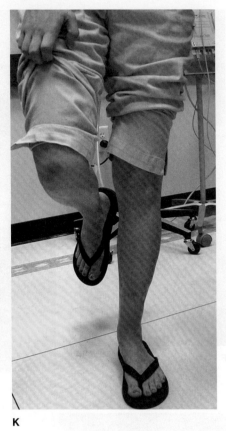

▲ **Figura 5-58** Continuação.

▶ Cordomas (CID-9-CM 170.x)

O cordoma ósseo é raro, correspondendo a 4% dos tumores ósseos malignos. Tem sua origem no notocórdio primitivo e a aparência clínica de condrossarcoma. Os cordomas afetam, com maior frequência, o sexo masculino e são encontrados em pacientes entre 30 e 80 anos. Embora 50% desses tumores tenham origem sacrococcígea, 37% surgem na região esfeno-occipital, e os demais nos corpos vertebrais das colunas cervical ou lombar. As lesões cranianas são encontradas em pacientes de menor faixa etária e implicam pior prognóstico, em razão de sua localização próxima do cérebro, o que dificulta sua remoção cirúrgica.

Ao exame radiográfico o cordoma aparece como um processo centralmente lítico com reação esclerótica mínima na periferia, possivelmente com leve calcificação na matriz, como no condrossarcoma. Por definição, o cordoma é uma lesão de linha média. Se o sacro estiver envolvido a lesão geralmente é encontrada nos três segmentos sacrais inferiores e se apresenta como uma massa lobulada extracortical na frente e atrás do sacro. Em razão de seu crescimento lento, não há dor inicialmente, mas constipação intestinal pode ser um sintoma precoce como resultado de pressão sobre o reto. Como as bordas anatômicas verdadeiras não são facilmente definidas pela radiografia de rotina, há indicação para imageamento do tumor com TC ou RMN (Fig. 5-59).

Microscopicamente, ninhos ou cordões de células dispersas em um mar de tecido mucinoso lhe dão a aparência de condrossarcoma de baixo grau. Na maioria dos casos, grandes células vacuoladas aparecem com aspecto de anel com sinete e são denominadas células fisalíferas.

O tratamento das lesões sacrais é feito com ressecção ampla, o que pode ser difícil em razão de sangramento excessivo. O procedimento pode resultar em intestino e bexiga neurogênicos. Atualmente, é comum o uso de radioterapia adjuvante para reduzir a probabilidade de recorrência pós-operatória. Pesquisas recentes recomendaram até 5.000 cGy antes da cirurgia, seguido por reforço de 1.500 cGy após o procedimento cirúrgico. Se o cirurgião for bem-sucedido em obter margens livres, a taxa de recorrência local é de aproximadamente 30%. Se houver contaminação das margens, a taxa de recorrência sobe para 65%. É comum haver recorrência em 10 a 15 após a cirurgia. Em razão do baixo grau característico do cordoma é rara encontrar metástase pulmonar, mesmo após recorrência local seguindo-se a ressecção cirúrgica local inadequada.

ONCOLOGIA MUSCULOESQUELÉTICA   CAPÍTULO 5   279

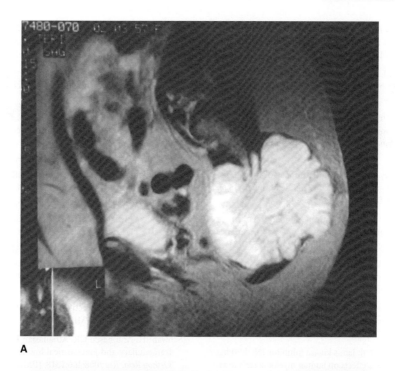

A

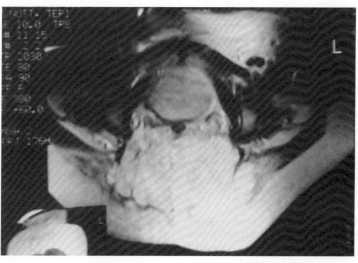

B

▲ **Figura 5-59** Cordoma no sacro em uma paciente de meia-idade: Imagem no plano sagital ponderada em T2 **(A)** e no plano transversal em T2 **(B)**.

▶ Fundamentos do diagnóstico

- A informação obtida com a anamnese e o exame físico é essencial para diferenciar entre tumores ósseos benignos e malignos.
- A sobrevida de pacientes com sarcoma de Ewing e com osteossarcoma melhorou muito com o aperfeiçoamento na quimioterapia neoadjuvante, e a oportunidade do início e a duração desta modalidade de tratamento afetam os resultados.
- A biópsia de lesões ósseas com suspeita de potencial maligno deve incluir um porção obtida na periferia da lesão, particularmente quando há um componente associado de tecido mole, uma vez que é aí que se encontra o tecido com maior valor diagnóstico.

Anthouli-Anagnostopoulou FA, Hatziolou E, Papachristou G, et al: Juxtacortical osteosarcoma. A distinct malignant bone neoplasm. *Adv Clin Pathol* 2004;3:127. [PMID: 11080792]

Avnet S, Longhi A, Salerno M, et al: Increased osteoclast activity is associated with aggressiveness of osteosarcoma. *Int J Oncol* 2008;33:1231. [PMID: 19020756]

Bacci G, Balladelli A, Palmerini E, et al: Neoadjuvant chemotherapy for osteosarcoma of the extremities in preadolescent patients: the Rizzoli Institute experience. *J Pediatr Hematol Oncol* 2008;30:908. [PMID: 19131777]

Bacci G, Ferrari S, Bertoni F, et al: Histologic response of high-grade nonmetastatic osteosarcoma of the extremity to chemotherapy. *Clin Orthop Relat Res* 2001;386:186. [PMID: 11347833]

Bacci G, Forni C, Longhi A, et al: Local recurrence and local control of non-metastatic osteosarcoma of the extremities: a 27-year experience in a single institution. *J Surg Oncol* 2007;96:118. [PMID: 17577221]

Barrille-Nion S, Barlogie B, Bataille R, et al: Advances in biology and therapy of multiple myeloma. *Hematology (Am Soc Hematol Educ Program)* 2003;248. [PMID: 14633785]

Bruns J, Elbracht M, Niggemeyer O: Chondrosarcoma of bone: an oncological and functional follow-up study. *Ann Oncol* 2001;12:859. [PMID: 11484965]

Burger R, Le Gouill S, Tai YT, et al: Janus kinase inhibitor INCB20 has antiproliferative and apoptotic effects on human myeloma cells in vitro and in vivo. *Mol Cancer Ther* 2009;8:26. [PMID: 19139110]

Cesari M, Bertoni F, Bacchini P, et al: Mesenchymal chondrosarcoma. An analysis of patients treated at a single institution. *Tumori* 2007;93:423. [PMID: 18038872]

Crapanzano JP, Ali SZ, Ginsberg MS, et al: Chordoma: a cytologic study with histologic and radiologic correlation. *Cancer* 2001;93:40. [PMID: 11241265]

Desai SS, Jambhekar N, Agarwal M, et al: Adamantinoma of tibia: a study of 12 cases. *J Surg Oncol* 2006;93:429. [PMID: 16550582]

Donati D, Yin J, Di Bella C, et al: Local and distant control in non-metastatic pelvic Ewing's sarcoma patients. *J Surg Oncol* 2007;96:19. [PMID: 17345611]

Ewing J: Diffuse endothelioma of bone. *Proc NY Pathol Soc* 1921;21:17. [No PMID]

Gelderblom H, Hogendoorn PC, Dijkstra SD, et al: The clinical approach towards chondrosarcoma. *Oncologist* 2008;13:320. [PMID: 18378543]

Han I, Oh JH, Na YG, et al: Clinical outcome of parosteal osteosarcoma. *J Surg Oncol* 2008;97:146. [PMID: 18050289]

Hoang BH, Kubo T, Healey JH, et al: Expression of LDL receptor-related protein 5 (LRP5) as a novel marker for disease progression in high-grade osteosarcoma. *Int J Cancer* 2004;109:106. [PMID: 14735475]

Kanamori M, Antonescu CR, Scott M, et al: Extra copies of chromosomes 7, 8, 12, 19, and 21 are recurrent in adamantinoma. *J Mol Diagn* 2001;3:16. [PMID: 11227067]

Khanna C, Wan X, Bose S, et al: The membrane-cytoskeleton linker ezrin is necessary for osteosarcoma metastasis. *Nat Med* 2004;10:182. [PMID: 14704791]

Kilpatrick SE, Geisinger KR, King TS, et al: Clinicopathologic analysis of HER-2/neu immunoexpression among various histologic subtypes and grades of osteosarcoma. *Mod Pathol* 2001;14:1277. [PMID: 11743051]

Mandahl N, Gustafson P, Mertens F, et al: Cytogenetic aberrations and their prognostic impact in chondrosarcoma. *Genes Chromosomes Cancer* 2002;33:188. [PMID: 11793445]

Ocio EM, Mateos MV, Maiso P, et al: New drugs in multiple myeloma: mechanisms of action and phase I/II clinical findings. *Lancet Oncol* 2008;9:1157. [PMID: 19038762]

Ogose A, Hotta T, Kawashima H, et al: Elevation of serum alkaline phosphatase in clear cell chondrosarcoma of bone. *Anticancer Res* 2001;21:649. [PMID: 11299821]

Overholtzer M, Rao PH, Favis R, et al: The presence of p53 mutations in human osteosarcomas correlates with high levels of genomic instability. *Proc Natl Acad Sci USA* 2003;100:11547. [PMID: 12972634]

Pring ME, Weber KL, Unni KK, et al: Chondrosarcoma of the pelvis. A review of sixty-four cases. *J Bone Joint Surg Am* 2001;83-A:1630. [PMID: 11701784]

Rizzo M, Ghert MA, Harrelson JM, et al: Chondrosarcoma of bone: analysis of 108 cases and evaluation for predictors of outcome. *Clin Orthop Relat Res* 2001;391:224. [PMID: 11603673]

Roland Durr H, Wegener B, Krödel A, et al: Multiple myeloma: surgery of the spine: retrospective analysis of 27 patients. *Spine (Phila Pa 1976)* 2002;27:320. [PMID: 11805699]

Schwab JH, Antonescu CR, Athanasian EA, et al: A comparison of intramedullary and juxtacortical low-grade osteogenic sarcoma. *Clin Orthop Relat Res* 2008;466:1318. [PMID: 18425560]

Scully SP, Ghert MA, Zurakowski D, et al: Pathologic fracture in osteosarcoma: prognostic importance and treatment implications. *J Bone Joint Surg Am* 2002;84-A:49. [PMID: 11792779]

Streitburger A, Ahrens H, Balke M, et al: Grade I chondrosarcoma of bone: the Munster experience. *J Cancer Res Clin Oncol* 2009;135:543. [PMID: 18855011]

Tallini G, Dorfman H, Brys P, et al: Correlation between clinicopathological features and karyotype in 100 cartilaginous and chordoid tumours. A report from the Chromosomes and Morphology (CHAMP) Collaborative Study Group. *J Pathol* 2002;196:194. [PMID: 11793371]

Tian E, Zhan F, Walker R, et al: The role of the Wnt-signaling antagonist DKK1 in the development of osteolytic lesions in multiple myeloma. *N Engl J Med* 2003;349:2483. [PMID: 14695408]

Weiss A, Khoury JD, Hoffer FA, et al: Telangiectatic osteosarcoma: the St. Jude Children's Research Hospital's experience. *Cancer* 2007;109:1627. [PMID: 17351949]

TUMORES BENIGNOS DE TECIDOS MOLES

Define-se *tecido mole* como aquele não epitelial, mesenquimatoso extraesquelético excluindo-se o sistema reticuloendotelial e a glia. Nesta definição estão incluídos os tecidos gorduroso, fibroso, muscular e as estruturas neurovasculares relacionadas.

Por definição, os tumores benignos de tecidos moles representam processos neoplásicos bem diferenciados com pouca capacidade de crescimento autônomo. Em geral, demonstram capacidade limitada de invasão local e recorrências locais são raras. Em razão do número extenso de tumores benignos de tecidos moles, a discussão a seguir se limitará aos mais comuns.

▶ Lipomas

O lipoma é, de longe, o tumor de tecidos moles mais comum, representando aproximadamente 50% desses tumores. Os lipomas superam em número os lipossarcomas na ordem de 100:1. Foram relatadas anormalidades citogenéticas em 50 a 80% dos lipomas. Há um grande número de variantes, incluindo os tipos subcutâneo superficial; intramuscular, lipoma de células fusiformes; angiolipoma; lipoblastoma benigno e os lipomas de bainhas tendíneas, nervos, sinóvia, periósteo e região lombossacra.

A. Lipoma subcutâneo superficial (CID-9-CM 214.x)

O tipo de lipoma mais frequentemente encontrado é o subcutâneo superficial, que pode ser solitário ou múltiplo. Os lipomas subcutâneos ocorrem com igual frequência em ambos os sexos e parecem surgir espontaneamente durante a quinta e a sexta década de vida. As localizações mais comuns são dorso, ombros e pescoço.

À palpação, o tumor se mostra macio e flutuante. Embora encontrado com maior frequência em obesos, o tamanho do lipoma não mantém relação direta com o peso do paciente. Os lipomas não se reduzem com a perda ponderal. Em geral, crescem até determinado tamanho, e não há degeneração sarcomatosa. O tratamento cirúrgico geralmente tem objetivo cosmético e a taxa de recorrência é inferior a 5%.

B. Lipoma intramuscular (CID-9-CM 214.8)

O lipoma intramuscular profundo é encontrado em adultos entre 30 e 60 anos, afeta mais frequentemente o sexo masculino e comumente localiza-se nos grandes músculos dos membros. As lesões têm crescimento lento e indolor. O lipoma intramuscular apresenta radioluscência característica que faz contraste com a musculatura circundante (Fig. 5-60).

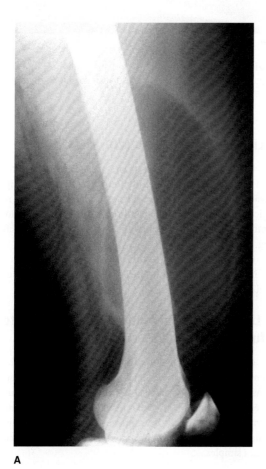
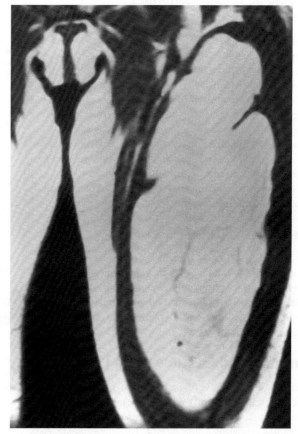

▲ **Figura 5-60** Radiografia (**A**) e imagem de RMN em corte coronal ponderada em T1 (**B**) de lipoma intramuscular no quadríceps de paciente do sexo masculino com 72 anos.

À RMN esse tumor apresenta sinal uniforme de alta intensidade na sequência spin-eco pesada em T1. Ao exame macroscópico o tumor pode parecer bastante infiltrado no músculo ao redor e apresenta coloração amarela pálida ao ser seccionado. O exame histológico revela que o lipoma intramuscular, assim como o subcutâneo, é composto por adipócitos benignos com núcleos picnóticos difíceis de visualizar sobre a superfície da grande célula repleta de gordura. Quando são colhidas amostras para exame, o patologista deve ter o cuidado de afastar a possibilidade de lipossarcoma de baixo grau bem diferenciado, que pode coexistir com o lipoma benigno. Raramente, um lipoma apresenta elementos hamartomatosos condroides ou ósseos, o que, no passado, levava à sua classificação como mesenquimoma. Em outros casos, é possível encontrar evidências de hemorragia ou necrose que produzem sinais de baixa intensidade no RMN semelhantes aos observados no lipossarcoma.

Há indicação de obter margem cirúrgica do tratamento de lipoma intramuscular. Foram relatadas taxas de recorrência local entre 15 e 60%.

C. Lipoma de células fusiformes (CID-9-CM 214.x)

O lipoma de células fusiformes é normalmenteencontrado na região posterior do pescoço e na região dos ombros em homens entre 45 e 64 anos. Ao exame macroscópico, o lipoma de células fusiformes se parece com um lipoma comum, mas com áreas de material gelatinoso branco acinzentado. O exame microscópico dessas áreas revela a presença de fibroblastos benignos. Assim, nos exames de imagem, observam-se áreas densas distribuídas ao longo das áreas radioluscentes normais de um lipoma. Ao RMN observam-se estrias com sinal de baixa intensidade atravessando o padrão típico de um lipoma benigno com alta intensidade de sinal.

O tratamento é feito com ressecção simples. A probabilidade de recorrência é mínima.

D. Angiolipoma (CID-9-CM 214.x)

O angiolipoma (Fig. 5-61) é uma lesão subcutânea encontrada em adultos jovens (ver a Tab. 5-6), geralmente em antebraço. Em geral, encontram-se múltiplas lesões que são dolorosas, em razão de sua vascularidade. Macroscopicamente, o lipoma lobular apresenta canais vasculares. O tratamento do angiolipoma consiste em remoção cirúrgica.

E. Lipomatose difusa (CID-9-CM 214.9)

Trata-se de variante extremamente rara, caracterizada pela presença de múltiplos lipomas superficiais e profundos envolvendo toda e extensão de um membro ou o tronco e que, geralmente, se instala nos primeiros 2 anos de vida. Histologicamente, cada lesão de paciente com lipomatose difusa não difere de um lipoma solitário. Quando ocorre lipomatose em um nervo, o membro ou dedo envolvido assume grande tamanho, o que algumas vezes impede a remoção cirúrgica dos tumores adiposos. Se for este o caso, talvez haja indicação de amputação.

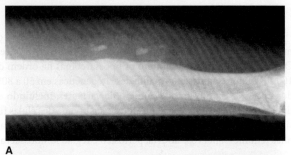

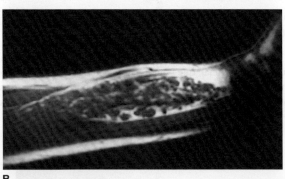

▲ **Figura 5-61** Radiografia (**A**) e RMN ponderada em T1 (**B**) de angiolipoma de tecidos moles na face volar do antebraço em paciente do sexo feminino com 27 anos.

F. Lipoma lombossacro (CID-9-CM 214.8)

O lipoma lombossacro ocorre nesta região, posterior a uma espinha bífida. Frequentemente está associado a lipomas intradurais e extradurais podendo resultar em déficits neurológicos. Embora o lipoma lombossacro seja considerado um tumor pediátrico, também pode ser encontrado em adultos (Fig. 5-62).

O tratamento cirúrgico consiste em ressecção de todo o lipoma, incluindo a porção que emerge do canal vertebral e de raízes lombossacras.

G. Lipoblastoma benignos e lipoblastomatose difusa (CID-9-CM 215.x)

Os tipos benigno e difuso do lipoblastoma são encontrados em membros ou tronco de lactentes. As lesões, solitária ou múltiplas, podem ser superficiais ou profundas no tecido muscular. Apresentam imaturidade celular, com lipoblasto semelhantes aos da forma mixoide do lipossarcoma. Mesmo com a agressividade celular dos tumores, o prognóstico é excelente após ressecção cirúrgica simples.

H. Hibernoma (CID-9-CM 215.x)

O hibernoma, um lipoma raro encontrado em adultos jovens (ver a Tab. 5-6), geralmente ocorre nas regiões escapular e

ONCOLOGIA MUSCULOESQUELÉTICA — CAPÍTULO 5

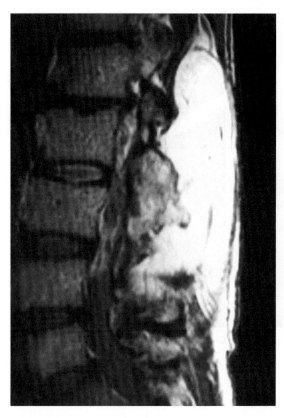

▲ **Figura 5-62** Lipoma lombossacro em RMN com imagem ponderada em T1.

interescapular, é indolor, tem crescimento lento e diâmetro variando entre 10 e 15 centímetros. O hibernoma é composto por células finamente granulares ou vacuolizadas características de gordura marrom e que contêm uma grande quantidade de glicogênio. O tratamento é feito com ressecção cirúrgica com baixo potencial de recorrência.

▶ **Fundamentos do diagnóstico**

- *Na caracterização histológica das lesões lipomatosas, as biópsias estão sujeitas a erros de amostragem. Assim, se houver indicação de biópsia incisional, deve-se obter a porção mais suspeita da lesão.*
- *No diagnóstico diferencial da macrodactilia deve-se incluir a lipomatose de nervo.*
- *No exame de RMN o achado de lesão com a mesma intensidade de sinal da gordura subcutânea em todas as sequências é o diagnóstico de lesão lipomatosa benigna de baixo grau.*

▶ **Tumores vasculares benignos**

Depois dos lipomas, os tumores vasculares proliferativos benignos são os tumores benignos mais comuns. Aqui serão discutidos três tipos de tumores vasculares: hemangioma, linfangioma e tumor glômico.

Assim como os lipomas, os angiomas ocorrem com ampla variedade de apresentações clínicas encontradas, com maior frequência, no sexo feminino. O tipo mais comum de angioma é o hemangioma, que pode ser uma lesão cutânea superficial ou uma lesão intramuscular profunda. A contraparte linfática do hemangioma é denominada linfangioma ou higroma. Na maioria dos casos, a lesão é solitária ou localizada. Se for extensa e envolver todo um membro, utiliza-se a denominação angiomatose. Como a maioria dos hemangiomas e dos linfangiomas é congênita, na sua classificação são considerados hamartomatosos ou malformações venosas. Os hemangiomas ou linfangiomas surgem de displasia havida no desenvolvimento do tubo endotelial, enquanto os tumores glômicos têm origem nos pericitos, que são células existentes do lado de fora do tubo endotelial. A maioria das anomalias vasculares surge esporadicamente, mas foram descritos padrões familiares de transmissão autossômica dominante. A análise genética dessas famílias identifica mutações especificas em genes o que corrobora a existência de controle genômica na regulação da angiogênese.

A. Hemangioma (CID-9-CM 228.x)

Os hemangiomas são os tumores mais frequentemente encontrados em crianças e representam 7% dos tumores benignos.

1. Hemangioma capilar (CID-9-CM 228.x) – O tipo mais comum de hemangioma é o capilar solitário, também conhecido como mancha de vinho do porto, que aparece como uma lesão cutânea vermelha ou púrpura, elevada, na região de cabeça e pescoço. A lesão ocorre nas primeiras semanas de vida, cresce rapidamente ao longo de alguns meses e, em 75 a 90% dos casos, regride no período de 7 anos.

Em razão da regressão espontânea, não há necessidade de tratamento na maioria dos casos. No passado, o tratamento consistia de criocirurgia, escleroterapia ou irradiação, mas com frequência o tratamento era pior do que a própria doença. Atualmente, quando há necessidade de intervenção, o tratamento preferencial envolve o uso de coagulação seletiva com *laser*.

2. Hemangioma cavernoso (CID-9-CM 228.x) – O hemangioma cavernoso é maior e menos comum que o hemangioma capilar. Os espaços vasculares aumentados da lesão cavernosa lhe dão a aparência de um cacho de uvas de cor púrpura. Ocorre profundamente em membro, com envolvimento comum de músculos e, até mesmo, da membrana sinovial de articulações (hemangioma sinovial).

A imagem pode ser característica (Fig. 5-63) e, em alguns pacientes com as formas intramusculares de hemangioma, a pele não apresenta anormalidades e não há flebolitos evidentes no exame radiográfico. Com o RMN, os hemangiomas intramusculares profundos são facilmente detectados pelo padrão serpiginoso de sinais mistos nas imagens ponderadas em T1.

As lesões musculares geralmente são assintomáticas até que ocorra hemorragia intralesional, espontaneamente ou causada por trauma menor. A dor geralmente tem curta duração e rara-

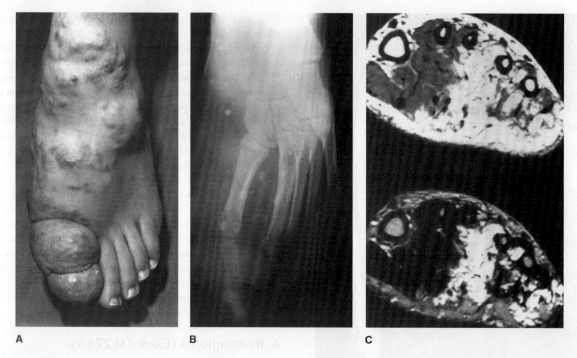

▲ **Figura 5-63** Aspectos clínico (**A**) e radiográfico (**B**) de hemangioma cavernoso no pé de um paciente e imagem de RMN ponderada em T1 e em T2 (**C**) de hemangioma cavernoso em outro paciente.

mente há recorrência Em alguns pacientes a dor é mais intensa e associada a contratura muscular e a deformidade articular. Esses pacientes talvez necessitem de ressecção cirúrgica da lesão fibrótica, a fim de melhorar a função articular e reduzir a dor. Nos raros casos de hemangiomas múltiplos envolvendo todo o membro, talvez haja indicação de amputação. Pode-se tentar a embolização dos vasos aferentes, mas este procedimento pode causar síndrome do compartimento grave, com contraturas graves ou perda de força muscular e limitação do movimento articular.

3. Hemangioma arteriovenoso (CID-9-CM 228.x) – O hemangioma arteriovenoso é encontrado em pacientes jovens (ver a Tab. 5-6), geralmente em cabeça, pescoço ou membro inferior. Está associado a *shunting* arteriovenoso significativo no tumor, o que produz aumento da perfusão. Consequentemente, observa-se aumento da temperatura, dor e sopro ou frêmito contínuo sobre a massa. No membro, o *shunting* também resulta em sobrecrescimento (síndrome de Klipel-Trenaunay).

Se o *shunting* for excessivo, talvez haja necessidade de remoção cirúrgica do hemangioma para prevenção de coagulopatia de consumo e de insuficiência cardíaca de alto débito (síndrome de Kasabach-Merritt). As arteriografias são úteis para determinar o grau de *shunting* antes do tratamento. Embolização ou ligadura dos vasos aferentes frequentemente não são formas efetivas de tratamento.

4. Hemangioma epitelioide (doença de Kimura) (CID-9-CM 228.x) – Este hemangioma cutâneo é encontrado em região de cabeça e pescoço de mulheres entre 20 e 40 anos de idade. Está associado a alterações inflamatórias e eosinofilia e, algumas vezes, ocorre ulceração. Seu nome tem origem na aparência epitelial das estruturas capilares revestidas de endotélio.

5. Granuloma piogênico (CID-9-CM 228.x) – O granuloma piogênico é um hemangioma capilar polipoide que afeta a pele ou a mucosa de ambos os sexos em qualquer faixa etária. Pode estar associado a traumatismo e é encontrado próximo de boca, gengivas ou dedos das mãos. As lesões tem coloração púrpura, sangram e ulceram facilmente.

B. Linfangioma (CID-9-CM 228.x)

O linfangioma nada mais é que um angioma composto por tubos endoteliais linfáticos repletos de linfa, em vez do sangue nos hemangiomas. As linfangiomas podem ser localizadas, como no higroma cístico e, geralmente, são encontradas próximas da cabeça, do pescoço ou da axila em jovens de ambos os sexos (ver a Tab. 5-6). Assim como nos hemangiomas, os linfangiomas maiores são lesões cavernosas encontradas em pacientes de mais idade com envolvimento mais profundo. Tanto no linfangioma quanto no hemangioma, em razão do aumento da perfusão regional, é possível haver sobrecrescimento ósseo (Fig. 5-64).

ONCOLOGIA MUSCULOESQUELÉTICA — CAPÍTULO 5

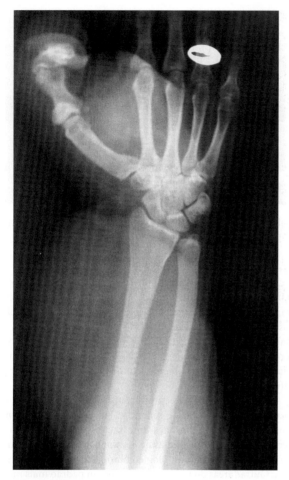

▲ **Figura 5-64** Radiografia de linfangioma no antebraço e na mão de uma paciente com 23 anos.

C. Tumor glômico (CID-9-CM 215.x)

O tumor glômico tem origem nos hemangiopericitos, que são células encontradas na periferia da rede capilar vascular, normalmente envolvidas com a regulação do fluxo sanguíneo pelo sistema capilar. O exame microscópico do tumor revela grandes espaços vasculares circundados por um campo homogêneo de hemangiopericitos epitelioide, sem evidências de atividade mitótica.

O tumor glômico é uma lesão de cor rosada, geralmente com menos de 1 centímetros de diâmetro. Corresponde a 1,6% dos tumores de tecidos moles e ocorre com igual frequência em ambos os sexos. Embora o tumor seja encontrado mais comumente na região subungueal, onde é imediatamente visível, também pode ocorrer na camada subcutânea em mão, punho, antebraço ou pé, onde permanece invisível até que uma dor localizada lancinante leve à exploração cirúrgica. Os tumores glômicos esporadicamente são relatados em tecidos moles profundos, vísceras e em localizações intraósseas. Após a remoção cirúrgica, a dor desaparece e o tumor recidiva em menos de 10% dos casos.

▶ Fundamentos do diagnóstico

- *Sinais radiográficos de flebolitos são diagnósticos de hemangioma.*
- *Os tumores glômicos geralmente são diagnósticos em tamanho muito pequeno, em razão de sua localização na ponta dos dedos das mãos e da extrema sensibilidade ao frio.*

▶ Tumores desmoides extra-abdominais (fibromatose agressiva) (CID-9-CM 215.x)

Em comparação com as lesões fibrosas infantis mencionadas anteriormente, o tumor desmoide é encontrado em crianças maiores e em adultos jovens até 40 anos de idade. Enquanto desmoides abdominais são encontrados na parede abdominal de mulheres após a gravidez, os desmoides extra-abdominais geralmente ocorrem em homens e são mais comuns em áreas proximais nas cercanias de ombros ou nádegas, seguidas por região posterior de coxa, região poplítea, braço e antebraço. Na maioria dos casos, se apresenta como um tumor solitário. Entretanto, em alguns casos, observa-se envolvimento multicêntrico que pode estar associado à síndrome de Gardner, caracterizada por polipose de intestino grosso e osteomas craniofaciais. Em pacientes com polipose adenomatosa familiar (APF), uma doença hereditária causada por mutações no gene APC, dos desmoides são fonte importante de morbidade e mortalidade. O gene APC, localizado no cromossomo 5, codifica uma proteína de 300-kDa, na qual uma mutação na linhagem germinativa é um evento inicial na formação do tumor.

Os desmoides são tumores de localização profunda que surgem nos planos fasciais musculares com grande infiltração para os músculos, tendões, cápsulas articulares e, até, para os ossos adjacentes. Comparados com os fibrossarcomas malignos, os desmoides têm limites imprecisos o que dificulta sua ressecção cirúrgica. Os desmoides podem englobar vasos e nervos circundantes, enquanto os fibrossarcomas geralmente empurram essas estruturas para o lado. O desmoide pode causar dor local e cresce muito rapidamente, o que sugere tumor maligno. O desmoide tende a crescer longitudinalmente aos planos musculares até um tamanho considerável, o que frequentemente resulta em restrição ao movimento articular de ombro, quadril ou joelho. Em razão de sua agressividade local ser tão semelhante ao do fibrossarcoma maligno ou ao do HFM, alguns especialistas acreditam que o desmoide seja um fibrossarcoma de baixo grau que perdeu a capacidade de produzir metástases; contudo, a análise molecular é de outra forma.

Ao exame macroscópico o tumor desmoide é firme com alto teor de colágeno e microscopicamente possui baixo índice mitótico, semelhante ao da fibromatose plantar ou palmar. Radiograficamente, o desmoide não é calcificado e parece mais denso em comparação com o músculo normal. É facilmente observado em janela de tecidos moles de TC. Com a RMN obtém-se imageamento pré-cirúrgico mais preciso (Fig. 5-65). Assim como no desmoide abdominal, no extra-abdominal, uma lesão física pode ter um papel na ativação de oncogenes preexistente no fibroblasto lesionado.

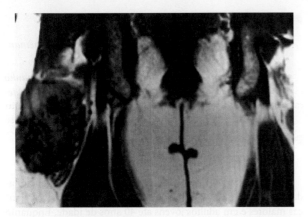

▲ **Figura 5-65** RMN ponderada em T1 revelando tumor desmoide na região glútea de uma paciente com 45 anos.

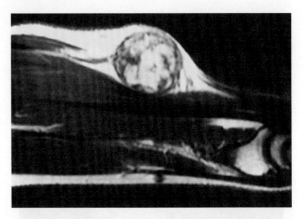

▲ **Figura 5-66** RMN ponderada em T1 revelando neurilemoma de nervo ulnar em um paciente do sexo masculino com 69 anos.

Os desmoides geralmente são tratados cirurgicamente com ressecção ampla agressiva semelhante à usada para tratar um sarcoma primário. Mesmo após ressecção com margens negativas, a taxa de recorrência se aproxima de 50%. Por este motivo, é comum administrar radioterapia com 50 Gy ao sítio cirúrgico, iniciada com duas semanas de pós-operatório. Com a radioterapia, a taxa de recorrência cai para 15%. Raramente há necessidade de amputação após diversas recidivas. Há relato de poucos casos com involução espontânea de tumor desmoide após 40 anos.

Com base em evidências clínicas e experimentais, é possível que o estrogênio tenha relevância no desenvolvimento de tumores desmoides. Consequentemente, agentes, como o tamoxifeno, estão sendo usados em alguns centros em razão de seus efeitos antiestrogênicos. Também foram usados AINEs na tentativa de tratar casos agressivos. A quimioterapia citotóxica também foi usada em casos selecionados sem possibilidade de ressecção cirúrgica, especialmente os associados à polipose adenomatosa familiar, com algum sucesso.

▶ **Fundamentos do diagnóstico**

- *Os tumores desmoides são benignos, mas podem ser extremamente agressivos localmente, com taxa de recorrência local de até 50% após ressecção com margens negativas.*

▶ **Tumores benignos de nervos periféricos**

Os tumores benignos das bainhas de nervos periféricos são comuns e têm origem nas células de Schwann, que normalmente produzem mielina e colágeno.

A. Neurilemoma (CID-9-CM 215.x)

O neurilemoma (neurinoma ou schwannoma benigno) é o menos comum dos tumores benignos das bainhas dos nervos periféricos. Geralmente afeta indivíduos com idade entre 20 e 50 anos e ocorre com igual frequência em ambos os sexos. Ocorre, principalmente, nas raízes espinais e em nervos superficiais nas superfícies flexoras de membros superiores e inferiores. Na maioria dos casos a lesão é solitária, mas ocasionalmente são encontradas múltiplas lesões na doença de von Recklinghausen. O neurilemoma tem crescimento lento e raramente causa dor ou déficit neurológico.

Diferentemente do neurofibroma, que tem aparência fusiforme, o neurilemoma é redondo (Fig. 5-66). O exame microscópico revela a presença do característico corpúsculo de Verocay, formado por células de Schwann em paliçada, e que é encontrado no padrão histológico fibrótico denominado Antoni A. Outras áreas do tumor apresentam um padrão mais mucinoso denominado Antoni B. Os neurilemomas podem ocorrem de forma axial envolvendo raízes nervosas espinais, frequentemente se apresentando na forma de defeitos extradurais em forma de halter (Fig. 5-67). Em comparação com as lesões periféricas menos restritas, as lesões de raízes nervosas causam mais dor e estão associadas a déficit neurológico em razão de constrição óssea.

Em muitos casos, indica-se excisão simples do neurilemoma, o que pode ser feito sem lesão grave ao nervo. Se o paciente for assintomático a conduta expectante é adequada porque há pouca chance de degeneração maligna.

B. Neurofibroma solitário (CID-9-CM 215.x)

O neurofibroma solitário é um tumor fibrótico fusiforme que surge no centro de um nervo periférico menor (Fig. 5-68). O tumor é encontrado com igual frequência em ambos os sexos, geralmente entre 20 e 30 anos. É 10 vezes mais comum do que a forma múltipla encontrada na doença de von Recklinghausen, geralmente é menor e tem menos chance de degeneração maligna. O exame microscópico revela feixes entrelaçados de células fusiformes alongadas com núcleos de aspecto benigno e, ocasio-

ONCOLOGIA MUSCULOESQUELÉTICA — CAPÍTULO 5

C. Neurofibromatose (doença de von Recklinghausen) (CID-9-CM 237.7)

A doença de von Recklinghausen é uma displasia familiar transmitida como traço autossômico dominante, com incidência de aproximadamente 1 a cada 3mil nascidos vivos. A doença geralmente se inicia nos primeiros anos de vida com o surgimento de pequenas manchas café com leite. Com o tempo, essas lesões aumentam em número e tamanho. Diferentemente das lesões encontradas na displasia fibrosa, as lesões na doença de von Recklinghausen não têm bordas irregulares. Se o paciente apresentar mais de seis lesões com bordas regulares e diâmetro acima de 1,5 centímetro, pode-se confirmar o diagnóstico de doença de von Recklinghausen

Mais tarde, o paciente desenvolve múltiplos neurofibromas e todos com aspecto de nódulo cutâneo liso (Fig. 5-69). Essa lesão cutânea pedunculada, denominada fibroma molusco, pode ser volumosa e pendular. Mais patognomônico da doença é o neurofibroma plexiforme, que ocorre em 25% dos pacientes, em nervos maiores e pode envolver inteiramente um membro (Fig. 5-69). Quando a pele sobrejacente a um membro é solta e hiperpigmentada, o quadro é denominado elefantíase neuromatosa, ou "síndrome do homem elefante". (Atualmente acredita-se que John Merrick, o assim chamado homem elefante, de fato sofria da síndrome de Proteus.) Entre as muitas alterações observadas na doença de von Recklinghausen estão escoliose em até 20% dos

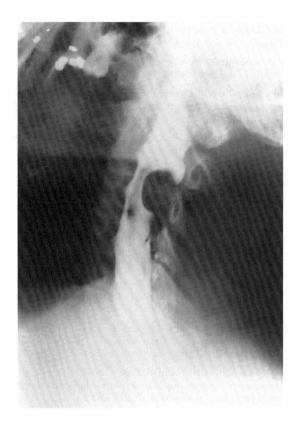

▲ **Figura 5-67** Mielografia de um neurilemoma na coluna cervical.

nalmente, com áreas com aspecto semelhante ao padrão Antoni A encontrado no neurilemoma.

O tratamento do neurofibroma solitário é feito com excisão simples. A lesão iatrogênica de fascículos nervosos é mais provável do que na ressecção de neurilemoma, em razão do crescimento entrelaçado do neurofibroma.

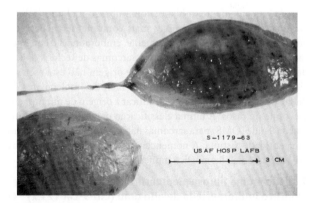

▲ **Figura 5-68** Aparência fotográfica de um neurofibroma solitário.

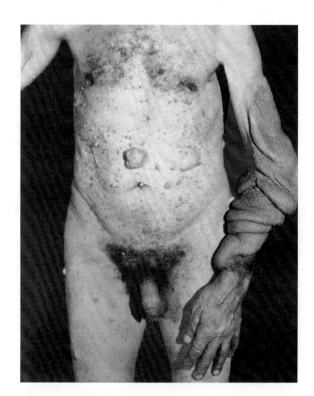

▲ **Figura 5-69** Manifestações cutâneas da neurofibromatose.

casos, arqueamento e/ou pseudoartrose da tíbia em 5%, meningocele, erosão de vértebra e lesões osteolíticas.

A principal ameaça à vida do paciente é o desenvolvimento de sarcoma maligno a partir de um dos neurofibromas profundos e volumosos. Isso ocorre em 3 a 5% dos pacientes em idade mais avançada.

▶ Fundamentos do diagnóstico

- *Os neurilemomas em geral são facilmente dissecados do nervo ao qual estão associados, enquanto os neurofibromas geralmente são bem mais entrelaçados nos fascículos nervosos, o que dificulta a ressecção com preservação do nervo.*

- *Os pacientes com neurofibromatose apresentam risco de 5% de sarcoma secundário, considerando todo o período de vida.*

▶ Mixomas intramusculares (CID-9-CM 215.x)

O mixoma intramuscular é um tumor raro encontrado em pacientes com mais de 40 anos e que afeta grandes músculos nas coxas, nos ombros, nas nádegas e nos braços. Trata-se de tumor de crescimento lento e limites bem definidos com consistência gelatinosa semelhante a de um cisto ganglionar ou de lipossarcoma mixoide. O mixoma intramuscular não causa dor e pode chegar a ter mais de 15 centímetros de diâmetro. Embora radioluscente à TC, o RMN revela sinal intermediário nas imagens pesadas em T1 e sinal extremamente intenso nas imagens pesadas em T2. Os mixomas múltiplos estão associados a displasia fibrosa poliostótica na síndrome de Mazabraud.

O mixoma intramuscular pode ser removido marginalmente. A taxa de recidiva é extremamente baixa.

▶ Fundamentos do diagnóstico

- *Muitas lesões de tecidos moles apresentam sinais característicos nos exames de imagem, mas aquelas com achados inespecíficos devem ser diagnosticadas com biópsia por agulha ou incisional e não por biópsia excisional.*

Blei F: Basic science and clinical aspects of vascular anomalies. *Curr Opin Pediatr* 2005;17:501. [PMID: 16012263]

Blei F: Congenital lymphatic malformations. Ann N Y Acad Sci 2008;1131:185. [PMID: 18519970]

Crawford AH, Schorry EK: Neurofibromatosis update. *J Pediatr Orthop* 2006;26:413. [PMID: 16670560]

Faurschou A, Togsverd-Bo K, Zachariae C, et al: Pulsed dye laser vs. intense pulsed light for port-wine stains: a randomized side-by-side trial with blinded response evaluation. *Br J Dermatol* 2009;160:359. [PMID: 19120324]

Gega M, Yanagi H, Yoshikawa R, et al: Successful chemotherapeutic modality of doxorubicin plus dacarbazine for the treatment of desmoid tumors in association with familial adenomatous polyposis. *J Clin Oncol* 2006;24:102. [PMID:16382119]

Gombos Z, Zhang PJ: Glomus tumor. *Arch Pathol Lab Med* 2008;132:1448. [PMID: 18788860]

Kang HJ, Shin SJ, Kang ES: Schwannomas of the upper extremity. *J Hand Surg Br* 2000;25:604. [PMID: 11106529]

Lev D, Kotilingam D, Wei C, et al: Optimizing treatment of desmoid tumors. *J Clin Oncol* 2007;25:1785. [PMID: 17470870]

Marler JJ, Mulliken JB: Current management of hemangiomas and vascular malformations. *Clin Plast Surg* 2005;32:99. [PMID: 15636768]

Murphey MD, Carroll JF, Flemming DJ, et al: From the archives of the AFIP: benign musculoskeletal lipomatous lesions. *Radiographics* 2004;24:1433. [PMID: 15371618]

Nielsen GP, O'Connell JX, Rosenberg AE: Intramuscular myxoma: a clinicopathologic study of 51 cases with emphasis on hypercellular and hypervascular variants. *Am J Surg Pathol* 1998;22:1222. [PMID: 9777984]

Shields CJ, Winter DC, Kirwan WO, et al: Desmoid tumours. *Eur J Surg Oncol* 2001;27:701. [PMID: 11735163]

Signoroni S, Frattini M, Negri T, et al: Cyclooxygenase-2 and platelet-derived growth factor receptors as potential targets in treating aggressive fibromatosis. *Clin Cancer Res* 2007;13:5034. [PMID: 17785554]

Skapek SX, Frattini M, Negri T, et al: Vinblastine and methotrexate for desmoid fibromatosis in children: results of a Pediatric Oncology Group Phase II Trial. *J Clin Oncol* 2007;25:501. [PMID: 17290057]

Sorensen SA, Mulvihill JJ, Nielsen A: Long-term follow-up of von Recklinghausen neurofibromatosis: survival and malignant neoplasms. *N Engl J Med* 1986;314:1010. [PMID: 3083258]

TUMORES MALIGNOS DE TECIDOS MOLES

Os sarcomas são tumores capazes de crescimento invasivo e destrutivo local com tendência a recidivar e a produzir metástase. Contudo, nem todos os sarcomas se comportam da mesma forma. Alguns sarcomas, como o dermatofibrossarcoma protuberante, raramente produzem metástase. Já o sarcoma pleomórfico indiferenciado faz isso com facilidade.

A. Tumores fibrohistiocíticos (CID-9-CM 171.x)

Até recentemente, o histiocitoma fibroso maligno (HFM) era o sarcoma de tecidos moles mais comumente encontrado em adultos (Fig. 5-70). Estranhamente, embora mais frequentemente encontrado do que os outros sarcomas de tecidos ósseos de adultos, o tipo (ou tipos) celular de origem não está esclarecido. Entretanto, com a evolução dos métodos moleculares de diagnóstico tem sido possível identificar a origem de um número crescente de casos. A última classificação da Organização Mundial da Saúde (OMS) para sarcomas não mais inclui o HFM como uma entidade distinta. A nomenclatura atual para a maioria dos HFM é sarcoma pleomórfico indiferenciado.

1. Histiocitoma fibroso pleomórfico maligno/sarcoma pleomórfico indiferenciado de alto grau (CID-9-CM 171.x) – O sarcoma pleomórfico indiferenciado de alto grau é mais frequente em homens na razão de 1,2:1, afetando principalmente indivíduos entre 50 e 70 anos. Geralmente trata-se de lesão profunda

ONCOLOGIA MUSCULOESQUELÉTICA CAPÍTULO 5 289

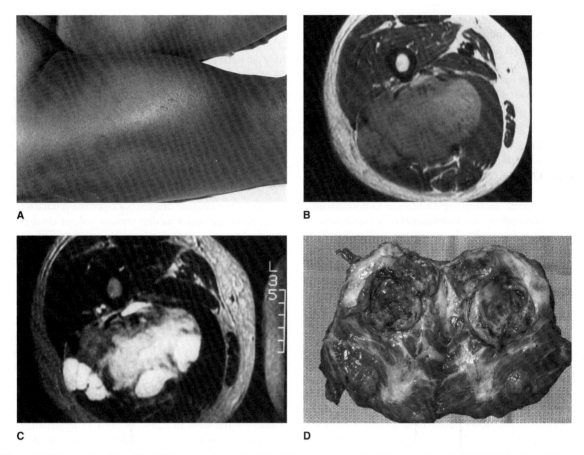

▲ **Figura 5-70** Aspecto clínico (**A**), RMN ponderada em T1 (**B**), RMN ponderada em T2 (**C**) e peça cirúrgica (**D**) de histiocitoma fibroso pleomórfico maligno volumoso na região posterior da coxa em paciente masculino de 55 anos.

em grandes músculos em região de coxa, quadril e região retroperitoneal. O tumor pode ser assintomático.

Ao exame macroscópico, o tumor tem aspecto multinodular e pode apresentar diversas lesões satélites independentes no mesmo ventre muscular, especialmente nos polos superior e inferior. Pode ser necrótico e varia na coloração entre cinza e avermelhado. A microscopia demonstra que o tumor é composto de fibroblastos malignos mesclados com histiócitos pleomórficos e anaplásicos.

Prognóstico e tratamento variam dependendo de tamanho e localização do tumor. O potencial de recorrência local é 45%, com incidência de 40% de metástase pulmonar e de 10% de envolvimento regional de linfonodos. Os tumores com menos de 5 centímetros de diâmetro e encontrados em localização subcutânea em regiões distais do corpo têm bom prognóstico, com taxa de sobrevida em 5 anos de 80%, enquanto os tumores com mais de 5 centímetros de diâmetro e localizados profundamente em grupo muscular mais proximal têm prognóstico sombrio, com taxa de sobrevida em 5 anos de apenas 55%.

Embora o tratamento dependa da situação clínica, geralmente implica ressecção ampla e agressiva após estadiamento meticuloso antes da cirurgia, incluindo RM do tumor primário e TC do tórax. Raramente há indicação de amputação, sendo possível cirurgia com preservação de membro na maioria dos casos.

O uso de radioterapia adjuvante é importante para redução de taxa de recorrência local. Muitos médicos administram radioterapia com 50 a 55 Gy em área ampla, seguida por 60 a 66 Gy com alvo no local da cirurgia. Preconiza-se a tentativa de fazer uma tira longitudinal no tecido fora do campo irradiado para reduzir a chance de edema pós-irradiação distal ao local de tratamento. Alguns centros defendem o uso de radiação com 50 Gy antes da ressecção e aproximadamente 15 Gy após a cirurgia. Algumas instituições usam radioterapia apenas no pré-operatório. As taxas de recorrência local estão entre 5 e 25%.

O uso de quimioterapia adjuvante é mais controverso. Como dados limitados sugerem que a quimioterapia resulta em melhora significativa na sobrevida e como os pacientes, em sua maioria, são idosos e não tolerariam os protocolos com altas doses, os oncologistas clínicos estão divididos sobre o uso de quimioterápicos no tratamento de sarcoma pleomórfico indiferenciado.

2. Histiocitoma fibroso maligno de células gigantes/sarcoma pleomórfico indiferenciado de células gigantes (CID-9-CM 171.x) – O HFM de células gigantes também afeta pacientes de mais idade e é encontrado em grandes grupos musculares. Histologicamente encontram-se múltiplas células gigantes osteoclásticas e é possível haver áreas de hemorragia. O prognóstico quanto a metástases pulmonares, recorrência local e sobrevida global é semelhante.

3. Histiocitoma inflamatório fibroso maligno/sarcoma pleomórfico indiferenciado com inflamação acentuada (CID-9-CM 171.x) – O tipo inflamatório de HFM afeta faixas etárias mais avançadas e é mais comum na região retroperitoneal. Histologicamente, apresenta-se com células xantomatosas de aspecto benigno e células inflamatórias mistas, incluindo neutrófilos e eosinófilos e, ocasionalmente, linfócitos e plasmócitos. Há algumas evidências de que essa entidade possa ser uma forma de lipossarcoma desdiferenciado. Embora tenha taxa semelhante de metástase pulmonar, a revisão da literatura sugere sobrevida menos favorável com maior taxa de mortalidade relacionada com a doença. Provavelmente esse fato esteja relacionado com a localização retroperitoneal mais frequente.

B. Fibrossarcoma (CID-9-CM 171.x)

Há 40 anos o fibrossarcoma era considerado o tipo mais comum de sarcoma de tecidos moles, o que pode ser explicado pela classificação patológica imprecisa de HFM, e de determinados lipossarcomas, rabdomiossarcoma, leiomiossarcomas e tumores malignos da bainha de nervos periféricos. Atualmente, o fibrossarcoma é considerado um dos sarcomas de tecidos moles menos comuns. O diagnóstico é reservado para aqueles tumores nos quais o exame histológico demonstre padrão de crescimento fasciculado uniforme de células fusiformes (fibroblastos malignos). Clinicamente é semelhante ao HFM, ocorre com frequência aproximadamente igual em ambos os sexos, é encontrado em pacientes entre 30 e 55 anos, algumas vezes tem crescimento lento e indolor e tende a afetar estruturas profundas da fáscia muscular na proximidade de joelho e coxa, seguidos por antebraço e perna.

Ao exame macroscópico, o fibrossarcoma tem aspecto de lesão lobulada firme de coloração branca amarelada a castanha. Ao exame radiográfico a lesão pode apresentar alguns poucos depósitos ósseos ou calcificados. A microscopia revela fibroblastos fusiformes de formato uniforme orientados em zigue-zague. As células apresentam graus variados de atividade mitótica. Os fibrossarcomas não contêm histiócitos malignos.

O tratamento e o prognóstico dependem da graduação histológica do tumor em cada paciente. O fibrossarcoma de baixo grau é praticamente o mesmo que o tumor desmoide benigno e apresenta taxa de metástase extremamente baixa. Contudo, o fibrossarcoma de alto grau requer ressecção cirúrgica ampla agressiva além de radioterapia, e sua taxa de metástase pulmonar é de 50 a 60%. É raro haver envolvimento de linfonodos. A quimioterapia é controversa em pacientes com fibrossarcoma, assim como naqueles com HFM.

C. Mixofibrossarcoma (CID-9-CM 171.x)

Também conhecido como HFM mixoide, o mixofibrossarcoma é um sarcoma relativamente comum que afeta idosos entre 50 e 80 anos de idade. A coxa é a localização mais comum, seguida por braço e cintura escapular. A maioria é volumosa à apresentação, podendo ser de baixo grau, com baixo potencial metastático, ou de alto grau, com metástases em 20 a 35% dos casos. Os tumores maiores, com mais necrose, apresentam maior taxa de metástase. Observa-se recorrência local após ressecção em aproximadamente 50% dos casos e está bem descrito que as lesões com mais aberrações cromossômicas têm propensão à recorrência com grau maior. Esta propriedade, combinada ao fato de não se ter identificado qualquer anormalidade citogenética específica ressalta o papel da instabilidade genômica na degeneração maligna desta entidade. Principalmente em razão da faixa etária avançada, a quimioterapia raramente é recomendada; contudo, a radioterapia é frequentemente usada antes ou após a cirurgia.

D. Dermatofibrossarcoma protuberante (CID-9-CM 171.x)

O dermatofibrossarcoma protuberante, um tumor fibrohistiocítico de grau baixo a intermediário, é peculiar em razão de sua localização cutânea e aspecto nodular. É mais encontrado no sexo masculino e ocorre em jovens ou em indivíduos de meia-idade (20 a 40 anos). Localiza-se normalmente em região de tronco e segmento proximal dos membros. Há registro de traumatismo anterior em 10 a 20% dos casos. O dermatofibrossarcoma protuberante inicia-se como nódulo, ou nódulos, subcutâneo indolor com evolução lenta para placa multinodular elevada (Fig. 5-71). O exame microscópico da lesão revela o mesmo padrão trançado ou estoriforme encontrado no histiocitoma fibroso benigno ou maligno, mas com índice mitótico muito baixo. O tumor tende a se infiltrar extensivamente na gordura subcutânea e na pele ao redor, o que explica a elevada taxa de recorrência local, com relatos de chegar próxima de 50%.

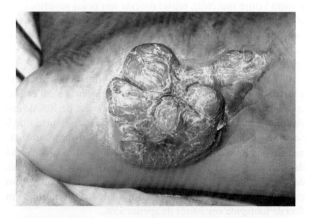

▲ **Figura 5-71** Aspecto clínico de dermatofibrossarcoma protuberante na sola do calcanhar de paciente masculino com 30 anos.

ONCOLOGIA MUSCULOESQUELÉTICA — CAPÍTULO 5

Foram descritas alterações citogenéticas características como translocações recíprocas t(17;22) (q22;q13) ou, mais comumente, cromossomos com anel supranumerário contendo sequências dos cromossomos 17 e 22. Os rearranjos citogenéticos específicos podem não ser tão críticos quanto o produto resultante da fusão de colágeno alfa 1 e fator de crescimento derivado de plaqueta (COL1A1-PDGFB), detectado na grande maioria dos casos.

O tratamento cirúrgico, consistindo de ressecção agressiva, está associado a uma taxa menor de recorrência, de 20%. Em razão do baixo índice de mitose, a radioterapia geralmente não é indicada, e a probabilidade de metástase pulmonar é de apenas 1%.

▶ Fundamentos do diagnóstico

- O histiocitoma fibroso maligno recentemente foi reclassificado, em grande parte, em razão da maior capacidade de determinar a linhagem celular com as técnicas moleculares modernas.

E. Lipossarcomas (CID-9-CM 171.x)

O lipossarcoma é o segundo sarcoma de tecidos moles mais comum após o sarcoma pleomórfico indiferenciado. Assim como o HFM, o lipossarcoma é um tumor de pacientes de mais idade (40 a 60 anos) e pode ser volumoso e profundamente localizado. Quatro tipos de lipossarcoma serão discutidos nas seções seguintes. O tipo bem diferenciado e o tipo mixoide estão associados a menor probabilidade de metástase pulmonar, enquanto os tumores de células redondas e de tipo pleomórfico tendem a ter comportamento mais agressivo.

1. Lipossarcoma bem diferenciado (CID-9-CM 171.x) – Esse tipo de tumor de baixo grau afeta indivíduos com idade entre 40 e 60 anos e ocorre com maior frequência no sexo masculino. Seu crescimento é extremamente lento e chega a um grande volume sem causar dor. O tumor de localização profunda é encontrado em retroperitônio, nádegas ou coxa. Em alguns casos de lipossarcoma bem diferenciado, entre os achados, estão inflamação e esclerose.

Ao exame macroscópico o tumor tem aspecto lobulado gorduroso semelhante ao do lipoma benigno. Mesmo ao exame microscópico, muitas áreas do tumor têm aspecto benigno. Entretanto, com amostragem apropriada o patologista encontrará algumas áreas com atividade lipoblástica a sugerir o diagnóstico de lipossarcoma. Algumas vezes é difícil a diferenciação com lipoma volumoso profundo ao exame de RMN (Fig. 5-72).

Nos casos de lipossarcoma bem diferenciado, indica-se ressecção ampla conservadora para evitar recorrência local. A radioterapia adjuvante não é útil, e a quimioterapia jamais é usada. A probabilidade de doença metastática é muito baixa e o prognóstico para sobrevida é excelente.

2. Lipossarcoma mixoide (CID-9-CM 171.x) – O lipossarcoma mixoide é o sarcoma de tecido gorduroso mais comum, correspondendo a 40 ou 50% dos lipossarcomas. O tipo mixoide apresenta grau baixo a intermediário e é encontrado em pacientes

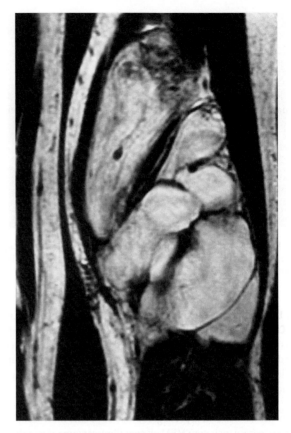

▲ **Figura 5-72** RMN ponderado em T1 de lipossarcoma bem diferenciado na coxa de paciente masculino com 63 anos.

mais idosos (ver a Tab. 5-6). A apresentação clínica é semelhante ao do lipossarcoma bem diferenciado.

O exame macroscópico do lipossarcoma mixoide revela um padrão lobulado com algumas áreas com aspecto semelhante ao do lipoma, mas com outras áreas mixomatosas. O exame microscópico revela tecido mixoide com áreas de lipoblasto em anel de sinete. É comum encontrar um padrão delicado de capilares cursando pelas áreas mixoides. A RMN frequentemente demonstra sinais heterogêneos de alta e baixa intensidade típicos do lipossarcoma mixoide e ausentes no lipoma benigno (Fig. 5-73).

Encontram-se translocações características no lipossarcoma mixoide. O tipo predominante é t(12;16)(q13;p11); contudo, também foi descrita t(12;22)(q13;q12). Além disso, é possível encontrar lipossarcoma mixoide multifocal. Diante desse subtipo histológico, deve-se considerar imageamento axial avançado adicional. Embora o lipossarcoma mixoide tenha prognóstico muito bom, o tumor deve ser removido com margens amplas. Há um debate em curso sobre o uso de quimioterapia neoadjuvante *versus* radioterapia neoadjuvante, sendo que esse tumor mostrou resposta a ambos. A radioterapia adjuvante ainda é amplamente usada atualmente.

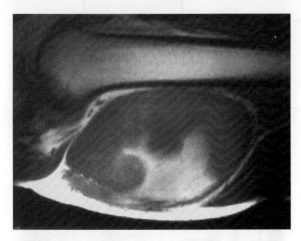

▲ **Figura 5-73** RMN em corte sagital com imagem ponderada em T1 de lipossarcoma mixoide na coxa de paciente do sexo masculino com 32 anos.

3. Lipossarcoma de células redondas e pleomórfico (CID-9-CM 171.x) – Esses lipossarcomas de alto grau são encontrados nas mesmas localizações e faixa etária dos subtipos bem diferenciados e mixoides. Mas diferentemente destes, os tipos de células redondas e pleomórfico são tumores de crescimento rápido potencialmente dolorosos.

Nos casos de lipossarcoma de células redondas ou pleomórfico, a lesão não tem aspecto gorduroso ao exame macroscópico, mas se parece mais com HFM ou com fibrossarcoma. Além disso, no exame de RMN a lesão se parece mais com HFM, com padrão de sinal de baixa intensidade nas imagens ponderadas em T1 e padrão de sinais com alta intensidade nas ponderadas em T2. Microscopicamente, o lipossarcoma de células redondas mostra áreas com células redondas de formato uniforme semelhantes àquelas encontradas no sarcoma de Ewing ou no linfoma e também apresenta áreas de tecido mixoide. No tipo pleomórfico de lipossarcoma ocorrem células gigantes bizarras semelhantes às encontradas no sarcoma pleomórfico indiferenciado e no rabdomiossarcoma.

Nos lipossarcomas de células redondas e nos pleomórficos as metástases pulmonares são precoces e ocorrem com alta frequência. Consequentemente, o prognóstico de sobrevida é sombrio. Assim, o tratamento deve incluir ressecção agressiva, radioterapia adjuvante de acordo com a necessidade, e quimioterapia em pacientes selecionados.

▶ **Fundamentos do diagnóstico**

- *TC de abdome e pelve devem ser incluídas no estadiamento e na vigilância de pacientes com lipossarcoma em razão da incidência de tumores retroperitoniais associados.*
- *O lipossarcoma é particularmente suscetível a erros de amostragem na biópsia e, assim, todos os esforços devem ser envidados para colher material da região aparentemente mais agressiva do tumor.*

F. Rabdomiossarcomas (CID-9-CM 171.x)

Os rabdomiossarcomas representam 20% dos sarcomas de tecidos moles. Os tipos embrionário e alveolar atingem a população pediátrica e o tipo pleomórfico, mais raro, afeta os adultos.

1. Rabdomiossarcoma embrionário (CID-9-CM 171.x) – O tipo embrionário é encontrado em pacientes entre o nascimento e 15 anos de idade e com maior frequência no sexo masculino. É mais comum na região da cabeça e do pescoço. A forma botrioide tem essa denominação por sua semelhança com o cacho de uvas e é encontrada sob a mucosa de vagina, bexiga ou retroperitônio. Histologicamente, trata-se de tumor de células redondas semelhante ao sarcoma de Ewing, mas há alguns rabdomioblastos com estrias transversais em poucas áreas do tumor. A presença de anaplasia ou de áreas com células contendo núcleo hipercromático bizarro está associada a fenótipo mais agressivo.

O rabdomiossarcoma embrionário é tratado com ressecção cirúrgica local e quimioterapia pré e pós-operatória, com vincristina, dactinomicina, ciclofosfamida e doxorrubicina em ciclos distribuídos ao longo de 2 anos. Se as margens cirúrgicas estiverem contaminadas indica-se radioterapia local. Com esse protocolo a taxa de sobrevida em 5 anos é de 80%. Antes do advento da quimioterapia a taxa era de apenas 10%.

2. Rabdomiossarcoma alveolar (CID-9-CM 171.x) – Esse tipo de rabdomiossarcoma afeta indivíduos na faixa etária entre 10 e 25 anos e é encontrado mais frequentemente no sexo masculino. Além de afetar cabeça e pescoço, pode ser encontrado em membros, especialmente coxa e panturrilha. O exame microscópico revela padrão alveolar típico das células redondas, com menos rabdomioblastos em comparação com o tipo embrionário. Esse tipo de rabdomiossarcoma está associado aos genes de fusão PAX3-FKHR ou PAX7-FKHR. Embora não seja definitiva, a presença da translocação t(2;13)/PAX3-FKHR pode ser um fator de prognóstico adverso no futuro com a implementação de rastreamento molecular. Atualmente, o tratamento é o mesmo usado para o tipo embrionário, mas o prognóstico é um pouco pior.

3. Rabdomiossarcoma pleomórfico (CID-9-CM 171.x) – Nos anos 1940, rabdomiossarcoma pleomórfico era um diagnóstico histológico comum enquanto HFM era raro. Com base nos critérios atuais, a maioria dos casos anteriormente classificados como rabdomiossarcoma pleomórfico seria definido como sarcoma pleomórfico indiferenciado. Atualmente, o tipo pleomórfico de rabdomiossarcoma é o mais raro. O rabdomiossarcoma pleomórfico é um tumor de alto grau que afeta adultos de meia-idade e idosos e, mais comumente, é encontrado em grupos musculares proximais de membros, geralmente dos membros inferiores. O exame microscópico revela células gigantes típicas, junto com rabdomioblastos malignos em forma de girino que se coram positivamente para glicogênio, actina e miosina. O tumor está associado a prognóstico sombrio e a índice alto de metástase pulmonar. O tratamento do rabdomiossarcoma pleomórfico é semelhante ao do sarcoma pleomórfico indiferenciado e consiste em ressecção local ampla e radioterapia adjuvante. Raramente indica-se quimioterapia.

▶ Fundamentos do diagnóstico

- O rabdomiossarcoma alveolar está associado a translocações características t(1;13) ou t(2;13) resultando, respectivamente, nos genes de fusão PAX7-FKHR ou PAX3-FKHR. Esse fato afeta o prognóstico e, em algum momento, irá afetar também os protocolos de tratamento.

G. Leiomiossarcoma (CID-9-CM 171.x)

O leiomiossarcoma é um tumor raro de tecidos moles cujo tipo celular de origem é a célula muscular lisa. É encontrado em indivíduos de meia-idade e adultos (ver a Tab. 5-6) e é mais comum entre as mulheres. Suas localizações usuais, em ordem de frequência, são retroperitoneal, intra-abdominal, cutânea e subcutânea. Em alguns casos, a lesão tem origem na parede venosa e é encontrada em veia cava ou em grandes vasos da perna. Ao exame microscópico, o leiomiossarcoma pode se apresentar com padrão fascicular regular em paliçada semelhante ao do schwannoma maligno. Para o diagnóstico diferencial, utiliza-se um corante imuno-histoquímico específico para actina.

O prognóstico e o tratamento do leiomiossarcoma são semelhantes aos do fibrossarcoma. Contudo, os leiomiossarcomas com origem na parede venosa têm pior prognóstico por serem difíceis de remover e por apresentarem alta taxa de metástase pulmonar.

H. Sarcomas sinoviais (CID-9-CM 171.x)

O sarcoma sinovial (Fig. 5-74) é o quarto tipo mais comum de sarcoma de tecidos moles. É encontrado em adultos jovens entre 15 e 35 anos e afeta os homens com frequência ligeiramente superior. Sua denominação sugere origem em célula sinovial, mas apenas 10% dos sarcomas sinoviais são encontrados em uma grande articulação. De qualquer forma, surgem frequentemente de estruturas justa-articulares, especialmente na proximidade de joelho e, também, podem surgir de bainhas tendíneas, bursas, planos fasciais e músculos profundos. Os sarcomas sinoviais podem ser encontrados na proximidade de ombro, braço, cotovelo e punho e são os sarcomas de tecidos moles mais comuns do pé.

Os sarcomas sinoviais inicialmente crescem lentamente e causam dor em aproximadamente 50% dos pacientes. Os tumores podem surgir após uma lesão e, como se observa calcificação distrófica ou, até mesmo, formação óssea heterotópica em metade dos casos, os tumores são presumidos processos benignos por 2 a 4 anos antes que se realize biópsia diagnóstica.

O exame microscópico do tumor revela padrão bifásico típico composto por células de tipo epitelial que formam ninhos, fendas ou estruturas tubulares circundados por células fusiformes fibroblásticas malignas. Essas células semelhantes a epiteliais produzem um material mucinoso que sugere origem em células sinovial, embora tal origem seja improvável. Descreveu-se uma forma monofásica de sarcoma sinovial com relato de padrão celular epitelial ou fibroblástico dominante. Entretanto, se a lesão não apresenta componente bifásico, é difícil confirmar a diagnóstico de sarcoma sinovial.

A caracterização molecular do tumor revela translocação particular, t(X;18) representando a fusão de *SYT* (em 18q11) com *SSX1* ou *SSX2* (ambos em Xp11). Tanto *SYT* quanto *SSX* são fatores de transcrição cujo produto de fusão é encontrado na maioria dos sarcomas sinoviais.

A despeito do seu crescimento lento, a taxa de sobrevida em 5 e 10 anos do sarcoma sinovial é de apenas 50 e 25%, respectivamente. Nos casos em que os tumores são altamente calcificados, a taxa de sobrevida em 5 anos aumenta para 80%. Em razão do prognóstico sombrio, o plano de tratamento deve incluir ressecção ampla agressiva junto com radioterapia e quimioterapia. Evidências recentes revelam que os esquemas com base em ifosfamida estão associados a melhores resultados.

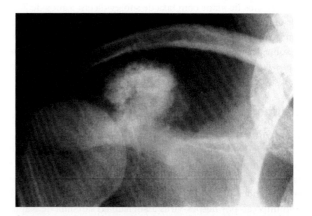

A

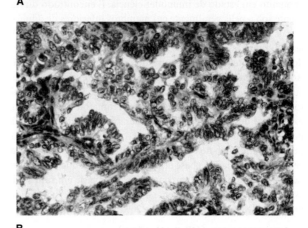

B

▲ **Figura 5-74** Radiografia (**A**) e aspecto microscópico (**B**) de sarcoma sinovial em ombro de uma paciente com 20 anos.

Observa-se envolvimento de linfonodos em 20% dos pacientes afetados e tal ocorrência indica excisão cirúrgica seguida de radioterapia local.

▶ **Fundamentos do diagnóstico**

- *Os sarcomas sinoviais podem se apresentar como pequenos tumores calcificados de tecido mole em até 50% dos casos.*

I. Tumor maligno de bainha de nervo periférico (CID-9-CM 171.x)

O tumor maligno de bainha de nervo periférico pode surgir de neurofibroma solitário benigno preexistente, mas mais frequentemente surge das múltiplas lesões da neurofibromatose de tipo 1. Em ambos os casos, a massa tumoral geralmente tem diâmetro acima de 5 centímetros e pode surgir de estrutura neurogênica grande e profunda, como o nervo isquiático (Fig. 5-75) ou de uma das raízes espinais. Contudo, nervos menores, mesmo ramos cutâneos podem dar origem a esses sarcomas. A degeneração maligna de um neurofibroma solitário geralmente ocorre após 40 anos de idade com taxa de sobrevida em 5 anos de 75%. Por outro lado, pacientes cujo tumor tenha surgido de lesões de neurofibromatose tipo 1 geralmente são mais jovens e têm taxa de sobrevida em 5 anos de 30%. O tratamento cirúrgico consiste, se possível, em ressecção ampla. Em casos selecionados, utilizam-se radioterapia e quimioterapia adjuvantes.

J. Tumores vasculares malignos

1. Sarcoma de Kaposi (CID-9-CM 176.x) – Dos tumores vasculares malignos, o sarcoma de Kaposi é o mais comum, com quatro subtipos específicos: (1) crônico, (2) linfadenopático, (3) associado a transplante, (4) relacionado com síndrome de imunodeficiência adquirida (aids). Sua patogênese foi relacionada com infecção por herpes-vírus associado ao sarcoma de Kaposi enquanto em estado de imunodeficiência. É encontrado diretamente sob a pele, geralmente em membros inferiores de adultos, é mais encontrado em homens e endêmico na África Central. As lesões cutâneas encontradas com frequência em regiões do pé e do tornozelo têm coloração púrpura e são nodulares (Fig. 5-76). Ao exame microscópico, o sarcoma de Kaposi revela padrão vascular agressivo com raras mitoses. Entretanto, ao longo de muitos anos, o tumor evolui para angiossarcoma ou fibrossarcoma totalmente desenvolvido. A quimioterapia citotóxica é limitada pelo comprometimento imunológico do hospedeiro. Com as pesquisas em curso no campo os medicamentos antivirais provavelmente se tornarão a base do tratamento dessa doença. Embora o comportamento do sarcoma de Kaposi varie em função do estado imunológico do paciente e de outras variáveis, a taxa de mortalidade global varia entre 10 e 20%.

2. Angiossarcoma (CID-9-CM 171.x) – O angiossarcoma de tecidos moles é raro, correspondendo a menos de 1% dos sarcomas. Embora, geralmente, sejam lesões cutâneas e tendam a afetar mais os homens, os angiossarcomas algumas vezes assumem

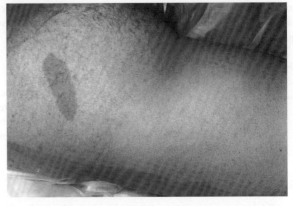

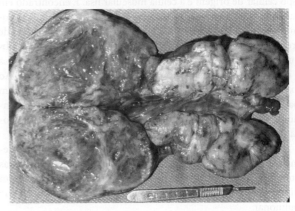

▲ **Figura 5-75 A:** Aparência clínica de mancha café com leite na pele sobrejacente a schwannoma maligno na região da nádega de paciente do sexo masculino com 42 anos. **B**: Aspecto macroscópico do tumor no nervo isquiático removido.

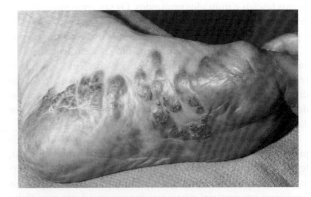

▲ **Figura 5-76** Aparência clínica de sarcoma de Kaposi no pé.

ONCOLOGIA MUSCULOESQUELÉTICA

CAPÍTULO 5   295

a forma de tumor profundo encontrado normalmente nos membros superiores de mulheres com linfedema crônico seguindo-se a cirurgia e a radioterapia para tratamento de câncer de mama. Ao exame histológico o angiossarcoma apresenta células endoteliais anaplásicas cercadas por fibras reticulares. O prognóstico para pacientes idosos é sombrio. Lesões menores em pacientes mais jovens (< 50 anos) têm evolução distintamente melhor. O tratamento é feito com ressecção ampla e, algumas vezes, com radioterapia.

3. Tumor fibroso solitário/hemangiopericitoma (CID-9-CM 171.x) – O diagnóstico de tumor fibroso solitário *versus* hemangiopericitoma é uma questão em debate. Atualmente supõe-se que muitas lesões previamente caracterizadas como hemangiopericitomas fossem, de fato, tumores fibrosos solitários extrapleurais. Ambos são sarcomas cujo grau pode variar de muito baixo a muito alto. Acredita-se que esses tumores perivasculares raros tenham origem nos pericitos. Os pericitos são células perivasculares altamente ramificadas que revestem capilares e vênulas. A lesão, que afeta adultos de ambos os sexos com igual frequência, geralmente é encontrada na profundidade do ventre de músculos, especialmente em coxa ou região retroperitoneal da pelve. O exame microscópico do tumor fibroso maligno revela células intensamente compactadas com núcleos redondos e quantidade moderada de citoplasma com bordas mal definidas. O hemangiopericitoma clássico apresenta vasos sinusoidais bifurcados com aspecto típico de chifre de veado. A análise citogenética revela múltiplas translocações de cromossomos, incluindo t(12;19) e t(13;22). O tratamento é feito com ressecção cirúrgica ampla seguida por radioterapia local. Alguns autores recomendam embolização pré-operatória ou ligadura intraoperatória do vaso eferente (ou ambas).

OUTROS SARCOMAS DE TECIDOS MOLES

Os demais sarcomas de tecidos moles são raros e deles faremos uma breve descrição de seus padrões clínicos.

A. Condrossarcoma de tecidos moles: CID-9-CM 171.X

Há três tipos de condrossarcomas de tecidos moles:

1. Condrossarcoma mixoide (CID-9-CM 171.x) – O condrossarcoma mixoide, algumas vezes, é denominado sarcoma cordoide por se parecer com um cordoma. Trata-se de tumor de crescimento lento encontrado em plano profundo da perna. Tem aspecto mixoide, não sofre calcificação e tem baixo grau histológico. Assim como o cordoma, o condrossarcoma mixoide responde apenas à remoção cirúrgica.

2. Condrossarcoma mesenquimal (CID-9-CM 171.x) – Esse tumor afeta indivíduos entre 15 e 40 anos, é encontrado em plano profundo de membro inferior e em regiões do pescoço, tem crescimento rápido e prognóstico reservado em razão do alto risco de metástase pulmonar. É possível identificar calcificação à ra-

diografia e o exame microscópico revela células redondas distribuídas na matriz condroide. O tratamento consiste em ressecção ampla em conjunto com quimioterapia e radioterapia.

3. Condrossarcoma sinovial (CID-9-CM 171.x) – A conversão de condromatose sinovial em condrossarcoma sinovial maligno é um fenômeno extremamente raro. Pode ocorrer com lesões de quadril ou de joelho em idosos (> 60 anos).

B. Sarcoma de Ewing (CID-9-CM 171.x)

O sarcoma de Ewing extraesquelético pode ser encontrado em indivíduos entre 10 e 30 anos, geralmente localizado em região paravertebral, tórax ou na musculatura profunda de membro inferior. Trata-se de tumor de crescimento rápido com sintomas dolorosos mínimos. Seu prognóstico é o mesmo de sua contraparte óssea e é tratado com a mesma combinação de cirurgia, quimioterapia e radioterapia.

C. Sarcoma alveolar de partes moles (CID-9-CM 171.x)

Esse sarcoma de células redondas afeta o sexo feminino com maior frequência, geralmente é encontrado em pacientes entre 15 e 35 anos e surge na musculatura profunda de membro inferior, geralmente na coxa. O sarcoma alveolar de partes moles é um tumor de crescimento lento, mas com prognóstico reservado em razão de metástases pulmonares precoces. O tumor tem grande vascularidade e acredita-se que tenha origem em célula-tronco neurogênica. Sua denominação vem do padrão alveolar, encontrado no exame microscópico, e que pode ser confundido com a forma alveolar do rabdomiossarcoma. Foi descrito uma anormalidade citogenética não balanceada, t(x;17)(p11.2;q25). O tratamento do sarcoma alveolar de partes moles consiste em ressecção cirúrgica ampla mais radioterapia e quimioterapia.

D. Sarcoma epitelioide (CID-9-CM 171.x)

Embora essa lesão superficial de pele seja encontrada mais comumente nas palmas, também pode ser vista em dorso do antebraço e na face plantar do pé. Trata-se de tumor de crescimento lento que afeta pacientes entre 20 e 30 anos, causa dor mínima e está associado a ulceração.

Como o sarcoma epitelioide tem coloração brancacenta, que ao exame microscópico revela cordões de células de tipo epitelial, esse tumor pode ser confundido com sarcoma sinovial. Além disso, em razão de sua apresentação multilobulada de consistência firme, o sarcoma epitelioide pode ser confundido com fibromatose plantar ou palmar (Fig. 5-77).

O sarcoma epitelioide se espalha como modularidade tumoral ao longo das bainhas tendíneas ou dos planos fasciais e frequentemente atinge linfonodos locais. A ressecção cirúrgica é seguida por alta taxa de recorrência, e metástase pulmonar tardia é comum. Por esse motivo, o tratamento inicial deve ser feito com ressecção cirúrgica ampla agressiva.

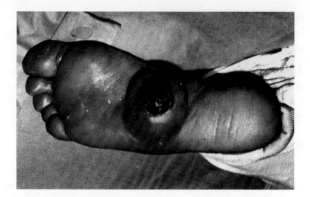

▲ **Figura 5-77** Aparência clínica de sarcoma epitelioide na face plantar do pé de um paciente do sexo masculino com 36 anos.

E. Sarcoma de células claras (CID-9-CM 171.x)

Acredita-se que o sarcoma de células claras seja uma variante profunda, não cutânea, do bem conhecido melanoma cutâneo. É extremamente raro, afeta com maior frequência o sexo feminino e ocorre mais entre 20 e 40 anos. Surge a partir de bainhas tendíneas e dos planos fasciais, com maior frequência em pé e tornozelo, mas também em joelho e braço. O sarcoma de células claras surge lentamente como um nódulo indolor com alto potencial de disseminação aos linfonodos locais. Em muitos casos, a lesão demonstra sinais de melanina e melanossomos e, talvez, tenha origem na crista neural. O aspecto microscópico das células claras faz que esse sarcoma seja confundido com o sarcoma epitelioide e com o sarcoma sinovial.

O prognóstico é sombrio em razão do alto índice de metástase pulmonar. Esse tumor também pode se disseminar por via linfática. O tratamento consiste em ressecção ampla e agressiva precoce e pode incluir quimioterapia e radioterapia local.

▶ Fundamentos do diagnóstico

- Embora a maioria das malignidades mesenquimais normalmente não produza metástase a linfonodos, os sarcomas sinovial e epitelioide e o rabdomiossarcoma são exceções.
- O sarcoma de tecidos moles no adulto é geralmente mais sensível à radioterapia do que à quimioterapia.

Ahmad SA, Patel SR, Ballo MT, et al: Extraosseous osteosarcoma: response to treatment and long-term outcome. *J Clin Oncol* 2002;20:521. [PMID: 11786582]

Anderson J, Gordon T, McManus A, et al: Detection of the PAX3-FKHR fusion gene in paediatric rhabdomyosarcoma: a reproducible predictor of outcome? *Br J Cancer* 2001;85:831. [PMID: 11556833]

Canter RJ, Qin LX, Ferrone CR, et al: Why do patients with low-grade soft tissue sarcoma die? *Ann Surg Oncol* 2008;15:3550. [PMID: 18830667]

Canter RJ, Qin LX, Maki RG, et al: A synovial sarcoma-specific preoperative nomogram supports a survival benefit to ifosfamide-based chemotherapy and improves risk stratification for patients. *Clin Cancer Res* 2008;14:8191. [PMID: 19088035]

Casper C, Wald A: The use of antiviral drugs in the prevention and treatment of Kaposi sarcoma, multicentric Castleman disease and primary effusion lymphoma. *Curr Top Microbiol Immunol* 2007;312:289. [PMID:17089802]

Coindre JM, Hostein I, Maire G, et al: Inflammatory malignant fibrous histiocytomas and dedifferentiated liposarcomas: histological review, genomic profile, and MDM2 and CDK4 status favour a single entity. *J Pathol* 2004;203:822. [PMID: 15221942]

Davicioni E, Anderson MJ, Finckenstein FG, et al: Molecular classification of rhabdomyosarcoma: genotypic and phenotypic determinants of diagnosis. *Am J Pathol* 2009;174:550. [PMID: 19147825]

Eilber FC, Brennan MF, Eilber FR, et al: Chemotherapy is associated with improved survival in adult patients with primary extremity synovial sarcoma. *Ann Surg* 2007;246:105. [PMID: 17592298]

Eilber FC, Eilber FR, Eckardt J, et al: The impact of chemotherapy on the survival of patients with high-grade primary extremity liposarcoma. *Ann Surg* 2004;240:686. [PMID: 15383796]

Guadagnolo BA, Zagars GK, Ballo MT, et al: Long-term outcomes for synovial sarcoma treated with conservation surgery and radiotherapy. *Int J Radiat Oncol Biol Phys* 2007;69:1173. [PMID: 17689031].

Huang HY, Lal P, Qin J, et al: Low-grade myxofibrosarcoma: a clinicopathologic analysis of 49 cases treated at a single institution with simultaneous assessment of the efficacy of 3-tier and 4-tier grading systems. *Hum Pathol* 2004;35:612. [PMID: 15138937]

Jones RL, Fisher C, Al-Muderis O, et al: Differential Sensitivity of liposarcoma subtypes to chemotherapy. *Eur J Cancer* 2005;41:2853. [PMID: 16289617]

Koch M, Nielsen GP, Yoon SS: Malignant tumors of blood vessels: angiosarcomas, hemangioendotheliomas, and hemangiopericytomas. *J Surg Oncol* 2008;97:321. [PMID: 18286475]

Kuklo TR, Temple HT, Owens BD, et al: Preoperative versus postoperative radiation therapy for soft-tissue sarcomas. *Am J Orthop* 2005;34:75. [PMID: 15789525]

Ladanyi M: Fusions of the SYT and SSX genes in synovial sarcoma. *Oncogene* 2001;20:5755. [PMID: 11607825]

Lazar AJ, Das P, Tuvin D, et al: Angiogenesis-promoting gene patterns in alveolar soft part sarcoma. *Clin Cancer Res* 2007;13:7314. [PMID: 18094412]

Lehnhardt M, Daigeler A, Homann HH, et al: MFH revisited: outcome after surgical treatment of undifferentiated pleomorphic or not otherwise specified (NOS) sarcomas of the extremities—an analysis of 140 patients. *Langenbecks Arch Surg* 2009;394:313. [PMID: 18584203]

Nakayama R, Nemoto T, Takahashi H, et al: Gene expression analysis of soft tissue sarcomas: characterization and reclassification of malignant fibrous histiocytoma. *Mod Pathol* 2007;20:749. [PMID: 17464315]

Nascimento AF, Raut CP: Diagnosis and management of pleomorphic sarcomas (so-called "MFH") in adults. *J Surg Oncol* 2008;97:330. [PMID: 18286476]

Patel KU, Szabo SS, Hernandez VS, et al: Dermatofibrosarcoma protuberans COL1A1-PDGFB fusion is identified in virtually all dermatofibrosarcoma protuberans cases when investigated by newly developed multiplex reverse transcription polymerase chain reaction and fluorescence in situ hybridization assays. *Hum Pathol* 2008;39:184. [PMID: 17950782]

Pisters PW, O'Sullivan B, Maki RG: Evidence-based recommendations for local therapy for soft tissue sarcomas. *J Clin Oncol* 2007;25:1003. [PMID: 17350950]

Pitson G, Robinson P, Wilke D, et al: Radiation response: an additional unique signature of myxoid liposarcoma. *Int J Radiat Oncol Biol Phys* 2004;60:522. [PMID: 15380587]

Qualman S, Lynch J, Bridge J, et al: Prevalence and clinical impact of anaplasia in childhood rhabdomyosarcoma: a report from the Soft Tissue Sarcoma Committee of the Children's Oncology Group. *Cancer* 2008;113:3242. [PMID: 18985676]

Spunt SL, Skapek SX, Coffin CM: Pediatric nonrhabdomyosarcoma soft tissue sarcomas. *Oncologist* 2008;13:668. [PMID: 18586922]

West RB, Harvell J, Linn SC, et al: Apo D in soft tissue tumors: a novel marker for dermatofibrosarcoma protuberans. *Am J Surg Pathol* 2004;28:1063. [PMID: 15252314]

Willems SM, Debiec-Rychter M, Szuhai K, et al: Local recurrence of myxofibrosarcoma is associated with increase in tumor grade and cytogenetic aberrations, suggesting a multistep tumour progression model. *Mod Pathol* 2006;19:407. [PMID: 16415793]

▼ TRATAMENTO DE CARCINOMA METASTÁTICO EM OSSO

▷ Incidência e história natural das metástases (CID-9-CM 199)

A. Carcinomas metastáticos comuns e áreas de envolvimento no esqueleto

O envolvimento metastático do sistema musculoesquelético é um dos problemas clínicos mais significativos com que se deparam os ortopedistas oncologistas. O número de pacientes com metástase de carcinoma ao sistema esquelético é 15 vezes maior do que o número com tumores ósseos primários de qualquer tipo. Aproximadamente um terço dos adenocarcinomas diagnosticados inclui metástases esqueléticas, resultando em aproximadamente 300 mil casos por ano. Além disso, 70% dos pacientes com carcinoma terminal avançado têm metástases ósseas encontradas na necropsia. Os carcinomas que comumente produzem metástases ósseas são os de próstata, mama, rim, tireoide e pulmão. Em um estudo demonstrou-se que aproximadamente 90% dos pacientes com esses tipos de carcinoma tinham metástase óssea. Entre os carcinomas que produzem metástases ósseas com menor frequência são os de pele, cavidade oral, esôfago, colo uterino, estômago e colo.

A coluna vertebral é a área mais frequente de metástase óssea. Outros sítios esqueléticos comumente atingidos são pelve, fêmur, costela, úmero proximal e crânio, nesta ordem. As lesões metastáticas raramente são encontradas em localização distal ao cotovelo ou ao joelho. Se forem encontradas lesões nessas áreas, as assim chamadas metástases acrais, o pulmão é a origem mais comum. As lesões ósseas solitárias representam apenas aproximadamente 10% dos casos de metástases ósseas.

B. Evolução clínica das metástases

O mecanismo das metástases pode ser explicado pelo teorema modificado da "semeadura/terreno". Menos de 1 a cada 10 milcélulas neoplásicas que escapam para a circulação a partir do sítio primário são capazes de produzir um foco metastático, em um processo complexo de múltiplas etapas que a célula deve inicialmente superar. Esse processo é uma função de enzimas como colagenases, hidrolases, catepsina D e proteases. Uma vez que a célula tenha invadido o canal vascular, ela pode circular pelo corpo. Supõe-se que a célula circule protegida por um coágulo de plaquetas e fibrina. Entretanto, ensaios clínicos com heparina não demonstraram alteração significativa nos índices de metástase. Fatores locais, como as integrinas, atuam para atrair células metastáticas circulantes a um tecido remoto específico. Uma vez dentro do tecido, a célula metastática libera fatores, como o fator de angiogênese tumoral, induzindo neovascularização, o que, por sua vez, facilita o crescimento do foco de metástase.

Os pacientes com doença metastática avançada frequentemente evoluem com disfunção dos seus sistemas hematopoiético e de regulação do cálcio. Os pacientes podem apresentar anemia normocítica e normocrômica com leucocitose. Em resposta à anemia, observam-se aumento na produção de células imaturas no esfregaço de sangue periférico. Esse fenômeno é denominado reação leucoeritroblástica. Em 30% dos casos com metástase extensiva observa-se hipercalcemia. A hipercalcemia é encontrada frequentemente em casos com mieloma, câncer de mama e câncer pulmonar de não pequenas células.

As metástases blásticas frequentemente são indolores e associadas a baixa incidência de fraturas patológicas, porque o osso não é gravemente enfraquecido (Figs. 5-78 e 5-79). Nem todos os tumores que produzem metástase óssea são osteoblásticos. As variantes líticas são dolorosas e têm maior probabilidade de causar fraturas patológicas.

A maioria dos tumores mamários que produzem metástase óssea são osteoblásticos, mas alguns apresentam áreas ostoblásticas e osteolíticas mescladas no mesmo osso. Por meio de radiografias seriadas e observação do aspecto das metástases ósseas, é possível acompanhar o processo de tratamento que consiste em terapia hormonal sistêmica ou quimioterapia mais radioterapia local. Considera-se favorável a resposta com conversão gradual de aspecto osteolítico para osteoblástico acompanhado por redução da dor.

A destruição óssea nas lesões líticas é uma resposta ao tumor produzida por osteoclastos nativos. A neovascularização é comum. Entre os tumores que tem essa reação hemorrágica como característica estão carcinomas tireoidianos (Fig. 5-80), carcinoma de células renais (Fig. 5-81) e mieloma múltiplo. Antes da intervenção cirúrgica, há indicação de realizar embolização profilática da área para reduzir o sangramento perioperatório. Se uma lesão é inesperadamente encontrada como aneurismática no momento da exploração cirúrgica, é melhor reduzir a massa tumoral

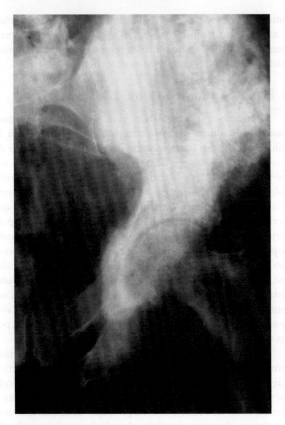

▲ **Figura 5-78** Radiografia de carcinoma de metástase osteoblástica de carcinoma prostático para a pelve em paciente com 85 anos.

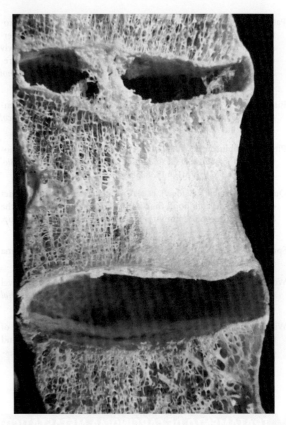

▲ **Figura 5-79** Peça esquelética de carcinoma osteoblástico com metástase da próstata para a coluna lombar.

friável rapidamente até chegar ao osso normal e, então, tamponar a região até que possa ser estabilizada com cimento ósseo.

▶ Diagnóstico

A. Abordagem geral

É imperativo manter uma rotina metódica de investigação em pacientes que se presume portadores de metástase óssea para localizar o tumor primário. Anamnese e exame físico completos devem ser realizados antes de solicitar exames laboratoriais e radiográficos. Oito por cento dos pacientes têm o carcinoma primário detectado ao exame físico. A rotina laboratorial deve incluir hemograma completo, VHS, painéis renal e hepático, fosfatase alcalina e eletroforese de proteínas séricas.

Exames radiográficos devem ser realizados a seguir, com radiografia simples do tórax e dos ossos envolvidos. Aproximadamente 45% dos tumores primários são detectados no pulmão com radiografia simples. A rotina de investigação deve incluir cintilografia óssea. Se negativa, deve-se suspeitar de mieloma. Além disso, deve-se obter biópsia de lesão em um local mais conveniente. A cintilografia óssea também é mais sensível do que as radiografias simples para detecção de lesões iniciais. Devem ser solicitados exames de TC de tórax, abdome e pelve. A TC de tórax detecta até 15% dos tumores primários não detectados com as radiografias simples.

Esses exames em conjunto com a biópsia bem planejada detectam a maioria dos casos. A triagem radiográfica rotineira não ajuda muito na busca por metástases iniciais (Fig. 5-82). As alterações líticas se tornam evidentes nas radiografias simples apenas quando a destruição cortical se aproxima de 30 a 50% (Fig. 5-83).

▶ Tratamento e prognóstico

A. Tratamento não cirúrgico

A condução não cirúrgica de carcinoma metastático ósseo inclui observação, radioterapia e quimioterapia hormonal/citotóxica. A radioterapia é reservada para paliação. Cada paciente deve ser cuidadosamente avaliado como candidato a radioterapia, considerando tipo histológico, extensão e prognóstico da doença, reserva medular óssea e constituição geral do paciente.

Após fratura patológica secundária a carcinoma metastático, o período médio de sobrevida é de 19 meses. Cada tipo histológico tem seu período de sobrevida médio (próstata, 29 meses; mama, 23 meses; rim, 12 meses; pulmão, 4 meses). Além disso, cada tipo de carcinoma apresenta radiossensibilidade específica. Os tipos prostático e linforreticular apresentam exce-

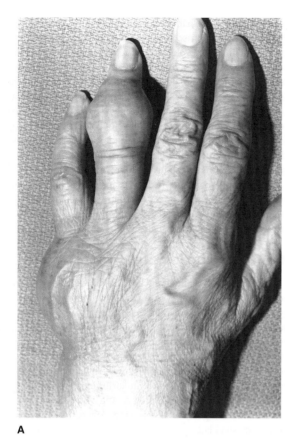
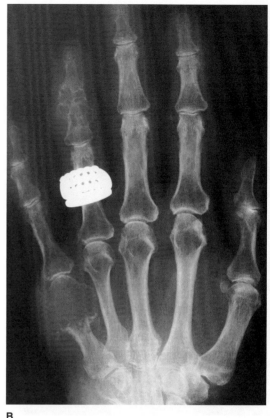

▲ **Figura 5-80** Aspecto clínico (**A**) e radiográfico (**B**) de lesões aneurismáticas em caso de carcinoma de tireoide com metástase para a mão.

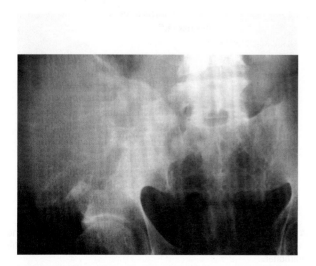

▲ **Figura 5-81** Radiografia de hipernefroma metastático no ílio.

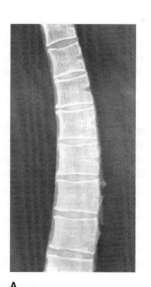
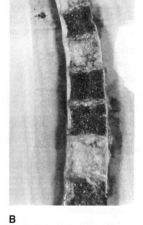

▲ **Figura 5-82** Aspecto radiográfico (**A**) e macroscópico (**B**) ósseo em caso de carcinoma de pulmão com metástase para a coluna vertebral.

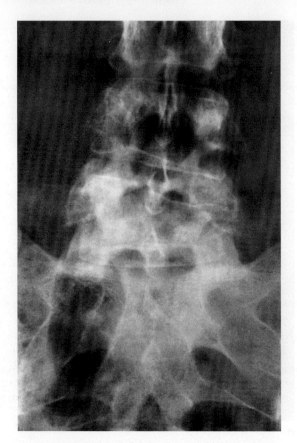

▲ **Figura 5-83** Radiografia da coluna de uma paciente de 45 anos cujo câncer de mama havia produzido metástase.

lente sensibilidade. O mamário, sensibilidade intermediária, e o renal e o gastrintestinal baixa sensibilidade. Quando utilizada apropriadamente, 90% dos pacientes obtêm, ao menos, alívio mínimo. Setenta por cento dos pacientes capazes de caminhar mantêm a função após radioterapia nos membros inferiores, Em casos selecionados, também se utilizam radioisótopos sistêmicos.

A terapia hormonal tem papel importante na condução de pacientes com metástase de câncer mamário e prostático. Felizmente, esses agentes são facilmente administrados e produzem poucos efeitos colaterais. Para câncer de mama, a manipulação hormonal pode ser feita clinicamente utilizando antiestrogênios, progestinas, hormônio liberador de LH ou agentes supressores da suprarrenal. O tamoxifeno é efetivo em 30% dos cânceres de mama, mas a efetividade aumenta para 50 a 75% dos casos quando o tumor é positivo para receptores de estrogênio e de progesterona. A ablação cirúrgica (ooforectomia) pode estar indicada em alguns casos.

Para câncer de próstata, a redução nos níveis de testosterona via orquiectomia bilateral ou via administração de estrogênios ou de antiandrogênios, produz resultados dramáticos em alguns casos. Os estrogênios não são mais usados como agente de primeira linha, em razão do risco de complicações cardiovasculares.

Para limitar a evolução das metástases ósseas introduziram-se agentes com o objetivo de reduzir a renovação (*turnover*) óssea, incluindo bifosfonados, osteoprotegerina e inibidor do fator nuclear *kappa* B. Embora o efeito sobre a carga tumoral total não esteja definido, há evidências de que os bifosfonados reduzem os eventos relacionados com o esqueleto. Estudos pré-clínicos também sugerem que, quando combinados a agentes citotóxicos, os bifosfonados atuam sinergicamente para reduzir a incidência de metástases ósseas e prolongar a sobrevida.

A quimioterapia citotóxica é usada extensivamente no tratamento de adenocarcinomas. Contudo, em pacientes idosos (> 60 anos) com doença avançada os efeitos colaterais dos medicamentos talvez sejam excessivamente intensos.

B. Tratamento cirúrgico

Os objetivos da intervenção cirúrgica em pacientes com carcinoma metastático para osso são aliviar a dor; prevenir fraturas patológicas; estabilizar fraturas patológicas já havidas; melhorar a mobilidade, a função e a qualidade de vida; e talvez aumentar a sobrevida. Em geral, há concordância de que os pacientes devem ter expectativa de vida de, no mínimo, 6 semanas para que se indique intervenção cirúrgica. Entre as considerações específicas a serem feitas sobre o tratamento cirúrgico está a observação de que a qualidade óssea está prejudicada e que a cicatrização será retardada ou impossível. Os pacientes com câncer, independentemente de sua idade, podem ter mais dificuldade em proteger seu dispositivo de fixação/prótese, em razão de debilidade sistêmica. Consequentemente, há indicação de fixação rígida com polimetilmetacrilato (PMMA), de acordo com a necessidade.

1. Quadril – Setenta e cinco por cento das cirurgias para tratamento de metástase óssea são realizadas na região do quadril

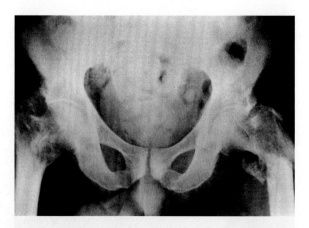

▲ **Figura 5-84** Radiografia de fraturas patológicas bilaterais no quadril de paciente do sexo masculino, de 55 anos, com carcinoma pulmonar.

(Fig. 5-84). Antes de 1970 os cirurgiões tentavam estabilizar essas fraturas com hastes convencionais de quadril ou com prótese de Austin Moore, mas os resultados eram ruins em razão de estoque ósseo deficiente no local. Após 1970, com o advento do cimento ósseo como forma de terapia adjuvante, esses mesmos dispositivos passaram a ser usados com melhores resultados na maioria dos casos, acompanhados de radioterapia local com início duas semanas após a cirurgia. Essa técnica permite deambulação precoce com menos dor. Entretanto, com o tempo e o aumento do período de sobrevida, mais colapsos foram sendo observados após 1 ou 2 anos de aplicação da haste de quadril com cimento ósseo. Por este motivo, atualmente, a maioria dos cirurgiões utiliza hemiartroplastia bipolar cimentada para as fraturas do colo femoral e hemiartroplastia com substituição de calcar e haste mais longa nas fraturas intertrocantéricas. Antes desses procedimentos serem realizados, é prudente avaliar todo o corpo do fêmur e a área supra-acetabular buscando por outras lesões líticas que possam requerer haste femoral mais longa para o corpo do fêmur, ou um componente acetabular cimentado modificado com substituição total do quadril para as lesões acetabulares.

Em muitos casos o diagnóstico de metástase em fêmur proximal é feito antes que ocorra fratura. Nesses casos, é responsabilidade do cirurgião ortopédico decidir se o paciente deve receber alguma forma de estabilização interna antes de radioterapia. O exame de TC da região envolvida ajuda a tomar essa decisão. Os critérios de desempenho para procedimentos profiláticos de estabilização incluem os seguintes: (1) lise cortical de 50%, (2) lesão femoral acima de 2,5 centímetros de diâmetro, (3) fratura avulsiva de trocanter maior e (4) dor persistente na região do quadril 4 semanas após o final da radioterapia. Entretanto, esses critérios não são perfeitos e ocorrem grandes erros na estimativa da capacidade do osso de suportar peso.

2. Área supra-acetabular – No caso de uma pequena lesão supra-acetabular com osso cortical intacto, em geral, o procedimento mais adequado é cobertura cimentada com sistema de quadril total. Nos casos avançados podem ser necessárias técnicas de reconstrução com aumento usando pinos de Steinmann com fio ou parafusos de ancoragem semelhantes (Fig. 5-85). Os princípios do tratamento são sempre os mesmos, independente da extensão da doença: curetagem intralesional agressiva da área atrás do osso saudável, seguida por instalação de pinos longos (4,76 mm) de Steinmann na região sacroilíaca. Os pinos são aplicados com uma quantidade inicial de cimento como base, deixando-os expostos para uma segunda camada de cimento, finalizando com a colocação da cobertura. O componente femoral rotineiro é, então, cimentado.

3. Diáfise femoral – As lesões em diáfise que afetam o fêmur, mas poupam a região peritrocantérica são mais bem conduzidas com alguma forma de haste intramedular (Fig. 5-86). É preferível proceder à fixação de todo o fêmur, incluindo a região peritrocantérica, com haste de reconstrução para a eventualidade

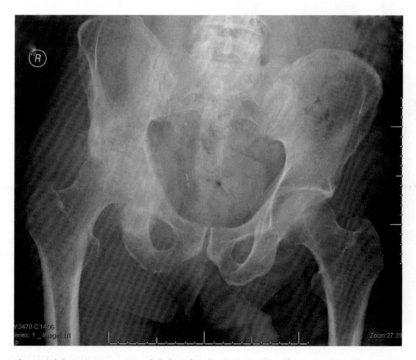

▲ **Figura 5-85** Radiografias pré (**A**) e pós-operatórias (**B**) da pelve de paciente masculino com 65 anos e carcinoma metastático de células transicionais para a região do acetábulo direito.

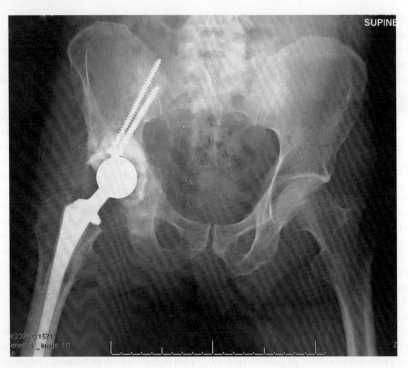

▲ **Figura 5-85** Continuação.

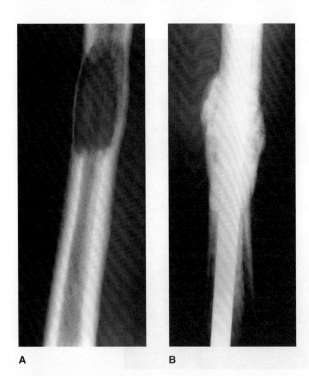

▲ **Figura 5-86** Radiografias pré (**A**) e pós-operatórias (**B**) do terço médio do corpo do fêmur de paciente cujo tratamento envolveu fixação com haste intramedular cimentada.

da doença evoluir dentro do osso. Os dispositivos atuais de fixação intramedular não necessitam de cimentação. Entretanto, em caso de deficiência óssea grave, dá-se preferência à introdução de PMMA, seja diretamente dentro do defeito ou indiretamente na inserção da haste.

4. Úmero – O princípio para o tratamento de doença metastática no úmero não é diferente daquele descrito para o fêmur. No caso de lesões em diáfise, os cirurgiões devem usar haste intramedular convencional ou placa na lesão. Pode-se usar PMMA em ambas as técnicas. No caso de úmero proximal envolvendo uma grande porção de cabeça e colo umerais, frequentemente é necessário cimentar uma longa prótese de corpo (Fig. 5-87). Assim como no fêmur proximal, no úmero proximal não há necessidade de ressecção ampla do tumor e o manguito rotador geralmente é preservado.

5. Coluna vertebral – Na maioria dos casos de metástase para a coluna vertebral, a dor do paciente pode ser controlada adequadamente com radioterapia local e medicamentos. Entretanto, em casos com colapso mecânico associado a protrusão óssea para o canal vertebral e comprometimento medular, frequentemente há indicação de descompressão cirúrgica e estabilização. No passado, a maioria desses casos era tratada apenas com descompressão posterior via laminectomia. Os resultados eram insatisfatórios porque a coluna ficava mais desestabilizada, o que resultava em aumento da cifose e compressão medular anterior. Com a evolução havida na área de instrumentação da coluna, o tratamento

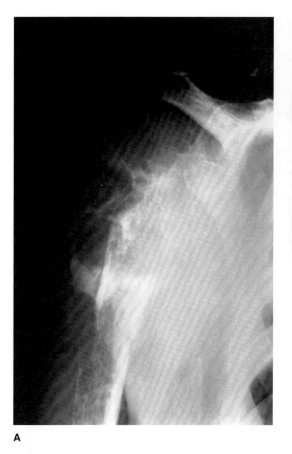 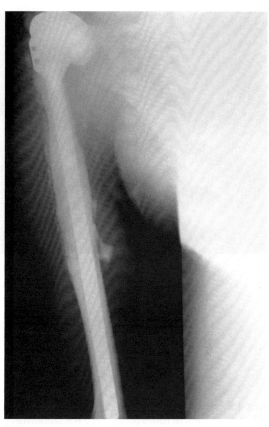

▲ **Figura 5-87** Radiografias pré (**A**) e pós-operatórias (**B**) do úmero proximal de paciente cujo tratamento envolveu o uso de prótese de haste longa de Neer.

foi modificado para descompressão anterior mais agressiva com estabilização, desde que o quadro geral do paciente assim permita. Mesmo nos casos em que o estado geral do paciente não indique a abordagem anterior, uma alternativa menos agressiva deve incluir descompressão posterior suplementada por fixação posterior da coluna.

O segmento torácico médio da coluna é a área mais comum em caso de paraplegia secundária a metástase, em razão de o canal vertebral ser mais estreito nessa região. A abordagem cirúrgica ideal em paciente com prognóstico razoável consiste em toracotomia anterior com descompressão anterior por vertebrectomia, seguida por estabilização anterior. Uma abordagem alternativa em pacientes com pior prognóstico e compressão circunferencial da medula, seria descompressão posterior (Fig. 5-88).

O segundo local mais comum de compressão medular é a região toracolombar. A reconstrução anterior é a mesma descrita para a região torácica média. É aconselhável proceder à estabilização posterior, especialmente nos casos com bom prognóstico.

A coluna cervical é a região com menor probabilidade de necessitar de tratamento cirúrgico, principalmente porque o canal vertebral é amplo nessa região e é raro que haja comprometimento medular. Se houver necessidade de cirurgia, a técnica ideal é descompressão e estabilização por via anterior.

Em todas essas reconstruções há indicação de radioterapia pós-operatória. Portanto, não é desejável usar enxerto ósseo considerando-se a inibição osteoblástica.

▶ **Fundamentos do diagnóstico**

- Os carcinomas de próstata, mama, tireoide e pulmão são os que mais comumente produzem metástase óssea.

- O tratamento cirúrgico das metástases ósseas deve se concentrar no retorno breve das funções e na maximização da qualidade de vida.

- O cálcio ionizável deve ser dosado rotineiramente em caso de metástase óssea considerando a morbidade e a mortalidade da hipercalcemia associada ao câncer.

- O carcinoma de pulmão é o que tem maior probabilidade de causar a, assim chamada, metástase acral ou distal.

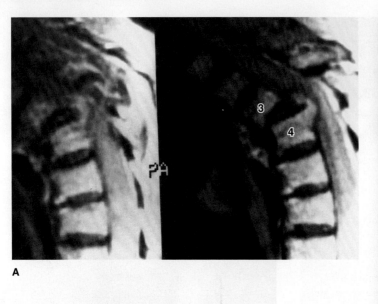
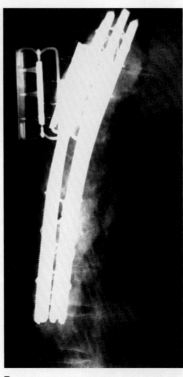

▲ **Figura 5-88** RMN pré-operatória com imagem ponderada em T1 (**A**) e radiografia pós-operatória (**B**) da coluna vertebral de paciente cujo tratamento envolveu o uso de hastes posteriores e fios sublaminares para estabilização.

Cappucio M, Gasbarrini A, Van Urk P, et al: Spinal metastasis: a retrospective study validating the treatment algorithm. *Eur Rev Med Pharmacol Sci* 2008;12:155. [PMID: 18700686]

Guise TA: Antitumor effects of bisphosphonates: promising preclinical evidence. *Cancer Treat Rev* 2008;34(Suppl 1):S19. [PMID: 18486348]

Hatoum HT, Lin SJ, Smith MR, et al: Zoledronic acid and skeletal complications in patients with solid tumors and bone metastases: analysis of a national medical claims database. *Cancer* 2008;113:1438. [PMID: 18720527]

Hipp JA, Springfield DS, Hayes WC: Predicting pathologic fracture risk in the management of metastatic bone defects. *Clin Orthop Relat Res* 1995;312:120. [PMID: 7634597]

Kohno N, Aogi K, Minami H, et al: Zoledronic acid significantly reduces skeletal complications compared with placebo in Japanese women with bone metastases from breast cancer: a randomized, placebo-controlled trial. *J Clin Oncol* 2005;23:3314. [PMID: 15738536]

Lu S, Zhang J, Zhou Z, et al: Synergistic inhibitory activity of zoledronate and paclitaxel on bone metastasis in nude mice. *Oncol Rep* 2008;20:581. [PMID: 18695909]

Manabe J, Kawaguchi N, Matsumoto S, et al: Surgical treatment of bone metastasis: indications and outcomes. *Int J Clin Oncol* 2005;10:103. [PMID: 15864695]

Mirels H: Metastatic disease in long bones. A proposed scoring system for diagnosing impending pathologic fractures. *Clin Orthop Relat Res* 1989;249:256. [PMID: 2684463]

Rougraff BT, Kneisl JS, Simon MA: Skeletal metastases of unknown origin: a prospective study of a diagnostic strategy. *J Bone Joint Surg Am* 1993;75:1276. [PMID: 8408149]

Wedin R, Bauer HC: Surgical treatment of skeletal metastatic lesions of the proximal femur: endoprosthesis or reconstruction nail? *J Bone Joint Surg Br* 2005;87:1653. [PMID: 16326880]

Wedin R, Bauer HC, Rutqvist LE: Surgical treatment for skeletal breast cancer metastases: a population-based study of 641 patients. *Cancer* 2001;92:257. [PMID: 11466677]

▼ DIAGNÓSTICO DIFERENCIAL DE QUADROS PSEUDOTUMORAIS

Além de neoplasias benignas, malignas e metastáticas, há um grupo de pseudotumores que podem ser confundidos com tumores ósseos e de tecidos moles. Essas lesões, de fato, são encontradas com maior frequência que tumores primários ósseos e de tecidos moles.

▶ Lesões de estresse

Os pseudotumores mais comuns são aqueles relacionados com lesão óssea ou de tecidos moles.

A. Fratura de estresse (CID-9-CM 733.9x)

As fraturas de estresse são comuns em jovens (< 30 anos) atléticos e podem produzir características radiográficas capazes de sugerir o diagnóstico de sarcoma formador de osso ou de sarcoma de Ewing. É importante obter uma história detalhada acerca das atividades físicas do paciente, tanto no trabalho quanto no lazer. Não haverá história de lesão isolada se os sintomas ósseos forem causados por impacto repetitivo por carga de estresse, como ocorre nos casos de musculação ou de corrida rústica (*cross-country*). A fratura de estresse geralmente ocorre várias semanas após aumento súbito da atividade física para a qual o paciente não tenha se condicionado adequadamente. Esta é uma situação comum entre os militares, particularmente durante o treinamento inicial.

As fraturas de estresses geralmente se localizam nas regiões de metáfise e diáfise em ossos longos que suportam peso. As radiografias iniciais, com frequência, parecem normais antes que se inicie a neoformação óssea periosteal. O exame diagnóstico mais sensível na fase inicial é a cintilografia óssea, que pode ter aspecto quente ou anormal em caso de fratura de estresse, neoplasia e infecção. A RMN é sensível para detectar deslocamento de líquido no periósteo sobrejacente à fratura de estresse, mas também é sensível para quadros neoplásicos ou infecciosos. Um dos melhores métodos para afastar tumor e infecção é simplesmente interromper todas as atividades físicas causadoras de estresse ao osso em questão durante 4 semanas. Nos pacientes com fratura de estresse, a dor deve se resolver espontaneamente durante esse período e as radiografias de seguimento obtidas, então, revelarão a formação de calo periosteal circunferencial fusiforme característico. Nos pacientes com tumor ou infecção a dor irá persistir e os sinais radiográficos de osteólise infiltrante predominarão e, nesses casos, indicam-se biópsia e cultura.

Algumas vezes, o quadro clínico de uma fratura de estresse é confundido pela preexistência de um produtor de estresse benigno, como fibroma não ossificante ou defeito cortical fibroso (Fig. 5-89).

Em indivíduos mais idosos, especialmente em pacientes pós-menopáusicas, as fraturas de estresse podem ocorrer com atividades físicas mínimas. As circunstância nas quais a fratura possa ter ocorrido talvez não surjam em uma anamnese rotineira. Uma localização comum para as fraturas osteoporóticas de estresse é o sacro (Fig. 5-90).

B. Miosite ossificante (CID-9-CM 728.12)

Outro pseudotumor comum reativo ao estresse encontrado em membros é a miosite ossificante, que ocorre, com maior frequência, nos membros inferiores de jovens no sexo masculino. O músculo quadríceps comumente está envolvido, em razão de traumas diretos ou de distensões desse músculo. A massa pseudotumoral pode não surgir antes de vários meses da lesão e pode não estar relacionada com uma lesão específica. Em pacientes de mais idade (> 40 anos) e sedentários, é possível que não haja história de lesão por estresse.

As radiografias iniciais talvez não revelem calcificação de tecidos moles. Com a maturação, ocorre calcificação nos planos fasciais do músculo traumatizado, o que pode sugerir o diagnóstico de sarcoma sinovial ou de outro sarcoma calcificante. Se o pseudotumor estiver fixo ao osso subjacente, o quadro poderá ser confundido com o do osteossarcoma parosteal (Fig. 5-91).

▶ Doenças infecciosas

Infecções bacterianas, virais, tuberculosas ou fúngicas de osso ou de tecidos moles frequentemente podem ser confundidas com um processo neoplásico. Isso é mais frequente nas infecções

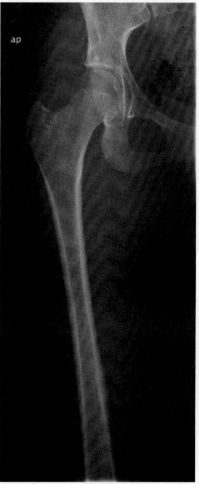

▲ **Figura 5-89** Radiografia (**A**), cintilografia óssea (**B**) e exame de TC (**C**) do fêmur de uma jovem de 14 anos com fratura de estresse. Observe o aumento sutil na captação no fêmur contralateral em **B** e a ausência do ninho esperado nos casos de osteoma osteoide em **C**, onde observa-se lucência linear.

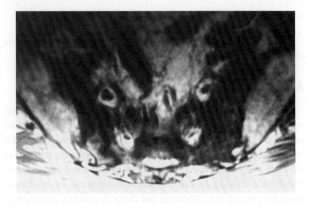

A

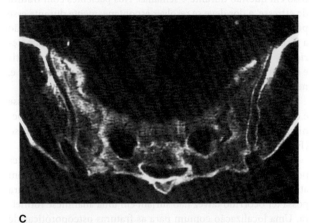

B

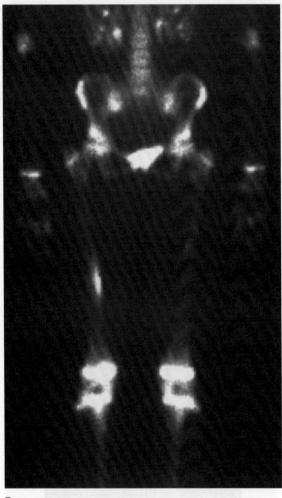

B

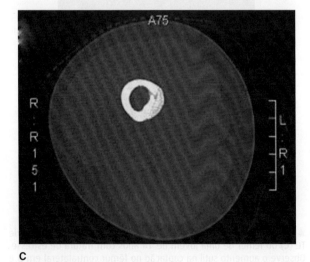

C

▲ **Figura 5-89** Continuação.

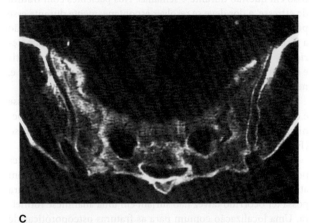

C

▲ **Figura 5-90** RMN com imagem ponderada em T1 (**A**), cintilografia óssea (**B**) e TC (**C**) do sacro de paciente do sexo feminino com 71 anos e fratura de estresse.

ONCOLOGIA MUSCULOESQUELÉTICA   CAPÍTULO 5   307

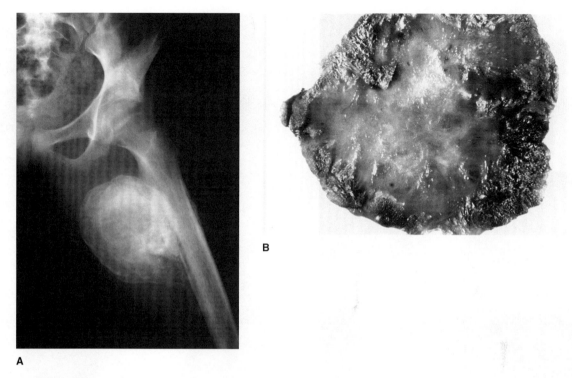

▲ **Figura 5-91** Radiografia (**A**) e visão macroscópica de peça cirúrgica (**B**) de miosite ossificante nos músculos adutores em uma jovem de 12 anos.

que não sejam muito virulentas, não produzam sintomas sistêmicos ou reação febril e não causem grande alteração nos reativos de face aguda avaliados na rotina laboratorial. Se uma massa de consistência mole estiver presente ao exame, e os exames de imagem sugerirem tumor ósseo ou de tecido mole, há indicação de biópsia incluindo cultura para um diagnóstico preciso. Os pseudotumores inflamatórios podem ser encontrados em qualquer faixa etária, mas são mais comuns em crianças e frequentemente afetam os membros inferiores.

A. Infecções bacterianas (CID-9-CM 730.0-2x)

As infecções ósseas bacterianas podem ser confundidas com um tumor de células redondas, como o sarcoma de Ewing, em crianças, e com linfoma em adultos (Fig. 5-92). Por outro lado, tuberculose e infecções fúngicas são menos inflamatórias e, portanto, se apresentam com lesões mais localizadas e com limites mais bem definidos, o que lhes confere o aspecto de um tumor benigno.

B. Infecções tuberculosas ou fúngicas (CID-9-CM 015.x ou 730.2x)

Uma infecção tuberculosa ou fúngica na coluna vertebral ou em membro pode se apresentar como um pseudotumor em crianças ou em adultos jovens, especialmente em pacientes asiáticos ou mexicanos (Fig. 5-93). A incidência de tuberculose e de infecções fúngicas, que são infecções de baixo grau e normalmente têm instalação insidiosa, também é maior em pacientes com aids.

C. Doença de Caffey (CID-9-CM 730.3x)

A doença de Caffey pode ser confundida com processo neoplásico. Trata-se de uma forma idiopática de periostite encontrada em lactentes com menos de 6 meses e que atinge membros, cintura escapular e mandíbula (Fig. 5-94). Talvez tenha origem viral e, atualmente, é muito mais rara do que há 30 anos. As alterações ósseas são osteoblásticas e podem sugerir o diagnóstico de osteossarcoma, raro em lactentes. A doença de Caffey é autolimitada e geralmente desaparece espontaneamente sem produzir incapacidade.

▶ **Distúrbios metabólicos**

A. Tumor marrom do hiperparatireoidismo primário (CID-9-CM 733.90)

O tumor marrom é o distúrbio metabólico que mais comumente é confundido com uma neoplasia óssea. As lesões líticas de células gigantes ocorrem simetricamente em metáfise e diáfise como resultado de aumento na produção de paratormônio por adenoma solitário na paratireoide, por hiperplasia das paratireoides ou por carcinoma solitário da paratireoide. Os tumores

308 ▲ CAPÍTULO 5   ONCOLOGIA MUSCULOESQUELÉTICA

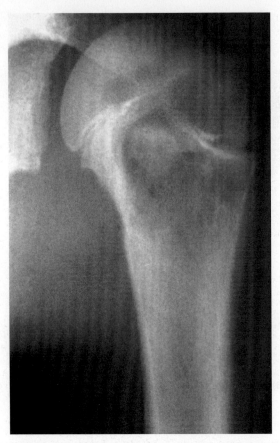

▲ **Figura 5-92** Radiografia de osteomielite agua causada por *Staphylococcus aureus* no segmento proximal do úmero de um jovem com 13 anos.

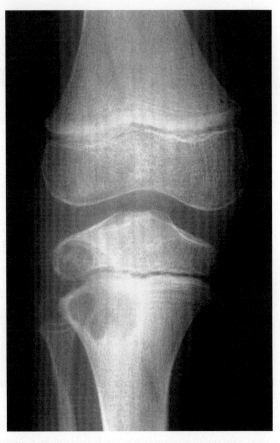

▲ **Figura 5-93** Radiografia de osteomielite tuberculosa no segmento proximal da tíbia de uma jovem com 10 anos.

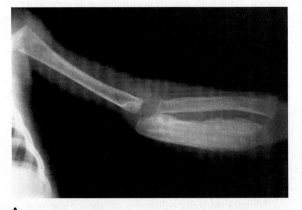

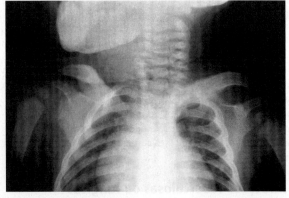

▲ **Figura 5-94** Radiografias do membro superior (**A**) e de ambos os ombros (**B**) de um lactente com 5 meses e doença de Caffey.

marrons ocorrem com frequência 3 vezes maior no sexo feminino e, geralmente, são encontrados entre 15 e 70 anos. São mais comuns nas extremidades de ossos longos, seguidos por pelve, diáfise de ossos longos, maxilar, crânio, costela e mão. Os tumores marrons raramente são encontrados na coluna vertebral. A dor está relacionada com a destruição óssea local, mas é possível haver dor disseminada em razão de osteomalácia generalizada. A doença da paratireoide pode causar perda ponderal, transtornos psicológicos, distúrbios gastrintestinais, cálculos renais, poliúria e polidipsia.

Entre as características radiológicas do tumor marrom nos ossos estão área lítica arredondada, que pode ser multicêntrica e sugerir os diagnósticos de carcinoma metastático, mieloma múltiplo ou linfoma histiocítico (Fig. 5-95). Em caso de lesão solitária, a imagem sugere os diagnósticos de fibroma não ossificante, displasia fibrosa, tumor de células gigantes ou cisto aneurismático ósseo. No momento da biópsia, o tumor marrom se apresenta com o aspecto castanho avermelhado de um tumor de células gigantes. Microscopicamente, o aspecto é de tumor de células gigantes exceto pelo fato de as células estromais de fundo serem mais fibroblásticas e de as trabéculas ósseas apresentarem suturas osteoide anormalmente grossas e insuficientemente mineralizadas. Em razão da acentuada similaridade entre tumor marrom e tumor de células gigantes, os médicos devem solicitar rotineiramente dosagens séricas de cálcio, fósforo e fosfatase alcalina em todos os pacientes com lesões ósseas que produzam células gigantes.

Em pacientes com tumores marrons, o tratamento consiste na remoção da fonte de produção excessiva de paratormônio. Isso feito, os defeitos ósseos geralmente se curam espontaneamente. Raramente há necessidade de enxerto ósseo. Embora o hiperparatireoidismo secundário encontrado em pacientes com insuficiência renal geralmente não evolua com tumores marrons, observam-se calcificações pseudotumorais em tecidos moles, em um quadro semelhante ao da calcinose tumoral, que será discutida adiante nesta seção.

B. Doença de Paget (CID-9-CM 731.0)

A doença de Paget frequentemente é incluída nas discussões sobre distúrbios metabólicos ósseos, embora os corpos de inclusão encontrados em citoplasma e núcleo de osteoclastos do osso afetado seja semelhante ao que ocorre nas infecções por paramixovírus. A maioria dos médicos está familiarizada com as alterações tardias da doença de Paget, que incluem arqueamento de ossos longos e alterações blásticas densas ao exame radiográfico. Entretanto, muitos não estão familiarizados com a fase inicial lítica da doença de Paget quando os achados radio-

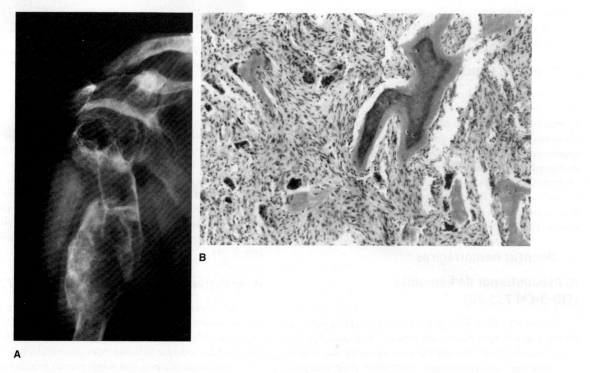

▲ **Figura 5-95** Radiografia (**A**) e fotomicrografia (**B**) de tumor marrom do hiperparatireoidismo no segmento proximal do úmero de uma paciente com 40 anos.

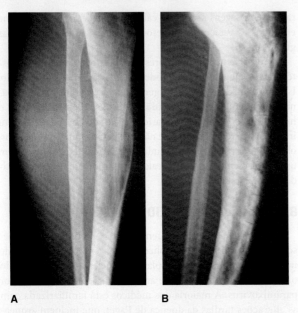

▲ **Figura 5-96** Radiografias nas fases inicial e tardia de tíbia na doença de Paget, obtidas respectivamente aos 45 (**A**) e 65 anos (**B**).

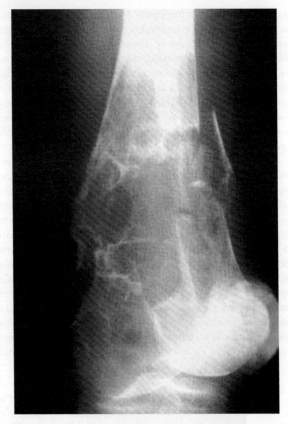

▲ **Figura 5-97** Radiografia de fratura patológica secundária a doença de Gaucher envolvendo fêmur distal em paciente do sexo masculino com 29 anos.

gráficos são mais sugestivos de carcinoma metastático, linfoma histiocítico, sarcoma primário ou hiperparatireoidismo primário (Fig. 5-96).

C. Doença de Gaucher (CID-9-CM 272.7)

A doença de Gaucher é um distúrbio familiar raro no qual o acúmulo de glicocerebrosídeo causa aumento de fígado, baço e medula óssea. A infiltração da medula óssea em crianças e adultos jovens causa perda óssea gradual e pode ser confundida com quadro neoplásico. As áreas mais comumente envolvidas são fêmur distal, tíbia, úmero, coluna vertebral, crânio e mandíbula. As alterações focais isoladas e destrutivas, com escavação endosteal e padrão em roído de traça, podem sugerir os diagnósticos de doença metastática, mielomatose, sarcoma primário ou displasia fibrosa (Fig. 5-97).

▶ Doenças hemorrágicas

A. Pseudotumor da hemofilia (CID-9-CM 733.90)

Talvez seja difícil distinguir entre um hematoma em tecido mole ou sob o periósteo e um tumor. A formação de hematoma frequentemente é precipitada por algum tipo de traumatismo e os ossos mais comumente envolvidos são fêmur, pelve, tíbia e os pequenos ossos das mãos. Raramente encontram-se lesões múltiplas. As lesões ósseas podem ser centrais ou excêntricas. O quadro radiográfico de destruição lítica seguida por reação esclerótica na periferia pode ser confundido com o de cisto ósseo aneurismático ou de tumor de células gigantes. Nos ossos da mão, os pseudotumores assumem o aspecto de granuloma de células gigantes do processo de reparação ou de osteoblastoma. As lesões subperiosteais avançam sobre os tecidos moles vizinhos e apresentam neoformação óssea periosteal reativa e erosão subcortical subjacente, que pode ser confundida com sarcoma de Ewing ou com osteossarcoma hemorrágico (Fig. 5-98).

B. Hematoma intramuscular (CID-9-CM 729.92)

Outro quadro hemorrágico que pode produzir pseudotumor de tecido mole é o hematoma intramuscular. Trata-se de quadro semelhante ao do pseudotumor de tecidos moles da hemofilia, mas sem que haja alteração da coagulação. Os hematomas intramusculares quase sempre estão relacionados com traumatismo fechado, mas ocasionalmente resultam de lesão de tração que pode evoluir para miosite ossificante. Talvez não haja sinais superficiais de contusão na pele sobrejacente e algumas

ONCOLOGIA MUSCULOESQUELÉTICA   CAPÍTULO 5   311

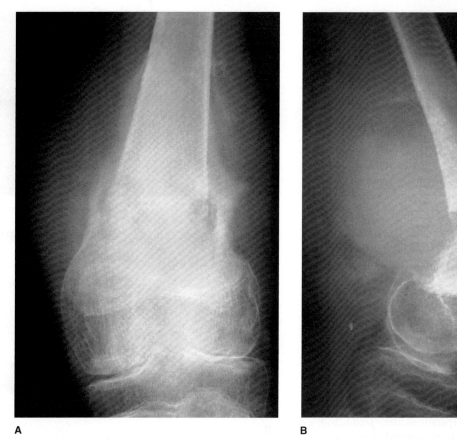

▲ **Figura 5-98** Radiografias nas incidências anteroposterior (**A**) e perfil (**B**) mostrando pseudotumor de hemofilia no fêmur distal de um rapaz com 14 anos.

vezes o hematoma aumenta de tamanho ao longo do tempo, algumas vezes por muitos anos, após a lesão inicial. O exame radiográfico não é útil porque não há calcificação nem anormalidades ósseas evidentes. O melhor exame de imagem é a RMN, mas, infelizmente, o aspecto de um hematoma intramuscular ao exame de RMN pode ser confundido com o de um sarcoma de tecido mole profundo, como o histiocitoma fibroso maligno (Fig. 5-99).

▶ **Calcificação ectópica**

Há muitas causas para a calcificação ectópica em tecidos moles, a maioria relacionada com distúrbios degenerativos crônicos em estruturas de colágeno, como tendões ou ligamentos próximos de articulação. Entretanto, nos casos em que a calcificação distrófica esteja associada a uma massa de tecidos moles, o médico deve investigar a possibilidade de um sarcoma de tecido mole, como o sarcoma sinovial.

A. Calcinose tumoral (ICD-9-CM 275.49)

A calcinose tumoral, encontrada nas regiões de quadril, ombro e cotovelo, caracteriza-se por depósito extensivo de fosfato de cálcio em uma massa fibrosa benigna. Há uma forma familiar associada a uma mutação com perda de função no gene FGF23. Uma mutação com ganho de função no mesmo gene resulta em raquitismo hipofosfatêmico autossômico dominante. De outra forma, trata-se de quadro idiopático que afeta pacientes com idade entre 10 e 30 anos e que ocorre, com maior frequência, no sexo masculino. As lesões são múltiplas e causam dor e sensibilidade dolorosa mínimas.

Nos casos de calcinose tumoral, as calcificações de centras extensivas podem sugerir os diagnósticos de sarcoma sinovial, condrossarcoma de tecido mole, ou tuberculose (Fig. 5-100). À biópsia, ocorre exsudação de pasta calcária branca a partir de massa fibrosa com aspecto esponjoso. Entre os achados microscópicos estão depósitos amorfos extensivos de fosfato de cálcio

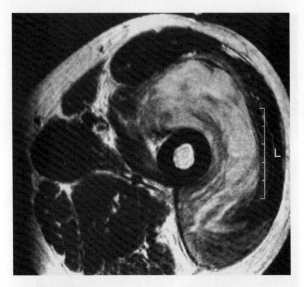

▲ **Figura 5-99** Imagem ponderada em T2 de RMN em corte axial revelando hematoma no músculo quadríceps em uma paciente de 46 anos.

em estroma pontuado por macrófagos e células inflamatórias. Se o pseudotumor não for totalmente removido, é muito provável que haja recidiva.

Um quadro semelhante é encontrado em pacientes com osteodistrofia renal com hiperparatireoidismo secundário, e o mecanismo de depósito nesses casos é o grande aumento na produção de fosfato de cálcio.

B. Síndrome do compartimento (CID-9-CM 728.12)

A calcificação isquêmica, chegando até a ossificação, que ocorre nas síndromes do compartimento em membro inferior, frequentemente é confundida com tumor. A lesão inicial geralmente é de tipo esmagamento, causando grande aumento da pressão no compartimento em razão de edema muscular. Essa pressão eventualmente causa necrose isquêmica da musculatura no compartimento, que, alguns anos mais tarde, se torna calcificada ou até ossificada. Como o músculo aparece firme e calcificado ao exame radiográfico é possível que o médico não relacione o achado com a antiga lesão e suspeite de um sarcoma calcificante como o sarcoma sinovial. A localização mais comum para esse pseudotumor é um dos compartimentos musculares do membro inferior, causando rigidez e fraqueza muscular no tornozelo e na região do pé (Fig. 5-101). O processo pode ser confundido com calcificação de tecido mole secundária a processo neoplásico (Fig. 5-102).

▶ Distúrbios distróficos

Muitas doenças do desenvolvimento ou displásicas produzem anormalidades ósseas que, ao exame radiográfico, podem ser confundidas com tumor ósseo. Em geral, são defeitos focais na ossifi-

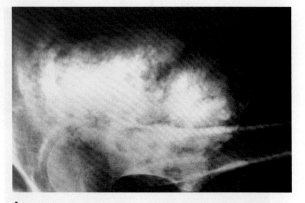

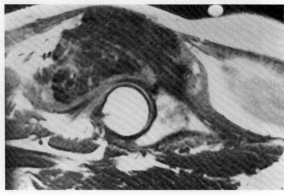

▲ **Figura 5-100** Radiografia (**A**) e RMN com imagem ponderada em T1 (**B**) de calcinose tumoral no quadril de paciente do sexo feminino com 54 anos.

cação encondral que resultam de falha no remodelamento da trama óssea primária formando-se na extremidade metafiseal da fise.

A. Osteoma (CID-9-CM 213.x)

O osteoma ocorre comumente no crânio ou no maxilar e é composto por trama óssea densa desorganizada encontrada imediatamente abaixo da cortical. Não há componente lítico no ou ao redor do osso denso, e nem sintomas associados à presença de osteomas. Como as lesões são comumente encontradas na região da metáfise próxima do joelho, o médico pode suspeitar do diagnóstico de osteossarcoma em fase inicial. Entretanto, a ausência de reação periosteal e a captação mínima à cintilografia ajudam a afastar a possibilidade de sarcoma (Fig. 5-103). Nesses casos, não há risco de problemas futuros com a lesão e geralmente não há necessidade de intervenção.

B. Ilha óssea (CID-9-CM 213.x)

A ilha óssea, ou enostose, é um processo displásico ainda mais precisamente definido que o osteoma. A localização mais

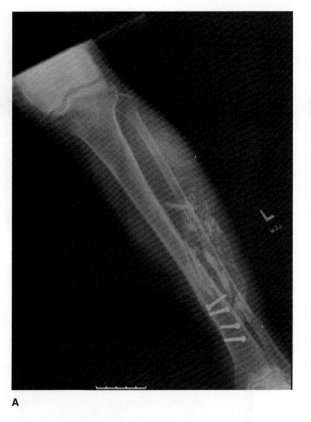
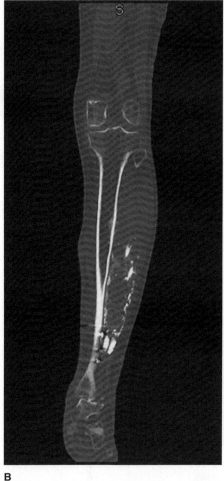

▲ **Figura 5-101** Radiografia (**A**) e TC (**B**) mostrando a região de uma antiga síndrome do compartimento anterior da perna de uma paciente com 81 anos e história de fratura tratada com fixação interna 60 anos antes.

comum é na pelve. Pode ser confundida com lesão blástica metastática em pacientes com câncer de próstata. Entretanto, com a ilha óssea, assim como com o osteoma, a cintilografia óssea revela atividade mínima e muito localizada e a TC e a RMN não revelam reação na medula óssea circundante. A Figura 5-104 mostra os sinais de ilha óssea na pelve de paciente masculino de 35 anos.

▶ **Infarto ósseo**

Os dois tipos de infarto ósseo que podem ser confundidos com tumor são o metafiseal e o epifiseal. Podem ser idiopáticos ou secundários ao aumento no consumo de álcool ou uso de corticosteroides.

A. Infarto ósseo metafiseal (CID-9-CM 733.4x)

O infarto ósseo mais comum é o da região metafiseal, encontrado caracteristicamente próximo a joelho, quadril e ombro de adultos. Radiograficamente, o infarto pode ser confundido com tumores cartilaginosos de baixo grau, como o encondroma. O infarto se apresenta com padrão esclerótico em favo de mel (Fig. 5-105), enquanto a lesão cartilaginosa se apresenta com calcificação central floculada (Fig. 5-106).

B. Infarto ósseo epifiseal (CID-9-CM 733.4x)

Embora o infarto ósseo epifiseal tenha a mesma etiologia do metafiseal, sua localização mais comum é em segmento proximal

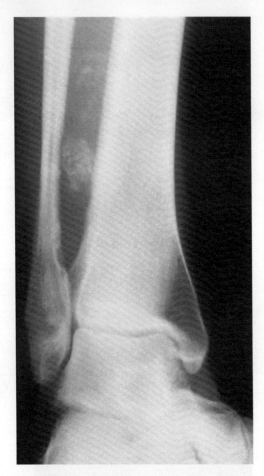

▲ **Figura 5-102** Radiografia mostrando calcificação em sarcoma sinovial na perna.

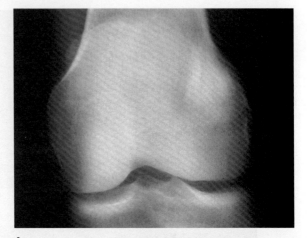

▲ **Figura 5-103** Radiografia (**A**) e imagem de RMN ponderada em T2 (**B**) de processo displásico no fêmur distal de paciente do sexo feminino com 64 anos.

de fêmur e na epífise umeral. Nessas localizações, as alterações líticas encontradas no osso epifiseal podem ser confundidas com condroblastoma. O diagnóstico diferencial pode ser difícil antes que surja um sinal em crescente ou sinais radiográficos de colapso subcondral, que geralmente afastam a possibilidade de condroblastoma (Fig. 5-107).

▶ Distúrbios histiocítico

A. Histiocitose de células e Langerhans (CID-9-CM 277.89)

Algumas vezes denominada de forma inapropriada histiocitose X, a histiocitose de células de Langerhans pode se apresentar de diversas formas. Previamente consideradas doenças distintas, granuloma eosinofílico, doença de Hand-Schüller-Christian e doença de Letterer-Siwe atualmente são reconhecidas como parte do espectro de apresentações da histiocitose. Dessa a forma, granulomatosa localizada, denominada granuloma eosinofílico ou granulomatose de células de Langerhans, é o que pode ser confundida radiograficamente com tumor. O granuloma eosinofílico é encontrado com o dobro da frequência em jovens do sexo masculino entre 5 e 15 anos. Geralmente é monostótico, mas em 10% dos casos envolve duas ou três áreas independentes. Trata-se de processo histiocítico de causa desconhecida, mas que talvez tenha origem viral. Causa dor local de natureza inflamatória e pode resultar em febre baixa associada à elevação na velocidade de hemossedimentação. Embora a localização mais comum do granuloma eosinofílico seja o crânio, também pode ser encontrado em gradil costal, pelve, maxilar, corpo vertebral (vértebra

ONCOLOGIA MUSCULOESQUELÉTICA CAPÍTULO 5 315

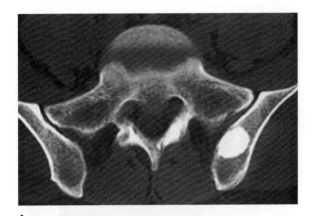
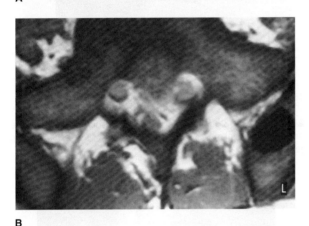

▲ **Figura 5-104** TC (**A**) e imagem de RMN ponderada em T2 (**B**) de uma ilha óssea no ílio de paciente masculino com 35 anos.

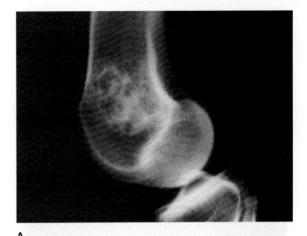
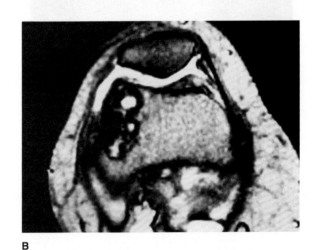

▲ **Figura 5-105** Radiografia (**A**) e imagem de RMN ponderada em T1 (**B**) de infarto metafiseal em fêmur distal em uma paciente com 52 anos.

plana) (Fig. 5-108), clavícula e escápula, listados em ordem de frequência. Além de afetar ossos chatos, o granuloma pode surgir na diáfise de ossos longos, seguida por metáfise e, em último lugar de frequência, epífise.

A granuloma eosinofílico pode ser extremamente infiltrante e destrutivo, especialmente nos ossos longos (Fig. 5-109) e vértebras (Fig. 5-110), podendo ser confundido com um processo mais agressivo, como sarcoma de Ewing, neuroblastoma metastático ou osteomielite. Também pode causar a assim chamada periostite em casca de cebola do tipo encontrado no sarcoma de Ewing. A lesão se apresenta com padrão mais agressivo em crianças menores e, nas maiores, com padrão granulomatoso mais focal. Os achados microscópicos incluem grandes histiócitos pouco corados, pontuados por pequenos eosinófilos com coloração brilhante e ocasionais células gigantes.

Os granulomas eosinofílico tendem a involuir espontaneamente e, portanto, a conduta deve ser conservadora. Curetagem simples e infiltração de corticosteroide podem ser benéficas. Em áreas de difícil acesso, como coluna vertebral ou pelve, pode-se considerar radioterapia com dose baixa (10 Gy). Em casos mais disseminados que não respondam ao tratamento simples, indica-se quimioterapia com doses baixas.

B. Sinovite vilonodular pigmentada (CID-9-CM 716.9)

Embora essa forma de sinovite possa ser confundida com tumor histiocítico, supõe-se que seja um quadro não neoplásico envolvendo proliferação histiocítica. Ocorre no tecido subsinovial próximo de grandes articulações do membro inferior de

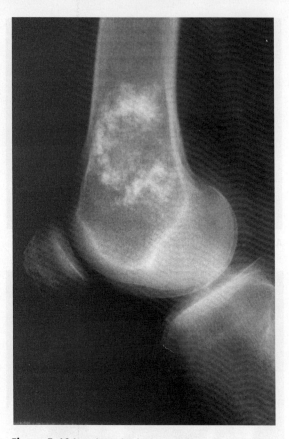

▲ **Figura 5-106** Radiografia de um grande encondroma no fêmur distal.

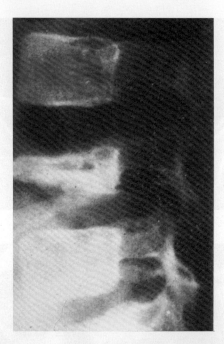

▲ **Figura 5-108** Radiografia em perfil da coluna vertebral revelando a vértebra plana característica da histiocitose de células de Langerhans.

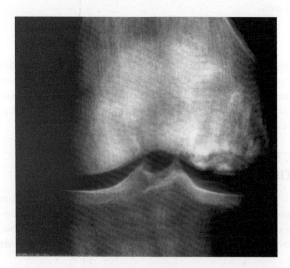

▲ **Figura 5-107** Radiografia de infarto epifiseal em côndilo femoral de paciente do sexo feminino com 45 anos.

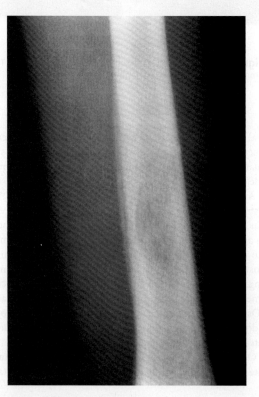

▲ **Figura 5-109** Radiografia de lesão de histiocitose de células de Langerhans no úmero de um jovem com 12 anos.

ONCOLOGIA MUSCULOESQUELÉTICA — CAPÍTULO 5

pacientes com idade entre 20 e 40 anos. O joelho é o local mais comumente envolvido, seguido por quadril, tornozelo e pé. O envolvimento de membro superior é raro.

A histopatologia da sinovite vilonodular pigmentada é semelhante a de um tumor de células gigantes de bainha tendínea, que se apresenta na forma de tumor de tecido mole próximo do tornozelo e sobre os dedos da mão. O quadro normalmente é o de edema espontâneo de um joelho secundário a hipertrofia sinovial. O edema pode aumentar progressivamente e atingir um volume maciço além de ser possível a associação com hemartrose intermitente. A sinóvia inflamada pode causar erosão justa-articular até o osso no ponto de fixação da cápsula articular, como encontrado nas sinovites proliferativas crônicas, incluindo as causadas por hemofilia e coccidioidomicose.

Em menos de 10% dos casos, a sinovite vilonodular pigmentada é mais localizada e se apresenta como massa focal em tecido mole na bolsa suprapatelar ou no espaço poplíteo, e não ocorre edema generalizado do joelho. Nesses casos, a massa pode ser confundida com sarcomas de tecido mole, como o sarcoma sinovial (Fig. 5-111). A erosão cortical com alterações ósseas secundárias também é encontrada com frequência (Fig. 5-112)

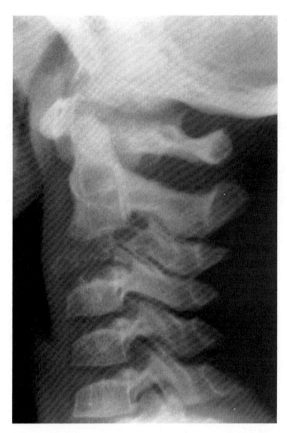

▲ **Figura 5-110** Radiografia de histiocitose de células de Langerhans no corpo vertebral de C3 em uma menina com 5 anos.

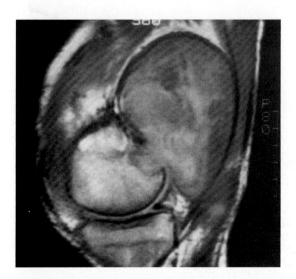

▲ **Figura 5-111.** Imagem de RMN ponderada em T1 de sinovite vilonodular pigmentada no espaço poplíteo de paciente do sexo masculino com 50 anos.

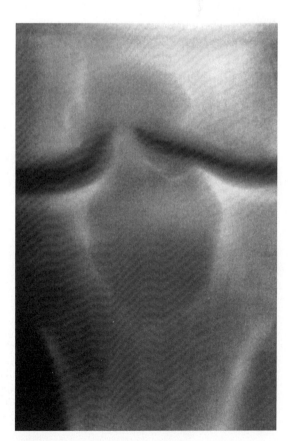

▲ **Figura 5-112** Tomografia de sinovite vilonodular pigmentada no segmento proximal da tíbia em um jovem.

Fundamentos do diagnóstico

- *A miosite ossificante se apresenta com calcificação periférica ou centrípeta em oposição à calcificação de tecidos moles encontrada nos quadros malignos.*

- *A infecção óssea pode assumir diversas aparências, mas as pistas para o diagnóstico incluem violação dos limites anatômicos geralmente respeitados pelos tumores, como a lâmina de crescimento e o disco intervertebral.*

Garringer HJ, Malekpour M, Esteghamat F, et al: Molecular genetic and biochemical analyses of FGF23 mutations in familial tumoral calcinosis. *Am J Physiol Endocrinol Metab* 2008;295:E929. [PMID: 18682534]

Gasent Blesa JM, Alberola Candel V, Solano Vercet C, et al: Langerhans cell histiocytosis. *Clin Trans Oncol* 2008;10:688. [PMID: 19015065]

Mankin HJ, Rosenthal DI, Xavier R: Gaucher disease. New approaches to an ancient disease. *J Bone Joint Surg Am* 2001; 83-A:748. [PMID: 11379747]

Roodman GD: Studies in Paget's disease and their relevance to oncology. *Semin Oncol* 2001;28(4 Suppl 11):15. [PMID: 11544571]

Seton M: Paget's disease: epidemiology and pathophysiology. *Curr Osteoporos Rep* 2008;6:125. [PMID: 19032921]

Cirurgia reconstrutiva em adultos

Harry B. Skinner, MD, PhD
Jon K. Sekiya, MD
Omar Jameel, MD
Patrick J. McMahon, MD

A cirurgia reconstrutiva ortopédica de adultos evoluiu rapidamente ao longo das últimas décadas. Antes do sucesso no desenvolvimento da chamada artroplastia de baixo atrito do quadril no final dos anos 1960, as opções de tratamento para doença articular grave eram restritas. Atualmente, há procedimentos reconstrutivos para diversos distúrbios com altas taxas de sucesso, desde doença degenerativa acentuada de quadril e joelho até ruptura de manguito rotador no ombro. As pesquisas realizadas aumentaram o conhecimento do funcionamento da articulação e contribuíram para o sucesso de quase todos os procedimentos reconstrutivos, e, atualmente, a demanda por esses procedimentos é muito alta. Em 2010 estimou-se que foram realizadas 770 milartroplastias totais de joelho e 280 milartroplastias totais de quadril nos Estados Unidos com aumento de 65e 15 mil por ano, respectivamente. Esses números refletem o enorme sucesso obtido com o retorno de pacientes à vida ativa e o número crescente de pacientes idosos. Milhões de norte-americanos estão usufruindo os benefícios desse procedimento por longos períodos. Como a taxa cumulativa de fracasso no procedimento é de aproximadamente 1% ao ano, 10 anos após a cirurgia, 90% dos pacientes provavelmente ainda se beneficiam com uma prótese articular de bom funcionamento.

Kurtz S, Ong K, Lau E, et al: Projections of primary and revision hip and knee arthroplasty in the United States from 2005 to 2030. *J Bone Joint Surg* 2007;89a:780. [PMID: 17403800]

▼ ARTRITE E CONDIÇÕES CORRELATAS

▶ Investigação da artrite

Para tratar apropriadamente as condições artríticas é essencial conhecer o processo de evolução da doença. Tudo se inicia com um diagnóstico preciso e a história da evolução da doença, de modo que seja possível predizer a progressão futura e tomar as melhores decisões sobre o tratamento. O médico deve investigar a causa da artropatia, que pode ser traumática, inflamatória, relacionada com o crescimento, idiopática e metabólica (Tab. 6-1).

A avaliação da história, exame físico e dados laboratoriais ajuda a firmar o diagnóstico.

A. Anamnese

A anamnese é muito importante para definir o processo de doença. Os mecanismos da lesão e a sucessão e duração dos sintomas desde a instalação são fatores-chave. O mecanismo da lesão, na maioria das vezes, é insidioso. Com frequência, o indivíduo não se recorda de um episódio específico que tenha desencadeado os sintomas. Entretanto, se tiver havido episódio traumático súbito e, especialmente, se tiver havido cirurgia, essa informação é importante. O modo de instalação e a intensidade dos sintomas são informações valiosas. Na maioria dos casos, os sintomas inicialmente são leves e se agravam gradualmente. Dor constante, noite e dia, indica infecção, câncer ou distúrbio funcional. A percepção de dor varia entre os indivíduos, mas a dor que desperta o paciente deve ser considerada grave e requer investigação. Frequentemente os sintomas pioram e melhoram de forma alternativa ao longo do tempo, e a memória do paciente sobre isso e, especialmente, sobre a existência de um edema, são informações relevantes; também é importante a distribuição das articulações afetadas, caso haja mais de uma envolvida. O grau de interferência com as atividades indica a gravidade do distúrbio. A dor que só ocorre durante atividades, como caminhar, ficar de pé ou correr, sugere que a carga sobre a articulação seria a causa.

A localização da dor ajuda a distinguir entre dor referida e dor intrínseca à articulação. A dor do quadril é caracteristicamente percebida na região inguinal, no aspecto lateral do quadril ou na região anterior da coxa, mas raramente na nádega. Os pacientes podem referir dor no "quadril", e a investigação feita pelo médico revelar que a dor é, de fato, na região da nádega, o que, na maioria das vezes indica origem na coluna. A dor no acetábulo ou na cabeça do fêmur geralmente é indicada na região anterior e proximal da coxa. Outro exemplo da importância da localização é a dor no joelho, que pode ter localização anterior (patelofemoral), medial (compartimento medial) ou lateral (compartimento lateral). Também pode ser mal localizada pelo paciente. A dor na parte posterior do joelho pode ser causada por cisto poplíteo

Tabela 6-1 Causas de doenças articulares

Causas traumáticas	Artrite traumática, osteonecrose (pós-traumática).
Causas inflamatórias	Artrite infecciosa, gota, pseudogota, artrite reumatoide, lúpus eritematoso sistêmico, espondilite anquilosante, artrite reumatoide juvenil, síndrome de Reiter.
Causas ligadas ao desenvolvimento	Displasia do desenvolvimento do quadril, artrite do hemofílico, após escorregamento epifisário proximal do fêmur, seguindo-se à doença de Legg-Calvé-Perthes.
Idiopáticas	Osteoartrose, osteonecrose.
Causas metabólicas	Gota, doença por depósito de pirofosfato de cálcio, ocronose, doença de Gaucher.

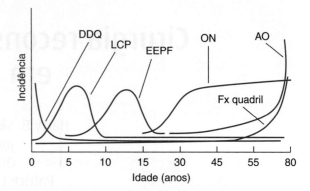

▲ **Figura 6-1** Representação esquemática da distribuição dos distúrbios do quadril em função da faixa etária. DDQ, displasia do desenvolvimento do quadril; Fx quadril, fratura de quadril; LCP, doença de Legg-Calvé-Perthes; AO, osteoartrose; ON, osteonecrose; EEPF, escorregamento epifisário proximal do fêmur.

(cisto de Baker) ou por rompimento de menisco. O joelho com edema pode estar doloroso em razão da pressão, e a dor pode ser difusa ou posterior. A dor que é desencadeada por qualquer movimento indica artrite séptica e, possivelmente, gota. A dor artrítica em cotovelo é menos bem definida pelo paciente e, nesses casos, o exame físico é importante. A dor no ombro pode ser causada por distúrbios cervicais, cardíacos ou, até mesmo, diafragmáticos. O conhecimento acerca da distribuição dos diversos distúrbios articulares por faixa etária pode ser muito útil para o diagnóstico da doença. Por exemplo, não é provável que um distúrbio de quadril em um paciente com menos de 40 anos seja causado por osteoartrose, a não ser que haja algum fator predisponente como traumatismo. Um diagnóstico mais provável para essa faixa etária seria osteonecrose. De forma semelhante, um quadro crônico de joelho em paciente masculino de 45 anos provavelmente será uma laceração degenerativa de menisco, exceto se o paciente tiver sido submetido a meniscectomia no início da terceira década de vida. Esse conceito se aplica a todos os distúrbios mais comuns de quadril e joelho (Figs. 6-1 e 6-2). Ademais, a história de algum desses distúrbios em idade precoce predispõe o paciente à osteoartrose também precoce.

B. Exame físico

1. Quadril – O exame físico do quadril é importante para confirmar que a dor relatada, de fato, tem origem na articulação do quadril e para determinar a gravidade do problema. O exame se inicia com inspeção e palpação de músculos, ossos e articulação. Muitos músculos cercam a articulação do quadril e uma grande porção do osso, o que restringe essa parte do exame. Outras causas de dor devem ser pesquisadas, como a dor de coluna referida ao quadril. Deve-se documentar a pesquisa do arco de movimento (ADM), marcha, discrepância no comprimento dos membros inferiores e perda de força muscular. A dor com origem na articulação do quadril caracteristicamente é provocada nos extremos do ADM. A elevação ativa da perna, ou a elevação da perna contra resistência podem produzir dor com origem no quadril (Fig. 6-3). Nos casos com dor intensa, a rotação interna e externa do quadril em extensão geralmente desencadeia a dor com origem nessa articulação.

Frequentemente, a rotação interna do quadril em flexão está prejudicada; este é um dos primeiros sinais de osteoartrose do quadril. A abdução contra a gravidade produz carga sobre o quadril e pode incitar a dor de artrite, mas a pesquisa será negativa caso a dor na região da nádega seja referida, com origem na coluna. Pode-se aumentar a carga aplicando resistência à abdução. Nos pacientes jovens (menos de 40 anos) com dor inguinal, podem ser usadas manobras provocativas para diagnóstico de laceração labral. A flexão do quadril com rotação externa (RE) e

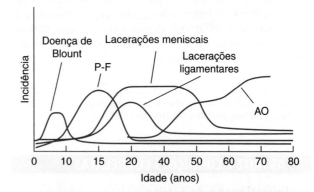

▲ **Figura 6-2** Apresentação esquemática da distribuição dos distúrbios do joelho em função da idade. A doença de Blount, tíbia vara; AO, osteoartrose; P-F, artralgia patelofemoral. As lacerações meniscais podem ser mediais ou laterais e são traumáticas nos mais jovens e degenerativas nas faixas etárias mais avançadas. A osteoartrose apresenta instalação mais precoce no joelho em comparação com o quadril, em razão da incidência de gonartrose medial na quinta e sexta décadas causada por meniscectomia medial no final da adolescência e início da terceira década de vida.

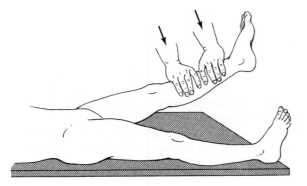

▲ **Figura 6-3** Teste com elevação da perna estendida contra resistência. O examinador solicita ao paciente que eleve sua perna estendida até aproximadamente 30 graus. Nos casos graves de artrite, essa manobra produz dor. Se não houver dor, o examinador passa a aplicar pressão sobre a coxa contra a qual o paciente deve resistir. Esse aumento da carga sobre a articulação revela os casos leves a moderados de dor com origem no quadril.

abdução (ABD) é seguida por extensão, adução (ADD) e rotação interna (RI). Observa-se um clique ou um ressalto em pacientes com laceração labral anterior. As lacerações posteriores do lábrum são identificadas movendo-se o quadril da posição em extensão, ABD e RE para flexão, ADD e RI.

O ADM em flexão, extensão (contratura em flexão), ABD, ADD, e RI e RE deve ser avaliado. A redução da RI é um achado precoce na osteoartrose.

2. Joelho – Com o exame físico do joelho é possível localizar a dor e especificar o compartimento envolvido. Assim como com o quadril, o exame se inicia com inspeção e palpação de músculos, ossos e articulação. Como a dor no joelho pode estar referida ao quadril, a avaliação do quadril deve fazer parte da rotina. A avaliação dos ligamentos do joelho é realizada para verificar sua estabilidade (ver o Capítulo 3). A instabilidade não é comum nos casos de osteoartrose, mas é encontrada com frequência na osteoartrite reumatoide e resulta de perda óssea mais do que de lesão ligamentar. O alinhamento do joelho com paciente de pé é medido para avaliar se há deformidade em varo ou em valgo. Os desvios em varo e em valgo aumentam, respectivamente, em quatro e cinco vezes a probabilidade de evolução paraosteoartrose, em 18 meses. O ADM do joelho é avaliado e qualquer contratura em flexão ou grau de queda em extensão (*extension lag*) deve ser observado e registrado. Diz-se que ocorre contratura em flexão quando há impossibilidade de levar a perna passivamente à extensão plena, enquanto a queda em extensão indica a incapacidade de estender ativamente o joelho no mesmo grau em que é estendido passivamente. A contratura é comum na osteoartrose avançada, enquanto a diferença de extensão geralmente ocorre com problemas no músculo quadríceps ou no seu tendão. Para desencadear a dor dos compartimentos medial e lateral produz-se sobrecarga durante flexão e extensão com estresse em varo e em valgo, respectivamente. A articulação patelofemoral pode ser avaliada quanto às presenças de dor e crepitação osso sobre osso com movimentos de flexão e extensão e pressão sobre a patela. As presenças de derrame, sinovite e eritema também são importantes.

3. Ombro – Como a dor no ombro pode estar referida à coluna cervical, frequentemente ambas as estruturas devem ser investigadas. O exame do ombro se inicia com a inspeção, buscando por assimetrias no contorno de ossos e músculos na comparação com o outro lado. Segue-se a palpação do músculo para avaliação do tônus e dos três ossos, úmero, clavícula e escápula. As articulações glenoumeral, acromioclavicular e esternoclavicular devem ser palpadas. Assim como ocorre com o quadril, há muitos músculos ao redor do ombro, o que restringe essa fase do exame. Entretanto, nos distúrbios do manguito rotador frequentemente encontramos sensibilidade dolorosa à palpação sobre a face anterolateral a cabeça do úmero. A tendinite da cabeça longa do bíceps produz dor à palpação da região anteromedial da cabeça do úmero. A seguir avalia-se o ADM em flexão e abdução. A rotação externa pode ser medida de forma confiável mantendo-se o cotovelo sobre a cintura e afastando-se a mão para longe do tronco. A rotação interna é mais bem avaliada solicitando-se ao paciente que posicione sua mão atrás das costas e medindo-se o nível mais alto que consegue alcançar com o polegar em relação às vértebras. A maioria consegue colocar o polegar na região central do tórax (T6 ou T7). Quando a rotação interna está reduzida, o polegar alcança uma altura menor, por exemplo, L5. Se o ADM ativo estiver todo ele limitado, deve-se avaliar o ADM passivo. A força muscular do membro superior é, então, avaliada além da sensibilidade e dos reflexos tendíneos profundos. A redução da força de rotação externa com o cotovelo ao lado do corpo indica fraqueza significativa do manguito rotador. Testes provocativos ajudam a avaliar a causa de sintomas, incluindo instabilidade articular, lesão do tendão do bíceps e lesões do manguito rotador (ver Capítulo 3).

4. Cotovelo – A inspeção inclui a medição do "ângulo de carregamento" do cotovelo, sendo o normal 5 a 7 graus de alinhamento em valgo entre o úmero e o antebraço. Procede-se à inspeção visual para cicatrizes e outras deformidades evidentes, assim como para edema. A articulação e as proeminências ósseas são palpadas, incluindo os epicôndilos medial e lateral, cabeça do rádio e olecrânio. Os movimentos ativos e passivos são registrados em flexão e extensão e pronação e supinação. Seguem-se as pesquisas de força muscular e os testes provocativos (ver Capítulo 3). Por exemplo, o transtorno mais comum do cotovelo é a epicondilite. A dor à palpação do epicôndilo lateral agravada por dorsiflexão do punho contra resistência indica epicondilite medial. Assim como em outros casos, a limitação de flexão e extensão não é encontrada apenas com artrite, mas também nos pacientes com rigidez pós-traumática.

C. Exames de imagem

Os dados fundamentais para auxiliar no diagnóstico de artrite são obtidos com radiografias simples, com o mínimo de duas incidências. As incidências para quadril são anteroposterior (AP) modificada da pelve (com corte das asas ilíacas para mostrar o fêmur proximal) e perfil do quadril afetado (incidência em AP

CAPÍTULO 6 — CIRURGIA RECONSTRUTIVA EM ADULTOS

Tabela 6-2 Achados radiográficos nas artropatias

Doença	Sinais radiográficos
Osteoartrose	Redução do espaço articular, esclerose subcondral, osteofitos, cistos subcondrais
	Quadril: estreitamento superior ou medial
	Joelho: Estreitamento precoce na incidência de Rosenberg;
	Achatamento dos côndilos femorais
Artrite reumatoide ou lúpus eritematoso sistêmico	Estreitamento uniforme da articulação, erosão próxima da cápsula articular
Espondilite anquilosante	Osteopenia, osteofitos, anquilose das articulações sacroilíacas
Gota	Tofo, erosões
Doença por depósito de pirofosfato de cálcio	Calcificação dos meniscos e da cartilagem articular
Osteonecrose	Sinal do crescente; calcificação puntiforme
Doença de Gaucher	Aspecto de frasco de Erlenmeyer no segmento distal do fêmur
Articulação neuropática	Quatro Ds: destruição, debris, deslocamento, densidade (esclerose, hipertrofia)
Artropatia da hemofilia	Alargamento da epífise, esclerose, cistos, estreitamento do espaço articular

com rotação externa e abdução do quadril, ou perfil verdadeiro). As incidências para joelho incluem radiografia posteroanterior com feixe angulado 10 graus para baixo e joelho flexionado em 30 a 45 graus, obtida com paciente de pé (incidência em flexão com apoio do peso), perfil e tangenciando a patela (incidência de Merchant, com flexão de 45 graus) (Tab. 6-2). A osteoartrose de quadril e joelho pode ser quantificada usando a escala de 5 níveis de Kellgren-Lawrence, na qual 0 é normal, 1 é duvidosa, 2 é leve ou mínima, 3 é moderada e 4 é grave. As incidências para ombro incluem AP, axilar e perfil da escápula. Os incidências do desfiladeiro do supraespinal podem ajudar a revelar a presença de esporão do acrômio, que produz impacto. O cotovelo geralmente pode ser visualizado com radiografias em AP e perfil.

D. Exames laboratoriais

Os exames de sangue básicos são hemograma e velocidade de hemossedimentação (VHS). Estão indicados nos casos suspeitos de processo séptico ou na investigação de dor em paciente com prótese articular. A contagem normal de leucócitos ajuda no diagnóstico de gota, especialmente se a articulação inflamada for atípica (outra além da metatarsofalangeana). Há indicação de exame do líquido sinovial para investigação de infecção, mas também pode ser muito útil no diagnóstico de outras artropatias. A punção pode revelar líquido sinovial hemorrágico. Se a hemorragia for resultado de acidente de punção, o fato deve ser

registrado e o líquido enviado para exame. Se o líquido estiver francamente hemorrágico, vários diagnósticos são possíveis, inclusive hemofilia, artropatia neuropática, sinovite vilonodular pigmentada, hemangioma ou traumatismo. A descoberta de gordura flutuando no líquido hemorrágico em cenário de lesão traumática sugere a presença de fratura intra-articular.

A combinação de anamnese, exame físico, radiografias e exames laboratoriais limita as opções, quando não especifica o diagnóstico. É interessante classificar as possibilidade diagnósticas em categorias para investigação complementar. Muitas dessas condições artríticas serão descritas nas seções que seguem.

> Parvizi J, Della Valle CJ: AAOS Clinical Practice Guideline: diagnosis and treatment of periprosthetic joint infections of the hip and knee. *J Am Acad Orthop Surg* 2010;18:771. [PMID: 21119143]
>
> Sharma L, Song J, Felson DT, et al: The role of knee alignment in disease progression and functional decline in knee osteoarthritis. *JAMA* 2001;286:188. [PMID: 11448282]
>
> Solomon DH, Simel DL, Bates DW, et al: Does this patient have a torn meniscus or ligament of the knee? Value of physical exam of the knee. *JAMA* 2001;286:1610. [PMID: 11585485]

1. Artroses

O termo osteoartrite é impróprio, considerando que a inflamação não é o processo patológico primário observado nessa forma de lesão articular. A denominação mais precisa é doença articular degenerativa, já que representa a via final comum de lesão da cartilagem articular. Embora as verdadeiras natureza e causa da osteoartrose não tenham sido esclarecidas, os achados radiográficos e as características patológicas macro e microscópicas são razoavelmente típicos na maioria dos casos.

A classificação das osteoartroses como primárias ou secundárias ainda é útil, embora seja obscura. A categorização da osteoartrose como primária ou idiopática depende do não reconhecimento de condições predisponentes. E como secundária quando se identifica uma causa subjacente, como traumatismo, deformidade prévia ou doença sistêmica. Não obstante, em muitos casos de osteoartrose do quadril inicialmente considerados idiopáticos, a análise cuidadosa nos estágios finais de evolução indicou a presença de condições predisponentes, como escorregamento epifisário proximal do fêmur ou forma leves de displasia do acetábulo.

As articulações mais frequentemente envolvidas são as de quadril, de joelho e as interfalangeanas distais, interfalangeanas proximais, carpometacarpais e intervertebrais cervicais, torácicas e lombares.

▶ Osteoartrose primária

A. Características epidemiológicas

A osteoartrose é um distúrbio articular amplamente disseminado nos EUA, afetando de forma significativa aproximadamente 40 milhões de indivíduos. Embora os trabalhos com necropsias demonstrem alterações degenerativas nas articulações que suportam peso em 90% dos indivíduos com mais de 40 anos, tais alterações geralmente não têm expressão clínica. A prevalência e a gravidade da osteoartrose aumentam com a idade.

Quando se consideram toda as faixas etárias, homens e mulheres são igualmente atingidos. Entre aqueles com menos de 45 anos de idade, a doença é mais prevalente nos homens; após 55 anos, as mulheres são mais frequentemente atingidas. O padrão de envolvimento geralmente inclui as articulações das mãos e dos joelhos nas mulheres e dos quadris nos homens. O risco de artrite do quadril mantém associação significativa com índices crescentes de massa corporal (IMC).

A incidência de osteoartrose do quadril é maior em brancos europeus e norte-americanos do que em chineses, negros sul-africanos e indivíduos da Índia oriental. A osteoartrose primária do quadril é rara em japoneses, mas a secundária é comum, em razão de displasia do desenvolvimento do quadril.

As evidências indicam que algumas formas específicas de osteoartrose podem ser transmitidas como traço dominante com padrão mendeliano. Destacam-se uma forma de artrite primária generalizada de interfalangeanas, particularmente das distais e a perda uniforme de cartilagem articular de joelho e quadril. Outros tipos de osteoartroses hereditárias são a condrocalcinose familiar (com depósito de cristais de pirofosfato de cálcio), síndrome de Stickler (caracterizada por degeneração vitreorretiniana), doença por depósito de hidroxiapatita e displasia epifisária múltipla. Em síntese, a osteoartrose tem componente genético que deverá ser mais bem esclarecido pelos estudos de cooperação mundial sobre o genoma.

B. Características patológicas

Entre as características iniciais da osteoartrose estão edema focal e amolecimento da matriz cartilaginosa. A perda discreta da capacidade de absorção do corante metacromático indica perda de proteoglicanos na matriz extracelular. Surgem irregularidades na superfície na forma de fibrilações. Observa-se hipercelularidade difusa com acúmulo de condrócitos. A marca que representa o plano de interface entre a cartilagem articular e a zona de cartilagem calcificada é tênue e instável cedo na evolução da osteoartrose. Durante o segundo estágio de degeneração da cartilagem articular na osteoartrose, observa-se aumento da atividade dos condrócitos com proliferação e aumento na produção de matriz extracelular. Ao mesmo tempo, há aumento da atividade catabólica com retirada da matriz comprometida para facilitar o remodelamento da matriz. A reação de reparo de condrócitos é reduzida com a idade. A degradação da matriz inclui redução da produção de proteoglicanos, menor agregação e cadeias mais curtas de glicosaminoglicanos.

As características mais tardias da osteoartrose incluem perda progressiva dos proteoglicanos manifestada na forma de menor coloração por safranina-O. As fibrilações na superfície se aprofundam formando fissuras e, posteriormente, fendas profundas. Observa-se clonagem de condrócitos além de reduplicação da marca de interface, com linhas paralelas descontínuas indicando a progressão da calcificação a partir da porção basal da cartilagem articular. As regiões com eburnação óssea representam perda total da cartilagem.

Neoformação óssea ocorre em posição subcondral assim como no limite da cartilagem articular. As áreas de rarefação óssea abaixo da zona de eburnação são representadas por "cistos" nas radiografias e à inspeção macroscópica.

C. Achados laboratoriais

Atualmente não há testes diagnósticos específicos para osteoartrose. Os testes sanguíneos de rotina, o exame da urina e, até mesmo, o exame do líquido sinovial não agregam informações úteis, exceto por permitirem excluir etiologias inflamatórias e infecciosas. As pesquisas para identificação de marcadores da degradação de cartilagens talvez produzam testes diagnósticos no futuro. Esses testes seriam ensaios sensíveis e específicos para detecção de citocinas, proteinases e seus inibidores, componentes da matriz e seus fragmentos no líquido sinovial, anticorpos séricos contra colágeno cartilaginoso e identificação de subpopulações de proteoglicanos.

D. Exames de imagem

Os sinais radiográficos característicos indicam as alterações patológicas tardias da osteoartrose, especificamente redução do espaço articular, esclerose subcondral, cistos ósseos subcondrais e osteofitos marginais. Em seu estágio final a doença é complicada por erosões ósseas, subluxação, fragmentos soltos e deformidade articular.

Os **nódulos de Heberden** são comumente encontrados na osteoartrose primária e representam alargamento ósseo e cartilaginoso das articulações interfalangeanas distais. O alargamento análogo das interfalangeanas proximais é denominado **nódulo de Bouchard**.

▶ Osteoartrose secundária

A denominação **osteoartrose secundária** se aplica quando é identificado um fator local ou sistêmico subjacente. Entre esses fatores capazes de causar deformidade articular ou destruição de cartilagem, seguidas por sinais e sintomas normalmente encontrados na osteoartrose primária. São exemplos de condições preexistentes levando a osteoartrose secundária, traumatismos agudos e crônicos, doença de Legg-Calvé-Perthes, displasia do desenvolvimento do quadril, artrite reumatoide, discrasias sanguíneas, acondroplasia, infecção, depósito de cristais, distúrbios neuropáticos, uso intra-articular excessivo de corticosteroides e displasia epifisária múltipla. As características radiográficas da osteoartrose secundária refletem as alterações patológicas subjacentes, além das alterações resultantes da osteoartrose primária.

Dai J, Ikegawa S: Recent advances in association studies of osteoarthritis susceptibility genes. *J Hum Genet* 2010;55:77. [PMID: 20075947]

Hoaglund FT, Steinbach LS: Primary osteoarthritis of the hip: etiology and epidemiology. *J Am Acad Orthop Surg* 2001;9:320. [PMID: 11575911]

Jiang L, Rong J, Wang Y, et al: The relationship between body mass index and hip arthritis: a systematic review and metaanalysis. Joint Bone Spine 2011;78:150. [PMID: 20580591]

Schiphof D, Boers M, Bierma-Zeinstra SMA: Differences in descriptions of Kellgren and Lawrence grades of knee osteoarthritis. Ann Rheum Dis 2008;67:1034. [PMID: 18198197]

2. Artrites

▶ Artrite reumatoide

Como distúrbio inflamatório crônico a artrite reumatoide é uma doença incapacitante que afeta aproximadamente 0,5 a 1% da população dos Estados Unidos. Embora as alterações sinoviais, histopatológicas e articulares estejam presentes em todos os pacientes, manifestações articulares e sistêmicas, evolução, constituição genética e achados sorológicos variam amplamente entre os pacientes. A causa é desconhecida, embora a doença provavelmente ocorra em resposta a algum agente patogênico de hospedeiro geneticamente predisposto. O tabagismo foi identificado como o principal risco ambiental. Outros fatores possivelmente desencadeantes seriam bactérias, micoplasmas ou vírus, assim como antígenos endógenos como fator reumatoide, colágeno e mucopolissacarídeos.

O envolvimento articular é caracteristicamente simétrico, afetando punhos, metacarpofalangeanas, interfalangeanas proximais, cotovelos ombros, coluna cervical, quadris, joelhos e tornozelos. As interfalangeanas distais caracteristicamente são poupadas. Entre as manifestações extra-articulares estão vasculite, pericardite, nódulos cutâneos, fibrose pulmonar, pneumonite e esclerite. A tríade formada por artrite, linfadenopatia e esplenomegalia, conhecida como síndrome de Felty, está associada a anemia, a trombocitopenia e a neutropenia.

A. Epidemiologia

A artrite reumatoide é de duas a quatro vezes mais frequente em mulheres. A doença ocorre em todas as faixas etárias, mas com incidência crescente com a idade, e pico entre a quarta e a sexta décadas de vida.

As evidências de uma base genética para a doença vêm da associação entre artrite reumatoide e determinados produtos de haplótipo do gene classe II do complexo maior de histocompatibilidade. Setenta e cinco por cento dos pacientes com artrite reumatoide são portadores de fatores reumatoides circulantes, que são autoanticorpos direcionados contra porções de IgG. Nos pacientes com fator reumatoide positivo, há grande incidência de HLA-DR4, exceto em negros. Entretanto, a minoria de indivíduos com HLA-DR4 evolui com artrite reumatoide (Ver Capítulo 12, particularmente as Tabs. 12-5 e 12-6).

B. Patologia

Na fase inicial observa-se reação inflamatória local com acúmulo de monócitos. A célula apresentadora de antígenos (macrófagos) ativa os linfócitos T, o que resulta na produção de citocinas, proliferação de linfócitos B e formação de anticorpos. A inflamação crônica resulta na formação do *pannus*, sinóvia espessada com linfócitos B e T ativados e plasmócitos, assim como células sinoviais fibroblásticas e macrofágicas. A destruição da articulação se inicia com a exposição óssea na zona limiar da cartilagem articular desprovida de cartilagem. Finalmente, a própria cartilagem é destruída por subprodutos do *pannus*. No líquido sinovial, diferentemente do infiltrado mononuclear encontrando na membrana sinovial, 75 a 85% das células são neutrófilos.

Os **fatores reumatoides** são anticorpos específicos para antígenos no fragmento Fc da IgG. Esses anticorpos são das classes IgM, IgG, IgA e IgE, mas normalmente dosa-se o fator reumatoide IgM. O fator reumatoide talvez seja um fator desencadeante da artrite reumatoide e, talvez, contribua para a natureza crônica da doença, mas não é encontrado em todos os pacientes com artrite reumatoide. Contudo, o fator reumatoide também é encontrado com frequência em pacientes com outras doenças inflamatórias, assim como em 1 a 5% dos indivíduos normais.

C. Achados laboratoriais

Não há testes laboratoriais específicos para artrite reumatoide, mas diversos resultados ajudam no diagnóstico. Um título alto (> 1:160) de fator reumatoide é o achado diagnóstico mais importante. A anemia deve ser moderada e a contagem de leucócitos normal ou levemente elevada. Os reagentes de fase aguda não são específicos embora reflitam o grau de inflamação e estejam frequentemente elevados na artrite reumatoide. São eles VHS e proteína C-reativa e imunocomplexos séricos. Os anticorpos antipeptídeo citrulinado agregam sensibilidade e especificidade ao diagnóstico de artrite reumatoide. Os anticorpos antinucleares frequentemente são positivos em pacientes com artrite reumatoide grave (até 37% dos casos em um trabalho publicado), mas não específicos para a doença.

D. Exames de imagem

As alterações radiográficas iniciais na osteoartrite reumatoide incluem edema das pequenas articulações periféricas e erosões ósseas marginais. A redução do espaço articular ocorre mais tarde e é uniforme, diferentemente do estreitamento focal encontrado na osteoartrose. Há osteoporose regional, e não a esclerose observada na osteoartrose. Nos casos avançados, as alterações incluem reabsorção óssea, deformação, luxação e fragmentação das articulações afetadas. Por exemplo, é comum haver protrusão do acetábulo no quadril e subluxação ulnar nas articulações metacarpofalangeanas.

Scott DL, Wolfe F, Huizinga TW: Rheumatoid arthritis: *Lancet* 2010;376:1094. [PMID: 20870100]

Whiting PF, Smidt N, Sterne JA, et al: Systematic review: accuracy of anti-citrullinated peptide antibodies for diagnosing rheumatoid arthritis. *Ann Intern Med* 2010;152:456. [PMID: 20368651]

Espondilite anquilosante

Uma artrite soronegativa (fator reumatoide negativo), a espondilite anquilosante é uma sacroiliíte bilateral com ou sem espondilite e uveíte associadas. A doença é insidiosa e o diagnóstico frequentemente é retardado, em razão da imprecisão dos sintomas iniciais de dor lombar baixa e das alterações radiográficas serem tardias. Os critérios clínicos diagnósticos são dor lombar baixa, restrição de movimento da coluna lombar, redução da expansibilidade torácica e sacroiliíte, que atualmente pode ser diagnosticada mais cedo com ressonância magnética nuclear (RMN).

O envolvimento articular é primariamente axial, incluindo todos os segmentos da coluna, articulação sacroilíaca e articulação do quadril. O envolvimento extraesquelético inclui dilatação da aorta, uveíte anterior e disfunção respiratória de padrão restritivo secundária a redução da mobilidade da caixa torácica.

A. Epidemiologia

A associação entre HLA-B27 e espondilite anquilosante é estatisticamente forte, com 90% dos pacientes apresentando teste positivo para esse haplótipo; entretanto, apenas 2% dos pacientes HLA-B27-positivos evoluem com espondilite anquilosante. Os familiares de primeiro grau de um paciente com espondilite anquilosante, positivos para HLA-B27, têm risco de 20% de desenvolver a doença.

B. Achados laboratoriais

Durante a fase ativa da doença, a VHS aumenta. Os testes para fator reumatoide e anticorpos antinucleares são negativos.

C. Exames de imagem

Cedo na evolução da espondilite anquilosante, observa-se aumento do espaço articular nas articulações sacroilíacas, refletindo a erosão óssea da vertente ilíaca da articulação. Mais tarde, a cartilagem inflamada é substituída por tecido ósseo, o que resulta em anquilose bilateral das articulações sacroilíacas. As vértebras da junção toracolombar passam a ter configuração retangular e, com a formação de sindesmófitos, a coluna assume a aparência típica de bambu. É possível haver anquilose de articulações periféricas. A RMN proporciona imagens precoces, sensíveis e específicas de sacroiliíte.

> Marzo-ortega H, McGonagle D, Bennett AN: Magnetic resonance imaging in spondyloarthritis. *Curr Opin Rheumatol* 2010;22:381. [PMID: 20386452]
>
> Rudwaleit M: New approaches to diagnosis and classification of axial and peripheral spondyloarthritis. *Curr Opin Rheumatol* 2010;22:375. [PMID: 20473175]

Artrite psoriática

Uma artrite soronegativa associada à psoríase, a artrite psoriática no passado, foi considerada uma variante da artrite reumatoide. Com a descoberta do fator reumatoide, as artrites foram divididas em soropositivas e soronegativas e a artrite psoriática foi separada da artrite reumatoide.

Embora a artrite psoriática seja caracterizada por evolução relativamente benigna na maioria dos pacientes, em até 20% dos casos há comprometimento articular grave. As articulações interfalangeanas distais dos dedos são comumente afetadas, mas há diversos padrões de artrite periférica, incluindo oligoartrite assimétrica, poliartrite simétrica (semelhante ao da artrite reumatoide), artrite mutilante (uma forma destrutiva, deformante) e espondiloartropatia (semelhante à espondilite anquilosante, com envolvimento da articulação sacroilíaca).

Além das lesões cutâneas eritemato papulosas secas encontram-se alterações ungueais. Tais alterações incluem *pitting*, sulcos, hiperqueratose subungueal e destruição da unha.

A. Epidemiologia

Nos Estados Unidos, 3,15% da população têm diagnóstico de psoríase. Um terço dos pacientes com psoríase apresenta artrite, sendo que os sintomas articulares podem surgir até 20 anos após a instalação das lesões cutâneas. Não há preferência por gênero. Os genes *IL12B* e *IL23R* foram associados à psoríase.

B. Achados laboratoriais

Não há testes laboratoriais específicos para o diagnóstico de artrite psoriática. Os marcadores de inflamação inespecíficos podem estar elevados, incluindo a VHS. O fator reumatoide geralmente é negativo, mas está presente em até 10% dos pacientes.

C. Exames de imagem

Observam-se alterações erosivas e formação de tecido ósseo nas articulações periféricas, com ausência de osteoporose periarticular. Observam-se destruição macroscópica das articulações falangeanas (conhecido como aspecto de "lápis em taça") e lisas falanges terminais. Assim como na espondilite anquilosante, observam-se anquilose sacroilíaca bilateral e sindesmófitos vertebrais.

> Anandarajah AP, Ritchlin CT: The diagnosis and treatment of early psoriatic arthritis. *Nat Rev Rheumatol* 2009;5:634. [PMID: 19806150]
>
> Chandran V, Raychaudhuri SP: Geoepidemiology and environmental factors of psoriasis and psoriatic arthritis. *J Autoimmun* 2010;34:J314. [PMID: 20034760]

Artrite idiopática juvenil

A artrite idiopática juvenil (AIJ) é uma síndrome inflamatória articular com diversos sintomas, sendo considerada diagnóstico de exclusão em crianças com artrite com instalação antes dos 16 anos de idade. Anteriormente denominada artrite reumatoide juvenil, teve a denominação alterada por não haver relação evidente com a artrite reumatoide de adultos. O diagnóstico precoce é difícil. Dentre os critérios para AIJ estão a distinção do modo de instalação como sistêmico, poliarticular ou *pauciarticular*. A instalação sistêmica (também conhecida como doença de Still) ocorre em 20% dos pacientes e é caracterizada por febre alta, exantema, linfadenopatia, esplenomegalia, cardite e graus variáveis de artrite. A instalação poliarticular ocorre em 30 a 40% dos pacientes e notabiliza-se pelo menor número de sintomas sistêmicos, febre mais baixa e sinovite em quatro ou mais articulações. A instalação *pauciarticular* ocorre em 40 a 50% dos pacientes e envolve entre uma e quatro articulações; não há sinais sistêmicos, mas maior incidência de iridociclite. A iridociclite é uma complicação insidiosa que requer exame oftalmológico com lâmpada de fenda casos haja suspeita de AIJ, a fim de prevenir cegueira.

A. Epidemiologia

Picos de incidência entre 1 e 3 anos e entre 8 e 12 anos. O sexo feminino éduas vezes mais afetado.

B. Achados laboratoriais

Na AIJ sistêmica observa-se leucocitose de até 30.000/mL, com elevações menores na doença poliarticular e valores normais na AIJ *pauciarticular*. A contagem de leucócitos no líquido sinovial varia entre 150 e 50.000/mL. A VHS está elevada, assim como outros marcadores de fase aguda.

O fator reumatoide normalmente é negativo na AIJ. Até 50% dos pacientes têm exame positivo para anticorpos antinucleares, um achado correlacionado com iridociclite e com doença *pauciarticular*.

C. Exames de imagem

Edema de tecidos moles e fechamento prematuro das epífises podem ser achados iniciais, assim como osteopenia justa-articular. Alterações erosivas são encontradas tardiamente e lembram aquelas observadas na osteoartrite reumatoide.

> Dannecker GE, Quartier P: Juvenile rheumatoid arthritis: classification, clinical presentation and current treatments. *Horm Res* 2009;72(Suppl 1):4. [PMID: 19940489]
>
> Martini A, Lovell DJ: Juvenile idiopathic arthritis: state of the art and future perspectives. *Ann Rheum Dis* 2010;69:1260. [PMID: 20525835]

► Lúpus eritematoso sistêmico

O lúpus eritematoso sistêmico (LES) é uma doença inflamatória crônica que pode afetar múltiplos sistemas orgânicos. Trata-se de doença autoimune na qual são formados autoanticorpos. A grande variedade de quadros clínicos e de achados laboratoriais pode fazer que se assemelhe a outras doenças. O diagnóstico é baseado na presença de quatro dos seguintes 11 critérios: (1) exantema malar; (2) exantema discoide; (3) fotossensibilidade; (4) úlceras orais; (5) artrite; (6) serosite; (7) distúrbios renais (proteinúria ou cilindros); (8) distúrbios neurológicos (convul-

sões ou psicose); (9) distúrbios hematológicos (anemia hemolítica, leucopenia, linfopenia, trombocitopenia); (10) distúrbios imunológicos (células LE, anticorpos anti-DNA, anticorpo anti-Sm, sorologia falso-positiva para sífilis); e (11) título anormal para anticorpo antinuclear.

A. Epidemiologia

O sexo feminino é oito vezes mais afetado. Observou-se risco elevado para LES em asiáticas e polinésias em comparação com brancas no Havaí. As negras também têm maior risco em comparação com as brancas. A suscetibilidade genética demonstra-se pelo maior frequência (5%) entre parentes de pacientes com a doença. Inferiu-se que haja deficiência hereditária de complemento em função da ausência, ou quase ausência, de componentes específicos do sistema complemento, sendo o mais comum o C2. Observaram-se evidências de associação estatística entre LES e tabagismo.

B. Achados laboratoriais

A dosagem de anticorpos antinucleares é o teste de triagem mais utilizado para LES. O primeiro teste imunológico para LES foi a célula LE, mas é um teste trabalhoso, com baixa sensibilidade e de difícil interpretação. Entre os pacientes com doença ativa sem tratamento, 98% têm teste de anticorpos antinucleares positivos. Quanto mais alto for o título mais provável o diagnóstico de LES ou de síndrome reumática relacionada. Considera-se baixo o título de 1:320; valores acima de 1:5.120 são considerados altos.

Se os testes para anticorpos antinucleares forem positivos, exames mais específicos podem ser realizados, incluindo testes para anticorpos anti-DNA, anticorpos anti-antígenos nucleares específicos e dosagem do complemento. Títulos elevados de anticorpos anti-DNA dupla-hélice são altamente sugestivos de LES. Níveis baixos do complemento (C3, C4 e complemento hemolítico total) são encontrados nos portadores de LES, mas também em outras doenças relacionadas.

Anemia, leucopenia e trombocitopenia são encontradas, assim como elevação da VHS. Os testes de função renal e as dosagens de enzimas musculares e hepáticas frequentemente estão alterados, refletindo o envolvimento de múltiplos sistemas orgânicos.

C. Exames de imagem

As características radiográficas da artrite por LES são semelhantes às descritas para osteoartrite reumatoide. Boa parte da dor articular está relacionada com osteonecrose, particularmente da cabeça de fêmur e de úmero.

> Crispin JC, Liossis SN, Kis-Toth K, et al: Pathogenesis of human systemic lupus erythematosus: recent advances. *Trends Mol Med* 2010;16:47. [PMID: 20138006]
>
> Kaiser R, Criswell LA: Genetics research in systemic lupus erythematosus for clinicians: methodology, progress, and controversies. *Curr Opin Rheumatol* 2010;22:119. [PMID: 20035223]

CIRURGIA RECONSTRUTIVA EM ADULTOS — CAPÍTULO 6 — 327

▶ Artrite associada com doença inflamatória intestinal

Há associação entre artrite e espondilite periférica e colite ulcerativa e doença de Crohn. O envolvimento é, normalmente, monoarticular ou oligoarticular e frequentemente acompanha o grau de atividade da doença intestinal. A artrite, frequentemente migratória, na maioria dos casos é autolimitada, com apenas 10% dos pacientes evoluindo com artrite crônica. As articulações mais comumente afetadas são joelhos, quadris e tornozelos, mantida a ordem de prevalência. A espondilite associada a doença inflamatória intestinal ocorre de duas formas. A primeira é muito semelhante à espondilite anquilosante, incluindo a maior incidência do haplótipo HLA-B27. A outra forma não tem predisposição genética identificada.

A. Epidemiologia

Até 30% dos pacientes com doença inflamatória intestinal evoluem com artrite. Não há diferença de incidência entre os sexos.

B. Achados laboratoriais

Não há qualquer teste diagnóstico específico. O exame do líquido sinovial revela processo inflamatório, com contagem de leucócitos entre 4 mile 50.000/mL.

C. Exames de imagem

A artrite periférica tem caráter não erosivo, com osteopenia justa-articular e redução do espaço articular. O quadro da espondilite associada a doença inflamatória intestinal é semelhante ao da espondilite anquilosante.

> De Vos M: Joint involvement in inflammatory bowel disease: managing inflammation outside the digestive system. *Expert Rev Gastroenterol Hepatol* 2010;4:81. [PMID: 20136591]
>
> Larsen S, Bendtzen K, Nielsen OH: Extraintestinal manifestations of inflammatory bowel disease: epidemiology, diagnosis, and management. *Ann Med* 2010;42:97. [PMID: 20166813]

▶ Síndrome de Reiter

A tríade clássica formada por conjuntivite, uretrite e artrite periférica é conhecida como **síndrome de Reiter**. O termo **artrite reativa** tem sido mais bem aceito por ser mais preciso considerando que o quadro inicial pode ser uma enterite ou uma doença sexualmente transmissível. A artrite periférica é poliarticular e assimétrica, sendo que as mais afetadas são as de joelhos, tornozelos e pés.

A. Epidemiologia

A uretrite não gonocócica causada por *Chlamydia* é o episódio desencadeante em cerca de 20% dos casos. Os pacientes com exame positivo para HLA-B27 têm predisposição para desenvolvimento de artrite após uretrite não gonocócica. Também observou-se artrite periférica após infecção entérica por *Salmonella,*

Shigella, Yersiniae Campylobacter. Para infecção entérica por *Shigella*, o risco de desenvolver artrite nos indivíduos positivos para HLA-B27 se aproxima de 20%.

B. Achados laboratoriais

Não há testes laboratoriais específicos para síndrome de Reiter. Anemia, leucocitose e trombocitose podem estar presentes e a VHS frequentemente está elevada.

C. Exames de imagem

As características radiográficas da síndrome de Reiter são semelhantes às descritas para espondilite anquilosante, com calcificação nas inserções ligamentares e anquilose das articulações. A sacroiliíte é unilateral, diferentemente do que ocorre com a espondilite anquilosante.

> Bradshaw CS, Tabrizi SN, Read TR, et al: Etiologies of nongonococcal urethritis, bacteria, viruses, and the association with orogenital exposure. *J Infect Dis* 2006;193:366. [PMID: 16388480]
>
> Carter JD, Hudson AP: The evolving story of Chlamydia-induced reactive arthritis. *Curr Opin Rheumatol* 2010;22:424. [PMID: 20445454]

3. Artropatia metabólica

▶ Gota

O depósito de cristais de urato monossódico nas articulações produz gota. Embora a maioria dos pacientes com gota tenha hiperuricemia, poucos pacientes com hiperuricemia desenvolvem gota. Entre as causas de hiperuricemia estão os distúrbios que resultam em superprodução ou em baixa secreção de ácido úrico, ou na combinação de ambas. São exemplos de superprodução de ácido úrico mutações de enzimas, leucemias, hemoglobinopatias e ingestão excessiva de purina.

A primeira crise se apresenta com instalação súbita de artrite aguda, na maioria dos casos na primeira articulação metatarsofalangeana, mas também em tornozelo, joelho, punho, dedos da mão e cotovelo. A intensidade da dor é comparável à da artrite séptica, sendo necessário o diagnóstico diferencial, já que os tratamentos são totalmente diferentes. A concomitância de artrite séptica é rara, mas possível. Observa-se resolução rápida com colchicina ou indometacina. A artrite gotosa crônica é identificada pela formação de tofos, presença de deformidade articular, dor constante e edema.

A. Epidemiologia

A gota primária tem características hereditárias, com incidência familiar entre 6 e 18%. É provável que a concentração sérica de uratos seja controlada por diversos genes (possivelmente *SLC2A9* e *ABCG2*, que regulam a excreção dos uratos). Nas mulheres a gota ocorre em idade mais avançada, geralmente em pós-menopáusicas, e está mais associada a hipertensão arterial e/ou a insuficiência renal, e ao uso de diuréticos e menos ao consumo de álcool em comparação com os homens.

B. Achados laboratoriais

O principal teste diagnóstico é a pesquisa de cristais de urato monossódico nos leucócitos no líquido sinovial. Observa-se birrefringência negativa dos cristais em forma de agulha por sua coloração amarela ao exame microscópico com luz polarizada.

Geralmente há hiperuricemia, mas até 25% dos pacientes com gota têm níveis normais de ácido úrico. Consideram-se elevadas as dosagens de ácido úrico acima de 7 mg/dL. Nos quadros agudos de gota a contagem de leucócitos e a VHS podem estar elevadas e, portanto, esses testes não devem ser usados para diferenciar da artrite séptica. O material puncionado deve ser enviado para cultura, a fim de afastar a possibilidade de infecção concomitante.

C. Exames de imagem

Os tofos podem ser visualizados quando estiverem calcificados. Observa-se edema de tecidos moles, assim como erosões. As alterações crônicas são perda óssea extensiva, redução do espaço articular e deformação da articulação.

> Agudelo CA, Wise CM: Gout: diagnosis, pathogenesis, and clinical manifestations. *Curr Opin Rheumatol* 2001;13:234. [PMID: 11333355]
>
> Dirken-Heukensfeldt KJ, Teunissen TA, van de Lisdonk H, et al: Clinical features of women with gout arthritis. A systematic review. *Clin Rheumatol* 2010;29:575. [PMID: 20084441]
>
> Vanitallie TB: Gout: epitome of painful arthritis. *Metabolism* 2010;59(Suppl 1):s32. [PMID: 20837191]

▶ Doença do depósito de cristais de pirofosfato de cálcio

A doença do depósito de cristais de pirofosfato de cálcio, uma síndrome semelhante à gota, também é denominada pseudogota ou condrocalcinose. Ocorre depósito de cristais de pirofosfato de cálcio di-hidratado em uma articulação, na maioria das vezes no joelho, e não na primeira metatarsofalangeana como na gota. O diagnóstico é feito com a demonstração dos cristais no tecido ou no líquido sinovial e pela presença dos achados radiográficos característicos.

Idade avançada e traumatismo estão associados, assim como doenças como hiperparatireoidismo, gota, hemocromatose, hipofosfatasia e hipotireoidismo. Em pacientes com mais de 55 anos, a possibilidade de hiperparatireoidismo deve ser investigada.

A. Epidemiologia

A idade crescente é o fator de risco mais comum para condrocalcinose com prevalência de 7 a 10% em indivíduos com 60 anos e distribuição igual entre os sexos. Foram relatadas formas hereditárias de doença do depósito de cristais de pirofosfato de cálcio, com mutações no gene da anquilose (*ANKH*) como causa.

B. Patologia

Ocorre calcificação de múltiplas estruturas articulares, incluindo cartilagem e cápsula, com deposição máxima nas fibrocartilaginosas como os meniscos. Os cristais são mais difíceis de verificar do que os cristais de uratos e apresentam birrefringência negativa à microscopia com luz polarizada.

C. Exames de imagem

A calcificação dos meniscos e da cartilagem articular é visualizada como radiodensidades puntiformes ou lineares que delineiam essas estruturas normalmente radioluscente. Bursa, ligamentos e tendões também podem apresentar calcificações. Os sinais ósseos incluem formação de cisto subcondral, sinais de instabilidade do carpo, erosões em articulação sacroilíaca com fenômeno de vácuo e coroamento do processo odontoide.

> Kohn NN, Hughes RE, McCarty DJ Jr, et al: The significance of calcium phosphate crystals in the synovial fluid of arthritis patients: the "pseudogout syndrome." II. Identification of crystals. *Ann Intern Med* 1962;56:738. [PMID: 14457846]
>
> McCarty DJ, Kohn NN, Faires JS: The significance of calcium phosphate crystals in the synovial fluid of arthritis patients: the "pseudogout syndrome." I. Clinical aspects. *Ann Intern Med* 1962;56:711. [No PMID]
>
> Richette P, Bardin T, Doherty M: An update on the epidemiology of calcium pyrophosphate dehydrate crystal deposition disease. *Rheumatology (Oxford)* 2009;48:711. [PMID: 19398486]

▶ Ocronose

A deficiência hereditária da enzima ácido homogentísico oxidase está presente na doença conhecida como **alcaptonúria**. A presença de ácido homogentísico não metabolizado resulta em urina de cor marrom a preta (daí o nome da doença). O termo **ocronose** descreve o quadro clínico da deposição de ácido homogentísico no tecido conectivo, manifestada por pigmentação negra azulada de pele, orelha e escleróticas e nas cartilagens.

O diagnóstico é feito com a tríade formada por urina escura, artrite degenerativa e pigmentação anormal. A urina recém eliminada tem cor normal, mas escurece quando oxidada. A espondilose é comum, com envolvimento de joelho, ombro e quadril.

A. Epidemiologia

A alcaptonúria é causada por gene autossômico recessivo que codifica a homogentisato 1,2-dioxigenase. Há teste genético disponível.

B. Exames de imagem

Observa-se espondilose, com calcificação de discos intervertebrais e poucos osteofitos. O envolvimento articular tem aspecto semelhante ao das osteoartrose, exceto protrusão do acetábulo.

> Introne WJ, Kayser MA, Gahl WA: Alkaptonuria. *Gene Reviews* (internet), May 9, 2003. [PMID: 20301627]
>
> Zhao BH, Chen BC, Shao de C, et al: Osteoarthritis? Ochronotic arthritis! A case study and review of the literature. *Knee Surg Sports Traumatol Arthrosc* 2009;17:778. [PMID: 19381613]

4. Osteocondrose

▶ Osteonecrose da cabeça do fêmur

Diversos quadros e doenças estão associados a osteonecrose, mas a patogênese é desconhecida na maioria dos casos. A lesão direta do suprimento sanguíneo da cabeça do fêmur está implicada nos casos traumáticos de necrose avascular da cabeça do fêmur, como na fratura do colo do fêmur e luxação do quadril. O distúrbio é bilateral em mais de 60% dos casos e afeta outros ossos em aproximadamente 15%. As principais causas de osteonecrose são alcoolismo, idiopática e tratamento sistêmico com corticosteroide. O mecanismo por meio do qual os corticosteroides causam osteonecrose talvez seja a adipogênese, uma vez que os efeitos foram reduzidos, ao menos em modelos animais, usando lovastatina.

Outros quadros associados são hemoglobinopatias, doença de Gaucher, doença dos mergulhadores, hiperlipidemia, tabagismo, estados de hipercoagulabilidade, irradiação e doenças com infiltração da medula óssea como leucemia e linfoma.

A. Patologia

Independentemente das causas subjacentes, as lesões iniciais nos casos de osteonecrose da cabeça do fêmur incluem necrose da medula óssea e do osso trabecular, geralmente em área em forma de cunha na região anterolateral superior da cabeça do fêmur. A cartilagem articular sobrejacente, em grande parte, não é afetada, uma vez que normalmente é avascular e obtém sua nutrição do líquido sinovial. Entretanto, a camada profunda calcificada da cartilagem recebe nutrição de vasos epifiseais e também sofre necrose. Histologicamente, encontram-se necrose de medula óssea e ausência de osteócitos nas lacunas.

Leucócitos e monócitos acumulam-se ao redor do tecido necrótico e fibrovascular e, finalmente, substituem a medula necrótica. Osteoclastos reabsorvem trabéculas mortas e osteoblastos tentam reparar o tecido danificado; durante a tentativa de reparo, as trabéculas necróticas ficam suscetíveis a fratura. A grosso modo, forma-se fratura subcondral com deformação da cartilagem articular sobrejacente. Com o tempo, ocorre fragmentação da cartilagem articular, resultando em artrite degenerativa.

B. Exames de imagem

Ficat criou uma classificação baseada no aspecto radiográfico da osteonecrose da cabeça do fêmur em estágios progressivos. O estágio I representa aspecto normal ou alterações mínimas (osteopenia leve ou regiões com esclerose) em quadril assintomático. No estágio II, há esclerose subcondral e osteopenia evidentes, frequentemente em cunha bem definida na região anterolateral da cabeça do fêmur, mais bem evidenciada nas radiografias obtidas em posição "perna de sapo" e perfil. No estágio III identifica-se colapso do osso subcondral, conhecido como sinal do crescente, patognomônico de osteonecrose da cabeça do fêmur. O achatamento da cabeça do fêmur é encontrado com frequência, mas com preservação do espaço articular. No estágio IV há alterações degenerativas articulares, com redução do espaço articular e alterações ósseas no acetábulo.

Uma classificação mais recente, criada por Steinberg, popularizou-se e é baseada na extensão do envolvimento da cabeça do fêmur determinada por RMN. Esse sistema, denominado sistema da Universidade da Pensilvânia, tem sete estágios variando de normal (estágio 0) até VI, com alterações degenerativas avançadas evidentes. Os estágios I a V são divididos em três subcategorias, leve, moderada e grave. O estágio III do sistema de Steinberg corresponde ao estágio III de Ficat.

> Ficat RP: Idiopathic bone necrosis of the femoral head: early diagnosis and treatment. *J Bone Joint Surg Br* 1985;67:3. [PMID: 3155745]
>
> Mont MA, Zywiel MG, Marker DR, et al: The natural history of untreated asymptomatic osteonecrosis of the femoral head: a systematic review. *J Bone Joint Surg Am* 2010;92:2165. [PMID: 20844158]
>
> Steinberg ME, Steinberg ME, Garino JP, et al: A quantitative system for staging avascular necrosis. *J Bone Joint Surg Am* 1995;77B:34. [PMID: 17079364]

5. Outros distúrbios associados a artrite

▶ Hemofilia

A hemofilia A é um distúrbio hemorrágico hereditário produzido por deficiência do fator VIII. A hemofilia B é uma doença causada por deficiência do fator IX. Tanto a hemofilia A (hemofilia clássica) quanto a hemofilia B (doença de Christmas) são distúrbios recessivos ligados ao gênero, embora 30% dos pacientes não tenham história familiar da doença. A artropatia da hemofilia envolve primariamente os joelhos e, com menor frequência, cotovelos e tornozelos.

A. Patologia

A hemartrose recorrente produz depósitos de hemossiderina e sinovite. Na fase aguda, observa-se hipertrofia da sinóvia com maior risco de sangramento repetido. Pode-se formar um *pannus*, assim como na osteoartrite reumatoide, com destruição da cartilagem subjacente, possivelmente resultado de promoção de apoptose de condrócitos e proliferação celular da sinóvia pelo ferro. Com o tempo, ocorre fibrose da sinóvia, resultando em rigidez da articulação.

B. Exames de imagem

O edema em tecidos moles, visto anteriormente, está associado a hemartrose. Nos estágios tardios ocorre alargamento epifiseal causado por sobrecrescimento, em razão de vascularidade aumentada. As alterações esqueléticas se manifestam precocemente como esclerose e cistos subcondrais, com perda tardia de cartilagem e formação secundária de osteofitos. A patela assume formato quadrado, possivelmente como resultado de sobrecrescimento.

CAPÍTULO 6 — CIRURGIA RECONSTRUTIVA EM ADULTOS

Lafeber FP, Miossec P, Valentino LA: Physiopathology of haemophilic arthropathy. *Haemophilia* 2008;14(Suppl 4):3. [PMID: 18494686]

Mann HA, Choudhury MZ, Allen DJ, et al: Current Approaches in haemophilic arthropathy of the hip. *Haemophilia* 2009;15:659. [PMID: 19298335]

► Doença de Gaucher

Um distúrbio familiar raro, a doença de Gaucher é um erro inato do metabolismo causado por deficiência de uma hidrolase lisossomal, a enzima β-glucocerobrisidase. Ocorre acúmulo de glucosilceramidase em células fagocitárias do sistema reticuloendotelial, incluindo fígado, baço, linfonodos e medula óssea.

O fêmur é o osso mais comumente afetado, mas vértebras, costelas, esterno e ossos chatos da pelve também podem ser atingidos. As manifestações de doença esquelética são resultado dos efeitos mecânicos da infiltração de células anormais, levando a erosão das corticais com interferência no suprimento vascular normal. A expansão óssea e as áreas de osteólise predispõem os ossos afetados a fraturas patológicas, e a interrupção vascular causa necrose avascular da cabeça do fêmur.

A. Epidemiologia

Transmitida por herança autossômica recessiva, a doença de Gaucher é a mais comum das doenças hereditárias do metabolismo dos lipídeos. A doença é comum na comunidade de judeus Ashkenazi.

B. Patologia

O exame histológico dos tecidos do sistema reticulo endotelial envolvidos revela células espumosas, que são macrófagos repletos de lipídeos.

C. Exames de imagem

Os sinais precoces de envolvimento esquelético incluem osteoporose difusa e expansão medular. O fêmur distal pode se expandir para formar a característica deformidade em frasco de Erlenmeyer. Observam-se erosões localizadas e áreas de esclerose. É possível encontrar osteonecrose de cabeça do fêmur, cabeça do úmero e do fêmur distal. As alterações degenerativas secundárias seguem ao colapso ósseo articular causado por necrose. O tratamento é atualmente possível com terapia substitutiva da enzima usando imiglucerase, mas a resposta óssea, geralmente, é mais lenta do que a dos tecidos moles.

Goldblatt J, Fletcher JM, McGill J, et al: Enzyme replacement therapy "drug holiday": results from an unexpected shortage of an orphan drug supply in Australia. *Blood Cells Mol Dis* 2011;46:107. [PMID 20684886]

Piran S, Amato D: Gaucher disease: a systematic review and meta-analysis of bone complications and their response to treatment. *J Inherit Metab Dis* 2010;33:271. [PMID: 20336376]

► Bursite trocantérica

Bursite trocantérica é a denominação dada à dor desencadeada pela palpação da face lateral do quadril com o paciente em decúbito lateral. A sensibilidade dolorosa é atribuída ao atrito entre o trocanter maior e a banda íliotibial durante o movimento. A pressão mantida sobre a região, como costuma ocorrer no paciente restrito ao leito em decúbito lateral, pode ser a causa desencadeante. A bursite trocantérica é um dentre os vários distúrbios incluídos na denominação genérica "síndrome da dor no trocanter maior", que inclui, também, lacerações nos músculos glúteos médio e mínimo e tendinite do iliopsoas. A síndrome atinge 1,8 porá cada 100 por ano. Entre os fatores de risco estão ser do sexo feminino, lombalgia concomitante, sensibilidade dolorosa na banda íliotibial e obesidade. O diagnóstico é feito em um paciente com história compatível com sensibilidade localizada à palpação sobre o trocanter maior. A ausência de sensibilidade dolorosa sugere outra origem para a dor, incluindo dor referida com origem lombar.

Strauss EJ, Nho SJ, Kelly BT: Greater trochanteric pain syndrome. *Sports Med Arthrosc* 2010;18:113. [PMID: 20473130]

Williams BS, Cohen SP: Greater trochanteric pain syndrome: a review of anatomy, diagnosis and treatment. *Anesth Analg* 2009;108:1662. [PMID: 19372352]

► Laceração do lábrum do quadril

O quadril apresenta uma extensão cartilaginosa do acetábulo ósseo denominada labro (lábrum) que aprofunda o acetábulo e estabiliza a articulação coxofemoral. As lacerações no labro foram recentemente redescobertas como fonte de dor e como causa de osteoartrose, em parte, como consequência da relativa facilidade de investigar sua presença e subsequentemente, tratá-las. Pode-se usar artroscopia para remover o labro lesado, de forma semelhante ao que ocorre com os meniscos.

A. Patologia

O labro normal tem formato triangular e comprimento variando entre 1 e 10 milímetros. O patológico é classificado nos tipos A e B, dependendo se a lesão é traumática (triangular: A) ou degenerativa (espessado e arredondado: B) e em três estágios: (1) degeneração dentro da própria substância, (2) laceração parcial e (3) ruptura total.

B. Exames de imagem

A artrorressonância magnética é o exame preferencial para os casos suspeitos de laceração labral. Visualiza-se o contraste migrando para a laceração, que frequentemente localiza-se na área do acetábulo que suporta peso. A artrotomografia computadorizada e RMN simples não são tão sensíveis.

Safran MR: The acetabular labrum: anatomic and functional characteristics and rationale for surgical intervention. *J Am Acad Orthop Surg* 2010;18:338. [PMID: 20511439]

TRATAMENTO CLÍNICO

▶ Anti-inflamatórios não esteroides

O uso de anti-inflamatórios não esteroides (AINEs) para tratamento de osteoartrose é bastante difundido, mas também é controverso. Como as alterações inflamatórias presentes nas articulações com osteoartrose são mínimas, preconiza-se o uso de acetaminofeno como medicamento de primeira linha. Em um estudo de curto prazo com pacientes com osteoartrose tratados com acetaminofeno (4 g/dia) concluiu-se que este tratamento seria tão efetivo quanto o realizado com ibuprofeno (2,4 g/dia).

O efeito terapêutico dos AINEs pode ser impressionante no paciente com osteoartrose, mesmo naqueles com doença grave. O principal problema com o uso rotineiro desses medicamentos são as complicações gastrintestinais (GI) e renais e a inibição da função plaquetária normal. Assim, devem ser consideradas as alternativas terapêuticas e o tratamento monitorado de perto. Os AINEs atuais agem alterando a síntese de prostaglandinas por inibição inespecífica de ambas as isoformas da ciclo-oxigenase, COX-1 e COX-2. A inibição da COX-1 pode ter efeitos deletérios sobre a hemostasia e sobre o trato GI.

Os pacientes tratados com AINEs apresentam risco relativo três vezes maior de complicações GI em comparação com os não tratados. Em um trabalho publicado os AINEs foram associados a admissão hospitalar em 30% dos pacientes idosos. Os pacientes com risco elevado de evoluir com úlcera durante o uso de AINEs são aqueles com qualquer uma das seguintes características: idade acima de 65 anos, antecedente pessoal de doença ulcerosa, uso de AINEs em altas doses ou em doses múltiplas e uso concomitante de corticosteroide. Os efeitos antiprostaglandina dos AINEs podem reduzir o fluxo sanguíneo renal e causar insuficiência renal aguda ou crônica. Os pacientes em risco de insuficiência renal por uso de AINEs são os idosos, aqueles com doença cardiovascular aterosclerótica e os indivíduos com disfunção renal preexistente. Os efeitos desses medicamentos sobre as plaquetas são variáveis, dependendo de sua meia-vida, de efeito inibidor do tromboxano A e desse efeito ser ou não reversível. Com o AAS, por exemplo, o efeito é permanente por toda a vida da plaqueta. Muitos pacientes relatam facilidade de hematomas enquanto usam esses fármacos.

A Tabela 6-3 compara as toxicidades dos AINEs atualmente disponíveis. Como os efeitos não são causados unicamente pela inibição da síntese de prostaglandina, as diversas origens químicas desses medicamentos podem levar a efeitos clínicos ligeiramente diferentes em cada indivíduo.

As famílias químicas desses medicamentos estão registradas na Tabela 6-4, assim como suas meias-vidas e posologias. A posologia é importante porque a aderência ao tratamento é inversamente proporcional à frequência das doses, sendo maior com administração uma ou duas vezes ao dia.

Atualmente há AINEs seletivos para a COX-2. A maior parte dos efeitos colaterais atribuídos aos AINEs é causada por inibição da COX-1, uma isoforma normalmente presente ("constitucio-nal") nos tecidos renais e GI. Os AINEs seletivos para COX-2 inibem a isoenzima que se desenvolve ("induzida") em resposta à inflamação. Ao inibir seletivamente a COX-2, a eficácia dos AINEs é mantida, mas com menos efeitos colaterais. A maioria dos AINEs tem algum efeito sobre ambas as enzimas, mas, em grande parte, predominam a COX-1 ou a COX-2. Embora os AINEs seletivos para COX-2 sejam alegadamente seguros, eles também produzem efeitos colaterais. Por exemplo, em um ensaio randomizado controlado, com o celecoxibe não houve redução estatisticamente significativa das taxas de complicação no trato GI superior.

A escolha do AINE apropriado deve ser feita com base nos seguintes fatores: problemas com a coagulação, aderência do paciente, história de sintomas GI, função renal, custo e efeito prévio do AINE no paciente. Nos pacientes que estejam sendo tratados com varfarina o medicamento escolhido não deve ter efeito antiplaquetário, ou seja, deve ser um inibidor específico da COX-2. Os pacientes com resposta insatisfatória ao uso de um tipo de AINE talvez se beneficiem de uma tentativa com medicamento de outro grupo químico. O paciente com história de problemas de aderência ao tratamento com outros medicamentos provavelmente será beneficiado com doses únicas diárias, enquanto aquele que já estiver tomando medicamentos três vezes ao dia provavelmente tenderá a considerar mais conveniente esta posologia. Obviamente, o paciente com doença renal deve ser tratado com medicamento que tenha, não apenas baixa toxicidade renal, mas também meia-vida curta, a fim de reduzir o acúmulo do fármaco no organismo, considerando a deficiência de excreção renal. O uso de AINEs seletivos para COX-2 não elimina a necessidade de outros medicamentos. A grande maioria dos pacientes tolera os efeitos colaterais dos medicamentos mais antigos, e a relação risco-benefício é bastante favorável, especialmente para cursos breves de tratamento.

O surgimento dos AINEs específicos para COX-2 agregou segurança para seu uso como analgésico para dor aguda, uma vez que eles bloqueiam dor, febre e reação inflamatória sem interferir na coagulação. Assim, seu uso perioperatório aumentou significativamente.

Em geral indica-se intervenção cirúrgica aos pacientes que não tenham tido sucesso com o tratamento conservador com AINEs. Para aqueles que não sejam candidatos à cirurgia, pode-se considerar um esquema usando medicamentos narcóticos por longo prazo.

Bingham S, Beswick PJ, Blum DE, et al: The role of the cyclooxygenase pathway in nociception and pain. *Semin Cell Dev Biol* 2006;17:544. [PMID: 17071117]

Gan TJ: Diclofenac: an update on its mechanism of action and safety profile. *Curr Med Res Opin* 2010;26:1715. [PMID: 20470236]

Hawkey C, Kahan A, Steinbrück K, et al: Gastrointestinal tolerability of meloxicam compared to diclofenac in osteoarthritis patients. International MELISSA Study Group. Meloxicam Largescale International Study Safety Assessment. *Br J Rheumatol* 1998;37:937. [PMID: 9783757]

Tabela 6-3 Perfis de toxicidade dos AINEs disponíveis

Nome genérico	Nome comercial	Toxicidade Gastrintestinal	Toxicidade Renal	Efeitos Plaquetário (dias)[a]	Outros
Diclofenaco	Voltarem	Moderada	Moderada	1	Hepatite
Etodolaco	Lodine	Baixa[c]	Moderada	NA	—
Indometacina	Indocin	Alta	Moderada	1	Cefaleia
Nabumetona	Relafen	Baixa[c]	Moderada	NA	Hepatite
Sulindaco	Clinoril	Moderada	Baixa	1	Dermatite
Tolmetina	Tolectin	Moderada	Moderada	2	—
Meclofenamato	Meclomen	Moderada	Moderada	1	Diarreia
Piroxicam	Feldene	Moderada	Moderada	14	—
Fenoprofeno	Nalfon	Moderada	Moderada	1	—
Flurbiprofeno	Ansaid	Moderada	Moderada	1	—
Ibuprofeno	Motrin	Moderada	Moderada	1	—
Cetoprofeno	Orudis	Moderada	Moderada	2	—
Naproxeno	Naprosyn	Moderada	Moderada	4	—
Oxaprozina	Daypro	Moderada	Moderada	NA	—
Cetorolaco	Toradol	Alta	Moderada	1	—
Ácido salicilsalicílico[d]	Disalcid	Nenhuma	Nenhuma	Nenhum	—
Salicilato de sódio[d]	—	Nenhuma	Nenhuma	Nenhum	—
Aspirina	—	Alta	Moderada	10	Tinido
Diflunisal[e]	Dolobid	Baixa	Baixa	Nenhum	—
Celecoxibe	Celebrex	Baixa	Baixa	Nenhuma	Alergia à sulfa
Meloxicam	Mobic	Baixa	Moderada	Nenhum	—

[a] Tempo médio para funcionamento plaquetário normal após suspensão do medicamento.
[b] Outros AINEs podem ter toxicidade semelhante, mas os efeitos são mais prevalentes com esses agentes.
[c] Não há comparações simultâneas de eficácia em doenças inflamatórias.
[d] Sem inibição das prostaglandinas.
[e] Inibição fraca das prostaglandinas.
NA, sem dados disponíveis.

Jones P, Lamdin R: Oral cyclooxygenase 2 inhibitors versus other oral analgesics for acute soft tissue injury: systematic review and meta--analysis. *Clin Drug Invest* 2010;30:419. [PMID: 20527999]

Lynch ME, Watson CPN: The pharmacology of chronic pain: a review. *Pain Res Manag* 2006;11:11. [PMID: 16511612]

Rainsford KD: Ibuprofen: pharmacology, efficacy and safety. *Inflammopharmacology* 2009;17:275. [PMID: 19949916]

Silverstein FE, Faich G, Goldstein JL, et al: Gastrointestinal toxicity with celecoxib vs nonsteroidal anti-inflammatory drugs for osteoarthritis and rheumatoid arthritis: the CLASS study: a randomized controlled trial. Celecoxib Long Term Arthritis Safety Study. *JAMA* 2000;284:1247. [PMID: 10979111]

Simon LS, Lanza FL, Lipsky PE, et al: Preliminary study of the safety and efficacy of SC-58635, a novel cyclooxygenase 2 inhibitor: efficacy and safety in two placebo-controlled trials in osteoarthritis and rheumatoid arthritis, and studies of gastrointestinal and platelet effects. *Arthritis Rheum* 1998;41:1591. [PMID: 9751091]

▶ Agentes modificadores da doença para artrite reumatoide

Há diversos novos agentes antirreumáticos modificadores da doença (AARMDs) disponíveis para tratamento clínico da artrite reumatoide, adicionalmente ao metotrexato e aos glicocorticoides. Embora a experiência com esses novos agentes seja limitada, seus mecanismos de ação podem orientar o ortopedis-

CIRURGIA RECONSTRUTIVA EM ADULTOS — CAPÍTULO 6

Tabela 6-4 Posologia dos AINEs disponíveis

Nome genérico	Nome comercial	Dose máxima por unidade (mg)	Meia-vida (h)	Frequência de administração[a]	Família
Diclofenaco	Voltarem	75	2	2x/dia	Ácido acético
Etodolaco	Lodine	300	6	4x/dia	Ácido acético
Indometacina	Indocin	50	4	3x/dia	Ácido acético
Nabumetona	Relafen	500	20-30	2 cp. 1x/dia	Ácido acético
Sulindaco	Clinoril	200	8-14	2x/dia	Ácido acético
Tolmetina	Tolectin	400	1-2	3x/dia	Ácido acético
Meclofenamato	Meclomen	100	2	3x/dia	Fenamatos
Piroxicam	Feldene	20	30-86	1x/dia	Oxicanos
Meloxicam	Mobic	15	15-20	1x/dia	Oxicanos
Fenoprofeno	Nalfon	600	2-3	4x/dia	Propionatos
Flurbiprofeno	Ansaid	100	6	3x/dia	Propionatos
Ibuprofeno	Motrin	800	2	4x/dia	Propionatos
Cetoprofeno	Orudis	75	3	3x/dia	Propionatos
Naproxeno	Naprosyn	500	14	2x/dia	Propionatos
Oxaprozina	Daypro	600	40-50	2 cp. 1x/dia	Propionatos
Cetorolaco	Toradol	10	5	4x/dia	Pirrolo-pirrole
Ácido salicilsalicílico	Disalcid	750	1	4x/dia	Salicilato
Salicilato de sódio	—	650	0,5	4/4h	Salicilato
Aspirina	—	325	0,25	2 cp. 4/4h	Salicilato
Diflunisal	Dolobid	500	10	2x/dia	Salicilato
Celecoxibe	Celebrex	200	11	2x/dia	Sulfonamida

[a] Posologia necessária para tratamento de inflamação.
cp, comprimidos

ta sobre seus efeitos potenciais nos procedimentos cirúrgicos. O etanercepte é uma biomolécula artificialmente sintetizada que se liga ao receptor do fator de necrose tumoral (TNF), evitando a ativação da cascata inflamatória. O infliximabe é um anticorpo quimérico que também tem como alvo o TNF. Ambos os medicamentos provavelmente produzem pouco efeito na cicatrização e, possivelmente, podem ser mantidos até qualquer procedimento cirúrgico. O rituximabe tem como alvo as células B e o tocilizumabe inibe a interleucina-6 e ambos demonstraram produzir melhora significativa nos pacientes com artrite reumatoide. A leflunomida inibe uma enzima, reduzindo os níveis dos nucleotídeos pirimidínicos e inibindo a expansão clonal das células T na artrite reumatoide. Assim como o metotrexato, esse AARMD deve ser suspenso uma semana antes de cirurgia.

Cohen SB: Targeting the B cell in rheumatoid arthritis. *Best Pract Res Clin Rheumatol* 2010;24:553. [PMID: 20732652]

Scott DL, Wolfe F, Huizinga TW: Rheumatoid arthritis. *Lancet* 2010;375:1094. [PMID: 20870100]

Singh JA, Beg S, Lopez-Olivo MA: Tocilizumab for rheumatoid arthritis. *Cochrane Database Syst Rev* 2010;7:CD008331. [PMID: 20614469]

OUTROS TRATAMENTOS

▶ Suplementos nutricionais

Os suplementos nutricionais sulfato de glucosamina e sulfato de condroitina são produtos populares vendidos sem receita médica para tratamento de artropatias. Sua popularidade vem do conceito de que tais produtos serviriam como substrato para processos reparadores das cartilagens. O sulfato de glucosamina é encontrado como produto intermediário na síntese de mucopolissacarídeos, e observa-se excreção urinária aumentada em pacientes com osteoartrose e osteoartrite reumatoide. A administração oral de sulfato de glucosamina foi comparada com doses analgésicas de ibuprofeno em ensaio de 4 semanas aplicado a pacientes com osteoartrose de joelho. Concluiu-se que o ibuprofeno produziu alívio mais rápido, mas as taxas de resposta foram semelhantes após 4 semanas.

O sulfato de condroitina é outro glicosaminoglicano presente na cartilagem articular; em um trabalho publicado, sua administração oral não produziu aumento nos níveis séricos. Em outro trabalho, pacientes com osteoartrose do quadril e do joelho utilizaram menos AINEs quando tratados com sulfato de condroitina em comparação com o grupo placebo. Embora o sulfato de glucosamina e o sulfato de condroitina não sejam terapias comprovadas, seu uso proporciona alívio sintomático seguro e efetivo em alguns pacientes com osteoartrose. Relatos recentes indicam melhora nos sintomas de osteoartrose com o uso de sulfato de condroitina e sulfato de glucosamina, mas os mecanismos de ação são desconhecidos. Em uma metanálise recente não se demonstrou efeito desses dois suplementos sobre dor articular ou sobre redução do espaço articular quando comparados com placebo.

Brief AA, Maurer SG, Di Cesare PE: Use of glucosamine and chondroitin sulfate in the management of osteoarthritis. *J Am Acad Orthop Surg* 2001;9:71. [PMID: 11281631]

Reginster JY, Deroisy R, Rovati LC, et al: Long term effects of glucosamine sulphate on osteoarthritis progression: a randomized, placebo-controlled clinical trial. *Lancet* 2001;357:251. [PMID: 11214126]

Wandel S, Jüni P, Tendal B, et al: Effects of glucosamine, chondroitin, or placebo in patients with osteoarthritis of the hip or knee: network meta-analysis. *BMJ* 2010;341:c4675. [PMID: 20847017]

▶ Infiltrações

Um dos principais alicerces do tratamento da osteoartrose e da osteoartrite reumatoide são as infiltrações de cortisona, que podem ser aplicadas em articulações, bursas e pontos de gatilho de dor. Em geral, as infiltrações em ombros, cotovelos, punhos, interfalangeanas, joelhos, tornozelos e articulações dos pés podem ser realizadas em consultório sem controle radiográfico ou ultrassonográfico. Embora as infiltrações sejam mais precisas quando realizadas sob direcionamento ultrassonográfico, não foram observadas diferenças significativas nos resultados clínicos. As infiltrações em algumas articulações do pé e no quadril devem ser feitas com controle radiográfico para verificar a localização da infiltração. As infiltrações podem ser terapêuticas, com corticosteroide, ou diagnósticas, com anestésico local. Por exemplo, para determinar quanto da dor sentida pelo paciente tem origem lombar e quanto tem origem no quadril pode-se injetar lidocaína na articulação do quadril. Com essa manobra é possível dar ao paciente uma expectativa realista do alívio a ser obtido com a substituição por prótese de quadril. De forma semelhante, com infiltração no tornozelo é possível predizer o alívio da dor após fusão do tornozelo. A administração intra-articular de ácido hialurônico está disponível para tratamento de osteoartrose do joelho com produtos de diferentes pesos moleculares. Os protocolos iniciais de tratamento com esses medicamentos determinavam infiltrações semanais durante 3 a 5 semanas, a fim de obter efeito terapêutico. Atualmente, está disponível tratamento com uma única infiltração.

O ácido hialurônico é um polissacarídeo de cadeia longa responsável pelas propriedades viscoelásticas do líquido sinovial. Nos estados patológicos, como osteoartrose e osteoartrite reumatoide, tanto a concentração como o tamanho da molécula de ácido hialurônico estão reduzidos. Em modelos experimentais em animais, evidências indicamque as infiltrações de ácido hialurônico talvez retardem a evolução da osteoartrose. Há relatos de melhora da dor por até 10 meses com infiltrações seriadas de ácido hialurônico em pacientes com osteoartrose de joelho, mas o mecanismo de ação não está esclarecido. Em razão de sua meia-vida curta é improvável que as infiltrações melhores significativamente a lubrificação da articulação. O ácido hialurônico injetável deve ser considerado um medicamento para alívio prolongado da dor, e não um medicamento modificador da doença. Restam dúvidas sobre a eficácia desses produtos, considerando que os trabalhos e metanálises publicadas indicam efeito débil ou nenhum.

Cunnington J, Marshall N, Hide G, et al: A randomized, doubleblind, controlled study of ultrasound-guided corticosteroid injection into the joints of patients with inflammatory arthritis. *Arthritis Rheum* 2010;62:1862. [PMID: 20222114]

Jergensen A, Stengaard-Pedersen K, Simonsen O, et al: Intraarticular hyaluronan without clinical effect in knee osteoarthritis: a multicentre, randomized, placebo-controlled, double-blind study of 337 patients followed for 1 year. *Ann Rheum Dis* 2010;69:1097. [PMID: 20447955]

Lo GH, LaValley M, McAlindon T, et al: Intra-articular hyaluronic acid in treatment of knee osteoarthritis: a meta-analysis. *JAMA* 2003;290:3115. [PMID: 14679274]

▶ Tratamento com órteses

O uso de órteses pode melhorar os sintomas de osteoartrose de joelho, tornozelo e, possivelmente, de cotovelo, mas outras articulações não respondem a esse tratamento. O compartimento medial do joelho é mais frequentemente afetado que o lateral, levando a deformidade em varo, ou sendo causado por ela. Assim, esse distúrbio pede por um tratamento com órtese para corrigir a deformidade. Cunhas de calcanhar e palmilha em valgo podem ser úteis para aliviar a dor e melhorar a função deambulatória de pacientes com gonartrose medial. De forma semelhante, o controle das tensões em varo e em valgo sobre o tornozelo pode ser muito útil nos casos de artrose de tornozelo.

Draper ER, Cable JM, Sanchez-Ballester J, et al: Improvement of function after valgus bracing of the knee. *J Bone Joint Surg Br* 2000;82:1001. [PMID: 11041589]

Pollo FE: Bracing and heel wedging for unicompartmental osteoarthritis of the knee. *Am J Knee Surg* 1998;11:47. [PMID: 9606092]

Sgaglione NA, Chen E, Bert JM, et al: Current strategies for nonsurgical, arthroscopic, and minimally invasive surgical treatment of knee cartilage pathology. *Instr Course Lect* 2010;59:157. [PMID: 20415378]

TRATAMENTO CIRÚRGICO

PROCEDIMENTOS PARA RESTAURAÇÃO DA FUNÇÃO/MELHORA DA DOR

▶ **Artroscopia de quadril**

A. Impacto femoroacetabular

O impacto femoroacetabular (IFA) é causado por incongruência na articulação do quadril. Há dois tipos de IFA, came e pinçamento (ou torquês), embora os dois tipos frequentemente coexistam (Fig. 6-4). O impacto em came resulta de contato mecânico entre uma cabeça femoral de formato anormal e o acetábulo. As forças de cisalhamento resultantes são transmitidas por toda a borda do acetábulo levando a lesão do labro (lábrum), O impacto por pinçamento é causado por excesso relativo de cobertura do acetábulo. O labro produz impacto sobre o colo do fêmur, o que causa lesão e subsequente ossificação labral, aprofundando ainda mais o soquete e agravando a situação. Ambos os tipos de impacto reduzem a folga da junção cabeça-colo e resultam em lesão labral.

O IFA era tratado com procedimento aberto (luxação cirúrgica do quadril), mas as técnicas artroscópicas se tornaram muito populares em razão de recuperação mais rápida com menor morbidade. Para as lesões com pinçamento, criam-se dois portais, um anterior e um anterolateral na articulação do quadril. Insere-se um trépano pelo portal anterolateral para ressecção da borda do acetábulo. O labro pode ser preservado posicionando-se o trépano atrás e abaixo dele e subsequentemente fixando novamente o labro assim que a borda do acetábulo tenha sido adequadamente operada. Para o tratamento do impacto de tipo came, procede-se à osteocondroplastia femoral. Insere-se um trépano pelo portal anterior e a junção entre cabeça e colo femorais é progressivamente trabalhada até que não produza mais impacto sobre o acetábulo. Deve-se ter cuidado para não prejudicar o suprimento sanguíneo da cabeça do fêmur. O ramo profundo da artéria circunflexa medial do fêmur cursa acompanhando o aspecto posterior do trocanter maior, em posição posterior ao tendão do obturador externo e anterior aos tendões de gêmeo superior, obturador interno e gêmeo inferior. Ele perfura a cápsula acima do gêmeo superior e distal ao tendão ou piriforme, antes de se dividir em dois ou quatro ramos terminais no retináculo. A preservação da ligação dos rotadores externos mantém o suprimento sanguíneo da cabeça do fêmur. Além disso, os vasos superolate-

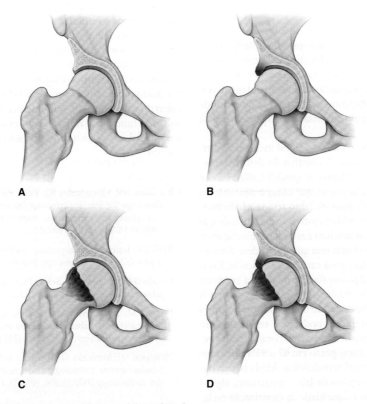

▲ **Figura 6-4** (**A**) Normal. (**B**) Pinçamento. (**C**) Came. (**D**) Combinada

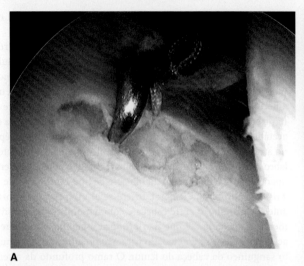 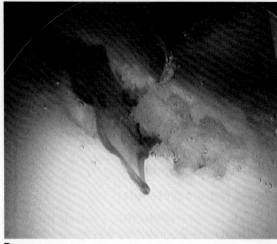

▲ **Figura 6-5** Microfratura em falha osteocondral na articulação do quadril.

rais do retináculo também devem ser preservados durante a osteoplastia do colo femoral.

Os resultados a curto prazo obtidos com técnicas artroscópicas foram considerados comparáveis àqueles dos procedimentos abertos para tratamento de IFA.

B. Lesões labrais

As causas mais comuns de laceração do labro do acetábulo são IFA e traumatismo. Raramente é um episódio isolado, sendo que em um estudo com pacientes submetidos a artroscopia do quadril, em razão de lesão labral não traumática 90% dos casos apresentavam evidências radiográficas de anormalidade óssea, como displasia ou IFA. Os pacientes geralmente se queixam de sintomas mecânicos, como estalo ou sensação de agarramento ou travamento.

As técnicas artroscópicas para lesão labral incluem desbridamento *versus* reparo das lesões. O objetivo do desbridamento artroscópico de uma lesão de labro do quadril é aliviar a dor eliminando a aba instável da laceração que causa o desconforto no quadril. Recentemente, o reparo do labro tem recebido mais atenção em detrimento do desbridamento na expectativa de que possa melhorar os resultados funcionais e retardar a instalação de osteoartrose. As lesões de tipo I ocorrem quando há descolamento do labro na zona de transição para cartilagem articular. Essas lacerações podem ser reparadas com fixação do labro à borda do acetábulo, geralmente com âncora de sutura. As lesões de tipo II são fendas dentro da substância da estrutura com um ou mais planos de clivagem. Essas lacerações podem ser reparadas com técnica usando laço de sutura e fio absorvível. Foram obtidos resultados bons a excelentes a curto prazo em 67 a 93% dos casos tratados com labrectomia parcial artroscópica. Ainda faltam dados de seguimento sobre os reparos de labro; entretanto, alguns pesquisadores demonstraram a capacidade de cicatrização do labro em modelo usando ovinos, enquanto outros demosntraram superioridade das propriedades biomecânicas do labro reparado em modelo usando cadáveres.

▶ Microfraturas

A técnica de microfraturas é outro procedimento artroscópico que ajuda a restaurar a função e reduzir a dor. É usada para tratamento de falhas osteocondrais pequenas a médias. Utilizando um furador o cirurgião produz diminutas fraturas na lâmina óssea subcondral (Fig. 6-5), surgindo um coágulo que finalmente forma tecido fibrocartilaginoso. A recuperação é rápida e os resultados avaliados a curto prazo demonstraram 95 a 100% de cobertura da falha. Até o momento, não há dados sobre os resultados funcionais obtidos com esse procedimento realizado em quadril, mas está bem estabelecido com bons resultados em joelhos.

Bardakos NV, Vasconcelos JC, Villar RN: Early outcome of hip arthroscopy for femoroacetabular impingement: the role of femoral osteoplasty in symptomatic improvement. *J Bone Joint Surg Br* 2008;90:1570. [PMID: 19043126]

Byrd JW, Jones KS: Prospective analysis of hip arthroscopy with 2-year follow up. *Arthroscopy* 2000;16:578. [PMID: 10976117]

Crawford K, Philippon MJ, Sekiya JK, et al: Microfracture of the hip in athletes. *Clin Sports Med* 2006;25:327. [PMID: 16638495]

Larson CM, Giveans MR: Arthroscopic debridement versus refixation of the acetabular labrum associated with femoroacetabular impingement. *Arthroscopy* 2009;25:369. [PMID: 19341923]

Philippon MJ, Arnoczky SP, Torrie A: Arthroscopic repair of the acetabular labrum: a histologic assessment of healing in an ovine model. *Arthroscopy* 2007;23:376. [PMID: 17418329]

Philippon MJ, Briggs KK, Yen YM, et al: Outcomes following hip arthroscopy for femoroacetabular impingement with associated chondrolabral dysfunction: minimum two-year follow-up. *J Bone Joint Surg Br* 2009;91:16. [PMID: 19091999]

Philippon MJ, Schenker ML, Briggs KK, et al: Can microfracture produce repair tissue in acetabular chondral defects? *Arthroscopy* 2008;24:46. [PMID: 18182201]

Sampson T: Arthroscopic treatment of femoroacetabular impingement. *Am J Orthop* 2008;37:608. [PMID: 19212569]

PROCEDIMENTOS PARA PRESERVAÇÃO ARTICULAR

As articulações podem sofrer deterioração por diversos motivos. O uso e o desgaste por muitos anos talvez seja o mais comum. Além desse, uma infecção pode causar lesão da cartilagem articular com progressão ao longo dos anos. Traumatismos podem deformar a articulação, causando instabilidade ou resultando em vetores de força muscular alterados comoocorre, por exemplo, nas rupturas de manguito rotador levando a artropatia. Outras causas seriam (1) sinovite como, por exemplo, na hemofilia, na qual há sangramento intra-articular frequente, e na artrite reumatoide, com proliferação da sinóvia capaz de destruir a cartilagem articular; (2) osteonecrose, que pode resultar em fratura de estresse e colapso da articulação com subsequente incongruência; e (3) alteração na distribuição das cargas na articulação como resultado, por exemplo, de desalinhamento. Alguns procedimentos podem ser feitos para retardar a evolução da deterioração que resulta dessas três causas e, assim, prolongar a vida útil da articulação. Esses procedimento são sinovectomia, descompressão e osteotomia.

▶ Sinovectomia

A sinovectomia é um tipo de tratamento capaz de prolongar a vida útil da cartilagem por meio da retirada da sinovite proliferativa que danifica a cartilagem. A sinovectomia está indicada para tratamento de sinovite crônica e não para a aguda. A sinovite crônica é uma entidade clínica caracterizada por proliferação sinovial podendo ser monoarticular, como na sinovite vilonodular pigmentada, ou poliarticular, na artrite reumatoide ou na hemofilia. O termo **sinovite** é relativamente inespecífico, e o distúrbio geralmente é causado por reação à irritação da articulação.

A. Indicações e contraindicações

A indicação mais comum de sinovectomia é artrite reumatoide, mas o procedimento pode ser benéfico em muitas outras doenças como osteocondromatose sinovial, sinovite vilonodular pigmentada e hemofilia e, ocasionalmente, após infecção aguda ou crônica.

Seguem-se as indicações mais específicas de sinovectomia:

1. Sinovite com doença limitada à membrana sinovial com pouco ou nenhum envolvimento de outras estruturas da articulação.

2. Hemartroses recorrentes em doenças como sinovite vilonodular pigmentada ou hemofilia.

3. Infecção, quando junto com irrigação e desbridamento da articulação houver destruição iminente causada por enzimas lisossomais derivadas de leucócitos sanguíneos liberadas no processo infeccioso.

4. Insucesso de tratamento conservador.

As contraindicações são ADM reduzido, artrose degenerativa significativa da articulação envolvida ou de outra articulação, ou envolvimento de cartilagem.

B. Técnica

A sinovectomia é mais comum no joelho, mas pode ser feita em cotovelo, tornozelo e punho. Há três técnicas principais: sinovectomia aberta, sinovectomia artroscópica e radiossinovectomia.

1. Sinovectomia aberta – A sinovectomia aberta está se tornando menos comum, em razão da dor que dificulta a movimentação plena após a cirurgia. Nesses casos há indicação para exercícios de mobilização passiva. A sinovectomia aberta pode ser necessária nos casos de sinovite vilonodular pigmentada ou de osteocondromatose sinovial, embora essas doenças também possam ser tratadas via artroscopia, que, em muitos casos, permite remoção total não invasiva da sinóvia.

2. Sinovectomia artroscópica – A sinovectomia por via artroscópica pode ser fatigante, especialmente em grandes articulações como a do joelho, porque, em alguns casos, o tratamento completo requer a retirada de toda a sinóvia. Em um trabalho analisando o tratamento de sinovite vilonodular pigmentada do joelho com sinovectomia artroscópica total e parcial, concluiu-se ter havido menor taxa de recorrência com sinovectomia total, enquanto, com a parcial, houve melhora sintomática e funcional, mas com taxa relativamente alta de recorrência. A sinovectomia artroscópica é recomendada apenas para lesões localizadas.

3. Radiossinovectomia – Trata-se de técnica que vem se tornando crescentemente popular. É usada nas articulações de joelho afetadas por artrite reumatoide. Injetam-se microagregados de disprósio[165]-hidróxido de ferro no interior da articulação levando a melhora em percentual significativo de pacientes. Com o procedimento ocorre redução da proliferação sinovial, com redução de dor, perda de sangue e custos, em comparação com procedimentos mais invasivos.

Uma técnica semelhante é usada na articulação do joelho de pacientes com hemofilia. Utiliza-se coloide de fosfato crômico de fósforo[32] que pode ser administrado em regime ambulatorial. Trata-se de técnica mais segura para a equipe de saúde que tem menos contato com o sangue dos pacientes hemofílicos, muitos dos quais positivos para o vírus da imunodeficiência em humanos (HIV), em razão de reposição de fatores de coagulação contaminados.

Mendenhall WM, Mendenhall CM, Reith JD, et al: Pigmented villonodular synovitis. *Am J Clin Oncol* 2006;29:548. [PMID: 17148989]

Técnicas para reparo de cartilagem

As lesões em cartilagem articular durante muito tempo foram consideradas permanentes e a sequela irreversível era deterioração progressiva ao longo do tempo. O tratamento das doenças e lesões cartilaginosas era limitado pelo metabolismo lento e pouco conhecido dos condrócitos articulares. Atualmente, os procedimentos de reparo de cartilagem referem-se apenas a defeitos focais de espessura total. Essas lesões são normalmente encontradas em pacientes jovens (< 40 anos) lesionados durante atividade atlética, ou em pacientes com osteocondrite dissecante. As técnicas de reparo de cartilagem são contraindicadas em tabagistas e em pacientes com IMC alto (> 35 kg/m^2), desalinhamento, problemas em menisco, frouxidão ligamentar ou quadros inflamatórios.

Como a cartilagem articular é avascular, o tratamento cirúrgico prévio era a condroplastia, procedimento no qual o osso subcondral era perfurado ou submetido a microfraturas, a fim de produzir sangramento e reação inflamatória. Embora muitos fatores de crescimento sejam liberados com o sangramento, o tecido de reparo resultante é essencialmente cicatricial fibroso com menor capacidade de suportar peso em comparação com a cartilagem articular. Consequentemente, o tecido de reparação sofre degradação com melhora pequena em comparação com a lesão deixada sem tratamento. A técnica de microfraturas ainda é considerada opção terapêutica para lesões menores.

As lesões maiores (> 4 cm^2) podem ser tratadas com transplante de cartilagem autóloga ou aloenxerto. Houve muito entusiasmo com a introdução do transplante de cartilagem autóloga no qual condrócitos viáveis são colhidos de paciente com defeito cartilaginoso focal para serem cultivados em laboratório. A população de condrócitos aumenta e é devolvida ao paciente no local da lesão cartilaginosa. As células são mantidas em posição com um retalho de periósteo suturado à cartilagem saudável circundante. Embora os resultados clínicos iniciais tenham sido estimulante, têm-se obtido resultados semelhantes usando apenas o retalho de periósteo e, em trabalhos recentes, concluiu-se que as evidências da eficácia dessa técnica são inconclusivas. A mosaicoplastia é outro método para tratar defeitos focais pequenos a médios de cartilagem e inclui transplante de pequenos plugues osteocondrais de cartilagem madura e ossos colhidos em outra região da articulação do paciente. Retiram-se pequenos cilindros de cartilagem e osso de regiões cartilaginosas que não suportem peso para serem transplantados para os defeitos focais femorais. Embora tenha havido relatos estimulantes de resultados a curto prazo, resta comprovar se a cartilagem reconstruída terá vida longa. Lesões maiores, como aquelas atingindo todo um compartimento do joelho, podem ser tratadas com aloenxertos osteocondrais volumosos.

Diferentemente do que ocorre com as lesões focais, a osteoartrose com envolvimento de porção significativa da articulação é um problema mais prevalente, afetando mais de 40 milhões de indivíduos nos Estados Unidos. Nos casos de osteoartrose, o exame patológico inicial indica degradação estrutural das camadas superficiais da arquitetura cartilaginosa. A recuperação espontânea significativa de lesões limitadas à cartilagem não é observada clinicamente, mas diversas evidências experimentais sugerem que haja alguma capacidade latente de cicatrização após lesão e, possivelmente, nos casos de osteoartrose. Essa suposição tem como base a observação de aumento na síntese de DNA e na síntese de proteoglicanos em condrócitos nos estágios intermediários da osteoartrose. Os procedimentos descritos para reparo de cartilagem não se aplicam a osteoartrose quando há envolvimento de parte significativa da articulação.

Bedi A, Feeley BT, Williams RJ 3rd: Management of articular cartilage defects of the knee. *J Bone Joint Surg Am* 2010;92:992. [PMID: 20360528]

Brittberg M, Lindahl A, Nilsson A, et al: Treatment of deep cartilage defects in the knee with autologous chondrocyte implantation. *N Engl J Med* 1994;331:889. [PMID: 8078550]

Gomoll AH, Farr J, Gillogly SD, et al: Surgical management of articular cartilage defects of the knee. *J Bone Joint Surg* 2010;92:2470. [PMID: 20962200]

Vasiliadis HS, Wasiak J: Autologous chondrocyte implantation for full thickness articular cartilage defects of the knee. *Cochrane Database Syst Rev* 2010;10:CD003323. [PMID: 20927732]

Descompressão com ou sem enxerto ósseo estrutural

A. Indicações e contraindicações

A descompressão com ou sem enxerto ósseo é um tratamento cirúrgico usado principalmente na cabeça do fêmur, uma vez que a articulação do quadril é a mais comumente afetada por osteonecrose. Joelho e ombro são menos comumente afetados. A osteonecrose resulta de perda de suprimento sanguíneo do osso e está associada a diversas condições. Sob estresse repetitivo ocorrem microfraturas que não são reparadas e, finalmente, levam a colapso do osso necrótico e rompimento da superfície articular.

Diversos fatores foram estudados como potencialmente preditivos da progressão em pacientes com osteonecrose assintomática da cabeça do fêmur. Embora localização da lesão, estágio da lesão, idade, sexo e IMC tenham sido investigados como importantes, o tamanho da lesão, particularmente quando compromete acima de um terço da cabeça do fêmur, provavelmente é o fator de risco mais significativo para progressão.

O tratamento da osteonecrose é controverso porque os resultados frequentemente são insatisfatórios. É possível haver recuperação espontânea da lesão osteonecrótica, mas é uma exceção na história natural da doença. A descompressão com estimulação elétrica e enxerto ósseo, e a descompressão com enxerto ósseo estrutural são formas aceitas de tratamento do problema. Outro tratamento envolve o uso de enxerto vascularizado livre de fíbula após a descompressão.

B. Técnica

O objetivo da descompressão é aliviar a hipertensão no osso, causada por obstrução da circulação venosa egressa da região afetada. Teoricamente a perfuração de orifício na região óssea

CIRURGIA RECONSTRUTIVA EM ADULTOS **CAPÍTULO 6** 339

envolvida reduz a pressão e permite o crescimento de novos vasos sanguíneos, o que permite a recuperação do osso avascular e previne a destruição da articulação. O enxerto de osso cortical poroso é considerado uma alternativa à descompressão simples, uma vez que há evidências que indicam que esse procedimento reduziria o risco de colapso da cabeça do fêmur no pós-operatório antes que ocorra neoformação óssea. A descompressão medular com enxerto ósseo estrutural está indicada na fase inicial da osteonecrose antes que haja colapso da cabeça do fêmur (estágios I ou II de Ficat).

A descompressão medular geralmente é realizada na articulação do quadril, mas também pode ser feita em joelho ou ombro. Utiliza-se abordagem lateral para o quadril aplicando-se um pino na região com osteonecrose com controle fluoroscópico. Um mandril ou dispositivo medular é instalado sobre o pino para descompressão e uma amostra de osso é enviada para exame patológico. Se houver intenção de enxertia óssea, o enxerto pode ser aplicado sobre o pino (aloenxerto ou autoenxerto de fíbula). Novamente, a instalação deve ser feita sob controle fluoroscópico direto.

Os resultados da descompressão são variados, possivelmente como resultado de diferenças na técnica, falta de padronização no estadiamento e etiologias distintas para a osteonecrose. A principal complicação do procedimento é fratura do quadril causada por concentração do estresse na face lateral da cortical. Os relatos de enxerto ósseo estrutural por alguns pesquisadores foram muito favoráveis, com elevado percentual de quadris assintomáticos sem qualquer evidência de necrose ou colapso. Em uma série houve taxa relativamente alta de fraturas pós-operatórias e intraoperatórias (quatro em 31 casos).

▶ Osteotomia

A osteotomia deve ser considerada parte do arsenal do cirurgião ortopédico para o tratamento das lesões biomecânicas de joelho e de quadril. A osteotomia do quadril para tratamento de osteoartrose é realizada com menor frequência do que a do joelho. A distribuição anormal das cargas pode ser reduzida com osteotomia. A cobertura da cabeça do fêmur pode ser melhorada com osteotomia da pelve, o direcionamento da cabeça femoral pode ser melhorado com osteotomia do segmento proximal do fêmur e pode-se melhorar o alinhamento das cargas sobre os côndilos medial e lateral da tíbia com osteotomia do fêmur e/ou da tíbia, que alguns denominam osteotomia a Coventry, na qual corrige-se o desalinhamento em varo do joelho removendo uma cunha de osso da face lateral da tíbia. Outras osteotomia são realizadas para deformidades residuais de fraturas curadas. Tais osteotomias são planejadas especificamente para cada problema apresentado pelo paciente. Para correção da deformidade pode-se realizar osteotomia intra-articular (ou seja osteotomia do côndilo do compartimento medial [Fig. 6-6]) ou osteotomias extra-articulares.

A. Osteotomia tibial alta

A redução de estresse anormal por meio de osteotomia tibial alta previne osteoartrose ou, alternativamente, reduz a dor causada por gonartrose unicompartimental. O procedimento é indicado para pacientes relativamente jovens (< 55 anos) com degeneração unicompartimental e preservação relativa da articulação patelofemoral. O joelho deve ter bom ADM, preferencialmente sem contratura em flexão. Deve ser estável sem subluxação medial ou lateral demonstrável. O paciente ideal tem menos de 55 anos, não é obeso e deseja manter uma vida ativa, incluindo atividades como esqui ou tênis. A avaliação do compartimento não envolvido (medial ou lateral) deve ser feita via artroscopia ou com ressonância magnética. Como o procedimento, o eixo anatômico normal entre 5 e 7 graus (ângulo formado entre o corpo do fêmur e o corpo da tíbia) no exame em AP com paciente de pé deve ser aumentado para 10 graus. A osteotomia tibial alta geralmente é indicada para pacientes com gonartrose medial, embora possa ser realizada naqueles com desalinhamento leve em valgo (genu valgo) inferior a 12 graus. Se houver desalinhamento superior a esse, deverá ser tratado com osteotomia supracondilar de fêmur distal. Uma osteotomia tibial alta que tenha como resultado uma linha articular que não seja paralela ao chão indica a necessidade de osteotomia em fêmur distal. A gonartrose lateral do genu valgo é um resultado relativamente frequente de fratura do platô tibiallateral, embora a osteoartrite reumatoide, o raquitismo e a osteodistrofia renal também possam causar o problema. A osteotomia em cunha fechada de tíbia proximal para tratamento de desalinhamento em varo é realizada com incisão em taco de hóquei ou com incisão lateral reta. A exposição das faces lateral, anterior e posterior da tíbia é obtida e procede-se à osteotomia em cunha fechada. A porção proximal dessa osteotomia é feita em paralelo à superfície articular e controlada com imagem obtida com intensificador de imagem (Fig. 6-7). Com a ajuda de pinos-guia, realiza-se o corte distal apropriado, conforme determinado pelas radiografias pré-operatórias com o paciente em pé, para a correção necessária que, em média, corresponde a 1 milímetro para cada grau a ser corrigido medido sobre a cortical lateral. Entretanto, essa técnica somente deve ser usada para dupla verificação de cálculos prévios. A ressecção da cabeça da fíbula ou da articulação tíbio-fibular proximal permite a correção da angulação em valgo. A fixação pode ser feita com segurança usando grampos e outros dispositivos de fixação disponíveis no comércio. Todos os cuidados devem ser envidados para evitar lesão do nervo fibular. A osteotomia com abertura em cunha medial é realizada por meio de incisão medial utilizando uma placa para manter a correção. A falha produzida pela cunha é enxertada com tecido ósseo. Outros problemas que podem ser encontrados são fratura do fragmento proximal ou necrose avascular desse fragmento, que podem ocorrer quando o procedimento não é realizado com a devida cautela. Planejamento pré-operatório e navegação intraoperatória ajudam a obter o alinhamento apropriado.

Os resultados das osteotomias tibiais altas não são tão previsíveis como a prótese unicompartimental de joelho ou a artroplastia total de joelho. Embora haja alívio da dor em uma alta porcentagem dos pacientes tratados, esse alívio se perde com o tempo. Os relatos clínicos indicam que aproximadamente 65 a 85% dos pacientes mantêm bons resultados após 5 anos. Os re-

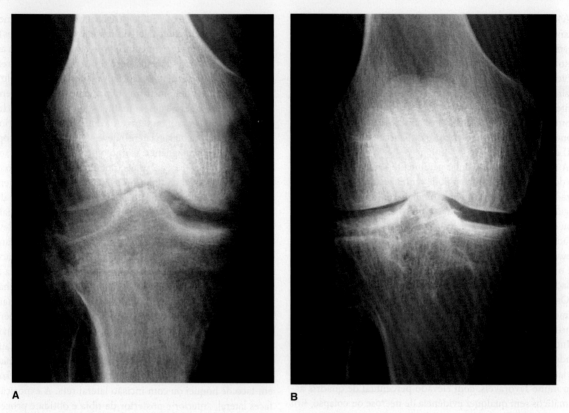

▲ **Figura 6-6** A osteotomia intra-articular pode ser benéfica em pacientes com fratura de platô tibial. (**A**) Radiografia pré-operatória de fratura intracondilar do platô tibial. (**B**) Imagem após osteotomia do côndilo lateral da tíbia.

sultados das séries variam em razão de diferenças na população de pacientes, nas técnicas cirúrgicas e de fatores patológicos predisponentes. A indicação do procedimento deve ser considerada em paciente que deseja uma vida mais ativa e disposto a aceitar a possibilidade de persistir alguma dor ou de ter alívio apenas temporário.

B. Osteotomia do quadril

Alguns quadros raros de quadril podem ser tratados com osteotomia com o objetivo de retardar a evolução da coxartrose. São eles osteocondrite dissecante e outros quadros traumáticos que produzem lesão localizada na superfície do quadril. Foram propostas diversas teorias biomecânicas para explicar o benefício da osteotomia de pelve e quadril na redução da carga sobre o quadril. Embora os argumentos teóricos possam estar corretos, em termos práticos, as duas razões para realizar o procedimento são: (1) uma superfície cartilaginosa viável é levada para a região que suporta peso onde antes havia cartilagem articular deteriorada e delgada; e (2) as cargas biomecânicas sobre as articulações, causadoras da dor, são reduzidas. Essas cargas podem ser reduzidas por alteração na distância perpendicular até os músculos ou, alternativamente, liberando ou enfraquecendo os músculos. O alongamento ou o encurtamento significativo de um músculo reduz a força que consegue exercer sobre uma articulação. Nos distúrbios do quadril, não é possível abordar a doença de um lado operando o outro lado. Por exemplo, embora seja tentador o uso de osteotomia femoral para tratar displasia do acetábulo, o alívio obtido seria apenas temporário.

1. Tratamento de displasia do acetábulo – A displasia do acetábulo, como a que ocorre na displasia do desenvolvimento do quadril, pode ser definida pelo ângulo entre o centro e a borda. O ângulo normal tem entre 25 e 45 graus; um ângulo inferior a 20 graus é definitivamente considerado displásico (Fig. 6-8). O ângulo centro-borda anterior também revela um acetábulo excessivamente aberto anteriormente; ângulos entre 17 e 20 graus são considerados limítrofes nas imagens obtidas em falso perfil de Lequesne. Também observa-se aumento do índice acetabular.

Em indivíduos com maturidade esquelética, osteotomias pélvicas simples, como a inominada de Salter ou o procedimento em prateleira, não são apropriados. Essas medições provavelmente são mais bem avaliadas com imagens tridimensionais de TC.

Para melhorar significativamente a cobertura e a biomecânica do quadril, o ideal seria um procedimento de reorientação acetabular que também permitisse ajustamento medial. A osteotomia esférica a Wagner permite redirecionamento total do ace-

CIRURGIA RECONSTRUTIVA EM ADULTOS

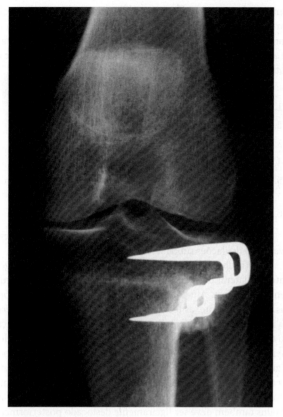

▲ **Figura 6-7** Osteotomia tibial alta, mostrando os grampos que mantêm a osteotomia no lugar.

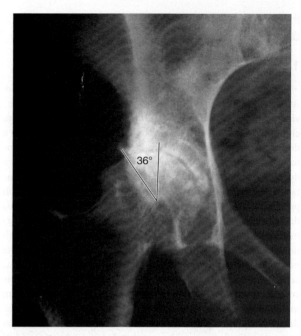

▲ **Figura 6-8** Radiografia da pelve com incidência anteroposterior mostrando o ângulo centro-borda.

tábulo, mas não ajustamento medial, além de ser tecnicamente exigente. O osteotomia tripla é útil para posicionar o acetábulo, mas produz instabilidade pélvica grave. A osteotomia periacetabular descrita por Ganz permite redirecionamento do acetábulo e ajuste medial, além de preservar a coluna posterior, reduzindo a instabilidade.

2. Tratamento dos distúrbios femorais – A osteotomia do fêmur pode ser realizada com segurança e confiança na região intertrocantérica, com expectativa de consolidação. A osteotomia do colo femoral provavelmente compromete o suprimento de sangue para a cabeça do fêmur uma vez que o ramo profundo da artéria circunflexa medial do fêmur cursa pelo aspecto posterior do trocanter maior.

Há diversos tipos de osteotomias intertrocantéricas do fêmur descritos. O objetivo da osteotomia é retirar a cartilagem articular deteriorada da região que suporta peso para substituí-la por cartilagem viável. Esse procedimento pode envolver qualquer um dos três graus de liberdade: varo e valgo, rotação interna e externa e flexão e extensão. Ao planejar esses procedimentos é necessário certificar-se de que a osteotomia irá proporcionar ADM adequado ao paciente. Essas osteotomias são úteis em casos muito específicos, mas sua utilização em pacientes com osteonecrose é extremamente limitada nos EUA.

Feeley BT, Gallo RA, Sherman S, et al: Management of osteoarthritis of the knee in the active patient. *J Am Acad Orthop Surg* 2010;18:406. [PMID: 20595133]

Heijens E, Kornherr P, Meister C: The role of navigation in high tibial osteotomy: a study of 50 patients. *Orthopedics* 2009;32(Suppl 10):40. [PMID: 19835307]

Marker DR, Seyler TM, Ulrich SD, et al: Do modern techniques improve core decompression outcomes for hip osteonecrosis? *Clin Orthop Relat Res* 2008;466:1093. [PMID: 18392909]

Mont MA, Zywiel MG, Marker DR, et al: The natural history of untreated asymptomatic osteonecrosis of the femoral head: a systematic literature review. *J Bone Joint Surg Am* 2010;92:2165. [PMID: 20844158]

Santore RF, Turgeon TR, Phillips WF 3rd, et al: Pelvic and femoral osteotomy in the treatment of hip disease in the young adult. *Instr Course Lect* 2006;55:131. [PMID: 16958446]

Sherman C, Cabanela ME: Closing wedge osteotomy of the tibia and the femur in the treatment of gonarthrosis. *Int Orthop* 2010;34:173. [PMID: 19830426]

Sierra RJ, Trousdale RT, Ganz R, et al: Hip disease in the young active patient: evaluation and nonarthroplasty options. *J Am Acad Orthop Surg* 2008;16:689. [PMID: 19056918]

Van den Bekerom MP, Patt TW, Kleinhout MY, et al: Early complications after high tibial osteotomy: a comparison of two techniques. *J Knee Surg* 2008;21:68. [PMID: 18300676]

PROCEDIMENTOS DE SALVAMENTO DE ARTICULAÇÃO

1. Artrodese

A artrodese é a produção de fusão óssea de uma articulação. A produção de união fibrosa de articulação sem permitir seu movimento é chamada anquilose. Com a fusão óssea da articulação, elimina-se o movimento de um osso sobre o outro, aliviando a dor causada pela artropatia. Embora a anquilose evite movimentos observáveis, micromovimentos podem estar associados a dor significativa. Anquilose e artrodese podem ocorrer espontaneamente, como em infecção ou espondilite anquilosante, ou podem ser produzidas cirurgicamente. Os resultados funcionais da artrodese espontânea não são ideais porque o paciente normalmente mantém a articulação na posição que causa o mínimo de dor, frequentemente inapropriada para a função. Embora seja possível produzir artrodese cirúrgica em praticamente todas as articulações, incluindo a coluna vertebral, as articulações mais comumente fundidas são tornozelo, joelho, ombro e quadril. Em qualquer articulação a técnica empregada segue o mesmo padrão. As superfícies articulares têm a cartilagem articular remanescente retirada para, então, serem colocadas na posição ideal para a função após terem sido configuradas para que haja contato máximo entre as duas superfícies opostas. Frequentemente utilizam-se enxerto ósseo e alguma forma de fixação, seja interna (placa, haste ou parafusos) ou externa (fixadores externos aparelho imobilizador) para imobilizar a artrodese na posição ideal (Tab. 6-5). Após período adequado de cicatrização, inicia-se o processo de reabilitação. Diversas técnicas de artrodese foram descritas para cada articulação.

▶ Artrodese de tornozelo

A comunidade ortopédica em geral considera que a artrodese da articulação tíbio-talar seja uma boa operação para tratamento de artrose tíbio-talar. Uma artrodese bem feita resulta em desaparecimento da dor e capacidade de andar próxima do normal. Não obstante, talvez a principal razão que explica o grande apreço pela artrodese de tornozelo seja a menor viabilidade de outras opções, como a artroplastia total.

As indicações para artrodese de tornozelo são:

1. Artrose degenerativa

2. Artrite reumatoide

3. Artrite pós-traumática

4. Necrose avascular do tálus

5. Doença neurológica resultando em instabilidade do tornozelo

6. Artropatia neuropática do tornozelo

As contraindicações relativas são doença articular degenerativa nas articulações subtalares e mesotarsais.

A artrodese de tornozelo pode ser realizada com abordagem anterior, lateral ou medial e foram descritas, inclusive, abordagens posteriores. Atualmente empregam-se técnicas artroscópicas. Provavelmente, as técnicas mais usadas são fixação externa ou interna com parafusos para obter compressão. A preparação do tornozelo para a artrodese é feita conforme descrito anteriormente. O posicionamento do tornozelo é importante devendo-se manter o tálus em posição neutra ou em dorsiflexão de 5 graus. As articulações mesotarsais têm maior ADM em flexão plantar do que em dorsiflexão, resultando em maior flexibilidade do pé. O tálus também deve ser ligeiramente deslocado posteriormente para facilitar ao paciente girar o pé ao final da fase de imobilização. Deve-se evitar a posição em varo por ser restritiva da mobilidade das articulações mesotarsais

> Nielsen KK, Linde F, Jensen NC: The outcome of arthroscopic and open surgery ankle arthrodesis: a comparative retrospective study on 107 patients. *Foot Ankle Surg* 2008;14:153. [PMID: 19083634]

Tabela 6-5 Posição ideal das articulações após artrodese

Articulação	Ângulo	Comprimento	Outras considerações
Tornozelo	Dorsiflexão de 0° Valgo de retropé de 0 a 5° Rotação externa de 5 a 10°	Encurtamento ligeiro	Tálus deslocado posteriormente
Joelho	Flexão de 15° Flexão de 5 a 8°	Encurtamento ligeiro	—
Ombro	Flexão de 20 a 30° Abdução de 20 a 40° Rotação interna de 25 a 40°	—	O paciente deve ser capaz de tocar a cabeça e a face com a mão
Quadril	Flexão de 25° Abdução de 0 a 5° (medida entre o eixo e uma linha que atravessa o ísquio) Rotação externa de 0 a 5°	Encurtamento ligeiro	*Não* impeça o mecanismo abdutor.

CIRURGIA RECONSTRUTIVA EM ADULTOS — CAPÍTULO 6 — 343

▶ Artrodese de joelho

A artrodese de joelho raramente é feita para tratamento de problemas primários e, geralmente, é deixada como último recurso para outros problemas. Das indicações para o procedimento estão infecções, como tuberculose, articulação neuropática secundária à sífilis ou à diabetes melito e perda da função do quadríceps. Essa última é uma indicação relativa porque é possível manter a mobilidade da articulação mesmo com quadríceps não funcional e a estabilidade articular pode ser obtida com o uso de órtese, que prenda o joelho em extensão total e possa ser destravada para que o paciente possa se sentar. Embora a artrodese de joelho geralmente seja bem-sucedida e proporcione apoio do peso sem dor, está associada a outros problemas, particularmente em indivíduos de estatura elevada. Há dificuldade para sentar em aviões, cinemas, teatros e, até mesmo, em automóveis. A indicação mais comum de artrodese de joelho é insucesso da artroplastia total, geralmente em razão de uma infecção. Nos pacientes que desejem manter um estilo de vida mais ativo, como caçar em terreno irregular ou realizar trabalhos manuais, a artrodese de joelho é uma alternativa viável. As contraindicações relativas são doença bilateral ou algum problema como amputação acima do joelho na outra perna. Nesses casos, seria extremamente difícil para o indivíduo levantar-se de uma cadeira com artrodese do lado oposto.

A técnica para artrodese varia em função do problema sendo tratado. Após infecção, particularmente quando associada à artroplastia total do joelho, a perda óssea geralmente é moderada a grave. Nos casos de perda óssea grave talvez haja a necessidade de osteogênese por distração para obter osso suficiente, a fim de evitar encurtamento incapacitante. Essa técnica também pode ser usada para fusão de fêmur e tíbia. É possível que no fêmur distal e na tíbia proximal o osso esponjoso seja praticamente inexistente e, talvez, haja necessidade de fixação externa para imobilização adequada para artrodese. Nos casos menos graves, indica-se fixação intramedular com haste, particularmente quando a infecção tiver sido controlada. De forma semelhante, o uso de placas duplas com ângulo de 90° é um método viável de imobilização. Frequentemente, o enxerto ósseo de crista ilíaca se faz necessário para estimular a cicatrização. Não obstante a perda óssea, muitas vezes, torna necessário o encurtamento do membro, e algum grau de encurtamento (2 a 3 cm) é desejável para prevenir marcha com circundução após a fusão. Se possível, joelho deve ser posicionado em flexão de 10 a 15 graus e com alinhamento normal em valgo de 5 a 8 graus.

> Parvizi J, Adeli B, Zmistowski B, et al: Periprosthetic joint infection: treatment options. *Orthopedics* 2010;33:659. [PMID: 20839679]
>
> Spina M, Gualdrini G, Fosco M, et al: Knee arthrodesis with the Ilizarov external fixator as a treatment for septic failure of knee arthroplasty. *J Orthop Traumatol* 2010;11:81. [PMID: 20425133]

▶ Artrodese de cotovelo

O artrodese de cotovelo é um procedimento incomum. A perda de movimento do cotovelo pode ser particularmente incapacitante. Assim, são poucas as indicações para o procedimento, que raramente é realizado considerando que a fusão causa limitações funcionais graves. Para realizar as atividades cotidianas, há necessidade de arco de flexão de 100 graus, entre 30 graus de extensão e 130 graus de flexão. Também há necessidade de alcance de 100 graus entre pronação e supinação. A indicação de artrodese seria, então, para pacientes com artrose dolorosa dispostos a aceitar a trocar o ganho da estabilidade pela perda de movimento. Outra indicação de artrodese seria salvamento de processo infeccioso, como tuberculose ou infecção fúngica ou bacteriana após artroplastia total.

Diversas técnicas foram descritas, mas a relativa raridade dessa operação impede que se recomende qualquer uma. Em um trabalho publicado recomendou-se a fixação com parafusos. Talvez haja necessidade de ressecção da cabeça do rádio para permitir os movimentos de pronação e supinação. A posição para fusão é com ângulo de 90 graus.

> Gallo RA, Payatakes A, Sotereanos DG: Surgical options for the arthritic elbow. *J Hand Surg Am* 2008;33:746. [PMID: 18590859]
>
> Irvine GB, Gregg PJ: A method of elbow arthrodesis: brief report. *J Bone Joint Surg Br* 1989;71:145. [PMID: 2914994]
>
> Morrey BF, Askew LJ, Chao EY: A biomechanical study of normal elbow motion. *J Bone Joint Surg Am* 1981;62:872. [PMID: 7240327]

▶ Artrodese de ombro

Paralisia do deltoide e sepse após artroplastia são indicações para artrodese de ombro. Raramente utiliza-se a artrodese para estabilizar o ombro após fracasso de procedimento de reconstrução. A fusão pode ser um processo relativamente difícil, em razão de o braço de alavanca ser muito longo sobre a articulação do ombro. O problema é acentuado pela posição ideal de fusão na qual o braço é mantido em abdução, flexão para frente e rotação interna. Na posição correta de fusão, a mão é capaz de alcançar a boca. Antes do advento de dispositivos abrangentes de fixação interna, eram realizadas artrodeses intra-articulares e extra-articulares para que se tivesse probabilidade razoável de obter fusão.

A fixação interna rígida com placa e parafusos pode ser feita sem necessidade de imobilização externa pós-operatória. O paciente é posicionado em decúbito lateral. A incisão é feita sobre a espinha escapular, sobre o acrômio descendo pela face lateral do úmero. A superfície da articulação glenoumeral e da superfície inferior do acrômio são liberadas de cartilagem residual e de osso cortical para permitir o máximo contato possível com o braço na posição apropriada (ver a Tab. 6-5). Utiliza-se uma placa ampla ou uma placa de reconstrução pélvica para fixar o úmero à escápula. A placa é fixada à espinha escapular e ao corpo do úmero e dobrada até a posição desejada. Pode-se obter fixação adicional com outra placa posicionada posteriormente. Para eventuais falhas é possível que haja necessidade de enxerto ósseo. A fixação deve ser rígida. Após a cirurgia, utiliza-se curativo flexível até que haja controle da dor. Alguns cirurgiões preferem imobilização com aparelho de gesso. Quando não se usa gesso, iniciam-se exercícios para movimentação escapular suave.

Com uma modificação dessa técnica, na qual utiliza-se um fixador externo para neutralizar a pressão sobre os parafusos interfragmentários, foram obtidos bons resultados. Os resultados funcionais variam, dependendo da posição de fusão. Não é possível realizar ações que necessitem de elevação acima da cabeça ou abdução do braço. Deve-se evitar rotação interna e externa excessiva.

Johnson CA, Healy WL, Brooker AF Jr, et al: External fixation shoulder arthrodesis. *Clin Orthop Relat Res* 1986;211:219. [PMID: 3769260]

Safran O, Iannotti JP: Arthrodesis of the shoulder. *J Am Acad Orthop Surg* 2006;14:145. [PMID: 16520365]

Scalise JJ, Iannotti JP: Glenohumeral arthrodesis after failed prosthetic shoulder arthroplasty. Surgical technique. *J Bone Joint Surg Am* 2009;91:30. [PMID: 19255198]

▶ Artrodese de quadril

A artrodese de quadril, assim como de outras articulações, tem como resultado uma articulação estável e livre de dor que permite ao paciente realizar trabalhos pesados. A desvantagem para um indivíduo jovem que pratica atividades pesadas é a ocorrência frequente, com o tempo, de discopatia lombar e artrose degenerativa do joelho ipsolateral, mesmo com posicionamento ideal da artrodese. De fato, a indicação para converter uma fusão de quadril para artroplastia total é dor lombar ou joelho incapacitante.

A indicação mais óbvia para artrodese de quadril é tuberculose. A osteomielite crônica é uma indicação relativa. Nas contraindicações estão limitação da mobilidade do joelho ipsolateral ou artrose degenerativa do joelho ipsolateral, assim como degeneração significativa da coluna lombar e artrose do outro quadril. O maior problema ao realizar artrodese de quadril em paciente com indicação adequada talvez seja obter sua aprovação. Como a artroplastia total oferece mobilidade, reabilitação precoce e é uma operação menos extensiva, os pacientes relutam em aceitar os possíveis problemas da artrodese de quadril. Isso é particularmente verdade em casos de atletas nos quais a artroplastia total de quadril permite que alguns deles continuem a praticar esportes. Em razão desses fatores, a artrodese de quadril, atualmente, é uma operação relativamente incomum.

Há muitas técnicas descritas para artrodese de quadril. Uma fixação realmente rígida é difícil de obter, e, geralmente, há necessidade de imobilização com gesso após a cirurgia. Durante o procedimento de fusão, deve-se ter cuidado para preservar os abdutores, a fim de que possam ser realizados procedimentos de reconstrução no futuro, caso desejado. O aspecto crucial da operação é a fusão do quadril na posição correta. A posição ideal é aquela com ligeira flexão (25 graus) a partir da posição normal da pelve e da coluna, pequena rotação externa (5 graus) e neutralidade para abdução e adução. Antigamente, o quadril era colocado em abdução, produzindo uma marcha anormal com estresse adicional sobre a coluna lombar. A posição neutra ou em abdução ligeira minimiza esse problema, porque o centro de gravida-

de do corpo quando o paciente está apoiado em uma perna se aproxima do pé. A flexão excessiva dificulta caminhar e deitar, e a flexão insuficiente dificulta sentar. A rotação externa excessiva força a articulação do joelho a mover-se em plano oblíquo àquele definido pelos ligamentos colaterais e cruzados.

Beaule PE, Matta JM, Mast JW: Hip arthrodesis: current indications and techniques. *J Am Acad Orthop Surg* 2002;10:249. [PMID: 15089074]

Stover MD, Beaulé PE, Matta JM, et al: Hip arthrodesis: a procedure for the new millennium? *Clin Orthop Relat Res* 2004;418:126. [PMID: 15043103]

2. Artroplastia de ressecção

A artroplastia de ressecção, ou artroplastia excisional, é um procedimento aplicado principalmente ao quadril, ao cotovelo e, recentemente, ao joelho. A artroplastia de ressecção, ou uma modificação denominada artroplastia fascial, foi um procedimento usado no cotovelo durante muitos anos. A artroplastia de ressecção do quadril, também chamada pseudoartrose de Girdlestone, e data de 1923. A artroplastia de ressecção do joelho é relativamente recente e utilizada nos casos em que a artroplastia total do joelho é comprometida por infecção. A pseudoartrose de Girdlestone tem sido realizada com frequência crescente como tratamento interveniente, algumas vezes permanente, de infecção após artroplastia total de quadril.

▶ Artroplastia de ressecção de quadril

Com a artroplastia de ressecção de quadril obtém-se uma articulação relativamente livre de dor, com mobilidade razoável. Está indicada como procedimento primário quando o quadril sofre anquilose em posição inadequada; esses pacientes teriam grande risco de luxação ou de infecção se submetidos a artroplastia total. Lesão medular, traumatismo craniano e, talvez, doença de Parkinson grave seriam diagnósticos que indicariam artroplastia de ressecção primária. As desvantagens do procedimento resultam de descontinuidade entre fêmur e pelve; isso causa marcha anormal e necessidade de apoio com bengala ou outro dispositivo, havendo encurtamento a cada passo. Os pacientes que tenham tido infecção após artroplastia total de quadril geralmente têm as articulações de quadril mais estáveis, em razão da formação de tecido cicatricial denso. O procedimento pode ajudar muito na reabilitação da marcha de pacientes presos a cadeira de rodas.

Nos casos com infecção comprometendo a substituição por prótese total de quadril, a artroplastia de ressecção é realizada com a retirada de todo o cimento da prótese, além de quaisquer tecidos moles ou ósseo necróticos. Na artroplastia de ressecção primária, o procedimento é mais reconstrutivo, com cabeça e colo femorais sendo removidos na linha intertrocantérica e a cápsula reconstruída para dar alguma estabilidade ao quadril. Frequentemente utiliza-se tração com pino por período variável para manter o comprimento do membro.

CIRURGIA RECONSTRUTIVA EM ADULTOS

► Artroplastia de ressecção de joelho

A artroplastia de ressecção de joelho tem resultado funcional muito menos satisfatório. Após a remoção da prótese de joelho infectada, geralmente a perda óssea é significativa e o joelho fica muito instável. Os aparelhos melhoram pouco o quadro e o paciente necessita de muletas ou de andador para caminhar.

► Artroplastia de ressecção de cotovelo

A artroplastia de ressecção, ou artroplastia fascial, do cotovelo é um meio de condução de anquilose após trauma ou infecção. Também pode ser realizada em razão de insucesso de artroplastia total de cotovelo causada por infecção. Não há indicação para artroplastia de ressecção em paciente com artrite reumatoide, já que um dos problemas associados ao procedimento é a instabilidade. O paciente com artrite reumatoide, com frequência, depende do membro superior para caminhar com a ajuda de dispositivos. Supôs-se que artroplastia interposicional, usando fáscia ou enxerto cutâneo de espessura total, reduzisse a reabsorção óssea, mas há dúvidas quanto a se produziria benefício. Embora a artroplastia de ressecção frequentemente reduza a dor, a instabilidade é o principal problema, sendo que, na maioria dos casos, há necessidade de uso de aparelho. Com a disponibilidade da artroplastia total de cotovelo, esse procedimento raramente é realizado.

> Cheung EV, Adams R, Morrey BF: Primary osteoarthritis of the elbow: current treatment options. *J Am Acad Orthop Surg* 2008;16:77. [PMID: 18252838]
>
> Manjon-Cabeza Subirat JM, Moreno Palacios JA, Mozo Muriel AP, et al: Functional outcomes after resection of the hip arthroplasty (Girdlestone technique). *Rev Esp Geriatr Gerontol* 2008;43:13. [PMID: 18684383]

PROCEDIMENTOS PARA SUBSTITUIÇÃO DE ARTICULAÇÃO

1. Hemiartroplastia

A hemiartroplastia é a substituição de apenas um lado de uma articulação diartrodial. O procedimento é indicado em caso de fratura com luxação da cabeça do fêmur ou de fratura com luxação em quatro partes da cabeça do fêmur, mas há outras indicações em adultos. Tanto no ombro quanto no quadril a osteonecrose pode resultar em colapso da superfície articular umeral ou femoral, com preservação da glenoide ou do acetábulo. No quadril, a falta de consolidação do colo uterino após redução aberta e fixação interna também é indicação para substituição por endoprótese. Em uma ou outra articulação, a presença de fratura patológica ou de tumor também é uma indicação. Entre as contraindicações estão infecção em atividade, artrite reumatoide e, possivelmente, faixa etária do paciente. Com o tempo, a substituição por endoprótese em jovens certamente irá evoluir com destruição da superfície articular em contato com a próte-

se. Contudo, essa destruição pode levar muitos anos e o paciente terá uma articulação funcional por todo esse período.

A escolha da prótese depende de fatores como expectativa de vida, custo e demanda fisiológica. Para o ombro, a prótese cimentada deve ser modular, a fim de permitir a conversão para substituição total do ombro em data posterior, se houver indicação, sem necessidade de retirar a haste. A mesma preocupação se aplica ao quadril. A cabeça do fêmur pode ser substituída com prótese uni ou bipolar. A bipolar permite que haja movimento entre o acetábulo e a prótese, assim como entre a prótese e a superfície articular da cabeça femoral metálica. Essa articulação é feita com metal ou cerâmica sobre plástico e certamente produzirá debris com o uso, o que pode prejudicar a durabilidade da prótese de quadril. Contudo, a opção por prótese monopolar não deve comprometer a conversão de hemiartroplastia para artroplastia total de quadril, caso necessário. Demonstrou-se que a hemiartroplastia do quadril é preferível à artroplastia total nos casos de fratura intracapsular de colo femoral com luxação. A técnica cirúrgica é muito semelhante à da artroplastia total. A principal diferença no quadril é que a cápsula geralmente é reparada após a hemiartroplastia. Não é comum usar abordagem posterolateral no quadril, não obstante a abordagem anterolateral possa ser a melhor opção em paciente com problemas mentais que possam prejudicar a cooperação pós-operatória. Se for usada a abordagem posterolateral nesses pacientes, talvez haja necessidade de usar um imobilizador de joelho para evitar flexão do quadril, o que poderia causar luxação.

2. Artroplastia total

A substituição da articulação por prótese se tornou possível para tratamento de artropatias a partir do desenvolvimento da artroplastia do quadril com superfície articular de baixo atrito por Sir John Charnley nos anos 1960. Esse procedimento consistia na instalação de uma cabeça de fêmur metálica articulada a um componente acetabular de polietileno de ultra-alto peso molecular (PEUAPM), com ambos os componentes fixados com cimento acrílico (polimetilmetacrilato [PMMA]). Os resultados a longo prazo são muito satisfatórios, e o conceito atualmente é aplicado a outras articulações com sucesso variável. As substituições de joelho, ombro e cotovelo por prótese atualmente têm resultados satisfatórios e são rotineiras quando indicadas. Outras artroplastias, como de tornozelo, punho e primeira metatarsofalangeana, são menos bem-sucedidas. Na verdade, a tecnologia aplicada a essas articulações não está no mesmo nível da aplicada às demais. O sucesso de qualquer artroplastia depende de habilidade do cirurgião, conhecimento acerca da biomecânica básica por trás da função articular, desenho da prótese e equipamento técnico utilizado para sua inserção.

O desenho da prótese é um processo evolutivo que depende de pesquisas laboratoriais e clínicas. A cirurgia para substituição de quadril, realizada com frequência, tem alto índice de sucesso. As artroplastia realizadas com menor frequência, como a de cotovelo, têm menor experiência clínica e laboratorial acumulada.

Artroplastia total de quadril

A artroplastia total de quadril realizada por Charnley era feita com prótese femoral de aço inoxidável com um pequeno colar, corte transversal retangular e cabeça femoral de 22 milímetros. O componente acetabular era uma taça de PEUAPM. Ambos os componentes eram cimentados no local com cimento ósseo acrílico. Desde então, toda uma indústria se desenvolveu para produzir novos projetos de componentes de quadril, incluindo cabeças de diversos tamanhos (22, 25, 25.4, 28, 32, 35, e 36 mm); diversos comprimentos de componente femoral (variando entre 110 e 160 mm para as próteses padrão); diferentes cortes transversais (quadrados, redondos, ovais, em forma de viga); cobertura porosa para fixação de tecido ósseo; e apoio metálico para o acetábulo (cimentado ou com cobertura porosa). Os dois projetos que se mantiveram e evoluíram usando a experiência acumulada com a técnica de fixação em osso são as próteses com revestimento poroso para crescimento interno de tecido ósseo e aquelas com fixação usando cimento.

Uma variante da prótese total de quadril, a prótese de recapeamento do quadril, foi popularizada nos anos 1980, mas houve problemas com sua concepção, resultando em uma taxa elevada de insucesso e sua retirada do mercado foi determinada. Essas próteses usavam um invólucro esférico metálico cimentado do lado femoral, com outra estrutura em polietileno (PEUAPM), cimentada do lado do acetábulo. A intenção da técnica de recapeamento seria preservar o estoque ósseo e reduzir a taxa de luxação, o que estimulou seu uso em pacientes mais jovens. Com o advento das próteses que apoiam metal sobre metal, o recapeamento voltou a ser uma alternativa à prótese total de quadril. Os projetos atuais utilizam um invólucro esférico cimentado com uma pequena haste do lado femoral e outro invólucro metálico para incorporação óssea do lado do acetábulo. Os resultados iniciais foram promissores, mas um dos produtos foi retirado do mercado em razão de problemas com desgaste.

A. Indicações

As indicações para artroplastia de quadril são artropatia incapacitante combinada com achados físicos e radiográficos apropriados. Os dados da história que justificam considerar a possibilidade de indicar artroplastia total de quadril são dor com necessidade de medicamentos mais fortes que AAS, incapacidade de caminhar mais do que alguns quarteirões sem ter que parar, dor como consequência de atividade, que desperta o paciente à noite, dificuldade para calçar sapatos e meias ou para cuidar da higiene dos pés, como corte de unhas, e dificuldade para subir escadas. Considera-se parte das boas práticas usar um escore de pontuação clínica para avaliar esses dados da história (Tab. 6-6).

O exame físico normalmente demonstra limitação do ADM, dor nos extremos do movimento, sinal de Trendelenburg positivo, claudicação e dor na virilha ou na região anterior da coxa com elevação ativa da perna em extensão.

As radiografias revelam redução do espaço articular e outros achados consistentes com a causa do problema. Dentre as características importantes que requerem consideração no planejamento cirúrgico estão displasia do acetábulo, protrusão de acetábulo e deformidade de fêmur proximal ou presença de implante metálico de cirurgia anterior.

Após ter considerado as necessidades determinadas pelo estilo de vida do paciente, o cirurgião pode sugerir esse procedimento como meio de alívio de dor, que é a principal indicação para artroplastia total de quadril. Outros procedimentos reconstrutivos devem ser considerados, incluindo artrodese, osteotomia e hemiartroplastia. Na escolha do procedimento devem-se considerar os objetivos do paciente em termos profissionais e de lazer. Um indivíduo jovem que exerça atividades fisicamente exigentes e se apresente com artrose traumática unilateral talvez seja mais beneficiado com a indicação de artrodese, a não ser que se antecipe mudança para uma profissão mais sedentária. Um executivo de banco de 50 anos de idade que não pratique esqui, nem jogue tênis ou ande a cavalo, mas costume nadar e andar de bicicleta provavelmente terá resultados melhores com a artroplastia.

Há necessidade de optar entre próteses cimentadas e não cimentadas, sendo que para o componente do acetábulo, atualmente, indica-se quase universalmente o tipo não cimentado. Suas vantagens são resultados consistentemente sem dor, fixação de longa duração e modularidade que permite variações na escolha do tamanho da cabeça e do tipo correspondente de componente acetabular de polietileno. Suas desvantagens são necessidade de apoio metálico para a chapa de polietileno, o que aumenta o desgaste, e a possibilidade de separação dos componentes plástico e metálico. O uso de componente acetabular cimentado produzido com PEUAPM geralmente é reservado a indivíduos com expectativa de vida igual ou inferior a 10 anos. As indicações para componente femoral não cimentado variam entre os cirurgiões, mas, geralmente, dependem da faixa etária do paciente e da qualidade do osso, sendo que os pacientes mais jovens com ossos dos tipos A ou B são os que têm maior probabilidade de serem beneficiados com próteses com cobertura porosa. A prótese de recapeamento é uma alternativa à artroplastia total de quadril com componente femoral cimentado e componente acetabular incorporado por crescimento interno de tecido ósseo. Os problemas havidos com as próteses de recapeamento e os relatos de aumento do ferro sérico sugerem cautela na recomendação desses dispositivos.

B. Técnica cirúrgica

Alguns aspectos da cirurgia de prótese total de quadril se aplicam a todas as técnicas de artroplastia, incluindo técnica de uso de cimento ortopédico e o preparo da superfície óssea.

1. Abordagem posterolateral – A abordagem mais utilizada pra artroplastia total de quadril é a posterolateral. Após a administração da anestesia e a instalação de dispositivos de prevenção de tromboembolismo no outro membro, como meia elástica e dispositivo de compressão intermitente, o paciente é colocado em decúbito lateral, com o lado afetado para cima. A instalação do campo cirúrgico deve deixar toda a perna livre, em extensão acima da crista ilíaca. Utilizam-se apoios para dar suporte à pelve na altura do púbis e do sacro e as proeminências ósseas devem

Tabela 6-6 Avaliação do quadril segundo Harris (modificada)

I. Dor (44 pontos possíveis)
A. Ausente ou ignorada 44
B. Leve, ocasional, sem comprometer as atividades 40
C. Dor leve, sem efeito nas atividades cotidianas, raramente moderada; para as atividades incomuns pode ter que tomar AAS 30
D. Dor moderada, tolerável, mas tem que fazer concessões a ela; algum grau de limitação das atividades normais ou no trabalho; ocasionalmente necessita de analgésicos mais fortes que o AAS 20
E. Dor intensa, com limitação grave das atividades 10
F. Totalmente incapacitado, inválido dor no leito, confinado ao leito 01

II. Função (47 pontos possíveis)
A. Marcha (33 possíveis)
  1. Claudicação
    a. Nenhuma 11
    b. Leve 8
    c. Moderada 5
    d. Grave 0
  2. Necessidade de apoio
    a. Nenhum 11
    b. Bengala para longas caminhadas 7
    c. Bengala a maior parte do tempo 5
    d. Uma muleta 3
    e. Duas muletas 2
    f. Duas bengalas 0
    g. Incapaz de andar (especificar o motivo) 0
  3. Distância percorrida
    a. Ilimitada 11
    b. Seis quarteirões 8
    c. Dois ou três quarteirões 5
    d. Apenas dentro de casa 2
    e. Do leito para a poltrona 0

B. Atividades (14 possíveis)
  1. Subir escadas
    a. Normalmente, sem usar corrimão 4
    b. Normalmente, usando corrimão 2
    c. Com dificuldade 1
    d. Impossível 0
  2. Sapatos e meias
    a. Com facilidade 4
    b. Com dificuldade 2
    c. Incapaz 0
  3. Sentar
    a. Confortavelmente em cadeira normal por 1 h 5
    b. Em cadeira alta por meia hora 3
    c. Incapaz de se sentar confortavelmente em qualquer cadeira 0
  4. Usar transporte público 1

C. Arco de movimento   D   E
  Flexão   _____ _____
  Contratura em flexão   _____ _____
  Abdução   _____ _____
  Adução   _____ _____
  Rotação externa   _____ _____
  Rotação interna   _____ _____

D. Localização da dor
  Virilha   _____ _____
  Coxa   _____ _____
  Nádega   _____ _____

ser protegidas. A incisão é traçada sobre a pele antes desta ser totalmente coberta com campo adesivo. Flexionado o quadril a 45 graus, a incisão pode ser feita alinhada com o fêmur desde um ponto aproximadamente 10 centímetros proximal à ponta do trocanter até outros 10 centímetros distal a ela.

Alternativamente, com o quadril em extensão, a incisão é feita desde um ponto 10 centímetros distal à ponta do trocanter estendendo-se no sentido proximal ao longo da linha dele e em curva posterior com angulação de aproximadamente 45 graus por mais 10 centímetros. A incisão é aprofundada até surgir a fáscia lata e o glúteo máximo. A fáscia lata é penetrada em posição lateral com extensão proximal da incisão até o glúteo máximo, que é divulsionado acompanhando suas fibras. Aplica-se afastador de Charnley e a gordura sobrejacente aos rotadores externos é removida. Após colocar o fêmur em rotação interna, os rotadores externos (piriforme, gêmeos, obturador interno e quadrado femoral) são marcados com sutura para que sejam posteriormente refixados e, então, são liberados de suas fixações no trocanter. O glúteo mínimo é separado da cápsula, preservado e protegido e procede-se à capsulectomia. Alternativamente, porções da cápsula posterior podem ser refletidas para posterior refixação. Se o paciente não estiver paralisado com agentes relaxantes musculares não despolarizantes, procede-se à excisão da cápsula com eletrocautério se o nervo isquiático estiver especialmente próximo do acetábulo posterior. Se houver transmissão elétrica o nervo isquiático deve ser identificado e protegido ao longo de todo o procedimento. Com a rotação interna do quadril flexionado, a articulação é deslocada e a cabeça do fêmur entra no campo cirúrgico. Utilizando um molde apropriado, a cabeça do fêmur é operada com uma serra oscilante. O fêmur é, então, submetido a rotação externa e afastadores Taylor aplicados anterior e posteriormente para permitir a visualização do acetábulo. Se indicado, o acetábulo é centralizado quando houver osteofitos mediais. Osteofitos anteriores, se presentes, são removidos sob visualização direta. O acetábulo é escareado até que se obtenha um bom leito de osso subcondral sangrante; geralmente utilizam-se mandris progressivos. Nesse momento, as técnicas divergem em função do uso ou não de dispositivo cimentado.

Se estiver sendo usado dispositivo cimentado, perfuram-se diversos orifícios com diâmetro entre ¼ e 3/8 no acetábulo para permitir cimentação firme. Deve-se optar por uma das técnicas comercializadas que impedem que o apoio se dê fora do corpo acetabular, a fim de que a cobertura medial de cimento seja adequada. A posição do componente acetabular é determinada por tentativa utilizando o acetábulo nativo como orientação e radiografando caso ache dúvida sobre o posicionamento. O componente é cimentado no local depois que o osso acetabular for preparado com lavagem pulsátil, compressas embebidas em epinefrina e pressurização do cimento.

Caso se opte por fixação não cimentada, o alargamento com mandril deve prosseguir até um diâmetro 1 a 2 milímetros inferior ao tamanho do componente a ser implantado. O componente é impactado no lugar assegurando-se posicionamento apropriado. A fixação é feita com rosqueamento ou pinos conforme especificado pelo fabricante. Insere-se um componente plástico de teste e a atenção é voltada para o fêmur.

O quadril é submetido à rotação interna, flexionado a aproximadamente 80 graus, e aduzido de forma a que o colo femoral seccionado se apresente ao cirurgião. Afastadores de Homan podem ser usados para ajudar a elevar o colo femoral amputado na altura da ferida operatória. Utiliza-se, então, um cinzel para remover lateralmente o colo femoral. O canal é alargado com uma cureta, a fim de indicar a direção do canal intramedular. O canal femoral passa, então, a ser alargado com perfuradores de tamanho crescente até que todo o tecido ósseo poroso fraco tenha sido removido. Define-se o tamanho da prótese e posiciona-se um limitador de cimento em um ponto 2 centímetros distal da posição final da ponta da haste. O canal é preparado para a cimentação com lavagem pulsátil, escovação do canal medular e aplicação de compressas embebidas com peróxido de hidrogênio ou epinefrina. O cimento é preparado e centrifugado, ou misturado a vácuo, e inserido no canal femoral com uma pistola própria. O cimento é pressurizado e a prótese inserida com anteversão apropriada (aproximadamente 10 graus) e mantida em posição até que o cimento seque. Quando a abertura apropriada, conforme indicado pelos modelos pré-operatórios, tiver sido alcançada, insere-se uma prótese femoral-teste, verifica-se o comprimento do colo e a prótese é reduzida até a posição. O ADM é testado com flexão de 90 graus e a articulação deve se manter estável com rotação interna de 40 a 45 graus. Deve-se obter rotação externa de 40 graus em extensão total sem que haja impacto sobre a região posterior do colo femoral. Avalia-se a tensão musculofascial basculhando-se o quadril em 45 graus (aproximadamente 3 ou 4 mm). Geralmente ter-se-á obtido comprimento apropriado do membro quando o retesamento do reto femoral (flexão do joelho com o quadril em extensão) for semelhante àquele observado antes da cirurgia. Uma checagem complementar do comprimento do membro pode ser feita antes da cirurgia comparando-se a distância do centro da cabeça do fêmur até a ponta proximal do trocanter com a distância entre trocanter e centro da prótese do trocanter com a prótese no lugar. Há dispositivos criados para medir o comprimento da perna, mas, ainda assim, ocorrem discrepâncias de até 1 centímetro. Um lábio estendido no componente de PEUAPM talvez agregue estabilidade, mas com formação de um ponto de apoio sobre o qual a cabeça pode ser alavancada para fora. A prótese-teste é removida e o componente permanente de polietileno é colocado no lugar no receptáculo metálico acetabular. O canal femoral é, então, preparado para a cimentação.

Depois que o cimento endurece, utiliza-se uma cabeça femoral-teste para nova pesquisa do arco de movimento do quadril. Escolhe-se o comprimento ideal do colo, e o componente protético apropriado é impactado no lugar. Ao combinar componentes modulares mantidos juntos com uma fita tipo Morse, não devem ser misturados componentes de diferentes fabricantes. O orifício da cabeça femoral é posicionado sobre o pino, rosqueado e impactado no lugar com diversos golpes agudos. O acetábulo é limpo de debris, a cabeça femoral é reduzida e a ferida operatória é fechada. Os rotadores externos são refixados com pontos de sutura atravessando osso, enquanto o quadril é colocado em rotação externa e abdução. A fáscia é suturada com pontos interrompidos.

Os projetos e as técnicas de inserção das próteses não cimentadas são variáveis e, portanto, não serão descritos, mas um

CIRURGIA RECONSTRUTIVA EM ADULTOS — CAPÍTULO 6

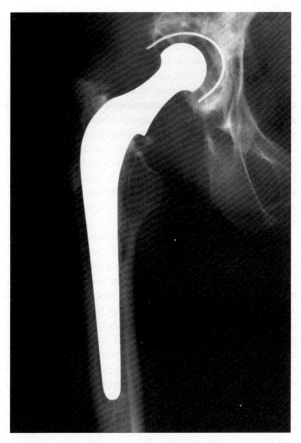

▲ **Figura 6-9** Radiografia de prótese cimentada padrão para artroplastia com superfície de contato de Co/Cr polietileno.

projeto típico de prótese de quadril não cimentada é apresentado na Fig. 6-9. Esse tipo de haste é inserida após ter-se escareado e alargado o local até o tamanho adequado.

Também foi descrita uma técnica abreviada que utiliza mini-incisões para abordagem posterolateral ao quadril. Nessa técnica utiliza-se uma pequena parte da incisão rotineira, mas com localização especial para otimizar a visualização do quadril. A incisão é localizada em posição posterior ao trocanter, com cerca de 8 a 10 centímetros de extensão total, sendo 4 a 5 centímetros no sentido proximal à ponta do trocanter e 4 a 5 centímetros no sentido distal. Essa técnica tem-se popularizado entre os cirurgiões.

2. Abordagem lateral – A abordagem lateral ao quadril é feita com osteotomia do trocanter após ter atravessado a fáscia do tensor da fáscia lata e do glúteo máximo. O paciente pode estar em decúbito dorsal com um apoio sob o quadril ou em decúbito lateral. O trocanter é mobilizado e procede-se à osteotomia com osteótomo ou com serra de Gigli. O glúteo mínimo é separado da cápsula à medida que o trocanter é mobilizado no sentido proximal. Após a capsulectomia, a cabeça do fêmur é deslocada anteriormente. A partir desse momento o procedimento é essencialmente igual até que o trocanter seja refixado. Foram descritas várias modificações das técnicas de osteotomia do trocanter. O mecanismo de abdução é extremamente importante para preservar a estabilidade do quadril e a marcha. Assim, deve-se ter muito cuidado ao refixar o trocanter ao final do procedimento, a fim de obter uma união confiável. Mesmo nas mãos mais habilidosas, em aproximadamente um a cada 20 trocânteres não há consolidação adequada, embora o número de pacientes com incapacidade ou dor seja muito menor. Se forem usados fios para refixação do trocanter, eles devem ser biocompatíveis com o componente protético e há necessidade de usar, no mínimo, três para que se obtenha fixação adequada.

A osteotomia de trocanter raramente é usada, exceto para variações anatômicas, como uma fratura prévia que dificulte outras abordagens.

3. Abordagem anterolateral (abordagem de Watson-Jones) – O intervalo entre o músculo glúteo médio e o tensor da fáscia lata é usado no plano proximal para acessar o colo do fêmur e a articulação do quadril. O paciente deve estar em decúbito dorsal com um apoio sob a nádega. A incisão na pele acompanha o corpo o fêmur distalmente com uma curva ligeira no sentido anterior e proximal. A fáscia é incisada em linha com a incisão cutânea e proximalmente divide o intervalo entre o tensor da fáscia lata e o glúteo médio. O tensor da fáscia lata é, então, retraído anteriormente e o glúteo médio retraído superior e lateralmente. Como as fibras dos glúteos médio e mínimo tendem a cursar anteriormente, particularmente no quadril com osteoartrose e encurtamento, essas fibras devem ser liberadas para permitir acesso à articulação do quadril. O quadril é colocado em rotação externa. A cápsula anterior é incisada e a articulação do quadril pode, então, ser luxada. A osteotomia do colo femoral prossegue no nível apropriado. Procede-se à capsulotomia, aplicam-se afastadores para exposição do acetábulo e a substituição é realizada. Durante esse procedimento o fêmur deve estar em rotação externa. Atenção ao expor o acetábulo, a fim de prevenir danos a nervo e músculos femorais.

4. Outras abordagens e técnicas – Há muitas variações das abordagens convencionais sendo usadas para prótese total de quadril inclusive as minimamente invasivas com acesso lateral, posterior e anterolateral, com os propositores sustentando os benefícios de cada técnica. As abordagens com os acessos anterior, entre o tensor da fáscia lata e o sartório, e anterolateral parecem ser as que oferecem as vantagens de menor taxa de luxação e maior facilidade de obter comprimento correto do membro. Entretanto, as paralisias de nervos cutâneos femorais laterais são um problema. As abordagens por acesso posterior talvez tenham maior taxa de luxação. É possível obter resultados satisfatórios com qualquer abordagem nas mãos de cirurgiões experientes. Há dados que demonstram que o posicionamento apropriado da prótese, especialmente de seu componente acetabular, é essencial para a sobrevida do implante. Isso é particularmente verdade para as superfícies de contato cerâmica-cerâmica e metal-metal. Para obter posicionamento ideal dos componentes, disponibilizou-se a navegação cirúrgica assistida por computador que está sendo testada por muitos cirurgiões. Essas técnicas prolongam

C. Implantes

Os dois tipos básicos de prótese total de quadril são o cimentado e o não cimentado. As superfícies de contato de ambos os tipos é a mesma, ou seja, uma superfície de liga de cobalto e cromo, cerâmica (alumínio ou zircônio), ou óxido de zircônio (quimicamente uma superfície de cerâmica de zircônio) articulando-se com superfície de PEUAPM. A prótese do corpo femoral pode ser feita com liga de cobalto, cromo ou titânio, e qualquer uma dessas pode ser usada para o suporte do acetábulo. O titânio é pouco adequado para aplicação de cimento na artroplastia de quadril por ser menos duro que o cobalto-cromo (e aço inoxidável) e, consequentemente, transmitir maior tensão para a coluna de cimento.

O componente femoral deve ser projetado de modo a proporcionar estabilidade de torção intrínseca sem bordas cortantes que possa criar pontos concentradores de estrese no cimento ósseo. A superfície deve ser áspera para criar certo grau de integração mecânica com o cimento, embora atualmente isso seja motivo de controvérsia, e alguns cirurgiões estejam recomendando superfície polida. Há necessidade de contrabalanceamento adequado para restaurar a vantagem mecânica dos abdutores.

A escolha do material para a cabeça do fêmur deve ser feita ponderando custo e vantagens teóricas. A superfície mais dura e molhável da cabeça de cerâmica teoricamente resulta em menor produção de debris por desgaste e maior tempo útil para a prótese de quadril, mas seu custo é duas a três vezes maior que o da cabeça de tamanho equivalente produzida com cobalto-cromo (Co/Cr). A cabeça de cerâmica também tem menor probabilidade de fratura, ocorrência com diversas implicações para o paciente, inclusive nova cirurgia para corrigir o problema. Assim, para a maioria dos indivíduos a serem submetidos à artroplastia total do quadril, a cabeça de Co/Cr provavelmente é a melhor escolha. Nos mais jovens, o custo maior da cabeça de cerâmica talvez seja compensado. Com custo mais alto do que a de Co/Cr, mas inferior ao da cabeça femoral de cerâmica, está a de óxido de zircônio, que não sofre fratura e tem a vantagem de menor desgaste com o tempo. Atualmente há disponíveis próteses de cabeça de fêmur com 22, 26, 28, 32 e 36 milímetros. Em um ensaio clínico avaliando artroplastias totais de quadril, demonstrou-se que as cabeças com 26 e 28 milímetros estão associadas a menos desgaste linear e volumétrico. Para pacientes com menor soquete acetabular é possível que seja necessário usar prótese de cabeça femoral de 22 milímetros, a fim de garantir espessura adequada ao contato com a superfície de polietileno. Sugere-se, no mínimo, 6 milímetros, idealmente 8 milímetros ou mais, para reduzir o estresse de contato com a superfície de polietileno e, assim, diminuir o desgaste.

Novas superfícies de contato para a articulação do quadril estão se popularizando. Entre as possibilidades estão cerâmica sobre cerâmica (COC), Co/Cr sobre Co/Cr (metal sobre metal [MOM]), e cerâmica ou Co/Cr sobre polietileno com reações cruzadas por radiação ionizante. As duplas COC e MOM se mostraram muito sensíveis à instalação cirúrgica do componente acetabular. A maior verticalidade do acetábulo pode levar a maior desgaste, e observou-se rangido da superfície de contato em um percentual significativo de casos, com taxas maiores nos casos com COC em comparação com MOM. O objetivo dessa troca é a possibilidade de reduzir a quantidade de debris por desgaste. Essas duplas articulares requerem acompanhamento a longo prazo para determinar se cumprirão o que prometem.

Não há evidências que justifiquem usar apoio metálico no componente acetabular cimentado. Outro problema a ser evitado em relação ao produto é a presença de sulcos profundos que possam progredir para rachaduras no PMMA. A superfície deve ser suficientemente rugosa para permitir a ligação com o cimento por meio de integração mecânica.

Os componentes acetabulares não cimentados apresentam uma superfície externa esférica com, no mínimo, um orifício para permitir ao cirurgião determinar se a prótese está totalmente encravada do lugar. A concha deve ter, no mínimo, 3 milímetros de metal para reduzir o risco de colapso por fadiga. As ligas de cobalto cromo e de titânio parecem ser igualmente eficazes. A superfície interna deve acomodar o polietileno de forma a permitir rotação e dissociação. A superfície interna deve ser perfeitamente complementar à superfície externa de polietileno para reduzir a chance de circulação a frio do plástico, assim como de desgaste por movimento. Os materiais recomendados estão listados na Tabela 6-7.

No momento, algumas questões relacionadas com os modelos de componentes femorais não cimentados não estão esclarecidas. O uso de cobertura porosa, hidroxiapatita ou fosfato tricálcico é definido por determinações do fabricante e pela necessidade de resistência da prótese, e não por conhecimento dos princípios biológicos da substituição da articulação. Há três fatores importantes ligados ao projeto: (1) se a prótese for excessivamente rígida em relação ao osso a que está fixada, é possível que haja osteopenia proximal, ou remodelamento ósseo proximal adaptativo, em razão de blindagem de estresse (*stress shielding*) ou de derivação de estresse (*stress bypassing*); (2) um formato próximo ao anatômico é apropriado para maximizar o contato osso-prótese e reduzir o estresse produzido pelo contato; e (3) próteses crescentemente duras parecem estar associadas a mais dor na coxa. Portanto, as estratégias utilizadas para reduzir a dureza parecem apropriadas. Esses fatores são abordados com o uso de liga de titânio em detrimento da de cobalto-cromo, mas outros fatores podem surgir e influenciar na escolha. A criação de entalhes ou sulcos para reduzir a rigidez contra torção ou dobra parece ser uma medida efetiva para diminuir a dureza do material e a dor na coxa dela resultante.

D. Complicações

Qualquer cirurgia de grande porte está associada a determinada incidência de complicações, fato evidentemente verdadeiro para a artroplastia total de quadril. O cirurgião deve ser capaz de reconhecer essas complicações em tempo adequado e de tratá-las de forma apropriada. As complicações mais comuns são trombo-

CIRURGIA RECONSTRUTIVA EM ADULTOS

Tabela 6-7 Materiais preferenciais para prótese total de quadril

Componente	Material	Material alternativo
Componente femoral não cimentado	Liga de titânio	Liga de cobalto-cromo
Componente femoral cimentado	Liga de cobalto-cromo (forjada)	Liga de cobalto-cromo, liga de titânio
Cabeça do fêmur	Liga de cobalto-cromo	Liga de zircônio, alumínio, óxido de zircônio
Superfície de contato de acetábulo cimentado	Componente de PEUAPM	Concha metálica com revestimento de PEUA-PM (revisão)
Superfície de contato de acetábulo não cimentado	PEUAPM com concha externa preparada para incorporação do metal	Superfície de contato de cerâmica ou de metal com concha externa preparada para incorporação óssea

PEUAPM, polietileno de ultra-alto peso molecular.

se venosa profunda (TVP), fratura ou perfuração da diáfise do fêmur, infecção, instabilidade (luxação), formação heterotópica de osso e paralisia de nervo.

1. Trombose venosa profunda – Embora a TVP esteja associada a alguma morbidade, o risco real é embolia pulmonar, que ocasionalmente é fatal. A incidência de TVP é alta, mas a de embolia pulmonar fatal, felizmente, é baixa, em torno de 0,3%. A alta incidência de TVP na osteoplastia total de quadril está relacionada com lesão da veia femoral por manipulação ou retração, estase venosa intraoperatória ou pós-operatória causada por imobilidade, e edema do membro e estado de hipercoagulabilidade diretamente resultante do trauma cirúrgico. Alguns fatores foram reconhecidos como predisponentes levando o paciente a ter maior risco de TVP, entre eles, antecedente pessoal de embolia pulmonar, tratamento com estrogênio, câncer, idade crescente (> 60 anos) e duração do procedimento cirúrgico, o fator cujo controle depende do cirurgião.

Para reduzir o risco de TVP são tomadas medidas farmacológicas e mecânicas. O *American College of Chest Physicians* recomenda, no mínimo, 10 dias de profilaxia farmacológica com heparina de baixo peso molecular ou com varfarina. Recentemente a Food and Drug Administration (FDA) dos Estados Unidos aprovou o uso da rivaroxabana, um inibidor da trombina administrado por via oral, para profilaxia de TVP, e que talvez se torne o padrão de cuidado. Na Conferência de Consenso do *National Institutes of Health* concluiu-se que as medidas mecânicas, como compressão pneumática intermitente (CPI) proporciona profilaxia adequada para pacientes que possam ser mobilizados rapidamente, enquanto a anticoagulação é recomendada para aqueles para quem se antecipa longo período de repouso no leito. Estudos recentes preconizaram o uso de medidas mecânicas adequadas para profilaxia pós-operatória, com a utilização de CPI portátil. Como a TVP pode levar a resultados catastróficos, indicam-se medidas preventivas já na área pré-cirúrgica. O paciente deve estar usando meia elástica no membro não afetado, e ambos os membros podem ser mantidos com compressão pneumática intermitente durante o procedimento cirúrgico. Após a

cirurgia, a administração de uma heparina de baixo peso molecular (enoxaparina ou dalteparina) é o tratamento preferencial. Os pacientes que evoluem com embolia pulmonar devem receber tratamento de rotina com heparina seguida por varfarina.

2. Paralisia de nervo – Admitem-se três graus de lesão de nervo. Em ordem de gravidade são eles neuropraxia, na qual a condução está prejudicada; axonotmese, na qual o neurônio é afetado, mas não a bainha de mielina; e neurotmese, na qual o nervo sofre ruptura total, como ocorre na laceração. Na artroplastia total do quadril as lesões mais frequentes são neuropraxia e axonotmese. É improvável que ocorra neurotmese, exceto nos casos em que há grande quantidade de tecido fibrótico predispondo o nervo a laceração. A recuperação precoce do nervo (dias a semanas) indica neuropraxia; enquanto a recuperação prolongada (meses) indica axonotmese.

As paralisias após artroplastia total de quadril são relativamente raras, mas a incidência aumenta junto com a complexidade do procedimento. O nervo isquiático é mais comumente envolvido, sendo o seu ramo fibular aqueles com maior risco (80% dos casos). O nervo femoral é envolvido com menor frequência. Em um trabalho inicial indicou-se prevalência geral de 1,7%, sendo que a artroplastia em caso de displasia congênita do quadril teve taxa de 5,2%, e, para osteoartrose, de 1%, mas em uma revisão subsequente sugeriu-se que taxa global de paralisia seria de aproximadamente 1%. As cirurgias de revisão foram relacionadas com taxa de 3,2%. As lesões com maior probabilidade de produzir paralisia de nervo são estiramento e compressão, embora outros mecanismos, como isquemia, hemorragia intraneural, luxação do componente femoral e extrusão de cimento também tenham sido indicados como causas possíveis.

A lesão de nervo pode ser prevenida identificando-se os casos com alto risco, protegendo o nervo isquiático contra compressão e avaliando-o para possível estiramento antes de fechar a incisão. O estiramento do nervo isquiático até 2 centímetros já aumenta significativamente o risco de paralisia. A palpação buscando por tensão com extensão de joelho e quadril e com flexão do quadril e extensão do joelho (teste de elevação da perna estendida) indica se há perigo de estiramento. Uma das maneiras de abordar o problema é encurtar o colo femoral. Se houver qualquer dúvida sobre a ocorrência de estiramento, o paciente deve ser mantido no leito hospitalar com o quadril estendido e o joelho flexionado para aliviar a tensão sobre o nervo, até que tenha despertado para que tenha a unção do nervo monitorada.

O tratamento da paralisia de nervo geralmente é conservador, com observação nos casos em que se saiba que o nervo está íntegro e não estirado. A eletromiografia e os estudos de condução nervosa podem ser úteis, mas talvez não revelem alteração antes de 3 semanas. A recuperação de parte da função motora durante a internação é sinal de bom prognóstico e, de acordo com um trabalho publicado, pode-se esperar que haja recuperação total em até 21 meses.

3. Complicações vasculares –
Há relatos de complicações vasculares significativas em, aproximadamente, 0,25% das osteoplastias totais de quadril. Essas complicações podem ser causadas por aplicação de afastadores e por parafusos acetabulares (a localização mais segura para os parafusos são os quadrantes anterior e superior do acetábulo) e por lesão a vasos ateroscleróticos. O reconhecimento rápido é importante nessas lesões.

4. Fratura ou perfuração –
A fratura normalmente associada a artroplastia total de quadril envolve a diáfise do fêmur, mas outras fraturas podem ocorrer. Podem ocorrer fraturas de fadiga de estruturas como o ramo do púbis com o aumento da atividade resultante do alívio da dor obtida com a cirurgia. As fraturas ou perfurações do fêmur intraoperatórias são relativamente incomuns na artroplastia primária. É possível haver perfuração em situações como anemia falciforme e osteopetrose, ou em pacientes com fixação interna prévia. Essas situações podem resultar em esclerose óssea capaz de desviar o mandril.

As perfurações são conduzidas com relativa facilidade estendendo-se a prótese além da área perfurada. Em geral, considera-se que essa distância deva ser equivalente a dois diâmetros femorais para uma perfuração em artroplastia cimentada e maior para as artroplastias não cimentadas, dependendo do tamanho da perfuração. Uma alternativa é usar um aloenxerto estrutural mantido no local com fios de cerclagem. Em qualquer caso, é prudente usar enxerto de osso poroso para facilitar a recuperação.

Após artroplastia total do quadril, o estado de estresse do osso é definitivamente alterado e há uma área de concentração de tensão na ponta da prótese. É relativamente comum a ocorrência de fraturas na região ao redor da prótese. Essas fraturas são classificadas como tipo A, envolvendo os trocânteres maior ou menor; tipos B1, B2, B3, ao redor ou imediatamente abaixo da haste, com haste bem fixada (B1), haste frouxa (B2) ou com estoque ósseo insuficiente no fêmur proximal (B3); ou tipo C, bem abaixo da haste. As fraturas de tipo A são tratadas sem cirurgia, a não ser que tenham sido causadas por osteólise – que predispõe o fêmur a lesões mais graves. As fraturas tipos B e C geralmente são tratadas cirurgicamente. A revisão cirúrgica geralmente é o tratamento preferencial, caso a prótese se mostre frouxa nas radiografias simples. Em geral, há necessidade de enxerto ósseo nos casos com deficiência óssea, com indicação de enxerto bicortical nos

pacientes com estoque ósseo insuficiente. A redução com fixação interna aberta pode ser indicada se a prótese estiver fixa (tipos B1 e C), mas serão necessários enxerto ósseo generoso e observação cuidadosa para assegurar a recuperação. Os dispositivos para fixação de fratura aplicados nas redondezas do componente femoral talvez devessem ser finos e não comprometer a integridade da cobertura de cimento ou da prótese.

5. Luxação após artroplastia total de quadril –
A incidência de luxação após artroplastia total de quadril varia de série a série publicada, mas fica entre 1 e 8%, com média entre 2 e 2,5%. Diversos fatores foram associados a taxas maiores de luxação, incluindo sexo feminino e não consolidação da osteotomia trocantérica, cirurgia de revisão e uso de abordagem posterior. Em uma série de casos a taxa de luxação após cirurgia de revisão chegou a 10% na primeira revisão e a 26,7% com duas ou mais revisões. Trocanter não consolidado após revisão foi associado a taxa de luxação de 25%.

Os fatores importantes para prevenção de luxação são posicionamento apropriado dos componentes, ajuste na tensão musculofascial, projeto do componente e aderência do paciente. As variáveis que não tiveram efeito estatisticamente significativo sobre ocorrência de luxação foram o ADM do quadril e o tamanho da cabeça do fêmur. Entretanto, as cabeças de 32 milímetros têm vantagem teórica sobre as de 28 milímetros, porque colos de mesmo diâmetro sofreriam impacto mais cedo com a cabeça de 28 mm e, nos casos em que houver preocupação com a possibilidade de luxação, geralmente recomendam-se cabeças de fêmur maiores, especialmente em situações de revisão. No momento da cirurgia, a tensão musculofascial é testada por tração sobre o fêmur. Deslocamentos iguais ou superiores a 1 centímetros sugerem maior probabilidade de luxação após a cirurgia.

O risco de luxação após artroplastia total de quadril diminui com o passar do tempo sem que tenha havido luxação. A primeira luxação, com frequência, ocorre nas primeiras 6 semanas após a cirurgia e, muitas vezes, resulta de não aderência do paciente às recomendações pós-cirúrgicas. Nas primeiras luxações indica-se redução fechada, com investigação cuidadosa da causa. Se a posição do componente estiver adequada, recomenda-se imobilizador funcional por 3 meses, junto com explicação minuciosa ao paciente acerca das precauções para evitar luxação do quadril. Alternativamente, o melhor procedimento de salvamento é a retirada do componente acetabular com substituição por outro bipolar após alargamento do acetábulo. Os casos de luxação recorrente devem ser meticulosamente examinados para que se encontre a causa, com radiografias para avaliar a abdução e a anteversão do componente acetabular, assim como a anteversão da cabeça do fêmur (Fig. 6-10). O exame fluoroscópico pode revelar impacto e as radiografias com movimento de empurrar-puxar (*push-and-pull*) podem revelar tensão musculofascial inadequada.

Após a investigação meticulosa das causas da luxação, pode-se empreender correção cirúrgica. Entre as possíveis soluções estão reorientação do lábio do acetábulo, alteração na anteversão ou na abdução do acetábulo, mudança na anteversão do componente femoral, ou avanço do trocanter para apertar o envelope muscular. Se esses métodos fracassarem, talvez haja necessida-

CIRURGIA RECONSTRUTIVA EM ADULTOS — CAPÍTULO 6

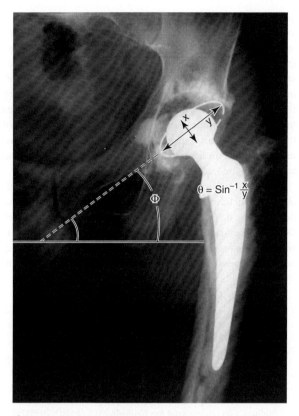

▲ **Figura 6-10** Determinação aproximada do ângulo abdução-adução e do ângulo de anteversão do componente acetabular. A medição exata requer controle meticuloso da direção do feixe de raios X.

de de usar uma acetábulo confinado para prevenir luxação. Esse deve ser o último recurso porque resulta em redução do ADM que predispõe o paciente a luxação, em razão da possibilidade de alavancagem da cabeça do úmero para fora do componente acetabular por causa do impacto do colo. O uso de imobilizador funcional por longo prazo é uma solução possível nos casos de luxação recorrente em paciente com pouca expectativa de atividade. As luxações recorrentes causam grande ansiedade o que estimula o paciente a buscar correção cirúrgica. A taxa de recorrência nesses pacientes após correção cirúrgica chega a 20%.

6. Discrepância no comprimento das pernas – Nas cirurgias de artroplastia total de quadril tenta-se manter ou corrigir o comprimento pré-operatório do membro inferior afetado, a fim de que fique igual ao do membro não afetado. Entretanto, esse objetivo algumas vezes se mostra incompatível com (e, consequentemente, submetido a) tensão miofascial no indivíduo com frouxidão ligamentar. O alongamento excessivo é uma causa possível de lesão de nervo ou de estruturas vasculares. A navegação assistida por computador ou as radiografias intraoperatórias oferecem a melhor oportunidade de se obter membros inferiores de igual tamanho, embora seja possível usar outros sistemas de medição intraoperatória. Nenhum deles é a prova de falha. Assim, os cirurgiões devem advertir seus pacientes sobre a possibilidade de sua perna ficar um pouco mais curta ou mais longa que a normal após a operação.

7. Não consolidação do trocanter – A taxa de não consolidação após artroplastia total primária de quadril foi de aproximadamente 5%, mas atualmente a osteotomia do trocanter raramente é usada na prótese primária de quadril. O percentual de pacientes com essa complicação que evolui com sintomas é menor. Geralmente, a migração inferior a 1 centímetro não está associada a sintomas funcionais ou dor.

A taxa de não consolidação após cirurgia de revisão é muito mais alta, chegando a 40%, particularmente se já tiver havido não consolidação após o procedimento primário. A perda funcional evidenciada por perda de força de abdução e por coxeadura que não é compensada com o uso de bengala é uma indicação para tentativa de refixação do trocanter. As superfícies devem ser revitalizadas e juntadas rigidamente; talvez haja necessidade de enxerto ósseo. Pode ser preciso proceder à liberação subperiosteal dos músculos da asa do ilíaco, a fim de permitir a refixação do trocanter ao fêmur.

A dor causada por não consolidação do trocanter pode resultar de pseudoartrose dolorosa ou, alternativamente, de fios de fixação que podem produzir dor na bursa.

8. Ossificação heterotópica – A incidência de ossificação heterotópica significativa após artroplastia total de quadril varia entre 5 e 10%, embora esteja presente em grau menor em, talvez, 80% dos casos. Os fatores de risco definidos são ossificação heterotópica prévia, espondilite anquilosante, hiperostose esquelética idiopática difusa ou hiperostose de coluna vertebral (doença de Forestier), mobilidade ilimitada da articulação do quadril pré-operatória, traumatismo craniano e sexo masculino. Outros possíveis fatores de risco seriam osteotomia trocantérica, fratura intraoperatória, enxerto ósseo ou lesão muscular ou hematoma localizados.

A ossificação heterotópica é classificada pelo sistema Brooker ou pela classificação Mayo (Tab. 6-8). Os pacientes identificados como em risco de ossificação heterotópica devem receber tratamento profilático, tratamento cirúrgico cuidadoso, drenagem da ferida e irrigação da ferida operatória antes do fechamento. Nos pacientes em risco, a aplicação de doses baixas de

Tabela 6-8 Sistema de classificação para ossificação heterotópica

Estágio	Classificação Mayo	Classificação Brooker
I	≤ 5 mm	Ilhas de osso
II	< 50% ligação lateral	Esporões ósseos ≥ 1 cm
III	> 50% ligação lateral	Esporões ósseos < 1 cm
IV	Anquilose aparente	Anquilose aparente

Reproduzida, com permissão, a partir de Brooker AF, Bowerman JW, Robinson RA, et al.: Ectopicossification following total hipreplacement. *J Bone Joint Surg Am* 1973;55:1629; and Morrey BF, Adams RA, Cabanela ME: Comparison of heterotopic bone after anterolateral, transtrochanteric, and posterior approachesfor total hip arthroplasty. *Clin Orthop Relat Res* 1984;188:160.

radiação, 6 a 8 cGy, um dia antes da cirurgia ou nos primeiros 3 dias após o procedimento, evita ossificação heterotópica de graus III e IV. A indometacina administrada por 7 a 21 dias é efetiva, embora não seja bem tolerada por alguns pacientes. Os trabalhos iniciais indicam que a inibição de ossificação seria uma função da COX-1, o que sugere que os inibidores da COX-2 não previnam ossificação heterotópica e não devam ser usados. A indometacina talvez não seja uma boa opção para profilaxia na artroplastia total de quadril não cimentada, porque poderia retardar a incorporação. A irradiação pode causar problemas se os componentes a serem incorporados não estiverem apropriadamente blindados.

A ossificação heterotópica nos graus 1 ou 2 de Brooker não influencia o resultado da artroplastia total de quadril, enquanto é possível haver a restrição do ADM nos pacientes com os graus 3 e 4 de ossificação heterotópica. Se a ossificação heterotópica estiver causando sintomas (dor, redução do ADM), pode-se considerar indicar excisão cirúrgica depois que a ossificação estiver totalmente madura. Recomendam-se irradiação e AINEs no pós-operatório para prevenir recorrência. Os pacientes com espondilite anquilosante têm maior probabilidade de evoluir com ossificação heterotópica após artroplastia e, em uma série de casos, a incidência de ossificação heterotópica após artroplastia total de joelho em pacientes com espondilite anquilosante chegou a 20%.

9. Infecção – É importante a prevenção de infecção após artroplastia total de quadril considerando-se as graves consequências de sua ocorrência. Nas primeiras semanas após a cirurgia, é possível tratar o problema com irrigação e desbridamento e preservação da prótese. Depois disso, a única maneira de tratar uma prótese total de quadril infectada é removendo seus componentes e controlando a infecção com antibióticos. A reinserção dos componentes será feita 1,5 a 6 meses depois.

Uma novidade no tratamento dos casos de infecção em artroplastias totais de quadril e de joelho é a técnica usando prótese com cimento contendo antibiótico (PROSTALAC). As próteses são removidas, esterilizadas e reinseridas com uma camada de cimento ósseo impregnado com antibiótico cobrindo todas as superfícies, exceto a de contato. Esse procedimento é realizado quando ocorre o desbridamento meticuloso inicial, a fim de prover um espaçador para substituição subsequente definitiva da articulação. É muito melhor prevenir do que remediar subsequentemente a infecção. Os implantes para artroplastia total de quadril são corpos estranhos tão volumosos que todas as medidas profiláticas razoáveis devem ser empregadas. Utilizam-se fluxo laminar e luz ultravioleta no centro cirúrgico para reduzir o número de partícula viáveis por volume de ar na sala de cirurgia. Como as bactérias podem ser transmitida pelas pessoas o número de indivíduos na sala de cirurgia deve ser mantido mínimo e a redução da área de pele exposta é uma medida benéfica. A antibioticoterapia é isoladamente a medida profilática mais importante contra infecção. Boa técnica cirúrgica e redução da duração do procedimento também contribuem para reduzir as taxas de infecção. As infecções que ocorram entre 6 semanas e 3 meses após a cirurgia provavelmente são decorrentes de contaminação intraoperatória. A vigilância cuidadosa nesse período buscando por sinais de infecção, incluindo dor, aumento na contagem de leucócitos no sangue, febre e secreção da ferida, permite identificação precoce de infecção profunda no local da cirurgia e indica-se desbridamento também precoce para erradicar a infecção. De forma semelhante, grandes hematomas devem ser desbridados porque podem causar drenagem crônica e formam um meio de cultura para agentes infecciosos. Em um trabalho publicado foi relatado que antibioticoterapia administrada antes e imediatamente após procedimentos dentários relevantes é uma medida efetiva para prevenção de infecção por via hematogênica de prótese total articular. Provavelmente qualquer antibiótico de amplo espectro produz profilaxia adequada; os odontólogos têm recomendações específicas.

Há um corpo crescente de dados a indicar que os pacientes obesos submetidos a artroplastia total de quadril têm maior risco de infecção e de outras complicações no período perioperatório. Define-se obesidade como IMC (massa em quilos dividida pela estatura em metros ao quadrado) acima de 30 kg/m^2, enquanto se diz que há sobrepeso com IMCs entre 25 e 30 kg/m^2. O diabetes melito, frequente em obesos, também é fator de risco para infecção.

Barrack RL, Harris WH: The value of aspiration of the hip joint before revision total hip arthroplasty. *J Bone Joint Surg Am* 1993;75:66. [PMID: 8419393]

Beaule PE, Mussett SA, Medley JB: Metal-on-metal bearings in total hip arthroplasty. *Instr Course Lect* 2010;59:17. [PMID: 20415363]

Browne JA, Bechtold CD, Berry DJ, et al: Failed metal-onmetal hip arthroplasties: a spectrum of clinical presentations and operative findings. *Clin Orthop Relat Res* 2010;468:2313. [PMID: 20559767]

Callaghan JJ, Albright JC, Goetz DD, et al: Charnley total hip arthroplasty with cement: minimum twenty-five year followup. *J Bone Joint Surg Am* 2000;82:487. [PMID: 10761939]

Colwell CW, Froimson MI, Mont MA, et al: Thrombosis prevention after total hip arthroplasty: a prospective, randomized trial comparing a mobile compression device with low-molecularweight heparin. *J Bone Joint Surg Am* 2010;92:527. [PMID: 20194309]

Daniel J, Ziaee H, Kamali A, et al: Ten-year results of a doubleheat-treated metal-on-metal hip resurfacing. *J Bone Joint Surg Br* 2010;92:20. [PMID: 20044674]

DeHart MM, Riley LH: Nerve injuries in total hip arthroplasty. *J Am Acad Orthop Surg* 1999;7:101. [PMID: 10217818]

Dorr LD, Faugere MC, Mackel AM, et al: Structural and cellular assessment of bone quality of proximal femur. *Bone* 1993;14:231. [PMID: 8363862]

Dowsey MM, Choong PF: Early outcomes and complications following joint arthroplasty in obese patients: a review of the published reports. *ANZ J Surg* 2008;78:439. [PMID: 18522562]

Farrell CM, Springer BD, Haidukewych GJ, et al: Moro nerve palsy following primary total hip arthroplasty. *J Bone Joint Surg Am* 2005;87:2619. [PMID: 16322610]

Fransen M, Neal B, Cameron ID, et al: Determinants of heterotopic ossification after total hip replacement surgery. *Hip Int* 2009;19:41. [PMID:19455501]

Geerts WH, Bergqvist D, Pineo GF, et al: Prevention of venous thromboembolism: ACCP evidence-based clinical practice guidelines (8th edition). *Chest* 2008;133:381s. [PMID: 18574271]

Harris WH: Traumatic arthritis of the hip after dislocation and acetabular fractures: treatment by mold arthroplasty. *J Bone Joint Surg Am* 1969;51:737. [PMID: 5783851]

Hummel MT, Malkani AL, Yakkanti MR, et al: Decreased dislocation after revision total hip arthroplasty using larger femoral head size and posterior capsular repair. *J Arthroplasty* 2009;24(6 Suppl):73. [PMID: 19577890]

Jarrett CA, Ranawat AS, Bruzzone M, et al: The squeaking hip: a phenomenon of ceramic-on-ceramic total hip arthroplasty. *J Bone Joint Surg Am* 2009;91:1344. [PMID: 19487511]

Kelly SJ, Robbins CE, Bierbaum BE, et al: Use of a hydroxyapatitecoated stem in patients with Dorr Type C femoral bone. *Clin Orthop Relat Res* 2007;465:112. [PMID: 17704696]

Langton DJ, Jameson SS, Joyce TJ, et al: Early failure of metal-on-metal bearings in hip resurfacing and large-diameter total hip replacement: a consequence of excess wear. *J Bone Joint Surg Br* 2010;92:38. [PMID: 20044676]

Lester DK, Helm M: Mini-incision posterior approach for hip arthroplasty. *Orthop Traumatol* 2001;4:245. [No PMID]

Lewinnek GE, Lewis JL, Tarr R, et al: Dislocations after total hip replacement arthroplasties. *J Bone Joint Surg Am* 1970;60:217. [PMID: 641088]

Moskal JT Capps SG: Improving the accuracy of acetabular component orientation: avoiding malposition. *J Am Acad Orthop Surg* 2010;18:286. [PMID: 20435879]

Parvizi J, Pulido L, Slenker N, et al: Vascular injuries after total joint arthroplasty. *J Arthroplasty* 2008;23:1115. [PMID: 18676115]

Platzer P, Schuster R, Aldrian S, et al: Management and outcome of periprosthetic fractures after total knee arthroplasty. *J Trauma* 2010;68:1464. [PMID: 20539190]

Platzer P, Schuster R, Luxl M, et al: Management and outcome of interprosthetic femoral fractures. *Injury* 2011;42:1219. [PMID: 21176899]

Schmalzried TP, Noordin S, Amstutz HC: Update on nerve palsy associated with total hip replacement. *Clin Orthop Relat Res* 1997;344:188. [PMID: 9372771]

Smith DE, McGraw RW, Taylor DC, et al: Arterial complications and total knee arthroplasty. *J Am Acad Orthop Surg* 2001;9:253. [PMID: 11476535]

Van den Bekerom MP, Hilverdink EF, Sierevelt IN, et al: A comparison of hemiarthroplasty with total hip replacement for displaced intracapsular fracture of the femoral neck: a randomized controlled multicentre trial in patients aged 70 years and over. *J Bone Joint Surg Br* 2010;92:1422. [PMID: 20884982]

Waldman BJ, Mont MA, Hungerford DS: Total knee arthroplasty infections associated with dental procedures. *Clin Orthop Relat Res* 1997;343:164. [PMID: 9345222]

Walter WL, Yeung E, Esposito C: A review of squeaking hips. *J Am Acad Orthop Surg* 2010;18:319. [PMID: 20511437]

Wixson RL: Computer-assisted total hip navigation. *Instr Course Lect* 2008;57:707. [PMID: 18399618]

▶ Revisão de artroplastia total de quadril

Historicamente, os resultados clínicos obtidos com os procedimentos de revisão de artroplastia total de quadril eram muito inferiores àqueles da artroplastia primária. Foram relatadas taxas de afrouxamento em procedimentos de revisão femoral cimentados entre 13 e 44% em trabalhos com período de acompanhamento inferior a 5 anos.

Com o aprimoramento das técnicas de cimentação femoral os resultados das revisões femorais cimentadas melhoraram. Pressurização do cimento aplicado em forma de pasta utilizando uma pistola específica, lavagem pulsátil; e utilização de plugue intramedular permitiram a produção de coberturas adequadas de cimento de forma reprodutível. Em uma série de casos de revisão femoral cimentada, encontrou-se frouxidão em avaliação radiográfica apenas em 14% dos componentes com acompanhamento médio de 6 anos. Em outra série encontrou-se taxa de revisão de aproximadamente 10% em 10 anos, o que representa melhora em comparação com séries anteriores, mas continua sendo inferior ao obtido nas próteses cimentadas primárias.

Foram desenvolvidas técnicas para reconstrução não cimentada de componentes femorais malsucedidos em resposta às altas taxas iniciais de insucesso com os procedimentos de revisão utilizando cimento. Entretanto, as séries iniciais de casos com revisão não cimentada não foram bem-sucedidas, com taxa de insucesso entre 4 e 10% com acompanhamento inferior a 4 anos. O uso de cobertura proximal porosa com estabilização inadequada, em cenário de estoque ósseo insuficiente, levou à fixação não confiável por incorporação óssea. Há relatos estimulantes relacionados com o uso de hastes modulares com cobertura proximal, como a prótese S-ROM (Johnson & Johnson, Raynham, MA), e de hastes com cobertura porosa extensiva, como a *AM Land Solution* (Depuy, Warsaw, IN). Foram obtidas taxas de revisão de revisão entre 1,5 e 6% com o uso desse tipo de componente femoral não cimentado, com período de acompanhamento entre 5 e 8,4 anos.

Nas situações em que o paciente apresenta estoque ósseo inadequado, preconiza-se o uso de aloenxerto ósseo. Para perda estendida do estoque ósseo femoral proximal a cimentação de haste femoral suavemente afunilada em um leito de osso alogênico particulado impactado produz resultados clínicos promissores a curto prazo. Quando a deficiência no estoque ósseo proximal é grave, talvez haja necessidade de usar aloenxerto femoral estrutural e os relatos com acompanhamento de curto prazo indicam bons resultados clínicos.

De forma semelhante ao que ocorreu com as tentativas iniciais de revisões cimentadas do componente femoral, a revisão acetabular com cimento foi em geral malsucedida. Em razão da dificuldade de penetração de cimento em estoque ósseo acetabular esclerótico e frequentemente deficiente, as taxas de fracasso com afrouxamento variaram entre 53 e 93% com períodos de seguimento de apenas 2 a 4,5 anos.

Com a introdução de implantes acetabulares com cobertura porosa sem uso de cimento para revisão de componente acetabular cimentado malsucedido, os resultados clínicos iniciais melhoraram. Os implantes acetabulares hemisféricos volumosos acomodam a maioria dos defeitos ósseos encontrados após a remoção do componente cimentado malsucedido. Nos casos em que não for possível obter encaixe adequado, a fixação adjuvante do implante com parafusos ou pinos proporcionará estabilização adequada, a fim de permitir a fixação por incorporação óssea. Foram publicadas taxas de revisão entre 0 e 1,6% com seguimento de 2 a 4 anos.

Nos casos em que o estoque ósseo insuficiente do acetábulo impedir as reconstruções com implantes hemisféricos convencionais, aloenxertos estruturais fixados à pelve com parafusos produzem resultados aceitáveis em médio prazo. Outras alternativas seriam implantes de forma excêntrica sem uso de cimento e reconstrução cimentada com aloenxerto particulado e dispositivo antiprotrusão.

Fink B, Grossmann A, Schubring S, et al: A modified transfemoral approach using modular cementless revision stems. *Clin Orthop Relat Res* 2007;462:105. [PMID: 17496558]

Haddad FS, Rayan F: The role of impaction grafting: the when and how. *Orthopedics* 2009;32:9. [PMID: 19751009]

Hooper GJ, Rothwell AG, Stringer M, et al: Revision following cemented and uncemented primary total hip replacement: aseven-year analysis from the New Zealand Joint Registry. *J Bone Joint Surg Br* 2009;91:451. [PMID: 19336803]

Issack PS, Nousiainen M, Beksac B, et al: Acetabular component revision in total hip arthroplasty. Part I: cementless shells. *Am J Orthop* 2009;38:509. [PMID 20011740]

▶ Artroplastia total de joelho

A. Indicações

Assim como ocorre com outras articulações, a principal indicação para artroplastia total de joelho é dor. Entre as contraindicações absolutas para artroplastia total de joelho estão infecção ativa, ausência de mecanismo extensor e artropatia neuropática. Das contraindicações relativas estão paciente jovem (< 40 anos), grande demanda por atividade, ou paciente não confiável.

Quando ambos, quadril e joelho, estiverem acometidos por artrose dolorosa, a articulação que esteja causando mais desconforto deve ser substituída primeiro. Se quadril e joelho estiverem igualmente dolorosos, a artroplastia de quadril deve preceder a de joelho. A reabilitação após artroplastia de quadril é mais fácil e menos afetada pelo joelho ainda doloroso do que o contrário. Além disso, o movimento da articulação do quadril facilita muito a cirurgia do joelho.

B. Implantes

Os primeiros produtos projetados para artroplastia total de joelho foram desenvolvidos na Europa e podem ser classificados como sistema com restrição e dispositivos para substituição (*resurfacing*) que dependem de ligamentos para estabilidade. Os sistemas com restrição, como previsto, tenderam a afrouxar, embora tenham sido usados primariamente em quadros com deficiências ósseas ou ligamentares graves. Os primeiros implantes de substituição eram lisos, em forma de pino cilíndrico ou eram dispositivos unicondilares que substituíam apenas o compartimento medial ou o lateral. As primeiras próteses de joelho não recobriam a articulação patelofemoral.

As próteses atuais de joelho representam a convergência dos dois principais projetos e foram desenvolvidas nos Estados Unidos no início dos anos 1970: as próteses condilar total e duopatelar. A prótese condilar total tem componente femoral produzido com Co/Cr e componente tibial totalmente de polietileno com uma estaca frontal. A excisão do ligamento cruzado posterior era necessária porque toda a superfície do platô tibial era refeita. O componente patelar era um implante de polietileno em forma de cúpula. Todos os componentes eram fixados com cimento acrílico.

A prótese duocondilar de joelho foi a precursora da prótese duopatelar e não substituía a articulação patelofemoral. A extensão do flange anterior do componente femoral de Co/Cr proporcionou uma superfície articular para o componente patelar de polietileno em forma de cúpula. O componente tibial foi originalmente projetado com roldanas medial e lateral independentes, permitindo a preservação da inserção central do ligamento cruzado posterior. Mais tarde, os dois componentes se juntaram, mas uma incisão foi feita posteriormente para permitir a preservação do ligamento cruzado posterior.

Essa preservação do ligamento cruzado posterior permitiu maior flexão em comparação com a do projeto condilar total, porque a posteriorização femoral normal durante a flexão do joelho passou a ser restrita. A transferência do centro de rotação para posição posterior durante a flexão do joelho aumentou o braço de alavanca do quadríceps. A capacidade de subir escadas mostrou-se superior com a preservação do ligamento cruzado. O ponto central do projeto de prótese com preservação do ligamento cruzado é a possibilidade de evitar constrangimento excessivo produzido pela superfície tibial, a fim de permitir que haja posteriorização (*rollback*) femoral.

As diferenças no ADM e na função de subir escada comprando-se a próteses com preservação de cruzado e próteses com estabilização posterior atualmente são consideradas desprezíveis. Os argumentos favoráveis ao implante com estabilização posterior incluem facilidade técnica na reconstrução de joelhos com deformidade grave e menor força de cisalhamento na superfície de contato articular porque se reduz o deslizamento. Os argumentos favoráveis aos modelos com preservação de ligamento cruzado são redução nas forças que atuam na interface osso/cimento, em razão de menor limitação, maior estabilidade na flexão, menor retirada de osso da região intercondilar e ausência de síndrome do impacto patelofemoral (causada por tecido cicatricial no recesso intercondilar do componente femoral com estabilização posterior).

Os problemas havidos com a fadiga por desgaste em razão de alto contato entre as superfícies de polietileno estimularam um novo conceito nos projetos de prótese de joelho. Nesse conceito utiliza-se um componente de polietileno que pode se mover em relação a base do platô tibial. Assim, a superfície de polietileno em contato com o componente femoral é mais bem ajustada já que pode mudar de posição adaptando-se a flexão e a extensão do joelho. Dois tipos foram desenvolvidos: plataforma rotatória, que só permite rotação do polietileno ao redor de um eixo próximo ao eixo da tíbia e variações na prótese com "desenho meniscal". Nesse desenho, cada componente medial e lateral é capaz de

CIRURGIA RECONSTRUTIVA EM ADULTOS — CAPÍTULO 6 — 357

rotação (eixo tibial) e de translação (direção AP), ou todo o platô sofre rotação e translação no sentido AP. Esse último conceito parece abordar melhor os aspectos biomecânicos do joelho, mas os resultados são iniciais ou restritos em todos os desenhos.

C. Técnica cirúrgica

A cirurgia de artroplastia total de joelho é muito facilitada com o uso de torniquete de coxa. Após a exsanguinação do membro inferior com um envoltório elástico, o torniquete é insuflado até uma pressão adequada, geralmente em torno de 300 mmHg. Procede-se a incisão em linha média, seguida, na maioria dos casos, por abordagem parapatelar medial profunda. O retalho lateral contendo a patela é rebatido para expor a articulação tibiofemoral. Os remanescentes de meniscos e ligamento cruzado anterior são excisados, com liberação cuidadosa das estruturas de tecido mole contraídas, conforme a necessidade.

Os sistemas de instrumentação orientam o cirurgião a criar cortes ósseos com serra que se adéquem à superfície de fixação da prótese e reproduzem o alinhamento anatômico da articulação do joelho. Normalmente, no plano coronal, o platô tibial é cortado horizontalmente de forma a manter um ângulo reto com o corpo da tíbia. O fêmur distal geralmente é cortado com 5 a 7 graus em valgo a partir do corpo do fêmur. Esses cortes ósseos proporcionam um alinhamento mecânico neutro no plano coronal, de forma que é possível traçar uma linha desde o centro da cabeça do fêmur, passando pelo meio da articulação do joelho até o centro da articulação do tornozelo. No plano sagital, o corte femoral deve formar ângulos retos com o corpo femoral, mas o corte tibial é feito com inclinação posterior de 3 a 5 graus. Uma ligeira rotação externa do componente femoral permite tensão simétrica dos ligamentos colaterais durante flexão do joelho e facilita a trajetória do componente patelar.

A opção de preservar ou sacrificar o ligamento cruzado posterior depende do tipo de implante usado. Quando o ligamento cruzado é sacrificado, geralmente remove-se o osso da incisura intercondilar, a fim de acomodar a caixa que abriga o mecanismo de came. Outros tipos de desenho podem evitar a translação posterior da tíbia sobre o fêmur. Quando a superfície patelar é substituída, utiliza-se uma serra para criar uma superfície plana com espessura óssea simétrica. A ressecção inadequada predispõe à subluxação porque o mecanismo extensor passa a ter comprimento excessivo e as estruturas ligamentares laterais ficam relativamente esticadas. Muitos componentes patelares têm espessura de 10 milímetros; assim, a ressecção para ser adequada deve ter quase 10 milímetros, respeitados os limites anatômicos da patela. Deve-se manter, no mínimo, 10 milímetros e preferencialmente 15 milímetros de patela (espessura AP). A trajetória patelar é avaliada utilizando componentes-teste e movimentando o joelho de extensão total para flexão total. Nos joelhos com deformidade em valgo, é comum haver subluxação da patela. Nesses casos, procede-se à liberação lateral cuidadosa do retináculo que preserve os vasos superiores e laterais do joelho. O posicionamento dos componentes femoral e tibial em rotação externa ligeira e o posicionamento do implante patelar ligeiramente medial à superfície óssea da patela também melhoram a trajetória.

Depois de ter realizado testes apropriados para confirmar a precisão do tamanho dos componentes assim como a estabilidade dos ligamentos, procede-se à cimentação. A limpeza meticulosa das superfícies ósseas com lavagem pulsátil facilita a penetração do cimento pastoso de metilmetacrilato. Os componentes da prótese devem ser selados com orientação correta e o excesso de cimento acrílico, removido. Antes do fechamento do joelho, é prudente lavar os fragmentos de osso e de cimento e liberar o torniquete para realizar a hemostasia. Durante a cirurgia, o sangramento é menor com o joelho flexionado. Assim, muitos cirurgiões fecham a ferida e mantêm o joelho em flexão por até 24 horas para reduzir a perda de sangue.

D. Resultados clínicos

Os resultados a longo prazo das artroplastias totais de joelho com prótese cimentada são excelentes. Calculou-se que a taxa de sobrevivência das próteses totais condilares esteja entre 90 e 95% aos 15 anos. Também há relatos de excelentes resultados funcionais com o uso de próteses totais de joelho com estabilização posterior, com taxa de sobrevivência funcional em 12 anos de 94%. De forma semelhante, taxas funcionais excelentes com apenas 1% de frouxidão de componente tibial ou femoral foram relatadas para prótese de joelho com preservação de ligamento cruzado com seguimento de 10 a 14 anos. Os produtos não cimentados não atingiram de forma consistente os mesmos resultados das artroplastias cimentadas. A substituição primária da patela geralmente é considerada a melhor opção de tratamento, embora muitos cirurgiões prefiram deixar a patela original sem substituição.

E. Complicações

As complicações da artroplastia total de joelho são raras, mas incluem muitos dos problemas encontrados com a artroplastia total de quadril. Outras complicações seriam consequentes de problemas com a cicatrização da ferida operatória, fratura, problemas com o mecanismo extensor e rigidez do joelho.

1. Trombose venosa profunda – A TVP é comum após artroplastia de joelho, tendo ocorrido em mais de 50% dos pacientes em um trabalho publicado. Além disso, 10 a 15% dos pacientes evoluem com TVP na outra perna após artroplastia unilateral de joelho. O uso de torniquete durante a cirurgia não tem efeito claro sobre a formação de trombo. A incidência de embolia pulmonar é menor do que a relatada para os casos de artroplastia de quadril. Isso talvez seja causado pela maior propensão a formar trombos em panturrilha após artroplastia total de joelho; esses trombos talvez tenham menor tendência a causar embolia do que os trombos de coxa. As medidas profiláticas antitrombóticas são uso de meia de compressão progressiva e administração de varfarina ou de heparina de baixo peso molecular.

2. Problemas com a ferida operatória – Os problemas na ferida operatória podem surgir por questões relacionadas com a incisão e por fatores de risco relacionados com o paciente. A incisão na pele idealmente deve ser feita na linha média e longitudinal e a pele deve ser minimamente desbastada. Quando possível, deve-se aproveitar incisão prévia. Como a cicatrização da ferida é essencial ao sucesso do procedimento, a consulta pré-operatória a um cirurgião plástico pode ser benéfica caso haja múltiplas cicatrizes, queimaduras ou irradiação prévia da pele. Entre os fatores de risco relacionados com os pacientes estão uso crônico de corticosteroide, obesidade, desnutrição, tabagismo, diabetes melito e hipovolemia.

O tratamento dos problemas com a ferida depende do tipo de problema. A drenagem de líquido seroso que não se resolva em 5 a 7 dias é indicação para desbridamento aberto. A formação de hematoma (sem drenagem) é tratada de forma conservadora, a menos que haja sinais de necrose iminente de pele ou comprometimento do ADM. Pequenas áreas de necrose superficial na borda da ferida são tratadas com cuidados locais de rotina. A necrose de espessura total de tecidos moles coloca em grande risco o espaço articular e deve ser tratada de forma agressiva. Frequentemente há necessidade de desbridamento com fechamento com retalho. O retalho de gastrocnêmico é muito usado porque a necrose de tecido frequentemente é medial.

A prevenção de problemas com a ferida, por meio de planejamento cuidadoso, manuseio delicado dos tecidos moles e medidas educacionais para reduzir os fatores de risco do paciente é preferível ao tratamento subsequente dos problemas.

3. Paralisia de nervo – As paralisias são complicações raras da artroplastia total de joelho. Acredita-se que o nervo fibular esteja sob maior risco de lesão nas cirurgias realizadas em joelhos em valgo com contratura em flexão ou outra deformidade significativa, isquemia por estiramento de pequenos vasos ao redor dos tecidos moles e compressão por curativo ou tala apertados. O risco relatado aproxima-se de 0,6%.

4. Fratura femoral – O entalhe na cortical anterior do fêmur predispõe a fratura distal femoral. Um erro técnico, o entalhe pode ser evitado medindo-se precisamente o fêmur antes de usar o molde de corte do fêmur distal anterior e evitando-se deslocamento posterior ou extensão do molde de corte. Se ocorrer entalhe sugere-se o uso de extensão da haste intramedular. É possível haver fratura do côndilo lateral ou do medial, particularmente em pacientes com pouco estoque ósseo, como aqueles com artrite reumatoide, ou osteoporose, ou em pacientes utilizando prótese de componente femoral com sacrifício do ligamento cruzado. A caixa intercondilar volumosa dessas próteses pode enfraquecer o fêmur distal. De forma semelhante, é possível haver fraturas de platô tibial em razão de osteopenia ou, até mesmo, por concentração de estresse causada por pinos usados para fixar os moldes de corte na tíbia. Essas são tratadas com fixação interna, se necessário, em combinação com hastes intramedulares estendidas para ultrapassar o local da fratura.

5. Complicações patelares e de outros mecanismos extensores – Muitos problemas patelares e dos mecanismos extensores podem ser prevenidos com técnica cirúrgica cuidadosa, porque vários deles surgem, em razão de problemas técnicos havidos durante a cirurgia, como ruptura ou avulsão do tendão do quadríceps (ou do patelar), instabilidade patelofemoral e fratura de patela. É importante estar vigilante durante a exposição de joelho

rígido para evitar tensão excessiva sobre o mecanismo extensor. Dentre as técnicas utilizadas para evitar avulsão estão quadricepsplastia em V, *retalho* (*"snip"*) em quadríceps, osteotomia do tubérculo da tíbia e aplicação de pino Steinmann no tubérculo, a fim de evitar tração excessiva sobre o tendão patelar. O tratamento da ruptura é semelhante ao feito no joelho normal. O tendão patelar é fixado ao osso e o reparo é protegido com um fio ao redor da patela, por meio do tubérculo da tíbia, mantendo a patela no comprimento correto a partir do tubérculo da tíbia. Esse reparo complica, ao menos parcialmente, o esquema de ADM pós--operatório. A incidência varia de 0,2 a 2,5%. As complicações patelares incluem trajetória incorreta, frouxidão do componente patelar, fraturas e impacto. As forças exercidas na região patelofemoral estão entre as maiores de todo o corpo e evitar erros técnicos intraoperatórios é um meio de minimizar as complicações patelares. O trajeto patelar deve ser avaliado durante a cirurgia com flexão e extensão da prótese de joelho. A subluxação lateral da patela pode ser causada por rotação interna dos componentes femoral ou tibial, assim como por restrição do retináculo lateral da patela. A liberação cuidadosa do retináculo lateral da patela pode corrigir uma deficiência no trajeto patelar. A subluxação predispõe a afrouxamento do componente patelar, assim como estresse anormal causado por ressecção desigual do osso patelar. A ressecção óssea excessiva e os problemas vasculares produzidos por lesão da artéria superior lateral do joelho durante a liberação lateral predispõem o paciente a fraturas. Ao usar prótese com estabilização posterior, a manutenção do polo inferior da patela entre 10 e 30 milímetros da linha articular é uma medida capaz de evitar a síndrome do impacto, caracterizada por dor ou estalo quando o tecido de cicatrização sinovial peripatelar sofre impacto contra a caixa intercondilar do componente femoral durante flexão e extensão.

Em alguns trabalhos, as complicações patelares foram a causa de até metade das revisões de joelho realizadas. Por esse motivo, alguns cirurgiões não procedem à substituição da patela quando o aspecto for relativamente normal. Como a maioria dos problemas nas substituições patelofemorais são atribuídos a erros técnicos, é provável que, à medida que esses problemas forem sendo resolvidos prevaleçam aqueles relacionados com próteses de desenhos inferiores e de excesso de carga.

6. Rigidez de joelho – A rigidez de joelho é um problema comum no período pós-operatório inicial. Os métodos para reduzir a rigidez incluem fisioterapia (mobilização ativa e passiva do ADM) e movimentos passivos contínuos (CPM, de *continuous passive motion*). A máquina de CPM move o joelho ao longo de um ADM preestabelecido. Essa modalidade, em geral, é bem aceita e até apreciada pelos pacientes, mas não afeta o ADM final nem reduz o tempo de internação. Um ADM aceitável seria entre 90 e 95 graus de flexão com contratura em flexão inferior a 10 graus, mas as atividades cotidianas, como levantar da cadeira ou subir escadas deve ser indolor. A rigidez pós-operatória deve ceder em 6 a 8 semanas após a cirurgia, e a melhora no ADM deve ocorrer ao longo de 1 ano, sendo que os maiores ganhos se dão nos primeiros 3 meses. O ADM pré-operatório é um indicador importante do que esperar após a cirurgia.

A prevenção de contratura significativa em flexão, no momento da cirurgia e no período pós-operatório imediato, é importante porque a melhora com manipulação é decepcionante. A manipulação com ou sem infiltração de corticoide pode ser benéfica nos primeiros 3 meses. O desbridamento artroscópico talvez seja necessário quando ocorre fibrose intra-articular. A perda de ADM após ganho inicial deve alertar o cirurgião para as possibilidades de infecção, distrofia do reflexo simpático ou problemas mecânicos, como frouxidão de componentes ou interposição de tecido mole.

> Baker PN, Khaw FM, Kirk LM, et al: A randomized, controlled trial of cemented versus cementless press-fit condylar total knee replacement: 15-year survival analysis. *J Bone Joint Surg Br* 2007;89:1608. [PMID: 18057361]
>
> Colwell CW, Chen PC, D'Lima D: Extensor malalignment arising from femoral component malrotation in knee arthroplasty: effect of rotating bearing. *Clin Biomech* 2011;26:52. [PMID: 20869142]
>
> Dennis DA, Berry DJ, Engh G, et al: Revision total knee arthroplasty. *J Am Acad Orthop Surg* 2008;16:442. [PMID: 18664633]
>
> Gandhi R, Tsvetkov D, Davey JR, et al: Survival and clinical function of cemented and uncemented prostheses in total knee replacement: a meta-analysis. *J Bone Joint Surg Br* 2009;91:889. [PMID: 19567852]
>
> Hahn SB, Lee WS, Han DY: A modified Thompson quadricepsplasty for stiff knee. *J Bone Joint Surg Br* 2000;82:992. [PMID: 11041587]
>
> Helmy N, Anglin C, Greidanus NV, et al: To resurface or not to resurface the patella in total knee arthroplasty. *Clin Orthop Relat Res* 2008;466:2775. [PMID: 18726657]
>
> Meneghini RM, Hanssen AD: Cementless fixation in total knee arthroplasty: past, present, and future. *J Knee Surg* 2008;21:307. [PMID: 18979934]
>
> Patel J, Ries MD, Bosic KJ: Extensor mechanism complications after total knee arthroplasty. *Instr Course Lect* 2008;57:283. [PMID: 18399592]
>
> Swan JD, Stoney JD, Lim K, et al: The need for patella resurfacing in total knee arthroplasty: a literature review. *ANZ J Surg* 2010;80:223. [PMID: 20575947]

▶ Artroplastia total de ombro

A. Indicações

A principal indicação de artroplastia de ombro é dor persistente causada por perda de cartilagem articular superfícies articulares incongruentes (ou seja, artrose) cujo tratamento conservador sem cirurgia não tenha sido bem-sucedido. As causas mais comuns de osteoartrose são osteoartrite reumatoide, artrite pós-traumática, artropatia de manguito e artropatia por luxação. Tanto a artroplastia total quanto a hemiartroplastia reduzem a dor. A hemiartroplastia pode ser feita com prótese umeral tradicional ou com técnica de recapeamento (*resurfacing*) umeral, com resultados semelhantes. Com o recapeamento umeral, preserva-se o estoque ósseo, mas a prótese umeral tradicional com haste ainda é melhor quando há perda óssea na cabeça do úmero que impeça que a prótese de recapeamento fique bem fixada. Outra razão para optar por artroplastia parcial em detrimento da total é a erosão

significativa da glenoide para além da base do processo coracoide. Isso pode ocorrer na osteoartrose, mas é mais comumente observado em pacientes com osteoartrite reumatoide.

As decisões sobre artroplastia de ombro dependem de muitos fatores, incluindo integridade do manguito rotador, do lábrum capsular e das superfícies articulares. A artroplastia total tradicional do ombro não está indicada naqueles pacientes com artrose e ruptura do manguito rotador que não possa ser reparada durante a cirurgia. Na maioria das vezes esse quadro é encontrado em paciente que tenha suportado a ruptura do manguito rotador por muitos anos e desenvolvido artrose como consequência. Isso ocorre quando o úmero passa a se posicionar em posição superior na glenoide e a compressão normal da cabeça do úmero a concavidade da glenoide, denominada compressão da concavidade, se prede. Nessa situação, uma prótese de glenoide ficaria sujeita a carga excêntrica e ao "efeito em cavalo de balanço", que se acredita seja a razão para as taxas inaceitavelmente altas de frouxidão da prótese. A instabilidade do ombro geralmente não é corrigida apenas com artroplastia total de ombro tradicional. Em outras palavras, a realização de artroplastia total de ombro em indivíduo cujo ombro sofre luxações frequentemente resulta em luxação da artroplastia. Isso porque a artroplastia total de ombro é capaz de corrigir lesão das superfícies articulares, mas não corrige danos do lábrum capsular.

A combinação de laceração grave do manguito rotador, osteoartrite articular, posição superior da cabeça umeral na glenoide é denominada artropatia de manguito e, geralmente, está associada ao funcionamento inadequado do ombro. Surpreendentemente, há alguns indivíduos com artropatia de manguito que se apresentam com ADM plenamente preservado e pouca perda de força. Nesses pacientes, a hemiartroplastia é efetiva para reduzir a dor. Mas quando a função do ombro está tão prejudicada que o indivíduo é incapaz de levantar o braço contra a gravidade, em quadro algumas vezes denominado "pseudoparalisia", uma prótese reversa de ombro talvez seja a melhor opção. Nesse desenho, o soquete é posicionado sobre o úmero e a esfera sobre a glenoide. Essa prótese não apenas reduz a dor, mas também atua como substituto para o manguito rotador rompido e a função melhora após a cirurgia.

As contraindicações para artroplastia de ombro são infecção, artropatia neuropática e ausência de deltoide funcional.

B. Técnica cirúrgica

A abordagem é deltopeitoral com cuidado ao afastar medialmente o tendão associado para evitar lesão do nervo musculocutâneo. As técnicas atuais requerem incisão do subescapular, o que pode ser feito de três maneiras distintas: incisão do seu tendão em posição 1 centímetro lateral à sua inserção, descolamento do tendão da tuberosidade menor, ou separação do tendão por meio de osteotomia da tuberosidade menor. A osteotomia talvez ofereça a melhor oportunidade de reparo ao final do procedimento. Como frequentemente há perda do movimento de rotação externa nos pacientes com artroplastia de ombro, o subescapular pode ser alongado fixando-se o tendão mais medialmente na tuberosidade menor ou, até mesmo, no limite da osteotomia umeral. De forma semelhante, pode-se proceder à plastia em Z do tendão para aumentar a rotação externa. Muitos cirurgiões optam por realizar incisão do tendão do bíceps no tubérculo supraglenoide (ou seja, tenotomia bicipital) para melhorar a exposição. Se o cirurgião desejar, é possível realizar tenodese ao final. O nervo axilar deve ser palpado ao longo da borda inferior do subescapular, a fim de evitar que seja lesado. A cápsula anterior é incisada acompanhando o tendão subescapular e alguns cirurgiões optam por sua ressecção a fim de melhorar o ADM em rotação externa e, a seguir, a cabeça do úmero é deslocada anteriormente com extensão e rotação externa do braço e levada para fora da ferida operatória. A cabeça do úmero é retirada na junção com o colo, enquanto as demais inserções do manguito rotador permanecem intactas. O preparo do canal intramedular umeral é seguido pela inserção de componente umeral teste com haste com cerca de 30 graus de retroversão. A espessura apropriada da cabeça umeral é determinada e seus componentes, testados. A atenção se volta, então, para a glenoide. A haste umeral pode ser deixada no lugar para tamponar o sangramento e para reduzir a chance de lesão do úmero durante a preparação da glenoide. O úmero é deslocado posteriormente usando um afastador próprio. Utiliza-se mandril motorizado ou broca para remover uma pequena quantidade de osso de forma a preservar osso cortical sangrante para suporte do componente glenoidal. Nos casos de osteoartrose, frequentemente há desgaste na glenoide posterior que necessita de remoção de osso mais anterior do que posterior, a fim de restaurar a glenoide e obter superfície ideal para o implante do componente glenoidal. Não se recomenda usar enxerto ósseo volumoso ou cimento para preenchimento de falha da glenoide posterior. Dependendo da prótese usada, perfuram-se orifícios ou molda-se uma quilha para o implante com cimento de componente glenoide inteiramente de polietileno. Manter o osso da glenoide tão seco quanto possível durante a cimentação é uma tarefa difícil. O componente umeral pode ser implantado com ou sem cimento, e o tendão subescapular é reparado. Nesse momento também é possível realizar tenodese do bíceps.

C. Implantes

Basicamente, há quatro tipos de artroplastia de ombro: próteses de *resurfacing* umeral com haste muito pequena ou sem haste, hemiartroplastia com haste, artroplastia total de ombro e artroplastia total reversa do ombro.

A hemiartroplastia pode ser feita com prótese de *resurfacing* umeral com duração semelhante à da hemiartroplastia com haste. Para o uso de prótese de *resurfacing* umeral é necessário haver estoque ósseo suficiente na cabeça do úmero para alargamento e implante. Quando há deformidade grave da cabeça do úmero em razão, por exemplo, de lesões osteocondrais volumosas ou de sequela de fratura grave de cabeça do úmero, a melhor opção é ressecção da cabeça do úmero e implante de hemiartroplastia com haste. Ademais, para a maioria dos cirurgiões, as próteses de *resurfacing* umeral não permite exposição adequada para a implantação do componente glenoidal, e a melhor opção é o uso de componente umeral com haste.

As próteses totais atuais têm superfícies não contidas e componente umeral com haste. Esses desenhos incorporam componentes modulares e tamanhos suficientes para acomodar as diferenças anatômicas encontradas na população geral. Há superfícies umerais com haste disponíveis para uso com e sem cimentação. Os componentes glenoidais são inteiramente de polietileno nas variantes com pino e com quilha para implantação com cimento. As próteses metálicas de glenoide tiveram alto índice de fracasso. Na artroplastia total reversa de ombro o soquete é posicionado sobre o úmero, a esfera sobre a glenoide e as superfícies são mais contidas do que na artroplastia total de ombro tradicional. Os componentes glenoidais não são cimentados e a haste umeral pode ou não ser cimentada.

D. Resultados clínicos

O alívio da dor após artroplastia de ombro é semelhante ao obtido com as artroplastias de quadril e de joelho. A artroplastia total de ombro resolve cerca de 90% da dor. Com a artroplastia parcial o alívio não é tão grande, mas a dor é reduzida em cerca de dois terços. Embora seja mais fácil de ser realizada, surpreendentemente é mais comum a necessidade de revisão após hemiartroplastia realizada para osteoartrose glenoumeral do que após artroplastia total de ombro. Principalmente por esse motivo, a hemiartroplastia talvez não seja tão custo-efetiva quanto a artroplastia total. Os resultados após artroplastia de ombro são semelhantes para pacientes com osteoartrose e com artrite reumatoide.

Os resultados da artroplastia de ombro não são tão bons em pacientes jovens em comparação com os de mais idade. Há diversas razões possíveis para esse fato, mas o mais provável é que a demanda produzida por maior nível de atividade e etiologias traumáticas em pacientes jovens resultem em resultados menos satisfatórios.

A melhora funcional após artroplastia de ombro não é tão evidente quanto o alívio da dor. Os melhores preditores de ADM e de força após artroplastia de ombro são ADM e força iguais as de antes da cirurgia. Podem-se esperar ganhos leves a moderados, mas os pacientes com ADM e força prejudicados provavelmente terão esses déficit persistindo após a cirurgia. Nos pacientes com artropatia de manguito e pseudoparalisia submetidos a artroplastia total reversa de ombro, é possível esperar maior recuperação de ADM e de força. Nesses casos, é comum recuperar dois terços do ADM e da força em elevação.

As complicações após artroplastia de ombro são iguais ou inferiores àquelas observadas nas artroplastia de quadril e joelho. Atualmente, a "complicação" mais comum da artroplastia de ombro é ruptura do manguito rotador. Isso ocorre porque essas lacerações são comuns em pacientes nessa faixa etária; a artroplastia de ombro não reduz a probabilidade de ocorrer lesão do manguito rotador. Outra complicação é o afrouxamento asséptico que ocorre mais comumente na prótese glenoidal do que na umeral. Observam-se linhas radioluscentes ao redor do componente glenoidal de polietileno dependendo do tipo de prótese. É mais comum nos desenhos tipo quilha do que nos tipo pino. A frequência de linhas radioluscentes no componente glenoidal é muito maior que a taxa de revisão. Nas complicações menos comuns estão fratura, lesão de nervo instabilidade, trombose venosa profunda, embolia pulmonar e infecção. A taxa de infecção é menor do que a encontrada nas artroplastias de quadril e joelho (< 0,5%) o que talvez possa ser explicado pelo excelente suprimento sanguíneo e pela musculatura ao redor da articulação. As complicações são maiores após artroplastia total reversa de ombro, em comparação com a artroplastia de ombro tradicional, chegando a 25% para os procedimentos primários e 40% para os procedimentos de revisão.

As contraindicações para artroplastia total de ombro são infecção do ombro em atividade, estoque ósseo insuficiente impedindo a fixação da prótese, ausência de função do deltoide e artropatia neuropática, como ocorre, por exemplo, siringomielia cervical.

Edwards TB, Labriola JE, Stanley RJ, O'Connor DP, Elkousy HA, Gartsman GM: Radiographic comparison of pegged and keeled glenoid components using modern cementing techniques: a prospective randomized study. *J Shoulder Elbow Surg* 2010;19:251. [PMID: 20185072]

Farmer KW, Hammond JW, Queale WS, Keyurapan E, McFarland EG: Shoulder arthroplasty versus hip and knee arthroplasties: a comparison of outcomes. *Clin Orthop Relat Res* 2007;455:183. [PMID: 16980898]

Fox TJ, Cil A, Sperling JW, et al: Survival of the glenoid component in shoulder arthroplasty. *J Shoulder Elbow Surg* 2009;18:859. [PMID: 19297199]

Guery J, Favard L, Sirveaux F, Oudet D, Mole D, Walch G: Reverse total shoulder arthroplasty. Survivorship analysis of eighty replacements followed for five to ten years. *J Bone Joint Surg Am* 2006;88:1742. [PMID: 16882896]

Levy O, Copeland SA: Cementless surface replacement arthroplasty (CSRA) for osteoarthritis of the shoulder. *J Shoulder Elbow Surg* 2004;13:266. [PMID: 15111895]

Mather RC 3rd, Watters TS, Orlando LA, Bolognesi MP, Moorman CT 3rd: Cost effectiveness analysis of hemiarthroplasty and total shoulder arthroplasty. *J Shoulder Elbow Surg* 2010;19:325. [PMID: 20303459]

Mulieri P, Dunning P, Klein S, Pupello D, Frankle M: Reverse shoulder arthroplasty for the treatment of irreparable rotator cuff tear without glenohumeral arthritis. *J Bone Joint Surg Am* 2010;92:2544. [PMID: 21048173]

Saltzman MD, Mercer DM, Warme WJ, Bertelsen AL, Matsen FA 3rd: Comparison of patients undergoing primary shoulder arthroplasty before and after the age of fifty. *J Bone Joint Surg Am* 2010;92:42. [PMID: 20048094]

Scalise JJ, Ciccone J, Iannotti JP: Clinical, radiographic, and ultrasonographic comparison of subscapularis tenotomy and lesser tuberosity osteotomy for total shoulder arthroplasty. *J Bone Joint Surg Am* 2010;92:1627. [PMID: 20595569]

▶ Artroplastia total de cotovelo

A. Indicações

Assim como ocorre com outras artroplastias, a principal indicação para artroplastia total de cotovelo é dor persistente resultante de perda de cartilagem articular e incongruência das superfícies articulares (ou seja, artrose), que não se tenha resolvido com tratamento não cirúrgico. As etiologias são artrite reumatoide, osteoartrose e artrite pós-traumática. Contudo, a artroplastia total de cotovelo também é realizada em razão de não consolidação umeral distal e fraturas cominutivas graves do úmero distal, especialmente em idosos. Para pacientes jovens e ativos, especialmente aqueles com movimentos limitados do ombro, o desbridamento por via artroscópica ou com técnica aberta, ou, ainda, a artroplastia interposicional, talvez sejam opções melhores. Entretanto, ressalte-se que tais procedimentos são de salvamento porque não eliminam a dor nem restauram a função e, também, não estão indicados àqueles com instabilidade pré-operatória. Esses procedimentos estão indicados para pacientes que não estejam preparados para aceitar as limitações da artroplastia total de cotovelo. Os resultados após artroplastia total de cotovelo são melhores em idosos e naqueles com artrite reumatoides, em parte porque esses indivíduos ficam satisfeitos por poderem voltar a usar o cotovelo para as atividade cotidianas.

B. Técnica cirúrgica

Na artroplastia total de cotovelo é essencial ter cuidado com os tecidos moles, incluindo a inserção do tríceps, ligamentos colaterais e nervo ulnar. Pode-se usar abordagem posterior direta quando se opta por prótese semirrestrita, mas há necessidade de diérese da pele posterior dos tecidos subjacentes e descolamento do tendão do tríceps. O manuseio cuidadoso dos tecidos moles e sutura posterior do tendão e o tríceps são essenciais para evitar necrose de pele e perda de força do tríceps. A abordagem posteromedial de Bryan também é usada para implante de dispositivo semirrestrito. O plano cirúrgico é medial ao tríceps entre os flexores do antebraço, proximalmente, e entre o flexor ulnar do carpo e o flexor radial do carpo, distalmente. Esse plano permite visualização direta do nervo ulnar e facilita a transposição do nervo. Deve-se ter muito cuidado ao elevar o tríceps de sua inserção no olecrânio, para que se mantenha em continuidade com a fáscia do antebraço. Com essa abordagem, a artroplastia total do cotovelo pode ser feita sem separação do tríceps. A liberação dos ligamentos colaterais é necessária. Como a integridade dos ligamentos colaterais é vital quando se usa dispositivo não restrito, a abordagem posterolateral de Kocher talvez seja a melhor por permitir a preservação do ligamento ulnar colateral. Esse ligamento é o que garante maior restrição contra tensão em valgo com o cotovelo em flexão. O plano cirúrgico fica entre os músculos ancôneo e extensor ulnar do carpo, distalmente, e, proximalmente, entre os músculos tríceps e braquiorradial.

C. Implantes

As próteses atuais para artroplastia total de cotovelo são menos restritivas, permitindo uma cinemática mais normal do cotovelo do que no passado. As próteses irrestritas e semirrestritas reduzem a dor e suas complicações são semelhantes. Os dois tipos atualmente disponíveis para artroplastia total de cotovelo são as semirrestritas e as irrestritas para *resurfacing*. As próteses semirrestritas têm hastes tanto no úmero quanto na ulna e uma dobradiça que confere estabilidade. A excisão da cabeça do rádio é comum durante a implantação. Essas próteses não são dobradiças simples e alguns as denominaram "dobradiças relaxadas", vindo daí o nome semirrestritas. Essa menor restrição resultou em durabilidade muito maior; a artroplastia total de cotovelo com prótese altamente restritiva não teve sucesso, em razão de afrouxamento. A luxação não é um problema com as próteses semirrestritivas. Estas próteses são melhores nos casos com instabilidade ou com perda de estoque ósseo. Teoricamente, os implantes não restritivos sobrecarregam menos a prótese e produzem menos afrouxamento asséptico. Como a estabilidade não é conferida pelas próteses, elas não devem ser usadas nos casos com instabilidade ligamentar ou com perda do estoque ósseo.

As próteses de cabeça do rádio há muito estão disponíveis para serem usados em caso de fratura grave da cabeça do rádio. Também podem ser úteis para obter estabilidade no cotovelo em caso de fratura cominutiva da cabeça do rádio. Os resultados a curto prazo são excelentes e mantêm-se bons por mais de 10 anos, embora artrose do côndilo radial, pontos radioluscentes ao longo da haste e outros problemas ocorram; há necessidade de acompanhamento a longo prazo. A hemiartroplastia atualmente está disponível para as fraturas graves do úmero distal. Os resultados iniciais são alentadores.

D. Resultados clínicos

A artroplastia total de cotovelo tem durabilidade que pode chegar a 85% em 10 anos, mas a seleção dos pacientes, sua aderência ao tratamento e faixa etária são fatores críticos para o sucesso. Em pacientes que tenham sido submetidos à artroplastia total de cotovelo, em razão de artrite pós-traumática, a taxa de insucesso é muito mais alta. Em pacientes mais jovens, com menos de 65 anos de idade, a taxa de insucesso também é maior. Os resultados são semelhantes em pacientes idosos submetidos à artroplastia total de cotovelo para tratamento de osteoartrose e de artrite reumatoide. A artroplastia total de cotovelo melhora de forma confiável o ADM funcional e a força na maioria dos pacientes. Mesmo naqueles com anquilose e artrite pós-traumática, observa-se melhora de cerca de 80 graus nos arcos de flexão e extensão.

As complicações são mais comuns do que com outras artroplastias totais e a taxa de complicações a curto prazo (no primeiro ano) pode chegar a 10%. As complicações são afrouxamento asséptico, instabilidade articular, fratura, neuropatia ulnar, complicações da ferida operatória, trombose venosa, embolia pulmonar e infecção. As neuropatias lunares geralmente não requerem procedimento adicional, a parestesia normalmente é transitória e o déficit motor é raro. Muitos pacientes com osteoartrite reumatoide já apresentam neuropatia ulnar antes da cirurgia e, nesses casos, a artroplastia total de cotovelo talvez não contribua de forma significativa para os sintomas pós-operatórios. Afrouxamento asséptico, metalose, desgaste grave do polietileno nos dispositivos semirrestritivos, instabilidade nos dispositivos não restritivos e infecção são motivos para revisão. Para os casos de afrouxamento asséptico, a revisão com prótese com haste mais longa, geralmente, é suficiente. Outra opção seria enxerto ósseo impactado no canal endosteal do úmero distal ou na ulna proximal. O desgaste do polietileno é diagnosticado com a redução do espaço entre os componentes umeral e ulnar à radiografia.

As contraindicações para artroplastia total de cotovelo são infecção ativa de ombro, estoque ósseo deficiente que impeça a fixação da prótese, artropatia neuropática como ocorre, por exemplo, com siringe cervical e ausência de função bicipital e tricipital.

Ali A, Shahane S, Stanley D: Total elbow arthroplasty for distal humeral fractures: indications, surgical approach, technical tips, and outcome. *J Shoulder Elbow Surg* 2010;19(2 Suppl):53. [PMID: 20188269]

Celli A, Morrey BF: Total elbow arthroplasty in patients forty years of age or less. *J Bone Joint Surg Am* 2009;91:1414. [PMID: 19487519]

Cook C, Hawkins R, Aldridge JM 3rd, Tolan S, Krupp R, Bolognesi M: Comparison of perioperative complications in patients with and without rheumatoid arthritis who receive total elbow replacement. *J Shoulder Elbow Surg* 2009;18:21. [PMID: 19095171]

Kokkalis ZT, Schmidt CC, Sotereanos DG: Elbow arthritis: current concepts. *J Hand Surg Am* 2009;34:761. [PMID: 19345885]

Krenek L, Farng E, Zingmond D, Soohoo NF: Complication and revision rates following total elbow arthroplasty. *J Hand Surg Am* 2011;36:68. [PMID: 21193128]

Larson AN, Morrey BF: Interposition arthroplasty with an Achilles tendon allograft as a salvage procedure for the elbow. *J Bone Joint Surg Am* 2008;90:2714. [PMID: 19047718]

Shore BJ, Mozzon JB, MacDermid JC, Faber KJ, King GJ: Chronic posttraumatic elbow disorders treated with metallic radial head arthroplasty. *J Bone Joint Surg Am* 2008;90:271. [PMID: 18245585]

Skyttä ET, Eskelinen A, Paavolainen P, Ikävalko M, Remes V: Total elbow arthroplasty in rheumatoid arthritis: a populationbased study from the Finnish Arthroplasty Register. *Acta Orthop* 2009;80:472. [PMID: 19562563]

Throckmorton T, Zarkadas P, Sanchez-Sotelo J, Morrey B: Failure patterns after linked semiconstrained total elbow arthroplasty for posttraumatic arthritis. *J Bone Joint Surg Am* 2010;92:1432. [PMID: 20516319]

Wada T, Isogai S, Ishii S, et al: Debridement arthroplasty for primary osteoarthritis of the elbow. *J Bone Joint Surg Am* 2005;87-A:95. [PMID: 15743851]

▶ Artroplastia total de tornozelo

A artroplastia total de tornozelo foi desenvolvida ao longo de muitos anos como resultado do sucesso obtido com as próteses totais de quadril e joelho. Os desenhos iniciais tiveram pouco sucesso a curto prazo, o que quase causou abandono do procedimento na comparação com a artrodese do tornozelo. A longevidade da artroplastia total de tornozelo tem sido, de certa forma, errática por diversas razões. A superfície articular que deve ser substituída é diferente de qualquer outra articulação e, assim, não foi possível levar a experiência acumulada com o joelho ou com o quadril para o tornozelo. As cargas e necessidade da articulação estão bem menos caracterizadas, e a técnica cirúrgica menos desenvolvida e, portanto, menos confiável. Por essas razões, a prótese total de tornozelo é um procedimento em fase de desenvolvimento indicado para pacientes com baixa atividade e pouca necessidade de movimento do tornozelo. Em 2006, a FDA

CIRURGIA RECONSTRUTIVA EM ADULTOS   CAPÍTULO 6   363

aprovou dois novos desenhos aprimorados, que renovaram o interesse nesse procedimento.

A artroplastia total de tornozelo é interessante em razão dos problemas associados à artrodese de tornozelo, incluindo taxa significativa de pseudoartrose variando entre 10 e 20%, a despeito de imobilização estendida com gesso para se obter artrodese. Ademais, a artrodese resulta em osteopenia e em redução do movimento das articulações subtalares e mesotarsais. O estresse adicional sobre essas articulações causado pela artrodese de tornozelo é fator predisponente a alterações degenerativas a longo prazo, encontradas com frequência acima e abaixo da artrodese em outras articulações como as de coluna cervical e de quadril.

Chou LB, Coughlin MT, Hansen S Jr, et al: Osteoarthritis of the ankle: the role of arthroplasty. *J Am Acad Orthop Surg* 2008;16:249. [PMID: 18460685]

Guyer AJ, Richardson G: Current concepts review: total ankle arthroplasty. *Foot Ankle Int* 2008;29:256. [PMID: 18315988]

Raikin SM, Kane J, Ciminiello ME: Risk factors for incision–healing complications following total ankle arthroplasty. *J Bone Joint Surg Am* 2010;92:2150. [PMID: 20842156]

▶ Avaliação de artroplastia total dolorosa

As articulações normais têm possibilidade de adaptação e de acomodação até certo grau, o que permite que durem por toda a vida na maioria das pessoas. Com a substituição de articulação enferma por prótese de metal e plástico, deixa de haver possibilidade de remodelamento ou de acomodação. É possível que haja perda da interface entre osso e prótese e, de fato, isso talvez seja inevitável. Ademais, durante e após o processo de implantação, é possível que bactérias cheguem até a prótese, causando dor ou afrouxamento. O implante de uma nova articulação altera sobremodo o estresse no osso, particularmente nas próteses não cimentadas, e algum grau de dor pode ser esperado. Espera-se que com o implante de prótese a dor seja muito reduzida, e o nível de atividade do paciente tende a aumentar, resultando em remodelamento ósseo ao redor da prótese ou em sítio remoto ou, até mesmo, em fratura de estresse. Todos esses problemas podem causar dor após artroplastia. A avaliação do quadro é complicada pela presença da prótese articular, o que introduz diversas variáveis em comparação com a articulação artrítica natural. O processo de investigação é o mesmo usado para a articulação com artrose, com anamnese, exame físico e solicitação de exames laboratoriais.

A. Anamnese

Há necessidade de afastar a possibilidade de dor referida, particularmente nos casos de dor em ombro e quadril, que podem ser referidas com origem nas colunas cervical e lombar, confundindo o quadro. A história de dor irradiando para o ombro com o movimento do pescoço, por exemplo, pode ajudar a esclarecer o processo. A dor relacionada com a atividade da articulação afetada, diferentemente da dor contínua, é um fato importante, sendo que a dor constante ou a dor à noite sugerem

infecção crônica. A dor no quadril ou no joelho que ocorre com os primeiros passos e melhora com a persistência do movimento provavelmente é causada por afrouxamento da prótese. Essa dor provavelmente surge de membrana fibrosa entre prótese e osso, que, à medida que é comprimida pelo peso ao caminhar proporciona melhor contato e, consequentemente, alívio da dor. Uma história com edema, rubor e febre ou calafrio é sugestiva de etiologia infecciosa para a dor articular. O excesso de material drenado, o retardo na cicatrização da ferida operatória e presença de necrose de pele no período pós-operatório de implantação inicial de prótese também são sugestivos de infecção.

B. Exame físico

Há indicação de realizar os mesmos testes usados para artrose natural a fim de investigar localização, grau e intensidade da dor.

C. Rotina de investigação

1. Achados laboratoriais – Os dados laboratoriais podem ser úteis. A VHS (> 35 a 40 mm/h) ou a proteína C-reativa (PcR) (> 0,7) indicam artroplastia infectada; com o joelho, a VHS baixa não afasta artroplastia infectada. O hemograma pode ajudar ao revelar aumento na contagem de leucócitos.

Esses dados são menos úteis no período pós-operatório imediato. A PcR estará elevada após a cirurgia e tende ao normal 6 semanas após o procedimento. A VHS aumenta com a cirurgia, chega, ao máximo, duas semanas após e retorna ao normal 6 meses após o procedimento. A temperatura da pele está elevada em razão do processo inflamatório que se segue à cirurgia e, em média, deve estar 4,5° C mais alta que a do joelho normal após duas semanas, e decai lentamente até próxima de 1° C 6 meses após cirurgia.

2. Avaliação artrográfica – A avaliação artrográfica pode ser útil demonstrando penetração de corante nas interfaces cimento/osso, prótese/osso ou prótese/cimento. O aspecto mais importante da avaliação artrográfica é a obtenção de líquido para cultura e contagem diferencial de células. Um percentual alto de leucócitos polimorfonucleares (> 90%) é altamente sugestivo de infecção, independente da contagem total de células com cultura negativa. A avaliação artrográfica está indicada principalmente quando houver suspeita de infecção, uma vez que há risco de contaminação da articulação, assim como possibilidade de resultados falso-positivos ou falso-negativos das culturas. Outro aspecto importante da avaliação artrográfica é a reação da dor à infiltração de lidocaína dentro da articulação. O alívio total da dor quando se apoio peso sobre a articulação após a infiltração localiza o problema na articulação em questão.

3. Cintilografia com leucócitos marcados com índio – As cintilografias ósseas têm pouco valor imediatamente após a cirurgia. Há remodelamento ósseo significativo, que persiste por vários meses. A cintilografia óssea tem papel limitado de 6 meses até 1 anos após a cirurgia. A partir de então, o aumento na captação indica remodelamento ósseo e afrouxamento ou infecção

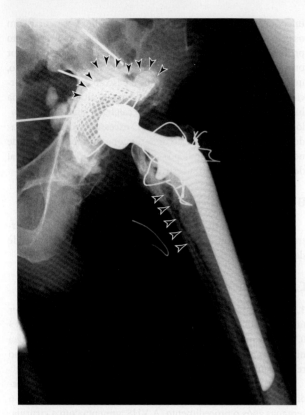

▲ **Figura 6-11** Radiografia revelando linhas radioluscentes ao redor do componente acetabular.

da prótese. A cintilografia com leucócitos marcados com índio pode ser útil imediatamente após a cirurgia ou diante de possível infecção aguda.

Nesse exame da medicina nuclear utilizam-se leucócitos polimorfonucleares do próprio paciente que são marcados com índio radioativo e novamente injetados no paciente. O exame é muito útil para localizar processos infecciosos agudos, mas, geralmente, não tem indicação na investigação de infecção crônica.

4. Radiografias simples – As radiografias são isoladamente os exames com maior utilidade na avaliação de afrouxamento não séptico. Os sinais importantes são linhas radioluscentes adjacentes à prótese ou ao cimento, particularmente se tiverem 2 milímetros ou mais ou se estiverem aumentando em exames seriados (Fig. 6-11). A fratura do cimento e a alteração na posição do componente são indicações de afrouxamento.

> Honsawek S, Deepaisarnsakul B, Tanavalee A, et al: Relationship of serum IL-6, C-reactive protein, ESR and knee skin temperature after total knee arthroplasty: a prospective study. *Int Orthop* 2011;35:31. [PMID: 21203883]
>
> Lee SC, Jung KA, Yoon JY, et al: Analysis of synovial fluid in culture-negative samples of suspicious periprosthetic infections. *Orthopedics* 2010;33:725. [PMID: 20954662]

▶ Tratamento de infecção de artroplastia total

O diagnóstico definitivo de sepse de artroplastia total implica prognóstico sombrio ao paciente. O processo infeccioso pode ser agudo ou crônico e a infecção por gram-negativo ou positivo. Os dois componentes podem estar fortemente fixados ao osso, ou um deles encontrar-se frouxo. Na infecção aguda com os componentes fortemente fixados, a maioria dos cirurgiões desbrida da articulação sem remover os componentes e trata a infecção localmente e com antibioticoterapia sistêmica. Uma prótese cronicamente infectada ou com frouxidão geralmente é tratada com sua retirada, cuidados locais da ferida e antibioticoterapia sistêmica. O tratamento de prótese firmemente fixa e agudamente infectada varia em função da preferência do cirurgião.

Há concordânciade que desbridamento meticuloso da articulação, sinovectomia, retirada de material necrótico e irrigação abundante sejam necessários no momento do desbridamento. Em razão da possível presença de glicocálix, a superfícies da prótese disponíveis para inspeção são friccionadas com solução de Dakin, capaz de dissolver o glicocálix. Os componentes removíveis são retirados e as superfícies internas tratadas com solução de Dakin. Se disponíveis, novos componentes de polietileno são inseridos; se não for possível, a antiga prótese de polietileno é tratada com solução de Dakin e reinserida. Para prevenção de superinfecção, a ferida deve ser fechada com firmeza. Entretanto, para auxiliar na erradicação da infecção presente, a irrigação e a drenagem devem continuar. Um dos métodos viáveis é o descrito por Jergesen e Jawetz, no qual pequenos volumes de solução com antibiótico são instilados na articulação duas vezes ao dia, e a articulação é mantida selada por 3 horas, seguindo-se 9 horas de aspiração (Fig. 6-12). Esse protocolo se inicia 24 horas após a cirurgia e durante esse período mantém-se drenagem por aspiração. O sistema de instilação-aspiração é mantido por 10 dias. Ao final desse período realiza-se cultura de aspirado da articulação após uma instilação de antibiótico. Esse sistema também pode ser usado para osteomielite e na rotina de infecções articulares. Os

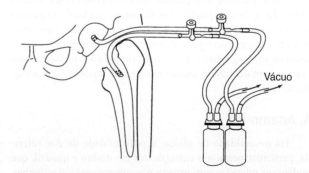

▲ **Figura 6-12** Esquema ilustrando o sistema Jergesen para instilação de antibióticos. Os antibióticos variam dependendo da sensibilidade das bactérias (fungos) infectantes. A quantidade instilada é de, aproximadamente, 5 mL por tubo mais o espaço morto entre a válvula e a articulação.

antibióticos são mantidos por período apropriado (geralmente 6 meses) após a retirada dos tubos.

Nos casos com afrouxamento, há poucas alternativas disponíveis, exceto a retirada da prótese. Um sistema semelhante de instilação e aspiração é, então, usado com o mesmo protocolo. Se houver probabilidade de reimplantação após infecção de prótese total de joelho utiliza-se bloco de cimento com antibiótico para separar as extremidades do osso e manter o espaço articular potencial. Uma alternativa para o bloco de cimento é o sistema PROTALAC, conforme descrito anteriormente. Essa técnica tem a vantagem de manter o comprimento e a elasticidade da musculatura de joelho ou de quadril. Em pacientes nos quais se esteja planejando reimplante, a VHS deve ser monitorada mensalmente até que esteja normal sem antibioticoterapia. Em pacientes com osteoartrite reumatoide ou outros distúrbios nos quais essa taxa se mantenha elevada, 6 meses é um período apropriado para aguardar um possível recrudescimento da infecção. Nesse caso, utilizam-se punção para aspiração de líquido ou biópsia com agulha de Craig para obter amostras para culturas que, se negativas, autorizam o planejamento da cirurgia para reimplante.

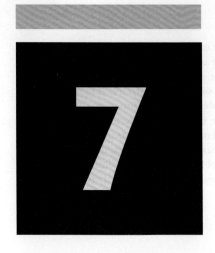

Infecções em ortopedia: princípios básicos de patogênese, diagnóstico e tratamento

Richard L. McGough, III, MD
Dann Laudermilch, MD
Kurt R. Weiss, MD

FUNDAMENTOS DO DIAGNÓSTICO

As infecções ortopédicas são comuns. Podem surgir pela primeira vez em hospedeiros saudáveis. Infelizmente, também são complicações cirúrgicas frequentes. Assim como em todas as complicações cirúrgicas, a única maneira de evitar o problema é ignorá-lo ou não realizar cirurgia. De outro modo, infecções podem e irão ocorrer. As infecções, principalmente as iatrogênicas e hospitalares, estão recebendo crescentes atenção e visibilidade na imprensa leiga. Não faltam mídias populares descrevendo casos individuais ou institucionais de complicações relacionadas com infecções, e há um movimento rapidamente crescente por parte do Centers for Medicare and Medicaid Services (CMS) de não reembolsar os custos com infecção hospitalar. Por esse motivo, é extremamente importante tomar medidas preventivas, reconhecer e tratar rapidamente as infecções.

O elemento mais importante para o diagnóstico é manter um índice apropriado de suspeição. As infecções ortopédicas frequentemente são sutis e, sem alto índice de suspeição, o tratamento talvez seja retardado. Por diversos motivos, o diagnóstico é particularmente difícil nas feridas operatórias. O primeiro e mais importante motivo dessa dificuldade é a negação: a qualidade do seu trabalho talvez seja posta em dúvida e o caminho de menor resistência é negar que o problema exista. Isso é particularmente perigoso em quadros de pós-operatório e em hospedeiros comprometidos. O tratamento rápido talvez salve o procedimento inicial e os pacientes com menor reserva fisiológica talvez tenham condições de sobrepujar uma infecção em desenvolvimento, mas não uma já estabelecida. Uma segunda dificuldade com as feridas operatórias é as características sobrepostas relacionadas com hematomas subcutâneos, cicatrização retardada e infecção franca. Muitas feridas operatórias cicatrizam lentamente sem que estejam infectadas. De forma semelhante, indivíduos diferentes apresentarão graus distintos de edema, eritema e calor nos tecidos em evoluções pós-operatórias não complicadas, em razão apenas de constituição física, estado de coagulação ou compleição de pele. Nossa diretriz "em primeiro lugar, não prejudicar" (*primum non nocere*) se torna mais difícil no paciente complicado e muito ameaçado, uma vez que o retorno desnecessário ao centro cirúrgico, em razão de suspeita não consubstanciada de infecção, sujeita o paciente a mais riscos. O diagnóstico preciso é difícil uma vez que, em sua maioria, os sinais de infecção são subjetivos.

No século I d.C., Celsus descreveu a tétrade formada por calor, dor, rubor e tumor como essencial para o diagnóstico de infecção. Dois milênios depois, essas pistas clínicas continuam sendo os "sinais vitais" de infecção. Além da presença desses sinais, deve-se suspeitar de infecção nos pacientes que estejam evoluindo na "direção errada" com o tratamento. Nesses indivíduos há indicação de investigação complementar, conforme detalharemos adiante nas categorias gerais.

Em qualquer discussão sobre infecções ortopédicas o tema etiologia é muito rico, já que, por exemplo, a osteomielite pediátrica é uma patologia muito diferente da infecção de prótese de joelho. Discussões detalhadas sobre infecções específicas serão tratadas em seções próprias deste livro. Para os objetivos deste capítulo, os tipos distintos de infecção ortopédica serão discutidos em categorias gerais.

CONSIDERAÇÕES GERAIS

Como mencionado anteriormente, as infecções ortopédicas podem ser amplamente divididas em duas categorias. Na primeira, estão as infecções espontâneas não relacionadas com qualquer intervenção cirúrgica ortopédica, e uma combinação de fatores contribui para sua ocorrência. Nessa categoria estão as osteomielites de crianças e adultos, assim como as infecções espontâneas de tecidos moles. A segunda grande categoria é a formada por infecções pós-operatórias e pós-traumáticas. Essas ocorrem quando o invólucro de tecidos moles tenha sido violado, deliberadamente (infecções pós-operatórias) ou traumaticamente. Na traumatologia moderna, a infecção frequentemente é atribuída a ambas, como depois de uma estabilização cirúrgica de fratura exposta.

▶ Osteomielite pediátrica

A osteomielite espontânea é um quadro comum em crianças. Pode ocorrer em qualquer período entre o nascimento e a vida adulta, mas, em geral, a incidência é decrescente até a adolescência, depois da qual continua sendo possível, mas se torna bem mais rara (ver Corolário clínico # 1). Acredita-se que a patogênese da osteomielite pediátrica esteja relacionada com a natureza da vascularidade da metáfise, com sistema centrípeto de baixo fluxo. Isso proporciona aos microrganismos normalmente encontrados no sangue um microambiente no qual podem se multiplicar longe dos linfócitos circulantes, escapando, assim, da vigilância imunológica inicial. O patógeno mais comum é o *Staphylococcus aureus*, seguido por Estreptococos do grupo A e *Haemophilus influenzae*. Os pacientes com anemia falciforme apresentam propensão incomum à infecção por salmonela.

Com o processo de multiplicação, as bactérias produzem metaloproteinases da matriz que degradam o osso poroso circundante com formação de abscesso. O abscesso prejudica o suprimento sanguíneo já precário e protege as bactérias da reação imune. Essa desvascularização causa osteonecrose e formação de área de *sequestro*, o sinal radiológico característico da osteomielite. Essa área de sequestro é identificada nas radiografias simples como região hiperdensa de osso necrótico circundada por lise. A velocidade de evolução depende da resposta do hospedeiro à infecção. Se o hospedeiro for capaz de produzir uma resposta e cercar o sequestro, ele será encapsulado por um aro de osso vivo e imunocompetente denominado *invólucro*. Se, por outro lado, a infecção se espalhar com vigor suficiente para que o hospedeiro não possa contê-la, as bactérias continuarão a se multiplicar. O abscesso crescerá e finalmente irá destruir a cortical circundante. Isso produzirá uma reação purulenta com aspecto radiográfico extremamente agressivo, semelhante ao do sarcoma de Ewing (ver Corolário clínico # 1). O material purulento levantará o periósteo, formando o chamado triângulo de Codman, e produzirá um aspecto permeável na cortical subjacente podendo, inclusive, formar uma massa de tecido mole.

Clinicamente, as crianças com osteomielite aguda se apresentam caracteristicamente em mau estado geral. Muitos, ou todos, apresentarão reação febril acima de 38,5° C. Praticamente todos se queixarão de dor localizada e edema e, nos casos com comprometimento de membro inferior, se apresentarão com incapacidade ou resistência a andar. Se área de infecção for abaixo da cápsula articular adjacente, é possível que haja artrite séptica aguda com dor intensa, resistência a movimentos e derrame articular. As radiografias podem demonstrar as características descritas anteriormente e, no caso de artrite séptica, haverá evidências de derrame. Os exames laboratoriais geralmente revelam leucocitose com desvio à esquerda com 70% ou mais de neutrófilos. A velocidade de hemossedimentação (VHS) estará elevada assim como a proteína C-reativa (PcR). Os exames laboratoriais são particularmente importantes para o diagnóstico diferencial de osteomielite pediátrica, porque o aspecto radiográfico pode ser facilmente confundido com o dos sarcomas pediátricos, especialmente o do sarcoma de Ewing.

A. Corolário clínico # 1

O paciente 1 é um jovem estudante saudável de 15 anos, praticante de esporte, que observou início de dor, edema e cãibras na sua coxa esquerda 1 mês antes da consulta. Nega qualquer traumatismo. Esses sintomas pioraram gradualmente a ponto de o impedir de frequentar a escola. Ele também evoluiu com febre, calafrios, suor noturno e mal-estar. Foram solicitadas radiografias simples e exame de ressonância magnética nuclear (RMN) pelo médico da atenção básica e o paciente foi subsequentemente encaminhado a um centro de tratamento terciário.

As radiografias estavam essencialmente normais (Figs. 7-1 a 7-5), mas a RMN revelou infiltração extensa na medula óssea e uma massa de tecido mole interessando praticamente toda a circunferência do fêmur (Figs. 7-6 a 7-10). Nessa altura, o diagnóstico diferencial seria entre neoplasia e infecção óssea. O paciente foi enviado para biópsia guiada por tomografia computadorizada (TC). A TC sugeriu formação de abscesso intramedular e demonstrou a presença de ar dentro dos tecidos moles (Fig. 7-11). Os exames laboratoriais revelaram contagem de leucócitos de $14,0 \times 10^3$ células/mL com 79,4% de neutrófilos. VHS e PcR foram, respectivamente, 114 mm/h e 22,31 mg/dL, resultados consistentes com infecção. A biópsia revelou a presença de células inflamatórias de fase aguda e bactérias, consubstanciando o diagnóstico.

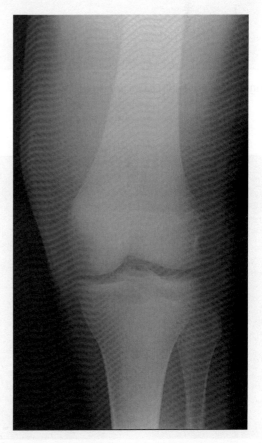

▲ **Figura 7-1** Radiografia anteroposterior do joelho do paciente 1. Além dos indícios sugestivos de massa de tecido mole, não há sinais evidentes de destruição óssea.

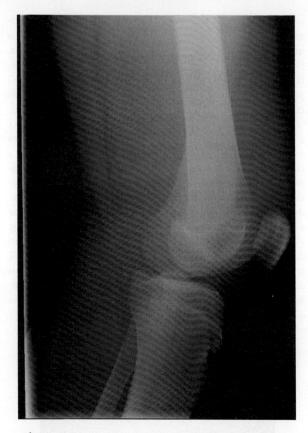

▲ **Figura 7-2** Radiografia de joelho em perfil do paciente 1.

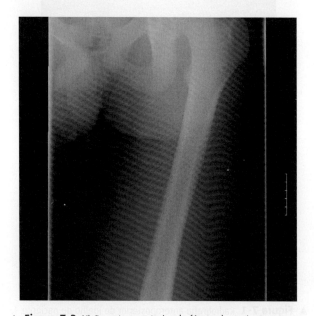

▲ **Figura 7-3** Visão anteroposterior do fêmur do paciente 1.

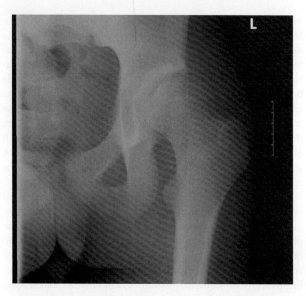

▲ **Figura 7-4** Visão anteroposterior do quadril do paciente 1.

O paciente foi levado ao centro cirúrgico onde procedeu-se a acesso lateral ao fêmur. Foi encontrado grande volume de material purulento e os tecidos moles foram extensivamente irrigados e desbridados. Produziu-se orifício ovalado com 4 cm × 2 cm na cortical lateral do fêmur e mandris flexíveis foram introduzidos no fêmur proximal e distal. Foi inserido colar contendo 1 g de tobramicina e 3 g de vancomicina por 40 g de polimetilmetacrilato (PMMA) no canal intramedular (Figs. 7-12 a 7-15). As culturas realizadas com material purulento, tecidos moles e detritos ósseos obtidos durante a cirurgia foram positivas para *S. aureus* sensível à meticilina, e o paciente foi tratado com infusão intravenosa

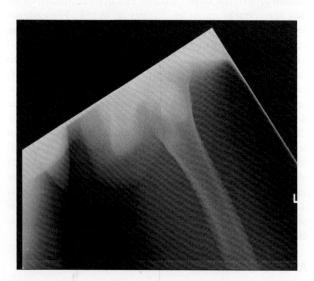

▲ **Figura 7-5** Visão lateral do fêmur do paciente 1.

INFECÇÕES EM ORTOPEDIA   CAPÍTULO 7   369

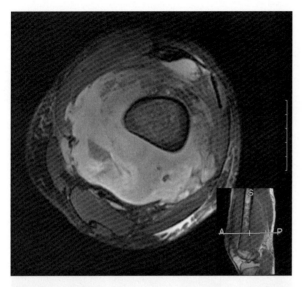

▲ **Figura 7-6** Ressonância magnética com imagem axial ponderada em T2 do paciente 1. Observe o envolvimento extensivo da medula óssea e o comprometimento quase circunferencial do fêmur.

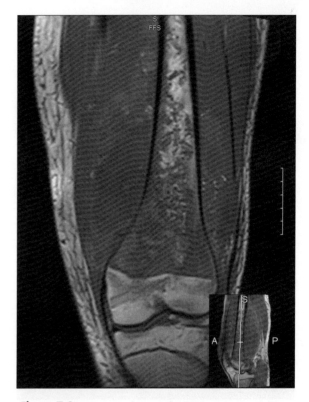

▲ **Figura 7-8** RMN coronal em T1 do paciente 1.

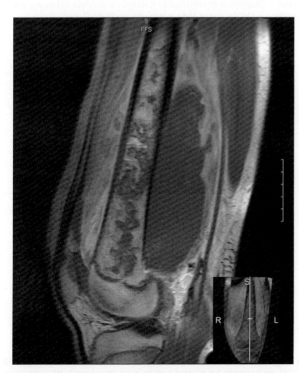

▲ **Figura 7-7** RMN sagital em T1 do paciente 1.

contínua contendo oxacilina durante 6 semanas sob a supervisão de especialista em doenças infecciosas musculoesqueléticas.

Após o término da antibioticoterapia sistêmica, o paciente retornou ao centro cirúrgico para retirada do colar de antibiótico, irrigação e repetição intraoperatória de cultura óssea e tecidos moles. Essas culturas foram negativas. Na consulta de acompanhamento mais recente, o movimento do joelho estava normal, e os parâmetros laboratoriais estavam normalizados, com VHS de 3 mm/h e PCR inferior a 0,1 mg/dL.

▶ **Osteomielite no adulto**

Em adultos a osteomielite felizmente é rara. Quando a criança em crescimento atinge a maturidade esquelética, a vascularidade de metáfise óssea é alterada e os sinusoides venosos observados na população pediátrica são eliminados. Assim, o fluxo sanguíneo é melhorado e reduz-se a prevalência de osteomielite espontânea. Nos adultos, portanto, a maioria dos casos de osteomielite resulta de penetração na pele, deliberada ou acidental. Alguns casos merecem atenção especial.

Além de traumatismos acidentais ou cirúrgicos, a maioria dos casos de osteomielite em adultos ocorre em indivíduos incapazes de manter uma cobertura normal de tecidos moles sobre o osso. Isso ocorre com frequência perturbadora em paraplégicos e diabéticos, nos quais a sensibilidade normal protetora sobre

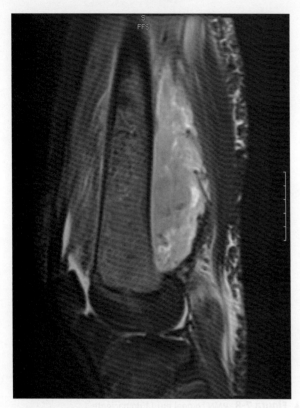

▲ **Figura 7-9** RMN sagital em T2 do paciente 1. Observe o grande envolvimento da medula óssea e o comprometimento quase circunferencial do fêmur.

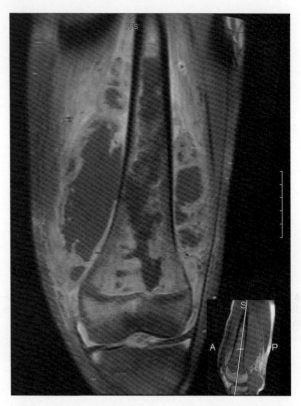

▲ **Figura 7-10** Imagem de RM com saturação de gordura do paciente 1. Observe o envolvimento extenso da medula óssea e o comprometimento de quase toda a circunferência do fêmur.

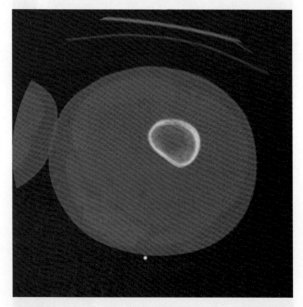

▲ **Figura 7-11** Esta imagem foi obtida na primeira biópsia guiada por TC no paciente 1 e mostra a visão axial de sua coxa. Há indícios de ar nos tecidos moles, o que corrobora o diagnóstico de infecção em detrimento do de tumor.

as proeminências ósseas (sacro, fêmur, tuberosidades do ísquio, calcâneos e metatarsos) se perde ou está prejudicada. Isso leva a feridas de pressão que, se não tratadas, evoluem até o osso. Uma vez exposto ao ar, o osso tem sua vascularidade comprometida e ocorre osteomielite. Nessa forma de osteomielite, o quadro é muito mais crônico do que o observado nas crianças e a sintomatologia, muito diferente. Como muitos desses indivíduos têm a sensibilidade prejudicada, a dor não é um sintoma destacado. Além disso, a reação purulenta aguda encontrada nos casos pediátricos raramente está presente em vez de observam-se trajetos fistulosos com drenagem. Os marcadores de infecção (VHS/PcR) podem estar aumentados, mas leucocitose e desvio à esquerda geralmente estão ausentes. Os pacientes com esse quadro podem evoluir anos ou décadas com osteomielite, sem apresentar sintomas até o surgimento de carcinoma espinocelular (úlcera de Marjolin) no interior de trato fistuloso.

A situação é muito diferente em pacientes imunocomprometidos. Os pacientes portadores do vírus da imunodeficiência em humanos (HIV) ou com a síndrome da imunodeficiência adquirida (aids), que tenham sido submetidos a transplante de órgão sólido ou a transplante de medula óssea ou que estejam recebendo quimioterapia citotóxica podem desenvolver osteomielite aguda. A marca dessa doença é dor sem causa

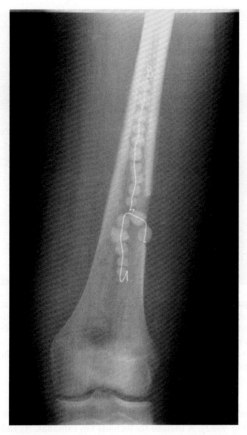

▲ **Figura 7-12** Primeira visão ortogonal do fêmur do paciente 1 após desbridamento, irrigação, perfuração intramedular e instalação de colar contendo antibióticos. O colar foi subsequentemente removido após 6 semanas de antibioticoterapia intravenosa e o exame clínico do paciente teve grande melhora. O paciente voltou a ter participação limitada em esportes.

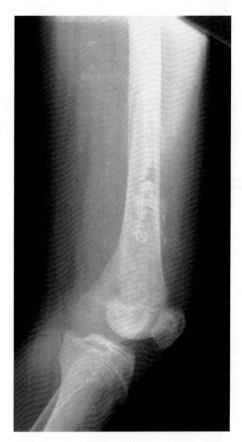

▲ **Figura 7-13** Segunda visão ortogonal do fêmur do paciente 1 após desbridamento, irrigação, perfuração intramedular e instalação de contas contendo antibióticos. O colar foi subsequentemente removido após 6 semanas de antibioticoterapia intravenosa e o exame clínico do paciente teve grande melhora. O paciente voltou a ter participação limitada em esportes.

evidente, e o sintoma pode ocorrer em qualquer parte do osso envolvido. A patologia também pode causar artrite séptica espontânea, mais comumente nas articulações esternoclavicular e sacroilíaca. Os indivíduos imunocomprometidos com osteomielite se apresentarão com dor e febre, mas sem leucocitose, uma vez que sua imunidade disfuncional responsável pela osteomielite impede reação imune adequada. Os marcadores de infecção raramente são úteis, considerando que muitos desses pacientes têm outras causas de inflamação, o que confunde esses parâmetros inespecíficos. Há necessidade de alto índice de suspeição para fazer o diagnóstico, uma vez que as radiografias simples provavelmente só demonstrarão osteopenia e a RMN, apenas edema ósseo nas sequências ponderadas em T2. Geralmente, não há formação de abscesso no interior do osso. Nesses casos, o diagnóstico rápido pode ser crítico porque os pacientes não têm reserva imunológica para combater uma infecção fulminante.

Collinet-Adler S, Castro CA, Ledonio CG, Bechtold JE, Tsukayama DT: Acinetobacter baumannii is not associated with osteomyelitis in a rat model: a pilot study. Clin Orthop Relat Res 2011;469:274. [PMID: 3008889]

A. Corolário clínico # 2

O paciente 2 é do sexo masculino, 33 anos, queixa principal de dor constantemente crescente na coxa esquerda ao longo do último mês. Nega qualquer traumatismo ou sintomas constitucionais. História clínica e cirúrgica sem dados relevantes, mas história social de uso abusivo de drogas. Inicialmente o paciente foi examinado em hospital comunitário e as radiografias sugeriram lesão permeativa na cortical lateral do fêmur esquerdo (Fig. 7-16). Subsequentemente o paciente foi transferido a um hospital de atenção terciária para condução complementar.

No hospital terciário o paciente apresentou-se apirético com sinais vitais estáveis. A avaliação laboratorial revelou contagem

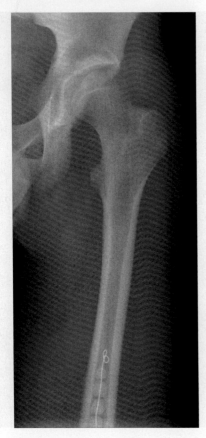

▲ **Figura 7-14** Visão ortogonal do fêmur do paciente 1 após desbridamento, irrigação, perfuração intramedular e instalação de colar com antibiótico. O colar foi subsequentemente removido após 6 semanas de antibioticoterapia intravenosa e o exame clínico do paciente teve grande melhora. O paciente voltou a ter participação limitada em esportes.

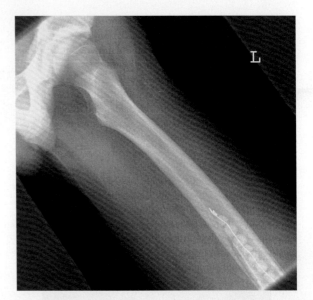

▲ **Figura 7-15** Visão ortogonal do fêmur do paciente 1 após desbridamento, irrigação, perfuração intramedular e instalação de colar com antibiótico. O colar foi subsequentemente removido após 6 semanas de antibioticoterapia intravenosa e o exame clínico do paciente teve grande melhora. O paciente voltou a ter participação limitada em esportes.

de leucócitos de $12,4 \times 10^9$ células/L com 70,5% de neutrófilos e contagem de plaquetas de 524×10^3 células/mL. VHS de 66 mm/h e PcR de 1,96 mg/dL.

Foram realizadas TC e RMN. A TC revelou alterações na consistência do fêmur com formação de sequestro, e a RMN demonstrou edema intenso de tecidos moles ao redor da lesão. O diagnóstico diferencial ficou entre tumor e infecção (Figs. 7-17 a 7-20).

O paciente foi levado ao centro cirúrgico e submetido a biópsia aberta do fêmur esquerdo e dos tecidos circundantes. A patologia com técnica de congelamento foi consistente com infecção aguda e firmou-se o diagnóstico de osteomielite com envolvimento de tecidos moles. Os músculos ao redor do fêmur foram meticulosamente desbridados e o fêmur propriamente dito também foi desbridado com goiva, cureta e broca de alta velocidade (Fig. 7-21). Foram realizadas culturas com material muscular, periósteo, ósseo e intramedular. Após irrigação abundante, um colar de antibiótico contendo 1 g de tobramicina e 3 g de vancomicina por 40 g de PMMA foi instalado próxima ao fêmur (Fig. 7-22). A incisão foi fechada em camadas. As radiografias pós-operatórias demonstraram fechamento do osso anormal (Fig. 7-23).

Todas as culturas operatórias foram positivas pra *S. aureus* resistente à meticilina (SARM). O paciente foi mantido com antibioticoterapia oral com linezolida por 6 semanas e planejamento para retirada do colar com antibióticos após o tratamento oral.

Ocasionalmente, os consumidores de drogas injetáveis se apresentam com quadro misto de infecção óssea e de tecidos moles (ver Corolário clínico # 2).

Hamzaoui A, Salem R, Koubaa M, et al: Escherichia coli osteomyelitis of the ischium in an adult. Orthop Traumatol Surg Res 2009;95:636. [PMID: 19944663]

Infecções espontâneas em tecidos moles de adultos

As infecções de tecidos moles são comuns. As internações causadas por celulite, um tipo comum de infecção, são frequentes na maioria dos hospitais. Essas infecções ocorrem como comorbidades de quadros clínicos como estase venosa, diabetes melito, obesidade ou imunodeficiência. Geralmente são tratadas apenas com antibióticos e raramente há necessidade de intervenção cirúrgica.

Em adultos, as infecções profundas de pele, produtoras de abscesso, geralmente resultam de lesão penetrante. Esta lesão

INFECÇÕES EM ORTOPEDIA   CAPÍTULO 7   373

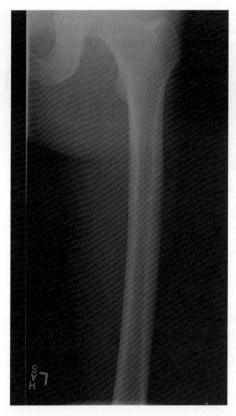

▲ **Figura 7-16** Projeção anteroposterior do fêmur do paciente 2. Observe a lesão permeativa, mal definida, na cortical lateral da diáfise. As hipóteses foram infecção ou neoplasia óssea.

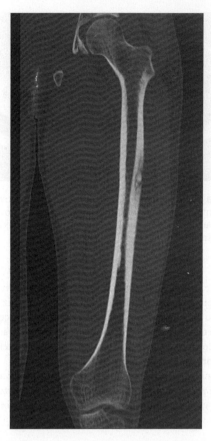

▲ **Figura 7-18** Imagem de TC no plano coronal sugerindo a presença de sequestro na cortical lateral do fêmur.

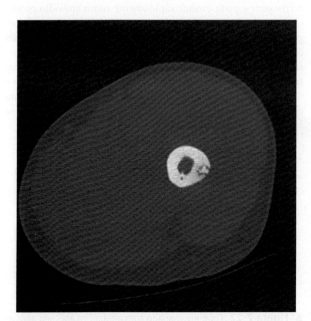

▲ **Figura 7-17** Imagem de TC no plano axial sugerindo a presença de sequestro na cortical lateral do fêmur.

ocorre em razão de traumatismo, incisão iatrogênica ou uso de drogas injetáveis por via intravenosa. As causas, algumas vezes, são evidentes, como no caso de drogas injetáveis, mas podem ser difíceis de estabelecer, como no caso de bursite séptica do olecrânio. Geralmente, presume-se que essa bursite tenha causa traumática, uma vez que a superfície do cotovelo é local sujeito a traumas frequentes. Com tratamento cirúrgico do abscesso simples usando irrigação, drenagem e cobertura da ferida, ou fechamento assistido por vácuo, geralmente obtêm-se bons resultados.

As infecções espontâneas graves em tecidos moles profundos, aqueles abaixo da fáscia, são definitivamente mais raras e tendem a ocorrer em indivíduos com alguma forma de deficiência imunológica. Embora a afamada "bactéria devoradora de carne" encontrada na fasceíte necrosante possa infectar hospedeiros imunocompetente, aqueles com comorbidades comprometedora da imunidade correm mais risco. Esses indivíduos geralmente são: neutropênicos em razão de quimioterapia citotóxica, portadores de HIV/aids ou de outras doenças, frequentemente autoimunes, que tornem o tecido normal suscetível a bactérias do ambiente. Nos indivíduos imunocomprometidos, os sinais característicos de infecção podem estar ausentes, e o paciente talvez manifeste apenas febre alta (> 38º C), sensibilidade dolorosa à

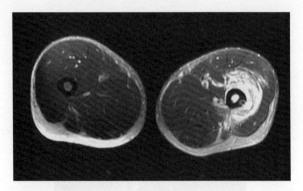

▲ **Figura 7-19** Imagem de RMN em plano axial ilustrando a impressionante diferença entre os membros afetado e não afetado. A imagem também mostra a participação expressiva dos tecidos moles no processo.

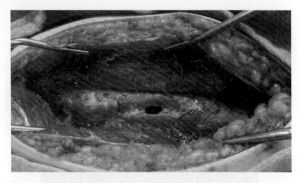

▲ **Figura 7-21** Visão intraoperatória do fêmur do paciente 2 após biópsia, cultura, curetagem meticulosa e desgaste do osso anormal na cortical lateral. Osso e tecidos moles foram enviados para exame patológico e para testes microbiológicos. Todas as amostras foram positivas para *Staphilococcus aureus* resistente à meticilina (SARM) e negativas para neoplasia.

palpação e eritema. Exames de imagem avançados com RMN talvez revelem apenas edema na região afetada, uma vez que o paciente não tem imunidade suficiente para formar abscesso. Esses pacientes têm alto risco, e o desbridamento cirúrgico associado a antibioticoterapia de amplo espectro são medidas potencialmente salvadoras.

Em razão da natureza vascular do músculo é rara a ocorrência de piomiosite em indivíduos imunocompetente. Desde o ponto de vista etiológico, a piomiosite é diferente da formação de abscesso; na piomiosite, as bactérias obstruem os pequenos vasos de influxo no músculo, produzindo necrose. Esse leito avascular é um meio de cultura ideal para bactérias, com evolução para necrose liquefativa. O tratamento da piomiosite é mais extenso do que o de outras infecções de tecidos moles, uma vez que todo o tecido necrótico deve ser sistematicamente removido antes que seja possível controlar a infecção. Desbridamentos sucessivos e antibioticoterapia intravenosa adjuvante formam a base do tratamento, considerando que o desbridamento inicial geralmente não remove todo o material necrótico.

A fasceíte necrosante é a infecção de tecidos moles profundos mais temida. Classicamente é causada pelo *Clostridium perfringens* e pode evoluir rapidamente como episódio potencialmente letal. A fasceíte necrosante causada por outros microrganismos pode não ter curso tão fulminante, se parecendo mais com celulite ou outras infecções de tecido mole. A fasceíte necrosante é um diagnóstico clínico: embora a RMN possa demonstrar intensificação da fáscia em T2, esse achado é inespecífico e o médico que atuar com base nos sinais e sintomas clínicos fará diagnóstico muito mais oportuno. Clinicamente, os pacientes se

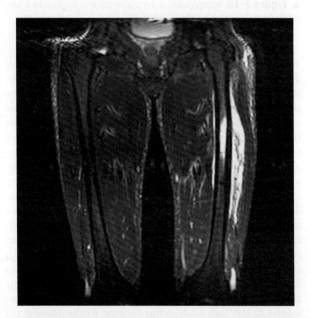

▲ **Figura 7-20** Imagem de RMN em plano coronal ilustrando a impressionante diferença entre os membros afetado e não afetado. A imagem também mostra a participação expressiva dos tecidos moles no processo.

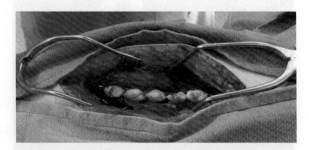

▲ **Figura 7-22** Colar impregnado com antibiótico aplicado após irrigação pulsátil abundante com solução contendo antibióticos.

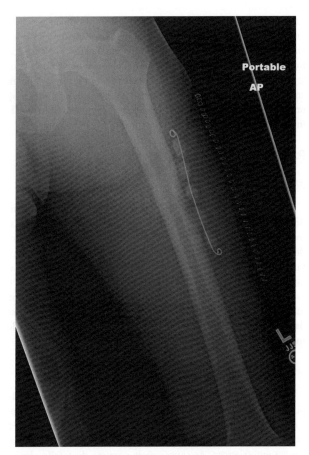

▲ **Figura 7-23** Radiografia anteroposterior (AP) do fêmur do paciente 2. Observe a retirada da lesão óssea permeativa lateral (ver a Fig. 7-16 para comparação).

apresentam em mau estado geral, com febre, mal-estar e dor localizada. Os sinais e sintomas de sepse podem estar presentes, com alteração do nível de consciência, taquicardia e hipotensão. A palpação da região afetada revela pele e tecidos moles edemaciados com consistência pântanos. A pele também pode estar com mobilidade aumentada semelhante ao que ocorre nas lesões fasciocutâneas. Também é possível haver bolhas.

O resultado do tratamento da fasceíte necrosante depende do tempo. Não se deve perder tempo aguardando os resultados de exames diagnósticos, uma vez que estes raramente são suficientemente específicos para alterar o diagnóstico clinico e atrasos substanciais podem representar perda do membro ou da vida. O tratamento cirúrgico deve ser extensivo e implica desbridamento de *toda* pele e fáscia afetadas. Nos casos fulminantes, geralmente há necessidade de reconstrução dos tecidos moles. O desbridamento até encontrar pele saudável e vascularizada é obrigatório e talvez seja necessário desbridar a musculatura subjacente. A presença de micronecrose pode tornar necessária amputação, e a realização de amputação alta, com desarticulação do quadril ou amputação de braço, escápula e clavícula, pode ser uma medida heroica para preservar a vida do paciente.

INFECÇÕES ARTICULARES

▷ Infecções em próteses articulares

As infecções em prótese após artroplastia é uma complicação temida desse procedimento, realizado com frequência crescente em nossa população de idosos. Com a projeção de que o número de artroplastias tende a crescer muito, o tratamento das infecções em prótese pode tomar todo o tempo de alguns cirurgiões ortopedistas. Os custos desse tratamento são muito elevados e, quando multiplicados por nossa população de idosos, podem se tornar astronômicos.

As infecções em próteses são divididas em três categorias. A primeira é composta pelas infecções agudas após a cirurgia. Nesse caso, o paciente apresenta febre, dor crescente, eritema e problemas na cicatrização da ferida operatória. A distinção entre ferida pós-operatória de joelho normal e agudamente infectada é uma arte, e a gravidade de não perceber a infecção deve ser ponderada contra a morbidade da revisão no centro cirúrgico. Felizmente, a sepse aguda após artroplastia é rara (< 1%) e a maioria dos casos é recuperável com desbridamento agressivo e oportuno e troca da prótese de polietileno, seguidos por antibioticoterapia intravenosa.

O quadro mais difícil de identificar é o da infecção subaguda da prótese. Nesse caso, uma artroplastia funcional e indolor se torna agudamente dolorosa, quente e edemaciada. Algumas vezes, identifica-se história sugestiva, como infecção dentária recente, traumatismo de pele no membro ipsolateral ou procedimento invasivo não relacionado. Se os sintomas mencionados estiverem ocorrendo por período breve (em geral < 2 ou 3 semanas) a articulação talvez possa ser salva com desbridamento cirúrgico agressivo, antibioticoterapia intravenosa e troca do polietileno. A remoção do exsudato bacteriano (glicocálix ou biofilme) das superfícies da prótese com solução de Dakin pode ser benéfica.

A variedade mais comum de infecção de prótese é a crônica. Ocorre quando uma prótese articular com bom funcionamento por período intermediário a longo (> 3 meses, mas talvez anos após o procedimento índice) se torna dolorosa, quente e edemaciada. É possível que haja formação de tratos fistulosos até a pele adjacente, levando a drenagem crônica. Nessa situação, a infecção terá estado presente por semanas a anos e haverá colonização e formação de biofilme bacteriano sobre a superfície articular. Muitos cirurgiões tentam desbridar e trocar o componente polietileno, caso a prótese esteja firmemente presa. Quando os componentes estão soltos, ou quando se planeja supressão permanente, a articulação afetada em geral é removida e substituída por cimento ósseo contendo antibióticos. O paciente é, então, tratado com antibióticos sistêmicos por várias (em geral 6) semanas. Se houver esterilização, confirmada por PcR e VHS normais, além de cultura de aspirado negativa, pode-se cogitar o reimplante.

Infecções por traumatismo

Infelizmente, as infecções causadas por traumatismo são comuns e sua incidência mantém correlação direta com a energia transmitida pela lesão. A máxima que diz que "uma fratura exposta é uma lesão de tecidos moles com um osso quebrado no meio" é verdadeira, considerando que os tecidos desvitalizados e desvascularizados são rapidamente colonizados com a exposição ao ar, ao solo e a outros materiais. Para reduzir o risco de infecção, todas as fraturas expostas devem ser tratadas com urgência, com desbridamento completo e estabilização esquelética. Assim, os tecidos desvitalizados se evidenciam de forma que as cirurgias subsequentes sejam facilitadas para a remoção de todos os tecidos anormais. Mesmo com os cuidados mais meticulosos, as fraturas expostas podem ser infectadas e esse problema tem maior prevalência em algumas localizações anatômicas. Claramente a tíbia, um osso subcutâneo em boa parte de sua circunferência, é que apresenta maior risco, e na traumatologia moderna combina-se reconstrução dos tecidos moles com estabilização óssea para reduzir-se o risco de osteomielite.

Artrite séptica

A sepse de articulação não protética é rara em adultos. Na maioria dos casos o paciente relata história de lesão penetrante. A artrite séptica também pode ser encontrada em indivíduos imunocomprometidos sem que haja traumatismo. A artrite séptica sem traumatismo e sem comprometimento da imunidade é decididamente rara, e uma artropatia por cristais, como a gota, frequentemente é a causa dos sintomas.

Desde o ponto de vista patológico, uma articulação nativa é relativamente resistente a infecção. Embora a cartilagem seja avascular, a sinóvia e a cápsula articular são ricamente vascularizadas e fornecem proteção ampla contra infecções. As crianças podem evoluir com artrite séptica em razão da penetração de bactérias a partir de osteomielite próxima, considerando a configuração da cápsula articular, permitindo a entrada de bactérias no espaço articular. Nos adultos, raramente ocorre osteomielite na proximidade. Felizmente, porque as sequelas da artrite séptica podem ser devastadoras levando à rápida destruição da articulação. As metaloproteinases da matriz produzidas por bactérias degradam rapidamente a cartilagem articular, levando a lesão grave e a artrose em estágio final.

Clinicamente os pacientes se apresentam com dor intensa, derrame e resistência ao movimento da articulação. Calor e rubor da pele circundante também podem estar presentes. A menos que haja osteomielite próxima, a radiografia simples e a RMN revelarão apenas derrame articular. Com a artrocentese obtém-se exsudato com contagem de leucócitos acima de 50×10^9 células/L. As culturas bacterianas frequentemente são positivas, sendo as espécies de *Staphilococcus* os agentes etiológicos mais frequentes.

O resultado do tratamento da artrite séptica depende do tempo e há a necessidade de manter alto índice de suspeição. Aguardar pelo resultado final da cultura de derrame purulento pode resultar em lesão irreparável da articulação. Debate-se acerca das condutas cirúrgicas, sendo que a sinovectomia aberta é o procedimento tradicional. A irrigação com desbridamento por via artroscópica talvez permita melhor visualização e lavagem de todas as superfícies articulares, mas é tecnicamente mais exigente. Todos os pacientes com artrite séptica devem ser tratados com antibioticoterapia após cirurgia, frequentemente com um curso breve por via intravenosa. Os resultados dependem da causa da infecção e do grau de destruição articular havido.

PATOGÊNESE

Geral

Todas as infecções clinicamente evidentes devem ser consideradas como um conflito entre a capacidade dos microrganismos atacantes de causar doença e as defesas imunes do hospedeiro. Será maior a probabilidade de haver infecção quanto mais virulentos forem os organismos e quanto maior for o inoculado. Por outro lado, será menor a probabilidade de infecção se o hospedeiro tiver maior capacidade de erradicar os patógenos ou menos *déficit* que estimulem a infecção. Além disso, a patogênese da infecção será discutida a patogênese da infecção envolvendo materiais estranhos e osteomielite.

Microrganismos

Embora o sistema musculoesquelético possa ser infectado por qualquer agente infeccioso, a grande maioria das infecções é causada por bactérias (Tab. 7-1); *S. aureus*, *Streptococcus* e *H. influenzae* são as causas mais comuns de osteomielite hematogênica em crianças. As causas mais comuns de artrite séptica são *Neisseria gonorrhoeae*, *S. aureus* e *Estreptococos* do grupo A. Os microrganismos gram-negativos, incluindo *Escherichia coli*, *Pseudomonas aeruginosa*, *Klebsiella*, *Enterobacter*, *Serratia*, *Proteus*, e *Salmonella*, causam artrite séptica, com menor frequência. Como causas bacterianas raras temos *Borrelia burgdorferi* (doença de Lyme), *Mycobacterium tuberculosis*, *Brucella*, e os anaeróbios *Clostridium* e *Bacteroides*. Dos microrganismos raros que infectam preferencialmente pacientes imunocomprometidos estão os fungos (*Blastomyces*, *Cryptococcus*, *Histoplasma*, *Sporotrichum*, e *Coccidioides*) e as micobactérias atípicas (*Mycobacterium kansasii*, *M. avium-intracellulare*, *M. fortuitum*, *M. triviale*, e *M. scrofulaceum*).

> Brook I: Microbiology and management of joint and bone infections due to anaerobic bacteria. *J Orthop Sci* 2008;13:160. [PMID 18392922]
>
> Peterson MC: Rheumatic manifestations of Campylobacter jejuni and C. fetus infections in adults. *Scand J Rheumatol* 1994;23:167. [PMID: 8091140]

O aumento na população de imunocomprometidos causado pelo sucesso nos transplantes de órgãos sólidos e pelo avanço no tratamento de pacientes com HIV/aids e de doenças autoimunes fez crescer o espectro de bactérias causadoras de infecção musculoesquelética. Por outro lado, o aumento no número de

Tabela 7-1 Microrganismos comumente causadores de infecção ortopédica

Infecção	Microrganismo responsável
Osteomielite hematogênica em crianças	*Staphylococcus aureus, Streptococcus,* e *Haemophilus influenzae*
Artrite séptica	Mais comuns: *Neisseria gonorrhoeae, S. aureus,* e *Streptococcus* do grupo A
	Menos comuns: *Escherichia coli, Pseudomonas aeruginosa, Klebsiella, Kingella, Enterobacter, Serratia, Proteus,* e *Salmonella*
	Bactérias raramente causadoras: *Borrelia burgdorferi* (doença de Lyme), *Mycobacterium tuberculosis, Brucella* e os anaeróbios *Clostridium* e *Bacteroides*
Pacientes imunocomprometidos	Fungos: *Blastomyces, Cryptococcus, Histoplasma, Sporotrichum* e *Coccidioides*
	Micobactérias atípicas: *kansasii, avium-intracellulare, fortuitum, triviale,* e *scrofulaceum*
	Campylobacter, Peptostreptococcus e *Propionibacterium*

microrganismos resistentes a antibióticos dificulta constante e crescentemente a erradicação da infecção. Os SARM infectam ossos, articulações, tecidos moles e implantes cirúrgicos. Outras espécies bacterianas comuns se tornaram mais resistentes a diversos medicamentos, retardando o tratamento apropriado da infecção e reduzindo o número de antibióticos efetivos. Por exemplo, a *Acinobacter baumannii* é uma cepa pan-resistente capaz de causar infecções graves em pulmão e em tecidos moles. Seu papel nas osteomielites clinicamente significantes não foi esclarecido, embora haja evidências a sugerir que sua importância seja pequena.

▶ Fatores do hospedeiro

Um dado hospedeiro pode ter vários fatores que facilitem a infecção ou que o defendam dela. Comorbidades e comprometimento da imunidade têm papel importante na ocorrência de doença infecciosa. A presença (ou ausência) de implantes influencia o risco de infecção e as estratégias de tratamento. O estado nutricional e as necessidades nutricionais imediatas também são importantes.

A. Comorbidades e imunidade do hospedeiro

Entre as comorbidades que sabidamente contribuem para o risco de infecção estão doenças como diabetes melito, obesidade, doença vascular periférica, insuficiência renal e hepatopatia crônicas, câncer, doenças autoimunes e aids. Das causas iatrogênicas, frequentemente consequências do tratamento de outras doenças, estão uso de quimioterapia citotóxica, corticosteroides e agentes inibidores das moléculas da inflamação (como os inibidores do fator de necrose tumoral alfa). Demonstrou-se que o diabetes melito aumenta o risco de infecção após cirurgia, inclusive artroplastia total, cirurgias de coluna e cirurgias de pé e tornozelo. O papel do diabetes na patogênese das doenças infecciosas está relacionado com o distúrbio vascular que induz, além da glicemia alta que produz disfunção de granulócitos. Em alguns trabalhos também foi demonstrado que a obesidade, frequentemente associada ao diabetes, é fator de risco independente para infecção.

B. Nutrição e infecção

O estado nutricional deve ser considerado em termos das necessidades do hospedeiro. Em um adulto com necessidades estáveis, é possível haver deficiência nutricional em razão de diversos problemas médicos, incluindo idade avançada, alcoolismo, doença renal, doenças crônicas, câncer, mal absorção e outras enfermidades. Também é necessário considerar as necessidades nutricionais de pacientes que tenham tido aumento da demanda fisiológica por nutrientes. Esses pacientes talvez estivessem bem nutridos na linha de base. Contudo, um episódio significativo (como um traumatismo) pode aumentar as necessidades nutritivas e causar deficiência nutricional relativa. Entre os testes laboratoriais para avaliar deficiências nutricionais estão dosagem de transferrina (normal, 70 a 850 mg/dL), albumina sérica (normal, 3,4-5,0 g/dL), contagem total de linfócitos (normal, $0,8$-$3,65 \times 10^3$ células/μL), e pré-albumina (normal, 18-38 mg/dL). Valores abaixo desses índices indicam nutrição deficiente e consequente comprometimento imunológico.

C. Corpo estranho

Todos os materiais biológicos usados para artroplastia total aumentam a incidência de infecção por *S. aureus*. Por outro lado, os materiais biológicos parecem não ter qualquer efeito sobre as infecções causadas por *E. coli* e *Staphylococcus epidermidis* exceto quando se utiliza polimetilmetacrilato, situação que aumenta a incidência acentuadamente.

D. Biofilmes

A aderência de bactérias à superfície de implantes é facilitada por um biofilme de polissacarídeos denominada glicocálix, que age como uma barreira contra as defesas do hospedeiro e contra os antibióticos. Ademais, esse filme dificulta o crescimento desses organismos em culturas, mesmo com a utilização de técnicas especiais. Assim, devem ser utilizadas outras abordagens para cultura e para tratamento. A inclusão de antibióticos, como vancomicina e gentamicina, ao cimento ortopédico do PMMA teoricamente reduz o risco de infecção nos casos com prótese articular metálica usando cimento, presumivelmente por eliminar as bactérias na superfície antes que produzam o glicocálix. Antes de produzir o glicocálix as bactérias passam por um processo denominado *quorum sensing*. A dispersão do *quorum sensing* é uma técnica em desenvolvimento, que pode permitir aos médicos destruir o biofilme e, portanto, tornar a infecção mais suscetível ao tratamento. Conforme afirmamos, a formação de biofilme impede o crescimento nas culturas. Assim, outros meios, como reação em cadeia de polimerase, têm sido empregados para o diagnóstico de infecção.

> Collinet-Adler S, Castro CA, Ledonio CG, Bechtold JE, Tsukayama DT: Acinetobacter baumannii is not associated with osteomyelitis in a rat model: a pilot study. *Clin Orthop Relat Res* 2011;469:274. [PMID: 3008889]

> Lauderdale KJ, Malone CL, Boles BR, Morcuende J, Horswill AR: Biofilm dispersal of community-associated methicillinresistant Staphylococcus aureus on orthopedic implant material. *J Orthop Res* 2010;28:55. [PMID: 19610092]

PREVENÇÃO

▶ Visão geral

A prevenção de uma infecção deve ser iniciada muito antes da data da cirurgia, prosseguir durante e após o procedimento e ser influenciada por diversos fatores. Como discutido anteriormente, as comorbidades influenciam a patogênese das infecções. Consequentemente, o tratamento e a prevenção dessas comorbidades contribuem para a prevenção de infecção. Muitos fatores relacionados à equipe médica e ao paciente contribuem para a otimização de comorbidades antes da cirurgia. Fatores pré-operatórios, como nutrição, colonização por SARM e higiene contribuem para o risco de infecção. Fatores perioperatórios e intraoperatórios, como preparo adequado do campo operatório, esterilização do centro cirúrgico, uso apropriado de antibióticos, escolha do material de fechamento e redução do tempo de cirurgia, ajudam a prevenir infecções. Finalmente, a otimização dos fatores pós-operatórios, como antibioticoterapia, controle da glicemia e opções adequadas sobre transfusão de sangue também afetam positivamente as taxas de infecção.

▶ Otimização pré-operatória

A. Comorbidades

Algumas comorbidades (e o tratamento necessário) são fatores de risco não modificáveis de infecção, enquanto para outros é possível otimização pré-operatória. A artrite reumatoide (AR) é um excelente exemplo. Os indivíduos com AR têm risco aumentado de infecção, em razão da própria doença e de seu tratamento. Os cirurgiões, trabalhando em sintonia com o reumatologista do paciente, podem otimizar o tratamento da AR ao mesmo tempo em que reduzem o risco de resultados insatisfatórios da cirurgia, inclusive de infecção. Essa abordagem de comorbidades pode ser aplicada a outras doenças.

Por exemplo, a obesidade, um fator de risco modificável que está se tornando mais frenquente em países desenvolvidos, particularmente nos EUA. Na literatura sobre artroplastia total, demonstrou-se que a obesidade está associada a aumento no risco de infecção. O aumento de 5 pontos no índice de massa corporal (IMC) foi associado a elevação de 50% na razão de chance de evoluir com infecção na prótese articular. Na literatura sobre cirurgia de coluna, os pacientes obesos apresentam razão de chance 2,2 vezes maior que a de não obesos. O cirurgião deve estar atento à associação entre obesidade e infecção e trabalhar com seus pacientes para reduzir o risco de infecção. Infelizmente, a perda de peso pode ser extremamente difícil, especialmente nos pacientes com problemas ortopédicos. O tratamento com derivação gástrica talvez seja necessário antes de intervenção ortopédica, especialmente em pacientes com IMC acima de 45. Infelizmente, a derivação produz desnutrição relativa.

> Bosco JA 3rd, Slover JD, Haas JP: Perioperative strategies for decreasing infection: a comprehensive evidence-based approach. *J Bone Joint Surg Am* 2010;92:232. [PMID: 20048118]

> Chen S, Anderson MV, Cheng WK, Wongworawat MD: Diabetes associated with increased surgical site infections in spinal arthrodesis. *Clin Orthop Relat Res* 2009;467:1670. [PMID: 2690748]

> Dowsey MM, Choong PF: Obesity is a major risk factor for prosthetic infection after primary hip arthroplasty. *Clin Orthop Relat Res* 2008;466:153. [PMID: 2505299]

> Dowsey MM, Choong PF: Obese diabetic patients are at substantial risk for deep infection after primary TKA. *Clin Orthop Relat Res* 2009;467:1577. [PMID: 2674158]

> Howe CR, Gardner GC, Kadel NJ: Perioperative medication management for the patient with rheumatoid arthritis. *J Am Acad Orthop Surg* 2006;14:544. [PMID: 16959892]

> Jämsen E, Varonen M, Huhtala H, et al: Incidence of prosthetic joint infections after primary knee arthroplasty. *J Arthroplasty* 2010;25:87. [PMID: 19056210]

> Moucha CS, Clyburn T, Evans RP, Prokuski L: Modifiable risk factors for surgical site infection. *J Bone Joint Surg Am* 2011;93:398. [PMID: 21325594]

> Olsen MA, Nepple JJ, Riew KD, et al: Risk factors for surgical site infection following orthopaedic spinal operations. *J Bone Joint Surg Am* 2008;90:62. [PMID: 18171958]

B. Nutrição

O estado geral de saúde do sistema imune do hospedeiro influencia a suscetibilidade às infecções. De fato, a desnutrição pode ser causa direta de disfunção do sistema imune. Em uma revisão recente, destacou-se a importância de reconhecer e corrigir deficiências nutricionais. Dos testes para avaliar o estado de nutrição devem estar dosagem de albumina sérica (normal, 3,4-5,0 g/dL), contagem de linfócitos (normal, $0,8$-3.65×10^3 células/μL) e dosagem de transferrina (normal, 70-850 mg/dL). Deve-se proceder à suplementação para corrigir deficiências de macro e micronutrientes antes da cirurgia.

> Katona P, Katona-Apte J: The interaction between nutrition and infection. *Clin Infect Dis* 2008;46:1582. [PMID: 18419494]

C. Descolonização de *Staphilococcus aureus*/ lavagem pré-operatória com água e sabão

Há algum tempo se sabe que alguns microrganismos têm maior potencial para causar infecções graves. O *S. aureus* é uma dessas bactérias. As tentativas de impedir infecção por *S. aureus* levaram ao desenvolvimento de protocolos para descolonização pré-operatória, criados para erradicar a bactéria da flora da pele antes de submeter o paciente a cirurgia. Em algumas instituições os cirurgiões que trabalham com reconstrução em adultos começaram a fazer rastreamento nas narinas dos pacientes no pré-operatório. Em um dos protocolos publicados realizam-se culturas nasais 2 a 4 semanas antes da cirurgia. Se positiva para *S. aureus*, os pacientes são tratados com mupirocina nasal duas vezes ao dia e tomam banho com clorexidina nos 5 dias imediatamente anteriores ao procedimento cirúrgico. Com esse protocolo foi possível reduzir a taxa de infecção por *S. aureus*, assim como a taxa global de infecção no local da cirurgia. Protocolos semelhantes foram usados para prevenção de infecções em outras disciplinas cirúrgicas, levando o grupo Cochrane a concluir que a mupirocina nasal é efetiva na prevenção de infecções. Por outro lado, em outra revisão independente com metodologia Cochrane demonstrou que os banhos com clorexidina isoladamente não alteraram a incidência de infecção em comparação com a lavagem tradicional com água e sabão no pré-operatório.

Hacek DM, Robb WJ, Paule SM, Kudrna JC, Stamos VP, Peterson LR: Staphylococcus aureus nasal decolonization in joint replacement surgery reduces infection. *Clin Orthop Relat Res* 2008;466:1349. [PMID: 2384050]

Rao N, Cannella B, Crossett LS, Yates AJ Jr, McGough R 3rd: A preoperative decolonization protocol for staphylococcus aureus prevents orthopaedic infections. *Clin Orthop Relat Res* 2008;466:1343. [PMID: 2384036]

Rao N, Cannella BA, Crossett LS, Yates AJ Jr, McGough RL 3rd, Hamilton CW: Preoperative screening/decolonization for Staphylococcus aureus to prevent orthopedic surgical site infection prospective cohort study with 2-year follow-up. J *Arthroplasty* 2011;26:1501. [PMID: 21507604]

van Rijen M, Bonten M, Wenzel R, Kluytmans J: Mupirocin ointment for preventing Staphylococcus aureus infections in nasal carriers. *Cochrane Database Syst Rev* 2008;4:CD006216. [PMID: 18843708]

Webster J, Osborne S: Preoperative bathing or showering with skin antiseptics to prevent surgical site infection. *Cochrane Database Syst Rev* 2007;2:CD004985. [PMID: 16625619]

▶ Fatores perioperatórios e intraoperatórios

A. Preparo

A preparação do paciente para a cirurgia é feita em várias etapas a partir de sua chegada no centro cirúrgico. A primeira decisão a ser tomada em relação ao controle de infecção é se o paciente deve ou não ter os pelos removidos. As três opções para remoção dos pelos são raspagem, retirada com pinça ou uso de cremes para depilação. Como alternativa, pode-se deixar os pelos. Tradicionalmente nos ensinavam que a técnica de raspagem seria inferior, o que foi corroborado por uma revisão Cochrane recente. Contudo, não se encontrou diferença comprando-se remoção de pelos usando as duas outras abordagens e manutenção dos pelos. A próxima etapa a influenciar o controle de infecção envolve a escolha da solução a ser usada no preparo do paciente.

As opções são soluções a base de iodo ou de gluconato de clorexidina, que podem ser aquosas ou alcoólicas. As soluções alcoólicas de gluconato de clorexidina mostraram-se superiores a outras soluções quando o desfecho medido é unicamente culturas positivas do campo cirúrgico. Entretanto, a correlação entre essas culturas e infecções de sítio operatório não foi estabelecida. É interessante observar que nas cirurgias urológicas outras soluções tiveram resultados superiores. Essa diferença pode ser resultado de fenômeno estatístico ou de meio bacteriano distinto na população de paciente que respondeu de forma diferente a uma dada solução antisséptica. Em uma revisão, em 2004, Cochrane não detectou diferença entre as soluções.

Edwards PS, Lipp A, Holmes A: Preoperative skin antiseptics for preventing surgical wound infections after clean surgery. *Cochrane Database Syst Rev* 2004;3:CD003949. [PMID: 15266508]

Ostrander RV, Botte MJ, Brage ME: Efficacy of surgical preparation solutions in foot and ankle surgery. *J Bone Joint Surg Am* 2005;87:980. [PMID: 15866959]

Saltzman MD, Nuber GW, Gryzlo SM, Marecek GS, Koh JL: Efficacy of surgical preparation solutions in shoulder surgery. *J Bone Joint Surg Am* 2009;91:1949. [PMID: 19651954]

B. Antibióticos

O uso de antibióticos no pré-operatório no prazo de 1 hora antes da cirurgia é procedimento padrão, rotineiro e necessário para participação nos protocolos nacionais do programa de aperfeiçoamento da atenção cirúrgica (SCIP – Surgical Care Improvement Project). As recomendações quanto a oportunidade, duração, escolha e posologia são as seguintes: administração de uma cefalosporina de primeira geração no prazo de 1 hora antes do início da cirurgia, com uso de clindamicina ou de vancomicina caso o paciente seja alérgico a cefalosporina, e manutenção da antibioticoterapia por não mais que 24 horas, exceto se houver suspeita ou confirmação de infecção. Como tratamento adjunto aos antibióticos sistêmicos, propôs-se o uso de antibiótico tópico, especificamente, gentamicina. Em dois trabalhos independentes utilizou-se um modelo com lesão em ratos para demonstrar maior atividade bactericida *in vivo*. Os resultados ainda precisam ser confirmados em ensaios randomizados e controlados em humanos.

Cavanaugh DL, Berry J, Yarboro SR, Dahners LE: Better prophylaxis against surgical site infection with local as well as systemic antibiotics. An in vivo study. *J Bone Joint Surg Am* 2009;91:1907. [PMID: 2714810]

Prokuski L: Prophylactic antibiotics in orthopaedic surgery. *J Am Acad Orthop Surg* 2008;16:283. [PMID: 21553797]

Yarboro SR, Baum EJ, Dahners LE: Locally administered antibiotics for prophylaxis against surgical wound infection. An in vivo study. *J Bone Joint Surg Am* 2007;89:929. [PMID: 17473127]

C. Esterilidade do centro cirúrgico

A esterilidade do centro cirúrgico é responsabilidade de qualquer um que entre na sala de cirurgia. Estão incluídos equipe cirúrgica, equipe de anestesiologia, equipe de enfermagem, equipe de instrumentadores e equipe que cuida do equipamento médico. Falhas na técnica de assepsia certamente aumentam a exposição do paciente a bactérias. Contudo, outros fatores contribuem, especificamente, a esterilidade do ar que circula no centro cirúrgico. A utilização de luz ultravioleta há muito vem sendo tentada como forma de reduzir o conteúdo de bactérias no ar. Um estudo recente demonstrou a redução na incidência de infecções em sítio cirúrgico com o uso de luz UV no centro cirúrgico. Além disso, a esterilidade do ar e a direção do fluxo de ar também são fatores controláveis no centro cirúrgico. Há muitos anos, empregam sistemas de fluxo vertical e horizontal de ar, combinados com diversos filtros para, teoricamente, reduzir o risco de infecções em sítio cirúrgico. Apesar desses esforços ao longo de muitos anos, não há consenso sobre se esses sistemas reduzem, são inúteis ou, de fato, aumentam o risco de contaminação pelo ar.

> Brandt C, Hott U, Sohr D, Daschner F, Gastmeier P, Ruden H: Operating room ventilation with laminar airflow shows no protective effect on the surgical site infection rate in orthopedic and abdominal surgery. *Ann Surg* 2008;248:695. [PMID: 18948793]
>
> Owers KL, James E, Bannister GC: Source of bacterial shedding in laminar flow theatres. *J Hosp Infect* 2004;58:230. [PMID: 15501339]
>
> Ritter MA, Olberding EM, Malinzak RA: Ultraviolet lighting during orthopaedic surgery and the rate of infection. *J Bone Joint Surg Am* 2007;89:1935. [PMID: 17768189]
>
> Stocks GW, O'Connor DP, Self SD, Marcek GA, Thompson BL: Directed air flow to reduce airborne particulate and bacterial contamination in the surgical field during total hip arthroplasty. *J Arthroplasty* 2011;26:771. [PMID: 20851565]
>
> Stocks GW, Self SD, Thompson B, Adame XA, O'Connor DP: Predicting bacterial populations based on airborne particulates: a study performed in nonlaminar flow operating rooms during joint arthroplasty surgery. *Am J Infect Control* 2010;38:199. [PMID: 19913327]

D. Fechamento

As duas principais opções para fechamento de ferida operatória são sutura e grampos. Em uma metanálise recente combinaram-se os resultados de seis trabalhos. A despeito das limitações metodológicas dessa metanálise, seus resultados sugerem que o fechamento com grampos aumentaria o risco de infecção. No fechamento das camadas profundas com pontos de sutura, a natureza do fio utilizado deve ser considerada. O ensinamento clássico é que os fios de monofilamento reduzem o risco de infecção porque, teoricamente, os fios trançados forneceriam maior área de superfície para contaminação por microrganismos em comparação com os fios de monofilamento. Entretanto, tal afirmação é meramente incidental considerando que nenhum trabalho demonstrou superioridade de um material sobre o outro no que se refere a infecção. Provavelmente a utilização de boa técnica cirúrgica no manuseio dos tecidos, incluindo fechamento sem traumas, proteção de retalhos fasciocutâneos de espessura total e evitação de dissecção ou desvascularização excessivas dos tecidos, é muito mais importante do que a escolha do material de fechamento.

> Smith TO, Sexton D, Mann C, Donell S: Sutures versus staples for skin closure in orthopaedic surgery: meta-analysis. *BMJ* 2010;340:c1199. [PMID: 20234041]

E. Controle pós-operatório da glicemia

É notório que o diabetes melito é fator de risco para infecção de sítio cirúrgico. Entretanto, a consequência do controle perioperatório inadequado da glicemia em termos de infecção de sítio cirúrgico não é tão evidente. A literatura recente sugere que o controle inadequado de hiperglicemia no pós-operatório aumenta substancialmente o risco de infecção do sítio cirúrgico.

> Ata A, Lee J, Bestle SL, Desemone J, Stain SC: Postoperative hyperglycemia and surgical site infection in general surgery patients. *Arch Surg* 2010;145:858. [PMID: 20855756]

MANIFESTAÇÕES CLÍNICAS

A despeito de 2.500 anos de evolução na medicina, os já citados sinais cardeais de inflamação, descritos originalmente pelo enciclopedista romano Celsus no primeiro século d.C., ainda representam o principal meio para o diagnóstico de infecção. Em hospedeiros imunocompetente, muitos, se não todos, esses sinais estarão presentes nas infecções agudas. No cenário pós-cirúrgico, a drenagem pela ferida, seja purulenta, sanguinolenta ou clara, também indica a ocorrência de processo infeccioso. Entretanto, o cenário pós-cirúrgico é o mais difícil, porque os sinais mencionados anteriormente são significativos em qualquer quadro inflamatório e inespecíficos para infecção. A distinção entre ferida pós-operatória com evolução rotineira, ferida pós-operatória com cicatrização deficiente, hematoma ou infecção pode ser extremamente difícil.

No quadro pós-operatório pode-se suspeitar de infecção em um cenário clínico no qual não haja melhora com o tempo. Após a cirurgia, dor, edema e eritema geralmente vão se reduzindo ao longo de dias a semanas. Se, em vez de melhorarem, os sintomas da inflamação piorarem, é possível que haja infecção.

Os exames laboratoriais podem ajudar a distinguir infecção de outros quadros. A elevação na contagem de leucócitos, especialmente se a porcentagem de neutrófilos estiver acima de 70%, sugere infecção. Entretanto, a leucocitose não é um sinal sensível para infecção localizada, sendo sua sensibilidade maior para doença sistêmica do que para um problema localizado. O aumento da VHS é outro marcador sensível, mas inespecífico. A VHS aumenta sempre que há inflamação e sua utilidade cai acentuadamente no pós-operatório ou em cenários nos quais é possível haver múltiplas etiologias para a inflamação. O aumento na PcR sérica é um pouco mais específico para infecção, mas não é suficientemente específico para determinar intervenção na ausência de outros sinais ou sintomas. A PcR geralmente aumenta muito rapidamente quando há infecção e começa a cair após 48 a 72

INFECÇÕES EM ORTOPEDIA — CAPÍTULO 7 — 381

horas. A VHS demora muito mais para normalizar, mantendo-se no nível máximo por vários dias e decaindo muito mais lentamente. As alterações nesses testes laboratoriais corroboram, mas não diagnosticam, infecção musculoesquelética.

DIAGNÓSTICO DIFERENCIAL

Em uma infecção, o grande mascarado, geralmente é parte de diagnóstico diferencial amplo. De fato, o diagnóstico de infecção frequentemente é confundido com diversos outros quadros clínicos, a maioria muito comum.

Frequentemente confunde-se infecção com traumatismo. Nos estágios iniciais de recuperação de uma contusão, o hematoma em tecidos moles pode ser confundido com abscesso. O fato de haver a possibilidade de infecção subsequente de hematoma só serve para criar maior confusão. A prevalência crescente de anticoagulação para diversas comorbidades cardíacas ou outras faz o trauma mais trivial produzir sangramento substancial. Além disso, os produtos do metabolismo do sangue podem produzir reação febril, o que coloca o cirurgião na posição de operar um hematoma em paciente anticoagulado ou de ignorar uma grande infecção de tecidos moles em indivíduo extremamente comprometido do ponto de vista médico.

Muitas neoplasias musculoesqueléticas podem ser confundidas com infecção. A maioria dos sarcomas de tecidos moles produz edema e, talvez, dor a palpação. As características heterogêneas nos exames de imagem e no exame de RMN levaram muitos cirurgiões a proceder a "irrigação-desbridamento" que, infelizmente, atinge um sarcoma, produzindo sangramento substancial e, possivelmente, comprometimento oncológico. Radiograficamente, o osteossarcoma pode ser muito semelhante à osteomielite. Ambos produzem alterações permeativas no osso com neoformação óssea substancial. Ambos são dolorosos e produzem edema. Ambos ocorrem na metáfise de crianças. De forma semelhante, o sarcoma de Ewing também produz alterações permeativas ósseas que lembram as produzidas por purulência. Como sarcoma de Ewing, linfoma e osteomielite são compostos por pequenas células azuis sem matriz, todos podem ter aspecto que lembra purulência franca no momento do desbridamento. A recomendação ao oncologista ortopedista de "enviar todo o material considerado como infecção a exame patológico e a solicitar cultura de qualquer tumor" nasceu dessa confusão.

Felizmente, a biópsia com agulha ajuda a estreitar esse diagnóstico diferencial sem potencial para causar danos. A não ser que o paciente esteja séptico em estágio terminal, em sua maioria, os casos suspeitos de infecção podem simplesmente ser aspirados, com ou sem assistência radiográfica. Essa abordagem tem diversas vantagens:

1. As infecções compostas por material purulento podem ser aspiradas e culturas obtidas rápida e facilmente, antes da administração de antibióticos.

2. É improvável que a aspiração com agulha cause complicações hemorrágicas, mesmo em paciente anticoagulado. A hemostasia quase sempre pode ser obtida com pressão direta e a coagulopatia do paciente corrigida antes que haja necessidade de intervenção cirúrgica.

3. Nos casos em que o sarcoma faz parte do diagnóstico diferencial, a biópsia com agulha pode obter não apenas amostras purulentas (se houver infecção), mas também material para diagnóstico patológico. Embora ainda haja debate sobre se o trajeto da agulha deva ser excisado no momento da cirurgia para sarcoma, a excisão de um trato de agulha é sempre mais fácil do que uma incisão cirúrgica e não tem o potencial de complicação de uma incisão posicionada de forma inapropriada.

Outros quadros inflamatórios podem ser confundidos com infecção. Como os sinais físicos de infecção são os sinais de inflamação, os dois quadros podem ter apresentação praticamente idêntica. A mionecrose asséptica, como a encontrada nos casos induzidos por estatinas, é impressionantemente semelhante às infecções, com dor, inflamação e edema. A mionecrose diabética também pode se comportar como infecção. A calcinose tumoral, encontrada em pacientes com insuficiência renal, produz massas de tecido mole com dor e alterações cutâneas, que também podem ser confundidas com abscessos.

COMPLICAÇÕES

As complicações dos quadros infecciosos podem ser extremamente graves. Em situações de sepse sistêmica, a ausência de tratamento adequado as manifestações locais e sistêmicas de infecção podem levar o paciente a óbito. De forma semelhante, a fasceíte por clostrídeo pode evoluir rapidamente, causando perda maciça de tecidos, perda do membro ou morte. Se não for possível livrar o paciente da infecção da prótese ou da osteomielite, talvez haja necessidade de amputação para controle da doença local. Mesmo com tratamento bem-sucedido, a infecção pode levar a perda substancial de tecidos, função, *status* social e ganhos financeiros do paciente.

Uma complicação especifica da infecção crônica é o desenvolvimento de carcinoma espinocelular ("úlcera de Marjolin"). Essa complicação ocorre quando qualquer infecção com drenagem crônica (geralmente > 20 anos de duração) produz irritação na pele circundante suficiente para o surgimento de carcinoma invasivo. Como tal situação é potencialmente letal em comparação com a manutenção do membro com a infecção basal sem controle, a amputação frequentemente é o tratamento preferencial.

> Bauer T, David T, Rimareix F, Lortat-Jacob A: Marjolin's ulcer in chronic osteomyelitis: seven cases and a review of the literature [French]. Rev *Chir Orthop Reparatrice Appar Mot* 2007;93:63. [PMID: 17389826]

TRATAMENTO

O tratamento das infecções ortopédicas geralmente envolve muitas modalidades terapêuticas e, frequentemente, abordagem multidisciplinar. Embora infecções cutâneas simples, como ce-

Osteomielite pediátrica

lulite ou foliculite, respondam bem ao tratamento clínico, as infecções ortopédicas profundas geralmente requerem intervenção cirúrgica e medicamentosa. A presença de materiais sem competência imunológica, como tecido ósseo morto ou prótese metálica, frequentemente determina uma abordagem mais agressiva, considerando que o fluxo sanguíneo necessário para o sucesso do tratamento com antibióticos evidentemente não está presente.

Osteomielite pediátrica

A osteomielite pediátrica é, primariamente, uma doença de tratamento cirúrgico. O fluxo sanguíneo lento e sinusoidal no interior das metáfises permite que as bactérias se multipliquem na região (ver Considerações gerais). Uma vez formado o sequestro, esse substrato necrótico é um meio perfeito para o crescimento bacteriano. A infecção irá evoluir até que se forme um invólucro ou até que o osso tenha sido totalmente destruído.

A cirurgia consiste em drenagem do osso infectado e remoção de qualquer sequestro presente. Se não houver sequestro o osso pode ser aberto com broca de alta velocidade, goiva, furadeira ou osteótomo, e o material purulento drenado. Se a articulação adjacente também estiver envolvida, ela deverá ser aberta, drenada e irrigada. Geralmente, instala-se dreno profundo no interior do osso e/ou da articulação e ali é mantido até que não haja mais material drenado. A seguir inicia-se tratamento intravenoso com antibióticos, a ser modificado em função do resultado das culturas. Geralmente, quatro a seis semanas de tratamento são suficientes para a cura.

Osteomielite em adultos

O tratamento da osteomielite em adultos frequentemente é mais difícil do que o da modalidade pediátrica. Muitas vezes as comorbidades do quadro ortopédico são crônicas e só podem ser melhorados, mas não eliminadas. A osteomielite em adultos também requer tratamentos cirúrgico e clínico muito mais agressivos do que os da doença pediátrica.

Assim como ocorre no tratamento pediátrico, o tratamento da osteomielite em adultos requer remoção total de todo o tecido ósseo necrótico. Isso costuma ser mais difícil, considerando que as áreas de necrose podem ser extensas e a remoção de todo o tecido ósseo morto pode produzir grandes falhas ósseas. De forma semelhante, é possível que haja grandes áreas de tecidos moles mal vascularizados, fibróticos ou necróticos, implicando desbridamento extensivo.

Há necessidade de planejamento pré-operatório cuidadoso. A extensão do envolvimento ósseo pode ser estimada antes da cirurgia, por meio de exame de TC, considerando que o osso necrótico é frequentemente esclerótico e hiperdenso nesse tipo de exame. Se estiver prevista uma falha segmentar ou se o desbridamento circunferencial indicado implicar perda óssea com risco substancial de fratura patológica, será necessária estabilização. Para falhas pequenas ou situações nas quais múltiplos desbridamentos se façam necessários, o ideal é usar fixação externa com técnica convencional ou com fio fino (Ilizarov). A técnica permite estabilização esquelética com acesso aos tecidos moles.

A fixação externa poderá finalmente ser revisada para fixação interna, uma vez que a infecção tenha sido erradicada, ou usada definitivamente como meio de fixação após enxerto ou transporte de osso.

Também é necessário planejamento para reconstrução de tecidos moles. As fístulas, tecidos necróticos e áreas com vascularização deficiente devem ser total e radicalmente desbridadas. Isso geralmente produz falhas de tecidos ósseos que requerem cirurgia plástica, com enxerto rotacional ou transferência de tecido livre.

A osteomielite em adultos, secundária a fenômenos de pressão, é um caso específico (ver Considerações gerais). Nessa situação, os pacientes se tornam mental ou fisicamente inibidos a perceber ou reagir à pressão. Se a ferida causada por pressão atingir o osso, estamos diante de osteomielite por definição. Não há necessidade de biópsia óssea para diagnóstico nesse caso, mas talvez possa ser útil para especificar a antibioticoterapia. O tratamento cirúrgico, cuja necessidade varia em função de desejo do paciente, expectativa de vida e comorbidades, frequentemente é radical com retirada de grandes segmentos de sacro, pelve ou fêmur proximal. Geralmente há necessidade de cirurgia plástica reconstrutiva.

A antibioticoterapia para osteomielite em adultos frequentemente é multimodal. O uso de dois ou mesmo três agentes combinados pode facilitar a penetração nos tecidos envolvidos e ajudar a reduzir os efeitos colaterais e tóxicos. É muito importante a cultura de amostra profunda para especificação, e os pacientes com fístulas crônicas com frequência têm a antibioticoterapia suspensa por vários dias até semanas para permitir a realização de culturas de material colhido profundamente. As culturas de tecidos profundos são mais sensíveis e específicas do que as culturas de *swab*. A coleta de cultura de tratos fistulosos ou de drenagem purulenta não traz benefícios e pode causar dano e confusão.

Infecções de tecidos moles em adultos

As infecções de tecidos moles que resultem de uso de substâncias intravenosas ou subcutâneas podem ser tratadas por incisão e drenagem, possivelmente com curativos abertos e antibióticos sistêmicos. As infecções mais graves, especialmente em indivíduos imunocomprometidos requerem tratamento mais agressivo. As cavidades de abscesso devem ser abertas e todo o tecido necrótico removido. Em geral, utiliza-se antibióticos de amplo espectro podendo ser necessária a associação de vários, dependendo do cenário clínico. O tratamento para ser bem-sucedido demanda hospedeiro imunocompetente e, assim, agentes imunomoduladores devem ser suspensos. Nos hospedeiros neutropênicos, o uso de fatores de crescimento e proliferação de leucócitos.

O tratamento da mionecrose neutropênica é especialmente difícil. Nesse cenário, o hospedeiro neutropênico se apresenta com febre, dor intensa e celulite. A RMN geralmente não revela qualquer abscesso ou quadro cirúrgico, uma vez que o hospedeiro não tem função imune suficiente nem para formar abscesso. Administra-se antibioticoterapia de amplo espectro como em

INFECÇÕES EM ORTOPEDIA   CAPÍTULO 7   383

qualquer protocolo para tratamento de paciente febril neutropênico, mas sem sucesso para reduzir a febre ou eliminar o eritema. Se o quadro do paciente continuar a se deteriorar sem que haja outro motivo, a região de eritema deve ser aberta e a musculatura subjacente explorada cirurgicamente. Frequentemente, o músculo estará totalmente necrótico, mas sem a necrose liquefativa encontrada na piomiosite de indivíduos imunocompetente. O desbridamento deve continuar até que se observe sangramento e músculo viável. Toda a parte necrótica do compartimento deve ser removida. Nos casos mais graves todo o compartimento estará necrótico e todos os vasos dirigidos aos músculos estarão coagulados por trombos bacterianos. Esse quadro não é diferente ao encontrado nos casos avançados de síndrome do compartimento com vasos principais patentes e ramos musculares comprometidos. Diferentemente do que ocorre com a síndrome do compartimento, todo o compartimento deve ser removido como medida preservadora da vida.

▶ Infecções de prótese

Como mencionado previamente, o tratamento das infecções de próteses articulares depende da acuidade da infecção desde o momento da cirurgia ou episódio desencadeante. As infecções recentes (entre 4 e 6 semanas da cirurgia ou a alguns dias de procedimento invasivo) podem ser tratadas com irrigação cirúrgica e substituição das superfícies infectadas. Após esse curso de tratamento, o cirurgião deve manter alto grau de vigilância, porque essa abordagem pode não ser suficiente. Nas infecções crônicas (de meses a anos após o implante e sem episódio desencadeante), o cirurgião deve presumir que um biofilme contaminou a prótese metálica e não há possibilidade de recuperação da prótese. Se o paciente puder tolerar revisão em estágios e antibioticoterapia sistêmica, esse é o tratamento com maior chance de sucesso. Se o paciente não estiver em condição de suportar revisão em estágios em razão de comorbidades, as opções incluem supressão crônica com antibióticos e amputação. Com o envelhecimento da população e o aumento da frequência de artroplastias, assim como da resistência bacteriana, as infecções de próteses continuarão desafiando os cirurgiões ortopédicos.

▶ Infecções traumáticas

As infecções traumáticas representam um problema particularmente difícil por combinar os riscos de infecção inerentes a qualquer procedimento ortopédico com a contaminação do episódio traumático. A base do tratamento moderno é formada por desbridamento imediato e completo dos tecidos desvitalizados e fixação rígida. Não é surpreendente que o risco de infecção seja diretamente proporcional ao grau de lesão de tecidos moles produzido pelo trauma. As capacidades funcional e regenerativa do hospedeiro e seu estado nutricional e de saúde geral também influenciam o risco de infecção. Embora o cirurgião não tenha

controle sobre a magnitude do trauma ou sobre o estado de saúde do acidentado, ele tem controle total sobre a qualidade do desbridamento e da fixação e, portanto, deve maximizá-los. O tratamento ideal das infecções traumáticas frequentemente envolve equipe multidisciplinar, incluindo cirurgiões ortopédicos, cirurgiões plásticos e infectologistas. De fato, a literatura sugere que pacientes tratados com abordagem multidisciplinar apresentam resultados melhores do que os demais.

Cierny G 3rd, DiPasquale D: Treatment of chronic infection. *J Am Acad Orthop Surg* 2006;14:S105. [PMID: 17003180]

Copley LA: Pediatric musculoskeletal infection: trends and antibiotic recommendations. *J Am Acad Orthop Surg* 2009;17:618. [PMID: 19794219]

Duzgun AP, Satir HZ, Ozozan O, Saylam B, Kulah B, Coskun F: Effect of hyperbaric oxygen therapy on healing of diabetic foot ulcers. *J Foot Ankle Surg* 2008;47:515. [PMID: 19239860]

Forsberg JA, Potter BK, Cierny G 3rd, Webb L: Diagnosis and management of chronic infection. *J Am Acad Orthop Surg* 2011;19(Suppl 1):S8. [PMID: 21304049]

Noel SP, Courtney HS, Bumgardner JD, Haggard WO: Chitosan sponges to locally deliver amikacin and vancomycin: a pilot in vitro evaluation. *Clin Orthop Relat Res* 2010;468:2074. [PMID: 2895824]

Prokuski L: Treatment of acute infection. *J Am Acad Orthop Surg* 2006;14(10 Spec No.):S101. [PMID: 17003179]

Stinner DJ, Noel SP, Haggard WO, Watson JT, Wenke JC: Local antibiotic delivery using tailorable chitosan sponges: the future of infection control? *J Orthop Trauma* 2010;24:592. [PMID: 20736801]

Ziran BH, Rao N, Hall RA: A dedicated team approach enhances outcomes of osteomyelitis treatment. *Clin Orthop Relat Res* 2003;414:31. [PMID: 12966273]

PROGNÓSTICO

É praticamente impossível fazer prognóstico das infecções musculoesqueléticas em geral, considerando que o sucesso final do tratamento depende de inúmeras variáveis, conforme indicamos em várias ocasiões neste capítulo. Fatores do hospedeiro (idade, nutrição, comorbidades, localização anatômica), fatores do patógeno (tipo e virulência de organismo) fatores ligados ao médico (índice de suspeição, qualidade técnica, recursos disponíveis) todos impactam profundamente os resultados do tratamento. Entretanto, os princípios do tratamento das infecções musculoesqueléticas são os mesmos em todas as ocasiões. Alto índice de suspeição, interpretação correta dos dados laboratoriais e clínicos, cirurgia meticulosa quando indicada e otimização dos fatores ligados ao hospedeiro, além de antibioticoterapia específica para o patógeno, são os pilares do tratamento das infecções musculoesqueléticas. Em todas as situações o respeito a esses princípios maximizam o prognóstico do paciente.

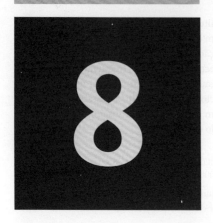

Cirurgia do pé e do tornozelo

Jeffrey A. Mann, MD
Loretta B. Chou, MD
Steven D. K. Ross, MD

PRINCÍPIOS BIOMECÂNICOS DO PÉ E DO TORNOZELO

A principal função do pé e do tornozelo é a locomoção. Portanto, é essencial ao médico responsável pelo tratamento do pé e do tornozelo conhecer e compreender as suas anatomia e bioquímica. O que se segue é uma discussão breve dos princípios biomecânicos que regem pés e tornozelos durante o ciclo da marcha. Uma vez que tais princípios sejam conhecidos e compreendidos o médico torna-se capaz de diagnosticar problemas que afetem a anatomia e a função dessas estruturas.

▶ Marcha

Define-se marcha como a progressão do corpo no espaço dispendendo tão pouca energia quanto possível. A medida que o corpo se move por meio do ciclo da marcha, forças musculares são geradas ativamente em contraposição aos efeitos passivos da gravidade sobre o corpo. Para acomodar tais forças, o pé deve estar flexível no momento em que o calcanhar bate no chão a fim de absorver o impacto do corpo contra o solo. Entretanto, ao final da fase de apoio da passada o pé se torna rígido quando os dedos deixam o solo, para auxiliar o movimento do corpo para frente. O grau das forças atuando sobre o pé aumenta significativamente à medida que a marcha é acelerada. Por exemplo, quando um indivíduo está caminhando a força inicial que o pé atinge o solo corresponde a, aproximadamente, 80% do peso do corpo. Na corrida, esta força aumenta para aproximadamente 160%. Além disso, a força máxima contra o solo durante a caminhada atinge 110% do peso corporal e em uma corrida, 240%. Esse aumento acentuado contribui para algumas das lesões encontradas em corredores.

▶ O ciclo da marcha

A análise da marcha foi descrita no Capítulo 1, mas aqui serão detalhados os papéis do pé e do tornozelo (Figs. 8-1 e 8-2). Um componente importante do exame físico é a observação do paciente durante o ciclo da marcha. Tal observação ajuda o médico a esclarecer a causa de uma anomalia na marcha. Por exemplo, a deformidade equina causada por espasticidade ou contratura fará com que o contato inicial com o solo seja feito com o pododáctilo e não com o calcanhar. Além disso, decorridos 7% do ciclo da marcha, o pé geralmente se encontra plano sobre o solo, mas se houver espasticidade ou contratura do tendão do calcâneo essa posição será retardada. Com 12% do ciclo, os dedos do outro pé deixam o solo e se inicia a fase de balanço. O calcanhar do pé de apoio começa a ser elevado com 34% do ciclo, à medida que a perna em balanço passa pela perna na fase de apoio. Quando há espasticidade, a elevação do calcanhar pode ocorrer mais cedo e, em contraste, quando há perda de força do gastrocnêmico, o calcanhar é elevado tardiamente. O calcanhar do pé oposto chega ao solo decorridos 50% do ciclo, o que finaliza o período de apoio em um membro, e isso pode ocorrer mais cedo se houver perda de força do conjunto gastrocnêmio sóleo contralateral. A liberação dos dedos do pé oposto ocorre com 62% do ciclo, no início da fase de balanço. Esses marcadores do ciclo da passada devem ser considerados quando se observa a marcha, para que sejam identificados quadros patológicos.

▶ Movimentos do pé e do tornozelo

A maior parte da dorsiflexão e da flexão plantar ocorre sobre a articulação do tornozelo. A articulação subtalar permite a inversão (varo) e a eversão (valgo). A seguir, a adução – que é o movimento na direção da linha média – e a abdução – que é movimento que se afasta da linha média – ocorrem sobre a articulação transversa do tarso (articulações talonavicular e calcaneocuboide). A supinação e a pronação são usadas na descrição de movimentos combinados, mas, infelizmente, esses termos algumas vezes são usados indiscriminadamente na literatura. A supinação é a combinação de flexão plantar da articulação do tornozelo, inversão da articulação subtalar e adução da articulação transversa do tarso. A pronação é o movimento exatamente oposto: dorsiflexão da articulação do tornozelo, eversão da articulação subtalar e abdução da articulação transversa do tarso. A nomenclatura também pode causar confusão quando são utilizados termos como antepé varo e antepé valgo (Fig. 8-3). O antepé varo e valgo são deformidades

CIRURGIA DO PÉ E DO TORNOZELO   CAPÍTULO 8   385

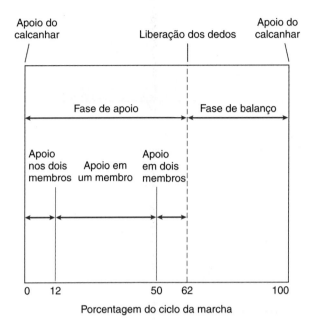

▲ **Figura 8-1** Fases do ciclo da marcha. A fase de apoio corresponde a 62% do ciclo e a fase de balanço a 38%. (Reproduzida com permissão a partir de Mann RA, Coughlin MJ: *The Video Textbook of Foot and Ankle Surgery*. Medical Video Productions, 1991.)

anatômicas observadas quando o retropé está em posição neutra. A posição neutra é atingida quando o calcâneo está alinhado com o eixo longitudinal da tíbia e a cabeça do tálus está coberta pelo osso navicular. O antepé varo ocorre quando a face lateral do antepé encontra-se em flexão plantar maior do que a face medial. Com deformidade flexível, o pé fica plano sobre o solo durante a fase de apoio, mas quando a deformidade é fixa, a face lateral do pé suporta peso em excesso. Como resultado, gradualmente enquanto o peso se desloca para o antepé, o calcâneo assume posição em valgo, o que pode causar impacto lateral do calcâneo contra a fíbula. No antepé valgo, a face medial do pé apresenta maior fle-

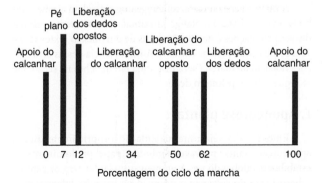

▲ **Figura 8-2** Eventos do ciclo da marcha. (Reproduzida com permissão a partir de Mann RA, Coughlin MJ: *The Video Textbook of Foot and Ankle Surgery*. Medical Video Productions, 1991.)

xão plantar do que a face lateral o que resulta em excesso de peso suportado pela cabeça do metatarso. Para acomodar essa deformidade, o calcâneo assume posição em varo, o que pode resultar em sensação de instabilidade na articulação do tornozelo.

▶ **Mecânica do pé durante a sustentação do peso**

Durante a marcha, o pé é flexível no momento do apoio do calcanhar, a fim de absorver o impacto do encontro com o solo. Consequentemente, a articulação subtalar literalmente colapsa para posição em valgo, causando rotação interna da tíbia e desbloqueio distal da articulação transversa do tarso (talonavicular e calcaneocuboide). Isso confere flexibilidade ao pé. Durante esse período de apoio do calcanhar no ciclo da marcha, os músculos do compartimento anterior são os únicos ativos. Os músculos do compartimento anterior controlam a flexão plantar inicial rápida seguia por apoio do calcanhar com contração excêntrica ou alongada. A flexibilidade do pé é máxima decorridos 7% do ciclo. À medida que o corpo passa sobre o pé plano no chão, inicia-se a elevação do calcanhar forçando a extensão das articulações metatarsofalangeanas. Quando isso ocorre o pé é convertido em uma alavanca rígida que apoia o corpo no momento em que os dedos são liberados do solo. Os mecanismos que transformam o pé de estrutura flexível para rígida são (1) estiramento da aponeurose plantar, o mecanismo de guindaste; (2) rotação externa progressiva do membro inferior, que se inicia na pelve e é transmitida distalmente passando pela articulação do tornozelo até a articulação subtalar; e (3) estabilização da articulação transversa do tarso, consequência da inversão progressiva da articulação subtalar.

▶ **Articulações do pé e do tornozelo**

A. Articulação do tornozelo

No tornozelo encontra-se a articulação do tálus com a tíbia e a fíbula, com arco de movimento (ADM) de 15 graus de dorsiflexão a 55 graus de flexão plantar. Observa-se também um pequeno movimento no plano transversal de, aproximadamente, 15 graus. Os músculos do compartimento anterior da perna, tibial anterior e extensores dos dedos, controlam o grau de flexão plantar do tornozelo no momento em que o calcanhar faz contato com o solo até 10% da fase de apoio. Esses músculos são responsáveis pela dorsiflexão do pé e do tornozelo durante a fase de balanço. Qualquer perda de força ou patologia afetando o compartimento anterior pode resultar em batida do pé no contato do calcanhar e em pé caído na fase de balanço. A maior força sobre a articulação do tornozelo durante a marcha foi calculada como 4,5 vezes o peso do corpo, o que ocorre decorridos 40% do ciclo da marcha.

B. Articulação subtalar

A subtalar é a articulação entre o tálus e o calcâneo. Há três componentes nesta articulação, as facetas posterior, média e an-

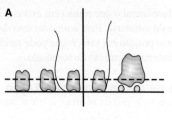
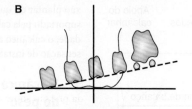
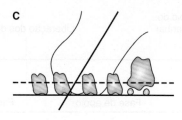
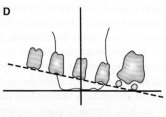
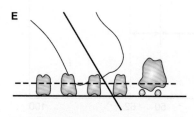

▲ **Figura 8-3** Biomecânica da pressão sobre o pé. **A:** Alinhamento normal: antepé perpendicular ao calcanhar. **B:** Antepé varo (não compensado): aspecto lateral do antepé em flexão plantar em relação ao aspecto medial. **C:** Antepé varo (compensado): com o antepé plano no chão, o calcanhar assume posição em valgo. **D:** Antepé valgo (não compensado): aspecto medial do antepé em flexão plantar em relação ao aspecto lateral. **E:** Antepé valgo (compensado): com o antepé plano no chão, o calcanhar assume posição em varo. (Reproduzida, com permissão, a partir de Mann RA, Coughlin MJ: *The Video Textbook of Foot and Ankle Surgery*. Medical Video Productions, 1991.)

terior. A maior e mais importante dessas facetas é a posterior. Por meio da articulação subtalar, ocorrem inversão de aproximadamente 20 graus e eversão de 5 a 10 graus. Esses movimentos são produzidos pelos músculos tibial posterior (inversão) e fibular curto (eversão). Durante o ciclo da marcha, no momento do contato inicial com o solo, a eversão é um mecanismo passivo e ocorre em razão da forma das articulações e de seu apoio ligamentar. A inversão ocorre tanto ativa quanto passivamente no momento da liberação dos dedos. O controle ativo é obtido com os músculos gastrocnêmio, sóleo e tibial posterior, e a inversão passiva ocorre por ação da aponeurose plantar, da rotação externa do membro inferior e do espaço metatarsal oblíquo.

C. Articulações talonavicular e calcaneocuboide

As articulações talonavicular e calcaneocuboide atuam funcionalmente como uma única articulação, também denominada articulação transversal do tarso. A articulação transversal do tarso é responsável por adução e abdução, respectivamente de 15 e 10 graus. A cabeça do tálus é firmemente assentada no osso navicular no momento da liberação dos dedos, o que agrega estabilidade ao pé. Além disso, a estabilidade da articulação transversal do tarso é controlada pela posição da articulação subtalar. Quando a articulação subtalar está em posição invertida, os eixos dessas duas articulações não estão em paralelo, o que aumenta a estabilidade do retropé. Quando o calcâneo está em eversão no momento do apoio do calcanhar, essas articulações ficam paralelas, aumentando sua flexibilidade (Fig. 8-4). Um aspecto importante é que quando se determina a posição da artrodese subtalar, o alinhamento cuidadoso em 5 a 7 graus da articulação subtalar serve para manter a flexibilidade do pé a capacidade de caminhar. Entretanto, se a articulação subtalar estiver mal posicionada com retropé varo, a articulação transversa do tarso ficará bloqueada. O pé ficará rígido e o paciente terá dificuldade de andar.

D. Articulações metatarsofalangeanas

As articulações metatarsofalangeanas articulam a cabeça do metatarso e a base da falange proximal. O movimento normal dessas articulações é de 50 a 70 graus de dorsiflexão (extensão) e 15 a 25 de flexão plantar (flexão). A importância dessas articulações no ciclo da marcha será discutida em detalhes na seção que se segue sobre o primeiro dedo.

E. Aponeurose plantar

Embora não seja uma articulação propriamente dita, a aponeurose plantar provavelmente tem papel predominante na estabilidade global do pé. A aponeurose plantar tem origem na tuberosidade do calcâneo e inserção na base das falanges proximais (Fig. 8-5). Durante a marcha, as articulações metatarsofalangeanas sofrem extensão na metade final da fase de apoio.

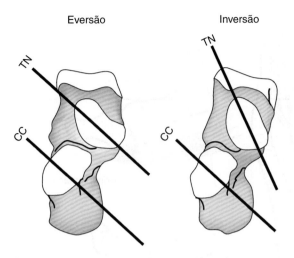

▲ **Figura 8-4** A função da articulação transversa do tarso, segundo descrição de Elftman, demonstra que quando o calcâneo está em eversão, os eixos das articulações talonavicular (TN) e calcaneocuboide (CC) ficam paralelos ou congruentes. Quando a articulação subtalar está em posição invertida, os eixos ficam incongruentes, aumentando a estabilidade do mesopé. (Reproduzida, com permissão, a partir de Mann RA, Coughlin MJ: *The Video Textbook of Foot and Ankle Surgery*. Medical Video Productions, 1991.)

A aponeurose plantar força a cabeça dos metatarsos em direção plantar, o que aumenta o arco longitudinal, no que é conhecido como mecanismo de grua (*windlass*). Além disso, a aponeurose plantar aumento o efeito da força tênsil no tendão do calcâneo sobre a força tênsil da fáscia plantar. O resultado é rigidez do pé, que permite que o corpo seja impulsionado durante a passada. Ademais, esse mecanismo ajuda a inverter a articulação subtalar aumentando a rigidez do pé para a impulsão.

F. Anormalidades na marcha

Descrevem-se os distúrbios mais comuns da marcha.

1. Pé plano – O pé plano é aquele com redução do arco longitudinal. Isso pode ocorrer quando o paciente apresenta hipermobilidade articular e o pé com flexibilidade excessiva. Como resultado, o padrão da marcha é anormal; o retropé apresenta excesso de valgo e, nos casos mais graves, ocorre colapso do arco longitudinal. O antepé sofre abdução no início do ciclo da marcha, com aumento da superfície que suporta o peso sobre a face plantar do pé. A situação pode causar fadiga fácil, em razão de apoio inadequado do arco longitudinal.

2. Pé cavo – O pé cavo é aquele com elevação excessiva do arco longitudinal. Frequentemente, observa-se redução associada no movimento do pé, e o retropé fica em varo enquanto o antepé está em valgo. Os dedos podem evoluir com deformidade em garra. Como exemplos clínicos dessa deformidade temos doença de Charcot-Marie-Tooth, poliomielite e, algumas vezes, síndrome do compartimento crônica da perna. O efeito global é a redução da área de superfície para apoio do peso. Além disso, a deformidade em garra dos dedos pode reduzir mais o contato com o solo. Consequentemente, o padrão da marcha é anormal e observa-se aumento da pressão sobre o calcanhar no momento em que toca o solo. Com a evolução da passada, ocorre aumento da pressão sobre o aspecto lateral da planta e sobre a cabeça do primeiro metatarso.

3. Pé caído – A paresia do músculo tibial anterior ou a paralisia do nervo fibular comum podem resultar em pé caído. Esses pacientes não fazem dorsiflexão do tornozelo e, consequentemente, ocorre flexão plantar do tornozelo. Ao caminhar, esses pacientes adotam a marcha escarvante. Nesse padrão de marcha há aumento da flexão do quadril e do joelho para permitir que a perna em fase de balanço saia do chão. Se esse mecanismo compensador não ocorrer o paciente pode arrastar os dedos no chão e cair.

4. Pé equino – A contratura equina pode ocorrer quando há perda de força no compartimento anterior o que resulta em tração não compensada do complexo gastrocnêmico sóleo. A contratura equina também pode ser causada por AVC, traumatismo craniano ou traumatismo de membro inferior, ou pode ser uma deformidade congênita frequentemente associada à tensão da cápsula posterior. O tornozelo é fixado em flexão plantar ao longo de todo o ciclo da marcha. Esse padrão de marcha é caracterizado por contato apenas do antepé com o solo. O calcanhar não toca o solo. O apoio do peso na região anterior do pé resulta em impulso do joelho para trás, o que, ao longo do tempo, pode causar deformidade em hiperextensão do joelho. A perda de força do quadríceps pode acentuar o problema.

Baker R, McGinley JL, Schwartz MH, et al: The gait profile score and movement analysis profile. *Gait Posture* 2009;30:265. [PMID: 19632117]

Biga N: Clinical examination of the foot and the ankle. Data collection and interpretation of the pathogenic causal sequence of disorders. *Orthop Traumatol Surg Res* 2009;95:41. [PMID: 19427281]

Jenkyn TR, Anas K, Nichol A: Foot segment kinematics during normal walking using a multisegment model of the foot and ankle complex. *J Biomech Eng* 2009;131:034504. [PMID: 19154075]

Lee JH, Sung IY, Yoo JY: Clinical or radiologic measurements and 3-D gait analysis in children with pes planus. *Pediatr Int* 2009;51:201. [PMID: 19405916]

Mann RA: Biomechanics of the foot and ankle. In: Mann RA, Coughlin MJ, eds: *Surgery of the Foot and Ankle*, New York: Mosby-Year Book; 1993.

Orendurff MS, Schoen JA, Bernatz GC, Segal AD, Klute GK: How humans walk: bout duration, steps per bout, and rest duration. *J Rehabil Res Dev* 2008;45:1077. [PMID: 19165696]

Yamaguchi S, Sasho T, Kato H, Kuroyanagi Y, Banks SA: Ankle and subtalar kinematics during dorsiflexion-plantarflexion activities. *Foot Ankle Int* 2009;30:361. [PMID: 19356362]

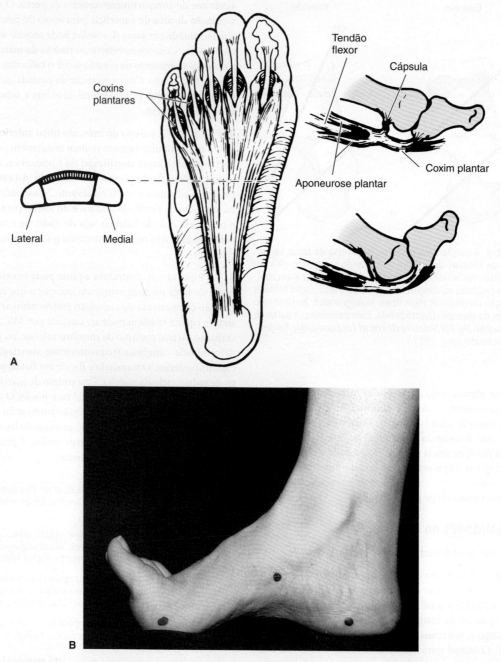

▲ **Figura 8-5** Mecanismo de grua. **A:** A aponeurose plantar, que se origina na tuberosidade do calcâneo, divide-se e insere-se na base proximal de cada falange. **B:** A dorsiflexão das articulações metatarsofalangeanas faz a aponeurose plantar envolva a cabeça do metatarso, abaixando a cabeça dos metatarsos e elevando o arco longitudinal. (Reproduzida, com permissão, a partir de Mann RA, Coughlin MJ: *The Video Textbook of Foot and Ankle Surgery*. Medical Video Productions, 1991.)

CIRURGIA DO PÉ E DO TORNOZELO · CAPÍTULO 8

▼ DEFORMIDADES DO PRIMEIRO DEDO

▶ Princípios biomecânicos

A primeira articulação metatarsofalangeana funciona principalmente como estrutura de suporte de peso e estabilizadora do aspecto medial do arco longitudinal. A estabilidade estática da primeira articulação metatarsofalangeana é responsabilidade dos ligamentos colaterais e da placa plantar formada pela aponeurose plantar e pela cápsula articular. Os músculos abdutor do hálux e abdutor do hálux agregam estabilidade dinâmica inserindo-se, respectivamente, nas faces lateral e medial da cabeça do metatarso. Nenhum músculo insere-se na cabeça do metatarso propriamente dita e, portanto, a estrutura é suspensa por um conjunto de músculos e tendões. Isso permite que a cabeça do metatarso seja empurrada em direção medial ou lateral, dependendo do desvio da falange proximal.

A aponeurose plantar força a cabeça dos metatarsos à flexão plantar no terço final da fase de apoio do ciclo da marcha. O hálux suporta mais pressão à medida que esta é transferida da cabeça dos metatarsos para os pododáctilos (ver Fig. 8-5). Se o mecanismo de grua do hálux estiver perdido, como ocorre nos casos com joanete, a pressão deixa de ser transferida aos pododáctilos, permanecendo sob a cabeça dos metatarsos. Essa transferência de carga resulta em metatarsalgia, especialmente sob as cabeças menores. O segundo metatarsal frequentemente suporta a carga porque a capacidade de apoiar o peso do primeiro metatarsal está comprometida.

Alterações na biomecânica normal dessa articulação podem resultar em lesão de transferência, que é uma lesão hipercerática sob a cabeça dos metatarsos menores. A causa mais comum é um procedimento cirúrgico que prejudique esse mecanismo, como artroplastia a Keller. Neste procedimento, a base da falange proximal é retirada, o que impede a inserção da aponeurose plantar no hálux. A artroplastia da primeira articulação metatarsal também resulta na perda desse mecanismo. A osteotomia de metatarso com encurtamento excessivo (> 5 a 7 mm) ou dorsiflexão do primeiro metatarso também pode causar o problema.

▶ Anatomia normal

A primeira articulação metatarsofalangeana é uma estrutura complexa. É composta pela superfície articular da cabeça do metatarso e a base da falange proximal, além dos dois ossos sesamoides na face plantar. Os sesamoides são unidos por um ligamento e separados por uma crista óssea, e jazem no interior dos tendões duais do flexor curto do hálux. Medial e lateralmente, os ligamentos colaterais estabilizam a articulação metatarsofalangeana e na direção da superfície plantar, misturam-se com o tendões adutor e abdutor do hálux ao longo das faces lateral e medial da articulação. Mais adiante na direção da superfície plantar, os sesamoides são estabilizados pela fixação rígida da aponeurose plantar encapsulada, que se insere na base da falange proximal. Em posição plantar aos sesamoides passa o tendão flexor longo do hálux. No plano dorsal, o tendão extensor longo do hálux é estabilizado por um mecanismo de cobertura medial e dorsal semelhante ao encontrado na mão, e o músculo extensor curto dos dedos insere-se na falange proximal ao longo do aspecto lateral da articulação. Os movimentos normais da articulação metatarsofalangeana são dorsiflexão e flexão plantar.

1. Hálux valgo

O hálux valgo também é conhecido como joanete (CID-9 735.0). Trata-se de deformidade complexa que inclui desvio lateral da falange proximal com resultante pressão medial contra a cabeça do metatarso. A eminência medial se torna proeminente a medida que a falange proximal tende à posição em valgo. Com a deformidade crônica, a cápsula medial se atenua, e a cápsula articular lateral se contrai. À medida que a cabeça do metatarso é empurrada no sentido medial, os sesamoides, que estão firmemente fixados ao tendão adutor do hálux e ao ligamento transversal do metatarso, lentamente erodem a crista. Com isso, ocorre subluxação lateral dos sesamoides da posição plantar em direção ao primeiro metatarso. Com o desvio lateral do hálux, o extensor longo e o flexor longo de hálux assumem posição lateral e contribuem para a tensão lateral sobre o hálux. Quando a deformidade é grave, os músculos intrínsecos e extrínsecos localizam-se em posição lateral ao eixo longitudinal da primeira articulação metatarsofalangeana, o que agrava a deformidade. À medida que a deformidade evolui, ocorre pronação do hálux já que a atenuação da porção mais fraca da cápsula (o aspecto dorsomedial) permite que o tendão abdutor do hálux deslize por baixo da cabeça do metatarso e produza rotação da falange proximal para posição de pronação. Em uma pequena porcentagem de casos, nos quais a primeira articulação metatarsocuneiforme apresente grau significativo de instabilidade, é possível haver progressão rápida da deformidade.

▶ Considerações gerais

A incidência de deformidade em valgo é 10 vezes maior em mulheres. A incidência também é significativamente mais alta em populações que andem calçadas. O que pode ser uma causa importante para a deformidade em valgo do hálux é o uso de calçados apertados. Outros fatores que podem contribuir para a ocorrência do problema são história familiar de joanete, envolvimento bilateral, sexo feminino, primeiro raio longo, superfície oval ou curva da articulação metatarsofalangeana, espasticidade e doenças sistêmicas, como a artrite reumatoide. Além disso, a deformidade em valgo do hálux não está associada a aperto crônico do tendão do calcâneo ou do gastrocnêmico, aumento da mobilidade do primeiro raio, bilateralidade ou pé plano.

▶ Manifestações clínicas

A. Sinais e sintomas

O sintoma mais comum é dor sobre a eminência medial. Os pacientes também se queixam de dor na articulação e dor sob a cabeça do segundo metatarsal (lesão de transferência ou metatarsalgia). A deformidade pode impedir o uso de calçados e a limitação das atividades faz parte conjunto de sintomas. A profissão, as atividades esportivas e os calçados utilizados pelo paciente devem ser investigados.

Uma avaliação completa deve ser realizada em ambos os membros inferiores com o paciente despido dos joelhos para baixo. O paciente é instruído a ficar de pé e caminhar. Observa-se a postura do pé assim como a posição do hálux e dos demais pododáctilos. A pele é avaliada quanto a presença de eritema, edema, úlcera ou calosidades. O arco de movimento (ADM) é verificado nas articulações de tornozelo, subtalar, transversal do tarso e metatarsofalangeanas. O estado neurovascular do pé deve ser cuidadosamente avaliado, observando-se ausência de pulsos e presença de estase venosa. Se houver comprometimento da vascularidade, exames vasculares complementares poderão ser solicitados. Se houver qualquer dúvida quanto ao estado circulatório do pé, deve-se solicitar ecodoppler. É importante observar o ADM da primeira articulação metatarsofalangeana na posição alterada e na posição corrigida. O grau de limitação do movimento dará ao cirurgião uma ideia do grau de correção cirúrgica que poderá ser obtido na articulação sem comprometer seu movimento. A primeira articulação metatarsocuneiforme deve ser examinada para avaliação de hipermobilidade com estabilização da cuneiforme medial e mobilização do primeiro metatarso nos planos dorsal medial e plantar lateral.

B. Exames de imagem

É importante obter radiografias do pé com apoio de peso para avaliar o tipo e a gravidade da deformidade em valgo do hálux. A avaliação radiográfica da primeira articulação metatarsofalangeana inclui:

1. Ângulo em valgo do hálux: é o ângulo formado pela interseção das linhas longitudinais que dividem a falange proximal e o primeiro metatarso. Consideram-se normais os ângulos inferiores a 15 graus (Fig. 8-6).

2. Ângulo intermetatársico 1,2: é o ângulo formado pela interseção das linhas que dividem o corpo dos primeiro e segundo metatarsos. Considera-se normal o ângulo inferior a 9 graus (Fig. 8-6).

3. Ângulo articular distal do metatarso: é o ângulo formado pela superfície articular distal do primeiro metatarso com o eixo longitudinal do metatarso. Consideram-se normais os desvios laterais inferiores a 1 grau.

4. Congruência na primeira articulação metatarsofalangeana: a articulação congruente não apresenta subluxação lateral da falange proximal em relação à cabeça do primeiro metatarso e a articulação incongruente apresenta subluxação da falange proximal sobre a cabeça do metatarso (Fig. 8-7).

5. Primeira articulação metatarsocuneiforme: o ângulo é formado entre a superfície articular distal da cuneiforme medial e o eixo longitudinal do primeiro metatarso. Qualquer desvio medial excessivo indica hipermobilidade.

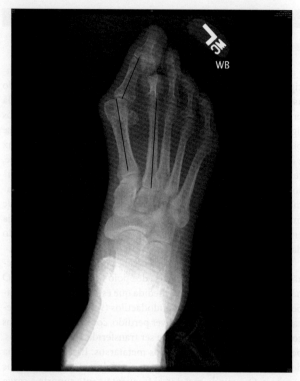

▲ **Figura 8-6** Radiografia em anteroposterior com apoio do peso, em paciente com hálux valgo sintomático. As linhas traçadas mostram o ângulo em valgo do hálux e o ângulo intermetatársico 1,2.

6. Avaliação de artrose da articulação metatarsofalangeana com redução do espaço, esclerose subcondral e formação de osteofito.

7. A eminência medial: suas características devem ser avaliadas, especialmente o tamanho, medido a partir do sulco sagital sobre o aspecto medial do corpo do primeiro metatarso.

8. O hálux valgo interfalangeano está presente quando há desvio lateral das falanges proximal ou distal, ou de ambas, em relação a uma linha traçada por meio da base falange proximal. Considera-se normal o desvio lateral inferior a 10 graus.

▶ Tratamento

A. Tratamento conservador

Assim como em todos os problemas do antepé, é importante usar calçados apropriados para obter sucesso com o tratamento conservador. Os pacientes devem ser orientados a usar calçados de tamanho e formato adequados. Essa medida tão simples talvez seja suficiente para aliviar a maioria dos sintomas. O acolchoamento ajuda a aliviar os sintomas associados ao joanete. O acolchoamento pode ser posicionado no primeiro espaço interdigital ou sobre a eminência medial, a fim de remover parte da pressão sobre a eminência medial dolorida. Tam-

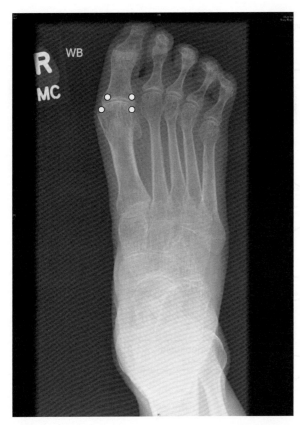

▲ **Figura 8-7** Exemplo de primeira articulação metatarsofalangeana incongruente, com subluxação lateral leve.

B. Tratamento cirúrgico

1. Algoritmo para tratamento cirúrgico – Os sintomas e os sinais físicos e radiográficos do paciente devem ser considerados para que se determine a melhor estratégia cirúrgica. É necessário enfatizar que não há um procedimento que seja apropriado para todos os casos de hálux valgo. É importante o planejamento pré-operatório que leve todos esses fatores em consideração.

Os seguintes fatores devem ser considerados no processo de decisão:

1. Queixa principal do paciente
2. Achados no exame físico
3. Grau de hálux valgo e ângulo intermetatársico
4. Ângulo articular distal metatarsal
5. Congruência ou incongruência da articulação metatarsofalangeana
6. Presença de artrose
7. Grau de pronação do hálux
8. Idade do paciente
9. Quadro circulatório
10. Expectativas do paciente quanto aos resultados da cirurgia

O algoritmo da Figura 8-8 divide o hálux valgo em três grupos principais: aqueles com articulação congruente, aqueles com articulação incongruente e aqueles associados a doença articular degenerativa. O algoritmo lista o procedimento cirúrgico mais indicado para corrigir a deformidade em cada classificação. Embora nenhum esquema isoladamente sirva a todos os casos, o algoritmo é útil para organizar o plano de tratamento.

A primeira etapa é avaliar a congruência da primeira articulação metatarsofalangeana. Quando a articulação é congruente geralmente indica-se excisão da eminência medial aumentada e sintomática, sem necessidade de realinhamento da articulação. Para as deformidades leves a moderadas obtêm-se excelentes resultados com osteotomia em chevron acompanhada ou não de procedimento a Akin.

Nos casos com articulação incongruente, a falange proximal encontra-s e subluxada lateralmente sobre a cabeça do metatarso. No procedimento cirúrgico faz-se necessário que a falange proximal seja reduzida sobre a cabeça do metatarso. O procedimento preferencial depende da gravidade da deformidade (Fig. 8-8).

Se a articulação metatarsocuneiforme for excessivamente móvel, pode-se indicar procedimento de tecidos moles distais com artrodese da metatarsocuneiforme (procedimento de Lapidus). Nos casos com hálux valgo grave, ou seja, ângulo em valgo superior a 45 e 50 graus, e doença articular degenerativa, indica-se artrodese da articulação. Se for tentado o reparo rotineiro do hálux valgo em paciente com artrose avançada, o resultado mais frequente é rigidez da articulação metatarsofalangeana. Como regra geral, a substituição por prótese não produz resultado satisfatório a longo prazo, particularmente nos indivíduos ativos.

---

bém há acolchoamentos disponíveis para serem aplicados sob a cabeça do metatarso para aliviar a pressão sobre calosidades ou sobre os sesamoides. Em alguns pacientes, o uso de órtese customizada por ser útil. Também elas servem para reduzir a pressão nas áreas sintomáticas. Os pacientes que não obtiverem sucesso com esses tratamentos deverão ser avaliados para intervenção cirúrgica corretiva da deformidade. A operação não deve ser realizada com objetivo estético ou para permitir que o pacientes use calçados elegantes, mas sim para corrigir uma deformidade estrutural sintomática.

O hálux valgo juvenil é considerado uma entidade diferente do hálux valgo do adulto. Esses pacientes podem ser difíceis de tratar, mas, como regra geral, o tratamento conservador deve ser mantido até que o crescimento esteja completo, somente depois a cirurgia poderá ser considerada. Muito cuidado com a população juvenil na qual a aparência estética pode ter grande importância, com o desejo do paciente ou de sua família por uma indicação cirúrgica. Em atletas ou dançarinos de alto desempenho a cirurgia para correção de hálux valgo geralmente é contraindicada até que não estejam mais em condições de desempenhar as atividades no nível necessário à sua vocação ou passatempo. Nesses indivíduos a cirurgia prematura pode reduzir suas habilidades especiais.

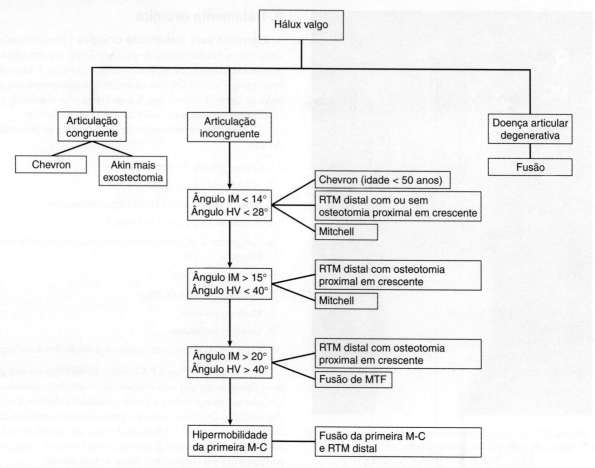

▲ **Figura 8-8** Algoritmo para hálux valgo. M-C, metatarsocuneiforme; MTF, articulação metatarsofalangeana; RTM, reparo em tecido mole. (Recriada, com permissão, a partir de Mann RA, Coughlin MJ: *The Video Textbook of Foot and Ankle Surgery.* Medical Video Productions, 1991.)

2. Procedimentos cirúrgicos

A. PROCEDIMENTO DE REPARO DE TECIDO MOLE DISTAL – O procedimento de McBride (CPT 28292) era uma cirurgia comumente realizada. Foi inicialmente modificado por DuVries, introduzidas alterações adicionais e, atualmente, é denominado procedimento de reparo de tecido mole distal. Procedimento propriamente dito está indicado em casos de hálux valgo leve, em que ângulo intermetatársico seja inferior a 12 e 13 graus e a angulação em valgo do hálux inferior a 30 graus. Respeitados esses limites de deformidade, pode-se esperar um resultado satisfatório com esse procedimento.

O procedimento de reparo em tecido mole distal envolve incisão medial para exposição da articulação metatarsofalangeana. A articulação é inspecionada e a eminência medial removida em um ponto 1 a 2 milímetros medial ao sulco sagital alinhado com o aspecto medial do corpo do metatarso. Uma segunda incisão no primeiro interespaço permite liberar a contratura de tecido mole sobre a face lateral da articulação metatarsofalangeana.

Essas estruturas incluem cápsula articular lateral, tendão do adutor do hálux e ligamento transversal do metatarso (Fig. 8-9). Uma vez liberada, a face medial é plicada para manter o dedo em alinhamento correto. No pós-operatório o paciente é mantido com curativo compressivo firme para preservar o alinhamento, e o curativo deve ser trocado semanalmente durante 8 semanas. Durante esse período o paciente pode deambular com calçado próprio para o pós-operatório.

A complicação mais comum é a recorrência da deformidade, geralmente por ser grave demais para ser corrigida com o procedimento. Nesses casos, uma osteotomia do metatarso adicionada ao reparo de tecidos moles completa a correção.

O hálux varo é o desvio medial da falange proximal sobre a cabeça do metatarso, uma complicação que ocorrem em, aproximadamente, 5 a 7% dos casos. Essa deformidade geralmente resulta de excisão excessiva da eminência medial ou de sesmoidectomia fibular, causando instabilidade articular. Ocasionalmente a cápsula medial articular é excessivamente plicada ou a cápsula lateral não alcança força adequada. A deformidade em

CIRURGIA DO PÉ E DO TORNOZELO   CAPÍTULO 8   393

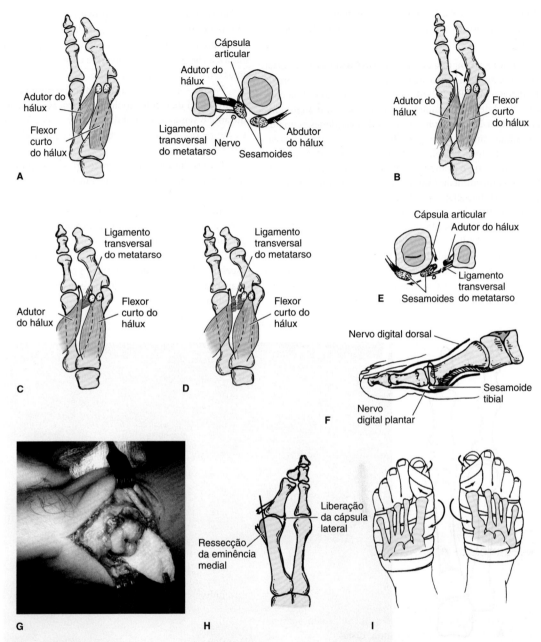

▲ **Figura 8-9** Reparo total de tecidos moles. **A:** O tendão do adutor insere-se no aspecto lateral do sesamoide fibular e na base da falange proximal. **B:** O tendão do adutor foi removido de sua inserção no aspecto lateral do sesamoide fibular e na base da falange proximal. **C:** O ligamento transversal do metatarso é passado de segundo metatarsal para o sesamoide fibular. **D:** O ligamento transversal do metatarso é seccionado. **E:** As três estruturas contraídas sobre a face lateral da articulação metatarsofalangeana foram liberadas. **F:** Iniciam-se as incisões na cápsula em um ponto 2 a 3 mm proximal à base da falange proximal, e remove-se um retalho de tecido com 3 a 8 mm. **G:** A eminência medial é exposta criando-se um retalho da cápsula com base nos planos proximal e plantar. **H:** A eminência medial é removida com alinhamento com o aspecto medial do primeiro metatarsal. **I:** Os curativos pós-operatórios são essenciais. Observe que as cabeças dos metatarsos estão firmemente atadas com gazes e o hálux está mantido em rotação de forma a que os sesamoides fiquem realinhados embaixo da cabeça metatarsal. Para tanto é necessário manter o hálux direito no sentido anti-horário e o esquerdo no sentido horário quando se está de pé, no pé da cama. (Reproduzida, com permissão, a partir de Mann RA, Coughlin MJ: *The Video Textbook of Foot and Ankle Surgery.* Medical Video Productions, 1991.)

varo do hálux leve, até 7 a 10 graus, geralmente não tem significância clínica a não ser que a articulação também esteja em hiperextensão.

B. Procedimento de reparo de tecido mole distal com osteotomia proximal do metatarso – A osteotomia proximal do metatarso (CPT 28296) melhora a correção obtida com o reparo distal de tecidos moles e corrige casos com ângulo intermetatársico 1,2 aumentado, como as deformidades acima de 12 ou 13 graus, enquanto o reparo distal de tecidos moles isoladamente não é capaz. O realinhamento das deformidades ósseas fixas presentes entre o primeiro e o segundo metatarsais permite combinar os procedimentos nos casos com hálux valgo de até 50 graus e ângulo intermetatársico de 25 graus.

O reparo distal de tecidos moles é realizado conforme descrito anteriormente. Procede-se a outra incisão na base do primeiro metatarso. Utiliza-se serra semicircular para a osteotomia em crescente com concavidade dirigida no sentido proximal (Fig. 8-10). Isso permite que o cirurgião gire a cabeça do metatarso lateralmente enquanto a articulação metatarsocuneiforme é pressionada medialmente. Normalmente o resultado é o deslocamento lateral da osteotomia por aproximadamente 2 a 3 milímetros. Um parafuso esponjoso posicionado entre o fragmento distal e a face proximal produz fixação estável. Uma técnica muito utilizada é a chevron, ou com diversos cortes oblíquos, com osteotomias em cunha fechada ou aberta.

No pós-operatório o tratamento é o mesmo descrito para o reparo distal de tecidos moles, com trocas semanais de curativo durante 8 semanas e imobilização com calçado pós-operatório. Como regra geral, não há necessidade de imobilização com aparelho de gesso.

Os resultados a longo prazo após reparo distal de tecidos moles com osteotomia proximal são excelentes, com mais de 90% dos pacientes satisfeitos. A adição da osteotomia aumenta o risco de complicações, mas nas publicações esse risco é uniformemente baixo. É possível haver dorsiflexão do sítio da osteotomia, mas geralmente sem significado clínico. É raro que não haja consolidação da osteotomia (< 1% dos casos). O deslocamento lateral excessivo da cabeça do metatarso pode resultar em hálux varo, mais resistente ao tratamento do que quando não se procede à osteotomia.

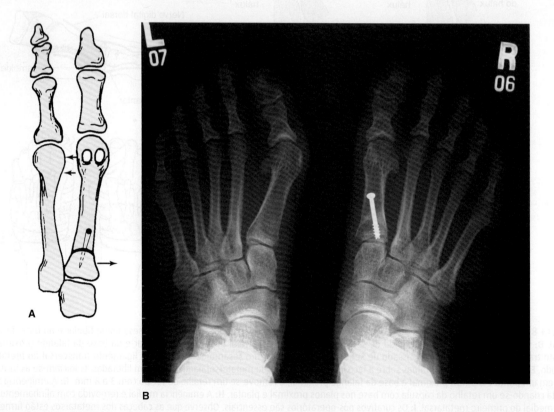

▲ **Figura 8-10 A:** O sítio da osteotomia é reduzido pressionando-se o fragmento proximal no sentido medial ao mesmo tempo em que a cabeça do metatarso é movida lateralmente. Com isso, trava-se a face lateral da osteotomia para que seja possível a fixação interna. (Reproduzida, com permissão, a partir de Mann RA, Coughlin MJ: *The Video Textbook of Foot and Ankle Surgery*. Medical Video Productions, 1991.) **B:** Radiografias pós-operatórias em AP em um caso tratado com osteotomia proximal em crescente. O paciente realizou o mesmo procedimento no outro pé.

C. Osteotomia de Chevron – A osteotomia de chevron é o procedimento mais realizado para tratamento de joanete nos Estados Unidos (CPT 28296). É indicado para hálux valgo leve a moderado. O procedimento é realizado nas deformidades em que o ângulo do hálux valgo é inferior a 30 graus e o ângulo intermetatársico 1,2 é inferior a 12 graus. O ângulo da articulação distal do metatarso deve ser inferior a 12 graus, ou a correção não será total. O procedimento cirúrgico é baseado na translação lateral da cabeça do metatarso associada ao pregueamento da cápsula articular medial. A osteotomia é realizada por meio de incisão medial para permitir a remoção da eminência medial. Procede-se, então, a cortes em forma de chevron com vértice distal utilizando uma pequena serra sagital. O fragmento da cabeça do metatarso é transladado lateralmente por, aproximadamente, um terço da largura da cabeça do metatarso, ou 3 a 4 milímetros. A proeminência óssea medial criada pelo deslocamento da cabeça do metatarso é excisada e a cápsula articular medial é plicada. O sítio da osteotomia é fixado com pino ou com parafuso (Fig. 8-11).

No pós-operatório é firmemente enfaixado com alinhamento correto por 6 a 8 semanas, e o paciente é liberado para deambulação com calçado pós-operatório. Se tiver sido usado pino para fixação, ele deve ser removido após 4 a 6 semanas.

A melhora radiográfica é acompanhada de grande satisfação do paciente. O seguimento por mais de 10 anos demonstrou melhora persistente no tempo. Não foram observadas diferenças entre pacientes com menos e mais de 50 anos de idade; os pacientes tiveram evolução igualmente favorável. Contudo, se as exigências para indicação do procedimento forem abrandadas para incluir deformidades mais graves, os resultados talvez não sejam satisfatórios, com recorrência ou correção incompleta. A complicação mais grave, que ocorre entre 0 e 20% dos casos, é necrose avascular da cabeça do metatarso, provavelmente resultado de dissecção extensiva dos tecidos moles ao redor da cabeça, especialmente na face lateral. O suprimento sanguíneo da cabeça do metatarso tem origem, principalmente, no canto plantar lateral do colo do metatarso. Portanto, deve-se ter muito cuidado ao realizar o corte com serra, e a serra deve ser removida assim que a osteotomia tenha sido completada, para evitar lesionar os vasos na face lateral da cabeça do metatarso. Como ocorre com qualquer tipo de osteotomia, o fragmento distal pode migrar demais no sentido lateral ou medial, dando origem a hálux varo ou à recorrência do hálux valgo. Ocasionalmente observa-se fibrose da articulação resultando em rigidez articular significativa.

D. Técnica de Akin – A técnica de Akin é útil como procedimento adjunto no tratamento de joanete no primeiro metatarso (CPT 28298). Envolve osteotomia medial em cunha de fechamento na falange proximal para correção do componente interfalangeano da deformidade. É usada comumente com excisão simples da eminência medial ou com osteotomia em chevron para corrigir hálux valgo leve a moderado com articulação congruente. A técnica de Akin é indicada para hálux valgo com menos de 25 graus e ângulo intermetatársico igual ou inferior a 12 graus.

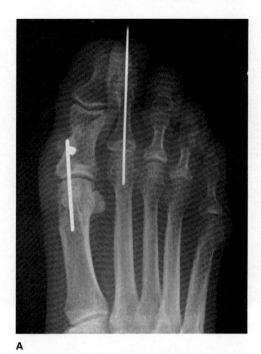

A

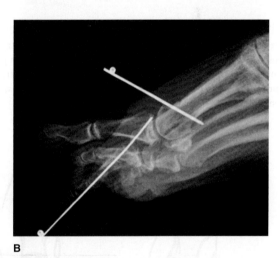

B

▲ **Figura 8-11** Radiografias nas incidências anteroposterior **(A)** e perfil **(B)** de osteotomia de chevron.

Com uma incisão medial, expõe-se a base da falange proximal e a eminência medial. Após a remoção da eminência medial em linha com o metatarso, utiliza-se uma pequena serra sagital para remover uma cunha de osso da face medial da falange proximal. A osteotomia é fechada e estabilizada internamente com suturas ou fios ou externamente com fio Kirschner (fio-K) (Fig. 8-12). O paciente é mantido com curativo por 6 a 8 semanas, com permissão para deambular usando calçado pós-operatório até que a osteotomia tenha cicatrizado.

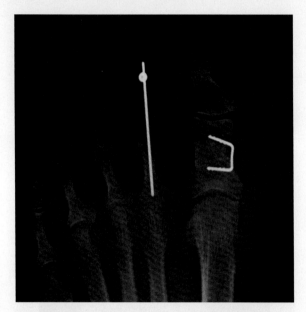

▲ **Figura 8-12** Radiografia de osteotomia de Akin de falange proximal.

E. Técnica de Keller – A técnica de Keller raramente é indicada para tratamento de hálux valgo (CPT 28292). A técnica é reservada para pacientes mais idosos e menos ativos; para pacientes com tendência a problemas de pele; ou em caso de artrite. O procedimento é contraindicado em indivíduos ativos em razão de suas notórias complicações.

O procedimento envolve excisão da base da falange proximal para descomprimir a articulação metatarsofalangeana. A eminência medial também é removida e as fixações da musculatura intrínseca são suturadas no coto remanescente (Fig. 8-13). Um fio Kirschner é introduzido no dedo para estabilização até que haja consolidação e formação de cicatriz em, aproximadamente, 6 a 8 semanas. O paciente é liberado para deambular com calçado pós-operatório e os curativos são trocados por 6 semanas.

Os resultados em pacientes com mais idosos (> 65 anos) e pouca atividade são satisfatórios. Se o procedimento for usado em paciente mais jovem, observa-se instabilidade e perda de capacidade de suportar peso pela primeira articulação metatarsofalangeana, uma vez que a base da falange proximal é removida. Há perda significativa de função do pé, e pode ocorrer lesão de transferência abaixo da cabeça do segundo metatarso, uma vez que o hálux deixa de apoiar o peso adequadamente. A articulação metatarsofalangeana evolui com deformidade e desalinhamento em varo.

F. Artrodese da primeira articulação metatarsofalangeana – A artrodese da primeira articulação metatarsofalangeana é usada no tratamento de hálux valgo grave (CPT 28750) com artrose degenerativa avançada concomitante, ou como procedimento de recuperação após cirurgia prévia malsucedida de realinhamento da articulação metatarsofalangeana. Além disso, a fusão articular deve ser considerada em pacientes com deformidade em que a falange proximal tenha subluxação acima de 50% da cabeça do metatarso, ou em que haja rigidez significativa da articulação metatarsofalangeana.

O procedimento é realizado por meio de incisão longitudinal dorsal e a superfície articular é removida com uma serra sagital

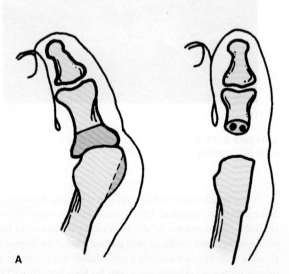
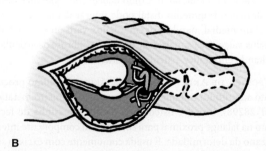

▲ **Figura 8-13** Procedimento de Keller. **A:** A eminência medial é removida em linha com o aspecto medial do corpo do metatarso. O terço proximal da falange é removido. **B:** É feita uma tentativa de reaproximar as estruturas capsulares latera e medial à base remanescente da falange proximal. (Reproduzida, com permissão, a partir de Mann RA, Coughlin MJ: *The Video Textbook of Foot and Ankle Surgery*. Medical Video Productions, 1991.)

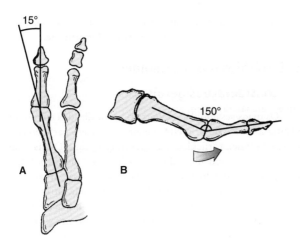

▲ **Figura 8-14** Artrodese da primeira articulação metatarsofalangeana. **A:** A articulação é posicionada em dorsiflexão de, aproximadamente, 10 a 15 graus em relação ao solo, o que corresponde a aproximadamente 25 a 30 graus de dorsiflexão em relação ao corpo do primeiro metatarso. (Reproduzida, com permissão, a partir de Mann RA, Coughlin MJ: *The Video Textbook of Foot and Ankle Surgery*. Medical Video Productions, 1991.)

para produzir duas superfícies planas. Alternativamente, pode-se usar um mandril em forma de cúpula para criar uma configuração esferoidal. O sítio da artrodese é estabilizado com um parafuso interfragmentário e uma placa dorsal, ou com pinos Steinmann se o osso não tiver boa qualidade e a fixação com parafusos se mostrar insuficiente. Como ocorre em qualquer fusão, a posição da artrodese é essencial; a articulação deve ser posicionada em valgo de 15 graus e dorsiflexão de 10 a 15 graus em relação ao solo ou à face plantar do pé. Em relação ao corpo do primeiro metatarso, que mantém inclinação no sentido plantar de, aproximadamente, 15 graus, a articulação deve ser mantida em dorsiflexão de, aproximadamente, 30 graus (Figs. 8-14 e 8-15). Qualquer grau de pronação deve ser corrigido concomitantemente.

O paciente pode deambular sobre o calcanhar usando calçado pós-operatório e evoluir para apoio total do peso ainda com calçado pós-operatório até que haja constatação radiográfica de consolidação, geralmente em 12 semanas. O paciente rebelde pode ser tratado com bota gessada com salto.

A complicação mais comum da artrodese da primeira articulação metatarsofalangeana é posicionamento inadequado. Se o dedo não for posicionado em dorsiflexão e valgo adequados, haverá estresse excessivo sobre a articulação interfalangeana, o que pode resultar em artrose dolorosa. A taxa de fusão varia entre 90 e 95%. Nos casos com hálux valgo grave a artrodese corrigirá a angulação em valgo e o ângulo intermetatársico 1,2 excessivo; assim, não há necessidade de osteotomia proximal. Ocasionalmente, o grau de valgo ou de dorsiflexão está correto, mas o dedo é deixado em pronação, o que resulta em pressão ao longo da face medial da articulação interfalangeana e, possivelmente, em desconforto.

Após artrodese da primeira articulação metatarsofalangeana com alinhamento adequado a marcha do paciente ganha

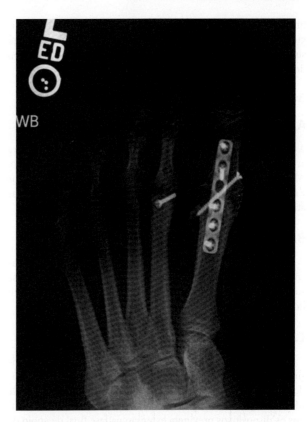

▲ **Figura 8-15** Radiografia de paciente com artrodese de primeira metatarsofalangeana para tratamento de artrose degenerativa e hálux valgo grave.

em força propulsiva, suporte de peso no pé e estabilidade. Esses pacientes são capazes de apoiar a passada sobre o local da fusão usando calçados normais e a expectativa é que retomem as atividades normais. O agachamento (cócoras) é a única atividade dificultada, uma vez que o dedo deve estar em dorsiflexão total para que seja possível a posição. Os pacientes podem retomar a maioria das atividades físicas, embora com uma passada um pouco mais lenta.

2. Hálux rígido

▶ **Considerações gerais**

Hálux rígido é o nome dado à artrose na primeira articulação metatarsofalangeana (CID-9 715.17). Trata-se de quadro comum que afeta pacientes mais jovens do que a artrose de outras articulações. O hálux rígido é encontrado em pacientes a partir da quarta década de vida. A razão pela qual a artrose dessa articulação ocorre em pacientes mais jovens não foi esclarecida, mas talvez esteja associada a uma lesão condral não identificada na cabeça do metatarso. Também está associada a hálux valgo interfalangeano, envolvimento bilateral naqueles com história familiar e sexo feminino. O hálux rígido não está associado a elevação, hipermobilidade do primeiro raio, primeiro metatarso longo, rigidez do tendão do calcâneo, postura anormal do pé, hálux valgo sintomático, instalação na adolescência, uso de calçados ou tipo de ocupação.

▶ Manifestações clínicas

A. Sinais e sintomas

Os pacientes se queixam, principalmente, de dor na primeira articulação metatarsofalangeana, especialmente com a extensão. Além disso, a eminência dorsal pode impedir o uso de calçados e apresentar hiperemia e edema associados. O apoio de peso e as atividades esportivas agravam a dor.

B. Exames de imagem

As radiografias do pé com apoio de peso revelam as alterações articulares, incluindo redução do espaço articular, esclerose subcondral e presença de osteofitos, especialmente no aspecto dorsal do colo do metatarso.

C. Tratamento conservador

O tratamento conservador consiste na prescrição de anti-inflamatórios não esteroides (AINEs) e uso de calçado de solado rígido com proteção dos dedos. Uma órtese com extensão de Morton ou placa de fibra de carbono também seria benéfica. Ambos os dispositivos previnem extensão na fase final de apoio da passada. O calçado com solado curvo (*rocker-botton shoes*) também pode ser útil. Em pacientes idosos (> 60 anos) e sedentários, essas medidas em geral são suficientes. Contudo, em indivíduos mais ativos, geralmente indica-se tratamento cirúrgico.

D. Tratamento cirúrgico

Há diversas opções cirúrgicas descritas para o tratamento do hálux rígido. Dessas, a mais simples é a queilectomia (CPT 28289) que está indicada em pacientes com artrose leve a moderada, mas com osteofito dorsal volumoso. Aproximadamente de um quarto a um terço da cabeça dorsal do metatarso é excisada com osteótomo (Fig. 8-16). Os osteofitos medial e lateral também são desbridados e procede-se à sinovectomia total da articulação. No pós-operatório o paciente recupera até 50% da dorsiflexão e obtém melhora da dor, da capacidade de calçar sapatos e da capacidade física. Esse procedimento tem menor chance de ser bem-sucedido em articulação com artrose avançada.

O procedimento a Keller é uma artroplastia de ressecção que pode ser útil em pacientes mais idosos e menos ativos, mas com alto índice de complicações, conforme discutido anteriormente. A substituição da primeira articulação metatarsofalangeana por prótese pode ser usado em pacientes idosos com menos demanda física, mas apresenta taxas elevadas de fracasso em pacientes mais jovens e ativos.

A artrodese da primeira articulação metatarsofalangeana é um procedimento com resultados previsíveis e duradouros. O problema é a perda do movimento da articulação. Entretanto, os pacientes se mantêm bastante ativos com a fusão da articulação metatarsofalangeana, conforme descrito anteriormente.

3. Distúrbios nos sesamoides

▶ Considerações gerais

Os ossos sesamoides encontram-se localizados em posição plantar à cabeça do primeiro metatarso e fazem parte do complexo da primeira articulação metatarsofalangeana. Os distúrbios dos sesamoides podem ser dolorosos, uma vez que se encontram na região de apoio do peso. Fraturas, osteonecrose, artrose e subluxação afetam os sesamoides. Há uma entidade intrincada denominada sesamoidite (CID-9 733.99), que significa inflamação dos sesamoides, mas que engloba os casos de dor nos sesamoides sem etiologia esclarecida.

▶ Manifestações clínicas

A. Sinais e sintomas

O paciente se queixa de dor diretamente sob a primeira articulação metatarsofalangeana que piora com atividades que requeiram apoio do peso. A história pode revelar traumatismo do dedo com fratura, mas o mais comum é a dor com instalação insidiosa.

A palpação da região revelará qual o sesamoide afetado, o medial ou o lateral. Além disso, durante o exame físico, devem ser avaliadas possíveis alterações posturais do pé que possam contribuir para o problema. Por exemplo, o hálux valgo pode causar subluxação do sesamoide de sua articulação normal com a face plantar da cabeça do metatarso com dor, enquanto o pé cavo pode resultar em aumento da pressão sub os sesamoides levando a sintomas.

B. Exames de imagem

Devem ser realizadas radiografias do pé com apoio do peso e incidência horizontal ou de sesamoide, tangencial à articulação do sesamoide com a cabeça do metatarso. Na incidência anteroposterior é possível identificar subluxação lateral dos sesamoides em relação à cabeça do primeiro metatarso nos pacientes com hálux valgo. Na incidência horizontal, é possível visualizar fragmentação nos casos com osteonecrose, e na osteoartrose identificam-se estreitamento do espaço articular e formação de osteofitos. As fraturas com desvio são facilmente identificadas, mas aquelas sem desvio podem ser difíceis de diferenciar de sesamoide bipartido, um achado normal. O imageamento por ressonância magnética ou a cintilografia óssea são exames úteis nos casos com radiografias normais para o diagnóstico de osteonecrose ou de sesamoidite.

C. Tratamento

As lesões agudas envolvendo os sesamoides podem ser tratadas com um período de imobilização gessada, algumas vezes sem apoio do peso. Uma placa de dedo no aparelho provê maior imobilização e apoio. Para problemas crônicos, pode-se usar calçado pós-operatório com solado rígido, com acolchoamento macio

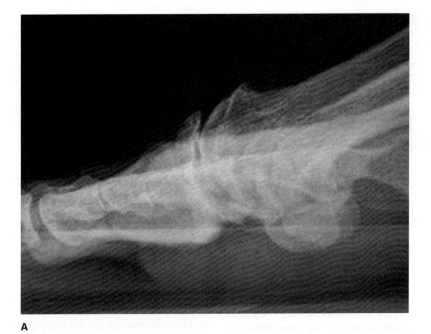

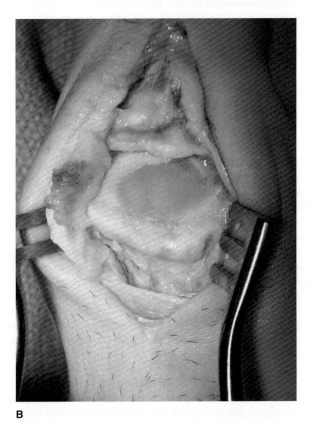
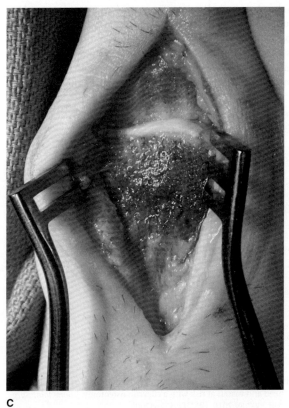

▲ **Figura 8-16** **A:** Radiografia em perfil no pré-operatório de paciente com hálux rígido. **B:** Fotografia intraoperatória de osteofito dorsal. **C:** Após a remoção do osteofito. **D:** Extensão da articulação metatarsofalangeana até 70 graus e confirmação da ressecção adequada da cabeça do primeiro metatarso.

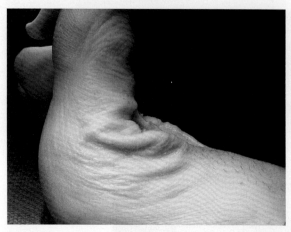

Figura 8-16 Continuação.

posicionado proximalmente aos sesamoides para aliviar a pressão da região envolvida. Se necessário, pode-se prescrever órtese com apoio ou barra metatarsal para aliviar a pressão sobre os sesamoides. A maioria dos sintomas se resolve em semanas, embora algum grau de desconforto possa permitir por alguns meses. Se após 6 a 12 meses de tratamento conservador não houver alívio dos sintomas, o sesamoide afetado por ser removido por meio de sesamoidectomia, com alívio da dor. Há a possibilidade de haver transferência da dor para o sesamoide remanescente.

Brodsky JW, Baum BS, Pollo FE, Mehta H: Prospective gait analysis in patients with first metatarsophalangeal joint arthrodesis for hallux rigidus. *Foot Ankle Int* 2007;28:162. [PMID: 17296132]

Coughlin MJ, Jones CP: Hallux valgus: demographics, etiology, and radiographic assessment. *Foot Ankle Int* 2007;28:759. [PMID: 17666168]

Coughlin MJ, Jones CP: Hallux valgus and first ray mobility. A prospective study. *J Bone Joint Surg Am* 2007;89:1887. [PMID: 17768183]

Goucher NR, Coughlin MJ: Hallux metatarsophalangeal joint arthrodesis using dome-shaped reamers and dorsal plate fixation: a prospective study. *Foot Ankle Int* 2006;27:869. [PMID: 17144945]

Lee KM, Ahn S, Chung CY, Sung KH, Park MS: Reliability and relationship of radiographic measurements in hallux valgus. *Clin Orthop Relat Res* 2012;470:2613. [PMID: 22544667]

Lin J, Murphy GA: Treatment of hallux rigidus with cheilectomy using a dorsolateral approach. *Foot Ankle Int* 2009;30:115. [PMID: 19254504]

Malal JJ, Shaw-Dunn J, Kumar CS: Blood supply to the first metatarsal head and vessels at risk with a chevron osteotomy. *J Bone Joint Surg Am* 2007;89:2018. [PMID: 17768200]

Okuda R, Kinoshita M, Yasuda T, Jotoku T, Shima H: Proximal metatarsal osteotomy for hallux valgus: comparison of outcome for moderate and severe deformities. *Foot Ankle Int* 2008;29:664. [PMID: 18785415]

Potenza V, Caterini R, Farsetti P, et al: Chevron osteotomy with lateral release and adductor tenotomy for hallux valgus. *Foot Ankle Int* 2009;30:512. [PMID: 19486628]

Pydah SK, Toh EM, Sirikonda SP, Walker CR: Intermetatarsal angular change following fusion of the first metatarsophalangeal joint. *Foot Ankle Int* 2009;30:415. [PMID: 19439141]

Usuelli F, Palmucci M, Montrasio UA, Malerba F: Radiographic considerations of hallux valgus versus hallux rigidus. *Foot Ankle Int* 2011;32:782. [PMID: 22049864]

DEFORMIDADES DOS OUTROS PODODÁCTILOS

Os distúrbios mais comuns dos dedos menores são as deformidades com dedos em taco de golfe, dedos em martelo e dedos em garra. É importante conhecer a etiologia para tratamento efetivo da deformidade. Algumas das causas são artrite, traumatismo, anomalias congênitas ou distúrbios neuromusculares. É possível haver fatores anatômicos, como pé largo, segundo raio longo ou anormalidades posturais do pé. Entretanto, a etiologia mais comum é o uso de calçados de tamanho inadequado por longo período. Outros distúrbios seriam calosidades moles e duras e subluxação ou luxação da articulação metatarsofalangeana. Os pacientes podem se queixar de dor e dificuldade para se calçar. É importante ressaltar que os pacientes com neuropatia podem desenvolver úlcera sobre as proeminências ósseas dessas deformidades, como na articulação interfalangeana no dedo em martelo ou nos dedos em garra.

▶ Considerações gerais

As estruturas anatômicas que estabilizam a articulação metatarsofalangeana sobre o aspecto plantar são cápsula plantar, aponeurose plantar (ou placa plantar) e ligamentos colaterais medial e lateral. Não obstante estejam sobre a face plantar da articulação metatarsofalangeanas, os tendões extensores longos e curtos dos dedos e capuz extensor compõem o mecanismo extensor. Esse mecanismo extensor permite a dorsiflexão da articulação metatarsofalangeana. Ademais, com esse mecanismo é possível estender as articulações interfalangeanas distais e proximais, desde que a falange proximal esteja em posição neutra ou em flexão plantar. Sobre a face plantar, as linhas de ação dos interósseos e dos lumbricoides correm em sentido plantar ao eixo da articulação metatarsofalangeana. Além disso, o flexor curto dos dedos flexiona a articulação interfalangeana distal, e o flexor longo dos dedos flexiona a articulação interfalangeana proximal. Quando a articulação metatarsofalangeana encontra-se em hiperextensão, a capacidade do capuz extensor de estender as articulações interfalangeanas distais e proximais fica significativamente reduzida. A hiperextensão crônica da articulação metatarsofalangeana finalmente leva a deformidades fixas em flexão das articulações interfalangeanas. As deformidades fixas são significativamente mais sintomáticas do que as flexíveis.

1. Dedos em tacos de golfe

Dedos em taco de golfe é a denominação da deformidade em flexão, fixa ou flexível, da articulação interfalangeana distal. Na maioria dos casos, o segundo dedo está envolvido, por ser o mais longo.

▶ **Manifestações clínicas**

A. Sinais e sintomas

O paciente se queixa de dor no dorso da articulação interfalangeana distal ou na ponta do dedo ao pisar no chão. A região afetada pode apresentar uma calosidade. Os pacientes com neuropatia periférica podem se apresentar com úlcera. A unha pode evoluir com deformidade, em razão de traumatismo crônico por pressão do calçado ou do chão.

No exame físico deve-se incluir uma avaliação completa de ambos os pés, incluindo o estado neurovascular. Para diagnosticar dedo em taco de golfe flexível, o tornozelo é colocado em flexão plantar. Se a deformidade for corrigida e recorre quando o tornozelo for colocado em dorsiflexão, a deformidade é dita flexível. Entretanto, nos casos com deformidade fixa, o movimento do tornozelo não altera a deformidade.

B. Exames de imagem

Realizam-se radiografias do pé com apoio do peso para revelar a deformidade na articulação interfalangeana distal.

▶ **Tratamento**

A. Tratamento conservador

O paciente deve ser orientado a usar calçados com amplo espaço para os pododáctilos a fim de acomodar o dedo com deformidade. Talvez haja necessidade de calçado extra profundo para reduzir a pressão sobre a deformidade. Pode-se adicionar um protetor de feltro ao revestimento do calçado, em posição imediatamente proximal à deformidade, para evitar que a ponta do dedo bata no chão.

B. Tratamento cirúrgico

O dedo em taco de golfe flexível pode ser tratado com liberação do tendão do flexor longo do dedo. Isso pode ser feito com bloqueio digital e uma pequena incisão sobre a face plantar do dedo ao nível da falange média. Esse tratamento geralmente é efetivo.

Nos casos com deformidade fixa, o dedo deve ser tratado por meio de condilectomia. Com bloqueio anestésico digital ou do tornozelo, procede-se a uma incisão elíptica dorsal sobre a articulação interfalangeana distal para expor a face distal da falange média. A cabeça e o colo da falange média são removidos com um pequeno osteótomo. Utiliza-se um fio-K de 0, 1143 cm para manter a redução por 4 semanas (Fig. 8-17).

Em geral, com esse procedimento obtêm-se bons resultados com resolução dos sintomas e da deformidade. É possível que a deformidade persista ou recorra caso a contratura do tendão flexor longo do dedo não tenha sido avaliada antes da cirurgia, ou se a remoção óssea da falange média tiver sido insuficiente para descomprimir adequadamente o local.

2. Dedo em martelo

Denomina-se dedo em martelo quando há contratura em flexão da articulação interfalangeana proximal (CID-9 735.4), que pode ser fixa ou flexível. Frequentemente está associada à hiperextensão da articulação metatarsofalangeana e é possível haver deformidade em flexão associada da articulação interfalangeana distal. Ocasionalmente a articulação interfalangeana distal apresenta deformidade em extensão.

▶ **Manifestações clínicas**

A. Sinais e sintomas

Assim como no dedo em taco de golfe, os pacientes se queixam de dor e de dificuldade de usar sapatos. A dor é localizada na face dorsal do articulação interfalangeana proximal ou na face plantar da cabeça do metatarso afetado. No exame físico devem ser avaliados os dois membros inferiores, observando se a deformidade é fixa ou flexível. Além disso, as articulações metatarsofalangeanas devem ser inspecionadas buscando-se por anormalidades articulares, sendo a mais comum em hiperextensão. É possível

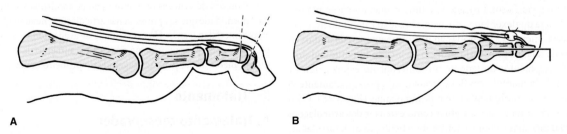

▲ **Figura 8-17** Reparo de dedo em taco de golfe. **A:** Ressecção dos côndilos da falange média. **B:** Fixação intramedular com fio-K. (Reproduzida, com permissão, a partir de Mann RA, Coughlin MJ: *The Video Textbook of Foot and Ankle Surgery*. Medical Video Productions, 1991.)

CAPÍTULO 8 — CIRURGIA DO PÉ E DO TORNOZELO

haver formação de calos ou, até mesmo, de úlcera sobre a superfície extensora da articulação interfalangeana proximal, onde a deformidade atrita-se com o calçado. Se a articulação metatarsofalangeana estiver envolvida, será necessária sua correção para que seja possível o reparo completo do dedo em martelo; o hálux valgo pode ser parte da causa do dedo em martelo. Se for este o caso, será necessário corrigir a hálux valgo, a fim de prover espaço para que o segundo dedo seja reduzido com alinhamento correto.

B. Exames de imagem

As radiografias do pé com apoio do peso revelaram artrose. As radiografias confirmarão os sinais clínicos de deformidade em flexão da interfalangeana proximal, deformidade em hiperextensão da articulação metatarsofalangeana e hálux valgo. No planejamento do procedimento é importante avaliar completamente todo o antepé e suas articulações.

▶ Tratamento

A. Tratamento conservador

Assim como nos casos com dedos em taco de golfe, os pacientes podem se beneficiar com o uso de calçados que acomodem a deformidade. Os sapatos devem ter um amplo espaço para os dedos e profundidade extra. Protetores para os dedos e acolchoamentos vendidos sem prescrição podem aliviar a dor nas áreas afetadas, especialmente ao redor das calosidades. Nas deformidades mais graves o uso de sapatos é dificultado. Assim, o tratamento conservador se torna mais difícil. Esse fato é especialmente verdadeiro nos casos com hálux valgo ou dedo em garra graves.

B. Tratamento cirúrgico

O procedimento cirúrgico para corrigir o dedo em martelo depende da deformidade em questão ser fixa ou flexível. Além disso, faz-se necessária a correção simultânea de deformidade na articulação metatarsofalangeana e, finalmente, a deformidade no hálux, se presente, deve ser abordada. Com isso obtém-se espaço para que o segundo pododáctilo seja posicionado com alinhamento correto.

1. Dedo em martelo com deformidade flexível – Esses casos podem ser tratados com a técnica de Girdlestone para transferência do tendão flexor. Procede-se a uma pequena incisão plantar para coleta do flexor longo do dedo. O tendão é dividido no meio e as duas metades são levadas ao plano subcutâneo de ambos os lados da falange proximal por meio de incisão longitudinal dorsal. Os segmentos do tendão são suturados no capuz extensor com o dedo mantido em flexão plantar de, aproximadamente, 5 graus e o tornozelo também em flexão plantar (Fig. 8-18). Com isso, o flexor longo passa a atuar como extensor das articulações interfalangeanas e como extensor da articulação metatarsofalangeana, corrigindo a deformidade. Aplica-se curativo maleável e o paciente é mantido com calçado pós-operatório por 4 semanas, depois das quais a deambulação é liberada.

2. Dedo em martelo com deformidade fixa – Esses casos requerem procedimento ósseo para corrigir a contratura em flexão. Trata-se da condilectomia da falange proximal a DuVries (CPT 28285). Esse procedimento é idêntico ao descrito para o tratamento do dedo em taco de golfe, mas realizado na articulação interfalangeana proximal no lugar da distal (Fig. 8-19). Na avaliação dos resultados clínicos a maioria dos pacientes se mostra satisfeita e há baixo risco de recorrência da deformidade.

3. Complicações – A principal complicação observada com ambos os procedimentos é correção inadequada da deformidade, geralmente em razão de não observação de contratura do tendão do flexor longo do dedo no momento da cirurgia. Na condilectomia a DuVries, é possível que a ressecção óssea tenha sido inadequada.

3. Dedo em garra

O dedo em garra inclui hiperextensão da articulação metatarsofalangeana e flexão da articulação interfalangeana. A deformidade pode ser flexível ou fixa. Os pacientes com distúrbio neuromuscular frequentemente apresentam deformidades fixas graves. Os pacientes se queixam de dor sobre a face dorsal das articulações interfalangeanas, em razão de pressão contra o calçado. Além disso, apresentam dor na face plantar da cabeça dos metatarsos porque essas estruturas são mantidas em flexão plantar forçada, em razão da extensão do dedo. Diferentemente do dedo em martelo ou do dedo em taco de golfe, que normalmente envolvem apenas um pododáctilo, a deformidade em garra geralmente atinge todos os dedos menores. Também é possível haver deformidade associada do hálux.

▶ Manifestações clínicas

A. Sinais e sintomas

O exame físico é realizado de forma semelhante ao descrito para os dedos em taco de golfe e em martelo. No caso dos dedos em garra, as cabeças dos metatarsos devem ser palpadas, uma vez que o coxim adiposo pode estar deslocado no sentido distal e a pele abaixo talvez esteja atrofiada. É possível haver calosidades sobre a superfície extensora das articulações interfalangeanas proximais e sobre o aspecto plantar das articulações metatarsofalangeanas.

B. Exames de imagem

Como já descrito, as radiografias do pé confirmam a gravidade da deformidade que se apresenta nas articulações metatarsofalangeanas e interfalangeanas. Há necessidade de avaliar toda a postura do pé procurando por sinais de pé cavo, como aumento da dorsiflexão do calcâneo e flexão plantar exagerada do primeiro metatarsal.

▶ Tratamento

A. Tratamento conservador

O objetivo do tratamento conservador é reduzir a pressão sobre os dedos em garra. Isso pode ser obtido com o uso de calçados com profundidade extra. Uma órtese customizada com

CIRURGIA DO PÉ E DO TORNOZELO   CAPÍTULO 8   403

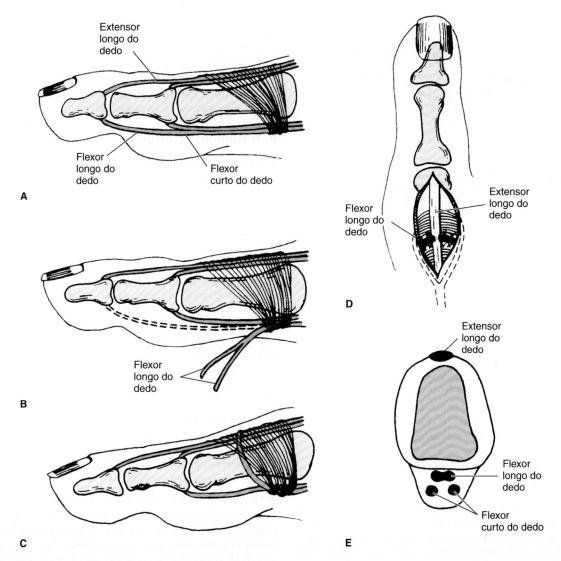

▲ **Figura 8-18** Transferência de tendão flexor para tratamento de dedo em martelo com deformidade flexível. **A:** Visão em perfil do dedo mínimo. **B:** O flexor longo é separado de sua inserção e puxado para fora pela incisão plantar proximal. A seguir, é dividido longitudinalmente ao longo da rafe medial. **C.** Cada segmento é transferido no sentido dorsal de ambos os lados da falange proximal e fixados na face dorsal. **D:** Visão dorsal após a transferência do tendão. **E:** Corte transversal mostrando o tendão flexor longo do dedo na bainha. (Reproduzida, com permissão, a partir de Mann RA, Coughlin MJ: *The Video Textbook of Foot and Ankle Surgery*. Medical Video Productions, 1991.)

material macio ajudará a acolchoar as cabeças dos metatarsos doloridas. As deformidades leves e flexíveis podem ser tratadas com encaixes nos calçados em posição imediatamente proximal às articulações metatarsofalangeanas. Seu objetivo é equilibrar os extensores e os flexores dos dedos.

B. Tratamento cirúrgico

O procedimento cirúrgico é determinado pela flexibilidade da deformidade. Dedos em garra flexíveis podem ser tratados com transferência de tendão a Girdlestone. Os tendões extensores podem ser alongados para corrigir a hiperextensão das articulações metatarsofalangeanas, a fim de realinhar a flexão plantar para posição neutra. Talvez haja necessidade de capsulotomia com liberação dos ligamentos colaterais medial e lateral.

Se houver deformidade em martelo concomitante será necessária condilectomia da falange proximal a DuVries além da transferência de tendão com técnica de Girdlestone. Os cuidados pós-operatórios do paciente com dedos em garra é o mesmo descrito para dedo em martelo.

Após o procedimento cirúrgico, não deve haver qualquer movimentação ativa dos pododáctilos. Em geral, os dedos estão bem alinhados em posição plantígrada. A deformidade acentuada das articulações interfalangeanas foi aliviada, de forma que

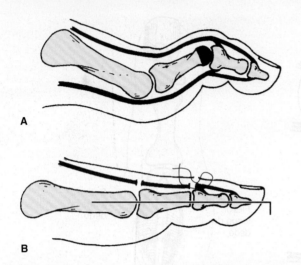

▲ **Figura 8-19** Reparo de dedo em martelo com deformidade fixa. **A:** Ressecção da cabeça da falange proximal. **B:** Fixação intramedular com fio-K. (Reproduzida, com permissão, a partir de Mann RA, Coughlin MJ: *The Video Textbook of Foot and Ankle Surgery*. Medical Video Productions, 1991.)

não há mais pressão contra a parte superior do calçado. Os principais problemas que podem ocorrer após a cirurgia são (1) insucesso na correção da deformidade fixa do dedo em martelo com a técnica de transferência do tendão e (2) insucesso na liberação adequada da deformidade fixa na articulação metatarsofalangeana, resultando em recorrência da deformidade.

4. Calo duro e calo mole (*Clavus Durum* e *Clavus Mollum*)

O calo é uma lesão ceratótica que se desenvolve sobre uma proeminência óssea nos dedos menores, em razão de pressão excessiva na pele, como a causada por calçados apertados (CID-9 700). O calo duro, frequentemente, envolve os aspectos dorsal e lateral do quinto pododáctilo sobre a proeminência óssea do côndilo lateral da falange proximal, enquanto o calo mole ocorre no espaço interdigital e recebe essa denominação pela maceração que ocorre com a umidade entre os dedos. O calo mole pode ocorrer em qualquer local em que haja uma proeminência óssea ao longo do dedo, mas é mais encontrado no quarto espaço interdigital entre a base da falange proximal do quarto dedo e o côndilo medial da cabeça da falange proximal do quinto dedo. Nos casos mais graves, é possível haver ulceração e infecção local, em razão de extensa maceração.

▶ **Tratamento**

A. Tratamento conservador

A redução da pressão sobre os dedos afetados melhora os sintomas. Isto pode ser obtido com o uso de calçados com amplo espaço para os dedos, para alívio da pressão. O desbridamento local ou raspagem da lesão ceratótica reduz temporariamente a dor. Isso pode ser feito pelo próprio paciente; contudo, talvez haja dificuldade nos pacientes idosos em razão de menor flexibilidade e visão fraca. O comprometimento da pele, especialmente nos diabéticos, deve ser evitado. Algumas vezes, pode-se usar protetores macios ou tecido de lã ao redor do dedo para reduzir a pressão sobre a região envolvida, mas o paciente deve usar um calçado com espaço suficiente para acomodar esses dispositivos.

B. Tratamento cirúrgico

1. Tratamento cirúrgico do calo duro – O calo duro no quinto pododáctilo pode ser tratado com excisão simples do aspecto distal da falange proximal. Algumas vezes, a parte dorsolateral do segmento proximal da falange média também precisa ser removida. A operação é realizada com incisão longitudinal na face dorsal para evitar a formação de cicatriz dolorosa em atrito com o calçado. O tendão extensor é dividido, os ligamentos colaterais seccionados e o côndilo exposto. Com um osteótomo, a porção distal da falange proximal é generosamente removida e as bordas suavizadas com uma goiva. Após o fechamento, aplica-se um curativo compressivo por vários dias. O dedo é imobilizado com fita presa ao dedo adjacente durante 8 semanas e o paciente pode deambular usando calçado pós-operatório. A avaliação dos resultados a longo prazo mostra nível alto de satisfação dos pacientes e baixa taxa de recorrência. A principal complicação é a retirada excessiva de tecido ósseo, causando excesso de flexibilidade do dedo, o que pode ser desagradável para o paciente.

2. Tratamento cirúrgico do calo mole – Os calos moles são tratados cirurgicamente com incisão sobre a lesão e uma pequena goiva pra remoção da excrescência óssea subjacente. Trata-se de procedimento simples que quase invariavelmente produz resultados satisfatórios com resolução do problema.

3. Sindactilia – A sindactilia é um procedimento em que o quarto e o quinto dedos são unidos retirando-se a pele do espaço interdigital e suturando-os. Com isso, elimina-se o problema de formação de calo mole no espaço interdigital. Além disso, o calo mole pode ser tratado com condilectomia da parte proeminente da falange. Esse procedimento só pode ser realizado se não houver sinal de maceração significativa, úlcera ou infecção. Se houver comprometimento da pele, indica-se sindactilia.

5. Subluxação e luxação da articulação metatarsofalangeana

Nas deformidades mais graves dos pododáctilos menores é possível haver subluxação ou luxação dorsal da articulação metatarsofalangeana. As estruturas plantares da placa plantar, os ligamentos colaterais e a cápsula plantar se tornam incompetentes, e o dedo assume posição dorsal. As deformidades em martelo ou em taco de golfe podem estar associadas a subluxação ou a luxação. Os pacientes se queixam de dor sobre a articulação interfalangeana dorsal por causa da pressão produzida pelo calçado, ou sobre a face plantar a cabeça do metatarso. É possível a formação de ceratose sob a face plantar da cabeça do metatarso, em razão de maior pressão de apoio do peso.

Considerações gerais

O pododáctilo mais comumente atingido é o segundo e, geralmente, há associação com hálux valgo. A pressão produzida pelo hálux deformado causa subluxação ou luxação do segundo dedo. Mais raramente, uma sinovite inespecífica e isolada da articulação metatarsofalangeana, geralmente envolvendo a segunda articulação metatarsofalangeana, pode resultar em luxação. O paciente se queixa de algum desconforto e edema ao redor da articulação metatarsofalangeana que finalmente se resolve, geralmente entre 3 e 6 meses. A seguir, observa-se deformidade subsequente, com subluxação e possivelmente luxação da articulação. Outras possíveis causas de subluxação e luxação seriam traumatismo direto, artrite reumatoide ou psoriática e distúrbio neuromuscular.

Uma deformidade um tanto mais difícil é o dedo com desvio medial ou lateral. O dedo mais comumente acometido é o segundo, em razão de sua prevalência associada ao hálux valgo. O joanete pressiona o segundo dedo que pode, então, sofrer subluxação ou luxação com desvio medial. Essa deformidade pode ser causada por infiltração de corticosteroide intra-articular. Com esse tipo de deformidade é difícil ao paciente se calçar. Os pacientes precisam usar sandálias ou um calçado extra profundo para acomodar a deformidade.

Manifestações clínicas

A. Sinais e sintomas

Os pacientes se queixam de dor, deformidade e dificuldade de usar sapatos. É possível haver edema. A dor localiza-se diretamente na articulação, sobre a face plantar da cabeça do metatarso ou sobre o aspecto dorsal da articulação interfalangeana. Ao exame, a avaliação deve ser feita com o paciente sentado e de pé. A articulação metatarsofalangeana afetada deve ser palpada para avaliação de sinovite em atividade, flexibilidade articular e grau de subluxação. Procede-se ao teste da gaveta anterior na articulação afetada para determinar sua estabilidade. O teste é realizado com o examinador mantendo a falange proximal do paciente entre seus dedos e movendo-a no sentido dorsal e plantar, de forma semelhante ao teste de Lachman no joelho. Além disso, o hálux deve ser observado buscando-se por qualquer deformidade, particularmente por hálux valgo, uma vez que essa deformidade frequentemente está associada a cruzamento do segundo sobre o primeiro pododáctilo.

B. Exames de imagem

As radiografias com apoio do peso permitem avaliar o grau de subluxação ou de luxação franca. Além disso, o hálux valgo pode ser avaliado e eventuais alterações em torno da superfície articular observadas. Os pacientes com artrite reumatoide, geralmente, apresentam múltiplas anormalidades articulares.

Tratamento

A. Tratamento conservador

A orientação é o primeiro passo e uma etapa essencial para o tratamento conservador. Frequentemente é útil recomendar o uso de sapatos com amplo espaço para os dedos, a fim de acomodar a deformidade do paciente. Se necessário, uma órtese de material macio e contato total alivia a pressão sobre a cabeça do metatarso. Talvez haja necessidade de ajustar o calçado para acomodar a inserção. Para sinovite inespecífica, a infiltração com cortisona pode ser benéfica; entretanto, somente 3 infiltrações podem ser administradas com intervalo mínimo de 1 mês. Se o paciente não se adaptar bem a essas modalidades, talvez haja indicação de intervenção cirúrgica. A presença de hálux valgo significativa indica a necessidade de correção para produzir espaço para a correção do segundo dedo. Se ambos os problemas não forem tratados com sucesso é provável que haja recorrência.

B. Tratamento cirúrgico

A articulação metatarsofalangeana subluxada com dedo em martelo flexível é tratada com liberação de contratura dorsal dos tendões extensores, cápsula articular e ligamentos colaterais. A transferência do tendão flexor com técnica de Girdlestone, previamente descrita, mantém a correção. Ademais, a tenodese da placa plantar é uma opção de tratamento. Se o paciente se apresentar com dedo em martelo fixo, acrescenta-se condilectomia da falange proximal ao procedimento. A luxação da articulação metatarsofalangeana é uma deformidade mais grave que requer intervenção em alguns elementos ósseos. Os tecidos moles, incluindo tendões flexores, cápsula articular e ligamentos colaterais, são incisados. Procede-se ainda à sinovectomia da articulação metatarsofalangeana e, finalmente, à excisão do terço distal da cabeça do metatarso para permitir a redução da articulação. Também devem ser realizados os procedimentos para correção de dedo em martelo fixo, que invariavelmente está presente.

Um fio-K de 0,062 polegada é usado para estabilizar a correção durante 4 a 6 semanas. Após a remoção do pino, o dedo é mantido em posição com fita por várias semanas. Esse procedimento resulta em rigidez articular significativa e, possivelmente, em nova subluxação da articulação.

Para diversas deformidades, como a luxação da articulação metatarsofalangeana, deve-se agregar um procedimento ósseo, como a osteotomia ao nível do colo do metatarso (CPT 28308). A osteotomia é realizada por meio de incisão em taco de hóquei sobre a face dorsal da articulação, e a lâmina cortante é posicionada sobre o aspecto dorsal da cabeça do metatarso e dirigida no sentido proximal. A lâmina é mantida paralela à face plantar do pé para que se obtenha uma osteotomia oblíqua longa. Na maioria dos casos utiliza-se uma lâmina de 1 milímetro. Quando há necessidade de encurtamento acima de 5 milímetros, ou nos casos em que a inclinação plantar é inferior a 19 graus, utiliza-se uma lâmina maior, de 2 milímetros. Completa a osteotomia, a cabeça do metatarso é deslizada no sentido proximal até a altura apropriada para permitir a redução da articulação. O encurtamento geralmente fica entre 4 e 6 milímetros. A osteotomia é fixada com um único parafuso cortical com diâmetro igual ou inferior a 2,5 milímetros.

Se necessário, pode-se acrescentar procedimento para dedo em martelo, a fim de corrigir totalmente a deformidade. Há relatos de resultados bons a excelentes, mas com seguimento limitado e poucos casos. É possível haver redução da dor, melhora de função e resolução de ceratose plantar intratável sem a complicação de rigidez articular relacionada com os procedimentos anteriormente descritos. As complicações desse procedimento são rigidez, reluxação, penetração de instrumentos na planta, dedo flutuante (contratura em extensão da articulação metatarsofalangeana fazendo com que o dedo não toque o solo).

O dedo cruzado é uma deformidade difícil de tratar. Geralmente, a deformidade é mais grave e as radiografias demonstram que a segunda ou a terceira articulação metatarsofalangeana está luxada com desvio medial ou lateral. O tratamento cirúrgico visa realinhar o dedo com a liberação dos tendões e ligamentos contraídos medial ou lateralmente, dependendo da deformidade. Para as deformidades mais graves, adiciona-se procedimento ósseo que pode ser uma osteotomia em cunha fechada na base da falange proximal ou uma osteotomia oblíqua no metatarso distal, previamente descritas no tratamento das subluxações dorsais das articulações metatarsofalangeanas. Essa técnica é idêntica, porém é possível que seja necessário adicionar procedimento de equilíbrio de tecidos moles pra corrigir o desvio medial/lateral.

> Garg R, Thordarson DB, Schrumpf M, Castaneda D: Sliding oblique versus segmental resection osteotomies for lesser metatarsophalangeal joint pathology. *Foot Ankle Int* 2008;29:1009. [PMID: 18851817]
>
> Grimes J, Coughlin M: Geometric analysis of the Weil osteotomy. *Foot Ankle Int* 2006;27:985. [PMID: 17144965]
>
> Hofstaetter SG, Hofstaetter JG, Petroutsas JA, Gruber F, Ritschl P, Trnka HJ: The Weil osteotomy: a seven-year follow-up. *J Bone Joint Surg Br* 2005;87:1507. [PMID: 16260668]
>
> Kaz AJ, Coughlin MJ: Crossover second toe: demographics, etiology, and radiographic assessment. *Foot Ankle Int* 2007;28:1223. [PMID: 18173985]
>
> Lui TH, Chan LK, Chan KB: Modified plantar plate tenodesis for correction of claw toe deformity. *Foot Ankle Int* 2010;31:584. [PMID: 20663424]

ANESTESIA REGIONAL PARA AS DEFORMIDADES DO TORNOZELO E DO PÉ

A anestesia regional é um componente importante da cirurgia do pé e do tornozelo porque a maioria dos procedimentos é realizada em regime ambulatorial. O bloqueio do nervo pode ser feito pelo cirurgião. Muitas operações distais ao tornozelo podem ser realizadas sem anestesia geral, o que elimina a possibilidade complicações relacionadas com depressão do sistema nervoso central. Além disso, as necessidades de uso de opioides no pós--operatório são significativamente reduzidas.

▶ Bloqueio digital

A. Indicações

O bloqueio digital é ideal para as operações envolvendo os pododáctilos. Entre esses procedimentos estão aqueles para tratamento de distúrbios ungueais, correção de dedo em martelo ou em taco de golfe, liberação de tendão e alguns realizados na articulação metatarsofalangeana.

B. Técnica

Obtém-se anestesia de curta e longa duração com bloqueio digital usando solução 1:1 de lidocaína a 1% e bupivacaína a 0,25%. Uma agulha curta calibre 25 é usada para injetar aproximadamente 1,5 mL de ambos os lados do pododáctilo na camada subcutânea entre a pele e a fáscia profunda. A agulha é, então, direcionada ao aspecto plantar do dedo para anestesiar os nervos digitais. Ambos os lados do pododáctilo devem ser anestesiados. A anestesia deve ser administrada antes do preparo do sítio operatório a fim de que se passem os 15 minutos necessários para que o bloqueio faça efeito antes de se iniciar o procedimento.

▶ Bloqueio do tornozelo

A. Indicações

O bloqueio anestésico do tornozelo é útil para procedimentos realizados no antepé e no mesopé, como correção de hálux valgo, excisão de neuroma, osteotomia de metatarso e artrodese tarsometatarsal. Além disso, o bloqueio anestésico de tornozelo é uma opção melhor do que o bloqueio de múltiplos dedos em caso de procedimentos realizados em vários pododáctilos. O bloqueio anestésico de tornozelo é apropriado para procedimentos mais proximais, como artrodese de retropé ou artroscopia de tornozelo.

B. Técnica

Com o bloqueio anestésico de tornozelo anestesia-se o nervo tibial posterior, o ramo superficial do nervo fibular profundo, o nervo sural, o nervo safeno e o nervo fibular superficial. O nervo tibial posterior requer uma agulha maior, de 3 centímetros, calibre 22 a 25, e, aproximadamente, 7 a 10 mL de solução 1:1 de lidocaína a 1% e bupivacaína a 0,25%. A referência anatômica do nervo tibial posterior atrás do maléolo é um ponto a dois dedos no sentido proximal da ponta do maléolo ao longo da borda medial do tendão do calcâneo (Fig. 8-20).

A agulha é inserida perpendicularmente ao corpo da tíbia até que a cortical posterior da tíbia seja sentida na ponta da agulha. A agulha é, então, tracionada cerca de 2 milímetros. Injeta-se aproximadamente 5 mL do anestésico na região após ter-se aspirado o êmbolo para confirmar que a agulha não tenha penetrado em um vaso. O nervo fibular profundo é infiltrado ao nível do osso navicular. Os tendões extensor do hálux e extensor longo dos dedos são palpados nesse local e o nervo fibular profundo encontra-se em posição imediatamente lateral à artéria dorsal do pé. A agulha calibre 25 é inserida e avançada até o osso para então ser tracionada 1 a 2 milímetros e aspirada para que sejam injetados aproximadamente 5 mL do anestésico. O nervo safeno é identificado a uma ou duas polpas digitais no sentido proximal da ponta do maléolo em região imediatamente posterior à veia safena. Uma agulha calibre 25 é inserida e 5 mL do anestésico são injetados. O nervo sural é bloqueado em um ponto 1 a 1,5 centímetros distal à ponta do maléolo lateral e, frequentemente, pode ser palpado na gordura subcutânea. Uma agulha calibre 25 é inserida e 5 mL do anestésico são injetados. Os ramos do

CIRURGIA DO PÉ E DO TORNOZELO

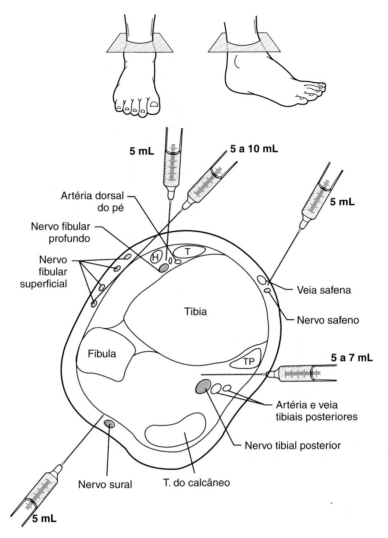

▲ **Figura 8-20** Técnica anestésica para bloqueio do tornozelo. H, extensor longo do hálux; T, tendão do tibial anterior: TP, tendão do tibial posterior. (Reproduzida, com permissão, a partir de Delgado-Martinez AD, Marchal-Escalona JM: Supramalleolar ankle block anesthesia and ankle tourniquet for foot surgery. *Foot Ankle Int* 2001;22:836.)

nervo fibular superficial são bloqueados a partir de um ponto a duas poupas digitais no sentido proximal e anterior da ponta do maléolo lateral, e a infiltração é realizada abaixo das veias subcutâneas e acima dos tendões extensores longos, com bloqueio em anel. A anestesia para bloqueio de tornozelo leva 15 a 20 minutos para fazer efeito.

▶ Bloqueio poplíteo

A. Indicações

O bloqueio poplíteo pode ser usado para a maioria dos procedimentos realizados no pé e no tornozelo, como artrodese de tornozelo, artrodese de retropé, osteotomia de calcâneo, artrodese tarsometatarsal, reconstrução de tendão tibial posterior e tratamento cirúrgico de fraturas de calcanhar ou de tornozelo. O bloqueio nervoso pode ser usado com anestesia geral, sedação ou como única técnica anestésica. Se houver necessidade de garrote de coxa, deve-se adicionar um anestésico geral. O bloqueio de nervo poplíteo tem baixa morbidade, alto índice de sucesso, produz analgesia duradoura e pode ser administrado pelo cirurgião ortopédico.

B. Técnica

O paciente é colocado em decúbito lateral com um travesseiro entre os joelhos. As referências para bloqueio do nervo tibial na fossa poplítea são os epicôndilos lateral e medial do

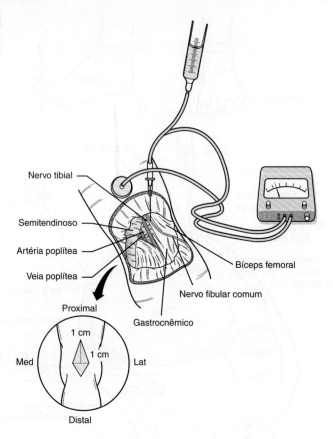

▲ **Figura 8-21** Técnica anestésica. O bloqueio poplíteo é realizado com a ponta da agulha inserida 7 a 8 cm acima do sulco poplíteo e 1 cm lateralmente à linha média. (Reproduzida, com permissão, a partir de Rongstad KM, Mann RA, Prieskorn D, et al.: Popliteal sciatic nerve block for postoperative analgesia. *Foot Ankle Int* 1996;17:378).

fêmur e os ventres medial e lateral do gastrocnêmico. O local de punção é um ponto intermediário na linha que liga os epicôndilos (Fig. 8-21) onde é inserido verticalmente o estimulador de nervo configurado para 1,2 mA, a fim de localizar o nervo tibial. Com profundidade de penetração de 2 a 3 centímetros, observa-se uma contração e a agulha é inserida até que ocorram flexão e inversão plantares. A amperagem do estimulador é gradualmente reduzida para 0,5 mA. Após aspiração do êmbolo injeta-se uma dose teste de 1 cc de bupivacaína a 0,5%. A dose-teste deve causar uma pausa na contração muscular e, a seguir, são injetados os restantes 29 cc de bupivacaína a 0,5% com aspiração intermitente do êmbolo. O nervo fibular é localizado na cabeça da fíbula com neuroestimulador configurado para 1,2 mA, para produção de dorsiflexão e eversão do pé. A amperagem é reduzida para 0,5 mA para confirmar a proximidade do nervo e 3 a 5 cc de bupivacaína são injetados. Finalmente, o nervo safeno é localizado ao nível do tubérculo tibial. A área a ser infiltrada localiza-se entre o tubérculo tibial e o músculo gastrocnêmico proximal. Aproximadamente 3 a 5 mL de bupivacaína a 0,5% são infiltrados.

Alternativamente, com um cateter perineural é possível obter até 72 horas de alívio pós-operatório da dor contra 13 a 16 horas do bloqueio poplíteo. O bloqueio pode ser feito com o paciente em posição supina. A agulha estimuladora é posicionada em um ponto anterior ao tendão do bíceps femoral acima do polo da patela, com angulação de 45 graus (Fig. 8-22). O estimulador de nervo é usado para confirmar a localização, e aplica-se uma dose teste com 1 cc de anestésico. A seguir, injeta-se a dose padrão de 20 cc de bupivacaína a 0,5%. O cateter é conectado a uma bomba infusora para infiltração de doses de anestésico local que variam em função do peso do paciente. A bomba infusora começa a operar 6 horas após a cirurgia e é removida pela enfermagem com 72 horas de uso. Outro método para bloqueio ciático poplíteo é o que utiliza ultrassonografia para orientar a inserção da agulha no local de separação dos nervos tibial e fibular comum.

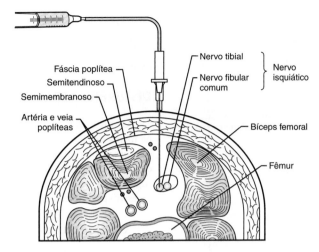

▲ **Figura 8-22** Técnica anestésica para bloqueio poplíteo. A agulha é posicionada para localizar o nervo isquiático e procede-se à aspiração do êmbolo para confirmar que não tenha havido punção vascular. (Reproduzida, com permissão, a partir de Rongstad KM, Mann RA, Prieskorn D, et al.: Popliteal sciatic nerve block for postoperative analgesia. *Foot Ankle Int* 1996;17:378).

Calder JD, Elliot R, Seifert C: Technical tip: lateral popliteal sciatic nerve block with continuous infusion for foot and ankle surgery. *Foot Ankle Int* 2007;28:1106. [PMID: 17923066]

Grosser DM, Herr MJ, Claridge RJ, Barker LG: Preoperative lateral popliteal nerve block for intraoperative and postoperative pain control in elective foot and ankle surgery: a prospective analysis. *Foot Ankle Int* 2007;28:1271. [PMID: 18173991]

Herr MJ, Keyarash AB, Muir JJ, Kile TA, Claridge RJ: Lateral trans-biceps popliteal block for elective foot and ankle surgery performed after induction of general anesthesia. *Foot Ankle Int* 2006;27:667. [PMID: 17038275]

Sala-Blanch X, de Riva N, Carrera A, López AM, Prats A, Hadzic A: Ultrasound-guided popliteal sciatic block with a single injection at the sciatic division results in faster block onset than the classical nerve stimulator technique. *Anesth Analg* 2012;114:1121. [PMID: 22366843]

Samuel R, Sloan A, Patel K, Aglan M, Zubairy A: The efficacy of combined popliteal and ankle blocks in forefoot surgery. *J Bone Joint Surg Am* 2008;90:1443. [PMID: 18594091]

Varitimidis SE, Venouziou AI, Dailiana ZH, Christou D, Dimitroulias A, Malizos KN: Triple nerve block at the knee for foot and ankle surgery performed by the surgeon: difficulties and efficiency. *Foot Ankle Int* 2009;30:854. [PMID: 19755069]

METATARSALGIA

Metatarsalgia é um termo genérico para dor na região da cabeça do metatarso. O centro de pressão durante a passada normal da marcha incide inicialmente sobre o calcanhar e é transmitido ao longo da face plantar do pé. Em mais de 50% do período de apoio, a pressão é concentrada abaixo da região da cabeça do metatarso. Este período maior de pressão pode causar uma dor incomodativa. Faz-se necessário um diagnóstico preciso para que o tratamento seja dirigido à causa específica.

▶ Achados etiológicos

A denominação metatarsalgia engloba um amplo espectro de quadros com diversas causas originadas de estruturas anatômicas da região. Pode estar associada a anormalidade na cabeça do metatarso, subluxação ou luxação das articulações metatarsofalangeanas, doenças sistêmicas, lesões dermatológicas e distúrbios dos tecidos moles, ou pode ser iatrogênica. A Tabela 8-1 lista as diversas causas de metatarsalgia e os diferentes diagnóstico que devem ser considerados na avaliação desses pacientes.

▶ Manifestações clínicas

A. Sinais e sintomas

A avaliação clínica se inicia com anamnese meticulosa dirigida para precisar a localização da dor. O exame físico do pé e do membro inferior inicia-se com o paciente de pé. Qualquer deformidade nos pododáctilos deve ser anotada, como dedos em garra, segundo raio alongado ou edema ao redor de qualquer articulação. A seguir, observa-se se há algum problema na postura do pé, como pé plano ou pé cavo. A face plantar deve ser cuidadosamente observada para identificar a formação de calos. A cabeça dos metatarsos deve ser palpada individualmente para avaliar se há atrofia generalizada do coxim adiposo plantar, côndilo fibular proeminente, sinovite ou lesão de transferência sob a cabeça de metatarso causada por cirurgia prévia no antepé.

B. Exames de imagem

A avaliação por imagem inclui radiografias do pé com apoio do peso nas incidências anteroposterior, perfil e oblíqua. Ocasionalmente haverá necessidade de solicitar a chamada incidência em linha do horizonte das cabeças dos metatarsos (obtida com as articulações metatarsofalangeanas em dorsiflexão) para auxiliar

Tabela 8-1 Causas de metatarsalgia

Causas ósseas
Côndilo fibular proeminente da cabeça do metatarso
Metatarso longo
Pé de Morton
Hipermobilidade do primeiro raio
Desalinhamento pós-traumático de metatarso
Postura anormal do pé como antepé varo ou valgo, pé cavo ou pé equino
Doença sistêmica, artrite reumatoide, artrite psoriática

Lesões dermatológicas
Verruga, cravo, hiperceratose na pele

Distúrbios de tecidos moles
Atrofia do coxim adiposo plantar
Sequela de lesão por esmagamento
Cicatrizes plantares secundárias a traumatismo ou cirurgia

Distúrbios de articulação metatarsofalangeana
Subluxação ou luxação
Infração de Freiberg
Sinovite inespecífica

Iatrogenia
Resíduos de cirurgia de metatarso
Lesão de transferência causada por cirurgia prévia
Cirurgia para correção de hálux valgo (p. ex., encurtamento ou dorsiflexão de metatarso)

na avaliação do alinhamento geral, particularmente nos casos que tenham resultado de cirurgia prévia, ao revelar a altura das cabeças dos metatarsos. A RM pode ser útil no diagnóstico de metatarsalgia, para distinguir entre neuroma, cisto, bursite ou sinovite.

▶ Tratamento

A. Tratamento conservador

O tratamento conservador tem como objetivo aliviar a pressão na área de maior dor. Inicialmente o paciente deve adquirir um calçado com desenho e tamanho adequados para permitir que uma órtese seja inserida. Um calçado com cadarço com solado de material flexível e espaço suficiente para os dedos é o mais apropriado. Sapatos de salto alto, mocassins e calçados apertados não são apropriados por terem pouco volume para o pé e aumentarem a pressão na área envolvida. Como regra geral, quanto mais macia for a órtese mais confortável para o paciente. Uma órtese rígida de acrílico não é particularmente confortável para o paciente e deve ser evitada.

B. Tratamento cirúrgico

O tratamento cirúrgico da metatarsalgia depende de sua causa e está sendo discutido em diversas seções deste capítulo. Em termos gerais, a dor causada por proeminência óssea pode ser aliviada com ostectomia parcial ou osteotomia, as lesões dermatológicas, como as verrugas, podem ser eliminadas com nitrogênio líquido ou com excisão, e a dor causada por subluxa-

ção de articulação metatarsofalangeana pode ser resolvida com transferência de tendão. O resultado varia com a gravidade do problema e com o tipo de intervenção cirúrgica requerida para a correção.

DISTÚRBIOS CERATÓTICOS DA PELE PLANTAR

Os distúrbios ceratóticos do pé geralmente se manifestam na forma de calosidades plantares e também são denominados ceratose plantar intratável (CID-9 700). Ocorrem como resultado de atrito e aumento da pressão sobre as proeminências ósseas. Algum grau de calosidade plantar é normal, mas quando se torna excessiva pode ser dolorosa e incapacitante.

▶ Considerações gerais

Muitas das ceratoses plantares intratáveis ocorrem em função de anormalidades ósseas do antepé. Tais anormalidades foram listadas na Tabela 8-1.

▶ Manifestações clínicas

A. Sinais e sintomas

A história clínica do paciente irá esclarecer a região do pé afetada e a intensidade da dor. Além disso, a história patológica pregressa é importante, uma vez que cirurgias e quadros clínicos prévios podem fazer parte da etiologia. A profissão do paciente, o tipo de atividade que realiza, os calçados que usa, a frequência com que deve desbastar o calo e o tipo de órtese que usa são todas informações importantes para a anamnese completa. Não obstante, o exame físico é o fator isoladamente mais relevante para o diagnóstico de ceratose plantar intratável. Primeiro, é necessário avaliar a postura global do pé, a fim de determinar se o quadro é resultado de anormalidade postural. Essa avaliação deve ser feita com o paciente de pé e despido dos joelhos para baixo. Dos possíveis achados estão primeiro metatarso com flexão plantar rígida capaz de causar calosidade difusa sob sua cabeça, ou primeiro raio com hipermobilidade, incapaz de dar apoio ao antepé medial, a causar formação de calosidade generalizada sob as cabeças do segundo e do terceiro metatarso. Outro tipo de deformidade é a postura em varo do antepé (aspecto lateral do pé em flexão plantar maior que o medial), que pode resultar em formação de calo abaixo da cabeça do quinto metatarso. Observe, também, o tipo de calo. A calosidade difusa geralmente está associada a metatarso longo. O calo pode ter surgido a partir de traumatismo ou de cirurgia na qual o metatarso adjacente tenha sofrido dorsiflexão, aumentando, assim, a carga de peso sobre o metatarso em questão. Por outro lado, uma lesão isolada e bem localizada abaixo da cabeça de metatarso frequentemente terá sido causada por côndilo fibular proeminente da cabeça do primeiro ou do segundo metatarso. O calo plantar deve ser diferenciado da verruga plantar, que, ocasionalmente, pode ser confundida com calosidade. No caso de verruga plantar a raspagem da lesão provoca sangramento de suas artérias terminais, enquanto a lesão ceratótica é formada apenas por tecido hiperceratótico.

B. Exames de imagem

As radiografias do pé com apoio do peso nas incidências anteroposterior, perfil e oblíqua geralmente confirmarão as anormalidades encontradas clinicamente. Entre elas estão hálux valgo, dedo em martelo, dedo em garra e deformidade em varo.

▶ Tratamento

A. Tratamento conservador

Com o desbridamento ou o desbaste de ceratose plantar intratável é possível obter algum alívio, ainda que temporário. A direção do tratamento à deformidade subjacente produz benefícios a longo prazo. Isso pode ser obtido reduzindo-se a pressão ou o atrito diretamente sobre a calosidade. O uso de calçados de material macio que acomodem o tamanho e o formato dos pés produz algum alívio da dor e da incapacidade. Em geral, há necessidade de sapatos com cadarço e acolchoamento adequado. É possível encontrar palmilhas e amortecedores de baixo custo, vendidos livremente, que beneficiam muitos pacientes. Entretanto, para alguns pacientes e algumas deformidades uma órtese de contato total pode ser efetiva (Fig. 8-23). Geralmente essas órteses são fabricadas com material macio e retiram a carga de peso das proeminências ósseas causadoras das calosidades.

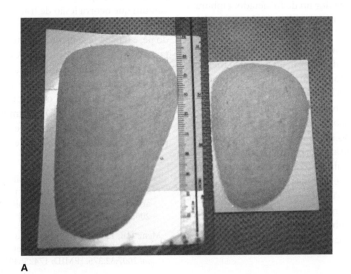

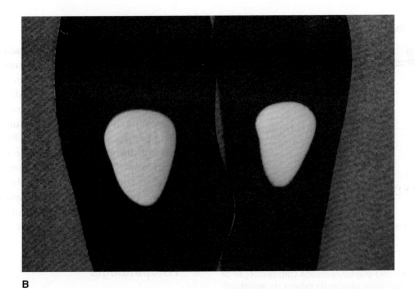

▲ **Figura 8-23** **A:** A palmilha de metatarso ajuda a redistribuir o peso e produz alívio dos sintomas. **B:** Protetores de metatarso, macios, vendidos sem prescrição, são efetivos para reduzir a pressão sob a cabeça dos metatarsos. Eles podem ser aderidos à palmilha do sapato e usados em diversos calçados. (Reproduzida, com permissão, a partir de Mann RA, Coughlin MJ: *The Video Textbook of Foot and Ankle Surgery*. Medical Video Productions, 1991.)

B. Tratamento cirúrgico

Os procedimentos cirúrgicos para tratamento de ceratose plantar são determinados pela deformidade subjacente. Um dos problemas mais comuns é a proeminência de côndilo fibular da cabeça de metatarso, que ocorre com maior frequência sob o segundo metatarso, mas pode ser encontrada sob o terceiro e quarto metatarsos. A abordagem é feita por meio de incisão dorsal em taco de hóquei sobre a articulação metatarsofalangeana com o dedo em flexão plantar para expor o aspecto plantar da cabeça do metatarso (CPT 28288). Utiliza-se um osteótomo para excisão de 30% do côndilo plantar da cabeça do metatarso, removendo, assim, a proeminência óssea aguda (Fig. 8-24). Esse procedimento resulta em alívio previsível da dor no dedo afetado, embora 5 a 10% dos pacientes evoluam com lesão de transferência para a cabeça do metatarso adjacente.

A presença de calo difuso sob o segundo metatarsal, resultante de hipermobilidade ou de dorsiflexão do primeiro metatarsal, pode ser tratada com osteotomia em dorsiflexão realizada na base do segundo metatarsal. Se a lesão for resultante de metatarso excessivamente longo, será possível seu encurtamento até o nível de uma linha traçada entre as cabeças metatarsais adjacentes, restabelecendo, assim, um padrão suave entre os metatarsos. Se o calo for resultado de luxação de articulação metatarsofalangeana, como no dedo em garra, a articulação terá que ser reduzida usando uma das técnicas previamente descritas. A correção do alinhamento articular reduzirá a pressão contra a cabeça do metatarso. Todos esses procedimentos cirúrgicos para eliminar a calosidade são razoavelmente efetivos, embora a possibilidade de lesão de transferência seja de aproximadamente 5 a 10%.

O sesamoide tibial pode ser proeminente levando à formação de calosidade subjacente. O tratamento é feito com abordagem medial e raspagem do terço plantar do sesamoide. Com isso obtém-se alívio da calosidade em quase todos os casos, sendo a única complicação significativa causada por ruptura inadvertida do nervo cutâneo plantar medial durante a abordagem cirúrgica do sesamoide.

É possível haver ceratose na cabeça do quinto metatarsal. Se ocorrer sobre a face lateral do antepé, a deformidade pode ser o joanete de Taylor. A calosidade difusa sob a cabeça do quinto metatarso pode ser tratada com osteotomia média do corpo do metatarso, a fim de retirá-lo de sua posição em flexão plantar, procedimento que geralmente produz alívio do quadro. Não é comum que ocorra lesão de transferência sob a cabeça do quarto metatarso. Se a proeminência óssea estiver sobre o aspecto lateral do pé, e não na face plantar, a osteotomia da cabeça quinto metatarso corrigirá a deformidade. A osteotomia a chevron pode ser feita com translação medial da cabeça (Fig. 8-25).

Finalmente, um sesamoide abaixo do hálux pode produzir um pequeno calo sobre o aspecto plantar da articulação interfalangeana desse dedo. O tratamento é uma excisão cirúrgica simples do sesamoide, com expectativa de bons resultados com pouca ou nenhuma incapacidade.

Davys HJ, Turner DE, Helliwell PS, Conaghan PG, Emery P, Woodburn J: Debridement of plantar callosities in rheumatoid arthritis: a randomized controlled trial. *Rheumatology (Oxford)* 2005;44:207. [PMID: 15479752]

Menz HB, Zammit GV, Munteanu SE: Plantar pressures are higher under callused regions of the foot in older people. *Clin Exp Dermatol* 2007;32:375. [PMID: 17425648]

PÉ DIABÉTICO

Nos Estados Unidos há, aproximadamente, 22 milhões de diabéticos e os problemas no pé são a causa mais comum de hospitalização, respondendo por 20% ou mais dos dias de internação nessa população. Mais de metade das amputações não traumática são realizadas em diabéticos. Em um trabalho publicado a incidência de distúrbios do pé em uma grande clínica para tratamento de diabetes melito foi de 68%, e o custo dos cuidados desses distúrbios aproximou-se de 100 milhões de dólares por ano. O tratamento do paciente diabético que se apresenta com problemas no pé pode ser complexo e requer abordagem em equipe, composta por médico de atenção primária, cirurgião vascular, cirurgião ortopédico, infectologista, ortótico, enfermeira especializada em diabetes e, sempre que possível, familiares do paciente.

▶ Fisiopatologia

O diabetes melito é um distúrbio que envolve todos os sistemas orgânicos. Aqueles que interessam principalmente ao ortopedista são o tegumentário, onde há risco de ulceração de caráter

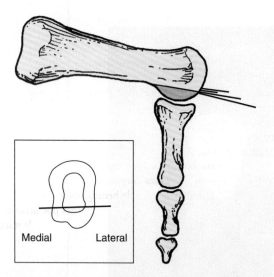

▲ **Figura 8-24** Condilectomia plantar realizada com ressecção de um quarto a um terço da superfície plantar da cabeça do metatarso. (Reproduzida, com permissão, a partir de Mann RA, Coughlin MJ: *The Video Textbook of Foot and Ankle Surgery*. Medical Video Productions, 1991.)

CIRURGIA DO PÉ E DO TORNOZELO CAPÍTULO 8 413

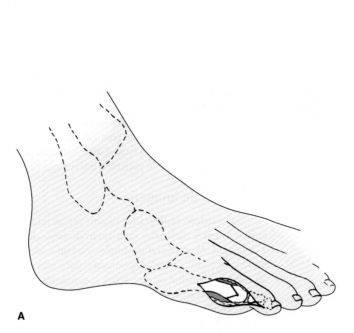
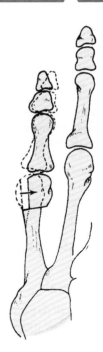

▲ **Figura 8-25 A:** Visão lateral de osteotomia de chevron do quinto metatarso. **B:** Ilustração do resultado do procedimento. (Reproduzida, com permissão, a partir de Mann RA, Coughlin MJ: *The Video Textbook of Foot and Ankle Surgery*. Medical Video Productions, 1991.)

neurológico, com perda de sensibilidade, vascular, com redução da perfusão, e imunológico, com menor capacidade de combater infecções. O problema mais frequentee encontrado pelo diabético é colapso da pele do pé (Fig. 8-26).

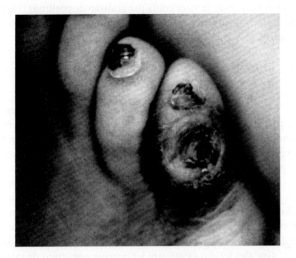

▲ **Figura 8-26** Úlcera no aspecto dorsolateral do quinto pododáctilo como resultado de pressão produzida pelo calçado. (Reproduzida, com permissão, a partir de Mann RA, Coughlin MJ: *The Video Textbook of Foot and Ankle Surgery*. Medical Video Productions, 1991.)

As úlceras do pé têm causa multifatorial, mas a base é a perda de sensibilidade resultante de doença neuropática. O paciente não percebe a pressão local sobre a pele produzida externamente por calçados inadequados e internamente por deformidade esquelética. A neuropatia autonômica causa secura de pele com rachadura na derme que podem se tornar portas de entrada para infecção. A hiperemia reativa, que normalmente ajuda a eliminar infecções, é bloqueada pela neuropatia autonômica. A neuropatia motora afeta a musculatura intrínseca do pé e pode levar a dedo em garra com as cabeças dos metatarsos e as articulações interfalangeanas proximais se tornando proeminentes, o que facilita as ulcerações. A hiperglicemia pode prejudicar a cicatrização das feridas, assim como causar danos ao endotélio vascular, precursores da arteriosclerose que, por sua vez, reduz o fluxo sanguíneo para as extremidades e reduz o potencial de cicatrização. Níveis elevados de glicose no sangue por períodos prolongados também levam à glicação de proteínas corporais, e este processo geralmente é medido com a dosagem da hemoglobina A1c. A glicose se acopla irreversivelmente à lisina de proteínas por meio de ligação covalente. Supõe-se que a adição de moléculas de glicose altera a flexibilidade dos tecidos, especialmente de tecidos fibrosos, como a pele, tornando-os menos capazes de suportar tensão de cisalhamento. Nos diabéticos a neuropatia é causada por perda de fibras nervosas mielinizadas e não mielinizadas. Outros fatores que afetam a cicatrização nos diabéticos são deficiência nutricional, menor capacidade de se proteger, em razão de encefalopatia diabética e redução da cognição, e menor resistência às infecções.

História

Quando um paciente diabético se apresenta a um ortopedista há quatro áreas de impacto a serem consideradas: úlceras e sua prevenção, amputações, artropatia de Charcot e anormalidades ungueais. Nos casos com úlcera infectada no pé a história clínica ajudará a definir por que a úlcera ocorreu e como otimizar o potencial de cicatrização do paciente. Deve-se investigar se há antecedente de cirurgia no pé, detalhar uso prévio ou atual de antibióticos e verificar se houve traumatismo recente no pé. Investiga-se também a gravidade do diabetes do paciente, incluindo há quanto tempo foi diagnosticado, se o paciente faz uso de insulina, o nível de controle recente, que sistemas orgânicos estão envolvidos e o grau de neuropatia presente nos pés do paciente.

Manifestações clínicas

A. Exame geral

O exame geral do paciente diabético deve ser iniciado com a inspeção dos sapatos para verificar o padrão de acomodação interno e externo. Pernas e pés são inspecionados quanto ao aspecto geral da pele, crescimento de pelos, perfusão, pulsos e coloração.

B. Exame do pé

Todas as proeminências ósseas são identificadas como áreas de potencial colapso de pele. As proeminências mais comuns estão localizadas no ápice de deformidades, como sob as cabeças dos metatarsos, sobre o dorso das articulações interfalangeanas proximais, sob o sesamoide medial, na base do quinto metatarso, sob o arco medial no pé de Charcot e sobre a eminência medial do hálux. Com o exame neurológico deve-se testar a presença de sensibilidade protetora, assim definida pela capacidade do paciente de perceber o monofilamento de 10 gramas de Semmes-Weinstein, e a função motora. As úlceras existentes devem ser cuidadosamente documentadas e avaliadas buscando-se por evidências de infecção nos tecidos moles adjacentes. As feridas devem ter comprimento, largura e profundidade medidos, e sua localização documentada. As feridas abertas devem ser sondadas com cotonete esterilizado ou outro instrumento apropriado para avaliar a extensão do envolvimento de estruturas mais profundas, como tendões, articulações e ossos. Um teste de sonda positivo até o osso geralmente, indica a presença de osteomielite.

C. Achados vasculares

A avaliação vascular é essencial para assegurar que o paciente tem perfusão adequada para que haja cicatrização. Os pacientes com pulsos pediosos palpáveis e enchimento capilar normal têm suprimento sanguíneo adequado e, geralmente, não requerem investigação vascular complementar. Para os pacientes com déficit de perfusão, um método para avaliar o potencial de cicatrização de lesões no pé do indivíduo diabético é o índice de isquemia (ou índice tornozelo-braquial). Esse índice é obtido dividindo-se a medida da pressão arterial na artéria braquial pela medida obtida nas arté-

rias dorsal do pé e tibial posterior usando ultrassom com Doppler e manguito de panturrilha. Se este índice for igual ou superior a 0,45, há chance de 90% de cicatrização de úlcera no pé. Índices mais baixos indicam a necessidade de encaminhamento a cirurgião vascular. Contudo, deve-se ter em mente que é possível haver valores falsamente elevados da pressão arterial no pé resultantes de calcificação nos principais vasos sanguíneos. Assim, os pacientes com sinais clínicos de insuficiência vascular devem ser encaminhados para um cirurgião vascular, mesmo que tenham índice de isquemia com valor adequado. O exame com *laser* Doppler pode ajudar a avaliar a perfusão da pele no local. Essa informação pode ser usada para predizer a resposta do paciente à intervenção cirúrgica.

D. Exames de imagem

Na avaliação radiográfica devem ser incluídos exames de ambos os pés e tornozelos com apoio do peso, de acordo com a indicação. As radiografias simples ajudam a identificar proeminências ósseas que predisponham o pacientes à formação de úlceras, osteomielite ou alterações consistentes com pé neuropático. As alterações iniciais na articulação de Charcot (neuropática) podem ser difíceis de distinguir daquelas encontrada na osteomielite. Os quatro Ds nas articulações neuropáticas ajudam a definir os casos mais avançados: debris, destruição, deslocamento (ou luxação) e densificação.

A presença de infecção óssea pode ser definida com radiografias seriadas na forma de osteólise progressiva, o que define que as alterações observadas nas radiografias simples são achados tardios e sugere que a infecção já esteja presente por semanas. A cintilografia óssea com tecnécio é um exame sensível, mas bastante inespecífico, para detecção de osteomielite em estágio inicial. A RM pode demonstrar alterações ósseas e em tecidos moles, como edema, ou a extensão da cavidade de um abscesso, e pode ser útil para diferenciar entre Charcot e osteomielite. Com o advento recente da tomografia por emissão de pósitrons (PET) obteve-se maior efetividade na diferenciação de osteomielite e Charcot.

Classificação e tratamento da úlceras do pé diabético

A classificação do Hospital Rancho Los Amigos para úlceras de pé diabético é baseada na profundida do tecido afetado e na extensão do envolvimento no pé. O tratamento preferencial depende da graduação da úlcera (Fig. 8-27). A Tabela 8-2 mostra o tratamento preconizado com base na classificação da úlcera do pé.

Como regra no tratamento das infecções no pé, deve-se tentar manter em equilíbrio a luta para preservar os tecidos e a função do pé. Uma amputação cicatrizada em nível mais proximal é mais vantajosa para o paciente do que manter uma área com viabilidade limítrofe que requeira cuidados constantes da ferida.

Grandes feridas cicatrizam lentamente com risco de infecção secundária e, se possível, não devem ser deixadas para fechamento por segunda intenção. Os enxertos de pele de espessura parcial, particularmente na sola do pé ou sobre local de amputação, tendem a colapso.

CIRURGIA DO PÉ E DO TORNOZELO   CAPÍTULO 8   415

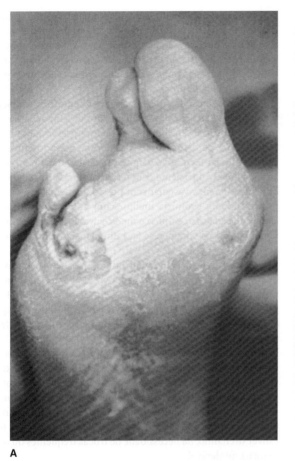
A

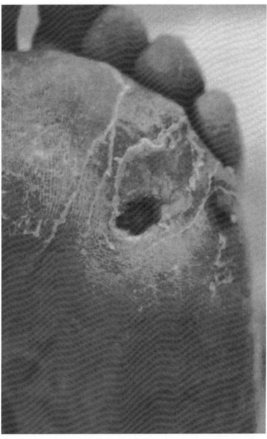
B

▲ **Figura 8-27** Comparação de úlceras de graus 1 **(A)** e 2 **(B)** (nova classificação com base em profundidade e isquemia). Observe a exposição de tecidos profundos na úlcera de grau 2. (Reproduzida, com permissão, a partir de Brodsky JW: The diabetic foot. In Mann RA, Coughlin MJ, eds: *Surgery of the Foot and Ankle,* 6th ed. St. Louis: Mosby-Year Book; 1993.)

A. Tratamento cirúrgico para atenuação de proeminências ósseas

Conforme afirmação anterior, um dos principais objetivos do tratamento de pés ulcerados ou "em risco" de ulceração é atenuar as proeminências ósseas que estejam pressionando a pele. O tratamento é formado por medidas que aliviem a pressão. Há diversas medidas capazes de atenuar a pressão externa sobre a pele. Como exemplos temos o uso de sapatos mais largos para dedos em garra e a utilização de órteses de pé com proteção dos metatarsos para alívio da pressão sobre cabeças de metatarsos protuberantes. Se essas medidas fracassarem ou se mostrarem insuficientes, a pressão deverá ser aliviada a partir de dentro, corrigindo-se a deformidade óssea. Essas proeminências localizam-se em diversos locais comuns.

O hálux pode ter uma protuberância abaixo da cabeça do metatarso, sobre o aspecto plantar medial da articulação interfalangeana, ou sobre a eminência medial, secundária a um joanete. A protuberância causada pelo sesamoide medial pode ser atenuada com a remoção total ou parcial do sesamoide. Se com este procedimento não se lograr atenuar suficientemente a proeminência, pode-se proceder à osteotomia em dorsiflexão ou à ressecção da cabeça do metatarso. As úlceras encontradas sobre o aspecto plantar medial da articulação interfalangeana podem ser aliviadas com a simples excisão dos côndilos mediais proeminentes, ou por meio de ressecção de toda a articulação. Se esta úlcera estiver associada à limitação na extensão da articulação metatarsofalangeana, pode-se indicar queilectomia ou artroplastia metatarsofalangeana, para permitir que o pododáctilo tenha maior extensão durante a fase de liberação dos dedos da marcha e, consequentemente, reduzir a pressão sobre a pele sob a articulação interfalangeana. Uma protuberância sobre a eminência mediana pode ser abordada com procedimento rotineiro para tratamento de joanete.

O paciente diabético está sujeito a evoluir com dedos em garra em razão de neuropatia motora, que produz proeminências ósseas sob a cabeça dos metatarsos e sobre o dorso das articulações interfalangeanas proximais. Dependendo da gravidade, o

Tabela 8-2 Classificação e tratamento das úlceras de pé diabético

Grau	Classificação	Tratamento
0	Pé "em risco" para desenvolvimento de úlcera. A pele se mantém íntegra, mas deformidades ósseas subjacentes colocam o pé em risco de colapso de pele.	Calçados apropriados mais outras medidas preventivas, como orientação do paciente e correção cirúrgica conforme descrito no texto.
1	Lesões atingem apenas a pele.	Curativos em regime ambulatoriais ou gesso de contato total. Geralmente não há necessidade de antibióticos
2	Lesões profundas envolvendo tendões, ossos ou ligamentos (Fig. 8-28).	Desbridamento cirúrgico e hospitalização para cuidados agressivos da ferida e antibioticoterapia intravenosa. O objetivo é conversão para grau 1.
3	Abscesso ou osteomielite como complicação de úlcera.	Cirurgia de emergência para drenagem da infecção aguda. A ferida frequentemente é deixada aberta, com trocas de curativo até que haja fechamento total ou até que se proceda à amputação.
4	Gangrena em dedos ou antepé.	Amputação no nível apropriado.
5	Gangrena em todo o pé.	Amputação no nível apropriado.

tratamento varia desde redução das articulações metatarsofalangeanas e artroplastias interfalangeanas proximais até ressecção da cabeça dos metatarsos e fusão das interfalangeanas.

O colapso do arco longitudinal causado pelas alterações de Charcot produz o clássico pé em cadeira de balanço com proeminências ao longo das faces plantar e medial do mesopé. Esse quadro pode ser abordado com exostectomia simples para as deformidades leves e estáveis, ou com osteotomia e artrodese para as deformidades mais complexas, ou quando ocorre instabilidade progressiva.

B. Tratamento de osteomielite

A osteomielite é uma complicação comum presente nas úlceras de pé diabético grau 3. A infecção raramente é erradicada sem desbridamento cirúrgico do osso. Frequentemente, há necessidade de tratamento mais radical do que a simples exostectomia. Por exemplo, a infecção de uma falange proximal geralmente é tratada com ressecção da falange. A osteomielite do metatarso pode requerer amputação de raio, caso haja envolvimento além da cabeça. Se vários metatarsos estiverem infectados, frequentemente a amputação transmetatársica é o melhor tratamento, com o lembrete de sempre considerar a possibilidade de alongar o tendão do calcâneo para reduzir a carga sobre o antepé residual.

A osteomielite do antepé, com frequência, é uma complicação do pé de Charcot colapsado. As opções de tratamento para esse tipo de infecção são desbridamento local amplo com exostectomia, ou amputação proximal. De forma semelhante, a osteomielite do calcâneo pode ser tratada com calcanectomia parcial ou amputação mais proximal.

O tratamento das úlceras deve ser sensato. Um paciente com ferida superficial, bom suprimento de sangue, grau mínimo de infecção e sensibilidade protetora preservada pode ser tratado com cuidados tópicos da ferida, calçado apropriado para acomodar o curativo e limitação da atividade para controlar o edema. Um paciente com ferida profunda infectada, osteomielite e doença vascular sem possibilidade de reconstrução provavelmente evoluiria melhor com amputação precoce. É claro que cada caso é único e merece avaliação de todos os sistemas orgânicos para que se faça um planejamento terapêutico adequado.

Os curativos devem tentar imitar a pele e prover um ambiente apropriado à cicatrização, livre de bactérias, aquecido, úmido, livre de tensão, atóxico e bem oxigenado. Não há nenhum material que tenha todas essas qualidades. O tipo de curativo deve ser escolhido com base nas necessidades da ferida, tendo em vista a possibilidade de controle de infecção e desbridamento nas fases iniciais, mas apenas proteção e absorção das secreções da ferida nas fases tardias. O padrão ouro para tratamento das úlceras plantares é o gesso de contato total ou gesso de cicatrização. Esse aparelho protege a ferida, controla o edema, além de manter o ambiente úmido e demonstrou-se que reduz a carga plantar na região da úlcera. Quando a ferida estiver drenando, há necessidade de trocas frequentes ou o odor se torna intolerável.

Os produtos biológicos para cicatrização de feridas fornecem fatores que estimulam a cicatrização e podem ser úteis em pacientes com potencial limítrofe de fechamento da ferida. Os pacientes com feridas mais volumosas, especialmente aquelas com drenagem considerável, podem ser beneficiados com fechamento assistido por vácuo, quando aplica-se pressão negativa constante a uma ferida selada, reduzindo seu tamanho e aspirando o material drenado.

Há um pequeno número de pacientes com chance limítrofe de cicatrização que pode ser beneficiado com terapia hiperbárica. Quando o paciente é colocado sob pressão de duas atmosferas de oxigênio puro, seu soro se torna supersaturado e esta situação se mostrou benéfica para alguns casos tratados com sessões seriadas.

C. Pé de Charcot

A articulação de Charcot, também é denominada articulação neuropática ou neurotrófica. O diabetes melito é, de longe, a principal causa de articulação de Charcot. O pé de Charcot caracteriza-se por destruição das superfícies articulares, fraturas frequentemente acompanhadas por luxação de uma ou mais articulações em paciente com reação inapropriada à dor. O paciente deve ser ativo, portador de neuropatia, mas com suprimento sanguíneo adequado. A fisiopatologia não está totalmente esclarecida, mas há duas teorias. A teoria neurotraumática, segundo a qual tensões mecânicas acumuladas em paciente com sensibilidade protetora insuficiente levariam a fraturas de estresse que seriam progressivas porque o paciente não teria *feedback* sensorial adequado para limitar sua atividade. Já a teoria neurovascular propõe que haveria um reflexo vascular disparado por via neural que levaria à osteopenia justa-articular com enfraquecimento dos ossos na região, ao mesmo tempo em que a glicação da cápsula articular causaria seu enrijecimento. Esses fatores, quando combinados com estresse mecânico, poderiam levar às fraturas com luxação comumente encontradas nesses pacientes. Provavelmente há elementos dessas duas teorias a contribuir para a artropatia de Charcot.

De acordo com Eichenholtz, há três estágios na artropatia de Charcot. O estágio 1 é a fase de inflamação aguda, na qual há edema, rubor e calor. As radiografias provavelmente demonstram fraturas e luxações e a região envolvida deve estar instável. Nesse estágio a preocupação é afastar a possibilidade de infecção. Se o paciente for neuropata, com bom suprimento de sangue e se apresentar com pé quente e edemaciado sem úlcera ou história de úlcera na região, provavelmente o diagnóstico será artropatia de Charcot e não infecção. A osteomielite hematogênica é muito rara e infecções no pé geralmente são introduzidas localmente pela pele. O estágio 2 é a fase subaguda na qual há sinais de cicatrização, menos edema e calor e sinais radiográficos de neoformação óssea. O estágio 3 é a fase crônica com consolidação e resolução da inflamação. As localizações típicas são mesopé, com formação da deformidade em pé de cadeira de balanço, à medida que o arco sofre colapso, e retropé e tornozelo, com risco de colapso em varo ou em valgo que pode levar a úlcera de pressão.

1. Princípios do tratamento – Há vários princípios importantes a serem seguidos no tratamento da articulação de Charcot. O objetivo primário é reduzir a destruição da articulação e preservar a estabilidade do pé plantígrado para proteção dos tecidos moles e evitar a formação de úlceras.

2. Tratamento na fase aguda – Para os pacientes que se apresentem na fase aguda da artropatia de Charcot, o tratamento inicial deve ser imobilização e elevação o pé. Utiliza-se aparelho gessado de contato total sem apoio do peso para os pacientes que possam ser colocados em posição plantígrada. Inicialmente, a pele deve ser verificada semanalmente para detecção de colapso. Raramente indica-se cirurgia na fase aguda, exceto quando não é possível obter posição plantígrada estável. Mesmo nos paciente que requerem estabilização aguda para que obtenham pé plantígrado, é melhor aguardar que o edema e a inflamação tenham sido reduzidos com a elevação e a imobilização do pé antes de proceder à cirurgia. Cedida a fase aguda e tendo as fraturas consolidado, a imobilização pode prosseguir com órtese de pé e tornozelo. Calçados customizados podem ser adaptados para acomodar as proeminências ósseas.

3. Tratamento da fase subaguda – Nessa fase, o pé está estabilizado e não há destruição óssea em andamento. Os procedimentos cirúrgicos abordam as proeminências ósseas produzidas pela destruição e colapso relacionados com a artropatia de Charcot. Com frequência, a simples remoção das proeminências é tudo o que se faz necessário e, algumas vezes, há indicação de fusão de uma ou várias articulações. Uma das alterações mais comuns no pé é o colapso do arco com deformidade em cadeira de balanço por subluxação de várias articulações no mesopé. Geralmente, é suficiente a exostectomia nos ossos proeminentes no aspecto plantar do mesopé. Alternativamente, pode-se indicar osteotomia e artrodese do mesopé para realinhamento e reconstituição do arco nos casos em que a exostectomia simples é insuficiente (Fig. 8-28). Geralmente há contratura dos flexores plantares do tornozelo e esses vetores deformantes talvez tenham que ser abordados como parte do procedimento. O procedimento cirúrgico tem alta taxa de complicações e necessita de longo período para consolidação. No caso de artropatia de Charcot com envolvimento do tornozelo, o objetivo é obter pé estável e plantígrado, o que, com frequência, requer artrodese. Demonstrou-se que a fixação intramedular retrógrada é bem-sucedida no que se refere à consolidação, mas também tem alta taxa de complicações.

Andros G: Diagnostic and therapeutic arterial interventions in the ulcerated diabetic foot. *Diabetes Metab Res Rev* 2004;20(Suppl 1): S29. [PMID: 15150810]

Gil H, Morrison WB: MR imaging of diabetic foot infection. *Semin Musculoskel Radiol* 2004;8:189. [PMID: 15478022]

Hopfner S, Krolak C, Kessler S, et al: Preoperative imaging of Charcot neuroarthropathy in diabetic patients: comparison of ring PET, hybrid PET, and magnetic resonance imaging. *Foot Ankle Int* 2004;25:890. [PMID: 15680102]

Lowery NJ, Woods JB, Armstrong DG, et al: Surgical management of Charcot neuroarthropathy of the foot and ankle: a systematic review. *Foot Ankle Int* 2012;33:113. [PMID: 22381342]

Pinzur M: Surgical versus accommodative treatment for Charcot arthropathy of the midfoot. *Foot Ankle Int* 2004;25:545. [PMID: 15363375]

Strauss M: The orthopaedic surgeon's role in the treatment and prevention of diabetic foot wounds. *Foot Ankle Int* 2005;26:5. [PMID: 15680112]

Wagner FW Jr: A classification and treatment program for diabetic, neuropathic, and dysvascular foot problems. *Instr Course Lect* 1979;28:143. [No PMID]

DISTÚRBIOS UNGUEAIS

Em jovens diabéticos, os distúrbios ungueais dos pés geralmente envolvem traumatismo, como topadas no dedo ou, mais frequentemente, cuidados inadequados das unhas, o que pode contribuir para a ocorrência da unha encravada. Geralmente quando a unha é cortada muito curta ela tende a crescer para dentro e encravar.

Os problemas ungueais em pacientes de mais idade são mais variados, incluindo unhas curvas, unhas espessadas e hipertrofiadas relacionadas com infecção crônica por fungos,

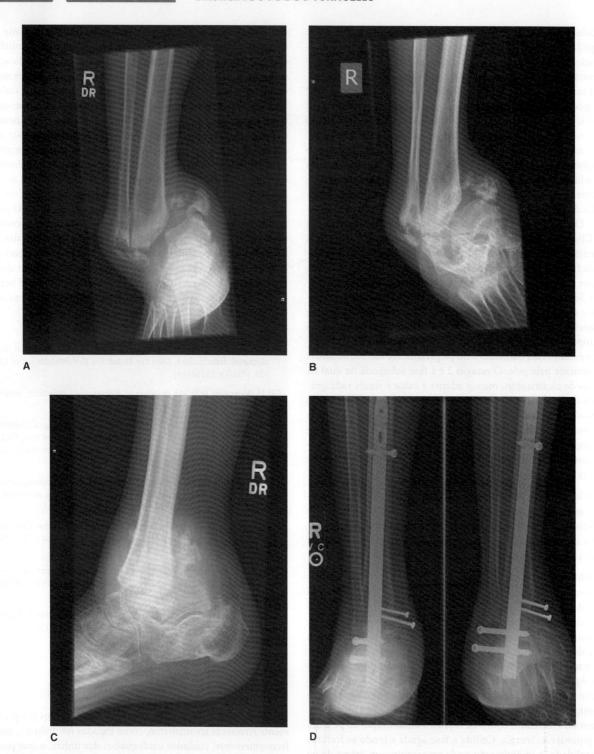

▲ **Figura 8-28 A-C:** Paciente diabético tipo I insulinodependente, com 35 anos, portador de neuropatia que se apresenta com queixa de dor e instabilidade no tornozelo ao caminhar. Observa-se destruição acentuada do tornozelo com instabilidade e deformidade graves intratáveis com aparelhos. **D, E:** O tornozelo foi estabilizado com artrodese por meio de fixação intramedular e o paciente recupera a capacidade de deambulação usando calçado com solado em cadeira de balanço e palmilha de acomodação.

CIRURGIA DO PÉ E DO TORNOZELO CAPÍTULO 8 419

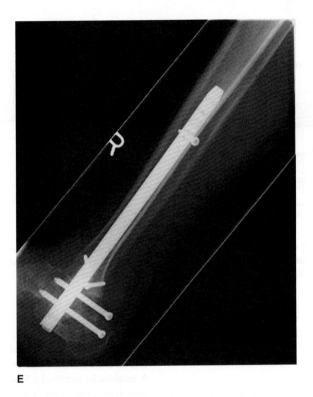

▲ **Figura 8-28** Continuação.

unhas encravadas em razão de cortes inadequados e, raramente, exostose subungueal.

▶ Etiologia

A Figura 8-29 apresenta a anatomia da unha do pé. A unidade ungueal é formada por 4 componentes: a prega ungueal proximal, a matriz ungueal, o leito ungueal e a hiponíquia. A região em que ocorre a maioria dos problemas é o sulco ungueal medial ou lateral, onde ocorre o encravamento da unha ao nível de leito ungueal ou de hiponíquia.

▶ Manifestações clínicas

A. Sinais e sintomas

A história clínica dos problemas ungueais não costuma ser complexa e em geral a natureza do problema é rapidamente definida.

1. Infecções ungueais – As infecções ungueais geralmente têm início insidioso, com eritema e edema ao longo da margem da unha, seguidos por dor crescente e drenagem e, finalmente, produção de tecido de granulação, geralmente como reação de corpo estranho contra a própria unha.

2. Micose ungueal – No caso de infecção por fungos (micose), geralmente há história longa de evolução lenta de deformação da unha, frequentemente com desvio medial ou lateral, hipertrofia acentuada e aumento da dor ao usar sapatos. Algumas vezes a unha fica curvada para dentro com uma ou ambas as bordas sofrendo lenta curvatura para dentro, o que resulta em compressão da lâmina ungueal. Isso pode causar infecção localizada ou a própria pressão da unha contra a pele ser a causa da dor.

3. Exostose subungueal – O paciente que evolui com exostose subungueal geralmente se queixa de dor abaixo da unha com evolução prolongada. O descolamento da unha ocorre em razão da pressão da exostose contra a própria unha. Com frequência, o paciente não procura ajuda antes que haja colapso do tecido dando origem a uma lesão de aspecto repulsivo que parece ser mais grave do que de fato é.

B. Exames de imagem

Há necessidade de exames radiográficos na avaliação de um problema ungueal do pé para afastar exostose subungueal, que é identificada com precisão nos exames em perfil. Nos pacientes com unhas infectadas e encravadas de longa duração os exames radiográficos podem ser importantes para afastar a possibilidade de osteomielite subjacente.

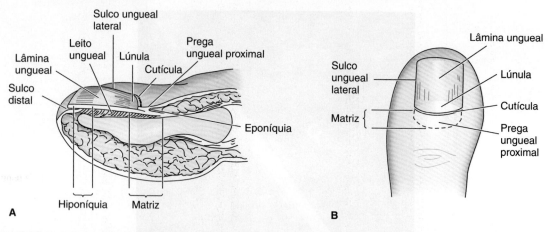

▲ Figura 8-29 A: Corte transversal do pododáctilo para revelar os componentes da unha do pé e as estruturas de suporte. B: A parte proximal da unha é coberta por prega ungueal proximal e cutícula. A lúnula é a principal área germinativa. (Reproduzida, com permissão, a partir de Mann RA, Coughlin MJ: *The Video Textbook of Foot and Ankle Surgery.* Medical Video Productions, 1991.)

▶ Tratamento

A. Tratamento conservador

1. Unha encravada crônica – Para a unha do pé cronicamente encravada, remove-se a margem da unha para aliviar a pressão contra a pele. Esse procedimento, acompanhado de cuidados locais e, ocasionalmente, antibioticoterapia sistêmica, geralmente permite que o problema se resolva. Contudo, é importante orientar o paciente sobre a necessidade de deixar que a unha cresça sobre o lábio ungueal para comprimi-lo e evitar que haja recorrência do encravamento.

2. Onicofose crônica – A onicofose crônica deve ser mantida desbridada. Se ocorrer encravamento da unha, as margens devem ser aparadas para aliviar a pressão contra a pele.

3. Exostose subungueal – A exostose subungueal sintomática é tratada com excisão.

B. Tratamento cirúrgico

1. Unha encravada – O tratamento cirúrgico de unha do pé encravada consiste no procedimento de Winograd. Nesse procedimento, remove-se a margem lateral ou medial da lâmina ungueal problemática junto com a matriz subjacente. A matriz ungueal tanto quanto possível para prevenir o possível crescimento excessivo da unha, que ocorre em cerca de 5% dos casos. A matriz ungueal pode ser removida por dissecção cruenta ou por ablação com *laser* ou, ainda, tratada com fenol para sua destruição.

2. Infecção crônica – Se houver distorção grave da unha causada por infecção crônica, a unha e o leito ungueal podem ser removidos inteiramente. Isso geralmente resulta em uma base áspera onde a unha existia, e essa evolução frequentemente é favorável. A amputação terminal a Syme pode ser realizada para eliminar completamente a unha e a matriz (Fig. 8-30). Embora os resultados geralmente sejam satisfatórios, alguns pacientes não ficam satisfeitos com o aspecto do dedo ou com a ausência da unha, em razão da aparência um tanto bulbosa. Na maioria dos pacientes o procedimento terminal de Syme pode ser realizado com bloqueio anestésico do dedo. Procede-se a uma incisão elíptica sobre a extremidade distal do dedo, com remoção de toda a unha e de toda a matriz. A porção distal da falange distal é removida e as bordas são suavizadas, o que produz encurtamento do dedo. A ponta do dedo é desengordurada e suturada sem tensão. Dessa forma, a unha é completamente removida e o tecido mole passa a cobrir o antigo leito ungueal. A única complicação significativa associada a esse procedimento é o recrescimento de parte da matriz ungueal abaixo do retalho cicatrizado, o que resulta em cisto de inclusão que deve ser drenado e a matriz residual excisada.

3. Exostose subungueal – O tratamento cirúrgico da exostose subungueal requer elevação da unha, identificação da exostose e sua remoção completa com sua haste. A dissecção deve ser realizada com cuidado e toda a exostose removida para prevenir recorrência. O leito ungueal é reparado para cobrir o defeito.

Baran R, Dawber RPR: *Diseases of the Nails and Their Management.* Oxford, United Kingdom: Blackwell Scientific Publications, Osney Mead; 1984.

Kayalar M, Bal E, Toros T, Ozaksar K, Gürbüz Y, Ademoğlu Y: Results of partial matrixectomy for chronic ingrown toenail. *Foot Ankle Int* 2011;32:888. [PMID: 22097165].

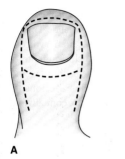 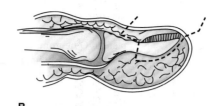 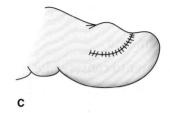

▲ **Figura 8-30** Amputação da unha do pé com técnica de Syme. **A:** Incisão elíptica ou retangular centrada sobre leito e matriz ungueais. **B:** A metade distal da falange é removida. **C:** O excesso de pele é retirado e as margens de pele reaproximadas. (Reproduzida, com permissão, a partir de Mann RA, Coughlin MJ: *The Video Textbook of Foot and Ankle Surgery*. Medical Video Productions, 1991.)

DISTÚRBIOS NEUROLÓGICOS DO PÉ

1. Neuroma interdigital (neuroma de Morton)

O neuroma interdigital é um quadro doloroso envolvendo o aspecto plantar do antepé. Geralmente envolve o terceiro espaço interdigital e é caracterizado por dor bem localizada na face plantar do pé com irradiação para o espaço interdigital. Os sintomas, geralmente, são agravados por caminhar e aliviados com repouso. Como regra geral, o uso de sapatos apertados agrava e andar descalço frequentemente alivia a dor.

▶ Etiologia

A causa precisa do neuroma interdigital não foi determinada. Ocorre aproximadamente 10 vezes mais no sexo feminino e, consequentemente, sugeriu-se que o uso de sapatos finos estaria implicado. Diversos trabalhos demonstraram que as alterações no nervo parecem ser imediatamente distais ao ligamento transverso do metatarso. Esse fato levou à hipótese de que o neuroma resultaria de tração constante do nervo contra o ligamento, à medida que os dedos são levados à dorsiflexão, uma teoria que explicaria a maior incidência em mulheres que usam sapato de salto alto. Embora o quadro seja denominado neuroma interdigital, não há de fato um neuroma. As alterações patológica incluem degeneração de fibras nervosas associada a depósito de material eosinofílico amorfo, o que se acredita seja consistente com neuropatia compressiva (Fig. 8-31).

▶ Manifestações clínicas

A. Sinais e sintomas

Os pacientes com neuroma interdigital geralmente se apresentam com queixa de dor localizada na região da cabeça do metatarso que se agrava ao caminhar e é aliviada com repouso e ficando descalço. A palpação do interespaço envolvido produz dor aguda que frequentemente se irradia para o interior do dedo. É possível identificar uma massa palpável e a pressão do antepé com redução do espaço interdigital e, consequentemente, a compressão da massa reproduz os sintomas. Se essa manobra resultar em sensação de estalo, o sinal recebe o nome de clique de Mulder. O terceiro espaço interdigital é envolvido mais frequentemente que o segundo e é extremamente raro que haja envolvimento do primeiro e quarto espaços. A dor sobre a articulação metatarsofalangeana é causada por doença na própria articulação metatarsofalangeana e é importante distinguir a dor no espaço interdigital da dor associada a patologia na articulação metatarsofalangeana. O diagnóstico diferencial de metatarsalgia inclui necrose avascular (Freiberg), sinovite causada por instabilidade mecânica, cisto sinovial ou dor referida por compressão no túnel do tarso ou por discopatia lombar.

B. Exames de imagem

As radiografias não ajudam a diagnosticar neuroma interdigital, mas podem revelar patologias em articulação metatarso-

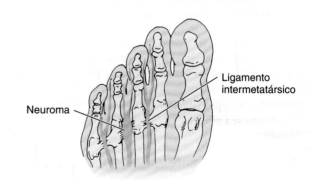

▲ **Figura 8-31** Ocorre compressão de neuroma interdigital abaixo do ligamento intermetatársico. (Reproduzida, com permissão, a partir de Mann RA, Coughlin MJ: *The Video Textbook of Foot and Ankle Surgery*. Medical Video Productions, 1991.)

falangeana como causadoras dos sintomas. Há vários trabalhos sobre o uso da ultrassonografia para investigação de aumento do nervo, mas o exame é muito dependente do operador. A RM pode ser usada com efetividade, mas raramente é necessário.

▶ Tratamento

A. Tratamento conservador

O tratamento conservador inicia-se pelo uso de calçados largos com solado maleável para acomodar o pé sem compressão mediolateral e com salto baixo. Aplica-se um apoio macio sob o metatarso no calçado em posição proximal à região do neuroma, a fim de separar e elevar as cabeças dos metatarsos. Aproximadamente um terço dos pacientes responde a esse tratamento. A infiltração do espaço interdigital com corticosteroide pode ajudar a resolver os sintomas, mas não sem o risco de atrofia do tecido gorduroso na região, o que pode levar à redução do coxim sob a cabeça dos metatarsos ou a afinamento e alteração na cor da pele local.

B. Tratamento cirúrgico

Se o tratamento conservador fracassar, indica-se excisão cirúrgica do nervo. Procede-se à incisão dorsal na linha média do espaço interdigital envolvido, a ser aprofundada até o ligamento metatarsal transverso, que é seccionado. O nervo é identificado imediatamente abaixo do ligamento metatarsal transverso. Se o nervo estiver espessado trata-se de uma evidência que corrobora o diagnóstico; entretanto, se o nervo tiver espessura normal, ainda assim deve ser retirado desde que haja outras evidências clínicas para o diagnóstico de neuroma. O nervo é levado ao espaço interdigital por meio de pressão plantar liberado distal e proximalmente seccionado em ponto proximal à cabeça do metatarso e, então, dissecado no sentido distal, onde é cortado imediatamente após sua bifurcação. Deve-se ter cuidado para não corromper o tecido gorduroso circundante ou a musculatura intrínseca. Utiliza-se curativo compressivo por 3 semanas após fechamento rotineiro da ferida, e permite-se deambulação com uso de calçado pós-operatório. Espera-se redução da sensibilidade em ambos os lados do espaço interdigital. Aproximadamente 80% dos pacientes ficam inteiramente satisfeitos com os resultados do procedimento, enquanto 20% obtêm pouco ou nenhum alívio. A causa precisa dessa taxa de insucesso é um enigma. Obviamente, em alguns pacientes, o diagnóstico original estava incorreto e havia comprometimento da articulação metatarsofalangeana.

C. Neuroma recorrente

O neuroma recorrente é, na realidade, um neuroma cirúrgico verdadeiro resultante da transecção do nervo digital comum no aspecto plantar do pé. Em alguns casos em que a transecção não tenha sido suficientemente proximal, ou em que o nervo tenha ficado aderido e comprimido abaixo da cabeça do metatarso,

ocorrem sintomas neuríticos verdadeiros. Com a percussão meticulosa da face plantar para produzir o sinal de Tinel frequentemente é possível localizar a extremidade do nervo cortado. Se o nervo seccionado puder ser localizado clinicamente, há indicação de explorar novamente o neuroma via abordagem dorsal ou plantar. O neuroma deve ser identificado e seccionado em nível mais proximal ou implantado no músculo, com alívio dos sintomas em 60 a 70% dos casos.

2. Síndrome do túnel do tarso

A síndrome do túnel do tarso é uma neuropatia por compressão ou por tração que atinge o nervo tibial posterior em sua passagem atrás do maléolo medial.

O túnel do tarso é formado por tecido fibroso e ósseo a partir da cobertura do aspecto posterior do maléolo medial pelo flexor do retináculo (Fig. 8-32). A síndrome do túnel do tarso causa disestesias mal localizadas no aspecto plantar do pé. O complexo sintomático frequentemente é agravado com atividade e aliviado com repouso. Alguns pacientes se queixam, principalmente, de disestesia noturna.

▶ Etiologia

A síndrome do túnel do tarso pode ocorrer a partir de uma lesão de massa dentro do túnel (p. ex., gânglio, cisto sinovial ou lipoma) ou por compressão distal de um dos dois ramos terminais: nervo plantar medial ou lateral. Ocasionalmente a síndrome se segue a algum traumatismo grave em membro inferior, provavelmente em razão de edema ou de fibrose. Outras causas seriam veias varicosas, tenossinovite ou tumor no interior do nervo. A neuropatia por tração pode ocorrer em pacientes com valgo excessivo de retropé, especialmente aqueles com instabilidade. A medida que o paciente caminha, o nervo

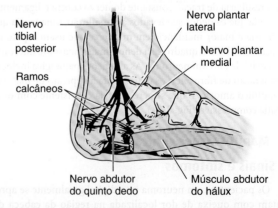

▲ **Figura 8-32** Nervo tibial posterior e seus principais ramos. (Reproduzida, com permissão, a partir de Mann RA, Coughlin MJ: *The Video Textbook of Foot and Ankle Surgery*. Medical Video Productions, 1991.)

tibial posterior fica sujeito a estiramento em seu trajeto ao redor do lado convexo da deformidade. Entretanto, em mais de metade dos casos a causa precisa não é definida.

Manifestações clínicas

A. Sinais e sintomas

O diagnóstico é cogitado após ter-se obtido história de parestesia ou queimação na distribuição do nervo tibial posterior. Há necessidade de avaliação meticulosa do paciente de pé e sentado para verificar sua postura e evidências de espessamento, plenitude ou edema na região do túnel do tarso. A percussão pode produzir o sinal de Tinel sobre o nervo tibial posterior na região do túnel do tarso ou em posição distal ao longo das divisões do nervo (nervos calcâneo medial e plantares medial e lateral).

Em geral, não há perda de força muscular, mas ocasionalmente observa-se perda de sensibilidade e da capacidade de discriminação entre dois pontos.

Os estudos para eletrodiagnóstico devem ser realizados para ajudar a confirmar o diagnóstico de síndrome do túnel do tarso. As velocidade de condução nervosa ao longo do nervo plantar medial para o músculo abdutor do hálux (latência < 6,2 ms) e do nervo plantar lateral ao abdutor do quinto dedo (latência geralmente < 7 ms) devem estar com intervalo de 1 ms entre ela. Se não estiverem é provável que haja compressão do nervo no túnel do tarso. Os potenciais evocados motores que demonstrem redução da amplitude e aumento da duração também são indicativos de síndrome do túnel do tarso. O exame mais preciso para síndrome do túnel do tarso parece ser a velocidade de condução em nervo sensitivo, embora este também seja o exame menos reprodutível.

O diagnóstico definitivo de síndrome do túnel do tarso é feito com base em (1) história clínica com queimação e formigamento mal definidos na face plantar do pé; (2) sinal de Tinel positivo ao longo do curso do nervo e (3) exames eletrodiagnóstico. Se algum dos três fatores não estiver presente deve-se pôr em dúvida o diagnóstico. A RM pode ser muito útil para demonstrar a presença de lesão de massa.

Tratamento

A. Tratamento conservador

A síndrome do túnel do tarso pode ser tratada com anti-inflamatórios e ocasionalmente com infiltração de corticosteroide na região do túnel do tarso. Aspiração e infiltração de cisto ou gânglio podem ser tentados, mas raramente com sucesso. A imobilização com órtese de polipropileno de tornozelo e pé também pode ser útil, especialmente nos pacientes com valgo instável que estejam sofrendo com lesão por tração do nervo.

B. Tratamento cirúrgico

Quando o tratamento conservador fracassa pode-se considerar a indicação cirúrgica. Aproximadamente 75% dos pacientes operados em razão de síndrome do túnel do tarso ficam satisfeitos com os resultados. Os demais 25% podem continuar a ter graus variáveis de desconforto. Para liberação cirúrgica utiliza-se uma incisão atrás do maléolo medial que é mantida distalmente até próximo da articulação talonavicular. O retináculo é exposto e liberado. O nervo tibial posterior é identificado em posição proximal à região do túnel do tarso e cuidadosamente tracionado distalmente atrás do maléolo medial. Identifica-se sua divisão nos 3 ramos terminais. Como o ramo calcâneo medial cursa a partir do aspecto posterior do nervo plantar lateral, a dissecção deve ser realizada ao longo do seu aspecto plantar. É possível haver um ou mais ramos calcâneos mediais. O nervo plantar medial deve ser acompanhado distalmente até que tenha passado o túnel ósseo fibroso no músculo abdutor do hálux. O nervo plantar lateral deve ser acompanhado atrás do músculo abdutor do hálux até que tenha atravessado na direção da face lateral do pé. A presença de sinal de Tinel positivo distal à região do túnel do tarso indica a necessidade de explorar cuidadosamente a região para determinar se há um gânglio ou um cisto dentro da bainha do tendão a causar a síndrome do túnel do tarso.

No pós-operatório aplica-se curativo compressivo e proíbe-se apoio do peso por 3 semanas, findas as quais permite-se deambulação progressiva.

Os resultados da cirurgia dependem da patologia encontrada durante o procedimento. A remoção de lesão de massa, geralmente, alivia todos os sintomas. O envolvimento de um único ramo nervoso, como o nervo plantar medial ou lateral, também sinaliza bons resultados após a cirurgia. Se o paciente se queixa de dor mais difusa no pé antes da cirurgia e não se encontra qualquer constrição definida do nervo durante a exploração cirúrgica, apenas metade a dois terços dos pacientes irão evoluir com alívio da dor. Os pacientes com neuropatia por tração causada por pé valgo instável devem ser tratados com correção da instabilidade, geralmente com artrodese, e não com liberação dos tecidos moles no túnel do tarso.

3. Neuromas traumáticos na região do pé

O neuroma traumático na região do pé é um problema de difícil tratamento porque o uso de calçados causa irritação constante do neuroma. A causa mais frequente de neuroma traumático é a cirurgia prévia no pé. Apesar do cuidado ao realizar incisões na região do pé, diversos troncos nervosos menores e, ocasionalmente, maiores podem ser lesados. O aspecto dorsal do pé é o mais frequentemente envolvido (Fig. 8-33).

Manifestações clínicas

A avaliação clínica inicia-se com a coleta cuidadosa da história do problema e a avaliação da região envolvida para determinar com precisão a localização do neuroma, o que é essencial para o tratamento apropriado. Raramente há indicação de solicitar exame eletrodiagnóstico e estudos radiográficos geralmente não são necessários.

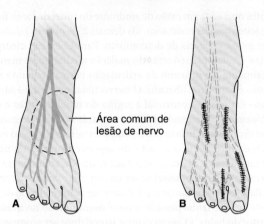

▲ **Figura 8-33 A:** Área comum de compressão traumática de nervo. **B:** Incisões que comumente levam a compressão de nervos sensitivos dorsais. (Reproduzida, com permissão, a partir de Mann RA, Coughlin MJ: *The Video Textbook of Foot and Ankle Surgery*. Medical Video Productions, 1991.)

▶ Tratamento

A. Tratamento conservador

As tentativas de aliviar a pressão sobre o neuroma com calçados largos ou com palmilhas cuidadosamente desenhadas podem ser benéficas. Ocasionalmente a infiltração com cortisona na região pode ser útil, particularmente quando o nervo envolvido é pequeno. A intervenção cirúrgica é indicada quando as medidas conservadoras fracassam.

B. Tratamento cirúrgico

Antes da excisão de um neuroma, o planejamento deve ser cuidadoso. A localização exata do neuroma e a área de sensibilidade proximal a ele devem ser determinadas. A incisão deve ser tão precisa quanto possível para identificar o neuroma e acompanhar o nervo no sentido proximal até áreas que não sejam afetadas por pressão de calçados ou botas. O neuroma é excisado, deixando nervo suficiente para levar a extremidade do corte para uma área de pressão mínima. Se possível, a extremidade do corte deve ser enterrada em uma escavação no osso, ou abaixo de algum músculo como o extensor curto do dedo. Ao realizar a ressecção do nervo sural, é importante, particularmente em indivíduos que usam botas de trabalho pesadas, que a extremidade do nervo seja levada para uma posição suficientemente proximal para que o cano da bota não pressione o nervo, o que resultaria em persistência dos sintomas.

Os resultados obtidos com a ressecção de um neuroma traumático são muito variados. O alívio inicial com a remoção do neuroma traumático é rotineiro, mas, a não ser que o nervo seja enterrado em uma posição na qual não esteja exposto à pressão, os sintomas podem recidivar com o tempo. Portanto, se possível, é preferível enterrar a extremidade do nervo no osso. A ressecção do neuroma, na maioria dos casos, acentua o déficit sensitivo, mas este não é um problema clinicamente significativo.

4. Compressão do ramo sensitivo do nervo fibular profundo

Os osteofitos formados nas articulações talonavicular ou metatarsocuneiforme podem comprimir o ramo sensitivo do nervo fibular profundo na sua passagem abaixo do retináculo dos extensores. Os pacientes se queixam de disestesias sobre o pé ou de dificuldade de calçar sapatos, dependendo da localização da compressão.

O ramo sensitivo do nervo fibular passa entre o extensor longo do hálux e o retináculo dos extensores dirigindo-se ao dorso do pé. Ele prossegue abaixo do retináculo dos extensores, cursando ao longo da superfície dorsal de tálus e navicular para cruzar as articulações metatarsofalangeanas em localização distal. Os osteofitos formados em qualquer ponto ao longo do seu curso podem pressionar o nervo suficientemente para causar sintomas compressivos.

▶ Manifestações clínicas

A. Sinais e sintomas

A investigação se inicia com a história clínica sobre as queixas de disestesia do paciente sobre o dorso do pé. O exame físico revela formigamento ao longo do curso do ramo sensitivo do nervo fibular profundo, com irradiação para o primeiro espaço interdigital. Frequentemente, a localização precisa da compressão do nervo pode ser identificada com palpação cuidadosa e rolando o nervo transversalmente sobre a proeminência óssea envolvida.

B. Exames de imagem

As radiografias geralmente revelam os osteofitos causadores, frequentemente ao longo da região das articulações talonavicular e metatarsocuneiforme. A colocação de um marcador radiográfico sobre a área de sensibilidade dolorosa máxima ao toque pode ajudar na identificação da proeminência óssea responsável.

▶ Tratamento

A. Tratamento conservador

O tratamento conservador consiste em tentar aliviar a pressão na região envolvida, seja acolchoando a lingueta do sapato ou tentando criar um apoio que não aumente a pressão diretamente sobre o nervo. Se tais medidas falharem, a descompressão do nervo geralmente produz resolução satisfatória do problema.

B. Tratamento cirúrgico

Dependendo da área de compressão (talonavicular ou metatarsocuneiforme), procede-se a uma incisão ligeiramente curva aprofundada passando pelo retináculo para expor o nervo. Deve-se ter muita cautela na abordagem a fim de evitar lesão inadvertida ao nervo. O nervo é cuidadosamente elevado de seu leito, expondo os osteofitos, que são removidos com uma goiva. As superfícies ósseas são cobertas com cera ortopédica antes de deitar

CIRURGIA DO PÉ E DO TORNOZELO — CAPÍTULO 8 — 425

o nervo novamente em seu leito. Após o fechamento da ferida em camadas, o pé é imobilizado por, aproximadamente, 3 semanas com calçado pós-operatório.

Os resultados após a liberação cirúrgica do segmento sensitivo do nervo fibular profundo geralmente são satisfatórios. Como o nervo propriamente dito geralmente não é danificado pela compressão, espera-se evolução favorável.

Gould JS: Tarsal tunnel syndrome. *Foot Ankle Clin* 2011;16:275. [PMID: 21600447]

Hassouna H, Singh D: Morton's metatarsalgia: pathogenesis, aetiology and current management. *Acta Orthop Belg* 2005;71:646. [PMID: 16459852]

PÉ REUMATOIDE

Noventa por cento dos pacientes com artrite reumatoide de longa duração têm envolvimento do pé, e este envolvimento é quase sempre bilateral. Na maioria das vezes, o antepé está envolvido frequentemente com acometimento das primeiras articulações, tendo sido observada deterioração subtalar em cerca de 35% desses pacientes.

▶ Etiologia

As alterações no antepé são causadas por sinovite crônica que destrói as estruturas de apoio ao redor das articulações metatarsofalangeanas. As cápsulas articulares encontram-se distendidas e os ligamentos destruídos. Quando essas estruturas deixam de prover estabilidade à articulação, ocorre subluxação dorsal progressiva e, finalmente, luxação das articulações metatarsofalangeanas. À medida que as articulações metatarsofalangeanas evoluem de subluxação para luxação o coxim adiposo plantar é deslocado no sentido distal, e a base da falange proximal termina por se apoiar sobre a cabeça do metatarso. Assim, os metatarsos são forçados à flexão plantar, o que resulta na formação significativa de calosidades abaixo das cabeças dos metatarsos. As alterações nas articulações metatarsofalangeanas resultam em desequilíbrio da musculatura intrínseca o que, geralmente, causa deformidades graves com dedos em martelo e em garra.

Nos pacientes com artrite reumatoide também são observadas patologias significativas em mesopé e retropé. O envolvimento crônico da articulação subtalar com subluxação pode resultar em achatamento importante do arco longitudinal. Nas deformidades menos graves a dor pode estar presente quando há envolvimento talonavicular isolado do mesopé.

▶ Manifestações clínicas

A. Sinais e sintomas

A avaliação clínica do paciente com artrite reumatoide inicia-se com história clínica completa da doença, verificação dos medicamentos sendo usados pelo paciente e tentativa de determinar se a doença está em atividade ou quiescente. É importante obter alguma informação sobre a capacidade de cicatrização de feridas do paciente, no pé ou em outros locais do corpo.

O estado vascular dos pés e a qualidade da pele devem ser observados. Os pés devem ser avaliados com o paciente de pé, posição que frequentemente irá demonstrar deformidades acentuadas de múltiplas articulações ou envolvimento localizado de apenas uma ou duas articulações. O paciente é, então, sentado e procede-se à avaliação meticulosa de todas as articulações no pé e no tornozelo, a fim de precisar o quanto estão afetadas. Com a palpação das articulações metatarsofalangeanas frequentemente será possível demonstrar o grau de atividade sinovial assim como o grau de estabilidade das articulações. O aspecto plantar do pé é inspecionado buscando-se por calosidades e por sinais de ulcerações passadas ou presentes. A retificação do arco longitudinal e qualquer desvio em valgo do retropé devem ser avaliados com investigação meticulosa da estabilidade articular para determinar o risco de progressão da deformidade.

B. Exames de imagem

As radiografias ajudam a avaliar as articulações envolvidas e o grau de comprometimento. O envolvimento bilateral frequentemente é assimétrico. As radiografias com o paciente de pé ajudam a avaliar o efeito da instabilidade articular sobre a gravidade da deformidade.

▶ Tratamento

A. Tratamento conservador

Entre as medidas conservadoras está o tratamento medicamentoso realizado pelo reumatologista. O paciente com deformidade importante deve usar um calçado extra profundo com palmilha macia e adaptativa para reduzir a pressão sobre as cabeças dos metatarsos e sobre os pododáctilos, que podem estar intensamente contraídos no sentido dorsal. Frequentemente, o paciente se sente bastante confortável com esses calçados e não necessita de tratamento complementar. Quando há envolvimento significativo do retropé, talvez haja necessidade de usar uma órtese de pé e tornozelo para estabilização adequada, a fim de aliviar a dor.

B. Tratamento cirúrgico

O principal objetivo do tratamento cirúrgico do antepé é estabilizar o pé e, com isso, aliviar a dor abaixo da região da cabeça do metatarso (Fig. 8-34). A artrodese da primeira articulação metatarsofalangeana é o procedimento mais empregado, com a articulação sendo posicionada em dorsiflexão de aproximadamente 15 graus em relação ao solo e com aproximadamente 15 graus em valgo. As articulações metatarsofalangeanas menores são corrigidas liberando-se os tecidos moles contraídos e com artroplastia por ressecção. As cabeças dos metatarsos são excisadas para descompressão das articulações metatarsofalangeanas e o coxim adiposo é trazido de volta ao aspecto plantar do pé com realinhamento e fixação das placas plantares das articulações sob os metatarsos residuais.

CAPÍTULO 8 — CIRURGIA DO PÉ E DO TORNOZELO

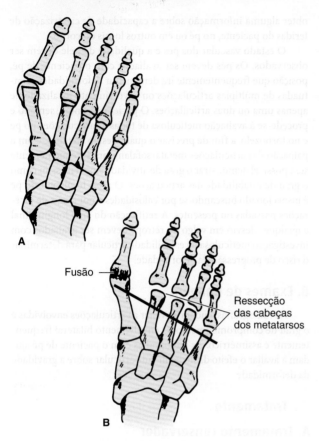

▲ **Figura 8-34 A:** Ressecção das cabeças dos metatarsos. **B:** A ressecção simétrica das cabeças dos metatarsos reduz a recorrência de ceratose plantar intratável. (Reproduzida, com permissão, a partir de Mann RA, Coughlin MJ: *The Video Textbook of Foot and Ankle Surgery.* Medical Video Productions, 1991.)

Os dedos em martelo podem ser corrigidos por meio de osteoclase aberta, o que frequentemente resulta em realinhamento satisfatório. Os procedimentos abertos para dedos em martelo também são muito efetivos para correção de deformidades residuais. Os dedos e a região da articulação metatarsofalangeana são estabilizados com fios Kirschner longitudinais por aproximadamente 4 semanas no pós-operatório.

Os resultados do reparo do antepé reumatoide são muito gratificantes, com 90% dos pacientes satisfeitos. Há poucas complicações, embora o suprimento sanguíneo dos pododáctilos seja uma preocupação constante considerando-se a extensão do procedimento. Ocasionalmente, ocorre retardo na cicatrização da ferida operatória, particularmente se o paciente estiver tomando doses elevadas de medicamentos antimetabólitos.

Os problemas de retropé e de tornozelo geralmente são conduzidos clinicamente, a não ser que haja instabilidade e deformidade progressiva. O apoio com órtese ou aparelho pode ser benéfico, mas se a deformidade for crescente e se a pele fina do paciente não estiver tolerando mais pressão, a estabilização cirúrgica com artrodese se faz necessária. Se houver envolvimento de apenas uma articulação com o processo reumatoide, indica-se um procedimento menos extenso. Para artrite reumatoide apenas talonavicular, sem deformidade importante no arco longitudinal, é suficiente proceder à fusão desta articulação. Se houver deformidade significativa em razão de subluxação subtalar, haverá necessidade de artrodese tripla. O envolvimento da articulação do tornozelo é tratado com fusão ou com artroplastia total desta articulação. Os detalhes do procedimento cirúrgico estão descritos em outra seção deste capítulo.

> Cracchiolo A III: Surgery for rheumatoid disease. Part I. Foot abnormalities in rheumatoid arthritis. *Instr Course Lect* 1984; 33:386. [No PMID]
>
> Jaakkola J, Mann R: A review of rheumatoid arthritis affecting the foot and ankle. *Foot Ankle Int* 2004;25:866. [PMID: 15680099]
>
> Loveday DT, Jackson GE, Geary NP: The rheumatoid foot and ankle: current evidence. *Foot Ankle Surg* 2012;18:94. [PMID: 22443994]
>
> Wechalekar MD, Lester S, Proudman SM, et al: Active foot synovitis in patients with rheumatoid arthritis: applying clinical criteria for disease activity and remission may result in underestimation of foot joint involvement. *Arthritis Rheum* 2012;64:1316. [PMID: 22135142]

CALCANEALGIA

A calcanealgia pode ser causada por diversas entidades clínicas. Ao avaliar um paciente com calcanealgia, o médico deve tentar definir tão precisamente quanto possível a localização e, consequentemente, a causa da dor.

As causas de calcanealgia estão apresentadas na Tabela 8-3. São muito variadas e devem ser cuidadosamente definidas, para que se possa administrar o tratamento apropriado.

Tabela 8-3 Causas de calcanealgia

Causas de calcanealgia plantar
Fasceíte plantar
Atrofia do coxim adiposo
Pós-traumática (p. ex., fratura do calcâneo)
Esporão calcâneo
Quadro neurológico, como síndrome do túnel do tarso ou compressão do nervo ao abdutor do quinto dedo
Doença discal degenerativa com irradiação até o calcanhar
Doenças sistêmicas (p. ex., síndrome de Reiter, artrite psoriática)
Laceração aguda da fáscia plantar
Apofisite do calcâneo

Causas de calcanealgia posterior
Bursite retrocalcânea
Tendinite do calcâneo
Deformidade de Haglund
Degeneração da inserção do tendão do calcâneo

Manifestações clínicas

A. Sinais e sintomas

A avaliação clínica se inicia com a história clínica meticulosa da instalação e localização da dor. As atividades do paciente e o tipo de calçados utilizados, bem como as circunstâncias que aliviam ou agravam a dor devem ser esclarecidas. A irradiação da dor no sentido proximal dos membros inferiores sugere discopatia lombar como possível causa. Os pacientes que praticam esportes devem ser questionados acerca das alterações significativas no nível de atividade considerando que a calcanealgia frequentemente resulta do aumento no estresse sobre o pé.

A causa da calcanealgia geralmente pode ser determinada com a palpação da área de maior sensibilidade.

A fasceíte plantar, a causa mais comum de calcanealgia plantar, geralmente tem a região de máxima sensibilidade ao longo do aspecto plantar medial do calcanhar, que corresponde a origem da fáscia plantar na tuberosidade medial do calcâneo. Na maioria dos casos, a dor é mais intensa com os primeiros passos da manhã. A dor, geralmente, é agravada com a dorsiflexão dos pododáctilos, o assim chamado estiramento em molinete, porque o movimento gera mais tensão sobre a fáscia plantar lesionada.

A tendinite/tendinose do tendão do calcâneo ocorre caracteristicamente em um entre dois locais isolados: na sua inserção no calcâneo ou centrado, 3 a 4 centímetros no sentido proximal a partir da sua inserção. A tendinite/tendinose na inserção caracteriza-se por dor e edema que aumenta com a atividade. Em geral, há dor à palpação e calor na linha média posterior. A tendinite/tendinose que não ocorre na inserção do tendão calcâneo geralmente é associada a espessamento do tendão em sua porção média. Ambos são processos mais degenerativos do que verdadeiramente inflamatórios e sua denominação mais apropriada seria tendinose.

A calcanealgia também pode ser causada por inflamação da bursa retrocalcânea, que jaz entre o tendão do calcâneo e o calcâneo posterior e, frequentemente, está associada à deformidade de Haglund.

A síndrome do túnel do tarso com envolvimento dos ramos mediais do calcâneo deve ser investigada com percussão cuidadosa sobre o nervo tibial posterior. Para obter evidências de doença discal degenerativa é necessário pesquisar as funções motora e sensitiva em região mais proximal na panturrilha.

B. Exames de imagem

As radiografias podem revelar a presença de esporão calcâneo ou de calcificação na inserção do tendão do calcâneo ou na origem da fáscia plantar. Alternativamente, o aspecto posterossuperior do calcâneo pode ser excessivamente proeminente e avançar sobre o tendão do calcâneo, no quadro conhecido como doença ou deformidade de Haglund, na qual os sintomas têm origem na inflamação da bursa retrocalcânea. A cintilografia óssea, algumas vezes, revela um aumento difuso da atividade ao redor do calcâneo, como costuma ocorrer em doenças sistêmicas, como a síndrome de Reiter, ou uma área isolada de maior captação, como na fratura de estresse. A RM pode ajudar a definir o grau de degeneração do tendão do calcâneo presente nas tendi-

nose e a identificar se há ruptura do tendão, se essa possibilidade estiver sendo cogitada.

Tratamento

A. Tratamento conservador

O tratamento conservador da calcanealgia depende de causa específica. Como muitas causas estão relacionadas com tensão excessiva sobre o pé, os princípios básicos envolvem redução do estresse sobre a região envolvida. Adaptação das atividades, uso de calçados com salto mais macio e elástico, e prescrição de órtese sob o arco longitudinal para reduzir a pressão sobre a região com dor são medidas úteis. A prescrição de AINEs frequentemente benéfica, assim como a fisioterapia para ensinar exercícios de alongamento do tendão do calcâneo e da fáscia plantar. A fasceíte plantar é inicialmente tratada com exercícios de alongamento, calçados com amortecimento no calcanhar, AINEs se tolerados e evitação de atividades com grande esforço dos pés, como corridas e saltos. O uso de aparelho noturno para auxiliar a manter o tendão do calcâneo e a fáscia plantar estirados frequentemente alivia a dor aguda que os pacientes experimentam assim que se levantam de manhã. Os pacientes que sejam refratários ao tratamento podem se beneficiar com infiltração de corticosteroide na origem da fáscia plantar, embora com risco de ruptura dessa fáscia. A imobilização com aparelho também se mostrou uma medida benéfica nesses pacientes refratários. Recentemente foram obtidas evidências de que a injeção de plasma rico em plaquetas pode ser benéfica a esses pacientes refratários.

Em geral, o tratamento de calcanealgia é prolongado requerendo muita paciência por parte de médico e paciente. É importante explicar ao paciente a natureza do problema e o fato de que, com frequência, há um quadro crônico que requer meses para que seja resolvido.

A tendinose do calcâneo é tratada com exercícios de alongamento, adaptação das atividades, AINEs e elevação do calcâneo. Se essas medidas não forem suficientes, o uso de órtese ou de imobilização com aparelho deverá aliviar a tensão sobre o tecido lesionado.

B. Tratamento cirúrgico

Os pacientes com fasceíte plantar nos quais os sintomas não possam ser controlados após 9 a 12 meses de tratamento conservador, passam a ser candidatos a cirurgia. As opções incluem ortotripsia ou liberação cirúrgica da metade medial da origem da fáscia plantar. Com a liberação cirúrgica, a taxa de sucesso é de, aproximadamente, 75%. Deve-se ter cautela na abordagem na face medial do calcanhar, a fim de evitar lesão do ramo calcâneo medial do nervo tibial posterior. A ruptura do nervo causaria uma área de dormência no calcanhar e possivelmente um neuroma problemático ao longo da face medial do calcanhar. A abordagem endoscópica para liberação da fáscia plantar foi descrita em pacientes que não tenham esporão calcâneo plantar que necessite remoção. A ortotripsia, embora menos invasiva, tem dados conflitantes na literatura quanto a sua efetividade.

O tratamento cirúrgico da tendinose do calcâneo é uma opção após 6 a 9 meses de tratamento conservador sem eliminação dos sintomas. A tendinose na inserção do tendão do calcâneo é tratada com desbridamento do tendão degenerado e excisão de esporões ósseos e reparo da inserção do tendão. Se houver deformidade de Haglund, também deve ser retirada. A tendinose fora da inserção do tendão do calcâneo é tratada com desbridamento do tendão degenerado. Em ambos os casos, se a maioria do tendão não for viável haverá necessidade de reparo, frequentemente com enxerto obtido, por exemplo, com transferência do tendão flexor longo do hálux.

> Bader L, Park K, Gu Y, O'Malley MJ: Functional outcome of endoscopic plantar fasciotomy. *Foot Ankle Int* 2012;33:37. [PMID: 22381234]
>
> Baxter DE, Pfeffer GB: Treatment of chronic heel pain by surgical release of the first branch of the lateral plantar nerve. *Clin Orthop Relat Res* 1992;279:229. [PMID: 1600660]
>
> Goff JD, Crawford R: Diagnosis and treatment of plantar fasciitis. *Am Fam Physician* 2011;84:676. [PMID: 21916393]
>
> Murphy GA, Pneumaticos SG, Kamaric E, et al: Biomechanical consequences of sequential plantar fascia release. *Foot Ankle Int* 1998;19:149. [PMID: 9542985]
>
> Ragab EM, Othman AM: Platelets rich plasma for treatment of chronic plantar fasciitis. *Arch Orthop Trauma Surg* 2012; 132:1065. [PMID: 22555761]

ARTRODESE NA REGIÃO DO PÉ E DO TORNOZELO

▶ Considerações gerais

A. Objetivos da artrodese

A artrodese é a fixação cirúrgica de uma articulação para fusão das superfícies articulares. A artrodese na região do pé e do tornozelo pode ser efetiva na obtenção das seguintes metas:

1. Eliminação de dor

2. Correção de deformidade

3. Estabilização do pé ou do tornozelo quando não há apoio muscular ou ligamentar suficiente, como na poliomielite residual ou no pé plano adquirido causado por instabilidade peritalar.

4. Restauração da função com recuperação em uma situação na qual nenhum procedimento reconstrutivo é viável, como fusão da primeira articulação metatarsofalangeana após insucesso no reparo de hálux valgo.

B. Princípios da artrodese

Para a artrodese na região do pé e do tornozelo, os seguintes princípios devem ser adotados:

1. Para ser efetiva, a artrodese deve produzir pé plantígrado.

2. Superfícies amplas de osso poroso devem ficar em aposição.

3. O local da artrodese deve ser estabilizado com fixação interna rígida, preferencialmente com compressão interfragmentária.

4. Ao corrigir desalinhamento do pé, é obrigatório que o retropé seja posicionado em valgo de 5 a 7 graus e o antepé em posição neutra no que se refere a abdução, adução, pronação e supinação.

5. As abordagens cirúrgicas devem ser realizadas de modo a reduzir o risco de lesão de nervos.

C. Efeitos da artrodese sobre o movimento articular

Após artrodese do tornozelo, ocorrem movimentos residuais de dorsiflexão e flexão plantar pelas articulações subtalar e transversa do tarso, e é possível o desenvolvimento de movimentos compensatórios adicionais ao longo do tempo. As alterações nessas articulações podem se tornar sintomáticas após a artrodese e, com o tempo, talvez haja necessidade de estender a fusão.

A articulação subtalar e as articulações transversas do tarso devem ser encaradas como um complexo articular semelhante à articulação universal de um carro. O movimento dessas articulações é interrelacionado. Após a artrodese subtalar, ficam perdidas a inversão e a eversão, mas os movimentos de dorsiflexão e de flexão plantar da articulação transversa do tarso é mantido. Contudo, a artrodese da articulação talonavicular elimina boa parte do movimento da articulação subtalar, uma vez que há necessidade de rotação ao redor da cabeça do tálus para que haja movimento subtalar.

A artrodese tripla elimina o movimento articular subtalar e transverso do tarso, aumentando a tensão sobre a articulação do tornozelo e sobre as articulações mesotarsais distais ao local da fusão. Uma pequena porcentagem dos pacientes evolui com alterações degenerativas na articulação do tornozelo após artrodese tripla. Portanto, é obrigatório avaliar cuidadosamente a articulação do tornozelo antes de indicar artrodese tripla.

A artrodese das articulações tarsometatarsais não afeta significativamente o movimento do pé e do tornozelo, mas observa-se algum grau de rigidez na região mesotarsal após essa fusão. A fusão da primeira articulação metatarsofalangeana adiciona tensão à articulação interfalangeana do hálux, particularmente quando o alinhamento não é favorável. Embora até 40% dos pacientes apresentem alterações degenerativas nessa articulação, tais alterações raramente têm significância clínica.

D. Desvantagens da artrodese

Embora a artrodese seja uma ferramenta efetiva para reconstrução, a perda de movimento resultante aumenta a tensão sobre as articulações próximas, tornando-as mais suscetíveis à artrose ou ao agravamento de alterações degenerativas preexistentes. Assim, sempre que possível, é preferível corrigir um problema sem recorrer à artrodese, realizando osteotomia, transferência de tendão ou ambos.

▶ Fusão de tornozelo

A. Indicações

As principais indicações para artrodese de tornozelo são as seguintes:

CIRURGIA DO PÉ E DO TORNOZELO   CAPÍTULO 8   429

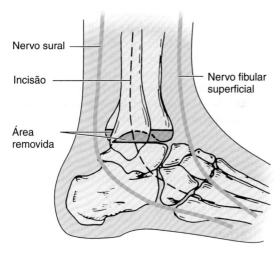

▲ **Figura 8-35** Técnica para artrodese de tornozelo. A incisão na pele é feita entre o nervo fibular superficial e o nervo sural. (Reproduzida, com permissão, a partir de Mann RA, Coughlin MJ: *The Video Textbook of Foot and Ankle Surgery*. Medical Video Productions, 1991.)

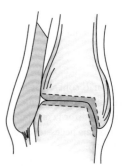

▲ **Figura 8-36** A fíbula é excisada em um ponto aproximadamente 2 a 2,5 cm proximal à articulação do tornozelo, e a porção distal da tíbia é cortada, produzindo um corte plano perpendicular ao eixo longitudinal da tíbia. (Reproduzida, com permissão, a partir de Mann RA, Coughlin MJ: *The Video Textbook of Foot and Ankle Surgery*. Medical Video Productions, 1991.)

1. Artrose do tornozelo geralmente secundária a uma fratura de tornozelo, embora seja possível ocorrer artrose primária.
2. Artrose secundária a doença reumatoide.
3. Instabilidade com desalinhamento da articulação do tornozelo como resultado de lesão epifiseal ou fratura prévia.

B. Técnica

A abordagem cirúrgica preferida pelos autores é a transfibular (Fig. 8-35). A incisão é iniciada a aproximadamente 10 centímetros no sentido proximal da ponta da fíbula e levada distalmente acompanhando o corpo da fíbula para, finalmente, descrever uma curva na direção da base do quarto metatarso. Desse modo, a incisão evita o nervo sural posteriormente e o nervo fibular superficial dorsalmente. Os retalhos criados devem ter espessura total para reduzir a possibilidade de problemas com o fechamento da ferida. A dissecção é mantida atravessando o aspecto anterior da articulação do tornozelo, até o maléolo medial e ao longo do aspecto lateral do colo do tálus. Posteriormente, a fíbula e o aspecto posterior da articulação do tornozelo são expostos, enquanto, distalmente, a articulação subtalar e a região do seio do tarso também são expostas. A fíbula é removida a aproximadamente 2 centímetros da articulação no sentido proximal, após o que a cartilagem residual e o osso subcondral são removidos da tíbia distal (Fig. 8-36). O corte deve ser tão perpendicular quanto possível ao eixo longitudinal da tíbia e se estender até o maléolo medial, mas sem atravessá-lo. O pé é posicionado em plantígrada e procede-se a um corte na cúpula do tálus paralelo ao corte na tíbia, criando, assim, duas superfícies planas e corrigindo qualquer desalinhamento. Neste ponto, o tornozelo deve ser alinhado em posição neutra, no que se refere à dorsiflexão e à flexão plantar, e em valgo e aproximadamente 5 graus. O grau de rotação deve ser igual ao do membro oposto, geralmente 5 a 10 graus de rotação externa. Se as duas superfícies articulares não ficarem facilmente em oposição, isso se deve a um maléolo medial excessivamente longo. Portanto, o maléolo deve ser exposto com incisão dorsomedial para remoção de um centímetro distal.

As duas superfícies planas devem estar em aposição total, com pouca ou nenhuma pressão. Obtém-se fixação temporária inserindo-se dois fios-K de 11,57 mm. Para compressão interfragmentária utilizam-se dois parafusos porosos de 6,5 milímetros. Esses parafusos devem ser posicionados de forma a que se obtenha compressão interfragmentária adequada (Fig. 8-37). Após a inserção dos parafusos, deve-se observar fixação rígida do local da artrodese. Como as superfícies articulares estão plenamente opostas, não há espaço para enxerto ósseo. No período pós-operatório imediato, aplicam-se curativos compressivos incorporados a aparelho de gesso. Após a redução do edema, aplica-se bota gessada sem salto para não permitir apoio do peso durante 6 semanas. A seguir, mantém-se a imobilização com bota

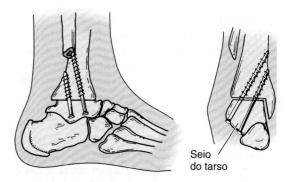

▲ **Figura 8-37** Diagrama mostrando a aplicação de parafusos de 6,5 mm no local da artrodese. (Reproduzida, com permissão, a partir de Mann RA, Coughlin MJ: *The Video Textbook of Foot and Ankle Surgery*. Medical Video Productions, 1991.)

CIRURGIA DO PÉ E DO TORNOZELO

gessada com salto e apoio do peso por mais 6 semanas. A artrodese se consolida após 12 semanas de imobilização.

C. Complicações

Ainda que rara, a não consolidação da articulação do tornozelo pode ocorrer. Utilizando a técnica cirúrgica descrita anteriormente é possível predizer taxa de fusão de 90%. Se houver não consolidação talvez haja necessidade de enxerto ósseo e fixação interna complementar.

O alinhamento inadequado da articulação do tornozelo com o pé com excessiva rotação interna é mal tolerado e, frequentemente, requer cirurgia de revisão. A flexão plantar excessiva causa impulsão do joelho para trás e, finalmente, leva a desconforto no joelho; a dorsiflexão excessiva produz aumento do estresse sobre o calcanhar (geralmente tratável com amortecimento adequado); a deformidade em varo pode causar instabilidade da articulação subtalar; o valgo em excesso causa tensão sobre o aspecto medial da articulação do joelho.

É extremamente importante não posicionar pinos ou parafusos através da articulação subtalar sob pena de lesar a faceta posterior, o que poderia causar artrose.

D. Considerações especiais

A necrose avascular do tálus requer excisão e fusão tíbio-calcânea ou uma fusão que contorne o osso necrótico. Talvez haja necessidade de enxerto ósseo quando se tenta realizar fusão após fratura cominutiva grave do pilão tibial, uma vez que são frequentes os defeitos que afetam a estabilidade, causados por esmagamento prévio do osso poroso.

▶ Artroplastia total do tornozelo

A artroplastia total do tornozelo é uma alternativa à artrodese para tratamento de artrose dolorosa da articulação do tornozelo. Entre as vantagens estão a preservação de parte do movimento da articulação com marcha mais normal e menos tensão sobre as articulações adjacentes. Infelizmente as desvantagens do procedimento incluem sua dificuldade técnica com curva de aprendizagem acentuada, taxa de complicações maior que a da artrodese, e taxa de sobrevida a longo prazo desconhecida.

A taxa de sobrevida a médio prazo da prótese total *Agility* do tornozelo relatada por Saltzman sugere que a durabilidade é grande em pacientes bem selecionados. O procedimento é realizado por meio de incisão anterior para todos os implantes disponíveis nos Estados Unidos (ou seja, *Agility*, *Salto-Talaris* e *INBONE*), sendo que todos são implantes em duas partes (Fig. 8-38). Há diversas outras próteses, inclusive STAR, *Mobility* e *Hintegra*, utilizadas principalmente na Europa, com resultados iniciais promissores; essas próteses são implantes em três partes com suporte móvel de polietileno. Há expectativa de que esses novos produtos sejam aprovados pela FDA dos Estados Unidos e se tornem disponíveis. Os ensaios publicados até o momento não mostraram vantagens em relação aos implantes com suporte fixo, embora haja possibilidade de menor desgaste do polietileno; a desvantagem é a possibilidade de instabilidade do suporte móvel. Há consenso de que o paciente ideal é aquele de mais idade, magro, menos ativo, mas não há dados clínicos que especificamente corroborem essas características. Os que defendem a artroplastia afirmam que seus pacientes teriam vida mais ativa do que aqueles submetidos à artrodese, mas não há ensaios que tenham avaliado essa possibilidade. Há estudos que demonstram que após artroplastia os pacientes passam a ter maior capacidade para realizar atividades recreativas leves como natação, ciclismo e caminhadas do que tinham antes da cirurgia. Dados obtidos com questionários sugerem que os médicos recomendam que os pacientes submetidos a artrodese se restrinjam a esportes de baixo impacto.

▶ Artrodese subtalar

A. Indicações

As principais indicações de artrodese subtalar são as seguintes:

1. Artrose da articulação subtalar, geralmente após fratura de calcâneo, mas ocasionalmente primária.
2. Deformidade em valgo ou em varo secundária à artrite reumatoide.
3. Deformidade em varo secundária à pé torto residual ou após síndrome do compartimento.
4. Instabilidade da articulação subtalar secundária a poliomielite, distúrbios neuromusculares ou disfunção de tendão, como do tendão tibial posterior.
5. Coalizão talocalcânea sintomática sem alterações secundárias nas articulações talonavicular ou calcaneocuboide.

B. Técnica

A incisão para artrodese subtalar começa na ponta da fíbula e prossegue distalmente na direção da base do quarto metatarso. À medida que a incisão é aprofundada, o nervo sural, ou um de seus ramos, deve ser cuidadosamente identificado e retraído. Pequenos "brotos" do nervo podem estar presentes e, infelizmente, talvez sejam seccionados dando origem a neuroma doloroso. A região do seio do tarso é exposta com rebatimento distal do músculo extensor curto dos dedos. Com o uso de um afastador na articulação subtalar é possível aumentar a exposição.

A cartilagem é removida das superfícies articulares, o que inclui as facetas média e posterior. As superfícies ósseas da articulação são então profundamente alisadas ou raspadas usando um osteótomo pequeno. Esses cortes no osso subcondral aumentam muito a chance de fusão. A região ao redor do assoalho do seio do tarso e a região do processo anterior podem ser cuidadosamente raspadas para que se obtenha enxerto ósseo para a fusão.

O alinhamento da articulação subtalar é essencial. A articulação deve estar alinhada com aproximadamente 5 a 7 graus de valgo, produzindo uma articulação transversal do tarso maleável. Se o alinhamento for em varo, o é ficará rígido e o paciente caminhará apoiado da lateral do pé.

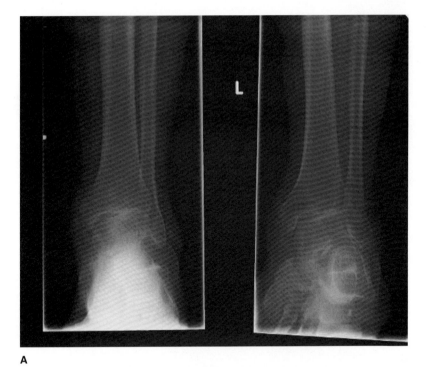

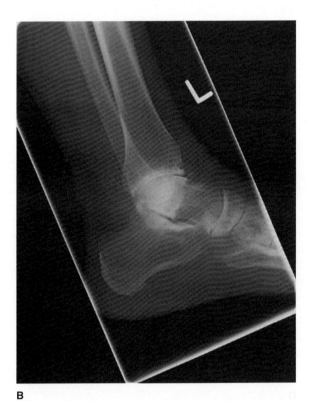

▲ **Figura 8-38 A-B:** Trata-se de paciente do sexo masculino com 60 anos e artrose do tornozelo associada a instabilidade. **C-D:** O mesmo paciente após artroplastia do tornozelo e reconstrução dos ligamentos.

432 CAPÍTULO 8 CIRURGIA DO PÉ E DO TORNOZELO

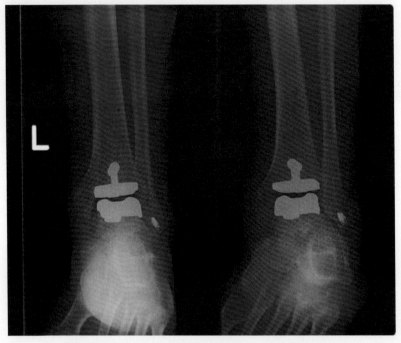

C

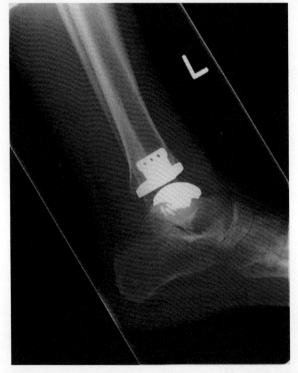

D

▲ **Figura 8-38** (Continuação)

CIRURGIA DO PÉ E DO TORNOZELO **CAPÍTULO 8** **433**

Obtém-se fixação rígida da articulação subtalar utilizando parafuso interfragmentário canulado de 7 milímetros com início na ponta posterior do calcâneo e atravessando até o corpo ou até o colo do tálus. O pino-guia é inicialmente posicionado na faceta posterior e a articulação subtalar é, então, manipulada até que se obtenha o alinhamento apropriado e o pino-guia é inserido no tálus. O alinhamento do parafuso deve ser confirmado radiograficamente antes de sua inserção.

Após a fixação interna, o enxerto ósseo é comprimido na região do seio do tarso. Pode-se obter osso adicional nas regiões de maléolo medial, tibial, proximal ou, ocasionalmente, da crista ilíaca, embora este último local aumente significativamente a morbidade do procedimento.

No pós-operatório, aplica-se curativo compressivo incorporado ao aparelho gessado. Utiliza-se bota gessada sem permissão para apoio do peso durante 6 semanas. O gesso é trocado e mantido por mais 6 semanas ainda sem permissão de apoio do peso. Ao final das doze semanas, a artrodese geralmente está completa.

C. Complicações

A não consolidação da articulação subtalar é rara. A técnica cirúrgica meticulosa e a descamação intensa das superfícies articulares ajudam a prevenir essa complicação. Se não houver consolidação, serão necessários enxerto ósseo e fixação adicional na tentativa de se obter consolidação resistente.

O desalinhamento da articulação subtalar também é uma complicação. O excesso de valgo após fusão subtalar pode resultar em impacto lateral contra a fíbula ou contra os tendões fibulares. Também causa tensão excessiva ao longo do aspecto medial do mesopé e, ocasionalmente, no joelho. A deformidade em varo da articulação subtalar produz rigidez na articulação transversal do tarso, resultando em rigidez do antepé. Esse quadro também aumenta a pressão ao longo do aspecto lateral do pé, particularmente na região da base do quinto metatarso.

D. Considerações especiais

O paciente com artrite reumatoide ou complicações pós-traumáticas pode apresentar subluxação lateral do calcâneo em relação com o tálus, o que geralmente requer exame de tomografia computadorizada (TC) para identificação. Durante a operação, o calcâneo deve ser deslocado medialmente para alinhá-lo com a face lateral do tálus e posicioná-lo abaixo da tíbia em posição adequada para apoio do peso. Se o calcâneo for fundido com desvio lateral significativo, o alinhamento anormal agrega tensão ao tornozelo e à região do mesopé.

Há necessidade de atenção especial aos tendões fibulares com artrodese subtalar para correção de fratura antiga do calcâneo. A protrusão da parede lateral do corpo do calcâneo, a partir da fratura consolidada, resulta em impacto sobre os tendões fibulares abaixo da fíbula. Essa protrusão deve ser cuidadosamente excisada quando da fusão subtalar, de forma a que o aspecto lateral do tálus e o calcâneo estejam alinhados. Além disso, a bainha do tendão fibular deve ser dissecada do calcâneo no plano subperiosteal, a fim de prover proteção aos tendões fibulares contra a superfície óssea grosseira do calcâneo.

Ocasionalmente, nos casos com deformidade grave após fratura do calcâneo, procede-se à artrodese por distração óssea em bloco da articulação subtalar. Se o tálus tiver assumido posição horizontal em razão do nivelamento do ângulo de Böhler, é possível haver limitação da dorsiflexão da articulação do tornozelo. A aplicação de bloco tricortical da crista ilíaca na faceta posterior da articulação subtalar ajudará a melhorar o alinhamento global do retropé com recuperação da dorsiflexão do tornozelo.

▶ Artrodese talonavicular

A. Indicações

A artrodese talonavicular está indicada nas seguintes situações:

1. Lesão pós-traumática, artrite reumatoide ou artrose primária.

2. Instabilidade da articulação talonavicular secundária à ruptura do tendão tibial posterior e dos ligamentos peritalares e à artrite reumatoide.

3. Em conjunto com artrodese dupla ou tripla do retropé.

B. Técnica

A articulação talonavicular é abordada por meio de incisão medial ou dorsomedial com início na região da articulação naviculocuneiforme estendendo-se até o colo do tálus. Os tecidos moles são removidos da região ao redor da articulação e a cartilagem articular é retirada com uma cureta ou com osteótomo curvo. A distração da articulação posicionando-se uma pinça de campo cirúrgico no osso navicular frequentemente facilita a exposição e o desbridamento da articulação. O alinhamento correto da articulação talonavicular é extremamente importante, porque essa fusão essencialmente elimina o movimento da articulação subtalar. A posição de fusão da articulação subtalar deve ser em valgo de 3 a 5 gruas com o antepé em posição plantígrada (Fig. 8-39). Após o alinhamento apropriado do pé para corresponder ao do pé contralateral, a fixação da articulação é realizada. O alinhamento apropriado dessa articulação é particularmente importante ao tratar uma articulação talonavicular lateralmente subluxada em paciente com ruptura do tendão tibial posterior. A fixação interna é obtida utilizando um único parafuso interfragmentário compressivo grande (6,5 mm) ou dois parafusos menores (4 mm) ou, ainda, utilizando vários grampos.

No pós-operatório, o paciente é imobilizado com bota gessada sem apoio do peso durante 6 semanas, seguidas por mais 6 semanas com bota gessada com salto para apoio do peso.

A articulação talonavicular tem incidência relativamente alta de não consolidação, provavelmente como resultado da difi-

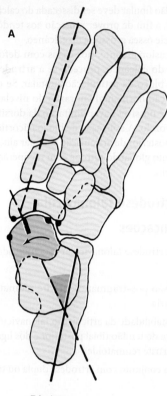
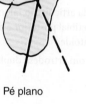
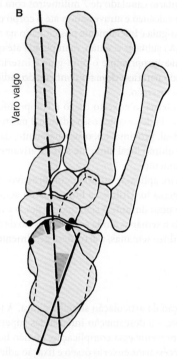

Pé plano

Eixo longitudinal do tálus passando pelo primeiro metatarso

▲ **Figura 8-39** Fusão talonavicular. **A:** Alterações que ocorrem na articulação talonavicular com o pé plano. Observe que a cabeça do tálus sofre desvio medial à medida que o antepé é desviado lateralmente em abdução. **B:** O antepé foi colocado em adução de forma a que o navicular fique novamente centralizado sobre a cabeça do tálus. (Reproduzida, com permissão, a partir de Mann RA, Coughlin MJ: *The Video Textbook of Foot and Ankle Surgery*. Medical Video Productions, 1991.)

culdade na exposição da articulação. Quando a articulação também é abordada por via medial para exposição adicional, suas superfícies são mais bem descamadas e a taxa de fusão se aproxima de 90%.

C. Complicações

As complicações como não consolidação e desalinhamento são semelhantes àquelas discutidas para fusão da articulação subtalar.

D. Considerações especiais

A fusão isolada da articulação talonavicular geralmente produz um resultado satisfatório, particularmente em pacientes sedentários com mais de 50 anos de idade. Em indivíduos mais jovens e ativos sem qualquer outro problema (p. ex., artrite reumatoide) deve-se considerar a possibilidade de incluir a articulação calcaneocuboide no mesmo procedimento, a fim de obter maior estabilidade da articulação transversal do tarso e melhorar a fusão da articulação talonavicular com a estabilidade adicional.

▶ Artrodese dupla (articulações calcaneocuboide e talonavicular)

A. Indicações

Nos últimos anos a artrodese dupla evoluiu como um procedimento capaz de produzir o mesmo grau de estabilidade do pé obtido com a artrodese tripla (Fig. 8-40). Com o bloqueio da

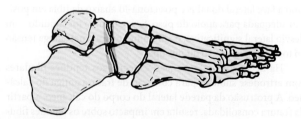

▲ **Figura 8-40** Artrodese dupla que consiste em fusão talonavicular e calcaneocuboide. (Reproduzida, com permissão, a partir de Mann RA, Coughlin MJ: *The Video Textbook of Foot and Ankle Surgery*. Medical Video Productions, 1991.)

articulação transversal do tarso (calcaneocuboide e talonavicular), evita-se movimentação subtalar adicional porque essas 3 articulações funcionam em conjunto. Esse procedimento também é indicado para pacientes mais jovens e ativos para os quais a fusão isolada da articulação talonavicular seja considerada, uma vez que confere maior estabilidade ao pé.

As indicações para artrodese dupla são as seguintes:

1. Artrose das articulações calcaneocuboide e talonavicular (p. ex., após traumatismo).
2. Instabilidade calcaneocuboide e talonavicular seguindo-se à ruptura do tendão tibial posterior ou à doença neuromuscular quando há articulação subtalar flexível.
3. Artrose da articulação talonavicular ou da articulação calcaneocuboide em indivíduo ativo, geralmente com menos de 50 anos de idade, para maior estabilidade do mesopé.

B. Técnica

A articulação talonavicular é abordada via incisão medial ou dorsomedial, conforme descrito anteriormente, e a articulação calcaneocuboide é abordada por meio da mesma incisão, ao longo da face lateral do pé, como descrito para a fusão subtalar. Uma vez que essas articulações tenham sido expostas, suas superfícies articulares são livradas da cartilagem e o osso subcondral é intensamente raspado.

Ao realizar artrodese dupla o alinhamento é extremamente importante porque uma vez completada a fusão a articulação subtalar ou as articulações transversais do tarso essas não mais se moverão. Portanto, o pé deve estar em posição plantígrada antes da fixação do local da artrodese. A posição desejada deve estar com 5 graus em valgo do calcâneo, abdução e adução neutras da articulação transversal do tarso e correção de qualquer varo do antepé que esteja presente. Esse alinhamento mantém o pé plantígrado. A fixação da articulação talonavicular é feita, primeiro, com a inserção de um parafuso (6,5 mm) ou de parafusos (4 mm) ou, ainda, utilizando vários grampos. A articulação calcaneocuboide é, então, fixada da mesma forma. Os cuidados pós-operatórios são os mesmos descritos para as outras fusões no pé.

C. Complicações

As complicações como não consolidação ou desalinhamento são semelhantes àquelas descritas para a fusão da articulação subtalar.

▶ Artrodese tripla

A artrodese tripla é a fusão das articulações talonavicular, calcaneocuboide e subtalar (Fig. 8-41). No passado, este era o procedimento preferencial para o tratamento de todos os problemas do retropé, até que as fusões isoladas foram mais aceitas. Atualmente, esse procedimento ainda é comumente usado quando as fusões isoladas são consideradas insuficientes.

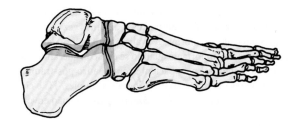

▲ **Figura 8-41** Diagrama representando a artrodese tripla. (Reproduzida, com permissão, a partir de Mann RA, Coughlin MJ: *The Video Textbook of Foot and Ankle Surgery*. Medical Video Productions, 1991.)

A. Indicações

As indicações para artrodese tripla são as seguintes:

1. Artrose secundária a traumatismo envolvendo as articulações talonavicular, calcaneocuboide e subtalar.
2. Artrose ou instabilidade das articulações talonavicular ou calcaneocuboide associadas a deformidade da articulação subtalar.
3. Instabilidade do pé secundária a disfunção do tendão tibial posterior com articulação subtalar fixa que não possa ser realinhada com artrodese dupla.
4. Instabilidade do retropé secundária a poliomielite, a lesão de nervo ou a artrite reumatoide.
5. Barra calcaneonavicular sintomática e inoperável.
6. Desalinhamento de antepé secundário a traumatismo como lesão de esmagamento ou síndrome do compartimento.

B. Técnica

A artrodese tripla é realizada conforme previamente descrito quando tratamos das fusões subtalar e talonavicular. O pé é fixado após ter sido manipulado de volta à posição plantígrada (3 a 5 graus em valgo da articulação subtalar), posição neutra no que se refere a abdução e adução da articulação transversal do tarso e correção de antepé varo. Os cuidados pós-operatórios são os mesmos descritos para fusão subtalar.

C. Complicações

A principal complicação é a não fusão das articulações, mas trata-se de ocorrência rara, uma vez que a taxa de fusão é superior a 90%. A articulação talonavicular é a que tem maior probabilidade de não consolidação. O desalinhamento do pé ou do antepé pode requerer revisão em um procedimento tecnicamente difícil. O nervo sural pode ficar comprimido ou se romper quando se usa abordagem lateral.

▶ Artrodese tarsometatarsal

A artrodese tarsometatarsal pode ser de apenas uma articulação tarsometatarsal, geralmente a primeira, ou de diversas dessas articulações. A fusão não raramente se estende no sentido proximal para incluir os ossos intertarsais e, algumas vezes, até as articulações naviculocuneiforme. A avaliação cuidadosa das articulações envolvidas é importante quando se está considerando indicar fusão tarsometatarsal para paciente com quadro pós-traumático. Algumas vezes são necessárias radiografias simples, TC e cintilografia óssea para ajudar a definir com precisão a região envolvida.

A. Indicações

As indicações para fusão tarsometatarsal são as seguintes:

1. Hipermobilidade da primeira articulação metatarsocuneiforme associada a hálux valgo em uma pequena porcentagem dos pacientes com joanete.
2. Artrose envolvendo uma ou mais articulações tarsometatarsais causada por traumatismo ou como processo primário.
3. Artrose associada a deformidade resultante de fratura-luxação de Lisfranc antiga.

B. Técnica

A abordagem cirúrgica à primeira articulação metatarsocuneiforme é feita por meio de incisão dorsomedial longitudinal para exposição da articulação. Se estiverem envolvidas diversas articulações, a segunda incisão deve ser centrada sobre o segundo metatarsal, por meio da qual a face lateral da primeira e toda a segunda e a terceira articulações podem ser adequadamente visualizadas (Fig. 8-42). A incisão deve ser suficientemente longa para permitir exposição adequada das articulações e deve ser estendida no sentido proximal se as articulações naviculocuneiforme também tiverem indicação de fusão. A dissecção deve ser cautelosa, uma vez que há numerosos nervos superficiais, assim como um feixe neurovascular (dorsal do pé e ramos superficial do nervo fibular profundo) passando sobre a região da segunda articulação metatarsocuneiforme. Se a quarta e a quinta articulações metatarsocuboides tiverem indicação de fusão, uma terceira incisão longitudinal deve ser feita sobre a região para permitir exposição adequada. A cartilagem articular é cuidadosamente removida das articulações tarsometatarsal e intertarsal, dependendo da extensão da massa de fusão. Os ossos devem ser intensamente raspados para criar um bom ambiente de consolidação. Se houver deformidade (geralmente deformidade em abdução do pé ou, possivelmente, em dorsiflexão) ela deve ser corrigida. A primeira articulação metatarsocuneiforme é alinhada e fixada com parafusos de osso poroso de 4 milímetros ou com placa dorsomedial. Obtém-se compressão interfragmentária longitudinal das demais articulações como medida preventiva em caso de não consolidação. A fixação com parafuso que se mostrou mais útil para a primeira articulação metatarsocuneiforme é aquela com origem no aspecto dorsal do cuneiforme e dirigida no sentido proximal, atravessando esta articulação. Deve-se ter atenção para corrigir qualquer eventual deformidade em dorsiflexão ou em abdução que esteja presente.

No pós-operatório, a articulação deve ser imobilizada com bota de gesso curta sem apoio do peso durante 6 semanas seguida por bota gessada com apoio do peso por mais 6 semanas.

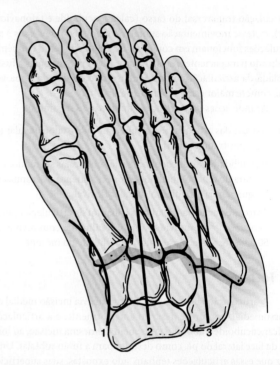

▲ **Figura 8-42** Incisões longitudinais usadas para artrodese tarsometatarsal. (Reproduzida, com permissão, a partir de Mann RA, Coughlin MJ: *The Video Textbook of Foot and Ankle Surgery*. Medical Video Productions, 1991.)

C. Complicações

É possível haver não consolidação, mas com compressão interfragmentária, o risco é reduzido. Se houver não consolidação, talvez haja necessidade de enxerto ósseo, assim como fixação interna adicional. Quando diversas articulações tarsometatarsais são fundidas, há uma quantidade moderada de edema com tensão sobre as incisões. É essencial usar curativo compressivo no pós-operatório para reduzir o risco de edema e prevenir a ocorrência de deiscência da sutura. Em caso de deiscência o tratamento deve ser adequado algumas vezes com enxerto de pele.

A fusão de múltiplas articulações tarsometatarsais pode causar calosidade plantar quando uma das articulações tiver sido posicionada em flexão plantar excessiva. Talvez haja necessidade de osteotomia da base do metatarso para realinhamento do metatarso.

O uso de grampos como meio de realizar fixação interna das articulações tarsometatarsais deve ser evitado, considerando sua tendência de causar dorsiflexão dos metatarsos, o que poderia resultar em problemas por transferência de pressão sob as cabeças dos metatarsos não envolvidas.

▶ **Artrodese da primeira articulação metatarsofalangeana**

Consulte a discussão sobre hálux valgo no início deste capítulo.

CIRURGIA DO PÉ E DO TORNOZELO — CAPÍTULO 8 — 437

▶ Artrodese de articulação interfalangeana (artrodese de hálux)

A. Indicações

A artrodese de articulação interfalangeana geralmente é indicada nas seguintes situações:

1. Artrose, geralmente secundária a traumatismo ou ocasional, seguindo-se a artrodese de primeira articulação metatarsofalangeana.

2. Estabilização de articulação interfalangeana ao realizar transferência do extensor longo da hálux para o colo do primeiro metatarso (técnica de Jones).

B. Técnica

A articulação interfalangeana é abordada por meio de incisão transversal na região dorsal centralizada sobre a articulação. Geralmente remove-se uma elipse de pele expondo as extremidades das articulações envolvidas. Utilizando uma pequena serra elétrica, a extremidade do segmento distal da falange proximal e o segmento proximal da falange distal são removidos, posicionando-se a falange distal em, aproximadamente, 5 a 7 graus de flexão plantar e 3 a 4 graus em valgo. A fixação interna é obtida utilizando-se parafuso longitudinal (4 mm), fios-K cruzados, ou ambos.

Utilizam-se calçados pós-operatório com permissão para apoio do peso evitando-se a fase de retirada dos dedos da passada até que ocorra fusão, em geral após 8 semanas.

C. Complicações

É raro que haja não consolidação de fusão interfalangeana. Mas se ocorrer, frequentemente será assintomática sem necessidade de tratamento. Se for sintomática, a fusão terá que ser revisada porque a área é pequena demais para que seja possível enxerto ósseo.

Barg A, Tochigi Y, Amendola A, Phisitkul P, Hintermann B, Saltzman CL: Subtalar instability: diagnosis and treatment. *Foot Ankle Int* 2012;33:151. [PMID: 22381348]

Buck P, Morrey BF, Chao EY: The optimum position of arthrodesis of the ankle. *J Bone Joint Surg Am* 1987;69:1052. [PMID: 3656947]

Carr JB, Hansen ST, Benirschke SK: Subtalar distraction bone block fusion for late complications of os calcis fractures. *Foot Ankle Int* 1988;9:81. [PMID: 3066724]

Klein SE, Putnam RM, McCormick JJ, Johnson JE: The slot graft technique for foot and ankle arthrodesis in a high-risk patient group. *Foot Ankle Int* 2011;32:686. [PMID: 21972763]

Reinhardt KR, Oh LS, Schottel P, Roberts MM, Levine D: Treatment of Lisfranc fracture-dislocations with primary partial arthrodesis. *Foot Ankle Int* 2012;33:50. [PMID: 22381236]

Saltzman CL, Mann RA, Ahrens JE, et al: Prospective controlled trial of STAR total ankle replacement versus ankle fusion: initial results. *Foot Ankle Int* 2009;30:579. [PMID: 19589303]

Segal AD, Shofer J, Hahn ME, Orendurff MS, Ledoux WR, Sangeorzan BJ: Functional limitations associated with end-stage ankle arthritis. *J Bone Joint Surg Am* 2012;94:777. [PMID: 22552666]

Valderrabano V, Pagenstert G, Horisberger M, et al: Sports and recreation activity of ankle arthritis patients before and after total ankle replacement. *Am J Sports Med* 2006;34:993. [PMID: 16452268]

PÉ PLANO CONGÊNITO

Pé plano congênito é a denominação dada ao pé plano presente desde o nascimento. O quadro talvez não seja evidente nos primeiros anos de vida, mas, geralmente, é identificado ao final da primeira ou segunda década de vida. O pé plano flexível assintomático típico provavelmente é uma variante normal do arco longitudinal. Essa deformidade deve ser diferenciada do pé plano sintomático flexível ou mais rígido, que geralmente se torna sintomático no início da adolescência e, frequentemente, é causado por coalizão tarsal. A coalizão tarsal é a consolidação de um ou mais ossos tarsais que, geralmente, ocorre entre o tálus e o calcâneo. Esse processo representa a ausência congênita de segmentação dos ossos do retropé. As coalizões geralmente não são sintomáticas até a adolescência, sendo que os sintomas surgem em razão da rigidez crescente do retropé enquanto as coalizões cartilaginosas começam a ossificar. Esses indivíduos têm pés razoavelmente flexíveis até a adolescência quando se tornam mais rígidos e sintomáticos.

O paciente com coalizão tarsal frequentemente se apresenta com pé plano espástico fibular, geralmente em torno de 10 a 12 anos de idade. A teoria é que o pé ficaria bloqueado em valgo pelo espasmo do músculo fibular que tenta imobilizar as articulações peritalares dolorosas. O osso navicular geralmente se forma a partir de três centros de ossificação no interior da cartilagem original e, ocasionalmente, o centro medial deixa de coalescer com o corpo principal, deixando uma sincondrose denominada navicular acessório. O pé plano associado ao osso navicular acessório geralmente se torna assintomático no início da adolescência e pode ser uni ou bilateral.

As deformidades congênitas residuais a partir de quadros como pé torto ou tálus vertical congênito estão presentes desde o nascimento e serão discutidas no Capítulo 10, Cirurgia ortopédica pediátrica.

O paciente com displasia generalizada, como nas síndromes de Marfan ou de Ehlers-Danlos, pode se apresentar com pé plano. Haverá frouxidão ligamentar generalizada desde o nascimento e o diagnóstico geralmente já terá sido feito.

▶ Manifestações clínicas

A. Sinais e sintomas

A avaliação clínica se inicia com o paciente de pé. Em todos os casos de pé plano congênito, o arco longitudinal estará retificado com o paciente de pé. No caso de coalizão tarsal com pé plano espástico fibular, o calcâneo estará em valgo fixo grave. A coalização tarsal ou o navicular acessório podem ser unilaterais, assim como as deformidades congênitas residuais, como pé torto ou tálus vertical congênito. O pé plano flexível, sintomático e assintomático, e as displasias generalizadas são bilaterais.

O exame físico desses pacientes é extremamente importante. O paciente assintomático com pé plano flexível geralmente se apresentará com arco de movimento satisfatório e sem qualquer contratura do tendão do calcâneo. Entretanto, o paciente com pé plano flexível sintomático, quase invariavelmente, se apresenta com contratura equina. Para testar adequadamente a tensão no tendão do calcâneo a cabeça do tálus deve ser coberta pelo navicular após o pé ser colocado em dorsiflexão com o joelho em extensão. Se o pé for colocado em dorsiflexão permitindo a subluxação lateral da articulação talonavicular, o examinador frequentemente se equivoca pensando que a dorsiflexão é adequada quando na realidade não é.

O paciente com coalizão tarsal geralmente apresenta restrição do movimento do retropé secundária a espasmo fibular e a barra cartilaginosa ou óssea. Na realidade, é possível perceber o arqueamento tensionado dos tendões fibulares por trás da fíbula, impedindo qualquer inversão passiva ou ativa da articulação subtalar. Ocasionalmente será possível desencadear clônus. Via de regra, a tensão dessas articulações aumenta o desconforto do paciente. No pé plano associado a navicular acessório, a dor ocorre sobre a proeminência. Frequentemente, a tensão do tendão tibial posterior agrava o quadro. O paciente com deformidade congênita residual costuma apresentar certo grau de rigidez do pé e, não raramente, graus variáveis de deformidade no outro pé. O paciente com displasia generalizada apresenta hipermobilidade acentuada de todas as articulações, sem qualquer contratura.

B. Exames de imagem

A avaliação radiográfica é útil na diferenciação dos diversos tipos de pé plano. Em quase todos os casos, a incidência em perfil revela ausência da inclinação normal em dorsiflexão do calcâneo, com aproximadamente 20 graus ou mais. No pé plano flexível sintomático, o calcâneo pode estar, inclusive, levemente em posição equina. Na radiografia em perfil uma linha traçada passando pelo eixo longitudinal do tálus e pelo primeiro metatarso revelará angulação acima de 30 graus no paciente com pé plano grave, entre 15 e 30 graus no pé plano moderado, e entre 0 e 15 graus no pé plano leve (Fig. 8-43).

A coalizão calcaneonavicular é mais bem observada com radiografia oblíqua na qual identifica-se uma ponte entre o processo anterior do calcâneo e o aspecto lateral inferior do navicular. A barra subtalar ou talocalcânea é mais bem demonstrada com exame de TC no plano coronal. No pé plano associado a navicular acessório identifica-se o osso acessório ao longo da face medial do navicular, mas, ocasionalmente, é necessário o exame na incidência oblíqua medial para definir o tamanho do fragmento. Em um paciente com deformidade congênita residual, como pé torto ou tálus vertical congênito, as alterações na região do pé frequentemente serão suficientes para tornar óbvio o diagnóstico. O paciente com displasia generalizada, com frequência, revela colapso total do arco longitudinal.

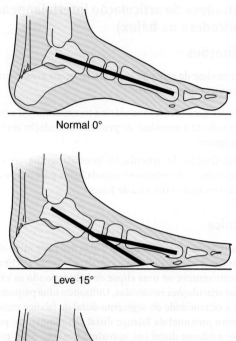

▲ **Figura 8-43** Medição do pé plano utilizando o ângulo entre tálus e metatarso na visão lateral: 0 grau, normal; 1 a 15 graus, leve; 16 a 30 graus, moderado; e >30 graus, grave. (Reproduzida, com permissão, a partir de Bordelon RL: Correction of hypermobile flatfoot children by molded insert. *Foot Ankle* 1980;1:143.)

▶ Tratamento

A. Tratamento conservador

Para o pé plano é possível tentar o tratamento conservador. Um apoio para o arco longitudinal pode beneficiar o paciente, mas geralmente não é necessário nos casos de pé plano flexível assintomático. Para o pé plano flexível sintomático, apoio semirrígido do arco longitudinal e exercícios de alongamento do tendão calcâneo podem ser medidas benéficas.

A coalizão tarsal pode ser tratada de forma conservadora com uma bota gessada sem salto, seguida por órtese de polipropileno de tornozelo e pé ou uma palmilha do laboratório de biomecânica da Universidade da Califórnia (*University of California Biomechanics Laboratory* – UCBL). Se for possível obter alívio da dor, não há necessidade de tratamento complementar. O pé plano com navicular acessório talvez responda à adaptação dos calçados para alívio de pontos de pressão na região envolvida. Ocasionalmente, o uso de apoio do arco longitudinal alivia a pressão.

CIRURGIA DO PÉ E DO TORNOZELO — CAPÍTULO 8 — 439

O pé plano residual causado por problemas congênitos, quando sintomático, pode ser tratado com órtese de tornozelo-pé ou com palmilha do UCBL. O paciente com displasia generalizada geralmente não requer tratamento.

B. Tratamento cirúrgico

Para os pacientes com pé plano assintomático não há indicação de cirurgia. O pé plano flexível ou semiflexível sintomático ocasionalmente é tratado com cirurgia, particularmente se for observada contratura equina em paciente com mais de 5 ou 6 anos de idade. Os pacientes com contratura equina significativa podem ser beneficiados com alongamento do tendão calcâneo. O procedimento de alongamento da coluna lateral, como a osteotomia do calcâneo a Evans, está indicado nos casos sintomáticos de pé plano flexível que não tenham sido resolvidos com tratamento conservador. Este procedimento ajuda a corrigir calcanhar valgo e abdução do antepé e deve ser realizado tão tardiamente quanto possível na fase de crescimento, a fim de evitar prejuízo aos centros de crescimento abertos. Raramente há indicação de artrodese tripla porque o procedimento deixaria um paciente jovem com o pé excessivamente rígido.

A coalizão tarsal que não responda ao tratamento conservador requer ressecção. A abordagem cirúrgica à barra calcaneonavicular é idêntica a descrita para articulação subtalar. A barra é cuidadosamente definida para, então, ser totalmente removida. As coalizões talocalcâneas podem ser removidas ao longo da adolescência, desde que menos de 20% da faceta posterior da articulação subtalar estejam envolvidos, ou quando a coalizão está restrita à faceta média. Se houver envolvimento mais extenso da articulação subtalar em um adolescente, ou barra de qualquer extensão em paciente adulto, há indicação de artrodese subtalar. A abordagem é feita via incisão medial centralizada sobre a faceta média, com cautela para rebater cuidadosamente os tendões e o nervo tibial posterior. Identifica-se toda a extensão da coalizão para sua remoção e exposição da área com cartilagem articular de aspecto normal. Aplica-se cera óssea às bordas ou insere-se enxerto livre de gordura para prevenção de recidiva da barra. Nos casos com pé plano associado ao navicular acessório talvez seja necessária excisão do navicular acessório com dobradura do tendão tibial posterior (técnica de Kidner). Essa operação com razoável índice de sucesso geralmente é realizada no final da adolescência.

As deformidades congênitas residuais ou as displasias generalizadas geralmente não requerem tratamento cirúrgico. Nos casos graves, indica-se artrodese tripla após a maturidade do pé.

Coleman S: *Complex Foot Deformities in Children.* Philadelphia, PA: Lea and Febiger; 1983.

Evans D: Calcaneo-valgus deformity. *J Bone Joint Surg* 1979;57:270. [PMID: 1171869]

Zaw H, Calder JD: Tarsal coalitions. *Foot Ankle Clin* 2010;15:349. [PMID: 20534361]

PÉ PLANO ADQUIRIDO

O pé plano adquirido é um quadro que afeta um pé que, em algum momento, teve seu arco longitudinal funcionando normalmente. Com o tempo, o arco progressivamente vai se retificando, frequentemente produzindo sintomas no pé. A deformidade difere do pé plano congênito, presente desde o nascimento. O pé plano adquirido no adulto pode ser causado pelas seguintes situações:

1. Disfunção do tendão tibial posterior.
2. Artrose das articulações tarsometatarsais, que pode ser primária ou secundária à fratura-luxação de Lisfranc.
3. Artropatia de Charcot no mesopé causada por neuropatia periférica.
4. Colapso talonavicular resultante de traumatismo ou de artrite reumatoide.

O pé plano adquirido é, na realidade, um complexo de deformidades que afetam diferentes regiões de mesopé e retropé. As deformidades incluem subluxação dorsal da articulação talonavicular e das articulações tarsometatarsais, abdução da antepé, desvio em valgo do retropé ou todas as três. A extensão da deformidade varia amplamente e, geralmente, é progressiva. Dependendo da etiologia, o pé plano adquirido pode ser bilateral.

Manifestações clínicas

A. Sinais e sintomas

A história clínica é importante para distinguir entre as diferentes causas de pé plano adquirido. Geralmente, o paciente que se apresenta com disfunção do tendão tibial posterior não se recorda de qualquer episódio traumático. Aproximadamente metade dos pacientes com artrose de articulação tarsometatarsal teve fratura-luxação de Lisfranc, enquanto na outra metade a artrose será primária. O paciente com pé de Charcot geralmente relata história compatível com neuropatia periférica, como de diabetes melito. O paciente com colapso da articulação talonavicular relata história de traumatismo no tálus ou no navicular, ou é portador de artrite reumatoide, que causa ruptura do ligamento mola.

O exame físico se inicia com a observação do paciente de pé, verificando se há retificação uni ou bilateral do arco longitudinal do pé. É possível observar graus variados de abdução do antepé e de valgo do retropé.

O paciente com disfunção do tendão tibial posterior apresenta pouca ou nenhuma força para inversão ativa. Geralmente, o tendão tibial posterior está espessado e edemaciado e percebe-se calor e dor à palpação de sua bainha. Quando se solicita ao paciente que fique na ponta dos pés, o calcâneo envolvido permanece em valgo em vez de sofrer inversão como ocorre normalmente. Quando o paciente é observado a partir da visão posterior, percebem-se mais dedos lateralmente no pé envolvido do que no pé não envolvido, no sinal comumente conhecido como "excesso de dedos" (*too many toes sign*).

A artrose da articulação tarsometatarsal produz deformidade em abdução do antepé com graus variados de dorsiflexão, dando origem a um cuneiforme medial bastante proeminente. Não raro, osteofitos palpáveis estão presentes sobre os aspectos dorsal e plantar das articulações tarsometatarsais.

O paciente com pé de Charcot se apresenta com graus variáveis de edema e de deformidade. Nos estágios iniciais, o pé apresenta edema generalizado e calor, com perda de sensibilidade com distribuição em meia. A deformidade pode variar desde pé plano leve até deformidade grave em pé de cadeira de balanço. É importante palpar as proeminências ósseas nas faces medial e plantar do pé onde é possível a formação de úlcera.

No paciente com artrite reumatoide, a maior parte das alterações ocorre na articulação talonavicular. Nesses casos, a cabeça do tálus frequentemente é palpável na região medial da face plantar do pé. Quando a articulação subtalar está envolvida, geralmente observa-se também deformidade fixa em valgo do retropé.

A deformidade pós-traumática varia em função de qual é precisamente a articulação envolvida. Se o traumatismo tiver levado ao colapso do navicular, o arco longitudinal estará retificado com pouca ou nenhuma abdução do antepé, e a cabeça do tálus frequentemente estará palpável na região medial da face plantar do pé. Geralmente há pouca mobilidade nas articulações de retropé e mesopé.

B. Exames de imagem

As radiografias geralmente determinam a causa do problema. No paciente com disfunção do tendão tibial posterior, observa-se arqueamento da articulação talonavicular e abdução do navicular sobre a cabeça do tálus. O paciente com artrose da articulação tarsometatarsal apresenta as alterações degenerativas típicas das articulações comprometidas, além de graus variáveis de subluxação lateral e dorsal. Os pacientes com artropatia de Charcot apresentam as alterações características observadas na articulação neuropática, incluindo destruição óssea importante e luxação (Fig. 8-44). O paciente com artrite reumatoide apresenta as alterações destrutivas típicas observadas nesse processo de doença, com redução do espaço articular, mas pouca formação de osteofitos.

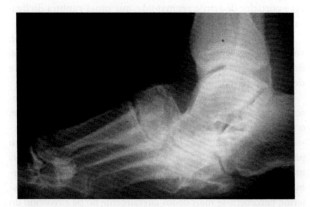

▲ **Figura 8-44** Alterações de Charcot no mesopé resultando em luxação articular e deformidade em pé de cadeira de balanço.

▶ Tratamento

A. Tratamento conservador

O tratamento conservador tem como meta prover apoio ao arco longitudinal e ao tornozelo com uma órtese de tornozelo-pé (AFO). A órtese deve ser adequada para acomodar quaisquer proeminências presentes. Infelizmente, tais proeminências estão relacionadas com colapso de pele, particularmente no pé neuropático. Algumas vezes, indica-se calçado do tipo pé de cadeira de balanço com espaço suficiente para os dedos, a fim de proporcionar uma marcha mais suave ao paciente.

B. Tratamento cirúrgico

O tratamento cirúrgico desses diversos quadros é específico para cada problema. A disfunção do tendão tibial posterior com ADM das articulações do retropé e do mesopé satisfatório pode ser tratada com reconstrução do tendão afetado com transferência do tendão flexor longo dos dedos. Se houver deformidade significativa em valgo do calcanhar, indica-se osteotomia complementar do calcâneo. Alternativamente, pode-se usar alongamento da coluna lateral com artrodese calcaneocuboide por distração, para correção de pé plano flexível com abdução significativo do antepé. Nos casos com deformidade fixa em retropé ou em antepé indica-se artrodese tripla.

O paciente com artropatia de Charcot é tratado com bota gessada até que o processo agudo tenha cedido, quando passa-se a usar AFO de polipropileno. Ocasionalmente, uma proeminência óssea que insista em causar colapso de pele deverá ser excisada, a fim de permitir que o paciente use a AFO. Nos casos extremos de deformidade em pé de cadeira de balanço, talvez haja indicação de correção do mesopé com osteotomia. O paciente com artrite reumatoide geralmente requer estabilização da região envolvida com fusão apenas da talonavicular nos casos leves, ou com artrodese tripla se houver deformidade em retropé ou em mesopé.

O pé com deformidade pós-traumática e envolvimento da articulação talonavicular requer artrodese tripla. A fusão talvez tenha que ser estendida distalmente para incluir as articulações naviculocuneiformes, nos casos em que houver artrose dessas articulações.

O paciente com artrose das articulações tarsometatarsais respondem bem a condução cirúrgica com realinhamento do pé e artrodese das articulações envolvidas.

Bolt PM, Coy S, Toolan BC: A comparison of lateral column lengthening and medial translational osteotomy of the calcaneus for the reconstruction of adult acquired flatfoot. *Foot Ankle Int* 2007;28:1115. [PMID: 18021579]

Brodsky JW, Charlick DA, Coleman SC, Pollo FE, Royer CT: Hindfoot motion following reconstruction for posterior tibial tendon dysfunction. *Foot Ankle Int* 2009;30:613. [PMID: 19589306]

Deland JT: Adult-acquired flatfoot deformity. *J Am Acad Orthop Surg* 2008;16:399. [PMID: 18611997]

CIRURGIA DO PÉ E DO TORNOZELO **CAPÍTULO 8** **441**

Ellis SJ, Williams BR, Wagshul AD, Pavlov H, Deland JT: Deltoid ligament reconstruction with peroneus longus autograft in flatfoot. *Foot Ankle Int* 2010;31:781. [PMID: 20880481]

Grier KM, Walling AK: The use of tricortical autograft versus allograft in lateral column lengthening for adult acquired flatfoot deformity: an analysis of union rates and complications. *Foot Ankle Int* 2010;31:760. [PMID: 20880478]

Lin JL, Balbas J, Richardson G: Results of non-surgical treatment of stage II posterior tibial tendon dysfunction: a 7- to 10-year follow up. *Foot Ankle Int* 2008;29:781. [PMID: 18752775]

O'Connor K, Baumhauer J, Houck JR: Patient factors in the selection of operative versus nonoperative treatment for posterior tibial dysfunction. *Foot Ankle Int* 2010;31:197. [PMID: 20230697]

PÉ CAVO

O pé cavo é caracterizado por elevação anormal do arco longitudinal, com consequente redução na região que suporta peso e concentração do estresse sobre as cabeças metatarsais. O quadro pode ser agravado por dedos em garra, reduzindo ainda mais o apoio do peso no antepé. É comum haver rigidez generalizada das articulações, evitando que o paciente use de forma prolongado o pé.

▶ Etiologia

Entre as diversas causas de pé cavo estão:

1. Doença das células do corno anterior, como poliomielite, diastematomielia e tumor da medula espinal.

2. Distúrbios nervosos, doença de Charcot-Marie-Tooth e disrafismo vertebral.

3. Doenças musculares, como distrofia muscular.

4. Doenças neuronais de trato longo e centrais, como ataxia de Friedreich e paralisia cerebral.

5. Quadros idiopáticos, como pé torto residual, artrogripose e pé cavo de causa indeterminada.

6. Quadros pós-traumáticos, como síndrome do compartimento ou lesões de esmagamento.

▶ Anatomia

O pé cavo é uma deformidade extremamente variável na sua apresentação, com graus muito leves a extremamente graves de deformação. As deformidades podem ser classificadas em função do local da área com deformidade.

A. Pé cavo posterior

Nesses casos o envolvimento é, principalmente, do calcâneo, que se mantém em dorsiflexão com ângulo de inclinação acima de 40 graus, medido com radiografia em perfil com apoio do peso. Normalmente a dorsiflexão do calcâneo tem inclinação de aproximadamente 20 graus. Geralmente, também há algum grau de deformidade em varo do calcanhar.

B. Pé cavo anterior

No pé cavo anterior, há deformidade equina com o retropé em posição neutra. O cavo anterior pode ser localizado, envolvendo, principalmente, o primeiro e o segundo metatarsos, ou pode ser mais global, com todo o antepé em flexão plantar. Geralmente observa-se algum grau de adução do antepé.

C. Cavo combinado

No pé cavo combinado, a forma mais grave, há ambos os componentes anterior e posterior.

▶ Manifestações clínicas

A. Sinais e sintomas

É importante obter a história clínica completa acerca de instalação e evolução do quadro. Também é necessário obter uma história familiar detalhada considerando que a deformidade idiopática costuma ser familiar. A forma de evolução da deformidade deve ser investigada, particularmente nos adolescentes, uma vez que pode indicar alguma anormalidade ou neoplasia na medula espinal. O nível de atividade e a marcha também devem ser cuidadosamente avaliados como marcadores da progressão de doenças neurológicas ou musculares.

O grau de deformidade do pé deve ser avaliado com o paciente de pé. O exame também revela evidências de atrofia da musculatura da panturrilha, observada na doença de Charcot-Marie-Tooth, pé torto ou artrogripose. O ADM ativo e passivo das articulações do pé e do tornozelo deve ser cuidadosamente mensurado. A força de cada músculo deve ser avaliada, especialmente quando se está considerando a possibilidade de transferência de tendão. Os graus de deformidade e flexibilidade de retropé, antepé, articulações metatarsofalangeanas e pododáctilos menores devem ser pesquisados. A presença de fáscia plantar tensa deve ser observada. Os ligamentos laterais do tornozelo devem ser avaliados quanto a sua integridade, uma vez que frequentemente encontram-se estiados nos casos com calcanhar em varo de longa duração.

B. Exames de imagem

Devem ser realizadas radiografias no pé com apoio do peso para ajudar a classificar o tipo de cavo e a planejar o tratamento. Qualquer grau de artrose ou de desvio em varo no encaixe do tornozelo também deve ser avaliado.

▶ Tratamento

A. Tratamento conservador

O tratamento conservador deve ser adaptado à gravidade do cavo. As deformidades leves talvez necessitem apenas de um calçado de solado mais macio. Se houver dedo em garra significativo, será necessário calçado extra profundo. A palmilha Plastazote, feita por encomenda, com suporte para o arco ajuda a reduzir o estresse sobre as cabeças dos metatarsos. Se houver déficit motor significativo será necessária uma AFO para estabilizar o tornozelo. Em sua maioria, os casos de pé cavo podem ser conduzidos com tratamento conservador.

B. Tratamento cirúrgico

O tratamento cirúrgico do pé cavo visa corrigir o sítio da deformidade. O padrão mais frequente é o formado por flexão plantar do primeiro metatarso, contratura da fáscia plantar e deformidade em varo do calcâneo. Esses problemas respondem a liberação da fáscia plantar, osteotomia com dorsiflexão do primeiro e, talvez, do segundo metatarso, e osteotomia lateral em cunha de fechamento (técnica de Dwyer) do calcâneo para correção do desvio em varo. Evita-se a fusão das articulações para manter o máximo de flexibilidade do pé (Fig. 8-45).

A deformidade mais grave que envolva dorsiflexão do calcâneo pode ser tratada com osteotomia de deslizamento do calcâneo (técnica de Samilson), e correção de qualquer deformidade em varo com osteotomia lateral em cunha de fechamento e liberação da fáscia plantar (Fig. 8-46). A deformidade em antepé é tratada com osteotomia do primeiro e, às vezes, do segundo metatarso. Em alguns pacientes, a transferência do tendão fibular longo para o breve e o alongamento do tendão tibial posterior aumentam o equilíbrio muscular dinâmico do pé.

Para as deformidades graves não suscetíveis aos procedimentos que mantenham o movimento articular haverá necessidade de artrodese tripla. A artrodese tripla tipo bico a Siffert corrige a deformidade porque o navicular é encaixado sob a cabeça do tálus, a fim de reduzir a elevação do arco longitudinal (Fig. 8-47). Talvez haja necessidade de acrescentar osteotomia do primeiro metatarso ao procedimento.

Os pododáctilos menores podem apresentar deformidade em garra fixa ou flexível. A deformidade flexível frequentemente responde à liberação dos tendões extensores com transferência de tendão flexor com técnica de Girdlestone. Se a deformidade for fixa, a condilectomia da falange com técnica de DuVries corrige o dedo em martelo, sendo seguida por liberação do tendão extensor e procedimento de Girdlestone.

A hiperextensão da primeira articulação metatarsofalangeana é corrigida com artrodese interfalangeana do hálux e transferência do tendão extensor longo do hálux para o colo do primeiro metatarso (técnica de Jones).

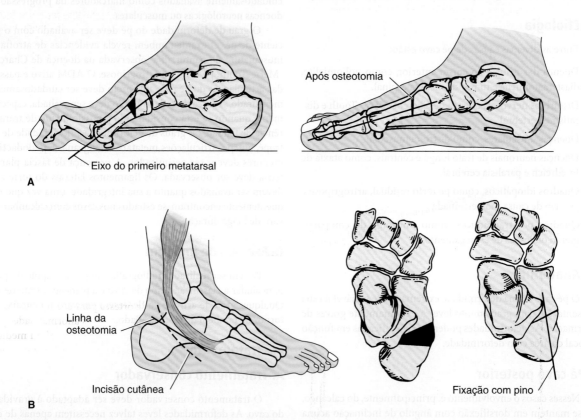

▲ **Figura 8-45** Técnica para correção de pé cavo. **A:** Para a osteotomia do primeiro metatarso, remove-se uma cunha óssea de base dorsal a aproximadamente 1 cm distal da articulação metatarsocuneiforme. A fáscia plantar é liberada. A dorsiflexão do sítio de osteotomia ajuda a corrigir a deformidade em cavo retificando o arco. **B:** O calcanhar em varo é corrigido com osteotomia em cunha de fechamento do calcâneo. (Reproduzida, com permissão, a partir de Mann RA, Coughlin MJ: *The Video Textbook of Foot and Ankle Surgery*. Medical Video Productions, 1991.)

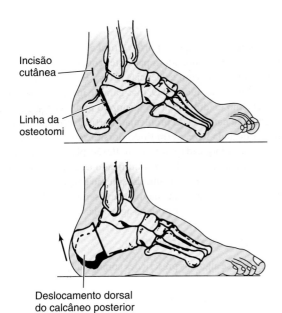

▲ **Figura 8-46** Técnica para osteotomia do calcâneo. No tratamento do pé cavo, a osteotomia permite que o calcâneo seja movido para uma posição mais dorsal e, se necessário, que o calcanhar seja fechado lateralmente para correção de desvio em varo. (Reproduzida, com permissão, a partir de Mann RA, Coughlin MJ: *The Video Textbook of Foot and Ankle Surgery*. Medical Video Productions, 1991.)

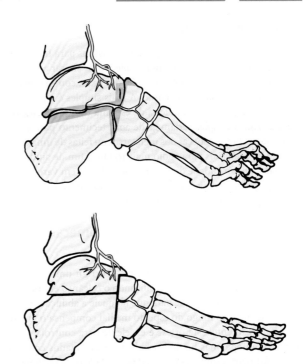

▲ **Figura 8-47** Diagrama ilustrando a artrodese tripla tipo bico. O procedimento encaixa o navicular sob uma parte da cabeça do tálus permitindo a rotação da porção distal do pé, permitindo a retificação do arco longitudinal e a correção da deformidade em cavo. (Reproduzida, com permissão, a partir de Mann RA, Coughlin MJ: *The Video Textbook of Foot and Ankle Surgery*. Medical Video Productions, 1991.)

Breusch SJ, Wenz W, Döderlein L: Function after correction of a clawed great toe by a modified Robert Jones transfer. *J Bone Joint Surg Br* 2000;82B:250. [PMID: 10755436]

Giannini S, Ceccarelli F, Benedetti MG, et al: Surgical treatment of adult idiopathic cavus foot with plantar fasciotomy, naviculocuneiform arthrodesis, and cuboid osteotomy. A review of thirty-nine cases. *J Bone Joint Surg Am* 2002;84-A(Suppl 2):62. [PMID: 12479341]

Siffert RS, del Torto U: "Beak" triple arthrodesis for severe cavus deformity. *Clin Orthop Relat Res* 1983;181:64. [PMID: 6641068]

Sammarco GJ, Taylor R: Cavovarus foot treated with combined calcaneus and metatarsal osteotomies. *Foot Ankle Int* 2001;22:19. [PMID: 11206819]

Vienne P, Schoniger R, Helmy N, Espinosa N: Hindfoot instability in cavovarus deformity: static and dynamic balancing. *Foot Ankle Int* 2007;28:96. [PMID: 17257547]

Ward CM, Dolan LA, Bennett L, Morcuende JA, Cooper RR: Long-term results of reconstruction for treatment of a flexible cavovarus foot in Charcot-Marie-Tooth disease. *J Bone Joint Surg Am* 2008;90:2631. [PMID: 19047708]

ÓRTESES PARA PÉ E TORNOZELO

As órteses são utilizadas para redistribuir as tensões sobre o pé no seu contato com o solo, e para adaptação funcional de músculos ou ligamentos problemáticos. Isso se obtém controlando a postura do pé e amortecendo determinadas áreas para aliviar a pressão e aumentar o conforto. As órteses também são usadas para limitar o movimento de articulações com artrose e reduzir a dor. A órtese pode ser fixada à sola do sapato, inserida no interior do calçado como uma palmilha, envolver o pé (palmilha UCBL) ou se estender ao tornozelo para apoiar e manter em posição todo o conjunto pé-tornozelo (AFO).

▶ Órteses de solado

Há diversas variedades de órteses para correção de calcanhar e sola com o objetivo de adaptação às anormalidades posturais do pé. As órteses em cunha medial, lateral ou medial e lateral, de calcanhar ou de solado ajudam a controlar pronação ou supinação excessivas causadas por debilidade tendinose, instabilidade ligamentar ou deformidade fixa. Utiliza-se ampliação do calcanhar para aumentar a estabilidade da articulação subtalar. O solado em forma de mata-borrão (*rocker*) ajuda a estabilizar o antepé em caso de fratura ou artrose e também ajuda o paciente com fusão de tornozelo a ter um padrão de marcha mais normal.

Palmilhas ortopédicas

As palmilhas ortopédicas podem ser usadas para tratamento de deformidades flexíveis, com o objetivo de alterar a postura do pé, e para tratamento de deformidades fixas, com o objetivo de redistribuir as cargas de tensão. A mais simples é a palmilha macia para calçado ou bota feita de espuma de alta densidade. Outras órteses simples seriam as de amortecimento para alívio da pressão sobre as cabeças dos metatarsos ou feitas de uma combinação de materiais para apoio mais rígido, a fim de ajudar no controle de deformidade de antepé, como desvio em varo ou em valgo. As órteses ocupam espaço nos calçados e o paciente precisará usar sapatos mais largos ou profundos.

Palmilha do laboratório de biomecânica da Universidade da Califórnia

O princípio da palmilha da UCBL é corrigir uma deformidade do pé, como pé plano, estabilizando o calcâneo em posição neutra e moldando a órtese para que bloqueie a abdução do antepé. O suporte ao longo do aspecto medial compensa o antepé varo. Teoricamente, esta órtese é excelente para controlar o retropé e o antepé, mas há dois problemas relacionados com seu uso. O primeiro problema é que a deformidade deve ser flexível, poisé impossível a correção das rígidas. O segundo é que uma proeminência óssea pode ser pressionada contra o material de polipropileno resultando em dor ou em colapso da pele sobre a proeminência.

Órtese de pé e de tornozelo

A órtese pé-tornozelo (AFO) é um dispositivo moldado em polipropileno que cobre o aspecto posterior da panturrilha, passando pela planta do pé até as cabeças dos metatarsos. Podem ser feitas diversas alterações para adaptação aos problemas de cada paciente. Problemas de tornozelo, como artrose ou paresia de dorsiflexão requerem rigidez adequada para eliminar o movimento articular. Uma órtese para um problema na articulação subtalar deve ter flexibilidade suficiente para permitir o movimento da articulação do tornozelo, mas deve ser suficientemente rígida para imobilizar a articulação subtalar. Quando o problema envolve a articulação transversal do tarso, a AFO pode ser fabricada de modo a permitir algum movimento da articulação do tornozelo, mas mantendo a imobilização da região da articulação transversal do tarso, geralmente bloqueando a abdução do antepé. Na condução de paciente com artrose tarsometatarsal, a parte do pé deve se estender até os pododáctilos. Novamente, uma deformidade óssea significativa resulta em pontos de pressão, dificultando a adaptação do dispositivo. Se o paciente tiver perda de sensibilidade, é essencial que se tenha cuidado com o projeto e com o amortecimento dos pontos de pressão, a fim de reduzir o risco de úlceras sobre as proeminências ósseas. Nos casos com instabilidade ou desconforto, pode-se acrescentar um invólucro anterior à AFO, e o aparelho é estendido no sentido proximal para criar uma superfície de apoio ao tendão patelar.

Prótese com duplo suporte vertical

A prótese com duplo suporte vertical e dobradiça no tornozelo pode ser usada quando o paciente requer estabilidade, mas realizam atividades com exigências físicas. Esse tipo de órtese é mais incômoda do que a AFO, mas garante imobilização rígida. O mecanismo de dobradiça do tornozelo pode ser trocado, dependendo da natureza do problema. A articulação do tornozelo pode ser deixada livre, permitindo dorsiflexão e flexão plantar, ou pode ser bloqueada para evitar flexão plantar além de 90 graus. Este aparelho pode ser modificado com a introdução de uma carga elástica para permitir dorsiflexão em pacientes com pé caído causado por paralisia, mas não deve ser usado em pacientes com espasticidade porque poderia agravá-la.

Prescrição de órteses

Seguem-se algumas prescrições comuns de órtese.

A. Metatarsalgia ou atrofia do coxim adiposo plantar

1. Tratamento – Uma órtese de comprimento total bem moldada para apoio do arco transverso é usada para aliviar a pressão sob as cabeças dos metatarsianos. Deve-se utilizar material macio para a confecção da palmilha.

2. Explicação – No tratamento de metatarsalgia ou de atrofia do coxim adiposo plantar, há necessidade de órtese de comprimento total moldada ao aspecto plantar do pé com base imediatamente proximal às cabeças dos metatarsianos, a fim de aliviar a pressão sobre eles. O material deve ser macio para o maior amortecimento do pé.

B. Ruptura do tendão tibial posterior com pé plano flexível moderadamente grave

1. Tratamento – AFO com um corte na linha articular para permitir 30% de movimento da articulação do tornozelo com o objetivo de restabelecer o arco longitudinal, com elevação no aspecto lateral da parte do pé, a fim de bloquear a abdução do antepé.

2. Explicação – Nos casos com pé plano flexível moderadamente avançado, uma órtese apenas para o pé não é suficiente para o apoio necessário; há necessidade de uma AFO para prover estabilidade adequada. Permite-se algum movimento da articulação do tornozelo para tornar a deambulação mais confortável para o paciente. O arco longitudinal é moldado para dar apoio ao pé em posição plantígrada e o aspecto lateral da AFO é elevado para evitar que o antepé faça abdução. Com o bloqueio da abdução, reduz-se a pressão sob o arco longitudinal necessária para evitar seu colapso.

C. Insuficiência do tendão tibial posterior com pé plano leve e varo de 5 graus do antepé

1. Tratamento – Utilize um suporte para arco longitudinal bem moldado com coluna com 5 graus de varo e 3 graus de elevação medial do calcanhar.

CIRURGIA DO PÉ E DO TORNOZELO — CAPÍTULO 8 — 445

2. Explicação – A insuficiência do tendão tibial posterior que não tenha produzido deformidade significativa do pé pode ser tratada com um suporte para arco longitudinal bem moldado. A coluna com 5 graus de varo compensa o varo fixo do antepé e a elevação de 4 graus do calcanhar também ajuda a inclinar o retropé, que passa de valgo para uma posição mais próxima da neutralidade.

D. Pé caído secundário a lesão do nervo fibular

1. Tratamento – AFO com peça de pé completa moldada ao arco longitudinal.

2. Explicação – O pé caído secundário a lesão do nervo fibular responde bem a AFO com peça de pé completa. A peça do pé apoio os pododáctilos impedindo que caiam e facilita aos pacientes calçarem sapatos.

E. Neuropatia diabética com dedos em garra

1. Tratamento – Calçado extra-profundo com palmilha moldada em plastazote apoiada com material de pelite.

2. Explicação – O paciente com dedo em garra requer um calçado com altura extra na ponta. Este tipo de calçado garante espaço suficiente para os pododáctilos, de forma que não sejam comprimidos contra a parte superior do calçado. A palmilha de plastazote é um meio excelente de prover contato pleno com a face plantar do pé. O plastazote tem a tendência a ceder totalmente ao peso e com o revestimento com um material como pelite, ou outro comparável, a durabilidade do plastazote éaumentada.

Brodsky JW, Pollo FE, Cheleuitte D, Baum BS: Physical properties, durability and energy-dissipation function of dual-density orthotic materials used in insoles for diabetic patients. *Foot Ankle Int* 2007;28:880. [PMID: 17697652]

Collins N, Bisset L, McPoil T, Vicenzino B: Foot orthoses in lower limb overuse conditions: a systematic review and meta-analysis. *Foot Ankle Int* 2007;28:396. [PMID: 17371668]

DiLiberto FE, Baumhauer JF, Wilding GE, Nawoczenski DA: Alterations in plantar pressure with different walking boot designs. *Foot Ankle Int* 2007;28:55. [PMID: 17257539]

Guillebastre B, Calmels P, Rougier P: Effects of rigid and dynamic ankle-foot orthoses on normal gait. *Foot Ankle Int* 2009;30:51. [PMID: 19176186]

Janisse DJ, Janisse E: Shoe modification and use of orthoses in treatment of foot and ankle pathology. *J Am Acad Orthop Surg* 2008;16:152. [PMID: 18316713]

Neville C, Lemley FR: Effect of ankle-foot orthotic devices on foot kinematics in stage II posterior tibial tendon dysfunction. *Foot Ankle Int* 2012;33:406. [PMID: 22735283]

LESÕES LIGAMENTARES NA REGIÃO DO TORNOZELO

As lesões ligamentares do tornozelo formam o grupo mais comum de lesões musculoesqueléticas; portanto, a investigação precisa e o tratamento dessas lesões são muito importantes. O complexo ligamentar colateral lateral é o mais comumente lesionado, mas os danos a outras estruturas importantes ao redor da articulação do tornozelo não devem ser menosprezados, conforme veremos nesta seção.

▶ Anatomia funcional

A estrutura do ligamento colateral lateral do tornozelo é formada por três ligamentos distintos: os ligamentos talofibulares anterior e posterior (LTFA e LTFP) e o ligamento calcâneo-fibular (LCF).

Quando a articulação do tornozelo está em flexão plantar, o LTFA fica alinhado com a fíbula e, portanto, sofre estresse quando há lesão com inversão, correndo risco de lesão. Por outro lado, quando a articulação do tornozelo está em dorsiflexão, o LCF fica em linha com o eixo longitudinal da fíbula e, portanto, sujeito a lesão. Se a força aplicada for intensa, ambos, LTFA e LCF, podem sofrer ruptura, independentemente da posição da articulação do tornozelo. O complexo ligamentar da sindesmose tibiofibular mantém esses dois ossos unidos e pode sofrer lesão quando o pé é submetido a uma força de rotação externa. O ligamento deltoide é o único estabilizador medial da articulação do tornozelo. É possível haver lesão isolada deste ligamento quando há eversão ou rotação externa do pé. O ligamento deltoide também pode ser lesionado em conjunto com a sindesmose, quando há torção lateral do tornozelo, ou quando há fratura concomitante da fíbula (conhecida como fratura de Maisonneuve).

▶ Manifestações clínicas

A. Classificação

As lesões do ligamento colateral lateral do tornozelo são divididas em três graus de gravidade. A torção de grau I é restrita ao LTFA e não há instabilidade. A torção de grau II envolve lesão de LTFA e LCF, com frouxidão leve de um ou ambos os ligamentos. A torção de grau III envolve lesão com frouxidão significativa de ambos os ligamentos.

B. Sinais e sintomas

O médico deve inquirir o paciente sobre lesões no tornozelo ou instabilidade crônica nos ligamentos do tornozelo. É importante realizar um exame físico minucioso para avaliar o grau de envolvimento de cada ligamento e afastar lesão de qualquer osso ou estruturas de tecido mole adjacentes. Os LTFA, LTFP e LCF e as sindesmoses devem ser palpados avaliando se há sensibilidade dolorosa. Para afastar fratura, deve-se pesquisar dor em região distal da fíbula, processo anterior do calcâneo, processo lateral do tálus e base do quinto metatarsiano. Outras regiões em que também devem ser afastadas lesões são a articulação subtalar e a bainha do tendão fibular.

Um paciente com dor medial importante na articulação, com ou sem dor no ligamento lateral, deve ser investigado para lesão do complexo ligamentar deltoide, tendão tibial anterior e cúpula talar medial. Para avaliação da estabilidade do ligamento do tornozelo há necessidade de exame clínico e radiográfico

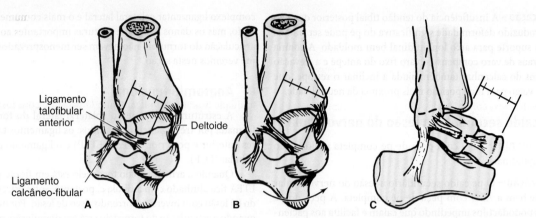

▲ **Figura 8-48** Mecânica envolvida no teste com estresse dos ligamentos laterais do tornozelo. **A:** Alinhamento anatômico normal, que demonstra o efeito de bridão do ligamento talofibular anterior sobre o tálus. **B:** O teste com estresse para avaliação do ligamento calcâneo-fibular é realizado com inversão firme do calcâneo. **C:** O ligamento talofibular anterior é testado com a articulação do tornozelo em posição neutra e aplicação de tração anterior com ligeira rotação medial. (Reproduzida, com permissão, a partir de Mann RA, Coughlin MJ: *Surgery of the Foot and Ankle Surgery*. 6th ed. St. Louis: Mosby-Year Book; 1993.)

com estresse. Para realizar a manobra da gaveta anterior, que testa a estabilidade do LTFA, o tornozelo é colocado em posição equina de 30 graus e tracionado no sentido anterior com ligeira rotação interna (Fig. 8-48). Se houver lesão ligamentar significativa o examinador percebe subluxação. A manobra de inclinação talar é realizada aplicando tensão de inversão sobre o calcanhar. Com o pé em flexão plantar, essa manobra testa a estabilidade do LTFA. Com o pé em posição neutra ou em dorsiflexão, a manobra testa a estabilidade do LCF. Se houver indicação clínica de instabilidade com qualquer uma dessas manobras, deve-se obter confirmação radiográfica em comparação com o tornozelo não afetado.

A insuficiência do ligamento deltoide pode causar sensação de instabilidade e falseamento, afetando o aspecto medial da articulação do tornozelo. O exame com estresse é realizado tracionando-se lateralmente o pé e posicionando-o em valgo ao mesmo tempo em que se estabiliza distalmente a tíbia.

A lesão da sindesmose é suspeita quando a região distal anterior entre tíbia e fíbula estiver dolorosa à palpação. Se houver edema extensivo por mais de 2 centímetros da articulação do tornozelo, é grande a probabilidade de ter ocorrido ruptura da sindesmose. A dor desencadeada por comprimir, ao mesmo tempo, tíbia e fíbula na região medial da panturrilha é diagnóstica de laceração da sindesmose. Também deve-se suspeitar de lesão da sindesmose se a rotação externa do pé for dolorosa ou quando ocorrer translação lateral do tálus no encaixe do tornozelo ao aplicar pressão lateral diretamente sobre o pé.

C. Exames de imagem

Radiografias simples nas incidências anteroposterior (AP), perfil e oblíqua do tornozelo devem ser realizadas para afastar fratura de fíbula, tálus ou calcâneo. Se houver sinais clínicos de frouxidão ligamentar devem ser solicitadas radiografias com estresse. Para tanto a radiografia é tirada em AP enquanto se procede à manobra de inclinação talar, e outra radiografia em perfil é obtida enquanto se procede à manobra da gaveta anterior. Inclinação acima de 10 graus e espaço na gaveta anterior acima de 5 a 7 milímetros são considerados anormais.

Se houver suspeita de lesão de sindesmose, deve-se ter muita atenção aos espaços articulares para afastar alargamento do encaixe do tornozelo. Se houver suspeita de instabilidade, procede-se à radiografia com estresse obtido com rotação externa do pé e tíbia mantida parada.

A ressonância magnética nuclear (RMN) e a tomografia computadorizada (TC) podem ser úteis em alguns casos se houver alto índice de suspeição para lesão concomitante. Lesões osteocondrais do tálus devem ser afastadas com exame de RMN. Se houver suspeita de fratura de tálus ou de calcâneo tanto a RMN quanto a TC podem ser úteis.

▶ **Tratamento**

A. Tratamento conservador

As lesões ligamentares agudas de grau I são tratadas com apoio de tornozelo para estabilização lateral, compressa de gelo e evitação de atividades dolorosas. Pode-se permitir apoio total do peso, assim como atividades físicas sem apoio do peso, como ciclismo e natação. O apoio do tornozelo pode ser suspenso após 1 mês.

As lesões de grau II são tratadas com apoio protegido do peso e apoio de tornozelo para estabilização lateral. O paciente pode começar a fazer exercícios sem apoio do peso (bicicleta ergométrica) após 7 dias, junto com exercícios de fortalecimento fibulares. Os exercícios com apoio do peso (corridas leves) podem ser retomados após 2 a 4 semanas.

Nas lesões ligamentares de grau III, o tornozelo deve ser imobilizado com aparelho removível durante 3 a 4 semanas. Esse período é seguido por fisioterapia com exercícios de mobilização do ADM, fortalecimento fibular e treinamento de propriocepção utilizando um sistema de plataforma biomecânica de tornozelo (BAPS, *biomechanical ankle platform system*).

O tratamento das torções isoladas de deltoide depende da gravidade da lesão e é semelhante ao das lesões dos ligamentos laterais. As lesões leves podem ser tratadas com mobilização imediata e retorno rápido às atividades, enquanto as mais graves deverão ser tratadas com imobilização por 3 a 4 semanas.

As lesões de sindesmose, quando leves, podem ser tratadas com aparelho gessado ou órtese com apoio do peso e acompanhamento de perto para avaliar se há alargamento do encaixe da articulação do tornozelo. Se a membrana interóssea sofrer lesão, evidenciada por edema importante no membro inferior próximo da articulação do tornozelo, o tratamento dependerá do aspecto radiográfico do tornozelo. Se o encaixe não estiver alargado, o paciente poderá ser mantido em esquema de imobilização com aparelho, sem apoio do peso, durante 6 semanas, com acompanhamento radiográfico próximo. Se os exames radiográficos iniciais ou o seguimento revelarem alargamento do encaixe, o paciente irá necessitar de reparo cirúrgico da sindesmose com aplicação de parafuso temporário até que o ligamento esteja cicatrizado.

B. Tratamento cirúrgico

O tratamento cirúrgico de lesão ligamentar aguda é indicado apenas em atletas de elite. Na maioria das lesões ligamentares, mesmo naquelas de grau III, a recuperação é adequada sem incapacidade significativa desde que o tratamento seja apropriado. Entretanto, as torções de tornozelo, mesmo quando de pequeno grau, podem causar dor crônica ou instabilidade funcional quando deixadas sem tratamento.

A indicação para reconstrução de ligamento lateral é instabilidade funcional do ligamento. O paciente com instabilidade ligamentar queixa-se de torções repetidas que ocorrem em atividades esportivas ou mesmo em atividades cotidianas, a despeito de 4 a 6 meses de fisioterapia e uso de órtese estabilizadora lateral. O paciente com instabilidade ligamentar funcional também se queixa de dificuldade para andar em superfícies irregulares. Essa história deve estar associada a exame físico compatível com instabilidade ligamentar.

Embora muitos procedimentos para reconstrução lateral do tornozelo tenham sido descritos para tratamento de instabilidade ligamentar lateral do tornozelo, o reparo de Broström geralmente é o procedimento preferencial. O procedimento de Broström nada mais é do que o reparo dos tecidos moles ligamentares no qual o LTFA e o LCF são pregueados e refixados em suas posições anatômicas (Fig. 8-49). O reparo é reforçado trazendo-se para cima um segmento do retináculo extensor inferior. O procedimento de Broström é altamente efetivo e tem morbidade inferior à de outros procedimentos em que se procede à coleta do tendão fibular curto. Em pacientes com frouxidão grave e de longa dura-

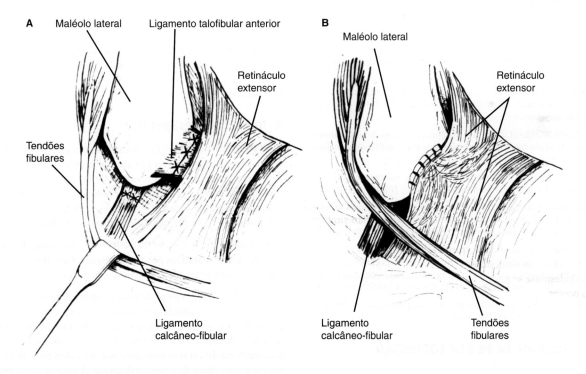

▲ **Figura 8-49** Reconstrução anatômica de Broström modificada. **A:** Imbricação dos ligamentos talofibular e calcâneo-fibular anteriores. **B:** Imbricação do retináculo extensor inferior para reforço do reparo. (Reproduzida, com permissão, a partir de Coughlin MJ, Mann RA, eds: Surgery of the Foot and Ankle, 7th ed. St. Louis: Mosby; 1999. Modified from Renstrom PA, Trevino S, eds: Operative Techniques in Sports Medicine, Vol. 2. New York: W.B. Saunders; 1994.)

ção, ou nos quais o reparo de Broström tenha fracassado, indica-se cirurgia de revisão com aloenxerto ou autoenxerto de tendão.

A dor crônica na região lateral do tornozelo após torção desta articulação pode ser causada por quadro anterior não diagnosticado e não por instabilidade crônica do tornozelo. O diagnóstico diferencial para dor crônica no tornozelo é semelhante àquele que se segue a uma lesão aguda e inclui instabilidade subtalar, lesão da cartilagem da articulação subtalar e deslocamento ou torção dos tendões fibulares. O impacto produzido por tecido cicatricial na goteira lateral entre tálus e fíbula também pode causar dor crônica na região lateral do tornozelo. Além do exame físico meticuloso, a RMN e a TC podem ajudar a distinguir entre as possíveis causas de dor.

O tratamento cirúrgico pode ajudar a aliviar os sintomas de dor crônica na região lateral do tornozelo, uma vez que se tenha um diagnóstico preciso. Fraturas condrais e osteocondrais envolvendo a articulação do tornozelo ou a subtalar podem ser tratadas com desbridamento ou fixação com pino por vias aberta ou artroscópica. A instabilidade subtalar é abordada com procedimento de Broström. As fraturas dos processos anterior ou lateral do tálus devem ser removidas, quando pequenas, ou fixadas se os fragmentos forem grandes. As lacerações ou deslocamentos dos tendões fibulares devem ser suturadas ou estabilizadas. O tecido cicatricial na goteira lateral pode ser tratado com desbridamento artroscópico.

A instabilidade crônica do ligamento deltoide ou da sindesmose é rara, mas possível após lesão não tratada. O diagnóstico de ambas as condições é feito com radiografias com estresse. O tratamento geralmente requer enxerto livre de tendão para reconstrução do ligamento danificado, com fixação interna para as lacerações crônicas da sindesmose.

Ferkel RD, Chams RN: Chronic lateral instability: arthroscopic findings and long-term results. *Foot Ankle Int* 2007;28:24. [PMID: 17257534]

Hubbard TJ, Kramer LC, Denegar CR, Hertel J: Contributing factors to chronic ankle instability. *Foot Ankle Int* 2007;343-354. [PMID: 17371658]

Klitzman R, Zhao H, Zhang LQ, Strohmeyer G, Vora A: Suture-button versus screw fixation of the syndesmosis: a biomechanical analysis. *Foot Ankle Int* 2010;31:69. [PMID: 20067726]

Maffulli N, Ferran NA: Management of acute and chronic ankle instability. *J Am Acad Orthop Surg* 2008;16:608. [PMID: 18832604]

Panchbhavi VK, Vallurupalli S, Yang J, Andersen CR: Screw fixation compared with suture-button fixation of isolated Lisfranc ligament injuries. *J Bone Joint Surg Am* 2009;91:1143. [PMID: 19411463]

Pihlajamaki H, Hietaniemi K, Paavola M, Visuri T, Mattila VM: Surgical versus functional treatment for acute ruptures of the lateral ligament complex of the ankle in young men: a randomized controlled trial. *J Bone Joint Surg Am* 2010;92:2367-2374. [PMID: 20833874]

Zalavras C, Thordarson D: Ankle syndesmotic injury. *J Am Acad Orthop Surg* 2007;15:330. [PMID: 17548882]

ARTROSCOPIA DE PÉ E DE TORNOZELO

A artroscopia é uma ferramenta importante para diagnóstico e tratamento dos distúrbios de pé e tornozelo. Com a evolução nos instrumentos, mais problemas na articulação do tornozelo passaram a ser tratados por via artroscópica. A artroscopia, atual-

Tabela 8-4 Indicações comprovadas de artroscopia

Retirada de fragmento solto
Irrigação e desbridamento de infecção
Raspagem de pequenos osteofitos
Desbridamento de sinovite localizada
Desbridamento de fraturas osteocondrais
Desbridamento de lesões de osteocondrite dissecante
Desbridamento de lesão de impacto de tecidos moles

mente, também é um método aceito para diagnóstico e tratamento de algumas anormalidades da articulação subtalar.

▶ Vantagens da artroscopia do tornozelo sobre a artrotomia do tornozelo

A artroscopia da articulação do tornozelo oferece vantagens específicas sobre a exploração desta articulação. A articulação pode ser totalmente visualizada com a artroscopia, incluindo as goteiras lateral e medial e a face posterior da articulação. É possível realizar estudos dinâmicos para tensionar os ligamentos ou identificar áreas de impacto sobre o tecido mole ou o osso. Além disso, a baixa morbidade da artroscopia permite recuperação rápida.

▶ Indicações

A Tabela 8-4 lista as indicações de artroscopia do tornozelo. Ademais, a artroscopia pode ser usada como ferramenta diagnóstica em algumas situações quando a causa precisa da dor no tornozelo permanecer duvidosa.

A. Indicações terapêuticas

1. Fragmentos soltos – Fragmentos soltos geralmente são fáceis de identificar e remover por via artroscópica. Esses fragmentos ósseos ou cartilaginosos resultam de incidente isolado ou de traumas sucessivos, ou podem ser fragmentos de lesão de osteocondrite dissecante. Causam dor ou bloqueio da articulação e são diagnosticados com radiografias simples, TC ou RMN.

2. Infecção da articulação do tornozelo – Irrigação, drenagem e sinovectomia realizadas por via artroscópica são métodos excelentes para tratamento de infecções da articulação do tornozelo.

3. Sinovite – A sinovite pode estar presente como resultado de artrite (artrite reumatoide) ou de doença neoplásica (sinovite vilonodular pigmentada), pode seguir-se a traumatismo, ou pode ter causa desconhecida (idiopática). O paciente com sinovite localizada ou difusa tem seus sintomas aliviados com desbridamento artroscópico da sinóvia inflamada. A sinovectomia é mais fácil e completamente realizada por via artroscópica.

4. Formação de osteofito – Traumatismos repetidos ou osteoartrose precoce podem levar a formação de osteofitos no lábio anterior da tíbia ou no colo do tálus. Essas lesões podem causar dor e limitação da dorsiflexão da articulação do tornozelo, e podem ser removidas por via artroscópica com o uso de uma broca de alta velocidade.

5. Outras lesões no interior da articulação – As lesões condrais ou osteocondrais, sejam elas causadas por traumatismo ou por osteocondrite dissecante, podem ser tratadas por via artroscópica. O tratamento pode envolver desbridamento de retalhos soltos de cartilagem, perfuração de osso subcondral ou fixação com pinos de grandes fragmentos osteocondrais.

Os pacientes que se apresentam com dor no tornozelo sobre a linha articular anterolateral com história de torção grave ou de torções recorrentes desta articulação talvez tenham lesão de impacto produzida por tecido cicatricial na goteira lateral entre tálus e fíbula. Este quadro responde bem ao desbridamento artroscópico do tecido cicatricial da goteira lateral.

6. Artrodese de tornozelo – As técnicas para artrodese de tornozelo por via artroscópica estão bem detalhadas e há vários trabalhos publicados discutindo esse método. A técnica produz menos morbidade e obtém fusão em menos tempo do que os métodos abertos. Mas trata-se de procedimento tecnicamente exigente e que não pode ser usado para correção de qualquer deformidade articular.

7. Artrite de tornozelo – O desbridamento artroscópico da articulação do tornozelo não é benéfico para a artrite generalizada, mas pode ajudar nas alterações degenerativas localizadas acompanhadas por formação precoce de osteofitos.

8. Fraturas de tornozelo – A fixação de fraturas de tornozelo por via artroscópica está descrita e potencialmente permite realinhamento mais preciso das superfícies articulares e identificação de lesões condrais que de outra forma poderiam passar despercebidas. Contudo, provavelmente não há indicação para o uso de artroscopia no tratamento das fraturas mais rotineiras de tornozelo.

B. Indicações diagnósticas

A artroscopia do tornozelo pode ser uma ferramenta diagnóstica importante nos casos em que a causa dos sintomas não tenha sido esclarecida (Tab. 8-5). Os pacientes com dor ou edema crônicos de tornozelo que tenham sido refratários ao tratamento conservador e que não tenham tido a etiologia diagnosticada com os exames de imagem convencionais, têm indicação de serem submetidos à artroscopia como meio auxiliar ao diagnóstico. Lesão condral e sinóvia inflamada são exemplos de lesões sintomáticas que podem não ser demonstradas em exames de imagem, inclusive RMN. Os pacientes com episódios de bloqueio, rigidez ou instabilidade da articulação em que não se consegue estabelecer a causa podem ter o diagnóstico auxiliado com artroscopia. Fragmentos soltos, retalhos de cartilagem ou fibrose articular podem ser fatores que contribuem para esses sintomas, e todos são tratáveis via artroscopia (Tab. 8-5).

▶ Técnica para artroscopia do tornozelo

O paciente é colocado em posição supina na mesa de operação com o pé posicionado de forma a permitir acesso de todas as direções. Esse posicionamento pode ser obtido com o pé fora do limite da mesa ou com a coxa mantida em flexão por um suporte bem acolchoado (Fig. 8-50). Há necessidade de anestesia geral ou de anestesia espinal para relaxamento total do membro.

O uso de distração da articulação facilita muito o procedimento, com melhor visualização das estruturas articulares e possibilidade de introduzir os instrumentos na articulação. Os distratores mais usados são os não invasivos com tiras acolchoadas sobre o pé e o tornozelo (Fig. 8-50). Os distratores invasivos requerem instalação de pinos ou parafusos na tíbia, proximalmente, e no calcâneo ou no tálus, distalmente. É possível aumentar a força de distração com essa técnica, mas a morbidade é mais alta quando se utiliza distrator invasivo.

As artroscopias são realizadas usando dois portais anteriores: anterolateral e anteromedial. Um portal posterolateral pode ser útil para escoamento ou para acesso à face posterior da articulação. É essencial ter conhecimento profundo sobre a anatomia de tendões, nervos e vasos, a fim de prevenir que tais estruturas venham a ser danificadas durante a instalação dos portais de acesso. O portal anterior é posicionado lateralmente ao tendão do múscu-

Tabela 8-5 Quadros refratários diagnosticados com artroscopia

Condromalácia
Sinovite
Bloqueio da articulação
Rigidez crônica
Instabilidade
Fragmentos soltos
Retalhos de cartilagem
Fibrose articular

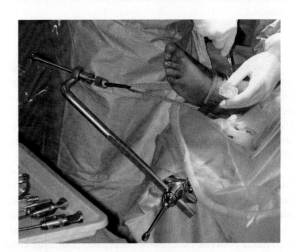

▲ **Figura 8-50** Distrator com tiras maleáveis usado durante artroscopia do tornozelo.

lo fibular terceiro, com atenção para evitar os ramos do nervo fibular superficial. A porta anteromedial é posicionada medialmente ao tendão tibial anterior, com cuidado para evitar o nervo safeno e a veia safena. O portal posterolateral é posicionado lateralmente ao tendão do calcâneo, para evitar lesão do nervo sural.

Inicialmente toda a articulação é explorada sistematicamente, para confirmar que há não anormalidades despercebidas. As superfícies cartilaginosas de tálus e tíbia são totalmente examinadas buscando por defeitos osteocondrais, retalhos cartilaginosos instáveis e áreas de amolecimento. As goteiras medial e lateral são exploradas com atenção especial às articulações tibiotalar e talofibular. A sinóvia é inspecionada na busca por inflamação. As estruturas ligamentares são identificadas – particularmente os ligamentos deltoide e talofibular, que devem ser observados de perto buscando-se sinais de frouxidão enquanto se aplicam forças em varo e valgo. Deve-se buscar por fragmentos soltos, especialmente nos recessos anterior e posterior da articulação. A presença de osteofitos sobre a tíbia distal e o colo do tálus também deve ser investigada.

Após o exame diagnóstico completo, realiza-se o procedimento cirúrgico. Aqui estão incluídos biópsia sinovial ou ressecção sinovial, retirada de fragmentos soltos, desbridamento de superfícies cartilaginosas anormais com perfuração subcondral e remoção de esporões ósseos.

No pós-operatório, aplica-se curativo compressivo com tala posterior por 5 a 7 dias, a fim de permitir a cicatrização dos portais de acesso. O apoio do peso é, então, progressivamente permitido e as atividades são totalmente retomada.

▶ Complicações

Embora haja relato de diversas complicações, a mais comum é lesão de nervo, na forma de hiperestesia ou formação de neuroma, associada à instalação dos portais de acesso. Infecção pós-operatória da articulação, fístulas, lesão de artéria ou de tendão e infecção nos locais de instalação dos pinos para distração são todas complicações descritas, mas muito raras, da artroscopia de tornozelo.

▶ Artroscopia da articulação subtalar

A artroscopia da articulação subtalar é tecnicamente difícil, considerando seu formato complexo e a dificuldade de produzir distração da articulação. A artroscopia está indicada em diversos quadros envolvendo a articulação subtalar. Lacerações do ligamento interósseo talocalcâneo, sinovite e alterações degenerativas focais podem responder ao desbridamento artroscópico subtalar.

Para a artroscopia subtalar, o paciente pode ser colocado em posição supina, com um volume sob o quadril ipsolateral ou em decúbito lateral. Utilizam-se dois portais de acesso sobre a face anteroposterior da articulação subtalar, com aproximadamente 1,5 centímetro de distância entre elas. As porções anterior e lateral da faceta posterior e o ligamento interósseo podem ser visualizados a partir desses portais. Um terceiro portal é posicionado posterolateralmente, para escoamento e para visualização da face

posterior da articulação. Nas referência encontram-se detalhes adicionais acerca da técnica para artroscopia subtalar.

> Bonasia DE, Rossi R, Saltzman CL, Amendola A: The role of arthroscopy in the management of fractures about the ankle. *J Am Acad Orthop Surg* 2011;19:236. [PMID: 21464216]
>
> Gougoulias NE, Agathangelidis FG, Parsons SW: Arthroscopic ankle arthrodesis. *Foot Ankle Int* 2007;28:695. [PMID: 17592700]
>
> Gras F, Marintschev I, Muller M, et al: Arthroscopic-controlled navigation for retrograde drilling of osteochondral lesions of the talus. *Foot Ankle Int* 2010;31:897. [PMID: 20964969]
>
> Mologne TS, Ferkel RD: Arthroscopic treatment of osteochondral lesions of the distal tibia. *Foot Ankle Int* 2007;28:865. [PMID: 17697650]
>
> Van Dijk CN, van Bergen CJ: Advancements in ankle arthroscopy. *J Am Acad Orthop Surg* 2008;16:635. [PMID: 18978286]
>
> Scholten PE, Sierevelt IN, Van Dijk CN: Hindfoot endoscopy for posterior ankle impingement. *J Bone Joint Surg Am* 2008;90:2665. [PMID: 19047712]

▌LESÕES TENDÍNEAS

As lesões tendíneas nas regiões de pé e de tornozelo são causas comuns de incapacidade, uma vez que esses tendões são submetidos a grande tensão de forma repetitiva ao caminhar, ao correr e na prática de esportes. Os tendões cruzam a articulação do tornozelo em ângulo agudo, o que aumenta a sua predisposição a lesões. As lesões tendíneas podem ser causadas por traumatismo agudo, como a ruptura do tendão do calcâneo, ou por esforço crônico, como na disfunção do tendão tibial posterior.

LESÃO DO TENDÃO DO CALCÂNEO

Os problemas no tendão do calcâneo são extremamente comuns, especialmente entre homens e mulheres ativos na faixa entre 30 e 50 anos de idade. Os principais distúrbios são tendinite, na inserção ou fora da inserção, e ruptura. A tendinite já foi discutida na seção sobre dor no calcanhar.

1. Ruptura do tendão do calcâneo

▶ Patogênese

O mecanismo de lesão geralmente é sobrecarga mecânica em razão de contração excêntrica do complexo muscular formado por gastrocnêmio e sóleo. Isso ocorre na forma de dorsiflexão súbita e forçada do pé com a contração desses dois músculos. A ruptura geralmente ocorre a 3 a 6 centímetros da inserção do tendão no sentido proximal, no ponto de pior suprimento sanguíneo. Algumas vezes, há história de dor intermitente no tendão, o que sugere tendinite prévia. O paciente típico tem idade entre 30 e 50 anos e pratica esporte por recreação. Esses fatores sugerem que o condicionamento insuficiente da unidade músculo-tendínea seja importante em muitas lesões. As atividades esportivas que mais comumente provocam ruptura do tendão do calcâneo são basquete, esportes que usam raquete, futebol e *softball* (beisebol feminino).

▶ Manifestações clínicas

A. Sinais e sintomas

O paciente descreve dor súbita na panturrilha após tentativa de movimento de impulsão, frequentemente acompanhada por um som audível. Observa-se perda de força imediata na perna afetada. Ao exame físico, identifica-se falha palpável no tendão. A flexão plantar do tornozelo está evidentemente prejudicada em comparação com o lado não afetado. O teste de Thompson positivo, diagnóstico de ruptura total do tendão do calcâneo, é realizado com o paciente em decúbito ventral com o joelho da perna afetada dobrado em 90 graus. Quando o tendão do calcâneo está íntegro ou parcialmente rompido, a compressão da panturrilha produz flexão plantar do pé, o que não ocorre nos casos com ruptura completa do tendão.

B. Exames de imagem

As radiografias simples não ajudam no diagnóstico de ruptura do tendão do calcâneo, a não ser que haja avulsão do calcâneo com identificação de fragmento ósseo, o que é raro. A RMN é um exame extremamente sensível para o diagnóstico dessa lesão e para determinar se há preservada alguma continuidade no tendão (Fig. 8-51). Entretanto, a RMN raramente é necessária porque o exame físico geralmente é suficiente para o diagnóstico de ruptura do tendão do calcâneo.

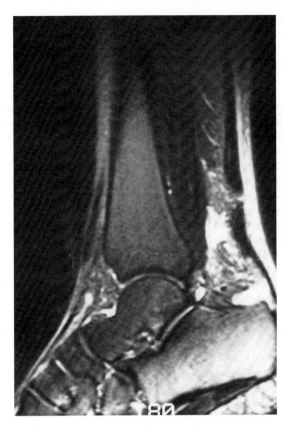

▲ **Figura 8-51** RMN de ruptura do tendão do calcâneo.

▶ Tratamento

Entre os métodos para tratamento de ruptura do tendão do calcâneo estão reparo primário, por meio das técnicas aberta ou percutânea, ou imobilização com gesso. Recomenda-se reparo cirúrgico nos indivíduos ativos, em caso de nova ruptura ou quando a lesão tenha ocorrido há mais de duas semanas.

Recomenda-se tratamento com imobilização gessada para indivíduos mais sedentários, para pacientes com risco aumentado de evoluir com problemas na ferida operatória, ou para pacientes com alto risco cirúrgico. O principal risco do tratamento com imobilização é probabilidade maior de nova ruptura. Para a grande maioria dos pacientes ambos os métodos produzem bons resultados.

A. Tratamento conservador

Uma vez diagnosticada a ruptura aguda, o paciente deve ser colocado em aparelho gessado em posição equina com tensão de gravidade. A bota gessada longa é adequada se o paciente for cooperativo. Se houver dúvida quanto à aposição das bordas do tendão no aparelho, deve-se realizar exame de RMN, embora não de forma rotineira. Após 4 semanas, o aparelho deve ser trocado, com correção de, aproximadamente, metade da posição equina anterior. Ao longo das 4 semanas seguintes a posição do membro vai sendo levada à neutralidade por meios de aparelhos gessados sequenciais. Ao atingir a posição neutra o paciente é colocado em aparelho de imobilização removível por mais 4 semanas. A seguir dá-se início a atividades de fortalecimento sob supervisão.

B. Tratamento cirúrgico

A abordagem cirúrgica é feita sobre a face medial da bainha do tendão do calcâneo. As bordas desgastadas do tendão são desbridadas. O pé é colocado em posição equina igual à posição equina em repouso do outro tornozelo. Entrelaçam-se dois fios não absorvíveis grossos passando por 3 a 4 centímetros de cada borda do tendão e aplicam-se pontos de Bunnell ou de Kessler. A sutura pode ser reforçada com fios absorvíveis mais leves, aplicados no local da ruptura. Se o tendão plantar estiver íntegro, ele pode ser colhido e usado para reforçar o reparo.

No pós-operatório, o paciente é colocado em aparelho rígido por 3 semanas, seguidas por aparelho removível com ajuste do movimento do tornozelo. Nas duas a três semanas seguintes a articulação deve ser gradualmente levada a posição equina. A seguir, permite-se apoio do peso e iniciam-se exercícios de mobilização do ADM. O aparelho é removido após 6 a 8 semanas e iniciam-se exercícios de fortalecimento supervisionados.

O principal risco do reparo cirúrgico é a ocorrência de problemas com a cicatrização da ferida, o que ocorre em aproximadamente 5% dos pacientes. Um método percutâneo de reparo do tendão do calcâneo encontra-se na lista de referências.

C. Tratamento da rupturas crônicas e repetidas

As rupturas crônicas do tendão do calcâneo com mais de 6 semanas de evolução ou novas rupturas de lesões previamente tratadas representam desafios para reconstrução, em razão de retração e degeneração das extremidades do tendão. Há diversos procedimentos descritos para abordar o problema, inclusive alguns enxertos sintéticos e de interposição.

Nos defeitos menores é possível fazer ponte com a aplicação de uma tira da fáscia do gastrocnêmio a ser suturada do coto distal do tendão. Os defeitos maiores podem ser tratados com retalho em V-Y da aponeurose do gastrocnêmio para alongamento. Se o déficit for muito grande para o retalho em V-Y, pode-se proceder à transferência do tendão flexor longo do hálux. Este tendão é seccionado distalmente no pé e o segmento distal é fixado ao flexor longo dos dedos, a fim de manter a flexão do hálux. O tendão proximal é fixado ao calcâneo por meio de uma perfuração com broca ou utilizando âncora absorvível o parafuso. Uma tira central do tendão do calcâneo é avançada para cobrir a falha e o reparo é reforçado com sua fixação ao flexor do hálux.

A evolução pós-operatória desses procedimentos inclui 6 semanas sem apoio do peso e um total de 3 meses de proteção com gesso.

LESÕES DO TENDÃO TIBIAL POSTERIOR

Esse tópico foi discutido na seção sobre pé plano adquirido.

LESÕES DO TENDÃO FIBULAR

As lesões do tendão fibular são classificadas nas categorias tendinite fibular, laceração do tendão fibular e subluxação ou luxação do tendão fibular.

1. Tendinite fibular

▶ Patogênese

A inflamação dos tendões fibulares pode ser causada por traumatismo agudo, artropatias inflamatórias ou movimentos repetidos. Entre os episódios traumáticos capazes de causar tendinite estão trauma direto da região posterolateral do tornozelo, fratura de calcâneo, ou fíbula, ou torção grave com inversão do tornozelo. Em sua maioria, as tendinites são causadas por lesão de esforço repetitivo, em razão de atrito recorrente dos tendões fibulares sobre a extremidade distal da fíbula. Frequentemente, observa-se silhueta anormal da fíbula distal ou da tuberosidade da tíbia. A tendinite fibular longo pode estar associada a anormalidade em um pequeno osso sesamoide localizado no ponto em que o tendão se curva ao redor da borda lateral do osso cuboide.

▶ Manifestações clínicas

A. Sinais e sintomas

O paciente se queixa de dor sobre a face lateral do tornozelo, que piora com atividade e melhora com repouso e com o uso de AINEs. A instalação pode ser insidiosa ou estar associada a uma lesão aguda. O exame físico geralmente revela dor localizada ao longo do curso dos tendões fibulares. A dor e a perda de força são observadas com manobra de eversão do pé contra resistência.

B. Exames de imagem

O exame de RMN ajuda a distinguir entre tendinite e laceração de tendão, embora pequenas lacerações, talvez, passem despercebidas na RMN.

▶ Tratamento

A. Tratamento conservador

Se os sintomas forem leves, recomenda-se tratamento com AINEs, modificação das atividades e órtese de tornozelo. Nos casos mais avançados, ou nos pacientes que não respondam ao tratamento inicial, preconiza-se imobilização gessada por 4 a 6 semanas. Ocasionalmente, aplica-se injeção de bupivacaína na bainha do tendão com objetivo diagnóstico.

B. Tratamento cirúrgico

Recomenda-se intervenção cirúrgica nos pacientes que não respondam ao tratamento conservador. A bainha do tendão é explorada, remove-se a sinóvia inflamada e os tendões são cuidadosamente explorados buscando-se por lacerações ou lesões degenerativas. No pós-operatório a mobilização precoce do ADM deve ser incentivada.

2. Ruptura do tendão fibular

A. Patogênese

Em sua maioria, as rupturas do tendão fibular são causadas por atrito, em função de irritação mecânica no interior do canal fibular. O tendão fibular longo, que jaz posteriormente, faz pressão sobre o tendão curto. Além disso, uma borda lateral da fíbula que seja cortante pode predispor à ocorrência de laceração longitudinal do tendão. A frouxidão da bainha do tendão e a subluxação dos tendões para fora do canal fibular podem contribuir para ruptura. É possível haver ruptura aguda dos tendões fibulares, em razão de tensão grave e súbita do tornozelo, mas geralmente há algum grau prévio de degeneração do tendão.

▶ Manifestações clínicas

A apresentação clínica é semelhante à descrita para a tendinite fibular, mas com instalação mais aguda da dor e do edema ao longo da bainha do tendão.

CIRURGIA DO PÉ E DO TORNOZELO — CAPÍTULO 8 — 453

▶ Tratamento

A. Tratamento conservador

O tratamento inicial é semelhante ao da tendinite fibular, mas com menos chance de resolver os sintomas se houver ruptura.

B. Cirúrgico

O reparo cirúrgico da ruptura do tendão fibular está indicado quando o tratamento conservador tiver falhado no alívio dos sintomas. Na cirurgia, ambos os tendões devem ser cuidadosamente examinados, a fíbula explorada buscando-se por bordas cortantes e a bainha do tendão é avaliada quanto a frouxidão. Os pequenos segmentos do tendão que se mostrem degenerados devem ser removidos. O restante do tendão deve ser reparado com sutura usando fio de *nylon* ou de polipropileno. No pós-operatório o tornozelo é imobilizado durante 4 semanas; depois o paciente é liberado para apoio do peso e mobilização suave do ADM.

3. Subluxação e luxação do tendão fibular

▶ Patogênese

A luxação do tendão fibular é causada por dorsiflexão forçada súbita do tornozelo combinada com contração intensa simultânea da musculatura fibular. Esse mecanismo produz lesão do retináculo fibular superior, que mantém no lugar os tendões fibulares ao longo da borda posterior da fíbula distal. O retináculo ou é arrancado do periósteo fibular ou sofre avulsão junto com um pequeno fragmento do osso cortical da fíbula. Com isso, forma-se um bolso falso com frouxidão do retináculo, permitindo que os tendões fibulares sofram deslocamento anterior. Se o quadro não for identificado, ambos os tendões permanecem luxados, ou se reposicionam com propensão a subluxação ou luxação recorrente.

▶ Manifestações clínicas

A. Sinais e sintomas

O paciente geralmente se recorda de episódio agudo de traumatismo e, frequentemente, da sensação de que o tendão está se deslocando. Há dor e edema localizados na bainha do tendão fibular ao redor da ponta da fíbula. Nos episódios recorrentes de subluxação ou de luxação o paciente sente um estalo com os tendões saindo do lugar. Ao exame, a manobra de eversão do tornozelo contra a resistência desencadeia dor e pode causar subluxação do tendão. Infelizmente, muitos quadros de luxação de tendão fibular não são identificados, sendo confundidos com torção lateral do tornozelo.

B. Exames de imagem

As radiografias podem revelar um pequeno fragmento de osso lateralmente à fíbula distal, indicando avulsão do retináculo. O RMN, geralmente, detalha a lesão se for dada a devida atenção a essa região.

▶ Tratamento

A. Tratamento conservador

O tratamento das luxações de tendão fibular é feito com imobilização em flexão plantar e inversão durante 4 semanas, seguidas por bota gessada com salto por mais duas semanas. O tratamento com aparelho de gesso tem taxa de insucesso de, no mínimo, 50%. Uma vez que o tendão esteja cronicamente luxado ou com tendência a luxações recorrentes, apenas com o tratamento cirúrgico será possível mantê-lo em posição.

B. Tratamento cirúrgico

Recomenda-se reparo cirúrgico para indivíduos que pratiquem esportes após luxação aguda dos tendões fibulares. Também há indicação cirúrgica para pacientes com luxação recorrente caso suas atividades físicas estejam significativamente restritas. O procedimento consiste em sutura do retináculo fibular superior na fíbula, seja por meio de orifícios com broca seja com suturas de ancoragem. No caso de frouxidão do retináculo causada por luxação crônica, o reparo pode ser reforçado com uma tira do tendão do calcâneo, ou com reorientação do ligamento calcâneo-fibular sobre os tendões. No momento do reparo cirúrgico, os tendões devem ser inspecionados quanto a presença de lacerações e o contorno do sulco fibular posterior deve ser avaliado. Se o sulco se mostrar muito raso, haverá necessidade de procedimento para aprofundá-lo, a fim de prevenir luxações recorrentes. No pós-operatório o paciente é mantido com imobilização gessada durante 6 semanas.

RUPTURA DO TENDÃO TIBIAL ANTERIOR

▶ Patogênese

A ruptura do tendão tibial anterior ocorre raramente e, na maioria das vezes, em pacientes com mais de 60 anos de idade. O mecanismo da lesão é o atrito crônico contra a borda inferior do retináculo extensor ou contra uma exostose na primeira articulação metatarsocuneiforme. A ruptura geralmente ocorre em um ponto de 2 a 3 centímetros distal no tendão. As rupturas não degenerativas traumáticas do tendão tibial anterior são raras.

▶ Manifestações clínicas

A. Sinais e sintomas

Os pacientes com ruptura degenerativa se apresentam com queixa de dor e edema sobre a região anterior do tornozelo. Eles sentem o pé ou os dedos raspando no chão quando caminham. Os pacientes geralmente se apresentam depois que os sintomas já se tornaram muito incômodos com evolução de vários meses. No exame físico destaca-se a perda de força para dorsiflexão do tornozelo, frequentemente com uma massa palpável sobre a região anterior do tornozelo.

B. Exames de imagem

Se o diagnóstico for duvidoso, a RMN é capaz de determinar, com precisão, se o tendão sofreu ruptura.

▶ Tratamento

A. Tratamento conservador

Nos pacientes menos ativos, o tratamento conservador parece ter resultados funcionais iguais aos do reparo cirúrgico. A imobilização com aparelho de gesso é seguida pelo uso de AFO por longo prazo.

B. Tratamento cirúrgico

A ruptura aguda do tendão em indivíduo ativo deve ser reparada cirurgicamente. As rupturas crônicas sintomáticas geralmente requerem reconstrução utilizando enxerto de tendão extensor ou transferência de tendão, porque o coto distal geralmente está degenerado demais para que seja possível o reparo primário.

Chiodo CP, Glazebrook M, Bluman EM, et al: American Academy of Orthopedic Surgeons clinical practice guideline on treatment of Achilles tendon rupture. *J Bone Joint Surg Am* 2010;92:2466. [PMID: 20962199]

Chiodo CP, Glazebrook M, Bluman EM, et al: Diagnosis and treatment of Achilles tendon rupture. *J Am Acad Orthop Surg* 2010;18:503. [PMID: 20675643]

Courville XF, Coe MP, Hecht PJ: Current concepts review: noninsertional Achilles tendinopathy. *Foot Ankle Int* 2009;30:1132. [PMID: 19912730]

Irwin TA: Current concepts review: insertional Achilles tendinopathy. *Foot Ankle Int* 2010;31:933. [PMID: 20964977]

Ogawa BK, Thordarson DB: Current concepts review: peroneal tendon subluxation and dislocation. *Foot Ankle Int* 2007;28:1034. [PMID: 17880883]

Philbin TM, Landis GS, Smith B: Peroneal tendon injuries. *J Am Acad Orthop Surg* 2009;17:306. [PMID: 19411642]

Reddy SS, Pedowitz DI, Parekh SG, Omar IM, Wapner KL: Surgical treatment for chronic disease and disorders of the Achilles tendon. *J Am Acad Orthop Surg* 2009;17:3. [PMID: 19136422]

Sammarco VJ, Sammarco GJ, Henning C, Chaim S: Surgical repair of acute and chronic tibialis anterior ruptures. *J Bone Joint Surg Am* 2009;91:325. [PMID: 19181976]

LESÕES OSTEOCONDRAIS DO TÁLUS

As lesões osteocondrais do tálus (LOTs) são defeitos na cartilagem e no osso subcondral na cúpula talar. O uso de técnicas de imageamento mais sofisticadas permite o diagnóstico preciso de LOTs, e há métodos artroscópicos e de cirurgia aberta avançados para o tratamento desse problema complexo.

▶ Patogênese

A LOT, também denominada osteocondrite dissecante, geralmente localiza-se em uma ou duas regiões da cúpula talar: posteromedial ou anterolateral. As lesões posteromediais, mais comuns, geralmente são mais profundos e envolvem o osso subcondral. Supõe-se que sua origem esteja relacionada com isquemia, frequentemente com algum episódio de traumatismo agravando o quadro subjacente. As lesões anterolaterais resultam de um episódio traumático isolado ou de traumas repetidos causados por torções laterais do tornozelo. Essas lesões tendem a ser puramente cartilaginosas.

▶ Manifestações clínicas

A. Sinais e sintomas

Os pacientes geralmente se apresentam com dor no tornozelo com vários meses de evolução após uma torção comum da articulação. Algumas vezes os pacientes relatam história de torções recorrentes. A dor geralmente se localiza sobre a face anterior do tornozelo do lado da lesão, mas pode ser difusa. Ocasionalmente há sensação de bloqueio do tornozelo quando há um retalho de cartilagem solto. Há necessidade de alto índice de suspeição, porque as LOTs podem passar sem diagnóstico como torção crônica do tornozelo, conforme foi discutido na seção sobre lesões ligamentares na região do tornozelo.

B. Exames de imagem

As radiografias frequentemente têm aspecto normal. O RMN é o procedimento preferencial para determinar tamanho, localização e extensão do envolvimento ósseo ou cartilaginoso (Fig. 8-52).

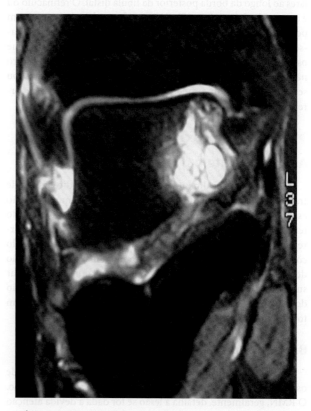

▲ **Figura 8-52** RMN de lesão osteocondral extensa do tálus.

Tratamento

A. Tratamento conservador

Há indicação de prova terapêutica com 6 semanas de imobilização se a RMN não demonstrar evidências de fragmento ósseo ou cartilaginoso deslocado.

B. Tratamento cirúrgico

O método de tratamento cirúrgico depende do tipo de lesão. As lesões agudamente luxadas podem ser reduzidas e fixadas com pino absorvível por via aberta ou artroscópica. As lesões puramente cartilaginosas são curetadas até obter uma borda estável e perfuradas para estimular o crescimento vascular e a formação de fibrocartilagem. As LOTs com envolvimento ósseo significativo requerem enxerto ósseo, além de perfuração e curetagem. Para acessar uma lesão posteromedial há necessidade de osteotomia do maléolo medial. Se a lesão óssea estiver coberta por cartilagem íntegra, pode-se proceder a perfuração e o enxerto ósseo sob direcionamento radiográfico pelo tálus, poupando, assim, a cartilagem sobrejacente. No pós-operatório, os pacientes não têm permissão para apoiar o peso durante 4 semanas, mas deve-se estimular mobilização precoce do ADM.

Novas técnicas foram desenvolvidas para lesões maiores ou para aquelas que não evoluam satisfatoriamente após curetagem e perfuração. Podem ser usados aloenxertos ou autoenxertos osteocondrais para substituir osso e cartilagem perdidos. Os autoenxertos geralmente são colhidos do joelho ipsolateral. Os dados obtidos em ensaios com acompanhamento intermediário revelam bons resultados na maioria dos pacientes tratados com essa técnica. O implante de condrócitos autólogos também é usado de forma limitada para tratamento de LOTs.

Easley ME, Latt D, Santangelo JR, Merian-Genast M, Nunley JA: Osteochondral lesions of the talus. *J Am Acad Orthop Surg* 2010;18:616. [PMID: 20889951]

Elias I, Raikin SM, Schweitzer ME, Besser MP, Morrison WB, Zoga AC: Osteochondral lesions of the distal tibial plafond: localization and morphologic characteristics with an anatomical grid. *Foot Ankle Int* 2009;30:524. [PMID: 19486630]

Gortz S, De Young AJ, Bugbee WD: Fresh osteochondral allografting for osteochondral lesions of the talus. *Foot Ankle Int* 2010;31:283. [PMID: 20371013]

Haene R, Qamirani E, Story RA, Pinsker E, Daniels TR: Intermediate outcomes of fresh talar osteochondral allografts for treatment of large osteochondral lesions of the talus. *J Bone Joint Surg Am* 2012;94:1105. [PMID: 22717829]

Hahn DB, Aanstoos ME, Wilkins RM: Osteochondral lesions of the talus treated with fresh talar allografts. *Foot Ankle Int* 2010;31:277. [PMID: 20371012]

Mitchell ME, Giza E, Sullivan MR: Cartilage transplantation techniques for talar cartilage lesions. *J Am Acad Orthop Surg* 2009;17:407. [PMID: 19571296]

Raikin SM: Fresh osteochondral allografts for large-volume cystic osteochondral defects of the talus. *J Bone Joint Surg Am* 2009;91:2818. [PMID: 19952243]

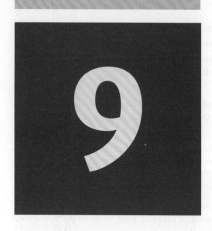

Cirurgia da mão

Michael S. Bednar, MD
Terry R. Light, MD
Randy Bindra, MD, FRCS

▶ **Funções da mão**

A mão é uma parte vital do corpo humano, permitindo a interação direta com o meio ambiente. As mãos têm muitos recursos funcionais considerando que, em última análise, elas são órgãos terminais da mente humana. Sua enorme capacidade de adaptação permitiu que os humanos primitivos fizessem ferramentas de pedra e permite aos humanos modernos pilotar aeronaves complexas.

A mão humana tem capacidade de preensão, o que envolve aproximar-se do objeto, segurá-lo, mantê-lo seguro de forma modulada e, finalmente, soltá-lo. Quando se usa esta função, o objeto é empurrado pelos dedos flexionados de encontro à palma enquanto o metacarpo e a falange proximal do polegar o estabilizam. Quando um objeto é segurado com a precisão da função de pinça ele é mantido entre as polpas do polegar e do indicador ou entre o indicador e o dedo médio.

A mão pode tocar objeto ou outros seres humanos percebendo temperatura, vibração e textura. Essa qualidade de gnosia tátil é suficientemente sofisticada para permitir que indivíduos cegos façam a leitura da impressão de pequenas elevações que distinguem as letras na escrita Braille. A mão também é um instrumento de comunicação, seja por meio de gestos, tocando instrumentos musicais, desenhando, escrevendo ou digitando.

▶ **Considerações gerais sobre o tratamento dos distúrbios das mãos**

O tratamento dos distúrbios das mãos requer conhecimento da anatomia normal e suas variações mais comuns. O tratamento geralmente tenta restaurar a anatomia normal, mas quando isso não é possível, o objetivo deve ser restaurar ao máximo a função. A aparência estética da mão é muito importante, uma vez que ela geralmente fica descoberta e exposta ao julgamento dos demais e do próprio indivíduo. As imperfeições frequentemente são fonte de embaraço. Para ser efetivo o tratamento requer ponderação madura entre necessidades funcionais e aparência normal da mão. Uma reconstrução complexa que restaure a função de preensão, mas resulte em uma aparência repugnante da mão será inefetiva se o paciente ficar tão relutante de expô-la a ponto de evitar usá-la. Por outro lado, um dedo rígido e sem função que produza movimentação inepta de uma mão de resto maleável, talvez cause mais embaraço ao paciente do que a amputação.

DIAGNÓSTICO DOS DISTÚRBIOS DA MÃO

▶ **História clínica**

Quando o paciente busca atendimento para um distúrbio da mão, o médico deve fazer perguntas gerais além de questionamentos específicos sobre a função e a lesão da mão. A queixa principal, na forma como tenha sido descrita pelo paciente, deve ser resumida em uma ou duas frases. O médico deve registrar idade, sexo e profissão do paciente, assim como a dominância da mão e qualquer atividade recreativa que exija destreza ou força manual. A data aproximada do início dos sintomas deve ser registrada. Se uma lesão for a causa do desconforto, a data exata de ocorrência e o mecanismo de lesão devem ser registrados, assim como deve-se especificar se a lesão ocorreu no local de trabalho. O paciente deve ser inquirido sobre tratamentos prévios e sua impressão sobre a efetividade.

A seguir as queixas devem ser detalhadas quanto a natureza da dor (aguda, surda ou em queimação), presença de sintomas noturnos, fatores agravantes e atenuantes, e se a dor piora pela manhã ao acordar ou após um dia normal de trabalho. O paciente deve ser perguntado se sente dormência ou formigamento, o que indicaria mais um problema neurológico do que mecânico. As dificuldades motoras específicas, como dificuldade de escrever ou de destampar um frasco, devem ser registradas. Se o paciente estiver se queixando de sintomas, principalmente de um lado, o médico deve perguntar se estão ocorrendo sintomas semelhantes do outro lado. Finalmente, como a mão é uma área exposta do corpo, deve-se discutir o impacto causado por modificações na aparência.

A história clínica deve incluir lesões prévias da mão e de doenças sistêmicas como a artrite reumatoide (AR) ou outras artropatias inflamatórias, o diabetes melito ou outros distúrbios endócrinos, a doença renal ou vascular. As mulheres em idade fértil devem ser questionadas sobre gravidez recente. Uma anamnese meticulosa sugere o diagnóstico correto em aproximadamente 90% dos pacientes com problemas na mão.

▶ Exame da mão

A. Exame geral

A primeira etapa do exame da mão é a observação. O estado vascular pode ser avaliado observando-se a coloração dos dedos. Alguma pista sobre a função nervosa pode ser obtida observando-se a função sudomotora revelada pelo suor nas polpas digitais. A extensão e a duração da lesão são sugeridas pelo grau de edema e de equimose. A postura dos dedos e do punho sinalizam rupturas de tendão ou de osso. Normalmente, observa-se uma distribuição em cascata crescente de flexão digital quando se comparam os dedos ulnares com os radiais (Fig. 9-1).

Um diagrama da mão, com frequência, é útil para documentar a anormalidade. Nódulos, sítios de laceração, cicatrizes prévias, dedos amputados e áreas com redução da sensibilidade podem ser assinaladas no diagrama.

A seguir, mão, punho e antebraço devem ser gentilmente palpados. A temperatura e a umidade dos dedos devem ser observadas. A circulação é avaliada pelo enchimento capilar; a circulação deve retornar em 3 segundos no leito paroniquial após a liberação da pressão. As regiões dolorosas à palpação devem ser registradas.

B. Arco de movimento

O arco de movimento (ADM) passivo e ativo de ombro, cotovelo, antebraço, punho e mão deve ser avaliado. A Tabela 9-1 indica o ADM normal de punho e dedos. Na comprovação do ADM, a extensão ativa deve ser para a esquerda e a flexão para a direita. Quando o alcance do movimento passivo de extensão e flexão for diferente do ativo, os valores da movimentação passiva devem ser anotados entre parênteses ao lado dos valores correspondentes do ADM ativo. O ADM de uma articulação interfalangeana proximal rígida deve ser registrado como 20/70 (15/80), indicando arco de movimento ativo entre 20 e 70 graus e arco de movimento passivo entre 15 e 80 graus.

C. Função muscular

A integridade de cada músculo deve ser registrada. O flexor profundo de cada dedo deve ser testado estabilizando-se a falange medial e solicitando ao paciente que flexione a articulação interfalangeana distal (Fig. 9-2). O flexor superficial de cada dedo é testado mantendo-se todos os dedos, exceto aquele sendo testado, em extensão total. O paciente é, então, instado a flexionar o dedo sendo avaliado na articulação interfalangeana proximal (Fig. 9-3). A função do flexor longo do polegar é testada solicitando-se ao paciente que flexione a articulação interfalangeana do polegar.

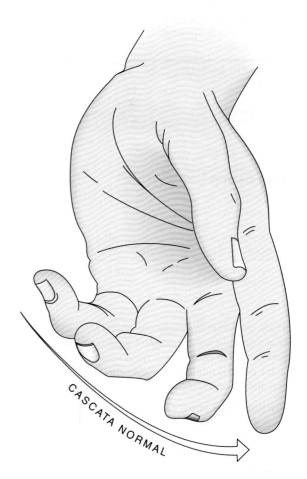

▲ **Figura 9-1** Postura normal na distribuição em cascata da flexão digital. Quando o punho se encontra em leve extensão e os dedos estão em repouso, há flexão progressivamente menor do dedo mínimo para o indicador. (Reproduzida, com permissão, a partir de Carter PR: *Common Hand Injuries and Infections*. New York: WB Saunders; 1983.)

A função dos extensores extrínsecos é testada solicitando-se ao paciente que estenda as articulações metacarpofalangeanas. Se o examinador pede simplesmente que o paciente abra a mão, as articulações interfalangeanas proximais e distais podem ser estendidas por meio de contração dos músculos intrínseco, o que pode levar o examinador a concluir erroneamente que a extensão digital está normal. A função da musculatura interóssea é avaliada solicitando-se ao paciente que faça abdução dos dedos. O examinador avalia a força muscular enquanto palpa a contração do hipotenar e do primeiro interósseo dorsal.

D. Função sensitiva

Para o exame da função sensitiva é necessário avaliar a integridade dos nervos mediano, ulnar e radial, assim como dos nervos próprios para ambos os lados de cada dedo. Cada nervo principal tem uma zona sensitiva autógena: uma área da mão

Tabela 9-1 Arco de movimento normal nas articulações do braço e da mão

Cotovelo: extensão e flexão 0°/135°

Antebraço: supinação e pronação 90°/90°

Punho: flexão e extensão 80°/70°
         desvio radial e desvio ulnar 20°/30°

Dedos
  MF: extensão e flexão 0°/90°
  IFP: extensão e flexão 0°/110°
  IFD: extensão e flexão 0°/65°

Polegar
  CMC: extensão e flexão 50°/50°
         abdução e adução 70°/0°
  MF: extensão e flexão – variável até 0°/90°
  IF: extensão e flexão – variável até 0°/90°

CMC, carpometacarpal; IFD, interfalangeana distal; IF, interfalangeana; MF, metacarpofalangeana; IFP, interfalangeana proximal.

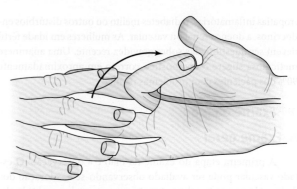

▲ **Figura 9-3** Teste da integridade do flexor superficial do dedo. Se a articulação interfalangeana proximal puder ser ativamente flexionada enquanto os dedos adjacentes são mantidos em extensão total, o tendão não estará seccionado. (Reproduzida, com permissão, a partir de American Society for Surgery of the Hand: *The Hand: Examination and Diagnosis*, 2nd ed. Philadelphia: Churchill Livingstone; 1983.)

inervada predominantemente por aquele nervo (Fig. 9-4). A zona autógena do nervo mediano é a polpa do dedo indicador, enquanto o nervo ulnar carrega fibras sensitivas exclusivamente da polpa do dedo mínimo. A pele do dorso do primeiro espaço interdigital é inervada pelo ramo superficial do nervo radial.

1. Discriminação entre dois pontos – a integridade de cada nervo digital pode ser avaliada usando instrumentos que permitam testar a discriminação entre dois pontos. Os dois pontos do instrumento de teste são mantidos afastados com distância medida. O examinador toca a pele alternadamente com os dois pontos.

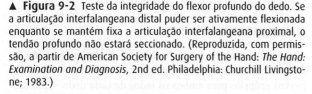

▲ **Figura 9-2** Teste da integridade do flexor profundo do dedo. Se a articulação interfalangeana distal puder ser ativamente flexionada enquanto se mantém fixa a articulação interfalangeana proximal, o tendão profundo não estará seccionado. (Reproduzida, com permissão, a partir de American Society for Surgery of the Hand: *The Hand: Examination and Diagnosis*, 2nd ed. Philadelphia: Churchill Livingstone; 1983.)

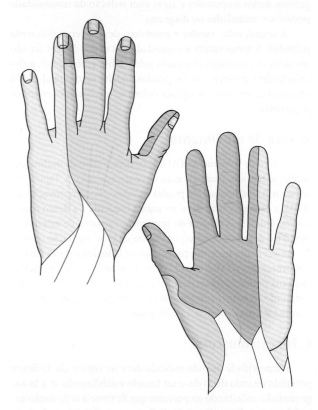

▲ **Figura 9-4** Distribuição sensitiva na mão. Sombreamento claro, nervo ulnar; sombreamento intermediário, nervo radial; sombreamento mais escuro, nervo mediano. (Reproduzida, com permissão, a partir de Way LW, ed: *Current Surgical Diagnosis and Treatment*, 10th ed. Stamford, CT: Appleton & Lange; 1994.)

Os dois pontos podem tocar a pele (discriminação estática entre 2 pontos) ou movidos no sentido longitudinal (discriminação móvel entre 2 pontos), no lado radial ou ulnar do dedo. Os pontos devem ser pressionados contra o dedo até que a pele comece a clarear. O valor do teste de discriminação de 2 pontos é dado pela menor distância entre os dois pontos que o paciente tenha sido capaz de corretamente detectar em duas ou três tentativas. Em razão das pistas sensoriais produzidas pelo movimento, a discriminação móvel entre dois pontos tem valor igual ou inferior ao da discriminação estática entre dois pontos. A discriminação estática entre dois pontos é considerada normal quando a distância é inferior a 7 milímetros, prejudicada entre 7 e 14 milímetros, e ausente quando igual ou superior a 15 milímetros.

E. Função motora

O exame da função motora pode ser organizado considerando-se os grupos musculares nos territórios específicos dos nervos (Tab. 9-2). No plano proximal, o nervo mediano inerva pronador redondo, flexor radial do carpo, palmar longo e flexor superficial dos dedos. O ramo interósseo anterior do nervo mediano inerva o flexor profundo dos dedos indicador e médio, o flexor longo do polegar e o pronador quadrado. O ramo motor do nervo mediano para a musculatura tenar inerva o oponente do polegar, abdutor curto do polegar, e segmento superficial o flexor curto do polegar. Os músculos lumbricais do indicador e do dedo médio são inervados por fibras motoras do mediano correndo com os ramos sensitivos do mesmo nervo mediano para os dedos indicador e médio.

Tabela 9-2 Inervação da mão e do antebraço

Nervo mediano
 Nervo mediano proximal: pronador redondo, flexor radial do carpo, flexor superficial do dedo.
 Nervo interósseo anterior: flexor longo do polegar, flexores profundos dos dedos indicador e médio, pronador quadrado.
 Nervo mediano distal: lumbricais do indicador e do dedo médio, oponente do polegar, abdutor curto do polegar, flexor curto do polegar.

Nervo ulnar
 Nervo ulnar proximal: flexor ulnar do carpo, flexores profundos dos dedos anelar e mínimo
 Nervo ulnar distal: flexor do dedo mínimo, abdutor do dedo mínimo, oponente do dedo mínimo, interósseos volares e dorsais, flexor curto do polegar, adutor do polegar, lumbricais dos dedos anelar e mínimo.

Nervo radial: braquiorradial, extensor radial longo do carpo, supinador, ancôneo.

Nervo interósseo posterior: extensor radial curto do carpo, extensor comum dos dedos, extensor próprio do indicador, extensor do dedo mínimo, abdutor longo do polegar, extensor longo do polegar, extensor breve do polegar.

O nervo ulnar inerva proximalmente o flexor ulnar do carpo e o flexor profundo dos dedos anelar e mínimo. No interior da mão o nervo ulnar inerva a musculatura hipotenar, flexor do quinto dedo e abdutor do quinto dedo. O ramo motor profundo do nervo ulnar inerva os músculos interósseos dorsais e palmares, os lumbricais dos dedos anelar e mínimo, o segmento profundo do flexor curto do polegar e os músculos adutores do polegar.

O nervo radial inerva tríceps, braquiorradial, extensores radiais longo e curto do carpo, supinador e ancôneo. A divisão interóssea posterior do nervo radial inerva distalmente os músculos extensores comuns dos dedos, extensor próprio do indicador, extensor do dedo mínimo e extensores longo e curto do polegar.

A força muscular deve ser graduada de acordo com o sistema do Medical Research Council of Great Britain, em uma escala de 0 a 5, com 5/5 sendo a força normal, 4/5 força inferior a normal, mas suficiente para vencer uma resistência razoável, 3/5 resistência contra gravidade, 2/5, resistência com eliminação da gravidade e 1/5, traço de contração sem movimento significativo.

▶ Exames diagnósticos

Diversos estudos podem auxiliar a definir o diagnóstico correto em um paciente com dor ou distúrbios na mão ou no punho. A escolha da técnica depende de anamnese e exame físico detalhados.

A. Exames de imagem

Na maioria dos casos, a avaliação radiográfica deve incluir exames nas incidências posterolateral (PA) e perfil. Não é possível descrever a importância de se obter imagem em perfil verdadeiro dos dedos e do punho, uma vez que muitos distúrbios, particularmente subluxação de articulação interfalangeana e instabilidade do carpo, não são evidenciados em incidência oblíqua. A visão oblíqua pode ser útil para a definição do traço de fratura de falange. As incidências tangenciais são úteis para avaliação de saliência carpometacarpal. A incidência do túnel do carpo permite visualizar uma fratura do gancho do hamato.

Os exames com estresse permitem avaliação da estabilidade de ligamentos. Isso é particularmente útil na investigação de estabilidade do ligamento colateral da articulação metacarpofalangeana do polegar.

A estabilidade ligamentar do punho também pode ser avaliada com exames realizados com desvio radial e ulnar e com punhos cerrados. Com esses exames é possível revelar um espaço entre o escafoide e o semilunar, o que não é possível identificar nos exames simples em PA e perfil.

B. Eletrodiagnóstico

Nesta categoria estão os estudos de condução nervosa e a eletromiografia. Os estudos de condução nervosa medem a condução motora (proximal-distal) e sensitiva (distal-proximal). A eletromiografia permite a avaliação da função muscular.

C. Tomografia computadorizada

O exame de tomografia computadorizada (TC) permite visualização excelente em três dimensões das articulações da mão e do punho, sendo um exame essencial para investigação de articulações como a radioulnar distal. A relação entre ulna distal e incisura sigmoide deve ser avaliada em pronação, posição neutra e supinação. O exame de TC pode ser útil na avaliação de luxação, assim como no acompanhamento da consolidação de fraturas do escafoide e no planejamento cirúrgico em caso de fratura distal do rádio.

D. Ressonância magnética nuclear

O imageamento com ressonância magnética (RMN) permite visualizar as estruturas de tecidos moles como ligamentos e tendões. A integridade do ligamento transverso do carpo pode ser avaliada, o que é particularmente útil nos pacientes com sintomas persistentes após liberação do túnel do carpo. A investigação de tumores e de necrose avascular também é facilitada com o RMN. Os exames de ressonância magnética nuclear (RMN) permitem a visualização do complexo fibrocartilaginoso triangular e de lacerações no ligamento intercarpal.

E. Cintilografia óssea

A cintilografia óssea com difosfato de metileno (MDP) marcado com tecnécio-99 é um teste fisiológico útil na investigação de dor na mão e no punho sem causa evidente. Esse teste pode afastar envolvimento ósseo e pode ser usado para localizar processos inflamatórios para exame complementar com TC ou RMN (Fig. 9-5).

F. Artroscopia de punho

A artroscopia de punho permite visualização direta das superfícies articulares, dos ligamentos do punho e do complexo fibrocartilaginoso triangular. O efeito das manobras de estresse sobre a cinemática do carpo pode ser observado diretamente. A artroscopia de punho é particularmente útil no desbridamento ou no reparo de lacerações no complexo fibrocartilaginoso triangular. As lacerações parciais dos ligamentos escafossemilunar ou semilunar-piramidal podem ser desbridadas. As fraturas intra-articulares do segmento distal do rádio podem ser alinhadas e fixadas com pino sob observação direta.

Bernstein MA, Nagle DJ, Martinez A, et al: A comparison of combined arthroscopic triangular fibrocartilage complex debridement and arthroscopic wafer distal ulna resection versus arthroscopic triangular fibrocartilage complex debridement and ulnar shortening osteotomy for ulnocarpal abutment syndrome. *Arthroscopy* 2004;20:392. [PMID: 15067279]

Cerezal L, del Pinal F, Abascal F, et al: Imaging findings in ulnarsided wrist impaction syndromes. *Radiographics* 2002;22:105. [PMID: 11796902]

Kocharian A, Adkins MC, Amrami KK, et al: Wrist: improved MR imaging with optimized transmit-receive coil design. *Radiology* 2002;223:870. [PMID: 12034961]

Morley J, Bidwell J, Bransby-Zachary M: A comparison of the findings of wrist arthroscopy and magnetic resonance imaging in the investigation of wrist pain. *J Hand Surg* 2001;26B:544. [PMID: 11884109]

Potter HG, Weiland AJ: Magnetic resonance imaging of triangular fibrocartilage complex lesions. *J Hand Surg Am* 2002;27:363. [PMID: 11901408]

Slutsky DJ: Wrist arthroscopy through a volar radial portal. *Arthroscopy* 2002;18:624. [PMID: 12098124]

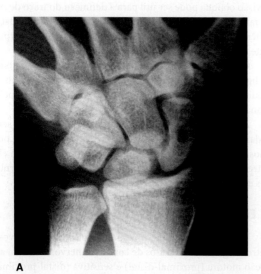
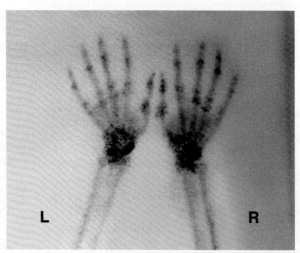

A **B**

▲ **Figura 9-5** Radiografia **(A)** e cintilografia **(B)** revelando aumento da atividade na região do escafoide em uma paciente com cisto sintomático.

PROCEDIMENTOS TERAPÊUTICOS ESPECIFICOS PARA DISTÚRBIOS DA MÃO

1. Reimplante

Define-se reimplante a refixação de uma parte do corpo que tenha sido totalmente seccionada sem qualquer continuidade residual de tecidos moles. Denomina-se revascularização à reconstrução de vasos sanguíneos danificados a fim de prevenir que uma parte ligada ao corpo, porém isquêmica, se torne necrótica.

▶ Cuidados iniciais com o paciente

Para que o tratamento do paciente e da parte de seu corpo isquêmica ou seccionada seja efetivo há necessidade de cuidados iniciais apropriados e imediato encaminhamento a um centro cirúrgico capacitado a mobilizar recursos para o tratamento apropriado. O médico que presta os cuidados iniciais deve colocar a parte amputada em uma compressa embebida em soro fisiológico ou Ringer lactato. O segmento assim envolvido deve ser colocado em um saco plástico selado e imerso em água e gelo. Jamais a parte amputada deve ser colocada em contato direto com água gelada ou exposta a gelo seco.

Geralmente não há necessidade de garrote para controlar hemorragia. Deve-se aplicar curativo compressivo ao coto da amputação. Não devem ser feitas tentativas de ligar os vasos que estejam sangrando, uma vez que tais tentativas poderiam comprometer o reparo neurovascular subsequente. Se a parte amputada não for resfriada, a isquemia é mal tolerada e a revascularização é improvável após 6 horas. Os segmentos resfriados podem ser reimplantados até 12 horas após a lesão.

▶ Indicações e contraindicações

Indica-se reimplante em caso de polegares ou múltiplos dedos cortados, amputação transmetacarpal, amputações em nível de punho ou antebraço distal e amputações em praticamente qualquer parte do corpo de crianças. Nos níveis mais proximais de amputação, apenas os segmentos exatamente cortados ou com avulsão moderada podem ser considerados para reimplante. Quanto mais proximal for a amputação, maior a quantidade de massa muscular isquêmica e mais urgente a necessidade de revascularização.

Nas contraindicações de reimplante estão segmentos gravemente esmagados ou mutilados; amputação em múltiplos níveis, amputações em pacientes com vasos arterioscleróticos; amputações em pacientes com outras lesões ou doenças graves; e amputações com períodos prolongados de isquemia sem resfriamento, particularmente em níveis proximais.

Em adultos, o reimplante de um único dedo em nível proximal à inserção do flexor superficial do dedo geralmente é contraindicada em razão do resultado funcional insatisfatório causado pela rigidez do dedo. A limitação dos movimentos desses dedos reimplantados é causada por ruptura simultânea dos tendões flexores superficiais e profundos da zona II, fratura de falange e ruptura do tendão extensor. O reimplante a este nível pode ser considerado em crianças, por razões estéticas.

▶ Procedimento cirúrgico

O método preferencial de anestesia é o bloqueio axilar ou supraclavicular, a fim de obter bloqueio simpático e a consequente vasodilatação. A sequência cirúrgica do reimplante se inicia com exposição ampla que permita a identificação e o isolamento de artérias, veias e nervos. Os tecidos moles são, então, meticulosamente desbridados. O osso é encurtado e fixado internamente com estabilidade suficiente para permitir mobilização pós-operatória precoce.

Os tendões extensores são reparados primeiro e, a seguir, os flexores. A seguir realiza-se a anastomose de uma ou, preferencialmente, de duas artérias, seguida pelo reparo dos nervos e anastomose das veias. Devem ser reparadas duas veias para cada artéria reparada. O fechamento da pele deve ser livre de tensão, com cuidado para aproximar os tecidos moles sobre os vasos e nervos reparados.

Nos reimplantes proximais ao antebraço distal, devem ser realizadas fasciotomias de todos os compartimentos musculares no momento da cirurgia. O paciente sendo submetido a reimplante proximal deve retornar ao centro cirúrgico em 48 a 72 horas, para que a ferida seja reavaliada e qualquer tecido necrótico adicional desbridado.

▶ Cuidados pós-operatório

No pós-operatório a mão fica protegida por curativo volumoso e sem pressão. O paciente deve receber anticoagulação perioperatória para reduzir a probabilidade de trombose da anastomose. Entre os esquemas recomendados estão uso de dextrano de baixo peso molecular por 5 a 7 dias e AAS. Alguns pacientes, particularmente as crianças, requerem sedação para redução do espasmo arterial no pós-operatório imediato. Agentes vasoespásticos como nicotina, cafeína, teofilina e teobromina devem ser prescritos apenas nas primeiras semanas após o reimplante ou a revascularização. O paciente deve ser tratado com antibióticos de amplo espectro por 5 a 7 dias. O monitoramento clínico da parte reimplantada ou revascularizada pode ser suplementado por oxímetro de pulso, *laser Doppler*, ou sonda de temperatura.

Naqueles pacientes reimplantados ou revascularizados que apresentem falência iminente com alteração em coloração, enchimento capilar ou turgor, o curativo deve ser afrouxado. A posição da mão deve ser alterada para aliviar a pressão na região. Os pacientes podem receber 3 mil a 5 mil unidades de heparina em bolo. O paciente deve ser mantido bem hidratado com o quarto aquecido. Se não se observar melhora em 4 a 6 horas, o paciente deve retornar ao centro cirúrgico para revisão das anastomoses. A revisão vascular é mais bem sucedida quando realizada até 48 horas após a lesão.

Os problemas técnicos envolvendo anastomoses vasculares, na maioria dos casos, são causados por trombose, sutura mal posicionada com obstrução da luz, fluxo proximal insuficiente secundário a espasmo, ou lesão não detectada da camada íntima do vaso. Se for encontrado dano vascular, um segmento maior do vaso deve ser removido e aplicado enxerto de interposição. Se a insuficiência parecer ser secundária a efluxo venoso insuficiente, a aplicação intermitente de sanguessugas (espécie Hirudo) por 1 a 5 dias talvez produza drenagem venosa transitória até que a drenagem venosa adequada seja restabelecida.

▶ Prognóstico

Aproximadamente 85% dos segmentos reimplantados permanecem viáveis. A recuperação sensitiva com discriminação em dois pontos de 10 milímetros ou menos ocorre em aproximadamente 50% dos adultos. Os pacientes com segmentos viáveis reimplantados ou revascularizados se queixam de intolerância ao frio nos primeiros 2 a 3 anos após o procedimento. O ADM dos dedos reimplantados depende, em grande parte, do nível da lesão, mas, em média, se aproxima de metade do observado no lado normal.

A maioria das crianças recupera a sensibilidade após reimplante de dedo, e as placas epifisárias permanecem abertas e atingem aproximadamente 80% do crescimento longitudinal. Embora os resultados funcionais sejam mais promissores nas crianças, a taxa de viabilidade é menor nesses pacientes, em razão da maior dificuldade técnica das anastomoses em vasos pequenos e do maior tônus simpático.

Como a regeneração dos nervos motores seccionados no braço proximal devem cobrir uma extensão considerável do membro, observa-se recuperação motora limitada no antebraço e na mão nos reimplantes de membro proximal em adultos. Um possível benefício do reimplante proximal de membro superior seria a conversão de uma amputação traumática acima do cotovelo a uma amputação com obtenção de membro auxiliar com controle do cotovelo. Com o reimplante é possível obter restauração impressionante da função da mão quando o nível de amputação inicial for sobre o antebraço distal ou ao nível do punho (Fig. 9-6).

2. Amputação

O objetivo da amputação é preservar o máximo de função consistente com a perda óssea e obter resultado estético aceitável. Em razão do ventre muscular comum dos músculos flexores profundos dos dedos, um dedo rígido pode comprometer a flexão dos outros dedos – o efeito de quadriga. A amputação de um dedo rígido e sem sensibilidade pode melhorar a função de toda a mão. Deve-se priorizar a preservação do comprimento funcional, a redução do tecido fibroso e de contraturas articulares e a prevenção da formação de neuromas sintomáticos.

▶ Amputação de falange

A amputação do dedo pode ser feita com secção da falange ou com desarticulação interfalangeana. Se a amputação for pela articulação interfalangeana proximal ou distal, a superfície articular distal deve ser reformada com remoção das proeminências condilares palmares. Se a inserção normal de um tendão tiver sido amputada, o tendão deve ser tracionado distalmente, seccionado proximalmente para que sofra retração. Os tendões flexores e extensores jamais devem ser suturados sobre a extremidade do osso amputado, a fim de proporcionar cobertura de tecidos moles. Os nervos devem ser identificados, suavemente tracionados distalmente e seccionados proximalmente a fim de prevenir a formação de neuroma aderente à cicatriz cutânea. Se possível, a pele espessa e bem amortecida da superfície palmar do dedo deve

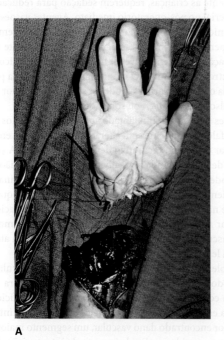
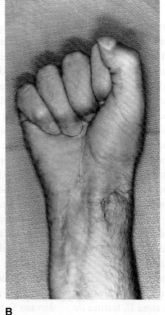
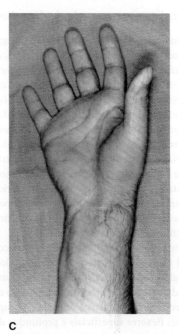

▲ **Figura 9-6** Reimplante de mão **(A)**. Após a cirurgia, foram restauradas a flexão **(B)** e a extensão **(C)**.

ser usada para cobrir o coto de amputação. Dá-se preferência a um dedo com pele grosseira, encurtado e bem acolchoado em detrimento de outro com cobertura deficiente, ligeiramente mais longo e delicado.

▶ Amputação de raio

As amputações ao nível do segmento proximal da falange proximal ou na altura a articulação metacarpofalangeana dos dedos indicador e mínimo podem deixar uma proeminência óssea disforme sobre a borda da palma, e as amputações em níveis semelhantes nos dedos anelar e médio podem criar um espaço interdigital inadequado, permitindo que objetos caiam da mão. Pode-se empregar a ressecção de raio de falanges e metacarpos para fechamento de feridas traumáticas, remoção de dedos disfuncionais ou inestéticos ou tratamento de tumor maligno. As vantagens estéticas e funcionais da ressecção de raio devem ser ponderadas contra a perda de largura da palma e, consequentemente, redução da força de preensão.

A amputação de raio do indicador produz um espaço interdigital de aspecto normal entre o dedo médio e o polegar. De forma semelhante, a amputação do metacarpo do dedo mínimo deixa um contorno ulnar suave. A amputação do raio do indicador é contraindicada em pacientes que prefiram força de preensão máxima em detrimento do aspecto cosmético. A amputação do raio dos dedos médio e anelar deve ser acompanhada de coaptação de tecidos moles ou de transposição do metacarpo. A ressecção do raio do dedo médio ao nível da metáfise proximal do metacarpo permite a transposição da porção distal correspondente do raio do dedo indicador até a posição média (Fig. 9-7). A amputação do dedo anelar pode ser fechada com osteotomização do metacarpo do dedo mínimo e sua transposição para a base do dedo anelar, ou tracionando o dedo mínimo no sentido radial, cruzando o hamato, com reparo sob tensão do ligamento intermetacarpal transverso profundo entre os dedos médio e mínimo.

Adani R, Marcoccio I, Castagnetti C, et al: Long-term results of replantation for complete ring avulsion amputations. *Ann Plast Surg* 2003;51:564. [PMID: 14646649]

Melikyan EY, Beg MS, Woodbridge S, et al: The functional results of ray amputation. *J Hand Surg* 2003;8:47. [PMID: 12923934]

Nuzumlali E, Orhun E, Ozturk K, et al: Results of ray resection and amputation for ring avulsion injuries at the proximal interphalangeal joint. *J Hand Surg* 2003B;28:578. [PMID: 14599832]

Wilhelmi BJ, Lee WP, Pagensteert GI, et al: Replantation in the mutilated hand. *Hand Clin* 2003;19:89. [PMID: 12683449]

Yu JC, Shieh SJ, Lee JW, et al: Secondary procedures following digital replantation and revascularisation. *J Plast Surg* 2003B; 56:125. [PMID: 12791355]

▼ DISTÚRBIOS DA MUSCULATURA DA MÃO

▶ Anatomia

O controle da postura dos dedos requer um equilíbrio complexo entre as musculaturas intrínseca e extrínseca. Os músculos extrínsecos são aqueles com origem fora da mão e inserção em mão

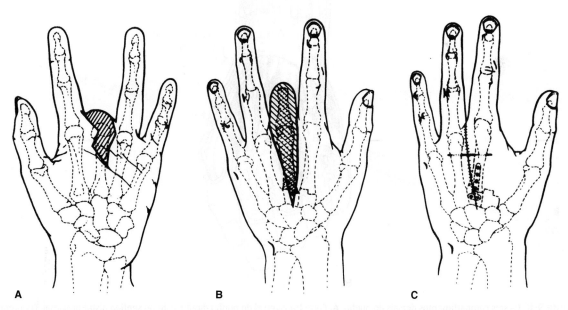

▲ **Figura 9-7** Amputação de raio médio e transposição do raio do indicador. **A:** Incisões em chevron convergentes reduzem a pele palmar e a redundância de tecidos moles. **B:** Os cortes das osteotomias correspondentes são realizados nas metáfises metacarpais proximais dos dedos indicador e médio. **C:** O dedo indicador transposto é fixado com placa ao dedo médio e complementarmente ao metacarpo do dedo anelar com fio-K. (Reproduzida, com permissão, a partir de Chapman MW, ed: *Operative Orthopaedics*, Vol. 2, 3rd ed. Philadelphia: J.B. Lippincott; 2001.)

CIRURGIA DA MÃO

ou carpo, enquanto os intrínsecos têm origem e inserção na mão. Os músculos extrínsecos podem ser flexores ou extensores e os intrínsecos contribuem para a flexão e para a extensão dos dedos.

A. Músculos extensores extrínsecos

No punho, os extensores extrínsecos passam por seis compartimentos osteofibrosos (retináculos dos extensores) diferentes (Fig. 9-8A). O primeiro compartimento (mais radial) contém o abdutor longo do polegar e o extensor curto do polegar. O abdutor longo do polegar possui diversas ramificações que se inserem na base do metacarpo do polegar para produzir a abdução radial desse dedo, enquanto o extensor curto do polegar se insere no dorso do segmento proximal da falange proximal do polegar e produz extensão ativa da articulação metacarpofalangeana.

O segundo compartimento extensor contém os músculos extensor radial longo do carpo e extensor radial curto do carpo. O extensor radial longo do carpo, inserindo-se no metacarpo do

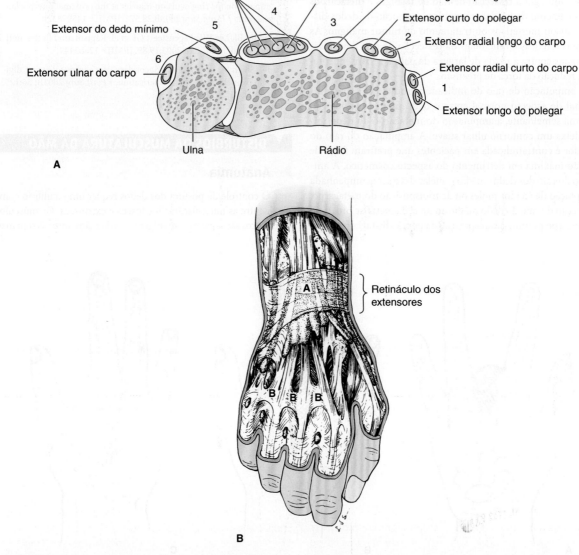

▲ **Figura 9-8** Os seis compartimentos dorsais do punho. **A:** Corte transversal do punho direito visto no sentido distal-proximal. (Reproduzida, com permissão, a partir de Reckling FW, et al.: *Orthopaedic Anatomy and Surgical Approaches*. St. Louis: Mosby-Year Book; 1990.) **B:** Visão dorsal. A, retináculo do extensor sobre os compartimentos; B, *juncturae tendinum* (junção intertendinosa). (Reproduzida, com permissão, a partir de Way LW, ed: *Current Surgical Diagnosis & Treatment,* 10th ed. Stamford, CT: Appleton & Lange; 1994.)

dedo indicador, é responsável pela dorsiflexão com desvio radial do punho, enquanto o extensor curto radial do carpo, inserindo-se na base do metacarpo do dedo médio, é responsável pela dorsiflexão balanceada do punho.

O terceiro compartimento contém os extensores longos do polegar, que correm longitudinalmente no sentido inferior do antebraço passando pelo terceiro compartimento para sofrerem um desvio abrupto no sentido radial na proximidade do tubérculo de Lister, uma proeminência dorsal sobre o rádio distal. Como sua inserção é na falange distal, o extensor longo do polegar produz extensão forçada da articulação interfalangeana do polegar. O curso oblíquo do tendão do extensor longo do polegar proporciona um componente de adução importante à tração produzida por este músculo.

O quarto compartimento extensor contém o extensor próprio do indicador que jaz profundamente aos quatro tendões extensores comuns dos dedos, enquanto o quinto compartimento contém o extensor do quinto dedo. Esses três músculos têm o seu papel na extensão dos dedos nas articulações metacarpofalangeana, interfalangeana proximal e interfalangeana distal dos dedos. A principal inserção óssea dos extensores extrínsecos dos dedos é sobre o aspecto proximal dorsal da falange média. A extensão da articulação metacarpofalangeana é feita pela força extensora extrínseca transmitida pelas bandas sagitais. A extensão da articulação interfalangeana distal é obtida pelas bandas laterais conjuntas, que são compostas de ramificações tendíneas dos tendões extrínsecos e intrínsecos.

O extensor próprio do indicador insere-se no dedo indicador em posição ulnar ao extensor comum dos dedos. O extensor comum dos dedos insere-se no indicador, dedo médio e anelar e, em alguns casos, no dedo mínimo. O tendão do extensor do quinto dedo insere-se no dedo mínimo em posição ulnar ao da inserção do extensor comum dos dedos.

O tendão do extensor ulnar do carpo passa pelo sexto compartimento e insere-se na base do metacarpo do dedo mínimo. Produz extensão do punho com desvio ulnar.

Os tendões extensores comuns dos dedos médio, anelar e mínimo são mantidos unidos pela *juncturae tendinum* sobre o aspecto dorsal da mão, em posição proximal a articulação metacarpofalangeana (Fig. 9-8B). O tendão do extensor próprio do indicador pode ser identificado ao nível do punho como o que possui o ventre muscular mais distal entre todos os tendões extensores.

Os tendões extensores dos dedos são estabilizados sobre a linha média da articulação metacarpofalangeana por sua ligação às fibras da banda sagital (Fig. 9-9). Essas fibras inserem-se na face volar da falange proximal e nas bordas laterais da placa volar e formam uma alça que permite que a tensão extensora extrínseca proximal seja transmitida à falange proximal, promovendo a extensão da articulação metacarpofalangeana sem necessidade de inserção tendínea na falange proximal. Ao sustentar o equilíbrio do tendão extensor extrínseco sobre a proeminência da cabeça do metacarpo, as bandas sagitais normalmente mantêm o extensor extrínseco tão longe quanto possível do centro de rotação da

articulação metacarpofalangeana, obtendo, assim, eficiência mecânica máxima. Com a ruptura ou com a atenuação das fibras da banda sagital, o tendão do extensor extrínseco pode sofrer subluxação para o lado ulnar da cabeça do metacarpo causando desvio ulnar do dedo.

B. Músculos flexores extrínsecos

Os flexores extrínsecos dos dedos são o flexor profundo dos dedos e o flexor superficial dos dedos. O flexor profundo dos dedos insere-se sobre o aspecto volar proximal da falange distal, flexionando a articulação interfalangeana distal, assim como as articulações interfalangeana proximal e metacarpofalangeana e passa em posição dorsal ao tendão flexor profundo do dedo antes de sua inserção nas laterais da falange média. Embora os flexores extrínsecos produzam flexão da articulação metacarpofalangeana, isso ocorre apenas após a maior parte de sua excursão é empregada flexionando as articulações interfalangeanas.

C. Músculos intrínsecos

Os músculos intrínsecos que controlam a postura do dedo são os interósseos dorsais e palmares, lumbricais, e hipotenar. Esses músculos são responsáveis por flexão primária, abdução e adução das articulações metacarpofalangeanas e extensão primária das articulações interfalangeanas proximais e distais.

A abdução do dedo indicador é feita pelo primeiro interósseo dorsal e a adução pelo primeiro interósseo palmar. O dedo médio sofre abdução radial pelo segundo interósseo dorsal e abdução ulnar pelo terceiro músculo interósseo dorsal. O dedo anelar é aduzido pelo segundo interósseo volar e abduzido pelo quarto interósseo dorsal. O dedo mínimo é aduzido pelo terceiro interósseo volar e abduzido pelo músculo abdutor do quinto dedo.

O primeiro, o segundo e o quarto interósseo dorsal tem ventres musculares superficiais e profundos, sendo que o superficial dá origem a uma inserção tendínea na tuberosidade da falange proximal. O ventre muscular profundo insere-se no capuz da aponeurose dorsal e, assim, contribui para a flexão da articulação metacarpofalangeana e extensão das articulações interfalangeanas proximal e distal. O terceiro interósseo dorsal tem um único ventre muscular, que se insere no aparelho dorsal. A inserção dos músculos interósseos volares também ocorre no capuz extensor (Fig. 9-9).

Todos os músculos interósseos têm curso palmar em relação ao eixo de movimento da articulação metacarpofalangeana e dorsal ao ligamento intermetacarpal transverso. Suas inserções tendíneas são feitas nas fibras da banda lateral, que passam dorsalmente ao eixo de movimento das articulações interfalangeanas proximais e distais. Quando a articulação metacarpofalangeana é flexionada, os interósseos são menos efetivos na extensão das articulações interfalangeanas do que quando a articulação metacarpofalangeana está em extensão ou flexão ligeira.

Os quatro músculos lumbricais inserem-se na banda lateral radial da aponeurose do capuz extensor dorsal de cada dedo. Os

466 CAPÍTULO 9 CIRURGIA DA MÃO

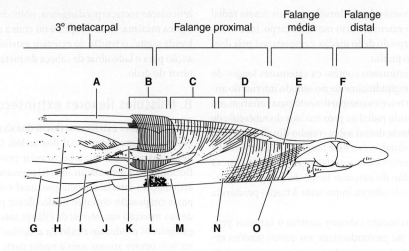

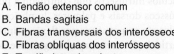

A. Tendão extensor comum
B. Bandas sagitais
C. Fibras transversais dos interósseos
D. Fibras oblíquas dos interósseos
E. Tendão lateral conjunto
F. Tendão terminal
G. Tendão flexor profundo dos dedos
H. Cabeça profunda do músculo interósseo (segundo dorsal)
I. Músculos lumbricais
J. Tendão do flexor superficial dos dedos
K. Tendão medial, cabeça superficial do segundo interósseo dorsal
L. Tendão lateral da cabeça profunda do segundo interósseo dorsal
M. Polia fibrosa flexora
N. Ligamento retinacular oblíquo
O. Ligamento retinacular transverso
P. Banda interóssea medial
Q. Ramificação central do extensor comum
R. Ramificação lateral do extensor comum
S. Ligamento triangular

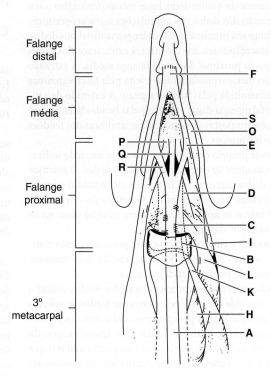

▲ **Figura 9-9** Mecanismo de extensão. O mecanismo extensor dorsal provê pontos de inserção para os músculos extensores extrínsecos e intrínsecos da mão. (Modificada e reproduzida, com permissão, a partir de Way LW, ed: *Current Surgical Diagnosis & Treatment*, 10th ed. Stamford, CT: Appleton & Lange; 1994.)

lumbricais têm origem nos tendões flexores profundos dos dedos correspondentes. Seu curso é mais volar do que os músculos interósseos dorsais e palmares, porque eles cursam em plano palmar ao ligamento intermetacarpal transverso. Os músculos lumbricais modulam o tônus flexor e extensor do dedo e podem ter importância na propriocepção digital. A contração do ventre muscular profundo retrai o tendão profundo no sentido proximal e desvia a origem do lumbrical também no sentido proximal, aumentando a tensão sobre as fibras do capuz dorsal que estendem as articulações interfalangeanas proximal e distal. A contração do músculo lumbrical retrai o profundo proximal distalmente e reduz a tensão sobre o flexor digital profundo na articulação interfalangeana distal, de forma que a extensão dessa articulação seja facilitada.

O abdutor do quinto dedo, assim como o primeiro, o segundo e o quarto interósseo, tem dois tendões de inserção. Um desses tendões insere-se diretamente no osso da tuberosidade do abdutor ao longo no aspecto ulnar da falange proximal do dedo mínimo, e a outra inserção é no aparelho extensor dorsal. O flexor do dedo mínimo insere-se na tuberosidade ulnar na base da falange proximal, mas não se insere no capuz extensor dorsal. A função primária do flexor do quinto dedo é flexionar a articulação metacarpofalangeana.

D. Capuz extensor dorsal

O capuz extensor dorsal, frequentemente denominado mecanismo extensor, é a confluência das inserções de tendões intrínsecos e extrínsecos sobre a face dorsal do dedo (ver Fig. 9-9). Por meio das ligações dorsais no capuz, os músculos extensores extrínseco estendem e os músculos intrínsecos flexionam a articulação metacarpofalangeana, e os músculos intrínsecos e extrínsecos estendem as articulações interfalangeanas proximais e distais.

A extensão da articulação metacarpofalangeana é obtida pela ação dos tendões extensores extrínsecos tracionando o mecanismo de elevação em alça da banda sagital, que levanta a falange proximal. A flexão da articulação metacarpofalangeana é feita por meio da inserção tendínea dos músculos intrínsecos na falange proximal associada a um efeito de elevação em alça semelhante, criado por fibras oblíquas do mecanismo intrínseco mescladas no capuz, com flexão da articulação metacarpofalangeana. Adicionalmente, os flexores profundos e superficiais dos dedos secundariamente flexionam a articulação metacarpofalangeana.

A extensão da articulação interfalangeana é feita por meio da ação da ramificação central, a inserção dos extensores extrínsecos dos dedos na falange média. Além disso, os músculos intrínsecos contribuem para a extensão da articulação interfalangeana proximal por meio de ramificações mediais com origem na banda lateral, que correm centralmente para inserir-se no aspecto dorsal proximal da falange média como parte da ramificação central.

A extensão da articulação interfalangeana distal é feita por meio de tração intrínseca e extrínseca por meio das bandas laterais radial e ulnar conjugadas, que se unem para formar a inserção terminal do tendão. A contribuição intrínseca para a banda lateral conjugada se dá por meio da inserção na banda lateral. A contribuição extrínseca à articulação interfalangeana distal ocorre por meio de fibras laterais e que divergem a partir da ramificação central sobre o dorso da falange proximal para se unir à banda lateral e formar a banda conjugada lateral. As bandas conjugadas dos lados radial e ulnar convergem distalmente na forma do tendão terminal que se insere na falange distal.

RUPTURA NAS INSERÇÕES DOS MÚSCULOS EXTENSORES

1. Ruptura da banda sagital

▷ Anatomia e manifestações clínicas

As fibras da banda sagital que transmitem a tensão produzida pelos extensores extrínseco podem se romper por laceração ou, o que é mais frequente, podem se tornar enfraquecidas em razão de sinovite subjacente na articulação metacarpofalangeana, como ocorre na AR. Quando as fibras sagitais ao longo dos aspectos radial ou ulnar do capuz dorsal ficam enfraquecidas, o tendão extensor pode sofrer subluxação para o vale entre as cabeças metatarsais adjacentes. Como os extensores extrínsecos subluxados são mecanicamente menos efetivos na extensão da articulação metacarpofalangeana, é possível que o paciente atingido perca a capacidade de extensão ativa plena dessa articulação. Esse fenômeno ocorre comumente na AR. Também pode resultar de laceração das fibras da banda sagital com atividade de torção, como ocorre com o dedo médio ao arremessar a bola no beisebol.

▷ Tratamento

A laceração aguda da banda sagital radial pode ser tratada com imobilização. Se o tratamento não for efetivo, pode-se indicar reparo cirúrgico. As lesões crônicas são tratadas com liberação da banda sagital ulnar e reposicionamento centralizado do tendão extensor com a colocação de uma tira de tendão ao redor do ligamento colateral radial.

2. Deformidade em botoeira

▷ Anatomia e manifestações clínicas

Quando a ramificação central do tendão sofre ruptura aberta ou fechada ou é alongada por sinovite da articulação interfalangeana proximal, a inserção óssea dos extensores extrínsecos sobre a falange média é perdida. Quando a inserção das ramificações tendíneas mediais com origem na banda lateral também é perdida, torna-se impossível a extensão ativa da articulação interfalangeana proximal. O dedo é rapidamente levado à posição de flexão da articulação interfalangeana proximal, em razão da ação sem oposição dos flexores superficial e profundo (Fig. 9-10). As bandas laterais se afastam, enquanto o dedo é flexionado, e são levadas a uma posição progressivamente palmar, até que, finalmente, assumem posição palmar ao eixo de flexão da articulação. Na posição de subluxação, as bandas laterais se tornam uma força deformante com tendência a flexionar a articulação interfalangeana proximal.

Com a ruptura da ramificação tendínea central a força, que normalmente é transmitida por esta estrutura à falange média com origem nos músculos extensores intrínsecos e extrínsecos, é desviada da articulação interfalangeana proximal para a articulação interfalangeana distal, amplificando a força de extensão des-

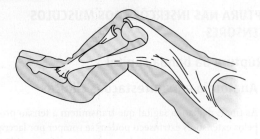

▲ **Figura 9-10** Deformidade em botoeira causada por perda da extensão ativa da articulação interfalangeana proximal secundária à perda da inserção tendínea central na face dorsal proximal da falante média. (Reproduzida, com permissão, a partir de Way LW, ed: *Current Surgical Diagnosis & Treatment*, 10th ed. Stamford, CT: Appleton & Lange; 1994.)

sa articulação e produzindo hiperextensão. Como a articulação interfalangeana distal é relativamente resistente à flexão ativa, a contração do músculo flexor profundo do dedo flexiona, principalmente, a articulação interfalangeana proximal sendo relativamente ineficaz para flexionar a articulação interfalangeana distal, a não ser que a proximal esteja em extensão máxima. Finalmente, o dedo assume a postura clássica da deformidade em botoeira com flexão da articulação interfalangeana proximal e hiperextensão da articulação interfalangeana distal.

▶ **Tratamento**

Como a articulação interfalangeana proximal está no centro do equilíbrio complexo entre as forças intrínsecas e extrínsecas, a restauração do equilíbrio apropriado e da tensão sobre a ramificação tendínea central pode ser tecnicamente difícil. Quando a ramificação tendínea central é agudamente lacerada, ela deve ser diretamente suturada e a articulação fixada com pino em extensão total durante 3 a 6 semanas para proteger a integridade do reparo. As rupturas fechadas, se diagnosticadas na fase aguda, devem ser tratadas com imobilização por 6 semanas da articulação interfalangeana proximal em extensão total. Quando o diagnóstico é retardado, mesmo que por poucas semanas, geralmente ocorre contratura em flexão fixa da articulação interfalangeana proximal.

O tratamento cirúrgico de ruptura fechada da ramificação tendínea central em um dedo com contratura fixa em flexão frequentemente é insatisfatório porque o procedimento cirúrgico deve liberar a contratura na face palmar da articulação e aumentar a extensão da articulação interfalangeana proximal no aspecto dorsal. A melhor estratégia é a que emprega imobilização prolongada para reduzir a extensão da contratura fixa em flexão da articulação interfalangeana proximal. Dos diversos aparelhos imobilizadores disponíveis o de Capener e o Joint Jack são particularmente úteis. Aparelhos seriados de gesso, circunferenciais ao redor do dedo, trocados com intervalos de poucos dias também podem ser úteis para levar a articulação interfalangeana proximal à extensão. Durante o período de imobilização o paciente deve ser orientado a fazer exercícios ativos de flexão da articulação interfalangeana distal, com a falange média mantida em extensão. Deve-se ter o cuidado de assegurar que os aparelhos de imobilização permitam a flexão da articulação interfalangeana distal. Uma vez que se tenha obtido extensão plena da articulação interfalangeana proximal, a imobilização deve ser mantida em tempo integral por mais 6 a 12 semanas. Em muitos casos, obtém-se tensão suficiente na ramificação tendínea central para permitir extensão ativa satisfatória da articulação interfalangeana proximal.

Se a extensão ativa não for restaurada com a imobilização prolongada, diversas intervenções cirúrgicas podem ser consideradas. Na primeira, um tipo de tenotomia a Fowler, o capuz extensor dorsal é dividido obliquamente sobre a falange média, em posição proximal à inserção terminal do tendão. Com isso, reduz-se a hiperextensão da articulação interfalangeana distal e melhora-se a extensão ativa da articulação interfalangeana proximal, reconcentrando as forças intrínsecas e extrínsecas na articulação mais proximal.

Alternativamente, outras técnicas cirúrgicas tentam aumentar mais diretamente a extensão ativa da articulação interfalangeana proximal, seja encurtando a ramificação tendínea central, seja mobilizando segmentos de uma ou de ambas as bandas laterais. Embora possam aumentar a extensão ativa da articulação, essas técnicas frequentemente o fazem com perda da capacidade de flexão total da articulação interfalangeana proximal.

3. Dedo em mallet (martelo)

▶ **Anatomia e manifestações clínicas**

O dedo em martelo é uma deformidade caracterizada por perda da capacidade de extensão ativa da articulação interfalangeana distal com mobilização passiva de todo o ADM. O dedo em martelo reflete a perda da transmissão normal da força de extensão via inserção tendínea terminal na falange distal. O flexor profundo do dedo sem oposição traciona a articulação distal em flexão (Fig. 9-11). O mecanismo comum de lesão envolve flexão passiva súbita da articulação interfalangeana distal em extensão ativa. A ruptura pode estar inteiramente restrita ao tendão terminal ou envolver fratura com avulsão de fragmento do lábio dorsal da falange distal próxima da superfície articular.

Como o fragmento envolvido na avulsão inclui a inserção terminal do tendão, a apresentação clínica das lesões apenas de tecidos moles e daquelas com fratura óssea é semelhante. A arti-

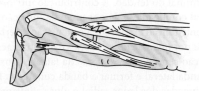

▲ **Figura 9-11** Dedo com deformidade em martelo secundária à perda da inserção terminal do tendão da falange distal. (Reproduzida, com permissão, a partir de Way LW, ed: *Current Surgical Diagnosis & Treatment*, 10th ed. Stamford, CT: Appleton & Lange; 1994.)

culação distal se mantém em flexão, uma postura que não pode ser ativamente alterada. Contudo, é possível a extensão passiva plena da articulação interfalangeana distal.

▶ Tratamento

Deve-se solicitar radiografia para determinar se há fratura e, se o fragmento dorsal for grande, se a falange distal está subluxada no sentido palmar. Se a articulação estiver congruente, indica-se imobilização mesmo quando persistir uma falha na superfície articular fraturada. A articulação interfalangeana distal deve ser imobilizada em extensão durante 8 semanas, e o dedo pode, então, ser testado. Se for observada queda residual da articulação distal, haverá necessidade de mais 2 a 4 semanas de imobilização.

Kalainov DM, Hoepfner PE, Hartigan BJ, et al: Non-surgical treatment of closed mallet finger fractures. *J Hand Surg Am* 2005;30: 580. [PMID: 15925171]

POSIÇÕES *INTRINSEC PLUS* E *INTRINSEC MINUS*

Juntos aos músculos interósseos e lumbricais flexionam as articulações metacarpofalangeanas e estendem as articulações interfalangeanas proximais e distais. Assim, a postura da mão em que as articulações metacarpofalangeanas estão flexionadas e as articulações interfalangeanas proximais e distais estendidas é conhecida como posição *intrinsic plus* (Fig. 9-12). Esta é a posição ideal para imobilização da mão porque os ligamentos colaterais das articulações metacarpofalangeana interfalangeana estão tensionados, e como também é a posição ideal de imobilização para a maioria das lesões da mão, é denominada posição de segurança ou posição vantajosa.

A excursão normal dos músculos intrínsecos é suficiente para permitir o posicionamento passivo simultâneo das articulações metacarpofalangeanas em extensão enquanto as articulações interfalangeanas distais se mantêm flexionadas. Esta postura, conhecida como posição *intrinsic minus*, requer excursão total dos músculos intrínsecos relaxados (Figs. 9-12 e 9-13). Quando os músculos intrínsecos estão paralisados, a mão tende a assumir a postura *intrinsic minus*, também denominada mão em garra. Embora os extensores extrínsecos tenham fibras capazes de produzir extensão das articulações interfalangeanas proximais e distais na mão com músculos intrínsecos competentes, na mão *intrinsic minus* a excursão desses músculos determina hiperextensão, sem oposição, da articulação metacarpofalangeana. Assim, a mão destituída da força intrínseca é incapaz de realizar extensão ativa das articulações interfalangeanas proximais e distais, a não ser que a articulação metacarpofalangeana esteja flexionada por outros meios.

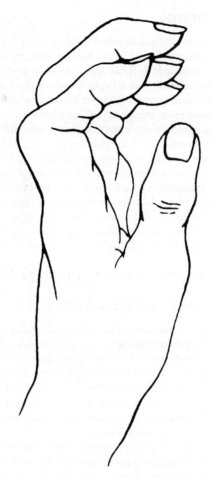

▲ **Figura 9-13** Posição *intrinsic minus* secundária à paralisia dos nervos mediano e ulnar.

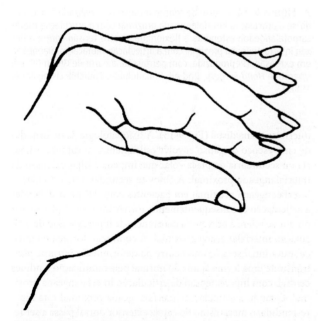

▲ **Figura 9-12** Posição *intrinsic plus*.

Tratamento

A correção cirúrgica da mão *intrinsic minus* deve prevenir a hiperextensão ativa da articulação metacarpofalangeana ou restaurar sua capacidade de flexão ativa. Isso pode ser obtido com tenodese ou capsulodese da articulação metacarpofalangeana ou com transferência de tendão. Uma vez prevenida a hiperextensão da articulação metacarpofalangeana, os extensores extrínsecos geralmente passam a ser capazes de abrir a mão efetivamente, estendendo as articulações interfalangeanas proximais e distais. Se a extensão ativa da articulação interfalangeana proximal não for possível com os extensores extrínsecos enquanto a articulação metacarpofalangeana está em flexão, a transferência de tendão para flexão da articulação metacarpofalangeana deve ser feita com inserção nas bandas laterais do dedo. Com isso, aumenta-se a extensão da articulação interfalangeana proximal e obtém-se a possibilidade de flexão da articulação metacarpofalangeana.

TENSÃO DA MUSCULATURA INTRÍNSECA

Anatomia e manifestações clínicas

Quando os músculos lumbricais e interósseos se tornam contraídos e excessivamente tensionados, a limitação do seu movimento não permite a extensão plena da articulação metacarpofalangeana com flexão simultânea da articulação interfalangeana. O teste da tensão intrínseca foi originalmente descrito por Finochietto e mais tarde por Bunnell (Fig. 9-14). O teste é realizado determinando-se primeiro se as articulações metacarpofalangeanas e interfalangeanas apresentam arco de movimento passivo completo em posição reduzida. A articulação metacarpofalangeana é, então, passivamente mantida em extensão enquanto o examinador tenta flexionar passivamente as articulações interfalangeanas proximais e distais. Se for possível flexionar totalmente as articulações interfalangeanas proximais e distais nesta posição, a musculatura intrínseca é considera tensa.

Entre as causas de tensão da musculatura intrínseca estão condições tão diversas quanto AR, disfunção neurológica secundária a traumatismo craniano fechado e lesão de esmagamento do crânio.

Tratamento

O tratamento da contratura intrínseca pode ser feito com procedimento isolado ou em combinação com reconstrução da articulação metacarpofalangeana. A força intrínseca é reduzida seja por tenotomia da musculatura intrínseca seja por ressecção de um segmento triangular de uma ou de ambas as bandas. O teste da tensão intrínseca pode ser usado durante a operação para julgar a adequabilidade da liberação feita.

DEFORMIDADE EM PESCOÇO DE CISNE

Anatomia e manifestações clínicas

A deformidade em pescoço de cisne caracteriza-se por hiperextensão da articulação interfalangeana proximal e flexão da

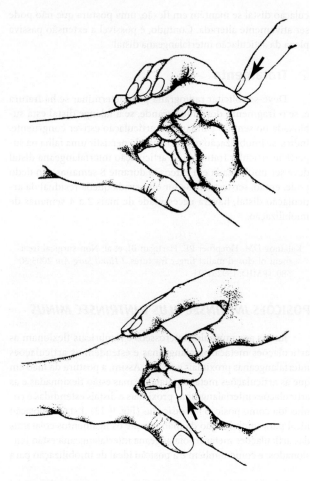

▲ **Figura 9-14** O teste da tensão intrínseca é realizado flexionando-se a articulação interfalangeana proximal com a articulação metacarpofalangeana estendida e flexionada. Ocorre tensão contra a flexão interfalangeana proximal com a articulação metacarpofalangeana em extensão. (Reproduzida, com permissão, a partir de Green DP, ed: *Operative Hand Surgery*, 2nd ed. Philadelphia: Churchill Livingstone; 1988.)

interfalangeana distal (Fig. 9-15). A fisiopatologia da deformidade em pescoço de ganso envolve estiramento ou ruptura primária ou secundária da placa volar que impede a hiperextensão da interfalangeana proximal. A sinovite secundária da articulação interfalangeana proximal em pacientes com AR pode distender a articulação e, consequentemente, tornar inefetiva a placa volar no que se refere à prevenir a ocorrência de hiperextensão da articulação interfalangeana proximal. A contração forçada da musculatura intrínseca (como ocorre na deformidade *intrinsic plus*) transmite uma forma acima do normal pela ramificação tendínea central, com hiperextensão da articulação interfalangeana proximal. Quando a articulação interfalangeana proximal está hiperestendida, o mecanismo do capuz extensor dorsal passa a ser relativamente ineficaz para estender a articulação interfalangeana distal, permitindo que esta articulação fique em flexão.

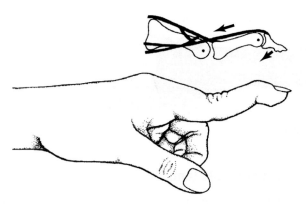

▲ **Figura 9-15** Deformidade em pescoço de cisne. (Reproduzida, com permissão, a partir de American Society for Surgery of the Hand: *The Hand: Examination and Diagnosis,* 2nd ed. Philadelphia: Churchill Livingstone; 1983.)

Em alguns dedos, é possível ocorrer contratura fixa em extensão, ou anquilose, da articulação interfalangeana proximal em consequência da deformidade em pescoço de ganso. Em outros dedos, a articulação interfalangeana proximal se mantém flexível, mas o dedo fica bloqueado em postura de hiperextensão.

▶ **Tratamento**

O tratamento cirúrgico da deformidade em pescoço de cisne secundária a contratura intrínseca requer a redução da força da musculatura intrínseca, geralmente por meio da resseção de um triângulo da banda lateral proximal do capuz dorsal. Cria-se um novo bridão para a extensão da articulação interfalangeana proximal, seja por meio de tenodese de uma ramificação do tendão flexor superficial do dedo, seja por meio de tenodese na qual uma das bandas laterais é reorientada no sentido volar para o centro de rotação da articulação interfalangeana proximal, recriando o ligamento do retináculo oblíquo sagital.

Bruner S, Wittemann M, Jester A, et al: Dynamic splinting after extensor tendon repair in zones V to VII. *J Hand Surg* 2003B; 28:224. [PMID: 12809652]

▼ DISTÚRBIOS DOS TENDÕES DA MÃO

LESÃO DO TENDÃO FLEXOR

▶ **Anatomia**

Os flexores extrínsecos dos dedos são os músculos flexores profundos e superficiais dos dedos. O flexor profundo dos dedos tem origem na ulna proximal e na membrana interóssea. No antebraço, ele se divide em dois grupos musculares: o componente mais radial, que atua no dedo indicador, e o componente ulnar, que atua nos dedos médio, anelar e mínimo. O flexor profundo dos dedos e o flexor longo do polegar formam o compartimento profundo da face volar do antebraço. Os tendões do flexor profundo dos dedos e do flexor longo do polegar atravessam o túnel do carpo ocupando seu assoalho.

A bainha tenossinovial do flexor longo do polegar mantém continuidade com a bursa radial; a bainha tenossinovial para o dedo mínimo mantém continuidade com a bursa digital ulnar. Em alguns pacientes, essas duas bursas se comunicam permitindo que, o assim chamado abscesso em ferradura, se dissemine entre o polegar e o dedo mínimo caso ocorra infecção na bainha do tendão flexor de qualquer um desses dedos.

Os lumbricais se originam do lado radial dos dedos indicador, médio, anelar e mínimo na palma. O tendão profundo passa pela bifurcação do flexor superficial dos dedos antes de se inserir na base palmar proximal da falange distal. A inervação dos flexores profundos dos dedos indicador e médio é feita pelo ramo interósseo anterior do nervo mediano, enquanto os flexores profundos do anelar e do dedo mínimo são inervados pelo nervo ulnar. O flexor profundo dos dedos produz flexão digital das articulações interfalangeanas proximais e distais.

O flexor superficial dos dedos possui duas cabeças. A cabeça radial tem origem no segmento proximal do corpo do rádio e a cabeça ulnar origina-se no epicôndilo medial do úmero e no processo coronoide da ulna. Cada dedo tem um músculo superficial independente que lhe corresponde. Na passagem dos tendões pelo túnel do carpo aqueles dos dedos médio e anelar são mais superficiais e centrais do que os dos dedos indicador e mínimo. No aspecto proximal do dedo, o tendão flexor superficial dos dedos bifurca-se ao redor do flexor profundo dos dedos no início da polia A2. O tendão do flexor superficial dos dedos ramifica-se e volta a se unir distalmente no quiasma de Camper com, aproximadamente, metade das fibras se mantendo ipsolaterais e metade cruzando para o outro lado do dedo. O tendão, então, se insere via ramificações radial e ulnar na metáfise proximal da falange média. Todo o músculo flexor superficial dos dedos é inervado pelo nervo mediano. Sua principal função é flexionar o dedo na articulação interfalangeana proximal.

O flexor longo do polegar tem origem em duas cabeças: a cabeça radial, que origina-se no segmento proximal do rádio e na membrana interóssea, e a cabeça acessória, que tem origem no processo coronoide da ulna e no epicôndilo medial do úmero. Na palma, o tendão do flexor longo do polegar atravessa **entre** o abdutor curto do polegar e o flexor curto do polegar. O flexor longo do polegar insere-se na base proximal da falange distal do polegar e é inervado pelo ramo interósseo anterior do nervo mediano. O flexor longo do polegar flexiona as articulações interfalangeana e metacarpofalangeana do polegar.

Quando **os tendões flexores passam distalmente** ao colo do **metacarpo eles penetram no túnel osteofibroso ou bainha flexora dos dedos**. O túnel osteofibroso estende-se distalmente ao aspecto **proximal da falange distal**. A bainha tendínea é formada por polias em forma de anel, que garantem estabilidade mecânica, e de polias em forma de cruz, que garantem flexibilidade (Fig.

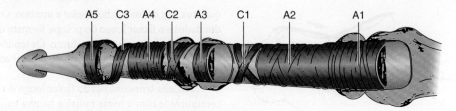

▲ **Figura 9-16** Localização das polias anelares **(A)** e em forma de cruz **(C)**.

9-16). A primeira, a terceira e a quinta polias anelares (A1, A3 e A5) estão localizadas sobre as articulações metacarpofalangeana e interfalangeanas proximal e distal, respectivamente, e a segunda e a quarta polias (A2 e A4) são as mais importantes para a manutenção da vantagem mecânica dos tendões flexores.

A tenossinóvia que reveste o túnel osteofibroso atua para nutrir e lubrificar os tendões flexores pouco vascularizados. Em posição proximal à bainha, os tendões são bem vascularizados pelo peritendão. No interior da bainha a vascularização do tendão é feita pelo sistema de vínculas: víncula longa e curta.

Após uma lesão, o tendão flexor cicatriza por mecanismos extrínsecos e intrínsecos. A cicatrização extrínseca do tendão ocorre via células trazidas ao local da recuperação por meio de crescimento de capilares e fibroblastos; segue-se formação de aderências no local. A cicatrização intrínseca ocorre a partir dos tenócitos no interior do tendão. O objetivo do reparo do tendão flexor e dos cuidados pós-operatórios é estimular as vias intrínseca e extrínseca de cicatrização sem a formação de aderências espessas, capazes de limitar o movimento do tendão e, finalmente, causar restrição do movimento do dedo.

▶ Manifestações clínicas

O tempo decorrido desde a lesão e o mecanismo de lesão (ferida cortante vs. traumatismo fechado com avulsão) devem ser esclarecidos na anamnese.

A. Distribuição normal em cascata dos dedos

A postura em repouso dos dedos deve ser observada. A ruptura da cascata normal de flexão crescente quando se vai do dedo indicador para o dedo mínimo levanta suspeita de ruptura de tendão (Fig. 9-17).

B. Fenômeno de tenodese normal

A integridade dos tendões também pode ser avaliada tirando vantagem do posicionamento normal de tenodese dos dedos, que ocorre quando o punho é passivamente levado pelo seu ADM. Normalmente, quando o punho sofre dorsiflexão, os extensores dos dedos relaxam e os flexores sofrem tensão, produzindo flexão passiva dos dedos seguindo o padrão normal em cascata. Quando os músculos proximais do antebraço são apertados, os dedos normalmente sofrem flexão involuntária.

C. Teste de cada tendão

Procede-se a testes específicos para os tendões superficiais e profundos a fim de determinar a integridade de cada uma (ver as Figs. 9-2 e 9-3). Como em muitos indivíduos o flexor superficial do dedo mínimo não é independente do dedo anelar, seja em razão de ligações cruzada entre os 2 tendões, seja em razão de ausência congênita do tendão, talvez não seja possível definir clinicamente se há lesão do tendão flexor superficial do dedo mínimo. A força de flexão deve ser observada para cada tendão testado. Se o paciente for capaz de flexionar o dedo, mas sentir dor ao fazê-lo e for incapaz de gerar força plena contra resistência, deve-se suspeitar de lesão parcial do tendão flexor.

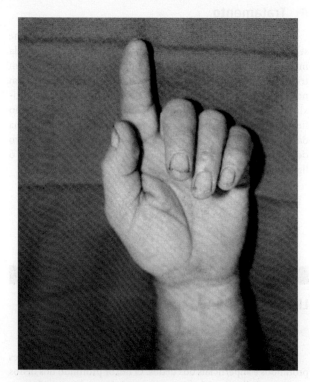

▲ **Figura 9-17** A extensão do dedo indicador com a mão em repouso indica lesão dos tendões flexores.

▶ Tratamento

Os resultados funcionais são equivalentes se o reparo for feito no dia da lesão (reparo primário) ou nos primeiros 7 a 10 dias após a lesão (reparo primário tardio).

Como o reparo requer visualização apropriada de ambas as extremidades do tendão, talvez a ferida tenha que ser eletivamente estendida. As extremidades do tendão devem ser gentilmente resgatadas porque o trauma da bainha do tendão flexor produz cicatrização adversa. Os tendões não devem ser seguros por sua superfície tenossinoviais. As polias A2 e A4 devem ser preservadas. O máximo de 1 centímetro pode ser desbridado das extremidades do tendão sem comprometer a extensão final do dedo. Aplica-se sutura nuclear com fio de material sintético 3-0 ou 4-0 para coaptação das extremidades do tendão (Fig. 9-18).

O reparo do tendão flexor é reforçado empregando-se 4, e não 2 fios de sutura no sítio suturado. O reparo do tendão é finalizado com sutura contínua com fio de nylon 6-0. O papel da sutura da bainha do tendão flexor permanece controverso.

Como os resultados e as complicações do reparo do tendão flexor variam em função do nível da lesão, cinco zonas de lesão foram definidas (Fig. 9-19). A zona I estende-se desde a inserção do tendão profundo na falange distal até a inserção do flexor superficial dos dedos sobre a falange média. O tendão pode ser reparado diretamente se o coto distal for suficientemente grande, ou pode ser reinserido no osso. Deve-se ter cuidado para não avançar o tendão mais de 1 centímetro.

A zona II, que se estende desde o segmento proximal da polia A1 até a inserção do tendão superficial, é a região mais problemática, porque contém os tendões superficial e profundo em uma área relativamente avascular. Deve-se ter o cuidado de preservar o sistema de vínculas de suprimento sanguíneo. Quando ambos os tendões superficial e profundo estiverem rompidos, é preferível reparar os dois, porque, assim, obtém-se maior independência no movimento dos dedos com risco pequeno de ruptura do tendão durante o período de reabilitação. O reparo de ambos os tendões, superficial e profundo, reduz também a probabilidade de deformidade em hiperextensão da articulação interfalangeana proximal.

As lesões na zona III estão localizadas entre a borda proximal da polia A1 e a borda distal do ligamento transverso do carpo.

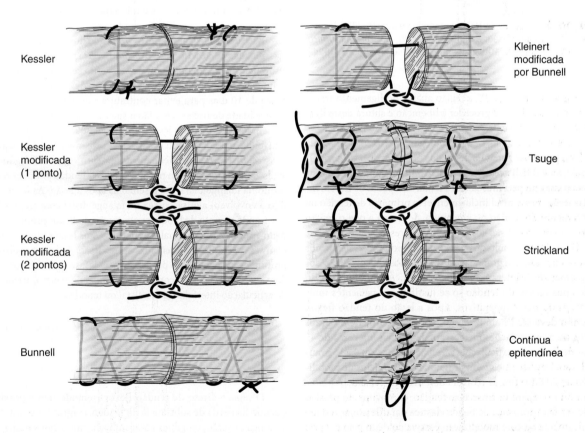

▲ **Figura 9-18** Suturas a Kessler e outros tipos de sutura para reparo do tendão flexor. (Reproduzida, com permissão, a partir de Green DP, ed: *Operative Hand Surgery*, 2nd ed. Philadelphia: Churchill Livingstone; 1988.)

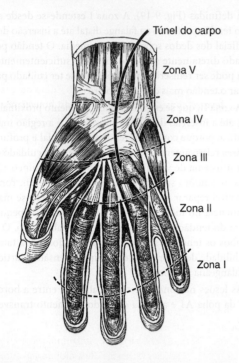

▲ **Figura 9-19** Zonas de lesão do tendão flexor. (Modificada e reproduzida, com permissão, a partir de Way LW, ed: *Current Surgical Diagnosis & Treatment*, 10th ed. Stamford: Appleton & Lange; 1994.)

Nas lesões na zona IV, a região abaixo do ligamento transverso do carpo, deve-se proceder à liberação e sutura deste ligamento, a fim de prevenir o arqueamento do tendão flexor.

As lesões nas zonas I e II do polegar são tratadas de forma similar àquelas nas zonas análogas dos outros dedos. Na zona III do polegar, é difícil acessar o tendão do flexor longo do polegar na sua passagem pela musculatura tenar. As opções de tratamento das lesões nesse nível incluem enxerto primário de tendão ou alongamento do tendão no antebraço, de forma a que o reparo ocorra em posição distal aos músculos tênares.

Os melhores resultados nas cirurgias no tendão flexor nos últimos anos são, em grande parte, explicados pela evolução dos programas de fisioterapia pós-operatória. A imobilização do dedo após reparo do tendão só se justifica em pacientes muito jovens ou não cooperativos. Após a lesão do tendão flexor, o punho deve ser imobilizado em aproximadamente 30 graus de flexão, as articulações metacarpofalangeanas em cerca de 45 graus de flexão e as articulações interfalangeanas em 0 a 15 graus de flexão. Deve-se iniciar um programa de exercícios de mobilização do ADM, a fim de reduzir aderências no local do reparo e aprimorar o reparo intrínseco ao tendão. O movimento passivo pode ser feito com alça de banda elástica para flexionar o dedo passivamente ou com mobilização passiva do dedo pelo próprio paciente. Com 4 a 6 semanas de reparo, iniciam-se exercícios ativos de flexão e extensão com a suspensão da imobilização.

Passadas 6 a 8 semanas iniciam-se exercícios de extensão passiva e bloqueio isolado. Após 8 semanas o paciente inicia a flexão contra resistência.

Quando um reparo de quatro passadas (*four-strand*) é realizado, inicia-se mobilização ativa assistida nas primeiras duas semanas. Neste programa, o punho é estendido e os dedos ficam passivamente flexionados. O paciente é, então, solicitado a flexionar os dedos ativamente para manter essa posição.

Com a técnica de quatro passadas para reparo do tendão flexor, a mobilização ativa pode ser iniciada mais cedo do que com o reparo de duas passadas. Nos pacientes apropriadamente motivados e cooperativos, inicia-se um programa ativo já na primeira semana. O fisioterapeuta leva a mão à flexão passiva e o paciente é instado a manter a posição.

▶ **Lesões avulsivas do tendão flexor**

O tendão flexor pode sofrer avulsão de sua inserção óssea, geralmente por extensão forçada do dedo enquanto simultaneamente em flexão ativa. Estima-se que 75% das lesões avulsivas do flexor profundo dos dedos envolvam o dedo anelar. Essas lesões comumente ocorrem em jogadores de futebol americano ou de rúgbi, quando o atleta segura a camisa do oponente e o dedo é involuntariamente estendido quando o adversário tenta escapar.

As lesões avulsivas do flexor profundo dos dedos podem ser classificadas de acordo com o nível de retração do tendão. Nas lesões de tipo 1, o tendão sofre retração no sentido proximal da bainha até a palma. O reparo dessas lesões deve ser realizado no prazo de 10 dias para evitar contratura miostática, que reduzia a capacidade de trazer o tendão à sua inserção normal sem causar tensão indevida. Nas lesões tipo 2, o tendão sofre retração até o nível da articulação interfalangeana proximal. Nessas lesões é possível visualizar um pequeno fragmento ósseo resultado da avulsão na radiografia em perfil do dedo. O tendão pode ser reinserido na falange distal até 6 semanas após a lesão. As lesões de tipo 3 envolvem avulsão óssea na falange distal com fragmento tão grande a ponto de bloquear a retração do flexor profundo do dedo em posição proximal à polia A4. Essas lesões também podem ser reparadas até 6 semanas após a lesão. As lesões avulsivas profundas despercebidas ou negligenciadas, se sintomáticas, podem ser tratadas com reconstrução gradual do tendão, artrodese da articulação interfalangeana distal ou tenodese.

Moiemen NS, Elliot D: Primary flexor tendon repair in zone 1. *J Hand Surg Br* 2000;25:78. [PMID: 10763731]

▶ **Reconstrução do tendão flexor**

O reparo direto de tendão flexor rompido não é possível quando há perda de substância do tendão, contratura miostática de longa duração, ou falhas não resolvidas nos tecidos moles. Se o tendão flexor superficial dos dedos estiver intacto com arco de movimento da articulação interfalangeana proximal ativo totalmente preservado, a opção pode ser artrodese ou tenodese da articulação interfalangeana distal, criando o assim chamado dedo superficial. Se o paciente necessitar de movimentação ativa na articulação interfalangeana distal, haverá indicação de enxerto de tendão. O enxerto de tendão geralmente é indicado quando nem o tendão flexor superficial nem o profundo podem ser reparados.

O enxerto primário de tendão pode ser realizado quando houver cobertura satisfatória de pele, movimento passivo em toda a extensão das articulações metacarpofalangeana e interfalangeanas, sistema de polia anelar intacto, fibrose mínima da bainha, circulação adequada no dedo e, no mínimo, um nervo digital intacto. Entre os possíveis locais doadores estão os tendões palmar longo, plantar ou extensor dos dedos do pé. Os tendões palmar longo e plantar não estão presentes na minoria expressiva dos indivíduos.

A. Procedimento cirúrgico

O enxerto de tendão é fixado na falange distal. O enxerto é suturado abaixo das polias da bainha do tendão flexor. A fixação proximal do tendão enxertado no motor profundo é realizada com entrelaçamento ou com sutura término-terminal.

É essencial estabelecer uma tensão apropriada sobre o enxerto tendíneo. Se a tensão for insuficiente ocorrerá deformidade no lumbrical. Nesse quadro, quando o paciente traciona o segmento proximal do tendão profundo no sentido proximal, o lumbrical é colocado sob tensão, que é inteiramente transmitida ao mecanismo de capuz dorsal e não ao tendão flexor enxertado. Consequentemente, quando o paciente tenta flexionar o dedo este paradoxalmente sofre extensão nas articulações interfalangeana proximal e distal.

Se o tendão for excessivamente tensionado, a extensão total se torna impossível. Os resultados do enxerto primário de tendão são inferiores aos da sutura primária em condições semelhantes.

O reparo primário de tendão é contraindicado se a bainha osteofibrosa apresentar fibrose extensiva ou quando polias essenciais estiverem ausentes. A restauração da flexão nessas situações requer reconstrução progressiva do tendão. No primeiro estágio da reconstrução o remanescente do tendão é excisado da bainha e procede-se à liberação das contraturas articulares. Pelo menos as polias A2 e A4 devem ser reconstruídas usando tecido remanescente do tendão, enxerto tendíneo ou uma tira do retináculo extensor do punho. Uma haste de silicone de tamanho similar ao do enxerto tendíneo é fixada à falange distal e atravessada na bainha. A mobilização passiva precoce do ADM estimula o desenvolvimento de uma pseudobainha ao redor da haste de silicone.

O segundo estágio do procedimento ocorre, no mínimo, 3 meses após o primeiro. Antes do segundo estágio é necessário ter obtido ADM passivo total do dedo e equilíbrio de tecidos moles. A haste de silicone é substituída pelo enxerto de tendão. O tendão doador é fixado à falange distal e ao motor doador, de forma semelhante ao que é feito no enxerto primário.

B. Complicações

1. Aderências – A complicação mais comum após cirurgia de tendão flexor é a formação de aderências entre o sítio de reparo e o túnel osteofibroso circundante, que pode ocorrer apesar de programa terapêutico apropriado. Após sutura ou enxerto de tendão, deve-se considerar tenólise quando houver restrição à flexão ativa em pacientes motivados, mesmo se o ADM passivo estiver normal, nas feridas que tenham atingido equilíbrio de tecidos moles (geralmente, no mínimo, 3 meses após o reparo ou a reconstrução).

Idealmente, a tenólise deve ser realizada sob anestesia local e sedação intravenosa. O levantamento de retalhos cutâneos permite exposição ampla da bainha. Atenção para preservar as polias anelares enquanto as aderências são liberadas entre o tendão e a bainha e entre o tendão e as falanges. Pode-se avaliar a suficiência da lise solicitando-se ao paciente sob anestesia local que flexione ativamente o dedo. Se for empregada anestesia regional ou geral, o tendão deve ser identificado em um nível mais proximal para que se aplique tração neste nível, a fim de confirmar a melhora no movimento articular.

Deve-se iniciar exercício de mobilização ativa do ADM nas primeiras 24 horas após a cirurgia. A estimulação elétrica proximal do ventre muscular talvez facilite a mobilização precoce.

2. Ruptura do tendão reparado – A segunda principal complicação pós-operatória do reparo do tendão flexor é a ruptura da sutura. Quando a ruptura é rapidamente diagnosticada, um segundo reparo pode ser realizado porque as taxas de sucesso se aproximam daquelas observadas no reparo primário sem complicações. Se a ruptura não for prontamente diagnosticada, as extremidades do tendão roto devem ser amputadas havendo necessidade de enxerto livre de tendão ou de reconstrução em estágios para restauração da flexão ativa.

3. Insucesso na reconstrução em estágios – Se a reconstrução em estágios fracassar, deve-se considerar artrodese ou amputação do dedo, particularmente quando acompanhada de comprometimento neurovascular.

Beredjiklian PK: Biologic aspects of flexor tendon laceration and repair. *J Bone Joint Surg Am* 2003;85:539. [PMID: 12637445]

Beris AE, Darlis NA, Korompilias AV, et al: Two-stage flexor tendon reconstruction in zone II using a silicone rod and a pedicled intrasynovial graft. *J Hand Surg Am* 2003;28:652. [PMID: 12877856]

Slade JF, Bhargava M, Barrie KA, et al: Zone II tendon repairs augmented with autogenous dorsal tendon graft: A biomechanical analysis. *J Hand Surg Am* 2001;26:813. [PMID: 11561232]

TENOSSINOVITE

A tenossinovite pode ocorrer em qualquer dos tendões flexores ou extensores extrínsecos, ao longo do seu curso ou, mais comumente, nos pontos em que houver constrição por polias fibrosas ou na bainha do retináculo.

1. Tenossinovite de De Quervain

Manifestações clínicas

Os tendões abdutor longo e extensor curto do polegar podem inflamar abaixo da polia do retináculo na região do estiloide radial. Os sintomas são induzidos nas atividades de levantamento nas quais o polegar é aduzido e flexionado enquanto a mão sofre desvio ulnar. Atividades como insuflação de manguito de pressão, retirada de criança do berço ou levantamento de frigideira pesada do fogão podem provocar dor ao longo do aspecto radial do punho.

O exame físico revela dor à palpação diretamente sobre o primeiro compartimento extensor. Uma manobra provocativa, o teste de Finkelstein, ajuda a diagnosticar o quadro (Fig. 9-20).

Tratamento

O tratamento inicial inclui imobilização ou infiltração de corticosteroide. Na imobilização limita-se o movimento do tendão do extensor curto do polegar utilizando aparelho tipo *spica* de antebraço e polegar, que impede o desvio do punho e o movimento das articulações carpometacarpal e metacarpofalangeana do polegar, mas permite o movimento da articulação interfalangeana. A infiltração de corticosteroide no primeiro compartimento extensor ao longo do curso do extensor curto do polegar reduz o edema e a dor.

Se a tenossinovite de De Quervain não responder ao tratamento conservador, a liberação cirúrgica do retináculo sobrejacente estará indicada. Como a maioria dos pacientes com doença sintomática apresenta mais de uma ramificação do abdutor longo do polegar, o tendão do extensor breve do polegar deve ser identificado e descomprimido. Em alguns casos, o primeiro compartimento extensor é dividido por um septo, criando duas bainhas tendíneas separadas. Nesses casos, a mais dorsal também deve ser aberta, a fim de permitir o deslizamento irrestrito do extensor curto do polegar.

Deve-se ter extrema cautela ao realizar a incisão da pele e a dissecção no plano subcutâneo dessa região, considerando que a lesão do nervo sensitivo do nervo radial na sua passagem pelo primeiro compartimento é uma complicação problemática, que ofusca qualquer benefício eventualmente obtido com a descompressão do tendão.

2. Tenossinovite do flexor (dedo em gatilho e polegar em gatilho)

Manifestações clínicas

A tenossinovite, ou tenovaginite, do flexor caracteriza-se por dor e sensibilidade à palpação na palma da borda proximal da polia A1 do dedo (Fig. 9-21). Os pacientes frequentemente observam bloqueio (dedo em gatilho) do dedo afetado após flexão forçada. Nos casos mais graves é necessário usar a outra mão para forçar o dedo ou o polegar novamente à extensão passiva. Nos ca-

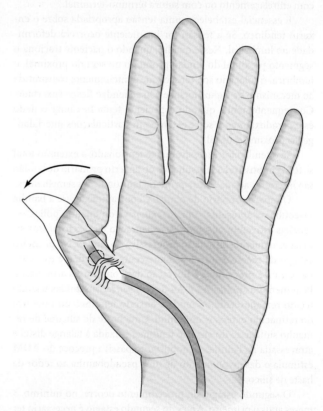

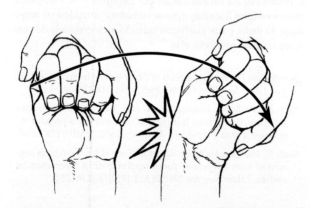

▲ **Figura 9-20** Manobra de Finkelstein. O polegar do paciente é posicionado entre os dedos fechados. O punho é, então, abruptamente desviado no sentido ulnar pelo examinador. No teste positivo ocorre dor na borda radial do punho (Reproduzida, com permissão, a partir de Lister G: *The Hand: Diagnosis and Indications*, 3rd ed. Philadelphia: Churchill Livingstone; 1993.)

▲ **Figura 9-21** Polegar em gatilho. (Reproduzida, com permissão, a partir de American Society for Surgery of the Hand: *The Hand: Examination and Diagnosis*, 2nd ed. Philadelphia: Churchill Livingstone; 1983.)

sos de extrema gravidade, o dedo fica preso em posição de flexão. O dedo em gatilho é mais evidente de manhã do que no final do dia. A tenossinovite estenosante é mais comum em pacientes diabéticos. Quando há vários dedos envolvidos, deve-se investigar a possibilidade de diabetes melito.

▶ Tratamento

Em sua maioria, os casos podem ser tratados com sucesso usando infiltração de corticosteroides de ação prolongada na bainha do flexor. Para infiltrar um dedo em gatilho, a agulha deve ser inserida na prega palmar proximal para o dedo indicador, e na prega palmar distal para os dedos médio, anelar e mínimo. A agulha penetra no tendão flexor e aplica-se pressão no êmbolo. A agulha é lentamente puxada para trás até que esteja entre o tendão e a bainha do tendão, o que se percebe com a perda de resistência no êmbolo. Infiltra-se 1 mL de solução contendo anestésico de ação breve e corticosteroide. A infiltração pode ser repetida se os sintomas recidivarem após resposta inicial positiva.

A liberação cirúrgica da polia A1 é curativa nos dedos refratários ao tratamento com infiltração de corticosteroide. A liberação é feita com exposição direta da polia e incisão longitudinal das fibras orientadas no sentido transversal. As fibras do polia A2 devem ser poupadas para preservar a eficácia da flexão digital. É possível liberar a polia A1 por via percutânea usando agulha nos dedos anelar e médio, especialmente se estiverem ativamente travados. Nos pacientes com AR, todo o sistema de polias anelares deve ser preservado para evitar agravamento do desvio ulnar dos dedos. Nestes pacientes, o dedo em gatilho é tratado com tenossinovectomia e excisão de uma ramificação do tendão flexor superficial do dedo.

3. Tenossinovite do flexor radial do carpo

▶ Manifestações clínicas

A tenossinovite do flexor radial do carpo caracteriza-se por dor com o movimento do punho, particularmente com flexão ativa ou dorsiflexão passiva. Há sensibilidade dolorosa acentuada com a palpação da pele sobre o tendão, particularmente sobre o trapézio.

▶ Tratamento

As medidas conservadoras incluem imobilização do punho em flexão e administração de anti-inflamatórios por via oral. Se tais medidas não forem efetivas, pode-se infiltrar um corticoide de ação prolongada ao redor do tendão ao nível do trapézio.

A descompressão cirúrgica do flexor radial do carpo deve ser considerada se as medidas conservadoras se mostrarem ineficazes. Para a descompressão, o teto da bainha tendínea é removido na região distal do antebraço e no punho. A bainha osteofibrosa é complementarmente descomprimida com a ressecção da crista ulnar palmar do trapézio sobre o tendão.

Finsen V, Hagen S: Surgery for trigger finger. *Hand Surg* 2003; 8:201. [PMID: 15002098]

Hwang M, Kang YK, Shin JY, et al: Referred pain pattern of the abductor pollicis longus muscle. *Am J Phys Med Rehabil* 2005;84:593. [PMID: 16034228]

Ragoowansi R, Acornley A, Khoo CT: Percutaneous trigger finger release: the "lift-cut" technique. *Br J Plast Surg* 2005;58:817. [PMID: 15936736]

Wilhelmi BJ, Snyder N 4th, Verbesey JE, et al: Trigger finger release with hand surface landmark ratios: an anatomic and clinical study. *Plast Reconstr Surg* 2001;108:908. [PMID: 11547146]

Zingas C, Failla JM, Van Holsbeeck M: Injection accuracy and clinical relief of de Quervain's tendinitis. *J Hand Surg Am* 1998; 22:89. [PMID: 9523961]

▼ DISTÚRBIOS VASCULARES DA MÃO

▶ Anatomia

O suprimento de sangue para a mão é feito predominantemente pelas artérias ulnar e radial. A artéria ulnar tem maior calibre do que a radial e é a principal fonte de sangue arterial para a mão. Na maioria dos casos, a artéria ulnar irriga o arco palmar superficial, a principal fonte de sangue para as artérias comum e próprias dos dedos. A artéria radial penetra a mão passando profundamente aos tendões do primeiro compartimento dorsal e cruzando a tabaqueira anatômica, mergulha no sentido palmar entre as bases dos primeiro e segundo metacarpais e dá origem ao arco palmar profundo. E em 10% dos pacientes, a artéria mediana, remanescente do suprimento vascular embrionário para o membro superior em formação, contribui para a formação do arco palmar superficial.

O arco palmar superficial localiza-se distalmente ao arco palmar profundo. Em 34% das mãos o arco arterial é completo, com comunicação total entre as artérias ulnar e radial, e em 20% ele é incompleto. Nas outras mãos a comunicação entre as duas artérias é limitada com configurações variadas. O arco palmar profundo cursa ao lado do ramo motor do nervo ulnar no trajeto transversal pela palma até a haste metacarpal proximal. O fluxo arterial do polegar tem origem no arco palmar profundo em 98% dos pacientes. O arco palmar profundo também nutre os ramos arteriais metacarpais profundos, que proveem fluxo sanguíneo secundário às artérias dos dedos.

▶ Manifestações clínicas

Os pacientes com insuficiência vascular frequentemente se queixam de intolerância ao frio. Quando há alteração na coloração, palidez ou clareamento dos dedos são mais sugestivos de perda de influxo, enquanto hiperemia ou cianose sugerem retorno venoso insuficiente. Úlceras na ponta dos dedos indicam isquemia.

A duração dos sintomas vasculares deve ser registrada. Se a anormalidade tiver origem congênita, as alterações nos sintomas

CIRURGIA DA MÃO

ocorridas ao longo do tempo devem ser documentadas. Na história profissional deve-se registrar se o paciente faz uso de ferramentas vibratórias ou se está sujeito a traumatismos fechados repetidos nas mãos durante o trabalho. As profissões que requerem trabalho ao ar livre em todas as estações do ano (construção civil) ou em ambientes fechados refrigerados (açougueiro) devem ser assinaladas. Uma história de traumatismo é sugestiva de lesão arterial ou periarterial. Qualquer atividade esportiva que envolva traumatismos repetidos da mão deve ser registrada; golfistas, recebedores de beisebol, jogadores de handebol são esportista particularmente sob risco de lesão vascular fechada. A exposição a substâncias vasoconstritoras, como betabloqueadores e tabaco, deve ser observada. Outras evidências de doença vascular devem ser pesquisadas, assim como as doenças com efeitos vasculares, como esclerodermia ou diabetes melito. Os pulsos devem ser palpados e observados frêmitos ou sopros.

A. Teste de Allen

O teste de Allen permite avaliar a extensão da comunicação entre as artérias radial e ulnar pelo arco palmar. O examinador comprime ambas as artérias radial e ulnar na altura do punho e, então, solicita ao paciente que flexione e estenda várias vezes os dedos. Depois que se observar branqueamento da mão, libera-se a pressão sobre a artéria radial mantendo-se a ulnar comprimida. O examinador observa quanto tempo leva para cada dedo recuperar a cor rosada. A etapa inicial é repetida com a compressão dos dois vasos e liberação da artéria ulnar com pressão mantida sobre a artéria radial. Novamente, a verificação da reperfusão dos dedos revela quais são aqueles primariamente nutridos pela artéria ulnar. Desse modo, é possível avaliar a extensão das interconexões entre as artérias radial e ulnar.

B. Exames diagnósticos

Entre os exames vasculares não invasivos estão o ecodoppler, que detecta a presença de fluxo; a pletismografia, que determina as diferenças no volume de pulso entre as artérias braquial e digitais; e o teste de estresse por frio, uma técnica que avalia o efeito do frio sobre o espasmo arterial. Já nos procedimentos diagnósticos invasivos estão arteriografia, arteriografia por subtração digital e cintilografia.

OBSTRUÇÃO ARTERIAL

1. Traumatismo arterial

▶ Manifestações clínicas

A ruptura total ou parcial de qualquer artéria pode ocorrer como resultados de lacerações ou de traumatismo agudo por injeção ou por canulação. A hemorragia causada por ruptura de artéria deve ser inicialmente tratada com pressão direta. As rupturas completas devem ser suturadas se a vascularidade distal se mostrar insuficiente. As lesões arteriais parciais podem sangrar muito porque as extremidades do vaso lacerado estão unidas e

impedidas de sofrer retração, constrição e oclusão. Com a lesão parcial de uma artéria talvez haja necessidade de ressecção, com ou sem reconstrução, para prevenção da formação de aneurisma ou de fístula arteriovenosa. A lesão produzida por injeção pode causar espasmo ou obstrução.

▶ Tratamento

O principal objetivo do tratamento das lesões arteriais é a restauração de fluxo de sangue distal suficiente. Pode-se tentar remover coágulos distais com cateter de Fogarty. Se as tentativas forem infrutíferas, podem ser empregados agentes dissolventes de coágulos, como a uroquinase, vasodilatadores locais ou sistêmicos e bloqueadores do gânglio estrelado para reduzir o espasmo vascular. Deve-se ter atenção ao usar múltiplos agentes, a fim de assegurar que um não interfira com o outro. Por exemplo, o uso de uroquinase após bloqueio axilar pode produzir hemorragia da artéria axilar o que complica o problema.

2. Trombose

▶ Manifestações clínicas

A artéria ulnar é o local mais comum de ocorrência de trombose arterial em membro superior. Esse quadro, também denominado síndrome do martelo ulnar ou síndrome do martelo hipotênar, na maioria das vezes é o resultado de traumas repetitivos da região hipotênar da mão. Os pacientes se queixam de massa pulsante dolorosa do lado ulnar da palma. Em alguns casos, os sintomas de apresentação refletem paralisia baixa de nervo ulnar secundária à compressão do nervo ulnar pelo aneurisma ao nível do canal de Guyon. A insuficiência vascular distal pode ser evidente nos dedos anelar e mínimo.

▶ Tratamento

Se na investigação constata-se que todos os dedos estão bem perfundido apenas pela artéria radial, a excisão do segmento da artéria ulnar contendo o aneurisma e a ligação das extremidades do vaso é o procedimento curativo. A divisão simples do vaso produz efeito reduzido de simpatectomia na artéria ulnar residual, porque as fibras simpáticas ao redor da artéria ulnar são seccionadas no momento da divisão do vaso. Se, contudo, a perfusão dos dedos for insuficiente após a ressecção do segmento do vaso e a deflação do torniquete, haverá necessidade de enxerto venoso para reconstituir a artéria ulnar.

3. Aneurisma

Deve-se distinguir entre aneurisma falso e verdadeiro. No verdadeiro, todas as camadas da parede arterial estão envolvidas. Esses aneurismas, geralmente, são causados por traumatismo fechado, mas também podem ser secundários a degeneração ou a infecção. Os pseudoaneurismas são caracterizados por envolvimento parcial da parede, com os tecidos periarteriais formando uma falsa parede revestida por endotélio. Os pseudoaneurismas são mais comuns após lesão penetrante, como ferimentos por faca.

Os aneurismas, falsos ou verdadeiros, devem ser tratados com ressecção. Como discutido na seção sobre síndrome do martelo ulnar, a necessidade de reconstrução é determinada pela suficiência da perfusão distal após a liberação do torniquete.

VASOESPASMO

▶ Manifestações clínicas

Fenômeno de Raynaud, doença de Raynaud e síndrome de Raynaud frequentemente são confundidos. O fenômeno de Raynaud é um quadro de palidez nos dedos com ou sem cianose causado por exposição ao frio. Diz-se que há doença de Raynaud (Raynaud primário) quando o fenômeno ocorre sem outra doença associada ou causadora. A doença de Raynaud é mais comum em mulheres jovens (< 40 anos), frequentemente é bilateral e não há sinais demonstráveis de obstrução arterial. Nos casos graves, os pacientes podem evoluir com gangrena ou alterações atróficas limitadas à pele da região distal do dedo. A síndrome de Raynaud (Raynaud secundário) ocorre quando o fenômeno de Raynaud está associado a outra doença, como doença do tecido conectivo (lúpus eritematoso sistêmico), distúrbio neurológio, doença arterial obstrutiva ou discrasias sanguínea.

▶ Tratamento

Todos os pacientes com fenômeno de Raynaud apresentam episódios cíclicos de palidez dos dedos alternando com episódios de cianose e hiperemia. O tratamento inclui proteção das mãos contra o frio com o uso de luvas. Os pacientes devem ser enfaticamente estimulados a deixar de fumar cigarros ou charutos. O tratamento medicamentoso visa diminuir o fenômeno obstrutivo. Agentes bloqueadores do receptor alfa, pomada de nitroglicerina, nifedipina e outros bloqueadores do canal de cálcio são efetivos para redução do espasmo. A infiltração de toxina botulínica tipo A (Botox) ao redor dos feixes neurovasculares na palma das mãos também é útil nos pacientes que não respondam aos medicamentos. A simpatectomia da artéria digital, ou esvaziamento cirúrgico do tecido periarterial da artéria comum dos dedos ao longo de um segmento curto ao nível distal da palma, pode melhorar a circulação nos dedos isquêmicos.

Balogh B, Mayer W, Vesely M, et al: Adventitial stripping of the radial and ulnar arteries in Raynaud's disease. *J Hand Surg Am* 2002;27:1073. [PMID: 12457360]

Neumeister MW, Chambers CB, Herron MS, et al: Botox therapy for ischemic digits. Plast Reconstr Surg 2009;124:191. [PMID: 19568080]

Ruch DS, Aldridge M, Holden M, et al: Arterial reconstruction for radial artery occlusion. *J Hand Surg Am* 2000;25:282. [PMID: 10722820]

Ruch DS, Holden M, Smith BP, et al: Periarterial sympathectomy in scleroderma patients: Intermediate-term follow-up. *J Hand Surg Am* 2002;27:258. [PMID: 11901385]

▼ DISTÚRBIOS DOS NERVOS DA MÃO

LESÃO DE NERVO PERIFÉRICO

▶ Anatomia

Os nervos periféricos são formados por uma mescla de axônios mielinizados e não mielinizados. Fibras motoras, sensitivas e simpáticas frequentemente cursam juntas em um mesmo nervo. Os axônios são agrupados em feixes denominados fascículos, circundados pelo perineuro. O delicado tecido conectivo entre os axônios no interior de um fascículo é denominado endoneuro. Os fascículos são mantidos unidos pelo epineuro. Os nervos podem ser monofasciculares, oligofasciculares ou polifasciculares dependendo do número de fascículos. A relação entre os fascículos muda ao longo do curso longitudinal do nervo. O grau de alteração nos fascículos é menor distalmente. O mesoneuro, o tecido conectivo que circunda o epineuro, facilita a transição gradual longitudinal dos nervos.

Após uma lesão de nervo, diversas alterações ocorrem. O córtex somatossensorial se reorganiza de forma que a área representada pelo nervo lesionado é reduzida. O corpo celular do axônio lacerado aumenta de tamanho. A produção de materiais para reparo do citoesqueleto aumenta e a produção de neurotransmissores é reduzida. No segmento proximal do axônio lesionado, a degeneração é crescente em proporção à gravidade da lesão. No axônio distal à laceração, as células de Schwann fagocitam o axônio, fazendo que o tubo de mielina ao redor sofra colapso.

Com 24 horas da lesão, ocorre brotamento axonal a partir do coto proximal. Múltiplos axônio em um fascículo formam uma unidade de regeneração. O número de axônios na unidade é reduzido com o tempo. O crescimento longitudinal do nervo em regeneração depende da capacidade dos axônios de aderirem aos fatores tróficos na lâmina basal das células de Schwann. Também ocorrem alterações na extremidade distal do nervo. Na placa terminal motora as fibras musculares sofrem atrofia. A sensibilidade e o número de receptores de acetilcolina aumentam na medida em que sua localização se expande para toda a extensão da fibra muscular. Se a fibra muscular é reinervada, as placas terminais motoras antiga e nova ficam ativas. A recuperação da força é máxima após reparo primário do nervo, menos vigorosa com enxerto de nervo e mínima após implantação direta da extremidade do nervo no músculo. A reinervação do músculo só ocorre se o axônio chegar ao músculo no prazo de um ano. Por outro lado, os receptores sensitivos podem ser efetivamente reinervados anos após a lesão.

As lesões nervosas são classificadas em três tipos: (1) neuropraxia, que é o bloqueio da condução que ocorre sem que haja ruptura axonal. A recuperação geralmente é total após dias a meses. (2) Axonotmese, que é a lesão em que há ruptura axonal e manutenção da continuidade do tubo endoneural remanescente. É do tubo endoneural intacto que surge o brotamento dos axônios regeneradores com um caminho bem definido até os órgãos-alvo. Como o crescimento axonal ocorre na velocidade aproximada de 1 mm/dia, a recuperação é boa, mas lenta. (3)

Neurotmese, que é a transecção do nervo. A não ser que o nervo seja reparado, os axônios em regeneração não conseguem encontrar o caminho adequado e não há recuperação. O frustrado brotamento dos axônios forma um neuroma na extremidade distal do segmento proximal do nervo lacerado.

▶ Exames diagnósticos

A avaliação pré-operatória das funções sensitivas e motoras inclui as medições quantitativas das forças de pinça e de preensão, discriminações estática e dinâmica entre dois pontos e medidas de vibração e pressão. A discriminação entre dois pontos reflete a densidade de inervação, enquanto as medidas de pressão e vibração estimam o limiar de inervação.

▶ Tratamento

O reparo do nervo deve ser feito com lente de aumento e técnica microcirúrgica. A sutura livre de tensão provê o ambiente ideal para a regeneração do nervo. A tensão no sítio de reparo pode ser reduzida com o avanço do nervo (ou seja, transposição anterior do nervo ulnar em caso de laceração deste nervo no antebraço) ou com a limitação do movimento articular. Se a sutura livre de tensão for de todo impossível, há indicação de enxerto de nervo para cobrir a falha no nervo. Frequentemente, os nervos usados para enxerto são o sural, o ramo anterior do nervo cutâneo medial do antebraço e o nervo cutâneo lateral do antebraço. As falhas com 2 centímetros ou menos podem ser conduzidas com posicionamento e fixação das extremidades seccionadas do nervo dentro de um conduto ou de veia adjacente, a fim de permitir a regeneração sem interrupção dos axônios a partir da extremidade proximal do nervo.

Dá-se preferência à sutura primária em detrimento do enxerto de nervo porque este último procedimento requer dois locais de coaptação do nervo. O reparo epineural geralmente é realizado com microscópio cirúrgico utilizando fio 8-0 ou 9-0 (Fig. 9-22A). Quando um grupo fascicular específico (p. ex., ramo motor do nervo mediano) é identificado como mediador de uma função em particular, ele pode ser suturado separadamente (Fig. 9-22B). O tratamento pós-operatório deve incluir reeducação motora e sensitiva para maximizar os resultados clínicos.

A sutura primária de nervo é indicada após secção aguda. Nos casos com lesão avulsiva, não é possível o reparo, mesmo com enxerto de nervo, até que se sejam identificadas as extremidades proximal e distal da lesão. Quando ocorre lesão fechada de nervo, as funções sensitivas e motoras devem ser monitoradas de perto. Se não for observada qualquer recuperação no prazo de 3 meses, há indicação para exames eletrodiagnóstico. Se não houver evidência elétrica de recuperação, deve-se proceder à exploração cirúrgica, com neurólise, sutura secundária do nervo, ou enxerto de nervo.

NEUROPATIAS COMPRESSIVAS

As neuropatias compressivas formam um grupo de lesões nervosas que têm fatores fisiopatológicos em comum e ocorrem em locais previsíveis com constrição anatômica normal. A dis-

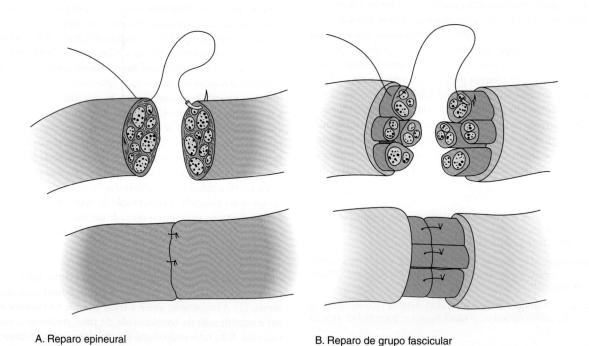

A. Reparo epineural   B. Reparo de grupo fascicular

▲ **Figura 9-22** **A:** Diagrama esquemático mostrando a técnica para reparo epineural. **B:** Técnica para reparo de grupo fascicular. (Reproduzida, com permissão, a partir de. Mackinnon SE, Dellon AL: *Surgery of the Peripheral Nerve*. New York: Thieme; 1988.)

função do nervo é resultado de isquemia neural no segmento comprimido. Os sintomas podem se resolver após a liberação das estruturas anatômicas que estejam pressionando o nervo, particularmente quando a compressão não for muito intensa nem de longa duração.

1. Neuropatia do mediano

▶ Síndrome do túnel do carpo

A. Anatomia

A compressão do nervo mediano no interior do túnel do carpo é a neuropatia compressiva mais comum em membro superior. O túnel do carpo é o espaço ao longo do aspecto palmar do punho anatomicamente limitado pelo tubérculo do escafoide e o trapézio radialmente, pelo gancho do hamato e o pisiforme do lado ulnar, pelo capitato dorsalmente e pelo ligamento transverso do carpo do lado palmar (Fig. 9-23).

B. Manifestações clínicas

A síndrome do túnel do carpo na maioria dos casos é idiopática. Está associada a gestação, amiloidose, tenossinovite dos flexores, quadros inflamatórios agudos ou crônicos, distúrbios traumatológicos do punho, distúrbios endócrinos (diabetes melito e hipotireoidismo) e tumores no interior do túnel do carpo.

O diagnóstico diferencial inclui compressão do nervo mediano ou de raízes cervicais em outras localizações anatômicas.

A neuropatia do diabetes pode produzir sintomas semelhantes àqueles da síndrome do túnel do carpo, e os pacientes com neuropatia diabética podem apresentar síndrome do túnel do carpo concomitante.

1. Sinais e sintomas – Os pacientes costumam se queixar de dormência em polegar e dedos indicador e médio, embora muitos afirmem que toda a mão está dormente. Raramente ocorre dor que impeça o sono do paciente, mas é característico que o portador da síndrome seja despertado com dor após algumas horas de sono. Após alguns minutos movimentando os dedos, a maioria dos pacientes volta a dormir. Muitos pacientes se queixam de rigidez dos dedos ao levantar pela manhã.

Desconforto ou dormência, ou ambos, podem ser desencadeados por atividades em que o punho seja mantido em flexão por longo tempo (p. ex., segurar o volante ou o receptor do telefone, um livro ou o jornal). O desconforto e a dor podem irradiar da mão para o braço, o ombro ou o pescoço. O paciente pode se queixar de falta de jeito para realizar algumas tarefas, como abrir um vidro e apresentar dificuldade para segurar com firmeza um copo ou uma xícara.

A atrofia dos músculos inervados pelo nervo mediano é evidente nos casos de longa duração, mas é incomum naqueles de instalação recente. A perda de força do músculo abdutor curto do polegar pode ser detectada com testes manuais cuidadosos.

2. Testes provocativos – Há três testes provocativos – manobra de Phalen, sinal de Tinel e teste de compressão do punho – úteis para estabelecer o diagnóstico de síndrome do túnel do carpo.

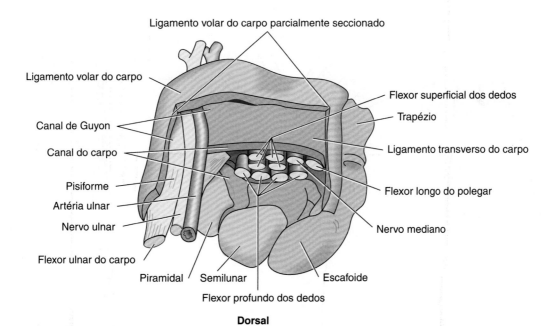

▲ **Figura 9-23** Canal de Guyon, túnel do carpo e seu conteúdo (Corte transversal de punho direito em supinação, visto no sentido proximal-distal). Observe a relação entre o ligamento transverso do carpo e o ligamento volar do carpo (parcialmente seccionado). (Reproduzida, com permissão, a partir de Reckling FW, Reckling JB, Mohn MP: *Orthopaedic Anatomy and Surgical Approaches*. St. Louis: Mosby-Year Book; 1990.)

A. Sinal de Tinel – O sinal de Tinel é pesquisado percutindo-se a pele sobre o nervo mediano em posição imediatamente proximal do túnel do carpo; quando positivo, o paciente se queixa de sensação de choque elétrico ou de formigamento com irradiação ao polegar e dedos indicador, médio ou anelar.

B. Manobra de Phalen – O sinal do punho em flexão de Phalen, ou manobra de Phalen, geralmente é positivo em pacientes com síndrome do túnel do carpo, e alguns autores acreditam que seu valor diagnóstico seja maior que o do sinal de Tinel. Para a realização da manobra o cotovelo deve ser mantido em extensão enquanto o punho é passivamente flexionado (Fig. 9-24). Mede-se o tempo entre o início da flexão do punho e o surgimento de sintomas; o surgimento em até 60 segundos é considerado positivo para o diagnóstico de síndrome do túnel do carpo. Tanto o tempo até a instalação de sintomas quanto a localização da parestesia devem ser registrados.

C. Teste de compressão do punho – A pressão sobre o nervo mediano em localização proximal ao punho provoca sintomas em até 30 segundos. O teste confirma outros sinais físicos de compressão do nervo mediano.

3. Teste de discriminação entre dois pontos – O teste de discriminação entre dois pontos geralmente está alterado nas polpas dos dedos de pacientes com síndrome do túnel do carpo. Entretanto, a sensibilidade na face radial da palma deve estar normal, porque o ramo cutâneo palmar do nervo mediano não passa pelo túnel do carpo.

4. Exames de imagem – Em geral, não há indicação para exames de imagem no acompanhamento de pacientes com síndrome do túnel do carpo. Pode-se solicitar RMN se houver suspeita de lesão ou tumor com efeito de massa.

5. Exames eletrodiagnóstico – A velocidade de condução nervosa e a eletromiografia ajudam a localizar a compressão do nervo no punho e avaliam a integridade motora e neural residual. A velocidade de condução nervosa e a eletromiografia estão indicadas em pacientes que não respondam ao tratamento conservador e sejam candidatos a cirurgia. A latência motora distal acima de 3,5 a 4,0 ms é o melhor indicador de síndrome do túnel do carpo.

C. Tratamento

1. Medidas conservadoras – Como a pressão no interior do túnel do carpo aumenta quando o punho é mantido em flexão (postura comum durante o sono) ou em extensão, o tratamento inicial da síndrome do túnel do carpo inclui aparelho imobilizador que mantenha o punho em posição neutra à noite. A melhora clínica com essa medida simples corrobora o diagnóstico de síndrome do túnel do carpo. As atividades que provoquem sintomas podem ser modificadas com medidas simples como ajuste da altura do teclado e rotação nas atividades repetitivas no trabalho.

A infiltração de corticosteroides no túnel do carpo frequentemente reduz a reação inflamatória ao redor dos tendões flexores e diminui os sintomas. Para a injeção no túnel do carpo, posiciona-se uma agulha calibre 25 de 1,5 polegada na região da dobra

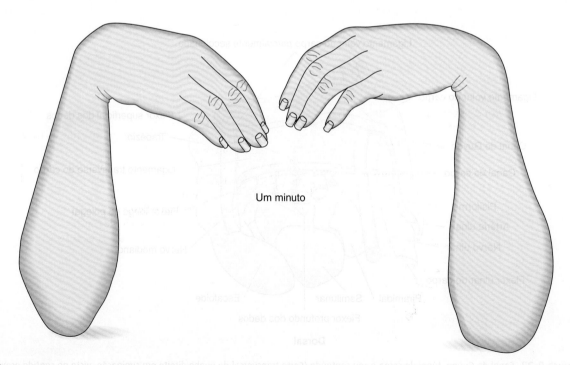

▲ **Figura 9-24** Manobra de Phalen. (Reproduzida, com permissão, a partir de American Society for Surgery of the Hand: *The Hand: Examination and Diagnosis*, 2nd ed. Philadelphia: Churchill Livingstone; 1983.)

palmar do punho imediatamente ulnar ao tendão palmar longo. Se não houver tendão palmar longo traça-se uma linha passando pela borda radial do dedo anelar até a dobra do punho. Antes de posicionar a agulha os pacientes devem ser alertados sobre a possibilidade de sentirem um choque nos dedos. Se esta sensação ocorrer a agulha pode estar no nervo mediano e a injeção não deve ser feita. A agulha deve ser tracionada e posicionada poucos milímetros no sentido ulnar. Ao inserir a agulha, primeiro a pele é puncionada, a seguir sente-se um estalo quando a agulha atravessa o ligamento transverso do carpo. Injeta-se uma solução de anestésico de ação curta e corticosteroide. O alívio transitório dos sintomas após a infiltração indica grande probabilidade de resultado favorável após cirurgia de descompressão.

2. Tratamento cirúrgico – Os pacientes que não respondam às medidas conservadoras podem ser beneficiados com a secção cirúrgica do ligamento transverso do carpo. O procedimento pode ser realizado via exposição direta ou com abordagem endoscópica. A incisão é feita na palma sobre o ligamento transverso do carpo, mantendo-se em posição ulnar ao eixo do palmar longo, acompanhando o eixo longitudinal da borda radial do dedo anelar. Com esta incisão evita-se a lesão do ramo cutâneo palmar do nervo mediano. Após a incisão longitudinal da fáscia palmar, o ligamento transverso do carpo é identificado e seccionado longitudinalmente sob visualização direta. Com a secção do ligamento transverso do carpo por via endoscópica evita-se a incisão potencialmente dolorosa da palma, com o uso de um único portal no punho proximal à palma, ou usando a combinação de dois portais, um proximal e outro mesopalmar ao longo do eixo da incisão aberta. Embora em alguns estudos tenha-se observado retorno mais cedo às atividades com o procedimento endoscópico, a incidência de iatrogenias de nervo e de tendão e a taxa de recorrência tardia de sintomas em razão de secção incompleta do ligamento talvez sejam maiores com o procedimento endoscópico do que com a liberação a céu aberto. Ambos os procedimentos são efetivos no tratamento da síndrome do túnel do carpo. A decisão sobre que técnica empregar deve ser tomada com base na experiência do cirurgião. A liberação endoscópica do túnel do carpo não deve ser usada no tratamento de síndrome do túnel do carpo recorrente.

Os pacientes devem ser estimulados a mover seus dedos desde o primeiro dia de pós-operatório. A mobilização do punho inicia-se ao longo da primeira semana. A sensibilidade na incisão frequentemente impede que o paciente use totalmente as mãos e retorne plenamente ao trabalho nas primeiras 4 a 8 semanas após a cirurgia. Se o paciente tiver dificuldades com a função da mão 3 a 4 semanas após a cirurgia, deve-se prescrever um programa terapêutico que consiste em dessensibilização, mobilização do ADM e fortalecimento muscular.

▶ Síndrome do pronador

A. Anatomia

O nervo mediano pode ser comprimido no antebraço proximal por uma ou mais das seguintes estruturas: ligamento de Struthers, aponeurose bicipital, pronador redondo, ou arco fibroso proximal sobre a superfície interna do músculo flexor superficial dos dedos.

B. Manifestações clínicas

Os pacientes com síndrome do pronador se queixam de dor que, normalmente, é mais intensa na face volar do antebraço do que no punho ou na mão. A dor geralmente aumenta com a atividade. As queixas de dormência em polegar e dedos indicador, médio e mínimo podem sugerir inicialmente o diagnóstico de síndrome do túnel do carpo. Entretanto, os sintomas noturnos são raros nos pacientes com síndrome do pronador isolada.

O exame pode revelar déficits sensitivos e motores semelhantes aos observados na síndrome do túnel do carpo, mas será possível observar diferenças significativas com a avaliação cuidadosa. O disestesia poderá incluir a distribuição do nervo cutâneo palmar. O sinal de Tinel será positivo na altura do antebraço mais do que no punho. A manobra de Phalen não provocará sintomas. Os pacientes poderão manifestar dor com a resistência à contração do pronador redondo ou do flexor superficial dos dedos, o que pode ser testado aplicando-se resistência à pronação do antebraço ou à flexão isolada da articulação interfalangeana proximal dos dedos médio e anelar.

C. Tratamento

A avaliação do paciente sintomático deve incluir exames eletrodiagnósticos caso a imobilização por 6 semanas não produza melhoras. O tratamento cirúrgico implica descompressão ampla de todos os possíveis sítios de constrição.

▶ Síndrome do nervo interósseo anterior

A. Anatomia

O ramo interósseo anterior tem origem no nervo mediano 4 a 6 centímetros abaixo do cotovelo. Esse ramo inerva os músculos flexor longo do polegar, flexor profundo dos dedos médio e indicador e pronador quadrado. O nervo interósseo anterior pode ser comprimido pela cabeça profunda do pronador redondo, pela origem no flexor superficial dos dedos, pelo palmar profundo ou pelo flexor radial do carpo. Além disso, os músculos acessórios que conectam o flexor superficial dos dedos ao flexor profundo dos dedos e o músculo de Gantzer (cabeça acessória do flexor longo do polegar) podem impactar o nervo interósseo anterior.

B. Manifestações clínicas

Os pacientes com síndrome do nervo interósseo anterior se queixam de incapacidade de flexionar a articulação interfalangeana do polegar ou a articulação interfalangeana distal do dedo indicador. Diferentemente do que ocorre com aqueles com a síndrome do pronador, esses pacientes não se queixam de dormência nem de dor.

C. Tratamento

A descompressão cirúrgica do nervo interósseo anterior deve ser indicada quando não ocorre melhora espontânea. Todas as estruturas potencialmente compressoras devem ser expostas para que haja liberação.

2. Neuropatia ulnar

▶ Síndrome do túnel cubital

A. Anatomia

O nervo ulnar é mais comumente comprimido no túnel cubital, ao longo da face medial do cotovelo. A compressão pode ocorrer entre as origens ulnar e umeral do flexor ulnar do carpo ou na borda proximal do túnel cubital porque o nervo fica preso no segmento anterior com a flexão do cotovelo (Fig. 9-25).

B. Manifestações clínicas

Os pacientes com síndrome do túnel cubital, na maioria das vezes, se queixam de parestesia e dormência envolvendo os dedos anelar e mínimo. Como os sintomas podem ser agravados ou induzidos por flexão mantida do cotovelo, os pacientes se queixam de aumento dos sintomas ao falar no telefone. Muitos pacientes se queixam de serem acordados à noite por sintomas, na maioria das vezes quando dormindo com os cotovelos flexionados. Os pacientes cujo exame revele perda de força nos músculos inervados pelo nervo ulnar podem se queixar de desajeitamento e falta de destreza.

1. Testes provocativos

A. Sinal de Tinel – Diz-se que o sinal de Tinel é positivo quando a percussão sobre o nervo ulnar na altura do cotovelo produz parestesia ao longo da face ulnar de antebraço e mão. O nervo pode ser observado ao se deslocar sobre o epicôndilo medial quando o braço é flexionado.

B. Força motora – A força muscular deve ser pesquisada nos músculos inervados pelo nervo ulnar tanto intrínsecos (primeiro interósseo dorsal) quanto extrínsecos (flexor profundo do dedo mínimo).

C. Sinal de Froment – Quando há perda de força do músculo adutor do polegar, inervado pelo ulnar, pode-se observar sinal de Froment positivo. Quando o paciente tenta segurar um pedaço de papel entre o polegar e o indicador, a articulação interfalangeana do polegar sofrerá flexão na tentativa de substituir a atividade do flexor longo do polegar, em razão de força insuficiente do adutor do polegar.

D. Teste de flexão do cotovelo – O nervo ulnar pode se tornar sintomático quando o paciente flexiona totalmente o cotovelo com o punho em posição neutra. O teste de flexão do cotovelo, uma manobra provocativa, é considerado positivo se houver parestesia nos dedos anelar e mínimo em até 60 segundos. A localização da parestesia e o tempo decorrido entre o início da flexão do cotovelo e o surgimento dos sintomas devem ser registrados.

C. Tratamento

1. Tratamento conservador – Entre as medidas conservadoras está o uso de amortecimento para proteger o nervo de trauma-

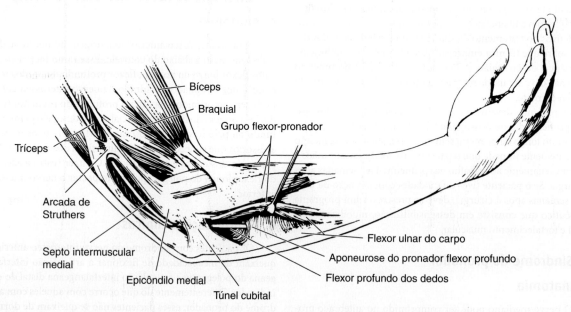

▲ **Figura 9-25** Pontos de constrição do nervo ulnar no cotovelo. (Retirada de Amadio PC: Anatomic basis for a technique of ulnar nerve transposition. *Surg Radiol Anat* 1986;8:155; utilizada com permissão da Mayo Foundation.)

tismo ou de aparelho que mantenha o cotovelo em aproximadamente 45 graus de flexão. O aparelho pode ser usado continuamente ou apenas à noite, dependendo da frequência e da intensidade dos sintomas.

2. Tratamento cirúrgico – Devem ser solicitados exames eletrodiagnósticos se o tratamento conservador não aliviar os sintomas, particularmente quando houver evidências de fraqueza motora. A confiabilidade dos estudos de condução nervosa no cotovelo depende da capacidade do examinador de medir com precisão o comprimento do nervo ulnar.

Diversos procedimentos foram descritos com o objetivo de aliviar a compressão do nervo ulnar no cotovelo. Dentre esses estão a descompressão simples do nervo ulnar no interior do túnel cubital ou a descompressão com transposição anterior do nervo pelas vias subcutânea, intramuscular ou submuscular, para a massa do grupo flexor-pronador. Quando o nervo é transposto, deve-se ter o cuidado de excisar o septo intermuscular medial no plano proximal e de liberar a aponeurose entre as origens umeral e ulnar do flexor ulnar do carpo no plano distal, a fim de evitar a criação de uma nova área de impacto.

Uma estratégia cirúrgica alternativa é a que envolve a descompressão do nervo e epicondilectomia medial. Com essa técnica, remove-se a proeminência contra a qual o nervo ulnar é comprimido com a flexão do cotovelo. Após a cirurgia, a reabilitação inicial se concentra na recuperação do ADM. Os exercícios de fortalecimento são iniciados em 4 a 6 semanas e o paciente, geralmente, está apto a retomar plenamente suas atividades profissionais em 8 a 12 semanas.

▶ Síndrome do túnel ulnar

A. Anatomia

O nervo ulnar passa pelo antebraço para mão atravessando o canal de Guyon (ver a Fig. 9-23). Os limites anatômicos o canal de Guyon são, na face ulnar, o ligamento pisiforme e pisiforme-hamato, na face radial, o gancho do hamato e a inserção do ligamento transverso do carpo, com o ligamento volar do carpo formando o teto do túnel.

B. Manifestações clínicas

No exame deve-se documentar a integridade da inervação motora e sensitiva. Diferentemente do que é observado na síndrome do túnel cubital o sinal de Tinel é positivo no punho e não no cotovelo. A função motora extrínseca está normal. A região de compressão deve ser definida com estudos eletrodiagnóstico. Em alguns casos, os exames de RMN revelam a presença de lesões de massa como um gânglio comprimindo o nervo no interior do canal de Guyon.

C. Tratamento

Quando a imobilização não é efetiva, deve-se considerar a possibilidade de descompressão cirúrgica. Quando os sintomas ocorrem em conjunto com a síndrome do túnel do carpo, a liberação do ligamento transverso do carpo altera favoravelmente a forma e o tamanho do canal de Guyon. Os cuidados pós-operatórios são os mesmos descritos para a liberação do túnel do carpo.

3. Neuropatia radial

▶ Síndrome do túnel radial

A. Anatomia

O nervo radial pode se tornar sintomático se for comprimido na região do túnel radial. Entre os pontos de impacto ao longo do túnel radial, localizado ao nível proximal do rádio, estão fibras atravessando a articulação radiocapitelar, vasos radiais recorrentes, o músculo extensor radial curto do carpo, a origem tendinose do supinador (arcada de Frohse) e o ponto no qual o nervo emerge da borda inferior do supinador.

B. Manifestações clínicas

Como a síndrome do túnel radial muitas vezes ocorre em combinação com epicondilite lateral, os dois diagnósticos frequentemente são confundidos. Os pacientes com síndrome do túnel radial apresentam dor sobre a porção média do grupo formado por braquiorradial, extensor longo radial do carpo e extensor curto radial do carpo (*mobile wad*), enquanto a dor sentida pelos pacientes com epicondilite lateral é localizada sobre ou imediatamente distal ao epicôndilo lateral. Os pacientes com síndrome do túnel radial sentem dor quando, simultaneamente, estendem o punho e os dedos enquanto o dedo médio é passivamente flexionado pelo examinador (teste de extensão do dedo médio positivo). Os pacientes com síndrome do túnel radial frequentemente se queixam de dor durante a supinação contra resistência do antebraço.

C. Tratamento

O tratamento conservador da síndrome do túnel radial inclui medidas que evitem a extensão forçada do punho e dos dedos. O punho é imobilizado em dorsiflexão enquanto o antebraço é mantido em supinação. Se os sintomas persistirem apesar da imobilização, o paciente poderá ser tratado com descompressão cirúrgica do nervo radial. A epicondilite lateral concomitante deve ser tratada cirurgicamente ao mesmo tempo em que o nervo radial é descomprimido.

▶ Síndrome no nervo interósseo posterior

A. Anatomia

O nervo radial se divide para formar o nervo interósseo posterior e o ramo sensitivo superficial do nervo radial após sua passagem anteriormente à articulação radiocapitelar. O nervo interósseo posterior passa, então, abaixo da origem do extensor curto radial do carpo, da artéria recorrente e da arcada de Frohse. O nervo interósseo posterior é mais frequentemente comprimido na margem proximal do supinador, embo-

CIRURGIA DA MÃO

ra a compressão também possa ocorrer nas margens medial e distal do músculo supinador.

B. Manifestações clínicas

Diferentemente do que ocorre com a síndrome do túnel do carpo, os pacientes com síndrome do nervo interósseo apresentam perda de força dos extensores extrínsecos. A dor tende a ser menor do que nos pacientes com síndrome do túnel do carpo.

A paralisia pode ser parcial ou total. Como os músculos braquiorradial, extensor longo radial do carpo, supinador e, frequentemente, extensor curto radial do carpo são inervados pelo nervo radial em posição proximal ao seu ramo interósseo posterior, esses músculos são poupados. A extensão dos dedos na articulação metacarpofalangeana é o principal déficit causado pela perda da ação de extensor comum dos dedos, extensor próprio do indicador e extensor do dedo mínimo.

O diagnóstico diferencial em pacientes com perda espontânea da extensão dos dedos deve incluir a possibilidade de ruptura em múltiplos tendões, além de neuropatia do radial, particularmente nos pacientes com AR. O efeito de tenodese, no qual os dedos sofrem extensão quando o punho é flexionado passivamente, é preservado na síndrome do nervo interósseo posterior, mas estará abolido em caso de ruptura dos tendões extensores.

C. Tratamento

O tratamento da síndrome do nervo interósseo posterior implica descompressão total do nervo. Se não houver recuperação motora, as transferência de tendão restauram a extensão dos dedos.

4. Síndrome do desfiladeiro torácico

▶ Anatomia

O plexo braquial deixa a base do pescoço e a região superior do tórax pela abertura superior do tórax.* Os limites anatômicos da abertura superior são músculo escaleno, anteriormente, músculos escaleno médio, posteriormente, e a primeira costela inferiormente. A síndrome do desfiladeiro torácico,** geralmente resultante da irritação dos nervos derivados de C8 e T1, pode ser causada pela presença de costela cervical, de bandas tendíneas entre os músculos escalenos médio e anterior, ou por calo ósseo hipertrófico de fratura de clavícula. Postura inadequada com curvatura dos ombros e posição militar de sentido por períodos prolongados foram ambas implicadas como fatores contribuintes.

▶ Manifestações clínicas

Os sintomas da síndrome do desfiladeiro torácico frequentemente são vagos. É possível haver dor no dermátomos de C8-T1, com grau variável de paresia intrínseca. Os pacientes podem apresentar sintomas vasculares se a artéria axilar estiver sendo comprimida na abertura superior do tórax.

---

*N. do T.: Ou "desfiladeiro torácico".

**N. do T.: Ou "síndrome da saída torácica".

A. Testes provocativos

1. Teste de Roos – No exame físico de pacientes sob suspeita de síndrome do desfiladeiro torácico deve incluir um teste de estresse no qual os ombros são mantidos em extensão e o braço sofre rotação externa de 90 graus na altura do ombro. Solicita-se, então, que o paciente abra e feche as mãos com os braços elevados por 3 minutos. A reprodução dos sintomas sugere síndrome do desfiladeiro torácico.

2. Outros testes – O sinal de Adson e o teste de Wright podem ser úteis para detecção de compressão vascular. No teste de Adson positivo, o pulso radial é abolido quando o paciente infla o tórax e prende a respiração com o braço pendente ao lado do corpo e a cabeça girada para o lado afetado. No teste de Wright, o pulso é abolido quando o ombro é abduzido em rotação externa e a cabeça é virada para o lado oposto ao do ombro envolvido. Essa manobra, ademais, deve reproduzir os sintomas do paciente. O exame físico deve avaliar as funções das raízes de C8 e T1: sensibilidade ao longo da borda interna da mão e do antebraço e força muscular intrínseca da mão.

B. Exames diagnósticos

A rotina de investigação do paciente sintomático deve incluir radiografias da coluna cervical para afastar a possibilidade de costela cervical, exames eletrodiagnóstico para avaliar a função das raízes nervosas inferiores e ecodoppler do braço em diversas posições para avaliar se há compressão da artéria axilar.

▶ Tratamento

O tratamento inicial inclui exercícios posturais. Os pacientes que não respondam ao tratamento conservador ou que apresentem perda de força podem ser beneficiados por ressecção cirúrgica de eventual costela cervical, ressecção da primeira costela ou escalenotomia.

5. Compressão de raiz cervical

▶ Manifestações clínicas

A compressão de raiz cervical pode resultar em queixas como dor ou perda de força na mão. Deve-se questionar o paciente sobre dor ou limitação do movimento da coluna cervical. Se o paciente tiver sido envolvido em acidente automobilístico com flexão e extensão súbitas do pescoço, este fato deve ser registrado. A compressão de raiz nervosa cervical pode ocorrem a partir de hérnia de disco cervical, espondilose cervical, osteofitos intervertebrais ou, raramente, tumor medular cervical.

Os pacientes com compressão de raiz cervical frequentemente se queixam de dor em distribuição radicular e não de nervo periférico. Não obstante, os sintomas envolvendo a mão, a maioria dos pacientes, quando cuidadosamente inquiridos, é capaz de distinguir a dor que se inicia no pescoço e depois irradia para a mão da dor que se inicia na mão para se estender no sentido proximal até o pescoço. A dor costuma se agravar com o movimento do pescoço (flexão e extensão, inclinação lateral, ou rotação), com tosse ou com espirros.

A. Teste de Spurling

O exame físico do paciente com radiculopatia cervical frequentemente revela redução do arco de movimento cervical ou dor com a movimentação do pescoço. Os sintomas podem ser reproduzidos com a compressão axial da cabeça do paciente (teste de Spurling positivo). O exame detalhado das funções sensitiva e motora pode revelar déficit na distribuição de uma ou mais raízes.

B. Síndrome do duplo esmagamento

A apresentação com radiculopatia cervical e neuropatia periférica compressiva recebe o nome de *síndrome do duplo esmagamento*. Permanece sendo tema de debate se a compressão em um nível torna o nervo mais suscetível a forças compressivas em um segundo nível, ou se os casos representam duas entidades ocorrendo no mesmo membro.

▶ Tratamento

Se o nervo estiver comprimido em mais de um ponto, a região mais sintomática geralmente é tratada primeiro. Se ambas as áreas forem igualmente sintomáticas, opta-se pela operação mais simples primeiro.

Lindley SG, Kleinert JM: Prevalence of anatomic variations encountered in elective carpal tunnel release. *J Hand Surg Am* 2003;28:849. [PMID: 14507518]

Morgenlander JC, Lynch JR, Sanders DB: Surgical treatment of carpal tunnel syndrome in patients with peripheral neuropathy. *Neurology* 1997;49:1159. [PMID: 9339710]

Naidu SH, Fisher J, Heistand M, et al: Median nerve function in patients undergoing carpal tunnel release: pre- and post-op nerve conductions. *Electromyogr Clin Neurophysiol* 2003;43:393. [PMID: 14626718]

Trumble TE, Diao E, Abrams RA, et al: Single-portal endoscopic carpal tunnel release compared with open release: a prospective, randomized trial. *J Bone Joint Surg Am* 2002;84:1107. [PMID: 12107308]

Upton AR, McComas AJ: The double crush in nerve entrapment syndromes. *Lancet* 1973;2:359. [PMID: 4124532]

DISTÚRBIOS DA FÁSCIA DA MÃO

DOENÇA DE DUPUYTREN

A doença de Dupuytren caracteriza-se por espessamento nodular da superfície palmar da mão afetando a fáscia palmar (Fig. 9-26). Trata-se de quadro progressivo causado por alterações patológicas mediadas por miofibroblastos. A doença de Dupuytren ocorre, com maior frequência, em pacientes entre 40 e 60 anos de idade. É mais comum no sexo masculino e nestes pacientes surge mais cedo e é mais agressiva. As contraturas em flexão ocorrem, com maior frequência, nas articulações metacarpofalangeanas, mas também podem limitar a interfalangeana proximal e, mais raramente a distal. As regiões mais comumente

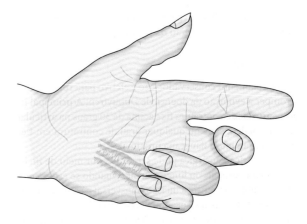

▲ **Figura 9-26** Contratura de Dupuytren. (Reproduzida, com permissão, a partir de American Society for Surgery of the Hand: *The Hand: Examination and Diagnosis*, 2nd ed. Philadelphia: Churchill Livingstone; 1983.

envolvidas são os dedos mínimo e anelar e a membrana interdigital do polegar. É possível haver depósitos no dorso da articulação interfalangeana proximal (nós dos dedos), dorso do pênis (doença de Peyronie) e fáscia plantar (doença de Ledderhose).

▶ Fatores epidemiológicos

Alguns fatores predisponentes foram identificados. A doença é mais comum em indivíduos com ancestrais da Europa setentrional e, ocasionalmente, é encontrada em asiáticos; raramente é vista em outros grupos raciais. A doença de Dupuytren foi associada a medicamentos antiepilépticos usados para controle de distúrbios convulsivos e ao alcoolismo, tabagismo e diabetes melito. A relação com a ocupação e com traumatismos permanece controversa. Os quadros mais agressivos ocorrem em pacientes com história familiar da doença e naqueles que tenham a instalação antes de 40 anos de idade. Os pacientes com envolvimento mais grave podem ter a doença bilateralmente, com depósitos ectópicos no dorso de mãos e pés. Embora esses pacientes frequentemente sejam tratados com cirurgia em idade precoce, tanto a extensão quanto a recorrência da doença são comuns.

▶ Anatomia

A contratura de Dupuytren distorce a anatomia da fáscia palmar. As contraturas em flexão da articulação metacarpofalangeana são causadas por contratura patológica de bandas pré-tendíneas em nível superficial. A contratura do ligamento natatório produz contratura da membrana interdigital e fechamento dos dedos. As fibras transversais da aponeurose palmar não são envolvidas, exceto na base do polegar. Nos dedos, a fáscia volar superficial, a bainha lateral do dedo, a banda espiral e os ligamentos de Grayson podem sofrer contração isolada ou combinada produzindo contratura em flexão da articulação interfalangeana proximal. Quando uma banda espiral se contrai, o nervo digital frequentemente é deslocado no sentido palmar para a banda, passando de posição lateral proximal para central distal na região da falange proximal.

Tratamento

O tratamento conservador não é efetivo para reverter ou interromper a evolução da doença de Dupuytren. A principal indicação cirúrgica é contratura fixa acima de 30 graus na articulação metacarpofalangeana ou qualquer grau de contratura em flexão na articulação interfalangeana proximal.

A exposição cirúrgica pode ser obtida por meio de incisões cutâneas transversais ou longitudinais. Quando se espera envolvimento palmar extenso, a incisão transversal passando pela prega palmar distal. As incisões transversais geralmente são suturadas; se houver tensão excessiva, a ferida pode ser deixada aberta para que cicatrize por segunda intenção. Quando há necessidade de exposição longitudinal do dedo, a incisão em zigue-zague de Brunner é útil. Uma alternativa é a incisão longitudinal modificada por fechamento com retalhos de transposição sequenciais com Z-plastia.

O objetivo da liberação cirúrgica é realizar fasciectomia regional ou fasciectomia subtotal palmar que permita movimentação máxima sem restrição da articulação. A fasciotomia local ocasionalmente pode ser a técnica escolhida em paciente mais idoso e debilitado com contratura articular grave.

Os casos graves ou recorrentes de doença na articulação interfalangeana proximal ocasionalmente podem ser tratados com procedimento radical, geralmente artrodese da articulação interfalangeana proximal. Pode-se considerar a possibilidade de amputação se houver rigidez ou comprometimento neurovascular em paciente com doença recorrente.

A fasciotomia enzimática é uma alternativa à cirurgia para as formas menos graves da doença. O procedimento consiste em extensão gentil do dedo 24 horas após a infiltração do cordão enfermo com colagenase de *Clostridium histolyticum*.

Complicações

A complicação pós-operatória mais comum é hematoma, que pode se expandir e comprometer os retalhos cutâneos e atuam como nicho de infecção. Para reduzir a possibilidade de hematoma pós-operatório, o torniquete deve ser liberado, para que se proceda à hemostasia meticulosa, antes do fechamento da ferida. Deve-se evitar tensão no fechamento da pele. Se ocorrer necrose limitada no retalho, as regiões afetadas devem ser tratadas com curativos abertos trocados com frequência. Se a perda cutânea for extensa, talvez haja necessidade de enxerto de pele para antecipar o fechamento da ferida.

É possível ocorrer rigidez articular, particularmente após liberação cirúrgica extensa de articulação interfalangeana proximal fixa por longo período. Frequentemente, haverá necessidade de fisioterapia extensiva, com exercícios ativos e passivos e uso de órtese.

Não é raro haver dor leve de origem simpática (distrofia simpática reflexa). Para os pacientes que tenham a forma grave, hospitalização com elevação do membro, agentes bloquea-

dores simpáticos, corticosteroides orais e fisioterapia intensiva podem ser necessários.

Prognóstico

A correção da contratura geralmente se mantém nas articulações metacarpofalangeanas. A recorrência é mais comum na articulação interfalangeana proximal, particularmente quando a contratura pré-operatória é superior a 60 graus. O uso a longo prazo de imobilização noturna pode reduzir a extensão da contratura em flexão residual do dedo.

Forsman M, Kallioinen L, Kallioinen M, et al: Dupuytren's contracture; increased cellularity—proliferation, is there equality? *Scand J Surg* 2005;94:71. [PMID: 15865122]

Godtfredsen NS, Lucht H, Prescott E, et al: A prospective study linked both alcohol and tobacco to Dupuytren's disease. *J Clin Epidemiol* 2004;57:858. [PMID: 15485739]

Ketchum LD, Donahue TK: The injection of nodules of Dupuytren's disease with triamcinolone acetonide. *J Hand Surg Am* 2000;25:1157. [PMID: 11119679]

McFarlane RM: On the origin and spread of Dupuytren's disease. *J Hand Surg Am* 2002;27:385. [PMID: 12015711]

SÍNDROMES DE COMPARTIMENTO

As síndromes de compartimento formam um grupo de quadros resultantes do aumento de pressão no interior de um espaço anatômico delimitado, comprometendo agudamente a microcirculação e ameaçando a viabilidade dos tecidos naquele espaço.

A síndrome de compartimento recorrente ou crônica resulta de aumento da pressão dentro do compartimento com uma atividade específica, na maioria dos casos em atletas durante a prática de esportes. A perda de força muscular pode ser suficientemente intensa para interromper a atividade esportiva, embora o paciente se mantenha assintomático entre as recorrências.

A contratura isquêmica de Volkmann é o resultado de uma síndrome de compartimento na qual tenha havido substituição de tecido muscular morto por tecido fibroso. Como nem sempre há lesão de nervo associada a este quadro, a sensibilidade e a função muscular intrínseca podem estar normais distalmente ao compartimento envolvido. Como frequentemente não há qualquer lesão nervosa associada, não se observa déficit ou perda total da função motora na distribuição do nervo distal ao compartimento envolvido.

Fatores etiológicos

As causas mais comuns de síndrome de compartimento são fraturas, lesões de esmagamento de tecidos moles, insuficiência arterial causada por hemorragia ou por isquemia produzida por edema, overdose de drogas com compressão prolongada de membro e queimaduras. Na maioria dos casos, as fraturas são fechadas ou, quando expostas, são fraturas de grau 1 com pouca lesão dos envelopes de tecidos moles no compartimento.

A fisiopatologia da síndrome de compartimento é consequência do fechamento de pequenos vasos. O aumento da pressão dentro do compartimento eleva a pressão sobre as paredes das arteríolas. O aumento da pressão local também obstrui vênulas, resultando em hipertensão venosa dentro do compartimento. O gradiente arteriovenoso nos tecidos sob pressão se torna insuficiente para permitir a perfusão. Como a elevação da pressão dentro do compartimento não é suficiente para obstruir totalmente as grandes artérias em sua passagem pelo compartimento, os pulsos distais permanecem amplos a despeito de haver isquemia crescente nos tecidos moles afetados.

▶ Manifestações clínicas

O diagnóstico de síndrome de compartimento é predominantemente clínico. O médico deve manter alto índice de suspeição sempre que um compartimento fechado apresentar potencial de sangramento ou de edema. As síndromes de compartimento caracterizam-se por dor desproporcional à lesão inicial. A dor frequentemente é persistente, progressiva e não aliviada com a imobilização. A dor pode ser agravada por estiramento passivo dos dedos da mão. Pode-se observar redução da sensibilidade na distribuição do nervo cujo compartimento esteja sendo comprimido. Supõe-se que este fenômeno seja secundário a isquemia do nervo. O terceiro sinal é paresia e paralisia dos músculos no interior do compartimento. O quarto sinal é aumento da tensão no compartimento à palpação. Dos sinais e sintomas descritos, a dor com o estiramento passivo dos músculos é o mais sensível para detecção de síndrome de compartimento. A não ser que haja lesão vascular, os pulsos distais costumam estar preservados na síndrome de compartimento.

Se houver dúvida quanto ao diagnóstico, o médico deve aferir a pressão no interior do compartimento afetado. Há diversos métodos disponíveis, incluindo monitor portátil de pressão ou um manômetro simples de mercúrio adaptado conectado a um tubo com válvula *three-way*. Embora haja controvérsia quanto ao limiar exato para indicação de fasciotomia, esta possibilidade deve ser enfaticamente considerada sempre que a pressão dentro do compartimento esteja acima de 30 mmHg no antebraço. Os valores de pressão medidos dentro dos compartimentos da mão são difíceis de interpretar. A decisão de realizar fasciotomia em mão ou dedos é tomada unicamente com base no julgamento clínico.

▶ Tratamento

Uma vez estabelecido o diagnóstico de síndrome de compartimento, deve-se proceder à fasciotomia do compartimento envolvido assim que possível, uma vez que a elevação da pressão acima de 30 mmHg por mais de 8 horas está associada a necrose irreversível. A fasciotomia profilática também deve ser considerada em pacientes com isquemia presente há mais de 4 horas. Todos os pacientes submetidos a reimplante de antebraço ou de braço devem ser submetidos à fasciotomia no momento do procedimento cirúrgico inicial.

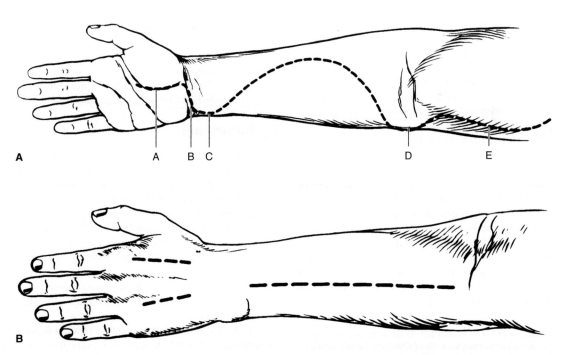

▲ **Figura 9-27 A:** Diversas incisões cutâneas usadas para fasciotomia volar do braço. **B:** Para descompressão os compartimentos dorsal e do grupo formado por braquiorradial, extensor longo radial do carpo e extensor curto radial do carpo (*mobile wad*), dá-se preferência às incisões retas porque menos veias são danificadas. (Reproduzida, com permissão, a partir de Green DP, ed: *Operative Hand Surgery*, 2nd ed. Churchill Livingstone; 1988.)

Entre os compartimentos de membro superior o volar do antebraço é o que mais frequentemente requer intervenção (Fig. 9-27A). A incisão na pele deve se estender desde o cotovelo até o túnel do carpo. A incisão preferencial é a que se estende desde a face medial do bíceps com desvio ulnar na direção do epicôndilo medial. Deve-se ter cuidado ao fazer a incisão da aponeurose bicipital ao nível do cotovelo. A incisão pode se estender no sentido radial, a fim de permitir a descompressão do *mobile wad*. Na metade distal do antebraço, a incisão corre ao longo da borda ulnar. O retalho é desenhado de forma a permitir a cobertura do nervo mediano no antebraço distal quando as feridas são deixadas abertas no final do procedimento. A incisão é estendida obliquamente cruzando o punho para exposição do túnel do carpo na palma proximal.

A epimisiotomia dos ventres musculares dos compartimentos superficiais e profundos deve ser decidida individualmente de acordo com a necessidade. Atenção para comprovar que o compartimento muscular profundo (flexor longo do polegar e flexor profundo dos dedos) esteja totalmente descomprimido. A incisão na pele pode ser parcialmente fechada sobre o nervo mediano na mão e no segmento distal do antebraço. A ferida proximal sobre o músculo deve ser deixada aberta. O paciente deve voltar ao centro cirúrgico em 48 horas para reavaliação. No segundo tempo cirúrgico, os curativos são trocados e procede-se a desbridamento secundário se ainda houver musculatura inviável. Em alguns casos, será possível fechar a ferida secundariamente; na maioria dos casos, a alternativa mais segura é o enxerto de pele de espessura parcial sobre a falha residual. Quando necessária, a descompressão da região dorsal do antebraço pode ser feita com incisão longitudinal dorsal (Fig. 9-27B).

Na mão, a comunicação entre os compartimentos é limitada; portanto, cada compartimento deverá ser liberado individualmente. Isso pode ser feito com duas incisões longitudinais no dorso sobre os metacarpais de indicador e anelar. Por meio dessas incisões, cada um dos compartimentos interósseos pode ser penetrado de ambos os lados, radial e ulnar, de cada metacarpal. São necessárias incisões volares individuais quando houver necessidade de descompressão dos compartimentos tenar e hipotenar na palma da mão.

No dedo, talvez haja necessidade de fasciotomia para tratamento de traumatismo grave ou de acidente ofídico. Como é impossível aferir precisamente a pressão no compartimento do dedo, as indicações para fasciotomia são feitas com base no grau de edema. As incisões no eixo central ao longo da face ulnar dos dedos indicador, médio e anelar, e da face radial do dedo mínimo e do polegar, permitem descompressão satisfatória. Deve-se ter o cuidado de retrair o feixe neurovascular na direção da palma para, então, excisar a fáscia entre o feixe neurovascular e a bainha do tendão flexor. As feridas operatórias nos dedos devem ser deixadas abertas para que fechem por segunda intenção ou com enxerto de pele de espessura parcial.

Botte MJ, Keenan MA, Gelberman RH: Volkmann's ischemic contracture of the upper extremity. *Hand Clin* 1998;14:483. [PMID: 9742427]

Dente CJ, Feliciano DV, Rozycki GS, et al: A review of upper extremity fasciotomies in a level I trauma center. *Am Surg* 2002;70:188. [PMID: 15663051]

Hovius SE, Ultee J: Volkmann's ischemic contracture. Prevention and treatment. *Hand Clin* 2000;16:647. [PMID: 11117054]

Ultee J, Hovius SE: Functional results after treatment of Volkmann's ischemic contracture: a long-term follow-up study. *Clin Orthop* 2005;431:42. [PMID: 15685054]

FRATURAS E LUXAÇÕES NA MÃO

FRATURAS E LUXAÇÕES DE METACARPOS E FALANGES

As fraturas de metacarpos e falanges representam aproximadamente 10% de todas as fraturas. Mais de metade das fraturas de mão estão relacionadas com o trabalho. As fraturas de bordas digitais, polegares e dedo mínimo são as mais comuns. O osso mais comumente fraturado é a falange distal, representando 45 a 50% das fraturas de mão.

▶ Manifestações clínicas

Na descrição de fratura de falange ou de metacarpo devem-se incluir observação do osso envolvido, localização dentro do osso (base, corpo ou colo) e se a fratura é fechada ou exposta. Deve-se determinar também se a fratura tem ou não desvio, se há componente intra-articular e se há deformidade rotacional ou angular.

Como é difícil avaliar se há desalinhamento rotacional de fratura metacarpal ou falangeana com radiografias, o exame físico é essencial. Solicita-se ao paciente que flexione ativamente os dedos individualmente e ao mesmo tempo. Avaliam-se rotação das unhas, direção dos dedos e sobreposição dos dedos. Também devem ser avaliadas lesões vasculares, de nervos e de tendões, e a adequabilidade da cobertura de tecidos moles.

▶ Tratamento

O tratamento de fraturas de metacarpo e de falange requer diagnóstico preciso, redução e imobilização suficiente para manter a redução da fratura, com mobilização precoce dos dedos não envolvidos a fim de prevenir rigidez. Na imobilização a mão deve ser colocada em posição de segurança, ou *intrinsic plus*, para evitar contratura articular secundária (ver Fig. 9-12). Para as fraturas de falange a imobilização raramente excede 3 semanas e para as metacarpianas, 4 semanas. Como na mão a consolidação radiológica é posterior à clínica, o início da mobilização digital não deve ser postergada até que a consolidação esteja radiologicamente evidente. A imobilização prolongada aumenta o risco de rigidez residual.

A fixação necessária para manter a redução depende das características da fratura. As fraturas estáveis podem ser tratadas apenas com fita adesiva fixando o dedo afetado ao adjacente e permitindo mobilização precoce, ou com um breve período de imobilização com aparelho. A repetição de exames radiográficos após 7 a 10 dias confirma a manutenção da redução da fratura.

Para as fraturas instáveis inicialmente desviadas que tenham requerido redução fechada para alinhamento adequado há indicação de imobilização externa ou aparelho gessado ou órtese.

Quando se considera que imobilização externa certamente ou possivelmente não manterá a redução da fratura, indica-se fixação interna. As técnicas de fixação interna utilizadas no tratamento das fraturas de mão são fio Kirschner (K), fio interósseo, osteossíntese em banda de tensão, parafuso interfragmentário, ou fixação com placa e parafusos. A fixação com fio K é um meio versátil, mas com menos rigidez que outras técnicas. Pode-se obter estabilidade adicional combinando fixação com fio K e osteossíntese em banda de tensão. Os parafusos interfragmentários proporcionam a fixação ideal para as fraturas longas com traço oblíquo, nas quais a obliquidade da fratura excede mais de duas vezes o diâmetro do osso fraturado. Placa e parafusos são particularmente úteis na mão em caso de fratura exposta de metacarpo com perda óssea. Quando ocorre perda segmentar de osso, o tratamento inicial inclui desbridamento da ferida associada e manutenção do comprimento esquelético com fixação interna ou externa. Após ter-se estabelecido a cobertura de tecidos moles, a reconstrução com enxerto ósseo pode ser associada à fixação interna definitiva.

1. Fraturas de epífise

Aproximadamente um terço das fraturas de esqueleto imaturo envolve a epífise. As fraturas epifisárias de Salter-Harris são divididas em cinco tipos. As fraturas tipo 1, que cortam a placa de crescimento sem extensão para epífise ou metáfise, podem ser efetivamente tratadas com imobilização simples. As fraturas tipo 2, nas quais um fragmento metafiseal encontra-se ligado à epífise, geralmente podem ser tratadas com redução fechada e imobilização com aparelho. Uma das fraturas de tipo 2 mais comuns é a chamada fratura em oitava extra* na base da falange proximal do dedo mínimo, causada por desvio ulnar forçado do dedo. A redução pode ser obtida com flexão da articulação metacarpofalangeana e desvio radial do dedo mínimo. As fraturas de tipos 3 e 4 são intra-articulares. Quando desviadas, tais fraturas requerem redução aberta para restauração da superfície articular e da epífise. As fraturas de tipo 5 são raras nas falanges, ocorrendo, com maior frequência, nos metacarpos dos dedos como resultado de compressão axial. As lesões de tipo 5 com esmagamento da placa de crescimento podem provocar fusão parcial ou total da epífise e resultar em deformidade angular tardia ou em encurtamento do dedo.

2. Fraturas de falange distal

As fraturas de falange distal ocorrem, com maior frequência, no dedo médio e no polegar. Essas fraturas geralmente resultam de lesão de esmagamento, como ocorre em caso de martelada no dedo ao tentar pregar um prego, ou em caso de dedo médio protruso que fique preso ao fechar uma porta.

Em caso de lesão fechada, não há necessidade de redução precisa dos fragmentos das fraturas de falanges distal, a não ser que a superfície articular esteja envolvida. O tratamento é feito com imobilização do osso e da articulação interfalangeana distal para proteção e alívio da dor. Enquanto a articulação interfalangeana distal é mantida imobilizada, deve-se estimular o movimento das articulações metacarpofalangeana e interfalangeana proximal. A imobilização com aparelho pode ser suspensa após 3 semanas.

As lesões da matriz ungueal frequentemente estão associadas às fraturas de falange distal. Para o tratamento adequado dessas fraturas é necessário remover a unha, irrigação da fratura e do leito ungueal e reparar o leito ungueal com fios de sutura finos e absorvíveis. A redução da fratura geralmente é obtida com o reparo da matriz ungueal e substituição da unha. Raramente, haverá necessidade de fixação com pino das fraturas de falange distal acentuadamente desviadas. Após o reparo do leito ungueal, deve-se interpor a unha original, uma prótese ungueal, um pedaço do invólucro de alumínio do fio de sutura, ou um pedaço de gaze entre a raiz de unha e o leito ungueal para prevenção de sinéquia (aderência).

As lesões expostas com desvio da epífise falangeana distal na maioria das vezes são causadas por flexão da falange distal com ápice na epífise dorsal. Frequentemente a unha sofre avulsão dorsal para a eponíquia. O tratamento inclui remoção da unha, irrigação, redução da fratura e reparo do leito ungueal. Quando não se avalia corretamente a natureza exposta de fratura tipo 1 com desvio da falange distal é possível haver osteomielite com retardo do crescimento da falange distal.

3. Fraturas das falanges proximais e médias

A angulação de fraturas das falanges proximais e médias refletem as tensões dos tendões que se inserem no osso. A falange média tem força extensora transmitida pela ramificação tendínea central que se insere dorsal e proximalmente. O tendão extensor terminal insere-se dorsal e distalmente na falange terminal, produzindo tensão secundária de dorsiflexão. O flexor superficial dos dedos insere-se na face volar sobre os três quintos mediais da falange medial. Portanto, as fraturas de falange média que ocorram em ponto proximal à inserção do flexor superficial do dedo produzem angulação dorsal com o vértice da fratura; as fraturas que ocorram distalmente à inserção do flexor superficial, produzem angulação palmar com o vértice. As fraturas na falange proximal tendem a produzir angulação palmar com o vértice, em razão da tensão das bandas laterais que passam no sentido palmar ao eixo da articulação metacarpofalangeana e dorsal ao eixo da articulação interfalangeana proximal.

As aderências envolvendo os tendões flexores ou extensores são a principal complicação das fraturas das falanges proximal e média. O desvio da fratura aumenta a probabilidade de aderência do tendão com limitação do movimento articular. Se houver consolidação viciosa ou rotação indevida da fratura talvez haja necessidade de correção secundária.

Com o tratamento inicial apropriado dessas fraturas tenta-se prevenir as complicações. As fraturas estáveis e sem desvio, ou as

---

*N. do T.: No original, "*extra octave fracture*", denominação que faz referência ao movimento do dedo mínimo para alcançar uma nota extra ao piano.

fraturas impactadas, podem ser tratadas apenas com imobilização temporária com aparelho, seguida por imobilização dinâmica, como a feita com fixação com fita adesiva ao dedo adjacente. Há necessidade de acompanhamento radiográfico para comprovar a manutenção da redução. Nos pacientes em que houver indicação de redução fechada e imobilização o tratamento deve ser feito com aparelho ou calha de gesso em antebraço, punho e dedos afetados, além do dedo adjacente.

4. Fraturas de metacarpo

Fraturas da cabeça de metacarpo

As fraturas intra-articulares da cabeça de metacarpo requerem redução aberta e fixação interna caso haja envolvimento de mais de 20 a 30% da superfície articular. Os fragmentos realinhados devem ser mantidos no lugar com osteossíntese com fio K ou com parafusos pequenos. As fraturas com cominuição acentuada da cabeça do metacarpo distal à origem do ligamento não são tratáveis com fixação interna, havendo indicação de mobilização precoce com técnica de tração para distração.

Fraturas do colo de metacarpo

As fraturas do colo de metacarpo são mais frequentes no dedo mínimo, embora possam ocorrem em qualquer metacarpo. As fraturas do colo de metacarpo resultam de trauma direto, dirigido à mão ou quando a mão bate em um objeto solido (animado ou inanimado). A cominuição da cortical volar resulta em colapso com angulação do vértice dorsal (Fig. 9-28). Admite-se maior angulação residual da fratura, em razão da maior mobilidade das articulações carpometacarpais ulnares que permitem maior movimento compensatório. O arco de flexão e extensão é de 15 graus na articulação carpometacarpal do dedo anelar e de 30 graus no dedo mínimo.

Nos dedos indicador e médio não se admite angulação do sítio de fratura acima de 10 graus. As fraturas dos dedos anelar e mínimo com angulação inicial inferior a 15 graus devem ser imobilizadas com calha gessada durante 10 a 14 dias. Quando a angulação estiver entre 15 e 40 graus, deve-se obter redução antes da imobilização com calha por 3 semanas. Nos casos com angulação acima de 40 graus, observa-se retardo na extensão na articulação interfalangeana proximal e o paciente se queixará de sensação de ter uma bola de gude na palma ao fechar a mão. Se não for possível manter a redução fechada, haverá indicação de fixação interna.

Fraturas do corpo de metacarpo

As fraturas do corpo de metacarpo ocorrem em razão de trauma direto ou de esmagamento. A angulação dorsal dos fragmentos da fratura é secundária aos vetores de força do músculo interósseo. Quanto mais próxima a fratura for da articulação carpometacarpal, maior será o braço de alavanca e, consequentemente, menor será a tolerância de angulação. Há menos encurtamento nas fraturas isoladas do metacarpo dos dedos indicador e mínimo, uma vez que os ligamentos intermetacarpais profundos dos dois raios adjacentes prendem distalmente o metacarpo fraturado. As fraturas isoladas de metacarpo podem ser tratadas com imobilização com gesso ou tala durante 4 a 6 semanas. As fraturas de corpo de metacarpo com desvio podem ser fixadas por via percutânea com pino longitudinal ou com pino ligando o metacarpo fraturado ao metacarpo adjacente. A fixação esquelética será essencial quando não for possível corrigir uma eventual deformidade rotacional do metacarpo por meios fechados, uma vez que qualquer desvio rotacional resulta em sobreposição digital substancial. Há indicação de intervenção cirúrgica nos casos com angulação dorsal acima de 10 graus nos metacarpos dos dedos indicador e mínimo, e de mais de 20 graus nos dedos anelar e mínimo, encurtamento acima de 3 milímetros ou múltiplas fraturas com desvio. As fraturas em espiral longa podem ser efetivamente fixadas com parafusos, e as fraturas transversas em geral são fixadas com placa aplicada dorsalmente. Quando dois ou mais metacarpos são simultaneamente fraturados, perde-se o efeito de tala do metacarpo adjacente intacto. Há necessidade de fixação com parafusos ou placa em, pelo menos, um dos múltiplos metacarpos fraturados.

5. Lesões articulares

Articulação interfalangeana distal

A fratura intra-articular mais comum da articulação interfalangeana distal é a do dedo em martelo, na qual um segmento da superfície articular dorsal sofre avulsão por tração do tendão extensor. Essas lesões normalmente podem ser tratadas com imobilização em extensão por 6 semanas. As indicações para fixação desse tipo de fratura são controversas. Deve-se considerar a possibilidade de fixação interna nas fraturas com perda de superfície articular acima de 30% e subluxação.

A luxação da articulação interfalangeana distal é rara sem que haja fratura associada. A redução fechada com proteção temporária com calha permite a mobilização precoce no prazo de 7 a 10 dias.

Fraturas de côndilo

As fraturas de côndilo podem ocorrer nas falanges proximal ou distal. Essas fraturas, na maioria dos casos, ocorrem em atividades esportivas. Há necessidade de radiografias em AP, perfil e

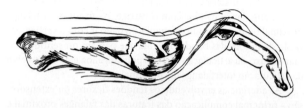

▲ **Figura 9-28** Fratura do boxeador. Se a angulação na fratura do colo do metacarpo for grave, é possível que haja deformidade em garra quando o paciente tenta estender o dedo. Esse é um bom teste clínico complementar à avaliação da gravidade da angulação observada radiograficamente. (Reproduzida, com permissão, a partir de Rockwood CA Jr, et al., ed: *Fractures in Adults*, 3rd ed. Philadelphia: Lippincott; 1991.)

oblíqua para identificar os fragmentos da fratura. Se a lesão não for bem avaliada, a angulação do dedo com incongruência articular pode levar a rigidez, deformidade e artrose degenerativa precoce. As fraturas com desvio devem ser reduzidas cirurgicamente e fixadas internamente caso a fratura de côndilo esteja desviada mais de 2 milímetros. Se ambos os côndilos estiverem fraturados, eles devem ser precisamente fixados um ao outro e ao corpo da falange. A inserção do ligamento colateral ao côndilo deve ser preservada por ser a única fonte de suprimento sanguíneo ao fragmento. Nos casos de fraturas condilares complexas pode-se antecipar que haverá rigidez residual.

▶ Luxação e fratura-luxação de articulação interfalangeana proximal

As luxações dorsais de articulação interfalangeana proximal são mais comuns que as palmares ou laterais. As luxações dorsais podem ser divididas em três tipos (Fig. 9-29). Nas luxações de tipo 1, ocorre lesão em hiperextensão com avulsão da placa volar da base da falange média, e os ligamentos colaterais são parcialmente separados da falange média, e a superfície articular é mantida intacta. Nas luxações de tipo 2 as lesões são dorsais semelhantes às de tipo 1, exceto que ocorre maior laceração do ligamento colateral. Nas luxações de tipo 3, ocorre luxação dorsal com retração proximal da falange média. Um segmento da base palmar da falange média pode sofrer avulsão. As fraturas-luxações estáveis são aquelas em que há associação com fratura de menos de 40% da base da falange média. As fraturas-luxações instáveis são aquelas em que a fratura envolve mais de 40% do osso e estão associadas a perda total da estabilidade do ligamento colateral.

O tratamento depende do tipo de luxação. As lesões estáveis de tipos 1 e 2 podem ser tratadas com redução fechada e imobilização em aparelho dorsal com 30 graus de flexão por 1 a 2 semanas. Após redução e imobilização, deve-se comprovar o sucesso da redução com exame radiográfico. Durante o período de imobilização os pacientes devem ser estimulados a flexionar ativamente a articulação interfalangeana proximal. Após 2 a 3 semanas o aparelho é retirado. O dedo pode ser fixado com fita adesiva ao dedo adjacente durante a prática de esportes pelo mês seguinte.

A fratura-luxação instável deve ser tratada com redução fechada. É possível que seja necessária flexão considerável (> 75 graus) para que se obtenha redução. Novamente, haverá necessidade de radiografias para documentar redução congruente da articulação. O uso de aparelho de extensão em bloco permite flexão ativa da articulação interfalangeana proximal ao mesmo tempo em que restringe a extensão. O aparelho é retificado crescentemente 10 graus a cada semana até que se tenham passado aproximadamente 4 semanas desde a redução, quando a imobilização pode ser suspensa. Se não houver sucesso na tentativa de redução fechada, será necessária redução cirúrgica. Quando houver um único fragmento articular palmar volumoso, pode-se tentar a fixação interna. Se os fragmentos forem pequenos em fratura cominutiva a base da falange média pode ser reconstruída com fragmento osteocondral de formato semelhante, colhido no lábio dorsal do osso hamato, para restauração da estabilidade. Alternativamente, a placa volar pode ser tracionada para dentro da articulação e suturada para artroplastia, ou pode-se aplicar tração axial para permitir mobilização passiva controlada precoce da articulação.

A luxação radial lateral da articulação interfalangeana proximal é seis vezes mais comum que a ulnar lateral. Essas luxações estão associadas a avulsão da placa volar, do mecanismo extensor ou de um fragmento da base da falange. Após a redução da articulação, deve-se avaliar sua estabilidade residual observando-se o ADM ativo. A fratura-luxação estável deve ser imobilizada com 5 a 10 graus de flexão durante 3 semanas, após as quais permite-se mobilização ativa em todo o ADM.

As luxações no sentido palmar da articulação interfalangeana proximal são raras. O côndilo da falange proximal pode estar oculto entre a ramificação tendínea central e as bandas laterais. Pode-se tentar redução fechada aplicando-se tração aos dedos após ter-se flexionados as articulações metacarpofalangeana e interfalangeana proximal. Se a redução fechada for bem-sucedida o dedo deve ser imobilizado em extensão por 3 a 6 semanas permi-

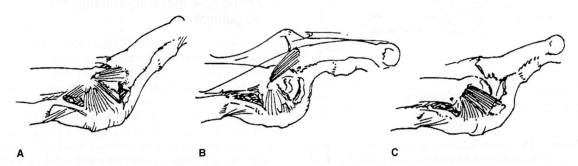

▲ **Figura 9-29** Os diversos tipos de luxação dorsal da articulação interfalangeana proximal. **A:** Tipo 1 (hiperextensão). A placa volar sofre avulsão e ocorre fissura longitudinal incompleta dos ligamentos colaterais. As superfícies articulares mantêm contato congruente. **B:** Tipo 2 (luxação dorsal). Há ruptura total da placa volar e fissura completa dos ligamentos colaterais, com a falante média apoiada sobre o dorso da falange proximal. As falanges média e proximal ficam em alinhamento praticamente paralelo. **C:** Tipo 3 (fratura-luxação). Há ruptura da inserção da placa volar, incluindo a porção da base volar da falange média. A principal porção dos ligamentos colaterais permanece com a placa volar e a bainha flexora. É possível haver um grande defeito articular.

tindo assim a recuperação do mecanismo extensor. Se a redução fechada for malsucedida, haverá necessidade de redução aberta para liberar o côndilo da fenda no mecanismo extensor.

▶ Articulação metacarpofalangeana

As luxações dorsais da articulação metacarpofalangeana, na maioria das vezes, envolvem os dedos indicador ou mínimo. A placa volar se rompe do metacarpo no plano proximal em razão de lesão de hiperextensão. Se a articulação estiver subluxada e a placa volar ainda não estiver interposta na articulação, será possível obter redução fechada com a flexão da articulação. A tração na articulação metacarpofalangeana pode transformar o quadro de articulação subluxada redutível a luxada irredutível. Uma vez que a articulação tenha sofrido luxação, a placa volar passa a ficar interposta entre as superfícies articulares deslocadas. Essa lesão, denominada complexa ou irredutível, requer redução aberta para extração da placa volar entre as superfícies articulares (Fig. 9-30). A redução cirúrgica pode ser feita por abordagem palmar ou dorsal. Se a opção for pela abordagem palmar, deve-se ter atenção para evitar lesão do nervo digital radial do indicador ou do nervo digital ulnar o dedo mínimo. A polia A1 é incisada para liberar a tensão dos tendões flexores sobre a placa volar. Se for usada a abordagem dorsal, a placa volar deve ser incisada longitudinalmente para facilitar a redução.

No pós-operatório a articulação metacarpofalangeana é imobilizada com aproximadamente 30 graus de flexão durante 3 a 5 dias. O paciente é mantido 3 semanas com aparelho imobilizador que permita mobilização ativa.

Embora as luxações laterais da articulação metacarpofalangeana sejam raras, é possível haver ruptura de ligamento colateral radial isolada. Os pacientes com esta lesão também devem ter a articulação imobilizada em flexão de aproximadamente 30 graus durante 3 semanas. Os dedos devem ser protegidos de estresse ulnar por mais 3 semanas. As lacerações de ligamento colateral radial dos dedos indicador e médio podem ser suturadas cirurgicamente.

▶ Articulações carpometacarpais

Torções e lesões tipo fratura-luxação podem envolver qualquer uma das articulações carpometacarpais. As torções das articulações carpometacarpais dos dedos indicador e médio podem ocorrer com flexão palmar e torção. Se houver dor à palpação localizada sobre a articulação carpometacarpal e os exames radiográficos não demonstrarem fratura, pode-se firmar o diagnóstico de torção.

O tratamento das torções agudas consiste em 3 a 6 semanas de imobilização. Se o paciente persistir com dor localizada, pode-se considerar a possibilidade de infiltração com corticosteroide. A dor crônica na articulação trapezoide capitato média do indicador pode ser tratada com excisão da protuberância do carpo ou com artrodese da articulação carpometacarpal. A fratura-luxação carpometacarpal dos dedos anelar e mínimo geralmente são secundárias a trauma direto ou longitudinal. As luxações dorsais são mais comuns que as volares. Talvez haja necessidade de solicitar imagem em incidência oblíqua com pronação e supinação parciais para visualizar claramente a articulação carpometacarpal. Pode-se obter redução fechada com distração longitudinal. A redução é mantida com fixação usando fio K por via percutânea. Quando em uma lesão de fratura-luxação da superfície articular metacarpal do dedo mínimo ocorre ruptura de um fragmento do hamato, é provável que haja desvio do corpo metacarpal. Em razão dos vetores de força dos músculos extensor ulnar do capo e hipotenar, o corpo do metacarpo tende a sofrer desvio no sentido proximal e angulação no sentido palmar. A tração longitudinal com fixação dos metacarpos dos dedos anelar e mínimo usando fio-K estabiliza essas fraturas. Haverá necessidade de redução cirúrgica nos casos com luxação irredutível ou com fratura-luxação crônica. Se o paciente evoluir com artrose degenerativa da articulação metacarpo-hamato, a artrodese da articulação carpometacarpal dos dedos anelar ou mínimo (ou de ambos) é bem tolerada.

▶ Articulação metacarpofalangeana do polegar

A lesão mais comum da articulação metacarpofalangeana é a torção do ligamento colateral ulnar do polegar (polegar do guarda-caça, polegar do esquiador). Esta lesão ocorre quando o polegar é forçado com desvio medial, estirando o ligamento colateral ulnar. Quando este ligamento sofre laceração em sua inserção falangeana, a aponeurose do adutor pode se interpor ao ligamento retraído, impedindo sua cicatrização à falange proximal com tratamento fechado (lesão de Stener). A avaliação da integridade do ligamento pode ser feita com tensão radial a articulação metacarpofalangeana flexionada sob anestesia local. O desvio radial mais de 30 graus superior ao observado no outro polegar é diagnóstico de ligamento incompetente com ruptura total.

O tratamento de ruptura parcial de ligamento pode ser feito com aparelho *spica* de polegar durante 3 a 4 semanas. A ruptura

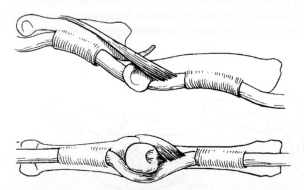

▲ **Figura 9-30** Luxação complexa da articulação metacarpofalangeana. Na ilustração lateral superior, a placa palmar encontra-se presa entre a cabeça do metacarpo e a base da falange proximal. Na ilustração inferior, com visão anterior, a cabeça do metacarpo pode ser vista bloqueada entre o flexor profundo do dedo sobre uma face, e o lumbrical na outra face. (Reproduzida, com permissão, a partir de Lister G: *The Hand: Diagnosis and Indications*, 3rd ed. Philadelphia: Churchill Livingstone; 1993.)

completa do ligamento requer exploração cirúrgica e religação ao osso. A avulsão do ligamento colateral ulnar também pode ocorrer com fragmento um ósseo. Se o fragmento tiver tamanho 15% superior ao da superfície articular, ou se o fragmento estiver deslocado mais de 5 milímetros, recomenda-se reparo cirúrgico do ligamento.

As lesões crônicas sintomáticas do ligamento colateral ulnar podem ser reparadas se o ligamento residual tiver qualidade suficiente. Pode-se indicar suplementação do reparo com transferência ou enxerto de tendão. Em pacientes que evoluam com artrose traumática ou quando a reconstrução do ligamento não é considerada viável, a artrodese da articulação metacarpofalangeana é a conduta preferencial.

▶ Articulação carpometacarpal do polegar

Há quatro padrões de fratura do metacarpo do polegar mais comumente encontrados.

A. Fratura de Bennett

A fratura de Bennett é uma fratura-luxação da articulação basal do polegar na qual um pequeno fragmento ulnar volar da superfície articular metacarpal se mantém preso ao ligamento oblíquo anterior, e o restante da superfície articular e do corpo metacarpais são deslocados no sentido proximal, radial e em adução em resposta aos vetores de força produzidos pela inserção dos músculos adutor do polegar e abdutor longo do polegar no metacarpo (Fig. 9-31). Nos quadros agudos de fratura de Bennett frequentemente é possível obter redução com tração, abdução e pressão sobre o segmento proximal do metacarpo, com ligeira pronação. A redução pode, então, ser estabilizada com fixação percutânea com pino atravessando o corpo do metacarpo até o próprio fragmento ou o trapézio. Se não for possível obter redução satisfatória com técnica fechada, será necessária redução cirúrgica com fixação interna.

B. Fratura de Rolando

A fratura de Rolando é uma fratura intra-articular cominutiva em T ou Y na base do metacarpo do polegar. Quando há grandes fragmentos, é possível proceder à redução aberta com fixação interna. Quando a articulação encontra-se com grau intenso de cominuição, pode-se empregar imobilização com gesso, tração ou redução aberta limitada com fixação interna e imobilização com gesso.

C. Fratura extra-articular

Nas fraturas extra-articulares é menos provável a evolução para artrose traumática. Em razão da mobilidade da articulação carpometacarpal do polegar, pode-se acomodar até 30 graus de angulação sem perda funcional.

D. Fraturas epifisárias

As fraturas da epífise metacarpal do polegar são tratadas de forma semelhante à das fraturas de Salter-Harris.

Freeland AE, Lineaweaver WC, Lindley SG: Fracture fixation in the mutilated hand. *Hand Clin* 2003;19:51. [PMID: 12683446]

Kiefhaber TR, Stern PJ: Fractures dislocations of the proximal interphalangeal joint. *J Hand Surg Am* 1998;23:368. [PMID: 9620177]

Page SM, Stern PJ: Complications and range of motion following plate fixation of metacarpal and phalangeal fractures. *J Hand Surg Am* 1998;23:827. [PMID: 9763256]

LESÕES DO PUNHO

▶ Lesões do escafoide

O escafoide é o osso mais comumente fraturado no carpo. Anatomicamente, o escafoide pode ser dividido nos terços proximal, médio e distal. O terço médio é denominado cintura. A tuberosidade do escafoide forma uma proeminência volar distal. Como o escafoide se articula com quatro ossos do carpo e com o rádio, a maior parte de sua superfície é composta por cartilagem articular, deixando pouco espaço para perfuração vascular. Portanto, o suprimento vascular do escafoide tem origem em uma região estreita não articular na cintura. A maior parte do suprimento sanguíneo da tuberosidade do escafoide penetra distalmente. Em aproximadamente um terço das fraturas ao nível da cintura, há redução do fluxo para o polo proximal, o que pode re-

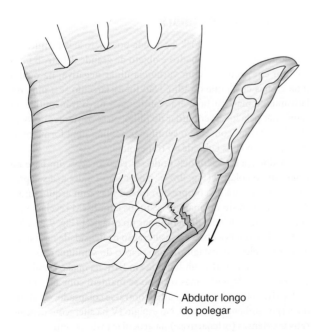

▲ **Figura 9-31** Fratura de Bennett. O corpo do primeiro metacarpal é deslocada pela tração do músculo. (Reproduzida, com permissão, a partir de American Society for Surgery of the Hand: *The Hand: Examination and Diagnosis,* 2nd ed. Philadelphia: Churchill Livingstone; 1983.)

sultar em necrose isquêmica deste polo do escafoide. Quase 100% das fraturas do polo proximal evoluem com necrose isquêmica ou asséptica.

As fraturas no terço médio correspondem a aproximadamente 70% das fraturas do escafoide, as do polo proximal, a 20%, e as demais são do polo distal.

Recomenda-se imobilização com gesso no tratamento de todas as fraturas se desvio do escafoide, assim definidas como aquelas fraturas com desvio inferior a 2 milímetros e sem qualquer angulação. Em média, as fraturas do terço médio consolidam em 6 a 12 semanas, as de terço distal em 4 a 8 semanas e as de terço proximal em 12 a 20 semanas. Quando as radiografias iniciais revelam desvio da fratura, há necessidade de redução aberta com fixação interna para prevenção de consolidação viciosa. A fixação interna é feita com fios K ou com parafuso compressivo enterrado sem cabeça. Em razão do tempo necessário para a consolidação das fraturas do escafoide, alguns cirurgiões recomendam fixação primária dessas fraturas, mesmo quando não há desvio. Trabalhos recentes demonstraram que a fixação percutânea de fraturas da cintura sem desvio reduz o tempo de consolidação e abrevia ou elimina o período de imobilização com gesso.

O retardo na consolidação pode ser tratado com imobilização prolongada ou redução aberta, curetagem e enxerto ósseo. As fraturas não desviadas e não consolidadas podem ser tratadas com fixação percutânea com parafuso e injeção de enxerto ósseo. Se houver angulação ou colapso no sítio de fratura emprega-se enxerto volar de osso cortical poroso para correção da deformidade. O enxerto deve ser estabilizado com parafuso compressivo enterrado ou fios K. Se o polo proximal for avascular e não houver artrose radiocarpal, deve-se realizar revascularização do escafoide com enxerto de osso vascularizado a partir do rádio dorsal.

Uma vez que haja artrose degenerativa evidente da articulação radiocarpal, os procedimentos de salvamento incluem carpectomia proximal, excisão do escafoide com artrodese mesocarpal, artrodese total do punho.

▶ Luxações de semilunar e perilunar

As luxações de semilunar e perilunar resultam de uma força intensa que causam ruptura do suporte ligamentar ao redor do semilunar. Os mecanismos dessas lesões, geralmente, são dorsiflexão, desvio ulnar e supinação intercarpal.

Mayfield definiu quatro estágios de ruptura. As lesões de estágio 1 apresentam ruptura do ligamento escafossemilunar. As lesões de estágio 2 incluem também lacerações dos ligamentos dorsais ao semilunar. Nas lesões de estágio 3, o arco de ruptura se estende pelo ligamento lunopiramidal. As lesões de estágio 4 apresentam ruptura total de todo o suporte ligamentar do semilunar. A sequência de lesões corre em paralelo aos quadros clínicos progressivamente mais graves desde dissociação escafossemilunar, passando por luxação perilunar até luxação semilunar.

Quando todo o carpo, exceto o semilunar, sofre luxação e o semilunar se mantém normalmente assentado na fossa semilunar do rádio, o quadro é denominado luxação perilunar (Fig. 9-32). Quando a relação entre carpo e rádio é mantida, mas o semilunar sofre luxação no sentido palmar para o túnel do carpo, o quadro é denominado luxação do semilunar. Ambas as luxações implicam ruptura de ligamentos entre o escafoide e o semilunar, entre capitato e semilunar e entre semilunar e piramidal. Embora o semilunar esteja ligado ao escafoide pelo ligamento escafossemilunar e ao piramidal pelo ligamento lunopiramidal, o intervalo entre o semilunar e o capitato, conhecido como espaço de Poirier, não possui ligações diretas.

Uma variante da luxação perilunar é a transescafoide perilunar. Nesta lesão, o arco de ruptura atravessa o escafoide e não o ligamento escafossemilunar. A ruptura, então, passa entre o escafoide proximal e o capitato, entre o capitato e o semilunar e entre o semilunar e o piramidal.

As rupturas dos ligamentos intercarpais cicatrizam quando os ossos normalmente ligados são mantidos em sua relação anatômica. As luxações intercarpais devem, inicialmente, ser reduzidas com técnica fechada. Em geral, obtém-se redução por meio de tração longitudinal e pressão direta sobre o osso ou ossos carpais. Ocasionalmente, é possível obter e manter o alinhamento anatômico do carpo com redução fechada e aplicação de aparelho gessado. Entretanto, na maioria dos casos, há necessidade de redução aberta, fixação com pino e sutura direta dos ligamentos para assegurar a redução anatômica. O tratamento cirúrgico das luxações perilunar e semilunar frequentemente requer abordagens palmar e dorsal. Com a abordagem dorsal é possível visualizar, ajustar e estabilizar o alinhamento intercarpal. A abordagem palmar é empregada para liberar o nervo mediano no túnel do carpo e para reparar a laceração no espaço de Poirier.

▶ Doença de Kienböck

A doença de Kienböck é causada por necrose isquêmica do semilunar. A causa do quadro é objeto de grande debate. É mais comum em pacientes com variância ulnar negativa, na qual a ulna é mais curta que o rádio. Não foi esclarecido se a ulna relativamente mais curta altera e aumenta a força transmitida ao semilunar pela fossa semilunar do rádio, ou se os vetores de força alterados fazem com que o semilunar assuma uma forma mais triangular e menos cuboide ou trapezoidal.

A doença de Kienböck pode ser classificada com base na extensão do colapso (Fig. 9-33). No estágio I a doença se apresenta com fratura de compressão linear, mas com arquitetura e densidade de resto normais. Os estudos com RNM revelam vascularidade insuficiente do semilunar no estágio I (Fig. 9-34). No estágio II da doença observa-se alteração na densidade nas radiografias simples. No estágio III há colapso do semilunar sofre. A doença no estágio III é subdividida em IIIA, na qual o semilunar encontra-se colapsado, mas o carpo se mantém com altura normal, e IIIB, na qual o semilunar encontra-se colapsado, e a altura do carpo também é anormal. No estágio IV há alterações degenerativas extensas (osteoartrose) na articulação do punho.

As recomendações atuais para o tratamento da doença de Kienböck incluem osteotomia para encurtamento do rádio nos casos com variância ulnar negativa ou neutra quando não houver colapso carpal. Se o paciente inicialmente se apresentar com

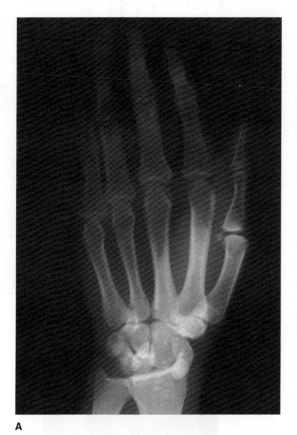 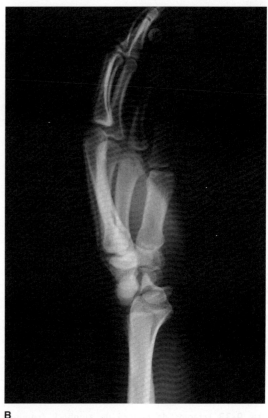

▲ **Figura 9-32** Luxação perilunar: incidência anteroposterior **(A)**; incidência em perfil **(B)**.

variância ulnar positiva, as recomendações são osteotomia para encurtamento do capitato ou artrodese intercarpal de escafoide, trapézio e trapezoide. Há uma nova técnica em que se restaura a altura anatômica do semilunar com enxerto ósseo vascularizado e osso poroso adicional. Nos punhos dos estágios IIIB e IV, deve--se considerar carpectomia da fileira proximal ou artrodese de punho. Atualmente não mais se preconiza o uso de substituição do semilunar por silicone em pacientes com doença de Kienböck.

▶ **Instabilidade do carpo**

Para avaliar apropriadamente a orientação do carpo, são necessárias radiografia em PA e perfil. A incidência em PA deve ser realizada com o antebraço posicionado em rotação neutra, a fim de permitir uma avaliação padronizada precisa da relação entre rádio distal e ulna distal. Quando a ulna é mais curta que o rádio, emprega-se a expressão variância ulnar negativa, e quando a ulna se estende mais além distalmente que o rádio, emprega-se a expressão variância ulnar positiva.

A radiografia em PA deve demonstrar a relação estreita entre escafoide e semilunar. Normalmente, os segmentos ossificados desses dois ossos estão separados por suas respectivas coberturas articulares limítrofes, criando um espaço radiográfico igual ou inferior a 3 milímetros. Em um adulto, um espaço maior que 3 milímetros é considerado anormal e indica separação desses dois ossos secundários a ruptura ligamentar. Quando o espaço esca-fossemilunar for muito amplo na radiografia simples, o quadro é denominado dissociação escafossemilunar estática (Fig. 9-35). Quando a radiografia padrão em PA for normal, mas a radiografia anteroposterior obtida com os dedos firmemente apertados (punhos cerrados) revelar um espaço anormal, o quadro é denominado dissociação escafossemilunar dinâmica.

A radiografia em perfil deve ser obtida com o punho em posição neutra, não em flexão nem em extensão. A radiografia em perfil, com frequência, permite uma visão panorâmica, em razão da superposição de sombras projetadas. Esta sobreposição normal proporciona a medição de diversos ângulos entre ossos. Normalmente, metacarpo, capitato, semilunar e rádio são colineares. O eixo longitudinal do rádio é imediatamente identificado. Para a definição da relação entre escafoide e rádio há necessidade de traçar uma linha ao longo do segmento mais palmar dos polos distal e proximal do escafoide. Os eixos de rádio e escafoide fazem interseção, formando o ângulo rádio-escafoide (Fig. 9-36). Esse ângulo geralmente tem entre 40 e 60 graus. Quando acima de 60 graus, o escafoide estará anormalmente flexionado.

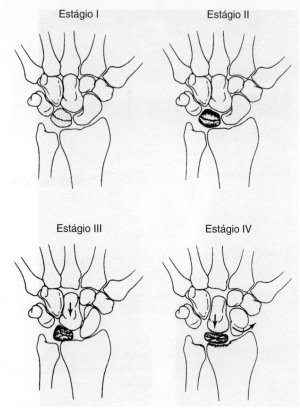

▲ **Figura 9-33** Estágios da doença de Kienböck (segundo Lichtman). Estágio I: as radiografias rotineiras (posteroanterior e perfil) são normais, mas a tomografia revela fratura linear, geralmente atravessando o corpo do semilunar. A RMN confirma as alterações avasculares. Estágio II: aumento da densidade óssea (esclerose) e traço de fratura geralmente são evidentes na radiografia em PA. A tomografia em posteroanterior e perfil demonstra esclerose, alterações císticas e, frequentemente, fratura evidente. Não há colapso da estrutura. Estágio III: alterações avançadas da densidade, com fragmentação, reabsorção cística e colapso. O diagnóstico é evidente na radiografia em PA. A tomografia (anteroposterior e perfil) revela o grau de alteração semilunar e de desvio da fratura. Há migração do capitato no sentido proximal e alinhamento rotacional leve a moderado do escafoide. Estágio IV: artrose perilunar com colapso total e fragmentação do semilunar. A instabilidade do carpo é evidente, com desalinhamento do escafoide e luxação do capitato para o espaço semilunar. (Reproduzida, com permissão, a partir de Rockwood CA Jr, et al., eds: *Fractures in Adults*, 3rd ed. Philadelphia: Lippincott; 1991.)

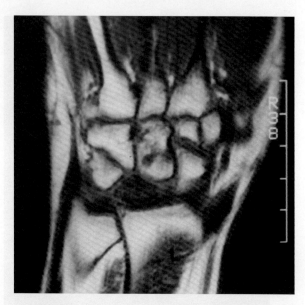

▲ **Figura 9-34** RMN revelando doença de Kienböck.

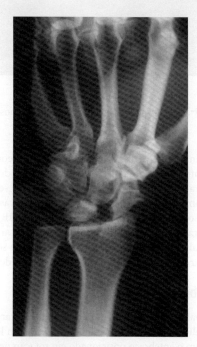

▲ **Figura 9-35** Incidência anteroposterior revelando dissociação escafossemilunar estática.

CIRURGIA DA MÃO CAPÍTULO 9 499

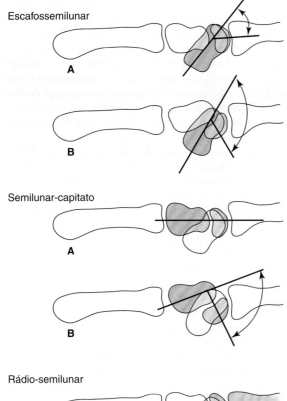

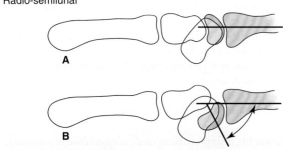

▲ **Figura 9-36** A medição dos ângulos carpais ajuda consideravelmente na identificação dos padrões de instabilidade do carpo. A, ângulo normal; B, ângulo anormal encontrado na instabilidade em dorsiflexão. O ângulo semilunar-capitato teoricamente deve ser 0 com o punho em posição neutra, mas a variação de normalidade provavelmente chega a 15 graus. O ângulo escafossemilunar talvez seja o mais importante; um ângulo acima de 80 graus é considerado evidência definitiva de instabilidade em dorsiflexão. O ângulo rádio--semilunar é considerado anormal quando excede 15 graus. (Reproduzida, com permissão, a partir de Green DP, ed: *Operative Hand Surgery*, 2nd ed. Philadelphia: Lippincott; 1988.)

A orientação do semilunar visualizada na radiografia em perfil é avaliada traçando uma linha entre os lábios palmar e dorsal mais distais do semilunar. Uma segunda linha é, então, traçada perpendicular à primeira linha, estabelecendo o eixo de semilunar. O ângulo entre os eixos radial e semilunar (ângulo rádio-semilunar) normalmente é inferior a 15 graus.

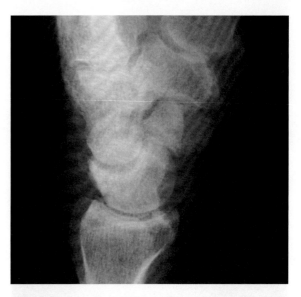

▲ **Figura 9-37** Radiografia em perfil de instabilidade segmentar intercalada dorsal.

A direção do semilunar na radiografia em perfil normalmente reflete o equilíbrio ligamentar obtido segundo as influências de escafoide e piramidal adjacentes. O escafoide tende a prender o semilunar em flexão por meio do ligamento escafossemilunar, enquanto o piramidal tende a prender o semilunar em extensão (dorsiflexão) por meio do ligamento semilunarpiramidal. Quando o ligamento escafossemilunar sofre ruptura, o escafoide tende a flexionar excessivamente, e o semilunar, sob a tensão sem oposição produzida pelo piramidal, sofre dorsiflexão (instabilidade segmentar intercalada dorsal [DISI, de *dorsal intercalated segment instability*]) (Fig. 9-37). Quando o ligamento semilunarpiramidal sofre ruptura, o semilunar, sob a tensão sem oposição produzida pelo escafoide, é flexionado (instabilidade segmentar intercalada volar [VISI, de *volar intercalated segment instability*]). O tratamento ideal para DISI vem sendo objeto de grande interesse. A ruptura ligamentar aguda geralmente é tratada com reaproximação direta e sutura do ligamento. Quando não é possível reparar o ligamento e as superfícies articulares não apresentam alterações degenerativas, podem ser consideradas possibilidades como reconstrução ligamentar, fixação dos ligamentos capsulares dorsais ou fusões intercarpais.

Ocorre artrose degenerativa nos punhos sujeitos a cargas aplicadas sobre ossos carpais articulados de forma incongruente. O padrão de artrose escafossemilunar denominado SLAC (*scapholunate advanced colapse* ou colapso escafossemilunar avançado) descreve degeneração progressiva resultante da ruptura do ligamento escafossemilunar (Fig. 9-38). A evidência mais precoce de alteração degenerativa é encontrada na articulação rádio-escafoide que, com o tempo, evolui para incluir a articulação semilunar semilunar-capitato. Quando há alteração rádio-escafoide, mas a superfície articular do capitato preserva sua cartilagem normal, a carpectomia de fileira proximal (remoção de escafoide, semilunar

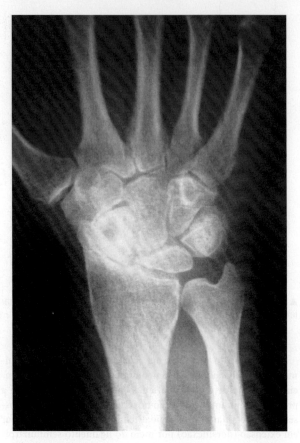

▲ **Figura 9-38** Padrão de colapso escafossemilunar avançado.

e piramidal) permite preservar 50% do movimento do punho, na medida em que a cabeça do capitato é deslocada no sentido proximal para que se articule com a fosse semilunar do rádio distal. Nos casos com alteração degenerativa no segmento semilunar-capitato das articulações mesocarpais, além de alterações na articulação rádio-escafoide, há indicação de excisão do escafoide e fusão intercarpal de capitato, semilunar, piramidal e hamato. Esse procedimento de fusão intercarpal seletiva proporciona algum movimento na articulação rádio-semilunar residual. O procedimento terminal heroico é a fusão total do punho, com a qual obtém-se alívio da dor com sacrifício permanente do movimento do punho.

▶ Articulação radioulnar distal

A articulação radioulnar distal (ARUD) é formada por duas articulações. As articulações proximal e distal de ulna e rádio permitem rotação do antebraço. A ulna também se articula com o carpo ulnar por meio do complexo fibrocartilaginoso triangular (CFCT). Aproximadamente 20% da carga da mão para o antebraço passa pela articulação ulnar carpal. Os problemas na ARUD estão relacionados com uma ou ambas as articulações.

Quando a variância ulnar é positiva, o paciente pode evoluir com síndrome do impacto ulnar carpal. O paciente frequentemente se apresenta com dor na face ulnar do punho, particularmente com desvio ulnar. As radiografias podem revelar alterações degenerativas na ulna distal e cistos no semilunar. O tratamento consiste em encurtamento da ulna, acompanhado por remoção de 2 a 3 milímetros da cabeça da ulna (ressecção em "wafer") por método aberto, artroscopia ou via osteotomia ulnar realizada na diáfise ulnar com fixação usando placa e parafusos. Após a ressecção em "wafer" os pacientes frequentemente se queixam de dor na ulna por longo período (3 a 6 meses). Aproximadamente 50% dos pacientes submetidos à osteotomia de encurtamento ulnar requerem remoção da placa após a consolidação da osteotomia.

Outra causa de dor da face ulnar é laceração do CFCT. As lacerações são divididas nos tipos degenerativo e traumático. As lacerações degenerativas, geralmente, estão relacionadas com impacto ulnar carpal. As traumáticas, geralmente, ocorrem após torção do punho. As lacerações centrais e aquelas próximas da fixação do CFCT ao rádio geralmente são tratadas com desbridamento artroscópico. As lacerações na periferia bem vascularizada do CFCT são tratadas com reparo aberto ou por via artroscópica. Após o reparo, os pacientes são mantidos em aparelho gessado longo do braço por 6 semanas, a fim de permitir a cicatrização do complexo fibrocartilaginoso.

A artrose entre rádio e ulna distais pode ser causada por distúrbios traumáticos, degenerativos ou inflamatórios. O tratamento consiste em hemirressecção ou excisão total da cabeça da ulna (técnica de Darrach). Há uma alternativa, a técnica de Suave-Kapandji, na qual procede-se à fusão da ARUD criando-se uma pseudoartrose da ulna distal. Essa técnica é particularmente útil na presença de translocação ulnar do carpo.

A instabilidade da ARUD é difícil de tratar. Geralmente a instabilidade é causada por traumatismo, mas pode ocorrer após ressecção excessiva da ulna distal. O tratamento requer detecção e correção de qualquer grau de consolidação viciosa de rádio ou de ulna. Há diversas operações de tecidos moles desenvolvidas para estabilizar a ulna distal, com graus variáveis de sucesso.

Adams BD, Berger RA: An anatomic reconstruction of the distal radioulnar ligaments for posttraumatic distal radioulnar joint instability. *J Hand Surg Am* 2002;27:243. [PMID: 11901383]

Aldridge JM III, Mallon WJ: Hook of the hamate fractures in competitive golfers: results of treatment by excision of the fractured hook of the hamate. *Orthopedics* 2003;26:717. [PMID: 12875568]

Berger RA: The anatomy of the ligaments of the wrist and distal radioulnar joints. *Clin Orthop* 2001;383:32. [PMID: 11210966]

Cohen MS, Kozin SH: Degenerative arthritis of the wrist: proximal row carpectomy versus scaphoid excision and four-corner arthrodesis. *J Hand Surg Am* 2001;26:94. [PMID: 11172374]

Gelberman RH, Salamon PB, Jurist JM, et al: Ulnar variance with Kienböck's disease. *J Bone Joint Surg Am* 1975;57:674. [PMID: 1150712]

Rettig ME, Kozin SH, Cooney WP: Open reduction and internal fixation of acute displaced scaphoid waist fractures. *J Hand Surg Am* 2001;26:271. [PMID: 11279573]

Shin AY, Bishop AT: Pedicled vascularized bone grafts for disorders of the carpus: scaphoid nonunion and Kienböck's disease. *J Am Acad Orthop Surg* 2002;10:210. [PMID: 12041942]

Shin AY, Weinstein LP, Berger RA, et al: Treatment of isolated injuries of the lunotriquetral ligament. A comparison of arthrodesis, ligament reconstruction and ligament repair. *J Bone Joint Surg Br* 2001;83:1023. [PMID: 11603516]

Slade JF III, Geissler WB, Gutow AP, et al: Percutaneous internal fixation of selected scaphoid nonunions with an arthroscopically assisted dorsal approach. *J Bone Joint Surg Am* 2003:85:20. [PMID: 14652390]

Steinmann SP, Bishop AT, Berger RA: Use of the 1,2 intercompartmental supraretinacular artery as a vascularized pedicle bone graft for difficult scaphoid nonunion. *J Hand Surg Am* 2002;27:391. [PMID: 12015712]

Szabo RM, Slater RR Jr, Palumbo CF, et al: Dorsal intercarpal ligament capsulodesis for chronic, static scapholunate dissociation: clinical results. *J Hand Surg Am* 2002;27A:978. [PMID: 12457347]

▼ LESÕES NA PONTA DOS DEDOS

LESÕES DE TECIDOS MOLES

Considerando-se a importância da ponta dos dedos como superfície de contato para preensão consciente, as lesões nessa região podem resultar em incapacidade problemática. A polpa da ponta do dedo normalmente é coberta por pele resistente e altamente inervada, fixada à falange por septos fibrosos. O dorso da ponta do dedo é composto por unha e leito ungueal.

▶ Tratamento

Os objetivos do tratamento das lesões na ponta dos dedos são prover sensibilidade adequada, com sensibilidade dolorosa mínima, aspecto satisfatório e preservação de todo o arco de movimento. A preservação do comprimento deve ser ponderada contra os demais objetivos.

A escolha do tratamento depende de tamanho e localização da falha. O mecanismo de lesão (corte, esmagamento, ou avulsão), a presença de exposição óssea e o ângulo de perda de tecidos moles devem ser considerados ao se planejar o tratamento.

A. Condução com ferida aberta

O tratamento mais simples é a condução com ferida aberta, indicada na maioria das lesões em crianças e nas lesões em adultos com área igual ou inferior a 1 centímetro^2. A ferida deve ser meticulosamente limpa. O osso deve ser encurtado até que possa ser coberto por tecido mole, e o comprimento do osso deve coincidir com o do leito ungueal. Os curativos são trocados até que a ferida tenha cicatrizado. As desvantagens do método aberto são possibilidade de sensibilidade dolorosa do coto e demora na cicatrização. As vantagens são possibilidade de iniciar imediatamente o movimento e, consequentemente, preservação de todo o movimento do dedo.

B. Enxerto composto

A substituição da parte amputada por enxerto composto (pele e tecido subcutâneo) está indicada em crianças e em alguns adultos com amputação distal por corte. Quando bem-sucedido, esse tratamento é o que produz a melhor aparência. A desvantagem, imprevisibilidade da viabilidade da parte, pode resultar em retardo da recuperação em razão do colapso do enxerto e necessidade de procedimentos secundários.

C. Reimplante microvascular

O reimplante microvascular é possível em casos selecionados de amputação por corte que seja distal à articulação interfalangeana distal. Entre as desvantagens estão o custo da cirurgia complexa e o tempo de trabalho perdido.

D. Encurtamento e fechamento primário

O encurtamento com fechamento primário está indicado quando mais de 50% da falange distal tenha sido perdida ou quando a matriz ungueal está irremediavelmente danificada. Esse procedimento em um único estágio permite mobilização imediata. Ao realizar o procedimento, a extremidade da falange distal deve ser desbastada a fim de proporcionar cobertura sem tensão de tecidos moles. O leito ungueal deve ser aparado em paralelo com o osso. Se o leito ungueal ultrapassar a extremidade do osso encurtado, o resultado será uma unha em forma de gancho. A neurectomia dos nervos digitais tracionados permite que haja retração para o interior dos tecidos moles localizados em plano proximal à cicatriz final.

E. Enxerto de pele

Também pode-se empregar enxerto de pele para fechamento caso não haja osso exposto. Enxertos de pele de espessura parcial podem ser aplicados sobre leito menos bem vascularizado. Os enxertos de espessura parcial contraem-se mais que os de espessura total. À medida que o enxerto sofre contração reduz-se a área de perda de sensibilidade. Contudo o aspecto e a durabilidade do tecido cicatricial talvez não sejam ideais.

Os enxertos de espessura total garantem cobertura mas durável com melhor aparência. Deve-se ter atenção para combinar a pigmentação da pele dos sítios doador e receptor. A borda ulnar da mão é o local ideal de doação. Os enxertos de espessura total requerem leito mais bem vascularizado para assegurar a sobrevivência.

F. Retalhos cutâneos

Os retalhos de avanço local de pele são úteis no tratamento das lesões na ponta dos dedos.

1. Retalhos cutâneos de avanço em V-Y – Com os retalhos cutâneos de avanço em V-Y é possível avançar tecido palmar ou unir dois retalhos laterais de pele. Esses retalhos cutâneos são úteis na condução de casos de amputação transversal ou dorsal nos quais haja necessidade de cobertura de tecidos moles e não se deseje encurtamento esquelético suplementar. Faz-se necessária a separação total dos septos verticais entre pele e osso para mobilização do retalho e a pele proximal deve, então, ser seccionada. A tração sobre o retalho ajuda a diferenciar entre septos e vasos e nervos.

502 — CAPÍTULO 9 — CIRURGIA DA MÃO

2. Retalho de avanço palmar de Moberg – As falhas com até 1,5 centímetro sobre o polegar podem ser cobertas com o retalho de avanço palmar, inicialmente descrito por Moberg. A incisão médio-lateral bilateral em posição dorsal aos feixes neurovasculares do polegar permite a mobilização do retalho a partir da bainha do tendão flexor. O avanço do retalho é máximo com a flexão da articulação interfalangeana do polegar. Quando há necessidade de cobertura adicional, a pele do retalho pode ser dividida transversalmente na dobra da articulação metacarpofalangeana com preservação do feixe neurovascular, para que o retalho seja mais avançado com interposição de enxerto de pele entre os retalhos distal e proximal. As desvantagens do retalho são a possibilidade de contratura em flexão da articulação interfalangeana e a possibilidade de necrose na ponta dorsal, caso os ramos vasculares dorsais tenham sido danificados.

3. Retalhos cutâneos regionais – Considera-se a possibilidade de usar retalhos cutâneos regionais quando há perda de pele na ponta do dedo, com preservação de unha e osso.

A. Retalho cruzado de dedo – O retalho cruzado de dedo é o retalho a distância mais usado. A pele é levantada do dorso do dedo adjacente com cuidado para não seccionar a bainha paratendínea do extensor. A pele é, então, girada no sentido palmar e suturada à falha palmar do dedo envolvido. A região doadora é coberta com enxerto cutâneo. O retalho transposto é seccionado do dedo doador após duas semanas. Rigidez articular é uma complicação possível nos dedos receptor e doador. Outra desvantagem é a criação de uma falha em um dedo normal.

B. Retalho tenar – O retalho tenar pode ser usado em crianças e jovens (< 25 anos) nos quais o potencial de rigidez articular é menor. Um retalho de pele palmar é levantado na base do polegar e aplicado à ponta lesionada do dedo em flexão. Com o retalho tenar a quantidade de gordura subcutânea transferida é maior do que com o retalho cruzado. O retalho de pele tenar geralmente resulta em boa correspondência de cor e textura com a polpa digital.

LESÕES DE LEITO UNGUEAL

▶ Manifestações clínicas

As lesões do leito ungueal, frequentemente negligenciadas, devem ser cuidadosamente tratadas, uma vez que a unha aumenta a sensibilidade, confere proteção ao dedo e ajuda na manipulação fina, além de contribuir para seu aspecto normal. O leito ungueal pode ser danificado por hematoma subungueal, laceração, avulsão ou perda total da matriz ungueal.

▶ Tratamento

Quando o hematoma subungueal envolve mais de 50% da região, a unha deve ser removida e a laceração no leito ungueal reparada com fio absorvível fino ou cola de pele, como a Dermabond. Ou a unha é substituída ou aplica-se curativo sob o leito ungueal para prevenir a formação de sinéquia, o que resultaria em fissura da unha. As falhas no leito ungueal são tratadas com enxertos de espessura parcial obtido em uma unha adjacente da mão não danificada ou em uma unha do pé.

Quando a lesão do leito ungueal ocorre com fratura exposta da falange distal, deve-se considerar a possibilidade de fixação da fratura com pino para estabilização do reparo do leito ungueal.

É necessária cautela no tratamento das lesões de leito ungueal em crianças que frequentemente sofrem lesão ao ter o dedo preso com a batida de uma porta. A unha frequentemente encontra-se dorsal ao leito ungueal e observa-se um pequeno hematoma subungueal. Se for realizada radiografia, geralmente observar-se uma fratura de epífise na falange distal. Como a laceração de leito ungueal comunica-se com a fratura de epífise, essa lesão deve ser considerada uma fratura exposta e tratada de acordo. A unha deve ser removida e o sítio de fratura irrigado. Frequentemente, um segmento do leito ungueal interposto deve ser extraído de entre os fragmentos da fratura epifisária. Se a fratura estiver instável, a fixação com pino facilitará o reparo do leito ungueal. Quando não se observa a natureza exposta dessa lesão pediátrica corre-se o risco de evolução com osteomielite e interrupção do crescimento da falange distal.

Heistein JB, Cook PA: Factors affecting composite graft survival in digital tip amputations. *Ann Plast Surg* 2003;50:299. [PMID: 12800909]

Strauss EJ, Weil WM, Jordan C, Paksima N: A prospective, randomized, controlled trial of 2-octylcyanoacrylate versus suture repair for nail bed injuries. *J Hand Surg Am* 2008;33:250. [PMID: 18294549]

LESÕES TÉRMICAS

QUEIMADURA AGUDA

▶ Grau de lesão

A. Queimadura de primeiro grau

As queimaduras são classificadas em função da profundidade da lesão na pele. As queimaduras de primeiro grau envolvem apenas a epiderme. Os pacientes geralmente se apresentam com a região edemaciada e hiperemiada e o tratamento é sintomático.

B. Queimaduras de segundo grau

As queimaduras de segundo grau envolvem epiderme e porção superficial da derme. Essas queimaduras são identificadas pela presença de bolhas e de branqueamento da pele quando se aplica pressão. As lesões de segundo grau são subdivididas em superficiais e profundas. As superficiais são tratadas com antibióticos tópicos, como a sulfadiazina de prata. O membro deve ser mantido elevado e a mão imobilizada em posição *intrinsic plus*. Com o punho mantido em extensão de 30 graus, a articulação metacarpofalangeana é flexionada e as interfalangeanas estendidas. Os polegares devem ser mantidos em abdução para prevenção de contratura do primeiro espaço interdigital. O paciente deve iniciar programa intensivo de fisioterapia, com ênfase na mobilização ativa do ADM, assim que suportar. Trajes compressivos reduzem o edema e a hipertrofia da cicatriz após a reepitelização.

Nas queimaduras de segundo grau profundas, com excisão do remanescente de pele e aplicação de enxerto cutâneo não se produziram resultados melhores a longo prazo, na comparação com a cicatrização espontânea. Consequentemente, o tratamento das queimaduras de segundo grau profundas deve ser semelhante ao descrito para as superficiais.

C. Queimaduras de terceiro grau

As queimaduras de terceiro grau envolvem totalmente epiderme e derme e uma parte do tecido subcutâneo. Essas queimaduras resultam em região seca cerácea frequentemente com uma região central indolor resultado da queimadura de tecido nervoso. As queimaduras de terceiro grau devem ser tratadas com excisão nos primeiros 3 a 7 dias e enxerto cutâneo de espessura parcial aplicado à região envolvida.

D. Queimadura de quarto grau

Além do envolvimento da pele, nas queimaduras de quarto grau, há comprometimento de tecidos profundos, inclusive músculos, tendões e ossos. Frequentemente o único tratamento efetivo é amputação da parte envolvida, com cobertura apropriada de tecidos moles sobre o coto residual.

▶ Complicações

A. Complicações neurovasculares

O estado neurovascular da mão queimada deve ser cuidadosamente acompanhado. O edema maciço indica a necessidade de liberação dos compartimentos de mão e de antebraço. A liberação dos dedos deve ser feita com cortes longitudinais ao longo da borda ulnar dos dedos indicador, médio e anelar, e ao longo da borda radial dos dedos polegar e mínimo. As incisões longitudinais sobre o dorso da mão permitem a descompressão dos compartimentos dos músculos interósseos. As incisões devem ser feitas ao longo das faces medial e lateral de braço e antebraço.

B. Complicações tardias

1. Contraturas articulares – Trata-se da mais comum entre as complicações das queimaduras de membros superiores. No cotovelo, predominam as contraturas em flexão. O tratamento consiste em liberação de tecidos moles e enxerto de pele de regiões abertas ou retalho rotacional de pele local. O movimento do cotovelo também pode ser limitado pelo desenvolvimento de ossificações heterotópica. A excisão dessa ossificação pode ser bem-sucedida se for postergada até que a área ossificada esteja maturada, frequentemente, 1,5 a 2 anos após a queimadura. Como a área de ossificação heterotópica mais intensa é a região posteromedial, deve-se identificar e proteger o nervo ulnar durante a cirurgia de liberação do cotovelo.

2. Contraturas de punho e mão – A contratura de punho pode prender a mão em posição de flexão ou de extensão, dependendo

da região queimada. Nos dedos, a queimadura, geralmente, envolve a pele fina sobre o dorso do dedo, frequentemente com ruptura da inserção da ramificação tendínea central na falange média. A perda da extensão ativa da articulação interfalangeana proximal combinada com queimadura do dorso da mão, pode resultar no desenvolvimento de deformidade em garra, com contraturas em flexão das articulações interfalangeanas proximais e contratura em hiperextensão da articulação metacarpofalangeana.

O tratamento da contratura em extensão da articulação metacarpofalangeana geralmente requer liberação de fibrose dorsal, aplicação de enxerto cutâneo dorsal e liberação dorsal da cápsula da articulação metacarpofalangeana. Também é possível haver contraturas em flexão de interfalangeanas proximais secundárias à fibrose de pele volar. Nesses casos, a liberação dos tecidos moles pode ser feita com transposição de retalho em Z-plastia ou com excisão de fibrose palmar e aplicação de enxerto cutâneo de espessura total. O tratamento com resultados mais previsíveis dos casos de contratura grave de articulação interfalangeana proximal de paciente queimado é a artrodese desta articulação.

A contratura em adução, a deformidade mais comum no polegar de mão queimada, pode ser difícil de ser inteiramente recuperada. A extensão da liberação necessária depende do grau de contratura. Os casos mais leves de contratura em adução podem ser tratados efetivamente com Z-plastia na pele tenar, a fim de recuperar suficiente abdução do primeiro espaço interdigital. Nos casos com contratura mais grave, talvez haja necessidade de liberação do adutor do polegar em sua origem ou em sua inserção, e a liberação do primeiro interósseo dorsal em sua origem no metacarpo do polegar. Se a pele do espaço interdigital for inadequada para a liberação do músculo, haverá indicação de enxerto cutâneo de espessura total com retalhos locais ou colhidos a distância.

Idealmente, deve-se evitar a contratura do primeiro espaço interdigital com manutenção cuidadosa desse espaço durante as fases iniciais de tratamento. Quando a queimadura nesse espaço for extensa e o não for possível mantê-lo com curativo, deve-se utilizar um fixador externo, mantendo afastados os metacarpos do polegar e do indicador.

QUEIMADURAS ELÉTRICAS

Nas queimaduras elétricas, a extensão da lesão é proporcional à quantidade de corrente que passa pelo segmento envolvido. A lei de Ohm estabelece que a quantidade de corrente é igual à voltagem dividida pela resistência. Assim, para uma dada voltagem, as estruturas com menor resistência conduzem maior quantidade de corrente. Consideradas relativamente em ordem crescente de resistência são as seguintes as estruturas do braço: nervos, vasos, músculos, pele, tendões, gordura e ossos. A corrente alternante é mais lesiva do que a direta. Em razão de sua frequência, a corrente alternante produz tetania muscular nos flexores dos dedos, o que pode impedir que o paciente solte a fonte da corrente. A duração do contato tem papel direto na gravidade da lesão porque períodos maiores resultam em mais energia elétrica passando pelo organismo.

Manifestações clínicas

A maior densidade de corrente ocorre na entrada e na saída, locais evidenciados por áreas chamuscadas enegrecidas e circundadas por uma zona branca-acinzentada, representando tecido necrótico ainda vivo, mas que certamente irá morrer.

As queimaduras de alta voltagem, ou de arco voltaico, produzem a maior lesão termoelétrica. Essas queimaduras podem se estender cruzando as superfícies flexoras da mão até o punho, ou do antebraço ao braço. Estão associadas a temperaturas elevadas entre 3 mil e 5mil graus centígrados.

É difícil avaliar precisamente a extensão da necrose tecidual causada pela queimadura por ocasião da apresentação inicial. Todos os pacientes queimados devem ser investigados para fraturas, particularmente de coluna cervical, já que provavelmente terão sido atirados longe pela corrente. As possibilidades de síndrome do compartimento ou de lesão de nervo periférico devem ser consideradas. Os pacientes devem ser admitidos em unidade de tratamento intensivo e monitorados para arritmias cardíacas, insuficiência renal, sepse, hemorragia secundária e complicações neurológicas em cérebro, medula espinal e nervos periféricos.

Tratamento

O tratamento das queimaduras em membros superiores consiste em desbridamento inicial com retirada dos tecidos inviáveis. A decisão de realizar fasciotomia e descompressão de nervo é determinada pelo exame físico. Um segundo desbridamento deverá ser realizado em 48 a 72 horas, para os tecidos nas áreas brancas acinzentadas. Os desbridamentos devem prosseguir a cada 48 a 72 horas até que se obtenha uma ferida estável. A extensão da necrose frequentemente parece aumentar a cada desbridamento. Esse fenômeno reflete tanto subestimativa da extensão da lesão inicial quanto trombose vascular progressiva. Após o desbridamento de todo o tecido necrótico, procede-se à reconstrução com retalhos de pele locais ou colhidos a distância, ou à amputação.

Queimaduras químicas

A gravidade das queimaduras químicas é diretamente proporcional à concentração e à penetrabilidade do agente, à duração da exposição e ao mecanismo de contato. A destruição de tecidos prossegue até que o agente químico se combine com o tecido, seja neutralizado por outro agente secundariamente aplicado, ou seja lavado da superfície cutânea. A base do tratamento das queimaduras químicas é irrigação com água.

Duas exceções notáveis são as queimaduras produzidas por ácido fluorídrico e por fósforo branco. Como o ácido fluorídrico não pode ser removido com água, há necessidade de usar gluconato de cálcio a 10%, aplicado à pele na forma de gel, ou injetado por via subcutânea, para neutralizar o ácido. Os pacientes com queimadura por ácido fluorídrico relatam dor intensa aparentemente desproporcional à lesão. A queimadura por fósforo branco, também refratário à água, deve ser tratada com solução de sulfato de cobre a 1%.

É possível haver queimaduras químicas iatrogênicas com extravasamento de quimioterápicos administrados por via intravenosa. Os agentes quimioterápicos são classificados como vesicantes, como doxorrubicina e vincristina, com grande probabilidade de causar necrose de pele, e não vesicantes, como a ciclofosfamida. O tratamento de ambos os tipos de lesão requer desbridamento cirúrgico precoce na região com extravasamento. A cobertura secundária da ferida pode ser obtida com enxerto cutâneo de espessura parcial ou com retalho de pele.

LESÃO POR FRIO (GELADURA)

Manifestações clínicas

A geladura ocorre como resultado de lesão celular quando a membrana celular é penetrada por cristais de gelo formados no espaço extracelular. Com a formação de cristais de gelo, surgem gradientes osmóticos levando à desidratação celular e desequilíbrios eletrolíticos. Os pacientes podem evoluir com vasoconstrição gra-

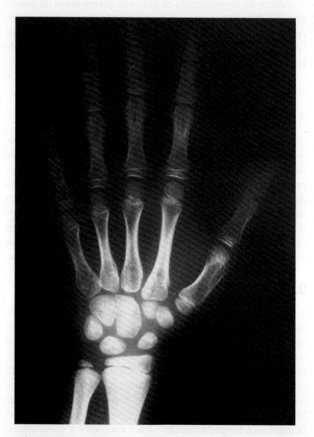

▲ **Figura 9-39** Radiografia revelando deformidades nos dedos da mão esquerda de uma menina de 12 anos causadas por geladura ocorrida aos 2 anos de idade. Observe a destruição das epífises das falanges média e distal de todos os dedos e a deformidade epifisária da falange proximal do dedo mínimo. As alterações ósseas na mão direita eram semelhantes.

ve resultante de aumento do tônus simpático. A lesão do endotélio vascular pode causar trombose. Com a lesão do endotélio capilar ocorre extravasamento para o espaço extracelular, resultando em hemoconcentração e sedimentação no interior do sistema capilar.

As lesões de geladura podem ser classificadas como intersticiais ou profundas. As superficiais envolvem apenas a pele e geralmente curam-se espontaneamente, enquanto nas profundas há lesão da pele e de estruturas subcutâneas (Fig. 9-39). Assim como ocorre com as lesões de queimadura, inicialmente é difícil determinar a profundidade da área de necrose.

▶ Tratamento

O tratamento inicial da geladura consiste em reaquecimento da região e alívio da dor. A temperatura central do corpo deve ser restaurada e a extremidade congelada rapidamente reaquecida em água mantida entre 38 a 42°C. Como o reaquecimento rápido provoca dor considerável, o processo deve ser retardado até que seja possível administrar analgesia adequada. Após o reaquecimento, o tratamento segue com elevação da mão, cuidados locais da ferida e troca de curativos. Turbilhão frequente, desbridamento e mobilização ativa do ADM devem ser instituídos. O papel de anticoagulantes e de simpatectomia no aumento do fluxo sanguíneo é controverso.

▶ Sequelas a longo prazo

As sequelas dea longo prazo variam com a extensão da lesão inicial. Os pacientes adultos podem evoluir com osteoartrose interfalangeana. Os pacientes com imaturidade esquelética podem ter destruição de epífise com encurtamento de dedo, displasia ungueal e destruição articular. As lesões graves podem evoluir com atrofia muscular intrínseca ou síndrome vasoespástica secundária ao aumento do tônus simpático. O vasoespasmo pode causar dor intensa, frio ou edema no dedo; alterações tróficas levando a redução no crescimento da unha ou de pelos; ou fenômeno de Raynaud. Nas lesões graves, a mumificação de segmento inviáveis dos dedos pode se tornar evidente. A amputação ou o desbridamento cirúrgico dessas partes mumificadas deve ser postergada por 60 a 90 dias, exceto se houver infecção local. Esse retardo permite reepitelização máxima sob o tecido não viável.

Woo SH, Seul JH: Optimizing the correction of severe postburn hand deformities by using aggressive contracture releases and fasciocutaneous free-tissue transfers. *Plast Reconstr Surg* 2001;107:1. [PMID: 11176593]

▼ LESÃO EM EQUIPAMENTO INJETOR EM ALTA PRESSÃO

Os equipamentos injetores industriais produzem pressão entre 3mil e 10mil psi. O grau de pressão é definido pelo formato da abertura do bocal e pela distância entre o bocal e o dedo. Praticamente todos os pacientes vítimas de lesão por pressão acima de 7mil psi requerem amputação.

▶ Manifestações clínicas

Esse tipo de lesão geralmente penetra a polpa digital palmar, acompanha a bainha do tendão flexor e enche a bainha tendínea com o material injetado. O prognóstico é reservado. As injeções na palma têm prognóstico um pouco melhor porque o material não fica confinado entre os planos fasciais. Entre os fatores prognósticos estão intervalo entre lesão e tratamento, assim como tipo e quantidade do material injetado. Enquanto a injeção de tinta pode causar mais necrose de dedo, a injeção de graxa costuma causar fibrose do dedo. A taxa de amputação nas lesões por injeção de tinta se aproxima de 60%; a taxa para as lesões por injeção de graxa se aproxima de 20%.

O examinador deve estar ciente da aparência inocente da ferida de entrada no momento da apresentação. A dor pode ser inicialmente leve, mas aumenta com o tempo a medida que ocorrem edema e necrose.

A avaliação radiográfica pode ser útil na definição da extensão de infiltração nos tecidos moles, com a identificação de ar nos planos teciduais ou nos casos em que o material injetado for radiopaco, como nas tintas à base de chumbo.

▶ Tratamento

A efetividade da administração de corticosteroide a cada 6 horas permanece controversa. Os pacientes devem ser tratados cirurgicamente logo após a ocorrência da lesão. O desbridamento total do material injetado é mais fácil enquanto ainda pigmentado. Os materiais não pigmentados, como querosene ou terebintina, são consideravelmente mais difíceis de serem totalmente removidos. A mão deve ser imobilizada em posição de segurança. O bloqueio simpático pode ajudar no controle da dor. Deve-se repetir o desbridamento caso haja alguma dúvida sobre a suficiência do procedimento inicial.

Embora as lesões possam parecer simples, elas comprometem a função e podem resultar em amputação. A gravidade dessas lesões deve ser reconhecida no momento da apresentação.

Christodoulou L, Melikyan EY, Woodbridge S, et al: Functional outcome of high-pressure injection injuries of the hand. *J Trauma* 2001;50:717. [PMID: 11303170]

Gutowski KA, Chu J, Choi M, et al: High-pressure hand injuries caused by dry cleaning solvents: case reports, review of the literature, and treatment guidelines. *Plast Reconstr Surg* 2003;111:174. [PMID: 12496578]

Luber KT, Rehm JP, Freeland AE: High-pressure injection injuries of the hand. *Orthopedics* 2005;28:129. [PMID: 15751366]

▼ INFECÇÕES DA MÃO

▶ Panarício

O panarício é um abscesso no espaço da polpa digital da falange distal. Os septos verticais entre a pele e o osso criam pequenos compartimentos fechados dentro do espaço da polpa. A infecção nessa região produz eritema, edema e dor pulsante localizados.

CIRURGIA DA MÃO

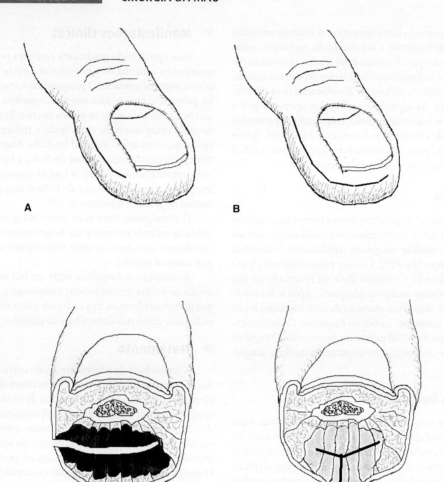

▲ **Figura 9-40** Incisões para drenagem de panarício. **A:** Abordagem longitudinal unilateral que deve ser usada na maioria dos panarícios. Geralmente é feita do lado ulnar do dedo, exceto no dedo mínimo, para preservação da sensibilidade. **B:** Incisão em taco de hóquei ou em J que deve ser reservada para abscessos ou panarícios graves. **C:** A incisão deve descomprimir os septos longitudinais, mas não deve atravessar de um lado ao outro. **D:** O panarício com ponta volar deve ser descomprimido por meio de incisão longitudinal na linha média, preferível porque implica menor risco para os nervos sensitivos. Também pode-se usar incisão transversal, mas com risco de lesão aos nervos digitais. (Cortesia de HB Skinner, © 2002.)

O tratamento dessas infecções requer incisão e drenagem, com liberação dos septos verticais, a fim de descomprimir totalmente o espaço da polpa (Fig. 9-40). Aplica-se dreno na ferida, a mão é mantida elevada e administra-se antibioticoterapia intravenosa.

▶ **Paroníquia**

A paroníquia é a infecção mais comum dos dedos. A paroníquia é a goteira ao longo das bordas radial e ulnar das unhas. A eponíquia é o teto da unha sobre a lúnula. As infecções paroniquiais podem ser classificadas como agudas ou crônicas.

A. Infecção aguda

As infecções agudas, na maioria das vezes, são causadas por *Staphylococcus aureus*. Essas infecções começam como celulite localizada, com eritema ao redor da unha. Se não tratada, a celulite pode evoluir para abscesso na margem ungueal.

O tratamento das infecções em fase inicial inclui compressas quentes e antibióticos por via oral. Uma vez que se tenha formado um abscesso haverá necessidade de incisão e drenagem. Para desbridar adequadamente, ou o abscesso é perfurado e tamponado ou um segmento lateral da unha é removido e o abscesso descomprimido.

B. Infecção crônica

As infecções crônicas de paroníquia, na maioria dos casos, são causadas por espécies de *Candida*. Ocorrem comumente em paciente que trabalham com as mãos na água, como atendentes de bar e lavadores de pratos. Os pacientes podem apresentar episódios agudos repetidos além da infecção crônica.

O tratamento da infecção crônica pode ser feito com marsupialização da eponíquia, excisão de um segmento da eponíquia sem incisão do teto ungueal. A remoção simultânea da unha aumenta a efetividade da marsupialização.

▶ Abscesso de espaço interdigital

Os abscessos de espaço interdigital frequentemente ocorrem após feridas penetrantes da palma. A infecção se dissemina a partir da palma pelo espaço de menor resistência até o espaço interdigital dorsal. O tratamento requer incisão dorsal e palmar, instalação de dreno, cuidados da ferida aberta e cobertura antibiótica apropriada.

▶ Tenossinovite supurativa de flexores

Kanavel descreveu quatro sinais cardeais de tenossinovite supurativa aguda: (1) dor à extensão passiva do dedo; (2) dedo em flexão; (3) edema simétrico do dedo, podendo incluir a palma; e (4) dor à palpação ao longo da bainha do tendão flexor. A tenossinovite supurativa aguda do flexor longo do polegar pode se estender ao espaço tenar. De forma semelhante, as infecções na bainha flexora do dedo mínimo podem se estender à bursa ulnar. Em alguns pacientes, a coalescência entre as bursas radial e ulnar permite que a infecção forme fístula em forma de ferradura, estendendo-se do polegar ao dedo mínimo.

O tratamento da tenossinovite supurativa aguda requer incisão, irrigação e drenagem. Embora se possa usar incisão mesolateral extensa, dá-se preferência às incisões restritas. As incisões curtas sobre as margens proximal (região da articulação metacarpofalangeana) e distal (região de interfalangeana distal) do tendão flexor permitem irrigação plena da bainha (Fig. 9-41). A bainha é aberta distalmente e um pequeno tubo (cateter calibre 16 ou tubo de alimentação pediátrica número 8) é inserido. Instala-se dreno na bainha flexora a partir da abertura proximal. A irrigação do dedo é feita com 5 mL de soro fisiológico injetados a cada 2 horas. Administra-se antibioticoterapia intravenosa e a mão é mantida elevada.

Dois dias após a cirurgia, o curativo deve ser trocado. O edema deve estar significativamente reduzido. O cateter é removido e o paciente deve ser estimulado a iniciar exercícios de mobilização ativa do ADM.

▶ Lesões por mordedura

Embora as lesões de mordedura possam parecer inicialmente inofensivas, uma mordida pode inocular organismos virulentos em tecidos profundos.

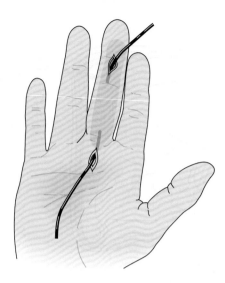

▲ **Figura 9-41** Drenagem e irrigação fechada para infecção de bainha flexora. A solução com antibiótico entra pelo cateter distal e drena pelo proximal. (Reproduzida, com permissão, a partir de Way LW, ed: *Current Surgical Diagnosis and Treatment*, 10th ed. Stamford, CT: Appleton & Lange; 1994.)

A. Mordida de cães e gatos

Como é mais provável que as feridas puntiformes das mordidas de gatos sejam negligenciadas do que as grandes lacerações produzidas pelas mordidas de cães é mais comum haver sequelas tardias de mordidas de gatos. As mordidas de cães e gatos frequentemente transmitem a *Pasteurella multocida*, um microrganismo tratado com ampicilina, penicilina ou cefalosporina de primeira geração. Na fase aguda, as mordidas de animais devem ser tratadas com incisão e drenagem e curso inicial intravenoso de antibiótico ainda na sala de emergência, seguido por antibioticoterapia oral.

B. Mordidas humanas

A maioria das mordidas humanas resulta de punho atingido por um dente que penetra rapidamente na pele, tecido subcutâneo, tendão extensor e cápsula da articulação metacarpofalangeana (Fig. 9-42). As mordidas humanas frequentemente contêm a *Eikenella corrodens*, um microrganismo tratável com penicilina ou ampicilina. A ferida deve ser excisada e drenada, e o paciente tratado com antibioticoterapia intravenosa. Se houver suspeita de lesão, deve-se proceder à artrotomia da metacarpofalangeana.

C. Picadas de aranha

Embora a maioria das picadas de aranha seja inócua, a picada da aranha marrom reclusa requer excisão ampla precoce para controle da toxina injetada no local.

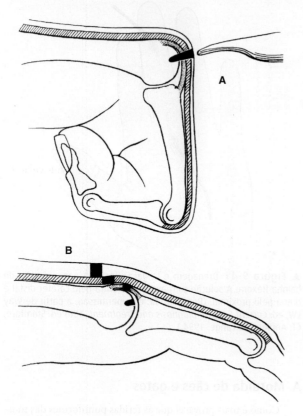

▲ **Figura 9-42** Mordida humana atingindo a articulação metacarpofalangeana. **A:** O dente penetra o punho cerrado do atacante, perfurando pele, tendão, cápsula articular e cabeça do metacarpo. **B:** Quando o dedo é estendido por edema e na cirurgia, as quatro feridas penetrantes não mantêm correspondência. (Reproduzida, com permissão, a partir de Lister G: *The Hand: Diagnosis and Indications*, 3rd ed. Philadelphia: Churchill Livingstone; 1993.)

▶ **Infecções causadas por organismos incomuns**

A. Micobactérias atípicas

O paciente com infecção por *Mycobacterium marinum* se apresenta com um dedo cronicamente inflamado que foi perfurado por uma espinha ou pela barbatana de um peixe de água salgada. É difícil obter crescimento do microrganismo em cultura, mas a chance é maior com temperatura entre 30 a 32°C. A terapia antituberculosa é efetiva para tratar e erradicar essas infecções.

B. Infecção por gram-negativos

Em razão do risco de infecção por gram-negativo em lesões mutilantes em lavoura ou nas lesões com possível contaminação fecal, esses pacientes devem ser tratados com antibióticos de amplo espectro.

C. Infecção por anaeróbio

Quando ocorre infecção por *Clostridium perfringens* em lesão na mão, o tratamento deve ser feito imediatamente com fasciotomia ampla e penicilina intravenosa. A oxigenoterapia hiperbárica pode ser útil. Talvez haja necessidade de amputação para evitar a morte, se a infecção não puder ser adequadamente controlada.

A possibilidade de contaminação por *Clostridium tetani* deve ser lembrada em qualquer lesão perfurante. A investigação inicial de todos os pacientes com lesão penetrante deve incluir questionamento sobre a vacinação contra tétano. Se a vacinação não estiver em dia, deve-se administrar antitoxina.

D. Gonorreia

O paciente que se apresente com artrite séptica isolada ou tenossinovite sem história de lesão penetrante talvez esteja tendo infecção gonocócica por disseminação hematogênica. A condução implica cultura no microrganismo envolvido em meio apropriado e tratamento com penicilina ou tetraciclina.

E. Fasceíte necrosante

Na maioria dos casos de fasceíte necrosante o agente causador é o *Streptococcus* do grupo A e a via de infecção pode ser um corte menor ou uma abrasão. Os pacientes com essa infecção se apresentam com quadro geral grave e a infecção se dissemina rapidamente pelos planos fasciais. O tratamento consiste em desbridamento cirúrgico emergencial até a fáscia e antibioticoterapia apropriada.

F. Panarício herpético

A infecção por herpes simples pode envolver a ponta dos dedos. Ocorre mais comumente em profissionais das áreas médica e odontológica que tratam da região oral-traqueal e também em crianças menores. Talvez seja difícil distinguir entre lesões herpéticas e infecções bacterianas agudas dos dedos. O exame minucioso revelará a presença de vesículas agrupadas, com eritema circundante. Com a aspiração de uma vesícula obtém-se líquido claro. Títulos seriados para o vírus confirmam o diagnóstico. Diferentemente das infecções bacterianas, o panarício herpético não deve ser incisado, mas simplesmente tratado com proteção e elevação.

Connor RW, Kimbrough RC, Dabezies MJ: Hand Infections in patients with diabetes mellitus. *Orthopedics* 2001;24:1057. [PMID: 11727802]

Huish SB, de La Paz EM, Ellis PR 3rd, et al: Pyoderma gangrenosum of the hand: a case series and review of the literature. *J Hand Surg* 2001;26A:679. [PMID: 11466644.]

Karanas YL, Bogdan MA, Chang J: Community acquired methicillin--resistant *Staphylococcus aureus* hand infections: case reports and clinical implications. *J Hand Surg Am* 2000;25:760. [PMID: 1093220]

Perron AD, Miller MD, Brady WJ: Orthopedic pitfalls in the ED: fight bites. *Am J Emerg Med* 2002;20:114. [PMID: 11880877]

ARTRITE DA MÃO

OSTEOARTROSE

A osteoartrose é um distúrbio poliarticular lentamente progressivo, de causa desconhecida, que afeta predominantemente as mãos e as articulações com maior apoio de peso. Clinicamente, a osteoartrose caracteriza-se por dor, deformidade e limitação do movimento. Erosões focais, perda de espaço de cartilagem articular, esclerose subcondral, formação de cisto e osteofitos marginais são evidências encontradas no exame radiográfico.

▶ Fatores epidemiológicos

A doença ocorre mais comumente em indivíduos idosos, sendo que aproximadamente 80 a 90% dos adultos com mais de 75 anos apresentam sinais radiográficos de osteoartrose. Os preditores mais fortes para o desenvolvimento de osteoartrose da mão são sexo feminino, idade crescente e história familiar positiva.

As articulações da mão mais frequentemente envolvidas são as interfalangeanas distais, carpometacarpal do polegar (Fig. 9-43) e interfalangeanas proximais. As protuberâncias ósseas comumente encontradas sobre a articulação interfalangeana distal com artrose são denominadas nódulos de Heberden, enquanto aquelas sobre as interfalangeanas distais são conhecidas como nódulos de Bouchard.

É possível haver osteoartrose secundária na mão como consequência de traumatismo, necrose avascular, artrite prévia ou distúrbios metabólicos.

▶ Manifestações clínicas

Os pacientes com osteoartrose nas mãos frequentemente se queixam de dor induzida por atividade ou relacionada com o trabalho. Em sua maioria, os pacientes passam por períodos de agravação e de remissão. As limitações funcionais são causadas por dor, perda de força, redução de movimento e deformidade. Ao exame encontram-se sensibilidade dolorosa à palpação e aumento do volume das articulações interfalangeanas distais e proximais. A compressão axial da articulação trapézio-metacarpal do polegar com movimento de circundução (*grind test*) reproduz a dor. À medida que a doença evolui, é possível haver subluxação da articulação metacarpal do polegar sobre o trapézio, levando a deformidade em adução do metacarpo.

▶ Tratamento

O tratamento conservador inclui anti-inflamatórios não esteroides (AINEs), infiltração intra-articular de corticoides de ação prolongada e imobilização.

A principal indicação de cirurgia é dor que não tenha respondido à medicação oral com imobilização. A artrodese da interfalangeana distal alivia a dor, corrige a deformidade e resolve a instabilidade articular. Como a articulação interfalangeana distal com artrose grave frequentemente encontra-se rígida, a perda adicional de movimento causada pela artrodese geralmente é bem tolerada. A articulação interfalangeana distal sofre fusão com 10 a 15 graus de flexão, uma posição em que a unha fica paralela ao eixo da falange média.

Na articulação interfalangeana proximal, a dor é a principal indicação para cirurgia. A artroplastia com implante pode ser útil para aliviar a dor e para manter o movimento dos dedos anelar e mínimo. O movimento obtido com a artroplastia é menor nas articulações interfalangeanas proximais do que nas metacarpofalangeanas. A artroplastia com implante geralmente é evitada na articulação interfalangeana proximal dos dedos indicador e médio em razão de instabilidade residual para pinça lateral.

A artrodese efetivamente alivia a dor na articulação interfalangeana proximal e mantém a estabilidade para a pinça. A posição ideal da artrodese varia entre os dedos radiais e ulnares. A articulação interfalangeana proximal do dedo indicador geralmente é submetida a fusão com flexão de 40 graus, a do dedo médio a 45 graus, a do anelar a 50 graus e a do dedo mínimo a 55 graus.

Na articulação trapézio-metacarpal o tratamento conservador consiste em aparelho *spica* com base no polegar e articulação interfalangeana deixada livre, infiltração com cortisona e AINEs. Muitos pacientes com alterações degenerativas avançadas ao exa-

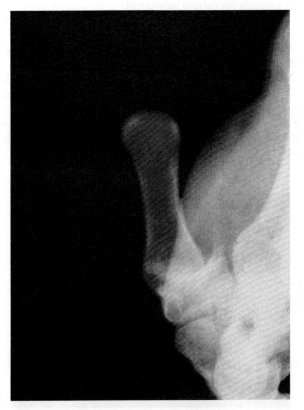

▲ **Figura 9-43** Osteoartrose da articulação carpometacarpal do polegar.

me radiográfico obtêm alívio importante da dor com tratamento conservador.

A principal indicação de cirurgia é dor persistente. A artroplastia com ressecção do trapézio alivia a dor na articulação trapézio-metacarpal e permite a manutenção de movimento pleno da base do metacarpo. A metade distal ou todo o trapézio podem ser removidos. Utiliza-se a técnica de interposição de tendão e alça utilizando o flexor radial do carpo ou uma ramificação do abdutor longo do polegar. O tendão pode ser passado por um orifício produzido na superfície da articulação metacarpal do polegar para sua suspensão. O tendão remanescente é enrolado e posicionado no espaço deixado pelo trapézio removido. Essa reconstrução previne impacto do metacarpo sobre o escafoide. Após a cirurgia o polegar é imobilizado com aparelho ou tala durante 6 semanas.

A artrodese da articulação carpometacarpal do polegar é uma alternativa à trapeziectomia. Com a articulação fundida, há movimento residual da articulação escafotrapézio, mas é evidente que os pacientes ficam impossibilitados de apoiar sua mão aberta sobre uma mesa. Entretanto, o alívio da dor é excelente e este talvez seja o procedimento preferencial em um trabalhador jovem.

ARTRITE REUMATOIDE

A artrite reumatoide (AR) é uma doença inflamatória crônica de causa desconhecida. O efeito combinado de tenossinovite e sinovite sobre os tecidos articulares e periarticulares resultam em destruição e deformidade progressivas da articulação. A AR afeta 0,3 a 1,5% da população. As mulheres são duas a três vezes mais acometidas.

▶ Manifestações clínicas

A avaliação da mão afetada por AR requer cuidado. O objetivo é determinar qual dos muitos problemas do paciente – dor, perda de força ou disfunção mecânica – é o mais impactante. Com a investigação é possível detectar ruptura de tendão, aderências ou gatilho assim como sintomas de compressão de nervo. As síndromes de compressão nervosa mais comuns envolvem o nervo mediano no punho e o nervo radial no cotovelo. O aspecto dos nódulos reumatoides e da deformidade com desvio ulnar na articulação metacarpofalangeana pode ser esteticamente perturbador. Os nódulos reumatoides, que ocorrem em 20 a 25% dos pacientes com AR não são tratados, a não ser que estejam associados a erosão, dor ou infecção.

▶ Tratamento

O ombro, o cotovelo, o antebraço, o punho e a mão devem ser examinados individualmente. A meta da reconstrução cirúrgica é restaurar a funcionalidade do membro superior, e não apenas da mão. Entre as indicações para intervenção cirúrgica estão alívio da dor, retardo na progressão da doença, melhora funcional e melhora da aparência.

O tratamento cirúrgico pode ser classificado como preventivo ou corretivo. Entre as opções preventivas estão tenossinovectomia e sinovectomia. Entre os corretivos estão transferência de tendões, descompressão de nervo, reconstrução de tecidos moles e artrodese.

A sinovectomia deve ser considerada em pacientes que se apresentem com sinovite pauciarticular persistente com controle clínico satisfatório. Entre as contraindicações de sinovectomia estão doença rapidamente progressiva, envolvimento de múltiplas articulações e destruição da articulação subjacente.

A. Reconstrução de cotovelo

A sinovite do cotovelo pode causar dor, destruição articular e compressão do nervo radial. É comum haver nódulos ou bursas sobre o olecrânio. O tratamento cirúrgico do cotovelo reumatoide inclui excisão da cabeça do rádio e sinovectomia. A medida que a doença evolui, deve-se considerar a possibilidade de artroplastia total do cotovelo.

B. Reconstrução de punho

A AR frequentemente envolve o punho e ocorre com padrão predominante. Do lado radial do punho, os ligamentos radioescafocapitato e radiolunopiramidal se encontram enfraquecidos permitindo a rotação do escafoide. A dissociação escafossemilunar é seguida por colapso radiocarpal.

Do lado ulnar do punho, os ligamentos ulnares do carpo estão enfraquecidos, permitindo que o carpo se movimente no sentido radial enquanto sofre translação para o lado ulnar. O enfraquecimento da articulação radioulnar distal permite que a cabeça da ulna sofra desvio dorsal, produzindo a síndrome da cabeça da ulna. O tendão extensor ulnar do carpo sofre desvio no sentido volar. Essas alterações levam a supinação do carpo sobre o rádio, translocação ulnar do carpo e desvio concomitante dos metacarpos no sentido radial (Fig. 9-44). O carpo também pode sofrer luxação no sentido volar abaixo do rádio.

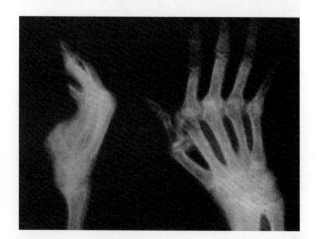

▲ **Figura 9-44** Desvio radial dos metacarpos na artrite reumatoide.

O tratamento cirúrgico consiste em tenossinovectomia do extensor com transposição do retináculo dorsal sobre a articulação do punho para reforçar a cápsula, e sinovectomia do punho. O tendão extensor ulnar do carpo pode ser reposicionado passando de volar a dorsal.

Se houver dor sobre a ulna distal ou ruptura do tendão extensor dos dedos mínimo ou anelar em razão de proeminência cortante na ulna distal, haverá indicação de ressecção da ulna distal. A fusão do punho reumatoide garante estabilidade e melhora da função. Pode-se optar entre artrodese total do punho e artrodese rádio-semilunar, dependendo da extensão do envolvimento articular mesocarpal. Nos casos com envolvimento bilateral, deve-se considerar substituição de um punho com fusão do outro para preservação de função.

C. Reconstrução da mão

O dedo em gatilho é um problema comum causado por tenossinovite de flexor. A polia A não deve ser incisada no tratamento de dedo em gatilho reumatoide. A perda da polia A1 aumenta a tendência de desvio ulnar dos dedos. A indicação é realizar tenossinovectomia e excisão da ramificação ulnar do tendão do tubérculo sublime.

Se houver ruptura do tendão flexor, o tratamento deve incluir transferência de tendão, enxerto ponte ou fusão articular. O tendão flexor que mais comumente se rompe é o longo do polegar, em razão de atrito com o osteofito na face volar da articulação escafotrapézio (lesão de Mannerfelt). As rupturas de tendão extensor são causadas por atrito do extensor comum dos dedos anelar e mínimo com a ulna (síndrome de Vaughn-Johnson).

O tratamento da mão artrítica depende das articulações envolvidas. A articulação interfalangeana distal geralmente é tratada com artrodese. Na interfalangeana proximal pode-se indicar sinovectomia caso a sinovite esteja restrita a esta articulação e não haja envolvimento multiarticular. As alternativas em caso de outras articulações envolvidas são artroplastia e artrodese.

Na articulação metacarpofalangeana, a inflamação da sinóvia pode causar subluxação do mecanismo extensor no sentido ulnar, em razão de enfraquecimento da banda sagital radial. O mecanismo pode ser reposicionado para aprimorar a função da articulação. Para acometimento de articulações isoladas sem destruição significativa, pode-se indicar sinovectomia. Nos casos com maior destruição articular, haverá necessidade de artroplastia com implante (Fig. 9-45). Subluxação e desvio ulnar não são indicações absolutas de artroplastia quando a função da mão se mantém satisfatória. A artroplastia não aumenta a mobilidade das articulações metacarpofalangeanas, mas altera seu arco. Como a maioria dos pacientes apresenta flexão grave e desvio ulnar das articulações, a artroplastia provê um ADM mais funcional, especialmente para segurar objetos maiores. Como os implantes tendem a fraturar com o uso extensivo, a artroplastia com silicone é indicada apenas nos casos com baixa demanda da mão sendo, portanto, mais adequada em pacientes reumatoides do que naqueles com osteoartrose.

1. Deformidade em botoeira – Além da artrite, diversas deformidades ocorrem nos dedos relacionadas com lesão de tecidos moles. Nas articulações interfalangeanas proximais, a mais comum é a deformidade em botoeira. Em razão da sinovite na articulação interfalangeana proximal, a ramificação tendínea central encontra-se alongada ou rompida, o que permite a flexão da articulação interfalangeana proximal além da subluxação volar das bandas laterais. À medida que as bandas laterais migram abaixo da articulação interfalangeana proximal, elas deixam de atuar como extensoras e passam a flexoras ativas desta articulação. Além de aumentar a deformidade da articulação interfalangeana proximal, o encurtamento relativo do mecanismo extensor leva a hiperextensão da interfalangeana distal. O tratamento das deformidades em botoeira leves, que são corrigíveis passivamente, consiste em sinovectomia e imobilização. Pode-se considerar a reconstrução da banda lateral para reposicionamento das bandas em plano dorsal ao eixo de rotação. Alternativamente, pode-se proceder à tenotomia da ramificação terminal a fim de produzir relaxamento do mecanismo extensor e prevenir hiperextensão da articulação interfalangeana distal. Nos casos com deformidade moderada da articulação interfalangeana proximal (deformidade em flexão de 30 a 40 graus, com articulação flexível e preservação do espaço articular), pode-se indicar reconstrução da ramificação central assim como reconstrução da banda lateral e tenotomia do tendão terminal. No seu estágio final a deformidade em botoeira se torna fixa e a melhor forma de tratamento é artroplastia ou fusão.

2. Deformidade em pescoço de cisne – A deformidade em pescoço de cisne consiste em hiperextensão da articulação interfalangeana proximal e flexão da articulação interfalangeana distal. O mecanismo da deformidade é ruptura ou enfraquecimento do tendão terminal com hiperextensão secundária da articulação interfalangeana proximal resultante de tração excessiva da ramificação central, ou hiperextensão da articulação interfalangeana proximal causada por frouxidão da placa volar, ruptura do flexor superficial dos dedos ou tensão intrínseca. O mecanismo mais comum é a tensão intrínseca secundária à sinovite metacarpofalangeana.

As deformidades em pescoço de cisne são divididas em quatro estágios. No estágio 1, as articulações são flexíveis em todas as posições. O tratamento consiste em imobilização, fusão da articulação interfalangeana distal ou reconstrução de tecidos moles para limitar a hiperextensão da articulação interfalangeana proximal. No estágio 2, há limitação da flexão da articulação interfalangeana proximal em razão de tensão intrínseca. Nesses casos, a liberação intrínseca, com ou sem reconstrução da articulação metacarpofalangeana, pode ser útil. No estágio 3, há limitação do movimento da articulação interfalangeana proximal em todas as posições, mas a articulação ainda está preservada. A mobilização das bandas laterais pode ajudar a reduzir a deformidade. Finalmente, no estágio 4, há artrose da articulação interfalangeana proximal. Nesses casos deve-se considerar indicar artrodese ou artroplastia.

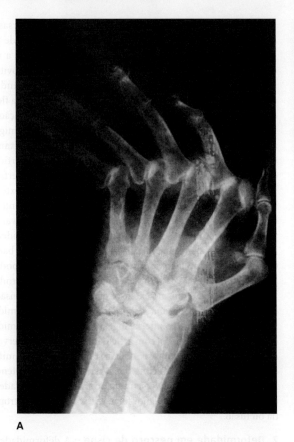 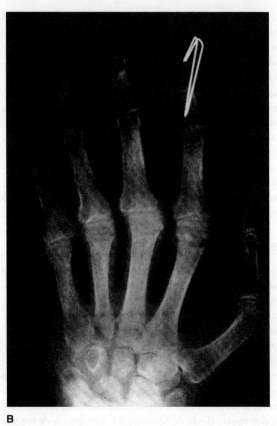

▲ **Figura 9-45** **A:** Imagem pré-operatória da articulação metacarpofalangeana em paciente com artrite reumatoide. **B:** Após artroplastia de ressecção.

3. Sinovite com deformidade da articulação metacarpofalangeana
– Na AR as articulações metacarpofalangeanas sofrem luxação nos sentidos volar e ulnar. Essa deformidade resulta de invasão sinovial dos ligamentos colaterais com frouxidão secundária, amplificação desses vetores de força por desvio radial do punho, enfraquecimento da banda sagital radial (favorecendo a subluxação ulnar do tendão extensor) e contratura da musculatura intrínseca. O tratamento dessa deformidade é medicamentoso e com imobilização. Quando o espaço articular está preservado, a sinovectomia pode produzir alívio sintomático. Uma vez que tenha havido destruição moderada da articulação, subluxação volar e desvio ulnar, a decisão sobre indicação cirúrgica é tomada com base na função da mão. Quando o paciente ainda é capaz de usar a mão para realizar suas atividades da vida cotidiana, indicam-se órtese e outros aparelhos acessórios. Uma vez que se tenha observado perda da função, deve-se considerar a possibilidade de artroplastia metacarpofalangeana. Para realizar a artroplastia, a deformidade do punho deve ser corrigida em primeiro lugar, assim como todas as liberações de tecidos moles que se façam necessárias para resolver as tensões de subluxação. O ligamento colateral radial do dedo indicador deve ser reconstruído, e o tendão extensor reposicionado. No pós-operatório, haverá necessidade de imobilização e fisioterapia intensiva para manter a mão na posição apropriada. Utiliza-se órtese que mantenha o punho em dorsiflexão e as articulações metacarpofalangeanas em extensão total e alinhamento radial-ulnar neutro. O aparelho deve ser usado em horário integral durante 6 semanas e em horário parcial por 3 meses. O paciente deve usar um aparelho noturno por 1 ano.

D. Reconstrução do polegar

Foram definidos três padrões de deformidade de polegar na artrite reumatoide. Na deformidade tipo 1, a articulação metacarpofalangeana está flexionada, enquanto a interfalangeana encontra-se hiperestendida e a metacarpal do polegar secundariamente abduzida. Nas deformidades tipos 2 e 3, a subluxação carpometacarpal causa adução do metacarpo. Na deformidade tipo 2 ocorre hiperextensão da articulação interfalangeana com flexão da metacarpofalangeana e na deformidade tipo 3, a articulação metacarpofalangeana está hiperestendida e a interfalangeana flexionada. As deformidades tipo 2 são raras. As deformidades tipo 1 geralmente iniciam-se com sinovite da articulação metacarpofalangeana, levando a enfraquecimento da tendão extensor curto do polegar, rigidez muscular intrínseca e desvio ulnar e volar do extensor longo do polegar.

O tratamento é feito com base no grau de evolução. Nas deformidades tipo 1, se as articulações interfalangeanas e metacarpofalangeanas puderem ser corrigidas passivamente, indicam-se sinovectomia e reconstrução do mecanismo extensor. Se a articulação metacarpofalangeana estiver com deformidade fixa em flexão, deve-se considerar artrodese ou artroplastia. Nos casos em que houver deformidades fixas e simultâneas em flexão da metacarpofalangeana e em extensão da interfalangeana, a segunda deve ser submetida à fusão e a primeira substituída por artroplastia ou também submetida à artrodese.

As deformidades de tipo 3 são análogas ao pescoço de cisne dos dedos. A doença na carpometacarpal permite que haja subluxação dorsal e radial da articulação, com contração secundária e adução metacarpal e hiperextensão da articulação metacarpofalangeana. Nos casos com deformidade mínima da metacarpofalangeana (estágio 1) ou com deformidade metacarpofalangeana sujeita à correção passiva (estágio 2) o tratamento consiste em imobilização e artroplastia ou fusão carpometacarpal. Uma vez que a deformidade metacarpofalangeana se tenha tornado rígida (estágio 3), haverá necessidade de liberação do primeiro espaço interdigital e artroplastia carpometacarpal.

E. Prioridades cirúrgicas

Quando há múltiplas deformidades, deve-se cogitar a indicação de procedimentos combinados. Se houver deformidades em punho e metacarpofalangeana, o punho deve sofrer artrodese antes da ou simultaneamente a reconstrução da articulação metacarpofalangeana. Quando houver deformidades de metacarpofalangeana e interfalangeana proximal, devem ser realizados procedimentos que preservem o movimento, como a artroplastia, na articulação metacarpofalangeana. O tratamento da articulação interfalangeana proximal depende do estágio da deformidade. As deformidades leves a moderadas da articulação interfalangeana proximal podem ser ignoradas ou tratadas com manipulação fechada e fixação com pino. Para as deformidades graves, indica-se artrodese da interfalangeana proximal.

Em todos os casos, devem ser envidados esforços para realizar múltiplos procedimentos em um único tempo anestésico. Esses pacientes frequentemente requerem diversas cirurgias para múltiplas articulações em membros superiores e inferiores, e o tempo de cirurgia e de reabilitação deve ser usado com sabedoria.

▷ Outras afecções inflamatórias articulares

Há outros quadros inflamatórios relacionados com AR que podem afetar a mão, produzindo destruição e deformidade articular.

A. Artrite reumatoide juvenil

Na artrite reumatoide juvenil (ARJ) ocorre fechamento prematuro da epífise como resultado de sinovite e aumento do fluxo sanguíneo periarticular. O estreitamento dos canais medulares de falange e metacarpo dificulta a artroplastia com implante. As articulações metacarpofalangeanas sofrem desvio radial e não ulnar.

B. Artrite mutilante

Na artrite mutilante ocorre encurtamento axial em razão de grande perda óssea com preservação do envelope de tecidos moles. Há necessidade de fusão articular precoce, a fim de evitar a perda óssea progressiva.

C. Lúpus eritematoso sistêmico

O lúpus eritematoso sistêmico (LES) afeta os tecidos moles periarticulares, resultando em frouxidão articular com disfunção secundária. A sinovite é mínima no lúpus e, portanto, a cartilagem articular é preservada. A reconstrução de tecidos moles não é efetiva e dá-se preferência às fusões articulares para restaurar a estabilidade e a função. A exceção são as articulações metacarpofalangeanas, nas quais a artroplastia com implante pode ser apropriada, ainda que com sacrifício de cartilagem articular normal.

D. Artrite psoriática

Na artrite psoriática as deformidades são semelhantes àquelas da AR. Na mão, é grande a tendência à rigidez. Na artrite psoriática, as articulações metacarpofalangeanas ficam rígidas em extensão, enquanto na AR essas articulações tendem a enrijecer em flexão.

Davis TR, Brady O, Dias JJ: Excision of the trapezium for osteoarthritis of the trapeziometacarpal joint: a study of the benefit of ligament reconstruction or tendon interposition. *J Hand Surg Am* 2004;29:1069. [PMID: 15576217]

Day CS, Gelberman R, Patel AA, et al: Basal joint osteoarthritis of the thumb: a prospective trial of steroid injection and splinting. *J Hand Surg Am* 2004;29:247. [PMID: 15043897]

Fulton DB, Stern PJ: Trapeziometacarpal arthrodesis in primary osteoarthritis: a minimum two-year follow-up study. *J Hand Surg Am* 2001;26:109. [PMID: 11172376]

Jain A, Witbreuk M, Ball C, et al: Influence of steroids and methotrexate on wound complications after elective rheumatoid hand and wrist surgery. *J Hand Surg Am* 2002;27:449. [PMID: 12015719]

▼ TUMORES NAS MÃOS

Praticamente todas as lesões de massa na mão e no punho são benignas. Granulomas de corpo estranho, cistos de inclusão epidermoides e neuromas geralmente estão relacionados com traumatismo prévio. Cistos e fibroxantomas surgem em posição adjacente às articulações ou aos tendões.

▷ Cistos

Os cistos são os tumores de tecidos moles mais comuns na mão e no punho. São estruturas císticas repletas de líquido muci-

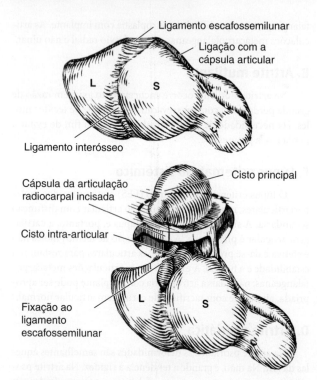

▲ **Figura 9-46** O cisto e os ligamentos escafossemilunares estão representados isolados da cápsula articular não envolvida (não mostrada). (Reproduzida, com permissão, a partir de Green DP, ed: *Operative Hand Surgery*, 2nd ed. Philadelphia: Churchill Livingstone; 1988.)

noso, mas sem revestimento sinovial ou epitelial. Na maioria dos casos, é possível identificar um pedúnculo a comunicar o cisto com a articulação ou a bainha tendínea adjacente. As localizações mais comuns nos cistos são punho, bainha do flexor dos dedos e articulação interfalangeana distal (Fig. 9-46).

A. Cisto no dorso do punho

Os cistos no dorso do punho surgem a partir da cápsula dorsal da articulação escafossemilunar. Os cistos dorsais pequenos de consistência firme mal podem ser palpados, mas são altamente sintomáticos, enquanto os cistos maiores frequentemente têm consistência macia e são pouco sintomáticos. A aspiração com infiltração de corticosteroide pode aliviar os sintomas de forma transitória, mas as recorrências são frequentes. As lesões sintomáticas podem ser cirurgicamente excisadas, com expectativa de cura desde que se tenha o cuidado de excisar o pedúnculo da lesão com a base capsular na sua origem. Como essas lesões surgem a partir da porção dorsal do ligamento escafossemilunar há que se ter o cuidado de preservar a integridade do ligamento e evitar dissociação escafossemilunar iatrogênica. Alternativamente, o cisto pode ser excisado com técnicas artroscópicas, particularmente aqueles localizados quase inteiramente no interior da articulação do punho.

B. Cisto na face palmar do punho

Os pacientes com cistos na face palmar do punho se apresentam com inchaço no aspecto palmar radial do punho, adjacente à artéria radial. Essas lesões surgem a partir das articulações rádio-escafoide ou escafotrapézio. A ressecção cirúrgica de um cisto palmar radial requer mobilização e proteção da artéria radial adjacente.

C. Cisto da bainha flexora

Os cistos de bainha flexora se apresentam como lesões firmes com aparência de ervilha sobre o aspecto palmar da bainha flexora. A massa geralmente tem entre 3 e 8 milímetros de diâmetro e frequentemente têm consistência tão firme que são confundidos com exostose óssea. O tratamento das lesões sintomáticas é feito com aspiração ou excisão.

D. Cisto mucoso

Os cistos mucosos surgem a partir da articulação interfalangeana distal. O colo do cisto nasce nas face radial ou na face ulnar no do tendão extensor terminal. A excisão cirúrgica deve incluir desbridamento do osteofito articular. Se a pele for fina, haverá necessidade de retalho rotacional local para cobertura de tecidos moles após a excisão.

E. Fibroxantoma

Os fibroxantomas também são conhecidos como tumores de células gigantes da bainha tendínea ou xantomas de bainha tendínea. Essas lesões de crescimento lento e consistência firme geralmente são indolores, frequentemente surgem a partir de articulação interfalangeana ou da bainha do tendão flexor. Geralmente são fixos a tecidos profundos, na maioria das vezes no aspecto palmar da mão ou de um dedo. A ressecção cirúrgica requer definição de toda a massa e proteção dos nervos digitais que podem estar desviados, comprimidos ou envolvidos pelo tumor

F. Cisto de inclusão epidermoide

Os cistos de inclusão epidermoides geralmente resultam de traumatismo, como lesão perfurante, corte por faca ou laceração. As células epidérmicas ficam encrustadas no tecido subcutâneo e gradualmente aumentam de tamanho repletas de uma massa perolada com queratina com aspecto de pasta de dente. Finalmente, a massa se torna evidente, particularmente se localizada sobre o aspecto palmar da polpa. O tratamento cirúrgico é excisão da massa sem seu rompimento.

G. Corpo estranho

Os corpos estranhos funcionam como um nicho e estimulam a formação de granuloma. O quadro pode estar associado à reação inflamatória local ou a uma infecção franca. O tratamento consiste em excisão.

H. Neuromas

O neuroma, o crescimento bulbar da extremidade distal de um nervo seccionado, é uma reposta normal à transecção de um nervo. Os neuromas são inevitáveis em todas as amputações na mão. Se o neuroma na extremidade distal do segmento proximal de um nervo seccionado estiver em uma região de contato palmar, a lesão pode ser altamente sintomática. Entre as alternativas de tratamento estão revisão do neuroma ou sua transposição para um local fora da área de contato.

DIFERENÇAS CONGÊNITAS

Ocorrem diferenças congênitas das mãos em aproximadamente 1 a cada 1.500 nascidos vivos. O termo *diferenças* é preferível aos tradicionais *anormalidades, anomalias* ou *malformações*. Muitas diferenças congênitas das mãos fazem parte de associações ou síndromes bem definidas. A anormalidade sugere que outras regiões do corpo ou os sistemas orgânicos devam ser investigados. Quando se encontra um lactente com ausência total bilateral do rádio e polegares normais ou levemente hipoplásicos, deve-se considerar a possibilidade da síndrome de trombocitopenia e ausência de rádio (TAR) e solicitada contagem de plaquetas. A ausência de rádio também está associada à síndrome VATER, que ocorre em crianças com anormalidades que incluem defeitos em **v**értebra, **â**nus, **t**raqueia, **e**sôfago e **r**ins.

Diversos dos quadros mais comumente encontrados, como a mão em fenda, são traços autossômicos dominantes. O conhecimento de um geneticista experimentado é inestimável para o aconselhamento das famílias que estejam considerando ter filhos e aos pacientes que desejem saber a probabilidade de que seu descendentes herdem o problema.

Os dois quadros mais encontrados são a sindactilia e a polidactilia. Nas populações brancas a sindactilia é mais comum, e nos afrodescendentes a polidactilia é a anomalia congênita de mão mais encontrada.

▶ Sindactilia

Sindactilia, a união visível entre dedos, pode ser simples, quando envolve apenas tecidos moles, e complexa, quando ossos ou unhas também estão unidos (Fig. 9-47). A liberação cirúrgica da sindactilia requer o uso de retalho local a fim de criar um assoalho para o espaço interdigital e para recobrir parcialmente os lados adjacentes dos dedos separados. As falhas residuais ao longo dos lados dos dedos separados são cobertas por enxertos cutâneos de espessura total. Indica-se cirurgia quando a união ocorre distalmente ao ponto normal de separação dos dedos impedindo o seu uso pleno. A cirurgia geralmente é realizada entre 6 e 12 meses de idade.

▶ Polidactilia

A polidactilia radial geralmente se manifesta como duplicação do polegar. Quando há dois polegares na mesma mão, ra-

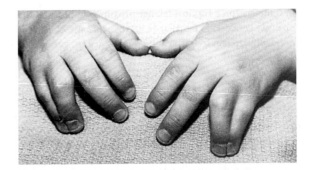

▲ **Figura 9-47** Sindactilia complexa bilateral dos dedos anelar e mínimo.

ramente eles têm tamanho, alinhamento e mobilidade normais (Fig. 9-48). O polegar mais ulnar geralmente é mais bem desenvolvido que o radial.

O nível da bifurcação varia desde falange distal com duas unhas, dois dedos cada um com seu metacarpo, e falanges distal e proximal. Na forma mais comum de duplicação do polegar um único metacarpo amplo apoia duas falanges proximais, cada uma com sua falange distal. A reconstrução ideal requer a união dos elementos de ambos os componentes digitais. Geralmente, o polegar ulnar é mantido. Se a duplicação ocorrem na articulação metacarpofalangeana, o ligamento colateral radial é preservado

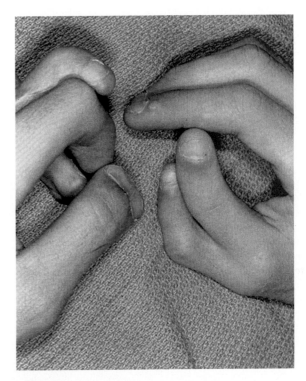

▲ **Figura 9-48** Polidactilia de polegar.

com o metacarpo e fixado à falange proximal do polegar ulnar. A cirurgia geralmente é realizada entre 6 e 12 meses de idade. A polidactilia ulnar, frequente em crianças negras, geralmente é tratada com excisão simples.

▶ Estruturas parciais ou ausentes

A deficiência parcial ou a ausência total do rádio resulta em apoio insuficiente da mão e do carpo. A mão sem apoio adequado tende a sofrer angulação radial. O estiramento das estruturas de tecidos moles radiais contraídas é obtido com manipulação repetida, aparelho de gesso, imobilização com órtese ou alongamento por distração. A mão é, então, cirurgicamente reorientada até a extremidade da ulna com procedimento de centralização.

A hipoplasia leve do polegar é tratada com liberação do primeiro espaço interdigital, reconstrução colateral da articulação metacarpofalangeana e plastia com transferência do tendão oponente. A hipoplasia mais grave, ou a ausência, do polegar pode ser tratada com policização do indicador. Nesse procedimento o dedo indicador é deslocado para a posição do polegar com reposicionamento dos tendões extensores extrínsecos do dedo indicador, a fim de proporcionar controle equilibrado do dedo deslocado.

Giele H, Giele C, Bower C, et al: The incidence and epidemiology of congenital upper limb anomalies: a total population study. *J Hand Surg Am* 2001;26:628. [PMID: 11466636]

McCarroll HR: Congenital anomalies: a 25-year overview. *J Hand Surg Am* 2000;25:1007. [PMID: 11119659]

Cirurgia ortopédica pediátrica

George T. Rab, MD

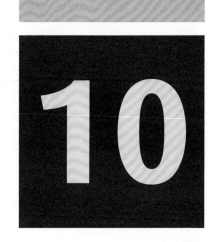

A ortopedia pediátrica inclui desde anomalias congênitas até lesões em adolescentes. As manifestações fisiopatológicas de muitos desses distúrbios diferem daquelas análogas em adultos, em razão do acréscimo da dimensão do crescimento. A relação do médico com o paciente pediátrico geralmente ocorre no contexto de um ambiente de proteção familiar, contrastando com a relação mais independente que o médico pode estabelecer com um adulto. A tendência natural de atividade das crianças e a impressionante capacidade regenerativa do esqueleto imaturo, com frequência, torna desnecessária a reabilitação formal após cirurgia para tratamento de lesões graves.

▶ Diretrizes para a ortopedia pediátrica

As seguintes regras podem ser úteis quando se aplicam os princípios gerais da ortopedia às crianças:

1. O osso em crescimento normalmente tende a se remodelar no sentido da configuração adulta. Esse processo ocorre mais rápido em crianças menores e nas deformidades localizadas nas extremidades dos ossos. O remodelamento é mais rápido quando a deformidade ocorre no plano de movimento ou próxima da articulação.
2. As deformidades esqueléticas se agravam à medida que a criança cresce (p. ex., após lesão permanente da placa de crescimento), especialmente na proximidade de regiões com crescimento rápido, como o joelho. Essa característica se intensifica nas crianças menores.
3. As crianças geralmente toleram melhor a imobilização duradoura do que os adultos e tendem a recuperar espontaneamente a mobilidade dos tecidos moles após a maioria das lesões.
4. A consolidação das fraturas geralmente é mais rápida e previsível no esqueleto em crescimento ativo em comparação com o esqueleto adulto.
5. As superfícies articulares nas crianças geralmente são mais tolerantes a irregularidades do que as dos adultos. Embora seja possível ocorrer degenerações articulares a partir de lesões na infância, geralmente há um intervalo assintomático de muitas décadas antes que o processo se torne clinicamente evidente.
6. Muitas das chamadas deformidades, como metatarso aduto, torção tibial interna, genu valgo e pernas arqueadas são, na verdade, variações fisiológicas que se corrigem espontaneamente com o crescimento. Por exemplo, o arqueamento fisiológico é comum e benigno. Normalmente é simétrico, envolvendo ambos fêmures e tíbias e é mais evidente em crianças com menos de 3 anos. Geralmente resolve-se em torno de 2 anos de idade, mas há grande variabilidade. Em torno de 36 meses, praticamente todas as crianças terão tido correção espontânea. O médico deve distinguir entre quadros que não necessitem tratamento daqueles que requeiram intervenção precoce.

DISTÚRBIOS DO CRESCIMENTO

O crescimento esquelético geral foi discutido no Capítulo 1.

1. Diferença no comprimento dos membros

▶ Fundamentos do diagnóstico

- *A diferença no comprimento dos membros, comumente assintomática, deve ser detectada para que se planeje o tratamento apropriado.*
- *Anomalias congênitas podem levar a diferenças significativas.*
- *Avaliação e planejamento apropriados permitem tratamento ideal durante a fase de crescimento.*

▶ Considerações gerais

A diferença no comprimento dos membros pode refletir uma deficiência congênita ou alguma dentre as diversas possíveis condições adquiridas (Tab. 10-1). A parada de crescimento epifisário pós-traumática ocorre, com maior frequência, nas lesões na região distal da tíbia. As lesões femorais distais e na epífise distal ulnar também apresentam alta incidência de interrupção do crescimento. A diferença no comprimento dos membros superiores geralmente tem interesse apenas estético e pode ser facilmen-

Tabela 10-1 Causas de diferença no comprimento dos membros

Causas infecciosas
  Osteomielite
  Artrite séptica

Causas neoplásicas
  Malformações arteriovenosas
  Hemangioma

Causas neuromusculares
  Paralisia cerebral
  Paralisia de membro isolado
  Poliomielite

Causas traumáticas
  Consolidação viciosa em osso longo
  Lesão epifisária

Outras causas
  Necrose avascular da cabeça do fêmur (e epífise)
  Amputação congênita
  Doença de Legg-Calvé-Perthes

te compensada com modificações no vestuário. Contudo, nos membros inferiores, as diferenças no comprimento das pernas podem ser suficientemente grandes – acima de 2,5 centímetros – para limitar a função e indicar tratamento. Diferenças menores podem ser conduzidas com palmilha.

▶ Manifestações clínicas

A. Sinais e sintomas

Na maioria dos casos, a discrepância no comprimento dos membros, mesmo quando intensa, é assintomática nas crianças. A deformidade acentuada pode causar claudicação indolor.

A medição dos membros no cenário clínico geralmente é feita com a obtenção de nível na altura da pelve com a criança de pé pisando em blocos calibrados mantidos sob a perna curta. Discrepâncias graves talvez impliquem técnicas alternativas de exame.

B. Exames de imagem

Todas as crianças devem ser submetidas a radiografia de membro inteiro na consulta inicial para triagem de anomalias e deformidades. A escanometria (exame especial para medição das pernas) é o exame padrão para medição e precisa da discrepância, mas é possível haver imprecisão se a criança se movimentar. Uma opção em crianças mais velhas é a radiografia anteroposterior (AP) da pelve com a criança de pé sobre blocos apropriados mantidos sob o membro mais curto. A maturidade esquelética é medida com radiografias do punho.

C. Cálculo do comprimento dos membros na maturidade

A condução clínica de pacientes pediátricos com diferença no comprimento dos membros deve incluir o cálculo do comprimento projetado na maturidade. Há disponíveis diversos métodos matemáticos com base em idade óssea, sexo e taxas normais de crescimento. A seguinte regra geral pode ser usada para estimar a extensão do crescimento futuro: as taxas médias de crescimento do fêmur distal e da tíbia proximal são, respectivamente, 10 a 12 mm/ano e 5a 6 mm/ano, havendo crescimento até que a idade óssea atinja 14 anos, no sexo feminino, e 16 anos no masculino.

▶ Tratamento

A. Palmilha

Raramente é necessário usar palmilha em crianças, mas os adolescentes talvez demandem o acessório. A palmilha geralmente pode ser 1,27 centímetro menor que a diferença medida no comprimento do membro.

B. Epifisiodese

O procedimento cirúrgico mais simples para tratamento de discrepâncias no comprimento ósseo em crianças é a epifisiodese (fechamento cirúrgico da placa de crescimento). No membro mais longo, o procedimento envolve curetagem ou perfuração a epífise ou inserção de pequenos enxertos ósseos nas bordas medial e laterais da placa. A epifisiodese geralmente é realizada em epífise distal do fêmur, epífise proximal da tíbia, ou ambas, porque têm crescimento rápido e fácil acesso cirúrgico. As epífises que permanecem abertas no membro permitem a continuação do crescimento, porém com velocidade menor. A oportunidade exata para epifisiodese é essencial para que se obtenham membros de igual tamanho quando da maturidade esquelética. O momento para o procedimento é calculado com o mesmo método usado para predizer o comprimento final do membro adulto. Para que a epifisiodese seja efetiva é necessário que o osso ainda esteja crescendo e que sejam colhidos dados precisos sobre esse crescimento durante muitos anos (ou seja, escanometria para medição dos membros, idade óssea).

C. Encurtamento femoral

Se a criança atinge uma idade em que o crescimento ósseo é insuficiente para que a epifisiodese seja praticável, a perna mais longa pode ser encurtada após a maturidade esquelética por meio do procedimento para encurtamento femoral. Esse procedimento pode ser aberto com retirada de um segmento do fêmur e fixação do osso com placa e parafusos. Também pode ser realizado como procedimento fechado, usando haste intramedular femoral introduzida via incisão através da nádega para fixação. Um segmento cilíndrico do fêmur seccionado e retirado do osso utilizando serras intramedulares e o osso é pressionado paraque o fêmur seja encurtado sobre a haste. O segmento ósseo excisado finalmente é reabsorvido.

D. Outras técnicas

As diferenças no comprimento dos membros com projeção de serem iguais ou superiores a 6 centímetros não responderão bem aos tratamentos descritos que, nesses casos, podem levar a estatura inaceitavelmente baixa ou a segmentos do membro excessivamente curtos. Embora algumas discrepâncias sejam tão

CIRURGIA ORTOPÉDICA PEDIÁTRICA **CAPÍTULO 10** 519

graves a ponto de requererem amputação de pé e adaptação de prótese, as técnicas para alongamento de osso são bem-sucedidas no tratamento dessas crianças (Capítulo 1).

Birch JG, Samchukov ML: Use of the Ilizarov method to correct lower limb deformities in children and adolescents. *J Am Acad Orthop Surg* 2004;12:144. [PMID: 15161167]

Inan M, Chan G, Littleton AG, Kubiak P, Bowen JR: Efficacy and safety of percutaneous epiphysiodesis. *J Pediatr Orthop* 2008;28:648. [PMID: 18724201]

Khakharia S, Bigman D, Fragomen AT, Pavlov H, Rozbruch SR: Comparison of PACS and hard-copy 51-inch radiographs for measuring leg length and deformity. *Clin Orthop Relat Res* 2011;469:244. [PMID: 20625949]

Paley D, Bhave A, Herzenberg JE, Bowen JR: Multiplier method for predicting limb-length discrepancy. *J Bone Joint Surg Am* 2000;82-A:1432. [PMID: 11057472]

Surdam JW, Morris CD, DeWeese JD, et al: Leg length inequality and epiphysiodesis: review of 96 cases. *J Pediatr Orthop* 2003; 23:381. [PMID: 12724605]

---

2. Nanismo e outros distúrbios do crescimento

Distúrbios ortopédicos (acondroplasia, displasia epifisiária múltipla) ou outras síndromes (síndrome de Down, síndrome de Marfan) frequentemente são acompanhadas de nanismo. A classificação das síndromes esqueléticas vem sofrendo alterações frequentes, à medida que se acumulam os conhecimentos utilizando técnicas moleculares, biológicas e genéticas. Em geral, genes autossômicos recessivos codificam defeitos enzimáticos e bioquímicos, e genes autossômicos dominantes causam deformidades estruturais. Um exemplo deste último é a acondroplasia que resulta de mutação do receptor 3 do fator de crescimento de fibroblastos (FGFR3), uma proteína estrutural, tendo como consequência a redução na quantidade de cartilagem formada. O defeito genético é herdado de um dos pais ou ocorre como mutação esporádica. Uma revisão detalhada das síndromes e displasias esqueléticas está fora do escopo deste capítulo; na Tabela 10-2 encontra-se uma lista desses quadros e dos principais problemas ortopédicos a eles associados.

PROCESSOS INFECCIOSOS

1. Osteomielite hematogênica

▶ Fundamentos do diagnóstico

- *Claudicação, dor óssea, febre, leucocitose e aumento da velocidade de hemossedimentação (VHS) e da proteína C-reativa (PcR) caracterizam o quadro de osteomielite.*

- *A osteomielite causada por* Staphylococcus aureus *resistente à meticilina (SARM) é cada vez mais comum e pode causar complicações graves com ameaça à vida e ao membro.*

▶ Considerações gerais

A osteomielite, uma infecção do tecido ósseo, geralmente ocorre na cavidade da medula óssea, mas também pode afetar

Tabela 10-2 Envolvimento ortopédico em algumas síndromes e quadros de nanismo

Acondroplasia
Membros curtos; genu varo; intensificação da lordose lombar, estenose de canal vertebral; frouxidão ligamentar.

Síndrome de Apert
Deformidades dos pés; polidactilia de mãos e pés.

Artrogripose
Intensa rigidez articular, contraturas e luxações; pé torto resistente.

Displasia cleidocraniana
Ausência de clavículas; coxa vara.

Displasia diastrófica
Pé torto grave; luxações articulares; rigidez articular; cifose cervical; escoliose.

Síndrome de Down
Instabilidade cervical (C1-C2); luxação do quadril, tornozelo valgo, frouxidão ligamentar.

Encondromatose
Encondromas assimétricos múltiplos em ossos longos; diferença no comprimento de membros; angulação de ossos longos.

Displasia fibrosa
Múltiplas lesões fibróticas em ossos; arqueamento ou encurtamento de membro; distúrbios endócrinos ocasionais.

Síndrome de Larsen
Luxação de quadril, joelho e da cabeça do rádio; cifose grave e instabilidades cervicais; escoliose.

Síndrome de Marfan
Escoliose.

Condrodisplasia metafisária
Nanismo moderado; genu varo, frouxidão ligamentar, instabilidade cervical.

Displasia epifisária múltipla
Nanismo leve; deformidades na superfície articular com osteoartrose prematura; deformidades angulares de membros.

Exostoses múltiplas hereditárias
Nanismo leve; osteocondromas (tumores externos) nas extremidades dos ossos longos.

Osteogênese imperfeita
Fragilidade óssea e múltiplas fraturas; arqueamento de ossos; escoliose; nanismo leve a moderado.

Displasia espondiloepifisária
Nanismo grave; coxa vara, genu valgo; escoliose; hipoplasia, instabilidade e deformidade odontoide.

---

a cortical. Há predileção por envolvimento da metáfise de ossos longos.

▶ Patogênese

Nas crianças, a osteomielite, na maioria das vezes, é causada por disseminação hematogênica de bactéria, frequentemente após infecção de vias aéreas superiores ou infecção distante tra-

Tabela 10-3 Patógenos comuns em infecções ósseas e articulares em crianças

Osteomielite
  Estreptococos do Grupo A
  Salmonella (na anemia falciforme)
  Staphylococcus aureus

Artrite séptica
  Escherichia coli (neonatal)
  Estreptococos do Grupo A
  Haemophilus influenzae (idade 6-24 meses) em pacientes não imunizados
  Neisseria gonorrhoeae (adolescentes)
  Pneumococcus
  Proteus (neonatal)
  Staphylococcus aureus
  Streptococcus faecalis (neonatal)

Infecção de tecidos moles
  Escherichia coli (neonatal)
  Estreptococos do Grupo A
  Proteus
  Pseudomonas
  Staphylococcus aureus
  Streptococcus faecalis (neonatal)
  Kingella kingae

tada parcialmente. A inoculação direta de bactérias em fratura exposta ou por ferida perfurante também pode levar a infecção e podem ter quadro semelhante ao de outras infecções bacterianas graves em crianças (Tab. 10-3).

A osteomielite bacteriana hematogênica aguda geralmente ocorre na metáfise após sedimentação de sangue contendo bactérias nos sinusoides venosos. A maioria dos casos é causada por *Staphylococcus aureus*. A medida que a infecção evolui, edema líquido e tecido purulento infectado invadem a cortical porosa e levantam o periósteo, que é altamente resistente a infecção por ser intensamente vascularizado. A pressão produzida pelo pus sob o periósteo ricamente inervado produz dor localizada. Finalmente, se a infecção não for tratada, o periósteo se rompe e os tecidos infectados se espalham nos tecidos moles circundantes ou rompe a pele (Fig. 10-1).

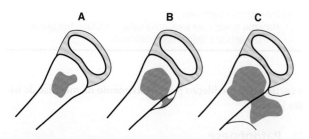

▲ **Figura 10-1** Osteomielite hematogênica em uma criança. Na fase de celulite **(A)** há exsudação pela cortical, elevando o periósteo **(B)**. A ruptura tardia para os tecidos moles **(C)** é rara, a não ser que a infecção não seja tratada.

O pus acumulado na cavidade da medula óssea e sob o periósteo cria um meio de cultura avascular eficiente no espaço até a cortical. Essa cortical morta é denominada *sequestro* e, se for volumosa, talvez haja necessidade de retirada cirúrgica para controlar a infecção.

O periósteo levantado responde à infecção produzindo uma concha de osso neoformado denominada *invólucro*, que proporciona alguma estabilidade ao osso infectado e raramente se torna, ela própria, infectada.

▶ **Manifestações clínicas**

Dor e sensibilidade dolorosa à palpação do sítio de infecção são sintomas universais, a claudicação é comum e frequentemente a criança estará irritada. Febre e leucocitose são comuns, mas não universais e a VHS quase sempre está elevada, geralmente para valores iguais ou superiores a 50 mm/h. A PcR está elevada. As crianças com infecção por SARM podem se apresentar com quadro sistêmico grave e envolvimento multissistêmico. Embora o diagnóstico geralmente seja evidente, deve-se suspeitar de osteomielite se a criança tiver dor óssea na ausência de sintomas sistêmicos, desde que tenha recebido antibioticoterapia recentemente por outros motivos.

▶ **Exames de imagem**

O exame clínico e as radiografias de rotina geralmente são suficientes para o diagnóstico; ocasionalmente podem ser necessários cintilografia óssea ou ressonância magnética nuclear (RMN) para ajudar a localizar as lesões.

▶ **Achados laboratoriais**

Aumento da VHS (> 50 mm/h) e da PcR são sinais típicos de osteomielite.

▶ **Tratamento**

A. Tratamento inicial

O tratamento depende da duração dos sintomas, dos achados radiográficos e do organismo suspeito ou isolado. Se a infecção for detectada precocemente, não haverá alterações radiográficas visíveis, exceto edema de tecidos moles. Nesse caso, antibioticoterapia inicialmente intravenosa e, posteriormente, via oral deve resolver a infecção. Antes de iniciar a antibioticoterapia deve-se proceder à aspiração de material da metáfise para cultura. Até 30 a 40% das culturas são negativas, apesar de outras evidências claras de infecção bacteriana; nesse caso, há indicação de tratamento empírico (geralmente com antibióticos com cobertura para *Staphilococcus*).

B. Tratamento para infecção avançada ou por SARM

Nos casos avançados, é possível haver falhas líticas ou osteoporose e a reação periosteal pode ser evidente à radiografia;

CIRURGIA ORTOPÉDICA PEDIÁTRICA CAPÍTULO 10 521

esses casos requerem drenagem e desbridamento abertos da metáfise infectada. A antibioticoterapia deve ser mantida até que não haja evidências de infecção residual, uma vez que a bactéria pode sobreviver no tecido ósseo que não seja bem perfundido com antibiótico. Nesses casos, um curso prolongado por 3 meses com esquema de antibióticos por via oral reduz a possibilidade de osteomielite crônica.

As infecções causadas por SARM provavelmente irão necessitar de drenagem cirúrgica de abscessos metafisários ou subperiosteais, e é possível que sejam necessárias várias cirurgias para desbridamento.

2. Artrite séptica

▷ Fundamentos do diagnóstico

- *A artrite séptica causa dor, claudicação e recusa a mover a articulação.*
- *Punção da articulação para cultura, drenagem cirúrgica e antibioticoterapia geralmente são bem-sucedidas.*
- *O quadril séptico é uma emergência cirúrgica específica que requer cirurgia urgente.*

▷ Considerações gerais

Nas crianças, a artrite séptica, assim como a osteomielite, geralmente tem origem hematogênica. As complicações bacterianas também são similares àquelas encontradas nas infecções ósseas (ver Tab.10-3). A artrite séptica geralmente se segue a infecções das vias aéreas superiores; sua instalação pode ocorrer uma semana ou mais após a infecção e se dar de forma atenuada quando tiver havido tratamento.

▷ Manifestações clínicas

O quadro clássico de artrite séptica em crianças é dramático: a articulação se encontra imobilizada por espasmo muscular e qualquer movimento, por menor que seja, provoca dor extrema. É possível que haja derrame, mas os achados podem ser menos impressionantes se tiverem sido usados antibióticos no passado recente. Durante essa fase inflamatória aguda, as crianças se sentem mais confortáveis quando a articulação é imobilizada.

▷ Achados laboratoriais

Embora os leucócitos e a VHS geralmente estejam elevados, o diagnóstico definitivo de artrite séptica demanda punção e drenagem de líquido sinovial para exame. A aspiração em condições de esterilidade não provoca danos à articulação e deve ser feita imediatamente quando houver suspeita do diagnóstico. A punção de articulações profundas, como a do quadril, requer controle radiográfico.

A contagem de leucócitos do líquido sinovial varia entre 50.000/μL (em infecções não piogênicas como a por Neisseria gonorrhoeae) até mais de 250,000/μL (*S. aureus*). Essa reação leucocitária, com aumento concomitante da liberação de enzimas lisossomais, tem ação destrutiva das cartilagens articulares. Embora a

cultura do líquido sinovial oriente definitivamente o tratamento, a antibioticoterapia pode ser iniciada com base nos resultados da bacterioscopia corada com gram. Além disso, testes imuno-histoquímicos identificam rapidamente alguns patógenos.

▷ Exames de imagem

Na maioria dos casos de artrite séptica, as radiografias estão normais ou encontram-se sinais inespecíficos de derrame articular ou de edema de tecidos moles. Os achados radiográficos tardios incluem subluxação, redução do espaço articular e irregularidades no osso subcondral. O RMN revelará derrame ou osteomielite concomitante ou, ainda, piomiosite (ver adiante).

▷ Diagnóstico diferencial

Assim como a osteomielite, a artrite séptica pode ser confundida com piomiosite séptica (quase sempre por SARM), como envolvimento de tecidos periarticulares com ou sem envolvimento real da articulação.

▷ Tratamento

O tratamento sempre inclui drenagem da articulação. Nas articulações facilmente acessíveis, como a dos dedos das mãos e do joelho, algumas infecções leves respondem bem a punções sucessivas. Na maioria dos casos, contudo, dá-se preferência à drenagem cirúrgica por artrotomia ou artroscopia.

Os antibióticos atravessam com facilidade a membrana sinovial e devem ser mantidos até que se tenha resolvido a inflamação articular, geralmente por, no mínimo, 3 semanas. Inicialmente utiliza-se a via intravenosa que é seguida pela via oral uma vez que temperatura, VHS e contagem de leucócitos tenham voltado ao normal.

Hensinger RN: Impending danger: community-acquired methicillinresistant *Staphylococcus aureus. J Pediatr Orthop* 2006;26:703. [PMID: 17065929]

Jagodzinski NA, Kanwar R, Graham K, Bache CE: Prospective evaluation of a shortened regimen of treatment for acute osteomyelitis and septic arthritis in children. *J Pediatr Orthop* 2009;29:518. [PMID: 19568027]

Kaplan SL: Acute hematogenous osteomyelitis in children: differences in clinical manifestations and management. *Pediatr Infect Dis J* 2010;29:1128. [PMID: 21099652]

3. Artrite séptica do quadril

A artrite séptica do quadril é uma das grandes emergências cirúrgicas na pediatria. Deve ser diferenciada da sinovite transitória do quadril, um quadro benigno (ver a seção sobre sinovite transitória do quadril).

▷ Patogênese

Em razão da estrutura peculiar e do suprimento sanguíneo do fêmur proximal (Fig. 10–2), a presença de pus no interior da cápsula articular pode causar trombose de vasos epifiseais e ne-

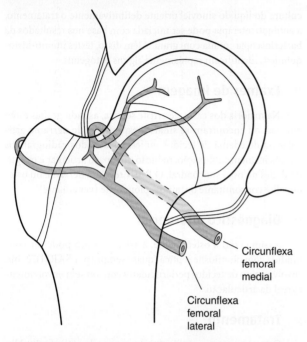

▲ Figura 10-2 O suprimento sanguíneo para o fêmur proximal é peculiar porque a cápsula interfere com o curso direto dos vasos sanguíneos. Os vasos epifiseais emergem distalmente à cápsula e cursam sobre a superfície do colo femoral, o que os torna suscetíveis a lesão, trombose ou obstrução, causados por aumento da pressão intra-articular.

crose da epífise proximal do fêmur. As artrites sépticas de quadril negligenciadas podem levar à subluxação ou luxação, em razão do derrame e da frouxidão causados pela hiperemia. Por essas razões, a artrite séptica do quadril (ou a osteomielite do fêmur proximal) sempre deve ser drenada cirurgicamente. O retardo mesmo de 4 a 6 horas pode comprometer a vascularidade do quadril. Dá-se preferência à abordagem anterior para reduzir o risco de lesão vascular e subluxação.

A artrite séptica do quadril em criança em fase de crescimento também é um caso difícil na ortopedia porque o colo do fêmur (que é intra-articular) é, de fato, a metáfise anatômica do fêmur proximal. Portanto, é suscetível à osteomielite hematogênica, que pode romper para o interior da articulação do quadril e causar sepse.

▶ **Diagnóstico diferencial**

Na clínica diária é comum ter-se que distinguir entre artrite séptica do quadril e sinovite transitória do quadril. Ocasionalmente a artrite juvenil deve ser incluída no diagnóstico diferencial. A Tabela 10-4 destaca as diferenças entre os quadros.

Sultan J, Hughes PJ: Septic arthritis or transient synovitis of the hip in children: the value of clinical prediction algorithms. *J Bone Joint Surg Br* 2010;92:1289. [PMID: 20798450]

4. Lesões perfurantes nos pés

Os tênis oferecem pouca proteção contra lesões perfurantes causadas por pregos na planta dos pés. O prego perfurante pode levar consigo a bactéria *Pseudomonas* (que contamina a sola dos sapatos) até a fáscia plantar, ainda que em uma série publicada as bactérias mais comumente encontradas tenham sido *S. aureus* e estreptococos do grupo A.

Entre os sintomas de infecção estão rubor, edema e dor por mais de uma semana. A incisão cirúrgica com drenagem do abscesso e excisão do corpo estranho (presente em aproximadamente um sexto dos casos) são medidas curativas. É interessante observar que o uso profilático de antibiótico não parece reduzir a probabilidade de evolução tardia com abscesso. A apresentação tardia é marcadora de infecção profunda.

Eidelman M, Bialik V, Miller Y, Kassis I: Plantar puncture wounds in children: analysis of 80 hospitalized patients and late sequelae. *Isr Med Assoc J* 2003;5:268. [PMID: 14509132]

Schwab RA, Powers RD: Conservative therapy of plantar puncture wounds. *J Emerg Med* 1995;13:291. [PMID: 7673617]

5. Tuberculose óssea

Assim como nos adultos, as micobactérias podem invadir o esqueleto de crianças por disseminação hematogênica para atingir osso ou sinóvia, enquanto a infecção pulmonar inicial evolui

Tabela 10-4 Diagnóstico diferencial clínico dos quadros inflamatórios do quadril

	Sepse de quadril	Sinovite transitória de quadril	Artrite juvenil do quadril
Dor	Intensa	Moderada-intensa	Moderada
Marcha	Impossível	Claudicante ou impossível	Claudicante
Febre	Comum	Não	Não ou baixa
Radiografia	Negativa	Negativa	Redução do espaço
Leucócitos	Aumentados	Normais	Normais-elevados
Punção	Turva; 5 mil a 250 mil leucócitos; presença de bactérias	Normal	25 mil a 50 mil com monócitos
Tratamento	Drenagem cirúrgica urgente; antibióticos	Sintomático	Salicilatos, repouso, fisioterapia

CIRURGIA ORTOPÉDICA PEDIÁTRICA — CAPÍTULO 10 — 523

sem diagnóstico. Os locais mais comumente invadidos são quadril e coluna vertebral. A possibilidade de tuberculose (TB) deve ser considerada e testes cutâneos realizados em crianças que estejam sofrendo de infecções musculoesqueléticas atípicas, particularmente naquelas imunossuprimidas.

▶ Manifestações clínicas

A TB do quadril caracteriza-se por claudicação crônica associada à contratura em flexão. Além disso, é possível haver atrofia intensa da coxa. O exame radiográfico revela osteoporose, redução do espaço articular e erosões irregulares. A TB da coluna, normalmente, tem apresentação indolente. Diferentemente das infecções piogênicas da coluna, o espaço discal geralmente é preservado. As vértebras torácicas e lombares são as mais comumente afetadas. É possível haver abscesso paravertebral (mais bem visualizado no exame de TC ou no RMN) que, se não tratado, pode causar destruição vertebral ou cifose, que podem ser graves e levar a paralisia.

▶ Achados laboratoriais

Os exames laboratoriais são inespecíficos.

▶ Tratamento

O tratamento da TB óssea consiste em quimioterapia combinada e desbridamento cirúrgico nos casos resistentes. Ocasionalmente, a fusão cirúrgica articular pode ser necessária. A apresentação tardia de TB da coluna vertebral pode resultar em comprometimento neurológico e deformidade cifótica. Ocasionalmente indica-se tratamento cirúrgico para correção de deformidade ou quando o tratamento clínico é malsucedido.

> Hosalkar HS, Agrawal N, Reddy S, et al: Skeletal tuberculosis in children in the Western world: 18 new cases with a review of the literature. *J Child Orthop* 2009;3:319. [PMID: 19543761]

6. Discite em crianças

A discite é um processo inflamatório de baixo grau envolvendo o disco intervertebral, geralmente na coluna lombar. Afeta crianças em qualquer idade, embora seja mais frequente entre 2 e 6 anos de idade. O quadro é causado por disseminação hematogênica de bactérias, sendo que a mais comumente isolada nas culturas de punção de disco é *S. aureus*. A apresentação clássica é em criança com menos de 3 anos de idade que se recusa a andar; a dor não é um sintoma destacado nessa faixa etária. As crianças mais velhas (até o início da adolescência) podem se apresentar com dor nas costas ou no abdome.

▶ Manifestações clínicas

As crianças menores talvez tenham limitação da hiperextensão passiva da coluna (em posição pronada) sem qualquer outro achado. Já as mais velhas apresentam bloqueio da musculatura paravertebral e dor à percussão.

▶ Achados laboratoriais

A VHS pode estar normal ou aumentada; aqueles com VHS aumentada têm maior probabilidade de crescimento bacteriano nas culturas. As culturas de aspirados são negativas em até 40% dos pacientes.

▶ Exames de imagem

As radiografias inicialmente são normais, mas finalmente revelam estreitamento do espaço discal com esclerose de lâminas terminais adjacentes, mais bem visualizados nas incidências em perfil. A cintilografia óssea é positiva nas crianças com radiografias negativas.

▶ Tratamento

A conduta depende da intensidade dos sinais clínicos, porque em um grande número de pacientes com discite a doença é autolimitada com melhora espontânea. As crianças com sepse ou VHS aumentada podem ser beneficiadas com punção discal e cultura. As crianças menos comprometidas geralmente são tratadas antibioticoterapia empírica ou anti-estafilococos por via oral durante 6 semanas. Ocasionalmente haverá necessidade de aparelho tipo *spica* para alívio sintomático. A evolução a longo prazo é favorável, embora ocasionalmente ocorra fusão espontânea do espaço discal.

> Early SD, Kay RM, Tolo VT: Childhood diskitis. *J Am Acad Orthop Surg* 2003;11:413. [PMID: 14686826]
>
> Hamdy RC, Lawton L, Carey T, et al: Subacute hematogenous osteomyelitis: are biopsy and surgery always necessary? *J Pediatr Orthop* 1996;16:220. [PMID: 8742289]
>
> Scott RJ, Christofersen MR, Robertson WW Jr, et al: Acute osteomyelitis in children: a review of 116 cases. *J Pediatr Orthop* 1990; 5:649. [PMID: 2203820]

DISTÚRBIOS METABÓLICOS

▶ Fundamentos do diagnóstico

- Anormalidades no crescimento e enfraquecimento ou arqueamento dos ossos longos em crianças.

- Alargamento, arqueamento e formato em taça das epífises.

- As dosagens séricas de cálcio, fosforo, fosfatase alcalina e nitrogênio ureico sanguíneo e exames endocrinológicos, geralmente, confirmam o diagnóstico.

1. Raquitismo e quadros semelhantes ao raquitismo

Raquitismo é o nome dado à deficiência nutricional de vitamina D que interfira com a ossificação esquelética. Embora a suplementação de vitamina D em alimentos em geral e no leite, em particular, tenha praticamente eliminado a forma dietética de raquitismo, ainda há maior frequência de raquitismo nutricional nos Estados Unidos em crianças de pele escura alimentadas com leite materno além de 6 meses de idade sem suplementação de vitamina D. O raquitismo nutricional é raro em crianças de pele clara ou naquelas alimentadas com leite modificado. Contudo, há diversos quadros semelhantes ao raquitismo que persistem causam problemas ortopédicos.

▶ Osteodistrofia renal

A osteodistrofia renal, um distúrbio do metabolismo de cálcio, fósforo e vitamina D e da função da paratireoide, em crianças com doença renal crônica, potencialmente produz manifestações esqueléticas graves. Em pacientes transplantados, o quadro pode ser agravado pela estado de doença crônica e pelo uso de antimetabólitos e de corticosteroides.

A osteoporose causando fratura de compressão da coluna vertebral é uma complicação comum. Também é comum haver retardo na consolidação de fraturas. A ossificação metafiseal inadequada durante o crescimento esquelético resulta em placas cartilaginosas de crescimento irregulares, que tendem a deslizar lentamente e, algumas vezes, produzem deformações grotescas em quadril, joelho e tornozelo. Essas deformações geralmente são mais bem tratadas somente após transplante renal ou melhora na função renal. Ocasionalmente, há incapacidade funcional grave a determinar osteotomia para correção de deformidade antes do transplante renal. Contudo, a cicatrização pode ser retardada e o paciente sofrer recorrência.

▶ Raquitismo hipofosfatêmico

O raquitismo hipofosfatêmico (raquitismo resistente ao tratamento com vitamina D) é um quadro dominante ligado ao X no qual a produção e o metabolismo da vitamina D são normais, mas a perda de fósforo no túbulo renal interfere com a ossificação esquelética. As principais manifestações são redução leve a moderada na estatura e no arqueamento dos membros inferiores. A anamnese geralmente revela que um dos pais ou algum irão também apresenta baixa estatura e pernas arqueadas.

A. Achados laboratoriais

O fósforo sérico está reduzido e o cálcio sérico é *normal*. Isto porque o quadro é causado por excreção de fósforo na urina (detectável no exame da urina de 24 horas). Os níveis de vitamina D são normais.

B. Exames de imagem

As características são alargamento das placas de crescimento, afunilamento das metáfises e curvatura das hastes femorais e tibiais, normalmente retas (Fig. 10-3).

C. Tratamento

O tratamento clínico com altas doses de vitamina D e suplementação de fósforo talvez não seja curativo. As deformidades funcionalmente incapacitantes podem ser corrigidas com manipulação da placa de crescimento por meio de hemiepifisiodese em crianças menores, ou osteotomias em múltiplos níveis, o que geralmente requer cirurgia bilateral. Como a consolidação

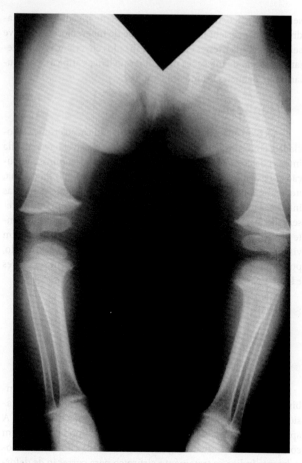

▲ **Figura 10-3** Raquitismo hipofosfatêmico. As radiografias revelam arqueamento dos ossos longos e epífises alargadas e irregulares (consultar o texto).

pós-osteotomia é retardada e a recorrência da deformidade é comum, se possível, a cirurgia deve ser realizada na adolescência.

Kocaoglu M, Bilen FE, Sen C, Eralp L, Balci HI: Combined technique for the correction of lower-limb deformities resulting from metabolic bone disease. *J Bone Joint Surg Br* 2011;93:52. [PMID: 21196543]

Novais E, Stevens PM: Hypophosphatemic rickets: the role of hemiepiphysiodesis. *J Pediatr Orthop* 2006;26:238. [PMID: 16557142]

Saland JM: Osseous complications of pediatric transplantation. *Pediatr Transplant* 2004;8:400. [PMID: 15265169]

Santos F, Carbajo-Pérez E, Rodríguez J, et al: Alterations of the growth plate in chronic renal failure. *Pediatr Nephrol* 2004; 20:330. [PMID: 15549411]

DISTÚRBIOS DO QUADRIL

1. Sinovite transitória do quadril

A sinovite transitória do quadril é um quadro benigno, não traumático, autolimitado, cuja apresentação clínica pode ser

CIRURGIA ORTOPÉDICA PEDIÁTRICA — CAPÍTULO 10 — 525

confundida com a da artrite séptica do quadril. O médico diante desse quadro deve excluir a possibilidade de artrite séptica do quadril, que é uma emergência cirúrgica.

Embora a causa da sinovite transitória do quadril não tenha sido esclarecida, há evidências que sugerem sua associação a respostas imunes a antígenos virais ou bacterianos mediadas pela membrana sinovial. Há acúmulo rápido de líquido sinovial asséptico sob pressão na articulação do quadril, que pode levar a dor intensa causada por distensão da cápsula. O líquido é reabsorvido em 3 a 7 dias sem qualquer sequela a longo prazo.

▶ Manifestações clínicas

Assim como ocorre com artrite séptica do quadril, é frequente que alguma infecção das vias aéreas superiores preceda a sinovite transitória em poucos dias a duas semanas. O quadril contém líquido sinovial em excesso e é mantido em flexão, abdução e rotação externa por ser esta a posição que confere a maior capacidade articular. A articulação pode estar dolorosa com resistência ao movimento, mas não ocorre subluxação. Geralmente o paciente permite mobilização passiva suave.

▶ Achados laboratoriais

Não há leucocitose e a VHS e a PcR não estão elevadas. O líquido sinovial não apresenta aumento no número de leucócitos e as culturas são negativas.

▶ Exames de imagem

As radiografias revelam apenas edema capsular e é possível detectar derrame na ultrassonografia. Embora os clínicos mais experientes suspeitem de sinovite transitória apenas com o exame físico, a abordagem mais segura é proceder a punção do quadril após confirmação da posição da agulha com radiografia ou ultrassonografia.

▶ Diagnóstico diferencial

O diagnóstico diferencial mais importante é artrite séptica do quadril, possibilidade que deve ser afastada. Além dela, em seus estágios iniciais, a doença de Legg-Calvé-Perthes (ver a seção sobre doença de Legg-Calvé-Perthes) pode incluir uma fase de sinovite que, até o desenvolvimento dos sinais radiográficos característicos, é indistinguível da sinovite transitória. Não há evidências de que a sinovite transitória possa evoluir para doença de Legg-Calvé-Perthes. Normalmente, a dor é menos intensa do que na sinovite transitória, a criança é um pouco mais velha (mais de 4-5 anos) e não há história de quadro infeccioso recente.

▶ Tratamento

O tratamento da sinovite transitória inclui analgésicos e imobilização, geralmente com repouso no leito, até que os sintomas se resolvam.

Sultan J, Hughes PJ: Septic arthritis or transient synovitis of the hip in children: the value of clinical prediction algorithms. *J Bone Joint Surg Br* 2010;92:1289. [PMID: 20798450]

2. Displasia do desenvolvimento do quadril

▶ Fundamentos do diagnóstico

- Alguns lactentes (com apresentação de nádegas, bebês com história familiar e do sexo feminino) têm maior risco de evoluir com displasia do desenvolvimento do quadril.
- O diagnóstico é clínico ou ultrassonográfico.
- Com tratamento na fase inicial obtêm-se melhores resultados.

A displasia do desenvolvimento do quadril é um dos problemas mais graves da ortopedia pediátrica. O quadril do neonato é uma articulação relativamente instável porque a musculatura não está desenvolvida, as superfícies cartilaginosas são facilmente deformáveis e os ligamentos são frouxos. É possível haver posicionamento exagerado em flexão aguda e em adução na vida intrauterina, especialmente nos fetos com apresentação de nádega. Essa situação pode causar estiramento excessivo da cápsula posterior do quadril, o que deixa a articulação instável após o parto. A frouxidão pode refletir a história familiar ou a presença do hormônio materno relaxina na circulação fetal.

Essa instabilidade relativa pode levar à subluxação (luxação parcial) ou à luxação (deslocamento total) assintomáticas da articulação do quadril. Nos lactentes o deslocamento da cabeça do fêmur ocorre no sentido proximal (posterior e superior), em razão da tração produzida pelos músculos glúteos e flexores do quadril. No quadril com subluxação, a pressão assimétrica produz achatamento progressivo do anel acetabular posterior e superior e da porção medial da cabeça do fêmur (displasia é o termo empregado para descrever esses desvios estruturais).

No quadril com luxação completa, também ocorre displasia porque o desenvolvimento normal da articulação requer movimento concêntrico com superfícies articulares normalmente unidas. As superfícies articulares rasas, deformadas e displásicas predispõem outras instabilidades mecânicas com evolução inexorável do distúrbio.

A displasia do desenvolvimento do quadril (DDQ) ocorre em, aproximadamente, 1 a cada mil brancos nascidos vivos; é mais rara em negros e talvez seja mais frequente em determinados grupos étnicos, como nas populações indígenas norte-americanas. Em todos os grupos, esse distúrbio é mais provável quando estão presentes alguns fatores de risco, como história familiar positiva, frouxidão ligamentar, apresentação de nádegas (e, por associação, parto cesariano), sexo feminino, feto volumoso e primeiro parto. As luxações podem ser bilaterais, mas são mais frequentes do lado esquerdo.

▶ Manifestações clínicas

A reversão da displasia com subsequente desenvolvimento normal do quadril depende de detecção precoce da DDQ. A detecção precoce é mais difícil pela ausência de teste ou achado definitivos ao exame. Além disso, como o distúrbio é indolor, o lactente não tem sintomas. A detecção de luxação bilateral pode ser particularmente difícil.

Os exames radiográficos geralmente não são úteis em recém-natos porque a cabeça do fêmur é composta por cartilagem radioluscente. O exame ultrassonográfico ajuda, mas é comum haver resultados falso-positivos antes de 8 a 10 semanas de idade.

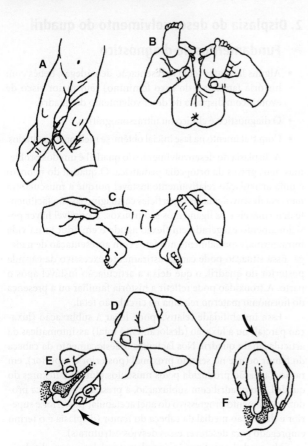

▲ **Figura 10-4** Exame clínico para detectar luxação congênita de quadril. Em todas as ilustrações, o quadril esquerdo da criança tem tamanho anormal. **A:** Pregas cutâneas assimétricas. **B:** Teste de Galeazzi. **C:** Abdução limitada. **D, E e F:** Testes de Ortolani e Barlow (consulte o texto).

O exame tem alto custo e sua interpretação requer treinamento abrangente. Assim, o melhor teste é o exame físico cuidadoso no momento do nascimento, repetido a cada consulta até que a criança esteja andando normalmente. Há necessidade de alto índice de suspeição, especialmente se houver fatores de risco.

A. Testes para displasia

Diversas manobras de exame requerem que o lactente esteja calmo e relaxado, e comumente produzem resultados falso-negativos.

Embora seja essencial detectar quadris com subluxação ou luxação, também é muito importante detectar aqueles excessivamente frouxos (instáveis) ainda que sem deslocamento. Esse tipo de articulação tanto pode sofrer luxação mais tarde quanto apresentar displasia sutil durante o crescimento, suficiente para causar osteoartrose prematura.

1. Pregas cutâneas assimétricas – O quadril luxado tem deslocamento proximal, o que faz que a perna fique um pouco mais curta. Algumas vezes esse fato leva ao fenômeno do acordeão, com enrugamento das pregas cutâneas da coxa. A prega mais importante é aquela entre a genitália e a região do glúteo máximo. Esse teste não é muito confiável, frequentemente produzindo resultados falso-positivos e falso-negativos (Fig. 10-4A).

2- Teste de Galeazzi – Com a criança deitada sobre uma superfície plana, flexione quadris e joelhos de forma a que os calcanhares fiquem apoiados sobre a mesa, em posição imediatamente distal às nádegas (Fig. 10-4B). O quadril luxado é identificado por encurtamento relativo da coxa em comparação com a perna normal, o que é demonstrado pela diferença na altura dos joelhos. Esse teste é quase sempre inútil nas crianças com menos de 1 ano e é negativo nas luxações bilaterais.

3. Abdução passiva do quadril – Os quadris flexionados são suavemente submetidos à abdução (Fig. 10-4C). Se ou ambos os quadris estiverem luxados, a cabeça do fêmur (o ponto de apoio para a abdução) assumirá posição posterior, causando tensão relativa dos músculos adutores. A abdução assimétrica ou limitada (geralmente < 70 graus a partir da linha média) é um achado positivo. Quando há frouxidão do quadril (luxável, mas não luxado) o teste da abdução será normal mesmo quando houver subluxação ou luxação.

4. Teste de Barlow – Trata-se de teste provocativo capaz de identificar quadris instáveis ainda que não luxados, mas que não serve para quadris que já estejam luxados. A panturrilha e o joelho fletidos são suavemente segurados pela mão do examinador, com o polegar sobre o trocanter menor e os demais dedos sobre o trocanter maior (a flexão do joelho relaxa os tendões da musculatura posterior da coxa). O quadril é submetido a uma leve adução e a uma suave pressão no sentido posterior e lateral com a palma (Figs. 10-4D e F), A detecção da sensação produzida pela subluxação da cabeça do fêmur sobre o anel posterior do acetábulo é o achado positivo.

5. Teste de Ortolani – Com esse teste é possível detectar quadris já luxados. O membro fletido é segurado conforme descrito no teste de Barlow. Procede-se à abdução do quadril enquanto o fêmur é suavemente elevado com os dedos posicionados no trocanter maior (Figs. 10-4D e E). Quando o teste é positivo, é possível ter a percepção do quadril retornando de volta ao acetábulo. A redução é sentida, mas não ouvida: o antigo conceito do assim chamado clique do quadril é incorreto. O teste de Ortolani pode ser negativo aos 2 a 3 meses de idade, mesmo nos casos com luxação de quadril, em razão da evolução com contratura de tecidos moles.

B. Exames de imagem

No lactente, o diagnóstico é feito apenas com o exame físico e, geralmente, não há necessidade de radiografias. Displasia, instabilidade e luxação podem ser detectadas na ultrassonografia, na qual é possível visibilizar o contorno do quadril e avaliar sua estabilidade antes que haja ossificação. A ultrassonografia é um exame dinâmico que requer interpretação experiente, e é possível haver resultados falso-negativos antes de 6 a 10 semanas de vida. As radiografias podem ser realizadas em qualquer idade, mas a falta de

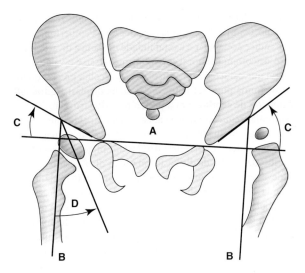

▲ **Figura 10-5** Linhas traçadas para medição em casos de displasia do desenvolvimento do quadril. Na figura, o quadril esquerdo do paciente (à direita na figura) está subluxado. **A:** Linha de Hilgenreiner é uma linha horizontal na pelve, traçada entre as cartilagens trirradiadas. O centro de ossificação proximal do fêmur deve estar abaixo desta linha. **B:** A linha de Perkins é uma linha vertical (perpendicular à de Hilgenreiner) traçada acompanhando a descida da borda lateral do acetábulo. O centro de ossificação da cabeça do fêmur e o "bico" medial da metáfise proximal devem estar mediais a essa linha. **C:** O índice acetabular é o ângulo entre a linha de Hilgenreiner e outra linha que une o centro do acetábulo (trirradiado) e a borda do acetábulo na sua interseção com a linha de Perkins. Este ângulo mede a profundidade do acetábulo e deve ser inferior a 30 graus em torno de 1 ano de idade e abaixo de 25 graus em torno de 2 anos de idade. **D:** O ângulo centro-margem é aquele entre a linha de Perkins e a linha que une a margem lateral do acetábulo e o centro da cabeça do fêmur. Ele serve como medida da subluxação lateral e se torna menor à medida que o quadril sofre subluxação lateral. Normalmente é igual ou superior a 20 graus.

locadas. Assim, os sinais de Ortolani e Barlow podem ser negativos mesmo em face ao quadril visivelmente anormal, o que torna a detecção particularmente difícil (especialmente entre 4 e 15 meses de idade). Os primeiros sinais de displasia do desenvolvimento podem, então, ser identificados somente quando a criança começa a andar e demonstra marcha anserina com lordose lombar excessiva. Nessa idade, o exame radiográfico é diagnóstico.

▶ Tratamento

O tratamento de DDQ deve ser iniciado assim que haja suspeita do diagnóstico. O tratamento em fase inicial geralmente é bem-sucedido, enquanto o atraso do tratamento pode resultar em alterações displásicas permanentes. O tratamento específico depende da idade do paciente na apresentação e do grau de comprometimento. Independentemente da idade, o tratamento pode fracassar e o médico talvez tenha que instituir um plano mais complexo de tratamento. As recomendações atuais serão descritas a seguir.

A. Faixa etária entre 0 e 6 meses

O quadril luxado nessa idade pode sofrer redução espontânea em 2 a 3 semanas desde que seja mantido em posição de fle-

ossificação as torna imprecisas nos recém-natos. Após 4 a 6 meses, quando surge o núcleo de ossificação na cabeça do fêmur, as radiografias passam a ter mais utilidade. Como nessa idade boa parte do esqueleto é cartilaginosa, determinadas linhas e ângulos podem ser traçados sobre as radiografias para permitir que se façam estimativas dos parâmetros geométricos (Fig. 10-5). Esses parâmetros podem sugerir displasia acetabular (inclinação mais vertical do teto do acetábulo, medido como índice acetabular), displasia femoral (centro de ossificação menor ou ausente na cabeça do fêmur) ou deslocamento lateral e superior da cabeça do fêmur.

A acentuação da anteversão femoral (rotação externa de cabeça e colo do fêmur) frequentemente está presente, mas não de forma visível na DDQ. Nas crianças maiores, a acentuação da anteversão pode ser identificada na forma de aumento relativo do valgo da cabeça do fêmur.

C. Detecção de displasia na criança maior

À medida que a criança cresce, muitas das manobras diagnósticas possíveis no lactente recém-nato se tornam negativas porque alterações nos tecidos moles acomodam as estruturas des-

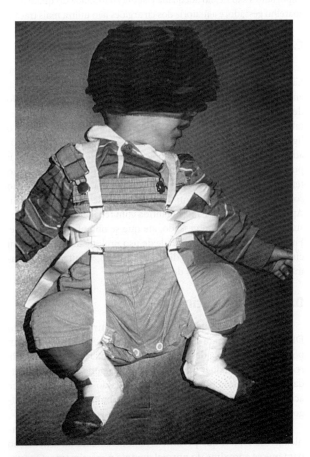

▲ **Figura 10-6** Suspensório de Pavlik, um dispositivo usado para tratamento de luxação, subluxação e displasia de quadril.

xão. Essa posição é obtida utilizando-se o suspensório de Pavlik (Fig. 10-6), um dispositivo de lona que mantém os quadris fletidos a 100 graus e evita adução sem limitar flexão complementar. O movimento no suspensório é benéfico para a articulação e ajuda a obter redução gradual espontânea e estabilização do quadril. O tratamento com suspensório de Pavlik tem risco baixo de necrose avascular (ver seção sobre necrose avascular do quadril). Esse tratamento não deve ser mantido por mais de 3 a 4 semanas se não houver melhora. A taxa de insucesso com o suspensório de Pavlik é de, aproximadamente, 10%, e, nesses casos, há necessidade de tratamento mais invasivo, como redução fechada ou aberta.

B. Faixa etária entre 6 e 12 meses (antes de andar)

A redução com manipulação cuidadosa da luxação, com a criança sob anestesia geral, e manutenção da posição por 2 a 3 meses com aparelho gessado geralmente estabiliza a articulação. Mesmo após ter estabilizado o quadril, qualquer displasia residual deve ser tratada com aparelho ou cirurgia. No passado supunha-se que a tração pela pele antes da redução reduziria o risco de necrose avascular. Atualmente acredita-se que os fatores de segurança mais importantes são flexão adequada e abdução limitada do quadril no aparelho gessado, e a maioria dos cirurgiões não utiliza mais tração.

C. Faixa etária entre 12 meses e anos

Nessa faixa etária, quando a redução fechada é malsucedida, há indicação de redução aberta do quadril. Ao abrir o quadril, encontra-se achatamento excessivo do acetábulo com distorção do formato esférico normal da cabeça do fêmur. O limbo acetabular (arco do acetábulo) pode estar achatado e invertido e o ligamento redondo sempre estará hipertrofiado. O tecido fibroadiposo ocupando o centro do acetábulo deve ser removido. É possível que haja necessidade de osteotomia para encurtamento femoral no momento da redução aberta para diminuir a tensão sobre os tecidos moles e minimizar o risco de necrose avascular. Após a redução, a posição é mantida com reparo da cápsula (capsulorrafia) e aparelho gessado, até que se obtenha estabilidade. Frequentemente há necessidade de uso prolongado de órtese ou cirurgia para resolução de displasia residual, resultado do tratamento tardio nesse grupo de crianças.

D. Faixa etária acima de 2 anos

Encontra-se displasia residual significativa em crianças com DDQ que não tenham sido tratadas até então. A displasia também pode ter persistido a despeito de redução anterior bem-sucedida realizada por qualquer método. A displasia pode ser acompanhada por claudicação e as radiografias revelarão aumento do índice acetabular (verticalização do teto do acetábulo), aumento do valgo da cabeça femoral e subluxação da cabeça do fêmur.

A correção cirúrgica da displasia cria um ambiente mecanicamente estável que permite o remodelamento da articulação para que se aproxime do normal durante o crescimento. O tratamento requer procedimentos ósseos, do lado acetabular ou femoral da articulação, ou de ambos. Os procedimentos realizados no acetábulo, como as osteotomias a Salter ou a Pemberton, aumentam o índice acetabular e a estabilidade mecânica da articulação.

A osteotomia femoral corrige a anteversão e o valgo do colo femoral que caracterizam a displasia. A escolha precisa do local da osteotomia pode ser feita com base na displasia radiográfica máxima ou de acordo com a preferência do cirurgião. Todas as osteotomias requerem que a cabeça do fêmur seja esférica e que a articulação do quadril esteja concentricamente reduzida, antes que se possa tentar corrigir a displasia. Em geral, a osteotomia deve abordar o sítio da displasia, ou seja, a displasia do acetábulo não deve ser tratada com osteotomia femoral. Não obstante, a osteotomia femoral, se realizada antes dos 4 anos de idade, estimula o acetábulo displásico raso a remodelar-se a uma forma mais próxima do normal. Isso ocorre porque a osteotomia femoral torna a articulação do quadril mais estável e, com isso, permite que os mecanismos normais de crescimento assumam o comando. De forma semelhante, após osteotomia acetabular os pacientes apresentam redução progressiva da displasia femoral.

1. Osteotomia a Salter – A osteotomia a Salter é um procedimento cirúrgico realizado para redirecionar o acetábulo nos pacientes com DDQ (Fig. 10-7). Em modelos animais demonstrou-se que a displasia residual do quadril é acompanhada por rotação viciosa do acetábulo e deficiência do arco anterolateral do acetábulo. A osteotomia a Salter corrige essa deficiência procedendo à rotação no sentido anterior e lateral da região acetabular.

Esse procedimento está indicado para crianças com 18 meses a 10 anos de idade nas quais se tenha obtido redução concêntrica do quadril. É usado para correção de displasia acetabular moderada, sendo capaz de aumentar em 15 graus o índice acetabular. Também pode ser usado para estabilizar o quadril no momento da redução aberta. A pelve acima da articulação do quadril é exposta no plano subperiosteal. Procede-se a um corte transversal, utilizando serra de Gigli, desde a incisura isquiática até a espinha ilíaca anteroinferior, e todo o fragmento distal (incluindo o acetábulo) é girado sobre pontos de apoio na incisura e na sínfise pubiana. Com isso, redireciona-se todo o acetábulo dis-

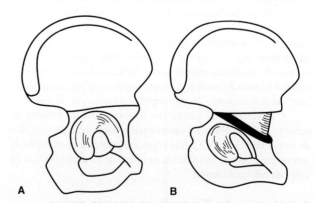

▲ **Figura 10-7** Osteotomia simples inominada a Salter, usada para tratamento de displasia do acetábulo. Após corte transversal acima do acetábulo **(A)**, o fragmento do acetábulo é girado para frente e para fora **(B)** para aumentar a cobertura acetabular.

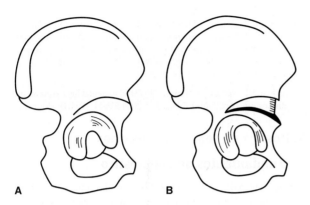

▲ **Figura 10-8** Osteotomia pericapsular do ilíaco a Pemberton. Procede-se a osteotomia acima do acetábulo até a cartilagem trirradiada flexível **(A)**. O fragmento é alavancado para aumentar a cobertura acetabular e mantido com enxerto ósseo **(B)**.

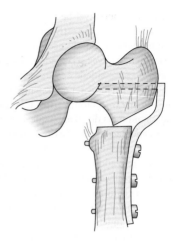

▲ **Figura 10-9** Osteotomia femoral realizada ao nível intertrocantérico e fixada com placa e parafusos.

plásico a uma posição mais horizontal e estável. Pinos e enxerto ósseo mantêm a osteotomia aberta até que cicatrize. O paciente é mantido com aparelho gessado *spica* durante 6 semanas, a fim de proteger o enxerto durante a consolidação.

A osteotomia a Salter requer uma segunda operação para retirada dos pinos de fixação. Como a reorientação geométrica obtida é limitada, é possível que haja displasia residual. Além disso, o insucesso na obtenção de redução concêntrica antes da osteotomia pélvica geralmente torna o procedimento ineficaz.

2. Osteotomia a Pemberton – As indicações para osteotomia a Pemberton (Fig. 10-8) são semelhantes àquelas da osteotomia a Salter e, com frequência, a escolha de uma ou outra é feita de acordo com a preferência do cirurgião. O procedimento de Pemberton é particularmente adequado para correção de acetábulo displásico distendido porque com o procedimento a estrutura tem sua capacidade reduzida. Isso é feito com um corte que vai de um ponto acima do teto do acetábulo até a cartilagem trirradiada flexível (a placa de crescimento no centro do acetábulo). O fragmento do teto é, então, alavancado a uma posição mais horizontal e mantido em posição aplicando-se uma cunha de enxerto ósseo no espaço resultante. A dobra assim produzida no centro do acetábulo pode causar rigidez temporária. Nas crianças menores o remodelamento é rápido, mas este é o principal motivo pelo qual os cirurgiões não realizam esse procedimento em crianças com mais de 7 ou 8 anos.

Assim como no procedimento de Salter, a osteotomia a Pemberton requer redução concêntrica antes que possa ser realizada. Para a osteotomia a Pemberton a pelve é exposta acima da articulação. Sob direcionamento radiográfico, utiliza-se um osteótomo curvo para cortar o osso pélvico do teto do acetábulo até a cartilagem trirradiada (a placa de crescimento no centro do acetábulo). A flexibilidade da cartilagem permite que o fragmentado seja alavancado sobre a cabeça do fêmur, horizontalizando o teto do acetábulo. Um enxerto ósseo obtido na parte superior do ílio, é usado como cunha aplicada ao local da osteotomia para manter a correção, e o paciente é imobilizado com gesso spica até que haja consolidação, o que leva aproximadamente 6 semanas.

Raramente ocorre extrusão ou colapso do enxerto e também é possível haver rigidez transitória em crianças maiores. Como não há fixação interna, não há necessidade de segundo procedimento.

3. Osteotomia femoral – A osteotomia femoral (Fig. 10-9) pode ser usada para correção de anteversão femoral intensamente aumentada ou coxa valga (aumento do ângulo entre colo e haste), quadros que podem ser encontrados em DDQ residual.

O procedimento é especialmente indicado quando as radiografias obtidas com o quadril em abdução e rotação interna revelam melhora na congruência global do quadril. O redirecionamento de quadril antevertido e em valgo estimula a melhora espontânea da displasia do acetábulo em crianças com menos de 4 anos de idade.

A osteotomia femoral é realizada com abordagem lateral com o corte feito por meio da região intertrocantérica do fêmur. Esse local é escolhido tanto por ser distal ao suprimento sanguíneo para a cabeça do fêmur quanto porque o osso poroso recupera-se com facilidade. Aplica-se placa metálica no fragmento proximal (colo femoral), geralmente após posicionamento provisório com fio-guia. O fragmento da cabeça femoral é girado a uma posição mais horizontal (varo) para, então, sofrer rotação interna para correção de anteversão excessiva. O grau exato de correção é determinado com posicionamento pré-operatório avaliado radiograficamente para congruência máxima e correção da displasia radiográfica. O segmento da placa é, então, aplicado à diáfise do osso e fixado com parafusos. Para complementar a fixação geralmente utiliza-se aparelho gessado.

Após a consolidação (6 semanas), o paciente pode voltar a caminhar. É comum a marcha de Trendelenburg por 1 a 2 anos após osteotomia femoral, em razão da distorção geométrica na relação entre a articulação e a inserção dos músculos abdutores. Esse problema se resolve à medida que o fêmur se remodela com o crescimento, e não se mantém a longo prazo.

4. Cirurgias tardias para recuperação – Na faixa etária dos 6 a 10 anos a redução e reconstrução de quadris gravemente displásicos e luxados talvez seja impossível. Se a cobertura pelo acetábulo for insuficiente, mas a articulação estiver concêntrica, é possível tentar uma grande reorientação do acetábulo. A osteotomia a Salter (ver anteriormente) talvez seja inadequada para tal grau de reorientação, havendo necessidade de acrescentar osteotomia de púbis e ísquio, a fim de permitir reposicionamento mais agressivo da superfície articular (osteotomia tripla inominada).

Para crianças com mais de 10 anos que se apresentem com dor no quadril e articulações não passíveis de reconstrução, a osteotomia de Chiari melhora a dor. Após corte ligeiramente angulado para cima realizado no ílio em posição imediatamente proximal à borda da cápsula, a articulação do quadril é deslocada medialmente por meia largura do corte ilíaco. Após a consolidação, a protuberância lateral produzida no ílio funde-se à cápsula criando um equivalente funcional de soquete do quadril ampliado, alinhado com a cápsula aplainada, e passa a servir como parte da superfície articular.

E. Complicações das cirurgias para DDQ

1. Necrose avascular do quadril – Se a manobra de redução de DDQ tiver sido forçada ou se houver tensão nos tecidos moles ao redor do quadril, a compressão da articulação resultante pode produzir bloqueio transitório do suprimento sanguíneo à cabeça do fêmur. A subsequente morte do núcleo de ossificação e da placa de crescimento proximal do fêmur (necrose avascular) é uma complicação do tratamento e não do distúrbio original. Uma causa reconhecida de necrose avascular é força excessiva em abdução na imobilização com gesso spica utilizada após redução fechada ou aberta. A necrose avascular pode ser leve (envolvendo uma pequena fração do núcleo de ossificação) e, nesse caso, pode passar despercebida e ter pouca significância. No outro extremo, a necrose avascular pode causar morte total da cabeça do fêmur e ausência de crescimento futuro na epífise proximal. À medida que se revasculariza, a cabeça femoral morta pode se deformar significativamente, sofrer subluxação complementar e requerer imobilização em abdução ou osteotomia. Assim, pode causar desigualdade no comprimento dos membros inferiores ou osteoartrose prematura do quadril. O melhor tratamento para necrose avascular é a prevenção.

2. Displasia residual e artrite degenerativa – Não há qualquer forma de tratamento capaz de resolver de forma uniforme todos os casos de displasia de quadril, e a displasia residual é comum. Ela pode causar nova subluxação ou fracasso no remodelamento. As crianças maiores têm mais tendência a problemas residuais e podem necessitar de novas cirurgias para resolvê-los. A displasia é a principal causa de osteoartrose prematura de quadril.

> Lehmann HP, Hinton R, Morello P, et al: Developmental dysplasia of the hip practice guideline: technical report. Committee on Quality Improvement, and Subcommittee on Developmental Dysplasia of the Hip. *Pediatrics* 2000;105:E57. [PMID: 10742378]
>
> Rejholec M: Combined pelvic osteotomy for the bipartite acetabulum in late developmental dysplasia of the hip: a ten-year prospective study. *J Bone Joint Surg Br* 2011;93:257. [PMID: 21282768]

> Walton MJ, Isaacson Z, McMillan D, Hawkes R, Atherton WG: The success of management with the Pavlik harness for developmental dysplasia of the hip using a United Kingdom screening programme and ultrasound-guided supervision. *J Bone Joint Surg Br* 2010;92:1013. [PMID: 20595124]
>
> Weinstein SL, Mubarak SJ, Wenger DR: Developmental hip dysplasia and dislocation: part II. *Instr Course Lect* 2004;53:531. [PMID: 15116642]

3. Doença de Legg-Calvé-Perthes

> ### Fundamentos do diagnóstico

- A doença de Legg-Calvé-Perthes é mais comum em crianças entre 4 e 8 anos de idade e, na maioria das vezes, é autolimitada.

- Contratura em flexão e perda de abdução ocorrem de forma uniforme e são características.

- É possível haver um pequeno subgrupo de pacientes com doença de Legg-Calvé-Perthes que se beneficiem com tratamento cirúrgico.

A doença de Legg-Calvé-Perthes (LCP, doença de Perthes) é um distúrbio grave do quadril que, na maioria das vezes, é autolimitado. Embora sua causa seja desconhecida, supõe-se que esteja relacionada com necrose avascular do quadril. Afeta crianças entre 4 e 10 anos de idade e é um pouco mais frequente nos meninos. As crianças com a doença geralmente são pequenas para a idade e têm retardo na idade óssea. A doença geralmente é unilateral. Embora LCP bilateral ocorra em cerca de 10% dos casos, nos pacientes com alterações simétricas outros quadros, como doença de Gaucher ou displasia epifisal múltipla, devem ser considerados. A displasia epifisal múltipla é rapidamente diagnosticadas avaliando-se outras radiografias, particularmente de os joelhos e, se houver confirmação, há indicação para radiografar a coluna vertebral para investigar displasia espondiloepifisária Os pacientes com displasia epifisal múltipla geralmente se encontram no quinto percentil da curva de crescimento. Os dados de pesquisas recentes sugerem que alguns casos de LCP estariam relacionados com diversos estados transitórios ou permanentes de hipercoagulabilidade são intrigantes mas não tiveram confirmação multicêntrica. Surpreendentemente, não se considera que traumatismos sejam fatores etiológicos para LCP.

Embora as radiografias na fase inicial possam ser negativas, com a evolução da doença elas demonstrarão fragmentação, irregularidades e colapso de parte ou de todo o centro de ossificação da cabeça do fêmur (Fig. 10-10). As poucas amostras submetidas a exame patológico sugeriram a ocorrência de diversos episódios, e não um episódio isolado, de necrose avascular ao longo de meses. As cintilografias ósseas realizadas nas fases iniciais podem revelar falha de enchimento correspondente às áreas de necrose e o RMN apresentará sinais típicos de necrose avascular. A doença tem evolução característica (Fig. 10-10). Inicialmente os episódios avasculares são silenciosos e a criança é assintomática. À medida que a doença evolui a epífise femoral necrótica é revascularizada. Os osteoclastos removem o tecido ósseo morto enquanto osteoblastos simultaneamente depositam osso novo sobre as trabéculas mortas (no processo denominado substituição progressiva). Durante essa fase, a cabeça do fêmur é mecanicamente frágil, o que

CIRURGIA ORTOPÉDICA PEDIÁTRICA

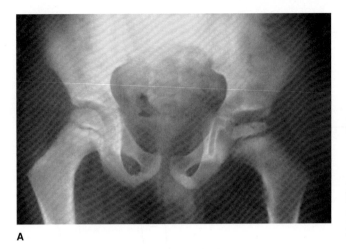
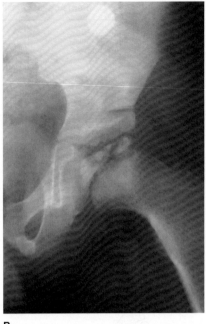

▲ **Figura 10-10** Doença de Legg-Calvé-Perthes. **A:** Fragmento central necrótico com colapso. **B:** O mesmo paciente após cura e remodelamento parcial.

pode levar a fragmentação e colapso da estrutura óssea, causando achatamento geométrico e deformação do núcleo de ossificação da cabeça do fêmur. O osso recém-reposto toma a forma da cabeça colapsada. Nesse ponto, com o crescimento continuado, é possível que haja remodelamento gradual e melhora no formato da cabeça femoral até que o paciente atinja a maturidade. A fase de colapso sintomática raramente ultrapassa 1 a 1,5 ano, mas revascularização e remodelamento plenos podem ocorrer silenciosamente por muitos anos depois. Embora a cartilagem não seja especificamente danificada nos episódios avasculares, a hiperemia pode causar espessamento da cartilagem, ossificação ectópica e lesão da epífise capaz de afetar o crescimento do colo femoral.

▶ Manifestações clínicas e classificação

A. Sinais e sintomas

O paciente com LCP geralmente se apresenta com claudicação indolor e dolorimento em crianças maiores. Se houver dor, provavelmente será leve e referida à coxa ou ao joelho. O exame físico revelará atrofia da coxa do lado afetado e, geralmente, limitação do movimento do quadril. O paciente típico se apresenta com contratura em flexão de 0-30 graus, perda de abdução em comparação com o outro lado (nos casos mais graves, nenhuma abdução além de 0 grau) e perda da rotação interna do quadril.

B. Exames de imagem

As radiografias inicialmente podem ser negativas, provavelmente porque o amolecimento inicial da cabeça femoral é suficiente para causar sintomas, mas não para alterar o aspecto radiográfico da cabeça femoral. Contudo, a característica final de colapso de segmentos da cabeça do fêmur é diagnóstica da doença.

A extensão exata da necrose, estimada em quartos da cabeça usando a classificação de Catterall (Fig. 10-11) ajuda a determinar quem deve ser tratado. Para tanto, talvez sejam necessárias radiografias adicionais.

Em uma classificação radiográfica alternativa utiliza-se como parâmetro o terço lateral da epífise femoral (o assim chamado pilar lateral). O colapso dessa estrutura sugere prognóstico reservado para deformidade tardia (classe C), enquanto a preservação da altura do pilar foi correlacionada com boa evolução a longo prazo (classe A). O colapso parcial sugere prognóstico intermediário (classe B). A dificuldade com todos os sistemas de classificação é sua reprodutibilidade e a necessidade de aguardar até a fase de colapso para determinar a extensão exata do comprometimento.

A cintilografia óssea e o RMN têm pouca utilidade clínica na condução de pacientes com LCP.

▶ Opções de tratamento

A. Nenhum tratamento

A idade à apresentação e o arco de movimento (ADM) do quadril são os dois preditores mais importantes da evolução a longo prazo. As crianças com idade óssea inferior a 5 anos e aquelas com envolvimento relativamente menor (menos de metade da cabeça do fêmur) raramente necessitam de tratamento. Nessas crianças a proporção de cartilagem na cabeça femoral é tal que, tendo em vista que a parte cartilaginosa não é atingida por

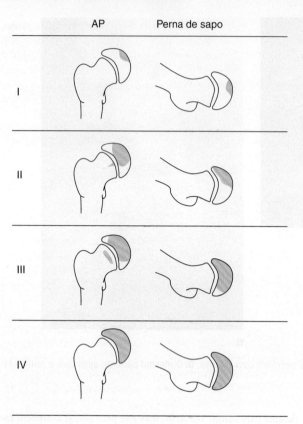

▲ **Figura 10-11** Classificação de Catterall usada para determinar o provável curso e fazer o prognóstico em casos de doença de Legg-Calvé-Perthes. A classificação é baseada no envolvimento progressivo de quartos aproximados da cabeça femoral. AP, anteroposterior.

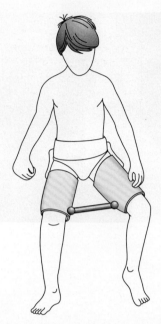

▲ **Figura 10-12** O uso de órtese para abdução é um dos métodos para tratamento ambulatorial da doença de Legg-Calvé-Perthes.

necrose, o colapso mecânico não reduz significativamente a esfericidade da cabeça. Além disso, crianças menores têm uma impressionante capacidade de remodelamento e colapsos menores podem ser resolvidos antes da maturidade. A limitação no ADM do quadril pode ser causada por espasmo muscular precoce, ou por sinovite, mas quando ocorre na fase tardia da doença pode refletir incongruência articular. As crianças maiores que apresentem algumas alterações radiográficas, mas mantenham um ADM excelente requerem apenas observação em avaliações seriadas.

B. Tratamentos não cirúrgico e cirúrgico

As questões em torno da seleção dos pacientes com LCP que necessitam de tratamento são tão controversas quanto o próprio tratamento. A maioria dos especialistas concorda que as crianças que tenham preservada excelente mobilidade (particularmente abdução superior a 30 graus sem contratura em flexão) não requerem intervenção. Para as crianças com mais de 4 ou 5 anos com colapso significativo ou perda progressiva da abdução, geralmente recomenda-se tratamento.

Não há evidências a indicar que o uso de muletas ou de medidas para aliviar o apoio do peso tenha qualquer efeito sobre o colapso da cabeça do fêmur nessa doença. Contudo, para as crianças que necessitarem, o tratamento deve visar a minimizar os efeitos do colapso e da subluxação que, frequentemente, ocorrem quando a cabeça do fêmur sofre deformação. Esse objetivo pode ser atingido mantendo-se o quadril em abdução até que se resolva a subluxação. Acredita-se que com a ação de moldagem determinada pelo formato do acetábulo seja possível melhorar o contorno da cabeça femoral em colapso. A abdução pode ser obtida com procedimento não cirúrgico mantendo-se as pernas em aparelho gessado em abdução (Petrie) ou utilizando órtese ambulatória (Fig. 10-12).

Alguns autores defendem o uso de procedimentos cirúrgicos, incluindo osteotomia femoral em varo e osteotomia a Salter, adaptados do tratamento da displasia do quadril para controle da subluxação encontrada em alguns casos de LCP. A consolidação geralmente ocorre no prazo de 18 meses. As melhores pesquisas atualmente disponíveis sugerem que as crianças com mais de 8 anos que tenham tido colapso parcial da cabeça femoral (pilar lateral B ou C ou Catterall III) em última análise apresentam melhor evolução radiográfica quando tratadas com cirurgia.

A despeito de muitos trabalhos publicados, ainda não há consenso sobre o melhor método de tratamento; alguns pacientes evoluem bem sem tratamento, enquanto outros apresentam resultados insatisfatórios com tratamento agressivo. O prognóstico pode ser feito considerando determinados fatores (Tab. 10-5), sendo a idade o mais importante.

Herring JA, Kim HT, Browne R: Legg-Calvé-Perthes disease. Part II: prospective multicenter study of the effect of treatment on outcome. *J Bone Joint Surg Am* 2004;86-A:2121. [PMID: 15466720]

Karol LA: Legg-Calvé-Perthes disease 100 years on: what have we learned? *J Am Acad Orthop Surg* 2010;18:643. [PMID: 21041798]

Tabela 10-5 Fatores que determinam o prognóstico a longo prazo para os pacientes com doença de Legg-Calvé-Perthes

Fatores prognósticos	Bom	Ruim
Idade quando do diagnóstico	< 5 anos	> 8-9 anos
Mobilidade do quadril[a]	Mantida (abdução > 30 graus)	Rigidez (abdução < 15 graus)
Extensão do envolvimento	< 50% da cabeça femoral	> 50% ou toda a cabeça femoral
Sinais radiográficos	Pouca ou nenhuma subluxação	Subluxação, calcificação lateral

[a]Durante o primeiro ano de tratamento.

Kim HK: Legg-Calvé-Perthes disease. *J Am Acad Orthop Surg* 2010; 18:676. [PMID: 21041802]

Terjesen T, Wiig O, Svenningsen S: The natural history of Perthes' disease. *Acta Orthop* 2010;81:708. [PMID: 21067434]

4. Epifisiolistese proximal do fêmur

▶ **Fundamentos do diagnóstico**

- A epifisiolistese proximal do fêmur (ou deslizamento epifisário da cabeça do fêmur) é mais comum em crianças com sobrepeso no início da puberdade.
- Diagnóstico precoce e tratamento cirúrgico proporcionam os melhores resultados.

A epifisiolistese proximal do fêmur é um distúrbio do quadril de adolescentes caracterizado por escorregamento da cabeça do fêmur sobre o colo femoral em razão de falência da epífise proximal do fêmur (placa de crescimento). O deslocamento altera a geometria da extremidade superior do fêmur levando a disfunção do quadril (Fig. 10-13). Trata-se de uma das principais causas de osteoartrose prematura em adultos jovens.

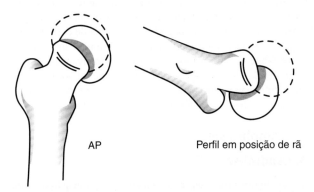

▲ **Figura 10-13** Visão anteroposterior (AP) e com o paciente em posição de rã mostrando uma epífise deslizada. As linhas tracejadas mostram a posição normal da cabeça do fêmur.

O deslizamento epifisário da cabeça do fêmur afeta adolescentes de ambos os sexos com idade entre 11 a 13 anos. Em 30 a 40% dos casos o problema é bilateral, embora nem sempre as duas pernas sejam afetadas simultaneamente. O paciente típico se apresenta com sobrepeso – frequentemente acentuado – e no final da puberdade ou no final da adolescência. Raramente, o paciente será alto, astênico e com crescimento acelerado.

O problema ocorre no período em que a epífise cartilaginosa proximal do fêmur está sofrendo espessamento acelerado sob influência do hormônio do crescimento. Contudo, a secreção intensa de hormônio sexual não terá iniciado e, portanto, não haverá o efeito biológico dos hormônios sexuais sobre o fechamento e a estabilização da placa de crescimento. Essa combinação de cartilagem espessada na placa de crescimento (mais fraca que o osso e mais sujeita a cisalhamento), imaturidade sexual (que estabiliza a epífise), estresse mecânico (causado pela obesidade) e peculiaridades mecânicas da articulação do quadril, torna a placa de crescimento suscetível a deslizamento.

O deslizamento sempre ocorre no sentido posterior e frequentemente medial, e as bases mecânicas dos distúrbios agudos e crônicos são as mesmas. Nos quadros crônicos de deslizamento epifisário da cabeça do fêmur, que é a forma mais comum (90% dos pacientes), a cabeça do fêmur desliza insidiosamente na placa de crescimento ao longo de vários meses. Na forma aguda, ocorre deslocamento súbito da cabeça do fêmur, um quadro que pode se sobrepor a alterações crônicas. O deslocamento pode ocorrer durante atividades normais ou após traumatismo menor.

Como a epifisiolistese proximal do fêmur é um distúrbio progressivo e como o prognóstico varia com a gravidade do deslizamento, é essencial que o diagnóstico seja precoce e o tratamento, imediato.

▶ **Manifestações clínicas**

A. Sinais e sintomas

O quadro pode se apresentar de duas formas: crônica e aguda. A instalação da epifisiolistese proximal do fêmur crônica é insidiosa, com história de claudicação dolorosa por 1 ou vários meses antes. A dor é caracteristicamente contínua e localizada em coxa ou joelho, e não no quadril. Essa dor referida ao joelho é responsável por muitos erros diagnósticos. O paciente pode ter o joelho examinado e ser dispensado na ausência de sinais positivos ao exame físico ou às radiografias. Nos adolescentes obesos que se apresentem com coxeadura e queixa de dor no joelho há que se ter um alto índice de suspeição para o diagnóstico de epifisiolistese proximal do fêmur. A alteração no ADM do quadril geralmente é diagnóstica: a redução da abdução e da rotação interna do quadril é evidente, embora talvez haja dificuldade de pesquisar na criança com grande sobrepeso. Quase sempre observa-se a característica rotação externa obrigatória do quadril em flexão, em razão da distorção da anatomia do quadril causada pela doença. A cabeça do fêmur se encontra posterior à sua posição normal e, assim, o quadril, quando em flexão, necessita de rotação externa para manter a cabeça do fêmur dentro do acetábulo.

A epifisiolistese proximal do fêmur aguda é acompanhada por dor intensa e claudicação, o que pode deixar o paciente imóvel. A instalação é súbita, seguindo-se ou não a traumatismo menor, e o exame revela arco de movimento do quadril doloroso, defendido e restrito. O deslizamento agudo é análogo à fratura de epífise. Em sua forma instável, o paciente é incapaz de apoiar o peso e há um alto índice de necrose avascular. Na sua forma estável, o deslocamento súbito é doloroso, mas é possível o apoio limitado de peso e o risco de necrose avascular parece ser menor.

B. Exames de imagem

Talvez seja difícil identificar o deslizamento epifisário da cabeça do fêmur nas radiografias padrão em AP (Fig. 10-14). A incidência em perfil com o paciente na "posição do rã" é a melhor forma de identificar as formas leves, considerando que o deslizamento é sempre no sentido posterior. O exame radiográfico também revela alterações sugestivas das formas aguda ou crônica, informações que podem ser essenciais para a condução do paciente.

A determinação do grau de gravidade do deslizamento é importante para a definição do tratamento e para o estabelecimento do prognóstico. A gravidade é estimada em função do porcentual de colo femoral exposto. Diz-se que o deslizamento inferior a 25% da largura do colo é leve; entre 25 e 50% é moderado; e acima de 50%, grave.

▶ Tratamento

A epifisiolistese proximal do fêmur geralmente é um quadro progressivo que requer tratamento cirúrgico imediato. Exatamente porque as alterações havidas na forma crônica ocorrem tão lentamente que é impossível manipular a cabeça do fêmur para um posicionamento melhor. O tratamento consiste em fixação da estrutura deslizante na posição atual para prevenir a progressão. Para tanto, inserem-se parafusos ou pinos na placa de crescimento, independentemente da gravidade do deslizamento (fixação *in situ*).

Após a cirurgia a dor contínua rapidamente se resolve e, durante os 2 ou 3 anos remanescentes de crescimento esquelético, o grau de remodelamento do segmento proximal distorcido do fêmur pode ser considerável, levando a melhora do ADM.

Em razão da possibilidade de envolvimento bilateral, alguns cirurgiões recomendam fixação profilática do lado normal com parafusos quando do tratamento inicial. Este procedimento é particularmente indicado em crianças com idade igual ou inferior a 10 anos.

O deslizamento agudo, quando instável, pode ser suavemente reduzido antes da fixação, mas o risco de danos ao frágil suprimento sanguíneo ao segmento proximal do fêmur e subsequente necrose avascular é sempre significativo. Por essa razão, muitos cirurgiões admitem manter a posição do deslizamento agudo e proceder à fixação com pino *in situ*.

Em alguns casos com grau elevado de deslizamento, não ocorre remodelamento suficiente com o crescimento, apesar do tratamento. Nesses casos, observa-se claudicação dolorosa residual crônica, o que requer correção com osteotomia femoral proximal. O sitio de osteotomia pode ser na altura do deslizamento, o que é mecanicamente efetivo, mas relativamente arriscado no que se refere ao suprimento sanguíneo. Alternativamente, a osteotomia pode ser realizada ao nível do trocanter; trata-se de procedimento mais seguro para correção da deformidade funcional, mas que não resolve a deformidade anatômica exata.

▶ Complicações

A. Condrólise

Além dos problemas relacionados com o impacto da proeminência metafisária anterior, que pode obstar o movimento, os pacientes com epifisiolistese proximal do fêmur raramente evoluem com condrólise, uma degeneração mal esclarecida da carti-

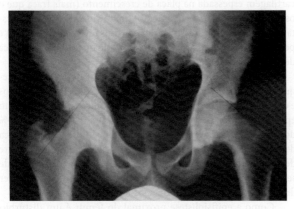

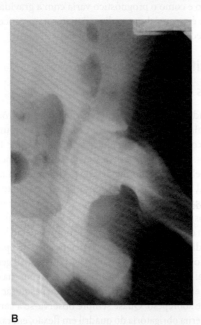

▲ **Figura 10-14** Diagnóstico radiográfico de epifisiolistese da cabeça do fêmur. **A:** a radiografia anteroposterior mostra um deslocamento medial sutil da epífise da esquerda vista melhor ao desenho uma linha (linha de Klein) ao longo da lateral do colo femoral normal e anormal. A epifisiolistese não se projeta lateralmente à esta linha. **B:** radiografia lateral de perna de rã mostra claramente o deslocamento posterior.

CIRURGIA ORTOPÉDICA PEDIÁTRICA · CAPÍTULO 10 · 535

lagem articular do quadril. O quadro pode ser doloroso e evoluir com redução grave do espaço articular e alterações degenerativas no prazo de 6 meses.

No quadro de condrólise, a cartilagem é substituída por tecido fibroso, a cápsula articular sofre espessamento e se contrai e a articulação perde movimento. Normalmente, a articulação endurece em flexão, abdução e rotação externa. As radiografias revelam redução e irregularidade do espaço articular e esclerose subcondral, assim como osteoporose regional causada por desuso.

A condrólise pode resultar de posicionamento inadequado iatrogênico (penetração permanente) dos pinos ou parafusos usados para fixação da epífise deslizante. Embora a penetração breve durante a cirurgia provavelmente seja comum e não cause complicações, a penetração permanente não identificada é desastrosa. A condrólise também pode ocorrer sem que haja penetração evidente e ocasionalmente é detectada em pacientes antes de iniciado o tratamento.

O tratamento da condrólise consiste em administração de anti-inflamatórios não esteroides (AINEs), fisioterapia agressiva, exercícios de mobilização de todo o ADM e observação. Nos casos resistentes a liberação capsular pode ser útil. Aproximadamente metade dos pacientes finalmente recupera movimentação indolor satisfatória da articulação. A outra metade pode necessitar de fusão do quadril para alívio sintomático.

B. Necrose avascular

Os pacientes com quadro agudo de epifisiolistese proximal do fêmur podem evoluir com necrose avascular da cabeça do fêmur (consulte a seção sobre displasia do desenvolvimento do quadril). Esses pacientes geralmente são adolescentes e, sendo assim, seus quadris não têm potencial de remodelamento e o prognóstico é, portanto, reservado. Ainda assim, alguns pacientes com envolvimento parcial da cabeça se recuperam e evoluem com quadril indolor após 1ou 2 anos de sintomas. Alguns pacientes com ADM indolor, mas anormal, podem ser tratados por osteotomia intertrocantérica para reorientar o arco de movimento. A dor crônica que se segue à necrose avascular é tratada com fusão do quadril.

▶ Prognóstico

A epifisiolistese é a principal causa de osteoartrose prematura. Em geral, quanto maior o grau de deslizamento, mais precoce são as alterações degenerativas. De fato, o aumento estatístico das artroses degenerativas é evidente mesmo no quadril radiograficamente normal de pacientes com epifisiolistese contralateral. Isso sugere que o envolvimento bilateral subclínico é mais comum do que se tem notícia.

Loder RT, Greenfield ML: Clinical characteristics of children with atypical and idiopathic slipped capital femoral epiphysis: description of the age-weight test and implications for further diagnostic investigation. *J Pediatr Orthop* 2001;21:481. [PMID: 11433161]

Peck D: Slipped capital femoral epiphysis: diagnosis and management. *Am Fam Physician* 2010;82:258. [PMID: 20672790]

Sankar WN, McPartland TG, Millis MB, Kim YJ: The unstable slipped capital femoral epiphysis: risk factors for osteonecrosis. *J Pediatr Orthop* 2010;30:544. [PMID: 20733417]

DOENÇAS DOS PÉS

1. Metatarso aduto

O metatarso aduto (metatarso varo) é a deformidade mais comumente observada em pé de recém-nato, ocorrendo em 5 a cada mil nascidos vivos, com frequência bilateral. Embora, geralmente, ocorra de forma isolada, diversas deformidades aparentemente não relacionadas (como luxação congênita do quadril) são estatisticamente mais prováveis de ocorrer na presença desse distúrbio. A causa é desconhecida, mas pode estar relacionada com posicionamento intrauterino.

▶ Manifestações clínicas

A marca do metatarso aduto é desvio medial do antepé, com o ápice da deformidade na região mesotarsal. O retropé é normal. Frequentemente, uma prega cutânea profunda é evidente na borda medial do pé, sugerindo que a deformidade esteja presente por algum tempo. O antepé aduto geralmente pode ser corrigido, de modo passivo, a uma posição neutra, mas ocasionalmente razoavelmente rígida. O movimento do tornozelo é normal, sem contratura dos músculos gastrocnêmico sóleo.

▶ Tratamento

O metatarso aduto tende a se autocorrigir. Mesmo os casos graves geralmente se resolvem em torno de 12 a 18 meses de idade sem tratamento. De qualquer forma, muitos ortopedistas usam alongamento passivo para tranquilizar os pais da criança tratada. Não há evidências científicas de que a correção passiva e o uso de aparelhos gessados seriados acelerem a resolução do distúrbio.

2. Pé torto congênito

▶ Fundamentos do diagnóstico

- O pé torto congênito é caracterizado por pé equino, de tamanho menor, redução da musculatura da panturrilha e rigidez das articulações tarsais.

- O tratamento com aparelho gessado e tenotomia menor cirúrgica é geralmente bem-sucedido, mas com dependência técnica.

- O uso de órtese por 1a 4 anos após a correção com gesso melhora o resultado final.

O pé torto congênito (pé equinovaro, tálipe equinovaro) é uma deformidade fixa grave do pé (Fig. 10-15) caracterizada por flexão plantar fixa do tornozelo (equino), inversão e rotação interna axial da articulação (varo) subtalar (talocalcâneo), e subluxação medial das articulações talonavicular e calcaneocuboide (aduto). É possível haver cavo grave, com prega medial e plantar no mesopé. A atrofia de panturrilha, conquanto variável, está sempre presente. Unilateral ou bilateral, a deformidade é mais

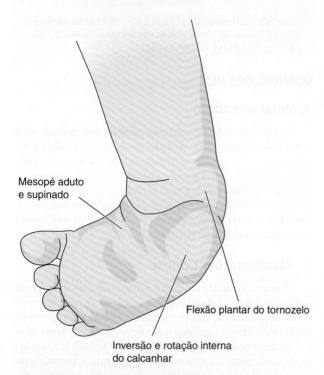

▲ **Figura 10-15** Aspecto clínico do pé torto congênito.

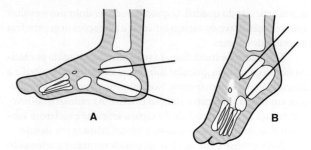

▲ **Figura 10-16** Ilustração mostrando o aspecto radiográfico do pé torto congênito. **A:** Pé normal. **B:** Pé torto congênito.

comum no sexo masculino embora, quando no feminino, tenda a ser mais grave.

A incidência na população de recém-natos é de 1 em mil, com risco aumentado para famílias em que membros, mesmo distantes, apresentem a deformidade. Há evidências consideráveis de que o pé torto congênito seria um traço herdado, mas o distúrbio parece refletir uma expressão poligênica, e os padrões de herança não estão claros. Embora na maioria dos casos seja uma deformidade isolada e considerada idiopática, o pé torto pode estar associado a uma ampla variedade de síndromes que afetam o sistema musculoesquelético.

▶ **Manifestações clínicas**

A. Sinais e sintomas

O diagnóstico de pé torto é simples. Como se trata de deformidade rígida, o pé torto não pode ser corrigido passivamente como se faz com o metatarso aduto. Com frequência, o pé apresenta rotação interna e inversão tão graves que as solas estão voltadas para cima. Ocasionalmente a flexão plantar do tornozelo não é evidente porque a ponta posterior do calcanhar é pequena, alta e difícil de palpar. O pé torto sempre está associado a redução permanente da circunferência da panturrilha relacionada com fibrose desta musculatura. Talvez isso não seja óbvio por ocasião do nascimento, mas se tornará evidente quando a criança começar a andar.

Deve-se dar atenção especial à presença de malformação da coluna vertebral, cavidade caudal ou placas capilares na linha média da coluna vertebral, todos sinais que podem implicar componente neurogênico. Assim, o médico deve procurar meticulosamente por sinais de outras malformações ou síndromes.

B. Exames de imagem

O pé torto congênito tem sido crescentemente suspeitado nas ultrassonografias pré-natais. As radiografias raramente acrescentam algo de valor à avaliação inicial porque os ossos do pé têm ossificação mínima no momento do nascimento. As radiografias se tornam mais importantes se o médico estiver considerando a possibilidade de intervenção cirúrgica, ou se a criança tiver chegado a idade de começar a andar, quando com as radiografias é possível quantificar o grau de correção obtido com o aparelho de gesso ou com a cirurgia.

Os achados radiográficos característicos de pé torto congênito incompletamente tratado são os seguintes:

1. Flexão plantar do retropé.
2. Ausência da angulação normal entre tálus e calcâneo (o assim chamado paralelismo de tálus e calcâneo).
3. Subluxação ou luxação medial residual do osso navicular sobre o tálus e do cuboide sobre o calcâneo (Fig. 10-16).

▶ **Tratamento**

A. Manipulação

O pé torto congênito sempre requer tratamento, que deve ser iniciado logo após o nascimento. A abordagem inicial é manipulação passiva e correção do posicionamento. Nos Estados Unidos a maioria dos ortopedistas utiliza manipulação seriada e imobilização com aparelho gessado, geralmente com intervalos de 1 semana no primeiro mês de vida e de 1 a 2 semanas a partir de então, de acordo com a necessidade. Em outros países, a amarração (com fita adesiva) e a imobilização com diversos tipos de órtese são métodos muito usados (adicionais aos aparelhos gessados seriados) para manter a posição corrigida com manipulação. Quando se usa aparelho gessado, é consenso que algumas técnicas específicas têm mais chance de sucesso. Mesmo quando a deformidade responde ao engessamento, é frequente a necessidade de alongamento do tendão do calcâneo com 4 semanas ou mais, a fim de facilitar a correção.

O método de engessamento de Ponsenti tem sido amplamente adotado em diversos países como um protocolo efetivo. Nesse método, aplica-se uma sequência específica de aparelhos gessados semanalmente durante 3 a 4 meses, seguida por tenotomia precoce do tendão calcâneo. Após um breve período adicional usando aparelho gessado, a posição do pé passa a ser mantida por órtese – a ser usada à noite ou durante sono diurno – por até 3 anos.

B. Tratamento cirúrgico

A maioria dos pés tortos congênitos é tratada com sucesso com aparelho gessado e tenotomia limitada, mas os casos graves (geralmente associados a síndromes) podem necessitar de cirurgia extensiva. A correção cirúrgica de todas as malformações com pé torto geralmente é feita em um único tempo. Algumas vezes, o tratamento com aparelho gessado corrige grande parte da deformidade de mesopé, e a simples liberação posterior (capsulotomia do tornozelo e alongamento do tendão calcâneo) é tudo o que se faz necessário. Frequentemente, o cirurgião deve considerar a possibilidade da correção de todo o conjunto de deformidades com uma única cirurgia abrangente.

Uma das abordagens usadas é a chamada incisão Cincinnati, que se estende medialmente desde o osso navicular, circunda a parte superior do calcanhar e chega ao osso cuboide lateralmente (Fig. 10-17). Durante a cirurgia o feixe neurovascular tibial posterior deve ser identificado e protegido. Os tendões dos músculos tibial posterior, flexor longo dos dedos, flexor longo do hálux e o tendão calcâneo são alongados com Z-plastia. As cápsulas das articulações talonavicular, subtalar (talocalcâneo) e posterior do tornozelo são liberadas para permitir o reposicionamento dos ossos de retropé e mesopé.

O navicular geralmente está subluxado medialmente sobre a cabeça do tálus e deve ser reposicionado para sua localização normal. O calcâneo está invertido e rodado internamente sobre o tálus. Isso é corrigido manualmente desvirando a articulação subtalar e inclinando o calcâneo a uma posição neutra. Essas correções geralmente são mantidas no lugar com a inserção de pequenos fios-K, a serem removidos após 4 a 6 semanas.

O tornozelo é reposicionado por dorsiflexão a uma posição neutra antes de proceder ao reparo do tendão do calcâneo alongado. A imobilização pós-operatória permite que a cápsula aberta volte a se formar com os ossos do pé torto, agora posicionados apropriadamente.

C. Complicações

É raro haver complicações logo após a cirurgia para correção de pé torto congênito, mas a taxa de recorrência em 3 anos varia entre 5 e 10%. A recorrência leve é relativamente comum e, mesmo quando a deformidade é corrigida permanentemente, o pé sempre permanece menor e mais rígido que o normal e com a circunferência da panturrilha reduzida. Os familiares devem ser informados disso no início do tratamento para que tenham expectativas realistas sobre os resultados.

Se a liberação cirúrgica for muito agressiva, é possível que haja evolução com calcanhar valgo tardio e tendão do calcâneo excessivamente alongado. Há concordância de que o pé torto congênito ligeiramente subliberado é muito mais funcional do que o sobreliberado e a tendência a menos cirurgia e mais tratamento conservador atualmente tem se fortalecido.

Dobbs MB, Morcuende JA, Gurnett CA, et al: Treatment of idiopathic clubfoot: an historical review. *Iowa Orthop J* 2000;20:59. [PMID: 10934626]

Herzenberg JE, Radler C, Bor N: Ponseti versus traditional methods of casting for idiopathic clubfoot. *J Pediatr Orthop* 2002; 22:517. [PMID: 12131451]

Matos MA, de Oliveira LA: Comparison between Ponseti's and Kite's clubfoot treatment methods: a meta-analysis. *J Foot Ankle Surg* 2010;49:395. [PMID: 20610205]

Richards BS, Faulks S, Rathjen KE, Karol LA, Johnston CE, Jones SA: A comparison of two nonoperative methods of idiopathic clubfoot correction: the Ponseti method and the French functional (physiotherapy) method. *J Bone Joint Surg Am* 2008; 90:2313. [PMID: 18978399]

Zionts LE, Dietz FR: Bracing following correction of idiopathic clubfoot using the Ponseti method. *J Am Acad Orthop Surg* 2010;18:486. [PMID: 20675641]

Zionts LE, Zhao G, Hitchcock K, Maewal J, Ebramzadeh E: Has the rate of extensive surgery to treat idiopathic clubfoot declined in the United States? *J Bone Joint Surg Am* 2010;92:882. [PMID: 20360511]

3. Pé calcaneovalgo

O pé calcaneovalgo geralmente é considerado um problema de posicionamento intrauterino no qual o pé se encontra em dorsiflexão acentuada no momento do nascimento, de forma que o dorso do pé se apoia contra a superfície anterior da tíbia (Fig. 10-18). O retropé geralmente se encontra em eversão moderada

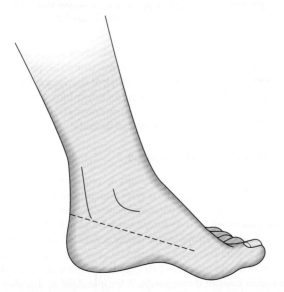

▲ **Figura 10-17** Incisão Cincinnati utilizada para correção cirúrgica de pé torto congênito.

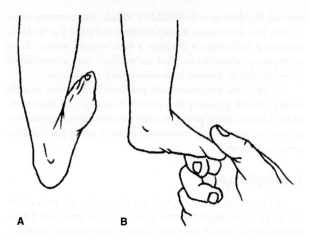

▲ **Figura 10-18** Pé calcaneovalgo em posição de relaxamento **(A)** e em flexão plantar máxima **(B)**.

(valgo). Embora haja alguma flexibilidade com a deformidade, há resistência à movimentação plena e, na maioria dos casos, é impossível a flexão plantar do tornozelo além de 90 graus.

Apesar de sua aparência dramática o pé calcaneovalgo corrige-se espontaneamente em 2 a 3 semanas. Embora alguns ortopedistas optem por usar órtese ou aplicar aparelhos gessados seriados e muitos recomendem exercícios de alongamento, todos os casos de pé calcaneovalgo verdadeiro resolvem-se sem tratamento.

▶ Tálus vertical congênito

O pé calcaneovalgo deve ser diferenciado de um quadro muito mais raro conhecido como tálus vertical congênito (pé valgo complexo congênito). Nessa deformidade, apesar de o pé parecer apoiado contra a face anterior da tíbia, na verdade o retropé encontra-se em flexão plantar (em posição equina), em razão de contratura dos músculos posteriores da panturrilha. Para se adaptar a flexão plantar do retropé e à dorsiflexão do antepé, as articulações do mesopé (talonavicular e calcaneocuboide) devem estar subluxadas ou luxadas no sentido dorsal.

O tálus vertical congênito geralmente acompanha distúrbios genéticos, síndromes, como a artrogripose, ou distúrbios neuromusculares, como a espinha bífida. Contudo, ocasionalmente é encontrado em lactentes de resto normais. O tratamento geralmente é cirúrgico e o uso de aparelhos gessados não costuma resolver o problema.

4. Pé cavo

O pé cavo é aquele com arco excessivamente alto. Embora seja difícil definir um limite de arqueamento a partir do qual é necessário tratamento, a maioria das deformidades é suficientemente acentuada para tornar o diagnóstico simples (Fig. 10-19).

O pé cavo frequentemente acompanha a deformidade em varo do retropé (pé cavovaro), e é possível haver dedos em garra e redução da força muscular demonstrável em tornozelo ou pé. Além disso, é comum haver calosidades abaixo da cabeça dos metatarsos e na

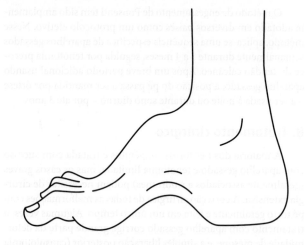

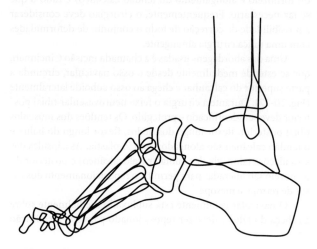

▲ **Figura 10-19** Pé cavo: aspectos clínico e radiográfico.

pele do calcanhar. O retropé varo em indivíduos com pé cavovaro não é estrutural e pode ser corrigido com o "teste do bloqueio" e não há necessidade de procedimentos cirúrgicos visando a correção da deformidade do retropé. Se o paciente for sintomático, o tratamento preferencial é a liberação plantar com osteotomia do primeiro metatarsal e, possivelmente, transferências de tendão.

▶ Manifestações clínicas

Um dos sintomas mais comuns do pé cavo é dor na região anterior do tornozelo, algumas vezes associada à marcha apoiada nos dedos. Essa situação paradoxal ocorre em razão da anatomia patológica do pé cavo. O antepé encontra-se em intensa flexão plantar sobre o retropé, o que requer acentuada dorsiflexão do tornozelo para compensar. Quando o cavo se torna exagerado, a dorsiflexão do tornozelo é bloqueada levando a impacto e dor na região anterior do tornozelo. A incapacidade de dorsiflexão complementar compromete a liberação do antepé e, finalmente, apenas os metatarsais fazem contato com o solo. Isso pode ser

Tabela 10-6 Causas neuromusculares comuns de pé cavo

Paralisia cerebral
Doença de Charcot-Marie-Tooth
Síndrome do compartimento
Diastematomielia
Ataxia de Friedrich
Distrofia muscular
Tumor de medula espinal
Disrafismo vertebral (espinha bífida)

mal interpretado como contratura em flexão plantar do tornozelo, levando à liberação desnecessária (e possivelmente prejudicial) do tendão do calcâneo.

▶ Patogênese

O pé cavo geralmente é causado por desequilíbrio muscular no pé em crescimento. Assim, raramente é encontrado na primeira infância, mas é relativamente frequente após 8 ou 10 anos de idade. Embora a fraqueza da musculatura intrínseca seja a principal causa de pé cavo, a fraqueza dos músculos tibial anterior e fibular também foi implicada. O pé cavo raramente é encontrado sem que haja quadro neuromuscular subjacente.

O pé cavo é um marcador de doença neuromuscular. O diagnóstico requer investigação ampla da causa subjacente e, algumas vezes, encaminhamento a neurologista, RMN da coluna vertebral e eletromiografia (EMG). A Tabela 10-6 apresenta uma lista das causas neurovasculares mais comuns de pé cavo.

▶ Tratamento

O tratamento conservador do pé cavo inclui adaptação de calçados. Com essas modalidades não há correção de fato; a deformidade grave requer correção cirúrgica com transferência de tendão, a fim de restaurar o equilíbrio muscular, com aplicação de calço (cunha) por osteotomia do mesopé para corrigir a deformidade óssea, ou por artrodese tripla (fusão de retropé em posição corrigida).

Schwend RM, Drennan JC: Cavus foot deformity in children. *J Am Acad Orthop Surg* 2003;11:201. [PMID: 12828450]

5. Pé plano (pé chato)

A denominação pé plano refere-se a perda do arco longitudinal normal do mesopé. Muitos casos são herdados e a história familiar pode revelar outros casos. O pé geralmente é flexível e, assim, o arco aparece quando o pé não está apoiando peso. O retropé valgo (eversão de calcanhar) frequentemente está presente. Nos casos graves, o pé plano pode ser doloroso, mas este aspecto da deformidade frequentemente é muito enfatizado.

▶ Manifestações clínicas

A determinação da flexibilidade do pé plano requer exame físico cuidadoso. O movimento subtalar geralmente é normal. Nos pés com arco plano e calcanhar valgo quando de pé, o exame do aspecto posterior frequentemente revela arco normal e calcanhar varo em razão de ação muscular quando o paciente se apoia na ponta dos pés. Se esses sinais de flexibilidade do pé plano não estiverem presentes, devem-se considerar diagnósticos alternativos, como coalizão tarsal (consulte a seção sobre coalizão tarsal). O médico também deve procurar por calosidades plantares dolorosas.

▶ Exames de imagem

As radiografias com o paciente em pé revelam ausência do arco longitudinal medial e talvez também demonstrem subluxação lateral da articulação talonavicular. Nos casos crônicos, é possível haver esporão talonavicular degenerativo.

▶ Tratamento

O tratamento sintomático (modificações dos calçados, apoios para o arco e palmilhas) é indicado porque nenhum tratamento a longo prazo pode alterar as carcaterísticas anatômicas do distúrbio. As opções cirúrgicas seriam avanço tibial posterior, elevação ou fusão da articulação subtalar e osteotomia do colo lateral do calcâneo para alongamento, mas os resultados não são reprodutíveis e previsíveis.

6. Coalizão tarsal

Trata-se de conexão congênita entre dois ou mais ossos tarsais. As coalizões podem ser fibrosas, cartilaginosas ou ósseas. As coalizões geralmente ocorrem entre dois ossos e são cartilaginosas no início da vida, mas finalmente ossificam (ou quase) à medida que o pé amadurece. Frequentemente bilaterais, as coalizões seguem um padrão de herança autossômico dominante.

Os sítios mais comuns são entre o calcâneo e o osso navicular lateralmente (Fig. 10-20) e entre o tálus e o calcâneo medialmente.

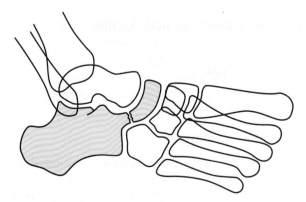

▲ **Figura 10-20** A coalizão calcaneonavicular é melhor visualizada na radiografia com incidência oblíqua.

Manifestações clínicas

Entre os sintomas de coalização tarsal estão dor e rigidez do pé à medida que a lesão começa a ossificar no início da adolescência. A rigidez resultante e os padrões anormais de movimentação intertarsal no retropé levam a perda progressiva do movimento subtalar com valgo fixo (eversão) do calcanhar. A coalizão tarsal frequentemente é denominada pé plano fibular espástico porque os fibulares parecem assumir atitude hiperativa de proteção. À medida que a lesão amadurece, a dor pode se reduzir, mas a rigidez tende a aumentar, persistindo a postura anormal em valgo.

Esse diagnóstico deve ser suspeito em adolescentes com dor no pé, calcanhar valgo e redução da mobilidade subtalar.

Exames de imagem

As radiografias nas incidências anteroposterior, perfil e oblíqua confirmam o diagnóstico de coalização calcaneonavicular, mas talvez haja necessidade de estudos radiográficos específicos da região subtalar (incidência de Harris), exame de TC ou RMN para definir melhor as lesões talocalcâneas mediais.

Tratamento

Nem todos os casos requerem tratamento. A decisão de iniciar o tratamento depende de intensidade da dor, grau de rigidez e de fixação da deformidade em valgo. O tratamento conservador é feito com aparelho gessado para reduzir a dor e o espasmo fibular. Se o procedimento não for bem-sucedido, a coalização poder ser removida cirurgicamente e o espaço resultante preenchido com tecido adiposo ou muscular autólogo para prevenir que haja recorrência. Nos casos tardios ou não identificados com dor ou deformidade, a fusão do retropé com artrodese tripla é um tratamento efetivo para ambos os sintomas.

> Sankar WN, Weiss J, Skaggs DL: Orthopaedic conditions in the newborn. *J Am Acad Orthop Surg* 2009;17:112. [PMID: 19202124]
>
> Yeagerman SE, Cross MB, Positano R, Doyle SM: Evaluation and treatment of symptomatic pes planus. *Curr Opin Pediatr* 2011;23:60. [PMID: 21169838]

7. Deformidades dos pododáctilos

As deformidades de pododáctilos ocorrem como quadros isolados, associados a deformidade semelhante nas mãos e como parte de outras síndromes. As deformidades mais comumente encontradas serão apresentadas a seguir, com menção aos problemas associados nas mãos.

Sindactilia simples

A sindactilia simples, ou ligação entre dois ou mais dedos, é a deformidade mais comumente encontrada. É mais frequente entre o segundo e o terceiro dedos do pé. A membrana geralmente é completa. Esse distúrbio tem padrão forte de herança familiar e é assintomático. Raramente é tratado quando ocorre no pé. Entretanto, quando na mão, há necessidade de separação cirúrgica para recuperação funcional dos dedos.

Polidactilia

Polidactilia é a presença de mais de cinco dedos nas mãos ou nos pés. Frequentemente é hereditária e bilateral. A duplicação dos polegares pode ser acompanhada por duplicação dos hálux e ambos os casos geralmente requerem tratamento cirúrgico. Tanto a polidactilia pré-axial (duplicação dos dedos mediais dos pés e radiais das mãos) quanto a pós-axial (duplicação dos dedos laterais dos pés e dos ulnares das mãos), com frequência, acompanham síndromes genéticas e indicam ao médico a necessidade de procurar outros sintomas. O tratamento é excisão cirúrgica com cerca de 1 ano de idade; a cirurgia, particularmente para duplicações mediais, pode ser complexa.

8. Bandas de constrição congênitas (bandas amnióticas) e acrossindactilia

Durante a gravidez, material amniótico carregado de proteínas pode se condensar ao redor de segmentos dos membros. Essas bandas amnióticas podem indentar tecidos embrionários delicados causando anéis de constrição ou, até mesmo, necrose e reabsorção de segmentos distais (amputação congênita). As bandas de constrição podem ser isoladas ou associadas à displasia de Streeter. A sindactilia de Streeter difere da sindactilia simples porque a membrana distal, e não a proximal, é obliterada (acrossindactilia). Supõe-se que seja um quadro adquirido, e não hereditário, causado por cisalhamento das pontas digitais delicadas do embrião, seguido por cicatrização conjunta dos dígitos distais. Embora haja necessidade de liberação da acrossindactilia dos dedos da mão para permitir funcionamento independente, a acrossindactilia dos pododáctilos raramente é sintomática e não necessita tratamento.

As bandas de constrição podem ser muito profundas e circunferenciais e ocasionalmente devem ser liberadas cirurgicamente com Z-plastia, imediatamente após o nascimento para evitar necrose pós-natal. Geralmente, libera-se apenas metade da circunferência da banda de uma só vez, a fim de proteger qualquer suprimento sanguíneo remanescente na outra metade. Os relatos de sucesso com ressecção em um estágio e Z-plastia das bandas de constrição sugerem que o suprimento sanguíneo remanescente provavelmente é subfascial e interósseo.

9. Joanete do adolescente (hálux valgo)

Embora o joanete (proeminência da articulação metatarsofalangeana medial do hálux) seja rara em crianças, essa deformidade problemática frequentemente requer tratamento. Comumente hereditária, é encontrada principalmente no início da adolescência e quase sempre em conjunto com antepé largo causado por desvio em varo (medial) da diáfise do primeiro metatarsal (*metatarsus primus varus*). O antepé largo permite um grande desvio lateral do hálux (hálux valgo), fazendo com que a base proeminente do hálux faça atrito com a lateral interna do calçado, criando um joanete doloroso (Fig. 10-21).

CIRURGIA ORTOPÉDICA PEDIÁTRICA

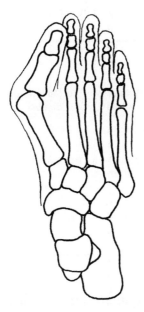

▲ **Figura 10-21** Joanete do adolescente (hálux valgo) geralmente acompanhado por antepé largo com inclinação do primeiro metatarsal (*metatarsos primus varus*).

Embora algumas medidas conservadoras possam diminuir o desconforto, muitos joanetes são progressivos e requerem tratamento cirúrgico E, com a cirurgia, deve-se abordar cada aspecto da deformidade. O cirurgião deve desbastar o joanete, corrigir a angulação em varo do primeiro metatarsal por meio de osteotomia e centralizar o equilíbrio do hálux valgo alongando o músculo adutor do hálux. A taxa de reincidência é relativamente alta após cirurgia.

Johnson AE, Georgopoulos G, Erickson MA, et al: Treatment of adolescent hallux valgus with the first metatarsal double osteotomy: the Denver experience. *J Pediatr Orthop* 2004;24:358. [PMID: 15205615]

DEFORMIDADES TORCIONAIS E ANGULARES DO JOELHO E DA PERNA

▶ Fundamentos do diagnóstico

- A maioria das deformidades torcionais é benigna e autocorretiva com o crescimento.
- Deformidades angulares no joelho, particularmente o genu varo, devem ser distinguidas de variantes fisiológicas mais comuns, considerando que, muitas vezes, necessitam de tratamento precoce.

As deformidades torcionais (rotacionais) e angulares representam um importante motivo de encaminhamento ao cirurgião ortopédico pediátrico (Fig. 10-22). Os pacientes encaminhados são jovens (< 5 anos) e apresentam deformidade rotacional interna que resulta em marcha com os pés virados para dentro.

A rotação interna, que pode ocorrer nos níveis de coxa, perna (canela) ou pé, é um problema estético. Há poucas evidências

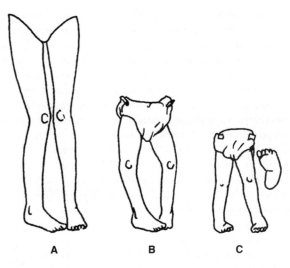

▲ **Figure 10-22** As principais causas da marcha com os pés para dentro são anteversão femoral aumentada **(A)**, torsão interna da tíbia **(B)** e metatarso aduto **(C)**.

que sugerem qualquer uma das chamadas deformidades torcionais seja prejudicial à criança ou cause incapacidade significativa no adulto. As deformidades angulares (geralmente em varo ou em valgo no joelho) também são, geralmente, benignas, embora a investigação cuidadosa com rotina, incluindo radiografias ou outras modalidades de imageamento, ocasionalmente revele quadros que requerem tratamento. De qualquer forma, em sua maioria, as deformidades angulares e torcionais representam variações fisiológicas da anatomia normal e tendem a se corrigir espontaneamente com o tempo.

▶ Anteversão femoral aumentada

O colo femoral normal não se encontra exatamente no plano frontal (coronal), mas se projeta anteriormente no plano, formando um ângulo denominado ângulo de anteversão (Fig. 10-23).

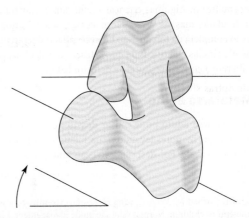

▲ **Figure 10-23** O ângulo de anteversão descreve a inclinação do colo femoral para frente (no sentido anterior) no plano frontal.

Nos lactentes a anteversão chega a 40 graus, mas este ângulo tende a se reduzir gradualmente com o crescimento e, assim, no fêmur normal de um adulto a anteversão é de 15 graus. Em algumas crianças, essa regressão gradual é lenta ou incompleta, fazendo que a criança apresente anteversão excessiva em comparação com a média das crianças de mesma idade. Essa anteversão excessiva produz um aumento relativo na rotação interna do fêmur, uma vez que a articulação do quadril tenta se manter centralizada independentemente do perfil de rotação femoral. A manifestação clínica desta maior rotação interna e menor rotação externa do quadril é o desvio dos pés para dentro ao caminhar.

A observação da marcha da criança revela a rotação interna de todo o fêmur pela posição medial da patela. Embora os pais tendam a ficar insatisfeitos com a marcha com os pés para dentro, esse aumento da anteversão femoral é uma variação normal sem qualquer efeito funcional.

A anteversão exagerada do fêmur é gradualmente reduzida com melhora do posicionamento dos dedos até a faixa de 9 a 11 anos. Subsequentemente, se o problema persistir é provável que se mantenha na vida adulta. Não há necessidade de tratamento.

▶ Torção interna da tíbia

Alguns lactentes nascem com torção interna relativamente acentuada da tíbia fazendo que pé e tornozelo pareçam excessivamente rodados internamente em relação ao eixo do joelho. Essa torção interna da tíbia geralmente é bilateral, frequentemente familiar e inevitavelmente uma variante normal na ampla variabilidade das torções encontradas em lactentes.

A torção interna da tíbia pode ser mensurada clinicamente comparando-se o eixo bimaleolar (uma linha imaginária ligando os maléolos medial e lateral do tornozelo) com o plano frontal do joelho determinado pela posição da patela.

Nos recém-natos não é incomum uma torção de 30 a 40 graus. Quando a criança começa a caminhar, essa torção pode causar desvio significativo do pé para dentro o que, por sua vez, causa tropeções frequentes.

Com o crescimento, a torção interna da tíbia resolve-se espontaneamente e o posicionamento dos pés e a marcha finalmente se normalizam. Algumas crianças melhoram em torno de 24 meses de idade, mas, as vezes, são necessários até 4 anos para resolução completa da torção. Não há necessidade de tratamento. Não há evidências científicas de que órteses ou calçados ortopédicos alterem a correção natural da deformidade.

▶ Metatarso aduto

O metatarso aduto pode causar desvio dos pés para dentro nas crianças menores levando a sua inclusão entre as deformidades torcionais. Foi descrita na seção anterior sobre o pé (Tab. 10-7).

> Staheli LT, Corbett M, Wyss C, King H: Lower-extremity rotational problems in children. Normal values to guide management. *J Bone Joint Surg Am* 1985;67:39. [PMID: 3968103]

Tabela 10-7 Resumo para desvio dos pés para dentro

	Metatarso aduto	Torção interna da tíbia	Aumento da torção femoral (anteversão femoral aumentada)
Idade de resolução	12 meses	3-4 anos	9-10 anos
Posição da perna	Fêmur e tíbia normais	Patela para frente; rotação interna de pé/tornozelo	Rotação interna da patela
Exame do quadril	Normal	Normal	Rotação interna maior que a externa

▶ Pernas arqueadas, genu valgo, genu varo

Muitas crianças apresentam arqueamento simétrico das pernas, que pode persistir nos primeiros 1 a 2 anos caminhando antes de evoluir para um quadro de genu valgo excessivo. O genu valgo é máximo na faixa de 3 a 6 anos de idade quando é conhecido como genu valgo fisiológico. Nesse momento, o ângulo anatômico pode chegar a 15 ou 20 graus em valgo. A partir de então, o genu valgo gradual e espontaneamente se recupera para chegar a uma angulação média no adulto entre 5 e 7 graus em valgo.

O arqueamento das pernas em crianças menores e o valgo excessivo dos joelhos em crianças com 6 anos de idade são fenômenos normais que não requerem tratamento, embora talvez seja necessário tranquilizar os pais acerca da natureza benigna do quadro. Os raros casos de persistência de arqueamento além dos 3 anos de idade requerem investigação complementar e tratamento. Seguem-se distúrbios que causam arqueamento.

A. Torção interna da tíbia

A torção interna da tíbia pode ser confundida com arqueamento quando a criança caminha com os pés para frente e os joelhos em rotação externa e não interna. Com a flexão dos joelhos rodados lateralmente o aspecto é de pernas arqueadas. O exame físico meticuloso revelará a torção interna da tíbia, que se resolve espontaneamente em torno dos 4 anos de idade. Quando a torção se corrige, desaparece o falso arqueamento das pernas.

B. Doença de Blount

Também conhecida como tíbia vara, a doença de Blount nada mais é que a ausência, por causa não esclarecida, de crescimento da epífise medial da tíbia que leva ao arqueamento da perna (Fig. 10-24). Pode ocorrer desde os 3 anos de idade e ser uni ou bilateral. Se for unilateral, é possível que seja descoberta mais cedo, em razão de ser evidente a diferença com a outra perna. A sobrecarga de peso sobre o joelho, causada por marcha

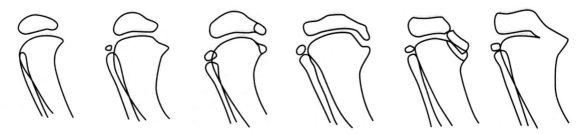

▲ **Figura 10-24** Classificação diagramática de Langenskiöld para as alterações radiográficas da doença de Blount (tíbia vara da infância). Os graus maiores estão associados a fechamento permanente da epífise medial da tíbia, levando a desvio em varo e rotação interna progressivas com o crescimento.

precoce em crianças pesadas com arqueamento fisiológico, talvez contribua para o desenvolvimento da doença de Blount, mas esta relação não está provada. Ocorre em todos os grupos raciais, mas é particularmente comum em crianças negras e hispânicas.

O diagnóstico de doença de Blount é feito com base em evidências radiográficas de redução do crescimento da epífise medial da tíbia. Posteriormente, a superfície articular medial sofre distorção e a epífise medial sofre fusão. Consequentemente, ocorre deformidade angular progressiva à medida que a placa de crescimento lateral continua a se alongar enquanto a medial está travada.

A resolução espontânea no adolescente é rara, mas pode ocorrer em casos leves. Embora alguns ortopedistas recomendem o uso de órtese para auxiliar o processo, não há consenso sobre a necessidade e a efetividade.

Os casos graves ou progressivos de doença de Blount requerem correção cirúrgica realizada com osteotomia tibial para recuperação da angulação em valgo normal do joelho O procedimento cirúrgico reduz a carga fisiológica sobre o platô tibial medial e pode permitir o crescimento normal. Uma leve sobrecorreção do arqueamento assegura a redução da carga e o desvio em valgo resultante é lentamente corrigido com o crescimento da criança.

Atualmente o tratamento cirúrgico precoce tem sido bastante usado, e muitos ortopedistas recomendam osteotomia após 3 ou 4 anos de idade se houver alterações radiográficas. Nos casos iniciais, a correção cirúrgica pode reverter o quadro antes que haja interrupção permanente do crescimento a requerer ressecção de ponte transfisária e/ou osteotomias sucessivas. Contudo, uma vez presente, a ponte transfisária, não há alternativa senão proceder a correções cirúrgicas sucessivas da deformidade angular e da discrepância no comprimento dos membros inferiores até que o crescimento seja interrompido com a maturidade. A elevação cirúrgica do platô medial da tíbia é um procedimento ocasionalmente necessário em indivíduos com doença de Blount de início precoce, mas não indicado naqueles com doença de instalação tardia. A deformidade em varo do fêmur distal está comumente presente e também deve ser abordada. Não há ensaios controlados sobre as questões envolvidas no tratamento da doença de Blount com órtese e cirurgia.

C. Raquitismo

Os distúrbios metabólicos da absorção do cálcio (raquitismo nutricional) podem reduzir as taxas de calcificação e de ossificação da cartilagem epifisária, tendo como resultado ossos mais frágeis tendentes ao arqueamento. O uso de suplementos de vitaminas e cálcio praticamente eliminou o raquitismo nutricional nos Estados Unidos. O raquitismo hipofosfatêmico foi discutido na seção sobre doenças metabólicas dos ossos.

Jones JK, Gill L, John M, Goddard M, Hambleton IR: Outcome analysis of surgery for Blount disease. *J Pediatr Orthop* 2009; 29:730. [PMID: 20104154]

Rab GT: Oblique tibial osteotomy revisited. *J Child Orthop* 2010; 4:169. [PMID: 20234769]

▶ **Arqueamento e pseudoartrose da tíbia**

A tíbia tem propensão a apresentar deformidades angulares congênitas (arqueamento da diáfise tibial) que, embora raras, são importantes. A direção do arqueamento é relevante tanto para o diagnóstico quanto para o prognóstico e, geralmente, é detectável ao nascimento. A direção do arqueamento é descrita em função do ápice do arco, e não da direção do deslocamento da parte distal (Fig. 10-25).

A. Arqueamento posteromedial congênito da tíbia

O arqueamento posteromedial congênito da tíbia é uma deformidade unilateral, presente no nascimento, do quarto distal da tíbia. O ápice do arco é posteromedial e frequentemente observa-se uma cova cutânea sobre a região. Como o ângulo do arco (com frequência aproximadamente 50 graus) e a proximidade da articulação do tornozelo, o aspecto clínico frequentemente se assemelha ao do pé calcaneovalgo. Entretanto, a posição espacial da articulação do tornozelo, e não do pé, é a responsável pela deformidade. As radiografias do arco posteromedial revelam a curvatura da tíbia distal, frequentemente com esclerose no segmento subjacente do osso.

Apesar da impressão que causa, o arqueamento posteromedial da tíbia se corrige espontaneamente em todos os casos. Há quem recomende o uso de órtese para trazer o pé em dorsiflexão para a posição plantígrada, mas como a deformidade não está relacionada com o pé, essa recomendação carece de lógica: os pacientes não tratados apresentam resolução tão rápida quanto os tratados.

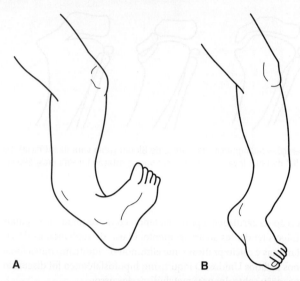

▲ **Figura 10-25** Os principais tipos de arqueamento tibial. **A:** Arqueamento posteromedial. A angulação corrige-se espontaneamente, mas com desigualdade no comprimento dos membros. **B:** Arqueamento anterolateral. Esse distúrbio finalmente evolui com fratura espontânea da tíbia e pseudoartrose resistente (ver texto).

A curvatura da tíbia estará suficientemente corrigida em torno dos 3 anos de idade e o membro nessa altura terá aspecto normal, embora ainda seja possível identificar algum arqueamento nos exames radiográficos até 5 a 8 anos. Todos os pacientes com arqueamento posteromedial permanecem com discrepância no comprimento dos membros. Na maturidade, o membro envolvido será tão mais curto quanto mais longo era ao nascimento, geralmente em torno de 4 centímetros. Essa discrepância residual no comprimento dos membros é o maior desafio na condução desses pacientes, mas geralmente pode ser tratada com técnicas de alongamento de membro. Portanto, embora a deformidade angular não necessite de tratamento, há necessidade de acompanhamento a longo prazo e tratamento da desigualdade no comprimento dos membros.

B. Arqueamento anterolateral congênito da tíbia e pseudoartrose congênita da tíbia

O arqueamento anterolateral congênito da tíbia e a pseudoartrose congênita da tíbia representam o extremo oposto do arqueamento tibial. Por razões não compreendidas, o arqueamento anterolateral de tíbia e fíbula está inevitavelmente associado a esclerose e atrofia progressivas da diáfise tibial subjacente à deformidade. O destino final desse osso anormal atrófico é a fratura espontânea, que não se consolida rapidamente como a maioria das fraturas em crianças (ou seja, pseudoartrose). Algumas crianças com essa doença já nascem com fratura de tíbia, enquanto outras apresentam arqueamento anterolateral e esclerose ao nascimento, com as fraturas ocorrendo até 8 ou 10 anos de idade. Em aproximadamente 50% dos casos confirma-se a presença de neurofibromatose.

Todas as crianças com variações desse distúrbio requerem tratamento. Como o prognóstico é pior naqueles em que a fratura ocorre mais cedo, os métodos de tratamento variam. Se houver arqueamento anterolateral, mas não tiver havido fratura, o uso de aparelho protetor pode ser útil. Em crianças cuja primeira fratura ocorrer a partir de 8 anos de idade, é possível haver consolidação com uso prolongado de aparelho gessado ou com enxerto ósseo cirúrgico (com ou sem fixação interna).

O enxerto ósseo em crianças cuja fratura ocorra antes dos 3 anos de idade quase sempre é malsucedido, embora haja relato de sucesso com tentativas sucessivas.

Os resultados sombrios obtidos com tratamento convencional de pacientes com pseudoartrose congênita da tíbia levaram alguns cirurgiões a tentar tratamentos inovadores. Eletroestimulação, transferência de retalho microvascular livre para a fíbula e transporte de osso normal à falha com técnica de Ilizarov foram relatados como métodos possíveis para aumentar a taxa de sucesso terapêutico. Contudo, o número de cirurgias necessárias para que se obtenha um resultado funcional é tão alto que alguns pacientes finalmente optam por amputação para um retorno mais rápido às atividades funcionais da infância.

Feldman DS, Jordan C, Fonseca L: Orthopaedic manifestations of neurofibromatosis type 1. *J Am Acad Orthop Surg* 2010;18:346. [PMID: 20511440]

Tudisco C, Bollini G, Dungl P, et al: Functional results at the end of skeletal growth in 30 patients affected by congenital pseudarthrosis of the tibia. *J Pediatr Orthop B* 2000;9:94. [PMID: 10868385]

Vander Have KL, Hensinger RN, Caird M, Johnston C, Farley FA: Congenital pseudarthrosis of the tibia. *J Am Acad Orthop Surg* 2008;16:228. [PMID: 18390485]

DISTÚRBIOS DO JOELHO

1. Menisco discoide

Os meniscos normais do joelho têm formato semilunar em cunha no corte transversal. Eles aprofundam a superfície articular plana para permitir o acomodamento dos côndilos femorais redondos. O menisco medial é mais longo e mais estreito que os laterais.

Raramente o menisco lateral se mantém congenitamente redondo (ou discoide) em vez de adquirir a forma semilunar normal (Fig. 10-26). Essa forma prejudica sua função de amorteci-

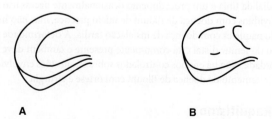

▲ **Figura 10-26** **A:** Menisco lateral normal. **B:** Menisco latera e discoide, que pode causar estalido, derrame ou dor.

mento e pode causar instabilidade do compartimento lateral do joelho ou do próprio menisco lateral.

▶ **Manifestações clínicas**

O sinal físico característico do menisco discoide é um estalido alto sobre a região do menisco lateral durante flexão e extensão do joelho. Esse estalido geralmente é indolor, mas pode ser acompanhado por dolorimento ou derrame. O exame físico pode revelar bloqueio em extensão. Ao exame radiográfico pode-se suspeitar de menisco discoide quando há alargamento do compartimento lateral do joelho, aumento sutil da esclerose subcondral lateral e convexidade da superfície articular lateral da tíbia. A confirmação é obtida com artrografia ou RMN. O funcionamento mecânico anormal do menisco lateral discoide o torna suscetível a laceração, particularmente em crianças acima de 10 anos.

▶ **Tratamento**

No passado, os meniscos discais sintomáticos eram tratados com meniscectomia lateral total, mas as alterações degenerativas tardias no joelho determinaram condutas muito mais conservadoras. A prática atual é evitar o tratamento até que os sintomas sejam significativos e incapacitantes. Se houver necessidade de tratamento, a abordagem mais segura parece ser a retirada artroscópica da porção central do formato discoide, esculpindo, assim, o menisco lateral para um formato, grosso modo, semilunar.

Good CR, Green DW, Griffith MH, Valen AW, Widmann RF, Rodeo SA: Arthroscopic treatment of symptomatic discoid meniscus in children: classification, technique, and results. *Arthroscopy* 2007;23:157. [PMID: 17276223]

Kramer DE, Micheli LJ: Meniscal tears and discoid meniscus in children: diagnosis and treatment. *J Am Acad Orthop Surg* 2009;17:698. [PMID: 19880680]

2. Condromalácia e distúrbios internos do joelho

A condromalácia patelar e a subluxação da patela são comuns em adolescentes ativos, particularmente do sexo feminino, que tenham patela pequena e joelho em valgo e ângulo do quadríceps (Q) ligeiramente acentuados. As lesões meniscais e ligamentares são tratadas da mesma forma que nos adultos, embora essas lesões não sejam tão comuns em crianças.

Há indicação de abordagem mais conservadora em crianças com suspeita de distúrbios internos no joelho. A acurácia diagnóstica do exame físico e dos exames complexos de imagem (como RMN) é surpreendentemente baixa em crianças. Resultados falso-positivos de RMN em crianças são particularmente comuns.

Esses distúrbios foram descritos no Capítulo 2, Cirurgia para trauma musculoesquelético, e no Capítulo 3, Medicina esportiva.

3. Osteocondrite dissecante

A osteocondrite dissecante é um distúrbio mal compreendido, na maioria das vezes, do centro de ossificação do côndilo

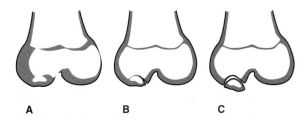

▲ **Figura 10-27** Diversas formas de osteocondrite dissecante encontradas em crianças. **A:** Falha no centro de ossificação sem defeito na cartilagem. **B:** Lesão com retalho em dobradiça. **C:** Separação completa entre osso e cartilagem, que pode levar a corpo estranho no interior da articulação do joelho.

femoral distal, embora outras articulações (tálus, cotovelo) possam ser afetadas. Uma parte da superfície articular sofre amolecimento, cisalhamento ou separação da cartilagem articular e do osso subjacente (Fig. 10-27). Esse distúrbio é comum, mas não exclusivo, em crianças entre 8 e 14 anos de idade; entretanto, é um problema raro nos adultos.

A doença parece ser causada por uma combinação de dois fatores: (1) cisalhamento mecânico ou lesão por atividade e (2) suscetibilidade (fragilidade) do côndilo femoral causada por ossificação imatura do côndilo femoral (que pode ser bem irregular em crianças). A importância de cada fator depende da idade. Os traumatismos esportivos parecem ser mais importantes em crianças maiores e adultos, enquanto nas crianças menores os defeitos na ossificação tornam o côndilo femoral mais suscetível a pequenas lesões repetidas.

▶ **Manifestações clínicas**

A. Sinais e sintomas

Os sinais e sintomas podem variar muito. As crianças menores podem apresentar alteração radiológica assintomática de fragmentação condilar ou se queixar de um dolorimento vago após atividade extenuante. Já as crianças maiores e os adultos podem se apresentar com dor, derrame articular e travamento se o fragmento de fato se separar e se tornar um corpo estranho dentro da articulação do joelho.

B. Exames de imagem

As radiografias simples revelam fragmento irregular na superfície que geralmente é esclerótica, mas pode ser osteopênica e, geralmente, se localiza no segmento lateral do côndilo medial. Frequentemente é necessário obter incidências tangenciais do côndilo. Ocasionalmente, o defeito é visibilizado apenas nas incidências em perfil. Sempre devem ser obtidos exames do outro joelho para comparação. Os chamados defeitos da ossificação semelhantes à osteocondrite dissecante podem ser frentes de ossificação normal, encontrados simétrica e bilateralmente.

Em crianças com mais de 11 ou 12 anos, utilizam-se RMN ou artrografia para determinar se apenas o osso subjacente está envolvido ou há separação real da cartilagem sobrejacente. Embora esses exames sejam úteis para refinar a estratégia de tratamento nessa faixa etária, raramente são utilizados em crianças menores.

▶ Tratamento

As crianças menores com osteocondrite dissecante assintomática não necessitam de tratamento porque a maioria dessas lesões curam espontaneamente. Nos pré-adolescentes com sintomas ou com lesões de grande porte visualizadas nos exames radiográficos, a imobilização simples por 6 semanas usando imobilizador de joelho ou aparelho gessado cilíndrico, com frequência, resolve o problema e elimina os sintomas.

Algumas vezes a imobilização não é efetiva. Se a lesão for volumosa e acompanhada por separação ou deslocamento da cartilagem, ou se o paciente já tiver tido maturação esquelética, o tratamento deve ser o mesmo indicado aos adultos, ou seja, desbridamento artroscópico e estabilização do fragmento solto usando pinos para fixação interna. É menos provável que a excisão resulte em bons resultados. Se a epífise estiver aberta haverá necessidade de modificar a técnica padrão para adultos.

> Gudas R, Simonaityte R, Cekanauskas E, Tamosiūnas R: A prospective, randomized clinical study of osteochondral autologous transplantation versus microfracture for the treatment of osteochondritis dissecans in the knee joint in children. *J Pediatr Orthop* 2009;29:741. [PMID: 20104156]
>
> Kocher MS, DiCanzio J, Zurakowski D, Micheli LJ: Diagnostic performance of clinical examination and selective magnetic resonance imaging in the evaluation of intraarticular knee disorders in children and adolescents. *Am J Sports Med* 2001;29:292. [PMID: 11394597]

4. Lesão ligamentar e epifiseal

As crianças que não tenham atingido a maturidade esquelética apresentam menos lesões dos ligamentos do joelho do que as crianças maiores e os adultos. As crianças menores tendem a participar de atividades e esportes de baixo impacto e a falta de massa muscular (que aumenta com a adolescência) limita a aceleração do corpo e a força de colisão. Além disso, os ligamentos são relativamente fortes no esqueleto imaturo em comparação com a epífise óssea ou cartilaginosa. Assim, as fraturas epifisárias e as fraturas avulsivas das fixações ósseas dos ligamentos são mais prováveis do que as rupturas traumáticas dos próprios ligamentos.

É possível que haja instabilidade residual no joelho da criança após lesão em varo ou em valgo. No adulto, essa instabilidade é considerada uma evidência clínica de lesão ligamentar. Entretanto, nas crianças, a fise e não o ligamento podem ser o local afetado. A instabilidade pode ser causada por uma fratura da fise que se abra em dobradiça e não por abertura da articulação (Fig. 10-28). Geralmente a fratura é clinicamente evidente, mas radiografias com estresse podem ser úteis nos casos duvidosos.

As principais rupturas intra-articulares do joelho (laceração meniscal ou lesão de ligamento cruzado) são raras em crianças. O diagnóstico pode ser retardado porque os sintomas costumam ser menos intensos do que no adulto e sua possibilidade não é muito considerada no diagnóstico diferencial. As lesões de menisco, particularmente quando periféricas, podem ser reparadas por via artroscópica considerando o excelente suprimento sanguíneo nas crianças. A ruptura do ligamento cruzado anterior pode ser difícil de tratar cirurgicamente em crianças porque a localização anatômica das fises tibial e femoral limita as opções de refixação. Com exceção das lesões dos cruzados, a maioria das lesões ligamentares em crianças é tratável com imobilização por 2 a 4 semanas e retorno à função de acordo com a tolerância à dor. Raramente há necessidade de fisioterapia em crianças com menos de 15 anos. No Capítulo 3, Medicina esportiva, é possível encontrar uma revisão dos principais sinais e sintomas, procedimentos diagnósticos e opções de tratamento.

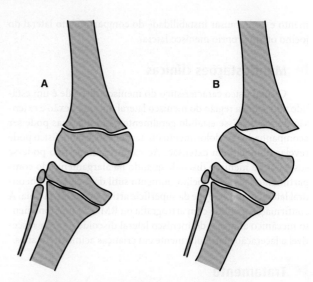

▲ **Figura 10-28** Em paciente com esqueleto imaturo a radiografia com estresse de joelho instável pode revelar ruptura de ligamento **(A)** ou separação da fise femoral **(B)**.

▶ Diagnóstico diferencial

Nem todos os derrames de joelho têm origem traumática, particularmente em crianças menores. Como as crianças estão sempre sofrendo traumatismos menores em suas brincadeiras, a história da lesão talvez não seja acurada. O médico deve ter em mente as possibilidades de artrite séptica e artrite reumatoide juvenil pauciarticular no diagnóstico diferencial de derrame articular.

> Beasley LS, Chudik SC: Anterior cruciate ligament injury in children: update of current treatment options. *Curr Opin Pediatr* 2003;15:45. [PMID: 12544271]
>
> Luhmann SJ: Acute traumatic knee effusions in children and adolescents. *J Pediatr Orthop* 2003;23:199. [PMID: 12649021]

DOENÇA DE OSGOOD-SCHLATTER

A fise tibial proximal contém um componente transversal que contribui para o crescimento longitudinal e uma lingueta anterior onde se fixa o tendão patelar.

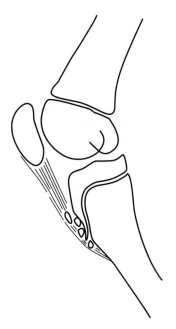

▲ **Figura 10-29** Doença de Osgood-Schlatter. As radiografias revelam a fragmentação característica da apófise do tubérculo tibial, semelhante ao ilustrado na figura.

Nos pré-adolescentes e nos adolescentes (geralmente do sexo masculino), a ponta distal dessa lingueta pode sofrer fragmentação, em razão de estresse tênsil crônico e aumento de tamanho, em razão da hiperemia resultante, no quadro conhecido como doença de Osgood-Schlatter. À medida que o tubérculo da tíbia se torna crescentemente proeminente, é possível que se forme uma bursa dolorosa ao seu redor.

▶ **Manifestações clínicas**

Os sintomas variam desde dolorimento leve no tubérculo até dor intensa com a função patelar e sensibilidade dolorosa excessiva à palpação da bursa. As radiografias da região lateral proximal da tíbia revelam a fragmentação característica (Fig. 10-29).

▶ **Tratamento**

O tratamento é sintomático, incluindo analgésicos, amortecedores de joelho para evitar pressão direta, alongamento de quadríceps, evitam atividades esportivas e imobilização com gesso ou tala nos casos mais dolorosos. O problema tem resolução espontânea quando a fise se fechar com a maturidade esquelética. Não há evidências indicando que a atividade física, respeitando os limites impostos pela dor, seja prejudicial à criança com doença de Osgood-Schlatter.

Adirim TA, Cheng TL: Overview of injuries in the young athlete. *Sports Med* 2003;33:75. [PMID: 12477379]

Krause BL, Williams JP, Catterall A: Natural history of Osgood-Schlatter disease. *J Pediatr Orthop* 1990;10:65. [PMID: 2298897]

CURVATURAS DA COLUNA VERTEBRAL

As curvaturas patológicas da coluna vertebral podem ocorrem em qualquer faixa etária e se apresentar com diversos quadros clínicos. Podem ser idiopáticas, congênitas ou acompanhar diversos distúrbios neuromusculares, tumores e infecções. Podem ser discretas e não progressivas ou se agravar e necessitar de tratamento agressivo. Algumas vezes essas curvaturas da coluna representam o primeiro sinal de alguma importante doença subjacente. A Figura 10-30 mostra os diversos tipos de curvatura da coluna vertebral.

▶ **Tipos de curvatura**

A. Escoliose

A escoliose é a curvatura lateral da coluna no plano frontal, mais bem avaliada ao exame físico com o paciente de costas e com radiografias anteroposteriores. A curvatura, única ou múltipla, deve ser descrita em função da direção de sua convexidade. Nos pacientes com coluna vertebral flexível, a presença de uma curvatura única (mais rígida) pode levar a curvaturas fisiológicas compensadoras na direção oposta, acima e abaixo da curvatura primária. A verdadeira escoliose sempre inclui um componente rotacional, mais bem avaliado ao exame radiográfico e, geralmente, inclui também um componente lordótico (ver a seção sobre lordose). Surpreendentemente, a curvatura lateral frequentemente não é detectada externamente. A rotação das vértebras que acompanha a escoliose é o sinal físico que permite a detecção clínica.

B. Cifose

A cifose é a curvatura para frente (flexão) da coluna vertebral no plano sagital, mas bem avaliada a partir da visão lateral do paciente e por radiografias em perfil. Se a cifose tiver ângulo

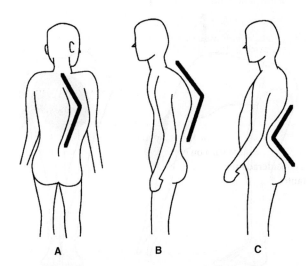

▲ **Figura 10-30** Definições das deformidades da coluna vertebral. **A:** Escoliose. **B:** Cifose. **C:** Lordose. Frequentemente ocorre uma combinação dessas deformidades em um dado paciente (p. ex., cifoescoliose).

agudo, é possível haver uma proeminência posterior denominada gibão evidente no plano sagital.

C. Lordose

A lordose é uma deformidade por hiperextensão da coluna vertebral, mais comum na coluna lombar, mas frequentemente acompanhando a escoliose. A lordose lombar pode ser secundária à contratura em flexão do quadril.

▶ Detecção da curvatura

Embora as curvaturas da coluna vertebral possam ser detectadas inicialmente durante radiografias de rotina, a maioria das lesões é mais bem diagnosticada com o exame físico. O exame da coluna deve ser realizado de acordo com o seguinte protocolo:

1. Posicione o paciente em pé (Fig. 10-31).
2. Verifique o nível da pelve e procure por assimetrias evidentes em costelas, escápulas, pescoço e na altura dos ombros (a desigualdade no comprimento dos membros inferiores pode simular escoliose que desaparece quando a perna mais curta é elevada sobre blocos).
3. Nivele a pelve sentando o paciente sobre uma superfície firme; caso não seja possível nivelá-la de pé. Trata-se do caso da criança com contratura do quadril por doença neuromuscular.
4. Peça à criança que se incline para frente, e observe com atenção se há alguma assimetria evidente em musculatura paravertebral, gradil costal ou escápulas a sugerir o segmento com rotação causada por escoliose. O grau de assimetria indica a gravidade da curvatura, sendo que a convexidade aponta para o lado mais proeminente.
5. Ao lado do paciente, verifique se há proeminências da coluna que possam indicar cifose, com o paciente de pé e inclinado para frente.
6. Proceda a exame neurológico meticuloso, incluindo pesquisa de reflexos de membros superiores e do abdome, além de exame neurológico completo de membros inferiores.
7. Solicite radiografias para avaliar tipo, gravidade e localização da curvatura e para buscar por lesões subjacentes. Como a escoliose primária e a cifose sempre são mais rígidas que os segmentos não envolvidos da coluna, as radiografias com o paciente inclinado podem revelar quais curvaturas são "estruturais" e quais são compensatórias e mais flexíveis (curvatura secundária). O método de Cobb, geralmente, é utilizado para medir as curvaturas (Fig. 10-32). O grau de inclinação entre as placas terminais das vértebras afetadas descreve a magnitude da curvatura.

▶ Escoliose

A. Escoliose idiopática

Diz-se que a escoliose é idiopática quando não há qualquer causa subjacente evidente. A escoliose idiopática pode ser sub-

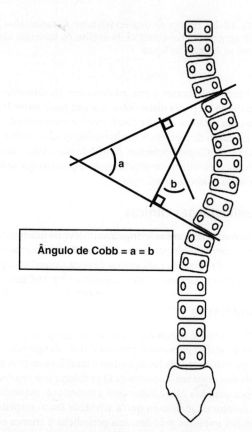

▲ **Figura 10-32** O método de Cobb para medição é comumente usado para avaliar a curvatura da coluna vertebral. Com o método mede-se o ângulo entre as placas terminais (superior e inferior) das vértebras com maior inclinação. Para permitir que as linhas de medição se ajustem à radiografia, geralmente são traçadas linhas formando ângulo de 90 graus com as placas terminais e o ângulo formado é medido. Geometricamente, esses ângulos são idênticos.

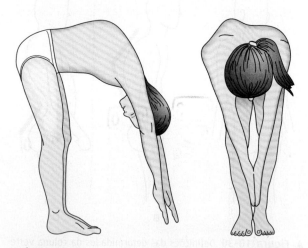

▲ **Figura 10-31** Exame da coluna vertebral buscando por deformidades deve ser feito observando-se se há assimetria e deformidade enquanto o paciente se inclina para frente (ver texto).

dividida em do adolescente (> 10 anos), juvenil (3 a 10 anos) e infantil (< 3 anos). A escoliose idiopática do adolescente representa 80% dos casos e é encontrada, com maior frequência, no início da adolescência de meninas, embora possa ser encontrada em ambos os sexos em qualquer faixa etária. Caracteristicamente observa-se curvatura convexa à direita no segmento torácico da coluna vertebral (padrão de desvio torácico à direita). Os pacientes com curvatura atípica, como desvio torácico à esquerda, ou com curvatura idiopática na infância requerem investigação mais extensa (p. ex., EMG, RMN) antes que a escoliose possa ser designada definitivamente como idiopática.

Muitas curvaturas idiopáticas aumentam de grau com o crescimento e continuam a aumentar mesmo após a maturidade esquelética. Assim, o médico deve determinar se a curvatura está em progressão e se a coluna ainda está em crescimento. As radiografias da coluna documentam a progressão e a observação do padrão de ossificação da apófise ilíaca (sinal de Risser) é utilizada para estimar a maturidade esquelética. Essa ossificação inicia-se lateralmente na puberdade e caminha medialmente pelo ilíaco, cobrindo e fundindo-se com o osso com a maturidade. Há diversas órteses disponíveis para impedir a progressão da escoliose idiopática, embora haja dúvidas acerca de sua real efetividade. As crianças com curvas progressivas e grande potencial de crescimento (Risser 2), qualquer escoliose com curva superior a 30 graus, ou pacientes com curva acima de 20 ou 25 graus e progressão documentada superior a 5 graus devem ser tratados. As crianças que atingem a maturidade com curvatura pequena não apresentam sintomas nem progressão na vida adulta. Especificamente, curvaturas inferiores a 35 a 40 graus nos adultos, geralmente, não progridem. Se a curvatura aumenta a despeito de tratamento adequado com órtese, a cirurgia é o tratamento preferencial. Algumas curvas são excessivamente rígidas para serem efetivamente tratadas com órtese e só podem ser observada para avaliar se são relativamente pequenas. O uso de órtese pode ajudar com curvas até 40 a 45 graus, mas nas curvas que excedam esse grau geralmente os aparelhos ortopédicos não são efetivos.

A cirurgia para escoliose corrige a deformidade usando hastes metálicas, que podem ser configuradas para empurrar, puxar, realizar distração ou compressão de porções da coluna vertebral curvada. Os segmentos envolvidos da coluna vertebral são, então, fundidos utilizando aloenxerto ósseo obtido no ilíaco. Normalmente, a fusão posterior de lâminas e facetas é suficiente em muitos casos de escoliose idiopática. Os casos mais graves, talvez, também requeiram fusão anterior com acesso pelo espaço torácico ou retroperitoneal.

Nos pacientes com escoliose juvenil e ângulo de Cobb acima de 20 graus há prevalência aproximada de 20% de anormalidades neurológicas. Portanto, a investigação rotineira nessas crianças deve incluir RMN de toda a coluna vertebral.

Finalmente, a escoliose idiopática infantil é mais comum no sexo masculino, à razão de 3:1. As anormalidades medulares têm prevalência de cerca de 20%, semelhante a da escoliose idiopática juvenil. Displasia do quadril e cardiopatia congênita também foram associadas a essa doença. Em alguns indivíduos há correção espontânea. Em outros, as curvas aumentam, o que pode ser predito pela diferença entre os ângulos costovertebrais de cada lado ou pelo aspecto da cabeça da costela. A sobreposição da costela sobre o corpo vertebral apical ou uma diferença acima de 20 graus nos ângulos costovertebrais de cada lado indicam que a curvatura provavelmente evoluirá. O sexo, a história familiar e a idade à apresentação não são considerados fatores de risco para progressão da escoliose.

B. Escoliose congênita

A escoliose congênita é causada por malformação vertebral. Não há relação com a idade do paciente: recém-natos podem ter escoliose idiopática apesar de terem nascido com curvatura de coluna vertebral. As malformações vertebrais congênitas geralmente ocorrem cedo na vida embrionária (antes de 7 semanas) e supõe-se que representem erros na formação ou na segmentação da coluna vertebral que tem origem em condensações do mesênquima primitivo das células embrionárias (Fig. 10-33).

As curvaturas podem ocorrer quando não há formação de partes das vértebras (p. ex., hemivértebras, vértebras em cunha, vértebras em asa de borboleta) ou quando os somitos embrionários não sofrem segmentação apropriada para formar as diferentes vértebras (p. ex., vértebras em bloco, barra não segmentada unilateral). Em razão do período embrionário desse processo, as crianças com escoliose congênita frequentemente apresentam anomalias em outros sistemas que se formam na mesma fase do desenvolvimento embrionário. Cerca de 60% dos pacientes com anomalias congênitas da coluna vertebral apresentam outros achados associados. A coluna vertebral se forma no mesmo período dos sistemas cardiovascular, geniturinário e musculoesquelético. Aproximadamente 20% dos pacientes com escoliose congênita apresentam anomalia urológica associada. Cerca de 25% dos pacientes com escoliose idiopática apresentam malformação cardíaca concomitante. O diagnóstico de escoliose congênita deve ser seguido por exame cardiológico meticuloso e por ultrassonografia renal ou pielografia intravenosa. Em até 30% dos casos é possível haver anomalias da medula espinal e, consequentemente, há necessidade de avaliação do canal vertebral (RMN, EMG), especialmente nos casos em que se esteja considerando a possibilidade de cirurgia.

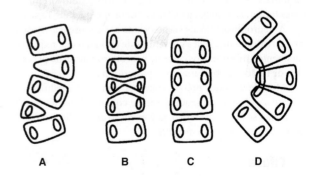

▲ **Figura 10-33** Anomalias vertebrais na escoliose congênita. **A:** Hemivértebra. **B:** Vértebra em asa de borboleta. **C:** Vértebras em bloco. **D:** Barra não segmentada unilateral.

A escoliose congênita pode incluir uma ou várias vértebras deformadas, e em um mesmo paciente podem ser encontrados diferentes tipos de anormalidades vertebrais. Algumas vezes, duas vértebras deformadas "se anulam" e não há curvatura visível. Por este motivo, a predição da evolução da escoliose depende de radiografias seriadas. Se houver progressão, o uso de aparelho ortopédico geralmente é o primeiro tratamento, e haverá indicação de cirurgia se a progressão persistir apesar dos meios externos empregados. As curvaturas causadas por barra não segmentada unilateral têm uma tendência tão forte de progredir que são tratadas com cirurgia assim que detectadas.

C. Escoliose neuromuscular

Sob esta denominação inclui-se um grupo diverso de padrões de curvatura que ocorrem em associação a várias doenças neuromusculares. A causa varia com a doença. Por exemplo, a escoliose em crianças com paralisia cerebral geralmente é causada por uma combinação de espasticidade (hiperatividade muscular) e fraqueza muscular. A escoliose em crianças com distrofia muscular resulta de fraqueza muscular progressiva grave com perda da estabilidade paravertebral da coluna. A escoliose nos lactentes com espinha bífida (menigomielocele) frequentemente é congênita (ver discussão anterior), e relacionada com ausência de elementos posteriores, ou associada ao desenvolvimento de siringe (coleção líquida cística central) na medula espinal, um processo semelhante ao da hidrocefalia.

Pacientes com escoliose neuromuscular frequentemente desenvolvem curvaturas em tenra idade, quando o tratamento cirúrgico é impossível ou resultaria em atraso grave do crescimento vertebral. Essas crianças frequentemente são tratadas com órtese diurna, apesar de se saber que o tratamento isolado com órtese raramente é suficiente para impedir a progressão ou a necessidade de cirurgia oportunamente. Nesses casos, alguns cirurgiões consideram que o uso de órtese talvez retarde suficientemente a evolução para permitir crescimento esquelético adicional, e a correção e fusão vertebrais são retardados até a puberdade.

D. Outras escolioses

A escoliose na infância pode estar associada a tumores benignos da coluna vertebral, geralmente osteoma osteoide e osteoblastoma. O tratamento do tumor é geralmente curativo, embora lesões tumorais de longa data talvez também requeiram fusão.

A neurofibromatose está associada a escoliose e a cifose e, caracteristicamente, leva a curvaturas de alto grau que requerem tratamento cirúrgico. Nos casos de neurofibromatose há necessidade de fusão vertebral anterior e posterior para correção.

Mais de 90% dos pré-adolescentes com lesão medular significativa evoluem subsequentemente com escoliose. O uso de órtese não se mostrou efetivo na prevenção de escoliose em pré-adolescentes com lesão medular.

▶ Cifose

A cifose pode ser congênita, traumática ou adquirida. Alguns pacientes com cifose necessitam de tratamento, enquanto outros requerem atenção cirúrgica imediata.

A. Cifose postural

A cifose postural, uma variação da postura normal, é um problema estético. Não há doença subjacente associada e a coluna é flexível e capaz de hiperextensão. Embora possa ser preocupante para os pais, há poucas evidências científicas a indicar que requeira, ou responda, a tratamento.

B. Cifose de Scheuermann

A cifose de Scheuermann é um distúrbio do crescimento das placas terminais vertebrais que afeta adolescentes, particularmente do sexo masculino, e produz uma curvatura rígida para frente da coluna torácica. Menos comumente há envolvimento da coluna lombar, causando redução da lordose lombar (cifose relativa). Com frequência produz dor moderada. As radiografias revelam acunhamento dos corpos vertebrais, irregularidades das placas terminais com pontos radiologicamente luzentes conhecidos como nódulos de Schmörl e cifose (Fig. 10-34).

A cifose lombar de Scheuermann responde ao tratamento com analgésicos não narcóticos ou colete de apoio lombar. O envolvimento torácico com dor ou cifose acima de 15 a 20 graus pode ser conduzido com colete Milwaukee. O tratamento com

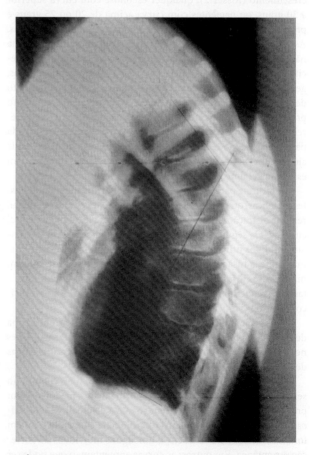

▲ **Figura 10-34** A cifose de Scheuermann caracteriza-se por vértebras em cunha, alterações na placa terminal e cifose.

aparelho geralmente é efetivo para controlar a dor e produzir correção estrutural da cifose, mas é muito impopular entre os adolescentes. O aparelho pode ser usado apenas à noite para que não tenha que ser usado nas horas de escola.

A doença de Scheuermann é a exceção à regra geral de que o colete vertebral tenha que ser usado durante a fase aguda de crescimento para melhora da deformidade. Pacientes com até 18 anos de idade apresentam melhora com o colete Milwaukee. Diversos casos (cifose além de 40 graus) requerem correção cirúrgica com instrumentação e fusão vertebrais.

C. Cifose congênita

A cifose congênita congrega um grupo de quadros raros, mas importantes que, assim como ocorre com a escoliose congênita, podem ser causados por falha na formação das vértebras (hemivértebra) ou falha na segmentação embrionária (barra não segmentada anterior). Na maioria dos casos, a lesão tende a causar crescimento desigual e, portanto, a cifose aumenta gradualmente à medida que a coluna se alonga. O risco de comprometimento neurológico associado à cifose congênita normalmente é secundário ao risco de progressão. O risco é máximo com a combinação de barra anterolateral e vértebra quadrada contralateral. É possível haver estiramento da medula espinal sobre a proeminência cifótica eventualmente causando paraplegia. Qualquer cifose progressiva deve ser submetida a fusão para prevenção de complicações neurológicas, independentemente da idade da criança.

D. Cifose traumática

Trata-se de compressão traumática de vértebras resultando em cifose cosmética ou sintomática. O quadro pode ser prevenido com estabilização cirúrgica precoce das lesões vertebrais traumáticas de alto grau instáveis.

E. Cifose infecciosa

A denominação refere-se a destruição séptica de corpos vertebrais que podem levar à cifose grave. Particularmente, a tuberculose da coluna vertebral pode produzir abscesso de tecidos moles, cifose de alto grau, gibão agudo e paraplegia. As infecções bacterianas podem produzir quadro semelhante, embora deformidades tão acentuadas sejam muito mais raras.

O tratamento inclui antibioticoterapia, desbridamento cirúrgico e drenagem, descompressão da medula espinal e fusão vertebral para prevenção de deformidade futura.

▶ Tratamento

A. Aparelhos ortopédicos

Os aparelhos ortopédicos podem ser usados para retardar a progressão das curvaturas de coluna vertebral, prevenir sua progressão ou melhorar a deformidade estruturas subjacente. Há diversos tipos de aparelhos disponíveis, cada um com seus defensores e aplicações específicas (Fig. 10-35). Quando o objetivo é proporcionar apoio postural, retardar a progressão ou postergar

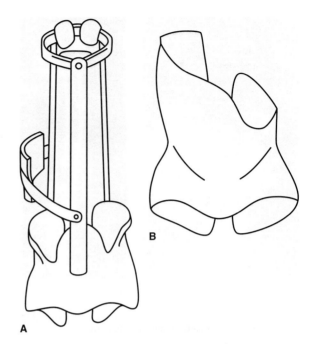

▲ **Figura 10-35** Dois dos coletes mais populares usados para tratamento de deformidade da coluna são o Milwaukee **(A)** e o Boston **(B)**.

(mas não substituir) a cirurgia, o colete de polipropileno, ou "em concha de marisco" talvez seja suficiente para os momentos de caminhada ou estando sentado.

Os coletes para uso a longo prazo desenvolvidos para impedir a progressão devem ser moldados a cada paciente, com pressão exercida em pontos apropriados para reduzir a deformidade. Dependendo do nível anatômico da curvatura, esses pontos podem estar localizados sob o braço ou se estender até o pescoço (aparelho Milwaukee). Esse tipo de aparelho geralmente deve ser usado 24 horas por dia.

Todos os aparelhos devem ser modificados ou substituídos para acomodar o crescimento. Em geral, os aparelhos ortopédicos são efetivos apenas para curvaturas flexíveis e nas crianças em fase de crescimento.

B. Tratamento cirúrgico

Indica-se intervenção cirúrgica para curvaturas que evoluam apesar do tratamento conservador adequado (geralmente órtese). Também há indicação cirúrgica quando a compressão medular é iminente (cifose tuberculosa, cifose congênita) ou quando a curvatura é tão grave que o uso de aparelho ortopédico é impossível e a piora é provável.

1. Estágios cirúrgicos – O tratamento cirúrgico envolve dois estágios independentes: correção e estabilização. Após exposição posterior da coluna, obtém-se correção com diversos dispositivos mecânicos de fixação interna. Em geral, utilizam-se hastes com ganchos, parafusos, fios ou outros mecanismos para produzir distração, compressão ou inclinação de segmentos vertebrais.

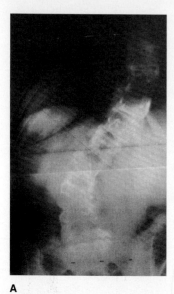 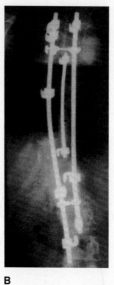

A **B**

▲ **Figura 10-36** Tratamento de escoliose por instrumentação e fusão. Visão pré-operatória **(A)** e pós-operatória **(B)**.

Raramente a correção é total porque considerações mecânicas e de segurança limitam a força que pode ser aplicada. Uma vez obtida a correção, remove-se a cortical da vértebra e aplica-se enxerto ósseo (autoenxerto ou aloenxerto) sobre o osso aberto. Subsequentemente, ocorre fusão sólida no prazo de 6 meses, com estabilização permanente da coluna vertebral (Fig. 10-36).

2. Tratamento das curvaturas graves – Para curvaturas menores instrumentação e fusão posteriores são suficientes. Algumas grandes curvaturas idiopáticas e as curvas neuromusculares requerem liberação anterior e enxerto ósseo para que se obtenha flexibilidade suficiente para corrigir a curvatura e suficiente estabilidade tardia pra fusão confiável. Ocasionalmente a fusão falha causando pseudoartrose que pode ser dolorosa ou permitir a progressão de curvatura previamente corrigida. Nesse caso, a fusão pode ser refeita.

Belmont PJ Jr, Kuklo TR, Taylor KF, et al: Intraspinal anomalies associated with isolated congenital hemivertebrae: the role of routine magnetic resonance imaging. *J Bone Joint Surg* 2004: 86-A:1704. [PMID: 15292418]

Danielsson AJ, Nachemson AL: Radiologic findings and curve progression 22 years after treatment for adolescent idiopathic scoliosis: comparison of brace and surgical treatment with matching control group of straight individuals. *Spine* 2001; 26:516. [PMID: 11242379]

Dobbs MB, Lenke LG, Szymanski DA, et al: Prevalence of neural axis abnormalities in patients with infantile idiopathic scoliosis. *J Bone Joint Surg Am* 2002;84:2230. [PMID: 12473713]

Dobbs MB, Weinstein SL: Infantile and juvenile scoliosis. *Orthop Clin North Am* 1999;30:331. [PMID: 10393759]

Feldman DS, Jordan C, Fonseca L: Orthopaedic manifestations of neurofibromatosis type 1. *J Am Acad Orthop Surg* 2010;18:346. [PMID: 20511440]

Nakahara D, Yonezawa I, Kobanawa K, et al: Magnetic resonance imaging evaluation of patient with idiopathic scoliosis: a prospective study of four hundred seventy-two outpatients. *Spine* 2011;36:E482. [PMID: 20479697]

Negrini S, Negrini F, Fusco C, Zaina F: Idiopathic scoliosis patients with curves more than 45 Cobb degrees refusing surgery can be effectively treated through bracing with curve improvements. *Spine J* 2011;11:369. [PMID: 21292562]

Richards BS, Vitale MG: Screening for idiopathic scoliosis in adolescents. An information statement. *J Bone Joint Surg Am* 2008;90:195. [PMID: 18171974]

Suh SW, Modi HN, Yang JH, Hong JY: Idiopathic scoliosis in Korean schoolchildren: a prospective screening study of over 1 million children. *Eur Spine J* 2011;20:1087. [PMID: 21274729]

Ueno M, Takaso M, Nakazawa T, et al: A 5-year epidemiological study on the prevalence rate of idiopathic scoliosis in Tokyo: school screening of more than 250,000 children. *J Orthop Sci* 2011;16:1. [PMID: 21293892]

DISTÚRBIOS NEUROMUSCULARES

▶ **Fundamentos do diagnóstico**

- As doenças neuromusculares podem causar deformidades significativas (especialmente de pés, quadris e coluna vertebral) em razão de desequilíbrios musculares durante o crescimento.
- Os quadros clínicos de doenças distintas são consideravelmente semelhantes e, portanto, há necessidade de investigação acurada.
- O tratamento é determinado pela função assim como pela deformidade.

Como a perda ou o desequilíbrio da força muscular altera a estrutura do esqueleto em crescimento, as crianças com doenças neuromusculares frequentemente requerem avaliação ortopédica. Talvez haja necessidade de tratamento para reverter deformidades esqueléticas ou contraturas ou para melhora funcional.

Muitas das doenças neuromusculares da infância requerem esforço coordenado de pediatra, neurologista, radiologista, fisiatra, fisioterapeuta, educador, assistente social, enfermeiro e pais.

1. Paralisia cerebral

A paralisia cerebral é uma encefalopatia estática da criança em crescimento. Embora frequentemente relacionado com o parto, o termo também inclui traumatismos cranianos e AVC da infância, doenças metabólicas encefálicas e doenças neurodegenerativas.

Os desafios para os médicos que avaliam crianças com paralisia cerebral são fazer um diagnóstico preciso e detectar condições passíveis de correção. É essencial que na avaliação funcional da criança leve-se em consideração as necessidades de educação, comunicação, socialização e mobilidade.

▶ **Tipos de paralisia cerebral**

A marca da maioria dos casos de paralisia cerebral é alteração no tônus motor (espasticidade ou distonia). Diz-se que há es-

CIRURGIA ORTOPÉDICA PEDIÁTRICA — CAPÍTULO 10 — 553

pasticidade quando o paciente tem aumento do tônus associado a estiramento do músculo e distonia quando não há alteração no comprimento do músculo. O diagnóstico de espasticidade pode ser direto (aumento do tônus, aumento dos reflexos tendíneos profundos, rigidez em canivete, clônus) ou inferido (encurtamento dos músculos, contraturas articulares, luxações articulares e escoliose). A distonia pode ser confundida com espasticidade, mas geralmente não produz contraturas.

A. Hemiplegia

A hemiplegia é a espasticidade que envolve apenas um lado do corpo. Na maioria dos casos de hemiplegia há envolvimento do trato piramidal, especialmente ao nível do córtex cerebral. Pode ser leve ou grave e normalmente é mais evidente do esqueleto distal (mão, tornozelo e pé). A hemiplegia geralmente é causada por perda congênita de partes do córtex cerebral parietal contralateral. Tal perda pode refletir insuficiência vascular, traumatismo ou cistos porencefálicos.

Muitos pacientes com hemiplegia apresentam desenvolvimento e inteligência normais. As crianças hemiplégicas frequentemente começam a andar em idade normal, embora algumas vezes com alteração postural evidente do lado afetado. A hemiplegia direita (córtex cerebral do lado esquerdo) pode envolver a área de Broca e, consequentemente, causar déficit de fala. Como as áreas sensitiva e motora do córtex são contíguas, a hemiplegia mantém forte associação com anormalidades sensoriais e próprio sensitivas nos membros afetados, particularmente na mão. Essa alteração pode se mostrar mais incapacitante que a espasticidade porque a criança talvez não reconheça o membro afetado como parte de sua imagem corporal global.

B. Diplegia

A diplegia, ou paralisia cerebral diplégica, é uma encefalopatia geralmente associada à prematuridade. Caracteriza-se por envolvimento relativamente simétrico dos membros inferiores e menor comprometimento dos superiores. A prematuridade frequentemente é acompanhada por hemorragia intracerebral e leucomalácia periventricular, levando a edema e a necrose na região do trígono. Esse envolvimento do trato piramidal e dos gânglios da base associados é a principal causa de diplegia.

A maioria das crianças diplégicas apresenta padrão misto de espasticidade com diversos sintomas neurológicos menos evidentes, incluindo ataxia, rigidez e atetose (distonia). Muitas crianças têm inteligência normal (se o córtex estiver preservado), mas podem sofrer atrasos no desenvolvimento por lesão de fibras associativas no cérebro. Embora inicialmente hipotônicos, a maioria dos pacientes diplégicos evolui com aumento do tônus (rigidez espástica e/ou distônica) em torno de 12 a 18 meses de idade.

A diplegia é relativamente simétrica e geralmente mais grave nos membros inferiores. Muitas crianças com diplegia terminam andando, com marcha típica caracterizada por quadris flexionados e com rotação interna, joelhos flexionados e tornozelos em flexão plantar.

C. Quadriplegia

A quadriplegia (envolvimento de todo o corpo) ocorre em crianças que sofrem de asfixia neonatal, encefalopatia metabólica ou encefalite. Espasticidade grave, crises convulsivas, retardo mental, contraturas articulares e escoliose são característicos, mas nem sempre presentes em todos os indivíduos com esse tipo de paralisia cerebral. As crianças com quadriplegia são particularmente suscetíveis a luxação espontânea de quadril (em razão de desequilíbrio muscular) e a escoliose em alto grau. Ambas as condições interferem na possibilidade de sentar e podem requerer tratamento cirúrgico. Os pacientes tetraplégicos requerem cadeira de rodas e não conseguem andar.

D. Envolvimento neurológico misto

O envolvimento neurológico misto de segmentos extrapiramidais do cérebro pode causar atetose, distonia, balismo e ataxia. Muitas crianças com paralisia cerebral apresentam sinais sutis de alguns desses distúrbios, além da espasticidade. Em algumas crianças, um desses sinais pode predominar, mas a espasticidade estará ausente. Em geral, o prognóstico varia com a anatomia do envolvimento.

▶ Tratamento

Antes de se iniciar o tratamento da paralisia cerebral, devem-se estabelecer objetivos específicos para o paciente. Embora muitos objetivos importantes não sejam da área ortopédica, o cirurgião pode ajudar o paciente a atingi-los. A maior mobilidade, por exemplo, facilita a obtenção de diversas metas não ortopédicas. Particularmente urgentes são as capacidades de comunicação, movimentação independente e socialização. O tratamento ortopédico pode melhorar o posicionamento na cadeira de rodas ou melhorar a marcha liberando músculos ou articulações.

Muitas crianças se beneficiam com fisioterapia ou com terapia ocupacional durante os primeiros anos de vida. Embora o papel exato de cada tipo de terapia na condução de pacientes com paralisia cerebral se mantenha indefinido, os terapeutas frequentemente ajudam pais e pacientes a lidar de forma mais efetiva com os problemas complexos apresentados pela doença. Esses terapeutas também ajudam os pais e as crianças a estabelecerem metas otimistas e realistas para o futuro.

É possível que haja necessidade de órtese ou de cirurgia para controlar os efeitos da espasticidade em determinadas articulações e para reduzir a espasticidade, corrigir luxação ou contratura, ou controlar a escoliose. A cirurgia não é efetiva em casos de sintomas neurológicos extrapiramidais. Diversos tratamentos não ortopédicos são usados em pacientes com paralisia cerebral. Com a rizotomia dorsal seletiva, um procedimento neurocirúrgico no qual secciona-se parte das raízes posteriores da medula espinal lombar, é possível reduzir a espasticidade em pacientes selecionados interrompendo o arco reflexo. A infiltração de toxina botulínica (ou de fenol) na região da placa terminal motora interrompe a junção neuromuscular relaxando o músculo espástico por vários meses e permitindo outros tratamentos ou avaliações. O baclofeno por via oral pode reduzir a espasticidade. O baclofeno por via intratecal, administrado por meio de bomba subcutânea, proporciona relaxamento da musculatura tensionada do membro inferior em pacientes distônicos ou espástico. A subluxação de quadril é comum nos pacientes com quadriplegia e há necessidade de radiografias da pelve de pacientes tetraplégicos jovens para detecção precoce de quadros ainda reversíveis. A subluxação pode ser tratada em crianças com menos de 3 anos com liberação do músculo adutor, o que melhora a abdução. Raramente há necessidade de seccionar o nervo obturador anterior (que inerva o músculo adutor longo) para produzir perda de força dos adutores. Em crianças maiores, podem ser necessárias reconstrução óssea com osteotomia de correção do desvio em varo e reorientação ou suplementação do acetábulo para reparo da malformação óssea que resulta da tensão produzida pelos músculos espástico sobre o esqueleto em crescimento. As crianças que evoluem com subluxação frequentemente também desenvolvem escoliose (consulte a seção sobre escoliose).

A. Liberação do adutor

A liberação do adutor pode ser realizada com procedimento aberto (geralmente miotomia ou secção transversal do adutor longo e de um segmento do adutor curto) ou com tenotomia percutânea do adutor (secção da origem do tendão do adutor longo na pelve). A técnica exata e o grau de liberação são determinados pela gravidade da contratura e por outros fatores. Quando realizada para tratamento de subluxação do quadril, a liberação do adutor é mais efetiva quando realizada antes dos 3 anos de idade. A liberação deve ser suficiente para permitir a abdução do quadril até 70 a 80 graus na mesa de cirurgia. Nos casos em que houver subluxação franca, alguns cirurgiões realizam neurectomia anterior do obturador além de miotomia do adutor. Nesse procedimento aberto remove-se o segmento do nervo obturador que inerva o músculo adutor longo liberado de forma que o músculo se mantenha liberado se houver refixação espontânea após a cirurgia.

A neurectomia do obturador deve ser feita com cautela porque pode causar enfraquecimento excessivo dos adutores e, subsequentemente, contratura tardia em abdução do quadril. Após cada um desses procedimentos, o paciente é mantido com aparelho gessado em abdução por 3 a 4 semanas, a fim de permitir a cicatrização do músculo na nova posição alongada.

A espasticidade dinâmica, ou contratura articular (resultado da espasticidade crônica) pode interferir com a marcha da criança com hemiplegia ou diplegia. Esse quadro pode ser tratado com órteses que mantenham as articulações envolvidas em posição funcional, ou por alongamento cirúrgico da unidade músculo-tendão. Essa liberação muscular pode ser feita com tenotomia total, Z-plastia para alongamento de tendão (comum no tendão do calcâneo) ou com alongamento da aponeurose muscular, frequentemente realizada no iliopsoas ou no conjunto muscular posterior da coxa (Fig. 10-37).

É conveniente combinar diversos procedimentos para crianças com paralisia cerebral. Por exemplo, uma criança hemiplégica com marcha na ponta dos pés (equina) será beneficiada com alongamento do tendão do calcâneo para o apoio plantar do pé. O paciente diplégico com marcha agachada pode ser beneficiado

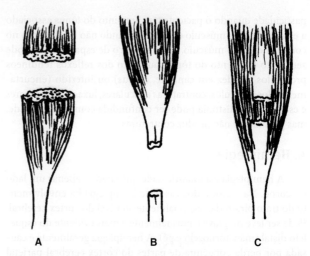

▲ **Figura 10-37** Ilustração representando as opções cirúrgicas para liberação ou alongamento muscular em paciente com paralisia cerebral. **A:** Miotomia. **B:** Tenotomia. **C:** Aponeurotomia.

com alongamentos da musculatura flexora e posterior da coxa e do tendão calcâneo, realizados bilateralmente em um único tempo cirúrgico. O momento ideal e a extensão da cirurgia são temas controversos entre os especialistas em paralisia cerebral. A análise tridimensional e computadorizada da marcha realizada em laboratório do movimento orienta o cirurgião.

B. Liberação muscular para deformidade dinâmica

A liberação muscular para deformidade dinâmica pode ser feita de várias formas, dependendo de músculo específico, presença de contratura e preferência do cirurgião. O objetivo é enfraquecer os músculos espásticos para reduzir sua influência prejudicial, evitando alongamento excessivo que poderia causar deformidade oposta. Os procedimentos mais realizados serão descritos a seguir.

1. Alongamento do tendão do calcâneo – Geralmente realizado por Z-plastia do segmento distal do tendão. Os cortes podem ser feitos com cirurgia aberta ou percutânea. O tornozelo é cuidadosamente mantido em dorsiflexão um pouco além da posição neutra, a fim de permitir que as fibras do tendão deslizem para posição alongada. O cirurgião deve evitar alongar excessivamente (matéria subjetiva) porque o enfraquecimento excessivo do grupo muscular gastrocnêmio sóleo prejudica a marcha podendo, inclusive, estimular uma marcha ainda mais agachada.

2. Alongamento do gastrocnêmio – O alongamento do gastrocnêmio é necessário nos pacientes em que este músculo é consideravelmente mais espástico que o sóleo. Nesses casos, a dorsiflexão do tornozelo fica limitada e ocorre clônus de tornozelo quando o joelho é estendido, mas a dorsiflexão é livre quando o joelho está flexionado. Nesses pacientes apenas o gastrocnêmio pode ser liberado aproximando-se a junção musculotendinosa na panturrilha e seccionando-se a aponeurose, ou por meio da liberação da inserção na sua fixação aos tendões do sóleo e do calcâneo. Com esse procedimento o músculo é seletivamente enfraquecido ao mesmo tempo em que a força do músculo sóleo é preservada para impulsionar o passo ao caminhar.

3. Alongamento da musculatura posterior da coxa – Indicado quando essa musculatura encontra-se muito tensionada (limitação da elevação da perna estendida) e há persistência da flexão do joelho durante a marcha (marcha agachada). Geralmente, procede-se à liberação dos tendões distal, medial e lateral, mas há muita variação entre os cirurgiões. Do lado medial os tendões de grácil e semitendinoso geralmente são alongados com Z-plastia ou submetidos à tenotomia (liberação transversal). O semimembranoso é alongado por incisão transversal de sua aponeurose, o que permite que as fibras musculares interiores sofram estiramento e alongamento. Lateralmente, ambas as cabeças do bíceps femoral podem ser abordadas por alongamento da aponeurose. O procedimento deve ser realizado com cuidado para evitar seccionar ou estirar os nervos isquiático e fibular. A perna é mantida em extensão com tala ou gesso durante 3 a 4 semanas para permitir a cicatrização dos tecidos moles.

4. Alongamento do iliopsoas – Os flexores do quadril (psoas e ilíaco) podem ser liberados na inserção do tendão conjunto no trocanter menor, o que geralmente é feito em pacientes que se mantenham sentados que também estejam sendo submetidos à liberação dos adutores para tratamento de subluxação espástica do quadril. Se a criança puder andar e houver indicação de manter certo grau de flexão do quadril, o tendão do psoas pode ser o único seccionado ao nível da borda pélvica, preservando-se a porção ilíaca do músculo para manter a força.

Gordon GS, Simkiss DE: A systematic review of the evidence for hip surveillance in children with cerebral palsy. *J Bone Joint Surg Br* 2006;88:1492. [PMID: 17075096]

Muthusamy K, Chu HY, Friesen RM, Chou PC, Eilert RE, Chang FM: Femoral head resection as a salvage procedure for the severely dysplastic hip in nonambulatory children with cerebral palsy. *J Pediatr Orthop* 2008;28:884. [PMID: 19034183]

Schwartz MH, Viehweger E, Stout J, Novacheck TF, Gage JR: Comprehensive treatment of ambulatory children with cerebral palsy: an outcome assessment. *J Pediatr Orthop* 2004;24:45. [PMID: 14676533]

2. Meningomielocele (espinha bífida)

A meningomielocele (ou mielomeningocele) é uma malformação congênita complexa que afeta a medula espinal e o sistema nervoso central. Embora a causa não esteja totalmente esclarecida, há um componente hereditário. A deficiência de ácido fólico na mãe foi identificada como fator causador em aproximadamente 50 a 70% dos casos.

▶ Falha embriológica

A falha embriológico básica é o fechamento incompleto do tubo neural dorsal e do placódios do embrião, incluindo fechamento incompleto da pele sobre a medula espinal como resultado

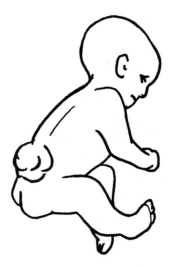

▲ **Figura 10-38** Espinha bífida (mielomeningocele). O saco inclui medula, espinhas displásica e elementos das membranas e deve ser cirurgicamente fechado nos primeiros dias de vida. Comumente encontram-se hidrocefalia e escoliose congênita associadas.

de falha na indução. Na sua forma mais leve o disrafismo da coluna vertebral consiste em espinha bífida oculta ou meningocele isolada (protrusão das membranas espinais, mas não de nervo, para fora do canal vertebral, sem déficit neurológico). As variedades mais graves incluem herniação de membranas e tecido nervoso por meio de grandes falhas ósseas e cutâneas e hidrocefalia com malformações cerebrais (Fig. 10-38).

Tabela 10-8 Função muscular em função dos níveis neurológicos da mielomeningocele (espinha bífida)

Nível neurológico	Funções	Músculo ativo
T12	Flexão do quadril (fraca)	Iliopsoas (fraco)
L1	Flexão do quadril	Iliopsoas
L2	Adução do quadril (fraca)	Adutores longo e breve (fracos)
L3	Adução do quadril Extensão do joelho (fraca)	Adutores Quadríceps (fraco)
L4	Extensão do joelho Dorsiflexão do tornozelo (fraca)	Quadríceps Tibial anterior (variável)
L5	Flexão do joelho Abdução do quadril	Posterior medial da coxa Tensor da fáscia lata
S1	Flexão do joelho Flexão plantar do tornozelo	Posteriores da coxa Gastrocnêmio-sóleo
S2	Flexão do hálux	Flexor longo dos dedos

A meningomielocele pode ocorrem em qualquer segmento da coluna vertebral, mas é mais comum em T12 e S2. Como o tecido neural não se forma apropriadamente, a criança é paraplégica com ausência de sensibilidade abaixo do nível do disrafismo.

▶ Tratamento dos problemas ortopédicos

Os problemas ortopédicos associados a meningomielocele são pé torto ou tálus vertical congênitos, deformidades torcionais das pernas, contraturas, luxação do quadril e escoliose. A ausência de sensibilidade permite a ocorrência de lesões extensivas causadas por pressão, ou de fraturas indolores que passam despercebidas pelos pacientes. As questões de saúde, além da paralisia, nas crianças com espinha bífida, geralmente incluem problemas orgânicos não musculoesqueléticos como hidrocefalia ou malformação de Arnold-Chiari (cérebro), formação de siringe ou medula presa (medula espinal) e bexiga neurogênica ou hidronefrose (sistema renal). Na fase inicial da vida, a maioria desses problemas se sobrepõe às manifestações ortopédicas, e há necessidade de abordagem multidisciplinar em equipe para decidir sobre a condução coordenada. As necessidades mais prementes do lactente nascido com espinha bífida geralmente são fechamento do defeito neural e derivação ventricular.

O tratamento ortopédico depende das deformidades e das metas de mobilidade a longo prazo para a criança. O nível de paralisia ajuda a determinar se a criança terá capacidade de andar (geralmente há necessidade de função em L5 ou S1), ou se será cadeirante (nível funcional acima de L4 ou L5). As deformidades dos pés, como pé torto ou tálus vertical congênito geralmente requerem cirurgia. Se a deformidade no pé recidivar ou evoluir, deve-se suspeitar de medula presa.

A espinha bífida teoricamente é uma doença neurológica estática, mas muitas crianças evoluem com deterioração da função neurológica à medida que crescem; a progressão das deformidades dos pés, especialmente nas fases de estirão do crescimento, sugerem medula presa (e, consequentemente, estiramento) da medula. A luxação do quadril, embora dramática ao exame radiográfico, frequentemente não requer tratamento; são indolores e tendem a ocorrem em crianças com envolvimento neurológico ao nível de L2 a L4 o que impede a possibilidade de andar.

Uma criança pequena com escoliose necessitará usar órtese até que o tórax seja suficientemente longo para que se possa realizar fusão de vértebras. A cirurgia para escoliose é complicada pela ausência de arcos neurais posteriores. Alguns casos de escoliose em pacientes com espinha bífida são congênitos (consulte a seção sobre escoliose). Se houver escoliose rapidamente progressiva, o médico deve suspeitar de causa neurológica, como siringe. Em razão da exposição crônica ao látex em contato com mucosas e tecidos internos (derivações, cateteres), as crianças com espinha bífida são muito suscetíveis à alergia ao látex, o que pode ser fatal. As medidas para limitar a exposição ao látex são essenciais nessa população e devem ser tomadas pela equipe médica que com ela trabalha.

> Bartonek A, Saraste H: Factors influencing ambulation in myelomeningocele: a cross-sectional study. *Dev Med Child Neurol* 2001;43:253. [PMID: 11305403]

> Centers for Disease Control and Prevention: Spina bifida and anencephaly before and after folic acid mandate—United States, 1995–1996 and 1999–2000. *MMWR Morb Mortal Wkly Rep* 2004;53:362. [PMID: 15129193]

3. Distrofia muscular

A distrofia muscular de Duchenne é um distúrbio ligado ao X que se instala em meninos com 6 a 9 anos de idade. Trata-se de perda progressiva da força muscular geralmente envolvendo primeiro os músculos proximais das cinturas. A pseudo-hipertrofia causada por substituição dos músculos gastrocnêmicos (ou outros músculos) por tecido gorduroso é um achado clássico, assim como o sinal de Gower (incapacidade de levantar do chão sem usar as mãos para erguer tronco e pernas). À medida que os músculos enfraquecem, o desequilíbrio gerado pode causar contratura fixa em flexão de quadril, joelho e dos flexores plantares do tornozelo, o que limita a capacidade de andar. Como a perda de força muscular finalmente confina o paciente a uma cadeira de rodas, a decisão de tratar essas contraturas com órtese ou corrigi-las cirurgicamente depende da estimativa da força muscular remanescente e da provável duração da capacidade de caminhar após o tratamento. Na maioria dos casos, as deformidades progressivas dos pés (geralmente equinovaro) requerem liberação muscular e correção (incluindo órtese) porque o uso de cadeira de rodas também requer pés relativamente bem posicionados.

À medida que a força muscular decai progressivamente, a criança passa a necessitar de cadeira de rodas elétrica para mobilidade. Nesse ponto, a escoliose começa a aparecer e, geralmente, é implacavelmente progressiva. As tentativas de controlar a escólios da distrofia muscular com encaixes na cadeira de rodas ou com aparelhos ortopédicos se mostraram inefetivas. A cirurgia precoce (antes que haja prejuízo cardiorrespiratório) geralmente é a melhor opção. No Capítulo 12, Reabilitação, é possível encontrar mais informações.

4. Distrofia miotônica

Trata-se de doença muscular genética cujo nome reflete sua principal marca: potenciais EMG miotônicos. A doença frequentemente está associada a retardo mental leve a moderado, obesidade e deformidades dos pés. O diagnóstico inicial é feito com a identificação da fácies miotônica característica (perda de força da musculatura perioral com a boca assumindo um aspecto piramidal distintivo), e confirmado com EMG. A distrofia miotônica piora a cada geração sucessiva; há marcadores genéticos disponíveis para o diagnóstico.

A deformidade mais comum nos pés é o pé equinovaro com perda de força do tibial anterior e hiperatividade do tibial posterior. A cirurgia, com frequência, é necessária e é comum que haja recidiva a requerer nova cirurgia. O tratamento cirúrgico das deformidades dos pés em pacientes com distrofia miotônica inclui liberação articular (para correção passiva da deformidade) e transferências musculares (para equilibrar as tensões musculares).

5. Atrofia muscular medular

Neste grupo heterogêneo de distúrbios estão incluídas lesões degenerativas da população de células do corno anterior da medula espinal. Todos esses distúrbios envolvem perda de força muscular, em razão de lesão de neurônio motor inferior, ou seja, paralisia flácida. A sensibilidade é preservada e os principais objetivos do tratamento são mobilidade (com cadeira de rodas movida a eletricidade), dispositivos adaptativos para auxiliar na vida diária (p. ex., dispositivos para alimentação) e controle da escoliose, cuja condução é semelhante ao da escoliose da distrofia muscular avançada (consulte a seção sobre distrofia muscular).

King WM, Ruttencutter R, Nagaraja HN, et al: Orthopedic outcomes of long-term daily corticosteroid treatment in Duchenne muscular dystrophy. *Neurology* 2007;68:1607. [PMID: 17485648]

Mercado E, Alman B, Wright JG: Does spinal fusion influence quality of life in neuromuscular scoliosis? *Spine (Phila Pa 1976)* 2007;32 (19 Suppl):S120. [PMID: 17728678]

Voisin V, de la Porte S: Therapeutic strategies for Duchenne and Becker dystrophies. *Int Rev Cytol* 2004;240:1. [PMID: 15548414]

6. Artrogripose (artrogripose múltipla congênita)

A artrogripose não é *per se* uma doença, mas sim um sintoma complexo que inclui contraturas ou luxações articulares, deformidades esqueléticas rígidas (especialmente pé torto), pele brilhante com redução das marcas cutâneas e de tecido subcutâneo, perda de força e atrofia muscular. Embora muitos fatores contribuam para a artrogripose, o elo de ligação mais comum entre os sintomas parece ser redução dos movimentos fetais durante o período crítico para o desenvolvimento dos membros. Isso pode ser causado por lesões neurológicas (ausência congênita de células do corno anterior, atrofia muscular medular de Werdnig--Hoffman, mielomeningocele), lesões miopáticas (distrofia miotônica, miopatias congênitas), diversas síndromes (síndrome de Moebius) ou restrição física associada a oligoidrâmnio.

Os lactentes com artrogripose frequentemente apresentam contratura em extensão ou em flexão de joelhos e cotovelos, luxação de quadril e pé torto grave. As contraturas podem se resolver parcialmente com mobilização passiva do ADM nos primeiros 6 a 12 meses de vida; entretanto, após esse período haverá necessidade de liberação cirúrgica caso estejam interferindo com a marcha ou com o uso dos braços. A luxação de quadril talvez não limite a função e frequentemente não é tratada. O pé torto requer cirurgia cujo sucesso costuma ser limitado; frequentemente são necessárias múltiplas cirurgias. Essas crianças, em geral, são desembaraçadas em seus movimentos e vivem com total independência a despeito de problemas esqueléticos aparentemente graves.

Bernstein RM: Arthrogryposis and amyoplasia. *J Am Acad Orthop Surg* 2002;10:417. [PMID: 12470044]

Fassier A, Wicart P, Dubousset J, Seringe R: Arthrogryposis multiplex congenita. Long-term follow-up from birth until skeletal maturity. *J Child Orthop* 2009;3:383. [PMID: 19669823]

TUMORES

As neoplasias esqueléticas, particularmente as benignas, são relativamente comuns em crianças. Entre as lesões ósseas comuns da infância estão osteocondromas, osteoma osteoide, cistos ósseos unicamerais (simples), condroblastoma, hemangioma, histiocitose X (granuloma eosinofílico) e displasia fibrosa. Nos tumores malignos, geralmente encontrados após 10 anos de idade, estão sarcoma de Ewing e osteossarcoma. Algumas doenças sistêmicas manifestam-se na infância na forma de tumores ósseos (hiperparatireoidismo, doença renal, leucemia). No Capítulo 5 é possível encontrar uma discussão detalhada sobre os tumores ósseos.

AMPUTAÇÕES

▶ Amputações congênitas e ausência de segmentos

A ausência congênita de segmentos de membros ao nascimento pode ocorrer esporadicamente, como parte de alguma síndrome (displasia de Streeter) ou como resultados de mutágenos (p. ex., talidomida). A ausência pode ser terminal (p. ex., amputação congênita abaixo do joelho) ou intercalada (p. ex., encurtamento ou ausência congênita do úmero).

Embora as amputações congênitas possam ter aspecto dramático, o membro faltante não faz parte da autoimagem do corpo da criança. Assim, a criança tem instinto natural de mobilidade. As crianças com deficiência grave de membro ao nascimento são quase sempre totalmente independentes e funcionais. Eles se adaptam muito rapidamente às próteses, mas apenas se o dispositivo de fato melhorar sua eficiência. Por exemplo, praticamente todos os amputados congênitos acima do cotovelo rejeitam membros artificiais, optando pela função em detrimento da aparência. Os pais podem ter forte sentimento de culpa sobre a condição do filho e, assim, as questões psicológicas dizem respeito mais aos adultos do que à criança.

Não é raro que as amputações congênitas requeiram a conversão a um nível mais facilmente adaptável à prótese. Por exemplo, a hemimelia fibular (encurtamento grave da tíbia com ausência de tíbia e deformidade do pé) algumas vezes é tratada de forma mais efetiva removendo-se o pé e conversão para desarticulação na altura do tornozelo. Com isso, facilita-se a adaptação da prótese e simplifica-se a condução da discrepância no comprimento da perna, permitindo funcionamento normal.

Boostra AM, Rijnders LJ, Groothoff JW, et al: Children with congenital deficiencies or acquired amputations of the lower limbs: functional aspects. *Prosthet Orthot Int* 2000;24:19. [PMID: 10855435]

Ephraim PL, Dillingham TR, Sector M, et al: Epidemiology of limb loss and congenital limb deficiency: a review of the literature. *Arch Phys Med Rehabil* 2003;84:747. [PMID: 12736892]

Fixsen JA: Major lower limb congenital shortening: a mini review. *J Pediatr Orthop B* 2003;12:1. [PMID: 12488764]

Klaassen Z, Shoja MM, Tubbs RS, Loukas M: Supernumerary and absent limbs and digits of the lower limb: a review of the literature. *Clin Anat* 2011;24:570. [PMID: 21204092]

Amputação traumática

Diferentemente do amputado congênito, a criança com amputação traumática tende a ser do sexo masculino, adolescente, rebelde e problemático. Embora as amputações traumáticas em pediatria frequentemente sejam causadas por incidentes inadvertidos, muitos resultam de comportamento de alto risco. Esses fatores devem ser considerados quando se lidam com questões psicológicas do paciente e da família; com frequência há necessidade de intervenção médica e social.

O tratamento ortopédico das amputações traumáticas em crianças é modificado pela presença das placas de crescimento e pela impressionante capacidade de recuperação e reabilitação desses pacientes. Esses fatores devem ser considerados durante a cirurgia para finalização de amputações porque a lesão à fise pode causar encurtamento grave ou angulação do coto, o que torna a amputação muito menos satisfatória do que uma, semelhante, realizada em adultos. Contudo, a criança amputada raramente tem problemas vasculares e a utilização de enxerto de pele de espessura parcial permite preservação de comprimento que, na maioria dos adultos, seria impossível.

Sobrecrescimento do coto de amputação

As amputações em ossos longos de crianças convivem com o fenômeno único do sobrecrescimento terminal. A extremidade distal do coto pode desenvolver uma proeminência óssea longa, fina e, às vezes, dolorosa. O sobrecrescimento não tem origem na fise (ou seja, o fechamento da fise com epifisiodese não impede sua formação), e parece estar associado a formação óssea agressiva associada à membrana periosteal.

Embora o sobrecrescimento possa ocorrer em qualquer osso, é mais problemático em tíbia, fíbula e úmero. Quando sintomático, é tratado com ressecção da espícula óssea (revisão da amputação), mas o processo continua e a recidiva é comum. Algumas crianças amputadas requerem duas ou mais revisões cirúrgicas durante o crescimento. O sobrecrescimento cessa com a maturidade esquelética. Nas diversas tentativas de cobertura da extremidade óssea com sobrecrescimento (usando materiais estranhos ou enxerto epifiseal livre) os resultados foram inconsistentes.

Jeans KA, Browne RH, Karol LA: Effect of amputation level on energy expenditure during overground walking by children with an amputation. *J Bone Joint Surg Am* 2011;93:49. [PMID: 21209268]

Tenholder M, Davids JR, Gruber HE, et al: Surgical management of juvenile amputation overgrowth with a synthetic cap. *J Pediatr Orthop* 2004;24:218. [PMID: 15076611]

FRATURAS

Padrões comuns de fraturas pediátricas

Muitas fraturas de crianças são semelhantes às suas congêneres em adultos. Contudo, como fator agregado, o crescimento contribui com questões peculiares a serem consideradas nas fraturas da infância. Os ossos das crianças é mais frágil e mais fácil

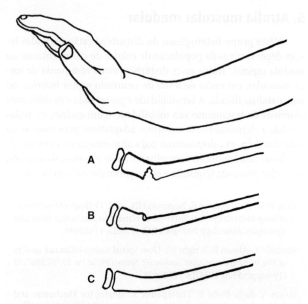

▲ **Figura 10-39** O osso mais flexível da criança leva ao comportamento peculiar da fratura (além dos padrões de fratura encontrados em adultos). **A:** Fratura em galho verde. **B:** Fratura de indentação (torus). **C:** Deformação plástica.

de quebrar do que o de adultos. Assim, a quantidade de energia necessária para produzir uma fratura é menor nas crianças, mesmo considerando que as lesões de tecidos moles frequentemente são menos graves nas crianças do que nos adultos. Além disso, a membrana periosteal das crianças é muito mais espessa e osteogênica do que a dos adultos. O periósteo é tão maleável em humanos imaturos que frequentemente mantém unidas as pontas fraturadas, o que contribui muito para a estabilidade além de facilitar a manipulação para redução. O excelente potencial osteogênico do periósteo infantil permite consolidação rápida de fraturas e, assim, é extremamente raro haver não consolidação em crianças.

O osso pediátrico está sujeito a padrões peculiares de fratura (Fig. 10-39). Na fratura em galho verde o osso não perde a continuidade, exatamente como ocorre com um galho verde que se mantém unido mesmo quando partido.

A fratura em indentação (torus) é aquela em que uma das corticais sofre ruptura por compressão com uma pequena dobra da cortical oposta. Na deformação plástica há alteração na forma natural do osso sem traço de fratura detectável.

O remodelamento (correção gradual no alinhamento ou no tamanho de um osso fraturado de volta ao normal) geralmente é muito mais rápido em crianças. O remodelamento de deformidades angulares é particularmente rápido quando esta se encontra no mesmo plano de movimento da articulação mais próxima (Fig. 10-40) ou quando a deformidade encontra-se próxima de uma fise em crescimento rápido. O remodelamento de deformidades com rotação é menos confiável. O sobrecrescimento é uma característica singular do remodelamento que ocorre em determinadas fraturas de ossos longos, particularmente do fêmur. Tra-

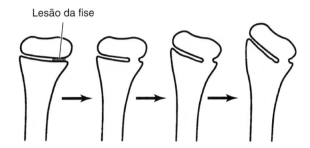

▲ **Figura 10-41** Se houver fechamento assimétrico da fise após uma fratura, é possível que haja progressão da deformidade angular.

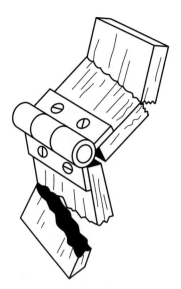

▲ **Figura 10-40** O remodelamento ósseo que se segue a uma fratura é mais rápido quando ocorre no mesmo plano de uma articulação próxima. Esquematicamente, se a articulação for pensada como uma dobradiça, a fratura acima (no mesmo plano da dobradiça) provavelmente terá remodelamento mais rápido do que a fratura abaixo da dobradiça.

ta-se do produto da estimulação da fise, em razão da hiperemia reacional à fratura e no processo de consolidação é possível que haja aumento de 2 centímetros ou mais no comprimento do osso ao longo de um ano.

A combinação de lesão de baixa energia, consolidação rápida e remodelamento confiável das deformidades angulares torna possível tratar muitas fraturas pediátricas com simples redução fechada (frequentemente incompleta) e aparelho gessado. Raramente há necessidade de tratamento cirúrgico. O cirurgião pode aceitar que a redução esteja imperfeita se a fratura em questão sabidamente remodelar com alinhamento satisfatório.

1. Fratura epifisária

As placas epifisárias cartilaginosas são regiões de baixa resistência em comparação com o osso circundante e suscetíveis a fraturas na infância. Faz-se analogia com um painel de vidro, no qual a força concentrada facilita o dano. Uma vez ocorrida a lesão, a fise geralmente é capaz de se recuperar e retomar o crescimento. Mas se houver deslocamento na substância da fise, é possível que haja crescimento ósseo sobre ela (de osso epifisário para osso metafisário), formando uma ponte que impede novo crescimento e leva a encurtamento progressivo ou a agravamento da angulação (Fig. 10-41).

Como a fise se encontra na proximidade de articulação e como as fraturas epifisárias são comuns, as crianças podem ter lesões nas superfícies articulares a requerer reparo cirúrgico cuidadoso e realinhamento. Assim, é mais provável que haja necessidade de redução aberta nas fraturas que envolvam fise e articulação do que nas demais fraturas em pediatria.

Em sua maioria, as fraturas epifisárias se propagam pela região mais frágil da cartilagem. A cartilagem epifisária inicia em uma região densa em repouso sobre o lado epifiseal, havendo multiplicação gradual, alongamento e distribuição de condrócitos em colunas longitudinais, que irão produzir crescimento longitudinal. Os condrócitos hipertróficos semelhantes a balões distribuídos em colunas sofrem morte celular e as paredes celulares remanescentes são calcificadas e finalmente ossificadas para formar o osso metafisário.

O ponto mais fraco, geralmente, é a interface entre as células que estão morrendo nas colunas e as paredes celulares calcificadas rígidas abaixo delas; essa região é altamente suscetível às forças de cisalhamento. Assim, as fraturas epifisárias (p. ex., fratura de Salter-Harris) ocorrem normalmente por meio da zona de hipertrofia. Felizmente, esta região também representa o limite entre o processo de alongamento epifisário (mantido por suprimento sanguíneo epifisário) e a ossificação metafisária (mantido por suprimento sanguíneo metafisário). Assim, não é frequente que as fraturas epifisárias prejudiquem o potencial de crescimento da fise porque não interrompem o suprimento sanguíneo essencial. Uma exceção para a localização comum dessas fraturas é a placa de crescimento distal do fêmur. Ela apresenta topografia ondulante com proeminências, denominadas corpos mamilares, que interpenetram outras porções da fise, a fim de proporcionar estabilidade ao fêmur distal. As fraturas da epífise distal do fêmur se propagam por múltiplas camadas da placa de crescimento. Com isso, as fraturas com desvio da epífise distal do fêmur têm alto risco de interrupção prematura do crescimento da fise envolvida e subsequente deformidade.

Embora as fraturas da fise possam ocorrer com uma ampla variedade de configurações, alguns padrões são encontrados com maior frequência e a classificação descritiva ajuda a entender as lesões epifisárias (Fig. 10-42). As fraturas que atravessam a articulação ou que resultam em desalinhamento espacial de porções da fise são as que têm pior prognóstico.

As fraturas epifisárias consolidam rapidamente, geralmente em 4 semanas. Há necessidade de acompanhamento cuidadoso para detecção de fechamento precoce pós-traumático da placa de crescimento. Ocasionalmente, forma-se uma ponte interfisária que impede o crescimento. Se a ponte for pequena, sua remoção cirúrgica (ressecção de barra epifisária) pode restaura o crescimento da fise. Caso contrário, deve-se proceder à avaliação e tra-

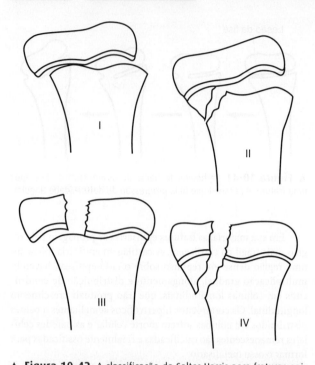

▲ **Figura 10-42** A classificação de Salter-Harris para fraturas epifisárias é amplamente usada para descrever essas lesões. Com algumas exceções, o potencial para problemas de crescimento é maior nos padrões com numeração mais alta.

tamento de incongruência no tamanho dos membros (consultar a seção sobre diferença no comprimento dos membros).

> Salter RB, Harris WR: Injuries involving the growth plate. *J Bone Joint Surg Am* 1963;45:587. [No PMID]

2. Fraturas de membro superior

▶ Fratura de clavícula

As fraturas de clavícula estão entre as mais comuns nas crianças. Em geral, são fechadas e podem ser tratadas com tipoia simples. A consolidação ocorre rapidamente com calo abundante, que deixa um nódulo algumas vezes preocupante para os pais. Esse nódulo sofre remodelamento ao longo de vários anos de crescimento.

A fratura de clavícula pode ocorrer ao nascimento com consolidação rápida, mas, algumas vezes, é acompanhada por lesão neurológica. Assim, a recuperação da atividade do bíceps antes de 3 meses e a preservação de todo o ADM passivo do ombro são preditores de bons resultados. O parto com apresentação de nádega está associado a lesão pré-ganglionar. A lesão pré-ganglionar pode resultar no sinal de Horner, que inclui ptose, miose e anidrose. É improvável que haja recuperação das lesões pré-ganglionares. O reflexo de Moro é pesquisado tirando-se ligeiramente a sustentação da cabeça do bebê e observando se há extensão ativa dos cotovelos e afastamento dos dedos das mãos, seguidos por flexão dos cotovelos e choro. A ausência do reflexo de Moro indica pior prognóstico.

Um quadro extremamente raro, a pseudoartrose não-traumática congênita da clavícula, pode ter ser aspecto radiográfico confundido com o de uma fratura. Pode ser do lado direito ou bilateral, com pouca ou nenhuma dor e sem história de traumatismo. Geralmente não há necessidade de tratamento.

▶ Fratura de úmero proximal

As fraturas do úmero proximal geralmente são lesões epifisárias (geralmente tipo II de Salter-Harris) que podem evoluir com angulação significativa em varo (desvio medial). Felizmente, o úmero proximal tem uma fise de crescimento rápido e o ombro tem ampla movimentação em todos os planos e, portanto, o remodelamento é rápido. Essas fraturas geralmente requerem apenas o uso de tipoia ou imobilização do ombro por 3 a 4 semanas, sem redução. Raramente as fraturas com angulação extrema (> 90 graus) requerem redução cirúrgica e fixação.

▶ Fratura na região do cotovelo

Em sua maioria, as fraturas na região do cotovelo são lesões indiretas causadas por queda sobre a mão espalmada. Tanto o diagnóstico quanto o tratamento podem ser difíceis nesse grupo de lesões graves. No grupo mais suscetível a quedas (2 a 10 anos) a ossificação epifisária é incompleta, o que dificulta a interpretação das radiografias (Fig. 10-43). O edema, quando intenso, pode bloquear vasos venosos e arteriais e levam à síndrome do compartimento do antebraço. As reduções frequentemente são instáveis e pode haver necessidade de intervenção cirúrgica. A maioria dos cirurgiões imobiliza

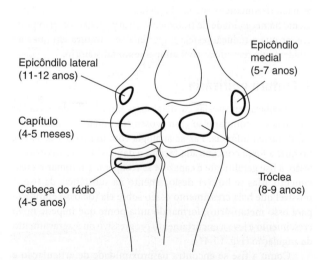

▲ **Figura 10-43** Faixas etárias de aparecimento dos centros de ossificação. Os centros de ossificação da região do cotovelo surgem em idades diferentes e podem complicar a interpretação das radiografias. É sempre aconselhável comparar com exame radiográfico do outro cotovelo caso haja suspeita de fratura.

as fraturas de cotovelo de crianças por 4 semanas. As fraturas mais importantes estão listadas a seguir.

A. Fratura supracondilar do úmero

A fratura supracondilar do úmero ocorre no osso metafisário, proximal à articulação do cotovelo e não envolve a placa de crescimento (Fig. 10-44). O desvio pode ser grande e é comum haver lesão nervosa geralmente por estiramento. Se o edema for acentuado, é possível que haja interrupção do suprimento sanguíneo; não é raro que haja ausência de pulso.

O tratamento mais apropriado é a redução anatômica rápida sob anestesia geral. Como a redução é altamente instável, muitos cirurgiões preferem, após a redução, fixar a fratura com fios percutâneos. Uma vez reduzida a fratura, o edema cede rapidamente e o pulso retorna. Raramente, o cirurgião precisa realizar exploração ou reparo vascular ou nervoso.

Algumas fraturas supracondilares do úmero são incompletamente reduzidas ou mudam de posição em razão de instabilidade após redução inicial aparentemente bem-sucedida. Esse quadro evolui com consolidação viciosa características com deformidade angular de ápice lateral do cotovelo (conhecida como cúbito varo ou deformidade em coronha). Embora de aparência inestética, o cúbito varo raramente produz consequências funcionais significativas. Se desejado, é possível sua correção com osteotomia em valgo no sítio da fratura.

B. Fratura de côndilo lateral

A fratura do côndilo lateral é uma fratura de cisalhamento oblíquo da porção lateral do superfície articular que ocorre quando a cabeça do rádio invade o capítulo do úmero durante uma queda. A ausência de ossificação significativa pode ocultar a fratura ou dar a falsa impressão de fratura benigna com padrão II de Salter-Harris, mas, em sua maioria, as fraturas de côndilo lateral são altamente instáveis classificadas como Salter-Harris IV (Fig. 10-45). Como tanto a superfície articular quanto a fise são deslocadas, geralmente há necessidade de redução aberta e fixação com pinos.

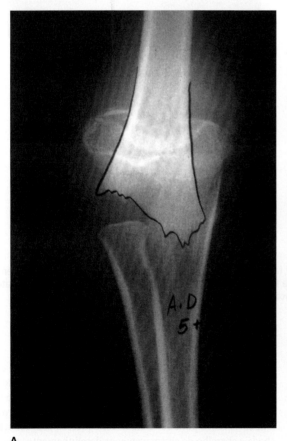
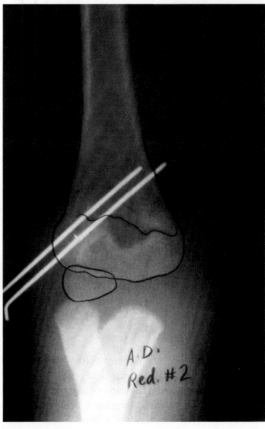

▲ **Figura 10-44** Fratura supracondilar do úmero com desvio. Radiografia da lesão **(A)**; após redução fechada e fixação interna usando pinos percutâneos **(B)**.

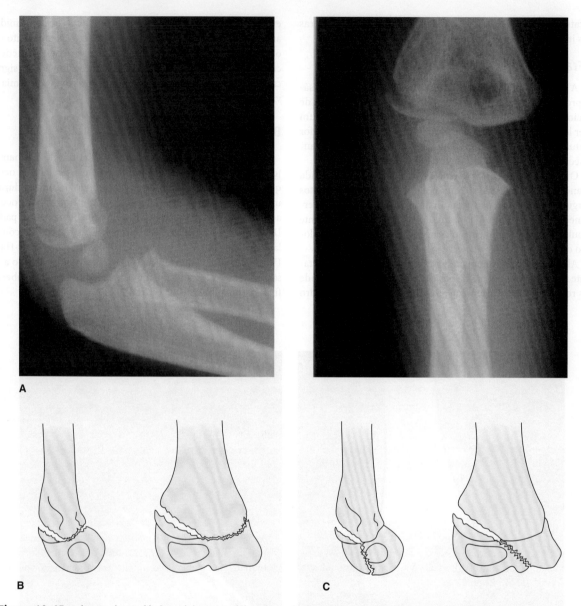

▲ **Figura 10-45** A fratura de côndilo lateral do úmero **(A)** pode ser facilmente confundida com fratura relativamente simples Salter-Harris tipo II, cujo prognóstico é bom **(B)**. Na verdade, contudo, quase sempre trata-se de lesão tipo IV de Salter-Harris, com traço de fratura atravessando a superfície articular e a fise **(C)**; este tipo de fratura requer redução aberta, exceto se não houver desvio.

C. Fratura de colo radial

A fratura do colo do rádio é semelhante à do côndilo lateral. O colo do rádio imediatamente distal à articulação pode sofrer angulação de até 70 a 80 graus, embora angulações menores sejam mais comuns (Fig. 10-46). É importante determinar a localização da cabeça do rádio independentemente da angulação traumática do colo. Surpreendentemente, angulações iguais ou inferiores a 45 graus geralmente se remodelam espontaneamente e requerem apenas tratamento sintomático que permita retorno rápido às atividades. Angulações maiores costumam responder a manipulação fechada.

D. Fratura de antebraço

As fraturas de antebraço são resultados frequentes de queda. Se envolverem ambos os ossos, um deles talvez sofra desvio completo enquanto o outro se dobra ou sofre fratura em galho verde. Nas crianças, a maioria das fraturas de antebraço que envolvem ambos os ossos pode ser tratada com sucesso com redução fechada e aparelho de gesso; pequenos desalinhamentos angulares são toleráveis desde que haja alinhamento rotacional adequado das extremidades ósseas. Ademais, as extremidades dos ossos fraturados frequentemente se sobrepõem, o que não necessaria-

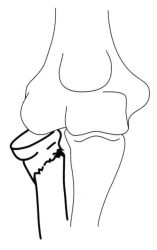

▲ **Figura 10-46** Uma fratura de colo radial pode angular muito e ainda se remodelar espontaneamente em uma criança mais nova.

mente é preocupante se o alinhamento for satisfatório porque a consolidação óssea lado a lado e o remodelamento são rápidos em crianças.

E. Fratura de Monteggia

A fratura de Monteggia é a fratura apenas da ulna, com o rádio intacto. Como os sistemas de dois ossos geralmente colapsam em dois pontos quando há fratura, a cabeça do rádio sofre luxação do capítulo. Nesses casos, a redução deve incluir o componente do cotovelo. Como ocorre com outras fraturas pediátricas de antebraço, a redução fechada geralmente é bem-sucedida, embora algumas fraturas de Monteggia requeiram redução aberta. O médico deve estar atento a possibilidade de fratura de Monteggia, uma vez que, quando não reduzida apropriadamente, essa fratura pode acarretar perda crônica do movimento do cotovelo.

Nas crianças, a fratura de Galeazzi do rádio, na qual a articulação radioulnar distal sofre luxação, é menos comum que sua análoga fratura de Monteggia.

F. Fratura em indentação do rádio

A fratura em indentação (torus) do rádio é uma pequena dobra na cortical dorsal do rádio distal, geralmente em um ponto 1 a 2 centímetros proximal da fise distal do rádio. Ocorre após quedas menores sobre a mão. Muitas dessas fraturas são confundidas por torções do punho por serem estáveis e não tão dolorosas quanto as fraturas instáveis. Consolidam-se sem intercorrências em 3 a 4 semanas, com excelentes resultados a longo prazo.

Mirsky EC, Karas EH, Weiner LS: Lateral condyle fractures in children: evaluation of classification and treatment. *J Orthop Trauma* 1997;11:117. [PMID: 9057147]

Price CT: The treatment of displaced fractures of the lateral humeral condyle in children. *J Orthop Trauma* 2010;24:439. [PMID: 20577076]

Wattenbarger JM, Gerardi J, Johnston CE: Late open reduction internal fixation of lateral condyle fractures. *J Pediatr Orthop* 2002;22:394. [PMID: 11961463]

Weiss JM, Graves S, Yang S, Mendelsohn E, Kay RM, Skaggs DL: A new classification system predictive of complications in surgically treated pediatric humeral lateral condyle fractures. *J Pediatr Orthop* 2009;29:602. [PMID: 19700990]

▶ **Fraturas de metacarpo e de falanges**

Ocorrem comumente por lesões de esmagamento em crianças (p. ex., prender a mão ou o dedo na porta) e, geralmente, são bastante estáveis porque o periósteo se mantém intacto. Raramente são anguladas de forma grave ou apresentam desalinhamento rotacional e, geralmente, podem ser tratadas com imobilização por 2 a 3 semanas.

3. Fraturas de membro inferior

▶ **Fratura de pelve**

Nas crianças as fraturas da pelve geralmente são encontradas em grandes traumatismos fechados. Desvios grosseiros são relativamente raros e geralmente podem ser tratados sintomaticamente porque o periósteo intacto estabiliza os grandes ossos chatos. O paciente deve ser meticulosamente avaliado buscando-se por lesões intra-abdominais, entre outras. As fraturas pélvicas em esqueleto imaturo apropriadamente tratadas se resolvem satisfatoriamente.

Os adolescentes apresentam um tipo especial de fratura avulsiva das apófises, causada por tração agressiva dos músculos na prática de esportes suficiente para desprender as apófises do osso. Essas fraturas por avulsão são denominadas fraturas transicionais porque as fises estão em fase de transição nos 2 anos que precedem à maturidade esquelética. Nesse período, as fises cartilaginosas relativamente frágeis talvez não sejam suficientemente resistentes para suportar a tração dos músculos em desenvolvimento que subitamente ganham força sob a influência dos hormônios. As fraturas avulsivas transicionais podem ocorrer na crista ilíaca (músculos abdominais), trocanter menor do fêmur (músculo iliopsoas), ou tuberosidade isquiática (musculatura posterior da coxa). As fraturas transicionais de pelve e fêmur são tratadas sintomaticamente. Embora tais fraturas não requeiram redução, elas podem se consolidar com uma protuberância significativa, que irá requerer excisão oportunamente.

Tsirikos AI, Spiegel PG, Laros GS: Transepiphyseal fracture-dislocation of the femoral neck: A case report and review of the literature. *J Orthop Trauma* 2003;17:648. [PMID: 14574194]

▶ **Fratura de quadril**

As fraturas de quadril em crianças são raras, mas podem ser graves porque o traumatismo nessa região pode causar lesões significativas. Como no adulto, o traço de fratura pode interromper o suprimento sanguíneo à parte proximal da cabeça do fêmur levando à necrose avascular de epífise proximal do fêmur, colo do fêmur, ou ambos. Em crianças maiores essa pode ser uma complicação devastadora; o tratamento é igual ao da LCP, mas pode resultar em colapso tão grave a ponto de requerer fusão do quadril.

As fraturas do colo do fêmur em crianças são altamente instáveis e devem ser tratadas com redução e fixação interna. A fixação mecânica pode ser imperfeita, uma vez que o cirurgião deve evitar lesão da fise proximal do fêmur. Por este motivo, geralmente, também se usa aparelho gessado pelvipodálico (tronco e pernas).

> Odent T, Glorion C, Pannier S, et al: Traumatic dislocation of the hip with separation of the capital epiphysis: 5 adolescent patients with 3–9 years of follow-up. *Acta Orthop Scand* 2003; 74:49. [PMID: 12635793]

▶ Fratura de diáfise femoral

As fraturas de diáfise femoral são lesões comuns causadas por quedas, assim como por acidentes ciclísticos e automobilísticos. Em crianças menores, essas fraturas podem ser causadas por violência contra o menor. Embora a maioria das lesões seja fechada, a perda de sangue pode ser significativa, em razão de sangramento para os tecidos moles da coxa. É raro haver lesão de nervo e o fato da fratura ser cercada por musculatura ricamente vascularizada assegura consolidação rápida e firme (geralmente em 6 semanas).

A tração longitudinal e o espasmo musculares produzem encurtamento e angulação da diáfise femoral. O tratamento inicial é feito com tração longitudinal (tração cutânea em crianças menores, tração esquelética nas maiores) a fim de restaurar o comprimento e o alinhamento. Nesse ponto, o tratamento depende muito da idade do paciente.

As fraturas femorais em crianças entre 2 e 10 anos de idade apresentam uma forte tendência a sobrecrescimento de 1 a 2,5 centímetros, em razão da hiperemia na fratura. Nessa faixa etária, portanto, há indicação para uso de aparelho gessado e para algum grau de encurtamento. O remodelamento rápido do osso torna desnecessária uma redução perfeita. A maioria dos cirurgiões aplica um aparelho gessado pelvipodálico imediatamente ou ao longo da primeira semana.

O sobrecrescimento femoral após fratura passa a ser improvável em crianças com mais de 10 anos. Nessas crianças maiores, o osso deve ser mantido em seu comprimento anatômico com uso de tração durante 3 a 4 semanas (até que se tenha formado calo ósseo suficiente para estabilizar o comprimento) ou tratado com haste intramedular ou outro procedimento cirúrgico, assim como ocorre nos adultos. A artéria circunflexa femoral medial é responsável pela nutrição da cabeça do fêmur. Seu curso posterior e superior no colo femoral a coloca em risco no procedimento de fixação intramedular do fêmur. Portanto, para fixação intramedular dá-se preferência ao acesso lateral pelo trocanter maior. Atualmente, o uso de hastes intramedulares flexíveis está se popularizando por não haver necessidade de fresagem antes da inserção e por ser menor a probabilidade de prejudicarem o suprimento sanguíneo já precário do fêmur proximal. Muitos centros têm preferido fixar as fraturas do fêmur com haste flexível em crianças com idade igual ou superior a 6 anos.

Após a consolidação ou a retirada do gesso, a criança pode começar a andar. É comum que haja claudificação no primeiro mês após a fratura porque a recuperação da força muscular da cintura pélvica é gradual e lenta. Contudo, não há necessidade de fisioterapia porque o caminhar normal é suficiente para a recuperação espontânea, e os resultados a longo prazo para as fraturas femorais em crianças são excelentes.

▶ Fraturas epifisárias

As fraturas epifisárias da fise distal do fêmur geralmente são dos tipos I ou II de Salter-Harris. Todas são causadas por traumatismo significativo e é comum haver lesão do mecanismo de crescimento da placa. Em até 50% dos casos há interrupção subsequente do crescimento. É possível haver lesão neuromuscular importante, assim como nas luxações de joelho. As fraturas epifisárias com desvio devem ser suavemente reduzidas sob anestesia geral. Entretanto, algumas apresentam tamanha instabilidade que requerem fixação com fio percutâneo por várias semanas até que a fratura tenha adesividade ou consolidação suficiente para evitar que haja desvio. Se houver fechamento da fise, o tratamento irá depender da idade e do potencial de crescimento remanescente. (Ver discussão anterior sobre desigualdade no comprimento dos membros.)

▶ Lesão da eminência tibial

A eminência (espinha) intercondilar, localizada inteiramente na epífise proximal da tíbia, é o local de fixação do ligamento cruzado anterior. As lesões com torção do joelho podem produzir cisalhamento da eminência e desalojá-la dentro da ar-

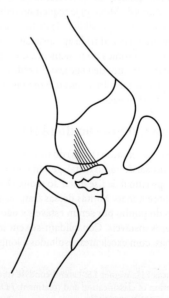

▲ **Figura 10-47** A fratura de eminência tibial geralmente inclui um componente de avulsão do ligamento cruzado anterior. Pode ser tratada sem cirurgia, caso o fragmento seja reduzido com a extensão do joelho.

ticulação. A maioria das fraturas ocorre em crianças entre 8 e 14 anos de idade com apresentação típica de hemartrose dolorosa e recusa da criança de apoiar o peso. A fratura tipo I tem desvio mínimo, a tipo II apresenta desvio anterior com preservação da dobradiça posterior e a de tipo III é totalmente desviada. Para as fraturas tipo I preconiza-se aparelho gessado longo por 6 semanas até que haja consolidação (Fig. 10-47), embora haja debate sobre se o joelho deve ser mantido totalmente estendido ou com flexão de 10 a 12 graus. O tratamento das fraturas tipos II e III é muito mais controverso. As fraturas tipo II podem receber tratamento fechado se for possível obter redução adequada; caso contrário, há indicação de tratamento cirúrgico. A cirurgia também está indicada nas fraturas de tipo III. Nessas fraturas com desvio, o menisco medial pode estar preso sob o fragmento e/ou o menisco lateral; se o ligamento cruzado anterior ainda estiver fixo ao fragmento da fratura, é possível que haja tração do fragmento e consequente redução em bloco. Diferentemente do que ocorre com várias outras fraturas pediátricas, as lesões da eminência tibial frequentemente acarretam sintomas leves a longo prazo, especialmente durante atividades esportivas.

▶ Fratura avulsiva de tubérculo tibial

As fraturas avulsivas de tubérculo tibial são encontradas com maior frequência em adolescentes do sexo masculino (13 a 14 anos) com lesões relacionadas com práticas esportivas. A região anterior da epífise proximal da tíbia é o sítio de inserção do tendão patelar. Em atividades com saltos, como o basquete, é possível haver avulsão e deslocamento do tubérculo tibial. As fraturas do tubérculo da tíbia são transicionais já que ocorrem imediatamente antes do fechamento da fise e não são encontradas em crianças menores. São classificadas da seguinte forma: tipo I, um pequeno fragmento da tuberosidade sofre avulsão e deslocamento para cima; tipo II, toda a região anterior da epífise tibial é dobrada para cima, sem que haja fratura completa de sua base; e tipo III, no qual toda a tuberosidade da tíbia é fraturada na sua base, com o traço de fratura direcionado no sentido proximal e posterior para o interior da superfície articular. Quase todas essas fraturas requerem redução aberta e fixação interna, embora o cirurgião não tenha que tomar as precauções usuais ao operar próximo da fise, uma vez que a maturidade óssea ocorre muito rapidamente para permitir que ocorra deformidade. Há alta incidência de síndrome do compartimento nas fraturas de tipo III. Deve-se considerar realizar fasciotomia quando do reparo inicial. As fraturas tipo III do tubérculo tibial com extensão até a articulação frequentemente são associadas a lesões meniscais que devem ser reparadas. Entre as complicações tardias estão genu *recurvatum* e refratura.

▶ Fratura de metáfise proximal da tíbia

As fraturas de metáfise proximal da tíbia geralmente têm desvio mínimo ou ausente. Na ausência de sobrecrescimento fibular (Fig. 10-48), elas podem apresentar deformidade angular (valgo) tardia problemática causada por sobrecrescimento tibial após a fratura. O fenômeno é mais pronunciado na idade de valgo fisiológico máximo (3 a 6 anos). O valgo tende a sofrer

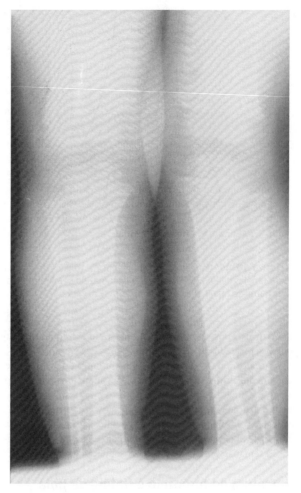

▲ **Figura 10-48** Mesmo quando não há desvio, a fratura da metáfise proximal da tíbia pode estimular a fise tibial e causar deformidade progressiva em valgo, especialmente em pacientes com menos de 6 anos de idade. A observação a longo prazo indica que, finalmente, ocorreu remodelamento lento.

remodelamento ao longo de alguns anos e, portanto, a conduta preconizada é a observação.

▶ Fratura de diáfise tibial

As fraturas de diáfise tibial normalmente são acompanhadas por fratura de fíbula e, em geral, são causadas por traumatismo importante. Uma exceção é a fratura tibial espiral isolada, sem desvio, geralmente encontrada após traumatismo menor em crianças que acabaram de aprender a andar. Na população pediátrica, as fraturas expostas da tíbia são relativamente comuns. Como nos adultos, os principais riscos são a lesão de estruturas neurovasculares e a síndrome do compartimento (consultar o Capítulo 2, Cirurgia para trauma musculoesquelético). As fraturas expostas de tíbia e fíbula requerem desbridamento cirúrgico, mas como a perda cutânea é menos provável do que nos adultos,

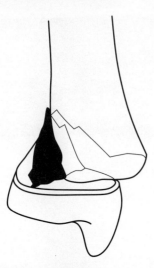

▲ **Figura 10-49** Em pacientes com menos de 10 anos de idade a fratura simples de tíbia distal (e fíbula) no tornozelo geralmente é de Salter-Harris de tipo II.

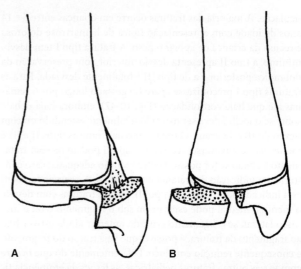

▲ **Figura 10-50** Fraturas em 3 planos **(A)** e juvenil de Tillaux **(B)** são variações de fratura de tornozelo que ocorrem em adolescentes pouco antes do fechamento da fise. Como envolvem a superfície articular, essas fraturas podem necessitar de redução aberta.

nas crianças, após serem lavadas, essas fraturas frequentemente podem ser tratadas da mesma forma que as fechadas.

A maioria das fraturas tibiais em crianças pode ser adequadamente alinhada e imobilizada com aparelho gessado com extensão acima do joelho. Os raros casos com instabilidade requerem fixação externa ou outros dispositivos que mantenham a redução e o alinhamento. Como nos adultos, a consolidação das fraturas de tíbia em crianças é lenta, frequentemente requerendo 10 a 12 semanas; entretanto a não consolidação é rara.

▶ Fratura de tornozelo e fratura de tíbia distal

As fraturas de tornozelo e as fraturas de tíbia distal em crianças menores frequentemente são metafisárias ou epifisárias distais Salter-Harris tipo II com consolidação rápida. Essas fraturas têm tendência muito pequena à interrupção do crescimento ou outras complicações graves (Fig. 10-49). A parada de crescimento epifisário pós-traumática ocorre mais comumente após lesão medial da tíbia distal. Em crianças entre 8 a 11 anos de idade, as lesões de inversão podem empurrar o maléolo medial, causando fratura obliqua tipo IV de Salter-Harris com ruptura tanto da articulação quanto da placa de crescimento. Essas fraturas geralmente requerem redução aberta para realinhamento acurado da fise e superfície articular. A subsequente suspensão do crescimento pode causar ponte interfisária medial e produzir deformidade progressiva em varo da superfície articular da tíbia distal, uma vez que a fise lateral continua a alongar-se sem restrição. Se isso ocorrer, deve-se considerar ressecção da barra epifisária ou osteotomia tibial corretiva.

A tíbia distal é o sítio de diversos padrões de fratura transicional diferentes. Essas lesões da fise ocorrem apenas no final do crescimento, pouco antes do fechamento total da fise distal da tíbia com a maturidade óssea. A fise distal inicia o fechamento medialmente e prossegue no sentido lateral ao longo do ano seguinte. O padrão exato da fratura depende de quanto da placa de crescimento ainda está aberta e da força aplicada (ou seja, do mecanismo da lesão). Quando apenas a fise medial está fechada, ocorre fratura em 3 planos (sagital, transversal e frontal) da tíbia distal (Fig. 10-50). Essa fratura contém um complexo de traços de fratura e atravessa a placa de crescimento. As fraturas de 3 planos geralmente requerem redução aberta, embora aquelas com desvio mínimo possam ser conduzidas sem cirurgia. Podem ser necessários exames de TC para definir a configuração exata da fratura para tratamento preciso.

Em pacientes um pouco maiores, nos quais um pequeno segmento da fise anterolateral permanece aberto, esse fragmento anterolateral pode sofrer avulsão por fibras da sindesmose tibiofibular distal (fratura juvenil de Tillaux). Trata-se de fratura tipo III de Salter-Harris envolvendo a superfície articular que frequentemente requer redução aberta para restaurar a anatomia articular perfeita.

Leary JT, Handling M, Talerico M, Yong L, Bowe JA: Physeal fractures of the distal tibia: predictive factors of premature physeal closure and growth arrest. *J Pediatr Orthop* 2009;29:356. [PMID: 19461377]

Spiegel PG, Cooperman DR, Laros GS: Epiphyseal fractures of the distal ends of the tibia and fibula: a retrospective study of two hundred and thirty-seven cases in children. *J Bone Joint Surg Am* 1978;60:1046. [PMID: 721852]

LESÕES RELACIONADAS COM ABUSO INFANTIL

O abuso de crianças ocorre em todas as camadas socioeconômicas e assume diversas formas. O sistema musculoes-

CIRURGIA ORTOPÉDICA PEDIÁTRICA — CAPÍTULO 10

quelético frequentemente é o local das lesões relacionadas com a violência contra as crianças, mas os sinais podem ser sutis ou enganosos. A principal questão a ser considerada quando se suspeita de abuso é se a história relatada é crível e capaz de explicar as lesões encontradas.

O quadro radiográfico clássico nos casos de abuso é a presença de diversas fraturas consolidadas de diversas idades; na ausência da síndrome de fragilidade óssea, o diagnóstico talvez seja evidente (Fig. 10-51). Foram encontradas lesões de tecidos moles em 92% das crianças sob suspeita de serem vítimas de violência, sendo as equimoses os sinais mais frequentes, com aumento da incidência com a idade. Os ossos longos (fêmur ou úmero) são os mais comumente fraturados em casos de abuso infantil. Essas fraturas, em geral, são diafisárias com traço transversal ou oblíquo, um padrão comum, mas que não *per se* diagnóstico. A história relatada frequentemente é de queda sem importância ou membro preso no berço. Mas os estudos realizados sobre fraturas em crianças menores revelaram que esses mecanismos de lesão quase nunca são a causa de lesão esquelética grave, e a dicotomia entre história e sinais encontrados é altamente sugestiva de abuso. Uma boa norma é considerar qualquer fratura de osso longo em criança com menos de 3 anos de idade como abuso até prova em contrário.

O tratamento ortopédico das fraturas causadas por abuso raramente é complexo e os métodos mais simples geralmente são suficientes. Quase todas as fraturas têm prognóstico excelente com consolidação e remodelamento rápidos. A detecção do abuso e a condução social subsequente são os principais determinantes dos resultados.

> McMahon P, Grossman W, Gaffney M, et al: Soft-tissue injury as an indication of child abuse. *J Bone Joint Surg Am* 1995;77:1179. [PMID: 7642662]
>
> Oral R, Blum KL, Johnson C: Fractures in young children: are physicians in the emergency department and orthopedic clinics adequately screening for possible abuse? *Pediatr Emerg Care* 2003;19:148. [PMID: 12813297]

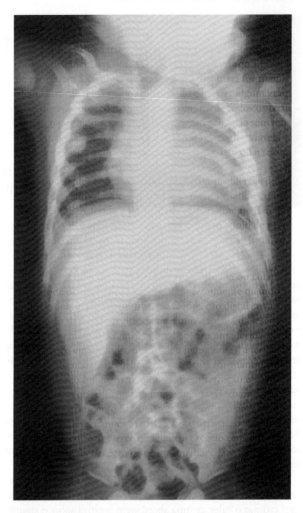

▲ **Figura 10-51** A presença de múltiplas fraturas em estágios diversos, assim como de fraturas inexplicáveis em ossos longos de crianças menores são dados sugestivos do diagnóstico de abuso infantil.

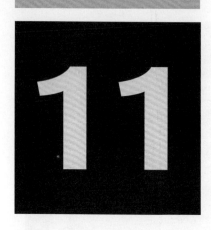

Amputações

Douglas G. Smith, MD
Harry B. Skinner, MD, PhD

As amputações são realizadas para remoção de extremidades que estejam gravemente enfermas ou lesionadas, ou que não sejam mais funcionais. Embora a evolução da medicina nos campos da antibioticoterapia, traumatologia, cirurgia vascular e oncologia tenha melhorado a perspectiva de recuperação de membros, em muitos casos, as tentativas prolongadas de salvar um membro com indicação de amputação levam a morbidade excessiva ou mesmo à morte. Para aconselhar adequadamente o paciente acerca de amputação *versus* salvamento do membro, o médico deve fornecer informações suficientes sobre as etapas cirúrgicas e de reabilitação envolvidas com os procedimentos, além de estimar de forma realista os resultados funcionais prováveis para ambas as alternativas. A tentativa de salvar o membro nem sempre atende aos melhores interesses do paciente.

A decisão de amputar é um processo emocional para o paciente, para a sua família e para o próprio cirurgião. Não é possível estimar o valor de uma abordagem positiva sobre o significado de uma amputação. Não significa um fracasso terapêutico e não deve ser encarada como tal. A amputação é um procedimento reconstrutivo criado para auxiliar o paciente a ter uma nova interface com o mundo e reassumir sua vida. O resíduo do membro deve ser cirurgicamente construído a fim de manter equilíbrio muscular, transferir as cargas de peso de forma apropriada e assumir seu novo papel substituto do membro original.

Para que os pacientes obtenham o máximo de funcionalidade do resíduo do membro, é necessário que tenham um entendimento claro do que devem esperar do processo inicial de adaptação à prótese, incluindo programa de reabilitação e necessidades médicas e ligadas à prótese ema longo prazo. Para essas questões, a abordagem em equipe com o objetivo de atender as necessidades do paciente é especialmente recompensadora. Enfermeiros, protéticos, fisioterapeutas, terapeutas ocupacionais e grupos de apoio aos amputados são inestimáveis ao proporcionar apoio físico, psicológico, emocional e educativo necessário ao retorno do paciente às suas atividades plenas. Muitos pacientes recém amputados afirmam que o programa de visitas de pares foi um dos eventos mais importantes durante a fase de hospitalização e reabilitação. O *Amputee Coalition of America*, uma organização sem fins lucrativos, patrocina o treinamento de amputados para visitas a pacientes recém amputados e ajuda a localizar outros programas semelhantes disponíveis em todo o país.

CONSIDERAÇÕES ESPECIAIS SOBRE O TRATAMENTO DE PACIENTES PEDIÁTRICOS

Em lactente e crianças, as amputações frequentemente estão associadas a malformações congênitas, trauma e tumores. Em 2003, nos Estados Unidos, as amputações traumáticas em crianças tiveram custo de internação de 22 milhões de dólares com 946 casos. A maioria das amputações foi de dedos das mãos, mas os maiores gastos foram com amputações traumáticas de perna. As malformações congênitas dos membros normalmente são descritas usando a revisão realizada por Birch do sistema de classificação de Frantz e O'Rahilly. Amelia é a ausência total de um membro; hemimelia é ausência da maior parte de um membro; e focomelia é a fixação de membro terminal no ou próximo do tronco. As hemimelias ainda podem ser divididas em terminais e intercaladas. Na hemimelia terminal ocorre déficit transversal total na extremidade do membro. Na hemimelia intercalada há déficit de segmento interno com formação distal variável. Nas discussões sobre deficiências de membros, o termo pré-axial refere-se ao lado radial ou tibial do membro, e pós-axial, aos lados ulnar e fibular. A *International Organization for Standardization* (ISO) publicou em 1989 uma classificação recomendada para deficiências de membros com base em características e terminologias anatômicas e radiológicas padronizadas. Embora a ISO tenha intencionalmente evitado o uso da terminologia empregada no sistema de Frantz e O'Rahilly, o sistema antigo é amplamente usado e as definições e linguagem utilizadas devem ser conhecidas por aqueles que cuidam de crianças com deficiência de membro.

A reamputação em casos de malformação congênita de membro superior raramente é indicada e mesmo apêndices rudimentares podem ter utilidade funcional. Contudo, no membro inferior, a capacidade de suportar peso e a igualdade relativa no comprimento dos membros são essenciais para que haja funcionamento adequado.

A reamputação pode estar indicada em caso de deficiência focal femoral proximal e ausência congênita de fíbula ou de tíbia, a fim de produzir um coto residual mais funcional e melhorar a adaptabilidade da prótese. Em caso de deficiência fibular, demonstraram-se melhores resultados em adultos que haviam sido submetidos a procedimento de alongamento em comparação com amputação, mas esses pacientes passaram grande parte de sua infância em tratamento. Esses pacientes também apresentavam mais raios de pé do que aqueles inicialmente amputados.

Na criança em crescimento ocorrem alterações proporcionais no comprimento do coto residual entre a infância e a vida adulta – um conceito importante a se manter em mente ao se decidir sobre a abordagem cirúrgica. Com a amputação na diáfise em lactente ou criança pequena remove-se um dos centros de crescimento epifisário e o osso envolvido que, consequentemente, não mantém crescimento proporcional ao restante do corpo. Aquilo que inicialmente parece ser uma amputação transfemoral longa em uma criança pequena, pode se transformar em coto residual curto e problemático quando o indivíduo atingir a maturidade esquelética. Devem-se envidar todos os esforços para preservar a epífise mais distal por desarticulação. Se isso não for tecnicamente possível, deve-se manter o maior comprimento possível do osso.

Ocorre sobrecrescimento terminal em 8 a 12% dos pacientes pediátricos submetidos à amputação cirúrgica. O crescimento de osso por aposição na extremidade seccionada de um osso longo é maior que o crescimento dos tecidos moles circundantes. Se não for tratado, esse osso excessivo pode atravessar a pele (Fig. 11-1). O sobrecrescimento terminal de osso seccionado não ocorre como resultado de crescimento normal da epífise proximal empurrando a extremidade distal do osso contra os tecidos moles, assim como não ocorre em membro desarticulado. O sobrecrescimento terminal ocorre mais comumente em úmero, fíbula, tíbia e fêmur, nessa ordem. Embora diversos procedimentos cirúrgicos sejam usados para resolver esse problema, a melhor abordagem consiste em revisão do coto com ressecção óssea adequada ou uso de cobertura osteocondral autógena do coto, conforme originalmente descrito por Marquardt (Fig. 11-2). Se a cobertura do coto for feita no momento da amputação original, o material de enxerto pode ser obtido em parte do membro amputado, como tíbia distal, tálus ou calcâneo. Se o procedimento for realizado posteriormente, o material de enxerto poderá ser obtido na crista ilíaca posterior. Embora tenham sido usadas técnicas com material não autólogo, foram relatadas complicações significativas. Houve relato de insucesso com a tentativa de usar osteomioplastia a Ertl modificada para prevenção de sobrecrescimento terminal em casos de deficiência de membros na infância.

Em crianças em fase de crescimento, a adequação da prótese pode ser difícil e requer ajustes frequentes. O encaminhamento a clínicas especializadas em amputados pediátricos facilita esse processo, proporciona apoio aos familiares e melhora a relação custo/efetividade para os cuidados. A melhor oportunidade para iniciar a adaptação à prótese coincide com o desenvolvimento das habilidades motoras.

A adaptação da prótese de membro superior deve ser iniciada próximo do período em que a criança conquista equilíbrio para manter-se sentada sem apoio, geralmente ao redor de 4 a 6 meses de idade. Geralmente inicia-se com um dispositivo terminal passivo com bordas arredondadas e cegas. Acrescentam-se controle ativo por cabo e dispositivo terminal com capacidade para abrir e fechar quando a criança manifesta iniciativa de colocar objetos no dispositivo terminal, geralmente no segundo ano de vida. Em

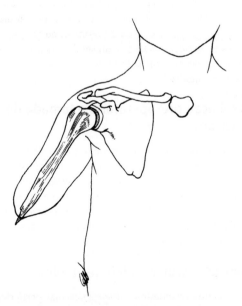

▲ **Figura 11-1** Sobrecrescimento terminal no local de secção do osso em criança amputada.

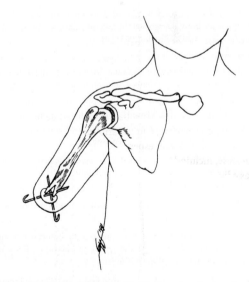

▲ **Figura 11-2** Procedimento de cobertura do coto. A extremidade do osso é fendida longitudinalmente e o enxerto osteocondral é temporariamente fixado com fios K.

geral, não se recomendam próteses mioelétricas enquanto a criança não for capaz de dominar as próteses tradicionais comandadas pelo corpo. A demanda física da criança sobre a prótese pode exceder a durabilidade dos atuais produtos mioelétricos e, assim, os custos de manutenção e reparo devem ser considerados. A decisão de prescrever uma prótese mioelétrica para uma criança deve ser tomada a cada caso e depende de muitos fatores, inclusive, características físicas do coto residual, desejo da criança, treinamento disponível, proximidade de assistência à prótese para adaptação e manutenção, além de questões financeiras.

A adaptação da prótese de membro inferior comumente se inicia quando a criança desenvolve a capacidade de engatinhar e ficar de pé, o que geralmente ocorre entre 8 e 12 meses. Uma criança com amputação a Syme, ou transtibial, geralmente se adapta à prótese com facilidade surpreendente e, embora não haja necessidade de treinamento formal para caminhar, todo o esforço educacional é voltado para informar os pais sobre a prótese. Para uma criança com amputação transfemoral, não se deve esperar controle imediato da prótese de joelho. Essa unidade da prótese deve ser eliminada ou bloqueada em extensão até que a criança esteja andando bem e demonstre proficiência no uso da prótese. O padrão inicial de marcha utilizado pela criança com amputação transfemoral não é o padrão normal com toque do calcanhar, apoio médio e desprendimento dos dedos, mas sim um padrão de maior circundução com prolongamento da fase de apoio plano do pé. O treinamento formal da marcha raramente está indicado até que a criança tenha 5 ou 6 anos. As tentativas de forçar o treinamento da marcha precocemente podem ser frustrantes para todos os envolvidos. Quando se permite que os pacientes pediátricos desenvolvam seu próprio padrão de marcha a medida que crescem e melhoram sua coordenação motora, eles se tornam supreendentemente capazes de descobrir formas mais eficientes de caminhar sem a necessidade de treinamento formal.

Bernd L, Bläsius K, Lukoschek M, et al: The autologous stump plasty: treatment for bony overgrowth in juvenile amputees. *J Bone Joint Surg Br* 1991;73:203. [PMID: 2005139]

Birch JG, Walsh SJ, Small JM, et al: Syme amputation for the treatment of fibular deficiency. An evaluation of long-term physical and psychological functional status. *J Bone Joint Surg Am* 1999;81:1511. [PMID: 10565642]

Conner KA, McKenzie LB, Xiang H, et al: Pediatric traumatic amputations and hospital resource utilization in the United States, 2003. *J Trauma* 2010;68:131. [PMID: 20065768]

Drvaric DM, Kruger LM: Modified Ertl osteomyoplasty for terminal overgrowth in childhood limb deficiencies. *J Pediatr Orthop* 2001;21:392. [PMID 1137827]

Fixsen JA: Major lower limb congenital shortening: a mini review. *J Pediatr Orthop B* 2003;12:1. [PMID: 12488764]

Greene WG, Cary JM: Partial foot amputation in children: a comparison of the several types with the Syme's amputation. *J Bone Joint Surg Am* 1982;64:438. [PMID: 7061561]

International Organization for Standardization: ISO 8548-1: Prosthetics and orthotics—Limb deficiencies, Part 1: Method of describing limb deficiencies present at birth. Geneva, Switzerland:

International Organization for Standardization; 1989. Walker JL, Knapp D, Minter C, et al: Adult outcomes following amputation or lengthening for fibular deficiency. *J Bone Joint Surg Am* 2009;91:797. [PMID: 19339563]

Weber M: Neurovascular calcaneo-cutaneus pedicle graft for stump capping in congenital pseudarthrosis of the tibia: preliminary report of a new technique. *J Pediatr Orthop B* 2002;11:47. [PMID: 11866081]

PRINCÍPIOS GERAIS DA AMPUTAÇÃO

▶ Epidemiologia

Os dados epidemiológicos sobre a incidência de grandes amputações nos Estados Unidos indicam redução de 38% entre 1998 e 2007, tendo dobrado no mesmo período o índice de revascularizações endovasculares de membro inferior. Quase dois terços das amputações são realizados em indivíduos com diabetes melito, mesmo considerando que os diabéticos representam apenas 6% da população. A incidência de amputação de membro inferior em 2008 foi de 4,5 por mil pacientes diabéticos e variou com a região, sendo que as maiores taxas ocorreram no Texas, Oklahoma, Louisiana, Arkansas, e Mississippi. Os pacientes negros têm menor probabilidade de serem submetidos a procedimentos de salvamento de membro em razão de doença vascular periférica e apresentam taxa de amputação de membro inferior duas a quatro vezes menores do que a de pacientes brancos.

Egorova NN, Guillerme S, Gelijns A, et al: An analysis of the outcomes of a decade of experience with lower extremity revascularization including limb salvage, lengths of stay, and safety. *J Vasc Surg* 2010;51:878. [PMID: 20045618]

Holman KH, Henke PK, Dimick JB, et al: Racial disparities in the use of revascularization before leg amputation in Medicare patients. *J Vasc Surg* 2011;54:420. [PMID: 21571495]

Margolis DJ, Hoffstad O, Nafash J, et al: Location, location, location: geographic clustering of lower-extremity amputation among Medicare beneficiaries with diabetes. *Diabetes Care* 2011;34:2363. [PMID: 21933906]

▶ Avaliação pré-operatória e tomada de decisões

A decisão de amputar um membro e a escolha do nível de amputação podem ser difíceis de tomar e de fazer e estão sujeitas a divergências de opinião. A evolução que ocorreu no tratamento de infecções e de doença vascular periférica e nas técnicas de reimplante e de salvamento de membro complicaram o processo de tomada de decisões. Os objetivos são otimizar a função e reduzir o nível de morbidade.

A. Doença vascular e diabetes melito

A isquemia resultante de doença vascular periférica continua a ser a causa mais frequente de amputação nos Estados Unidos. Quase dois terços dos pacientes com isquemia também têm diabetes melito. Na avaliação pré-operatória desses pacientes deve ser incluídos exame físico e investigação de perfusão, nutrição e imunocompetência. Os exames pré-operatórios podem ser úteis, mas nenhum deles isoladamente é 100% preciso na predição de sucesso na cicatrização. O julgamento clínico com base na experiência acumulada com muitos exames e acompanhamentos realizados é o fator mais importante na avaliação pré-operatória. Concluiu-se que a razão de risco de amputação em pacientes diabéticos é de 1,26 para cada 1% de aumento na hemoglobina A1c.

> Adler AI, Erqou S, Lima TA, et al: Association between glycated haemoglobin and the risk of lower extremity amputation in patients with diabetes mellitus: a review and meta-analysis. *Diabetologia* 2010;53:840. [PMID: 20127309]

1. Ecodoppler – O meio mais imediato de medição objetiva do fluxo sanguíneo e da perfusão é a ultrassonografia com Doppler. Este exame é especialmente útil no diagnóstico de lesão vascular associada a trauma de extremidade. A calcificação da parede arterial aumenta a pressão necessária à compressão do vaso de pacientes com doença vascular, o que produz leituras artificialmente elevadas. Níveis pressóricos baixos indicam perfusão insuficiente, mas níveis normais e altos podem ser enganosos, em razão de calcificação da parede dos vasos, e não são preditivos de perfusão normal ou de cicatrização da ferida operatória. Os vasos digitais geralmente não são calcificados e os níveis pressóricos nos pododáctilos parecem ser mais preditivos da possibilidade de sucesso do que os medidos nos tornozelos. Concluiu-se que a velocidade sistólica máxima medida pelo Doppler é um preditor sensível e não invasivo da presença de doença obstrutiva arterial.

> Halvorson JJ, Anz A, Langfitt M, et al: Vascular injury associated with extremity trauma: initial diagnosis and management. *J Am Acad Orthop Surg* 2011;19:495. [PMID: 21807917]
>
> Van Tongeren RB, Bastiaansen AJ, Van Wissen RC, et al: A comparison of the Doppler-derived maximal systolic acceleration versus the ankle-brachial pressure index or detecting and quantifying peripheral arterial occlusive disease in diabetic patients. *J Cardiovasc Surg* 2010;51:391. [PMID: 20523290]

2. Tensão transcutânea de oxigênio – As medidas transcutânea da pressão parcial de oxigênio (PO_2) são procedimentos não invasivos amplamente disponíveis em muitos laboratórios vasculares. Nesses testes utiliza-se um eletrodo especial de oxigênio controlado por temperatura para medir a difusão de oxigênio pela pele. A leitura final é baseada em vários fatores: o fornecimento de oxigênio ao tecido, a utilização de oxigênio pelo tecido e a difusão do oxigênio por tecido e pela pele. Há necessidade de cautela na interpretação das medidas da PO_2 por via transcutânea em casos de celulite aguda ou de edema, porque a presença de qualquer um desses quadros determina aumento na utilização e redução na difusão do oxigênio, resultando em medição baixa da PO_2. Há relatos de medições paradoxais na pele da planta do pé. Apesar dessas limitações, as medições transcutâneas da PO_2 e da pressão parcial de dióxido de carbono (PCO_2) são ambas estatisticamente acuradas para predição de cicatrização de amputação,

mas sem afastar a possibilidade de resultados falso-negativos. Sugeriu-se como limiar para revascularização em pacientes diabéticos níveis de PO_2 de 34 mmHg, com probabilidade de amputação acima do tornozelo de 9,7%; com níveis acima de 40 mmHg a taxa de amputação cai para 3%.

3. Arteriografia – A arteriografia não é útil para predição de cicatrização de amputações e, provavelmente, não está indicada com o único propósito de selecionar o nível adequado de amputação. A arteriografia estará indicada se o paciente for candidato a reconstrução arterial ou angioplastia.

4. Exames para avaliar estado nutricional e imunocompetência – Nutrição e imunocompetência correlacionam-se diretamente com a cicatrização da ferida de amputação. Há muitos testes laboratoriais disponíveis para avaliar o estado nutricional e a imunocompetência, mas alguns têm custo muito elevado. Os testes de rastreamento com dosagem de albumina sérica e contagem total de linfócitos são fáceis de realizar e de baixo custo. Há diversos trabalhos que demonstram índice maior de cicatrização de amputação em pacientes com distúrbios vasculares, mas níveis séricos de albumina acima de 3 g/dL e contagem total de linfócitos superior a 1.500/mL. Recomenda-se rastreamento nutricional para permitir otimização nutricional pré-operatória e para ajudar a definir se há necessidade de amputação em nível mais alto.

5. Outras questões – Nível de atividade, potencial de deambulação, habilidades cognitivas e estado geral de saúde devem ser avaliados para definir se o nível mais distal de amputação é, de fato, apropriado ao paciente.

Para pacientes que provavelmente se manterão deambulando, os objetivos são cicatrização no nível mais distal possível para adaptação de prótese e reabilitação bem-sucedida. Estudos recentes realizados com pacientes portadores de insuficiência vascular e diabetes melito demonstraram a possibilidade de sucesso na cicatrização em 70 a 80% dos casos com amputação realizada em nível transtibial ou mais distal. Esses dados são frontalmente contrastantes com os de 25 anos atrás, quando, temendo colapso da ferida operatória, os cirurgiões optavam por amputações transfemorais em 80% dos casos.

Para pacientes que não vão mais deambular, os objetivos devem ser, não apenas obter cicatrização da ferida, mas também reduzir complicações, melhorar o equilíbrio para manter-se sentado e facilitar a mudança de posição. Ocasionalmente com uma amputação em nível mais proximal essas metas são atingidas com maior facilidade. Por exemplo, um paciente restrito ao leito com contratura em flexão do joelho talvez seja mais beneficiado com desarticulação do joelho do que com amputação transtibial, mesmo havendo variáveis biológicas que favoreçam a cicatrização de amputação mais distal. As avaliações pré-operatórias sobre o potencial do paciente para uso de prótese, sobre suas necessidades específicas para se manter independente e sobre a melhor distribuição de peso para se manter sentado ajudam a tomar as decisões mais adequadas acerca do nível ideal de amputação e sobre o tipo de programa de reabilitação a ser adotado.

Alguns pacientes incapazes de deambular são beneficiados com a amputação parcial do pé, ou, até mesmo, com amputação transtibial com adaptação de prótese, não com o objetivo de caminhar, mas sim para usar a perda como apoio para transferência independente. Nesses casos, justifica-se o uso de prótese.

> Sun JH, Tsai JS, Huang CH, et al: Risk factors for lower extremity amputation in diabetic foot disease categorized by Wagner classification. *Diabetes Res Clin Pract* 2012;95:358. [PMID: 22115502]
>
> Wagner FW: The dysvascular foot: a system of diagnosis and treatment. *Foot Ankle* 1981;2:64. [PMID: 7319435]

B. Traumatismo

A medida que evoluíram as técnicas de reconstrução vascular, mais tentativas de salvamento de membros foram inicialmente feitas, muitas vezes tendo como resultado a necessidade de múltiplos procedimentos cirúrgicos subsequentes. Em muitos casos, a amputação foi finalmente realizada após investimento substancial de tempo, recursos e energia emocional. Há estudos atuais que oferecem diretrizes para amputação imediata ou precoce e que mostram o valor da amputação, não apenas como meio salvador de vidas, mas também como forma de prevenir desastres emocionais, conjugais e financeiros que podem se seguir a tentativas insensatas e desesperadas de salvar um membro. Embora tenham sido publicados vários sistemas de pontuação para membros mutilados, nenhum é capaz de predizer com perfeição se há necessidade de amputação. Essas pontuações ajudam no processo decisório, mas ainda há necessidade da experiência clínica e do poder de julgamento.

A indicação absoluta de amputação em casos de trauma continua sendo membro isquêmico com lesão vascular sem possibilidade de reconstrução. Os músculos maciçamente esmagados e os tecidos isquêmicos liberam mioglobina e toxinas celulares que podem levar a insuficiência renal, síndrome do desconforto respiratório de adultos e, até mesmo, morte. Em dois grupos de pacientes de alto risco (pacientes politraumatizados e idosos com um membro mutilado) o salvamento do membro, mesmo quando tecnicamente possível, pode representar risco de morte e, em geral, deve ser evitado. Em todos os pacientes, a decisão de proceder a amputação imediata ou precoce de membro mutilado depende de o membro em questão ser superior ou inferior.

O membro superior pode funcionar com sensibilidade mínima ou apenas protetiva e mesmo um braço gravemente comprometido pode servir como membro auxiliar. Um membro superior auxiliar frequentemente funciona melhor do que as próteses atualmente disponíveis. A decisão entre tentar recuperar e amputar o membro superior deve ser tomada com base na possibilidade de manter alguma função útil, mesmo se limitada.

No caso do membro inferior, o apoio do peso é essencial. O membro inferior funciona mal sem sensibilidade e, neste caso, um membro auxiliar seria inútil. O membro inferior recuperado frequentemente funciona pior que as próteses modernas disponíveis, exceto se o membro for capaz de tolerar carga de peso plena, estiver relativamente sem dor, mantiver sensibilidade suficiente para *feedback* protetivo e cobertura de pele e tecidos moles durável que não sofram rompimento a cada tentativa de caminhar. A decisão de tentar recuperar um membro inferior mutilado deve ser baseada na possibilidade de manter um membro capaz de suportar as demandas do ato de caminhar.

> Zaraca F, Ponzoni A, Stringari C, et al: Lower extremity traumatic vascular injury at a level II trauma center: an analysis of limb loss risk factors and outcomes. *Minerva Chir* 2011;66:397. [PMID: 22117207]

C. Congelamento

A exposição a baixas temperaturas pode lesionar diretamente os tecidos e causar disfunção vascular por lesão endotelial de vasos e aumento do tônus simpático. Se o pé ou mão estiverem úmidos ou diretamente expostos ao vento, é possível haver congelamento mesmo com temperaturas elevadas. O tratamento imediato envolve a restauração da temperatura central do corpo para, então, reaquecer a região lesionada com imersão em água a 40 a 44° C durante 20 a 30 minutos. O reaquecimento pode ser doloroso e o paciente frequentemente requer analgesia com opioides. Após o reaquecimento, a região afetada deve ser mantida seca, as bolhas deixadas intactas e a ferida coberta com curativo com gaze seca. A administração do ativador de plasminogênio tecidual pode ser útil para a redução de amputação de dedos após o processo de aquecimento de geladura. Os objetivos são manter a extremidade lesionada limpa e seca e prevenir maceração, especialmente entre os dedos.

A tentação de realizar amputação precoce deve ser evitada porque o grau de recuperação pode ser impressionante. A medida que a extremidade se recupera da geladura, desenvolve-se uma zona de mumificação (gangrena seca) distalmente, e uma zona de tecido intermediário se forma em posição imediatamente proximal. Mesmo no momento de demarcação evidente, o tecido imediatamente proximal à zona de mumificação continua a se recuperar da agressão produzida pelo frio e, embora o aspecto externo seja rosado e saudável, o tecido ainda não está totalmente normal. A postergação da amputação aumenta a chance de cicatrização primária da ferida. Não é raro que se aguardem 2 a 6 meses para decidir por cirurgia definitiva. Apesar da mumificação, é raro haver infecção desde que o tecido seja mantido limpo e seco.

> Johnson AR, Jensen HL, Peltier G, et al: Efficacy of intravenous tissue plasminogen activator in frostbite patients and presentation of a treatment protocol for frostbite patients. Foot Ankle Spec 2011;4:344. [PMID: 21965579]

D. Tumores

Com o desenvolvimento das técnicas de salvamento de membro e das quimioterapia e radioterapia adjuvantes, os pacientes com neoplasias musculoesqueléticas têm diante de si novas opções de tratamento. Se a opção for a amputação, as incisões devem ser cuidadosamente planejadas para que se obtenha margem cirúrgica apropriada.

As margens cirúrgicas (Fig. 11-3) são definidas pela relação entre incisão cirúrgica e lesão, entre incisão e região inflamatória

AMPUTAÇÕES CAPÍTULO 11 573

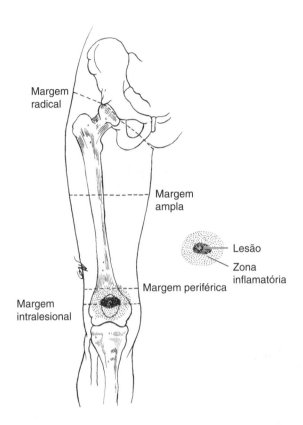

▲ **Figura 11-3** Margens cirúrgicas em tumores de membro. Margem radical

ao redor da lesão e entre incisão e compartimento anatômico no qual a lesão está localizada; a margem periférica, na qual a incisão penetra na zona inflamatória, mas não na lesão; a margem ampla, na qual a incisão penetra no mesmo compartimento anatômico da lesão, mas se mantém fora da zona inflamatória; e a margem radical, na qual a incisão é mantida fora do compartimento anatômico comprometido. As incisões para biópsia e para amputação devem ser planejadas cuidadosamente em função da margem requerida pelo tipo de tumor.

Há novos estudos em curso avaliando os problemas complexos e os resultados comparando-se amputação com procedimentos com manutenção do membro para pacientes com sarcoma de membro. Os trabalhos ainda sugerem que os resultados funcionais em termos de parâmetros cinesiológicos são comparáveis com salvamento e amputação do membro. Em ambos os grupos houve relatos de problemas com a qualidade de vida, seguro de saúde, isolamento social e baixa autoestima. De forma global, a taxa de sobrevida é semelhante com ambos os tratamentos. Com alguns tumores, a amputação obtém maior controle local da doença. Esses resultados confirmam que a decisão sobre a forma de tratamento deve ser tomada a cada caso, considerando o estilo de vida e as necessidades do paciente.

Muramatsu K, Ihara K, Miyoshi T, et al: Clinical outcome of limb-salvage surgery after wide resection of sarcoma and femoral vessel reconstruction. Ann Vasc Surg 2011;25:1070. [PMID: 21831587]

▶ **Definições e técnicas cirúrgicas**

Atualmente há uma nomenclatura aceita internacionalmente para os níveis de amputação. O termo *transtibial* deve ser usado no lugar de abaixo do joelho, e *transfemoral* no lugar de acima do joelho. No membro superior, os termos *transradial e transumeral* substituíram as denominações anteriores abaixo e acima do cotovelo.

Nos procedimentos de amputação, os cuidados com a técnica cirúrgica, especialmente no manuseio de tecidos moles, são mais importantes para a cicatrização da ferida e para o resultado funcional do que para muitos outros procedimentos cirúrgicos. Os tecidos, com frequência, estão traumatizados ou mal vascularizados e o risco de colapso da ferida é alto, particularmente se não houver atenção com a técnica empregada com os tecidos moles. Os retalhos devem ser mantidos espessos, evitando-se dissecção desnecessária entre pele e tecido subcutâneo e entre fáscia e planos musculares. Nos adultos, o periósteo não deve ser desbastado na proximidade do nível de transecção. Entretanto, nas crianças, a retirada de 0,5 centímetros de periósteo distal ajuda a prevenir sobrecrescimento terminal. Há necessidade de arredondar todas as bordas ósseas e chanfrar as proeminências para facilitar o uso da prótese.

O músculo perde sua função contrátil quando suas ligações esqueléticas são seccionadas durante a amputação. A estabilização da inserção distal do músculo talvez melhore a função residual do membro, evitando atrofia muscular, proporcionando contrabalanço às forças deformantes resultantes da amputação e acolchoamento estável sobre as terminações ósseas. A miodese é a sutura direta do tendão ou músculo ao osso ou ao periósteo. As técnicas de miodese são mais efetivas para a estabilização de músculos fortes e para neutralizar seus antagonistas, como é o caso das amputações transfemorais ou transumerais e os casos envolvendo desarticulação de joelho ou cotovelo. A mioplastia envolve sutura de músculo a músculo sobre a extremidade do osso. A estabilização distal do músculo é mais segura com miodese do que com mioplastia. Deve-se ter atenção para evitar um laço móvel de músculo sobre a extremidade distal do osso, o que geralmente resulta em bursa dolorosa.

A transecção de nervos sempre resulta em formação de neuroma, mas nem todos os neuromas são sintomáticos. Entre as tentativas na história de reduzir a incidência de neuromas sintomáticos estão transecção regular, ligação, esmagamento, cauterização, cobertura, fechamento perineural e anastomose terminal. Nenhuma técnica se mostrou mais efetiva do que isolamento meticuloso, retração e transecção regular do nervo. Isso permite que a extremidade cortada se retraia para dentro dos tecidos moles, longe do tecido fibroso, de vasos pulsantes e de pontos de pressão da prótese. A ligação do nervo ainda é indicada para controlar sangramento dos vasos sanguíneos contidos em grandes nervos, como o isquiático.

Enxertos de pele de espessura parcial, em geral, são desaconselhados, exceto como meio de salvamento de articulação de joelho ou de cotovelo que tenha osso estável e boa cobertura muscular. Os enxertos de pele se saem melhor com um suporte adequado de tecidos moles e são menos duradouros quando firmemente aderidos ao osso. Novas interfaces de prótese, como os limites de silicone, ajudam a reduzir o cisalhamento na interface e aumentam a durabilidade dos cotos residuais com enxerto de pele.

Algumas vezes, existe a necessidade de amputação aberta para controlar uma infecção ascendente grave. O termo amputação em guilhotina deve ser evitado por dar a impressão de que o membro seria seccionado em um nível atravessando a pele, o músculo e o osso. As amputações abertas devem ser realizadas com planejamento cuidadoso e premeditação sobre como deverá ser feito o fechamento final. O planejamento cirúrgico obviamente deve considerar o desbridamento adequado do tecido necrosado e a drenagem da infecção, mas também deve considerar a necessidade de retalhos cirúrgicos e de tecido para fechamento funcional da amputação a fim de permitir a adaptação de prótese.

O problema de infecção ascendente é encontrado, por exemplo, em paciente diabético com infecção grave do pé e celulite estendendo-se na direção da panturrilha. A amputação aberta remove a fonte de infecção, proporciona drenagem adequada e permite que a celulite aguda se resolva. Após a resolução pode-se proceder à amputação definitiva e ao fechamento com segurança. No caso de infecção de pé de diabético, a desarticulação aberta do tornozelo é simples, relativamente sem perda de sangue e preserva o retalho posterior da panturrilha para amputação transtibial definitiva. Ocasionalmente, é necessário realizar um incisão longitudinal para drenar as bainhas dos tendões tibial posterior, tibial anterior ou fibular, situação em que há necessidade de cuidado para não violar o retalho posterior da amputação definitiva. Com essa abordagem evita-se que o ventre de músculos seccionados sofra retração e se torne edemaciado – um problema que comumente ocorre quando se realiza amputação aberta ao nível da panturrilha, que dificulta a amputação definitiva. Nos casos de infecção mais grave em que o nível da amputação definitiva deverá ser transfemoral, a desarticulação aberta do joelho tem as mesmas vantagens da desarticulação aberta de tornozelo.

▶ Cuidados pós-operatórios

A. Cuidados e planejamento pós-operatório

A amputação terminal representa uma oportunidade única de manipular o ambiente físico da ferida durante a cicatrização. Há diversos métodos descritos, incluindo curativos rígidos, curativos macios, câmeras de controle ambiental, talas de ar e tração de pele. Com o uso de curativo rígido é possível controlar o edema, proteger o membro de traumas, reduzir a dor pós-operatória e permitir mobilização e reabilitação precoces.

O uso de prótese pós-operatória imediata (IPOP, de *immediate postoperative prosthesis*) (Fig. 11-4) é efetivo para reduzir o tempo de maturação do membro e o tempo para adequação definitiva da prótese. Na maioria dos casos envolvendo amputação de membro inferior, o cirurgião permite que o paciente inicie com

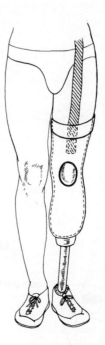

▲ **Figura 11-4** Prótese pós-operatória imediata para amputação transtibial.

apoio parcial do peso, caso a ferida pareça estável após a primeira troca de curativo, o que geralmente ocorre entre o quinto e décimo dia após a cirurgia. Em pacientes selecionados, geralmente jovens nos quais a amputação tenha ocorrido em consequência de lesão traumática e acima da zona de lesão, é possível permitir apoio do peso no pós-operatório imediato. Curativos rígidos e IPOP devem ser aplicados com cuidado, mas sua aplicação é facilmente aprendida e está dentro do escopo dos médicos interessados. Para as amputações de membro superior, a IPOP pode ser aplicada imediatamente. Supõe-se que o treinamento precoce com uma IPOP aumente a aceitação em longo prazo para o uso de prótese. No Capítulo 12 encontra-se uma discussão detalhada sobre reabilitação.

Para aconselhar adequadamente os pacientes, algumas informações sobre o curso da cirurgia e do pós-operatório normais podem ser úteis. Muitos pacientes requerem internação hospitalar por 5 a 8 dias após amputação transtibial. Em geral, há necessidade de analgesia epidural ou controlada pelo paciente. Também é preciso assistência com a mobilidade básica e apoio emocional. Antibióticos reduzem o risco de infecção. O curativo aplicado ao final do procedimento cirúrgico é trocado por volta do quinto dia de pós-operatório. Se a cicatrização da ferida estiver adequada, aplica-se novo aparelho, agora com pé, e o paciente pode começar a deambular com aproximadamente 13 kg (30 libras) de peso sobre o membro amputado. Os amputados transtibiais recebem alta para casa ou para clínica de repouso, normalmente 5 a 8 dias após a cirurgia. Consultas ambulatoriais são agendadas semanalmente para troca do aparelho, que frequentemente fica frouxo a medida que o edema é absorvido, e para monitorar a cicatrização da ferida e permitir a retirada dos pontos. A cada troca procede-se à mobilização passiva e assistida por todo o arco de movimento do joelho (ADM). Em média, aproximadamente 6 aparelhos são aplicados com intervalos semanais até que a ferida cicatrize, o edema seja absorvido, a pele recupere seu turgor e o paciente esteja pronto para receber a prótese definitiva. O aparelho e a prótese de pé a ele fixada são aplicados e alinhados pelo cirurgião ou pelo protético. Há novos sistemas de próteses pré-fabricadas, removíveis que são alternativas às técnicas tradicionais. Infelizmente, ainda não foram realizados ensaios comparando as novas técnicas com as tradicionais.

Há necessidade de interação estreita entre o paciente, o fisioterapeuta e o protético nos primeiros 12 a 18 meses. O soquete confeccionado para a primeira prótese deve permitir modificações, uma vez que o coto residual continua a sofrer modificações durante esse período. Alterações no volume e divergências entre as formas do soquete e do coto residual em evolução são tratadas com meia para coto com gel de amputação e com a adição de enchimento ao soquete. Em geral, há necessidade de acolchoamento na região de contato com a tíbia anteromedial e anterolateral e, posteriormente, na região poplítea. Mesmo com modificações cuidadosas, o soquete da prótese deve ser trocado duas ou três vezes nos primeiros 18 meses. Em razão dessas modificações frequentes, é extremamente útil que o paciente trabalhe com um fornecedor de prótese localizado próximo de sua residência nessa fase de reabilitação. Muitos pacientes manifestam o desejo de ter os componentes mais avançados e de alta tecnologia na sua primeira prótese. Mas frequentemente esses componentes são planejados para níveis mais altos de atividade, que normalmente são atingidos na fase de reabilitação e são excessivamente rígidos. A informação ao paciente sobre como sua prótese irá evoluir e ser atualizada a medida que sua atividade aumente pode facilitar esse processo. Normalmente uma nova prótese é necessária ao redor do 18º mês; os componentes antigos podem ser adaptados para serem usados no banho.

> Van Velzen AD, Nederhand MJ, Emmelot CH, et al: Early treatment of trans-tibial amputees: retrospective analysis of early fitting and elastic bandaging. *Prosthet Orthot Int* 2005;29:3. [PMID: 16180373]
>
> Taylor L, Cavenett S, Stepien JM, et al: Removable rigid dressings: a retrospective case-note audit to determine the validity of post--amputation application. *Prosthet Orthot Int* 2008;32:223. [PMID: 18569890]

B. Prevenção e tratamento de complicações

1. Cicatrização imprópria – Ocorrem problemas com a cicatrização da ferida, especialmente em membros isquêmicos e de diabéticos, como resultado de suprimento insuficiente de sangue, infecção, ou erros na técnica cirúrgica. As taxas de insucesso na cicatrização são difíceis de interpretar porque dependem muito do nível de amputação selecionado. É possível obter taxas menores de insucesso realizando a maioria das amputações em nível extremamente proximal, mas esta prática representa um grande prejuízo ao potencial de reabilitação por redução expressiva na possibilidade de deambular com as amputações transfemorais. Ocorrem problemas na cicatrização com necessidade de reamputação em nível mais proximal em, aproximadamente, 5 a 10% dos casos nos centros especializados em tratamento com amputação.

A maioria dos cirurgiões prefere manter a ferida aberta quando a distância das bordas da ferida for inferior a 1 centímetro e procedem à cirurgia de revisão se a distância for maior. Se o edema cirúrgico tiver sido reabsorvido e houver algum grau de atrofia, deve-se proceder à incisão em cunha de todos os tecidos inviáveis, o que ainda permite o fechamento primário sem tensão no nível original. Se não for possível opor os tecidos viáveis sem tensão, deve-se proceder ao encurtamento do osso ou à reamputação em nível mais proximal.

Nos pacientes com pequenas áreas com problemas de cicatrização, há relatos de sucesso com tratamento usando curativos rígidos e IPOP. A ferida é desbridada semanalmente e mantida aberta e a IPOP é aplicada para permitir algum apoio de peso. A estimulação com apoio de peso aumenta a circulação local, reduz o edema e promove a cicatrização.

2. Infecção – Infecção sem necrose disseminada ou colapso de retalho pode ocorrer após a cirurgia, especialmente quando, por ocasião da amputação definitiva, havia infecção distal ativa, ou se a amputação tiver sido realizada próximo da zona da lesão traumática. Os hematomas também predispõem uma ferida à infecção. Nos casos envolvendo infecção ou hematomas, a ferida deve ser aberta, drenada e desbridada. Se a ferida for mantida aberta por um período longo, os retalhos sofrem retração e se tornam edemaciados, o que dificulta ou impossibilita o fechamento retardado sem encurtamento ósseo. Uma solução, que pode ser realizada após um desbridamento meticuloso e irrigação abundante, é fechar apenas entre um terço e metade da região central da ferida e usar curativo aberto para os cantos medial e lateral (Fig. 11-5).

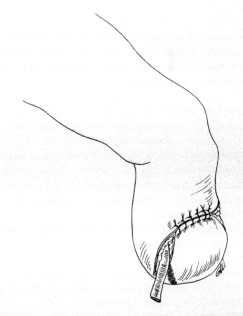

▲ **Figura 11-5** Fechamento parcial de amputação transtibial infectada.

AMPUTAÇÕES

Com esse método obtém-se cobertura do osso, além de possibilitar drenagem adequada e cuidados das regiões laterais abertas da ferida. Se o problema original for infecção e não colapso tecidual, as porções abertas da ferida cicatrizarão por segunda intenção e o resultado ainda será viável para adaptação de prótese.

3. Membro fantasma – Denomina-se membro fantasma à sensação de que todo ou parte do membro amputado ainda está presente. Essa sensação é percebida por quase todos os amputados, mas nem sempre é perturbadora. A sensação de membro fantasma geralmente diminui com o tempo, e é comum haver engavetamento (sensação de que o pé ou a mão fantasma se move no sentido proximal na direção do coto).

4. Dor e dor fantasma – Define-se dor fantasma como uma sensação desagradável, dolorosa ou queimante na parte amputada do membro. Embora 80 a 90% dos pacientes amputados relatem alguns episódios de dor fantasma, tais episódios geralmente são raros e breves. O temido problema da dor fantasma inexorável felizmente ocorre apenas na minoria dos pacientes. A intervenção cirúrgica não é bem-sucedida para esse problema.

Medidas físicas locais, incluindo massagem, aplicações frias, exercícios, estimulação neuromuscular por corrente elétrica externa, acupuntura e simpatectomia regional, em algumas circunstâncias, podem ter seu papel terapêutico quando a dor se mostrar intratável. Uma técnica que ganhou alguma aceitação e sucesso é a estimulação nervosa elétrica transcutânea (TENS, de *transcutaneous electrical nerve stimulation*) incorporado a prótese ou usado como unidade isolada. O sistema TENS pode ser usado pelo amputado à noite e, até mesmo, durante o dia, com a bateria fixada ao cinto ou dentro de um bolso. Utilizamos esse sistema TENS com sucesso moderado em curto prazo, mas é raro encontrar um paciente que continue a utilizá-lo por mais de um ano.

O tratamento farmacológico demonstrou algum sucesso com diversos agentes orais incluindo gabapentina, amitriptilina, carbamazepina, fenitoína e mexiletina. Os medicamentos podem reduzir a frequência dos episódios de dor fantasma e reduzem sua intensidade. O teste provocativo com uso apropriado de lidocaína intravenosa é preditivo de resposta favorável de mexiletina oral. Infelizmente, não há indicadores que predigam com segurança que pacientes responderão ao tratamento com gabapentina, amitriptilina, carbamazepina ou fenitoína. O apoio psicológico pode ser benéfico, particularmente quando os problemas pessoais parecem acentuar a ocorrência de dor. O indivíduo necessita de paciência e ser tranquilizado de que o desconforto se reduzirá com o tempo, especialmente quando conta com um ambiente de suporte social.

As sensações descritas pelos pacientes com dor fantasma podem ser semelhantes aos sintomas da distrofia simpática reflexa após uma lesão. A distrofia simpática reflexa pode ocorre em membros amputados e deve ser tratada agressivamente. Embora rara, a dor não relacionada com a amputação facilmente passa despercebida. O diagnóstico diferencial inclui dor radicular por compressão proximal ou por hérnia de disco, artrose de articulações proximais, dor isquêmica e dor visceral referida.

As pesquisas evoluíram na prevenção da dor fantasma de membro. Diversos autores comprovaram que com o uso de anestesia epidural perioperatória ou de anestesia intraneural é possível bloquear a dor aguda associada à cirurgia de amputação e reduzir a necessidade de opioides no período pós-operatório imediato. Esses autores também sugerem que a analgesia perioperatória previna ou reduza a incidência tardia da dor fantasma, embora esse fato seja difícil de comprovar. A literatura infelizmente não é conclusiva sobre as medidas preventivas podem, verdadeiramente, reduzir a frequência ou a intensidade da dor fantasma. Alguns relatos sustentam que a analgesia preventiva reduz a frequência da dor fantasma. Em um ensaio randomizado conduzido por Lambert e colaboradores observou-se que o bloqueio epidural iniciado 24 horas antes da amputação não se mostrou superior à infusão de anestésico local via cateter perineural na prevenção de dor fantasma, mas produziu maior alívio no período pós-operatório.

Attal N, Rouaud J, Brasseur L, et al: Systemic lidocaine in pain due to peripheral nerve injury and predictors of response. *Neurology* 2004;62:218. [PMID: 14745057]

Bone M, Critchley P, Buggy DJ: Gabapentin in postamputation phantom limb pain: a randomized, double-blind, placebocontrolled, cross-over study. *Reg Anesth Pain Med* 2002;7:481. [PMID: 12373695]

Siddle L: The challenge and management of phantom limb pain after amputation. *Br J Nurs* 2004;13:664. [PMID: 15218432]

Subedi B, Grossberg GT: Phantom limb pain: mechanisms and treatment approaches. *Pain Res Treat* 2011;2011:864605. [PMID: 22110933]

---

5. Edema – O edema pós-operatório é comum em pacientes submetidos à amputação. O uso de curativos rígidos ajuda a reduzir o problema. Se estiverem sendo usados curativos flexíveis, devem ser combinados com cobertura do coto para controle do edema. O formato ideal do coto residual é cilíndrico e não cônico. Um erro comum é apertar demasiadamente o coto na extremidade proximal, o que pode causar congestão e piora do edema além de o coto residual assumir a forma de um halter. Outro erro comum é não cobrir as amputações transfemorais em aparelho gessado tipo *spica* alto na cintura e que inclua a região inguinal. Se for envolvido incorretamente, o membro irá assumir uma forma estreita e cônica com um grande cilindro adutor. Em razão da dificuldade de envolver a amputação transfemoral com bandagens elásticas frequentemente utilizam-se meias elásticas presas na cintura como alternativa mais segura para o nível transfemoral.

A síndrome do edema do coto é comumente causada por constrição proximal e caracterizada por edema, dor, sangue na pele e aumento da pigmentação. A síndrome geralmente responde a retirada temporária da prótese, elevação do coto e compressão.

6. Contraturas articulares – As contraturas articulares geralmente ocorrem entre o momento da amputação e a adaptação da prótese. As contraturas que já existem antes raramente serão corrigidas após a cirurgia. Nos amputados transfemorais, as forças de deformação têm vetores para flexão e abdução. Com a estabilização do adutor e da musculatura posterior da coxa é possível obter oposição a essas forças deformantes. No período pós-operatório, os pacientes devem evitar apoiar o coto sobre um travesseiro e devem iniciar precocemente exercícios de mobilização ativos e passivos, incluindo decúbito ventral para estiramento do quadril.

Nas amputações transtibiais, as contraturas em flexão do joelho acima de 15 graus podem causar problemas significativos com a prótese, com risco de insucesso. Curativos rígidos longos na perna, adaptação da prótese precocemente no pós-operatório, exercícios de fortalecimento do quadríceps e alongamento da musculatura posterior da coxa são medidas preventivas desta complicação. Como as contraturas nas amputações abaixo do joelho raramente são corrigidas, sua prevenção é sumamente importante.

Nas amputações de membro superior, as contraturas em flexão de cotovelo e de ombro são comuns, especialmente com cotos residuais curtos. Todos os esforços devem ser envidados para a prevenção com fisioterapia agressiva iniciada logo após a cirurgia.

7. Problemas dermatológicos – Entre as boas práticas de higiene estão manter coto e soquete da prótese limpos, bem enxaguados para remover qualquer resíduo de sabão e totalmente secos. Os pacientes devem evitar a aplicação de materiais estranhos e estimulados a não raspar o resíduo de membro inferior. A raspagem pode agravar a situação provocando encravamento de pelos e foliculite.

Denomina-se hiperemia reativa a instalação precoce de hiperemia e sensibilidade dolorosa após a amputação. Geralmente está relacionada com pressão e resolve-se espontaneamente.

É comum a ocorrência de cistos epidermoides na borda do soquete da prótese, especialmente em posição posterior. Esses cistos são difíceis de tratar e frequentemente há recidivas, mesmo após sua excisão. A melhor abordagem inicial é modificar o soquete e aliviar a pressão sobre o cisto. Calor local, muitas vezes com um saquinho de chá morno, agentes tópicos e antibiótico por via oral podem ser necessários para o tratamento.

A hiperplasia verrucosa é o crescimento exagerado de pele que pode ocorrer na extremidade distal do coto. É causada por ausência de contato distal e impossibilidade de retirar a queratina normal. O distúrbio é caracterizado por uma massa espessa de queratina, algumas vezes acompanhada por fissura, secreção e infecção. A infecção deve ser abordada em primeiro lugar e, a seguir, o membro deve ser lavado e tratado com pasta de ácido salicílico para amolecer a queratina. Nos casos resistentes a hidrocortisona tópica pode ser útil. Devem ser feitas modificações na prótese para melhorar o contato distal e prevenir recorrência. Como a parte distal do membro frequentemente é sensível e modificações na prótese são desconfortáveis, indica-se uma abordagem preventiva agressiva.

Em amputados é possível ocorrer dermatite de contato que pode ser confundida com infecção. A dermatite é primariamente irritativa e causada por contato com ácidos, bases ou cáusticos e, frequentemente, resulta de falha no enxague de detergentes e sabões do soquete da prótese. Os pacientes devem ser orientados a usar sabão neutro e enxaguar muito bem o local. Já a dermatite de contato alérgica normalmente é causada por níquel e cromo contidos na parte metálica, antioxidantes na borracha, carbono no neoprene, sais de cromo usados no tratamento do couro e epóxi não polimerizado e resina de poliéster no soquete laminado com plástico.

Afastada a possibilidade de infecção e confirmada a dermatite de contato, inicia-se o tratamento que consiste em remoção do irritante e uso de banhos, creme de corticosteroide e compressão com coberturas elásticas.

As infecções superficiais de pele são comuns em amputados. A foliculite ocorre nas regiões com pelos, frequentemente logo após o paciente iniciar o uso da prótese. Surgem pústulas nas glândulas sudoríparas écrinas ao redor dos folículos pilosos, e esse problema geralmente se agrava quando o paciente raspa os pelos. A hidradenite, que ocorre nas glândulas apócrinas da região inguinal e da axila, tende a ser crônica e responde mal ao tratamento. A modificação do soquete para aliviar qualquer pressão nessa região pode ajudar. A candidíase e outras dermatofitoses se apresentam com descamação e prurido na pele, frequentemente com vesículas na periferia e área central preservada. As dermatofitoses podem ser diagnosticadas com exame direto preparado com hidróxido de potássio e tratadas com agentes antifúngicos tópicos.

C. Alongamento do coto

A funcionalidade da amputação depende em última instância do comprimento do osso e da qualidade do envelope de tecidos moles no coto residual. Aplica-se a técnica de osteogênese por distração, de Ilizarov, para alongamento da tíbia ou da ulna em amputados. O alongamento do osso pode ser bem-sucedido, mas é frequente que se mantenham os problemas com a cobertura de tecidos moles. Embora se tenha descrito grande sucesso em uma pequena série de casos de amputações transradiais congênitas com coto residual curto, outro autor relatou a possibilidade de necrose da pele sobre a ponta da ulna alongada. O uso de tecidos moles não aderentes móveis capazes de proteger a extremidade distal do osso é extremamente importante para o sucesso na adaptação da prótese. Também são utilizadas técnicas microcirúrgicas para transferência de tecido livre, a fim de proporcionar esse tipo de cobertura ao osso em pacientes selecionados, na maioria das vezes, em casos de trauma ou de cirurgia para retirada de tumor. Utilizando essas técnicas, é possível transferir os músculos grácil e latíssimo do dorso para a extremidade do coto residual onde são cobertos com enxerto de pele. Os tecidos transpostos não têm sensibilidade e a massa do retalho pode produzir alterações tremendas no volume nos primeiros 2 anos. A falta de sensibilidade e os problemas de volume são complicadores para a adaptação da prótese e seu funcionamento. Essas técnicas extraordinárias devem ser reservadas para situações específicas e restritas.

Orhun H, Saka G, Bilgic E, et al: Lengthening of short stumps for functional use of prostheses. *Prosthet Orthot Int* 2003;27:153. [PMID: 14571946]

Walker JL, White H, Jenkins JO, et al: Femoral lengthening after transfemoral amputation. *Orthopedics* 2006;29:53. [PMID: 16429935]

D. Osseointegração da prótese

O sucesso no método de Branemark para osseointegração de implantes dentários no maxilar e na mandíbula serviu de inspiração para a prática de fixação direta da prótese no sistema musculoesquelético. O procedimento é feito com a implantação de uma haste de titânio com cobertura porosa no canal medular do fêmur, a fim de permitir a incorporação óssea em regime fechado. Após a maturação da interface (6 meses), a ferida é aberta e a prótese fixada diretamente (via percutânea) ao implante ósseo. Após um breve protocolo de reabilitação, a prótese é fixada e o paciente passa a ter uma conexão direta entre prótese e sistema esquelético. O criador dessa técnica recentemente publicou sua experiência e, dos 106 originais, 68 se mantinham usando o implante com período de seguimento variando entre 3 meses e 17,5 anos. Em um relato anterior, feito por outro grupo de pesquisadores, sugeriu-se que, a despeito das melhoras no conforto, na função e na qualidade de vida proporcionadas por essa tecnologia, há problemas a serem abordados antes de generalizar seu uso. Essa tecnologia foi aprovada para uso na Europa.

> Hagberg K, Branemark R: One hundred patients treated with osseointegrated transfemoral amputation prostheses—rehabilitation perspective. *J Rehabil Res Dev* 2009;46:331. [PMID: 19675986]
>
> Sullivan J, Uden M, Robinson KP, et al: Rehabilitation of the transfemoral amputee with an osseointegrated prosthesis: the United Kingdom experience. *Prosthet Orthot Int* 2003;27:114. [PMID: 14571941]

E. Controle da prótese

Os sinais eletromiográficos (EMG) são comumente usados para controle de próteses motorizadas de membro superior. Os sinais EMG são detectados por um eletrodo na pele, otimizados e utilizados para modular a função do motor que controla, por exemplo, o movimento do punho ou do cotovelo. A qualidade do desempenho funcional da prótese depende muito da capacidade da interface (p. ex., sinal EMG, interface cutânea) de transmitir a informação. A informação EMG é ruidosa, não alinhada com a força ou o movimento, e pode ser afetada por tecidos interpostos e movimento entre pele e eletrodo. O uso de sinais EMG é intuitivo se o sinal que controla a função da prótese vier dos músculos que anteriormente controlavam a mesma função no membro intacto (p. ex., sinal de EMG do tríceps e do bíceps usado para controlar a flexão e a extensão da prótese do cotovelo). Há necessidade de sinais diferentes para cada movimento da prótese. Um meio para obter sinais múltiplos, ou para gerar sinais em situações nas quais não há músculos residuais apropriados de onde obter o sinal, é utilizar a reinervação de músculos-alvo. A ideia é implantar em outros músculos nervos que, antes na amputação, se dirigiam a músculos do membro amputado. Esses músculos secundários podem, então, ser direcionados pelo cérebro a contrair quando o amputado desejar uma função em particular, porque o cérebro envia mensagens aos mesmos nervos anteriormente dirigidos a essa função. O sinal EMG originado nesses músculos pode ser usado para intuitivamente dirigir o movimento da prótese.

Esse método foi usado para permitir que um paciente com desarticulação do ombro pudesse controlar dois graus autônomos de movimento de uma prótese mioelétrica com reinervação de segmentos diferentes dos nervos mediano, radial e musculocutâneo. Com essa técnica, o músculo peitoral passou a ser fonte de sinais EMG, para controle intuitivo das funções do membro (p. ex., o sinal EMG com origem no músculo peitoral agora inervado pelo nervo radial pode ser usado para determinar a extensão do cotovelo). É necessário a desnervação do músculo receptor com implante do nervo transplantado diretamente no ponto motor do músculo. Essa técnica tem ganhado popularidade entre cirurgiões que trabalham para melhorar o funcionamento das próteses de amputados.

> Corbett EA, Perreault EJ, Kuiken TA: Comparison of electromyography and force as interfaces for prosthetic control. *J Rehabil Res Dev* 2011;48:629. [PMID: 21938651]
>
> Dumanian GA, Ko JH, O'Shaughnessy KD, et al: Targeted reinnervation for transhumeral amputees: current surgical technique and update on results. *Plast Reconstr Surg* 2009;124:863. [PMID: 19730305]
>
> Kuiken TA, Dumanian GA, Lipschutz RD, et al: The use of targeted muscle reinnervation for improved myoelectric prosthesis control in a bilateral shoulder disarticulation amputee. *Prosthet Orthot Int* 2004;28:245. [PMID: 1565863]
>
> Simon AE, Hargrove LJ, Lock BA, et al: Target achievement control test: evaluating real-time myoelectric pattern-recognition control of multifunctional upper-limb prostheses. *J Rehabil Res Dev* 2011;48:619. [PMID: 21938650]

F. Prescrição de prótese de membro

Para as próteses de membro inferior, as grandes evoluções incluem o desenvolvimento de materiais estruturais leves (ver Capítulo 1), a incorporação de modelos com resposta elástica ("armazenamento de energia"), o uso de modelos assistidos por computador e de tecnologia computadorizada na manufatura dos soquetes, e o controle com microprocessador da prótese de articulação de joelho. Para o membro superior, novas tecnologias eletrônicas aumentaram o sucesso e a durabilidade das próteses mioelétricas. O cirurgião que prescreve uma prótese de membros deve conhecer o funcionamento básico dos componentes disponíveis a fim de adequar maximamente esses componentes às necessidades específicas do paciente.

Uma boa prescrição de prótese deve especificar o tipo de soquete, a suspensão, a construção da haste, as articulações específicas e o dispositivo terminal. O soquete pode ser rígido com interface mínima ou ausente, ou incorporar um revestimento. Para os amputados transfemorais, há uma grande variedade de formatos de soquetes disponíveis variando desde o formato quadrilátero tradicional até o desenho com estreitamento mediolateral mais recente. A prótese pode manter relação com o corpo por meio de correias, cintos, desenho do soquete, revestimentos que giram sobre o membro para, então, travar no soquete, sucção, fricção ou controle fisiológico muscular.

AMPUTAÇÕES · CAPÍTULO 11 · 579

A haste pode ser construída com projeto exoesquelético ou endoesquelético. O tipo exoesquelético, mais antigo, apresenta revestimento externo rígido e oco. O tipo endoesquelético tem um tubo ou cano central circundado por revestimento leve e cosmético de espuma. No passado, os sistemas exoesqueléticos eram mais duráveis; contudo, com a evolução na tecnologia dos materiais, aumentaram a durabilidade e o aspecto cosmético dos sistemas endoesqueléticos. Os sistemas endoesqueléticos também permitem mais ajustes e alinhamento fino e, atualmente, são considerados estruturalmente tão duráveis quanto os exoesqueléticos. Entretanto, os revestimentos de espuma mais cosméticos dos sistemas endoesqueléticos não são tão duráveis quanto a cobertura dos sistema exoesqueléticos. Raramente prescrevem-se sistemas exoesqueléticos, exceto para pacientes muito ativos sem acesso fácil a serviços de prótese, ou para aqueles envolvidos em atividades capazes de manchar, romper ou destruir o revestimento endoesquelético. A medida que se atenuou a impressão causada no público por indivíduos com incapacidade, muitos pacientes ativos decidiram não mais cobrir sua prótese e frequentemente se orgulham da aparência altamente tecnológica que os componentes de titânio e de fibra de carbono incorporaram às próteses endoesqueléticas.

Atualmente, há uma grande variedade de articulações de cotovelo, punho, joelho e tornozelo, assim como inúmeros dispositivos terminais, incluindo mãos, ganchos, pés e equipamentos adaptativos especiais para esporte e trabalho. A escolha de dispositivo terminal apropriado é extremamente importante. Para um amputado de membro superior, não há sensibilidade na prótese e falta ao paciente o *feedback* essencial do tato e da propriocepção. Inicialmente, talvez o gancho seja uma escolha melhor do que uma prótese de mão, pois a visão deve substituir a propriocepção e a mão artificial bloqueia a visão e dificulta a destreza no uso do dispositivo terminal. A cada caso, a prescrição da prótese deve ser individualizada a fim de assegurar o sistema mais eficiente para cada paciente em particular.

Praticamente todos os soquetes de próteses são fabricados com a formação de um encaixe termoplástico ou laminado sobre um molde de gesso. Um molde exato do coto residual não garante um bom soquete de prótese. O molde original deve ser modificado para abrandar o encaixe em áreas que não suportem pressão e para recortá-lo nas áreas que suportem pressão. É comum realizar testes com soquetes para visualizar áreas de branqueamento na pele consideradas problemáticas. A tecnologia para produção automatizada de produtos auxiliares à mobilidade (AFMA, de *automated fabrication of mobility aids*) utiliza computação gráfica para ajudar o protético, digitalizando o coto residual, adicionando as modificações padronizadas, geralmente aplicadas ao molde, e permitindo manipulações adicionais finas na forma visualizada na tela do computador. O computador pode dirigir o entalhe do molde ou a fabricação do soquete. Essa tecnologia abrevia a fabricação das próteses e aumenta o tempo disponível para avaliação e treinamento dos pacientes. O melhor uso para a AFMA é a fabricação de múltiplos soquetes para cada paciente durante o processo de adaptação. Utilizando o computador para realizar modificações, adiciona-se refinamentos a cada interação para otimizar a adaptação e o conforto do soquete final. Antes da AFMA essa técnica não era custo-efetiva.

Os componentes mioelétricos são empolgantes, mas, em geral, não devem ser prescritos até que os pacientes dominem os dispositivos tradicionais com controle mecânico e até que o volume do coto residual esteja estabilizado. Os dispositivos mioelétricos são usados com maior sucesso por pacientes com amputação transradial de terço médio. Embora um coto longo abaixo do cotovelo tenha melhor rotação, ele é menos apto ao conteúdo eletrônico. A necessidade de dispositivo mioelétrico é maior em pacientes com amputação mais proximal de membro superior, mas o peso e a baixa velocidade dos componentes mioelétricos são obstáculos ao seu uso. Dispositivos híbridos utilizando a força do corpo e componentes mioelétricos podem ser efetivos. Parece que a estabilização dos músculos por miodese ou por mioplastia gera um sinal melhor para o uso de dispositivos mioelétricos.

Sistemas de controle com microprocessador podem ser usados em unidades de joelho artificial em amputados transfemorais. Há diversos modelos disponíveis, inclusive *HybridKnee (Energy Knee), RheoKnee*, e *Adaptive2knee*, mas o mais conhecido é o *C-leg*. Em um trabalho publicado concluiu-se que o *C-leg* teria vantagens evidentes na resistência na fase de oscilação e no amortecimento ao final da extensão. O controle com microprocessador altera a resistência do joelho artificial à flexão ou à extensão apropriadas com sensores que indicam a posição e a velocidade da haste da prótese em relação à coxa. As próteses de joelho controladas por microprocessador atualmente disponíveis ainda não proporcionam controle para extensão ativado joelho, que auxiliaria o paciente a levantar, nem controle para que o amputado suba escada. Os joelhos artificiais mais modernos, ditos inteligentes – controlados por microprocessador – proporcionam melhor controle para caminhar em velocidades variadas, descer rampas e escadas, e para andar em superfícies irregulares. Os pacientes relatam aumento da confiança e menor tendência a travamento do joelho artificial. Apesar de seu alto custo, devem ser prescritos aos amputados que necessitem de estabilidade e prevenção de queda e, portanto, essas unidades ajudam amputados menos ativos em vez dos mais ativos. Alguns pacientes mais ativos consideram o microprocessador muito lento. Um amputado transfemoral deu crédito a essa nova tecnologia por sua sobrevivência ao permitir que descesse 70 andares com passo normal durante o ataque terrorista ao *World Trade Center*.

Bellmann M, Schmalz T, Blumentritt S: Comparative biomechanical analysis of current microprocessor-controlled prosthetic knee joints. *Arch Phys Med Rehabil* 2010;91:644. [PMID: 20382300]

Bosse MJ, MacKenzie EJ, Kellam JF, et al: A prospective evaluation of the clinical utility of the lower-extremity injury-severity scores. *J Bone Joint Surg Am* 2001;83-A:3. [PMID: 11205855]

Brooks B, Dean R, Patel S, et al: TBI or not TBI: that is the question. Is it better to measure toe pressure than ankle pressure in diabetic patients? *Diabet Med* 2001;18:528. [PMID: 11553180]

Burgess EM, Romano FL, Zettl JH: *The Management of Lower-Extremity Amputations*. Publication TR 10-6. U.S. Washington, DC: Government Printing Office; 1969.

Hafner BJ, Willingham LL, Buell NC, et al: Evaluation of function, performance, and preference as transfemoral amputees transition from mechanical to microprocessor control of the prosthetic knee. *Arch Phys Med Rehabil* 2007;88:207. [PMID: 17270519]

Lane JM, Christ GH, Khan SN, et al: Rehabilitation for limb salvage patients: kinesiological parameters and psychological assessment. *Cancer* 2001;92(Suppl 4):1013. [PMID: 11519028]

Marks LJ, Michael JW: Science, medicine, and the future: artificial limbs. *BMJ* 2001;323:732. [PMID: 11576982]

Melzack R: Phantom limbs. *Sci Am* 1992;266:120. [PMID: 1566028]

Smith DG, Burgess EM: The use of CAD/CAM technology in prosthetics and orthotics—current clinical models and a view to the future. *J Rehabil Res Dev* 2001;38:327. [PMID: 11440264]

Smith DG, McFarland LV, Sangeorzan BJ, et al: Postoperative dressing and management strategies for transtibial amputations: a critical review. *J Rehabil Res Dev* 2003;40:213. [PMID: 14582525]

Waters RL, Perry J, Antonelli D, et al: The energy cost of walking of amputees: influence of level of amputation. *J Bone Joint Surg Am* 1976;58:42. [PMID: 1249111]

▼ TIPOS DE AMPUTAÇÃO

AMPUTAÇÕES E DESARTICULAÇÕES EM MEMBRO SUPERIOR

▶ Amputação de mão

Embora as técnicas microcirúrgicas de reimplante tenham reduzido a incidência das amputações de mão, para muitos pacientes o reimplante não é viável ou é malsucedido. Há muita controvérsia acerca do melhor tratamento para as lesões de mão, e o tratamento ideal é aquele que considera profissão, *hobbies*, habilidades e lado dominante do paciente. A mão é um órgão altamente visível e importante para a imagem do corpo. Muitos pacientes com amputação parcial da mão se beneficiam com o uso de prótese parcial cosmética.

A. Amputação da ponta do dedo

As lesões em ponta de dedos são frequentes e esse tipo de amputação é a mais comum. O tratamento preferencial, em geral, depende da geometria da falha e de haver ou não exposição do osso. Embora uma grande variedade de procedimentos com retalhos possa ser usada para cobrir falhas de diferentes formatos e tamanhos, há uma impressão crescente de que permitir a cicatrização por segunda intenção as lesões da ponta dos dedos é o tratamento com menor tendência a complicações, tanto em adultos quanto em crianças. Mesmo no caso de exposição do osso, obtêm-se excelentes resultados com o simples desbaste do osso até os tecidos moles, deixando que a ferida cicatrize por segunda intenção. A quantidade de osso que pode ser removida é limitada porque, no mínimo, um terço da falange distal deve ser mantida intacta para prevenir deformidade em gancho da unha.

Há dois problemas frequentes com a amputação de ponta de dedo: intolerância ao frio e hipersensibilidade. Em geral, inde-

pendentemente da forma de tratamento escolhida, de 30 a 50% dos pacientes apresentam esses problemas. Uma das críticas aos diversos procedimentos de retalho local usados para cobertura e cicatrização primária da ferida é que todos envolvem incisão e avanço de tecidos não lesionados, o que estende a área de cicatrização e produz lesão de pequenos ramos dos nervos digitais. Trabalhos recentes sugerem que a incidência de intolerância ao frio e hipersensibilidade é menor com cicatrização por segunda intenção em comparação com o uso de enxerto de pele ou retalhos locais.

B. Amputação do polegar

O polegar, com seu arco peculiar de movimento, é protagonista nas três atividades de preensão da mão: preensão palmar, pinça lateral e pinça polpa a polpa. A amputação do polegar pode resultar em perda de praticamente toda a funcionalidade da mão. A amputação do polegar pode envolver (1) o terço distal (ou seja, distal à articulação interfalangeana), (2) o terço médio (ou seja, desde a articulação metacarpofalangeanas até a articulação interfalangeana), ou (3) o terço proximal do polegar.

A amputação do terço distal do polegar permite a preservação de boa quantidade de função. Intolerância ao frio e hipersensibilidade são problemas frequentes, como observado na discussão prévia sobre amputações da ponta do dedo. No tratamento das lesões do terço distal deve-se deixar que haja cicatrização por segunda intenção ou usar técnicas de cobertura relativamente simples.

A amputação do terço médio é mais complicada. As questões aqui são o comprimento, a estabilidade e a cobertura de pele com sensibilidade. Procedimentos mais agressivos podem estar indicados, consistindo de retalhos cruzados, retalho de avanço volar, retalhos neurovasculares em ilha a partir da face dorsal do dedo indicador (nervo radial) ou face volar do dedo médio (nervo mediano), alongamento ósseo ou aprofundamento de região interdigital.

A amputação do terço proximal do polegar tem efeito devastador sobre a função da mão. A reconstrução local para esse grau de perda geralmente não é bem-sucedida. Policização de outro dedo, transferência de pododáctilo para a mão ou outras técnicas cirúrgicas complexas, como osseointegração de prótese, podem ser indicadas para restaurar a função.

Jönsson S, Caine-Winterberger K, Brånemark R: Osseointegration amputation prostheses on the upper limbs: methods, prosthetics and rehabilitation. *Prosthet Orthot Int* 2011;35:190. [PMID: 21697201]

C. Amputação do dedo

A amputação isolada de um dedo menor pode causar diversos problemas estéticos e funcionais. Frequentemente é possível reimplantar dedos, mas o procedimento deve ser considerado especificamente a cada paciente, uma vez que a função frequentemente pode ser preservada com a amputação, um procedimento que abreviará o retorno às atividades. Com a amputação digital distal à inserção do tendão flexor superficial preserva-se a atividade flexora ativa e mantém-se a flexão da articulação metacarpofalangeanas. O tendão flexor longo não deve ser suturado ao tendão extensor, porque haveria limitação a excursão de ambos os tendões com limitação definitiva da função dos demais dedos.

Com as amputações que ocorrem em localização proximal à inserção do tendão flexor superficial mantém-se flexão da falange proximal de até, aproximadamente, 45 graus na articulação metacarpofalangeanas por ação a musculatura intrínseca. Esse grau de flexão geralmente é suficiente para segurar pequenos objetos sem que caiam pela falha e para permitir que o resíduo de dedo participe até certo ponto na preensão. Se o paciente estiver usando uma prótese de dedo cosmética e usar um anel para cobrir a borda proximal da prótese, a amputação ficará quase imperceptível.

O dedo indicador participa principalmente das pinças laterais e polpa a polpa com o polegar. Após amputação do dedo indicador na altura da articulação metacarpofalangeanas, o dedo médio assume esse papel tão importante. Entretanto, o segundo metacarpiano residual pode interferir na pinça lateral entre o polegar e o dedo médio. A conversão desta para amputação de raio frequentemente melhora a função e a estética, mas o problema é que ela estreita a largura da palma e reduz significativamente a capacidade de preensão e a potência de torque. As decisões cirúrgicas devem ser individualizadas, mas, provavelmente, o segundo metacarpiano deve ser preservado se o paciente utiliza ferramentas manuais, como um carpinteiro ou um maquinista.

A amputação dos dedos médio ou anelar ao nível da articulação metacarpofalangeana dificulta a preensão de pequenos objetos que tendem a escapar pela falha. A ressecção total do raio estreita a falha central e ocasionalmente melhora a função, mas o estreitamento da palma pode reduzir a capacidade de preensão e a potência de torque.

A amputação do dedo mínimo na altura da articulação metacarpofalangeana é considerada, com frequência, esteticamente inaceitável em razão da alteração abrupta e evidente no contorno da mão. Embora a conversão da amputação do quinto dedo a amputação de raio incluindo o metacarpo possa melhorar o resultado estético, também estreita a largura da palma e pode reduzir a capacidade de preensão e a potência de torque. As decisões cirúrgicas devem ser tomadas com base em fatores e preocupações individuais.

D. Amputação do carpo

Em geral, não se indica amputação na altura do carpo. A maioria dos cirurgiões considera que não há vantagens em comparação com a desarticulação do punho ou com a amputação transradial. Há relatos isolados de pacientes valorizando o pequeno grau de flexão e extensão do punho que lhes permite segurar objetos de encontro ao corpo e estabilizar objetos para agarrá-los com "duas mãos". Os tendões flexores e extensores radiais e ulnares do carpo devem ser religados para permitir esse movimento limitado. As próteses disponíveis são menos padronizadas e, em geral, consideradas menos funcionais do que os modelos transradiais tradicionais.

As amputações no carpo devem ser consideradas nos casos bilaterais. Embora seja raro, mais pacientes com perda tecidual por isquemia têm sido encontrados em unidades de terapia intensiva após reanimação prolongada e uso de vasopressores. Sem os vasopressores esses pacientes teriam morrido. Infelizmente, parte da reação orgânica a esses medicamentos pode ser o desvio de sangue das extremidades distais, o que resulta em gangrena seca com demarcação nítida em mãos e pés. Exatamente como na geladura, se não houver infecção, vale a pena postergar qualquer intervenção cirúrgica dando tempo suficiente para demarcação e recuperação dos tecidos. Ocasionalmente haverá necessidade de amputação parcial da mão e, nesses casos, deve-se considerar a amputação na altura do carpo.

▶ Desarticulação de punho

A desarticulação de punho continua a gerar controvérsia. Seus defensores argumentam que o procedimento teria duas vantagens sobre a amputação transradial. A preservação da articulação radioulnar distal, o que garante maior rotação do antebraço e a preservação da extremidade do rádio que melhora muito a suspensão da prótese. As incisões volar e dorsal em boca de peixe geralmente são as melhores, e a retirada dos processos estiloides de rádio e ulna previnem pontos de pressão dolorosos. A tenodese dos principais motores do antebraço estabiliza as unidades musculares e melhora o desempenho fisiológico e mioelétrico.

Os opositores da desarticulação do punho argumentam que a utilização de prótese após esse procedimento é um pouco mais complicada do que a amputação transradial padrão. O encaixe da prótese é mais difícil de se fabricar, em razão dos contornos ósseos. Os punhos artificiais convencionais acrescentam comprimento demasiado a prótese do braço e, portanto, não podem ser usados. Em caso de desarticulação do punho, o dispositivo terminal também necessita de modificação por causa do comprimento. As próteses mioelétricas são difíceis de adaptar porque há menos espaço para abrigar os dispositivos eletrônicos e a fonte de energia.

Apesar desses problemas, os pacientes submetidos a desarticulação de punho frequentemente são excelentes usuários de prótese. Alguns pacientes com mão insatisfatória podem obter melhora de função com desarticulação de punho e uso de prótese convencional. Essa decisão deve ser individualizada e tomada com base em diversos fatores, como grau de perda tecidual, dor, necessidades funcionais e imagem corporal do paciente.

▶ Amputação transradial

A amputação transradial é extremamente funcional e obtêm-se reabilitação e uso prolongado de prótese em 70 a 80% dos pacientes amputados nessa altura. Rotação e força do antebraço são proporcionais ao comprimento preservado. As melhores incisões cirúrgicas são as com retalhos volar e dorsal iguais. Deve-se proceder à miodese para prevenir bursa dolorosa, facilitar a suspensão muscular fisiológica e permitir o uso de prótese mioelétrica. Nos casos com resíduo de membro muito curto é necessário o uso de soquete tipo Muenster, moldado ao redor dos côndilos umerais para suspensão adicional. Ocasionalmente há necessidade de dobradiças laterais e bainha umeral para obter suspensão da prótese. Esses dois tipos de suspensão preservam flexão e extensão do cotovelo, mas limitam a rotação.

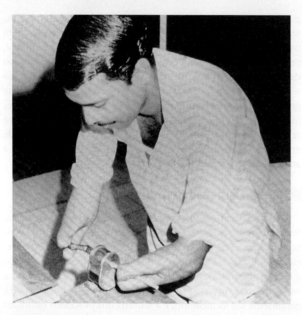

▲ **Figura 11-6** Paciente submetido a operação de Krukenberg bilateral demonstrando destreza bimanual para apontar um lápis. (Reproduzida, com permissão, a partir de Garst RJ: The Krukenberg hand. *J Bone Joint Surg Br* 1991;73:385.)

Não é possível mensurar o valor da preservação da articulação do cotovelo. Deve-se considerar a possibilidade de usar enxertos cutâneos ou, até mesmo, enxertos compostos para preservar os incomensuráveis benefícios funcionais proporcionados por um cotovelo com algum movimento ativo. Mesmo um arco restrito de movimento pode ser útil e uma engrenagem engenhosamente concebida para dobradiça do cotovelo pode converter um movimento ativo limitado em um ADM artificial bastante aprimorado. Embora as próteses mecânicas sejam extremamente funcionais nas amputações transradiais, esse tipo de amputação também é o que mais se adéqua aos dispositivos mioelétricos.

▶ **Amputação de Krukenberg**

A cirurgia de Krukenberg transforma o coto de amputação transradial em dígitos radial e ulnar capazes de preensão firme em pinça e com excelente capacidade de manipulação, em razão da manutenção da sensibilidade nos "dedos" do antebraço. A operação não deve ser realizada como amputação primária.

A técnica de Krukenberg pode ser realizada como procedimento secundário em amputados transradiais que tenham, no mínimo, 10 centímetros de resíduo de membro desde a ponta do olécrano, contratura em flexão do cotovelo inferior a 70 graus, e bom preparo psicológico e concordância. Nesse casos, o amputado se torna totalmente independente para as atividades cotidianas, em razão da preservação da capacidade sensitiva da pinça, assim como da qualidade do mecanismo de preensão (Fig. 11-6). Tradicionalmente a técnica de Krukenberg era indicada a pacientes cegos com amputação bilateral abaixo do cotovelo, mas também pode ser indicada para ser realizada em um dos membros superiores de amputados bilaterais abaixo do cotovelo, capazes de enxergar e naqueles com pouco acesso a próteses.

É possível usar uma prótese convencional sobre antebraço de Krukenberg, e dispositivos mioelétricos podem ser adaptados para movimentar o antebraço. A principal desvantagem é o aspecto do braço, que alguns podem considerar grotesco e inaceitável. A medida que a sociedade se torna mais compreensiva e acolhedora de indivíduos com deficiências, é possível que a preocupação com a aparência diminua. Há indicação absoluta de preparo intensivo e orientações detalhadas antes do procedimento.

▶ **Desarticulação do cotovelo**

A desarticulação de cotovelo pode ser um nível satisfatório de amputação com a vantagem de preservar a extremidade condilar para melhorar a suspensão da prótese e permitir a transferência da rotação umeral. O braço de alavanca mais longo aumenta a força. A desvantagem é o desenho da dobradiça do cotovelo, pois uma dobradiça externa é volumosa e rígida sob as roupas, enquanto um cotovelo artificial convencional produz um braço desproporcionalmente longo para um antebraço curto. Há controvérsia se as vantagens da desarticulação do cotovelo superam as desvantagens. Desde o ponto de vista cirúrgico, os retalhos volar e dorsal funcionam melhor, e há necessidade de miodese dos tendões bicipital e tricipital para preservar as fixações distais do músculo.

▶ **Amputação transumeral**

Ao realizar amputação transumeral todos os esforços devem ser envidados para preservar tanto quanto possível o comprimento do osso com cobertura suficiente de tecidos moles. Mesmo quando apenas a cabeça do úmero puder ser preservada e não houver possibilidade de salvar qualquer comprimento funcional, a manutenção da silhueta do ombro resulta em melhor aspecto estético. A miodese ajuda a preservar a força de bíceps e tríceps, a controlar a prótese e os sinais mioelétricos. Na maioria dos casos com amputação transumeral é possível usar prótese pós-operatória imediata e curativos rígidos. A fisioterapia deve se concentrar na articulação proximal e na função muscular. Como o dispositivo terminal da prótese geralmente é controlado por movimento ativo da cintura escapular, o uso precoce da prótese evita contratura e mantém a força.

Tradicionalmente a suspensão da prótese era incorporada à estrutura de suporte movimentada pelo corpo, o que pode ser desconfortável. Entre as técnicas alternativas estão angulação umeral por osteotomia (raramente usada), suspensão por válvula de sucção e os mais recentes revestimentos (*liners*) elastoméricos com rolamento e trava. Há várias opções de prótese para os amputados transumerais. Uma dessas opções é a prótese totalmente controlada mecanicamente. Outra opção é a prótese híbrida que utiliza controle mioelétrico de um componente (do dispositivo terminal ou do cotovelo artificial) e controle mecânico corporal do outro. A prótese transumeral é pesada, frequentemente considerada lenta e requer muita concentração mental para ser usada efetivamente. Essas questões levaram muitos amputados transumerais a optar por não usar a prótese ou a usar apenas uma prótese mais leve com finalidade cosmética em ocasiões especiais.

A amputação transumeral pode ser escolhida para resolver a disfunção do braço que segue a lesão grave do plexo braquial. As vantagens da amputação são reduzir a carga de peso sobre o ombro e sobre a articulação escapulotorácica e eliminar o problema de ter um braço paralisado que atrapalha a função do tronco. A decisão de realizar artrodese do ombro associada a amputação transumeral é controversa e deve ser tomada caso a caso. Os pesquisadores que comparam dois grupos de pacientes com amputação transumeral indicada por lesão do plexo braquial – um grupo sem e outro com artrodese de ombro – observaram retorno ao trabalho um pouco melhor entre aquele no grupo sem artrodese de ombro. Esses pacientes têm poucas perspectivas para uso de prótese, considerando que adicionam peso a uma cintura escapular disfuncional, o que, frequentemente, representa uma contradição com os objetivos originais da amputação.

▶ Desarticulação de ombro e amputação escapulotorácica

Raramente realiza-se desarticulação de ombro (Fig. 11-7) ou amputação escapulotorácica (Fig. 11-8). Quando realizadas, a indicação, geralmente, é de câncer ou de traumatismo grave. Ambas as operações resultam em perda da silhueta normal do ombro e trazem dificuldades ao paciente, porque as roupas ten-

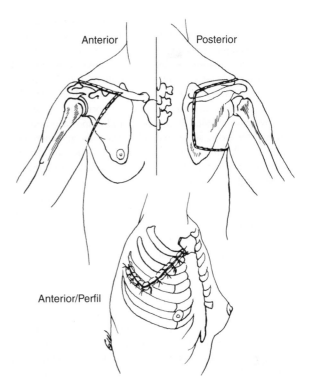

▲ **Figura 11-8** Amputação escapulotorácica.

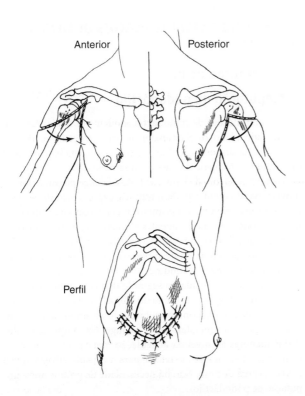

▲ **Figura 11-7** Desarticulação do ombro.

dem a não caber. Quando possível, a preservação da cabeça do úmero melhora muito a silhueta do ombro desarticulado. Na amputação escapulotorácica, geralmente realizada para tratamento de tumores proximais, removem-se braço, escápula e clavícula. A dissecção frequentemente se estende ao pescoço e ao tórax.

Há disponibilidade de próteses mioelétricas sofisticadas para esses pacientes, mas são pesadas, têm custo elevado e requerem manutenção intensiva. As próteses mecânicas também são pesadas, difíceis de suspender confortavelmente e de usar. A maioria dos pacientes solicita prótese por questão estética e para caimento de roupas. Muitas vezes, um preenchimento simples e macio preenche o ombro e satisfaz essas expectativas e representa uma alternativa à prótese cosmética total de braço.

▶ Anormalidades posturais após amputação alta de membro superior

Normalmente, o peso do braço e a atividade muscular associados ao funcionamento do ombro e do braço mantêm os ombros no nível apropriado. A hipertrofia unilateral de membro superior, incluindo a cintura escapular, ocorre em determinadas profissões e nos praticantes de algumas modalidades esportivas. Alguns indivíduos nascem com algum grau de assimetria de ombros, uma anormalidade postural relativamente menor que não requer vestimentas especiais.

Quando o braço é removido e clavícula e escápula são preservadas, os músculos que elevam a cintura escapular perdem a oposição produzida pelo peso do braço e por aqueles músculos que atravessam o ombro e tendem a abaixá-lo e ao braço. Como consequência desse desequilíbrio, se tem uma elevação descrita como "subida" da cintura escapular. Esse ombro elevado tende a acentuar a perda estética, mesmo quando o indivíduo usa um preenchedor cosmético de ombro ou um membro cosmético. Essa elevação anormal do ombro pode ser corrigida com exercícios corretivos iniciados assim que tolerados após a amputação. O uso de prótese com seu peso pendente também ajuda a reduzir a elevação. Na maioria dos casos, é inevitável que haja elevação da cintura escapular, ainda que seu grau possa ser minimizado por medidas físicas apropriadas.

A retirada de todo o membro superior em um indivíduo com o esqueleto em crescimento pode resultar em escoliose da coluna. Considera-se que o desequilíbrio muscular seja a causa da deformidade. Em menor escala, pode ocorrer em adultos, mas é primariamente restrito aos indivíduos em fase de crescimento. A combinação de escoliose dorsal superior e elevação da cintura escapular produz assimetria de cabeça e pescoço sobre o tronco, com a cabeça ficando assimétrica quando o indivíduo fica de pé.

De forma geral, nenhuma órtese ou aparelho é capaz de contrabalançar com sucesso as alterações posturais associadas à amputação ao nível do ombro. Exercícios para pescoço e cintura escapular representam a profilaxia mais efetiva e o melhor tratamento. Os déficits posturais são particularmente evidentes com a amputação escapulotorácica. O uso de restauração cosmética leve e macia de poliuretano, seja como parte de prótese cosmética ou isoladamente, serve para melhorar o contorno do tronco superior.

▶ Transplante de mão

Atualmente é tecnicamente possível realizar transplante de mão com supressão da rejeição. Há, aproximadamente, 49 casos documentados de transplante de mão com graus variados de sucesso. Todos os pacientes submetidos ao procedimento relataram sensibilidade protetiva e 82% sensibilidade discriminativa, enquanto a função motora mostrou-se adequada para realizar a maior parte das atividades. Entretanto, entre 33 pacientes (16 com transplante bilateral) houve uma morte e em sete pacientes houve a necessidade de retirada do enxerto. Certamente são muitos os benefícios potenciais para o amputado, mas tais benefícios devem ser ponderados contra os riscos reais. Em geral, pele, músculo e medula óssea parecem ser os objetos iniciais de rejeição, que é mais agressiva do que contra osso, cartilagem e tendão. A prevenção da rejeição é um problema presente e duradouro, com consequências reais para a saúde e a expectativa de vida do indivíduo. Os medicamentos imunossupressores atuais necessários à prevenção de rejeição de transplante de mão produzem efeitos colaterais tóxicos, infecções oportunistas e aumento na incidência de câncer. A visibilidade da mão, comparada aos órgãos internos transplantados, permite detectar a rejeição muito mais rapidamente. A evolução na imunologia tem permitido uma imunorregulação menos agressiva, o que talvez aumente a viabilidade desse procedimento. Além disso, não se deve subestimar o impacto psicológico real que se segue ao transplante de mão ou de outro

órgão. Em um trabalho no qual foram estudadas essas questões ao longo de 5 anos de acompanhamento após transplante cardíaco, demonstrou-se aumento significativo em problemas emocionais, como irritabilidade, depressão e baixa autoestima. Mesmo em pacientes sem problemas psicológicos prévios, talvez não seja fácil viver com uma mão transplantada constantemente visível.

Baumeister S, Kleist C, Dohler B, et al: Risks of allogeneic hand transplantation. *Microsurgery* 2004;24:98. [PMID: 15038013]

Crandall RC, Tomhave W: Pediatric unilateral below-elbow amputees: retrospective analysis of 34 patients given multiple prosthetic options. *J Pediatr Orthop* 2002;22:380. [PMID: 11961460]

Petruzzo P, Lanzetta M, Dubernard JM, et al: The International Registry on Hand and Composite Tissue *Transplantation*. Transplantation 2010;90:1590. [PMID: 21052038]

Schatz RL, Rosenwasser MP: Krukenberg kineplasty: a case study. *J Hand Ther* 2002;15:260. [PMID: 12206329]

Scheker LR Becker GW: Distal finger replantation. *J Hand Surg Am* 2011;36:521. [PMID: 21371629]

Sebastin SJ, Chung KC: A systematic review of the outcomes of replantation of distal digital amputation. *Plast Reconstr Surg* 2011;128:723. [PMID: 21572379]

Shores JT, Brandacher G, Schneeberger S, et al: Composite tissue allotransplantation: hand transplantation and beyond. *J Am Acad Orthop Surg* 2010;18:127. [PMID: 20190102]

Wilkinson MC, Birch R, Bonney G: Brachial plexus injury: when to amputate? *Injury* 1993;24:603. [PMID: 8288380]

AMPUTAÇÕES E DESARTICULAÇÕES DE MEMBROS INFERIORES

▶ Amputação do pé

A. Amputação de pododáctilo

As amputações de pododáctilo podem ser realizadas com retalho lado a lado ou plantar-dorsal, para aproveitar melhor os tecidos moles disponíveis. O osso deve ser encurtado a um nível que permita o fechamento adequado sem tensão.

Nas amputações de hálux, se toda a falange proximal for removida, os sesamoides podem retrair e expor a superfície plantar em forma de quilha do primeiro metatarsiano para apoio do peso. As consequências frequentes são aumento da pressão local, formação de calo ou ulceração. Para estabilização dos sesamoides em posição para apoio do peso pode-se deixar intacta a falange proximal ou proceder a tenodese do flexor curto do hálux.

A amputação isolada do segundo dedo comumente resulta em deformidade grave em valgo do hálux (Fig. 11-9). Essa situação pode ser evitada com amputação do segundo raio ou com fusão de primeiro metatarsiano e falange. Nas amputações dos dedos menores ao nível da articulação metatarsofalangeana, a transferência do tendão extensor para a cápsula talvez ajude a aliviar a carga de peso. Não há necessidade de prótese após amputação de pododáctilos.

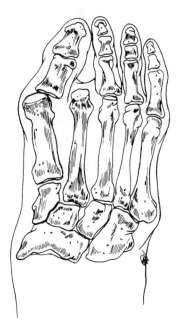

▲ **Figura 11-9** Grave deformidade em valgo do hálux após amputação isolada do segundo pododáctilo.

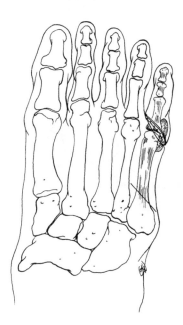

▲ **Figura 11-10** Amputação de quinto raio para tratamento de úlcera na cabeça do quinto metatarsiano.

B. Amputação de raio

Na amputação de raio remove-se o dedo e todo ou parte do metatarso correspondente. As amputações de um único raio podem ser estáveis. Entretanto, as amputações de múltiplos raios, especialmente em pacientes com doença vascular, podem estreitar demasiadamente o pé. Consequentemente, aumenta o peso suportado pelas cabeças metatársicas remanescentes, o que pode levar a novas áreas de pressão elevada, formação de calo e úlceras.

Do ponto de vista cirúrgico, é difícil conseguir fechamento primário de amputação de raio porque há necessidade de mais pele do que a imediatamente disponível. No lugar de fechar essas feridas sob tensão é prudente deixá-las abertas para que cicatrizem por segunda intenção.

A amputação do quinto raio é mais útil dentre todas as amputações de raio. As úlceras em planta e laterais ao redor da cabeça do quinto metatarsiano com frequência levam a exposição óssea e osteomielite. A amputação de quinto raio permite que toda a úlcera seja excisada e que a ferida seja fechada (Fig. 11-10). Em geral, quando há envolvimento mais extensivo do pé, uma amputação transversal transmetatársica é mais estável. Após as amputações de raio surge a necessidade de órtese moldada para calçados. A palmilha deve incluir acolchoamento para metatarso que distribua o peso para o corpo dos metatarsianos e reduza a pressão sobre suas cabeças.

C. Amputação de mesopé

As amputações transmetatársicas e de Lisfranc são confiáveis e estáveis. A amputação de Lisfranc é, na realidade, a desarticulação imediatamente proximal aos metatarsos na qual os ossos cuneiforme e cuboide são preservados. Do ponto de vista cirúrgico, um envelope de tecidos moles saudável e estável é mais importante do que o nível específico da amputação. Consequentemente o comprimento do osso a ser removido deve ser decidido com base na capacidade de realizar fechamento sem tensão dos tecidos moles. Dá-se preferência a um retalho plantar longo, mas o retalho dorsal também funciona bem, especialmente na amputação transmetatársica para tratamento de úlcera na cabeça metatarsiana (Fig. 11-11).

O equilíbrio muscular do pé deve ser cuidadosamente avaliado antes da cirurgia, com atenção especial à tensão do tendão do calcâneo e da força dos músculos tibial anterior, tibial posterior e fibular. As amputações de mesopé encurtam significativamente o braço de alavanca do pé e, assim, deve-se proceder ao alongamento do tendão do calcâneo, caso necessário. Os músculos tibial e fibular devem ser reinseridos caso tenham sido liberados durante a ressecção óssea. Por exemplo, se a base do quinto metatarsiano for seccionada, o tendão fibular curto deverá ser reinserido no osso cuboide. Nos pacientes com doença vascular, isso deverá ser feito com dissecção mínima para prevenção de maior comprometimento de tecidos.

O uso de aparelho gessado no pós-operatório previne deformidades, controla edema e acelera a reabilitação. A necessidade de prótese varia muito. Ao longo do primeiro ano após a amputação muitos pacientes são beneficiados com o uso de órtese de pé e tornozelo (AFO, de *ankle-foot orthosis*) com plataforma longa e preenchedor de dedo. A fim de evitar a evolução com pé equino, os pacientes devem ser orientados a usar a órtese todo o tempo, exceto para tomar banho. Mais tarde, será suficiente o uso de

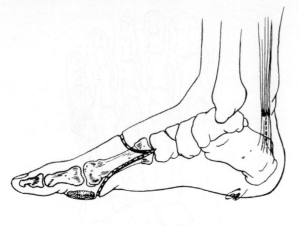

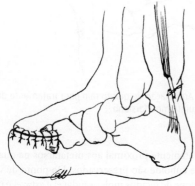

▲ **Figura 11-11** Amputação transmetatársica com alongamento do tendão do calcâneo.

preenchimento de dedo associado a calçado com solado rígido. Há prótese parcial de pé com objetivo cosmético.

D. Amputação de retropé

Na amputação de Chopart, removem-se antepé e mesopé e preservam-se apenas tálus e calcâneo. Há necessidade de procedimentos de reequilíbrio para prevenção de pé equino e de deformidade em varo. Geralmente há indicação de tenotomia do calcâneo, transferência dos tendões tibial anterior ou extensor dos dedos e uso de aparelho gessado no pós-operatório. Embora anteriormente se recomendasse transferência de tendão para o tálus, atualmente preconiza-se transferência ao calcâneo para minimizar o posicionamento em varo. Com a chanfradura das superfícies inferior e anterior do calcâneo é possível prevenir a ocorrência de pontos de pressão óssea.

Os dois outros tipos de amputação de retropé são as de Boyd e de Pirogoff. O procedimento de Boyd consiste em talectomia e artrodese calcâneo-tibial após translação do calcâneo para frente. O procedimento de Pirogoff consiste em talectomia e artrodese calcâneo-tibial após transecção vertical do calcâneo no plano médio e rotação para frente do processo posterior do calcâneo sob a tíbia. Esses dois tipos de amputação de retropé são realiza-

dos principalmente em crianças para preservar o comprimento e os centros de crescimento, prevenir migração do coxim do calcanhar e melhorar a suspensão do soquete.

Em trabalhos que compararam diversos procedimentos em crianças demonstrou-se que a amputação de retropé resulta em um funcionamento melhor do que a amputação de Syme (ver seção sobre amputação de Syme) nos casos em que o retropé se mantém equilibrado e não há evolução para pé equino.

As próteses de retropé requerem estabilização mais segura do que as de mesopé a fim de impedir o deslocamento do calcanhar ao caminhar. Pode-se acrescentar um calço anterior a uma prótese de pé e tornozelo, ou pode-se usar uma prótese com soquete com abertura posterior.

E. Calcanectomia parcial

A calcanectomia parcial, que consiste em excisão do processo posterior do calcâneo (Fig. 11-12), deve ser considerada como uma amputação da parte posterior do pé. Em pacientes selecionados com grandes úlceras de calcâneo ou com osteomielite de calcâneo, a calcanectomia parcial pode ser uma alternativa funcional à amputação transtibial. A retirada de todo o processo posterior do calcâneo permite o fechamento primário de falhas relativamente grandes de tecidos moles. Os pacientes devem ter perfusão vascular adequada e competência nutricional para que

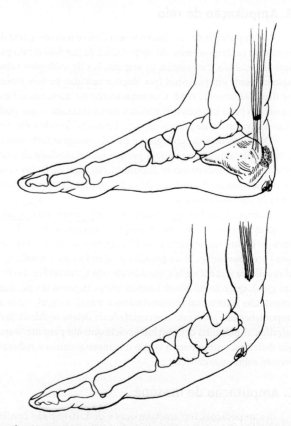

▲ **Figura 11-12** Calcanectomia parcial.

haja a cicatrização da ferida. Assim como em outras amputações, a calcanectomia parcial produz uma deformidade funcional e cosmética. Geralmente há necessidade de prótese de pé e tornozelo com acolchoamento de calcanhar para a substituição do segmento retirado e para prevenir úlcera de pele.

▶ Amputação de Syme

Na amputação de Syme, o cirurgião remove o calcâneo e o tálus ao mesmo tempo em que disseca cuidadosamente o osso, a fim de preservar a pele e o coxim adiposo do calcanhar para cobertura da tíbia distal (Fig. 11-13). O cirurgião também dever remover e modelar o contorno dos maléolos, mas há controvérsia se isso deve ser feito na cirurgia inicial ou 6 a 8 semanas mais tarde. Os defensores do procedimento em dois estágios argumentam que a cicatrização é melhor em pacientes com doença vascular. Os opositores ressaltam o atraso na reabilitação porque o paciente não pode apoiar o peso até que o segundo estágio da operação tenha sido realizado. A análise de uma série de casos corroborou a indicação de procedimento em tempo único, mesmo em pacientes com doença vascular e diabetes melito. Uma complicação tardia da complicação de Syme é a migração posterior e medial do coxim adiposo. Um dos seguintes procedimentos cirúrgicos pode ser realizado para estabilizar o coxim adiposo: a tenodese do tendão do calcâneo na margem posterior da tíbia por meio de orifícios perfurados; a transferência dos tendões do tibial anterior e dos extensores dos dedos ao aspecto anterior do coxim adiposo; ou remoção de cartilagem e osso subcondral para permitir a cicatrização da gordura ao osso, com ou sem fixação com pino. O uso de aparelho gessado pós-operatório também pode ajudar a manter o coxim adiposo centralizado sob a tíbia durante a cicatrização. A amputação de Syme é uma das mais difíceis de ser realizada em termos de técnica cirúrgica, obtenção de cicatrização primária e estabilidade do acolchoamento do calcanhar.

A amputação de Syme deve ser projetada para permitir sustentação terminal. A manutenção da superfície lisa e ampla da tíbia distal e do coxim do calcanhar permite a transferência direta de peso do resíduo do membro terminal para a prótese. A amputação transtibial ou transfemoral não permite essa transferência direta de peso. Em razão da capacidade de apoio do peso na extremidade terminal, o amputado ocasionalmente pode deambular sem prótese em situações de emergência ou para atividades de toalete.

A prótese de Syme é mais larga ao nível do tornozelo do que prótese transtibial, e esse problema cosmético pode ser incômodo a alguns pacientes. Entretanto, o estreitamento cirúrgico dos maléolos e o uso de novos materiais na prótese podem melhorar a aparência da prótese final. Além disso, os pacientes podem ser beneficiados com a tecnologia poupadora de energia proporcionada pelos novos modelos mais discretos de pés com resposta elástica. Os soquetes não necessitam do desenho de contorno alto do tendão patelar em razão da possibilidade de sustentação do peso na extremidade final do coto residual. O soquete pode ser aberto posterior ou medialmente se o membro tiver formato bulboso, ou um soquete flexível dentro de uma estrutura rígida, caso o membro seja menos bulboso. Em razão do alargamento medial,

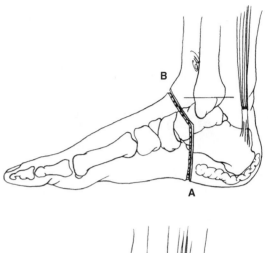

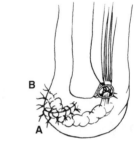

▲ **Figura 11-13** Amputação de Syme com tenodese do tendão do calcâneo à tíbia distal.

o soquete usado após amputação de Syme geralmente tem mecanismo de autossuspensão.

▶ Amputação transtibial

A transtibial é a amputação de grande porte mais comumente realizada em membro. A técnica com retalho posterior longo (Fig. 11-14) atualmente é padrão, e pode-se esperar bons resultados mesmo na maioria dos pacientes com doença vascular. Em alguns pacientes os retalhos anterior, posterior, sagital e enviesado podem ser úteis.

Todos os esforços devem ser envidados para preservar ao máximo o comprimento ósseo entre o tubérculo da tíbia e a junção entre os terços médio e distal da tíbia, com base na disponibilidade de tecidos moles saudáveis. Deve-se evitar as amputações no terço distal da tíbia porque resultam em acolchoamento insuficiente de tecidos moles e a adaptação confortável da prótese é mais difícil. O objetivo é um resíduo de membro de forma cilíndrica com estabilidade muscular, acolchoamento da tíbia distal e cicatriz que não tenha sensibilidade dolorosa nem seja aderente (Fig. 11-15). A amputação transtibial é especialmente adequada para coberturas rígidas e para adaptação pós-operatória imediata da prótese. Demonstrou-se que o uso de cobertura rígida removível reduz o período de internação e o tempo de adaptação inicial a prótese. A sinostose tibiofibular distal (procedimento de Ertl) deve ser considerado para o tratamento de diátese ampla

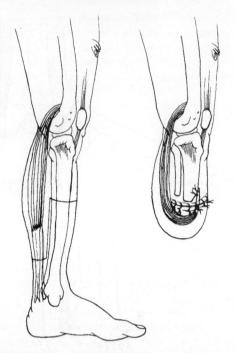

▲ **Figura 11-14** Amputação transtibial com técnica de retalho posterior longo.

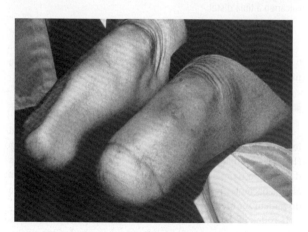

▲ **Figura 11-15** Amputação transtibial bilateral que enfatiza os benefícios da técnica do retalho posterior longo. O membro direito, amputado utilizando retalhos anterior e posterior iguais, tem formato cônico e atrófico. O membro esquerdo, amputado utilizando a técnica de retalho posterior longo, é cilíndrico e bem acolchoado. (Reproduzida, com permissão, a partir de Smith DG, Burgess EM, Zettl JH: Fittingand training the bilateral lower-limb amputee, in Bowker JH, Michael JW (eds): *Atlas of Limb Prosthetics Surgical, Prosthetic, and Rehabilitation Principles.* Rosemont, IL, American Academy of Orthopaedic Surgeons, 2002; pp. 599-622.)

induzida por trauma, a fim de melhorar a estabilidade de osso e tecidos moles. Recentemente demonstrou-se que o procedimento de ponte óssea apresenta maior taxa de complicações, o que sugere que seu uso seja limitado. O procedimento é indicado com menor frequência em paciente com doença vascular. A sinostose é criada para produzir uma massa óssea larga terminal, a fim de aumentar a capacidade de suporte de peso distal do membro e reduzir o movimento entre tíbia e fíbula. Embora haja renovação no interesse sobre essas técnicas, ainda não foram comparadas as técnicas osteomioplásticas com as técnicas convencionais.

Há uma grande variedade de próteses para amputados transtibiais. Os soquetes podem ser projetados para serem adaptados sobre *liner*, com maior conforto e possibilidade de acomodar pequenas alterações no volume do coto residual. Entre as desvantagens estão aumento da transpiração, menor higiene e maior desconforto nos climas quentes e úmidos. Os soquetes rígidos são projetados com meia de coto de algodão ou de lã com espessura apropriada para interface com a perna. Os soquetes rígidos são mais fáceis de limpar e mais duráveis do que os *liners*.

Nos soquetes da *Icelandic-Swedish-New York* (ISNY) são utilizados materiais mais flexíveis montados sobre estrutura rígida. Os soquetes flexíveis podem alterar seu formato para acomodar contrações musculares subjacentes. Esse tipo de soquete também pode ser usado em membros fibrosados ou com dificuldade de adaptação. Atualmente não são muito usados os soquetes abertos com articulação lateral e cinta na coxa, exceto em pacientes com acesso limitado a assistência à prótese. Nos amputados transtibiais o modelo com apoio no tendão patelar é o mais usado. Apesar do seu nome, a maior parte do peso é suportado pelo alargamento medial da tíbia e, lateralmente, sobre o espaço interósseo, enquanto o restante do peso é apoiado sobre a região do tendão patelar. Mesmo o novo soquete transtibial de contato total, assim chamado, projetado para ter maior contato sobre todas as áreas do coto residual, transmite a carga preferencialmente ao alargamento tibial e ao tendão patelar.

Há diversos tipos de dispositivos de suspensão para as próteses transtibiais. O mais simples e mais usado é uma faixa suprapatelar que passa pelos côndilos femorais e pela patela. Os soquetes podem ser projetados para incorporar um molde supracondilar, mas esses modelos são mais volumosos e menos estéticos quando o paciente está sentado. Cinto de cintura e tira com forquilha ajudam os pacientes que tenham coto muito curto após amputação transtibial, já que esses dispositivos reduzem o deslocamento dentro do soquete; também são úteis aos pacientes cuja atividade requeira suspensão extremamente estável. Se o paciente tiver um membro com tecidos moles insuficientes ou com dor intrínseca no joelho, dobradiças laterais e colete de coxa ajudam a aliviar a carga do membro inferior e transferir parte do peso à coxa.

Luvas externas de suspensão feitas de látex ou neoprene ainda são usadas com muita frequência. O látex é mais cosmético, mas menos durável e pode ser constritivo. O neoprene é mais durável e não é tão constritivo, mas pode causar dermatite de contato. As suspensões mais modernas utilizam um *liner* elastomérico ou de silicone que gira sobre o coto e garante absorção adequada do atrito. Uma pequena peça metálica sobre a extremidade distal do *liner* trava o soquete da prótese para realizar a suspensão com segurança. Muitos pacientes que utilizam *liners* elastoméricos com trava apreciam a suspensão segura e a sensação de maior controle sobre a prótese. Os *liners* têm a desvantagem de serem menos duráveis, necessitando de substituições frequentes. Esses *liners* com suspensão elastomérica e trava têm custo elevado. Embora tenham sido originalmente propagandeados como preventivos de problemas cutâneos, erupções, irritação e rachaduras na pele continuam sendo frequentes com essa nova tecnologia. Aproximadamente um terço dos amputados não toleram as forças geradas na parte distal da amputação por *liners* usando dispositivo metálico ou sistema de trava por pino. Foram desenvolvidas novas tecnologias para fixar o *liner* elastomérico ao soquete com bomba de vácuo, clipes laterais ao *liner* e válvula unidirecional para manter a força de sucção entre *liner* e soquete. A suspensão deve ser individualizada e nenhum sistema se mostrou adequado a todos os amputados.

Atualmente há vários modelos de prótese de pé, variando desde o tradicional com tornozelo sólido e calcanhar amortecido (SACH, de *solid ankle cushion heel*) aos modelos mais modernos com tecnologia de resposta elástica com diversos desenhos. O custo e a função variam muito e deve-se ter cuidado para fazer a prescrição mais apropriada a cada indivíduo. Um erro comum é prescrever uma prótese de pé que seja excessivamente rígida ou com a qual o paciente não se sinta confortável suficientemente rápido, especialmente nos primeiros 12 a 18 meses após a amputação.

▶ Desarticulação do joelho

A desarticulação no joelho (Fig. 11-16) é indicada em pacientes capazes de caminhar, nos quais não seja possível a amputação abaixo do joelho e haja tecido mole suficiente para a desarticulação do joelho. Essas circunstâncias são mais comumente encontradas em casos com lesão traumática. Nos pacientes com doença vascular, se o suprimento de sangue for suficiente para a cicatrização da desarticulação do joelho, seria também para realizar a amputação transtibial. A desarticulação do joelho está indicada em pacientes com problemas vasculares e que não possam caminhar, especialmente se houver contratura em flexão do joelho ou espasticidade. Embora possam ser usados os retalhos sagitais ou o retalho posterior longo tradicional em função da melhor opção para maior cobertura possível de tecidos moles, há trabalhos recentes a defender o uso de retalho posterior sempre que possível. A patela é mantida e o tendão patelar suturado aos cotos dos cruzados, a fim de estabilizar o complexo muscular do quadríceps. Os tendões do bíceps também podem ser estabilizados no tendão patelar. Um pequeno segmento do músculo gastrocnêmio pode ser suturado à cápsula anterior para acolchoamento da extremidade distal. Embora muitas técnicas tenham sido descritas para desbaste dos côndilos femorais, raramente esse procedimento se faz necessário e o desbaste radical pode prejudicar algumas das vantagens da desarticulação do joelho.

Para pacientes capazes de andar, entre as vantagens da desarticulação do joelho sobre a amputação transtibial estão a melhor suspensão do soquete contornando acima dos côndilos femorais, a força acrescida pelo alongamento do braço de alavanca, a preservação do equilíbrio muscular da coxa e, o mais importante, o potencial de transferência final do peso diretamente à prótese. No passado, as objeções às próteses volumosas e à assimetria no nível de articulação do joelho levaram muitos cirurgiões a abandonar a prática de desarticulação do joelho. Novos materiais permitiram a fabricação de próteses menos volumosas e do joelho artificial com sistema articulado de quatro barras, que pode se dobrar dentro do soquete e aparência melhor quando o paciente está sentado. O joelho artificial com articulação em quatro barras continua a ser a melhor opção de prótese para pacientes submetidos à desarticulação de joelho. É discreto, possui excelente estabilidade e pode incorporar uma unidade hidráulica para controle durante a fase de impulso do passo em pacientes capazes de caminhar em diferentes ritmos.

Para os pacientes incapazes de caminhar, a desarticulação elimina o problema de contratura em flexão do joelho e proporciona maior equilíbrio à coxa, o que reduz a contratura de quadril, e maior braço de alavanca com melhor apoio para sentar e para transferência do corpo.

Não se recomenda a amputação de Gritti-Stokes. Nessa operação, a patela é avançada distalmente e fundida por artrodese ao fêmur distal, teoricamente, para permitir apoio direto do peso. O conceito sobre o qual esta operação se baseia é equivocado porque, mesmo no joelho normal, a carga de peso é suportada nas regiões pré-tibial e no tendão patelar, e não na patela. O comprimento adicional e a assimetria na articulação do joelho complicam a adaptação da prótese.

A amputação transcondilar pode ser realizada, mas com menos conforto no apoio do peso e menos qualidade de suspensão em comparação com a verdadeira desarticulação do joelho.

▶ Amputação transfemoral

A amputação transfemoral geralmente é realizada com retalhos boca de peixe anteriores e posteriores. Pode-se e deve-se usar

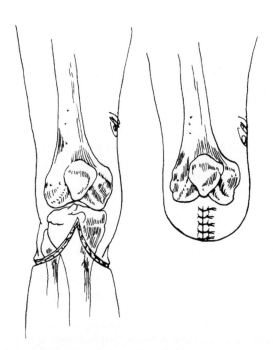

▲ **Figura 11-16** Desarticulação do joelho.

retalho atípico a fim de preservar todo o comprimento de fêmur que for possível em caso de trauma, porque a funcionalidade é diretamente proporcional ao comprimento do coto. Eventuais problemas com a ferida operatória resultando em retardo na deambulação com prótese pós-operatória imediata devem, sempre que possível, ser tratados clinicamente e não revisados, para preservar o comprimento. Para tanto, um dos meios propostos é a incorporação de sistemas de fechamento a vácuo ao processo de adaptação. A reabilitação não dever aguardar a cicatrização da ferida.

Na amputação transfemoral, a estabilização dos músculos é mais importante do que qualquer outra grande amputação de membro. A principal distorção de força é no sentido de abdução e flexão. Com a miodese dos músculos adutores em orifícios produzidos no fêmur é possível contrabalançar os abdutores, prevenir a dificuldade de girar o tecido adutor na região inguinal e aumentar o controle da prótese (Fig. 11-17). Sem a estabilização muscular, é comum que o fêmur migre lateralmente, atravessando o envelope de tecidos moles até uma localização subcutânea. Os novos soquetes transfemorais tentam manter um controle maior sobre a posição do fêmur, mas não são tão efetivos quanto a estabilização da musculatura. Mesmo nos pacientes incapazes de andar, a estabilização da musculatura ajuda a manter o coto protegido evitando a migração do fêmur.

Após amputação transfemoral é mais difícil aplicar e manter em posição a IPOP e o curativo rígido em comparação com amputações mais distais. As técnicas de IPOP têm vantagens de reabilitação precoce e controle do edema e da dor e devem ser indicadas caso haja expertise disponível. As principais queixas de pacientes com IPOP transfemoral são o peso do aparelho gessado e o desconforto ao sentar. Em muitos casos, utiliza-se apenas um curativo compressivo macio e, nesses pacientes, o curativo deve se estender no sentido proximal incluindo a cintura (*spica*) para uma melhor suspensão e para incluir o segmento medial da coxa e prevenir o desenvolvimento de rolo de tecido adutor. O posicionamento pós-operatório apropriado e a fisioterapia são essenciais para prevenção de contratura em flexão do quadril. O membro deve ser mantido plano sobre o leito e não elevado sobre travesseiro, e exercícios de extensão do quadril em posição pronada devem ser iniciados precocemente.

A suspensão da prótese é mais complicada nas amputações transfemorais do que nas amputações mais distais, em razão de coto mais curto, ausência de contornos ósseos e aumento do peso da prótese. A prótese para amputação transfemoral pode ser suspensa por sucção, cinto silesiano e banda de articulação de quadril e pélvica, ou com os novos *liners* com trava elastomérica.

Os soquetes tradicionais com suspensão por sucção atuam quando a pele forma um selo a prova de ar de encontro ao soquete. O ar é forçado distalmente por meio de uma pequena válvula unidirecional quando a prótese é vestida e a cada passo durante a marcha, mantendo, assim, pressão negativa distal no soquete. Não há qualquer revestimento entre o soquete rígido e o membro porque o ar vazaria ao redor desse revestimento impedindo que houvesse a sucção. O processo de vestir uma prótese com suspensão por válvula de sucção requer habilidade e esforço, e os pacientes devem ter boa coordenação, membro superior funcional e equilíbrio para essa tarefa. Os sistemas de suspensão com válvula de sucção funcionam bem nos casos com cotos médios a longos que tenham tecidos moles adequados, forma e volume estáveis. Geralmente são confortáveis e são considerados os mais aceitáveis esteticamente.

O cinto silesiano é uma tira flexível que é fixada lateralmente à prótese, envolve a cintura e a crista ilíaca contralateral e retorna para ser presa ao soquete em posição anterior e proximal (Fig. 11-18). Proporciona boa suspensão e permite controle rotacional da prótese. O cinto silesiano é usado comumente associado à suspensão por válvula de sucção em pacientes com coto mais curto cujas atividades requeiram suspensão mais segura do que a sucção pode isoladamente proporcionar.

Como ocorre com a prótese transtibial, os novos *liners* com sistema elastomérico e trava proporcionam suspensão e controle excelentes. O *liner* elastomérico ou de silicone é aplicado na perna de forma semelhante a um preservativo. Esse *liner* adapta-se estreitamente ao coto e evita que haja movimentação irregular e tensão rotacional. Uma pequena peça metálica na extremidade distal do *liner* faz o travamento na parte inferior do soquete para garantir um mecanismo de suspensão seguro. Um pequeno botão deve ser pressionado para destravar e liberar a prótese. Muitos amputados relatam sensação de maior segurança e melhora na propriocepção com esses sistemas. As desvantagens continuam a ser o custo, necessidade de substituir os *liners* quando se rompem

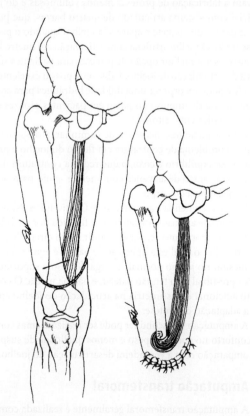

▲ **Figura 11-17** Amputação transfemoral com miodese do adutor.

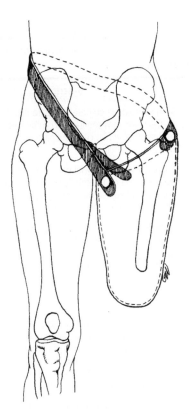

▲ **Figura 11-18** Suspensão de prótese transfemoral com cinto silesiano.

e, raramente, dermatite de contato. Como discutido para as amputações transtibiais, aproximadamente um terço dos amputados não suportam as forças geradas no segmento distal da amputação por *liners* que usam sistema de trava metálica ou pino. Para esses pacientes, devem ser usados outros métodos para fixa-lo *liner* ao soquete.

Com as correias de articulação de quadril e pelve obtêm-se suspensão e controle extremamente seguros, mas o dispositivo é volumoso, considerado o método de suspensão cosmeticamente mais insatisfatório e o menos confortável, especialmente com o cinto silesiano. A cinta pélvica corre da articulação do quadril, passa ao redor da cintura, entre a espinha ilíaca e o trocanter, e retorna à dobradiça do quadril. A dobradiça é posicionada lateralmente, em ponto imediatamente anterior ao trocanter, sobre o eixo anatômico da articulação do quadril. As cintas de suspensão da articulação do quadril e da pelve são indicadas para cotos muito curtos após amputação transfemoral, pacientes geriátricos que não possam vestir prótese com suspensão por sucção e pacientes obesos que não consigam controlar adequadamente a suspensão por sucção, luvas de silicone ou cinto silesiano.

O desenho do soquete para amputação transfemoral foi modificado. O soquete quadrilateral tradicional tem diâmetro anteroposterior estreito para manter o ísquio posicionado atrás e acima no alto do rebordo posterior do soquete para apoio do peso. A parede anterior do soquete é 5 a 7 centímetros mais alta do que a posterior para manter a perna sobre o assento isquiático. A dor no plano anterior é uma queixa frequente e deve ser tratada com modificação no soquete da prótese em uma pequena área acima da espinha ilíaca anterossuperior. Se toda a parede anterior for rebaixada ou atenuada, o ísquio desliza para dentro do soquete alterando totalmente a transferência de carga e as regiões de pressão. Mesmo a parede lateral sendo contornada para manter o fêmur em adução, as dimensões globais do soquete quadrilateral não são anatômicas e produzem pouca estabilidade femoral no plano coronal.

Os desenhos de soquete de prótese transfemoral com diâmetro mediolateral estreito tentam resolver os problemas do soquete quadrilateral tradicional contornando a parede posterior para manter o ísquio dentro do soquete e não do alto do rebordo. O peso é transferido pela massa muscular glútea e pela região lateral da coxa em lugar do ísquio, o que elimina a necessidade de pressão anterior a partir da parede anterior alta. A atenção, então, se volta para um contorno mediolateral estreito para manter melhor o fêmur em adução e reduzir o movimento relativo entre o membro e o soquete. O soquete com formato e alinhamento normais (NSNA, de *normal shapeand normal alignment*) e o método de encaixe de contenção isquiática (CAT-CAM, de *contoured adducted trochanteric controlled align mentmethod*) são dois dos desenhos com estreitamente mediolateral disponíveis.

Também pode-se utilizar um soquete feito de material flexível com moldura rígida. O material flexível permite a expansão da parede do encaixe acompanhando a contração muscular subjacente. O encaixe flexível pode ser feito nos formatos quadrilátero tradicional ou com estreitamente mediolateral. As vantagens desse tipo de soquete incluem maior conforto ao caminhar e sentar e, possivelmente, maior eficiência muscular. O problema é a menor durabilidade do material flexível e rachaduras podem resultar em perda de suspensão por sucção e em irritação cutânea.

Há próteses de joelho com diversos desenhos que visam abordar necessidades específicas dos pacientes. O padrão convencional é o joelho de eixo único e atrito ajustável. Essa prótese é simples, durável, leve e de baixo custo. O atrito pode ser ajustado a fim de otimizar a função para cada ritmo de caminhada e os pacientes sentem dificuldade ao variar a velocidade da caminhada.

Dobradiças externas eram o padrão antigo para pacientes submetidos a desarticulação de joelho, com a finalidade de aproximar melhor o centro do movimento do joelho. As dobradiças externas não são esteticamente satisfatórias, mas ainda são usadas em pacientes que as tenham considerado efetivas no passado e se mantenham satisfeitos. Para pacientes recentes, dá-se preferência a outros tipos de prótese de joelho.

A expressão *joelho com controle postural* substituiu a expressão *joelho seguro*. Refere-se à prótese de joelho com atrito ativado por peso para aumentar a estabilidade e a resistência à inclinação quando submetida a mais peso corporal do amputado. Esse tipo de prótese é particularmente útil para pacientes mais idosos, que estejam se sentindo pouco seguros e tenham coto residual demasiadamente curto, extensores do quadril fracos ou contratura em flexão do quadril.

O joelho policêntrico proporciona uma mudança no centro de rotação que fica localizado em posição mais posterior do que outras articulações de joelho. O centro de rotação posterior oferece maior estabilidade de pé e nos primeiros graus de flexão em comparação com outros joelhos artificiais. O de quatro barras é um dos diversos joelhos policêntricos disponíveis.

Uma unidade hidráulica ou pneumática pode ser acrescentada à maioria das articulações de joelho a fim de proporcionar maior controle sobre a prótese na fase de impulso utilizando fluidos hidráulicos para variar a resistência de acordo com a velocidade da marcha. Essa opção é útil em amputados ativos que caminhem e corram em diferentes velocidades. A unidade com atrito variável pode ser um meio de diminuir o custo para contemplar pacientes que caminhem variando a velocidade. Esse tipo de joelho varia o atrito de acordo com o grau de flexão da articulação, o que leva a otimização da fase de impulso da marcha. Embora o joelho de atrito variável seja mais econômico e requeira menos manutenção do que a unidade hidráulica, não é tão efetivo para caminhadas com variação no ritmo.

Na maioria dos joelhos artificiais é possível adicionar uma tranca manual para bloquear o joelho em extensão plena. Esse bloqueio é útil se o paciente for cego, sentir-se menos seguro, tiver coto muito curto ou for amputado bilateral.

Como mencionado previamente, o joelho chamado de inteligente controlado por microprocessador, incorpora a tecnologia mais moderna para maior controle das características de impulso e postura do joelho e reage a velocidade, ritmo e acelerações do amputado. Estudos recentes revelam que essas próteses de joelho melhoram a função e auxiliam os amputados a aumentar seu nível na classificação funcional do Medicare de 2 para 3 (Tab. 11-1). A tecnologia não evoluiu suficientemente para que as próteses de joelho possam reaver a tremenda força motora perdida com a amputação abaixo do joelho.

Próteses especificamente projetadas conhecidas como *stubbies* são recomendadas inicialmente para os casos com desarticulação bilateral de joelho ou para amputados transfemorais, independentemente da idade, que tenham perdido ambas as pernas simultaneamente, mas sejam candidatos a deambulação. As *stubbies* são soquetes montados diretamente sobre uma plataforma curva que serve como pé. A plataforma que serve como base curva tem uma longa extensão posterior que evita que o paciente caia para trás, e um processo anterior mais curto que permite rolamento suave na fase de arranque da marcha. Essas próteses fazem parecer como se os pés estivessem virados para trás. O uso das *stubbies* resulta em redução do centro de gravidade, e a parte inferior curva proporciona uma base de apoio ampla que ajuda no equilíbrio do tronco, proporciona estabilidade e permite que o paciente se sinta confiante para ficar de pé e caminhar. A medida que aumenta a confiança e a habilidade do paciente, pode-se alongar periodicamente essas *stubbies* até que a altura se torne compatível com a de próteses de extensão plena, quando passa a ser possível a transição. Muito pacientes rejeitam as próteses de extensão plena e preferem a estabilidade e o equilíbrio que obtêm com as *stubbies*.

Tabela 11-1 Descrição dos diversos níveis de classificação funcional do Medicare (MFCL, de *Medicare Functional Classification Level*)

MFCL	Descrição
MFCL-0	Sem capacidade ou potencial para deambular ou para se transferir com segurança com ou sem assistência e uma prótese não contribui para a qualidade de vida ou para a mobilidade
MFCL-1	Capacidade ou potencial para usar uma prótese para transferência ou deambulação em superfícies planas com ritmo fixo. Normalmente, o paciente que caminha de forma limitada ou ilimitada em casa
MFCL-2	Capacidade ou potencial para deambulação com capacidade para transpor barreiras ambientais baixas, tais como meio-fio, escadas ou superfícies irregulares. Normalmente, o paciente capaz de caminhar de forma limitada nas ruas.
MFCL-3	Capacidade ou potencial para deambulação com variação de ritmo. Normalmente, o paciente capaz de caminhar nas ruas e habilidade para transpor a maioria dos obstáculos ambientais e que possam realizar atividades físicas por apelo vocacional, terapêutico ou necessidade de exercitar que demandem utilização de prótese mais sofisticada do que a usada para simples locomoção.
MFCL-4	Capacidade ou potencial para uso de prótese com habilidades além das básicas para deambulação, com alto nível de impacto, estresse e energia, demandas típicas de crianças, adultos ativos ou atletas.

Adaptada de Hafner BJ, Smith DG: Differences in function and safety between Medicare Functional Classification Level-2 and -3transfemoral amputee sand influence of prosthetic knee joint control.*J Rehabil Res Dev* 2009;46:418. [PMID:19675993].

▶ Desarticulação de quadril

A desarticulação de quadril (Fig. 11-19) raramente é realizada. Cirurgicamente, a incisão em forma de raquete com ápice anterior é usada em pacientes com problemas vasculares e em pacientes com lesão traumática, quando possível. Na cirurgia para tratamento de tumor, é preciso projetar retalhos criativos com base nos compartimentos anatômicos não envolvidos.

A substituição por prótese pode ser bem-sucedida em pacientes jovens saudáveis que requeiram desarticulação em razão de trauma ou de câncer, mas geralmente não está indicada em pacientes com doença vascular. A prótese padrão é canadense. O soquete contém a hemipelve envolvida e é suspenso sobre a crista ilíaca. Embora a articulação do quadril e outros componentes endoesqueléticos sejam produzidos com materiais leves no esforço para manter o peso da prótese no valor mínimo, a prótese ainda é pesada e difícil de manipular. A deambulação com prótese geralmente requer mais energia do que seria necessária para deambular com muletas. Por esse motivo, muitos pacientes

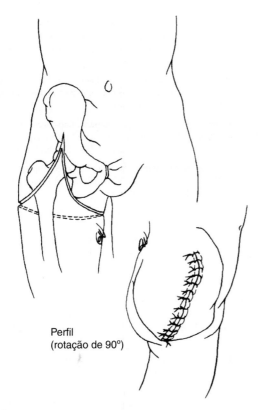

▲ **Figura 11-19** Desarticulação de quadril.

Perfil (rotação de 90°)

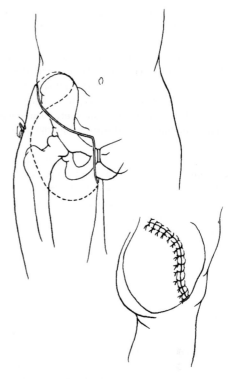

▲ **Figura 11-20** Hemipelvectomia.

com capacidade de deambular preferem usar muletas sem prótese. A vantagem da prótese é deixar mais livre o uso dos membros superiores.

▶ Hemipelvectomia

Embora a hemipelvectomia (Fig. 11-20) seja ainda menos frequentemente necessária do que a desarticulação do quadril, algumas vezes é indicada para lesões traumáticas ou câncer envolvendo a pelve. O uso de prótese após o procedimento é extremamente raro porque o peso do corpo seria transferido ao sacro e ao tórax. Após hemipelvectomia considerações específicas são necessárias para que o paciente possa sentar.

▶ Prescrição de prótese após amputação na altura ou acima do joelho

Para ser considerado candidato a prótese em nível anatômico elevado (desarticulação de joelho ou mais alta), o paciente deve ser apto a se transferir independentemente, levantar-se da posição sentada sem ajuda e deambular usando uma perna com balanço por distância de 30 metros, apoiado em barras paralelas ou com andador. Embora esses pré-requisitos pareçam extremos, são necessários para o sucesso dessas próteses pesadas e complicadas. O uso de prótese transtibial pode facilitar a transferência e a deambulação. Mas a prótese transfemoral pode dificultar ao paciente levantar-se da posição sentada por não ter força motora suficiente para a extensão do joelho. Próteses altas podem aumentar a energia necessária para caminhar em comparação com a marcha em uma perna com apoio de muleta. Infelizmente, quando o paciente não tem capacidade para responder às demandas sem auxílio, a prótese acaba sendo uma âncora que aumenta a dependência geral. Todos os pacientes amputados transfemorais, ou submetidos a desarticulação de quadril e hemipelvectomia são avaliados com teste funcional com os mesmos pré-requisitos de atividade.

▶ Fixação de membros artificiais diretamente ao esqueleto por via percutânea

Os benefícios da fixação de membros artificiais pela pele diretamente ao esqueleto foram previstos há quase 100 anos. A documentação de fixação externa temporária de fraturas data a Malgaigne em 1845. Durante e logo após a Segunda Guerra Mundial, foram feitas tentativas independentes na Alemanha e nos Estados Unidos de fixar próteses transtibiais diretamente à tíbia. Drummer, um cirurgião geral em Pinneberg, Alemanha, realizou o procedimento em 4 indivíduos em maio de 1946. Os dois obstáculos principais continuam a ser a interface osso-implante e a interface pele-implante. O trabalho revolucionário de Branemark em Gothenburg, Suécia, desenvolveu o uso de titânio e melhorou o desenho de implantes, o que levou a 30 anos de reconstruções dentárias e maxilofaciais bem-sucedidas com uso de prótese diretamente conectadas a ossos da boca e da face.

A pele dos membros impõem maiores dificuldades na interface cutâneo-implante. Contudo, evoluções no desenho dos implantes e na técnica cirúrgica tornaram possível realizar com sucesso implantes e adaptações de polegares e antebraços e em amputados transfemorais. Aproximadamente 60 amputados foram submetidos a implante cirúrgico e adaptação de prótese na Suécia, no Reino Unido e na Austrália.

Os resultados iniciais confirmaram o potencial promissor, com grandes melhoras em fixação, propriocepção e função das próteses de membros ósseo integrados em comparação com as próteses encaixadas. Entretanto, ainda há muito trabalho a ser feito, especialmente na interface pele-implante. A evolução impressionante havida na interface osso-implante levou a resultados que superaram de longe as tentativas históricas de fixação direta de membros artificiais ao esqueleto. Contudo, sem uma verdadeira integração entre pele e implante que produza uma barreira durável e biológica, persiste o risco de migração causando infecção e perda da prótese. É fantástico ver como esse sonho se mantém e evolui.

Bowker JH, San Giovanni TP, Pinzur MS: North American experience with knee disarticulation with use of a posterior myofasciocutaneous flap. Healing rate and functional results in seventy-seven patients. *J Bone Joint Surg Am* 2000;82-A:1571. [PMID: 11097446]

Dillon MP, Barker TM: Comparison of gait of persons with partial foot amputation wearing prosthesis to matched control group: observational study. *J Rehabil Res Dev* 2008;45:1317. [PMID: 19319756]

Elsharawy MA: Outcome of midfoot amputations in diabetic gangrene. *Ann Vasc Surg* 2011;25:778. [PMID: 21514113]

Frykberg RG, Abraham S, Tierney E, et al: Syme amputation for limb salvage: early experience with 26 cases. *J Foot Ankle Surg* 2007;46:93. [PMID: 17331868]

Fuller M, Luff R, Van Den Boom M: A novel approach to wound management and prosthetic use with concurrent vacuumassisted closure therapy. *Prosthet Orthot Int* 2011;35:246. [PMID: 21527397]

Hafner BJ, Smith DG: Differences in function and safety between Medicare Functional Classification Level-2 and -3 transfemoral amputees and influence of prosthetic knee joint control. *J Rehabil Res Dev* 2009;46:418. [PMID: 19675993]

Marfori ML, Wang EH: Adductor myocutaneous flap coverage for hip and pelvic disarticulations of sarcomas with buttock contamination. *Clin Orthop Relat Res* 2011;469:257. [PMID: 20632137]

Morse BC, Cull DL, Kalbaugh C, et al: Through-knee amputation in patients with peripheral arterial disease: a review of 50 cases. *J Vasc Surg* 2008;48:638. [PMID: 18586441]

Schade VL, Roukis TS, Yan JL: Factors associated with successful Chopart amputation in patients with diabetes: a systematic review. *Foot Ankle Spec* 2010;3:278. [PMID: 20966454]

Sherman CE, O'Connor MI, Sim FH: Survival, local recurrence, and function after pelvic limb salvage at 23 to 38 years of followup. *Clin Orthop Relat Res* 2012;470:712. [PMID: 21748513]

Smith DG, Michael JW, Bowker JH: *Atlas of Amputations and Limb Deficiencies: Surgical, Prosthetic, and Rehabilitation Principles*, 3rd ed. Rosemont, IL: American Academy of Orthopaedic Surgeons; 2004.

Stone PA, Back MR, Armstrong PA, et al: Midfoot amputations expand limb salvage rates for diabetic foot infections. *Ann Vasc Surg* 2005;19:805. [PMID: 16205848]

Taylor L, Cavenett S, Stepien JM, et al: Removable rigid dressings: a retrospective case-note audit to determine the validity of post-amputation application. *Prosthet Orthot Int* 2008;32:223. [PMID: 18569890]

Tintle SM, Keeling JJ, Forsberg JA, et al: Operative complications of combat-related transtibial amputations: a comparison of the modified burgess and modified Ertl tibiofibular synostosis techniques. *J Bone Joint Surg Am* 2011;93:1016. [PMID: 21655894]

Unruh T, Fisher DF Jr, Unruh TA, et al: Hip disarticulation: an eleven-year experience. *Arch Surg* 1990;125:791. [PMID: 2346379]

Reabilitação

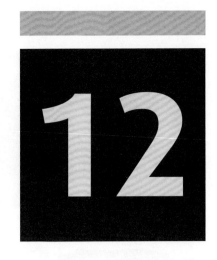

Mary Ann E. Keenan, MD
Samir Mehta, MD
Patrick J. McMahon, MD

PRINCÍPIOS GERAIS DA REABILITAÇÃO

A reabilitação envolve os cuidados do indivíduo lesionado com problemas neurológicos ou musculoesqueléticos. O objetivo principal é melhorar a função por meio cirúrgico ou não cirúrgico e é reconhecida como parte importante da atenção dos problemas agudos e crônicos. Os programas de reabilitação abordam diversos problemas, incluindo os musculoesqueléticos congênitos ou os adquiridos (p. ex., deformidades ósseas, artrite ou fraturas) assim como traumas ou doenças neurológicas que afetem a função de membros (p. ex., lesão medular, AVC ou poliomielite). A reabilitação nesses pacientes frequentemente envolve fortalecimento muscular, melhora do controle motor, treinamento dos indivíduos para que façam uso mais efetivo da função residual e aplicação de equipamentos adaptativos pra reduzir deformidades de membros.

O modelo de reabilitação mais bem-sucedido é aquele que aborda todas as necessidades do paciente, tanto físicas quanto emocionais, e é baseado em abordagem em equipe. Entre os profissionais mais frequentemente incluídos nas equipes estão médicos e enfermeiros de diversas especialidades, fisioterapeutas e terapeutas ocupacionais, fonoaudiólogos, psicólogos, ortóticos e assistentes sociais, além do próprio paciente e sua família. O objetivo compartilhado pelos membros da equipe é evitar barreiras à reabilitação por meio (1) diagnóstico de todos os problemas atuais, (2) tratamento adequado dos problemas, (3) nutrição adequada, (4) monitoramento do paciente para qualquer complicação que possa impedir a evolução da recuperação, (5) mobilização do paciente assim que seja possível e (6) restauração da função ou auxílio para que o paciente se adapte ao novo estilo de vida.

▶ Condução dos problemas comuns na reabilitação

Nutrição inadequada, úlcera de decúbito, infecções do trato urinário, perda de controle vesical, espasticidade, contraturas, deformidades musculoesqueléticas adquiridas, perda de força muscular e perda de condicionamento fisiológico são complicações comuns capazes de obstacularizar os esforços de reabilitação e causar perda adicional de função em paciente já comprometido. Como esses problemas implicam em um custo elevado, em termos tanto humanos quanto financeiros, todos os esforços devem ser envidados para sua prevenção.

A. Nutrição inadequada

Um bom estado nutricional é a base para que se evitem muitas complicações. Após o traumatismo, as necessidades nutricionais do paciente aumentam acentuadamente, a partir das 30 kcal/kg/dia. Em sua maioria, os pacientes traumatizados vêm recebendo reposição intravenosa com carga nutricional mínima e, consequentemente, chegam ao centro de reabilitação com diversos graus de desnutrição. Os pacientes com enfermidade crônica, em geral, têm pouco apetite. Os indivíduos com déficit físico gastam muita energia para realizar simples atividades de vida diária (AVDs) e também podem ter dificuldade em obter e preparar os alimentos em quantidade e qualidade adequadas. Uma forma frequentemente negligenciada de má nutrição é a obesidade. Os indivíduos com índice de massa corporal (IMC) alto podem se tornar mal nutridos após um traumatismo. Além disso, a inatividade leva a redução das necessidades calóricas, mas o tédio pode causar aumento do consumo e uma dieta desbalanceada com falta de determinados nutrientes.

B. Úlcera de decúbito (úlcera de pressão)

A combinação de nutrição inadequada, falta de sensibilidade nos pontos de pressão do corpo e menor capacidade de movimentação causa a úlcera de decúbito (Fig. 12-1), que agrava muito o desconforto do paciente e aumenta a permanência hospitalar e os custos com a internação. A úlcera é uma fonte potencial de sepse em indivíduo já comprometido. E, para uma úlcera sacral grave, por exemplo, talvez haja necessidade de realizar cirurgia para aplicação de enxerto com retalho rotacional a fim de cobrir a ferida. Esse procedimento também requer que o paciente seja mantido em decúbito ventral até que o enxerto esteja cicatrizado, o que prejudica significativamente sua participação no programa de reabilitação, uma vez que a mobilidade e a possibilidade de interagir com

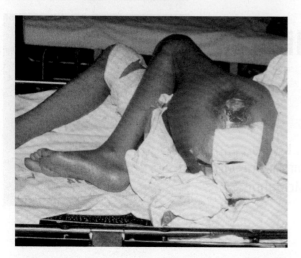

▲ **Figura 12-1** Paciente com contraturas e úlcera de decúbito sobre o trocanter maior do fêmur.

os outros ficam impedidas. A prevenção é o melhor tratamento. A norma clínica para proteger a pele do paciente é a mudança de posição a cada duas horas. Nenhum tipo de amortecimento é capaz por si só de impedir a formação de úlcera de decúbito.

C. Infecções do trato urinário e perda do controle vesical

As infecções do trato urinário são uma fonte comum de sepse e de enfermidade prolongada. O cateter de demora é a fonte mais frequente. Em pacientes agudamente enfermos ou politraumatizados é possível que seja necessária a instalação de cateter de demora por razões clínicas, mas esse cateter deve ser retirado assim que possível. A incontinência urinária não é razão suficiente para uso contínuo de cateter de demora. Em pacientes do sexo masculino, a incontinência pode ser resolvida com o uso de cateter ligado a preservativo. Deve-se ter o cuidado de inspecionar regularmente o pênis buscando por sinais de maceração de pele ou de pressão. Em pacientes do sexo feminino há necessidade de usar fraldas e de troca frequente da roupa de cama.

Para a restauração da função vesical e para obter reflexo de micção ou bexiga equilibrada é possível que seja necessário usar um programa de cateterização intermitente. A base do programa de equilíbrio vesical é que o volume residual de urina não exceda um terço do volume urinado. Em geral, inicia-se o programa de cateterização intermitente se o volume residual for superior a 100 mL ou se o volume urinado estiver acima de 400 mL. O paciente inicialmente é cateterizado a cada 4 horas e, a seguir, a cada 6 horas durante um dia para, então, ser reavaliado. Há necessidade de bons registros ao longo do programa.

D. Perda de força muscular e de condicionamento fisiológico

Durante períodos de exercício mantido, o metabolismo é principalmente aeróbio. Os principais combustíveis para o metabolismo aeróbio são carboidratos e gorduras. Na oxidação aeróbia, os substratos são oxidados por meio de uma sequência de reações enzimáticas que levam à produção de trifosfato de adenosina (ATP) para contração muscular. Com um programa de condicionamento físico é possível aumentar a capacidade aeróbia aumentando o débito cardíaco, elevando os níveis de hemoglobina, aumentando a capacidade das células de extrair oxigênio do sangue e aumentando a massa muscular por meio de hipertrofia.

A imobilização prolongada de membros, repouso no leito e inatividade, em geral, levam a atrofia acentuada dos músculos e perda de condicionamento fisiológico em curto espaço de tempo. Como os pacientes incapacitados geralmente gastam mais energia que os indivíduos normais para realizar as AVDs, eles devem ser mobilizados assim que for possível, a fim de evitar declínio fisiológico desnecessário e subsequente queda de rendimento. Eles também devem participar de um programa diário de exercícios para maximizar sua força muscular e capacidade aeróbia.

E. Espasticidade

Os pacientes com espasticidade apresentam reação excessiva ao estiramento rápido do músculo, o que leva a aumento dos reflexos tendíneos profundos e a clônus. A espasticidade deve ser tratada agressivamente para prevenção de deformidades e contraturas articulares permanentes.

1. Agentes relaxantes musculares – Os medicamentos podem ajudar a controlar a espasticidade associada às doenças do neurônio motor superior. Há indicação para uso de medicamentos quando a espasticidade afeta diversos grandes grupos musculares e quando a espasticidade não é grave.

O Baclofeno é capaz de inibir os reflexos polissinápticos e monossinápticos ao nível da medula espinal. Contudo, também deprime o funcionamento geral do sistema nervoso central. Quando possível, deve-se evitar o uso de baclofeno oral em pacientes com traumatismo craniano, uma vez que o medicamento produz sedação e impede a recuperação cognitiva. Os pacientes com déficit de atenção ou distúrbios da memória podem ter o problema agravado com o uso de agentes antiespasmódicos, como diazepam e clonidina que, assim como o baclofeno, têm propriedades sedativas. A tizanidina afeta menos o sistema nervoso central do que outros agentes e pode ser útil. Até mesmo o dantroleno sódico, que atua perifericamente, pode causar sonolência.

A tecnologia de administração de baclofeno com bomba infusora apresenta vantagens sobre todos os demais tratamentos, em razão da baixa concentração introduzida por via intratecal. A administração intratecal controla efetivamente a espasticidade ao mesmo tempo em que minimiza os efeitos colaterais no sistema nervoso central. A bomba é posicionada em um bolso subcutâneo na parede abdominal. Um cateter é passado por via subcutânea ligando a bomba ao espaço intratecal. A bomba pode ser reabastecida com injeção do medicamento no seu reservatório. A posologia e a velocidade de administração podem ser ajustadas com facilidade utilizando um *laptop* que envia sinais de rádio à bomba.

O dantroleno, outro medicamento que pode ser usado para controlar a espasticidade, é o preferencial para tratamento de clônus. O dantroleno produz relaxamento atuando diretamente sobre a reação contrátil da musculatura esquelética em local além da junção neuromuscular. O medicamento produz dissociação do acoplamento excitação-contração interferindo com a liberação de cálcio pelo retículo sarcoplasmático. Embora não afete diretamente o sistema nervoso central, ele causa sonolência, tonteira leve e fraqueza generalizada, o que pode interferir com o funcionamento global do paciente. O uso de dantroleno para controlar a espasticidade está indicado nas doenças do neurônio motor superior, como lesão medular, paralisia cerebral, AVC ou esclerose múltipla. O problema mais grave associado ao Dantroleno é hepatotoxicidade. O risco parece ser maior em pacientes do sexo feminino, com mais de 35 anos de idade, e nos pacientes que estejam tomando outros medicamentos. Ao prescrever Dantroleno deve-se utilizar a menor dose efetiva e monitorar de perto as enzimas hepáticas. Se não se observar qualquer efeito após 45 dias de uso, o medicamento deve ser suspenso.

2. Aparelhos gessados – Os aparelhos gessados reduzem o tônus muscular e são frequentemente usados para correção de contratura. O aparelho é trocado semanalmente até que o problema tenha sido resolvido. Se houver necessidade de uso prolongado, o paciente deve ser tratado com anticoagulação para prevenção de trombose venosa profunda.

3. Talas – As talas anteriores e posteriores podem ser usadas para controlar a posição da articulação ao mesmo tempo em que permitem a mobilização ativa e passiva do arco de movimento (ADM) na fisioterapia. A tala aplicada apenas a um lado do membro não é suficiente para controlar espasticidade excessiva e pode resultar em lesão na pele, em razão do movimento contra a tala. A tala também pode ocultar uma contratura inicial.

4. Agentes bloqueadores de nervos – Frequentemente utiliza-se a combinação de bloqueio nervoso com anestésico, fenol e aparelho gessado ou tala. O bloqueio anestésico de nervo é comumente usado para eliminar temporariamente o tônus muscular. O bloqueio de nervo pode ser usado com finalidade diagnóstica para avaliar que parte da deformidade é dinâmica (ocorre em razão da espasticidade muscular) e que parte é secundária à contratura miostática. O bloqueio também pode ser prognóstico para os prováveis resultados de neurectomia ou de alongamento de tendão. Os bloqueios repetidos com anestésico local têm efeito acumulado de reduzir o tônus muscular.

Quando a espasticidade requer controle por período estendido, mas o paciente ainda tem potencial de melhora espontânea, pode-se indicar bloqueio com fenol. O fenol produz dois efeitos sobre os nervos. O primeiro, de curto prazo, é semelhante ao dos anestésicos locais e diretamente proporcional à espessura da fibra nervosa. O segundo é de longo prazo e resulta da desnaturação de proteínas. Embora esse efeito leve à degeneração walleriana dos axônios, há trabalhos experimentais em animais a demonstrar que os nervos se regeneram com o tempo. Em pacientes, a injeção direta de solução de fenol a 3 ou 5% após exposição cirúrgica produz melhora da espasticidade por até 6 meses. Os nervos mistos contendo fibras sensitivas não devem ser tratados com fenol porque poderia haver perda sensitiva indesejável ou disestesia dolorosa. Também é possível reduzir a espasticidade por até 3 meses, com injeção percutânea

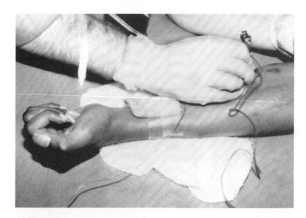

▲ **Figura 12-2** Uso de agulha coberta por Teflon e estimulador de nervo para localizar os pontos motores de músculos espásticos do antebraço para injeção de fenol.

nos pontos motores de solução aquosa de fenol após sua localização usando agulha e estimulador de nervo (Fig. 12-2).

A. Toxina botulínica – Normalmente, o potencial de ação se propagando por um nervo motor até a junção neuromuscular desencadeia a liberação de acetilcolina (ACh) no espaço sináptico. A ACh liberada produz despolarização da membrana muscular. A toxina botulínica de tipo A é uma proteína produzida pelo *Clostridium botulinum* que se liga ao terminal nervoso pré-sináptico e inibe a liberação de ACh na junção neuromuscular. A toxina botulínica de tipo A é injetada diretamente no músculo espástico. Os benefícios clínicos duram entre 3 e 5 meses. A prática atual é evitar administrar mais de 400 U em uma única sessão de tratamento para evitar perda excessiva de força ou paralisia. Esse limite superior de 400 U pode ser atingido bem rapidamente quando se injeta em alguns músculos maiores. É normal que haja um atraso de 3 a 7 dias entre a injeção e o início dos efeitos clínicos. Como o paciente não vê efeitos imediatos, geralmente agenda-se uma consulta de revisão para verificar os resultados. Como a toxina botulínica de tipo A é toxina biológica mais potente entre as conhecidas e como seu custo é relativamente alto, deve-se usar a menor dose possível capaz de produzir resultados. A maioria dos trabalhos relata efeitos colaterais em 20 a 30% dos pacientes por ciclo de tratamento. **A incidência de efeitos adversos varia em função da dosagem usada (ou seja, quanto maior a dose mais frequente os efeitos adversos); contudo, a incidência de complicações não está relacionada com a dose total de toxina botulínica usada.** O efeito colateral mais relatado é dor no local da injeção. Outros efeitos adversos foram relatados, como hematoma local, fadiga generalizada, letargia, tonteira, síndrome tipo gripe e dor na musculatura vizinha.

5. Procedimentos cirúrgicos – Se a espasticidade muscular for permanente e não se antecipa qualquer possibilidade de mudança, procedimentos definitivos como rizotomia, neurectomia periférica, alongamento ou liberação e transferência de tendão devem ser considerados.

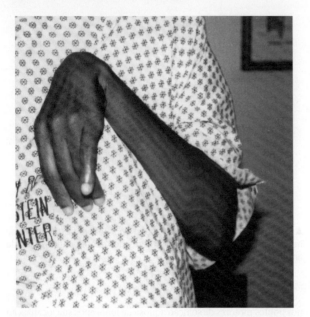

▲ **Figura 12-3** Contratura em membro superior de paciente com espasticidade não tratada.

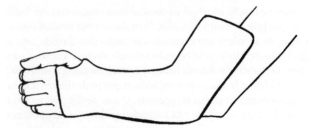

▲ **Figura 12-4** Aparelho *dropout* de cotovelo usado para aumentar a extensão do cotovelo ao mesmo tempo em que evita sua flexão.

F. Contraturas articulares

A inatividade e a espasticidade não controlada frequentemente levam a contraturas articulares (Fig. 12-3), que são difíceis de corrigir e estendem sobremodo os programas de reabilitação. As contraturas podem causar dificuldades de posicionamento em leito ou cadeira, ou a problemas para o uso de órteses. Também podem causar dificuldades com a higiene e nos cuidados da pele e aumentam o risco de úlceras de decúbito. O uso de calçados pode ser impossibilitado por deformidades no pé.

A perda de força muscular é agravada por contraturas e desalinhamento, que fazem com que o músculo funcione com desvantagem mecânica. O equilíbrio para sentar e ficar de pé ficam comprometidos quando as contraturas deslocam o centro de gravidade em relação à base de sustentação. O uso funcional dos membros é gravemente prejudicado pela inadequação dos movimentos articulares. As contraturas articulares podem requerer liberação cirúrgica, o que talvez reduza ainda mais a função em indivíduo já comprometido. Além disso, nas crianças, as contraturas articulares podem levar a alterações estruturais no esqueleto. O crescimento muscular deixa para trás o crescimento do esqueleto e essa discrepância nas velocidades de crescimento pode agravar a deformidade com o tempo.

Para prevenção de contraturas, devem ser realizados exercícios de mobilização de todo o arco de movimento várias vezes por dia. Paciente, familiares, fisioterapeuta e equipe de enfermagem devem participar da tarefa.

O uso de tala pode ajudar a manter as articulações em posição funcional quando não há controle motor. As talas devem ser removidas regularmente para inspeção da pele e reavaliação de sua eficácia em manter a posição desejada.

O tratamento de contraturas estabelecidas pode ser demorado e ter alto custo. Em geral, se uma contratura estiver presente por menos de 3 meses, talvez será tratável por meios não cirúrgicos, como aparelhos gessados seriados ou estimulação elétrica dos músculos antagonistas. O excesso de tônus muscular, se presente, deve ser tratado agressivamente porque agrava a tendência a formar contraturas. Pode-se usar bloqueio nervoso com anestésico inicialmente para eliminar temporariamente o tônus excessivo e proporcionar analgesia antes de manipulação de articulação e aplicação de gesso. A cada semana, o aparelho é removido, administra-se bloqueio anestésico e um novo aparelho é usado para manter a posição por mais uma semana. O aparelho pode, então, ser dividido e transformação em tala anterior e posterior, que pode ser retirada para mobilização do ADM ou outras atividades. Outra técnica utilizada é a aplicação de aparelhos *dropout* (Fig. 12-4), que permitem correção adicional da contratura ao mesmo tempo em que previnem a recidiva da deformidade original.

Quando as contraturas são antigas e fixas, indica-se liberação cirúrgica. Tendões, ligamentos e cápsulas articulares estão envolvidos. Se a deformidade for grave, talvez seja impossível a correção total no momento da cirurgia. As estruturas neurovasculares devem ser protegidas contra tração excessiva. Talvez haja necessidade de aparelhos seriados ou dropouts após cirurgia para que se obtenha a posição desejada para o membro.

G. Outras deformidades musculoesqueléticas adquiridas

A paralisia ou paresia da musculatura do tronco pode levar a escoliose da coluna vertebral. Quando grave, a escoliose pode prejudicar a função respiratória além de causar problemas de equilíbrio para caminhar e sentar. O apoio externo, na forma de escoras ou modificações no assento, pode reduzir ou eliminar esse problema.

O desuso e a perda de tônus muscular podem levar à osteoporose que, por sua vez, predispõe os pacientes a fraturas. As fraturas devem ser tratadas agressivamente e de forma a maximizar a função sem prolongar a imobilização.

A paralisia de nervo periférico pode ser causada por pressão secundária à redução da mobilidade em pacientes confinados ao leito ou a uma cadeira. A pressão também pode ser causada por órteses, talas ou aparelhos de gesso, e há necessidade de monitoramento cuidadoso. Em pacientes que produzam ossificação heterotópica

(OH), a neoformação óssea e a inflamação que a acompanha podem produzir impacto sobre os nervos periféricos causando paralisia.

▶ Avaliação da incapacidade

A. Nervos

Muitas incapacidades que requerem reabilitação resultam de doenças que afetam o sistema nervoso. A localização e a extensão da lesão primária determinam não apenas o grau de paralisia, mas também a extensão do prejuízo do controle motor e da espasticidade presente. Nas lesões ou doenças dos nervos periféricos, o dano fica restrito aos neurônios motores inferiores. O controle motor normal está preservado, não há espasticidade e o grau de incapacidade depende da extensão da paralisia ou da paresia. Em quadros patológicos encefálicos ou da medula espinal, os neurônios motores superiores estão afetados, o que causa não apenas paresia, mas também prejudica o controle motor.

A atividade motora pode ser considerada um sistema hierarquizado de mecanismos neurológicos voluntários e involuntários.

1. Atividade muscular voluntária – Há dois tipos de atividade muscular voluntária clinicamente identificáveis: movimentos seletivos e estereotipados. O nível mais elevado de atividade motora, o movimento seletivo, depende de integridade do córtex cerebral. Denomina-se movimento seletivo a capacidade de flexionar ou estender preferencialmente uma articulação sem deflagrar movimentação flexora ou extensora em massa das outras articulações do membro. O movimento estereotipado (sinergia) de uma articulação refere-se à capacidade de mover uma articulação comandando flexão ou extensão em massa de outras articulações do membro. Os pacientes com distúrbio do sistema nervoso central podem manter o movimento voluntário estereotipado e perder a capacidade de movimentação seletiva. Contudo, como a maioria dos pacientes tem um misto de movimentos seletivo e estereotipado nas diferentes articulações, a intensidade de cada tipo de atividade deve ser avaliada em cada articulação. Os movimentos estereotipados de flexão e extensão dos membros inferiores podem proporcionar controle motor suficiente para deambulação, mas o movimento estereotipado não permite controle motor fino suficiente para as funções dos membros superiores.

2. Atividade muscular involuntária – A espasticidade está relacionada com dois tipos de atividade muscular involuntária: reações clônicas e tônicas. Cada tipo depende da sensibilidade do fuso muscular à taxa de estiramento. Se um músculo for rapidamente estendido acima do limiar dos receptores sensíveis à velocidade do fuso, é possível que seja disparada uma resposta fásica. Se a espasticidade for intensa, o estiramento súbito pode disparar clônus, que consiste em eclosão repetida de atividade fásica na velocidade de 6 a 8 ciclos por segundo. A resposta fásica ao estiramento tem significado prático na clínica. Por exemplo, se houver deformidade de equina de tornozelo com espasticidade intensa, é possível que seja desencadeado clônus do tríceps sural na fase de apoio todas as vezes que o paciente dá um passo. O uso de órtese de tornozelo-pé (AFO) rígida que bloqueie o movimento do tornozelo e evite que o tríceps sural seja estirado pode inibir o clônus permitindo que o pé

se mantenha em posição neutra. Uma AFO articulada ou flexível que permita movimentação do tornozelo e o estiramento do tríceps sural talvez não evite o clônus e não seja tão efetiva.

Se o músculo for estirado lentamente abaixo do limiar dos componentes de velocidade do fuso, não é disparada resposta fásica, mas o fuso ainda será capaz de detectar alterações no comprimento capazes de gerar resposta tônica composta por hipertonia muscular contínua. A atividade muscular tônica durante estiramento lento é denominada resistência em canivete e também tem significado prático. Mesmo quando o tornozelo é submetido à dorsiflexão lenta por período prolongado, a hipertonia pode persistir no tríceps sural e restringir o movimento normal. Consequentemente, talvez seja necessário diferenciar entre espasticidade e contratura miostática por meio de bloqueio de nervo periférico.

Os pacientes com lesão de tronco cerebral podem apresentar hipertonia grave continuamente presente denominada rigidez de decorticação ou rigidez de descerebração, dependendo da postura dos membros. Na descerebração os braços do paciente são mantidos rigidamente flexionados enquanto as pernas ficam em extensão. Na postura de decorticação, os membros superiores e inferiores ficam em extensão rígida. Os pacientes com rigidez muscular grave têm risco elevado de evoluir com deformidade por contratura.

Quando um paciente espástico está sentado ou de pé, a ativação do labirinto aumenta o tônus nos músculos extensores do membro inferior e aumentam a flexão nos superiores. Consequentemente, os pacientes sendo investigados para espasticidade devem ser avaliados em pé, e não em decúbito, a fim de desencadear a resposta máxima de estiramento. Por outro lado, os pacientes tendo o ADM máximo examinado devem ser avaliados em posição supina, a fim de reduzir o tônus muscular e permitir amplitude máxima do arco de movimento. A postura dos membros do paciente também influencia a intensidade das atividades reflexa e voluntária.

3. Percepção sensorial – As etapas finais da integração sensorial ocorrem no córtex cerebral, onde os dados sensoriais básicos são integrados produzindo o fenômeno sensitivo complexo. Quando há lesão do córtex cerebral, o paciente responde às modalidades básicas de tato e dor. Contudo, as respostas aos testes dos aspectos mais complexos da sensibilidade (como forma, textura ou propriocepção) e discriminação de dois pontos podem estar prejudicadas. Com esses testes simples é possível determinar rapidamente a capacidade do paciente de interpretar informações sensoriais básicas. Os pacientes com propriocepção ausente nas principais articulações dos membros inferiores apresentam anormalidades do equilíbrio ou são incapazes de andar. A maioria dos pacientes não costuma usar a mão afetada, a não ser que a propriocepção esteja intacta. Os pacientes sem lesão cortical, em geral, são capazes de discriminar entre dois pontos afastados 10 milímetros e testados simultaneamente aos dedos da mão.

B. Músculos

Os testes manuais dos músculos frequentemente são úteis na avaliação da capacidade do indivíduo de realizar tarefas funcionais e, também, para documentar o progresso alcançado com

600 — CAPÍTULO 12 · REABILITAÇÃO

Tabela 12-1 Força muscular

Grau	Força	Descrição
0	Ausente	O músculo não contrai
1	Traços	O músculo contrai, mas não gera movimento
2	Leve	A contração muscular produz movimento, mas o músculo não atua contra a gravidade
3	Razoável	Músculo funciona contra a gravidade.
4	Boa	O músculo vence alguma resistência externa além da gravidade
5	Normal	O músculo vence resistência ao movimento

o programa de reabilitação. Diversos sistemas estão em uso, mas todos baseados na graduação introduzida por Robert Lovett, em 1932. A avaliação é subjetiva, mas o uso da gravidade proporciona uma referência objetiva de padronização (Tab. 12-1). O grau de músculo normal de acordo com o teste manual nem sempre implica força normal. Para que seja detectada por este método deve haver perda significativa de força (25 a 30%).

C. Marcha

1. Marcha normal – A marcha normal é a combinação de posturas e atividades musculares que produzem movimento para frente com gasto mínimo de energia (Fig. 12-5).

A. Fase de balanço – A fase de balanço (Figs. 12-5 e 12-6) é dividida em três períodos iguais: balanço inicial, balanço médio e balanço final. Durante os 3 períodos da fase a pelve sofre rotação de trás para frente e o quadril flexão entre 20 e 30 graus. O joelho sofre flexão inicial de 60 graus e a seguir extensão preparando-se para o contato com o solo. A flexão do joelho é, em grande parte, responsável pela saída do pé do solo durante o balanço. A flexão do joelho ocorre como resultado do momentum anterógrado do balanço do membro e não de contração da musculatura posterior da coxa. A articulação do tornozelo inicialmente sofre flexão plantar de 10 graus para, então, assumir posição neutra durante o balanço final para que o calcanhar contate primeiro o solo.

Os músculos flexores do quadril provêm a força para o avanço do membro e estão ativos durante os dois terços iniciais da fase de balanço. Os dorsiflexores do tornozelo tornam-se ativos durante os dois períodos finais da fase para assegurar que o pé deixe o solo à medida que o joelho comece a se estender. Os músculos posteriores da coxa desaceleram o movimento anterógrado da coxa durante o período final da fase de balanço.

B. Fase de apoio – A fase de apoio (Figs. 12-5 e 12-7) responde por 60% do ciclo da marcha e pode ser dividida em cinco atividades distintas: contato inicial, resposta à carga, apoio médio, apoio final e desprendimento ou pré-balanço. No momento do contato com o solo o tornozelo encontra-se em posição neutra, o joelho estendido e o quadril flexionado. Os músculos extensores do quadril se contraem para estabiliza-lo por que a massa corporal encontra-se atrás desta articulação. Na resposta à carga o joelho é flexionado em 15 graus e o tornozelo sofre flexão plantar para absorver a força de sentido inferior produzida e conservar energia reduzindo o movimento para cima e para baixo do centro de gravidade corporal. À medida que o joelho sofre flexão e a perna de apoio absorve o peso do corpo, o quadríceps se torna ativo para estabilizar o joelho. No apoio médio o joelho encontra-se estendido e o tornozelo em posição neutra. À medida que a massa corporal se move para frente da articulação do tornozelo, os músculos da panturrilha atuam para estabilizar o tornozelo e permitir que o calcanhar seja elevado do solo. No apoio final, o calcanhar deixa o solo e o joelho começa a se flexionar na medida em que o momentum leva o corpo para frente. No momento terminal do apoio final, à medida que o corpo gira para frente sobre o antepé, os pododáctilos sofrem dorsiflexão sobre as articulações metatarsofalangeanas. No período de desprendimento o joelho encontra-se em flexão de 35 graus e o tornozelo em flexão plantar de 20 graus. Como o membro oposto também se encontra em contato com o solo, o desprendimento é conhecido como o período de apoio nos dois membros.

Ao longo da fase de apoio, o quadril gradualmente se estende e a pelve sofre rotação para frente. Na primeira parte da fase de apoio, os músculos dorsiflexores do tornozelo e a musculatura posterior da coxa permanecem ativos. Na resposta à carga e no apoio médio os músculos glúteos e quadríceps se tornam ativos para estabilização do quadril e do joelho. No apoio médio, os músculos gastrocnêmico e sóleo se tornam ativos para estabilizar o tornozelo e controlar o avanço da tíbia. Isso permite que o calcanhar seja elevado do chão e que o peso corporal se desloque para frente sobre o antepé.

2. Marcha anormal – O estudo no movimento (cinesiologia) fornece muitas ferramentas importantes na avaliação de pacientes com anormalidades na marcha. Entre as áreas de estudo estão análise da marcha, análise do movimento (cinemática), análise da força (cinética) e análise da atividade muscular.

Três das muitas ferramentas específicas utilizadas nesses estudos são eletromiografia dinâmica, estudos com plataforma de força e análise do movimento. A eletromiografia dinâmica, na qual é registrada a atividade elétrica em diversos músculos simultaneamente durante as atividades funcionais, esclarece os padrões de controle motor nos membros superiores e inferiores e ajuda na condução dos casos com espasticidade e anormalidades na marcha. Os estudos com plataforma de força, nos quais medem-se as forças de reação vertical do solo e as flutuações do centro de pressão, podem ser usados para analisar problemas na marcha e para quantificar as reações de equilíbrio em pacientes incapacitados. Na análise do movimento utilizam-se várias câmeras localizadas em diferentes posições na sala. As câmeras detectam sensores posicionados no paciente e criam um modelo tridimensional do paciente movendo-se no espaço.

A força muscular pode ser medida com precisão utilizando o torque, que pode ser correlacionado com a posição da articulação. A rigidez articular também pode ser avaliada medindo-se o torque durante a mobilização passiva da articulação no seu arco de movimento. A força da articulação pode ser calculada multiplicando-se o momento articular pela velocidade angular.

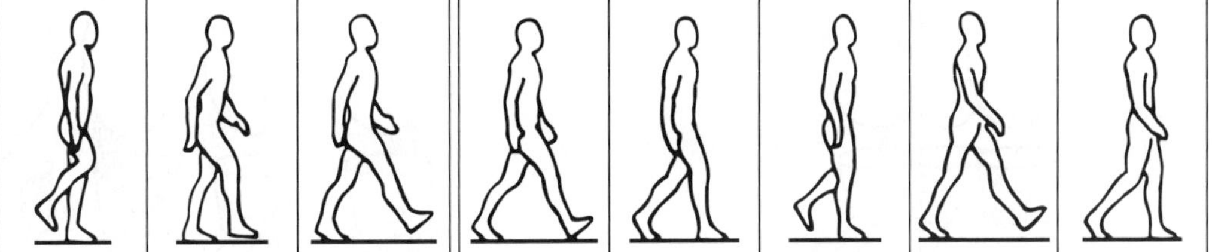

	BALANÇO 40%			APOIO 60%				
	Balanço inicial	Balanço médio	Balanço final	Contato inicial	Resposta à carga	Apoio médio	Apoio final	Pré-balanço
TRONCO	Ereto neutro	Ereto neutro	Ereto neutro	Ereto neutro	Ereto neutro	Ereto neutro	Ereto neutro	Ereto neutro
PELVE	Nível: rotação de 5° para trás	Nível: rotação neutra	Nível: rotação de 5° para frente	Nível: mantém rotação para frente	Nível: reduz a rotação para frente	Nível: rotação neutra	Nível: rotação de 5° para trás	Nível: rotação de 5° para trás
QUADRIL	Flexão de 20° Rotação neutra abdução adução	Flexão de 20 a 30° Rotação neutra abdução adução	Flexão de 30° Rotação neutra abdução adução	Flexão de 30° Rotação neutra abdução adução	Flexão de 30° Rotação neutra abdução adução	Extensão para neutra Rotação neutra abdução adução	Aparente hiperextensão de 10° Rotação neutra abdução adução	Extensão neutra Rotação neutra abdução adução
JOELHO	Flexão de 60°	Flexão de 60° a 30°	Extensão para 0°	Extensão total	Flexão de 15°	Extensão para neutra	Extensão total	Flexão de 35°
TORNOZELO	Flexão plantar de 10°	Neutro	Neutro	Neutro Calcanhar primeiro	Flexão plantar de 15°	De flexão plantar de 10° para dorsiflexão a 10°	Neutro com tíbia estável e calcanhar saindo do chão antes do contato inicial do outro pé	Flexão plantar de 20°
DEDOS	Neutro	Neutro	Neutro	Neutro	Neutro	Neutro	IF Neutras MF estendidas	IF Neutras MF estendidas

▲ **Figura 12-5** Ciclo da marcha normal. (Reproduzida, com permissão, a partir de American Academy of Orthopaedic Surgeons: Home study syllabus. In Heckman JD, ed: *Orthopaedic Knowledge Update*, I. Rosemont, IL: American Academy of Orthopaedic Surgeons; 1984.)

As medidas de velocidade, extensão da passada, cadência e períodos de apoio em um e dois membros podem ser combinadas com eletromiografia dinâmica, estudos com plataforma de força e registros goniométricos das articulações para uma análise completa da disfunção na marcha. Esses estudos também podem ser usados para avaliar a possível influência de cirurgia, órteses ou próteses sobre as características da marcha.

D. Consumo de oxigênio e capacidade aeróbia

Provavelmente a medida mais importante para compreender as dificuldades enfrentadas por indivíduos incapacitados venha dos estudos de consumo de oxigênio. O consumo de oxigênio indica a energia necessária para realizar uma atividade. A medição da capacidade aeróbia máxima de um indivíduo é o melhor indicador do nível de preparo físico.

1. Efeitos da doença e do envelhecimento sobre o gasto de energia – Doenças cardiorrespiratórias, anemia, atrofia muscular e qualquer outra condição que restrinja a captação de oxigênio causam redução da capacidade aeróbia. Mesmo em indivíduos saudáveis, 3 semanas de repouso no leito são suficientes para reduzir em até 30% a capacidade aeróbia.

Durante uma caminhada normal a taxa de gasto de energia por adultos varia aproximadamente entre 30 e 45% da capacidade aeróbia máxima, sendo que os porcentuais mais altos se aplicam a indivíduos com mais de 60 anos de idade. Em razão do declínio na capacidade aeróbia máxima com a idade, uma pessoa mais

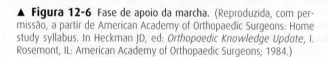

▲ **Figura 12-6** Fase de apoio da marcha. (Reproduzida, com permissão, a partir de American Academy of Orthopaedic Surgeons: Home study syllabus. In Heckman JD, ed: *Orthopaedic Knowledge Update*, I. Rosemont, IL: American Academy of Orthopaedic Surgeons; 1984.)

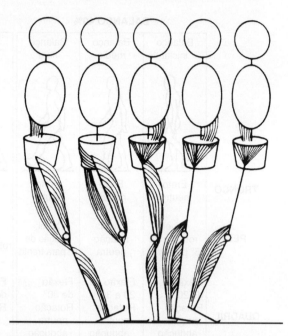

▲ **Figura 12-7** Fase de apoio da marcha. (Reproduzida, com permissão, a partir de American Academy of Orthopaedic Surgeons: Home study syllabus. In Heckman JD, ed: *Orthopaedic Knowledge Update*, I. Rosemont, IL: American Academy of Orthopaedic Surgeons; 1984.)

idosa é mais suscetível às penalidades impostas pelas incapacidades na marcha do que indivíduos abaixo de 50 a 60 anos.

2. Efeitos dos exercícios sobre o gasto de energia – Quando se pratica uma atividade com consumo inferior a 50% da capacidade aeróbia o exercício pode ser mantido por um longo período porque a necessidade de ATP para a contração muscular é provida pela via aeróbia. As vias anaeróbias para produção de ATP, aquelas que não utilizam oxigênio, passam a ser usadas quando a taxa de trabalho ultrapassa aproximadamente 50% da capacidade aeróbia máxima. A quantidade de energia que pode ser produzida pelo metabolismo anaeróbio é restrita e ocorre fadiga, em razão do acúmulo de lactato no músculo. Consequentemente, as AVDs e o trabalho ao longo do período de 8 horas do dia devem ser realizados abaixo do limiar anaeróbio.

3. Efeitos da incapacidade musculoesquelética sobre o gasto de energia – As anormalidades da marcha que interferem com o movimento eficiente e coordenado nos membros podem aumentar a demanda de energia. Alguns pacientes afetados respondem a esse aumento da demanda com mais trabalho, o que aumenta o débito de energia fisiológica e se reflete em frequência cardíaca acima do normal e aumento na taxa de consumo de oxigênio. Entretanto, em vez de aumentar o gasto de energia, a maioria dos pacientes reduz a velocidade da marcha na tentativa de manter as necessidades de energia abaixo do limites normais.

Entre amputados, os pacientes caminham progressivamente mais lentamente à medida que o nível de amputação é mais proximal. Os pacientes mais jovens com amputação traumática ou congênita caminham mais rápido do que amputados mais idosos com problemas vasculares, em razão de sua maior capacidade. As crianças com amputação de Syme, amputação transtibial ou desarticulação de joelho caminham na mesma velocidade e com o mesmo gasto de energia do que as crianças-controle. As crianças com amputação bilateral, amputação transfemoral unilateral ou desarticulação de quadril unilateral caminham com velocidade menor, frequência cardíaca maior e maior gasto de energia. Os pacientes com limitação de movimento articular ou com artrite e artralgia também reduzem a velocidade da marcha. A frequência cardíaca e o gasto de energia não ultrapassa o limite normal em nenhum desses grupos de pacientes quando não há necessidade de muletas.

Os pacientes que necessitam de muletas e fazem muita força para apoiar o corpo frequentemente apresentam aumento da frequência cardíaca e no gasto de energia. A marcha pendular assistida por muletas em paciente paraplégico ou em paciente com fratura que esteja incapacitado de apoiar o peso em uma das pernas, requer grande esforço físico, motivo pelo qual poucos paraplégicos utilizam muletas e pacientes mais idosos com fratura só podem deambular por distâncias curtas. Mesmo os pacientes que utilizam marcha com padrão recíproco, como aqueles com paraplegia lombar causada por lesão medula ou por mielodisplasia, usam seus braços com esforço considerável. Consequentemente, esses pacientes também podem ter restrição à deambulação na comunidade.

REABILITAÇÃO CAPÍTULO 12

Os pacientes com deformidades em flexão de quadril e joelho, causadas por contraturas dinâmicas ou fixas, necessitam de esforço muscular crescente, não apenas para caminhar, mas também para se manter em posição ereta, porque o centro de gravidade durante a fase de apoio se desloca muito além do eixo da rotação da articulação. O fato de a flexão do joelho acima de 30 graus aumentar significativamente o gasto de energia ressalta a importância de prevenir e corrigir contraturas.

As crianças com paralisia cerebral e diplegia que caminhem com marcha agachada podem ter gasto de energia acima do limiar aeróbio. Este é o motivo dessas crianças terem restrição a caminhar e frequentemente deixam de andar quando amadurecem e ocorre redução de sua capacidade aeróbia.

▶ Uso de órteses

A prescrição de órteses tem papel vital na reabilitação. O médico deve conhecer as necessidades funcionais do paciente e fazer uma prescrição precisa ao ortótico com especificação de materiais, tipos de articulação, posição da articulação e ADM. A prescrição da órtese não deve ser deixada a critério do paciente e do ortótico.

Pode-se utilizar órtese temporária no estágio inicial da doença, até que seja possível manufaturar uma órtese individualizada. As órteses definitivas de membro inferior são as AFO abaixo do joelho e joelho-tornozelo-pé (KAFO) acima do joelho.

A AFO ajustável articulada com controle de tornozelo (BiCAAL) é comumente aplicada como órtese inicial após AVC, traumatismo craniano, lesão medular ou outro quadro que cause desequilíbrio muscular importante na região de pé e tornozelo (Fig. 12-8). O tornozelo rígido é útil para controlar a flexão plantar espástica, estabilizar o tornozelo de membro flácido e corrigir deformidade dinâmica em varo (inversão do pé). O mecanismo de articulação ajustável no tornozelo permite ao médico determinar a posição ideal do tornozelo no período agudo após a instalação da doença, quando o quadro neurológico e as necessidades ortóticas estão mudando. Uma vez que se tenha estabilizado o quadro neurológico, uma órtese plástica (polipropileno) frequentemente passa a ser o tratamento preferencial (Fig. 12-9).

O uso de materiais plásticos em órteses de membro inferior não é disseminado. As órteses fabricadas com plástico são mais leves, mais confortáveis e mais atraentes. Uma AFO plástica pode ser rígida ou flexível e permitir o movimento do tornozelo. Atualmente, o polipropileno é o material plástico mais prático. É essencial que se tenha habilidade na adaptação considerando o contato com a pele e protuberâncias ósseas.

A. Órteses tornozelo-pé

1. Tipos – Das diversas órteses atualmente disponíveis classificadas como órteses de articulação do tornozelo com limitação de movimento duas são mais usadas: a convencional metálica de tornozelo, com haste dupla, ajuste único e dorsiflexão assistida por mola (Klenzak) e a moldada em plástico com envoltório posterior de polipropileno de 116 polegadas. O uso de material plástico fez

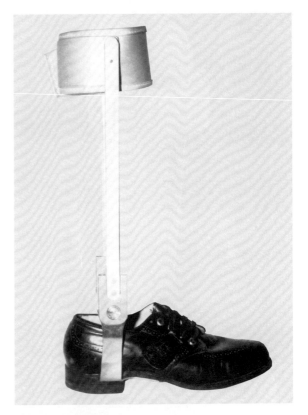

▲ **Figura 12-8** Órtese tornozelo-pé ajustável articulada com controle de tornozelo (BiCAAL).

deste último o modelo preferido pela maioria dos pacientes. Se houver necessidade de maior restrição do movimento do tornozelo, é possível obter mais rigidez de diversas formas: utilizando uma lâmina mais grossa de polipropileno, estendendo as linhas laterais de apoio adiante anteriormente na altura do tornozelo para servir como suportes laterais, agregando um envoltório anterior ao posterior para envolver totalmente o tornozelo, ou enrijecendo o envoltório posterior com fibra de carbono ou técnica de laminação. As linhas laterais podem ser reforçadas com metal ou camadas adicionais de material plástico. A placa do pé da órtese estende-se até um ponto imediatamente proximal à cabeça dos metatarsos. As órteses de circunferencial total combinando envoltórios anterior e posterior requerem adaptação excepcionalmente cuidadosa, a fim de evitar pressão excessiva na pele sobre as proeminências ósseas. Elas não são recomendadas para uso rotineiro.

A inserção de órtese de polipropileno no interior do calçado geralmente requer um sapato com tamanho meio ponto maior e mais largo do que o previamente usado pelo paciente. Para evitar a necessidade de adquirir dois sapatos de tamanhos diferentes, pode-se usar enchimento no calçado do membro saudável para prevenir que fique muito largo. A posição do tornozelo da órtese de polipropileno deve ser avaliada com o paciente calçado com altura normal do calcanhar.

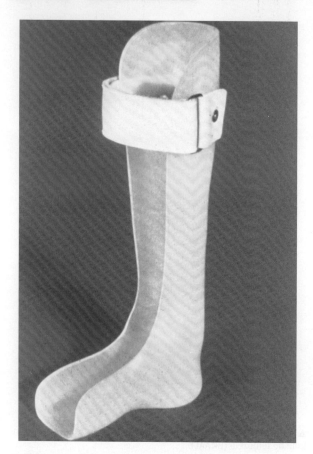

▲ **Figura 12-9** Órtese tornozelo-pé moldada de polipropileno.

2. Indicações – A principal exigência para apoio com órtese é a possibilidade de ajustar passivamente todas as articulações para que estejam posicionadas em alinhamento adequado. Uma órtese não pode corrigir uma deformidade óssea fixa ou uma contratura articular fixa.

A. Dorsiflexão inadequada para liberação do pé na fase de balanço da passada – Indica-se uma AFO em caso de liberação insuficiente dos dedos (pé caído) durante a fase de balanço médio da marcha. Esse problema pode ser causado por dorsiflexão insuficiente do tornozelo em razão de perda de força dos músculos dorsiflexores ou de incapacidade desses músculos de vencer a espasticidade do tríceps sural. Indica-se órtese leve e flexível de polipropileno se a dorsiflexão insuficiente for o único problema do tornozelo. Uma órtese flexível também pode ser usada quando há deformidade em varo leve na fase de balanço (pé invertido). Há necessidade de órtese rígida em pacientes com flexão plantar excessiva resultando de espasticidade grave e nos pacientes que iniciem um padrão de atividade extensora intensa antes do arremesso do calcanhar.

B. Dorsiflexão inadequada para o contato inicial – O paciente com dorsiflexão inadequada, por qualquer causa, faz contato com o solo com o antepé ou com o pé plano e a tíbia estendida para trás. Esse problema comumente é combinado com deformidade em varo, e o apoio do peso se dá na borda lateral do pé. O resultado é impulso do membro para trás, o que reduz o momento para frente e produz tensão excessiva de hiperextensão do joelho, que, por sua vez, causa instabilidade do joelho em paciente andador funcional. Uma AFO rígida em posição neutra resulta em impulso no calcanhar do paciente que tenha extensão plena do joelho e permite que a tíbia sofra rotação para frente durante a passada.

C. Instabilidade subtalar mediolateral durante a fase de apoio – A deformidade em varo é mais comum do que a em valgo. O paciente caminha sobre a borda lateral do pé e hesita em apoiar o peso sobre a perna. Uma órtese rígida corrige o varo, a não ser que a espasticidade seja grave. Para corrigir uma deformidade leve em varo, pode-se usar órtese limitada de tornozelo. Nenhuma órtese é efetiva para controlar uma deformidade em varo espástica grave.

D. Instabilidade tibial durante a fase de apoio – Alguns pacientes se apresentam com força insuficiente ou sem controle adequado dos flexores plantares para manter a tíbia em posição normal e alinhada na fase de apoio da passada. Em seguida ao período de apoio médio esse problema se manifesta por dorsiflexão excessiva acompanhada por flexão do joelho. Se o membro colapsa ou não durante o apoio do peso depende do grau de controle e de força do quadríceps. Os pacientes com propriocepção suficiente aprendem a compensar travando o joelho em hiperextensão quando o pé faz contato com o chão, o que impede seu travamento. Há indicação de uma órtese rígida que previna dorsiflexão e flexão plantar a fim de garantir que haja alinhamento vertical da tíbia durante o período médio de apoio da passada. Seu uso evita que haja colapso tibial durante o período final de apoio da passada em substituição ao controle adequado da panturrilha.

O impulso com extensão do joelho, causado, como descrito anteriormente, por controle inadequado da panturrilha, também pode resultar de hipertonia em flexão plantar ou deformidade equina fixa resultante de contratura. No momento do impulso no pé é o antepé que impulsiona primeiro, o que resulta em extensão do joelho ou impulso com hiperextensão. Uma AFO rígida com bloqueio da flexão plantar previne o desenvolvimento de instabilidade e dor no joelho.

Uma tira em T (tira de couro em forma de T fixada à órtese de tornozelo e aplicada ao redor do tornozelo para segurar o pé evitando que fique em posição invertida ou evertida) geralmente não está indicada para correção de deformidade em varo grave em pacientes com órteses metálicas. Se uma tira em T for aplicada com força suficiente para controlar adequadamente e evitar que o pé gire, ela geralmente causará pressão excessiva sobre o maléolo lateral no paciente com espasticidade grave. Esse problema será mais bem tratado com transferência anterior do tendão tibial anterior ou com a adição de cunha e extensão lateral ao calçado do paciente que não seja candidato a cirurgia.

B. Órtese de joelho-tornozelo-pé

Uma KAFO pode ser usada se houver paresia de quadríceps ou espasticidade da musculatura posterior da coxa. Pode-

-se usar um imobilizador de joelho para treinamento antes da manufatura da KAFO. A KAFO é mais difícil de vestir do que a órtese abaixo do joelho, e a maioria dos pacientes com doença do sistema nervoso central, como AVC ou paralisia cerebral, tem dificuldade de andar como a KAFO. Consequentemente, se houver espasticidade da musculatura posterior da coxa e não do quadríceps a necessitar de apoio para alinhamento do joelho em extensão, é preferível realizar tenotomia ou alongamento do tendão eliminando assim a necessidade de apoio do joelho.

A maioria dos pacientes com paresia de quadríceps resultante de lesão medular não tem propriocepção suficiente para caminhar com mecanismo de joelho livre (mecanismo articular sem trava de joelho) quando se prescreve KAFO para paresia de quadríceps. Assim, é necessário determinar se o joelho deve permanecer travado durante a caminhada ou se poderá ser mantido livre para flexão na fase de apoio. Quando a KAFO é prescrita em razão de instabilidade de joelho ou em razão de instabilidade em varo ou em valgo, o uso de articulação policêntrica (uma articulação na qual o centro de rotação se move acompanhando o centro de rotação anatômico instantâneo) permite movimento de flexão extensão, mas bloqueia a angulação medial e lateral. Uma trava posterior adicionada ao mecanismo do joelho evita a hiperextensão.

Se a propriocepção estiver mantida, como no caso de poliomielite, mesmo os pacientes com paresia considerável de quadríceps podem caminhar com joelho destravado usando articulação de joelho compensada. Isso se obtém por meio de alinhamento cuidadoso da órtese. O centro de rotação da órtese deve estar em posição anterior ao centro de rotação do joelho. Desde que o paciente seja capaz de estender totalmente o joelho no estágio de apoio da passada em preparação ao apoio do peso, o movimento resultante da carga vertical atua para estender o joelho contra a trava posterior, o que provoca o travamento do joelho em extensão. Para tanto, há necessidade de força muscular grau 3 ou superior (Tab. 12-1), a fim de proporcionar momento anterógrado suficiente da perna para posicionar o joelho em extensão total.

A substituição de componentes plásticos, como a cobertura pré-tibial, levou a melhora significativa na adaptação e à redução de peso das KAFOs.

Chumanov ES, Heiderscheit BC, Thelen DG: Hamstring musculo-tendon dynamics during stance and swing phases of high-speed running. *Med Sci Sports Exerc* 2011:43:525. [PMID: 20689454]

Hosalkar H, Pandya NK, Hsu J, Keenan MA: What's new in orthopaedic rehabilitation. *J Bone Joint Surg Am* 2011;93-A:1367. [PMID: 21792505]

Hsu JD: Rancho Los Amigos Medical Center. A unique orthopaedic resource and teaching institution. *Clin Orthop* 2000;374:125. [PMID: 10818973]

Jeans KA, Browne RH, Karol LA: Effect of amputation level on energy expenditure during overground walking by children with an amputation. *J Bone Joint Surg* 2011;93:49. [PMID: 21209268]

Kaelin DL, Oh TH, Lim PA, et al: Rehabilitation of orthopedic and rheumatologic disorders. 4. Musculoskeletal disorders. *Arch Phys Med Rehabil* 2000;81(3 Suppl 1):S73. [PMID: 10721764]

Pearson OR, Busse ME, van Deursen RW, et al: Quantification of walking mobility in neurological disorders. *QJM* 2004;97:463. [PMID: 1525604]

Schmalz T, Blur ntritt S, Jarasch R: Energy expenditure and biomechanical chai cteristics of lower limb amputee gait: the influence of prosthetic alignment and different prosthetic components. *Gait Posture* 2002;16:255. [PMID: 12443950]

Ulkar B, Yavuzer G, Guner R, et al: Energy expenditure of the paraplegic gait: comparison between different walking aids and normal subjects. *Int J Rehabil* Res 2003;26:213. [PMID: 14501573]

LESÃO MEDULAR

O traumatismo de medula espinal causa disfunção medular, com perda sensitiva e motora não progressiva distal à lesão. Aproximadamente 400 mil pessoas são portadores de lesão medular nos Estados Unidos, com incidência próxima de 10 mil casos por ano. As principais causas de lesão medular são acidentes automobilísticos, lesão por arma de fogo, quedas, lesões esportivas (especialmente salto de trampolim e mergulho) e lesões aquáticas.

Os pacientes, geralmente, são classificados em três grupos. O primeiro é formado predominantemente por jovens que se lesionaram em colisão com veículo motorizado ou outro acidente com traumatismo de alta energia. O segundo é formado por indivíduos com mais de 50 anos com estenose de canal vertebral cervical congênita ou causada por espondilose. Os pacientes nesse segundo grupo frequentemente apresentam sua lesão a partir de traumatismo menor comumente sem qualquer fratura vertebral. O terceiro grupo é formado por indivíduos vítimas de projétil de arma de fogo, atualmente a principal causa de lesão medular em muitos centros urbanos nos Estados Unidos. Com os benefícios de um programa organizado de atenção médica, a expectativa de vida dos sobreviventes de lesão medular, atualmente, é aproximadamente normal.

▶ Terminologia

A. Tetraplegia

O termo *tetraplegia* (preferível a quadriplegia) refere-se à perda total ou parcial das funções sensitiva e/ou motora nos segmentos cervicais da medula espinal, com incapacidade funcional em braços, tronco, pernas e órgãos pélvicos.

B. Paraplegia

A *paraplegia* refere-se a perda total ou parcial das funções sensitiva e/ou motora nos segmentos torácico, lombar ou sacro da medula espinal. A função dos braços é normal, mas, dependendo do nível da lesão medular, é possível haver incapacidade de tronco, pernas e órgãos pélvicos.

C. Lesão completa

Refere-se à lesão em que não há preservação de função sensitiva ou motora nos segmentos sacrais mais inferiores.

D. Lesão incompleta

Refere-se a uma lesão com preservação de parte da função sensitiva ou motora (ou ambas) abaixo do nível neurológico, incluindo os segmentos sacrais mais inferiores.

▶ Incapacidade e recuperação neurológica

A. Exame neurológico

O exame neurológico é essencial para a classificação e tratamento das lesões medulares porque é a partir dele que se determina o potencial de recuperação do paciente. O nível neurológico da lesão refere-se ao segmento neural mais alto com função sensitiva e motora normais. Os pacientes ainda são subdivididos em função de a lesão medular ser completa ou incompleta. Isso é determinado por ausência ou presença de função motora ou sensitiva na região mais distal da medula espinal com inervação sacral. A presença de função nervosa sacral é essencial porque os pacientes com lesão incompleta têm potencial de recuperar totalmente a função neurológica em período de até 2 anos, mesmo quando inicialmente há paralisia completa.

1. Choque espinal – O diagnóstico de lesão medular completa não é possível antes que termine o período de choque espinal, o que se evidencia pelo retorno do reflexo bulbocavernoso. Para pesquisar esse reflexo, o médico procede a exame digital do reto verificando se há contração do esfíncter anal enquanto aperta a glande do pênis ou o clitóris. O conceito de choque espinal é importante e pode ser compreendido tomando-se como base o reflexo de estiramento monossinápticos. Em um dado segmento neural da medula espinal, as fibras sensitivas aferentes penetram a medula espinal e fazem anastomose com os neurônios motores anteriores no mesmo nível. Se o traumatismo medular causar lesão completa, a atividade reflexa no local da lesão não irá retornar, porque o arco reflexo estará permanentemente rompido. Entretanto, quando o choque espinal termina a atividade reflexa retorna nos segmentos distais abaixo do nível da lesão. Em um paciente com lesão medular completa, o choque espinal pode durar algo entre algumas horas e vários meses. Os pacientes que se mantenham com lesão medular completa após terem ultrapassado a fase de choque espinal têm chance desprezível de retorno de função motora.

2. Reflexos sacrais – É a presença ou ausência de função sacral que determina se a lesão medular é completa ou incompleta. A função motora sacral é avaliada testando-se a contração de esfíncter anal externo (graduada como presente ou ausente). A sensibilidade sacral é testada na junção cutaneomucosa anal. Além disso, testa-se o esfíncter anal avaliando-se se há sensibilidade profunda (presente ou ausente) quando o examinador realiza toque retal.

B. Síndromes medulares

1. Síndrome medular anterior – A síndrome medular anterior geralmente resulta de contusão direta do corno anterior causada por fragmentos ósseos ou por lesão da artéria espinal anterior.

Dependendo da extensão do envolvimento medular, é possível que haja função apenas do corno posterior (propriocepção e tato leve). A capacidade de responder a estímulos álgicos (testada com discriminação entre ponta aguda e romba) e ao toque leve (testado com um chumaço de algodão) indica que toda a metade posterior da medula está com função intacta o que implica em um melhor prognóstico para recuperação motora. Se não houver recuperação da função motora e da sensibilidade à dor 4 semanas após a lesão, o prognóstico para recuperação significativa da função motora é sombrio.

2. Síndrome medular central – A síndrome medular central pode ser compreendida com base na anatomia da medula espinal. A substância cinzenta na medula espinal contém os corpos dos neurônios e é circundada pela substância branca formada, principalmente, por tratos mielinizados ascendentes e descendentes. A substância cinzenta central tem alta demanda metabólica e, portanto, é mais suscetível aos efeitos de traumatismos e de isquemia. A síndrome medular central frequentemente resulta de traumatismo menor, como uma queda em paciente idoso com estenose de canal medular cervical. O prognóstico geral para os pacientes com síndrome medular central é variável. A maioria dos pacientes mantém a capacidade de andar a despeito de paralisia grave de membro superior.

3. Síndrome de Brown-Séquard – A síndrome de Brown-Séquard é causada por hemissecção total da medula espinal, resultando em maior perda das funções motora e proprioceptiva ipsolaterais e maior perda da sensibilidade álgica e térmica contralateral. Os pacientes afetados têm prognóstico excelente e, geralmente, são capazes de andar.

4. Síndrome medular mista – Caracteriza-se por envolvimento difuso de toda a medula espinal. Os pacientes afetados têm bom prognóstico de recuperação. Assim como em todas as síndromes de lesão medular incompleta, a recuperação precoce da função motora é o melhor indicador prognóstico.

▶ Conduta

A. Condução no quadro agudo

A maioria dos pacientes com lesão medular se apresenta com lesões associadas. Nesse cenário, avaliação e tratamento de vias aéreas, ventilação e circulação devem ter precedência. O paciente deve ser tratado inicialmente em decúbito dorsal.

O controle das vias aéreas em quadro de lesão medular, com ou sem lesão de coluna cervical, é complexo e difícil. A coluna cervical deve estar mantida em alinhamento neutro. É essencial remover secreções e/ou debris da boca para manter a patência das vias aéreas e prevenir aspiração. Um possível problema é o insucesso na intubação de emergência, em razão de preocupação com a instabilidade da coluna cervical do paciente.

No quadro agudo de lesão medular a hipotensão pode ser hemorrágica e/ou neurogênica. Em razão dos sinais vitais confusos no quadro agudo de lesão medular e da alta incidência de lesões associadas, deve-se empreender a uma busca diligente por fontes ocultas de hemorragia. As causas mais comuns de hemorragia oculta são lesões torácicas, intra-abdominais ou retroperitoniais e fraturas pélvicas ou de ossos longos. As investigações devem ser apropriadas, incluindo radiografias simples ou exames de tomografia computadorizada (TC).

Uma vez afastada a possibilidade de fontes ocultas de hemorragia, o tratamento inicial do choque neurogênico concentra-se em reanimação com líquidos. A reposição judiciosa de volume com solução cristaloide isotônica até o máximo de 2 litros é o tratamento inicial preferencial.

Em aproximadamente 25% dos casos de lesão medular há traumatismo craniano associado. Uma avaliação neurológica meticulosa buscando por lesão craniana associada é obrigatória. A ocorrência de amnésia, sinais externos de lesão craniana ou de fratura da base do crânio, déficits neurológicos focais, intoxicação alcoólica associada ou uso abusivo de drogas e história de perda de consciência determinam a necessidade de investigação completa de lesão intracraniana, iniciando com TC sem contraste do crânio.

É comum a ocorrência de íleo. É essencial a instalação de tubo nasogástrico. A pneumonia de aspiração é uma complicação grave no paciente com lesão medular e comprometimento da função respiratória. Os antieméticos devem ser usados agressivamente.

Os tratamentos atualmente disponíveis para proteção neural em caso de lesão medular continuam controversos. Os ensaios NASCIS (*National Acute Spinal Cord Injury Studies*) II e III, revisões com tecnologia Cochrane de todos os ensaios clínicos randomizados e de outros relatos publicados, revelaram melhora significativa nas funções motoras e sensitivas de pacientes com lesão medular completa ou incompleta tratados com altas doses de metilprednisolona nas primeiras 8 horas após a lesão. O protocolo de tratamento manda iniciar a administração de corticosteroide nas primeiras 3 horas da seguinte forma: metilprednisolona, 30 mg/kg em bolo ao longo de 15 minutos e infusão de metilprednisolona na taxa de 5,4 mg/kg/hora durante 23 horas com início 45 minutos após o bolo inicial. Entretanto, os riscos associados ao tratamento com corticosteroides não são desprezíveis. Foi comprovado aumento da incidência de necrose avascular e de complicações infecciosas, como pneumonia, infecção do trato urinário e infecções de feridas. Em um ensaio recente avaliando o uso de corticosteroide para lesão medular utilizando o protocolo NASCIS II não se encontrou diferença na função e foram observadas mais complicações com doses elevadas de corticosteroides.

No NASCIS III comparou-se o uso de metilprednisolona 5,4 mg/kg/h durante 24 ou 48 horas com o uso de tirilazade, 2,5 mg/kg a cada 6 horas durante 48 horas. (O tirilazade é um inibidor potente da peroxidação de lipídeos. Supõe-se que altas doses de corticosteroides ou de tirilazade reduzam os efeitos secundários da lesão medular aguda.) Todos os pacientes receberam 30 mg/kg de metilprednisolona em bolo intravenoso. O ensaio concluiu que nos pacientes tratados antes de se completarem 3 horas da lesão, a administração de metilprednisolona durante 24 horas teve melhores resultados. Nos pacientes tratados entre 3 e 8 horas após a lesão, os melhores resultados foram com metilprednisolona por 48 horas. O tirilazade foi equivalente à metilprednisolona por 24 horas.

B. Membros inferiores

A prevenção de contraturas e a manutenção do ADM são importantes em todos os pacientes com lesão medular e devem ser iniciadas imediatamente após a lesão. Orientar o paciente a dormir em decúbito ventral é o meio mais efetivo de prevenir contratura em flexão de quadril e joelho. Deve-se iniciar alongamento passivo da musculatura posterior da coxa com o joelho estendido para prevenir encurtamento desses músculos secundário a espasticidade. Para que os pacientes sejam capazes de se vestir independentemente, eles devem estar aptos a flexionar a coluna lombar e o quadril até 120 graus com o joelho estendido.

Os pacientes com paralisia extensa de membros inferiores necessitam de força em ambos os braços para manusear muletas e levar o corpo a posição ereta. Os pacientes que não tenham força muscular pelo menos grau 3 no quadríceps (Ver Tab. 12-1) requerem KAFO para estabilização do joelho e também requerem travamento do joelho em extensão durante a caminhada. Os pacientes com KAFOs bilaterais comumente usam marcha pendular assistida por muleta e não marcha recíproca. Como há necessidade de grande esforço de membros superiores e a taxa de gasto de energia é extremamente alta quando se utilizam muletas, quase todos os pacientes preferem usar cadeira de rodas. Por outro lado, os pacientes com força muscular de grau igual ou superior a 3 nos flexores do quadril e nos extensores do joelho são capazes de andar com joelhos destravados (livres) e requerem apenas AFOs para estabilização de pés e tornozelos. Esses pacientes geralmente também requerem muletas em razão de disfunção ou ausência de função dos músculos extensores e adutores do quadril, mas são capazes de andar com marcha recíproca em distâncias curtas fora de casa. Esses pacientes costumam preferir usar cadeira de rodas quando têm que de deslocar por distâncias maiores.

Como a maioria dos pacientes com lesão medular que deambulam apresentam prejuízo do apoio do extensor do quadril, eles aprendem a manter a coluna lombar em hiperextensão de forma a que o centro de gravidade do tronco fique posterior à articulação do quadril na fase de apoio da passada. Com isso, previne-se colapso anterógrado e reduz-se a demanda sobre os braços com o uso de muletas. Os procedimentos para estabilização da coluna que reduzem a flexibilidade da coluna lombar baixa ou reduzem o grau de lordose privam o paciente de uma manobra importante para a marcha.

C. Membros superiores e tronco

1. Função ao nível de C4 – Os pacientes com lesão cervical acima de C4 podem apresentar disfunção respiratória, dependendo da extensão da lesão, e podem necessitar de traqueostomia e assistência ventilatória mecânica.

A estimulação do nervo frênico via eletrodo cirúrgico implantado permite que o paciente use seu próprio diafragma e ventile sem assistência mecânica se a causa da paralisia do diafragma for lesão do neurônio motor superior. Com treinamento, esses pacientes devem se tornar capazes de obter capacidade vital 50 a 60% normal usando apenas o diafragma.

Os pacientes com tetraplegia alta podem usar o mento ou a língua para operar uma cadeira de rodas elétrica com equipamento respiratório acoplado. Varetas leves fixadas a uma placa dentária permitem que o paciente controle com a boca algumas funções de computador, operem equipamento com botões e realizem atividades recreativas ou profissionais.

2. Função ao nível de C5 – Ao nível de C5, os principais músculos são o deltoide e o bíceps, usados para abdução do ombro e flexão do cotovelo. Se esses músculos estiverem paréticos o paciente será beneficiado por suportes móveis para os braços fixados à cadeira de rodas e equilibrados para exercer força vertical para neutralizar a gravidade. Com isso permite-se que o paciente com perda de força muscular se alimente de forma independente e realize outras tarefas com as mãos. Uma órtese punho-mão (WHO, de *wrist-hand orthosis*) com catraca, articulação fixa de punho e mecanismo de fechamento passivo fixado ao polegar e aos demais dedos permite que o paciente segure objetos.

Há procedimentos cirúrgicos que melhoram a função dos membros superiores. Os objetivos da cirurgia são proporcionar extensão ativa de cotovelo e de punho e restaurar a capacidade de pinçar o polegar contra o dedo indicador (pinça chave ou pinça lateral). A transferência do deltoide posterior para o músculo tríceps permite extensão ativa do cotovelo. Outra opção seria transferir o bíceps para o tríceps. Também é possível transferir o braquiorradial ao extensor curto radial do carpo para extensão ativa do punho e fixar o tendão do flexor longo do polegar ao rádio distal com fusão da articulação interfalangeana do polegar, a fim de permitir a pinça chave por tenodese quando o punho é estendido.

3. Função ao nível de C6 – Ao nível de C6, os músculos principais são os extensores do punho, que permitem ao paciente a propulsão manual da cadeira de rodas, mudar de posição e, até mesmo, viver de forma independente.

Se a força do extensor do punho for insuficiente, indica-se o uso de órtese. Uma órtese WHO com articulação de punho livre e tira extensora de borracha como mecanismo assistente permite ao paciente realizar extensão do punho. Uma WHO dirigida pelo punho com um mecanismo de dobradiça para flexão que faça com que a articulação metacarpofalangeana seja flexionada quando o punho estiver estendido permite ao paciente segurar ativamente um objeto entre o polegar e os demais dedos. Alguns pacientes desenvolvem tenodese natural dos músculos flexores do polegar e dos dedos em razão de contratura miostática ou de espasticidade, e esta tenodese permite que segurem objetos sem a órtese.

A maioria dos pacientes com boa força nos extensores é capaz de operar uma cadeira de rodas manual, mas talvez haja necessidade de cadeira de rodas elétrica pra distâncias maiores. Esses pacientes também devem ser capacitados a se transferir independentemente caso não tenham contratura em flexão do cotovelo e possam bloquear seus cotovelos passivamente em extensão durante a transferência.

O objetivo cirúrgico nos pacientes com lesão em nível de C6 é a restauração da pinça lateral e da preensão ativa. A pinça lateral pode ser restaurada por tenodese do flexor do polegar ou por transferência do braquiorradial ao flexor longo do polegar. A preensão ativa pode ser restaurada com transferência do pronador redondo ao flexor profundo dos dedos.

4. Função ao nível de C7 – Ao nível de C7 o músculo principal é o tríceps. Todos os pacientes com função preservada do tríceps devem ser capazes de se transferir e viver independentemente se não houver outras complicações. A despeito de sua capacidade de estender os dedos, esses pacientes talvez também necessitem de uma WHO com mecanismo flexor usando dobradiça.

Os objetivos cirúrgicos em pacientes tetraplégicos com lesão ao nível de C7 são conseguir flexão ativa do polegar para pinça, flexão ativa do dedo para preensão e para abertura da mão por meio de tenodese dos extensores. A transferência do braquiorradial para o flexor longo do polegar provê pinça ativa. A transferência do pronador redondo ao flexor profundo dos dedos permite flexão ativa dos dedos e preensão. Se os extensores dos dedos estiverem paréticos, a tenodese desses tendões para o rádio permite que a mão seja aberta com a flexão do punho.

5. Função ao nível de C8 – Ao nível de C8, os principais músculos são os flexores do polegar e dos dedos, que permitem preensão ampla. O funcionamento do flexor longo do polegar permite que o paciente realize pinça lateral entre o polegar e a parte lateral do dedo indicador. A função muscular intrínseca está ausente e, geralmente, os dedos estão em garra. A capsulodese das articulações metacarpofalangeanas corrige os dedos em garra e melhora a função da mão. É possível melhorar a função intrínseca ativa dividindo o tendão do flexor superficial do dedo anelar em 4 tiras e transferindo esses tendões às inserções lumbricais de cada dedo.

D. Pele

Manter a integridade da pele é essencial nos cuidados ao paciente com lesão medular. Desde o momento em que o paciente dá entrada no setor de emergência, medidas preventivas devem ser tomadas para evitar colapso da pele, mesmo enquanto são realizados procedimentos diagnósticos e heroicos para preservação da vida. Apenas 4 horas de pressão contínua sobre o sacro são suficientes para causa necrose de espessura total da pele. A mudança de decúbito a cada duas horas evita a formação de úlceras na pele, um problema que prolonga muito o processo de reabilitação e aumenta seus custos. O seguimento dos procedimentos simples aqui elencados geralmente é suficiente para tornar desnecessário o uso de dispositivo de flutuação, armação tipo Stryker, leitos ciclicamente rotativos e equipamento semelhantes.

Uma vez que o paciente possa sentar, inicia-se um programa para aumento progressivo do tempo de tolerância à posição sentada. Os paraplégicos com função normal de membros superiores são ensinados a levantar automaticamente da cadeira de rodas e descomprimir a pele por aproximadamente 15 segundos a cada 15 minutos. Os tetraplégicos incapazes de se erguer podem se inclinar para ambos os lados ou para frente por 1 minuto a cada hora. Aqueles pacientes incapazes de manobras de descompressão necessitam de assistência de outra pessoa ou podem utilizar uma cadeira de rodas elétrica reclinável que os permita assumir posição de decúbito a cada hora.

Todos os pacientes devem ser orientados a inspecionar sua pele, no mínimo, duas vezes por dia ao se vestir ou despir. Os espelhos fixos a uma haste permitem que os paraplégicos examinem de forma independente a pele sobre o sacro e sobre o ísquio. Os tetraplégicos geralmente necessitam de assistência para inspecionar a pele.

Se houver evidência de inflamação crônica da pele sobre as protuberâncias ósseas ou se a hiperemia persistir por 30 minutos após ter-se retirado a pressão, devem ser tomadas atitudes para evitar a evolução para necrose por pressão. Transdutores para medir a pressão posicionados sob as protuberâncias ósseas determinam se a pressão excede níveis toleráveis. A maioria dos pacientes tolera bem até 40 mmHg. Se a pressão exceder este valor, deve-se prescrever acolchoamento de espuma com os recortes adequados.

O surgimento de abertura na pele sobre ísquios ou sacro, mesmo superficial, é indicativo de contraindicar temporariamente a posição sentada. O paciente deve permanecer em decúbito ventral ou lateral para evitar pressionar a região até que a lesão tenha cicatrizado. Caso não sejam tomadas medidas extremas para eliminar a pressão e permitir a cicatrização é provável a evolução com fibrose crônica e perda de elasticidade, criando um ciclo vicioso que aumenta a suscetibilidade à necrose por pressão.

A espasticidade em flexão de quadril e joelho que impeça o paciente de ficar em decúbito ventral ou dorsal exigindo que permaneça todo o tempo de decúbito lateral quando no leito pode levar a pressão excessiva sobre os trocânteres maiores. A espasticidade ou contratura em flexão que impeça mudanças de decúbito devem ser corrigidas antes que surjam úlceras de pressão e antes de aplicar retalhos cutâneos. A não correção de deformidades em flexão inevitavelmente reduz a probabilidade de fechamento bem-sucedido da pele. Quando as medidas não operatórias fracassam, o método cirúrgico mais efetivo é tenotomia e miotomia dos flexores. Os procedimentos neurocirúrgicos, como mielotomia ou rizotomia, em geral, são menos efetivos e implicam risco de interferência com o reflexo de esvaziamento vesical e com as ereções penianas.

Nos pacientes que já se apresentem com úlcera de pressão de espessura total há indicação cirúrgica. A fase inicial consiste em desbridamento de todos os tecidos moles e ósseos infectados, assim como tratamento da espasticidade e contraturas que possam ter predisposto o paciente à úlcera. Uma vez que todas as feridas apresentem uma base limpa com tecido de granulação e o paciente esteja apto a se manter em decúbito ventral 24 horas por dia, há indicação para se considerar a aplicação de retalho rotacional. Os retalhos musculocutâneos do glúteo máximo, do tensor da fáscia lata, entre outros, dão ao cirurgião meios confiáveis de prover cobertura cutânea. Após o enxerto a tolerância à posição sentada deve cuidadosamente restabelecida. Como em sua maioria as úlceras de pressão em pacientes com lesão medular resultam de falha nas medidas de alívio da pressão, a orientação correta do paciente é o elemento chave para o sucesso da reabilitação.

As úlceras de pressão sobre ísquios ou trocânteres comumente levam à artrite séptica de quadril. Nesses casos, há necessidade de ressecção de cabeça e colo do fêmur. No paciente paraplégico sem acometimento da articulação do quadril, o peso passivo dos membros apoiados sobre a região posterior da coxa produz pressão na direção da pelve com descompressão dos ís-quios. Consequentemente, aproximadamente 30% do peso corporal é apoiado sobre as coxas. A ressecção de cabeça e de colo do fêmur produz um espaço ósseo entre o fêmur e a pelve, o que resulta em maior concentração de pressão sobre os ísquios, aumentando a chance de recorrência, mesmo após fechamento bem-sucedido com retalho.

As úlceras de pressão atingindo o tornozelo ocorrem comumente sobre calcanhar e maléolos. Após o desbridamento inicial, quase sempre é possível obter fechamento da ferida utilizando aparelho gessado curto que proteja a ferida de pressão externa. O aparelho deve ser trocado a cada uma ou duas semanas até que a ferida tenha cicatrizado. Raramente há necessidade de retalho rotacional.

E. Função vesical

A cateterização intermitente é o principal fator responsável pelo tempo de vida quase normal dos pacientes com lesão medular. Nesse grupo, as infecções do trato urinário deixaram de ser a principal causa de morte. A maioria dos pacientes com reflexo sacral preservado após lesão completa é capaz de recuperar o reflexo de esvaziamento da bexiga. Alguns pacientes com lesão medular completa são capazes de disparar o reflexo de esvaziamento vesical com pequenas batidas na região suprapúbica, alisando as coxas, utilizando o método de Credé (pressão externa sobre a bexiga para induzir seu esvaziamento) ou manobra de Valsalva (expiração forçada contra a glote fechada). Esses pacientes requerem cateter externo com preservativo, no sexo masculino, ou fraldas, no feminino. Os pacientes que não tenham reflexo de esvaziamento, urinam com aplicação de pressão sobre a bexiga com manobra de Valsalva ou método de Credé. Nem todas as chamadas bexigas reflexas esvaziam-se reflexivamente e alguns pacientes, apenas de manterem reflexo de esvaziamento, apresentam volume residual excessivo. Os medicamentos anticolinérgicos para reduzir o espasmo da musculatura lisa do esfíncter interno do colo vesical ou antiespasmódicos para reduzir o tônus da musculatura estriada do esfíncter externo podem melhorar o esvaziamento vesical. Alguns pacientes requerem esfincterotomia.

A derivação vesical utilizando segmento de íleo como meio primário de obter drenagem vesical é contraindicada. Esse procedimento leva a desequilíbrio ácido-base crônico, osteoporose e, finalmente, insuficiência renal por infecção secundária. Também deve-se evitar usar cateter suprapúbico como meio de tratamento primário pelas mesmas razões que contraindicam o uso de cateter de permanência. A presença constante do cateter instalado leva a construção da bexiga e aumento os riscos de cálculos renais, infecção e morte por falência renal. Para pacientes masculinos, o cateter acoplado ao preservativo é o tratamento preferencial. Para pacientes do sexo feminino, utilizam-se preferencialmente fraldas ou absorventes, embora algumas prefiram cateter de permanência a despeito do risco de redução da sobrevida.

F. Função sexual

As mulheres com ou sem atividade reflexa intacta podem manter relações sexuais e dar à luz crianças normais. Aproximadamente 90% dos homens com lesão medular completa e atividade reflexa sacral podem ter ereções. A maioria desses homens é capaz de manter relações sexuais; entretanto, menos da metade consegue ejacular. A preservação sacral tem papel importante para o prognóstico do potencial sexual do paciente masculino. Aqueles com capacidade de distinguir estímulos álgicos (discriminação entre ponta aguda e romba), geralmente, são capazes de obter ereções psicogênicas.

G. Disreflexia autonômica

As fibras simpáticas esplâncnicas para a região inferior do corpo emergem na altura de T8. Os pacientes com lesões acima de T8 tendem a apresentar disreflexia autonômica. São sujeitos a crises de hipertensão arterial anunciadas por tontura, sudorese e cefaleia. A obstrução de cateter é a causa desencadeante mais comum de disreflexia. O cateter deve ser verificado e a bexiga irrigada. Outras causas frequentes de disreflexia são cálculos ou infecção em qualquer segmento do sistema urinário, impactação fecal e úlceras de pressão. Se a pressão arterial não baixar em resposta ao tratamento do agente causal, deve-se iniciar tratamento com anti-hipertensivos.

▶ Recuperação

A padronização internacional para classificação neurológica e funcional dos pacientes com lesão de medula espinal (*International Standards for Neurological and Functional Classification of Spinal Cord Injury*), publicada conjuntamente pela *American Spinal Injury Association* (ASIA) e pela *International Medical Society of Paraplegia* (IMSOP), representa o instrumento mais confiável para avaliação do estado neurológico dos pacientes com lesão medular. Essa padronização proporciona uma medida quantitativa das funções sensitiva e motora.

A recuperação neurológica é avaliada determinando-se se há mudanças no índice motor da ASIA (AMS, de *ASIA motor score*) entre dois exames neurológicos sucessivos. O AMS é a soma dos graus de força muscular avaliados bilateralmente em cada um dos 10 principais músculos e que representam os segmentos neurológicos entre C5 e T1 e entre L2 e S1. Nos indivíduos neurologicamente intactos, o AMS total possível é 100 pontos.

O indicador mais importante para prognóstico de recuperação é a definição, se a lesão é completa, usando a definição de preservação sacral. Com esta definição e a definição do nível da lesão (tetraplegia ou paraplegia) os pacientes são divididos em quatro grupo: tetraplegia completa, tetraplegia incompleta, paraplegia completa e incompleta. A taxa de recuperação motora em todos os grupos cai rapidamente nos primeiros 6 meses após a lesão com alterações mínima após esse período (Fig. 12-10).

A. Paraplegia completa

A paraplegia que se mantenha completa 1 mês após a lesão têm probabilidade de 96% de permanecer completa. Trinta e oito por cento daqueles com lesão sobre ou abaixo de T9 recuperam algum grau de função nos membros inferiores. Nenhum paciente com nível neurológico acima de T9 recupera função motora voluntária de membros inferiores. Apenas 5% dos músculos com força 0/5 após 1 mês recupera força grau 3/5 ou superior 1 ano

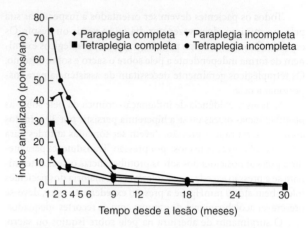

▲ **Figura 12-10** Recuperação segundo o índice motor ASIA para indivíduos com paraplegia e tetraplegia incompleta e completa. (Reproduzida, com permissão, a partir de Waters RL, Adkins R, Yakura J, Sie I: Functional and neurological recovery following acute SCI. *J Spinal Cord Med* 1998;21:195.)

após a lesão. Ademais, apenas 5% dos indivíduos serão deambulantes independentes na comunidade ao final de 1 ano.

B. Paraplegia incompleta

A recuperação motora é maior nos indivíduos com lesões incompletas. Entre 1 mês e 1 ano após a lesão, a AMS aumenta, em média, 12 pontos independentemente do nível da lesão. Ademais, esses pacientes têm probabilidade de 76% de se tornarem deambulantes na comunidade.

C. Tetraplegia completa

Noventa por cento dos indivíduos com tetraplegia completa 1 mês após a lesão assim permanecerão. Entre os 10% que evoluem com conversão tardia para estado incompleto, a recuperação motora de membros inferiores será mínima e insuficiente para deambulação. A recuperação segundo o índice AMS é independente do nível neurológico. Waters e colaboradores relataram que, com exceção do tríceps, todos os músculos dos membros superiores com força muscular pelo menos grau 1/5 1 mês após a lesão recuperaram no mínimo 3/5 da força 1 ano após a lesão.

D. Tetraplegia incompleta

Nos pacientes com tetraplegia incompleta, a recuperação motora dos músculos dos membros superiores e inferiores ocorre concomitantemente. Quase todos os músculos com preservação mínima de 1/5 da foça 1 mês após a lesão recuperam, pelo menos, 3/5 1 ano após a lesão. Quarenta e seis por cento dos pacientes examinados por Waters e colaboradores lograram deambulação independente na comunidade 1 ano após a lesão. O número de indivíduos com tetraplegia incompleta que chegam a ter status de deambulante independente na comunidade é menor do que o de indivíduos com paraplegia incompleta e função comparável de membros inferiores. Isso porque a função dos membros superiores

Tabela 12-2 Ambulantes independentes 1 ano após a lesão

Escore motor para membro inferior ASIA[a] (30 dias após a lesão)	Paraplegia completa (%)	Paraplegia incompleta (%)	Tetraplegia incompleta (%)
0	< 1	33	0
1 a 9	45	70	2
10 a 19		100	63
20 ou superior		100	100
Total	5	76	46

[a]Escore baseado nos 5 principais músculos.
Total de pontos possível em indivíduos normais para ambos os membros inferiores.
(Reproduzida, com permissão, a partir de Waters RL, Adkins R, Yakura J, et al.: Functional and neurological recovery following acute SCI. J *Spinal Cord Med* 1998;21:195.)

pode ser insuficiente para permitir a deambulação assistida por muletas no primeiro grupo, enquanto os pacientes com paraplegia incompleta apresentam força normal nos membros superiores. A recuperação funcional de mãos e braços é altamente prioritária para os pacientes tetraplégicos, o que requer força e ADM adequados nos ombros. Os pacientes evoluem melhor quando participam de programa de reabilitação com foco em alongamento e fortalecimento dos ombros, treinamento para transferências, elevação de posição sentada e propulsão de cadeira de rodas.

Considerados como um todo, a minoria dos indivíduos com lesão medular será capaz de deambular independentemente após a lesão. Contudo, a proporção de pacientes capazes de deambular varia em função da lesão ser completa ou incompleta e do nível da lesão. O escore motor de membros inferiores (LEMS de, *lower extrimity motor score*), que vem a ser a soma dos graus de força muscular dos principais músculos dos membros inferiores, pode ser usado para predizer a possibilidade de deambulação (Tab. 12-2). Os grupos musculares são os seguintes: L2, os flexores do quadril (iliopsoas); L3, os extensores do joelho (quadríceps); L4, os dorsiflexores do tornozelo (tibial anterior); L5, os extensores longos dos dedos (extensor longo do hálux); e S1, os flexores plantares do tornozelo (gastrocnêmico, sóleo). Em um indivíduo sem déficit, a pontuação máxima possível no LEMS é 50 pontos. O LEMS 30 dias após a lesão é usado para predizer a chance de deambulação em tetraplégicos incompletos, paraplégicos incompletos e paraplégicos completos. Espera-se que todos os indivíduos com LEMS de, no mínimo, 20 e lesão incompleta possam deambular independentemente 1 ano após a lesão.

American Spinal Injury Association, International Medical Society of Paraplegia: *International Standards for Neurological Classification of Spinal Cord Injury* (revised). Atlanta, GA: American Spinal Injury Association; 2000.

Bracken MB: Methylprednisolone and acute spinal cord injury: an update of the randomized evidence. *Spine* 2001;26(Suppl 24):S47. [PMID: 11805609]

Bracken MB, Holford TR: Neurological and functional status 1 year after acute spinal cord injury: estimates of functional recovery in National Acute Spinal Cord Injury Study II from results modeled in National Acute Spinal Cord Injury Study III. *J Neurosurg Spine* 2002;96:259. [PMID: 11990832]

Burns AS, Ditunno JF: Establishing prognosis and maximizing functional outcomes after spinal cord injury: a review of current and future directions in rehabilitation management. *Spine* 2001;26:S137. [PMID: 11805621]

Hosalkar H, Pandya NK, Hsu J, Keenan MA: What's new in orthopaedic rehabilitation. *J Bone Joint Surg Am* 2011;93-A(14):1367. [PMID: 21792505]

Ito Y, Sugimoto Y, Tomioka M, Kai N, Tamaka M: Does high dose methylprednisone sodium succinate really improve neurological recovery in patients with acute spinal cord injury? A prospective study of neurological recovery and early complications. *Spine* 2009;34:2121. [PMID: 19713878]

Keith MW, Hoyen H: Indications and future directions for upper limb neuroprostheses in tetraplegic patients: a review. *Hand Clin* 2002;18:519, viii. [PMID: 12474601]

Kirshblum SC, O'Connor KC: Levels of spinal cord injury and predictors of neurologic recovery. *Phys Med Rehabil Clin North Am* 2000;11:1, vii. [PMID: 10680155]

Kozin SH, D'Addesi L, Chafetz RS, Answorth S, Mulcahey MJ: Biceps--to-triceps transfer for elbow extension in persons with tetraplegia. *J Hand Surg Am* 2010;35:968. [PMID: 20513578]

Lee TT, Green BA: Advances in the management of acute spinal cord injury. *Orthop Clin North Am* 2002;33:311. [PMID: 12389277]

Little JW, Burns S, James J, et al: Neurologic recovery and neurologic decline after spinal cord injury. *Phys Med Rehabil Clin North Am* 2000;11:73. [PMID: 10680159]

Macciocchi SN, Bowman B, Coker J, et al: Effect of co-morbid traumatic brain injury on functional outcome of persons with spinal cord injuries. *Am J Phys Med Rehabil* 2004;83:22. [PMID: 14709971]

McKinley WO, Seel RT, Gadi RK, et al: Nontraumatic vs. traumatic spinal cord injury: a rehabilitation outcome comparison. *Am J Phys Med Rehabil* 2001;80:693. [PMID: 11523972]

Mulroy SJ, Thompson L, Kemp B, et al: Physical Therapy Clinical Research Network (PTClinResNet). Strengthening and optimal movements for painful shoulders (STOMPS) in chronic spinal cord injury: a randomized controlled trial. *Phys Ther* 2011;91:305. [PMID: 21292803]

Nockels RP: Nonoperative management of acute spinal cord injury. *Spine* 2001;26(24 Suppl):S31. [PMID: 11805606]

Pollard ME, Apple DF: Factors associated with improved neurologic outcomes in patients with incomplete tetraplegia. *Spine* 2003;28:33. [PMID: 12544952]

Salisbury SK, Choy NL, Nitz J: Shoulder pain, range of motion, and functional motor skills after acute tetraplegia. *Arch Phys Med Rehabil* 2003;84:1480. [PMID: 14586915]

Van der Putten JJ, Stevenson VL, Playford ED, et al: Factors affecting functional outcome in patients with nontraumatic spinal cord lesions after inpatient rehabilitation. *Neurorehabil Neural Repair* 2001;15:99. [PMID: 11811258]

von Wild KR: New development of functional neurorehabilitation in neurosurgery. *Acta Neurochir Suppl (Wien)* 2003;87:43. [PMID: 14518522]

Waters RL, Sie IH: Spinal cord injuries from gunshot wounds to the spine. *Clin Orthop* 2003;408:120. [PMID: 12616048]

ACIDENTE VASCULAR CEREBRAL

O AVC (acidente vascular cerebral ou derrame cerebral) ocorre quando trombose, embolia ou hemorragia interrompem a oxigenação do encéfalo causando morte de neurônios. Consequentemente, ocorrem déficits cognitivos e de função motora ou sensitiva.

Nos Estados Unidos, onde os acidentes vasculares cerebrais são a principal causa de hemiplegia em adultos e a terceira causa de morte, 2 milhões de indivíduos apresentam déficit neurológico permanente causado por AVC. A incidência anual de AVC é de 1 em mil, sendo que a trombose causa quase três quartos dos casos. Mais de metade das vítimas de AVC sobrevive e sua expectativa de vida média é de 6 anos. A maioria dos sobreviventes tem potencial para vidas funcionais e úteis se receberem os benefícios da reabilitação.

▶ Incapacidade neurológica e recuperação

O infarto do córtex cerebral na região do encéfalo nutrida pela artéria cerebral média (ACM) ou por um de seus ramos é o maior responsável pelos AVCs. Essa artéria irriga a área do córtex cerebral responsável pelo funcionamento da mão; a artéria cerebral anterior irriga a área responsável pelo movimento dos membros inferiores (Fig. 12-11). O quadro clínico característico após AVC é hemianestesia contralateral (redução da sensibilidade), hemianopsia homônima (déficit de campo visual) e hemiplegia espástica com maior paralisia de membro superior do que inferior. Como a função da mão requer controle motor preciso, mesmo para atividades com assistência de equipamentos, o prognóstico para uso funcional de mão e braço é consideravelmente pior do que para a perna. A recuperação de controle motor, mesmo que grosseiro, no membro inferior é suficiente para que o paciente possa caminhar.

O infarto na região da artéria cerebral anterior causa paralisia e perda sensitiva contralaterais do membro inferior e, em menor grau, do braço.

Os pacientes com arteriosclerose cerebral e sofrem infartos bilaterais repetidos provavelmente apresentam déficits cognitivos graves que limitam seu funcionamento geral, mesmo quando a função motora está preservada.

Após um AVC, a recuperação motora segue um padrão razoavelmente característico. O tamanho da lesão e o volume de

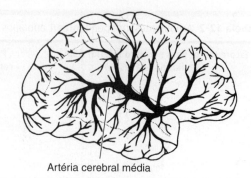
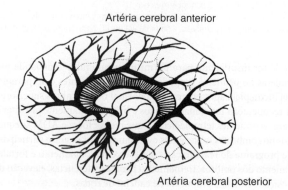

▲ **Figura 12-11** Circulação arterial encefálica.

circulação colateral determinam o grau de dano permanente. A maior parte da recuperação se dá nos primeiros 6 meses, embora seja possível que a melhora funcional prossiga enquanto o paciente continue a receber reeducação sensitivo-motora e aprenda a lidar melhor com sua incapacidade.

Logo após o AVC, os membros se encontram totalmente flácidos. Ao longo das semanas seguintes, o tônus muscular e a espasticidade aumentam gradualmente nos músculos adutores do ombro e nos flexores de cotovelo, punho e dedos. Também ocorre espasticidade na musculatura do membro inferior. O mais comum é que haja espasticidade de padrão extensor no membro inferior, caracterizada por adução do quadril, extensão do joelho e deformidade em varo de pé (equino) e tornozelo (Fig. 12-12). Entretanto, em alguns casos, ocorre espasticidade com padrão flexor, caracterizada por flexão do quadril e do joelho.

Se o paciente irá recuperar a capacidade de mover uma articulação independentemente das demais (movimento seletivo) depende da extensão do dano ao córtex cerebral. A dependência aos padrões neurologicamente mais primitivos de movimento (sinergia) é menor na medida em que é maior o controle seletivo. A extensão em que a disfunção motora limita a função é diferente nos membros superior e inferior. O movimento estereotipado não é funcional nos membros superiores, mas é útil nos membros inferiores, onde o paciente pode usar a flexão sinérgica para posicionar a perna a frente e a extensão sinérgica em massa para estabilizar o membro quando de pé.

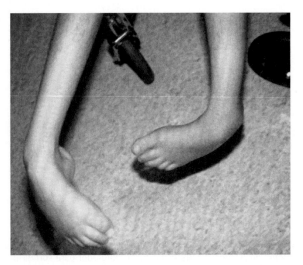

▲ **Figura 12-12** Deformidade em equinovaro dos pés em paciente com espasticidade.

Os processos finais da percepção sensorial ocorrem no córtex cerebral, onde as informações básicas são integradas para formar o fenômeno sensorial complexo, como a visão, a propriocepção e a percepção das relações espaciais, formas e texturas. Os pacientes com disfunção parietal grave e perda sensorial talvez não tenham percepção suficiente do espaço e consciência dos segmentos do corpo envolvidos para que possa caminhar. Os pacientes com perda grave na capacidade de percepção talvez não tenham equilíbrio para sentar, ficar de pé ou caminhar. O déficit no campo visual interfere com a utilização do membro e pode levar o paciente a perder a consciência dos próprios membros.

▶ Condução

A. Condução no quadro agudo

A intervenção medicamentosa no tratamento do AVC é mais efetiva quando iniciada nas 3 primeiras horas a partir da instalação dos sintomas. Entretanto, a intervenção farmacológica pode ter papel importante, ainda que limitado, se realizada nas primeiras 24 horas.

1. Trombolíticos

A. ATIVADOR DO PLASMINOGÊNIO TECIDUAL (T-PA) (TAMBÉM CONHECIDO COMO T-PA RECOMBINANTE OU ATIVADOR DO PLASMINOGÊNIO TECIDUAL RECOMBINANTE [RT-PA]) – A eficácia do t-PA intravenoso foi estabelecida em dois ensaios randomizados, duplo-cegos, placebo-controlados publicados de forma combinado pelo *National Institute of Neurological Disorders and Stroke* (NINDS). Aos 3 meses do AVC, um número aproximadamente 12% maior de pacientes tratados com t-PA apresentaram cura de sintomas em comparação com aqueles que não receberam o medicamento. O risco de hemorragia intracerebral no grupo de t-PA foi 6% (50% dos quais foram fatais), comparados com 0,6% no grupo placebo.

Apesar das diferenças nas taxas de hemorragia, não foram observadas diferenças nas taxas de mortalidade (17% do grupo com t-PA contra 21% no grupo placebo).

Os pontos-chave para a administração de agentes trombolíticos são os seguintes:

1. Devem ser administrados nas primeiras 3 horas a partir do início dos sintomas. O momento de início em pacientes que despertem com os sintomas ou naqueles que não sejam capazes de descrever com precisão a hora de início deve ser considerado como o último em que se sabiam bem.
2. Deve-se realizar exame de imagem do crânio (TC ou ressonância magnética nuclear [RMN]) antes do tratamento para afastar a possibilidade de hemorragia como causa dos sintomas.
3. A pressão arterial sistólica deve estar abaixo de 185 e a diastólica abaixo de 110. Agentes como o labetalol podem ser usados para reduzir a pressão arterial a fim de iniciar o tratamento
4. Devem ser realizados contagem de plaquetas (deve estar > 100 mil), INR (razão internacional normalizada) (muitos recomendam que esteja < 1,6), tempo de tromboplastina parcial (TTP) (muitos recomendam < 40) e glicemia (entre 50 e 400). A INR é particularmente importante porque os indivíduos apropriadamente tratados com varfarina para reduzir a incidência de AVC (p. ex., aqueles com fibrilação atrial) não são candidatos ao tratamento com trombolítico.

B. PRÓ-UROQUINASE (TAMBÉM CONHECIDA COMO PRÓ-UROQUINASE RECOMBINANTE OU R-PRO-UK) – A terapia intra-arterial requer o envolvimento de intervencionista experiente. A janela de oportunidade se encerra 6 horas após o início dos sintomas. Além e contrastando com o ensaio do NINDS para t-PA, os pacientes com exame de TC revelando envolvimento de mais de um terço do território da ACM não são elegíveis para o tratamento. A porcentagem absoluta de pacientes com incapacidade leve ou ausente aos 3 meses foi 15% maior no grupo que usou pró-uroquinase em comparação com placebo. A taxa de hemorragia no grupo ativo para pró-uroquinase foi de 10% contra 2% no grupo placebo. Contudo, não se observaram diferenças nas taxas de mortalidade (25% no grupo com pró-uroquinase contra 27% no grupo placebo).

Esse tratamento pode ser especialmente útil para pacientes que chegam para atendimento depois de 3 horas do início dos sintomas ou que tenham envolvimento inferior a um terço do território da ACM no momento do exame inicial.

2. Agentes antiplaquetários

A. ÁCIDO ACETILSALICÍLICO – O *Chinese Acute Stroke Trial* (CAST) e o International Stroke Trial (IST) são dois grandes estudos que avaliaram o uso de AAS (160 a 300 mg/dia) iniciados no período de 48 horas desde a instalação dos sintomas de AVC. Comparado com nenhum tratamento, houve redução absoluta de aproximadamente 1% em AVC e morte nas primeiras semanas. Considerando períodos maiores (p. ex., 6 meses) houve redução absoluta semelhante de, aproximadamente, 1% nas mortes e casos de dependência.

B. Abciximabe – Está em curso o ensaio de fase III avaliando a eficácia do abciximabe na fase agudoa de AVC. Em um ensaio de fase II com 400 pacientes encontrou-se redução absoluta de 8% nos desfechos desfavoráveis ao longo de 3 meses ($P < 0,05$). Ocorreu hemorragia intracraniana sintomática em 3,6% dos pacientes com abciximabe contra 1,0% no grupo placebo.

3. Anticoagulantes

A. Varfarina – Não há ensaios que tenham avaliado o uso de varfarina para tratamento de AVC em fase aguda.

B. Heparina e heparinoides – No momento, em apenas um ensaio clínico demonstrou-se benefício com o uso de heparina ou de heparinoides no AVC isquêmico agudo. Nesse estudo, não se observaram benefícios aos 10 dias ou aos 3 meses, apenas aos 6 meses. Outros ensaios de grande porte não encontraram benefícios com o uso de heparina ou de heparinoides, por via intravenosa ou subcutânea, com 3 meses de evolução. Em uma análise exploratória *post hoc* de um ensaio randomizado com heparina de baixo peso molecular intravenosa foi sugerido benefício para pacientes com aterosclerose grave de grande vaso (p. ex., carótida); entretanto, os autores concluíram que esses achados necessitam ser adequadamente avaliados em ensaio randomizado prospectivo.

B. Membros inferiores

1. Hemiplegia – Para que possa andar de forma independente, o paciente hemiplégico requer reações de equilíbrio intactas, flexão do quadril para avançar a perna e estabilidade do membro para se manter de pé. Se o paciente satisfizer esses critérios e tiver cognição suficiente, o médico pode restaurar a deambulação na maioria dos casos prescrevendo uma órtese apropriada de membro inferior e um dispositivo de membro superior para auxiliar na marcha, como uma bengala. A cirurgia ortopédica para reequilibrar as forças musculares da perna pode melhorar muito a deambulação.

Exceto para correção de contratura grave em pacientes que não estejam deambulando, os procedimentos cirúrgicos devem ser postergados, no mínimo, por 6 meses para permitir que haja recuperação neurológica espontânea e para que o paciente aprenda como lidar com sua incapacidade. Após esse período, a cirurgia poderá ser realizada com segurança para melhorar o uso do membro funcional.

No membro não funcional, a cirurgia pode ser realizada para alívio de dor ou para correção de contraturas em flexão graves de quadril e joelho causadas por espasticidade. Contudo, a maioria das deformidades graves por contratura no membro não funcional resultam de programa não efetivo de mobilização passiva no ADM, imobilização e posicionamento do membro.

A maioria dos hemiplégicos com incapacidade motora apresentam paresia de abdutores e extensores do quadril. Prescreve-se bengala de quatro apoios, para maior estabilidade, ou hemiandador para melhora do equilíbrio. Em razão da paralisia no membro superior, o paciente hemiplégico é incapaz de usar um andador convencional.

2. Tesouramento de membro – O tesouramento das pernas causado por hiperatividade dos músculos adutores do quadril

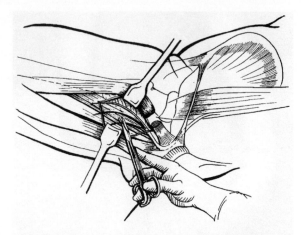

▲ **Figura 12-13** Liberação dos tendões adutores de quadril e neurectonia dos ramos anteriores do nervo obturador para corrigir problemas de tesouramento do membro. (Ilustração feita por Anthony C. Berlet. Reproduzida com a permissão de Keenan MAE, Kozin SH, Berlet AC: *Manual of Orthopaedic Surgery for Spasticity*. Philadelphia, PA: Raven; 1993.)

é um problema comum que ocasiona ao paciente uma base de apoio muito estreita quando de pé e dificulta seu equilíbrio. Quando não há contratura fixa dos adutores, a transecção dos ramos anteriores do nervo obturador promove a desnervação dessa musculatura o que permite ao paciente ficar de pé sobre uma base de apoio mais ampla. Se houver contratura dos adutores, há indicação para realizar liberação cirúrgica dos músculos adutor longo, adutor curto e grácil (Fig. 12-13).

3. Marcha com joelho rígido – Esses pacientes são incapazes de flexionar o joelho durante a fase de balanço da marcha. A deformidade é dinâmica, ou seja, ocorre apenas durante a passada. O movimento passivo do joelho não apresenta restrição e o paciente não tem dificuldade para sentar. Geralmente o joelho é mantido em extensão ao longo de todo o ciclo da marcha. O arrasto dos dedos, provável na fase inicial de balanço, pode fazer que o paciente tropece. Assim, equilíbrio e estabilidade também são afetados. O membro parece mais longo que o outro, mas trata-se apenas de impressão funcional. A circundação do membro envolvido, deslocamento da pelve ou arqueamento do membro contralateral podem ocorrer como manobras compensatórias.

O estudo da marcha com eletromiografia (EMG) dinâmica deve ser realizado antes de cirurgia para documentar a atividade dos músculos individuais do quadríceps. É comum encontrar atividade discinérgica no reto femoral entre os períodos de pré-balanço e balanço final no ciclo da marcha. Também é comum observar atividade anormal de vasto intermédio, vasto medial e vasto lateral. Se houver melhora da flexão do joelho com bloqueio no nervo femoral ou com injeção de toxina botulínica no quadríceps, fortalece-se a justificativa de intervenção cirúrgica. Se houver deformidade de tipo pé equino ela deve ser corrigida antes de se avaliar a marcha com joelho rígido, uma vez que o pé equino produz vetor de extensão do joelho na fase de apoio. Como o grau de flexão do joelho durante a fase de balanço é diretamente relacionada com a veloci-

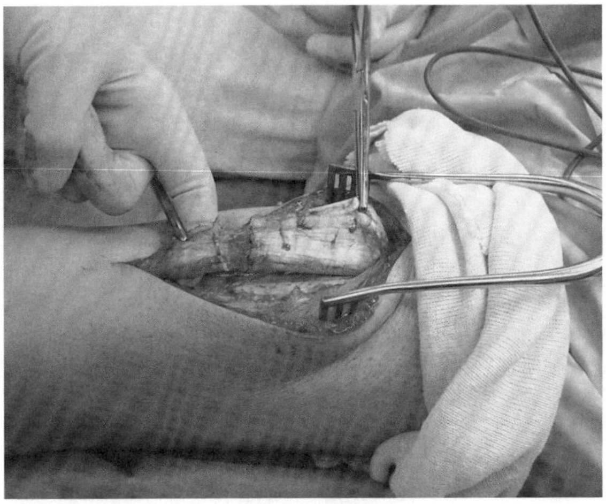

▲ **Figura 12-14** Alongamento seletivo do tendão do reto femoral para corrigir marcha anormal com joelho rígido.

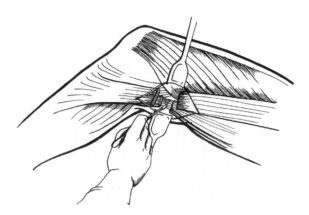

▲ **Figura 12-15** Liberação distal dos tendões posteriores da coxa para correção de contratura em flexão do joelho. (Ilustração de Anthony C. Berlet. Reproduzida, com permissão, a partir de Keenan MAE, Kozin SH, Berlet AC: *Manual of Orthopaedic Surgery for Spasticity.* Philadelphia, PA: Raven; 1993.)

dade da marcha, o paciente deve ser capaz de caminhar com velocidade razoável para que se beneficie com a cirurgia. Para um bom resultado também é necessária força para flexão do quadril, uma vez que o movimento para frente da perna normalmente provê força de inércia para flexão do joelho. No passado, a liberação seletiva do reto femoral ou de reto femoral e vasto intermédio era realizada para impedir a inibição da flexão do joelho. Em média, observa-se aumento de 15 graus na flexão máxima do joelho após a cirurgia. A transferência do reto femoral para um tendão da musculatura posterior da coxa não apenas bloqueia o vetor deformante, mas também torna a força do reto femoral em corretiva beneficiando a flexão. Os resultados desse procedimento superam aqueles obtidos com liberação seletiva. Quando qualquer um dos músculos vastos está envolvido, é possível o alongamento seletivo na junção miotendinosa (Fig. 12-14) com melhora da flexão do joelho.

4. Deformidade em flexão do joelho –
Com a deformidade em flexão do joelho há aumento da demanda física do quadríceps, que deve estar constantemente sendo contraído para manter o paciente em posição ereta. A flexão do joelho frequentemente leva a instabilidade do joelho causando queda. Na maioria dos casos a causa é espasticidade da musculatura posterior da coxa. Pode-se usar uma KAFO para manter o joelho temporariamente em extensão como forma de treinamento na fisioterapia. Entretanto, esse tipo de órtese é difícil de ser vestida e usada permanentemente por paciente que tenha tido AVC.

O tratamento ideal para deformidade em flexão do joelho é a correção cirúrgica. A tenotomia da musculatura posterior da coxa (Fig. 12-15) elimina o componente dinâmico da deformidade e, geralmente, resulta em correção de 50% da contratura no momento da cirurgia. A contratura residual é, então, corrigida com aparelhos gessados sequenciais semanalmente após a cirurgia. A função posterior no joelho dessa musculatura da coxa não é necessária para a deambulação. De fato, em pacientes com deformidades em flexão do joelho acima de 30 graus, a deambulação talvez só seja viável com a liberação dos músculos posteriores da coxa.

5. Pé equino ou equinovaro –
A correção cirúrgica de deformidade equina está indicada quando o pé não puder ser mantido em posição neutra com o calcanhar em contato firme com o solado do calçado de uma AFO rígida e bem adaptada. Dos diversos métodos cirúrgicos desenvolvidos para reduzir a espasticidade do tríceps sural nenhum é mais efetivo que o alongamento do tendão do calcâneo. Nesse procedimento, procede-se à tenotomia com hemissecção tripla com 3 incisões com bisturi tendo o corte mais distal base medial a fim de reduzir a tração em varo do músculo sóleo (Fig. 12-16).

O bloqueio anestésico do nervo tibial posterior pode ser uma ferramenta valiosa para a avaliação pré-operatória de paciente com deformidade equina, porque demonstra os benefícios potenciais do alongamento do tendão calcâneo se a deformidade for causada por aumento do tônus muscular.

A liberação cirúrgica dos flexores longo e curto dos dedos na base de cada pododáctilo (Fig. 12-17) é realizada profilaticamente no momento do alongamento do tendão do calcâneo, em razão da maior dorsiflexão do tornozelo após tenotomia do calcâneo aumentar a tensão sobre o flexor longo levando a flexão excessiva do dedo. Os tendões do flexor longo do hálux e dos flexores longos dos dedos podem ser transferidos ao calcâneo, a fim de prover suporte adicional aos músculos paréticos da panturrilha.

A correção cirúrgica da deformidade em varo é indicada quando o problema não é corrigido com órtese bem ajustada. Também está indicada para permitir que o paciente caminhe sem a órtese quando a deformidade em varo for o único problema significativo. Tibial anterior, tibial posterior, extensor longo do hálux, flexor longo do hálux, flexor dos dedos e sóleo passam medialmente ao eixo da articulação subtalar e são, possivelmente, responsáveis pela deformidade em varo. Os estudos feitos com EMG demonstram que os músculos fibular longo e fibular curto geralmente estão inativos e o tibial posterior também está inativo ou minimamente ativo.

O tibial anterior é o músculo chave responsável pela deformidade em varo e, na maioria dos pacientes, isso pode ser confir-

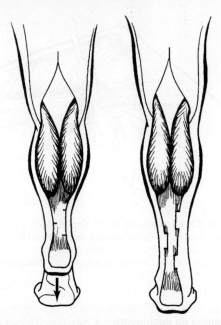

▲ **Figura 12-16** Hemissecção tripla do tendão do calcâneo para alongamento a fim de corrigir pé equino. (Ilustração de Anthony C. Berlet. Reproduzida, com permissão, a partir de Keenan MAE, Kozin SH, Berlet AC: *Manual of Orthopaedic Surgery for Spasticity*. Philadelphia, PA: Raven; 1993.)

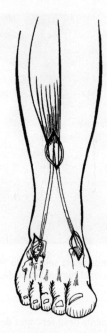

▲ **Figura 12-18** Transferência parcial de tendão tibial anterior pra corrigir deformidade espástica em varo do pé. (Ilustração de Anthony C. Berlet. Reproduzida, com permissão, a partir de Keenan MAE, Kozin SH, Berlet AC: *Manual of Orthopaedic Surgery for Spasticity*. Philadelphia, PA: Raven; 1993.)

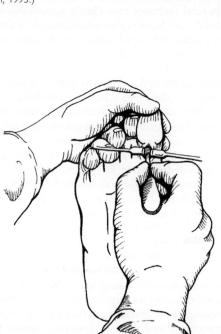

▲ **Figura 12-17** Liberação dos tendões flexores longos e curtos dos dedos para correção de enrolamento dos dedos. (Ilustração de Anthony C. Berlet. Reproduzida, com permissão, a partir de Keenan MAE, Kozin SH, Berlet AC: *Manual of Orthopaedic Surgery for Spasticity*. Philadelphia, PA: Raven; 1993.)

mado por exame visual ou por palpação enquanto o paciente caminha. Um procedimento conhecido como transferência parcial do tendão do tibial anterior (Fig. 12-18) desvia a força deformante do tibial anterior para que se torne corretiva. Nesse procedimento, metade do tendão é transferido lateralmente até o osso cuboide. Quando o extensor longo do hálux estiver com atividade excessiva ele também pode ser transferido para a região dorsal média do pé.

O tratamento do pé equinovaro consiste em procedimento simultâneo de alongamento do tendão calcâneo e transferência parcial do tendão tibial anterior. Na cirurgia, o tibial anterior é isolado e mantido suficientemente tenso para que o pé fique em posição neutra. Após a cicatrização, 70% dos pacientes serão capazes de andar sem necessidade de órtese.

C. Membros superiores

1. Espasticidade – O primeiro objetivo no tratamento do espasmo de membro superior é prevenir contratura. Observam-se deformidades graves em ombro, cotovelo e punho em pacientes sem tratamento ou não aderentes ao tratamento. Pode-se utilizar equipamento auxiliar para posicionar o membro superior, prevenir contraturas e apoiar o ombro. Com o posicionamento é possível estender os músculos espásticos, mas sem submetê-los a mudanças posturais súbitas que desencadeariam reflexo de estiramento e agravariam a espasticidade. Devem ser programados períodos curtos quando o membro superior não estiver suspenso e haja tempo para mobilização do ADM e higiene.

A maioria dos hemiplégicos não usa a mão, a não ser que haja movimentação seletiva dos dedos ou do polegar. A oposição do polegar se inicia com sua oposição a face lateral do indicador (pinça lateral ou chave) e prossegue com circundação para oposição com a ponta de cada dedo. Na maioria dos pacientes vítimas de AVC com extensão seletiva polegar-dedos, a função da musculatura proximal está comparativamente preservada. Assim, no paciente com a mão funcional raramente há necessidade de estabilização das articulações proximais com órtese.

Utiliza-se uma tipoia em volta da cabeça e fixada à cadeira de rodas nos pacientes com espasticidade de adutor ou de rotador interno do ombro. Uma alternativa é uma calha fixada à cadeira de rodas.

Geralmente, não é possível manter o punho em posição neutra com uma órtese WHO quando há espasticidade greve em flexão ou quando o punho está flácido. Com espasticidade mínima a moderada, pode-se usar uma tala volar ou dorsal. A tala não deve chegar aos dedos se a espasticidade flexor do dedo for grave, porque o menor movimento e o mínimo contato sensitivo dos dedos ou da palma pode desencadear reflexo de estiramento ou reação de preensão, fazendo com que os dedos fiquem dobrados para fora da tala.

2. Dor no braço ou no ombro – O ombro do paciente hemiplégico merece atenção especial por ser uma fonte comum de dor. Diversos fatores contribuem para a dor no ombro: distrofia simpática reflexa, subluxação inferior, espasticidade com contratura em rotação interna, capsulite adesiva e alterações degenerativas na região do ombro. A dor intensa ou crônica do ombro, em geral, pode ser evitada quando são realizados precocemente exercícios de mobilização do ADM e o membro é corretamente posicionado com uma tipoia para reduzir a subluxação.

Os sinais clínicos clássicos de distrofia simpática reflexa (edema e alterações cutâneas) talvez não sejam evidentes no paciente hemiplégico. Se o paciente se queixar de que o braço está doloroso e não houver causa evidente, a cintilografia óssea com tecnécio pode auxiliar a estabelecer o diagnóstico (Fig. 12-19).

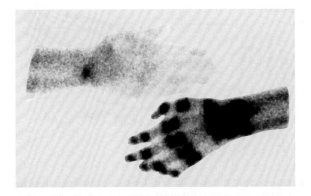

▲ **Figura 12-19** Cintilografia óssea com tecnécio revelando aumento de atividade periarticular característica da distrofia simpática reflexa.

O tratamento deve ser iniciado imediatamente e o paciente deve receber reforço psicológico positivo. O uso de narcóticos deve ser evitado. As opções e o tratamento incluem uso de medicamentos como corticosteroides, amitriptilina ou gabapentina, fisioterapia, bloqueio de nevo (bloqueio do gânglio estrelado, plexo braquial, ou bloqueio regional Bier IV). Cada uma dessas técnicas é bem-sucedida em alguns pacientes; entretanto, nenhuma é confiável para todos os pacientes.

3. Contratura do ombro – A contratura do ombro pode causar dor, problemas para a higiene da axila e dificuldades para se vestir e se posicionar. A adução e a rotação interna do ombro são causadas por espasticidade e contratura miostática de quatro músculos: peitoral maior, subescapular, latíssimo do dorso e redondo maior.

Quando a deformidade não está fixa, o alongamento dos músculos peitoral maior, latíssimo do dorso e redondo maior em sua junção musculotendinosa corrige satisfatoriamente a deformidade. Em membro disfuncional a liberação cirúrgica dos 4 músculos (Fig. 12-20) geralmente é necessária para resolver a deformidade. A liberação do músculo subescapular é realizada sem violação da cápsula glenoumeral. A cápsula articular não deve ser aberta uma vez que isso poderia causar instabilidade ou aderência intra-articular. Uma plastia em Z na axila talvez seja necessária se a pele estiver esticada. Após a cicatrização da ferida, deve-se iniciar um programa agressivo de mobilização. Empregam-se exercícios suaves de mobilização para correção de contratura remanescente. Há necessidade de posicionamento cuidadoso do membro em abdução e rotação externa durante vários meses para prevenir recidiva.

4. Contratura em flexão do cotovelo – A espasticidade persistente dos flexores do cotovelo causa contratura miostática e deformidade em flexão do cotovelo. Entre os problemas que frequentemente acompanham a deformidade estão maceração da pele, colapso do espaço antecubital e neuropatia por compressão do nervo ulnar.

A liberação cirúrgica dos músculos contraídos e a extensão gradual do cotovelo corrige a deformidade e reduz a compressão do nervo ulnar. O músculo braquiorradial e o tendão do bíceps são seccionados. O músculo braquial é alongado parcialmente na sua junção miotendinosa por meio de transecção de fibras tendíneas sobre a superfície anterior do músculo, ao mesmo tempo em que o músculo subjacente é deixado intacto (Fig. 12-21). A liberação total do músculo braquial não é realizada, a não ser que a contratura seja grave e presente por muitos anos. Não há necessidade de capsulotomia anterior que, inclusive, deve ser evitada por estar associada a maior rigidez e aderências intra-articulares que ocorrem após a cirurgia. A transposição anterior do nervo ulnar talvez seja necessária para melhora adicional de sua função.

Pode-se esperar correção de aproximadamente 50% da deformidade logo após a cirurgia sem produzir tensão excessiva sobre as estruturas neurovasculares estiradas. Os aparelhos gessados seriados podem ser usados para correção adicional ao longo das semanas seguintes.

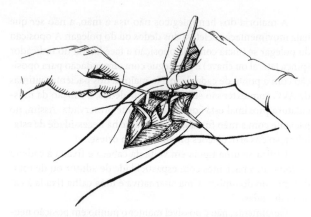

▲ **Figura 12-21** Cirurgia do músculo braquiorradial, tendão do bíceps e músculo braquial para corrigir contratura em flexão do cotovelo em braço não funcional. (Ilustração de Anthony C. Berlet. Reproduzida, com permissão, a partir de Keenan MAE, Kozin SH, Berlet AC: *Manual of Orthopaedic Surgery for Spasticity*. Philadelphia, PA: Raven; 1993.)

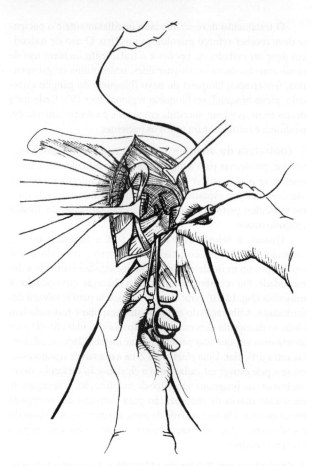

▲ **Figura 12-20** Liberação de peitoral maior, subescapular, latíssimo do dorso e redondo maior para correção de contratura do ombro por rotação interna e adução. (Ilustração de Anthony C. Berlet. Reproduzida, com permissão, a partir de Keenan MAE, Kozin SH, Berlet AC: *Manual of Orthopaedic Surgery for Spasticity*. Philadelphia, PA: Raven; 1993.)

de tala permanente. Como sempre há espasticidade muscular intrínseca em conjunto com a espasticidade grave dos flexores extrínsecos, a neurectomia dos ramos motores do nervo ulnar no canal de Guyon deve ser realizada rotineiramente a fim de prevenir o desenvolvimento pós-cirúrgico de deformidade adicional intrínseca.

Após a cirurgia, o punho e os dedos são imobilizados por 4 semanas com luva gessada estendida até a ponta dos dedos.

> Botte MJ, Bruffey JD, Copp SN, et al: Surgical reconstruction of acquired spastic foot and ankle deformity. *Foot Ankle Clin* 2000; 5:381. [PMID: 11232236]

5. Deformidade em garra – A deformidade em garra produz mão não funcional além de causar colapso da pele palmar e problemas de higiene. Também é comum haver infecções recorrentes dos leitos ungueais.

Não é possível obter alongamento adequado do tendão flexor para corrigir a deformidade por meio de extensão fracionada ou miotendinosa sem causar descontinuidade da junção musculotendinosa. Não se recomenda transecção dos tendões flexores porque qualquer tônus muscular extensor remanescente poderia resultar em deformidade por hiperextensão sem oposição de punhos e dedos. O procedimento recomendado é a transferência de tendão do plano superficial ao profundo (Fig. 12-22), o que prové alongamento suficiente do tendão flexor com preservação de contenção passiva, a fim de prevenir a deformidade por hiperextensão. A deformidade do punho é corrigida por liberação dos seus flexores. Procede-se a artrodese do punho para manter a mão em posição neutra e para tornar desnecessário o uso

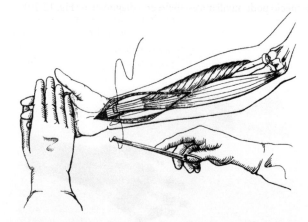

▲ **Figura 12-22** Transferência de tendão do plano superficial para o profundo para corrigir deformidade em garra grave em mão não funcional. (Ilustração de Anthony C. Berlet. Reproduzida, com permissão, a partir de Keenan MAE, Kozin SH, Berlet AC: *Manual of Orthopaedic Surgery for Spasticity*. Philadelphia, PA: Raven; 1993.)

Fuller DA, Keenan MA, Esquenazi A, et al: The impact of instrumented gait analysis on surgical planning: treatment of spastic equinovarus deformity of the foot and ankle. *Foot Ankle Int* 2002;23:738. [PMID: 12199388]

Hansen AP, Marcussen NS, Klit H, Andersen G, Finnerup NB, Jensen TS: Pain following stroke: A prospective study. *Eur J Pain* 2012;16:1128. [PMID: 22407963]

Keenan MA: The management of spastic equinovarus deformity following stroke and head injury. *Foot Ankle Clin* 2011;16:499. [PMID: 21925364]

Massie CL, Fritz S, Malcolm MP: Elbow extension predicts motor impairment and performance after stroke. *Rehabil Res Pract* 2011;2011:381978. [PMID: 22110974]

Mayer NH: Choosing upper limb muscles for focal intervention after traumatic brain injury. *J Head Trauma Rehabil* 2004;19:119. [PMID: 15247823]

Namdari S, Horneff JG, Baldwin K, Keenan MA: Muscle releases to improve passive motion and relieve pain in patients with spastic hemiplegia and elbow flexion contractures. *J Shoulder Elbow Surg* 2012;21:1357. [PMID: 22217645]

Pollock A, Baer G, Pomeroy V, et al: Physiotherapy treatment approaches for the recovery of postural control and lower limb function following stroke. *Cochrane Database Syst Rev* 2003;2:CD001920. [PMID: 12804415]

Tilson JK, Wu SS, Cen SY, et al: Characterizing and identifying risk for falls in the LEAPS study: a randomized clinical trial of interventions to improve walking poststroke. *Stroke* 2012;43:446. [PMID: 22246687]

ORTOPEDIA GERIÁTRICA

▷ Princípios gerais

Um dos grandes desafios da sociedade é o envelhecimento da população. Por volta do ano 2020, 52 milhões de norte-americanos terão mais de 65 anos. Por volta do ano 2040, 68 milhões terão mais de 65 anos. Os números tanto absolutos quanto relativos de idosos estão aumentando de forma impressionante. As pessoas estão vivendo mais e com uma melhor expectativa de qualidade de vida. Apesar dessa tendência, atualmente ocorrem proporcionalmente menos incapacidades entre os idosos do que no passado.

Embora a passagem do tempo, ou idade cronológica, seja a medida mais conveniente, não é necessariamente o indicador mais sensível do envelhecimento. Um marcador mais sensível seria aquele que considerasse a idade funcional dos indivíduos, mas isso é difícil de definir e medir. Em geral, considera-se 65 anos como o início da velhice. A primeira fase da terceira idade é o período entre 65 e 75 anos. Esses indivíduos, em geral, são funcionalmente ativos. Apresentam problemas ortopédicos isolados, como osteoporose leve, osteoartrose, lesões de estresse (esportes) e, ocasionalmente, câncer.

Os muitos idosos e mais fragilizados são aqueles com mais de 80 anos de idade. Estes tendem a ter múltiplos problemas musculoesqueléticos como osteoporose avançada, fraqueza muscular generalizada, doenças em múltiplos órgãos e demência.

1. Incapacidade

As principais causas de morte entre os idosos são cardiopatias, neoplasias malignas e doença vascular encefálica. As principais causas de incapacidade nos idosos são câncer, cardiopatias, demência e distúrbios musculoesqueléticos. As principais causas de incapacidade relacionada com doença antes da morte são artrite, hipertensão arterial, disacusia, cardiopatia e problemas ortopédicos. A despeito da incidência crescente de incapacidade com a idade, apenas 5% dos norte-americanos vivem em asilos.

Ao avaliar os idosos, cinco domínios funcionais devem ser considerados:

1. As *AVDs físicas*, incluindo atividades como tomar banho, vestir-se, comer e caminhar.

2. As *AVDs instrumentais*, que são as tarefas de administração da casa, como fazer as compras, preparar os alimentos, controlar as finanças, usar o telefone e realizar pequenos trabalhos domésticos.

3. *O funcionamento cognitivo* é particularmente importante nos idosos. A demência é umas das quatro principais causas de incapacidade no idoso e a principal razão para seu internamento em instituição.

4. *A função afetiva* é importante. A depressão secundária é comum em idosos e o suicídio é uma causa de morte mais frequente nos idosos do que nos jovens.

5. *O funcionamento social* é menos problemático. Apenas 1% dos idosos considera suas interações sociais como inadequadas.

A incapacidade das AVDs básicas é comum entre os idosos vivendo em comunidade, com taxas de prevalência variando entre 7%, naqueles entre 65 e 74 anos, e 24%, naqueles com 85 anos ou mais. Nos idosos vivendo em comunidade, independentemente do risco de incapacidade, é comum haver restrição das atividades, assim definida como permanência no leito, no mínimo, metade do dia e/ou suspensão das atividades usuais em razão de doença, lesão ou outro problema. Tais restrições geralmente podem ser atribuídas a vários problemas de saúde concomitantes. Embora frequentemente se considere que, nos idosos, a incapacidade seja progressiva ou permanente, pesquisas realizadas demonstraram que se trata de processo dinâmico, com indivíduos entrando e saindo do estado de incapacidade. Para estabelecer metas realistas e planejar apropriadamente os cuidados ao idoso incapacitado, médicos, pacientes idosos e seus familiares necessitam de informações precisas acerca da chance de recuperação e do tempo necessário até a recuperação. A prevenção de declínio e incapacidade funcional inclui não apenas o tratamento dos episódios agudos de incapacidade e promoção da recuperação, mas também avaliação permanente e controle dos principais fatores de risco de incapacidade com intervenções preventivas. A alta probabilidade de recidiva de incapacidade entre idosos sugere que aqueles recentemente recuperados de um episódio formam uma população alvo importante para intervenções preventivas. Embora algumas intervenções projetadas para prevenir recorrência de incapacidade possam ser específicas para doenças (p. ex., anticoagulação para AVC embólico), outras são amplamente

CAPÍTULO 12 — REABILITAÇÃO

aplicáveis independentemente do fator desencadeante específico (p. ex. programas de exercícios).

2. Desafios para o cirurgião ortopédico

No trabalho com idosos, o cirurgião ortopédico faz parte de uma equipe multidisciplinar. A equipe é composta por internista, geriatra, especialista em reabilitação, psiquiatra, psicólogo, assistente social, nutricionista, especialistas em cuidado da pele, fisioterapeuta, terapeuta ocupacional e os filhos do idoso. Osteoporose, fraturas, artrite, distúrbios do pé, AVC e amputações são as causas mais frequentes de incapacidade musculoesquelética.

3. Osteoporose

A osteoporose é um distúrbio relacionado com a idade caracterizado por redução da massa óssea e aumento no risco de fratura na ausência de outra causa identificável de perda óssea. A osteoporose pode ocorrer tanto como doença primária quanto como secundária.

A. Osteoporose primária

A osteoporose primária, a forma mais comum da doença, ocorre em indivíduos entre 51 e 65 anos de idade com relação entre sexos feminino e masculino de 6:1. A osteoporose primária pode ser subdividida em dois tipos. O tipo I, osteoporose pós-menopáusica, resulta da redução nos níveis circulantes de estrogênios. É encontrada em pacientes pós-menopáusicas e afeta a maioria dos indivíduos com mais de 70 anos. A perda óssea é rápida. Há perda de osso trabecular e até 8% ao ano. A osteoporose tipo I causa perda principalmente de osso trabecular, com perda de osso cortical de apenas 0,5% ao ano. As fraturas ocorrem nos locais de perda de osso trabecular, como rádio distal ou vértebras. A causa da osteoporose primária é alteração no ambiente hormonal.

A osteoporose tipo II, ou senil, é consequência do envelhecimento. A perda óssea é mais global afetando osso cortical e poroso, como o colo do fêmur. A osteoporose tipo II é encontrada em indivíduos com mais de 70 anos. A relação entre os sexos feminino e masculino é de 2:1. A perda óssea ocorre em osso tanto trabecular quanto cortical a média de 0,3 a 0,5% ao ano. As fraturas causadas por osteoporose tipo II caracteristicamente envolvem quadril, pelve, úmero, tíbia e corpos vertebrais. As causas de osteoporose senil são aquelas relacionadas com o envelhecimento, incluindo deficiência de cálcio, redução da vitamina D e aumento da atividade do paratormônio.

B. Osteoporose secundária

A osteoporose secundária pode ter diversas causas. As mais comuns são uso crônico ou prolongado de corticosteroide e doenças endócrinas. As doenças endócrinas associadas a osteoporose são hipertireoidismo, hiperparatireoidismo, diabetes melito, doença de Cushing e distúrbios euplásicos.

▶ Estratégias preventivas

É difícil haver restauração óssea. Portanto, é essencial maximizar a massa corporal durante a fase de crescimento do esqueleto para mantê-la na maturidade. Para tanto, há necessidade de dieta com níveis adequados de cálcio e vitamina D. A quantidade recomendada para adultos é 1.200 mg/dia de cálcio e 400 mg de vitamina D. Para as mulheres após a menopausa, recomendam-se 1.500 mg/dia de cálcio. Os exercícios com impacto são efetivos para manter a massa óssea. Também é importante evitar os fatores promotores de osteoporose como o tabagismo e o consumo excessivo de álcool.

▶ Diagnóstico

O diagnóstico de osteoporose é clínico e frequentemente feito após uma fratura. Os achados radiográficos incluem osteopenia (com > 30% de perda mineral); perda de trabéculas horizontais nos corpos vertebrais; fraturas de cunha torácica, fraturas de placa terminal de coluna lombar; fraturas de estresse na pelve; e fraturas de úmero, punho, quadril, fêmur supracondilar e platô tibial. A quantificação da massa óssea é feita para confirmação e acompanhamento. A absorciometria com raios X de dupla energia (DEXA) é usada para quantificar a massa óssea. Os seguintes critérios diagnósticos estão baseados no exame com DEXA:

Normal: até 1 desvio padrão tendo como referência adultos jovens

Osteopenia: entre 1,0 e 2,4 desvio padrão abaixo da referência

Osteoporose: 2,5 ou mais desvio padrão abaixo da referência

Osteoporose grave: 2,5 mais um ou mais fraturas por fragilidade óssea

▶ Tratamento

Os exercícios realizados com peso são úteis para manter a massa óssea. A reposição diária adequada de cálcio também é útil. O cálcio e a vitamina D, sozinhos, não previnem osteoporose em mulheres com alto risco de fratura. A terapia com estrogênio tem perfil de risco/benefício favorável para uso a longo prazo em comparação com o tratamento usando estrogênio e progesterona, associado a aumento do risco de câncer de mama.

Bifosfonados, teriparatida, e denosumabe se mostraram efetivos na redução do risco de fraturas por fragilidade óssea. Embora haja poucos ensaios robustos com acompanhamento a longo prazo sobre seu uso, esses tratamentos para osteoporose sãos seguros (com a possível exceção de fraturas subtrocantéricas atípicas associados ao uso de bifosfonados a longo prazo) e, em geral, mantêm a densidade mineral óssea ao longo do tempo.

Os bifosfonados formam uma classe de compostos semelhantes ao pirofosfato rapidamente absorvidos pelas superfícies minerais. Uma vez ligado, inibem a atividade de absorção óssea dos osteoclastos. Entre os bifosfonados atualmente em uso clínico estão o alendronato de sódio (Fosamax) e o risedronato de sódio (Actonel). A teriparatida (Forteo) é uma forma recombinante de hormônio da paratireoide, um regulador primário do metabolismo de cálcio e fosfato nos ossos e nos rins. A exposição intermitente ao paratormônio ativa os osteoblastos mais do que os osteoclastos e acredita-se que injeções diárias de teriparatida tenham efeito resultante de estimula a neoformação óssea levando a aumento da densidade mineral óssea. O denosumabe (Prolia) é um anticorpo monoclonal humano tendo como alvo a RANKL, uma proteína que atua como sinalizador primário para promoção de remoção óssea. O raloxifeno (Evista) é um modular seletivo do receptor de estrogênio com efeitos estrogênicos sobre os ossos e que, portanto, é usado para prevenção de osteoporose em mulheres.

▶ Exercícios

A capacidade de andar com segurança é essencial para uma vida independente. A força e a resistência determinam a capacidade de movimentar-se de forma independente. A força muscular está associada a capacidade de realizar as AVDs. A redução da força com a idade foi atribuída a esses fatores:

1. Perda de massa muscular em razão de fibras menores e menos numerosas.
2. Perda de neurônios motores (células do corno anterior).
3. Mudanças na arquitetura muscular.
4. Falha no mecanismo de excitação-contração.
5. Alterações psicossociais levando a menor capacidade de ativar unidades motoras.

O treinamento de força pode levar a grandes melhoras funcionais nos idosos. A plasticidade do sistema motor para adaptar-se ao treinamento com carga parece se manter até a décima década de vida. O treinamento com força não produz efeitos sobre os determinantes centrais da capacidade aeróbia, como frequência cardíaca máxima, concentração de hemoglobina e volume sanguíneo.

Os exercícios aeróbicos levam a aumento de resistência e de capacidade funcional. A resistência é o tempo que um indivíduo é capaz de manter uma força estática ou um nível de energia envolvendo uma combinação de contrações musculares concêntricas ou excêntricas. O estresse imposto pelos exercícios em um indivíduo e a tolerância ou resistência a essa intensidade de exercício varia com a energia necessária para a tarefa em função da capacidade máxima daquele indivíduo. Com treinamento as atividades se tornam mais fáceis de realizar. O indivíduo passa a ter maior resistência aos exercícios submáximos. A melhora nos movimentos pode reduzir o custo energético de cada atividade.

4. Artrite

A osteoartrose é altamente prevalente nos idosos. A artroplastia total melhorou dramaticamente a mobilidade e a qualidade de vida dos idosos. Diversos estudos confirmam a conveniência e a efetividade das artroplastias totais de quadril e joelho nos idosos, com taxas baixas de complicação. O paciente idoso tem maior probabilidade de necessitar usar um equipamento de membro superior para auxiliar na deambulação após artroplastia total.

5. Fraturas

A. Considerações gerais

Uma das razões mais convincentes para que se busque esclarecer a etiologia de uma fratura e tratá-la apropriadamente é que a existência de fratura prévia de baixa energia é um dos maiores fatores de risco para novas fraturas. Especificamente, pacientes com uma fratura de baixa energia de punho, quadril, úmero proximal ou tornozelo apresenta risco de duas a quadro vezes maior de nova fratura no futuro em comparação com quem jamais tenha tido uma fratura. Além disso, até metade dos pacientes com fratura vertebral apresentarão outra fratura vertebral no prazo de 3 anos, muitos já no primeiro ano. De fato, comparado com indivíduos sem história de fratura, o paciente com fratura vertebral prévia tem risco quase 5 vezes maior de futuras fraturas vertebrais e até 6 vezes maior de fratura no quadril ou em outros locais além das vértebras. Considerados conjuntamente, esses dados indicam que os pacientes com história de qualquer tipo de fratura tem risco 2 a 6 vezes maior de fraturas subsequentes em comparação com quem não teve fratura prévia.

Esses dados enfatizam que os cuidados ideais de pacientes fraturados devem incluir não apenas a condução da fratura em curso, mas também investigação, diagnóstico e tratamento de eventuais causas da fratura, incluindo baixa densidade óssea ou outros quadros clínicos. A esse respeito, a suplementação com cálcio e vitamina D reduz o risco de fraturas nos idosos. Além disso, vários agentes farmacológicos reduzem o risco de fratura em até 50% em pacientes que já tenham tido fratura. Intervenções não farmacológicas, como programas de prevenção de queda e programas de exercícios individualizados, reduzem a probabilidade de queda entre os idosos, o que deve reduzir a incidência de fraturas. Ademais, o acolchoamento dos trocânteres reduz de forma impressionante as fraturas de quadril entre os pacientes com alto risco. Assim, iniciar as intervenções logo após a ocorrência de fratura por fragilidade óssea é uma forma de reduzir significativamente a incidência e a gravidade de fraturas subsequentes.

Nos idosos, as fraturas podem ocorrer em razão de lesões de baixa energia. As quedas em casa são a causa mais frequente de fratura de quadril, rádio distal, pelve, úmero proximal e costelas. Aproximadamente 90% das fraturas de pelve, quadril e antebraço são causados por queda. Apenas 3 a 5% das quedas resultam em fratura.

Muitos dos fatores de risco para fratura também são fatores de risco para queda. Os fatores de risco podem ser divididos em categorias. Entre os associados a aspectos próprios do envelhecimento estão osteoporose primária, problemas de visão ou de equilíbrio, anormalidades da marcha e perda de força muscular e de cobertura gordurosa dos ossos. Os fatores de risco ligados ao ambiente são superfícies desniveladas, superfícies escorregadiças; obstáculos, como carpetes soltos, animais de estimação e degraus; iluminação insuficiente e ausência de corrimão e outros apoios para equilíbrio melhor. O programa de prevenção de queda inclui adaptações de segurança no domicílio do idoso, como, instalação de barras de segurança na banheira e no chuveiro, eliminação de pisos encerados e de carpetes escorregadios e uso de solado de borracha sem salto alto no calcanhar para maior estabilidade.

Há fatores genéticos relacionados com gênero e etnia. As mulheres sofrem mais fraturas. Os brancos têm mais fraturas que os afrodescendentes. Dentre as doenças comumente associadas a fraturas estão AVC, síncope, hipotensão, osteoporose secundária, doença de Parkinson, demência e paraparesia. O uso de medicamentos como benzodiazepínicos, antidepressivos tricíclicos, antipsicóticos, corticosteroides e barbitúricos foi relacionado com fraturas. Nos fatores ligados ao modo de vida estão exercícios, nutrição, uso abusivo de álcool ou outras substâncias, imobilização e tipo de calçados.

Outros fatores contribuem para o risco de fraturas traumáticas em consequência de queda. O primeiro é a direção da queda. Uma queda que ocorra enquanto o paciente está de pé parado ou andando muito lentamente implica pouco ou nenhum impulso para frente e, consequentemente, o ponto de impacto é próximo do quadril. A velocidade da marcha reduz-se com o envelhecimento, o que aumenta o risco de lesão no quadril em caso de queda. A reação de proteção durante queda também se reduz com a idade. Os absorvedores naturais de impacto, os tecidos muscular e adiposo, que circundam o osso diminuem com o envelhecimento. A resistência do osso é menor em razão da osteoporose associada ao envelhecimento.

B. Fraturas de quadril

As fraturas de quadril são classificadas em função de localização e gravidade. As avaliações básicas são se a fratura é intra ou extracapsular e quanto ao seu grau de estabilidade. As fraturas intracapsulares ocorrem ao longo do colo do fêmur. Quando há desvio, o suprimento de sangue para a cabeça do fêmur provavelmente foi interrompido, o que aumenta a probabilidade de osteonecrose.

Sempre que possível o tratamento das fraturas de quadril deve ser cirúrgico, porque o tratamento não cirúrgico implica meses de imobilização no leito, algumas vezes com tração. Há necessidade de excelente cuidado de enfermagem para evitar úlcera de decúbito e disfunção respiratória. União viciosa, diferenças no comprimento dos membros, dor e alta mortalidade são comuns nos casos não tratados cirurgicamente. A chance de deambulação final é de apenas 55% comparados com 76% nos pacientes tratados com cirurgia. O tratamento não cirúrgico de fratura de quadril é uma opção ocasional em pacientes com alto risco clínico e, algumas vezes, é recomendado para pacientes com demência restritos ao leito.

Os princípios básicos do tratamento das fraturas de quadril estão bem estabelecidos. As fraturas sem desvio do colo femoral geralmente são tratadas com pinos ou parafusos. As fraturas com desvio do colo femoral, geralmente, são tratadas com hemiartroplastia em razão da alta incidência de necrose avascular. As fraturas intertrocantéricas estáveis geralmente são tratadas com parafuso deslizante e placa lateral ou haste intramedular. Nas fraturas intertrocantéricas instáveis talvez haja necessidade de medidas adicionais para apoio medial adicional. Em caso de osso muito osteoporótico, talvez seja necessário utilizar cimento de metilmetacrilato para fixação e estabilidade suficientes. Os pacientes com artrose de quadril prévia podem ser tratados com artroplastia total.

A reabilitação pós-operatória dos idosos é essencial para resultados satisfatórios. A deambulação sem apoio do peso é extremamente difícil e, muitas vezes, impossível para pacientes idosos. Todos os esforços devem ser envidados para obter estabilidade suficiente da fratura com o tratamento cirúrgico, a fim de permitir o apoio do peso de acordo com o tolerado. O paciente deve ficar imobilizado apenas por um ou dois dias após a cirurgia para prevenir as diversas complicações da imobilização. É importante controlar a dor a fim de permitir a mobilização, mas com sedação mínima. Nos casos em que se tiver implantado prótese, deve-se evitar luxação. O paciente idoso talvez não se recorde das precauções a serem tomadas. O uso de cadeiras e assentos sanitários elevados ajuda a evitar a flexão excessiva do quadril associada à luxação posterior. A imobilização do joelho quando o paciente estiver no leito evita que esta articulação seja flexionada, o que resultaria em flexão do quadril. É prudente que em alguns casos se utilize aparelho de quadril para limitar flexão e adução enquanto ocorre a cicatrização dos tecidos moles.

C. Fraturas de pelve

Uma classificação comum é a baseada no rompimento ou não do anel pélvico, uma vez que esse fator indica o grau de energia envolvido no traumatismo inicial. A fratura em que não haja rompimento do anel pélvico, como fratura do ramo do púbis, é dita de baixa energia. Anteriormente, as fraturas associadas a traumas de alta energia eram aquelas com desvio e em pacientes com menos de 40 anos de idade. Com o envelhecimento da população atualmente mais de 50% das fraturas ocorrem em pacientes com mais de 60 anos, com predominância no sexo feminino. A maioria das fraturas da pelve ocorridas em idosos é de baixa energia e podem ser tratadas sem cirurgia, com analgesia e repouso no leito. A mobilização precoce é desejável para prevenir as complicações da imobilidade. Pode-se permitir apoio total do peso. O uso de andador ou de outro dispositivo auxiliar é útil para reduzir a dor e aumentar a estabilidade durante a caminhada. Os amolecedores de fezes também são úteis. As fraturas de cóccix e de sacro também são tratadas de forma semelhante.

D. Fraturas do fêmur distal

O tratamento das fraturas do fêmur distal nos idosos deve ser individualizado. A idade avançada em si não é uma contraindicação para cirurgia. Os objetivos do tratamento cirúrgico do fêmur distal são redução anatômica e fixação estável. Se houver osteopenia grave, a fixação estável é mais difícil. O uso adicional de metilmetacrilato ou de artroplastia de joelho com longa prolongada são medidas que ajudam na estabilidade. Ocasionalmente, há necessidade de aparelho de gesso pós-operatório para suplementar a fixação interna.

E. Fraturas do antebraço

A maioria das fraturas do rádio distal (fratura de Colles) pode ser tratada com redução fechada e imobilização. É possível que haja redução significativa da altura radial e cominuição dorsal em osso osteoporótico mesmo após lesões de baixa energia. Nessa situação, a maioria dos cirurgiões concordaria com a indi-

F. Fraturas de úmero proximal

As fraturas de úmero proximal respondem por 4 a 5% das fraturas que ocorrem mais comumente em idosos. As fraturas de úmero nos idosos têm desvio mínimo em 80% dos casos. Nesses casos utiliza-se imobilização com tipoia para controlar a dor. Iniciam-se exercícios com pêndulo no período de duas semanas após a lesão para prevenir rigidez em excesso. A limitação da rotação externa do ombro predispõe a futura fratura em espiral do úmero ao vestir. As fraturas instáveis e com desvio devem ser tratadas com redução aberta e fixação interna e aquelas envolvendo a cabeça do úmero e/ou com tendência a necrose avascular devem ser tratadas com hemiartroplastia. No idoso fragilizado, a artroplastia reversa total do ombro também é uma opção.

6. AVC

Como detalhado anteriormente, o AVC é uma causa comum de incapacidade nos idosos.

7. Distúrbios do pé

O pé tende a se alargar com a idade, na medida em que o arco de apoio transversal se enfraquece e alinhamentos ósseos anormais se tornam comuns. A reconstrução cirúrgica das deformidades do pé talvez esteja contraindicada no idoso frágil, particularmente em razão de doença vascular periférica. O tratamento não cirúrgico consiste em exercícios de mobilização do ADM do pé para maximizar a flexibilidade do pé. Os exercícios de fortalecimento do membro inferior são úteis para melhorar o padrão global da marcha. O paciente deve otimizar o peso do corpo para eliminar excesso de tensão sobre o pé. As órteses funcionais de material semirrígido com pouca ou nenhuma haste podem prover alívio sintomático. Também podem ser usadas órteses confortáveis de material macio. Essas órteses são projetadas para controlar a postura do pé e eliminar áreas de pressão, mas não para corrigir a posição do pé. As órteses são usadas em combinação com calçados macios com profundidade extra que garantem mais espaço livre para deformidades dos pododáctilos. Calçados planos ajudam nas deformidades de antepé porque evitam que o pé deslize para frente no sapato. É preferível um calçado de calcanhar baixo para pacientes com deformidade em pronação grave porque o tendão do calcâneo comumente está tensionado. Colocar o tendão do calcâneo sob tensão apenas aumenta a tensão de pronação sobre o pé.

8. Amputação

A maioria das amputações realizada na população civil ocorre em membro inferior e na sexta década de vida ou posteriormente e resultam de insuficiência vascular. As amputações pós-traumáticas resultam de traumatismos fechados, sendo a colisão de veículos automotores e os acidentes com maquinaria as causas mais comuns. A maioria é realizada em membro inferior

cação de fixação externa e enxerto ósseo, a fim de obter e manter a redução anatômica. Há indicação de mobilização do ADM tanto para ombro quanto para dedos, a fim de evitar rigidez.

e cerca de dois terços são amputações em um ou mais dígitos. Nesses pacientes, a amputação de múltiplos membros é um fator de risco independente para morte, enquanto a amputação única de membro, não.

Os problemas associados a amputação foram discutidos no Capítulo 11.

Bamparas G, Inaba K, Tiexeria PG, et al: Epidemiology of posttraumatic limb amputation: a National Trauma Databank analysis. *Ann Surg* 2010;76:1214. [PMID: 21140687]

Cooper C, Reginster JY, Cortet B, et al: Long-term treatment of osteoporosis in postmenopausal women: a review for the European Society for Clinical and Economic Aspects of Osteoporosis and Osteoarthritis (ESCEO) and the International Osteoporosis Foundation (IOF). *Curr Med Res Opin* 2012;28:475. [PMID: 22356012]

Gill TM, Allore HG, Holford TR, et al: Hospitalization, restricted activity, and the development of disability among older persons. *JAMA* 2004;292:2115. [PMID: 15523072]

Hardy SE, Gill TM: Factors associated with recovery of independence among newly disabled older persons. *Arch Intern Med* 2005;165:106. [PMID: 15642885]

Horwitz DS, Kubiak EN: Surgical treatment of osteoporotic fractures about the knee. *Instr Course Lect* 2010;59:511. [PMID: 20415402]

Iwamoto J, Satrao Y, Takenda T, Matsumoto H: Efficacy of antiresorptive agents for preventing fractures in Japanese patients with an increased risk of fracture: review of the literature. *Drugs Aging* 2012;29:191. [PMID: 22372723]

Murad MH, Drake MT, Mullan RJ, et al: Comparative effectiveness of drug treatments to prevent early fragility fractures: a systematic review and network meta-analysis. *J Clin Endocrinol Metab* 2012;97:1871. [PMID: 22466336]

North American Menopause Society: The 2012 hormone therapy position of the North American Menopause Society. *Menopause* 2012;19:257. [PMID: 22367731]

Roux C, Wyman A, Hooven FH, et al: Burden of non-hip, nonvertebral fractures on quality of life in postmenopausal women: the Global Longitudinal Study of Osteoporosis in Women (GLOW). *Osteoporos Int* 2012;23:2863. [PMID: 22398855]

LESÃO CEREBRAL

A lesão cerebral resultando de traumatismo craniano é uma das principais causas de morte e incapacidade. O traumatismo craniano é pelo menos duas vezes mais comum no sexo masculino e ocorre com maior frequência em indivíduos entre 15 e 24 anos. Aproximadamente metade das lesões resultam de acidentes com veículos automotores. Nos Estados Unidos, 410 mil novos casos de traumatismo craniano são esperados a cada ano, sendo que cada caso representa um desafio à equipe de profissionais de saúde envolvida no tratamento das emergências e na condução a longo prazo.

▶ Incapacidade neurológica e recuperação

A escala de coma de Glasgow (Tab. 12-3) frequentemente é usada avaliando abertura dos olhos, resposta motora, e reação

CAPÍTULO 12 — REABILITAÇÃO

Tabela 12-3 Escala de com de Glasgow

Resposta	Descrição	Valor numérico
Abertura dos olhos	Espontânea	4
	Resposta à solicitação verbal	3
	Resposta à dor	2
	Nenhuma resposta	1
Reação motora	Obedece às solicitações	6
	Reação localizada	5
	Movimento de retirada	4
	Flexão anormal	3
	Extensão	2
	Nenhuma reação	1
Resposta verbal	Conversação orientada	5
	Conversação confusa	4
	Palavras inadequadas	3
	Sons incompreensíveis	2
	Nenhuma resposta	1

Adaptada, com permissão, a partir de: Teasdale G, Jennett B: Assessment of coma and impaired consciousness. A practical scale. *Lancet* 1974;2:81.

aos comandos verbais de pacientes com alteração no nível de consciência. A análise das pontuações de pacientes em diversos países joga luz sobre as chances de sobrevivência e de recuperação neurológica. De acordo com esses dados, aproximadamente 50% dos pacientes com alteração da consciência sobrevivem. Seis meses após a lesão, observou-se recuperação neurológica moderada a boa em 82% dos pacientes com escore de Glasgow inicial (24 horas) de 11 ou superior, em 68% dos pacientes com escore inicial entre 8 e 10, em 34% com escore inicial entre 5 e 7, e em 7% com escore inicial entre 3 e 4. A idade foi um fator importante relacionado com resultados neurológicos, com 62% dos pacientes com menos de 20 anos, e 46% daqueles com idade entre 20 e 29 anos apresentando recuperação moderada a boa.

A incidência de recuperação é reduzida não apenas com o avanço da idade, mas também com maior duração do coma. Os pacientes que se recuperam do coma nos primeiras duas semanas da lesão com 70% de chance de boa recuperação. As taxas de recuperação caem para 39% na terceira semana e para 17% na quarta semana. As posturas de descerebração e decorticação indicam lesão de tronco cerebral e são indicativas de prognóstico sombrio.

▶ Conduta

O processo de reabilitação tem três fases distintas: o período agudo, o período subagudo de recuperação neurológica e o período residual de adaptação funcional. Profissionais de saúde de diversas disciplinas estão envolvidos em cada fase.

A. Fases da atenção e reabilitação dos pacientes

1. Fase aguda da lesão – A fase inicial de reabilitação inicia-se assim que o paciente chega no setor de emergência do hospital. A lesão cerebral frequentemente resulta de acidentes de alta veloci-

dade. O diagnóstico é problemático porque é frequente que haja múltiplas lesões, os procedimentos de reanimação e outros esforços para manter a vida dificultam o exame, e o paciente comatoso ou desorientado não podem auxiliar na história ou no exame físico.

Nas circunstâncias, há três princípios importantes a serem seguidos. O primeiro é fazer um diagnóstico preciso com base em exame completo. As fraturas e as luxações passam despercebidas em 11% dos pacientes, e lesões de nervos periféricos em 34%. O segundo é presumir que o paciente terá boa recuperação neurológica. Os princípios básicos do tratamento não devem ser abandonados na presunção errônea de que o paciente não deve sobreviver. O terceiro princípio é antecipar movimento descontrolado de membro e falta de cooperação do paciente. O paciente frequentemente passa por período de agitação durante a progressão da recuperação neurológica. Dispositivos externos de tração e de fixação devem ser evitados nas lesões de membros. A redução aberta com fixação interna das fraturas e luxações reduz as complicações, requer menos cuidado de enfermagem, permite mobilização precoce e resulta em menos deformidades residuais.

2. Fase subaguda de recuperação neurológica – Na fase subaguda, quando o paciente em geral já se encontra em instituição de reabilitação, ocorre recuperação neurológica espontânea. Durante esse período de recuperação, que pode durar entre 12 e 18 meses, a espasticidade frequentemente está presente e pode haver OH. O tratamento tem como objetivo a prevenção de deformidades de membros, manutenção do arco de movimento das articulações, e satisfação das necessidades físicas e psicológicas no paciente.

3. Fase residual ou período de adaptação funcional – Quando a recuperação neurológica atinge um platô, inicia-se a terceira fase da reabilitação. O tratamento clínico e cirúrgico tem como meta a correção das deformidades residuais do membro e excisão de OH enquanto os especialistas de diversas disciplinas continuam a trabalhar na direção das metas planejadas para cada paciente.

B. Abordagem por equipe para os cuidados e reabilitação do paciente

Os membros da equipe de reabilitação estão envolvidos no estabelecimento de metas de curto prazo, que devem ser atingidas até o momento da alta do programa de reabilitação, e de objetivos a longo prazo, que serão atingidas em período mais longo. A identificação das necessidades e o estabelecimento das metas são tarefas a serem realizadas de forma independente pelo representante de cada disciplina na equipe. Os membros da equipe então se reúnem para discutir suas metas e elaborar um plano coordenado.

1. Tratamento clínico – As metas gerais do tratamento clínico costumam ser diretas. Como a maioria dos pacientes com lesões cerebrais traumáticas é jovem, é raro que haja doenças anteriores. Prevenção e tratamento de infecções são metas importantes, especialmente enquanto houver *shunts*, tubos e cateteres instalados. Se houver crises convulsivas, é vital que sejam controladas sem causar sedação.

REABILITAÇÃO CAPÍTULO 12 625

Em pacientes com redução do ADM em uma articulação, a causa do problema deve ser investigada. Entre as possíveis causas estão aumento do tônus muscular, dor, contratura miostática, OH periarticular, fratura ou luxação não detectada e falta de cooperação do paciente em razão de déficit cognitivo. O bloqueio anestésico de nervos periféricos é uma medida útil para distinguir entre espasticidade grave e contratura fixa.

O bloqueio com fenol ou com toxina botulínica é usado para reduzir a espasticidade apenas durante o período com possível recuperação neurológica. A justificativa para a injeção de fenol é que quando da regeneração do nervo o paciente terá recuperado boa parte do controle sobre o músculo afetado.

A técnica para administração de bloqueio com fenol depende da acessibilidade anatômica e da composição do nervo; com a injeção direta em nervo periférico obtém-se o bloqueio mais completo e duradouro. Entretanto, se o nervo periférico tiver um grande componente sensitivo, não se recomenda injeção direta uma vez que a perda de sensibilidade não é desejável e alguns pacientes evoluem com hiperestesia dolorosa. Em alguns casos, é necessário dissecar cirurgicamente os ramos motores do nervo que cursam em direção ao músculo e injetar cada um separadamente. Em outros casos, os pontos motores dos músculos podem ser localizados usando eletrodo agulha e estimulador de nervo para serem injetados. As injeções nos pontos motores não resolvem totalmente a espasticidade, mas podem ser úteis para reduzir o tônus muscular. A duração do bloqueio do ponto motor é de aproximadamente 2 meses, e os bloqueios podem ser repetidos se necessário.

A toxina botulínica é injetada diretamente no ventre muscular. O início da ação é retardado, mas perdura por aproximadamente 3 meses. As injeções podem ser repetidas quando necessário e não causam fibrose no músculo. A limitação da toxina botulínica é a dose total tolerada em dado período e seu alto custo em comparação com o fenol.

2. Cuidados de enfermagem – As metas da enfermagem concentram-se nas necessidades básicas tais como nutrição, higiene e manuseio de secreções. Um objetivo desejável é a retirada dos tubos o mais cedo possível.

Tubos de traqueostomia são comumente usados em pacientes com lesão cerebral. Os princípios gerais dos cuidados incluem troca de tubo sem balão assim que possível para evitar necrose por pressão da traqueia, adição de vapor, se necessário, para umidificação, aspiração para prevenção de trauma e de infecção, e eliminação do curativo uma vez que a incisão da traqueostomia tenha cicatrizado considerando que o curativo pode ser fonte de infecção. O diâmetro do tubo é reduzido gradualmente até que passa a ser tampado periodicamente para avaliar a tolerância. Quando o paciente tolera o tubo tampado continuamente por 3 dias é possível sua retirada.

Tubos de alimentação também são comumente usados. Recomenda-se a instalação endoscópica percutânea de tubo de gastrostomia quando não há previsão de alimentação oral no futuro próximo. Se houver previsão de alimentação por via oral próxima, indica-se a inserção de tubo nasogástrico, que deve ser limpo diariamente e trocado semanalmente. A instituição e manutenção de dieta por via oral requer os esforços combinados das equipes de enfermagem e fisioterapia. É necessário que haja

controle da cabeça e do tronco para alinhamento das estruturas da deglutição. A presença do reflexo de tosse indica algum grau de controle da laringe e capacidade de proteger as vias aéreas. A presença de reflexo de deglutição indica coordenação das estruturas da deglutição. O reflexo faríngeo (ou de engasgo), embora confira proteção, não é necessário para deglutição funcional. A nutrição oral deve ser iniciada com alimentos pastosos e amassados, o que garante maior estimulação oral e tempo para iniciar a deglutição. Líquidos são mais facilmente aspirados.

A capacidade de conter a micção é uma função cognitiva. A restauração da continência no paciente com lesão cerebral requer uma rotina consistente com instruções reiteradas e *feedback* positivo. Os programas para controle intestinal devem ser iniciados assim que o paciente comece a ser alimentado via trato gastrintestinal. Novamente, a rotina consistente é que obtém melhores resultados.

3. Tratamento cognitivo e neuropsicológico – O retorno das habilidades cognitivas segue a mesma sequência de estágios do desenvolvimento cognitivo normal, com cada nível de função cognitiva tendo origem no nível anterior. A Tabela 12-4 mostra os oito níveis. O tratamento cognitivo e comportamental é baseado na estimulação dos pacientes com nível de resposta II ou III; oferecimento de estrutura ao pacientes com nível de resposta IV, V ou VI; e estimulação de atividades comunitárias para pacientes com nível de resposta VII ou VIII.

Perda de memória e redução da cognição frequentemente são as limitações predominantes da função global. O retreinamento cognitivo é parte essencial de todos os estágios do processo de reabilitação. À medida que a cognição é recuperada e o paciente se torna mais consciente da lesão, ele também se dá conta das consequências para a sua vida e passa a necessitar de orientação e apoio psicológico.

4. Terapia da fala – Após lesão cerebral traumática, os pacientes podem ter *handicaps* físicos temporários ou permanentes que os impeçam de se comunicar efetivamente. Ao se comunicar com pacientes sem capacidade de verbalizar, podem ser usados diversos

Tabela 12-4 Função cognitiva

Nível	Descrição
I	Nenhuma resposta
II	Resposta generalizada
III	Resposta localizada
IV	Resposta confusa, agitada
V	Resposta confusa, inapropriada
VI	Resposta confusa, apropriada
VII	Resposta automática, apropriada
VIII	Resposta voluntária, apropriada

Adaptada a partir de Malkmus D: *Rehabilitation of the Head-Injured Adult. Comprehensive Cognitive Management.* Downey, CA: Professional Staff Association of Rancho Los Amigos Hospital; 1980.

métodos e dispositivos, variando desde sinais para sim e não, até quadros de comunicação e aparelhos eletrônicos. Os pacientes necessitam adquirir um nível mínimo de atenção, memória e habilidades organizacionais para facilitar o uso desses dispositivos de comunicação. Em pacientes com capacidade de verbalizar, é possível que haja distúrbios da linguagem em razão de alguma disfunção cognitiva subjacente causada pelo traumatismo craniano. Os distúrbios de linguagem mais frequentes nesses casos são aqueles encontrados nas áreas de recuperação de tarefa e de processamento auditivo. A terapia da linguagem em pacientes com distúrbios de longa duração deve ser dirigida à reorganização do processo cognitivo.

5. Fisioterapia – As áreas de maior preocupação para a fisioterapia são posicionamento, mobilidade e desempenho das atividades diárias. Tornar viável que paciente restrito ao leito possa sentar melhora significativamente a qualidade de vida e aumenta consideravelmente a interação com outras pessoas. Em alguns pacientes, talvez haja necessidade de aparelhos ou de órteses para manter os membros na posição desejada. Há indicação de exercícios agressivos de mobilização do ADM articular para prevenção de contraturas.

Dos fatores que influenciam se um paciente pode caminhar estão estabilidade dos membros, controle motor, preservação de reações de equilíbrio e propriocepção adequada. Equipamentos e dispositivos que ajudam na movimentação (bengalas, andadores, cadeira de rodas etc.) devem sempre ter o desenho mais simples para atingir os objetivos e devem ser escolhidos com base no nível de funcionamento físico e cognitivo específico de cada paciente.

No desenvolvimento de exercícios e atividades apropriados a cada paciente, o fisioterapeuta deve considerar fatores como ADM articular, tônus muscular, controle motor e funções cognitivas do paciente. Mesmo o paciente confuso e agitado é capaz de responder a atividades simples e familiares como lavar o rosto e escovar os dentes. Os pacientes com funções cognitivas mais elevadas devem ser estimulados a realizar atividade de higiene, cuidar da própria aparência, vestir-se e alimentar-se.

6. Tratamento cirúrgico de problemas musculoesqueléticos residuais – Depois que a recuperação neurológica se tenha estabilizado, é possível que haja indicação de procedimentos cirúrgicos para correção de deformidades residuais em membros ou para excisão de OH.

A. Correção de deformidades nos membros inferiores – Nos membros inferiores funcionais, o tratamento cirúrgico na maioria das vezes é dirigido à correção de pé equinovaro (ver Fig. 12-12). Os procedimentos necessários à correção são determinados pela avaliação clínica combinada com laboratoriais usando polieletromiografia (poli-EMG) dinâmica. Geralmente, vários procedimentos são realizados ao mesmo tempo; alongamento do tendão do calcâneo (ver Fig. 12-16); liberação dos tendões flexores longo dos dedos, longo do hálux e breve (ver Fig. 12-17); transferência parcial do tendão tibial (ver Fig. 12-18); e transferência do tendão flexor longo dos dedos para o calcanhar. O objetivo da cirurgia é que o pé esteja plantígrado quando o paciente caminha ou fica parado pé, e a cirurgia é altamente bem-sucedida para este propósito. Setenta por cento dos pacientes se tornam capazes de caminhar sem órtese após a cirurgia.

A marcha com joelho rígido é uma deformidade comum que produz deslocamento da pelve e circundação da perna para liberar o pé durante a fase de balanço da passada. Nesse momento, a atividade inapropriada do quadríceps impede a flexão do joelho. Se os músculos vastos do quadríceps estiverem disparando fora de fase, a cabeça ou cabeças afetadas podem ser alongadas cirurgicamente (ver Fig. 12-14) a fim de permitir a flexão do joelho ao mesmo tempo em que se preserva a função do quadríceps. Com a transferência do músculo reto femoral ao sartório ou ao grácil obtém-se flexão do joelho durante a fase de balanço da marcha.

Nos membros inferiores não funcionais, o tratamento cirúrgico comumente tem como objetivo a liberação de contraturas de quadril ou de joelho.

B. Correção de deformidade nos membros superiores – Nos membros superiores funcionais frequentemente há necessidade de cirurgia para corrigir problemas de punhos, dedos e polegares. Se a abertura ativa da mão estiver tendo restrição em razão de espasticidade flexora, o alongamento dos flexores extrínsecos dos dedos (Fig. 12-23) atenua a hiperatividade dos flexores e melhora a função da mão ao mesmo tempo em que preserva a capacidade de segurar objetos. Nos casos em que o espasmo da musculatura tenar esteja provocando deformidade com fechamento do polegar sobre a palma, com um procedimento que consiste em liberação proximal dos músculos tenares (Fig. 12-24) é possível corrigir o problema preservando a função do polegar. Em alguns pacientes, o posicionamento adequado da mão para que seja funcional é prejudicado por espasticidade do cotovelo, embora a função do tríceps geralmente esteja normal. Nesses pacientes, o alongamento dos flexores do cotovelo (Fig.

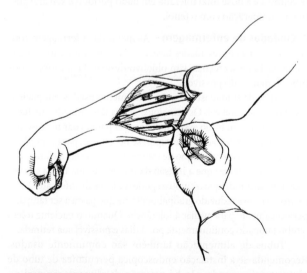

▲ **Figura 12-23** Alongamento dos flexores intrínsecos dos dedos para corrigir espasticidade flexora e melhorar a função da mão preservando a capacidade de segurar objetos. (Ilustração de Anthony C. Berlet. Reproduzida, com permissão, a partir de Keenan MAE, Kozin SH, Berlet AC: *Manual of Orthopaedic Surgery for Spasticity*. Philadelphia, PA: Raven; 1993.)

REABILITAÇÃO CAPÍTULO 12 627

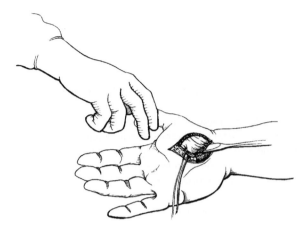

▲ **Figura 12-24** Liberação proximal dos músculos tênares para correção de deformidade com fechamento do polegar sobre a palma ao mesmo tempo em que se preserva a função do polegar. (Ilustração de Anthony C. Berlet. Reproduzida, com permissão, a partir de Keenan MAE, Kozin SH, Berlet AC: *Manual of Orthopaedic Surgery for Spasticity*. Philadelphia, PA: Raven; 1993.)

12-25) aumenta a capacidade de estender essa articulação suavemente ao mesmo tempo em que preserva a flexão ativa.

Nos membros superiores não funcionais, os procedimentos mais comuns consistem em liberação de diversos tipos de contratura e neurectomia para eliminar espasmos. Os problemas de contratura de ombro, contratura de cotovelo e deformidade em garra foram discutidos na seção sobre AVC (ver a discussão anterior) e os procedimentos cirúrgicos usados no seu tratamento foram mostrados nas Figuras 12-20, 12-21 e 12-22.

C. Excisão de ossificação heterotópica – Os procedimentos cirúrgicos para o tratamento desse problema serão discutidos oportunamente neste capítulo.

D. Terapia ocupacional e serviço social – Antes da alta do hospital ou do serviço de reabilitação, os pacientes e seus familiares devem ser informados sobre agências de serviço social, grupos de apoio e programas especiais que os possam auxiliar. A adaptação social e a retomada de atividades profissionais, ocupacionais e de lazer dependem em primeiro lugar da recuperação mental, em segundo lugar do estado da personalidade e em terceiro lugar de fatores físicos. Os fatores físicos respondem melhor à reabilitação do que os mentais, ligados à personalidade ou sociais. Contudo, a incapacidade mental é a que mais interfere com a independência nas AVDs.

7. Reabilitação do paciente internado – As alterações nos regulamentos que regem a reabilitação de pacientes internados, particularmente a implementação do novo sistema de pagamento prospectivo para instituições que internam pacientes para reabilitação, pelo Centers for Medicare and Medicaid Services (CMS), complicaram a admissão de pacientes com vistas à reabilitação em regime de internação.

Em geral os médicos concordam sobre as circunstâncias que justificam a hospitalização clínica ou cirúrgica de um paciente. Ademais, em alguns casos, pode-se recomendar a internação para reabilitação em hospital ou em serviço de reabilitação essencialmente em razão das mesmas justificativas clínicas ou cirúrgicas. Entretanto, em outros casos, as necessidades clínicas ou cirúrgicas isoladamente não justificam a internação e, ainda assim, a hospitalização se faz necessária em razão da demanda do paciente por serviços de reabilitação.

Os pacientes com necessidade de serviços de reabilitação requerem atenção em regime hospitalar quando há indicação de programa de reabilitação relativamente intensivo, com equipe multidisciplinar coordenada para aprimorar sua capacidade funcional (p. ex., pacientes com lesão cerebral traumática ou lesão medular após cirurgia corretiva de membro). Há duas exigências a serem cumpridas para que o paciente possa ter cobertura de internação em hospital para reabilitação:

1. Os serviços a serem prestados devem ser razoáveis e necessários (em termos de eficácia, duração, frequência e quantidade) para o tratamento do quadro do paciente.

2. Deve haver justificativas para que o serviço seja prestado em regime de internação hospitalar, e não em instituição de menor complexidade, como os serviços especializados de enfermagem (SNF, ou *skilled nursing facility*) ou em regime ambulatorial.

Para cumprir os requerimentos mencionados, os seguintes componentes básicos devem estar presentes:

1. Supervisão clínica próxima por médico com capacitação específica ou experiência em reabilitação.

2. O paciente necessita de enfermeira registrada disponível 24 horas com capacitação específica ou experiência em reabilitação.

3. O limiar geral para estabelecer a necessidade de reabilitação em regime de internação é indicação de no mínimo 3 horas diárias de fisioterapia e/ou terapia ocupacional.

4. Equipe multidisciplinar (geralmente inclui, no mínimo, médico, enfermeira especializada em reabilitação e fisioterapeuta).

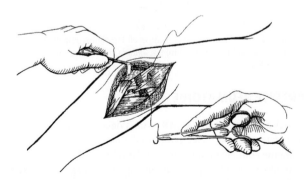

▲ **Figura 12-25** Alongamento dos flexores do cotovelo para correção de espasticidade flexora e melhora do movimento do cotovelo. (Ilustração de Anthony C. Berlet. Reproduzida, com permissão, a partir de Keenan MAE, Kozin SH, Berlet AC: *Manual of Orthopaedic Surgery for Spasticity*. Philadelphia, PA: Raven; 1993.)

Esquenazi A, Mayer NH, Keenan MA: Dynamic polyelectromyography, neurolysis, and chemodenervation with botulinum toxin A for assessment and treatment of gait dysfunction. *Adv Neurol* 2001;87:321. [PMID: 11347237]

Gardner MJ, Ong BC, Liporace F, et al: Orthopedic issues after cerebrovascular accident. *Am J Orthop* 2002;31:559. [PMID: 12405561]

OSSIFICAÇÃO HETEROTÓPICA

A OH geralmente é detectada 2 meses após lesão cerebral traumática ou lesão medular e caracteriza-se por dor crescente e redução do ADM de uma articulação. O problema atinge adultos, mas não há casos registrados em crianças. Embora sua causa seja desconhecida, suspeita-se de predisposição genética. Fatores humorais não identificados que aumentam a osteogênese foram demonstrados no soro de pacientes com lesão cerebral. Outros fatores que contribuem para o problema são traumatismo de tecidos moles e espasticidade.

▶ Manifestações clínicas

OH clinicamente significativa é encontrada em 20% dos adultos com lesões cerebrais ou medulares traumáticas podendo afetar uma ou diversas articulações. A taxa global de anquilose articular é 16%. Nos pacientes afetados, os ossos se formam em associação a espasmo muscular e há aumento na dosagem de fosfatase alcalina. A cintilografia óssea auxilia o diagnóstico inicial que na maioria dos casos é confirmado com radiografias.

Em 27% dos pacientes com OH, observa-se envolvimento do ombro em posição inferomedial à articulação glenoumeral. Embora a anquilose articular nesses casos seja rara, é possível que a restrição do movimento seja suficiente para requerer ressecção cirúrgica. Observa-se envolvimento de cotovelo em 26% dos pacientes com OH e em 89% daqueles que tenham sofrido fratura ou luxação próxima do cotovelo. Quando a ossificação ocorre posteriormente à articulação do cotovelo, é comum haver neurite ulnar por pressão. A transposição anterior do nervo ulnar frequentemente é indicada para prevenir compressão, e esse procedimento também facilita a resseção tardia do osso. A anquilose articular é uma complicação comum nos pacientes com envolvimento do cotovelo. O envolvimento do quadril é encontrado em 44% dos pacientes com ossificação ectópica. Nesses pacientes é comum haver envolvimento bilateral de quadril com anquilose articular. A OH na articulação do joelho é menos comum, mas dificulta significativamente tanto flexão quanto extensão da articulação.

▶ Tratamento

A. Medidas iniciais

O tratamento agressivo de espasticidade se faz necessário porque esse problema parece ter papel importante na etiologia da formação óssea mecanicamente estimulada. Para eliminar a espasticidade nos grupos musculares adjacentes ao local de formação óssea, administra-se bloqueio com fenol. A fim de prevenir o depósito de cristais de cálcio na matriz colágena do tecido conectivo periarticular, utiliza-se etidronato dissódico. Quando a OH é detectada muito precocemente, o uso intravenoso de etidronato de sódio, 300 mg durante 3 dias, seguido por terapia oral é muito efetivo. A posologia recomendada e 20 mg/kg/dia por via oral em dose única, e o medicamento deve ser administrado com estômago vazio para absorção adequada. Também são usados medicamentos anti-inflamatórios para controlar a reação inflamatória intensa que ocorre durante a formação da OH. O medicamento mais comumente comprovado é a indometacina, 75 a 150 mg por dia, mas, em teoria, outros anti-inflamatórios não esteroides seriam igualmente efetivos. A fisioterapia tem como meta mobilização suave de todo o ADM da articulação para prevenção de anquilose. Não se aconselha forçar a manipulação da articulação porque a manobra pode causar fratura ou lesão de tecidos moles com formação de contratura.

B. Tratamento definitivo

A excisão cirúrgica é o tratamento definitivo para OH. Após a cirurgia, há indicação de fisioterapia e radioterapia (800 rads) e/ou medicamentos para reduzir recorrência.

Banovac K, Sherman AL, Estores IM, et al: Prevention and treatment of heterotopic ossification after spinal cord injury. *J Spinal Cord Med* 2004;27:376. [PMID: 15484668]

Burd TA, Lowry KJ, Anglen JO: Indomethacin compared with localized irradiation for the prevention of heterotopic ossification following surgical treatment of acetabular fractures. *J Bone Joint Surg Am* 2001;83-A:1783. [PMID: 11741055]

Dahners LE, Mullis BH: Effects of nonsteroidal anti-inflammatory drugs on bone formation and soft-tissue healing. *J Am Acad Orthop Surg* 2004;12:139. [PMID: 15161166]

Hamid N, Ashraf N, Bosse MJ, et al: Radiation therapy for heterotopic ossification prophylaxis acutely after elbow trauma: a prospective randomized study. *J Bone Joint Surg Am* 2010;92:2032. [PMID:20810853]

Kaplan FS, Glaser DL, Hebela N, et al: Heterotopic ossification. *J Am Acad Orthop Surg* 2004;12:116. [PMID: 15089085]

Park MJ, Chang MJ, Lee YB, Kang HJ: Surgical release for posttraumatic loss of elbow flexion. *J Bone Joint Surg Am* 2010;92:2692. [PMID: 21084579]

van Kuijk AA, Geurts AC, van Kuppevelt HJ: Neurogenic heterotopic ossification in spinal cord injury. *Spinal Cord* 2002;40:313. [PMID: 12080459]

ARTRITE REUMATOIDE

A artrite reumatoide (AR) é uma doença crônica sistêmica que afeta o tecido conectivo e resulta em sinovite crônica, geralmente com envolvimento articular bilateral. Foi discutida no Capítulo 6 e, assim, aqui trataremos apenas dos aspectos relacionados com a reabilitação.

A natureza sistêmica da AR e a variabilidade no seu padrão clínico dificultam o estabelecimento de um sistema preciso de descrição da capacidade funcional global do paciente. A escala mais utilizada é a classificação funcional criada pela *American*

Tabela 12-5 Classificação funcional dos pacientes com artrite reumatoide segundo a *American Rheumatism Association*

Classe	Descrição
I	Função total; capaz se realizar as tarefas usuais sem limitações.
II	Função adequada para as atividades normais, apesar de limitações causadas por dor ou restrição de movimento em uma ou mais articulações.
III	Função limitada; capaz de realizar poucas ou nenhuma das tarefas de sua ocupação normal ou atividades de autocuidado.
IV	Muito ou totalmente incapacitado; restrito ao leito ou a uma cadeira de rodas; capaz de realizar poucas ou nenhuma das atividades de autocuidado.

Rheumatism Association (Tab. 12-5). Além disso, as medidas de autoavaliação dos resultados são efetivas para a classificação da atividade da doença.

▶ Tratamento

A. Abordagem em equipe para cuidados e tratamento do paciente

Para níveis de excelência no tratamento há necessidade de abordagem em equipe com envolvimento de vários especialistas, incluindo enfermeira de contato, reumatologista, cirurgião ortopédico, fisioterapeuta, terapeuta ocupacional, psicólogo e assistente social. O paciente e sua família também são parte importante da equipe. Como a doença é um processo permanente e progressivo, o objetivo do tratamento deve ser prevenir deformidades e manter a função do paciente por toda a sua vida.

1. Cuidados de enfermagem e orientação do paciente – A enfermeira funciona como coordenadora da equipe. Ela faz a ligação essencial entre o tratamento hospitalar clinico e cirúrgico e seu prosseguimento no regime ambulatorial.

Boa parte da responsabilidade pelas orientações educacionais ao paciente nos cuidados cotidianos da doença fica a cargo da enfermeira, que deve explicar as técnicas para proteção das articulações; orientar o paciente sobre a necessidade de realizar exercícios para manter o ADM das articulações e para otimizar a força muscular deficiente; advertir os pacientes que estejam se exercitando com vigor excessivo sobre a possibilidade de danos às articulações a aos ligamentos; e lembrar os pacientes de que, como a doença tende a reduzir sua atividade física, eles irão necessitar de períodos regulares de repouso durante o dia e nutrição de boa qualidade para otimizar sua saúde geral e prevenir obesidade.

2. Tratamento clínico e cirúrgico – O reumatologista normalmente é o líder da equipe e responsável pelo tratamento clínico direcionado para controlar a sinovite, aliviar a dor e prevenir ou tratar o envolvimento de outros órgãos pela doença. Entre os medicamentos usados no tratamento estão AAS, anti-inflamatórios não esteroides (AINEs), corticosteroides, imunossupressores e agentes supres ores. A infiltração local de corticosteroide pode ser útil para con rolar o processo inflamatório agudo em uma articulação especi ca.

O cirurgião ortopedista deve ser incluído cedo na evolução do paciente e não ser chamado apenas quando o tratamento clínico tenha deixado de ser efetivo. O conhecimento sobre biomecânica, dinâmica da marcha e necessidades energéticas pode ser útil para preservar a função do paciente. O ortopedista frequentemente pode recomendar o uso de órteses, auxiliares da marcha e sapatos especiais que reduzam o estresse indesejável sobre as articulações e maximizem a força.

Em situações específicas, a intervenção cirúrgica precoce pode evitar deterioração excessiva de estrutura e função articulares. A sinovectomia é efetiva na prevenção de ruptura de tendão na mão, enquanto a sinovectomia artroscópica de joelho e ombro mostrou-se promissora na prevenção da destruição articular. A fusão de vértebras cervicais instáveis previne os efeitos desastrosos da lesão medular.

A maioria dos procedimentos cirúrgicos é de natureza reconstrutiva. Como o alívio da dor é o resultado mais consistente da cirurgia reconstrutiva, a dor é a principal indicação para cirurgia. A restauração do movimento e da função e a correção de deformidade são indicações adicionais para intervenção cirúrgica, mas são metas mais difíceis de serem atingidas. A avaliação pré-operatória é um processo minucioso. Além do exame físico e da revisão dos sinais radiográficos, o cirurgião deve tentar obter informação suficiente do paciente, de sua família e dos terapeutas sobre que deformidades estão causando as maiores perdas de função. O paciente é capaz de suportar um número finito de procedimentos cirúrgicos, e estes devem ser cuidadosamente dirigidos para que se obtenham os melhores resultado.

3. Fisioterapia – O fisioterapeuta utiliza modalidades como calor e ultrassom para reduzir a rigidez articular e aliviar a dor. Um programa de exercícios é essencial para preservar a capacidade funcional do paciente. Nos exercícios as articulações devem ser suavemente mobilizadas em todo o arco de movimento para manter seu alcance.

Os pacientes com derrame articular e sinovite automaticamente assumem posições que reduzem a pressão intra-articular e, portanto, minimizam a dor. Essas posições geralmente não são ideais para a função e podem causar deformidade em flexão. Uma posição anormal pode ser revertida se for descoberta precocemente. Exercícios diários de mobilização por todo o ADM são parte central da rotina para prevenção de contraturas indesejadas.

Os músculos enfraquecidos pela miopatia concomitante necessitam de fortalecimento, mas são suscetíveis a dano por sobreuso ou por programa de exercício excessivamente vigoroso. Órteses podem ser prescritas para das apoio a ligamentos debilitados e prover um meio de proteção e suporte articulares para atividades funcionais como caminhar. O uso de auxiliares da marcha manejados pelos membros superiores pode ser indicado para apoio adicional aos pacientes. Esses auxiliares frequentemente devem ser modificados para que se adéquem às necessidades específicas de cada paciente. Calha de antebraço permite que o paciente use todo o braço como suporte quando mãos ou punhos estiverem fracos ou deformados. Também são úteis para proteção das mãos contra estresse excessivo. Um andador com rodas, que não requer que o paciente o levante para avançar, pode ser útil nos pacientes com limitação da força.

4. Terapia ocupacional – O terapeuta ocupacional avalia e instrui o paciente acerca de modificações nas técnicas para realizar as AVDs, como cuidar da aparência, vestir-se e preparar alimentos. Em razão da perda de força e das deformidades impostas pela artrite, é frequente que sejam necessários métodos adaptativos e equipamentos alternativos. Alterações nas roupas, como zíperes grandes para facilitar o manuseio, fecho de Velcro nas costuras e calçados e abertura frontal são medidas que facilitam o ato de vestir. Aparelhos para imobilização de membro superior podem ser usados para proteção e estabilização de articulações e para evitar agravamento de deformidade. Esses aparelhos devem ser leves e fáceis de vestir.

5. Acompanhamento psicológico – Não é raro que pacientes ou familiares apresentem sentimentos de ansiedade, negação, raiva ou depressão. O psicólogo dá assistência para que as pessoas lidem melhor com esses sentimentos e com as alterações no estilo de vida e na autoimagem. Os cuidados abrangentes incluem compreender como os pacientes reagem a perda de força, fadiga, alteração na aparência física, incapacidade progressiva, maior dependência e à carga financeira de uma doença crônica. Há necessidade de conhecimento profissional para lidar com esses problemas, além da dor, que passa a ser diária e pode interferir com o funcionamento intelectual e emocional.

6. Assistência social – Diversas mudanças no estilo de vida acompanham a doença crônica nos casos de AR. É possível que haja necessidade de alterações profissionais, ou o paciente talvez fique totalmente incapacitado para o trabalho. Assistência adicional pode ser necessária em domicílio para os trabalhos domésticos e preparação de alimentos. Nos estágios mais avançados, o paciente talvez necessite de ajuda nos cuidados pessoais. O transporte é mais complicado, e o paciente passa a considerar crescentemente difícil deixar sua casa. O assistente social se torna um membro inestimável da equipe de saúde ajudando as famílias nas diversas providências necessárias para o dia a dia e na obtenção de auxílio financeiro para fazer frente aos custos crescentes.

> Beasley J: Osteoarthritis and rheumatoid arthritis: conservative therapeutic management. *J Hand Ther* 2012;25:163. [PMID: 22326361]
>
> Durmus B, Altay Z, Baysal O, et al: Can the patient-reported outcome instruments determine disease activity in rheumatoid arthritis? *Bratisl Lek Listy* 2011;112:555. [PMID: 21954539]

POLIOMIELITE

A poliomielite é causada por um enterovírus que ataca as células do corno anterior da medula. A infecção pode levar a diversos quadros clínicos, variando desde sintomas menores até paralisia. A última grande epidemia nos EUA ocorreu no início dos anos 1950. Os programas de vacinação são efetivos e seguros, mas ainda há preocupação dos pais o que deve ser levado em consideração. A poliomielite aguda atualmente é rara nos Estados Unidos e em outros países desenvolvidos. De qualquer forma, os cirurgiões ortopédicos frequentemente são chamados a tratar de pacientes com síndrome pós-poliomielite.

▶ Classificação

Há 4 estágios da poliomielite.

A. Poliomielite aguda

Todas as células do corno anterior são atacadas durante a fase aguda, o que explica a paralisia difusa e grave observada na infecção inicial. As células do corno anterior controlam as células musculares esqueléticas de tronco e membros. Clinicamente, a infecção é caracterizada por instalação súbita de paralisia e febre com dor muscular aguda, frequentemente acompanhadas por rigidez de nuca. Na fase aguda, a paralisia dos músculos respiratórios é um quadro com ameaça à vida. Quando os músculos do ombro estão envolvidos, deve-se suspeitar de comprometimento respiratório em razão da proximidade das células do corno anterior a controlar ambos na medula espinal. Talvez haja necessidade de suporte mecânico à respiração.

Um número variado de células do corno anterior sobrevive à infecção inicial. O tratamento na fase aguda da doença consiste em prover o suporte respiratório necessário, reduzir a dor muscular e realizar exercícios regulares de mobilização do ADM para prevenção de contraturas articulares.

B. Poliomielite subaguda

Sobrevida de células do corno anterior, germinação de axônios e hipertrofia muscular ocorrem na fase subaguda e representam três mecanismos para recuperação de força. Em média, 47% (variando entre 12 e 94%) das células do corno anterior da medula espinal sobrevivem ao ataque inicial do vírus. Como a sobrevivência das células ocorre ao acaso, a distribuição da paralisia é variável e depende de que células do corno anterior terão sido destruídas. Cada célula do corno anterior inerva um grupo de células musculares. Quando um grupo de células fica órfão pela morte da célula do corno anterior que o inervava, uma célula nervosa próxima pode germinar axônios adicionais e adotar parte das células órfãs. Por meio desse processo, uma unidade motora (definida como um neurônio e as células musculares por ele inervadas) pode se expandir muito. Além disso, células musculares da unidade aumentam de tamanho, e essa hipertrofia produz força adicional ao paciente.

C. Poliomielite residual

Somente 10 a 24 meses após a instalação da poliomielite é possível determinar a extensão final das sequelas e instituir procedimentos visando a restaurar as funções perdidas e prover estabilidade estrutural.

D. Síndrome pós-poliomielite

Os pacientes que tiveram poliomielite aguda durante a infância frequentemente se queixam de perda de força muscular 30 a 30 anos mais tarde. Esta perda de força não é resultado de disseminação infecciosa da doença inicial, mas sim de sobreuso dos músculos originalmente afetados, quer se saiba ou não que tenham sido atingidos na fase inicial da doença. Há estudos que demonstram que o músculo deve perder 30 a 40% de sua força para que a paralisia seja detectada por meio de testes manuais. Estudos da marcha também demonstram que as AVDs requerem mais força e vigor muscular do que se supunha anteriormente. O programa tradicional, que estimulava os pacientes a trabalhar duro para recuperar a força, baseado na máxima "sem dor, sem evolução – ou *no pain no gain*", mostrou-se prejudicial porque encorajava sobreuso crônico dos músculos e resultava em deterioração de função.

O diagnóstico de síndrome pós-poliomielite é baseado em história de poliomielite; padrão de perda progressiva da força muscular que é aleatório e não segue a distribuição de raiz nervosa ou de nervo periférico; e presença de sintomas adicionais, tais como, dor muscular, fadiga intensa, câimbras ou fasciculações, dor ou instabilidade articular, apneia do sono, intolerância ao frio e depressão. Atualmente não há exames patognomônicos para a síndrome. A eletromiografia demonstra a presença de grandes unidades motoras resultantes do brotamento axonal prévio. Esse achado corrobora, mas não define o diagnóstico de poliomielite.

▶ Tratamento

A. Poliomielite aguda

Quando os músculos do ombro estão envolvidos, deve-se suspeitar de comprometimento respiratório e instituir suporte ventilatório mecânico. Outras medidas destinam-se a reduzir a dor muscular e prevenir complicações. Exercícios regulares para mobilização do ADM previnem a formação de contraturas articulares.

B. Poliomielite subaguda

No estágio subagudo, que pode durar até 24 meses, dá-se ênfase na prevenção de deformidades e preservação da função. Aparelhos imobilizadores e órteses ajudam a manter a posição das articulações e a melhorar a função.

C. Poliomielite residual

Os pacientes com comprometimento da função diafragmática podem ser treinados a fazer respiração glossofaríngea. Esse método, no qual o ar é deglutido para os pulmões, fornece troca gasosa suficiente para que o paciente realize atividades leves enquanto sentado. Provavelmente haverá necessidade de suporte ventilatório mecânico enquanto o paciente dorme. É na fase residual que a cirurgia ortopédica é comumente indicada para restaurar funções perdidas e prover estabilidade estrutural. Se o paciente ainda estiver crescendo, é importante prevenir a ocorrência de deformidades esqueléticas resultantes de desequilíbrios musculares. Antes de qualquer cirurgia que requeira anestesia geral ou sedação significativa, a capacidade vital deve ser avaliada para determinar a necessidade de suporte respiratório.

D. Síndrome pós-poliomielite

O tratamento é dirigido à preservação da força muscular atual e à prevenção de perda de força futura. Em geral, não é possível restaurar a força de músculo que tenha sido enfraquecido por poliomielite. Entretanto, é possível observar algum ganho de força quando o sobreuso crônico é corrigido.

As estratégias gerais de tratamento consistem em modificações no modo de vida para prevenção de sobreuso crônico de músculos paréticos; instituição de programa limitado de exercícios que incorpore períodos frequentes de repouso a fim de prevenir atrofia por desuso e fraqueza; prescrição de órteses leves para apoio dos membros e proteção das articulações e que funcionem como substitutas da função muscular; cirurgia ortopédica para correção de deformidades em membros ou tronco.

Estratégias específicas de tratamento dependem das áreas afetadas pela doença.

1. Coluna vertebral – A lombalgia é uma queixa comum e geralmente resulta de esforço postural causado por hiperextensão lombar em pacientes com paralisia ou paresia da musculatura extensora do quadril. A dor cervical, assim como a dor lombar, é uma queixa comum associada à perda progressiva da força. Ambas as queixas podem ser tratadas com o uso de apoios externos. A orientação do paciente é essencial, uma vez que muitos relutam em usar aparelhos novamente após terem passado década sem usá-los. Os pacientes devem ser instruídos sobre os métodos para aliviar o excesso de carga sobre os músculos cervicais a fim de prevenir deterioração adicional. A inclinação do encosto da cadeira 10 graus para trás, com frequência, é suficiente para aliviar a fadiga dos músculos cervicais posteriores para suportar a cabeça.

A paralisia da musculatura paravertebral cervical pode resultar em incapacidade de manter a cabeça ereta, e interferir com o desempenho de um grande número de funções, incluindo a deambulação. A fusão cirúrgica de vértebras cervicais corrige o problema.

A escoliose é comum me pacientes com desequilíbrio muscular causado por paralisia. O quadro é particularmente evidente em pacientes com discrepância no comprimento das pernas. Suportes externos podem ser usados para manter a coluna em posição, mas frequentemente com interferência da respiração se o paciente depender da musculatura acessória. Talvez haja necessidade de fusão posterior para controlar a coluna adequadamente. Realizada a fusão, deve-se evitar imobilização prolongada. A fixação de segmentos da coluna vertebral pode ser útil.

2. Membros inferiores – Para funcionamento adequado há necessidade de manter todo o ADM de quadril e joelho. As contraturas devem ser corrigidas quando possível a fim de permitir escoramento efetivo. Nas contraturas da banda íliotibial, que são deformidades comuns, o quadril adota posição em flexão, rotação externa e abdução; o joelho assume alinhamento em valgo; e a tíbia sofre rotação externa sobre o fêmur. A liberação ou o alongamento da banda íliotibial corrige a deformidade.

O paciente com membros inferiores oscilantes podem se manter de pé usando muletas, KAFO com trava de joelhos em extensão, e tornozelos em ligeira dorsiflexão por hiperextensão dos quadris e utilização da cápsula anterior do quadril como apoio. As contraturas em flexão de quadris ou joelhos evitam esse alinhamento. Se o apoio do tronco e a força dos membros superiores forem adequadas, o paciente poderá deambular distâncias curtas com marcha pendular. Esse tipo de marcha demanda muita energia. Com o tempo, a cápsula posterior do joelho sofre estiramento, e o joelho desenvolve uma deformidade em genu *recurvatum* que é dolorosa e pode levar a degeneração artrítica do joelho. O uso de KAFO protege o joelho e aumenta a estabilidade para caminhar. Se houver força muscular razoável (grau 3) na musculatura flexora do quadril (ver Tab. 12-1) e extensão total do joelho, então a articulação do joelho poderá ser destravada para caminhar. Nesse caso, utiliza-se compensação posterior na articulação do joelho para estabilizá-la e a dorsiflexão do tornozelo é limitada a 3 graus negativos da posição neutra a fim de prover um impulso de hiperextensão ao joelho para estabilização. Assim, na fase de apoio da passada, a flexão plantar resultante no tornozelo trava o joelho em hiperextensão, contida por estruturas estáticas capsulares posteriores.

A força muscular do quadríceps não é essencial para a deambulação. O glúteo máximo reforçado e boa força muscular na panturrilha podem substituir o quadríceps mantendo o joelho travado em extensão. Se a força da panturrilha for insuficiente para controlar o movimento anterógrado da tíbia na face média a final de apoio da passada, uma AFO se faz necessária. Não há necessidade de fixar o tornozelo em flexão plantar leve para obter estabilidade do joelho e, ademais, essa posição poderia causar deformidade em *recurvatum* em qualquer caso. O pé equino inibe o impulso para frente e limita o tamanho da passada evitando que o peso do corpo seja transferido para o antepé antes o contato do outro membro com o solo. Quando a função da musculatura posterior da coxa (jarrete) está preservada, o bíceps femoral e o semitendinoso podem ser transferidos para posição anterior ao tendão do quadríceps para que se obtenha estabilidade dinâmica do joelho.

Os desequilíbrios musculares no pé podem levar a deformidades. Quando há desequilíbrio muscular, a liberação ou transferência de tendão deve ser considerada antes que ocorram deformidades fixas.

A contratura com tornozelo equino é um problema comum e resulta em genu *recurvatum*. A adaptação à postura equina com elevação do calcanhar produz estresse excessivo sobre a musculatura da panturrilha para controlar a perna. Com frequência, há indicação de procedimento cirúrgico para alongamento do tendão do calcâneo para correção da contratura com tornozelo equino, a fim de permitir suporte externo adequado.

O pé cavo causa antepé equino, o que também limita o suporte externo. Se não houver deformidade óssea estruturada a liberação da fáscia plantar será suficiente para corrigir a deformidade. Se o pé cavo for causado por anormalidade óssea, haverá indicação de osteotomia com fechamento em cunha. Também pode-se usar artrodese tripla do retropé para corrigir as deformidades e prover uma base de apoio estável.

O desequilíbrio muscular de longa duração, os padrões de substituição muscular e a tensão produzida sore articulações e ligamentos frequentemente levar à artrose. Pode-se realizar artroplastia total, mas há necessidade de fazer diversas considerações específicas. Em pacientes com síndrome pós-poliomielite é comum haver osteoporose em razão de inatividade muscular prolongada sobre o osso. As contraturas musculares devem ser corrigidas no momento da cirurgia para prevenir excesso de tensão sobre os componentes da prótese, o que poderia levar ao seu afrouxamento. Os músculos paréticos devem ser apoiados por órteses apropriadas após a cirurgia. O programa de reabilitação é longo porque há necessidade de período estendido para recuperar o movimento articular e a função muscular. Após a cirurgia devem ser usados aparelhos para movimentação passiva contínua e mobilização frequente do ADM da articulação para obter mobilidade articular. Como há dificuldade para apoio externo da articulação do quadril, deve haver força muscular no mínimo razoável (grau 3) (ver Tab. 12-1) nos extensores, abdutores e flexores do quadril para garantir estabilidade do quadril após a cirurgia. Pode-se antecipar que a cirurgia enfraqueça os músculos circundantes, o que deve ser levado em consideração ante de indicar artroplastia total do quadril a fim de prevenir luxação crônica.

3. Membros superiores

A. Ombros – O ombro é importante para posicionar corretamente a mão para uso. O ombro depende inteiramente na força muscular para sua mobilização ativa. Em pacientes que utilizam cadeira de rodas, a paresia na região do ombro pode se tornar mais funcional com o uso de apoios móveis para os braços acoplados à cadeira de roda. Esses apoios proporcionam ao paciente maior arco de movimento com menor força muscular. A estabilidade do ombro é mais importante no paciente que deambula com ajuda dos membros superiores. A fusão glenoumeral pode ajudar se o paciente tiver força suficiente nos músculos escápulo-torácicos. Quando se procede à fusão do ombro, o movimento escápulo-torácico é preservado, permitindo o uso do membro para atividades realizadas sobre uma mesa. A fusão glenoumeral implica redução da capacidade do paciente de posicionar a mão para a higiene pessoal no toalete e, assim, não se deve realizar o procedimento nos dois ombros.

A preservação da força do ombro deve ser uma das prioridades do tratamento. A lesão do manguito rotador é um problema comum nos pacientes que tiveram pólio. Quando possível, deve-se proceder ao reparo cirúrgico de lacerações havidas no manguito rotador. Nas grandes rupturas que não possam ser reparadas, o desbridamento artroscópico oferece alívio significativo da dor. Observa-se perda de força muscular no ombro em 95% dos pacientes com síndrome pós-poliomielite com relação direta com o grau de paresia presente em membro inferior. Os pacientes com fraqueza nas pernas usam os braços para se levantar de cadeiras e para descer escadas. Também se apoiam sobre os membros superiores para caminhar. É, portanto, importante aliviar tanto quanto possível a tensão sobre os ombros, com o uso de assentos elevados, poltronas com elevação motorizada, ou escadas rolantes e órteses bem adaptadas aos membros inferiores. Nos pacientes com deambulação mínima ou que não são capazes de caminhar, deve-se prescrever cadeira de rodas elétrica ou triciclo motorizado a fim de evitar esforço excessivo da musculatura dos ombros na propulsão de cadeira de rodas manual.

B. Cotovelos – Para funcionamento adequado, o cotovelo necessita de força de flexão suficiente para levantar objetos contra a gravidade. Um suporte móvel para o braço maximiza a efetividade da força muscular para o paciente. Transferência de tendão, como as que envolvem os músculos deltoide e bíceps, também podem ser usadas para restaurar a flexão ativa.

C. Punhos e mãos – A paralisia do músculo oponente é comum e resulta em perda de 50% da função da mão. O uso de aparelho durante as fases aguda e de recuperação é útil na prevenção de contratura em adução. A função do oponente pode ser restaurada com transferência de tendão. O músculo mais comumente transferido é o flexor superficial dos dedos para o dedo anelar.

A paralisia dos músculos intrínsecos da mão interfere com a função. A órtese em barra para os músculos lumbricais previne hiperextensão das articulações metacarpofalangeanas e permite que os extensores longos estendam os dedos e abram a mão. O mesmo resultado é obtido com capsulodese cirúrgica para limitar a extensão da articulação metacarpofalangeana.

A paralisia de flexores e extensores dos dedos pode ser superada com o uso de órtese flexora com dobradiça, se estiver preservada a função extensora do punho. Os mesmos resultados podem ser obtidos com transferência de tendão, para que a tenodese permita as funções de apreensão e aperto.

> Boyer FC, Tiffreau V, Rapin A, et al: Post-polio syndrome: Pathophysiological hypotheses, diagnosis criteria, drug therapy. *Ann Phys Rehabil Med* 2010;53:34. [PMID: 20093102]
>
> Chatterjee A, O'Keefe C: Current controversies in the USA regarding vaccine safety. *Expert Rev Vaccines* 2010;9:497. [PMID: 20450324]
>
> Gonzalez H, Olsson T, Borg K: Management of postpolio syndrome. *Lancet Neurol* 2010;9:634. [PMID: 20494327]
>
> Koopman FS, Uegaki K, Gilhus NE, et al: Treatment for postpolio syndrome. *Cochrane Database Syst Rev* 2011;2:CD007818. [PMID: 21328301]
>
> Nollet F: Postpolio syndrome: unanswered questions regarding cause, course, risk factors, and therapies. *Lancet Neurol* 2010; 9:561. [PMID: 20494317]

PARALISIA CEREBRAL (ENCEFALOPATIA ESTÁTICA)

A paralisia cerebral é um distúrbio não progressivo e não hereditário com disfunção motora. A instalação pode ser pré-natal, perinatal ou pós-natal. A causa exata nem sempre é esclarecida, mas algumas vezes há associação com prematuridade, hipóxia perinatal, traumatismo cerebral ou icterícia neonatal. Nos Estados Unidos, há mais de 500 mil indivíduos afetados por paralisia cerebral. O grau de disfunção neurológica é grave em um terço dos pacientes e leve em aproximadamente um sexto.

▶ Classificação

Em razão da diversidade dos achados neurológicos nos pacientes com paralisia cerebral, é essencial que se utilize um sistema de classificação. A doença pode ser classificada em função dos tipos de distúrbio do movimento e dos padrões de déficit neurológico.

A. Tipos de distúrbio do movimento

Há 3 tipos de distúrbio.

1. Espástico – Caracterizados pela presença de clônus e aumento dos reflexos tendíneos profundos. Os pacientes com movimentos espásticos podem ser ajudados por intervenções ortopédicas.

2. Discinético – Entre outros quadros classificados como discinéticos estão atetose, balismo, coreia, distonia e ataxia. Com objetivos práticos, esses quadros são considerados em conjunto porque não se prestam a correção cirúrgica.

3. Mistos – Nestes, há combinação de espasticidade e atetose com envolvimento de todo o corpo.

B. Padrões de envolvimento neurológico

1. Monoplegia – Nos casos com envolvimento de um único membro, o distúrbio, geralmente, é de natureza espástica. Como a monoplegia é rara, é prudente testar o paciente antes de fazer o diagnóstico. O estresse de realizar uma atividade como correr em alta velocidade frequentemente revela a espasticidade em um dos membros.

2. Hemiplegia – A espasticidade afeta os membros superior e inferior do mesmo lado. É comum a postura equinovara no membro inferior. O membro superior, geralmente, é mantido com cotovelo, punho, e dedos flexionados e o polegar em adução. Contudo, o principal problema a interferir com a função do membro superior é a perda da propriocepção com estereognosia. A cirurgia de membro superior tem como meta tornar a mão auxiliar e melhorar o aspecto estético. O braço que se mantém involuntariamente em flexão intensa ao caminhar pode representar uma grande desvantagem social ao paciente.

3. Paraplegia – Na paraplegia, o déficit neurológico envolve apenas os membros inferiores. Como a paraplegia é rara em pacientes com paralisia cerebral espástica, deve-se afastar a possibilidade de lesão medular alta que possa ser responsável pelos achados neurológicos. Os problemas vesicais coexistem com a paralisia espástica afetando os membros inferiores e é secundária à lesão medular.

4. Diplegia – A diplegia espástica, encontrada em 50 a 60% dos pacientes com paralisia cerebral nos Estados Unidos, é o padrão neurológico mais comum. Caracteriza-se por grande envolvimento de ambos os membros inferiores com descoordenação menor dos superiores. Entre os achados em membros inferiores estão espasticidade acentuada, particularmente na região dos quadris, hiperreflexia profunda e sinal de Babinski positivo. Os quadris comumente estão mantidos em flexão, adução e rotação interna em consequência da espasticidade. Os joelhos encontram-se em valgo possivelmente com rotação externa excessiva da tíbia. Os tornozelos são mantidos em posição equina com atitude em valgo dos pés. A fala e as funções intelectuais geralmente são normais ou ligeiramente prejudicadas. É comum haver esotropia e problemas na percepção visual.

5. Envolvimento de todo o corpo – Algumas vezes denominado quadriplegia, o envolvimento de todo o corpo caracteriza-se por incapacidade de todos os quatro membros, cabeça e tronco. Os déficits sensitivos são comuns e fala e deglutição geralmente estão prejudicados. O déficit mais grave frequentemente é a incapacidade de comunicação com os demais. Embora observe-se retardo mental em aproximadamente 45% dos pacientes, a inteligência frequentemente é mascarada por disfunção da comunicação. A deambulação geralmente não é um objetivo terapêutico porque o equilíbrio dos pacientes afetados está total ou gravemente afetado. Para manter o paciente sentado são necessários aparelhos ou dispositivos de apoio adaptados. Escoliose, contraturas e luxação de quadril são problemas ortopédicos comuns que interferem com a possibilidade de sentar.

▶ **Tratamento**

Como a paralisia cerebral de crianças foi discutida em outra seção (Cap. 10) a discussão que se segue irá se concentrar nas necessidades dos adultos com paralisia cerebral.

A. Considerações especiais em pacientes adultos

1. Problemas musculoesqueléticos – As deformidades duradouras podem se tornar rígidas. As deformidades ósseas são comuns e impedir cirurgia para reequilíbrio de tecidos moles a não ser que se procedam a osteotomias concomitantemente. Em comparação com o paciente jovem, o adulto tem maior massa muscular e, consequentemente, maior demanda de energia. Os músculos espásticos são fracos e frequentemente se encontram mais comprometidos por sobreuso muscular crônico para compensar deformidades com contratura.

2. Mobilidade – O paciente capaz de se sentar independentemente tem bom equilíbrio e pode propulsionar uma cadeira de rodas. Pode ser mais fácil a propulsão da cadeira de rodas para trás, usando os pés para empurrar. O paciente capaz de se manter sentado sozinho talvez requeira apoio externo para se manter ereto, enquanto aqueles que não se mantêm sozinhos necessitam de coluna reta e quadris flexíveis para que se mantenham eretos com suporte.

O paciente deambulador pode ser classificado em quatro categorias: deambulador comunitário, deambulador domiciliar, fisiológico (exercício) e deambulador em cadeira de rodas. O paciente classificado como deambulador comunitário é capaz de manobrar de forma independente e segura passando pelos obstáculos normalmente encontrados na comunidade. Podem ser necessários órteses ou dispositivos auxiliares da marcha em membros superiores. O deambulador domiciliar é capaz de caminhar de forma independente por distâncias curtas, mas requer assistência para vencer obstáculos como escadas ou meio-fio e requer cadeira de rodas para distâncias maiores. O deambulador fisiológico é alguém capaz de caminhar por distâncias curtas com ajuda ou que caminha como forma de exercício, mas considera impraticável caminhar para as atividades normais. As necessidades energéticas para caminhar determinam a categoria a que o paciente pertence e também determina os equipamentos recomendados. Não é razoável esperar que pacientes gastem toda sua energia apenas para se transportarem de um local para outro.

B. Tratamento dos pacientes com problemas de membro inferior

1. Quadris – Algumas vezes observa-se deformidade do quadril com adução e rotação interna durante a deambulação. Talvez haja necessidade de liberação dos tendões adutores do quadril (ver Fig.12-13) para corrigir essa tendência.

A marcha agachada e a hiperlordose lombar são evidências de deformidade em flexão do quadril. Nos pacientes com paralisia cerebral, as análises da marcha com poli-EMG dinâmica demonstraram atividade disfásica do iliopsoas, o principal músculo flexor do quadril. Deve-se solicitar exames da marcha com poli-EMG dinâmica para avaliar a atividade do iliopsoas e do pectíneo, a fim de auxiliar nas decisões cirúrgicas. Se houver indicação de liberação do iliopsoas o tendão deve ser cortado distalmente, a fim de que se retrai no sentido proximal até o ponto ou será refixado à cápsula anterior do quadril (Fig. 12-26). A liberação do músculo pectíneo frequentemente também é necessária.

2. Joelhos – Em paciente com marcha agachada talvez haja necessidade de correção da deformidade em flexão do joelho. Em primeiro lugar deve-se atentar para a deformidade do quadril. A paresia dos músculos gastrocnêmio e sóleo com incapacidade de

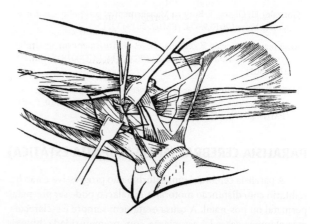

▲ **Figura12-26** Liberação do tendão do iliopsoas de sua inserção no trocanter menor do fêmur para correção de deformidade em flexão do quadril. (Ilustração de Anthony C. Berlet. Reproduzida, com permissão, a partir de Keenan MAE, Kozin SH, Berlet AC: *Manual of Orthopaedic Surgery for Spasticity*. Philadelphia, PA: Raven; 1993.)

manter a posição da tíbia também pode contribuir para a marcha agachada, e essa possibilidade deve ser investigada antes de qualquer cirurgia no joelho. A eletromiografia da marcha é útil para determinar que músculos são responsáveis pela postura anormal. Talvez haja indicação de liberação dos tendões do jarrete responsáveis (ver a Fig. 12-15) ou seu alongamento.

3. Pés – É comum o tornozelo equino. Se não houver contratura fixa, uma AFO irá controlar a posição do pé. Se a deformidade for resultado de contratura equina, há indicação para alongamento do tendão do calcâneo (ver Fig. 12-16) para levar o pé à posição neutra. O pé deve ser mantido com bota gessada durante 6 semanas após a cirurgia. Uma AFO é então prescrita para manter o pé em posição e apoiar a tíbia durante a marcha.

O tornozelo equinovaro também é comum. Embora o músculo tibial anterior seja o principal vetor em varo em pacientes com AVC ou lesão cerebral traumática, também é provável que o músculo tibial posterior possa causar postura equinovara em pacientes com paralisia cerebral. Portanto, com o objetivo de encontrar a causa e tomar decisões corretas acerca da cirurgia a ser realizada, é importante solicitar registros dinâmicos de EMG enquanto o paciente caminha.

Se o músculo tibial anterior estiver hiperativo, o alongamento do tendão do calcâneo deve ser acompanhado por transferência parcial do tendão do tibial anterior (ver Fig. 12-18). Se o músculo tibial posterior estiver hiperativo, há indicação de alongamento do tendão posterior. Se os estudos de EMG revelarem que o músculo tibial posterior está ativo apenas durante a fase de balanço da passada, talvez seja mais lógico transferir o tendão posterior por meio da membrana interóssea até o dorso do pé. Após a realização da cirurgia utiliza-se bota gessada que permita apoio do peso durante 6 semanas e, a seguir, a perna é apoiada com uma AFO. Se o paciente evoluir com hálux valgo o tratamento consiste em corrigir a deformidade subtalar e realinhar o primeiro raio digital.

Ocasionalmente encontra-se pé cavo em pacientes com espasticidade de musculatura intrínseca. Se o problema for detectado precocemente, é possível corrigi-lo com fasciotomia plantar e liberação dos flexores em sua origem no osso calcâneo. Se a detecção for tardia e houver deformidade óssea concomitante, deve-se realizar osteotomia em cunha dos ossos mesotarsais.

C. Tratamento dos pacientes com problemas nos membros superiores

O funcionamento dos membros superiores depende de vários fatores, incluindo cognição, sensibilidade preservada e capacidade de localizar a mão no espaço. O grau de espasticidade presente também afeta a capacidade de controlar o movimento do braço e da mão. Com o tratamento cirúrgico é possível influenciar o posicionamento da mão e modificar a espasticidade, mas, para um resultado positivo, é necessário capacidade de cooperar com os programas de tratamento pós-operatórios. Incapacidade mental, distúrbios do movimento e perda de sensibilidade são contraindicações relativas para cirurgia com vistas a melhoria da função de mão e braço.

1. Membro superior funcional – Nos pacientes com problemas envolvendo a mão funcional, o tratamento se inicia com uma avaliação meticulosa dos déficits motores e sensitivos presentes. A EMG dinâmica é extremamente útil na determinação de que músculos devem ser alongados ou transferidos para melhorar a função. As mãos menos envolvidas apresentam graus menores de espasticidade no flexor ulnar do carpo, resultando em deformidade em flexão leve do punho. Nesse caso, tudo o que é necessário para melhorar a função e a posição da mão é o alongamento cirúrgico do tendão do flexor ulnar do carpo.

Em alguns casos o paciente deixa objetos caírem da mão. Nesses casos a ação sinérgica de extensores dos dedos e flexores do punho dificulta a extensão dos dedos quando o punho se encontra estendido. A situação é semelhante ao efeito da tenodese em pacientes com paralisia da mão, mas, aqui, o mecanismo é dinâmico. O alongamento seletivo dos flexores hiperativos dos dedos (ver Fig. 12-23) melhora a função da mão.

A transferência de flexor do punho para extensor do punho deve ser realizada com cautela. Com frequência, o paciente flexiona o punho para ajustar o equilíbrio dinâmico entre flexores e extensores dos dedos. A manutenção do punho em extensão pode negar ao paciente esse importante método de compensação.

A deformidade polegar-palma é tratada com liberação proximal dos músculos tênares (ver Fig. 12-24) e alongamento do tendão do flexor longo do polegar. Não se recomenda a liberação distal dos músculos tênares, em razão da possível deformidade em hiperextensão da articulação metacarpofalangeana do polegar.

2. Membro superior não funcional – Pode-se indicar cirurgia em membro superior não funcional para prevenção de colapso de pele, melhora estética e de higiene ou para facilitar o ato de vestir. Os problemas de contratura de ombro e de cotovelo foram discutidos na seção sobre AVC, e os procedimento cirúrgicos utilizados no seu tratamento foram apresentados nas Figuras 12-20 e 12-21. Os pacientes com punho e dedos em flexão e deformidade polegar-palma devem ser tratados porque a flexão intensa do punho pode causar compressão do nervo mediano contra a borda proximal do ligamento transverso do carpo. A artrodese do punho em posição neutra, combinada com transferência de tendão do plano superficial para o profundo (ver Fig. 12-22), é um meio confiável de corrigir a deformidade do punho além de melhorar o cuidado com pele. O tratamento da deformidade do polegar é feito com alongamento do tendão flexor longo do polegar, fusão da articulação interfalangeana e liberação proximal dos músculos tênares (ver Fig. 12-24).

D. Tratamento dos pacientes com envolvimento total do corpo

Os pacientes com envolvimento total do corpo raramente serão deambuladores funcionais, embora possam mudar de posição de forma independente ou com assistência. Frequentemente apresentam uma combinação de espasticidade e distúrbios do movimento, como atetose, e passam a maior parte do tempo sen-

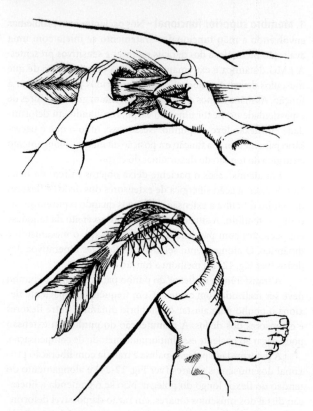

▲ **Figura 12-27** Incisão em dV-Y (*em cima*) e alongamento (*embaixo*) do tendão do quadríceps para correção de contratura rígida em extensão do joelho para permitir que o paciente fique sentado. (Ilustração de Anthony C. Berlet. Reproduzida, com permissão, a partir de Keenan MAE, Kozin SH, Berlet AC: *Manual of Orthopaedic Surgery for Spasticity*. Philadelphia, PA: Raven; 1993.)

tados. Para que se mantenham sentados são necessários quadris flexíveis e coluna reta.

Ocasionalmente a deformidade com flexão do joelho requer liberação distal ou alongamento do jarrete, a fim de permitir maior flexibilidade no posicionamento do paciente. Algumas vezes observa-se contratura rígida em extensão do joelho que interfere com o conforto na posição sentada. O alongamento do tendão do quadríceps (Fig. 12-27) permite a flexão do joelho.

As deformidade do pé no paciente espástico são extremamente comuns e requerem tratamento para permitir o uso de calçados e prevenir colapso de pele. O equilíbrio sentado é maior quando os pés podem ser posicionados sobre o apoio de pernas da cadeira de rodas.

A coluna vertebral é uma grande preocupação em pacientes com envolvimento de todo o corpo, uma vez que a escoliose é comum. Os assentos adaptados ou as órteses são úteis para apoiar a coluna e ajudam o paciente a se manter em postura ereta enquanto sentado. Há indicação de fusão vertebral com instrumentos para tratamento da escoliose progressiva. A inclinação da pelve interfere muito com a posição sentada. Quando esse problema estiver presente, a fusão deve incluir o sacro.

Aisen ML, Kerkovich D, Mast J, et al: Cerebral palsy: clinical care and neurological rehabilitation. *Lancet Neurol* 2011;10:844. [PMID: 21849165]

Koman LA: Cerebral palsy: past, present, and future. *J South Orthop Assoc* 2002;11:93. [PMID: 12741589]

Moran CG, Tourret LJ: Recent advances: orthopaedics. *BMJ* 2001;322:902. [PMID: 11302907]

Novak I: Effective home programme intervention for adults: a systematic review. *Clin Rehabil* 2011;25:1066. [PMID: 21831927]

Ryan SE: An overview of systematic reviews of adaptive seating interventions for children with cerebral palsy: where do we go from here? *Disabil Rehabil Assist Technol* 2012;7:104. [PMID: 21877900]

Sussman MD, Aiona MD: Treatment of spastic diplegia in patients with cerebral palsy. *J Pediatr Orthop B* 2004;13:S1. [PMID: 15076595]

Wright PA, Durham S, Ewins DJ, Swain ID: Neuromuscular electrical stimulation for children with cerebral palsy: a review. *Arch Dis Child* 2012;97:364. [PMID: 22447997]

DISTÚRBIOS NEUROMUSCULARES

Os distúrbios neuromusculares formam um grupo diverso de doenças crônicas caracterizadas por degeneração progressiva da musculatura esquelética, que resulta em perda de força, atrofia, contraturas articulares e incapacidade crescente. Esses distúrbios são mais bem nominados doenças de unidade motora, porque a anormalidade primária envolve o neurônio motor, a junção neuromuscular ou a fibra muscular. Consideram-se duas grandes categorias. As miopatias são as doenças das fibras musculares. As neuropatias são os distúrbios em que a degeneração muscular é secundária à doença do neurônio motor inferior. A maioria das doenças neuromusculares é hereditária (Tab. 12-6), embora mutações em ponto possam resultar em casos espontâneos. O diagnóstico precoce é importante não apenas para dar início ao tratamento apropriado, mas também para aconselhamento genético. Os programas de tratamento visam ao cuidado sintomático e de suporte. A intervenção ortopédica apropriada pode aumentar significativamente a capacidade funcional dos pacientes com doenças neuromusculares.

▶ Diagnóstico

A. História e exame físico

É importante colher uma história genética completa. A história clínica e o exame físico delineiam a forma de instalação e o padrão de envolvimento muscular. As neuropatias geralmente se apresentam com envolvimento distal. É comum haver miofasciculação e espasticidade, e a atrofia muscular supera a perda de força. As miopatias geralmente se apresentam com perda de força proximal nos membros. A perda de força é mais evidente do que a atrofia. Os distúrbios da transmissão neuromuscular, como a miastenia grave, se apresentam com fadiga e ptose.

▶ B. Enzimas musculares

Os níveis séricos das enzimas estão elevados nas miopatias, mas normais nas neuropatias. As enzimas dosadas são

Tabela 12-6 Classificação das doenças neuromusculares mais encontradas

Doença	Hereditária	Nível de CPK	Padrão EMG	Condução nervosa	Padrão à biópsia
Distrofias musculares					
Duchenne (pseudo-hipertrofia)	Sim	Muito alto	Miopático	Normal	Miopático
Tipo fácio-escapulo-umeral	Sim	Normal ou elevado	Miopático	Normal	Miopático
Tipo de cinturas	Sim	Elevado	Miopático	Normal	Miopático
Atrofia muscular espinal					
Tipos Werdnig-Hoffmann e Kugelberg-Welander	Sim	Normal ou ligeira-mente elevado	Neuropático	Normal	Neuropático
Neuropatias motoras e sensitivas hereditárias					
Tipo I (doença de Charcot-Marie-Tooth	Sim	Normal	Neuropático	Muito reduzida	Neuropático
Tipo II	Sim	Normal	Neuropático	Reduzida ou	Neuropático
Tipo III	Sim	Normal	Neuropático	normal	Neuropático
Tipo IV	Sim	Normal	Neuropático	Reduzida	Neuropático
Tipo V	Sim	Normal	Neuropático	Normal	Neuropático
Miopatias					
Núcleo central, nemalínica, mini núcleo, mitocon-drial, miotubular e outros tipos	Frequentemente	Frequentemente normal	Normal ou leve-mente miopático	Geralmente normal	Miopático
Poliomielite	Não		Neuropático	Geralmente normal	Miopático
Síndrome de Guillain-Barré	Não	Normal	Neuropático	Lento na fase aguda	Neuropático
Polimiosite	Não	Normal ou elevado	Miopático	Normal	Miopático
Doenças miotônicas	Geralmente	Geralmente normal	Diagnóstico	Normal	
Miastenia grave	Algumas vezes		Diagnóstico		

Dados compilados por Irene Gilgoff, MD, Rancho Los Amigos Medical Center, Downey, CA.

creatinofosfoquinase (CPK), lactato desidrogenase (LDH), aldolase, aspartato aminotransferase (AST, TGO) e alanina aminotransferase (ALT, TGP). Os níveis de CPK são os mais elevados na distrofia muscular de Duchenne e estão menos elevados nas formas de doenças mais lentamente progressivas. Na distrofia de Duchenne os níveis enzimáticos mais altos são observados ao nascimento e nos primeiros anos de vida, antes que a doença se torne clinicamente evidente. À medida que a doença evolui e a massa muscular sofre deterioração, os níveis enzimáticos caem.

C. Eletromiografia e estudos da condução nervosa

A EMG e os estudos da condução nervosa diferenciam entre doenças primárias dos músculos e neuropatias (ver Tab. 12-6). A EMG é útil para o diagnóstico diferencial de doenças muscula-res, distúrbios de nervos periféricos e anomalia de neurônios do corno anterior. O padrão miopático à EMG caracteriza-se por (1) aumento da frequência, (2) redução da duração e (3) aumento da amplitude dos potenciais de ação. Além disso, são evidentes aumento da atividade de inserção, potenciais polifásicos curtos e padrão de interferência mantido. O padrão neuropático à EMG caracteriza-se por (1) redução da frequência, (2) aumento da du-

ração e (3) aumento da amplitude dos potenciais de ação. Além disso, é possível observar potenciais de fibrilação frequentes, po-tenciais polifásicos agrupados e redução no padrão de interferên-cia. Na miastenia grave e nas doenças miotônicas os padrões à EMG são diagnósticos. Na miastenia grave, o fenômeno de fadiga é evidente. Na miotonia a EMG é caracterizada por ondas positi-vas e sequências de potenciais que disparam em alta frequência e, a seguir, vêm e vão até desaparecerem.

D. Biópsia muscular

Para que se obtenha o máximo de informação possível da biópsia muscular, o médico deve escolher um músculo com en-volvimento leve a moderado e que não tenha sido recentemente traumatizado por eletrodos em EMG. A biópsia de músculo pode ser usada para diferenciar entre miopatia, neuropatia e miopatia inflamatória. Entretanto, a biópsia não pode ser usada para ava-liação prognóstica. A coloração histoquímica distingue comple-mentarmente as formas congênitas de miopatia.

Histologicamente, as miopatias são caracterizadas por ne-crose de fibra muscular, degeneração gordurosa, proliferação de tecido conectivo e aumento no número de núcleos, alguns dos quais migrados a partir de sua posição periférica normal para o centro da fibra muscular.

638 ▲ CAPÍTULO 12 — REABILITAÇÃO

As neuropatias apresentam fibras musculares pequenas e anguladas. Os feixes de fibras atróficas estão mesclados com feixes de fibras normais. Não há aumento na quantidade de tecido conectivo.

Na biópsia em casos de polimiosite observam-se coleções de células inflamatórias, edema de tecidos, perivasculite e necrose segmentar com padrão misto de degeneração e regeneração de fibras.

1. Distrofia muscular de Duchenne

A distrofia muscular de Duchenne, também chamada distrofia muscular pseudo-hipertrófica, é uma doença progressiva que afeta indivíduos do sexo masculino. É transmitida por padrão recessivo ligado ao X com início dos sintomas cedo na infância. Em geral, as crianças afetadas têm história de parto e desenvolvimento normais. Mas, entre 3 e 5 anos de idade já há perda de massa muscular suficiente para prejudicar a função.

▶ Manifestações clínicas

Entre os sinais iniciais da doença estão pseudo-hipertrofia da panturrilha, resultado de aumento de tecido conectivo, pés planos valgos, secundários à contratura do tendão calcâneo; e perda de força da musculatura proximal. A perda de força nos quadris pode ser pesquisada pelo sinal de Gower, no qual o paciente tem que usar os braços para apoiar o tronco quando tenta se erguer do solo. Outros sinais são hesitação ao subir escada, aceleração no estágio final do ato de sentar e perda de força nos ombros.

Em aproximadamente 45% dos pacientes a perda de força e as contraturas impedem a deambulação independente já aos 9 anos de idade, e nos demais em torno dos 12 anos. É comum que os pacientes apresentem primeiro dificuldade para se erguer do chão, depois para subir degraus e, finalmente, para caminhar. Observa-se envolvimento cardíaco em 80% dos pacientes. Os achados incluem fibrose posterobasal do ventrículo e alterações eletrocardiográficas. Nos pacientes com grau menor de atividade, os sinais clínicos de miocardiopatia talvez não sejam evidentes. Os problemas pulmonares são comuns nos estágios avançados da doença e são encontrados nas avaliações periódicas da função pulmonar. O retardo mental, observado em 30 a 50% dos pacientes, está presente desde o nascimento e não é progressivo.

▶ Tratamento

Todos os esforços devem ser envidados para manter o paciente deambulando o máximo de tempo possível, a fim de prevenir complicações como obesidade, osteoporose e escoliose. Flexores do quadril, tensor da fáscia lata e tríceps sural evoluem com contraturas que limitam a deambulação. Com a perda de força e as contraturas progressivas a base de apoio é reduzida e o paciente perde os mecanismos normais para manter o equilíbrio em posição ereta. O paciente passa a caminhar com base alargada, quadris flexionados e em abdução, joelhos flexionados e pés em posição equinovara. Ocorre hiperlordose para compensar a contratura em flexão dos quadris e a perda de força da musculatura extensora.

A contratura equina do tendão calcâneo ocorre precocemente e é causada por desequilíbrio muscular entre a panturrilha e os músculos pré-tibiais. Inicialmente, esse problema pode ser amenizado com exercícios de alongamento e aparelhos noturnos. É possível que haja necessidade de KAFO para controlar a posição do pé e para substituir a função do quadríceps parético. Quando a contratura se agravar, o uso de aparelhos gessados seriados geralmente não é efetivo. Os exercícios de alongamento e pronação podem ser empregados para tratamento precoce de contratura flexão do quadril.

A intervenção cirúrgica visa à liberação das contraturas que estejam limitando a deambulação. É importante a mobilização precoce pós-operatória para prevenção de agravamento da perda de força muscular. Os riscos da anestesia são maiores nesses pacientes, em razão de sua menor reserva pulmonar e porque a incidência de hipertermia maligna é maior nos pacientes com doença muscular.

O tríceps sural e o tibial posterior são os músculos mais potentes dos membros inferiores de pacientes com distrofia muscular. Esses músculos são responsáveis pelas deformidades equina e em varo. O tratamento consiste em liberação do tensor da fáscia lata contraído, alongamento do tendão do calcâneo e transferência do músculo tibial posterior para posição anterior, o que prolonga a deambulação em aproximadamente 3 anos. Há necessidade de aparelho de imobilização no pós-operatório.

A escoliose é comum nos pacientes que já não andam e estejam confinados a cadeira de rodas. Assentos adaptativos que mantenham a pelve alinhada e a coluna ereta são úteis para prevenir a deformidade. Alternativamente, pode-se indicar uma órtese plástica rígida de torso para suporte. Quando o apoio externo não é efetivo a escoliose evolui rapidamente. A fusão vertebral ocasionalmente é indicada. Durante a cirurgia a perda de sangue é muito grande, e a incidência de pseudoartrose é alta. A imobilização pós-operatória deve ser evitada; portanto, a estabilização segmentar da coluna é a técnica preferencial para estabilização interna.

Nos pacientes com miopatia as fraturas são secundárias à osteoporose causada por inatividade e perda de tensão muscular. Não há alteração na mineralização óssea. A incidência de fratura aumenta com a gravidade da doença. Em sua maioria, as fraturas ocorrem em metáfise, apresentam pouco desvio, causam dor mínima e se consolidam no período esperado sem complicações.

Bushby K, Finkel R, Birnkrant DJ, et al: Diagnosis and management of Duchenne muscular dystrophy, part 1: diagnosis, and pharmacological and psychosocial management. *Lancet Neurol* 2010;9:77. [PMID: 19945913]

Bushby K, Finkel R, Birnkrant DJ, et al: Diagnosis and management of Duchenne muscular dystrophy, part 2: implementation of multidisciplinary care. *Lancet Neurol* 2010;9:177. [PMID: 19945914]

Glanzman AM, Flickinger JM, Dholakia KH, Bönnemann CG, Finkel RS: Serial casting for the management of ankle contracture in Duchenne muscular dystrophy. *Pediatr Phys Ther* 2011;23:275. [PMID: 21829124]

Jung IY, Chae JH, Park SK, et al: The correlation analysis of functional factors and age with Duchenne muscular dystrophy. *Ann Rehabil Med* 2012;36:22. [PMID: 22506232]

Markert CD, Ambrosio F, Call JA, Grange RW: Exercise and Duchenne muscular dystrophy: toward evidence-based exercise prescription. *Muscle Nerve* 2011;43:464. [PMID: 21404285]

Roberto R, Fritz A, Hagar Y, et al: The natural history of cardiac and pulmonary function decline in patients with Duchenne muscular dystrophy. *Spine (Phila Pa 1976)* 2011;36:E1009. [PMID: 21289561]

Sussman M: Duchenne muscular dystrophy. *J Am Acad Orthop Surg* 2002;10:138. [PMID: 11929208]

2. Atrofia muscular medular

A atrofia muscular medular é uma neuropatia na qual observa-se redução congênita no número de células presentes no corno anterior da medula espinal. A forma infantil grave da doença é denominada paralisia de **Werdnig-Hoffmann**. A doença é transmitida com padrão autossômico recessivo.

Aproximadamente 20% dos pacientes com atrofia muscular medular deambulam e 1% é totalmente dependente. As fraturas são comuns nesses pacientes e ocorrem em razão de menor mobilidade e função.

O objetivo da intervenção ortopédica é prevenir o colapso da coluna vertebral e as contraturas. Frequentemente há necessidade de apoio com órtese para estabilização da coluna. Nos pacientes não ambulatórios, podem ser usados dispositivos para adaptação do assento ou órteses. Se houver colapso da coluna, indica-se fusão vertebral, mas é possível haver progressão mesmo após a fusão. A imaturidade esquelética e a extensão da instrumentação posterior podem influenciar a progressão e são fatores a serem considerados no planejamento pré-operatório.

McElroy MJ, Shaner AC, Crawford TO, et al: Growing rods for scoliosis in spinal muscular atrophy: structural effects, complications, and hospital stays. *Spine* (Phila Pa 1976) 2011;36:1305. [PMID: 21730818]

Wadman RI, Bosboom WM, van der Pol WL, et al: Drug treatment for spinal muscular atrophy types II and III. *Cochrane Database Syst Rev* 2012;4:CD006282. [PMID: 22513940]

Zebala LP, Bridwell KH, Baldus C, et al: Minimum 5-year radiographic results of long scoliosis fusion in juvenile spinal muscular atrophy patients: major curve progression after instrumented fusion. *J Pediatr Orthop* 2011;31:480. [PMID: 21654453]

3. DOENÇA DE CHARCOT-MARIE-TOOTH

A doença de Charcot-Marie-Tooth é a mais comum entre as miopatias degenerativas hereditárias afetando pelo menos uma em cada 2.500 habitantes. Geralmente é transmitida por herança autossômica dominante. Nas últimas décadas, houve avanços significativos no esclarecimento das bases moleculares da doença de Charcot-Marie-Tooth, com mais de 30 genes causadores atualmente descritos. Os estudos EMG mostram padrão neuropático com redução acentuada da velocidade de condução dos nervos envolvidos. As dosagens das enzimas musculares são normais. A instalação clínica da doença é entre 5 e 15 anos de idade.

Os músculos fibulares são afetados precocemente na evolução da doença. Por este motivo, a doença de Charcot-Marie-Tooth também é conhecida como atrofia muscular fibular progressiva. A musculatura intrínseca dos pés e das mãos é afetada mais tarde. Os pacientes geralmente se apresentam com deformidade progressiva dos pés com dedos em garra e pés cavos. No paciente com imaturidade esquelética indica-se liberação da fáscia plantar para corrigir o pé cavo. Esse procedimento, com frequência, é combinado com transferência do tendão extensor longo dos dedos para o colo do metatarso e fusão das articulações interfalangeanas proximais para correção dos pododáctilos em garra. Se o músculo tibial posterior estiver ativo na fase de balanço da passada, ele poderá ser transferido por meio da membrana interóssea para o osso cuneiforme lateral. Frequentemente há necessidade de artrodese tripla no adulto para correção da deformidade.

A deformidade intrínseca das mãos causa dificuldade na apreensão de objetos. Uma órtese em barra para os músculos lumbricais com o objetivo de manter as articulações metacarpofalangeanas flexionadas ajuda a melhorar a função das mãos. Com o mesmo objetivo pode-se indicar capsulodese da porção volar das articulações metacarpofalangeanas. Para restaurar a função muscular intrínseca das mãos, o tendão do flexor superficial do dedo anelar pode ser dividido em 4 tiras a serem transferidas pelas passagens lumbricais para as falanges proximais.

Reilly MM, Murphy SM, Laurá M: Charcot-Marie-Tooth disease. *J Peripher Nerv Syst* 2011;16:1. [PMID: 21504497]

Sapienza A, Green S: Correction of the claw hand. *Hand Clin* 2012;28:53. [PMID: 22117924]

Yagerman SE, Cross MB, Green DW, Scher DM: Pediatric orthopedic conditions in Charcot-Marie-Tooth disease: a literature review. *Curr Opin Pediatr* 2012;24:50. [PMID: 22189393]

DOENÇA DE PARKINSON

A. Epidemiologia

A doença de Parkinson (DP) é um distúrbio neurodegenerativo progressivo associado a perda de neurônios dopaminérgicos nigroestriatais. A DP é reconhecida como um dos distúrbios neurológicos mais comuns, afetando aproximadamente 1 a 2% dos indivíduos com 65 anos ou mais. A incidência e a prevalência da DP aumentam com a idade, chegando a afetar 4 a 5% daqueles com mais de 85 anos. A média de idade quando do surgimento da doença é 60 anos, aproximadamente. O início em indivíduos com menos de 40 anos é relativamente raro.

B. Fisiopatologia

Os principais achados neuropatológicos na DP são perda de neurônios dopaminérgicos pigmentados na substância negra e a presença de corpúsculos de Lewy. A perda de neurônios dopaminérgicos ocorre, principalmente, na substância negra ventral lateral. Aproximadamente 60 a 80% dos neurônios dopaminérgicos devem estar perdidos para que surjam os sintomas da DP.

C. História

O surgimento da DP é caracteristicamente assimétrico, sendo que o sinal inicial mais comum é tremor assimétrico em repouso de membro superior. Aproximadamente 20% dos pacientes queixam-se inicialmente de dificuldade para controlar uma das mãos. Com o tempo, o paciente observa os sintomas de bradicinesia progressiva, rigidez e dificuldades com a marcha. Os sintomas iniciais da DP podem ser inespecíficos, incluindo fadiga e depressão.

D. Exame físico

Os três sinas cardinais de DP são tremor em repouso, rigidez e bradicinesia. Destes sinais cardinais, são necessários dois para firmar o diagnóstico clínico. A instabilidade postural é o quarto sinal cardinal, mas surge tardiamente na doença, geralmente após 8 anos ou mais de evolução.

E. Tratamento clínico

Os objetivos do tratamento clínico da DP são controle dos sinais e sintomas pelo máximo período possível com redução dos efeitos adversos. Com os medicamentos (p. ex., levodopa) em geral obtém-se controle adequado dos sintomas por 4 a 6 anos. Após este período, a incapacidade tende a evoluir mesmo com o melhor tratamento clínico, e muitos pacientes desenvolvem complicações motoras de longo prazo, como flutuações e discinesia. Entre as outras causas de incapacidade tardia estão instabilidade postural (dificuldade com o equilíbrio) e demência.

F. Tratamento neurocirúrgico

Quando o tratamento clínico se mostra esgotado é possível realizar intervenções neurocirúrgicas, como estimulação cerebral profunda, talamotomia e palidotomia.

G. Tratamento ortopédico

O tratamento dos problemas ortopédicos em pacientes com DP pode ser complicado, incluindo falha de fixação ou deslocamento de prótese. Não obstante o alívio da dor, os resultados funcionais da artroplastia total em pacientes com DP é menos previsível e as complicações mais frequentes. Os resultados tendem a ser mais satisfatórios com controle medicamentoso apropriado da DP após a intervenção ortopédica.

Macaulay W, Geller JA, Brown AR, Cote LJ, Kiernan HA: Total knee arthroplasty and Parkinson disease: enhancing outcomes and avoiding complications. *J Am Acad Orthop Surg* 2010;18:687. [PMID: 21041803]

Moon SH, Lee HM, Chun HJ, et al: Surgical outcome of lumbar fusion surgery in patients with Parkinson disease. *J Spinal Disord Tech* 2012;25:351. [PMID: 21685805]

Queally JM, Abdulkarim A, Mulhall KJ: Total hip replacement in patients with neurological conditions. *J Bone Joint Surg Br* 2009;91:1267. [PMID: 19794158]

QUEIMADURAS

Nos Estados Unidos, a cada ano mais de 2 milhões de indivíduos sofrem queimaduras com intensidade suficiente para requerer atenção médica. Desses, 50 mil permanecem hospitalizados por mais de 2 meses, o que confirma a gravidade das lesões.

As queimaduras térmicas afetam mais diretamente a pele, mas também podem atingir músculos, tendões, articulações e ossos subjacentes. As contraturas cicatriciais são as grandes responsáveis pelas limitações funcionais tardias e pelas deformidades. Idealmente, o trabalho de reabilitação deve ser iniciado assim que o paciente é admitido no hospital, imediatamente após as medidas agudas de reanimação e continuado ao longo de todo o processo de recuperação.

▶ Classificação

Tradicionalmente, as queimaduras são classificadas como de primeiro, segundo ou terceiro grau, dependendo da profundidade do dano. Atualmente, acredita-se que é mais útil simplificar e dividir as queimaduras em duas categorias: de espessura parcial (envolvendo parte da derme) e de espessura total (envolvendo toda a derme). Nas crianças, considera-se que o limiar para morbidade e mortalidade pós-queimadura seja, grosso modo, 60% de superfície corporal queimada.

As queimaduras de primeiro grau atingem apenas a epiderme. Causam eritema, edema menor e dor. A superfície da pele permanece intacta e a cura se dá sem intercorrências em 5 a 10 dias sem cicatriz residual.

As queimaduras de segundo grau envolvem a epiderme e parte variável do cório subjacente. A extensão da lesão até o cório determina o resultado da cicatrização. Nas queimaduras de segundo grau mais superficiais, a formação de bolhas se destaca e ocorre secundariamente ao gradiente osmótico formado por partículas no líquido vesicular. Nas queimaduras de segundo grau superficiais a cura ocorre em 10 a 14 dias, com cicatriz mínima.

As queimaduras dérmicas profundas caracterizam-se por aspecto avermelhado ou pela presença de tecido branco que mal é perceptível e que se adere à derme viável subjacente. Essas feridas podem evoluir com perda de espessura total caso ocorra infecção. A cura ocorre com cobertura epitelial frágil ao longo de 25 a 30 dias e é comum a formação de cicatriz densa.

As queimaduras de terceiro grau são lesões de espessura total que danificam a epiderme e todo o cório. Em razão da destruição dos nociceptores, normalmente encontrados dentro do cório, o paciente não sente dor. As queimaduras apresentam uma superfície espessa de tecido morto com aspecto de couro.

▶ Tratamento

A. Técnicas para manter o posicionamento funcional

As cicatrizes de queimadura se contraem e se tornam rígidas e, sendo assim, é essencial que cabeça, tronco e membros sejam mantidos em posição funcional. As contraturas, se for permitido que se formem, limitarão gravemente a função. A localização das queimaduras determina que técnicas devem ser usadas para prevenir deformidades.

Para a prevenção de deformidades em pescoço e mandíbula de pacientes com queimadura na região cervical ou superior do torso, devem ser aplicados aparelhos moldados precocemente, a fim de manter a cabeça e o pescoço em posição neutra ou em ligeira extensão. Os pacientes com queimadura na região dos ombros correm risco de contraturas caracterizadas por escápula protraída com adução do braço. A aplicação de um cilindro entre as escápulas com apoio de colchão firme ajuda a prevenir a prostração da escápula. Para manter os braços em abdução de 75 a 80 graus e os ombros em flexão de 20 a 30 graus, utilizam-se apoios de espuma nas axilas, mantidos em posição com amarração em forma de 8, a fim de manter a articulação glenoumeral em posição funcional. As contraturas não tratadas não apenas limitam o movimento do membro, mas também podem resultar em subluxação da articulação nas posições extremas.

Quando a queimadura atinge o torso, o objetivo é manter a postura da coluna ereta em face da contração do tecido cicatricial. As queimaduras envolvendo apenas um lado do tronco algumas vezes resultam em escoliose. Isso pode ser corrigido com excisão da fibrose e uso de aparelho. Se não for corrigida a escoliose se torna estrutural, com alterações ósseas. As queimaduras na região da virilha tendem a causar contratura em flexão e adução do quadril. Para evitar o problema o paciente deve ser posicionado com os quadris estendidos e em abdução de 15 a 20 graus. Se o paciente estiver deitado sobre colchão mole, pequenas deformidades em flexão dos quadris podem passar despercebidas. A pronação diária ajuda a manter o alcance da extensão dos quadris.

Independentemente da localização da queimadura nos membros, joelhos e cotovelos tendem a evoluir com contratura em flexão. Os aparelhos termoplásticos moldados podem ser aplicados sobre curativos ou sobre enxerto de pele para manter o membro estendido. Os aparelhos devem ser removíveis para permitir o cuidado diário da ferida. As queimaduras na região do tornozelo resultam em contratura equina com inversão do pé. Aqui também devem ser usados aparelhos para manter o pé em posição neutra, mas com cuidado para assegurar que o aparelho esteja de fato mantendo adequadamente o pé e não apenas encobrindo a deformidade. Os aparelhos manufaturados especialmente a partir de molde com superfícies anterior e posterior em forma de concha são mais efetivos na manutenção da posição desejada. Eles também auxiliam no controle do edema e podem ser removidos para os cuidados da ferida e os exercícios de mobilização. As queimaduras no dorso do pé causam deformidades em hiperextensão dos dedos. A enxertia precoce e a tração dos dedos são medidas úteis.

As queimaduras das mãos são um problema a parte. A contratura cicatricial resulta em deformidade em flexão do punho e em quadro de mão em garra, semelhante ao encontrado com a perda da musculatura intrínseca. A mão deve ser imobilizada com o punho em posição neutra ou ligeiramente estendido. As articulações metacarpofalangeanas devem ser mantidas em flexão de 60 a 75 graus e as articulações interfalangeanas em extensão. O polegar deve ser mantido com a articulação metacarpal em abdução e flexão, a metacarpofalangeana em flexão leve e a interfalangeana em extensão.

B. Tração esquelética e suspensão externa

Nos pacientes com queimaduras circunferenciais em um membro considera-se eficaz e vantajoso uso de tração esquelética ou de fixadores e suspensão externos. O método permite acesso a todas as superfícies, eleva o membro para redução do edema e mantém o membro na posição desejada, ao mesmo tempo em que permite mobilização articular. Ademais, a tração ainda permite hidroterapia diária. Em geral, a tração é empregada apenas durante duas semanas porque períodos maiores poderiam resultar em infecção no trajeto do pino com formação de sequestro.

Aparelhos especiais são fabricados para uso na mão. A armação de tração é fixada em posição proximal com um pino inserido através do rádio distal. Também são aplicados pinos por meio das falanges distais de dedos e polegar com perfuração no leito ungueal da face dorsal para a volar. Aplica-se tração aos dedos na direção desejada fixando-se tiras de borracha dos pinos distais até a estrutura de suporte. A armação pode ser modificada para uso no pé com tração dos pododáctilos. Nesse caso, a armação de tração é fixada em posição proximal com um pino inserido pelo calcâneo.

C. Curativos compressivos

A pressão constante de 25 torr aplicada uniformemente auxilia na prevenção de cicatriz hipertrófica e de contratura. As coberturas elásticas aplicadas sobre aparelhos de imobilização são usadas precocemente após a lesão e após enxerto, porque podem ser ajustadas para eventuais mudanças na quantidade de edema presente. Mais tarde, quando a quantidade de edema apresentar pouca flutuação, empregam-se peças elásticas customizadas. A pressão deve ser mantida enquanto houver atividade biológica no tecido cicatricial. Quando a pele estiver lisa e plana e retornar a cor normal, a pressão pode ser suspensa. Os curativos compressivos devem ser usados, no mínimo, por 6 meses e algumas vezes são necessários por até 1 ano. A aplicação diária de lanolina alivia o ressecamento da pele enxertada ou substitui a perda de secreção sebácea nas queimaduras profundas.

D. Mobilização

Há indicação de mobilização precoce dos membros queimados e dos não queimados. Os aparelhos ortopédicos devem ser removidos frequentemente para permitir mobilização do ADM. Se o paciente estiver sendo tratado com tração esquelética, os exercícios de mobilização podem ser realizados nos membros. Se o paciente estiver recebendo hidroterapia para as queimaduras, os exercícios de mobilização são facilitados com os membros imersos na água.

Os pacientes com queimadura de membros inferiores podem começara a ficar de pé ou a caminhar antes da enxertia de pele, desde que as pernas estejam envoltas em suporte elástico para controlar o edema. A deambulação deve ser retomada após o enxerto de pele assim que estiver estabilizado. A mobilização precoce não apenas preserva o movimento articular, mas também reduz a incidência de sequelas como osteoporose, perda de condicionamento fisiológico, atrofia muscular e ossificação heterotópica.

CAPÍTULO 12 · REABILITAÇÃO

E. Tratamento de problemas específicos

1. Fraturas – Se tiver havido fratura no momento da queimadura o tratamento pode ser feito com tração esquelética ou com apoio externo, como aparelhos ortopédicos. O diagnóstico pode ser postergado caso a fratura não produza deformidade evidente. Se ocorrerem fraturas em razão de osteoporose por desuso elas em geral são minimamente desviadas e consolidam sem complicações. As fraturas patológicas são mais raras com mobilização precoce.

2. Osteomielite – A osteomielite não é uma complicação comum, a despeito da alta incidência de sepse associada às queimaduras. A exposição prolongada de ossos algumas vezes resulta na formação de sequestro tangencial à cortical desvitalizada. As superfícies do osso exposto podem ser perfuradas para estimular a formação de um leito de tecido de granulação para enxerto de pele sem aumentar o risco de infecção. O uso prolongado de pinos para tração esquelética causa infecção em 5% dos pacientes que necessitam de tração. O uso de pinos tracionados com fio reduz a movimentação do pino no osso. Os pinos devem ser retirados assim que for possível.

3. Articulações expostas – As crianças e adolescentes com superfícies articulares expostas podem manter parte da função após a cicatrização, mas os adultos frequentemente evoluem com anquilose articular ou deformidades que irão requerer artrodese no futuro. Para manter a articulação na posição desejada, pode-se usar tração. A articulação deve ser irrigada com solução de hipoclorito diariamente e desbridada se necessário. As superfícies ósseas expostas podem ser perfuradas para estimular a formação de tecido de granulação. Quando o leito de tecido cobrir a articulação, procede-se ao enxerto de pele.

4. Ossificação heterotópica – A ossificação heterotópica é a presença de osso lamelar em tecido não esquelético. A formação óssea periarticular é observada em 2 a 3% dos pacientes com queimaduras graves. Embora não se conheça a causa, entre os fatores predisponentes estão queimaduras de espessura total

envolvendo mais de 30% da superfície corporal, imobilização prolongadas e traumatismo superposto. A localização da OH não é determinada pela distribuição das queimaduras. A ossificação pode ocorrer em qualquer uma das grandes articulações. Em adultos, o cotovelo é a articulação mais frequentemente afetada; o quadril raramente é atingido. Nas crianças, o quadril e o cotovelo são os sítios mais comuns; os ombros são locais raramente atingidos.

A OH pode continuar a se formar enquanto houver feridas abertas com granulação. Se não ocorrer anquilose da articulação, a ossificação tende a diminuir gradualmente após a cicatrização da queimadura. Nas crianças é possível que desapareça totalmente. Se ocorrer anquilose articular, a ressecção cirúrgica estará indicada e geralmente é capaz de restaurar o arco de movimento funcional, particularmente quando a superfície articular não estiver danificada. O procedimento pode ser feito com múltiplas incisões pequenas, sem elevação de retalhos cutâneos. A mobilização precoce dos pacientes queimados reduz a incidência e a gravidade da ossificação heterotópica.

Disseldorp LM, Nieuwenhuis MK, Van Baar ME, Mouton LJ: Physical fitness in people after burn injury: a systematic review. *Arch Phys Med Rehabil* 2011;92:1501. [PMID: 21878221]

Kraft R, Herndon DN, Al-Mousawi AM, et al: Burn size and survival probability in paediatric patients in modern burn care: a prospective observational cohort study. *Lancet.* 2012;379:1013. [PMID: 22296810]

Maender C, Sahajpal D, Wright TW: Treatment of heterotopic ossification of the elbow following burn injury: recommendations for surgical excision and perioperative prophylaxis using radiation therapy. *J Shoulder Elbow Surg* 2010;19:1269. [PMID: 20850996]

Schneider JC, Qu HD, Lowry J, Walker J, Vitale E, Zona M: Efficacy of inpatient burn rehabilitation: a prospective pilot study examining range of motion, hand function and balance. *Burns* 2012;38:164. [PMID: 22119446]

Shakirov BM: Evaluation of different surgical techniques used for correction of post-burn contracture of foot and ankle. *Ann Burns Fire Disasters* 2010;23:137. [PMID: 21991213]

Índice

OBSERVAÇÃO: As letras *f* ou *t* após os números de páginas indicam figuras e tabelas, respectivamente.

A

Abciximabe, no tratamento de AVC, 614
Abordagem de Watson-Jones, para artroplastia total de quadril, 349
Abscesso de espaço interdigital, 507
Abscesso(s), no espaço interdigital, 507
Absorciometria de raios X de dupla energia, na avaliação de osteoporose, 207
Abuso infantil, lesões relacionadas com, 566-567, 567*f*
Acetabular, displasia, osteotomia de quadril para, 340-341, 341*f*
Acetábulo
  anatomia do, 52-55
  fraturas de, 52-56, 54-55*f*
Acetominofeno, para controle de dor após cirurgia ortopédica, 11-12
Ácido acetilsalicílico, no tratamento de AVC, 613
Acompanhamento psicológico, no tratamento/reabilitação de pacientes com artrite reumatoide, 630
Aconselhamento psicológico na condução/reabilitação de pacientes com artrite reumatoide, 630
ACP. *Ver* Analgesia controlada pelo paciente
Acromioclavicular, articulação, lesões da, 137-138*f*, 141-143, 141*f*
Acrossindactilia, em crianças, 540
Aderência(s), reparo de lesão de tendão flexor e, 475
Adutor, liberação do, no tratamento da paralisia cerebral, 554-555, 554-555*f*
Aeróbia, capacidade, na avaliação para reabilitação, 601-603
AFO. *Ver* Órtese de tornozelo-pé
Agentes, na fixação de fraturas osteoindutores, 30-31
Agentes antirreumáticos modificadores do curso da doença (AARMDs), para artrite reumatoide, 332-333
Agentes bloqueadores de nervo para espasticidade, 597, 597*f*
AINEs. *Ver* Anti-inflamatórios não esteroides
AIS. *Ver* Trauma, escala abreviada de
AJCC, sistema. *Ver* Sistema do *American Joint Committee on Cancer*
Akin, técnica de, para hálux valgo, 395, 396*f*
Alcaptonúria, 328
Allen, teste de, 478
Aloenxerto ósseo, para fixação de fratura, 30-31
Aloenxerto(s), osso doador, na fixação de fraturas, 30-31
AMBRI, 128-129
American College of Chest Physicians, 13-14
Amputação, crescimento excessivo do coto em crianças, 558
Amputação a Krukenberg, 581-583, 582-583*f*
Amputação a Syme, 585-588, 587-588*f*
  de pododáctilo, 420, 421*f*
Amputação de raio, 584-586, 585-586*f*
Amputações, 568-594. *Ver também por* estrutura específica e desarticulações
  a Syme, 585-588, 587-588*f*
    de unha de pododáctilo, 420, 421*f*
    acima do joelho, prescrição de prótese após, 593

avaliação pré-operatória/processo decisório relacionado com, 570-574, 573-574*f*
calcanectomia parcial, 585-587, 585-587*f*
como complicação cirúrgica, 4-5
complicações das, prevenção e tratamento das, 575-578, 575-576*f*
congênitas, 557-558
contraturas articulares após, 576-578
cuidados/planejamento pós-operatórios, 574-576, 574-576*f*
da ponta de dedos, 580-581
de dedo, 580-582
de pododáctilo, 584-585, 585-586*f*
de polegar, 580-581
de raio, 584-586, 585-586*f*
de retropé, 585-587
definições/técnicas cirúrgicas para, 573-575
do carpo, 581-582
do pé, 584-587, 585-588*f*
dor após, 576-577
dor fantasma após, 576-577
e alongamento do membro residual, 577-578
edema após, 576-577
em crianças, 557-558, 568-571, 569*f*
em idosos, 623
epidemiologia das, 570-571
escapulotorácica (dianteiro), 583-584, 583-584*f*
falangeanas, 462
guilhotina, definição de, 573-574
infecções causadas por, 575-576, 575-576*f*
Krukenberg, 581-583, 582-583*f*
membro inferior, 584-594, 585-591*f*, 593*f*
membros superiores, 580-585, 582-584*f*
  anormalidades posturais após, 583-585
mesopé, 585-587, 585-586*f*
para diabetes, avaliação pré-operatória/processo decisório relacionado com, 570-572
para doença vascular, avaliação pré-operatória/processo decisório relacionados com, 570-572
para geladura, avaliação pré-operatória/processo decisório relacionado com, 572-573
para tumores, avaliação pré-operatória/processo decisório relacionado com, 572-574, 573-574*f*
prescrição de prótese para membro após, 578-580
princípios gerais, 570-580
problemas com a cicatrização da ferida associados às, 575-576
problemas dermatológicos associados às, 577-578
procedimento para cobertura de coto, 569, 569*f*
razões para, 568
relacionada com traumatismo
  avaliação pré-operatória/processo decisório relacionado com, 572-573
  em crianças, 557-558
relacionadas com a mão, 462-463, 463*f*, 580-582
sensação fantasmaa após, 575-577
tipos de, 580-594
transfemoral, 589-592, 590*f*, 591*f*, 592*t*
transradial, 581-582
transtibial, 587-589, 587-588*f*
transumeral, 582-584

Amputações congênitas, 557-558
Anaeróbios, infecção por, 508
Analgesia controlada pelo paciente (ACP), no tratamento de dor após cirurgia ortopédica, 10-11
Analgesia/analgésicos, tratamento da dor controlada pelo paciente após cirurgia ortopédica 10-12
Anatomia da cápsula articular, 88, 89*f*
Anatomia da musculatura extensora extrínseca da mão, 464-465
Anatomia do úmero proximal, 31-32
  fratura do, 138-140, 139*f*
    em crianças, 560
    em idosos, 623
Anatomia e princípios biomecânicos do antebraço médio, 43, 43*f*
Anestesia regional para distúrbios de pé e tornozelo, 406-408, 407*f*-409*f*
Anestesia/anestésicos locais
  como complicação cirúrgica, 4-5
  no tratamento da dor do paciente após cirurgia ortopédica, 11-12
  regional, para distúrbios de pé e tornozelo, 406-408, 407*f*-409*f*
Anestésicos locais, no controle da dor após cirurgia ortopédica, 11-12
Aneurisma na mão, 478-479
Aneurismático, cisto ósseo, 196-197, 254, 254*f*
Angiogênese, na consolidação óssea, 19-20
Angiolipoma, 282, 282*f*
Angiomatose, definição de, 283
Angiossarcoma(s), 294-295
Anormalidades posturais, após amputação de membro superior, 583-585
Anquilose, fraturas tibiais e, 72-73
Antebraço
  fraturas de. *Ver também* o tipo específico, *p. ex.,* Antebraço, fraturas do corpo do
    em crianças, 562-563
    em idosos, 622-623
  fraturas/luxações de, 41-43
    anatomia e princípios biomecânicos das, 43, 43*f*, 44*f*
    fraturas do corpo do antebraço, 41-43
    lesões distais em rádio e ulna, 45-50
    luxação da articulação radioulnar, 45
Antebraço, fraturas do corpo do, 41-43
  fratura apenas da ulna, 41-42
  fratura apenas do corpo do rádio, 42
  fraturas de rádio e ulna, 42-43
  Monteggia, fratura de, 42
Antepé, fraturas e luxações de, 81-83
Antepé valgo, 384-385, 386*f*
Antepé varo, 384-385, 386*f*
Anteversão femoral aumentada em crianças, 541-542, 542*f*
Antibiótico(s)
  para prevenção de infecção, 378-380
  profiláticos em cirurgia ortopédica, 7-9
Anticoagulante(s), no tratamento de AVC, 614
Anti-inflamatórios não esteroides (AINEs)
  dados sobre posologia, 331, 332*t*
  no controle de dor após cirurgia ortopédica, 11-12

ÍNDICE

para artrite, 332, 332*t*, 333*t*
perfil de toxicidade para, 331, 332*t*
Antiplaquetários, agentes, no tratamento do AVC, 613-614
Aparelho gessado pendente, no tratamento de fratura do corpo do úmero, 35-36
Aparelho(s). *Ver lesão e tipos específicos*
coaptação, na fratura de corpo do úmero, tratamento, 35-36
para espasticidade, 597
tibial, 117-118
Aparelhos ortopédicos, funcionais, no tratamento de fraturas do corpo do úmero, 35-36
Aparelhos ortopédicos para as curvaturas da coluna vertebral, 551, 551*f*
Aparelhos ortopédicos tibiais, 117-118
Aponeurose plantar, 386-387, 388*f*
Arco de movimento
na avaliação dos distúrbios da mão, 457, 458*t*
ombro, 122-123, 123-124*f*
ARJ. *Ver* Artrite reumatoide juvenil
Arma de fogo, ferida por, tratamento imediato, 27
Arteriografia, na avaliação pré-operatória para amputação, 571-572
Arteriovenosa, malformação, definição de, 283
Arteriovenoso, hemangioma, 284
Articulação. *Ver também a partir da articulação ou local específico*
exposta em queimadura, 642
procedimentos cirúrgicos para preservação de, 337-341. *Ver também o procedimento específico p. ex.,* Osteotomia
procedimentos de salvação de, 342-345, 343*t*
procedimentos para substituição de, 345-365. *Ver também o procedimento específico p. ex.,* Hemiartroplastia
séptica, em crianças, 521-522
Articulação interfalangeana
artrodese de, 437
fratura/luxação proximal de, 493-494, 493*f*
lesão distal de, 492
Articulação radioulnar distal
lesões de, 500-501
luxação de, 48-49
Articulação séptica, em crianças, 521-522
Articulação subtalar, 385-386
artroscopia da, 450
Articulação talonavicular, 386, 387*f*
Artificiais, fixação esquelética percutânea direta de membros, 593-594
Artralgia, tratamento da Patelofemoral, 114
Artralgia patelofemoral, tratamento da, 114
Artrite, 319-330
AINEs para, 331, 332*t*, 333*t*
artropatia metabólica, 327-328
causas de, 319, 320*t*
como complicação cirúrgica, 4-5
de joelho, avaliação da, 321
de mão, 509-513, 509*f*, 511-512*f*
de ombro, avaliação da, 321
de quadril, investigação da, 320-321, 321*f*
distúrbios associados à, 319-330
do cotovelo, avaliação da, 321
e doença de Gaucher, 330
em idosos, 621
infiltrações para, 334
inflamatória, 324-327
artrite psoriática, 325
artrite reumatoide, 322
artrite reumatoide juvenil, 325-326
espondilite anquilosante, 325
LES, 326

relacionada com doença inflamatória intestinal, 327
síndrome de Reiter, 327
investigação de, 319-323, 320*f*, 320*t*, 321*f*, 322*t*
exame físico, 320-321, 321*f*
exames de imagem, 321-322, 322*t*
história clínica, 319-320
manifestações laboratoriais, 322
não inflamatória, 322. *Ver também* Osteoartrose
osteocondrose, 329
pós-traumático, fraturas tibiais e, 72-73
psoriática, 325, 513
reumatoide. *Ver* Artrite reumatoide
séptica. *Ver* Artrite séptica
suplementos nutricionais para, 333-334
tratamento cirúrgico de, 335-365
procedimentos de salvação articular, 342-345, 343*t*
procedimentos de substituição articular em, 345-365
procedimentos para preservação articular em, 337-341
tratamento de, 331-365. *Ver também* Suplementos nutricionais para artrite; *tipo específico, p. ex.,* Artropatia, tratamento cirúrgico de
tratamento clínico de, 331-333.
Ver também, Anti-inflamatórios não esteroides (AINEs)
Artrite, 324-327. *Ver também os tipos específicos*
Artrite associada, doença inflamatória intestinal, à, 327
Artrite mutilante, 513
Artrite psoriática, 325, 513
Artrite reumatoide, 324
AARMDs para, 332-333
achados laboratoriais na, 324
características epidemiológicas da, 324
características patológicas da, 324
classificação funcional segundo a American Rheumatism Association, 628, 629*t*
condução/reabilitação de pacientes com, 628-630
abordagem por equipe na, 629-630
acompanhamento psicológico na, 630
cuidados de enfermagem na, 629
fisioterapia na, 629
informação ao paciente, 629
serviços sociais na, 630
terapia ocupacional na, 630
tratamento cirúrgico na, 629
tratamento medicamentoso, 629
critérios diagnósticos/classificação da American Rheumatism Association, 628, 629*t*
da coluna vertebral, 156-158, 159*f*-160*f*
tratamento da, 157-158
da mão, 510-513, 511-512*f*
manifestações clínicas da, 510
tratamento da, 510-513, 511-512*f*
prioridades cirúrgicas na, 513
reconstrução da mão na, 511-513, 512*f*
reconstrução de polegar na, 512-513
reconstrução de punho na, 510, 511-512*f*
reconstrução do cotovelo na, 510
descrição, 324
exames de imagem na, 324
injeções para, 334
juvenil, 325-326, 513
manifestações clínicas na, 156-158, 629*t*
prevalência de, 324
suplementos nutricionais para, 333-334
tratamento da, 157-158

Artrite reumatoide juvenil (ARJ), 325-326, 513
Artrite séptica, 375-376
em crianças, 521-522
Artrodese, 342-344, 343*t*
da primeira articulação metatarsofalangeana 436
para hálux valgo, 396-397, 397*f*
de articulação interfalangeana, 437
de cotovelo, 343
de hálux, 437
de joelho, 343, 343*t*
de ombro, 343-344, 343*t*
de pé, 428-437. *Ver também* Pé, artrodese no
de quadril, 343*t*, 344
de tornozelo, 342, 343*t*. *Ver também* Tornozelo, artrodese do,
dupla, 434-435, 434*f*
subtalar, 430, 433
talonavicular, 433-434, 434*f*
tarsometatarsal, 435-436, 436*f*
tripla, 435, 435*f*
Artrodese subtalar, 430, 433
Artrodese talonavicular, 433-434, 434*f*
Artrodese tarsometatarsal, 435-436, 436*f*
Artrodese tripla, 435, 435*f*
Artrogripose (artrogripose múltipla congênita), em crianças, 557-558
Artropatia metabólica, 327-328
Artropatias
de quadril, 335-336
metabólica, 327-328
Artroplastia
Charnley, 346
de ressecção, 344-345
primária, para fratura de colo femoral, 56-57
total, 345-365. *Ver também* a partir do tipo específico com a rubrica total
total do tornozelo, 362-363, 430, 431*f*-432*f*
Artroplastia de ressecção, 344-345
Artroplastia total,
avaliação em caso de dor, 363-364, 364*f*
tratamento de infectada, 364-365, 364*f*
Artroplastia total de cotovelo, 361-362
Artroplastia total de joelho, 356-359
complicações da, 357-359
implantes para, 356-357
indicações de, 356-357
resultados clínicos da, 357-358
técnica cirúrgica para, 356-358
Artroplastia total de ombro, 359-361
implantes para, 361
indicações de, 359-360
resultados clínicos da, 361-361
técnica cirúrgica para, 359-361
Artroplastia total de quadril, 346-356
complicações da, 350-354, 353*f*, 353*t*
discrepância no comprimento das pernas, 353
fratura, 352
infecção, 354
luxação, 352-353, 353*f*
não consolidação trocantérica, 353
ossificação heterotópica, 353-354, 353*t*
paralisia de nervo, 351-352
perfuração, 352
trombose venosa profunda, 350-352
vascular, 352
implantes para, 350-351, 351-352*t*
indicações de, 346, 347*t*
revisão de, 355-356
revisão histórica, 346, 349*f*
técnica cirúrgica para, 346-351
abordagem anterolateral, 349

ÍNDICE

abordagem lateral, 349
abordagem posterolateral, 346, 348-349, 349f
Artroplastia total de quadril e trocantérica não
consolidação, 353
Artroplastia total de tornozelo, 362-363, 430, 431f--432f
Artroscopia
de articulação subtalar, 450
de pé e tornozelo, 448-450, 448t, 449t, 449f
de punho, na avaliação de distúrbio da mão, 460
para avaliação de lesão em joelho, 94
para sinovectomia, 337
Artroscopia do quadril, 335-336
Artrose não inflamatória, 322. Ver também Osteo-artrose
Artrotomia(s), traumática, 26
Artrotomias traumáticas, 26
ARUD. Ver Distal, articulação radioulnar
Atelectasia, após traumatismo musculoesquelético, 24
Ativador do plasminogênio tecidual (t-PA), trata-mento com, 613
Atividade muscular involuntária, na avaliação para reabilitação, 599
Atividades de vida diária (AVDs)
físicas, em idosos, 619
instrumentais, em idosos, 619
Atlantoaxial, subluxação rotatória, 219
Atlas, fraturas de, 218-219, 219f-220f
Atrofia
de Sudeck, 83-84
muscular espinal, 639-640
em crianças, 556-557
Atrofia de Sudeck, 83-84
Atrofia muscular espinal, 639-640
em crianças, 556-557
Atrofia muscular espinhal, 639-640
em crianças, 556-557
Ausência de segmentos, em crianças, 557-558
Autólogo, enxerto ósseo para fixação de fratura, 30-31
Avaliação da atividade muscular voluntária, para reabilitação, 599
Avaliação do quadril segundo Harris, 347t
Avaliação neurológica das lesões da coluna cervical, 210-214. Ver também Coluna cervical, lesões da, avaliação, neurológica das
Avaliação sensitiva, da percepção sensitiva na rea-bilitação, 599
AVC (acidente vascular cerebral)
em idosos, 612-618, 623
incapacidade de membro inferior causada por, 614-616, 614f-616f
reabilitação para, 614-616, 614f-616f,
deformidade em flexão de joelho, 615, 615f
deformidade em pé equino/equinovaro, 615-616, 616f
hemiplegia, 614
marcha com joelho rígido, 614-615, 615f
membro em tesoura, 614, 614f
incapacidade/recuperação neurológicas após, 612-613, 612f
reabilitação para incapacidade de membro supe-rior, 616-618, 617f, 618f
contratura de ombro, 617, 618f
contratura em flexão de cotovelo, 617, 618f
deformidade em punho cerrado, 618, 618f
dor de ombro/braço, 617, 617f
espasticidade, 616-618
tratamento/reabilitação após, 612-618
agentes antiplaquetários no, 613-614
agudo, 613-614

anticoagulantes em, 614
trombolíticos no, 613
AVDs. Ver Atividades de vida diária
Avulsão
da tuberosidade da tíbia, 119-120, 119f, 120f
do corpo inferior, 118-119
na região da pelve, 120-121
Avulsão, fraturas em avulsão, 80-81
Axilar, lesão do nervo, 146

B

Baclofeno, para espasticidade, 596
Bacteriana, infecção óssea, 307, 308f. Ver também osteomielite
Bandas amnióticas em crianças, 540
Barlow, teste, para DDQ em crianças, 526-527, 526-527f
Barton, fratura de, 45, 45f
Bennett, fratura de, 495, 495f
Bíceps braquial, músculo, 122-123
Bíceps tendão do
lacerações no cotovelo, 151-152
lesões do, 143-145
ruptura do, 143-145
Bicipital, tendinite, 143-145
Bifosfonado(s), para osteoporose, 620-621
Bimaleolar, fratura bimaleolar do tornozelo, 74-75
Biofilmes, infecções causadas por, 377-378
Biomateriais, na fixação de fraturas, 28-30
Biopsia, na investigação de osteoporose, 207
Biopsia muscular, no diagnóstico de distúrbios neu-romusculares, 637-638
Bloqueio de nervo no controle da dor após cirurgia ortopédica, 10-12
Bloqueio de tornozelo para distúrbios de pé e tor-nozelo 406-407, 407f
Bloqueio poplíteo, para distúrbios de pé e tornoze-lo, 407-408, 408f, 409f
Blount, doença de, em crianças, 542-543, 543f
BMPs. Ver Proteínas morfogenéticas ósseas
Botoeira, deformidade em, 467-468, 468f
tratamento da, 511-512
Botulínica, toxina, para espasticidade, 597
Braço. Ver também a partir da estrutura específica
anatomia do, 31-32, 32-33f
articulações do, arco de movimento das, 457, 458t
dor no, reabilitação para dor após AVC, 617, 617f
inervação para o, 31-32
lesões do, 31-32
fratura do corpo umeral, 35-36
Brindes da indústria na cirurgia ortopédica, 17
Brown, tumor de, 307, 309, 309f
Brown-Séquard, síndrome de, 605-606
manifestações clínicas da, 213f, 214
Bursite subacromial, 124-126, 124-126f
Bursite trocantérica, 330

C

C4, nível funcional após lesão medular, 606-609
C5, nível funcional após lesão medular, 608-609
C6, nível funcional após lesão medular, 608-609
C7 nível funcional após lesão medular, 608-609
C8 nível funcional após lesão medular, 608-609
Caffey, doença de, 307, 308f
Calcanectomia parcial, 585-587, 585-587f
Calcâneo, fraturas de, 77-80
classificação das, 78-79, 78-79f
complicações da, 79-80
exames de imagem, 78-80f

manifestações clínicas, 78-79, 78-79f
sinais e sintomas, 78-79
tratamento das, 79-80
Calcâneo, tendinite do, 115
Calcaneocuboide, articulação, 386, 387f
Calcaneovalgo, pé, 537-539, 538-539f
Calcificação e formação de cartilagem na consoli-dação óssea, 19-20
Calcinose tumoral, 311-312, 312f
Calcinose tumoral, 311-312, 312f
Cálcio, pirofosfato de, doença do depósito de cris-tais de, 328
Calço no sapato para discrepância no comprimento dos membros em crianças, 518
Cálculo da relação de Powers, 218, 218f
Calo duro, 19-20, 404
Calo mole, 404
Calosidades duras, 404
Capilar, hemangioma, 283
Capítulo do úmero, fraturas do, 39-40
Capítulo do úmero, osteocondrite dissecante do, 152-153, 153-154f
Carpal, instabilidade, 497-501, 498f-501f
Carpo, amputação do, 581-582
Carpo, síndrome do túnel do, 481-483, 481f, 482f
anatomia da, 481, 481f
exames de imagem na, 482
manifestações clínicas da, 481, 481f
sinais e sintomas da, 481
teste de discriminação entre dois pontos na, 482
teste eletrodiagnóstico na, 482
testes provocativos na, 481-482, 482f
tratamento da, 482-483
Carpometacarpal do polegar, articulação, lesões da, 495, 495f
Cartilagem, cicatrização de, 19-20
Cartilagem, formação de, na consolidação óssea, 19-20
Cartilagem, remoção de, formação óssea causada por, na consolidação óssea, 19-20
Cartilagem, sarcomas formadores de, 265-269, 266f-269f
Cartilagem, técnicas para reparo de, 338
Cartilagem, tumores benignos formadores de, 247-251, 247f-251f
CAST. Ver Chinese Acute Stroke Trial
Cavernoso, hemangioma, 283-284, 284f
Cavo, deformidade cavo do pé, 387, 441-443, 442f--443f
anatomia do, 441
causas de, 441
manifestações clínicas no, 441
tratamento do, 441-443, 442f-443f
Cavo, pé, 538-539, 538-539f, 539t
Célula gigante, tumor de, 196-197
ósseo, 255-256, 255f
Células claras, condrossarcoma de, 268-269, 269f
Células claras, sarcoma de, 296
Central, descompressão, com ou sem enxerto ósseo estrutural, 338-339
Centro cirúrgico, esterilização no, prevenção de infecção, 379-380
Cervical, compressão de raiz, 486-487
Cervical, espondilose, 167-175, 169-170f, 172f-175f
definição de, 167-169
diagnóstico diferencial, 170-172
exames de imagem na, 169-170f, 170-171, 172f, 174f, 175f
fisiopatologia da, 167-170
manifestações clínicas na, 169-171
tratamento da, 172-174, 173f-175f

ÍNDICE

Cervical, estiramento, 153-154, 226-227, 229
   algoritmo para tratamento de, 228*f*
Cervical, mielopatia espondilótica, 169-171
Cervical, neuropraxia de medula espinhal com tetraplegia transitória, 153-155, 154-155*f*
Cervical, radiculopatia espondilótica, 169-170
Cervical, torção, 153-154, 226-227, 229
Cetorolaco, no controle da dor após cirurgia ortopédica, 11-12
Charcot-Marie-Tooth, doença de, 639-640
Chevron, osteotomia a, para hálux valgo, 395, 395*f*
Chinese Acute Stroke Trial (CAST), 613
Chofer, fratura do, 45
Choque medular, exame neurológico após, 605-606
Cicatrização
   após traumatismo musculoesquelético, 18-20.
     Ver também o local específico, p. ex., Consolidação óssea
      consolidação óssea, 18-20
      de cartilagem, 19-20
      de músculo, 20
      de nervo, 20
      de tendão, 20
   de fratura. *Ver também* Consolidação de fratura
Cicatrização da ferida operatória, problemas com a, em caso de amputação, 575-576
Cicatrização de tendão, 20
Ciclo da marcha, 384, 385*f*
Cifose, 204-205, 204*f*
   congênita, 205, 205*f*, 551
   de Scheuermann, 205, 550-551, 550*f*
   em crianças, 547-549, 547*f*, 550-551, 550*f*
   infeciosa, 551
   postural, 550
   traumática, 551
Cifose de Scheuermann, 205, 550-551, 550*f*
Cintilografia, na avaliação da coluna cervical, 163-164
Cintilografia óssea com isótopo na investigação de tumor musculoesquelético, 234-235, 241*f*
Cintura escapular
   anatomia da, 31-32
   ligamentos da, 121*f*, 122-123
Circulação, avaliação da, em pacientes politraumatizados, 21
Cirurgia ortopédica
   brindes da indústria, 17
   conduta cirúrgica, 6-8
     atenção cirúrgica, 8-10, 9-10*f*
      abordagens na, 8-9
      curativos na, 9-10
      fechamento das feridas, 9-10
      instrumentos e drenos, 8-10, 9-10*f*
      locais de incisão na, 8-9
     atenção pré-operatória, 6-7, 7-8*f*
      abordagem em equipe, 6-7
      antibióticos na, 7-9
      posicionamento e preparo do paciente, 6-7
      uso de garrote, 7-8
   considerações gerais sobre, 1-17
   controle de danos em, 26-27
   cuidados pós-operatórios 10-17
     do paciente internado, 10-11, 12-14*t*
      controle da dor nos, 10-12. *Ver também* Dor, controle da, após cirurgia ortopédica
      TVP/embolia pulmonar, 12-14, 12-14*t*
     em regime ambulatorial, 14-16
     perda e reposição sanguíneas, 15-17
   ensaios clínicos em, 16-17
   ética na, 16-17
   riscos associados à, 4-6

rotina diagnóstica para, 1-7
   cintilografia óssea com tecnécio-99m, 2-4
   exame físico na, 1-2
   exames de imagem na, 1-4
   exames laboratoriais na, 3-4
   história clínica do paciente na, 1-2
   informações ao paciente e a família, 3-7
     explicação dos procedimentos, 3-5
     mantendo paciente e familiares informados, 6-7
     relacionadas com complicações, 4-6, 4-5*t*
     relacionadas com o prognóstico, 5-7
     relacionadas com riscos, 4-6, 4-5*t*
   radiografias na, 1-3
   RMN na, 2-3
   TC na, 2-3
   Testes PCR na, 3-4
   VHS na, 3-4
Cirurgia ortopédica pediátrica, 517-567. *Ver também estruturas ou distúrbios específicos, p. ex.,* distúrbios do quadril, em crianças
   amputações, 557-558, 568-594
   artrite séptica e, 521-522
   curvaturas da coluna e, 547-552
   deformidades torcionais e angulares da perna, 541-544, 541*f*, 542*t*, 543*f*
   deformidades torcionais e angulares do joelho, 541-544, 541*f*, 542*t*, 543*f*
   diretrizes para, 517
   discite e, 523-524
   discrepância no comprimento de membros e, 517-518, 518*t*
   distúrbios do crescimento e, 517-519, 519*t*
   distúrbios do joelho, e, 544-546, 544*f*-546*f*
   distúrbios do pé, 535-541
   distúrbios do quadril, e, 524-536
   distúrbios metabólicos e, 523-525, 524-525*f*
   distúrbios neuromusculares e, 552-558
   doença de Osgood-Schlatter, e, 546-547, 547*f*
   feridas no pé e, 522-524
   fraturas e, 558-566
   nanismo e, 519, 519*t*
   processos infecciosos e, 519-522, 520*f*, 520*t*, 522-523*t*
   quadril séptico e, 521-523, 522-523*f*, 522-523*t*
   quadros semelhantes ao raquitismo, e, 523-525
   raquitismo e, 523-525
   relacionada com abuso de crianças, 566-567, 567*f*
   tuberculose óssea e, 522-524
   tumores e, 557-558
Cirurgia reconstrutiva, 319-365. *Ver também indicações e procedimento específicos*
Cisto da bainha flexora, 514-515
Cisto de inclusão epidermoide, 514-515
Cisto de mão e punho, 513-515, 514-515*f*
Cisto epidermoide, 254-255, 255*f*
Cisto mucoso, 514-515
Cisto ósseo, 253-255, 253*f*-255*f*
   aneurismático, 254, 254*f*
   epidermoide, 254-255, 255*f*
   simples, 253-254, 253*f*, 253*f*
Cisto palmar no punho, 514-515
Cisto(s)
   de inclusão epidermoide, 514-515
   epidermoide, 254-255, 255*f*
   mucoso, 514-515
   ósseo, 253-255, 253*f*-255*f*. *Ver também* Cisto ósseo
Citocina(s)
   na consolidação óssea, 19-20
Classificação AO, 45, 46*f*

Classificação da OTA, 45, 46*f*
Classificação das expostas, fraturas, 25-26, 25-26*t*
Classificação das fraturas da cabeça do rádio segundo Mason, 39-40, 41*f*
Classificação das fraturas de tornozelo, segundo Lauge-Hansen, 74-76, 74-75*f*
Classificação das fraturas de úmero distal, segundo Jupiter e Mehne, 37-38*t*
classificação das fraturas do colo talar, segundo Hawkins 76-77, 76-77*f*
Classificação de, para as fraturas de acetábulo Letournel, 54-55, 54-55*f*
Classificação de, para fraturas de tornozelo Danis-Weber, 74-76, 74-75*f*
Classificação de Melone, 46, 47*f*
Classificação de Russell e Taylor, 61-62, 61-62*f*
Classificação de Salter-Harris, para fraturas epifisárias em crianças, 559, 560*f*
Classificação de Tile, para as lesões de anel pélvico, 52-54, 52-53*t*
Classificação funcional da American Rheumatism Association para artrite reumatoide, 628, 629*t*
Classificação Sanders CT das fraturas de calcâneo, 78-79, 78-79*f*
Clavícula
   articulações da, 121
   fratura da, 137-138, 137-138*f*, 560
Coalizão tarsal, em crianças, 539-540, 539*f*
Cobertura de tecidos moles, no tratamento imediato de traumatismos abertos, 26
Cognitiva, função, em idosos, 619
Coluna cervical
   deformidades da coluna superior, 218-223
   descrição, 209
   doenças/distúrbios da, 161-177
     avaliação da, 161-164
      cintilografia para, 163-164
      radiografias para, 161-163
      RMN para, 163
      TC para, 163
     espondilose, 169-175, 169-170*f*, 172*f*-175*f*
     Klippel-Feil, síndrome de, 166-169, 168*f*
     malformações congênitas, 163-169
     os *odontoideum*, 164-166
     ossificação do ligamento longitudinal posterior, 176-177, 176*f*
   efeitos de traumatismos musculoesqueléticos sobre, 22-23
   lesões baixas de, 221-227
   lesões da, 153-155, 154-155*f*, 209-230
     avaliação das, 214-216*f*
      exame físico na, 209-210
      exames de imagem para, 214-217, 214-216*f*
      história clínica para, 209-210
      neurológica, 210-214
       classificação do estado neurológico para, 211-212
       considerações anatômicas para a, 211
       risco de dano neurológico na, 211-212
       testes para, 210-211, 210*t*
      radiografias na, 214-217
      RMN para, 217
      TC para, 216-217
     coluna cervical inferior, 221-227
     coluna cervical superior, 218-223
     decisões sobre o tratamento, 226-227
     dissociação occipitoatlantal, 218, 218*f*
     estiramento, 153-154
     fraturas de C1, 218-219, 219*f*-220*f*
     instabilidade cervical, lista de controle para o diagnóstico de, 217, 217*t*

ÍNDICE 647

lesão com extensão lateral, 226-227

lesão compressiva em extensão, 225-227

lesão compressiva em flexão, 221-225, 224f

lesão por compressão vertical, 223-225

lesão por distração em extensão, 226-227

lesão por distração em flexão, 223-226, 223-226f

luxações e subluxações das vértebras C1 e C2, 219-223, 220-223f

neuropraxia do plexo braquial, 153-154

neuropraxia medular cervical com tetraplegia transitória, 153-155, 154-155f

princípios gerais para a condução de quadros agudos, 217-218

risco de morte, identificação e estabilização, 209

torção, 153-154

Coluna vertebral. *Ver também* Coluna cervical; Coluna lombar

artrite reumatoide da, 156-158, 159f-160f

cervical. *Ver* Coluna cervical

contorno sagital normal da, 204, 204f

deformidades da

cifose, 204f, 205, 205f

mielodisplasia, 205-206

doenças inflamatórias da, 156-161

espondilite anquilosante da, 158-161, 161f

lesões da, 153-155, 154-155f. *Ver também o tipo específico* de lesão

lombar. *Ver* Coluna lombar

malformações congênitas da, 163-169

na síndrome pós-poliomielite, 630-631

tratamento da doença metastática para a, cirúrgico, 302-303, 304f

Cominutivas, fraturas de calcâneo, 78-79

Cominutivas, fraturas patelares, 62-63

Comorbidade, infecções causadas por, 376-377

Compartimento, síndromes de, 312, 313f-314f

após traumatismo musculoesquelético, 24-26

fraturas de tíbia e, 71-72

membro superior, relacionada com a mão, 488-490, 489f

os cinco P's das, 24

Completa, lesão medular, 605-606

manifestações clínicas da, 213f, 214

Complexo fibrocartilaginoso triangular (CFCT), 500-501

Complicações dos mecanismos patelares, na artroplastia total do joelho, 358-359

Compressiva, fratura, 223-225

Compressiva, lesão em extensão, 225-227

Compressiva, lesão em flexão, 221-225, 224f

Compressivas, neuropatias. *Ver também a partir do tipo específico*

da mão, 480-487

neuropatia do mediano, 481-484, 481f, 482f

neuropatia ulnar, 484-485, 484f

síndrome do interósseo anterior, 483-484

síndrome do pronador, 483

síndrome do túnel do carpo, 481-483, 481f, 482f

de raiz cervical, 486-487

neuropatia radial, 485-487

síndrome do desfiladeiro torácico, 486-487

síndrome do túnel cubital, 484-485, 484f

síndrome do túnel ulnar, 485

Comprimento dos membros inferiores, discrepância no, em crianças, 517-518, 518t

Condilectomia de falange proximal a DuVries, 402

Condroblastoma(s), 249-250, 250f

Condrólise e deslizamento da epífise femoral, 534-536

Condroma periosteal, 247-248, 248f

Condroma(s), periosteal, 247-248, 248f

Condromalácia patelar

e dor na região anterior do joelho, tratamento da, 114

em crianças, 545

Condromixoide, fibroma, 250, 251f

Condrossarcoma de tecidos moles, 295

Condrossarcoma mesenquimal, 269, 295

Condrossarcoma mixoide, 295

Condrossarcoma sinovial, 295

Condrossarcoma(s), 197-199

células claras, 268-269, 269f

central convencional, 265-266, 267f

desdiferenciado, 268, 268f

mesenquimal, 269, 295

mixoide, 295

primário, 265-266, 266f

secundário, 266-268, 268f

sinovial, 295

tecidos moles, 295

Confidencialidade, direito de, do paciente em ensaios clínicos de cirurgia ortopédica, 16-17

Conflito de interesse em ensaios clínicos, 17

Congênita, cifose, 205, 205f, 551

Consentimento informado, 3-4

Consolidação

retardada de fraturas, 83-84

retardada, fratura de tíbia e, 71-72

Consolidação óssea, 18-20

BMPs na, 19-20

calcificação subsequente em razão da formação de cartilagem na, 19-20

citocinas na, 19-20

formação de hematoma e angiogênese na, 19-20

PDGF na, 19-20

remodelamento na, 19-20

Consolidação viciosa, 86-87

das fraturas de tíbia, 71-72

de rádio distal, 49-50, 49f, 50f

Constrição, bandas de (bandas amnióticas), em crianças, 540

Contração lenta (oxidação lenta/vermelha), fibra muscular de, 20

Contratura(s)

articular

e amputação, 576-578

reabilitação e, 598, 598f

do ombro, após AVC reabilitação para, 617, 618f

em flexão do cotovelo, após AVC, reabilitação para, 617, 618f

Controle ambiental, avaliação do, em pacientes politraumatizados, 21

Controle da dor após cirurgia ortopédica, 10-12

acetominofeno no, 11-12

ACP no, 10-11

AINEs no, 11-12

analgésicos no, 11-12

anestésico local no, 11-12

bloqueio de nervo no, 10-12

cetorolaco no, 11-12

dexametasona no, 11-12

hidrocortisona no, 11-12

morfina no, 10-12

narcóticos no, 11-12

terapia combinada no, 11-12

tramadol no, 11-12

Contusão

pelve, 118-119

região do quadril, 118-119

região inferior do corpo, 118-119

Contusão no músculos quadríceps, 118-119

Corcunda, postural, 550

Corcunda postural, 550

Cordoma(s), 196-198, 278, 279f

Corpo do úmero,

anatomia do, 31-32, 32-33f

fratura do, 35-36

Corpo estranho, em mão e punho, 514-515

Corpo navicular, fraturas de, 80-81

Correção das deformidades de membros, 625-627

Cortical, defeito fibroso, 251, 251f

Corticotomia, 86-87

Cotovelo, contratura em flexão do, pós-AVC, reabilitação de, 617, 618f

Cotovelo, fratura na região do, em crianças, 560, 560f

Cotovelo, teste da flexão do, na síndrome do túnel ulnar, 484

Cotovelo de tenista, 147-148

Cotovelo(s)

anatomia e princípios biomecânicos, 36-37

artrodese de, 343

artroplastia de ressecção, 345

artroplastia total do, 361-362

artrose, avaliação da, 321

bíceps, laceração do tendão do, 151-152

de tenista, 147-148

desarticulação do, 582-583

fraturas

fratura da cabeça do rádio, 39-40, 40f, 41f

fratura de estresse no epicôndilo medial, 152-153

fratura de olecrânio, 40-41, 41f

instabilidade de, 148-150, 148-150f

lesões na região do, 36-39, 147-154. *Ver também* a partir do tipo específico de lesão, p. ex., Epicondilite (cotovelo de tenista)

epicondilite, 147-148

fraturas do úmero distal, 36-38, 37-38t

impacto de cotovelo posterior, 152-154f

impacto posterior e posteromedial do cotovelo, 151-153

instabilidade relacionada com, 148-150, 148-150f

lesões por uso excessivo, 151-154, 152-154f

osteocondrite dissecante do capítulo, 152-153, 153-154f

luxação de, 37-39

anterior, 38-39

com fratura de cabeça do rádio e do processo coronoide, 38-39

e fratura do processo coronoide, 38-39

medial e lateral, 38-39

posterior, 38-39

tratamento, 38-39

ulnar isolada, 38-39

na síndrome pós-poliomielite, 632-633

reconstrução do, no tratamento da mão de pacientes com artrite reumatoide, 510

Coventry, osteotomia a, para artrose, 339

Crescimento, distúrbios do, em crianças, cirurgia para, 517-519, 519t

Crianças

amputações em, 568-571, 569f

cirurgia ortopédica em, 517-567. *Ver também* Pediátrica, cirurgia ortopédica

Critérios para diagnóstico e classificação de artrite reumatoide segundo a American Rheumatism Association, 628, 629t

Cuboide fratura do osso, 80-81

Cultura(s), na investigação de tumor musculoesquelético, 242, 243-244t

Cuneiforme, fratura do osso, 80-81

ÍNDICE

Curativo(s) compressivo, no tratamento de queimaduras, 641-642

Curativos compressivos no tratamento de queimaduras, 641-642

Curvaturas da coluna vertebral
em crianças, 547-552
cifose, 547-549, 547*f*
detecção das, 548-549, 548-549*f*
escoliose, 547, 547*f*
lordose, 547*f*, 548-549
tipos de, 547-549, 547*f*
tratamento das, 551-552, 551*f*, 552*f*
aparelhos para, 551, 551*f*
cirúrgico, 551-552, 552*f*

D

Dabigatrana, no profilaxia de TVP, 13-14
Dantroleno, para espasticidade, 596-597
DBM. *Ver* Desmineralizada, matriz óssea
DDQ. *Ver* Displasia do desenvolvimento do quadril
de Quervain, tenossinovite de, 476, 476*f*
Decorticação rigidez de, 599
Dedo da mão em gatilho, 476-477, 476*f*
Dedo(s) da mão. *Ver também* Mão(s)
amputação de, 462
cascata normal dos, 472, 472*f*
em gatilho, 476-477, 476*f*
em martelo (mallet), 468-469, 468*f*
fraturas e luxações dos, 490-495. *Ver também* os tipos específicos
lesões da articulação carpometacarpal, 494
Defeito cortical fibroso, 251, 251*f*
Definição de supinação, 384
Definição de Transfemoral, 573-574
Definição de transradial, 573-574
Definição de transtibial, 573-574
Definição de transumeral, 573-574
Deformidade em flexão do joelho, após AVC, reabilitação para, 615, 615*f*
Deformidade em pescoço de ganso, 470-471, 471*f*
tratamento da, 511-512
Deltoide, músculo, 122
Densitometria, na osteoporose
avaliação da, 207
Dermatológicos, problemas
amputação e, 577-578
após lesão medular, tratamento dos, 608-610
Desarticulação
de cotovelo, 582-583
de joelho, 589, 589*f*
de ombro, 583-584, 583-584*f*
de punho, 581-582
de quadril, 592-593, 593*f*
Descerebração rigidez de, 599
Deslizamento da epífise da cabeça femoral em crianças, 533-536, 533-535*f*
Desmineralizada, matriz óssea (DBM), na fixação de fraturas, 30-31
Desmoides, tumores, extra-abdominais, 285-286, 286*f*
Dexametasona, no controle da dor após cirurgia ortopédica, 11-12
Diabetes melito
amputação no paciente com, avaliação pré--operatória/decisões sobre, 570-572
fisiopatologia da, 412-413, 413*f*
prevalência de, 412
Diafisárias, fraturas, 59-61
Diagnóstica, rotina, na avaliação do paciente de cirurgia ortopédica, 1-7. *Ver também* Ortopédica, rotina diagnóstica para cirurgia

Diferenças da mão congênitas, 515-516, 515*f*
Digital, bloqueio, para distúrbios de pé e tornozelo, 406
Dígito(s), amputação de, 580-582
Diplegia, 553
na paralisia cerebral, 633
Discinéticos, distúrbios, na paralisia cerebral, 633
Discite em crianças, 523-524
Disco. *Ver tipo específico*
Discopatia degenerativa, 185-187, 185*f*, 186*f*
Discopatia torácica, 206
Discrepância no comprimento das pernas, artroplastia total do quadril e, 353
Displasia do desenvolvimento do quadril (DDQ)
em crianças, 525-531
descrição, 525-526
detecção da, 527-528
exames de imagem na, 526-528, 527-528*f*
manifestações clínicas, 525-527, 526-528*f*
testes para, 525-527, 526-527*f*
tratamento da, 527-531, 527-530*f*
Displasia fibrosa, 252-253, 252*f*
Displasia osteofibrosa, 245-246, 246*f*
Displasia(s)
acetabular, osteotomia do quadril para, 340-341, 341*f*
fibrosa, 252-253, 252*f*
osteofibrosa, 245-246, 246*f*
Displásicos, distúrbios, 312-313, 314*f*, 315*f*
Dissociação occipitoatlantal, 218, 218*f*
Distrofia miotônica em crianças, 556-557
Distrofia muscular
em crianças, 556-557
tipo Duchenne, 638
Distrofia simpática reflexa, e fratura da tíbia, 71-73
Distúrbios ceratóticos da pele plantar, 410-412, 410*t*, 411*f*-413*f*
Distúrbios da mobilidade, na paralisia cerebral, tratamento dos, 634-635
Distúrbios da pele plantar ceratóticos, 410-412, 410*t*, 411*f*-413*f*
Distúrbios das fáscias da mão, 487-488, 487*f*
Distúrbios de histiocítico, 314-318, 315*f*-317*f*
Distúrbios do pé
anestesia regional para, 406-408, 407*f*-409*f*
em crianças, 535-541
bandas de constrição (bandas amnióticas), 540
calcaneovalgo, 537-539, 538-539*f*
coalisão tarsal, 539-540, 539*f*
deformidades nos dedos do pé, 540
hálux valgo, 540-541, 541*f*
joanete, 540-541, 541*f*
metatarso aduto (ou varo), 535-536
pé cavo, 538-539, 538-539*f*, 539*t*
pé plano (pé chato), 539
pé torto congênito, 535-538, 536-538*f*
tálus vertical congênito, 538-539
em idosos, 623
equino/equinovaro, após AVC, reabilitação para, 615-616, 616*f*
neurológico, 421-425, 421*f*-422*f*, 424*f*
Distúrbios do quadril, em crianças, 524-536
artrose degenerativa, 530-531
DDQ, 525-531
deslizamento da epífise da cabeça femoral, 533-536, 533-535*f*
displasia residual, 530-531
Doença de Legg-Calvé-Perthes, 530-533, 531*f*--533*f*, 533-534*t*
necrose avascular, 530-531

sepse de, 521-523, 522-523*f*, 522-523*t*
sinovite transitória, 524-526
Distúrbios metabólicos
de ossos, 307-310, 309*f*, 310*f*
em crianças, 523-525, 524-525*f*
Distúrbios mistos na paralisia cerebral, 633
Distúrbios neuromusculares
atrofia muscular espinal, 639-640
classificação dos, 636, 637*t*
conduta/reabilitação, 636-640
diagnóstico dos, 636-637
distrofia muscular tipo Duchenne, 638
doença de Charcot-Marie-Tooth, 639-640
em crianças, 552-558
artrogripose, 557-558
atrofia muscular espinal, 556-557
distrofia miotônica, 556-557
distrofia muscular, 556-557
mielomeningocele, 555-557, 555*f*, 555*t*
paralisia cerebral, 552-555, 554-555*f*
Distúrbios vasculares
amputação nos, avaliação pré-operatória/tomada de decisões relacionadas com, 570-572
da mão, 477-479
Distúrbios/lesões neurológicos do pé, 421-425, 421*f*-422*f*, 424*f*
fraturas da pelve e, 52-53
reabilitação e, 599, 601*f*
Doença de Dupuytren, 487-488, 487*f*
Doença de Gaucher, 310, 310*f*
e artrite, 330
Doença de Kienböck, 496-497, 498*f*
Doença de Kimura, 284
Doença de Legg-Calvé-Perthes, 530-533, 531*f*-533*f*, 533-534*t*
Doença de Osgood-Schlatter, em crianças, 546-547, 547*f*
Doença de Paget, 309-310, 310*f*
Doença de Parkinson, tratamento/reabilitação na, 639-640
Doença de Still, 326
Doença de von Recklinghausen, 287-288, 287*f*
Doenças infecciosas nos ossos, 305, 307, 308*f*
Dor. *Ver também tipo ou estrutura específica*
amputação e, 576-577
amputação fantasma, e, 576-577
calcanhar, 115, 426-428, 426*t*
pé, 115
percepção da, 10-11
reabilitação de ombro após AVC, 617, 618*f*
reabilitação para braço, após AVC, 617, 617*f*
relacionada com o joelho, 112-115
sensação de, 10-11
tibial, 117-118
tornozelo, 115
Dorsal, capuz extensor, na anatomia da mão, 466*f*, 467
Dorsal, cisto na face dorsal do punho, 514-515
Duchenne, distrofia muscular de, 638
Dupla, órtese, 444
Dupla artrodese, 434-435, 434*f*
Dupla energia, absorciometria com raios X de (DXA), na avaliação de osteoporose, 207
DuVries, condilectomia a, de falange proximal, 402
DXA. *Ver* Dupla energia, absorciometria com raios X de

E

Ecodoppler, na avaliação pré-operatória para amputação, 571-572
Edema, amputação e, 576-577

Elétrica, estimulação, para não consolidação, 85-86
Elétricas, queimaduras elétricas na mão, 503-505
Eletromiografia (EMG), no diagnóstico de distúrbios neuromusculares, 637
Embolia pulmonar
    após traumatismo musculoesquelético, 24
    como complicação cirúrgica, 5-6
EMG. *Ver* Eletromiografia
Encefalopatia estática. *Ver* Paralisia cerebral
Encondroma(s), 247, 247*f*
Encondromatose múltipla, 247
Encurtamento femoral, para discrepância no comprimento dos membros inferiores em crianças, 518
Enneking, sistema, 243-244
Ensaios clínicos, em cirurgia ortopédica, 16-17
    confidencialidade do paciente nos, 16-17
    conflitos de interesse nos, 17
Envelhecimento da população, 619
Enxerto ósseo
    autólogo, para fixação de fratura, 30-31
    condutos ósseos substitutos para fixação de fratura, 30-31
    descompressão da estrutura nuclear com ou, 338-339
    doador, para fixação de fratura, 30-31
Enxerto ósseo estrutural, descompressão nuclear com ou sem, 338-339
Enxerto substitutivo osteocondutor, na fixação de fratura, 30-31
Enzimas musculares, dosagem das, no diagnóstico dos distúrbios neuromusculares, 636-637
Epicondilite, 147-148
Epicondilite lateral, 147-148
Epicondilite medial, 147-148
Epicôndilo(s)
    fratura de, 37-38
    medial, fratura por fadiga do, 152-153
Epifisária, separação, em crianças, 563
Epifisárias, lesões, em crianças, 546, 546*f*
Epifisário, infarto ósseo, 313-314, 316*f*
Epifisiodese, para correção de discrepância no comprimento das pernas em crianças, 518
Epitelioide, hemangioma, 284
Epitelioide, sarcoma, 295, 296*f*
Equino/equinovaro, deformidade em pé, após AVC, reabilitação para, 615-616, 616*f*
Escala de Gravidade de Mutilação de Membro (MESS), 27, 28-29*t*
Escoliose, 198-201
    congênita, 202-204, 203*f*, 549-550, 549*f*
    em crianças, 547, 547*f*
    exames de imagem na, 200
    idiopática em crianças, 549
    manifestações clínicas na, 199-200
    neurofibromatose e, 202
    neuromuscular, 550
    tratamento da, 200-201, 551-552, 551*f*, 552*f*
Escore de Trauma Revisado (RTS), 27
Espasticidade
    após lesão cerebral
        manifestações clínicas da, 628
        tratamento da, 628
    reabilitação após AVC, 616-617
    reabilitação em caso de, 596-597, 597*f*
    tratamento da, 596-597, 597*f*
        agentes bloqueadores de nervo para, 597, 597*f*
        aparelhos ortopédicos para, 597
        medicamentos para, 596-597
        órteses no, 597
        procedimentos cirúrgicos para, 597
Espásticos, transtornos espástico na paralisia cerebral, 633

Espinha bífida, 555-557, 555*f*, 555*t*
Espondilite anquilosantes, 325
    da coluna vertebral, 158-161, 161*f*
    manifestações clínicas, 159
    tratamento da, 160-161
Espondilolistese, 188-191, 190*f*
    classificação da, 188-189*t*
    degenerativa, 188-190
    ístimica, 190
    traumática da vértebra C2, 220-221, 221-223*f*
Espondilose, cervical, 167-175, 169-170*f*, 172*f*-175*f*.
    Ver também Cervical, espondilose
Estado neurológico, Classificação do, nas lesões de coluna cervical, 211-212
    em pacientes politraumatizados, avaliação do, 21
Estado nutricional
    causado por infecção, 376-377
    reabilitação e, 595
Estenose do canal vertebral, 182-184, 183*f*, 184*f*
Estiramento
    cervical, 153-154, 226-227, 229
        algoritmo de tratamento de, 228*f*
    muscular, 116-118
Estudos da condução nervosa no diagnóstico dos distúrbios neuromusculares, 637
Éticos, considerações sobre ética na cirurgia ortopédica, 16-17
Exame da função sensitiva, na avaliação dos distúrbios da mão, 457-459, 458*f*
Exames de imagem na cirurgia ortopédica
    avaliação do paciente, 1-4
Exames especiais para investigação de tumor musculoesquelético, 242, 243-244*t*
Exames laboratoriais, na investigação de tumores musculoesqueléticos, 235, 241-242
Exames nutricionais, na avaliação pré-operatória para amputação, 571-572
Exercícios para prevenção de osteoporose, 621
Exostose múltipla hereditária (HME), 250*f*
Exostose subungueal, 419
Exposição, avaliação de, em pacientes politraumatizados, 21
Extensores, anatomia da musculatura extrínseca da mão, 464-465, 464*f*, 466*f*
    inserções e ruptura da, 467-469, 468*f*
Extensores, mecanismos, complicações no, na artroplastia total de joelho, 358-359
Extra-abdominal, tumor desmoide, 285-286, 286*f*
Extra-articulares, fraturas, 495
    luxação de rádio distal, tratamento das, 48
    sem luxação do rádio distal, tratamento das, 48

F

Fadiga (estresse), fraturas por
    de epicôndilo medial, 152-153
    do pé, 73-74
Fadiga de implante com revestimento poroso, 213*f*
Falange
    fraturas/luxações de quirodáctilos, 490-495
        distal, 491
        manifestações clínicas nas, 490
        média, 491-492
        proximal, 491-492
        tratamento das, 490-491
    fraturas/luxações de pododáctilos, 82-83
    fraturas/luxações em crianças, 563
Familiares, informações aos, na avaliação do paciente de cirurgia ortopédica, 3-7
Fasciíte necrotizante, 508
Fase de apoio da marcha, 600, 601*f*, 602*f*
Fase de balanço da marcha, 600, 601*f*, 602*f*

Fator de crescimento derivado de plaquetas (PGDF), na consolidação óssea, 19-20
Fator reumatoide, 324
FDA. *Ver* Food and Drug Administration
Fechamento assistido por vácuo (VAC de *Vacuum Assisted Closure*), no tratamento imediato de traumatismo musculoesquelético, 26
Femoral, doença metastática para o corpo, tratamento cirúrgico para a 301-302, 302*f*
Femoral, fraturas do corpo, 59-62
    em crianças, 563
    fraturas diafisárias, 59-61
Fêmur
    fraturas distais em, 63-65
        em idosos, 622
    fraturas do colo do, 55-57
        classificação das, 56-57
        complicações das, 56-57
        estáveis, 56-57
        idade como fator nas, 56-57
        instáveis, 56-57
        tratamento das, 56-57
Fenômeno de tenodese, normal, 472
Ferida(s)
    perfurante do pé, em crianças, 522-523
    primeiros socorros em caso de ferida por arma de fogo, 27
    problemas associados à, artroplastia total de joelho e, 357-359
Fibras musculares (brancas) de contração rápida, 20
Fibroma(s)
    condromixoide, 250, 251*f*
    não ossificante, 251-252, 252*f*
Fibromatose agressiva, 285-286, 286*f*
Fibrosos, tumores benignos ósseos, 251-253, 251*f*, 252*f*
Fibrossarcoma(s), 290
    ósseo, 274
Fibroxantoma(s), 514-515
Fíbula
    anatomia da, 69-71
    fraturas de
        complicações das, 71-73
        diafisárias, 70-71
    lesões de, 69-73
Fibular profundo, nervo, compressão do ramo superficial, 424-425
Fisioterapia
    no tratamento/reabilitação de paciente com artrite reumatoide, 629
    no tratamento/reabilitação de paciente com lesão cerebral, 625-626
Fixação esquelética percutânea direta de membro artificial, 593-594
Fixação interna para fraturas do colo do fêmur, 56-57
Fondaparinux para profilaxia de TVP, 13-14
Food and Drug Administration (FDA), 351-352
    na consolidação de fraturas, 83-84
Forças mecânicas, para consolidação viciosa, 84-86
Fratura, consolidação de, 19-20. *Ver também* Consolidação óssea
    fatores que afetam a, 84-85
    insucesso na, 83-87
        consolidação viciosa, 86-87
        não consolidação, 83-87, 84-85*t*, 85-87*f*. *Ver também* Não consolidação
    retardada, 83-84
Fratura, fixação de, 28-31
    agentes osteoindutores para, 30-31
    aloenxertos ósseos para, 30-31
    biomateriais para, 28-30

650 · ÍNDICE

BMPs (proteínas morfogenéticas ósseas) para, 30-31

condutos substitutos para enxerto ósseo, 30-31

enxerto ósseo autólogo para, 30-31

método de Ilizarov, 86-87

princípios biomecânicos da, 29-31

  fixação externa, 30-31

  hastes de titânio e aço inoxidável, 29-30

  placa óssea, 29-31

substitutos ósseos usados para, 30-31

Fratura, tuberosidade da tíbia, 69-70

Fratura da articulação do calcanhar com depressão, 78-79, 79-80f

Fratura da cabeça do rádio, 39-40, 40f, 41f

  luxação do cotovelo e, 38-39

Fratura da cabeça metacarpal, 492

Fratura da eminência tibial, 69-70

Fratura da epífise umeral proximal, 139-140

Fratura de, e luxação do cotovelo coronoide, 38-39

Fratura de Colles reversa, 45, 45f

Fratura de colo metacarpal, 492, 492f

Fratura de côndilo lateral, em crianças, 561, 562f

Fratura de côndilo umeral, 37-38

Fratura de côndilo umeral, 37-38

Fratura de epífise clavicular média, 143-144

Fratura de fadiga do epicôndilo medial, 152-153

Fratura de Monteggia, 42

  em crianças, 563

Fratura de Rolando, 495

Fratura de Smith, 45, 45f

Fratura de tíbia distal, em crianças, 566, 566f

Fratura do boxeador, 492, 492f

Fratura do cassete, 41-42

Fratura do colo do radial, em crianças, 562, 563f

Fratura do corpo tibial, em crianças, 565-566

Fratura do enforcado, 220-221, 221-223f

Fratura do olécrano, 40-41, 41f

Fratura do pilão, 71-72

Fratura do plafond, 71-72

Fratura do platô tibial, 67-69, 68-69f

Fratura do processo coracoide, 142-143

Fratura do Sesamoide(s) do hálux, 82-83

Fratura e artroplastia total do joelho femoral, 358-359

Fratura em lágrima, 223-225

Fratura epifisária, 495

  em crianças, 559, 559f, 560f

Fratura explosiva, 223-225

Fratura intertrocantérica, 57-58, 57-58f

Fratura isolada do corpo do rádio, 42

Fratura osteocondral do domo talar, 77-78

Fratura radial em torus, em crianças, 563

Fratura reversa de Colles, 45, 45f

Fratura subtrocantérica, 60-62

Fratura supracondilar do úmero, em crianças, 561, 561f

Fratura transversa da patela, 62-63, 62-63f

Fraturas cervicais

  em duas partes, tratamento anatômica das, 33-34

  em duas partes, tratamento cirúrgico das 33-34, 34-35f

Fraturas condilares, 492-493

Fraturas da pelve e lesões urogenital, 52-53

Fraturas de corpo metacarpal, 492

Fraturas de estresse

  de membros inferiores, 117-118

  do navicular, 80-81

  do pé, 73-74

  ósseas, 305, 305f-307f

Fraturas de fadiga, no pé, 73-74

Fraturas de falange distal, 491

Fraturas de falange média, 491-492

Fraturas de falange proximal, 491-492

  Fratura da eminência tibial, 69-70, 564-565, 564f

  Fratura da metáfise tibial em crianças, 565, 565f

  Fraturas da tuberosidade da tíbia, 69-70

  fraturas de tíbia proximal, 67-70

  Fraturas do platô tibial, 67-69, 68-69f

Fraturas de tíbia e rigidez articular, 72-73

Fraturas de tíbia-fíbula, 70-71

Fraturas do navicular, 80-81

Fraturas em duas partes do tratamento das tubércu-lo menor, 33-34

Fraturas em fêmur distal, 63-65

  em idosos, 622

Fraturas em úmero distal, 36-38, 37-38t

Fraturas epifisárias, 491

Fraturas osteocondrais do domo talar, 77-78

Fraturas por compressão vertebral, 206-209

Fraturas sem desvio do calcâneo, 78-79

Fraturas tipo língua do calcâneo, 78-79, 79-80f

Fraturas trimaleolares de tornozelo, 74-75

Fraturas trocantéricas, 56-59

Fraturas(s). Ver também Antebraço, fraturas e luxações do; tipos ou localizações específicos, p. ex., Fratura exposta

  antebraço, 41-43

  antepé, 81-83

  atlas, 218-219, 219f-220f

  braço, 35-36

  cervical, 33-34, 34-35f

  classificação das, expostas, 25-26, 25-26t

  como complicação cirúrgica, 5-6

  compressiva, 223-225

  condilar, 492-493

  consolidação viciosa de, 86-87

  corpo femoral, 59-62

    em crianças, 563

    fraturas diafisárias, 59-61

  cotovelo, 37-39

  da falanges do pé, 82-83

  de Barton, 45, 45f

  de Bennett, 495, 495f

  de cassetete, 41-42

  de Colles reversa, 45, 45f

  de estresse, 73-74

    de membro inferior, 117-118

    do navicular, 80-81

    óssea, 305, 305f-307f

  de fadiga, 152-153

  de mão 490-502. Ver também locais e tipos espe-cíficos

  de Smith, 45, 45f

  diafisária, 59-61

  do boxeador, 492, 492f

  do capítulo, 39-40-40

  do coronoide com luxação do cotovelo, 38-39

  do enforcado, 220-221, 221-223f

  do motorista, 45

  do pilão, 71-72

  do processo odontoideum, 219-221, 220-222f

  e artroplastia total do quadril, 352

  em crianças, 558-566. Ver também estrutura e tipos específicos

    de membros inferiores, 563-566

    de membros superiores, 560-563, 560f-563f

    epifisária, 559, 559f, 560f

    padrões de, 558-560, 558f

  em idosos, 621-623

  em lágrima, 223-225

  epifisárias, 491

  epifisárias, 495

    em crianças, 559, 559f, 560f

  explosiva, 223-225

extra-articular. Ver Extra-articulares, fraturas

falange distal, 491

fíbula, 69-73

intertrocantérica, 57-58, 57-58f

intra-articular, 48

joelho, 64-73, 98-101

mecanismos das fraturas ósseas, 29-30f

mesopé, 80-82

Monteggia, 42

  em crianças, 563

não consolidação. Ver Não consolidação

olecrânio, 40-41, 41f

ombro, 31-35, 137-139

osso

  cuboide, 80-81

  cuneiforme, 80-81

patelar, cominutiva, 62-63

pé, 72-77

pélvica, 51-56

plafond, 71-72

quadril, 55-60

rádio distal, 45-48. Ver também Rádio, fraturas distais do

retropé, 76-80

reversa, de Colles, 45, 45f

Rolando, 495

subtrocantérica, 60-62

tíbia, 69-73

  proximal, 67-70

tíbia e fíbula, 70-71

tibial distal, em crianças, 566, 566f

tornozelo, 73-77

total femoral, artroplastia do joelho e, 358-359

tratamento de. Ver Fratura, fixação de trocantérica, 57-58

ulna, 45-48

úmero distal, 36-38, 37-38t

vertebral, de compressão, 206-209

vertebral em C1, 218-219, 219f-220f

Fraturas/luxações

  de articulação interfalangeana proximal, 493-494, 493f

  tratamento de ombro, 34-35

Fraturas/luxações de articulação interfalangeana proximal, 493-494, 493f

Froment, sinal, as síndrome do túnel ulnar, 484

Frouxidão ligamentar, avaliação de, na investigação das lesões de joelho, 91-92, 91f

Frykman, classificação de, 45, 46f

Função afetiva, em idosos, 619

Função sexual, após lesões medulares, 609-610

Funcional, órtese, no tratamento das fraturas de corpo umeral, 35-36

Funcionamento social em idosos, 619

Fungo, infecção óssea por, 307, 308f

G

Garra, deformidade em, por AVC reabilitação para, 618, 618f

Garra, pododáctilo em, 402-404

  no pé diabético, 413

Garrote(s), na cirurgia ortopédica, 7-8, 7-8f

Gastrocnêmio, músculo, alongamento do, no trata-mento de paralisia cerebral, 554-555

Gaveta posterolateral, teste da, na avaliação de lesão do ligamento colateral lateral, 103-104

Geladura, amputação indicada por, avaliação/pro-cesso decisório pré-operatórios relacionados com a, 572-573

Genu valgo, em crianças, 542-543, 543f

Genu varo, em crianças 542-543, 543f

ÍNDICE

651

Geriátrica, ortopedia, 619-623
Gesso, aparelho de
  para espasticidade, 597
  suspenso, no tratamento de fratura de corpo do
    úmero, 35-36
Glasgow, escore de coma de, 21, 27, 623-624, 624*t*
Glenoide Labrum, 122
Glenoumeral, articulação
  articulação óssea da, 121
  instabilidade da, 128-131
    anterior, 129-130, 129-130*f*
    avaliação da, 129-131, 129-130*f*-131132*f*
    classificação da, 129-131, 129-130*t*
    inferior, 130-131, 131-132*f*
    multidirecional, 133-134
    posterior, 129-131, 130-131*f*
  luxação da, 130-134
    anterior, 129-130*f*, 130-133, 130-131*f*, 132-
     133*t*
    posterior, 130-131*f*, 132-134
Glenoumeral, músculos, 122. *Ver também* Mangui-
  to rotador
Glenoumeral, osteoartrose, 140
Glenoumeral cápsula articular, 121-122
Glômico, tumor, 285
Gonorreia, 508
Gorham, doença de, 256, 257-258*f*
Gota, 327-328
Graduação de força motora, 178-179*t*
Gram-negativo, infecção por, 508
Granuloma piogênico, 284
Grau de deslizamento de Meyerding, 190*t*
Guilhotina, amputação em, definição, 573-574
Gustilo e Anderson, classificação de, para fraturas
  expostas, 25-26, 25-26t

H

Hálux, artrodese de, 437
Hálux, sesamoides do, fratura dos, 82-83
Hálux rígido, 397-398, 399*f*
Hálux valgo, 387-397
  causas de, 387-389
  deformidades, algoritmo para, 392*f*
  descrição, 387-389
  em crianças, 540-541, 541*f*
  exames de imagem no, 390, 390*f*, 391*f*
  incidência do,387-389
  manifestações clínicas do, 387-390
  tratamento do, 390-397, 392*f*-397*f*
    cirúrgico, 391-397, 392*f*-397*f*
     Akin, técnica de, 395, 396*f*
     algoritmo para, 391, 392*f*
     artrodese da primeira articulação metatar-
      sofalangeana 396-397, 397*f*
     Chevron, osteotomia a, 395, 395*f*
     Keller, técnica de, 396, 396*f*
     procedimento em tecidos moles distais
      392-394, 393*f*
      com osteotomia proximal de metatarso,
       394, 394*f*
    conservador, 390-391
Hamartomatosa, malformação, definição, 283
Haste de aço inoxidável, na fixação de fraturas,
  29-30
Haste de titânio, na fixação de fraturas, 29-30
Health Insurance Portability and Accountability Act
  (HIPAA), (Lei de portabilidade e responsabilidade
  para seguros de saúde), 16-17
Hemangioendotelioma(s), 275
Hemangioma(s), 283-285, 284*f*
  arteriovenoso, 284

capilar, 283
cavernoso, 283-284, 284*f*
epitelioide, 284
ósseo, 256, 256*f*
Hemangiopericitoma(s), 295
Hematogênica, osteomielite, em crianças, 519-522,
  520*f*, 520*t*
Hematoma(s)
  formação de, na consolidação óssea, 19-20
  intramuscular, 310-311, 312*f*
Hemiartroplastia, 345
Hemipelvectomia, 593, 593*f*
Hemiplegia, 553
  na paralisia cerebral, 633
  reabilitação após AVC, 614
Hemofilia
  e artrite, 329
  pseudotumor da, 310, 311*f*
Hemorragia
  fraturas do anel pélvico e, 51-53
  na cirurgia ortopédica, 4-6, 15-17
Heparina(s)
  de baixo peso molecular, na quimioprofilaxia de
    TVP, 12-14, 13-14*t*
  na condução de pacientes com AVC, 614
Heparinoides(s), na condução de pacientes com
  AVC, 614
Hérnia de disco lombar, 177-181, 178-180*f*
Hibernoma(s), 282-283
Hidrocortisona, no controle da dor após cirurgia
  ortopédica, 11-12
Hintegra, 430
HIPAA. *Ver Health Insurance Portability and Ac-
  countability Act*
Hiperparatireoidismo primário, 307-309, 309*f*
Histiocitoma(s) fibroso maligno ósseo, 274, 275*f*
Histiocitose de células de Langerhans, 314-315,
  316*f*, 317*f*
Histiocitose de células de Langerhans, 314-315,
  316*f*, 317*f*
História clínica na avaliação do paciente de cirurgia
  ortopédica, 1-2
HME. *Ver* Exostose múltipla hereditária

I

Idade, como fator de distribuição de tumores ósseos, 231, 233*t*
Idosos. *Ver também* Idade; Envelhecimento
  amputação em, 623
  artrite em, 621
  AVC em, 612-618, 623
  AVDs nos
    físicas, 619
    instrumentais, 619
  desafios para o cirurgião ortopédico relaciona-
    dos com, 620
  distúrbios do pé em, 623
  fraturas em, 621-623
  função afetiva nos, 619
  função social em, 619
  funcionamento cognitivo nos, 619
  incapacidades nos, 619
  osteoporose nos, 620-621
  reabilitação de, 619-623
  reabilitação de, princípios gerais da, 619-620
Ilha óssea, 312-313, 315*f*
Iliopsoas, alongamento do músculo, no tratamento
  da paralisia cerebral, 555
Íliotibial, síndrome do atrito da banda, 114-115
Ilizarov, método de, para fixação de fraturas, 86-87

Imageamento por ressonância magnética nuclear
  (RMN)
  na avaliação de distúrbios da, 460
  na avaliação de lesão da coluna cervical, 163, 217
  na avaliação de lesão de ombro, 123-124
  na avaliação de lesão do ligamento colateral me-
    dial, 101-102
  na avaliação de lesão do ligamento cruzado pos-
    terior, 109-110
  na avaliação de lesões de ligamento do joelho,
    65-66
  na avaliação de lesões no joelho, 94
  na avaliação de ligamento colateral lateral, 103-
    105
  na avaliação de osteoporose, 207
  na avaliação de tumor musculoesquelético, 235,
    242*f*
  na avaliação para cirurgia ortopédica, 2-3
Imobilização de coaptação, no tratamento de fratura de corpo do úmero, 35-36
Impacto femoroacetabular, 335-336
Impacto posterior e posteromedial no cotovelo,
  151-153, 152-153*f*
Implantes
  para artroplastia total de cotovelo, 361
  para artroplastia total de joelho, 356-357
  para artroplastia total de ombro, 361
  para artroplastia total de quadril, 350-351, 351-
    352*t*
Imunocompetência, exames para avaliação pré-
  -operatória para amputação, 571-572
Incapacidade, avaliação de, em pacientes politraumatizados, 21
Incapacidades em idosos, 619
  domínios funcionais nas, 619
Índice de Gravidade do Trauma (*Injury Severity
  Score* – ISS), 27
Infarto de metáfise óssea, 313, 315*f*-316*f*
Infarto ósseo, 313-314, 315*f*-316*f*
Infecção articular, 374-376
  prótese, 374-376, 382-383
  traumática, 375-376, 382-383
Infecção do trato urinário (ITU), reabilitação e, 596
Infecção ortopédica, 366-383. *Ver também* Infecção
  osteomielite em adultos, 369-372
  osteomielite pediátrica, 366-369, 367*f*-372*f*
Infecção tuberculosa em ossos, 307, 308*f*
Infecções, 366-383
  amputações e, 575-576, 575-576*f*
  articulares, 374-376
    de prótese, 374-376
    traumáticas, 375-376
  artroplastia total de quadril e, 354
  como complicação cirúrgica, 5-6
  complicações de, 380-382
  diagnóstico de, 366
  diagnóstico diferencial, 380-381
  em crianças, 519-522, 520*f*, 520*t*-523*t*
  fatores do hospedeiro nas, 376-378
    biofilmes e, 377-378
    comorbidades, 376-377
    estado nutricional, 376-377
    imunidade do hospedeiro, 376-377
    materiais estranhos, 376-377
  fraturas tibiais e, 71-72
  manifestações clínicas, 379-381
  microrganismos causadores, 375-377
  organismos incomuns e, 508
  patogênese das, 375-378, 376-377*t*
  prevenção das, 377-380
  prognóstico das, 382-383

ÍNDICE

tratamento das, 376-377t, 381-383
   antibióticos no, 378-380
   apoio nutricional no, 377-379
   comorbidades clínicas, 377-378
   de tecidos moles em adultos, 381-383
   descolonização de *Staphylococcus aureus/*
     banhos pré-operatórios, 378-379
   preparação, 378-379
Infecções causadas por falha na imunidade do Hospedeiro, 376-377
Infecções causadas por microrganismo(s) incomum(ns), 508
Infecções da coluna vertebral, 191-195, 192f
   exames de imagem das, 193
   manifestações clínicas das, 193
   tratamento das, 193-195
Infecções por micobactérias atípicas, 508
Infiltração, para artrites, 334
Informação, paciente/família, na avaliação do paciente de cirurgia ortopédica, 3-7
Informação para paciente/familiares, durante a avaliação para cirurgia ortopédica, 3-7
Inibidores da agregação de plaquetas, na quimioprofilaxia da TVP, 12-14, 13-14t
Instabilidade da coluna vertebral, lista de verificação para o diagnóstico, 217, 217t
Instabilidade no valgo (cotovelo), 148-150, 148-149f
Instabilidade rotatória posterolateral, 149-150, 149-150f
Intercondilares em T, fraturas do úmero distal, 36-38, 37-38t
Intercondilares em Y, fraturas do úmero distal, 36-38, 37-38t
International Stroke Trial (IST), 613
Intrínsecos da mão
   anatomia dos músculos 465-467, 466f
   constrição dos, 470, 470f
ISNY, soquete. *Ver* Soquetes *Icelandic-Swedish-New York*
ISS. *Ver* Índice de Gravidade do Trauma
IST. *Ver International Stroke Trial*

J

JCAHO. *Ver* Joint Commission on Accreditation of Healthcare Organizations
Joanete(s), no adolescente, 540-541, 541f
Joelho, distúrbios de, em crianças, 544-546, 544f-546f
   condromalácia, 545
   epifiseais, 546, 546f
   ligamentares, 546, 546f
   menisco discoide, 544-545, 544f
   osteocondrite dissecante, 545-546, 545f
   transtornos internos, 545
Joelho(s)
   amputação acima do, prescrição de prótese após, 593
   anatomia do, 64-66, 88, 89f, 90f, 100-102
   artrodese de, 343, 343t
   artroplastia de, 356-359. *Ver também* Artroplastia total de joelho
   artroplastia de ressecção do, 345
   avaliação de artrite de, 321
   cápsula da articulação do, 88, 89f
   deformidades de, torcionais e angulares em crianças, 541-544, 541f, 542t, 543f
   desarticulação de, 589, 589f
   distúrbios de. *Ver* Joelho, distúrbios de, em crianças

dor na região do, 112-115
   anterior, 112-114, 113f-114f
   lateral, 114-115
instabilidade de, diagnóstico diferencial da, 101-102
lesões na região do, 64-73, 88-116. *Ver também lesão ou estrutura específica, p. ex.,* Menisco do joelho
   avaliação das, 88-115
     artroscópica, 94
     exame físico na, 88, 90t, 91, 91f-93f
     exames de imagem na, 94
     exames laboratoriais na, 94
     história clínica na, 88, 90t, 91, 91f-93f
     relação com frouxidão ligamentar, 91-92, 91f
     RMN na, 94
     teste da gaveta anterior, 91, 92f
     teste da gaveta posterior, 92-93, 93f
     Teste de Lachman, na, 91, 92f
     Teste de Losee, 92, 92f
     Teste de McMurray, 93-94, 93f
   fratura de corpo do fêmur, 59-62
   fraturas, 64-73, 98-101
   fraturas de tíbia proximal, 67-70
   fraturas em fêmur distal, 63-65
   fraturas osteocondrais, 98-101
   fraturas subtrocantéricas, 60-62
   lesões de tendão, 112
   ligamentares, 65-68, 100-112
     imageamento das, 65-66
     lesão condral, 67-68
     lesão meniscal, 66-68, 95-99
     lesão osteocondral, 67-68
     ligamento colateral lateral, 65-66, 103-105
     ligamento colateral medial, 65-66, 101-103
     ligamento cruzado anterior, 65-67, 104-108
     ligamento cruzado posterior, 66-67, 108-111
     RMN das, 65-66
   luxação da patela, 111-112
   meniscais, 66-68, 95-99. *Ver também* Meniscos do joelho
   patelar, 62-64, 62-63f
   relacionadas com instabilidade, diagnóstico diferencial das, 101-102
   ligamentos do, 88, 89f, 90f
   luxação de, 67-68
   meniscos do, 88, 89f. *Ver também* Meniscos do joelho
   princípios biomecânicos do, 64-66
   rigidez de, artroplastia total do joelho e, 358-359
   tratamento dos efeitos da paralisia cerebral sobre o, 634-635
Joint Commission on Accreditation of Healthcare Organizations (JCAHO), 3-4, 10-11

L

Lábrum superior de anterior a posterior (SLAP), lesões de, 134-136, 134-135f
Laceração de tendão fibular, 452-453
Laceração labral, 336
   artrite de quadril e, 330
Leiomiossarcoma(s), 293
LES. *Ver* Lúpus eritematoso sistêmico
Lesão com extensão lateral, 226-227
Lesão condral, 67-68
Lesão da eminência tibial em crianças, 564-565, 564f
Lesão de ligamento colateral medial, 65-66, 101-103

Lesão de nervo, como complicação cirúrgica, 5-6
Lesão de nervo musculocutâneo, 146
Lesão de nervo supraescapular,145-146
Lesão de tendão flexor, 471-475
   anatomia da, 471-472, 472f
   manifestações clínicas da, 472-473, 472f
   relacionada com avulsão, 474
   testes para, 472-473
   tratamento da, 473-475, 473f, 474f
     cirúrgico, 475
     complicações do, 475
     reconstrutivo, 474-475
Lesão distrativa em extensão distrativa, 226-227
Lesão distrativa em flexão distrativa, 223-226, 223-226f
Lesão do nervo torácico longo, 145-146
Lesão em chicote, 226-227, 229
Lesão na mão por injeção em alta pressão, 505
Lesão neurovascular no ombro, 145-146
Lesão osteocondral, 67-68
Lesão por compressão vertical, 223-225
Lesões cerebrais
   incapacidade/recuperação neurológica e, 623-624, 624t
   ossificação heterotópica após, 628
   tratamento clínico, 624-625
     abordagem por equipe, 624-627
     assistência social, 627
     cuidados de enfermagem, 625
     fase residual, 624
     fase subaguda, 624
     fisioterapia, 625-626
     terapia da fala, 625-626
     terapia ocupacional, 627
     tratamento cirúrgico, 612f, 625-626, 625-627f
   tratamento/reabilitação para, 623-627
     na fase aguda, 624
     reabilitação em regime de internação, 627
     tratamento cognitivo/neuropsicológico, 625, 625t
Lesões da articulação esternoclavicular, 137-138f, 142-144
   fratura epifiseal clavicular medial, 143-144
   luxação anterior, 142-143, 143-144f
   luxação posterior, 142-144, 143-144f
Lesões da mão causadas por frio, 504-505, 504-505f
Lesões das articulações da mão, 492-495, 493f-495f
Lesões de estresse, 305, 305f-307f
Lesões de leito ungueal, 502-503
Lesões de ligamento colateral, 65-66, 103-105
   exames de imagem nas, 103-105
   reabilitação para, 104-105
   sinais de, 103-104
   sintomas de, 103-104
   tratamento das, 104-105
     cirúrgico, 104-105
     conservador, 104-105
Lesões de medula espinal
   exame neurológico após, 605-606
   função sexual após, 609-610
   incapacidade/recuperação neurológica após, 605-606
   lesão completa da, 605-606
     manifestações clínicas da, 213f, 214
   lesão incompleta da, 605-606
   ossificação heterotópica com, 628
   paraplegia, 604-606
     recuperação de, 610-611, 610-611f, 611t
   pele após, 608-610
   reabilitação após, 604-611
   recuperação após, 610-611, 610-611f, 611t
   síndromes medulares, 605-606

ÍNDICE

terminologia relacionada com as, 604-606
tetraplegia, 604-605
   recuperação de, 610-611, 610-611*f*, 611*t*
tipos de, 605-606
tratamento da disreflexia autonômica após, 610-611
tratamento da função vesical após, 609-610
tratamento das, 605-611
   agudo, 605-608
   lesões de membro inferior, 606-608
   lesões de membro superior, 606-609
   relacionado com a função sexual, 609-610
   relacionado com a função vesical, 609-610
   relacionado com a pele, 608-610
   relacionado com disreflexia autonômica, 610-611
tratamento dos membros inferiores após, 606-608
tratamento dos membros superiores, 606-609
Lesões de tecidos moles
   da ponta dos dedos da mão, 501-503
   tratamento imediato de, 26
Lesões do escafoide, 495-496
Lesões do ligamento cruzado posterior, 108-111
   avaliação das, exames de imagem para, 109-110
   sinais de, 108-110
   sintomas de, 108
   tratamento das, 109-111
      cirúrgico, 109-111
      complicações do, 110-111
      conservador, 109-110
      resultados do, 110-111
Lesões em articulação interfalangeana distal, 492
Lesões múltiplas de alta energia no pé, 73-74
Lesões musculoesqueléticas, 18-87
Lesões no anel pélvico, 52-54, 52-53*t*
Lesões por sobreuso
   de cotovelo, 151-154, 152-154*f*
   de membros inferiores, 116-118
      distensão muscular, 116-118
      dor tibial, 117-118
      fraturas de estresse, 117-118
      síndromes de compartimento por esforço, 117-118
Lesões reativas de estresse, 305, 305*f*-307*f*
Lesões relacionadas com abuso infantil, 566-567, 567*f*
Lesões SLAP, 134-136, 134-135*f*
Lesões térmicas da mão, 502-505, 504-505*f*
   lesões agudas, 502-504
Lesões/fraturas neuropáticas do pé, 73-74
Lesões/fraturas osteocondrais
   do joelho, 98-101
   do tálus, 454-455, 454*f*
Ligamentares, lesões ligamentares na região da articulação do joelho, 445-448, 446*f*, 447*f*
   em crianças, 546, 546*f*
Ligamento cruzado anterior, lesões do, 65-67, 104-108
   avaliação das
      exames de imagem para, 105-106
      frouxidão relacionada com, 105-106
   sinais de, 105-106
   sintomas de, 104-106
   tratamento das, 105-107, 106-107*f*
      cirúrgico, 105-107, 107*f*
      complicações do, 107
      conservador, 105-106, 106-107*f*
      resultados dos, 107-108
Ligamentos colaterais
   lesões laterais dos, 103-105
   lesões mediais dos, 101-103

Linfangioma(s), 284, 285*f*
Linfoma(s), 271-272, 272*f*
   Não Hodgkin, 271-272, 272*f*
Lipoblastoma(s), benigno, 282
Lipoblastomatose difusa, 282
Lipoma de células fusiformes, 281
Lipoma(s), 281-283
   espinocelular, 281
   intramuscular, 281-282, 281*f*
   lombossacral, 282, 283*f*
   subcutâneo superficial, 281
Lipomatose difusa, 282
Lipossarcoma(s), 291-292, 291*f*-292*f*
   bem diferenciado, 291, 291*f*-292*f*
   de células redondas, 292
   mixoide, 291-292, 292*f*
   pleomórfico, 292
Lista de verificação para diagnóstico de instabilidade vertebral de White e Panjabi, 217, 217*t*
Lombar, coluna
   doenças e distúrbios da, 177-199
      diagnóstico diferencial, 178-179*t*
      discopatia degenerativa, 185-187, 185*f*, 186*f*
      espondilolistese, 188-191, 190*f*
      estenose vertebral, 182-184, 183*f*, 184*f*
      exame físico nas, 178-179*t*
      graduação da força motora, 178-179*t*
      hérnia de disco, 177-181, 178-180*f*
      opções não cirúrgicas de tratamento, 180*t*
      síndrome facetária, 187-189, 187-188*f*
   lesões da, 154-155
Lordose, em crianças, 547*f*, 548-549
Lúpus eritematoso sistêmico (LES), 326, 513
Luxação. *Ver também pelo tipo ou local específico*
   antepé, 81-83
   após artroplastia total do quadril, 352-353, 353*f*
   articulação metatarsofalangeana, 404-406
   articulação radioulnar distal, 48-49
   braço, 35-36
   cotovelo, 37-39
   das vértebras C1 e C2, 219-223, 220-223*f*
   de Lisfranc, 81-82, 82-83*f*
   esternoclavicular, 142-144, 143-144*f*
   falanges de pododáctilos, 82-83
   glenoumeral, 130-134
   interfalangeana proximal, 493-494, 493*f*
   joelho, 67-68
   mesopé, 80-82
   mesotarsal, 80-82
   ombro, 31-35
   patelar, 63-64, 111-112
   pélvica, 51-56
   perilunar, 496, 497*f*
   peritalar, 77-78
   quadril, 55-60
   radiocarpal, 45
   retropé, 76-80
   semilunar, 496, 497*f*
   subtalar, 77-78
   tarsometatarsal, 81-82, 82-83*f*
   tendão fibular, 453
   tornozelo, 73-77
Luxação traumática da articulação do quadril, 58-60
Luxações de Lisfranc, 81-82, 82-83*f*
Luxações mesotarsais, 80-82

M

Malformações, da coluna cervical congênitas, 163-169

Manguito rotador, 122
   lesões do, 124-129, 124-126*f*
      lacerações do, 125-128
         de espessura parcial, 126-129
         manifestações clínicas, 126-128
         prognóstico, 126-128
         tratamento das, 126-128
      tendinose, 124-126
Manobra de Phalen, na síndrome do túnel do carpo, 482, 482*f*
Mão(s), 456-516
   amputação de, 462-463, 463*f*
      procedimentos para, 580-582
   aneurisma de, 478-479
   arco de movimento das articulações da, 457, 458*t*
   artrite de, 509-513, 509*f*, 511-512*f*
   artrite reumatoide na, 510-513, 511-512*f*
   ausência de estruturas da, 516
   diferenças congênitas na, 515-516, 515*f*
   distúrbios da
      diagnóstico dos, 456-461
         arco de movimento, 457, 458*t*
         exame físico, 457-459, 457*f*, 458*f*, 458*t*, 459*t*
         exames de imagem, 459, 460, 460*f*
         exames eletrodiagnóstico, 459-460
         função motora, 459, 459*t*
         função muscular, 457, 458*f*
         função sensitiva, 457-459, 458*f*
         história clínica, 456-457
      relacionados com fáscias, 487-488, 487*f*
      relacionados com nervos, 479-487
      relacionados com tendões, 471-477
      tratamento dos, 461-463, 462*f*, 463*f*
         amputação, 462-463, 463*f*
         considerações gerais, 456
         reimplante, 461-462, 462*f*
      vasculares, 477-479
   distúrbios da fáscia da, 487-488, 487*f*
   distúrbios dos nervos da, 479-487
   distúrbios dos tendões da, 471-477
   distúrbios vasculares da, 477-479
   doenças vasoespásticas da, 479
   estruturas parciais da, 516
   fraturas e luxações da, 490-502
      falanges, 490-495
      metacarpais, 490-495
   função da, 456
   infecções da, 505-508, 506*f*-508*f*
   lesões da. *Ver também estrutura ou lesão específica*
      esões das pontas dos dedos da, 501-503
      lesão por injeção em alta pressão, 505
      lesões do leito ungueal, 502-503
      lesões térmicas, 502-505, 504-505*f*
   lesões do punho, 495-501. *Ver também* lesões do Punho(s),
   lesões por queimadura na, 502-504
   musculatura da
      anatomia da, 463-467, 464*f*, 466*f*
      distúrbios da, 463-471
   na síndrome pós-poliomielite, 633
   obstrução arterial em, 478-479
   osteoartrose da, 509-510, 509*f*
   reimplante de, 461-462, 462*f*
   ressecção em raio da, 463, 463*f*
   síndrome do compartimento afetando a, 488-490, 489*f*
   transplante de, 584-585
   traumatismo arterial em, 478

ÍNDICE

trombose de, 478
tumores da, 513-515, 514-515*f*
Marcha
anormal, 387, 600-601
com pé caído, 387
definição de, 384
equina, 387
fase de apoio da, 600, 601*f*, 602*f*
fase de balanço da, 600, 601*f*, 602*f*
joelho rígido após AVC, reabilitação para, 614-615, 615*f*
normal, 600, 601*f*
reabilitação e, 600-601, 601*f*, 602*f*
Martelo (*Mallet*) dedo em, 468-469, 468*f*
Martelo (*Mallet*) deformidade em martelo de pododáctilo, 401, 401*f*
Martelo, deformidade em martelo de pododáctilo, 401-402, 403*f*, 404*f*
Material estranho, infecções causadas por, 376-377
Matriz extracelular (MEC), na cartilagem, 19-20
MEC. *Ver* Matriz extracelular
Mecanismo de grua, 387, 388*f*
Medicamentos, espasmolíticos, 596-597
Medição transcutânea da tensão de oxigênio, na avaliação pré-operatória para amputação, 571-572
Medicare Functional Classification Level (Classificação Funcional do *Medicare*) (MFCL), 592*f*
Medicina esportiva, 88-155. *Ver também estrutura ou tipo de lesão específicos*
Membros em tesoura após AVC, reabilitação para, 614, 614*f*
Membros inferiores. *Ver também a estrutura específica*
amputações e desarticulações em, 584-594, 585-591*f*, 593*f*
condução de pacientes com lesões medulares, 606-608
fraturas de, em crianças, 563-566
lesões de sobreuso, 116-118. *Ver também Lesões de sobreuso, em membros inferiores*
reabilitação dos efeitos do AVC, 614-616, 614*f*--616*f*. *Ver também AVC*
tratamento dos efeitos da paralisia cerebral sobre os, 634-636, 634-635*f*
tratamento/reabilitação de, na síndrome pós-poliomielite, 630-632
traumatismo em, 51-87
Membros superiores. *Ver também as estruturas específicas, p. ex.,* Antebraço
amputação e desarticulação em, 580-585, 582-584*f*. *Ver também tipo e estrutura específicos*
fraturas de, em crianças, 560-563, 560*f*-563*f*
reabilitação para os efeitos do AVC sobre os, 616-618, 617*f*, 618*f*
tratamento dos, em pacientes com lesão medular, 606-609
tratamento dos efeitos da paralisia cerebral sobre os, 635-636
tratamento/reabilitação de, na síndrome pós-poliomielite, 632-633
traumatismo musculoesquelético de, 31-50
Menisco discoide, em crianças, 544-545, 544*f*
Meniscos do joelho, 66-68, 95-99
anatomia dos, 88, 89*f*
discoides em crianças, 544-545, 544*f*
lesões de, 66-68
classificação das rupturas de, 95-96, 96*f*
manifestações clínicas, 95
prognóstico das, 96-99
tratamento das, 96-99
reparo aberto de menisco, 97

reparo artroscópico dos meniscos, 97-99
ressecção parcial de menisco, 97
técnicas de, 96-99
transplante meniscal, 98-99
rupturas de
classificação das, 95-96, 96*f*
padrões das, 95-96, 96*f*
Mesopé
amputação de, 585-587, 585-586*f*
fraturas/luxações de, 80-82
MESS. *Ver* Escala de Gravidade de Mutilação de Membro
Metacarpais, 492
fraturas de, em crianças, 563
fraturas e luxações de, 490-495
manifestações clínicas das, 490
tratamento das, 490-491
fraturas e luxações dos, 492*f*
lesões articulares em, 492-495, 493*f*-495*f*
Metacarpofalangeanas, articulações
lesões das, 494, 494*f*
lesões nos polegares, 495
Metástase óssea, 297-304
diagnóstico de, 297-298, 299*f*, 300*f*
evolução clínica da, 297, 298*f*-299*f*
história natural de, 297, 298*f*-299*f*
incidência de, 297, 298*f*-299*f*
locais de, 297
prognóstico para, 298-304
tratamento de, 298-304
cirúrgico, 300-304, 300*f*-304*f*
em quadril, 300-301, 300*f*
em úmero, 302, 303*f*
na coluna vertebral, 302-303, 304*f*
na região supra-acetabular, 301, 301*f*-302*f*
no corpo do fêmur, 301-302, 302*f*
não cirúrgico, 298, 300
Metatarsal(is)
fratura na base do primeiro, 81-83
fraturas da cabeça, 81-82
fraturas do colo, 81-82
fraturas do corpo, 81-82
fraturas e luxações nos, 81-83
Metatarsalgia, 410*t*
nas fraturas do corpo de metatarso, 409-410
Metatarso aduto, em crianças, 535-536, 542, 542*t*
Metatarsofalangeana, articulação, 386
artrodese da primeira, 436
luxação de, 404-406
subluxação de, 404-406
MFCL. *Ver Medicare Functional Classification Level*
Microfratura, 336
Mielodisplasia, 205-206
Mieloma
múltiplo, 196-197, 272-273, 272*f*
solitário, 273, 273*f*
Mieloma múltiplo, 196-197, 272-273, 272*f*, 481*f*
Mieloma solitário, 273, 273*f*
Mielomeningocele (espinha bífida), 555-557, 555*f*, 555*t*
Mielopatia cervical espondilótica, 169-171
Miosite ossificante, 305, 307*f*
MIPPO. *Ver* Placa de osteossíntese percutânea minimamente invasiva
Mixofibrossarcoma, 290
Mixoma intramuscular, 288
Mobilização, no tratamento das queimaduras, 641-642
Monoplegia, na paralisia cerebral, 633
Mordedura, lesões por, 507
Mordeduras humanas, 507, 508*f*
Mordida de gatos, 507

Mordidas de cães, 507
Morfina, no controle da dor após cirurgia ortopédica, 10-12
Muller/AO sistema, para classificação de fratura intertrocantérica do fêmur, 57-58, 57-58*f*
Musculatura extensora extrínseca da mão, anatomia da 464-465, 464*f*, 466*f*
Musculatura flexora extrínseca da mão, anatomia da, 464-465
Musculatura toracoumeral, 122
Músculo infra-espinal, 122
Músculo redondo maior, 122
Músculo redondo menor, 122
Músculo subescapular, 122
Músculo supraespinal, 122
Músculo(s). *Ver também os músculos específicos*
cicatrização de, 20
estiramento de, de membros inferiores, 116-118
na avaliação para reabilitação, 599-600, 600*t*

N

Nanismo, papel do ortopedista no, 519, 519*t*
Não consolidação, 83-87, 84-85*t*, 85-87*f*
atrófica, 85-87
tratamento da, 85-87
causas de, 84-85*t*, 86-87
classificação, 84-85
complicações, 84-85, 86-87*f*
definição, 83-84
fraturas de tíbia e, 71-72
hipertrófica, 85-86*f*, 86-87
tratamento de, 84-87
estimulação elétrica no, 85-86
forças mecânicas no, 84-86
intensificadores biológicos no, 85-86
vetores externos no, 84-86
vias de estimulação no, 84-85
trocantérica e artroplastia total de quadril, 353
Narcótico(s), no controle da dor após cirurgia ortopédica, 11-12
National Acute Spinal Cord Injury Studies (NASCIS), 217
Necrose avascular, deslizamento de epífise femoral com, 535-536
Nervo(s). *Ver também os tipos específicos, p. ex.,* nervos periféricos
cicatrização dos, 20
Nervos periféricos
lesão de, 479-480, 480*f*
tumor maligno da bainha de, 294, 294*f*
tumores benignos de, 286-288, 286*f*-287*f*
Neurilemoma(s), 286, 286*f*
Neurofibroma solitário, 286-287, 287*f*
Neurofibromatose, 287-288, 287*f*
escoliose e, 202
Neuroma de Morton, 421-422, 421*f*
Neuroma(s)
da mão, 514-515
de Morton, 421-422, 421*f*
interdigital, 421-422, 421*f*
traumático, na região do pé, 423-424, 424*f*
Neuromas traumáticos, na região do pé, 423-424, 424*f*
Neuropatia do mediano na mão, 481-484, 482*f*
Neuropatia radial, 485-487
Neuropatia ulnar, 484-485, 484*f*
Neuropatia(s)
compressiva, em mão, 480-487. *Ver também o tipo específico* e neuropatias compressivas da mão
do mediano na mão, 481-484, 481*f*, 482*f*

ÍNDICE 655

radial, 485-487
ulnar, 484-485, 484*f*
Neuropraxia
de medula cervical com tetraplegia transitória, 153-155, 154-155*f*
plexo braquial, 153-154

O

Obstrução, arterial, na mão, 478-479
Ocronose, 328
Ombro(s)
anatomia dos, 31-32, 32-33*f*, 121-123, 121*f*
artrodese de, 343-344, 343*t*
artroplastia total de, 359-361
avaliação de artrose nos, 321
desarticulação de, 583-584, 583-584*f*
inervação do, 31-32
lesões de, 31-32, 121-144
acromioclavicular, 137-138*f*, 141-143, 141*f*
avaliação das
abordagem geral na, 122-123
arco de movimento na, 122-123, 123-124*f*
artroscópica, 123-125
exame físico na, 122-123
exames de imagem na, 122-124
história clínica na, 122-123
RMN na, 123-124
bursite subacromial, 124-126, 124-126*f*
fraturas/luxações, 31-35, 137-139
classificação da, 32-33
claviculares, 137-138, 137-138*f*
de epífise de úmero proximal, 139-140
de úmero proximal, 138-140, 139*f*
manifestações clínicas nas, 32-34
tratamento das, 33-35
cirúrgico, 33-34
de fraturas em duas partes da tuberosidade maior do, 33-34
de fraturas em duas partes da tuberosidade menor do, 33-34
de fraturas em duas partes do colo anatômico, 33-34
de fraturas em duas partes do colo cirúrgico, 33-34, 34-35*f*
de fraturas em quatro partes, 34-35
de fraturas em três partes, 34-35
fechado, 33-34
instabilidade glenoumeral, 128-131
leões tendíneas, 124-129
lesão neurovascular, 145-146
lesões musculares do, 124-129
lesões SLAP, 134-136, 134-135*f*
manguito rotador, 124-129, 124-126*f*
osteoartrose glenoumeral, 140
relacionadas com a articulação esternoclavicular, 137-138*f*, 142-143
ruptura do peitoral maior, 145-146
tendão do bíceps, 143-145
músculos do, 122-123
na síndrome pós-poliomielite, 632
rigidez de, 135-138
manifestações clínicas, 135-137, 136-137*f*
prognóstico, 137-138
tratamento, 136-138
suprimento neurovascular do, 122-124
Oncologia musculoesquelética, 230-319. *Ver também* tumores musculoesqueléticos
Operações de salvamento tardias, 529-531
Órtese com tornozelo sólido e calcanhar amortecido (SACH), 589
Órtese de joelho-tornozelo-pé, 604-605

Órteses. *Ver também* Prótese(s)
joelho-tornozelo-pé, 604-605
na reabilitação, 603*f*, 604*f*, 613-605
para osteoartrose, 334
para pé e tornozelo, 443-445
órtese com duplo suporte vertical, 444
órtese de pé-tornozelo, 444, 603*f*, 604*f*, 613-605
palmilha do UCBL, 444
palmilhas, 444
prescrições de, 444-445
solados especiais, 443
Órteses de tornozelo-pé (AFO), 444, 585-587, 603*f*, 604*f*, 603-605
indicações para, 604-605
tipos de, 603-604
Os *odontoideum*, 164-166, 164-166*f*
Óssea, biopsia, na investigação de osteoporose, 207
Óssea, cintilografia
com isótopo, para investigação de tumor musculoesquelético, 234-235, 241*f*
na investigação de distúrbios na mão, 460, 460*f*
tecnécio-99m, na avaliação de pacientes de cirurgia ortopédica, 2-4
Ósseo(a), fratura. *Ver* Fratura(s)
adamantinoma, 274, 276*f*-278*f*
composição estrutural, 18-20
consolidação, 18-20. *Ver também* Consolidação óssea
distúrbios metabólicos, 307-310, 309*f*, 310*f*
doença infecciosa, 305, 307, 308*f*
doença metastática, 297-304. *Ver também* Metástase óssea
fibrossarcoma, 274
fratura de estresse, 305, 305*f*-307*f*
hemangioma, 256, 256*f*
histiocitoma fibroso maligno, 274, 275*f*
infecção bacteriana, 307, 308*f*
infecção fúngica, 307, 308*f*
ossificação heterotópica após traumatismo musculoesquelético, 25-26
sarcoma fibroso, 273-274, 273*f*
sarcoma vascular, 275
tuberculose, 307, 308*f*
tumor de células gigantes, 255-256, 255*f*
Ósseos, tumores. *Ver também os tipos específicos de tumor*
benignos, 244-258
condroblastoma, 249-250, 250*f*
condroma periosteal, 247-248, 248*f*
descrição, 244-245
displasia osteofibrosa, 245-246, 246*f*
encondroma, 247, 247*f*
encondromatose múltipla, 247
fibroma condromixoide, 250, 251*f*
fibroma não ossificante, 251-252, 252*f*
fibroso, 251-253, 251*f*, 252*f*
formador de cartilagem, 247-251, 247*f*-251*f*
formador de osteoide, 244-246, 245*f*, 246f
osteoblastoma, 244-245, 246*f*
osteocondroma, 248-249, 248*f*, 249*f*
osteoma osteoide, 244-245, 245*f*
distribuição. idade como fator de, nos, 231, 233*t*
idade como fator de distribuição dos, 232, 233*t*
malignos, 257-280
formadores de osteoide, 258-265
osteossarcoma clássico, 258-260, 258*f*-261*f*
Ossificação do ligamento longitudinal posterior, 176-177, 176*f*
Ossificação heterotópica, (formação óssea heterotópica)
após lesão cerebral, 628

após traumatismo musculoesquelético, 25-26
artroplastia total do quadril e, 353-354, 353*t*
queimaduras e, 642
Osteoartrose, 322-323
AINEs para, 331, 332*t*, 333*t*
de mão, 509-510, 509*f*
infiltrações para, 334
primária, 322-323
secundária, 323
suplementos nutricionais para, 333-334
tratamento com órtese, 334
Osteoblastoma(s), 196-197, 244-245, 246*f*
Osteocondrite dissecante
do capítulo, 152-153, 153-154*f*
em crianças, 545-546, 545*f*
Osteocondroma(s), 248-249, 248*f*, 249*f*
Osteocondrose, 329
Osteodistrofia renal em crianças, 523-525
Osteoma(s), 312, 314*f*
osteoide, 196-197, 244-245, 245*f*
Osteomielite em adultos, 369-372, 381-382
Osteomielite pediátrica, 366-369, 367*f*-372*f*, 381-382
Osteomielites
em adultos, 369-372, 381-382
hematogênica
em crianças, 519-522, 520*f*, 520*t*
pediátrica, 366-369, 367*f*-372*f*, 381-382
queimaduras e, 642
tratamento de pé diabético, 416
Osteonecrose da cabeça femoral, 329
Osteoporose, 206-209
características da, 206-207
em idosos, 620-621
diagnóstico de, 620
exercícios e, 621
prevenção da, 620
tratamento da, 620-621
exames de imagem na, 207
manifestações clínicas da, 207
prevalência da, 206-207
tratamento da, 207-209, 208*f*
Osteossarcoma causado por irradiação, 264, 265*f*
Osteossarcoma de, tecidos moles, 264-265, 266*f*
Osteossarcoma(s)
clássico, 258-260, 258*f*-261*f*
hemorrágico, 261, 261*f*, 262*f*
induzido por irradiação, 264, 265*f*
intramedular, de baixo grau, 263, 264*f*
multicêntrico, 264, 265*f*
parosteal, 261-262, 263*f*
periosteal, 262, 263*f*
secundário, 262-263, 264*f*
telangiectásico, 261, 261*f*, 262*f*
Osteotomia
de Pemberton, para DDQ em crianças, 529-530, 529-530*f*
de quadril, 340-341, 341*f*
de Salter, para DDQ em crianças, 528-529, 528-529*f*
do metatarso proximal com procedimento de tecidos moles para hálux valgo, 394, 394*f*
femoral, para DDQ em crianças, 529-530, 529-530*f*
para artrite de Coventry, 339
para artrose, 339-341, 340*f*, 341*f*
para hálux valgo de Chevron, 395, 395*f*
tibial alta, 339-340, 341*f*
Osteotomia a Salter, para DDQ em crianças, 528-529, 528-529*f*
Osteotomia femoral para DDQ em crianças, 529-530, 529-530*f*

ÍNDICE

Osteotomia metatarsal proximal com procedimento de tecidos moles distais para hálux valgo, 394, 394f
Osteotomia Pemberton para DDQ em crianças, 529-530, 529-530f
Oxigênio, consumo de/capacidade aeróbia na avaliação para reabilitação, 601-603

P

Pacientes politraumatizados, 20-21
  ABCs do cuidado de, 20-21
  atenção pré-hospitalar de, 21
  avaliação dos
    circulação, 21
    controle do ambiente na, 21
    estado neurológico, 21
    exposição na, 21
    incapacidades, 21
    ventilação, 21
    vias aéreas em, 21
  estado da coluna cervical de, 22-23
  exame ortopédico de, 21-22
  exames de imagem de, 22
Palmilha da UCBL. Ver University of California
Palmilha da University of California Biomechanics Laboratory (UCBL), 444
Panarício, 505-506, 506f
Panarício herpético, 508
Paralisia cerebral (encefalopatia estática), 552-555, 554-555f
  classificação da, 633-635
  definição, 633
  diplegia na, 553, 633
  discinesias na, 633
  distúrbios do movimento na, 633
  distúrbios mistos na, 633
    envolvimento neurológico na, 553
  envolvimento de todo o corpo na, 634-635
  espasticidade na, 633
  hemiplegia na, 553, 633
  monoplegia na, 633
  padrões de envolvimento neurológico na, 633-635
  paraplegia na, 633
  quadriplegia na, 553
  tipos de, 552-553
  tratamento de deformidade dinâmica com liberação muscular na, 554-555
  tratamento/reabilitação em pacientes com, 553-555, 554-555f, 633-636, 634-636f
    liberação do adutor para, 554-555, 554-555f
    para envolvimento de todo o corpo, 635-636, 636f
    problemas relacionados com os membros inferiores, 634-636, 634-635f
    problemas relacionados com os membros superiores, 635-636
    relacionado com a mobilidade, 634-635
    relacionado com problemas musculoesqueléticos, 634-635
Paralisia de nervo
  artroplastia total de joelho e, 358-359
  artroplastia total de quadril e, 351-352
Paraplegia
  definição de, 604-606
  na paralisia cerebral, 633
  recuperação completa de, 610-611, 610-611f, 611t
  recuperação incompleta de, 610-611, 610-611f, 611t
Paroníquia, 506-507

Patela
  lesões da, 62-64, 62-63f
  luxação da, 63-64, 111-112
Patelar, Tratamento da tendinite, 114
PcR. Ver Proteína C-reativa, dosagem da
Pé. Ver também Calcanhar; Retropé; Mesopé; Pododáctilo(s); partes específicas, p. ex., Tornozelo
  amputação do, 584-587, 585-588f
  anatomia e princípios biomecânicos do, 72-74
  artrodese no, 428-437. Ver também procedimentos específicos
    desvantagens da, 428
    efeitos sobre o movimento, 428
    objetivos da, 428
    princípios da, 428
  calcaneovalgo, 537-539, 538-539f
  cavo, 538-539, 538-539f, 539t
  Charcot, de, 416-417
  cirurgia, 384-461
  deformidade em cavo do, 441-443, 442f-443f. Ver também Cavo, deformidade em cavo do pé
  diabético, 412-417, 418f-419f. Ver também Pé diabético
  distúrbios ceratóticos na planta, 410-412, 410t, 411f-413f
  dor na região do, 115
  durante o apoio do peso, 385
  efeitos da paralisia cerebral no, tratamento dos, 634-636
  exame do artroscópico, 448-450, 448t-449f
  fraturas do, 72-77
    de estresse, 73-74
    relacionadas com articulação neuropática, 73-74
  lesões no, 72-77
    lesões múltiplas de alta energia, 73-74
    relacionadas com articulação neuropática, 73-74
    tendíneas, 451-455. Ver também localização ou tipo específico, p. ex., Tendão do calcâneo, lesões joints about, 385-387, 387f, 388f
  lesões penetrantes no, em crianças, 522-523
  movimentos do, 384-385, 386f
  órteses para o, 443-445. Ver também Órteses de tornozelo-pé
  reumatoide, 425-426, 426f
Pé de Charcot, tratamento do, 416-417
Pé diabético, 412-417
  deformidade em garra no, 413
  exames de imagem para, 414
  fisiopatologia do, 412-413, 413f
  história clínica do, 414
  manifestações clínicas no, 414
  úlceras do, classificação e tratamento, 413f, 415f, 415-417, 416t, 418f-419f
Pé plano
  adquirido, 439-440, 440f
  congênito, 437-439, 438f
  em crianças, 539
Pé plano, 387 Ver também Pé plano
  em crianças, 539
Pé reumatoide, 425-426, 426f
Pé torto congênito, 535-538, 536-538f
Pele
  cuidados com a pele após lesão medular, 608-610
  efeitos de amputação sobre a, 577-578
Pelve
  avulsões na, 120-121
  contusões na, 118-119
  fraturas/luxações da, 51-56
    em crianças, 563

    em idosos, 622
    manifestações clínicas das, 51
    mecanismos de lesão nas, 51
    tratamento das, 51-53
      complicações das, 51-53
Perda de força e reabilitação muscular, 596
Perfuração e artroplastia total de quadril, 352
Perfurantes, lesões perfurantes no pé de crianças, 522-523
Perna(s), deformidades angulares e torcionais em crianças, 541-544, 541f, 542t, 543f
Pernas arqueadas, em crianças, 542-543, 543f
PGDF. Ver fator de crescimento derivado de plaquetas
Picada de aranha, 507
Placa de osteossíntese percutânea minimamente invasiva (MIPPO), 71-72
Placa óssea, na fixação de fratura, 29-31
Plexo braquial, lesão do, 145-146
Plexo braquial, neuropraxia do, 153-154
Pododáctilo(s). Ver também Metatarsofalangeanas, articulações
  amputação de, 584-585, 585-586f
  deformidades de. Ver também Hálux valgo; Hálux rígido
    dedo em garra, 402-404
    dedo em martelo, 401-402, 403f
    em crianças, 540
    mallet (martelo), 401, 401f
  demais pododáctilos
    calo duro nos, 404
    calo mole nos, 404
    deformidade em garra dos, 402-404
    deformidade em martelo (mallet), 401, 401f
    deformidade em martelo dos, 401-402, 403f, 404f
    deformidades dos, 400-406
    luxação dos, 404-406
    subluxação dos, 404-406
  fratura dos sesamoides, 82-83
  fraturas e luxações de falanges, 82-83
  hálux
    anatomia do, 387-389
    artrodese do, 436
      para hálux valgo, 396-397, 397f
    deformidade do, 387-400
    distúrbios do sesamoide, 398, 400
    hálux rígido, 397-398, 399f
    hálux valgo, 387-397
    princípios biomecânicos do, 387-389
  martelo, 401-402, 403f, 404f
Polegar(es)
  amputação de, 580-581
  em gatilho, 476-477, 476f
  lesões da articulação carpometacarpal, 495, 495f
  lesões da articulação da metacarpofalangeana, 495
  reconstrução do, no tratamento da artrite reumatoide da mão, 512-513
Polidactilia, 515-516, 515f
  em crianças, 540
Poliomielite, 630-633
  aguda, 630
    tratamento da, 630-631
  classificação da, 630-631
  residual, 630
    tratamento da, 630-631
  subaguda, 630
    tratamento da, 630-631
  tratamento da, 630-633
Ponta dos dedos
  amputação da, 580-581

ÍNDICE 657

lesões na, 501-503
   em tecidos moles, 501-503
Posição *intrinsic minus*, 469-470, 469*f*
Preparo, contra infecções, 378-379
Procedimento de cobertura de coto, 569, 569*f*
Procedimento para hálux valgo a Keller, 396, 396*f*
Processo anterior, fratura de, 453-454
Processo odontoide, fratura do, 219-221, 220-222*f*
Proeminências ósseas do pé diabético, tratamento
   cirúrgico das, 415-416
Pronação, definição de, 384
Proteína C-reativa (PcR) dosagem da, na avaliação
   de paciente cirúrgico ortopédico, 3-4
Proteínas morfogenéticas ósseas (BMPs)
   na consolidação óssea, 19-20
   na fixação de fratura, 30-31
Prótese duocondilar de joelho duocondilar, 356-357
Próteses. *Ver também* Órteses
   após amputação
      prescrição de, 578-580
      relacionadas com joelho, prescrição de, 593
   controle das, 578-579
Pró-uroquinase, no tratamento de AVC, 613
Pseudoartrose
   em crianças, 543-544, 544*f*
   da tíbia, em crianças, 544
Pseudotumores
   calcinose tumoral, 311-312, 312*f*
   classificação ectópica dos, 311-312, 313*f*-314*f*
   da hemofilia, 310, 311*f*
   diagnóstico diferencial dos, 304-318
   distúrbios displásicos, 312-313, 314*f*, 315*f*
   distúrbios histiocíticos, 314-318, 315*f*-317*f*
   distúrbios metabólicos, 307, 309, 309*f*, 310*f*
   doença de Caffey, 307, 308*f*
   doença de Gaucher, 310, 310*f*
   doença de Paget, 309-310, 310*f*
   doenças infecciosas, 305, 307, 308*f*
   fratura óssea de estresse, 305, 305*f*-307*f*
   hematoma intramuscular, 310-311, 312*f*, 315*f*--316*f*
   hiperparatireoidismo primário, 307, 309
   histiocitose de células de Langerhans, 314-315,
      316*f*, 317*f*
   ilha óssea, 312-313, 315*f*
   infarto ósseo, 313-314, 315*f*-316*f*
   lesões de estresse, 305, 305*f*-307*f*
   miosite ossificante, 305, 307*f*
   osteoma, 312, 314*f*
   quadros hemorrágicos, 310-311, 311*f*
   síndrome do compartimento, 312, 313*f*-314*f*
   sinovite vilonodular pigmentada, 315-318, 317*f*
   tumor marrom, 307, 309
Punho(s)
   artroscopia de, na avaliação de problemas na
      mão, 460
   cisto de, 513-515, 514-515*f*
   desarticulação de, 581-582
   lesões no, 495-501
      doença de Kienböck, 496-497, 498*f*
      DRUJ, 500-501
      instabilidade carpal, 497-501, 498*f*-501*f*
      lesões do escafoide, 495-496
      luxações em semilunar e perilunar, 496, 497*f*

Q

Quadril
   anatomia e princípios biomecânicos do, 55-57
   artrite séptica do, em crianças, 521-523, 522-523*f*, 522-523*t*
   artrodese do, 343*t*, 344

artroplastia de ressecção do, 344-345
avaliação da artrose do, 320-321, 321*f*
avaliação do, método de Harris para avaliação
   do quadril, 347*t*
contusões na região do, 118-119
desarticulação do, 592-593, 593*f*
displasia do desenvolvimento do, em crianças,
   525-531
distúrbios do, em crianças, 524-536. *Ver também*
   Quadril, distúrbios do, em crianças
distúrbios pediátricos do, 524-536. *Ver também*
   Quadril, distúrbios, em crianças
fraturas/luxações de, 55-60
   em crianças, 563-564
   em idosos, 622
   fraturas do colo do fêmur, 55-57
   luxação anterior do quadril, 58-59
   luxação posterior, 58-59
   reabilitação após, 59-60
   trocantéricas, 57-58
lacerações labrais no, 330
osteotomia de, 340-341, 341*f*
sinovite transitória do, em crianças, 524-526
tratamento cirúrgico das metástases ósseas, 300-301, 300*f*
tratamento dos efeitos da paralisia cerebral, 634-635, 634-635*f*
Quadril, teste da adução passiva do, para DDQ em
   crianças, 526-527, 526-527*f*
Quadril séptico, em crianças, 521-523, 522-523*f*,
   522-523*t*
Quadriplegia, 553
Quadros hemorrágicos, 310-311, 311*f*
Quadros semelhantes ao raquitismo, em crianças,
   523-525
Quadros vasoespásticos da mão, 479
Queimaduras
   classificação DAS, 640
   da mão
      complicações das, 503-504
      grau de lesão, 502-504
      lesão por frio, 504-505, 504-505*f*
      lesões agudas, 502-504
      primeiro grau, 502-503
      quarto grau, 503-504
      queimaduras elétricas, 503-505
      queimaduras químicas, 504-505
      segundo grau, 502-503
      terceiro grau, 503-504
   exposição de articulações nas, 642
   fraturas com, 641-642
   ossificação heterotópica com, 642
   osteomielite com, 642
   prevalência de, 640
   tratamento/reabilitação das, 640-642
      curativos compressivos no, 641-642
      manutenção em posição funcional no, 640-642
      mobilização no, 641-642
      tração esquelética/suspensão externa no, 641-642
Queimaduras químicas na mão, 504-505

R

Rabdomiossarcoma alveolar, 292
Rabdomiossarcoma embrionário, 292
Rabdomiossarcoma pleomórfico, 292-293
Rabdomiossarcoma(s), 292-293
   alveolar, 292
   embrionário, 292
   pleomórfico, 292-293

Radiculopatia espondilótica cervical, 169-170
Rádio
   distal
      anatomia e princípios biomecânicos do, 43,
         43*f*, 44*f*
      consolidação viciosa de, 49-50, 49*f*, 50*f*
      fraturas do, 45-48
         classificação das, 45-46, 46*f*-47*f*
         tratamento das
            fraturas extra-articulares com desvio,
               48
            fraturas extra-articulares sem desvio, 48
            fraturas intra-articulares, 48
            redução artroscópico, 48
      fratura de indentação (torus) em crianças, 563
   fraturas do, com fratura da ulna, 42-43
Radiografia de estresse, na avaliação de lesão de
   coluna cervical, 216, 216*f*
Radiografias
   na avaliação de lesão da coluna cervical, 161-163, 214-217, 214-216*f*
   na avaliação de lesão de joelho, 94
   na avaliação de lesão do ligamento cruzado posterior, 109-110
   na avaliação de lesão por estresse da coluna cervical, 216, 216*f*
   na avaliação de osteoporose, 207
   na avaliação de tumor musculoesquelético, 232,
      234, 234*f*, 236t-240*t*
   na avaliação para cirurgia ortopédica, 1-3
   no estudo das imagens de lesão no ligamento
      colateral lateral, 103-104
Ramo superficial do nervo fibular profundo, compressão do, 424-425
Raquitismo
   em crianças, 543
   hipofosfatêmico, 524-525*f*
      em crianças, 523-525
Reabilitação, 595-642. *Ver também tipos e indicações
   específicos*
   após fratura de quadril, 59-60
   após lesão cerebral, 623-627
   após lesão medular, 604-611
   após queimadura, 640-642
   atividade muscular involuntária, 599
   atividade muscular voluntária, 599
   avaliação da marcha para, 600-601, 601*f*, 602*f*
   avaliação muscular para, 599-600, 600*t*
   conduta para os problemas associados à, 595-599, 596*f*-598*f*
   consumo de oxigênio/capacidade aeróbia e, 601-603
   contraturas articulares e, 598, 598*f*
   deformidades musculoesqueléticas e, 598-599
   descondicionamento fisiológico e, 596
   em idosos, 619-623
   em pacientes com AVC, 612-618
   espasticidade e, 596-597, 597*f*, 628
   estado nutricional e, 595
   fase de apoio da marcha, 600, 601*f*, 602*f*
   incapacidade necessitando avaliação para, 599-603, 600*t*, 601*f*, 602*f*
   infecções no trato urinário/disfunção vesical,
      596
   na artrite reumatoide, 628-630
   na doença de Parkinson, 639-640
   na paralisia cerebral, 633-636
   na poliomielite, 630-633
   nos distúrbios neuromusculares, 636-640
   órteses e, 603*f*, 604*f*, 613-605
   ossificação heterotópica e, 628
   perda de força muscular e, 596

princípios gerais da, 595-605
relacionada com percepção sensorial, 599
tratamento/reabilitação em regime de internação após lesão cerebral 627. *Ver também tipos e indicações específicos*
úlceras de decúbito e, 595-596, 596*f*
úlceras de pressão e, 595-596, 596*f*
Reabilitação, do descondicionamento fisiológico e, 596
Reabilitação de úlceras de pressão, 595-596, 596*f*
Reabilitação do ombro em caso após AVC, 617, 618*f*
Reabilitação nas deformidades musculoesqueléticas, 598-599
reconstrução do, no tratamento da mão de paciente com artrite reumatoide, 510, 511-512*f*
Redução, perda de, como complicação cirúrgica, 5-6
Reflexo sacral, pesquisa de, após lesão de medula espinal, 605-606
Região supra-acetabular, doença metastática óssea, tratamento da
cirúrgico, 301, 301*f*-302*f*
Reimplante de mão, 461-462, 462*f*
Resíduo do membro, alongamento de, amputação e, 577-578
Resistência em canivete, 599
Ressecção de raio, na mão, 463, 463*f*
Retalho de avanço palmar de Moberg, para lesões na ponta do dedo da mão, 501-503
Retalho(s), no tratamento imediato dos traumatismos abertos, 26-27
Retalhos cutâneos para lesão na ponta dos dedos da mão, 501-503
Retropé. *Ver também* o osso específico, p. ex., Tálus
amputação de, 585-587
fraturas e luxações do, 76-80
Rigidez
de decorticação, 599
de descerebração, 599
Rigidez de ombro, 135-138. *Ver também* Ombro, rigidez de
Rivaroxabana, na profilaxia de TVP, 13-14
RMN. *Ver* Imageamento por Ressonância Magnética Nuclear
RTS. *Ver* Escore de Trauma Revisado
Ruptura anterior do tendão tibial, 453-454
Ruptura de banda sagital, 467
Ruptura de ligamento transverso, 219-220
Ruptura do músculo peitoral maior, 145-146
Ruptura(s)
reparo de lesão do tendão flexor, 475
tendão do calcâneo, 450-452, 451*f*
tendão do tibial anterior, 453-454

S

SACH. *Ver* Tornozelo sólido e calcanhar amortecido (*Solid ankle cushion heel*
SACH prótese para pé, 589
Sangramento/perda de sangue
e fratura do anel pélvico, 51-53
em cirurgia ortopédica, 4-6, 15-17
Sarcoma(s)
alveolar de partes moles, 295
de células claras, 296
de células redondas, 269-273, 270*f*-272*f*
de Ewing, 269-270, 270*f*, 271*f*, 295
de Kaposi, 294, 294*f*
de tecidos moles, 295-296, 296*f*
epitelioide, 295, 296*f*
fibroso, de osso, 273-274, 275*f*

formador de condroide, 265-269, 266*f*-269*f*
sinovial, 293-294, 293*f*
vascular, ósseo, 275
Sarcomas do osso fibrosos, 273-274, 273*f*
Scandinavian total ankle replacement (STAR), 430
Sensação fantasma, amputação e, 575-577
Serviço social
na condução/reabilitação de pacientes com artrite reumatoide, 630
na condução/reabilitação de pacientes com lesão cerebral, 627
Sinal de Homan, 13-14
Sinal de Tinel
na síndrome do túnel do carpo, 482
na síndrome do túnel ulnar, 484
Sindactilia, 404, 515, 515*f*
simples em crianças, 540
Síndrome da embolia gordurosa, 23-24
Síndrome de dor complexa regional complexa, 83-84
nas fraturas de tíbia, 71-73
Síndrome de esmagamento duplo, 487
Síndrome de Klippel-Feil, 166-169, 168*f*
Síndrome de Reiter, 327
Síndrome do cordão posterior, manifestações clínicas da, 66-67, 213*f*, 214
Síndrome do desfiladeiro torácico, 146-148, 486-487
Síndrome do pronador, 483
Síndrome do túnel cubital, 150-151, 484-485, 484*f*
Síndrome do túnel do tarso, 422-423, 422*f*
Síndrome do túnel ulnar, 485
Síndrome facetária, 187-189, 187-188*f*
Síndrome medular anterior, 605-606
manifestações clínicas, 213*f*, 214
Síndrome medular central, 605-606
manifestações clínicas da, 211-214, 213*f*, 214
Síndrome mista, 605-606
Síndrome ombro-mão, 83-84
Síndrome pós-poliomielite, 630-631
tratamento da, 630-633
Síndrome tibial medial, 117-118
Síndrome tibial posterior, 115
Síndromes do compartimento por esforço em membros inferiores, 117-118
Síndromes medulares, 605-606
manifestações clínicas das, 211-214, 213*f*
Sinovectomia
para artrite, 337
por radiação, para artrite, 337
Sinovectomia aberta para artrose, 337
Sinovectomia por irradiação, para artrite, 337
Sinovite, 337
transitória do quadril, 524-526
vilonodular, pigmentada, 315-318, 317*f*
Sistema da American Musculoskeletal Tumor Society, 243-244
Sistema do American Joint Committee on Cancer (AJCC), 243-244
Sistemas de pontuação para trauma, 27, 28-29*t*
Soquetes *Icelandic-Swedish-New York* (ISNY), 587-588
Staphylococcus aureus, descolonização/banho pré-operatório, 378-379
STAR. *Ver Scandinavian total ankle replacement*
Subclassificação de Weber e Cech, para não consolidades hipertróficas, 84-85, 85-86*f*
Subluxação
da articulação metatarsofalangeana, 404-406
das vértebras C1 e C2, 219-223, 220-223*f*
do tendão fibular, 453

Suplementos nutricionais, para artrose, 333-334
Suporte nutricional, para infecções, 377-379

T

Tálus
fraturas do, 76-78, 76-77*f*
fraturas do colo do, 76-78, 76-77*f*
fraturas do corpo do, 77-78
lesões osteocondrais do, 454-455, 454*f*
luxação total do, 77-78
Tálus vertical congênito, 538-539
TC. *Ver* Tomografia computadorizada
Tecnécio-99m, cintilografia óssea, na avaliação de pacientes de cirurgia ortopédica, 2-4
Tendão do calcâneo
alongamento do, na condução de pacientes com paralisia cerebral, 554-555
lesões do, 450-452, 451*f*
ruptura do, 450-452, 451*f*
Tendão do quadríceps
laceração do, 63-64
ruptura do, 112
Tendão fibular
laceração do, 452-453
luxação do, 453
subluxação do, 453
Tendão patelar
laceração do, 63-64
ruptura do, 112
Tendinite
bicipital, 143-145
do calcâneo, 115
fibular, 452
tratamento da patela, 114
Tendinite do fibular, 452
Tendinose do manguito rotador, 124-126
Tendões do jarrete, alongamento dos, no tratamento de paralisia cerebral, 554-555
Tenossinovite, 475-477, 476*f*
de flexor, 476-477, 476*f*
de Quervain, 476, 476*f*
do flexor radial do carpo, 477
supurativa do flexor, 507, 507*f*
Terapia da fala, condução/reabilitação de pacientes com lesão cerebral, 625-626
Terapia ocupacional
no tratamento/reabilitação de pacientes com artrite reumatoide, 630
no tratamento/reabilitação de pacientes com lesão cerebral, 627
Teste da gaveta anterior, na avaliação das lesões de joelho, 91, 92*f*
Teste da gaveta posterior, na avaliação de lesão do joelho, 92-93, 93*f*
Teste de, na avaliação de lesão de joelho Losee, 92, 92*f*
Teste de discriminação entre dois pontos
na avaliação dos distúrbios da mão, 458-459, 458*f*
na síndrome do túnel do carpo, 482
Teste de Galeazzi, para DDQ em crianças, 526-527, 526-527*f*
Teste de McMurray, na avaliação das lesões de, 93-94, 93*f*
Teste de Ortolani, para DDQ em crianças, 526-527, 526-527*f*
Teste de *recurvatum* em rotação externa para avaliação de lesão do ligamento colateral lateral, 103-104
Teste de Spurling, para compressão de raiz cervical, 486-487

ÍNDICE 659

Teste do deslocamento reverso do pivô, na avaliação de lesão do ligamento colateral lateral, 103-104
Teste Lachman para avaliação de lesão em joelho, 91, 92f
Testemunhas de Jeová, 16-17
Tetraplegia
  definição de, 604-605
  recuperação completa de, 610-611, 610-611f, 611t
  recuperação incompleta de, 610-611, 610-611f, 611t
  transitória, neuropraxia da medula espinal cervical com, 153-155, 154-155f
Tetraplegia transitória, neuropraxia de medula espinal com, 153-155, 154-155f
TFCC. *Ver* Complexo da fibrocartilagem triangular
Tíbia
  anatomia da, 69-71
  arqueamento da, em crianças, 543-544, 544f
  fratura de extremidade distal, 71-72
  fratura distal da, em crianças, 566, 566f
  fraturas da
    complicações das, 71-73
    da extremidade distal, 71-72
    diafisárias, 70-72
    síndrome do compartimento e, 71-72
  fraturas da proximal, 67-70, 68-69f
  lesões da, 69-73
  osteotomia da, 339-340, 341f
  pseudoartrose em crianças, 544
Tibial anterior, ruptura de tendão, 453-454
Tipos de linfoma não-Hodgkin, 271-272, 272f
Tizanidina, para espasticidade, 596
Tomografia computadorizada (TC)
  na avaliação de paciente cirúrgico ortopédico, 2-3
  para avaliação de distúrbio na mão, 460
  para avaliação de lesão de coluna cervical, 163, 216-217
  para avaliação de tumor musculoesquelético, 235, 241f
Torção interna da tíbia em crianças, 542, 542t
Torções
  cervical, 153-154, 226-227, 229
  em flexão, 223-225
Tornozelo, lesões de ligamento na articulação do, 445-448, 446f, 447f
Tornozelo(s)
  anatomia e princípios biomecânicos do, 73-75
  artrodese do, 342, 343t, 428-437. *Ver também a partir dos procedimentos específicos*
    desvantagens da, 428
    efeitos sobre o movimento articular, 428
    fusão de tornozelo, 428-430, 429f
    objetivos da, 428
    princípios da, 428
  artroplastia total do, 362-363, 430, 431f-432f
  cirurgia, 384-461
  distúrbios ceratóticos da pele plantar, 410-412, 410t, 411f-413f
  distúrbios do. *Ver também a partir dos distúrbio específicos*
    anestesia regional para, 406-408, 407f-409f
  dor na região do, 115
  exame artroscópico do, 448-450, 448t, 449t, 449f
  lesões do, 73-77
    fraturas/luxações do, 73-77, 74-75f, 566, 566f
      classificação das, 74-76, 74-75f
      em crianças, 566, 566f
      tratamento das, 75-77
    lesões tendíneas, 450-455, 451f
  movimentos do, 384-385, 386f

órteses para, 443-445. *Ver também* Órteses de tornozelo-pé
  região articular do, 385-387, 387f, 388f
Torsão interna da tíbia, em crianças, 542
t-PA. *Ver* Ativador do plasminogênio tecidual
Tração esquelética/suspensão externa no tratamento de queimaduras, 641-642
Tramadol, para controle da dor após cirurgia ortopédica, 11-12
Transfusão de sangue após cirurgia ortopédica, 15-17
  critérios para, 15-16
  riscos associados à, estratégias para redução dos, 15-17
Transplante(s)
  de mão, 584-585
  de menisco, 98-99
Tratamento da deformidade sinovial da articulação metacarpofalangeana, 512
Tratamento da síndrome de compressão patelofemoral
Tratamento das infecções de tecidos moles, em adultos, 381-383
Tratamento de fratura intra-articular do rádio distal, 48
Tratamento dos distúrbios femorais, 341
Trauma, arterial, na mão, 478
Trauma, escala abreviada de (AIS), 27
Traumatismo
  ABC do cuidado de, 20-21
  amputação causada por, avaliação pré-operatória/tomada de decisões relacionadas com, 572-573
  arterial de mão, 478
  mortalidade relacionada com, 18-19
  musculoesquelético, 18-87. *Ver também* Traumatismo musculoesquelético
Traumatismo musculoesquelético, 18-87. *Ver também* Joelho(s), lesões na região do; *tipo específico de lesão, p. ex., fraturas(s)*
  atelectasia, após, 24
  complicações de, 23-26
  conduta imediata após, 23
    artrotomias traumáticas, 26
    atenção total imediata, 25-26
    controle de danos ortopédicos, 25-26
    feridas por arma de fogo, 27
    lesões de tecidos moles, 26
    politraumatismo, 27, 28-29t
    tratamento com sistema VAC, 26
  controle ambiental após, 21
  cuidados pré-hospitalares após, 21
  custo de, 18-19
  em pacientes politraumatizados, 20-21. *Ver também* Pacientes politraumatizados
  embolia pulmonar após, 24
  estado da coluna cervical após, 22-23
  estado neurológico após, 21
  exame ortopédico após, 21-22
  exames de imagem após, 22
  exposição após, 21
  formação óssea heterotópica após, 25-26
  fraturas. *Ver* Fratura(s)
    membro superior, 31-50
    membros inferiores, 51-87
  processo de consolidação após, 18-20. *Ver também o local específico e* Consolidação
  quadros potencialmente letais, ABCs do cuidado para, 20-21
  SARA, após, 23-24
  síndrome do compartimento após, 24-26
  sistema de pontuação para, 27, 28-29t

traumatismo aberto, tratamento imediato dos retalhos de, 26-27
  cobertura de tecidos moles em, 26-27
TVP após, 24, 24t
Trocanter
  fratura de maior, 57-58
  fratura de menor, 56-57
Trombolíticos, no tratamento do AVC, 613
Trombose
  da mão, 478
  fraturas pélvicas e, 52-53
Trombose venosa profunda (TVP)
  após cirurgia ortopédica, medicamentos para quimioprofilaxia, 12-14, 13-14t
  após traumatismo musculoesquelético, 24, 24t
  artroplastia total do joelho e, 357-358
  artroplastia total do quadril e, 350-352
  diagnóstico de, 13-14
Trombose venosa profunda (TVP)/embolia pulmonar
  como complicação cirúrgica, 5-6
  prevenção de, após cirurgia ortopédica, 12-14, 12-14t
Tuberculose óssea em crianças, 522-524
Tuberosidade da tíbia, avulsão da, 119-120, 119f, 120f
Tuberosidade da tíbia, fratura de avulsão da, em crianças, 565
Tuberosidade maior, fraturas da, tratamento em duas partes das, 33-34,
Tuberosidade menor, fraturas em duas partes, tratamento das, 33-34
TUBS, 128-129
Tumor, fibroso solitário, 295
Tumor maligno de bainha de nervo periférico, 294, 294f
Tumor neuroectodérmico primitivo, 369-370
Tumor plasmocitário, 272-273, 272f, 273f
Tumor(es). *Ver também tipo ou estrutura específicos*
  amputação causada por, avaliação pré-operatória/tomada de decisões relacionadas com, 572-574, 573-574f
  benigno formador de condroide, 247-251, 247f-251f
  de células gigantes do osso, 255-256, 255f
  em crianças, 557-558
  extra-abdominal desmoide, 285-286, 286f
  família dos tumores de Ewing, 269-270, 270f
  fibrohistiocítico, 288-290, 289f
  glômico, 285
  maligno da bainha de nervo periférico, 294, 294f
  mão, 513-515, 514-515f
  marrons, 307, 309, 309f
  musculoesquelético, 230-319. *Ver também* Tumores musculoesqueléticos
  neuroectodérmicos primitivos, 270
  ósseos. *Ver* Tumores ósseos
  plamocitário, 272-273, 272f, 273f
  PNET, 270
  tecidos moles. *Ver* Tecidos moles, tumores vasculares
    benignos, 283-285, 284f, 285f
    malignos, 294-295, 294f
Tumores de Ewing, 269-270, 270f
Tumores de tecidos moles
  benignos de, 280-288. *Ver também tipos específicos de tumor*
    lipomas, 281-283
    mixomas intramusculares, 288
    relacionados com nervo periférico, 286-288, 286f-287f

ÍNDICE

tumores desmoides extra-abdominais, 285-286, 286f
tumores vasculares, 283-285, 284f, 285f
malignos, 288-295
  dermatofibrossarcoma protuberante, 289f, 290-291
  fibrossarcoma, 290
  leiomiossarcoma, 293
  lipossarcomas, 291-292, 291f-292f
  mixofibrossarcoma, 290
  rabdomiossarcomas, 292-293
  sarcomas sinoviais, 293-294, 293f
  tumor da bainha de nervo periférico, 294, 294f
  tumores fibro-histiocíticos, 288-290, 289f
  tumores vasculares, 294-295, 294f
  sarcomas, 295-296, 296f
Tumores espinais, 194-199
  manifestações clínicas, 195-196
  tratamento de, 195-199
Tumores fibro-histiocíticos, 288-290, 289f
Tumores formadores de osteoide
  benignos, 244-246, 245f, 246f
  malignos, 258-265
Tumores musculoesqueléticos, 230-319. Ver também o tipo específico e a estrutura afetada
  avaliação dos, 231-244
    cintilografia óssea com isótopo para, 234-235, 241f
    culturas para, 242, 243-244t
    exame físico na, 232, 234t
    exame laboratoriais na, 235, 241-242
    exames de imagem para, 232, 234-235, 234f, 236t-240t, 241f, 242f
    exames especiais, 242, 243-244t
    história clínica na, 231-232, 232t, 233t

radiografia na, 232, 234, 234f, 236t-240t
RMN para, 235, 242f
TC para, 235, 241f
benignos de tecidos moles, 280-288
causas de, 230-231, 231f
diagnóstico de, 243-297
estadiamento dos, 243-244
ósseos
  benignos, 244-258. Ver também Tumores benignos ósseos
  malignos, 257-280. Ver também, Tumores malignos ósseos
tipos de, 233t
tratamento dos, 243-297
Tumores ósseos malignos, 257-280
Tumores vasculares
  benignos, 283-285, 284f, 285f
  malignos, 294-295, 294f
TVP. Ver Trombose venosa profunda

U

Úlcera(s)
  classificação e tratamento do pé diabético, 413f, 415f, 415-417, 416t, 418f-419f
  reabilitação de decúbito e, 595-596, 596f
Ulna. Ver também Antebraço(s)
  fraturas de, 45-48
    com fratura do rádio, 42-43
    isoladas, 41-42
  luxação isolada da, 38-39
Ultrassonografia com Doppler, na avaliação pré-operatória para amputação, 571-572
Úmero. Ver também Umeral
  fratura supracondilar em crianças, 561, 561f
  fraturas distais no, 36-38, 37-38t
  tratamento cirúrgico das metástase óssea no, 302, 303f

Úmero proximal. Ver Proximal, úmero
Unha micótica, 419
Unha(s), 419. Ver também Unhas de pododáctilos
Unha(s) do pé
  amputação a Syme de, 420, 421f
  distúrbios das, 417, 419-420, 420f, 421f
    causas dos, 419, 420f
    infecções, 419
    manifestações clínicas dos, 419-420, 420f
    tratamento dos, 420, 421f
  tratamento das encravadas, 420

V

Varfarina
  na quimioprofilaxia da TVP, 12-14, 13-14t
  no tratamento em caso de AVC, 614
Vaso sanguíneo, lesão de, como complicação cirúrgica, 5-6
Velocidade de hemossedimentação (VHS) na avaliação de pacientes de cirurgia ortopédica, 3-4
Ventilação, avaliação da ventilação em pacientes politraumatizados, 21
Vértebra flutuante, 225-226
Vértebra(s)
  C1
    fraturas de, 218-219, 219f-220f
    luxações e subluxações de, 219-223, 220-223f
  C2
    espondilolistese traumática de, 220-221, 221-223f
    luxações e subluxações de, 219-223, 220-223f
  flutuante, 225-226
Vias aéreas, avaliação das, nos pacientes politraumatizados, 21
V-Y, retalhos cutâneos de avanço em, para cobertura de lesão na ponta do dedo da mão, 501-502